NOUVELLE
ENCYCLOPÉDIE
THÉOLOGIQUE,

OU NOUVELLE

SÉRIE DE DICTIONNAIRES SUR TOUTES LES PARTIES DE LA SCIENCE RELIGIEUSE,

OFFRANT, EN FRANÇAIS ET PAR ORDRE ALPHABÉTIQUE,

LA PLUS CLAIRE, LA PLUS FACILE, LA PLUS COMMODE, LA PLUS VARIÉE
ET LA PLUS COMPLÈTE DES THÉOLOGIES.

CES DICTIONNAIRES SONT CEUX :

DE BIOGRAPHIE CHRÉTIENNE ET ANTI-CHRÉTIENNE, — DES PERSÉCUTIONS, —
D'ÉLOQUENCE CHRÉTIENNE, — DE LITTÉRATURE *id.*, — DE BOTANIQUE *id.*, — DE STATISTIQUE *id.*, —
D'ANECDOTES *id.*, — D'ARCHÉOLOGIE *id.*, — D'HÉRALDIQUE *id.*, — DE ZOOLOGIE, — DE MÉDECINE PRATIQUE,
— DES CROISADES, — DES ERREURS SOCIALES, — DE PATROLOGIE, — DES PROPHÉTIES ET DES MIRACLES, —
DES DÉCRETS DES CONGRÉGATIONS ROMAINES, — DES INDULGENCES, — D'AGRI-SILVI-VITI-HORTICULTURE,
— DE MUSIQUE *id.*, — D'ÉPIGRAPHIE *id.*, — DE NUMISMATIQUE *id.*, — DES CONVERSIONS
AU CATHOLICISME, — D'ÉDUCATION, — DES INVENTIONS ET DÉCOUVERTES, — D'ETHNOGRAPHIE, —
DES APOLOGISTES INVOLONTAIRES, — DES MANUSCRITS, — D'ANTHROPOLOGIE, — DES MYSTÈRES, — DES MERVEILLES,
— D'ASCÉTISME, — DE PALÉOGRAPHIE, DE CRYPTOGRAPHIE, DE DACTYLOLOGIE,
D'HIÉROGLYPHIE, DE STÉNOGRAPHIE ET DE TÉLÉGRAPHIE, — DE COSMOGONIE ET DE PALÉONTOLOGIE, —
DE L'ART DE VÉRIFIER LES DATES, — DES CONFRÉRIES ET CORPORATIONS, —
ET D'APOLOGÉTIQUE CATHOLIQUE.

PUBLIÉE

PAR M. L'ABBÉ MIGNE,

ÉDITEUR DE LA BIBLIOTHÈQUE UNIVERSELLE DU CLERGÉ,

OU

DES COURS COMPLETS SUR CHAQUE BRANCHE DE LA SCIENCE ECCLÉSIASTIQUE.

PRIX : 6 FR. LE VOL., POUR LE SOUSCRIPTEUR A LA COLLECTION ENTIÈRE, 7 FR., ET MÊME 8 FR. POUR LE
SOUSCRIPTEUR A TEL OU TEL DICTIONNAIRE PARTICULIER.

52 VOLUMES, PRIX : 312 FRANCS.

TOME DIX-SEPTIÈME.

DICTIONNAIRE DE MÉDECINE PRATIQUE.

TOME UNIQUE.

PRIX : 7 FRANCS.

S'IMPRIME ET SE VEND CHEZ J.-P. MIGNE, ÉDITEUR,

AUX ATELIERS CATHOLIQUES, RUE D'AMBOISE, AU PETIT-MONTROUGE,

BARRIÈRE D'ENFER DE PARIS.

1857

Imprimerie MIGNE, au Petit-Montrouge.

DICTIONNAIRE

DE

MÉDECINE-PRATIQUE

ET

DES SCIENCES QUI LUI SERVENT DE FONDEMENTS.

CONTENANT,

Outre les articles OBLIGÉS

D'ANATOMIE, DE PHYSIOLOGIE, D'HYGIÈNE, D'ÉTIOLOGIE, DE SÉMÉIOLOGIE, DE PATHOLOGIE, DE THÉRAPEUTIQUE, ET DE MATIÈRE MÉDICALE,

LA DÉFINITION DES MOTS QUI DOIVENT EN RENDRE LE SENS INTELLIGIBLE A TOUS LES LECTEURS.

Ouvrage destiné à MM. les ecclésiastiques, les chefs d'Institution, les membres des sociétés de bienfaisance, etc.

PAR LE DOCTEUR F.-A.-AUG. POUJOL,

Ancien chef de Clinique ; médecin de la Charité et professeur-agrégé (par concours) à la Faculté de Montpellier ; membre correspondant de l'Académie royale de Médecine de Belgique ; de la Société académique de Marseille ; de la Société de Médecine-Pratique de Montpellier, etc.

PUBLIÉ

PAR M. L'ABBÉ MIGNE.

ÉDITEUR DE LA BIBLIOTHÈQUE UNIVERSELLE DU CLERGÉ,

OU

DES COURS COMPLETS SUR CHAQUE BRANCHE DE LA SCIENCE ECCLÉSIASTIQUE.

TOME UNIQUE.

PRIX : **7** FRANCS.

S'IMPRIME ET SE VEND CHEZ J.-P. MIGNE, ÉDITEUR,

AUX ATELIERS CATHOLIQUES, RUE D'AMBOISE, AU PETIT-MONTROUGE,

BARRIÈRE D'ENFER DE PARIS.

1857

Préface.

Il y a plusieurs années (1839) que, commentant le premier aphorisme d'Hippocrate, afin d'enseigner à nos élèves comment il se fait que, pour la plupart des médecins, *la vie est courte, l'art long, le jugement difficile, l'expérimentation périlleuse*, etc., nous crûmes devoir attribuer la longueur de l'art et les difficultés que chacun éprouve, en le pratiquant, à asseoir son jugement sur des bases certaines, 1° à l'apparition, à des époques plus ou moins éloignées, de quelques hommes de génie qui, hardis novateurs, se sont efforcés, à l'envi, de faire accepter et prévaloir les systèmes qu'ils avaient inventés ou dont ils voulaient être les zélés et ardents propagateurs ; 2° à la funeste habitude où l'on était autrefois, et dans laquelle bien des gens sont encore aujourd'hui, de confondre la médecine science et la médecine art, la théorie et la pratique, union où confusion qui les rend passibles l'une et l'autre, et en quelque sorte solidaires entre elles, des erreurs de diagnostic que les opinions systématiques font journellement commettre, et des entraves que ces opinions, ordinairement préconçues ou fausses, mettent inévitablement aux progrès de l'art. (Voy. *Commentaire philosophique du 1ᵉʳ aphor. d'Hippocrate*, brochure in-8°, 1840.)

Mais, attendu que la médecine pratique ou, si l'on veut, la médecine clinique, *art médical*, embrasse la physiologie et la thérapeutique, et que son objet est la guérison des malades, nous voulions alors, comme nous le voulons encore, que, pour rendre l'art le moins long possible, et atteindre plus facilement le but qu'il se propose, le praticien mît en usage tous les moyens dont les méthodes d'analyse et de synthèse lui permettent de disposer, c'est-à-dire qu'il prît dans les sciences accessoires à la médecine, tout ce qui peut le conduire directement à la possession des connaissances qui lui sont indispensables pour soigner avec succès les malades qui lui sont confiés, attendant un temps plus opportun pour pénétrer plus avant dans le domaine de ces sciences. C'est là encore une des règles que nous posâmes.

Puis, faisant l'énumération des sources diverses auxquelles l'homme de l'art peut puiser, nous crûmes devoir signaler : *a* la nécessité de rechercher quelles sont les causes prochaines ou les causes éloignées de la maladie que l'on a à traiter ; *b* les avantages incalculables qu'on retire de l'examen appréciatif des symptômes variés et nombreux que l'affection morbide, ou la maladie, peuvent offrir ; *c* la nécessité de savoir si c'est la première fois que l'individu est atteint de cette maladie ou s'il en a déjà éprouvé une ou plusieurs fois les atteintes, et, dans ce cas, quelle est la marche qu'elle a suivie et par quel traitement on l'a dissipée ; *d* l'ordre, la clarté et la précision à mettre dans les prescriptions ; etc., etc.; bref, nous avons constamment conseillé, à l'exemple des plus grands praticiens, que l'homme de l'art s'éclairât de toutes les lumières que fournissent les diverses sources d'investigation qui nous ont été signalées par nos devanciers. Aussi, bien grand fut notre étonnement lorsque, après avoir entendu M. le professeur Trousseau développer avec talent un des principaux points que nous avons paraphrasé nous-même avant lui, dans le commentaire précité, de l'entendre, dis-je, après s'être expliqué de manière à ce : *qu'on sache bien que ce qu'il dit des méthodes philosophiques ne s'applique qu'à la partie* scientifique *de la médecine, et nullement à la partie* artistique, faire consister ensuite cette partie artistique, *à bien connaître la* marche *des maladies, attendu que c'est* là *la plus importante des études médicales.* (*Disc. de rentrée de la Faculté de médecine de Paris*, année scolaire 1842-1843.)

Pour notre part, je le déclare, nous ne saurions admettre une proposition pareille, vu que nous plaçons en première ligne des études médicales, la connaissance des causes qui ont préparé, facilité, provoqué, ou déterminé la maladie. Ne sait-on pas, en effet, qu'il suffit souvent de cette seule connaissance pour prévenir, pour faire avorter, ou pour guérir l'affection morbide par l'ablation de cette cause ? *Sublata causa, tollitur effectus.*

Nous considérons ensuite, nous l'avons dit aussi, comme une des plus importantes études médicales, celle de la séméiologie ou des symptômes communs et particuliers à chaque maladie, attendu que par les indications qu'elle nous donne, nous pouvons non-seulement arriver, comme le veut M. Trousseau, à connaître la marche des maladies, mais encore à en déterminer la nature, le siége et les complications, faits indispensables à constater au lit du malade. Oui, *indispensables*, même en nous renfermant dans le texte du professeur de Paris, puisque si l'on n'est à peu près ou entièrement fixé sur tout ce qui se rattache à ces déterminations, nul ne pourra décider rigoureusement en aucun cas si, dans son cours, l'affection reste stationnaire, s'aggrave ou décroît, et par conséquent, si l'expectation (médecine expectante) sera favorable ou préjudiciable à l'individu que l'on veut guérir. Dès lors, sur quelles données basera-t-il sa thérapeutique ?

Ainsi, qu'on ne s'y trompe point, quelque partisan que nous soyons de la méthode naturelle dont nous avons cherché, il y a déjà longtemps, à apprécier les avantages et les inconvénients (Voy. *Essai de thérapeutique basé sur la méthode analytique*, etc., in-8°, 1832); de cette méthode qui consiste à observer attentivement la nature médicatrice, pour la laisser faire quand elle suit une marche régulière et salutaire, ou pour la contrarier lorsqu'elle manifeste de mauvaises et funestes tendances, nous ne voudrions pas qu'on oubliât qu'il est des circonstances où cette observation nous conduit à agir avec énergie et parfois même empiriquement. Donc le devoir du médecin ne se borne pas absolument à connaître la marche des maladies.

Toutefois, si, quoique d'accord avec M. Trousseau sur le fait principal, la séparation de la partie *scientifique* de la médecine d'avec la partie *artistique*, nous différons ensemble quant à l'importance qu'on doit attribuer *à la connaissance de la marche de la maladie*, cela provient de ce que je fais jouer à la médecine une part bien plus grande que celle qu'il paraît lui accorder ; c'est-à-dire que, tandis qu'il déclare que la médecine est *l'art de guérir*, qu'elle n'est que cela, guérir est le but ; moi, réservant cette définition pour la médecine clinique seulement, je professe que le but de la médecine, en général, est d'agir sur l'homme vivant, de manière à le conserver, à le perfectionner, à le soulager et à le guérir ; nous pourrions ajouter, et à le consoler, car le médecin probe et instruit, honnête et religieux, guérit quelquefois, soulage souvent, et console toujours ses malades. J'étends donc le cercle de ses attributions.

Et quand même toute la science du praticien devrait consister à connaître la marche des maladies, n'est-ce pas qu'il faut la connaître d'abord elle-même, la maladie, pour en suivre sciemment le cours ? Et que, pour la connaître ou en former le Diagnostic (*Voy.* ce mot), il faut recourir à l'étiologie, étude des causes ; à la séméiologie, étude des symptômes; et à la thérapeutique, étude des effets pathologiques des médicaments comparés à leurs effets physiologiques ? Oui, il faut recourir à tout cela, car, sans des points de comparaison à établir, nous ne pourrions jamais décider si le phénomène inaccoutumé que l'individu présente à notre observation, ne dépend pas de la simple exagération d'une ou de plusieurs fonctions, sans altération organique, ou, en d'autres termes, si les troubles fonctionnels observés tiennent à une influence dynamique, ou, au contraire, proviennent d'une influence matérielle ; s'ils sont, en un mot, physiologiques ou pathologiques, ce que des notions exactes en séméiologie peuvent seules nous apprendre. Donc il faut avoir des connaissances positives en Physiologie et en Hygiène (*Voy.* ces mots), ces connaissances étant les fondements des études séméiotiques.

Et comment le sont-elles ? En ce que les modificateurs hygiéniques ne pouvant affecter l'organisme vivant, sans produire un trouble plus ou moins prononcé dans les fonctions, il faut avoir déja envisagé ces troubles sous leurs aspects divers, pour distinguer s'ils résultent d'une réaction simplement physiologique ou d'une altération réellement pathologique. De même, pour que la thérapeutique devienne à son tour une source de diagnostic, il faut de toute nécessité que, si on tire du sang à un malade pour connaître quelles sont les altérations que ce liquide a subies, et s'il en a subi, savoir déjà quels sont les états physique, chimique et organique physiologiques du sang; tout comme quand on traite un malade par la méthode *a juvantibus et lædentibus*, on doit avoir appris quelle est l'action physiologique du médicament administré, pour ne pas confondre la diminution ou l'exagération des symptômes produits pas les forces médicatrices de la nature, avec celles qui doivent être attribuées à l'action du remède. Ainsi, *connaissance* de l'organisme vivant et des lois qui le régissent; *connaissance* des modifications hygiéniques et de celle des médicaments sur l'homme sain et sur l'homme malade ; *connaissance* des limites dans lesquelles les troubles fonctionnels doivent rester pour ne pas devenir troubles pathologiques, et conserver, conséquemment, le caractère physiologique, etc., voilà les seules et véritables bases fondamentales de l'art de guérir, voilà les phares lumineux qui indiquent au praticien la voie qu'il doit suivre pour éviter les écueils.

Et qu'on ne croie pas que nous exagérions l'utilité de ces connaissances; car, si nous examinons quelles sont les divisions dont la médecine proprement dite est susceptible, nous verrons qu'elle se divise naturellement en deux branches qui ne diffèrent que par l'objet qu'on se propose : l'une qui s'attache à donner la théorie des états naturels, normaux, de l'homme vivant (physiologie) ; l'autre qui s'occupe à séparer, par l'analyse et la synthèse, les états morbides divers (éléments de maladie), dont l'ensemble constitue l'affection, la maladie (pathologie). De la comparaison attentive de ces deux états doit nécessairement ressortir la caractéristique spéciale ou la différence des conditions individuelles appelées santé et maladie, et, par suite, le choix des moyens à mettre en usage pour conserver l'une et combattre l'autre.

On peut déjà comprendre, par ce simple rapprochement, l'union *intime* qui lie entre elles chacune de ces sciences ; elle ressort évidemment de ce qui précède, et des propositions suivantes que nous croyons incontestables, savoir :

1° Il est, en physiologie, une foule de théories hypothétiques qui régneraient encore, bien des controverses que des intérêts rivaux ont soulevées qui se perpétueraient, si les faits pathologiques, qu'une exacte et consciencieuse nécroscopie a complétés, n'avaient fait peser tout le poids de leur autorité en faveur de tel ou tel système ou ne les avait tous renversés.

2° Les connaissances physiologiques, hygiéniques, séméiologiques, etc., sont les fondements de la pathologie.

3° Enfin, en thérapeutique, on ne saurait rien de l'action curative d'un remède si, par anticipation, on ne l'avait expérimenté sur l'homme sain et comparé l'état des fonctions organiques et vitales, avant, pendant et après l'administration de l'agent médicateur, tout en tenant compte des influences physiques et morales. De même le chirurgien n'oserait lier une artère importante, ni sacrifier un organe, s'il ignorait les ressources de la nature dans les anastomoses, et la valeur de l'organe à sacrifier. Donc anatomie, physiologie, pathologie, hygiène et thérapeutique, tout se tient, tout se lie, tout s'enchaîne, tout s'éclaire réciproquement, et l'on ne sera jamais praticien habile, si l'on n'est suffisamment pourvu des enseignements qu'elles fournissent.

Ces propositions seront justifiées, nous l'espérons du moins, par les considérations importantes auxquelles nous allons nous livrer pour établir la nature *des secours mutuels que se prêtent la physiologie, la pathologie et la thérapeutique générales*, rien ne pouvant mieux servir, ce nous semble, que ces considérations, pour introduction à un Dictionnaire de médecine pratique (1).

(1) Chargé, en 1840, par M. le Doyen de la Faculté de médecine de Montpellier, d'*improviser* le cours de pathologie et de thérapeutique générales que M. d'Amador ne pouvait faire, je pris pour texte de mon discours d'ouverture : *Des secours mutuels que se prêtent la physiologie, la pathologie et la thérapeutique générales*, et je traitai sommairement mon sujet. Mais comme il était susceptible de plus grands développements, et que l'intérêt qu'il m'avait offert d'abord allait toujours croissant à mesure que je l'étudiais davantage, je me décidai à le revoir, le corriger et l'augmenter, ce qui en définitive a formé un

Art. I". — *Comment la pathologie éclaire-t-elle la physiologie?*

On aurait tort de croire, qu'embrassant dans tout son ensemble le vaste champ de la physiologie humaine, nous allons discuter une à une les opinions que l'on a émises touchant le jeu des organes, la force contractile de la plupart d'entre eux, l'influence que le système nerveux exerce sur les fonctions qu'ils remplissent, etc., pour dire ensuite comment la pathologie a démontré que la plupart de ces opinions sont erronées. On conçoit qu'une discussion pareille nous entraînerait si loin que les bornes que nous nous sommes posées en seraient dépassées. C'est pourquoi nous nous sommes borné à choisir dans *une* des fonctions les plus importantes, la circulation, *un* des points qui nous ont paru offrir le plus d'intérêt.

Et d'abord, nous nous demanderons : en vertu de quelle puissance le sang parcourt-il les vaisseaux qui le contiennent? Dirons-nous avec Harvey, Bordeu et tant d'autres, que l'action du cœur se transmet même à travers des capillaires et détermine la progression du sang jusque dans les veines? ou, en d'autres termes, avec M. Magendie et son école, que le ventricule gauche du cœur, organe central, que l'on peut comparer à une pompe hydraulique, a assez d'énergie, non-seulement pour lancer le liquide dans le système artériel, mais encore dans le système capillaire sur lequel son action retentit, tout comme elle retentit sur tout le sytème veineux? Admettrons-nous avec Bichat, Richerand, M. Gerdy, etc., que le système capillaire brisant l'effort du cœur et des artères sur le sang, ils ne peuvent plus rien sur lui, et qu'il faut de toute nécessité que les capillaires soient aux veines ce que le cœur est aux artères pour que la circulation ne soit pas interrompue? ou bien, avec certains, que l'action des capillaires n'est pas plus nécessaire à la marche du sang veineux, que l'action du cœur l'est au cours du sang artériel, tout le système circulatoire jouissant d'une activité qui lui est propre et qui facilite la progression du liquide? Adopterons-nous enfin l'opinion de Tiedeman déjà professée par Harvey, Glisson, Bohn, etc., soutenue par Albinus, Wilson, Rose, J. Hunter, Gallini, etc., que, outre les mouvements communiqués au sang par les contractions et les expansions alternatives du cœur irritable qui agit en cela comme une pompe aspirante et refoulante, indépendamment de ceux qui lui sont communiqués par les parois élastiques et contractiles des artères, il tire encore de lui-même la propriété de ses mouvements? Chacune de ces opinions, nous devons le dire, s'étaye de l'autorité de grands noms, qui la défendent à l'aide de raisonnements plus ou moins spécieux; mais pourraient-elles soutenir un examen approfondi? Nous ne le pensons pas, et pour justifier cette négation, nous allons étudier successivement les mouvements du sang, soit quant aux différents systèmes circulatoires qu'il parcourt et qui lui communiquent en partie l'impulsion à l'aide de laquelle il *circule;* soit en tant qu'il est vivant.

§ 1. *Circulation artérielle.* — La marche du sang dans les artères a-t-elle lieu par la seule force d'impulsion qui lui est communiquée par le cœur? Résoudre cette question par l'affirmative ce serait répudier, premièrement : les faits d'organogénésie anomale ; secondement, les faits d'anatomie comparée; troisièmement, enfin, les faits pathologiques, qui *tous* semblent établir une sorte de contraction spontanée ou vitale du système artériel. Et par exemple, nous avons dit :

Premièrement, les faits d'organogénésie anomale, attendu que, 1° Camper conservait dans son cabinet anatomique un veau monstrueux dépourvu de cœur ; 2° Breschet, Blandin, Brodie, ont rapporté des faits d'acéphalie avec absence du cœur, qui prouvent que le sang peut circuler et la nutrition s'opérer malgré que le fœtus soit privé de cet organe. On peut voir du reste, dans le musée Dupuytren, section des Monstruosités, n° 869, le squelette d'un fœtus acéphale, né jumeau, en qui le cœur, le foie et l'estomac manquaient ; et au rayon inférieur, marque BZ, un fœtus acéphale privé des organes thoraciques et abdominaux : 3° enfin, s'il faut en croire le récit de Suétone, une des victimes immolées à Rome

mémoire que j'adressai à l'Académie royale de médecine de Paris en 1843 ; M. J. Guérin fut chargé d'en faire le rapport. Il en a été empêché à cause des discussions longues, passionnées, interminables, que ses *traitements orthopédiques* ont occasionnées au sein même de l'Académie, et par la détermination qu'il prit de s'en éloigner, jusqu'à ce que justice lui

ait été rendue, ce qui n'a eu lieu que cinq ans après. Depuis lors plusieurs autres années se sont écoulées, et mon travail, resté dans les mains de M. Guérin, n'ayant pas eu le retentissement que je voulais lui donner, on ne doit pas être étonné que je supplée, puisque je le puis, au silence de mon rapporteur.

pendant la dictature de Jules César, aurait été privée de cœur : *eoque arrogantiæ progressus est*, dit l'historien romain en parlant de César, *ut aruspice tristia et sine* CORDE *exta sacro quodam nuntiante, futura diceret lætiora cum vellet nec pro ostento ducendum si pecudi cor defuisset*. Or, comme le développement de ces monstres n'a pu s'opérer sans que la circulation du sang ait fourni à l'organisme l'élément nécessaire à sa formation, il doit suffire de la simple énonciation de ces faits pour établir que le cœur n'est pas *absolument* nécessaire.

Secondement, les faits d'anatomie comparée ; car, c'est aussi un fait généralement adopté, que chez les néréides, les aphrodites, plusieurs radiaires, les holoturies, etc., animaux sans cœur, la circulation sanguine s'exerce avec la plus parfaite harmonie. C'est pourquoi Wedemeyer, après avoir adopté que le cœur était l'unique moteur du sang, a été obligé de signaler comme une loi, que tous les vaisseaux de ces animaux, de même que les vaisseaux de ceux qui ont un cœur faible et imparfait, et jusqu'aux grosses artères de l'embryon, sont doués d'une contractilité vitale manifeste. Il ajoute : Il est vrai qu'à mesure que le cœur se développe et qu'il acquiert plus d'énergie, on voit disparaître cette contractilité, et la membrane moyenne des artères acquérir la consistance et tous les caractères des tissus fibreux. Mais s'il en est ainsi, pourquoi cette contractilité vitale qui existe pendant la vie embryonnaire du fœtus humain, et durant toute l'existence des animaux des classes inférieures que nous avons nommées, pourquoi, dis-je, cette contractilité n'existerait-elle pas dans l'homme ? De ce qu'elle n'est pas visible, s'ensuit-il qu'il faille la nier ? C'est au troisième ordre de faits, ordre sur lequel nous insisterons d'autant plus que les exemples qu'il fournit font ressortir la part d'influence que la pathologie peut exercer sur l'adoption ou le rejet de ce point essentiel des théories pathologiques, que nous demanderons la solution de cette dernière question : nous les exposerons d'abord, et les discuterons ensuite, pour mieux en apprécier l'importance.

Troisièmement, les faits pathologiques. On trouve dans Corvisart qu'un individu avait les quatre cavités du cœur dans un état d'induration et de roideur tel, qu'il était impossible de croire qu'elles avaient pu se dilater et se contracter; néanmoins la circulation avait eu lieu régulièrement pendant quelques mois. Ou je me trompe fort, ou voilà un fait d'anatomie pathologique bien contraire à la théorie de Harvey et de ses sectateurs. Mais, dira-t-on, peut-être la roideur n'était pas telle pendant la vie que le cœur n'ait pu exécuter de très-légers mouvements de contraction et de dilatation, et ces légers mouvements ont suffi pour l'entretien de la circulation. Comme nous n'avons pas eu la pièce pathologique sous les yeux, nous voulons bien par condescendance ne pas repousser cette conclusion; mais voudra-t-on admettre avec nous qu'à moins d'une disposition anatomique particulière qui rend naturellement le système artériel plus développé d'un côté que de l'autre (Morgagni, Stoll, etc.) : à moins d'une anomalie de la radiale qui, par une rare exception, se divise en deux branches d'un seul côté, ou se détourne de sa direction habituelle à la base de l'apophyse styloïde du radius, etc., ce qui rend le pouls différent des deux côtés dans le premier cas, plus faible ou nul dans le second (Tulpius) : si le cœur était le *seul* mobile du sang, les battements des artères seraient toujours isochrones à ceux du cœur, les artères correspondantes battraient toujours avec une égale force, donneraient toujours un nombre égal de pulsations dans un temps donné, et le sang enfin cesserait de circuler quand le cœur a suspendu ses mouvements? Eh bien, loin que les choses se passent ainsi, on remarque parfois dans les battements du cœur et du pouls, et dans le pouls lui-même, en divers points, une différence qui dépend quelquefois d'une disposition purement vitale, c'est-à-dire d'une modification étrangère à l'organisme et propre à l'individu, soit que cette disposition reste constante, soit qu'elle ne se montre que momentanément à certaines époques fixes ou irrégulières. Aussi voit-on souvent le pouls d'un côté différent du pouls de l'autre côté, le sujet se trouvant d'ailleurs dans un état de santé parfaite, ou du moins sans qu'il y ait lésion organique, et sans qu'on puisse soupçonner autre chose qu'une altération non matérielle mais vitale du système nerveux, comme Morgagni, Double et Albert de Bohn ont eu plusieurs fois occasion de s'en convaincre. Nous devons croire encore que c'est à une modification *vitale* du système nerveux qu'on a dû d'observer : 1° que le pouls d'un côté n'avait pas le même rhythme que celui du côté opposé, soit dans certaines fièvres de la moitié du corps (Albinus, Fouquet)¹; soit dans certaines fièvres ataxiques, etc. ; 2° l'artère radiale ne présenter aucune pulsation pendant trois ou quatre minutes, et, après ce laps de temps, le pouls redevenir sensible, quoiqu'il restât habituellement faible, ce que Loyer-Villermé a vu chez un hypocondriaque, et ce que nous avons vu nous-même chez un phthisique qui, habituellement, avait le pouls presque insensible à la radiale gauche, tandis qu'il était développé dans la radiale droite; 3° enfin, le cœur, au milieu des violentes et continuelles douleurs dont il est le siége, offrir en même temps cela de particulier qu'il donnait, ainsi que les deux carotides, cent vingt pulsations par minute, lorsqu'on n'en comptait, dans le même espace de temps, que soixante et dix à la radiale (Reid). Dans ces cas, ce n'était certainement pas le cœur qui projetait seul la masse totale du sang ; car, on ne peut point supposer une influence organique agissant de telle sorte que son action ait retenti sur tel point et non sur tel autre, lors surtout qu'avec M. Magendie, on considérerait les vaisseaux sanguins comme des tuyaux élastiques cédant à des forces mécaniques. Voici du reste une observation qui prouve l'indépendance des artères par rapport au cœur.

John Bell, chirurgien anglais, raconte que, faisant l'ouverture d'un anévrisme situé dans la région de la fesse, il avait compté sur le courage de son malade qui, en effet, ne se démentit pas pendant quelque temps; il ne poussa pas un seul cri: mais enfin, vaincu par là douleur, il tomba en syncope. Dans ce moment Bell avait ouvert le sac et était prêt à le lier lorsqu'il se fit ce raisonnement : le cœur ne se contracte plus, il n'exécute pas de mouvements, l'artère seule bat, notons qu'elle battait, pourquoi ne l'abandonnerai-je pas ? Il lâcha en effet, il fut couvert de sang. Par quoi ce sang fut-il lancé ? Assurément ce n'é- tait point par le cœur : il ne se contractait pas.... De même ce n'était pas non plus cet organe qui communiquait au sang son impulsion, dans le cas où l'auscultation a montré à Laennec des pulsations artérielles offrant une *énergie remarquable*, pendant que les battements du cœur étaient *faibles et sans impulsion*; ce qui, soit dit en passant, avait amené ce grand observateur à conclure : que les artères ont aussi une activité spéciale, une contraction propre. D'ailleurs, s'il en était autrement, M. Magendie, dans une expérience faite pour constater la force avec laquelle le sang tend à obéir à une action rétrograde, aurait-il remarqué qu'on trouve, dans le bout inférieur de l'artère divisée, à peu près le même degré de pression que dans le bout supérieur ; d'où la nécessité d'appliquer deux ligatures pour éviter que le sang jaillisse *également et avec la même impulsion* de l'un et de l'autre orifice ?

Cette remarque est si concluante, qu'on trouvera naturel que nous disions à M. le professeur du Collége de France : Comment ! vous constatez que le sang est *lancé* avec la même force d'impulsion par le bout inférieur et par le bout supérieur, et vous attribuez ce phénomène à la seule élasticité de l'artère ? Mais si elle ne fait que revenir sur elle-même, en vertu de cette élasticité, elle ne se videra qu'en partie, le restant du liquide se coagulera bientôt, et l'on n'aura pas à craindre une hémorragie consécutive. Pourtant elle a eu lieu, dites-vous; elle peut être mortelle : il faut *nécessairement* deux ligatures : qu'en conclu- rons-nous ?

Et maintenant, qu'on ne dise pas, avec Dugès, que l'opinion d'Harvey, qui attribuait *tous* les mouvements progressifs du sang à la *seule* impulsion du cœur, a été *vainement* attaquée de nos jours par quelques physiologistes qui se fondent sur cette observation de Spallanzani, que la circulation continue chez les reptiles batraciens après l'ablation du cœur; car nous leur répondrions, que ce fait n'est pas le seul qu'on puisse raisonnablement oppo- ser à cette hypothèse, et que ce qui nous fait croire que ce savant professeur connaissait des arguments et des faits d'une plus haute portée en faveur de l'activité des vaisseaux, c'est qu'il avait modifié ses idées et formulé sa proposition en ces termes : « Disons, une fois pour toutes, que cette continuation de la circulation du sang dans les capillaires ne saurait être équivalente à la circulation générale dont le cœur est évidemment le régulateur et le mo- teur sinon unique, du moins principal . » Je dis plus : si les antagonistes de la doctrine que

Dugès défendait, et que tant d'autres défendent encore, s'étaient servis, pour les combattre, non pas seulement d'expériences sur les animaux, mais encore de faits puisés dans la pathologie, il est à croire qu'ils auraient porté la conviction dans tous les esprits. Terminons par un exemple

De Haen, Hallé, etc., ont cité des cas d'anémie dans lesquels on a trouvé les artères et les veines fort amples, mais flasques, et vides de sang, à l'exception d'une sorte de fil mince, blanc et polypeux, assez inégal ; cependant le pouls est resté *constamment* dur, malgré cette vacuité presque complète des vaisseaux. C'est là une des preuves les plus certaines que le mouvement d'expansion de ces vaisseaux n'est pas le résultat de la présence du sang, et celui de contraction , la conséquence de leur élasticité

§ 2. *Circulation capillaire.* — L'effort du sang que chassent le cœur et les artères étant brisé par les vaisseaux capillaires, est-il nécessaire que ces petits vaisseaux se contractent pour que le cours du liquide ne soit pas suspendu ? C'était, avons-nous dit, l'opinion de Bichat, de Richerand, de M. Gerdy, etc., et c'est encore aujourd'hui celle de bien des physiologistes non moins recommandables. Néanmoins comme elle a été repoussée par M. Magendie, nous avons à examiner la valeur des objections qu'il a proposées. Et d'abord, ce savant professeur a prétendu que, si l'on admettait l'action des capillaires , il faudrait admettre aussi, il le croit, qu'en se resserrant, ils chasseraient le sang, et qu'il n'y a aucune raison de prétendre qu'ils le dévient plutôt du côté des artères que du côté des veines ; et qu'enfin, une fois le petit vaisseau vidé, on aurait à se demander s'il se remplira parce que le cœur y poussera du nouveau sang, ou bien, qu'en se dilatant, le petit vaisseau attirera tout aussi bien celui des canaux artériels que celui des canaux veineux. A cela je réponds : que deux forces inégales agissant de concert, quoique dans un sens opposé, contre une troisième force qui tend à les surmonter l'une ou l'autre, la plus faible devra nécessairement céder. Or on ne peut douter qu'il n'en soit ainsi, puisque MM. Barry et Poiseuille ont démontré, ce que du reste M. Magendie admet lui-même, que les mouvements respiratoires concourent à faire mouvoir le sang dans les veines (phénomène favorisé par la disposition de celles-ci dans la poitrine, et même dans des lieux assez éloignés) transformées en tubes à parois dépressibles par l'adhérence de leur surface extérieure à des parties qui ne peuvent se laisser déprimer. Cela étant, il devra nécessairement en résulter que le sang artériel dont le courant est continu et continuellement renforcé par le flot que projette le cœur, arrivera d'autant plus facilement dans les capillaires que ceux-ci se désempliront plus vite. En outre le système capillaire chassera avec d'autant plus de facilité dans les veines le liquide qu'il contient, que le sang veineux opposera moins de résistance, sa destination naturelle à lui, étant d'arriver au cœur, attiré qu'il y est par le vide que les mouvements d'inspiration et d'expiration font dans les canaux qui les renferment, et par les mouvements de ces canaux, sa marche rétrograde étant d'ailleurs rendue impossible par les valvules dont ils sont garnis.

Une autre remarque que M. Poiseuille a faite, c'est que toutes les fois qu'un liquide se meut dans un tuyau, il y a une certaine couche de ce liquide qui adhère aux parois et reste immobile. Ce serait donc dans l'axe du vaisseau que la vitesse est la plus grande, comme on "observe du reste dans une artère dont les tuniques sont assez transparentes pour permettre le passage des rayons lumineux. Plus le vaisseau est petit, dit cet habile expérimentateur, plus le filet du fluide doit venir petit lui-même et éprouver de la difficulté à passer à travers la couche adhérente qui obstrue presque la capacité du vaisseau.

Ce point d'hydraulique admis par M. Magendie, celui-ci s'étonne que les conduits qui portent les eaux d'Arcueil à Paris étant oblitérés, malgré leur grande capacité, par le carbonate calcaire qui s'y dépose en quantité assez notable, il n'en soit pas de même dans des tubes aussi fins que les ramifications capillaires, la même difficulté mécanique se montrant pour le sang, ou plutôt la nature des obstacles étant bien plus puissante et bien plus complexe , vu que les liquides vivants ne contiennent pas seulement quelques particules susceptibles de se solidifier, mais encore qu'il charrie avec lui des ingrédients , des petites lentilles suspendues dans une matière éminemment coagulable. Il pense que le moindre arrêt dans les vaisseaux le ferait prendre en masse ; de là des obstructions partielles, puis générales, la distension des parois vasculaires qui ne pourraient plus revenir sur elles-mêmes par suite de la cessation de la circulation. Enfin il croit que s'il était possible d'expérimenter sur des tubes inertes aussi fins que les vaisseaux capillaires, il est douteux qu'on parvînt à faire passer dans leur cavité de l'eau distillée; et cependant, remarque-t-il, le sang, cette liqueur si visqueuse qui tient en dissolution des myriades de lentilles insolubles, circule librement sous l'influence d'une impulsion légère à travers des canaux d'une ténuité prodigieuse. Les conséquences qu'il déduit de ces remarques sont : 1° que la circulation dans les capillaires est une question d'*hydraulique* bien digne de fixer notre attention; 2° que malheureusement, telle est la perfection des procédés employés par la *nature* pour la solution de cet important problème, que nous pouvons plutôt l'admirer que le comprendre.

Pour nous, que les expressions de *contractilité insensible* et de *sensibilité* organique (qui ne s'en sépare point) employées par Bichat n'épouvantent pas; qui savons qu'on peut généralement admettre dans les tissus, des trames diverses dans lesquelles existent de continuels courants dirigés par des *forces indépendantes de celles-ci, qui chez l'homme poussent le sang dans le système artériel* (M. Andral); qui croyons avoir prouvé la contractilité organique des artères; qui avons lu dans les leçons de M. Magendie : « Il n'y a point de différence entre les capillaires et les canaux artériels et veineux; le diamètre des tuyaux est moindre, et voilà tout : » et ailleurs : « Comme, quant à la manière dont le sang se meut, elle est la même, etc., » nous avouons être prêt à attribuer à ces *contractilité* et *sensibilité* la progression du sang dans le système capillaire, sinon en totalité, du moins en partie, comme nous le prouverons plus tard. Ainsi, à l'aide de cette contractilité insensible, plus l'impulsion donnée au flot du liquide par le cœur et les artères, plus les mouvements spontanés du sang, il ne se forme pas de couche adhérente aux pores capillaires, autre que la sérosité qui lubréfie la surface des muqueuses, ce qu'on peut supposer du moins, et toute la masse glissant en quelque sorte à leur surface, les obstructions dès lors ne s'y forment pas; ou si elles s'y forment, c'est lorsque la fluxion sanguine étant forte et considérable, le diamètre des vaisseaux est si violemment et si démesurément distendu que leur retrait en est rendu impossible.

Prenez garde que je ne dis point obstruction par cessation de la circulation, comme M. Magendie, mais obstruction par cessation des contractions organiques des capillaires, cause première et principale de l'arrêt du cours du sang.

Ce phénomène a la plus grande analogie avec ce qui se passe, en général, au moment de l'accouchement, quand l'utérus est distendu outre mesure par les eaux de l'amnios. Les contractions de cet organe sont lentes, peu énergiques, tant que les membranes ne sont pas rompues; celles-ci se rompent-elles spontanément, ou sont-elles déchirées par l'accoucheur, la matrice revient alors sur elle-même, l'équilibre se rétablit, et, dès ce moment, les contractions organiques deviennent communément plus fortes, plus rapprochées, expulsives.

Du reste, pourquoi ne soutiendrions-nous pas le principe de la contractilité insensible, lorsqu'il est notoire que cette contractilité des tubes capillaires peut devenir accidentellement manifeste (Burdach l'affirme), ou être très-facilement déterminée, en moins de deux minutes, par l'application de l'ammoniaque (Thomson et Gordon)? Par le motif, nous dira-t-on peut-être, que M. Dubois d'Amiens, se fondant sur des conditions matérielles par lui bien observées et bien vues, affirme à son tour que ni les capillaires à parois spéciales, ni les capillaires creusés en plein dans la substance animale n'offrent, en aucun cas, des mouvements de contraction. Nous sommes loin de nier l'exactitude des observations de M. Fréd. Dubois, nous voulons même que, répétant un grand nombre de fois les expériences faites par MM. Thomson et Gordon, il n'ait jamais remarqué de véritables contractions soit dans les artérioles, soit dans les veinules, soit dans les courants intermédiaires; mais entre gens qui affirment et personnes qui nient quel parti prendre? Nous pourrions en appeler à Burdach, dont le témoignage n'est pas suspect, vu qu'il dit : «Positivement les mouvements du sang dans les capillaires dépendent de l'impulsion du cœur, tout en admettant la contractilité accidentelle, si l'on veut, mais réelle, des tubes capillaires ; » ou bien, au témoignage de M. Gerdy, pour qui : « C'est pro-fesser une physiologie peu médicale que de se préoccuper uniquement de l'action du cœur et des artères, et de ne pas s'occuper de celle des capillaires qui se révèle surtout dans les maladies, et qui intéresse tant notre art ; » mais comme ce serait pousser beau-coup trop loin cette dissertation théorique, j'ai hâte d'arriver à des preuves plus certai-nes et d'autant plus précieuses qu'elles feront ressortir d'avance l'influence que la patho-logie peut exercer dans ces sortes de discussions. Nous voulons parler des faits pratiques, devant lesquels tout homme consciencieux doit courber sa raison. Aussi, les emprunte-rons-nous à M. Magendie, dont nous combattons les opinions, afin qu'il n'en puisse sus-pecter l'authenticité ni en répudier le témoignage.

1" *Fait.* Au nombre des accidents survenus chez l'homme à la suite de la ligature de la carotide primitive, on a signalé, dit-il, des accidents cérébraux. La jeune fille à laquelle j'avais lié la carotide gauche pour une énorme tumeur fibro-osseuse qui occupait la ré-gion maxillaire supérieure, eut une hémiplégie à droite le sixième jour de l'opération..... On n'avait jamais soupçonné qu'en diminuant le volume du sang qui, dans un temps donné, afflue vers le cerveau, on eût favorisé l'extravasion du liquide dans la pulpe ner-veuse. Cependant, le fait n'est pas unique dans la science, vous en trouverez dans les re-cueils d'observations, et Samuel Cooper en rapporte des exemples dans son Dictionnaire de chirurgie.

2° *Fait.* Service de M. Roux à l'Hôtel-Dieu. Un homme entre à l'hôpital pour une hé-morragie survenue subitement dans la paume de la main au moment où il faisait un effort. Le tamponnement et la compression ayant été inutiles, on pratiqua, mais sans succès, la ligature de la radiale, puis celle de la cubitale, puis enfin, je crois, c'est toujours M. Magendie qui parle, celle de l'humérale, et pourtant l'individu mourut par la continua-tion de la perte du sang.

En analysant ces faits, on est naturellement conduit à se demander : comment dans le premier cas le liquide a-t-il pu s'extravaser dans la pulpe nerveuse *six jours après* la ligature de la carotide? et dans le second cas, comment l'hémorragie palmaire a-t-elle pu persister après la ligature des principales artères de l'avant-bras et du bras? Attendu que ces phénomènes resteraient inexplicables, si on n'admettait la contraction indépendante des vaisseaux capillaires, contraction que ces faits eux-mêmes démontrent jusqu'à l'évi-dence, ainsi que bien d'autres faits qu'il serait facile de citer : nous en concluons que l'*activité* du système capillaire ne saurait être contestée.

§ 3. *Circulation veineuse.* — Avant de mentionner les faits pathologiques d'après les-quels il est permis de soutenir que le système veineux coopère à la marche du sang, qui parcourt les canaux, exposons en quelques mots deux théories opposées, deux des principales théories par lesquelles on a voulu expliquer les mouvements du sang veineux.

Premièrement, on a dit : Le sang est manifestement hors de l'influence du cœur quand il arrive dans les veines, et c'est la *contractilité insensible* non-seulement du système ca-pillaire, mais encore du système veineux en qui elle existe, de même qu'elle existe dans les artères, qui, en ajoutant un fluide nouveau à celui qui se trouve déjà dans les canaux veineux, lui communique un mouvement général en vertu duquel à mesure que le sang entre d'un côté, il sort de l'autre. C'est pourquoi, quoique constamment pleins, ces canaux ne se dilatent pas (Bichat).

Secondement, on a dit encore : Les artères, les veines et les vaisseaux capillaires n'ayant pas de force contractile propre, c'est le cœur *seul* qui est chargé de mettre en mouvement et de distribuer le sang dans tous les points de l'organisme. Mais, comme la gravité a une grande influence sur le cours du liquide nutritif ; comme, à mesure que celui-ci entre des artères dans les veines, l'action du cœur, bien que présente dans ces derniers vaisseaux, s'est en partie épuisée dans les capillaires ; comme à cet affaiblissement de l'impulsion de la pompe se joignent de nouveaux obstacles apportés à la marche du sang par la gravita-tion : disons que les valvules sont indispensables. Elles favorisent la progression du sang que les efforts de la pompe musculaire, les mouvements du thorax, la pression exercée sur les vaisseaux par le diaphragme et les parois antérieures et latérales de l'abdomen et les contractions du système musculaire général, poussent dans le système artériel et vei-neux (M. Magendie).

Ainsi, pour Bichat, il y a absence de toute participation de la part du cœur dans la cir-culation veineuse; et pour M. Magendie, la force d'impulsion est donnée au sang contenu dans les veines par une machine hydraulique dont le cœur est la pompe et les vaisseaux sanguins les tuyaux. A laquelle de ces deux théories donnerons-nous la préférence? A au-cune exclusivement, car on peut facilement constater, chez les chlorotiques, des mouve-ments tumultueux des jugulaires isochrones aux battements du cœur, qui semblent dé-montrer l'influence des contractions du ventricule sur la circulation veineuse : et par contre on voit, dans d'autres circonstances des pulsations dans des veines plus petites que les veines jugulaires non isochrones aux battements du cœur. Citons les faits.

M. Bonson rapporte l'observation d'un individu âgé de soixante ans, présentant tous les symptômes d'une lésion organique du cœur, qui offrit cela de particulier, que toutes les veines des deux membres battaient sensiblement, et que leurs pulsations, qui étaient aussi fréquentes que celle des artères, ne se faisaient pourtant *qu'un peu après.*

De même, M. Charcelay, dans une observation qu'il a publiée, fait mention d'une lésion organique du cœur avec ascite, existant chez un individu âgé de vingt-six ans, en qui durant sa vie on avait observé des pulsations veineuses non-seulement dans les extrémités, mais encore au cou. Il ajoute : « Si on étudie les rapports de la pulsation arté-rielle avec la pulsation veineuse, on voit qu'à égale distance du cœur et à quelque distance que ce soit, la seconde suit immédiatement la première : à inégale distance, au contraire, on observe des phénomènes divers ; ainsi la carotide bat très-visiblement avant la veine radiale ou ses radicules, et l'artère radiale bat en même temps que la veine médiane cé-phalique. » On ne saurait donc le nier, il est des faits pathologiques dans lesquels on a re-marqué un *manque d'isochronisme* entre les pulsations cardiaques et veineuses; et quant aux faits dans lesquels, au contraire, l'isochronisme a été parfait, ils ne sauraient être assez concluants contre la théorie de Bichat que les observations de Bonson et Charcelay viennent confirmer.

Il est un autre argument qui paraîtrait militer en faveur de cette théorie : nous le pui-sons dans la contradiction manifeste qu'il y a entre la nécessité des valvules dont les veines sont pourvues, chose admise par M. Magendie, et dans l'opinion suivante qu'il a également professée, savoir : que c'est dans l'axe du vaisseau que la vitesse circulatoire est plus grande ; que plus le vaisseau est petit, plus le filet du fluide doit venir petit lui-même et éprouver de la difficulté à traverser *la couche adhérente qui obstrue presque* TOUTE *la capacité du vaisseau.* Or, s'il en était ainsi, n'est-ce pas que la couche adhérente plus ou moins épaisse qui se forme, rendrait inutile la disposition valvulaire, dont tous les phy-siologistes sans exception reconnaissent l'utilité? que ce serait même une disposition ana-tomique mal entendue, puisque les valvules seraient retenues supérieurement et inférieu-rement par la couche adhérente, et par conséquent rendues fixes et immobiles par elle, ce qui les empêcherait d'opposer une barrière à la marche rétrograde du sang qui tend à rétrograder sans cesse, entraîné qu'il est par son propre poids? Les choses ne se passant pas de la sorte, puisque, au contraire, les valvules fonctionnent parfaitement bien, aux forces de progression du sang que nous avons admises déjà, nous ajouterons donc une force nouvelle qui, par son importance, doit occuper tout au moins le second rang parmi toutes ces forces ; nous voulons dire la *contraction* veineuse admise par quelques auteurs. Et quant aux expériences que M. Magendie a faites pour repousser toute idée de la parti-cipation des capillaires à la progression du sang dans les veines, elles n'ont prouvé qu'une chose, dirons-nous avec M. Gerdy, c'est que, si en comprimant et en relâchant alternative-ment les artères on peut suspendre et remettre tour à tour la circulation veineuse en jeu, cela tient à ce que les capillaires ne peuvent fournir du sang quand ils n'en ont pas, et qu'ils ne peuvent en fournir beaucoup quand ils en reçoivent peu. A la vérité, M. Poiseuille a imaginé quelques expériences, toujours dans l'intérêt de cette théorie, mais celles-ci, quoique plus délicates, ne sont encore rien moins que concluantes.

Somme toute, les artères, les capillaires et les veines se contractent spontanément sur le sang, et c'est à leurs contractions réunies et à la force d'impulsion que le cœur exerce sur ce liquide, qu'il doit de marcher sans cesse dans tout le système circulatoire.

§ 5. *Spontanéité des mouvements du sang.* — La théorie de la spontanéité des mouvements du sang que nous avons dit avoir été adoptée par Harvey, Glisson, Bohn, Albinus, Rose, J. Hunter, Gallini, Tiedemann, etc., s'est fortifiée dans ces derniers temps par des observations nouvelles qui ont donné lieu à des comparaisons extrêmement ingénieuses. Parmi ces observations, les unes tendent à établir que le sang est irritable, qu'il préexiste aux canaux dans lesquels il est contenu, et qu'il se fraye des voies, sous forme de stries, dans la substance même des organes. C'est là, on le sait, ce qu'a prétendu Hunter, et c'est ce que M. Carus a accepté. Les autres observations sont la confirmation des expériences de Haller, de Spallanzani, de Bichat, etc. Toutefois, il en est certaines qui font mention de quelques particularités que peu d'expérimentateurs ont remarquées.

A la première série nous rattacherons l'opinion de Dollinger et de Kaltenbrunner, qui non-seulement se sont également prononcés pour la spontanéité des mouvements du sang dans les canaux capillaires, mais encore qui s'accordent, avec beaucoup de leurs prédécesseurs, à regarder ces canaux comme dépourvus de parois propres, et comme simplement creusés dans la substance même de l'organe où le liquide se trouve. C'est pourquoi Gruithuisen a comparé le lit des plus petits courants à un canal qu'une eau souterraine s'est creusé dans le sable avant qu'elle ait déposé une croûte sur les parois de ce canal.

Et qu'on ne croie pas que c'est un langage allégorique à l'aide duquel on a voulu faire passer une fiction, car le phénomène extraordinaire de la circulation du sang sans vaisseaux a été *vu* par Delpech et par M. Coste, alors qu'ils suivaient attentivement les développements progressifs de l'embryon des oiseaux. Ils ont *vu*, qu'il s'établit d'abord des courants sanguins, sans vaisseaux organisés, et puis des courants dans un système circulatoire. Voici du reste comment ils se sont exprimés, pour préciser l'influence des mouvements du cœur durant la vie embryonnaire :

« L'influence des mouvements du cœur, tout imparfait qu'il est chez l'embryon, est bien manifeste à cette époque, non-seulement sur la masse du sang qu'il meut immédiatement, mais encore sur les courants qui lui arrivent du dehors et qui semblent sinon attirés par les mouvements alternatifs du cœur, du moins *admis* périodiquement dans les cavités où les contours du vaisseau enroulé à mesure qu'ils sont vidés par les contractions. Mais avant que le dégorgement se fît dans le cœur, *les courants avaient lieu : ils ont commencé* AU PLUS LOIN DU CŒUR, *au pôle opposé de l'ellipse extérieure.* Là, le mouvement était continu et uniforme lorsqu'il a commencé, il a cessé de se maintenir exactement le même après la formation du cœur complet, et lorsque celle-ci est pleine et entière, elle ne se fait sentir qu'à une très-petite distance et de l'ellipse seulement. Partout ailleurs il est évident que la cause de l'impulsion n'est pas la même. Le cœur est un nouvel instrument de mouvement qui vient d'être *ajouté* aux causes précédentes, mais il est manifeste qu'une autre cause l'avait devancé. » — Et si nous ajoutons que Muller, Fréd. Emmert, M. Poiseuille, etc., attestent qu'il n'y a plus de parois perceptibles dans les plus petits courants; que si les courants capillaires ont des parois qui leur sont propres, les plus petits paraissent en être entièrement privés, nous mettrons l'existence de cette disposition matérielle à l'abri de toute contestation.

De son côté, Kaltenbrunner, par ses recherches microscopiques sur l'inflammation, a confirmé ce que Haller, Spallanzani et Bichat avaient affirmé, à savoir : qu'on voit, à l'aide du microscope, des oscillations irrégulières des mouvements du sang dans le système capillaire, c'est-à-dire qu'ils ont vu le sang avançant, reculant, se mouvant en *une foule de directions opposées*, sur les animaux à sang rouge et froid, dont ils irritaient le mésentère ou une autre partie transparente, phénomènes que Bichat observa aussi, mais plus obscurs, sur les animaux à sang chaud. Eh bien ! Kaltenbrunner affirme, à son tour, que, ayant piqué fortement une partie de la membrane natatoire d'une grenouille, il *vit, peu de temps après*, le sang y affluer de telle sorte, que les artères, les veines et les vaisseaux capillaires recevaient une colonne de sang du double ou du triple plus forte qu'à l'ordinaire : la circulation s'accéléra. « Brûlez, dit-il, la membrane avec un fer rougi, vous obtiendrez le même résultat. Appliquez une dose modique d'alcool, mais suffisante pour y procurer une inflammation, la circulation d'abord accélérée....»

Enfin Heidmann, en particulier, examinant des gouttes de sang frais au microscope, a vu se former au milieu du liquide, pendant sa coagulation, un tissu réticulaire qui exécutait, durant quelques minutes, des mouvements semblables aux faibles contractions et expansion, des fibres musculaires; alors que Tréviranus assure, à son tour, avoir observé avec le secours du même instrument, deux sortes de mouvements dans le sang coulant dans les vaisseaux d'un animal vivant, l'un consistant en tourbillons de globules sanguins, tandis que l'autre se manifestait par une contraction tremblotante du caillot....

Après des affirmations si authentiques, faites par des hommes aussi recommandables. il semblerait que la doctrine de la *spontanéité* des mouvements du sang est à l'abri de toute contestation; et pourtant il n'en est pas ainsi; pourquoi ? parce que M. Magendie, qui, comme Steiglitz, a son hypothèse favorite à faire prévaloir, s'est fortement élevé contre cette doctrine, s'armant, pour la combattre, de l'arme du ridicule, arme que tout auteur grave ne saisit ordinairement qu'alors qu'il n'ose descendre courageusement dans l'arène. Disons, pour l'édification du lecteur, comment s'est exprimé sur ce sujet l'honorable professeur du Collége de France

« Je ne vous ai point parlé de la faculté qu'on a supposée au sang de se mouvoir spontanément sans le secours d'aucun agent mécanique. Ce sont là de ces *stupidités* dignes tout au plus d'exciter le sourire. Extrait de ses vaisseaux, ce liquide n'a plus d'autre force vitale ou physique que la force d'inertie. Il en est du sang comme de tous les corps composés de molécules inertes; pour le mouvoir il lui faut un agent d'impulsion. Renfermé dans une anse d'intestin de poulet ou dans un tuyau de caoutchouc, il ne se déplacera pas de lui-même. En vérité, messieurs, il ne faut pas avoir des yeux pour avoir pu soutenir que le sang a une puissance motrice inhérente à sa nature. Une idée semblable est une véritable hallucination.»

Nous avons cité textuellement M. Magendie, afin que chacun puisse juger toute l'exagération de son langage. On le dirait dicté par le désir d'éviter sur le sujet qui nous occupe en ce moment, toute discussion sérieuse, dans la crainte de voir s'écrouler le système qu'il se plaît tant à propager. Quoi qu'il en soit, comme nous ne saurions nous en laisser imposer, ni par sa haute position scientifique, ni par sa plaisante apostrophe à ses antagonistes, nous allons citer de nouveau ses propres paroles, pour examiner si l'on ne trouverait pas dans M. Magendie, des arguments que l'on puisse opposer à M. Magendie. La chose est beaucoup plus facile qu'on ne le pense, car, après plusieurs expériences dont les résultats ont été constamment les mêmes, c'est-à-dire fâcheux, ce professeur déclara, le 5 juillet 18.., que le sang a son *individualité*, qu'il ne peut se mouvoir utilement dans des tuyaux qui ne sont pas les siens, et que, par conséquent, toute idée de transfusion doit être proscrite dans tous les cas indistinctement, c'est-à-dire même en se servant du sang emprunté à un individu de la même espèce, de la même taille, et du même âge , ce que les faits pathologiques ont pleinement confirmé. Or, après des essais si probants, après avoir professé l'individualité du sang, ou bien que ce liquide est doué d'une force vitale qu'il perd en sortant du vaisseau, M. Magendie a-t-il bonne grâce de comparer le sang coulant à des molécules inertes? de prétendre qu'il ne saurait se mouvoir dans un tuyau de caoutchouc, si une force d'impulsion ne lui est donnée, alors qu'à l'inverse des autres liquides inertes, il ne se meut jamais dans des tuyaux qui ne sont pas les siens? Poursuivons nos citations.

« Quand nous rencontrerons un phénomène *vital*, retenez bien ce mot, car c'est M. Magendie qui l'a prononcé, disons plutôt, et notre langage sera plus franc, plus scientifique, disons plutôt : Voilà un fait que j'essayerais en vain d'expliquer, car il n'est pas donné à mon intelligence de le comprendre (7ᵉ leçon, 2 février). » Ainsi il y a des phénomènes vitaux que M. Magendie ne comprend pas... Partant, comme il paraît aussi n'avoir pas bien compris la circulation capillaire, comme probablement il ne comprend pas mieux la spontanéité des mouvements du sang, je ne vois pas pourquoi nous exclurions du langage physiologique, comme n'étant pas scientifique, une expression qu'il consacre lui-même, tout en voulant la proscrire, pour lui substituer le mot *incompréhensible*, qui ne donne pas une idée plus nette du phénomène qui, conséquemment, reste inexpliqué.

Enfin, à l'occasion d'une femme morte à l'Hôtel-Dieu de fièvre hectique, et dont M. Magendie faisait l'autopsie, ce savant professeur s'exprima en ces termes : « Voilà un exemple frappant de l'influence exercée par les propriétés physiques du sang sur la marche de ce liquide à l'intérieur des vaisseaux. La physique *vitale* nous est ici d'un grand secours, car elle nous permet de remonter au principe des désordres organiques, et c'est là toute la question. »

Ou je me trompe fort, ou le mot *vital* a ici une toute autre acception que précédemment; sans cela, nous ne saurions nous expliquer comment une physique qui ne *saurait être comprise* elle-même, puisqu'elle est vitale, servirait à expliquer des phénomènes qu'on ne peut comprendre même en remontant au principe des désordres organiques. Et quant aux expériences des Haller, des Spallanzani, des Bichat, des Kaltenbrunner, etc., qu'il a répétées sans obtenir les mêmes résultats que ces habiles observateurs avaient obtenus de l'irritation, de la piqûre, de la brûlure ou de l'inflammation des tissus (dans ses essais le cours du sang n'a cessé de se faire avec la même régularité), nous lui ferons observer qu'il n'est rien de plus variable que les phénomènes qu'on remarque au microscope dans un temps donné. Pour ma part, j'ai fait en 1843, avec le concours de M. Gavaret, quelques études microscopiques dans le but de vérifier par moi-même l'exactitude des micrographes, et, je dois l'avouer, nous n'avons jamais rien vu de pareil à ce que les auteurs ont signalé comme étant le résultat de la piqûre ou de l'irritation. Je dis plus, le samedi 18 mars, en examinant avec soin la membrane natatoire d'une grenouille, nous avons acquis la certitude que, les conditions physiques de l'animal restant les mêmes, aucune irritation ni piqûre n'étant opérée sur sa patte, la circulation peut néanmoins et alternativement être suspendue, le courant sanguin marcher avec une rapidité extrême, ou bien le sang aller par saccades, avec lenteur, et en formant une espèce de flux et reflux.

D'où provenaient ces variétés dans les mouvements circulatoires ? Voilà des phénomènes qui sont restés inexplicables pour nous; mais il est certain que nous les aurions attribués à l'irritation ou à la piqûre, si l'une ou l'autre ayant été pratiquée, l'un ou l'autre de ces phénomènes avait été aperçu. Déjà, dans une autre expérience faite le 27 janvier, nous avions également remarqué soit sur le mésentère, soit sur la membrane natatoire d'une grenouille : 1° Dans un courant artériel allant de gauche à droite, des mouvements de va et vient non continus ; 2° des courants dans lesquels la marche des globules était suspendue par un temps d'immobilité complète ; mais comme l'animal n'avait pas été assujetti, et que M. Gavaret le tenait à pleine main, la patte seule de la grenouille ayant été étalée à l'aide de quelques épingles sur un carton préparé *ad hoc*, nous attribuâmes aux efforts musculaires que faisait l'animal pour s'échapper, et à la compression qu'il fallait exercer sur sa jambe pour maintenir la patte au foyer du microscope, soit le temps d'arrêt, soit la vitesse du mouvement des globules, soit les va et vient qu'ils décrivaient. Aussi avions-nous désiré répéter notre expérience, et dans celle qui eut lieu en mars, le corps fut il convenablement assujetti avec des liens sur une plaque de carton, pendant que la patte était fixée par des épingles sur l'extrémité de la plaque préalablement percée d'un trou. Par ce moyen, l'animal est resté constamment en repos, et comme nous n'avons pu accuser ni la compression des muscles, ni la pression exercée sur la jambe, d'être la cause des variations circulatoires dont il s'agit, ce fait resta pour nous complétement inexplicable. C'est pourquoi, quoiqu'il soit constant que MM. Magendie, Gavaret et moi *n'avons point vu* ce que Haller, Spallanzani, Bichat, Kaltenbrunner, *ont vu*, nous ne croyons pas pouvoir en inférer que ces auteurs ont *mal vu*. Dès lors, leur opinion resterait, avec toute la force que lui donne la haute réputation qu'ils se sont faite, justifiée qu'elle est, cette opinion, par les remarques de Delpech et M. Coste, de Heidmann, de Treviranus, de Dollinger, et de Gruithuisen, que M. Magendie n'a point contestées ; disons plutôt, dont il n'a point parlé.

Nous ne pousserons pas plus loin notre réfutation des écrits du professeur de physiologie expérimentale au Collége de France, parce que nous voulons nous arrêter un instant à la critique de ceux de M. Fréd. Dubois, qui, lui aussi, a repoussé formellement la spontanéité du sang, prétendant que les partisans de cette opinion ne se sont véritablement appuyés que sur des illusions, ou du moins sur de fausses interprétations. Ce n'est pas tout, voulant relever les erreurs prétendues dans lesquelles Dollinger serait tombé, M. Dubois explique tous les errements et toutes les fluctuations des globules, au moyen d'oscillations que le sérum exécuterait lorsque, ne pouvant vaincre la force de résistance que les tissus opposent aux courants, il rétrograde dans la même gouttière, ou pour en suivre une autre dont l'accès est plus facile. Il résulte de ces oscillations, dit-il, que les globules isolés paraissent exécuter des mouvements qui leur sont propres, et cependant ils ne seront entraînés que par un fluide incolore. Tous ceux, ajoute-t-il, qui ont observé au microscope la circulation capillaire, ont pu, comme nous, être témoins de ce spectacle. On les voit avancer, reculer, tantôt finir par vaincre la résistance, et tantôt rétrograder pour prendre une autre voie.

Cette explication me paraît plutôt une subtilité qu'une véritable démonstration ; car, comment peut-on supposer que le sérum exécute des mouvements rétrogrades au sein même d'une gouttière creusée en plein dans la substance animale elle-même, gouttière assez peu spacieuse, généralement, pour laisser passer un à un les globules qui cheminent de front ?

Sans doute qu'à raison du mode de distribution des capillaires du deuxième ordre, il y a quelques espaces ou îles circonscrites, de forme presque constamment et irrégulièrement quadrilatère ou parallélogramme ou en losanges, dans une étendue qui varie, en général, de huit à six centimètres de millimètre à douze et même quinze centimètres ; mais ce ne sont pas des conditions organiques pareilles qui obligent le sérum à se dévier de sa direction première, à moins d'obstacles accidentels qu'il faudrait supposer exister au moment où l'on examine le courant du sang. Et encore à quoi attribuer cet obstacle ?

Puis, à l'occasion des expériences de M. Sarlandières qui, au dire de Broussais, aurait constaté au microscope, sur le mésentère d'une grenouille, que les molécules des fluides circulatoires se précipitent en convergeant même à travers les veines vers le point qu'on aurait irrité en y implantant une épingle, M. Dubois déclare qu'il y a du vrai et du faux dans ces expériences, et que le vrai c'est la précipitation des globules vers le point irrité... Il est vrai que cette accélération, qui n'a jamais manqué, aurait lieu, même quand la lésion est exercée sur un autre point du corps....; qu'elle a toujours lieu dans le sens normal, dans la direction naturelle du cours du sang, jamais dans la direction rétrograde quand aucun vaisseau n'est ouvert....; que dans les cas de perforation de tissu tombant dans des îles de substance animale, jamais on n'observe d'accélération qui irait en convergeant vers le lieu perforé, et jamais d'écoulement de sang.....; qu'une gouttelette d'ammoniaque affaiblie et déposée au plein champ visuel du microscope sur l'espace interdigitaire et vers le bord libre, a procuré l'agitation de l'animal, l'activité plus grande dans les courants capillaires ; tandis qu'une deuxième application a été suivie des mêmes phénomènes d'agitation, mais de moins d'activité dans les courants circulatoires ; qu'une goutte d'ammoniaque concentrée a aussi ralenti et suspendu presque complétement, dans les tubes capillaires, le cours du sang ; et enfin, que le sel commun, l'huile de moutarde, l'eau bouillante, l'ammoniaque affaiblie, ont accéléré la circulation en irritant les parties, tandis que les caustiques l'ont ralentie et même arrêtée par le développement d'une violente douleur et la désorganisation des parties. Mais toutes ces affirmations détruisent-elles les faits et les raisons que j'ai fait valoir pour établir la théorie de la spontanéité des mouvements du sang? J'ose croire que non, et je persiste dans mes conclusions.

Arrêtons-nous, car nous avons suffisamment fait ressortir, je crois, la *part* de lumières que la pathologie apporte dans les discussions théoriques physiologiques. Mais avant de passer à l'examen d'une nouvelle proposition, nous devons compte à nos lecteurs de l'insistance que nous avons mise dans la solution des graves questions que nous avons agitées : en voici les motifs.

Quand nous avons recherché comment la pathologie peut servir à éclairer la physiologie, notre dessein n'était pas seulement de démontrer que la pathologie fournit les preuves les plus concluantes en faveur de telle ou telle opinion physiologique, mais de plus, de prouver que les liquides et les solides jouissant les uns et les autres d'une activité qui leur est propre, il est désormais impossible de repousser un théorème qui naît de cette démonstration, savoir: que, *puisqu'il y a des actes purement* VITAUX *et des fonctions purement* VI-TALES, il doit y avoir aussi *des troubles fonctionnels purement* VITAUX, *des maladies essentiellement* VITALES, fait important à constater en pathologie et en thérapeutique générales. C'est là une proposition fondamentale que nous voudrions faire généralement accepter, et que nous devions dès lors faire précéder de quelques-unes des considérations qui sont susceptibles de leur donner toute la certitude désirable. Aussi, nous nous sommes d'autant plus volontiers laissé entraîner par les discussions théoriques et expérimentales qu'il a fallu entamer pour l'établir, que ces discussions offrent un intérêt varié, et qu'en faisant ressortir combien sont précieux les secours que la pathologie fournit à la physiologie, nous avons signalé aussi les bien grands services qu'elle se rend par là à elle-même, lorsque, détruisant les hypothèses sur lesquelles les systématiques appuient leurs doctrines médicales, elle fait sentir le vice de toutes ces doctrines.

ART. II. — *Comment la physiologie éclaire-t-elle la pathologie ?*

Elle y a concouru, avons-nous dit, en fournissant des données plus ou moins positives pour établir le diagnostic des maladies : essayons de produire les preuves de cette vérité.

Celles que nous pouvons administrer sont si nombreuses, que nous aurions inévitablement les embarras du choix si, ayant pris la circulation du sang comme exemple de l'influence que la pathologie exerce dans l'appréciation des théories physiologiques, nous n'étions naturellement conduit à nous servir de la même fonction pour montrer l'influence que, à son tour, la physiologie exerce sur les études pathologiques. En conséquence, nous nous demanderons : Si les physiologistes ne nous avaient enseigné 1° que le pouls est à l'état normal, c'est-à-dire régulier et naturel, lorsque les pulsations artérielles se montrent semblables dans leur double mouvement de systole et de diastole, aussi bien que dans les intervalles qui les séparent, et qu'en même temps souples et libres, elles ne sont ni trop fortes, ni trop faibles, ni trop précipitées, ni trop ralenties, etc. ; croit-on que nous comprendrions les distinctions que l'on a établies entre le pouls faible, le pouls fort, le pouls lent, le pouls vite, le pouls dur, souple, dicrote, intermittent, etc.; et que nous pourrions nous en servir concurremment avec les autres symptômes d'une maladie pour en tirer des inductions propres à former le diagnostic de cette maladie ?

2° Pense-t-on que si nous ignorions que, chez l'homme en santé, le nombre des battements artériels varie d'une manière toute naturelle suivant telle ou telle circonstance ; qu'il est plus vite, par exemple, quand on est debout que lorsqu'on est assis, soit sur un lit, soit sur un siége, et qu'il est également plus vite si l'on est assis que si l'on est couché (De Haen, Double, etc.) : que la fréquence du pouls se remarque pendant le travail de la digestion, ou après une course rapide, et cesse lorsque la digestion est terminée ou que le corps garde depuis longtemps le repos ; qu'une influence morale systaltique peut ralentir les pulsations artérielles et rendre le pouls concentré , etc.; pense-t-on que sans ces données premières que les physiologistes nous ont transmises, nous ne serions pas exposés à commettre des erreurs de diagnostic toutes les fois que le pouls s'écarterait de l'état normal ? Et si l'on ne nous avait enseigné que :

3° Chez les animaux, en général, et chez l'homme en particulier, les différences de nombre des pulsations sont plutôt proportionnées à la taille qu'à l'âge du sujet considéré en lui-même (Dugès), quoiqu'il soit à peu près constant que le pouls a ses battements d'autant plus précipités que l'individu est plus jeune, et d'autant plus lents que l'individu est plus âgé, ce que d'ailleurs M. Magendie a constaté par d'ingénieux calculs desquels il résulte qu'à la naissance le cœur bat de 130 à 140 fois par minute, à deux ans, de 100 à 110 fois : à sept ans, de 85 à 90 fois : à quatorze ans, de 80 à 85 fois : dans l'âge adulte de 75 à 80 fois : et enfin dans la vieillesse de 60 à 70 fois : sans ces remarques, ne pourrions-nous pas appeler précipité ou lent, un pouls qui ne le serait point, eu égard à l'âge du sujet ? N'ou-

blions pas que les premiers-et les derniers nombres sont un peu forcés, puisque, dans l'état
de santé, le pouls des nouveau-nés offre des variétés très-nombreuses ; que s il oscille
entre 100 à 180 pulsations chez les enfants à la mamelle, il peut parfois être aussi lent que
celui d'un adulte — *Voy.* art. Pouls du Dictionnaire ; — et que beaucoup de ces derniers
n'ont que 60 à 70 pulsations par minute, comme les vieillards : il en est même chez qui
on en a bien moins compté. Tel était Dugès, dont le pouls, il l'affirme lui-même dans son
Traité de physiologie comparée, ne battait habituellement que 56 fois par minute. Tels furent
aussi l'empereur Napoléon, et une dame dont parle M. Chomel, dont l'artère n'avait jamais
donné que 40 pulsations dans le même espace de temps : telle était encore cette femme chez
qui Graves assure qu'on n'a jamais compté que trente battements au cœur. Tel était enfin
cet individu de Paris, à qui Landré-Beauvais n'a jamais trouvé que 24 à 25 pulsations
artérielles, etc. Mais ce sont là des exceptions qui, sans infirmer la règle générale, prouvent
néanmoins qu'il est des êtres qui, en vertu d'une disposition particulière soit organique,
soit vitale, ne sauraient être compris dans les groupes généraux. Ce sont ces dispositions
individuelles qui constituent l'idiosyncrasie que j'appellerai circulatoire, pour la distinguer
des autres idiosyncrasies, dont l'étude est généralement de la plus haute importance, quand
il s'agit de réunir certaines notions physiologiques pour les comparer aux inductions pathologiques qui donnent quelque certitude au diagnostic.

4° Si Laennec, armé de son précieux instrument, le stéthoscope, et l'appliquant sur la
région cardiaque de quelques individus en qui la circulation se faisait avec harmonie et
régularité, n'avait constaté par l'audition d'une part et par le tact d'autre part, le doigt
reposant sur le pouls du sujet, que l'oreille est légèrement soulevée par un mouvement du
cœur isochrone ou presque isochrone à celui de l'artère et accompagné d'un bruit sourd quoique distinct, isochronéité qui ne permet pas de méconnaître que le phénomène est dû à la
contraction des oreillettes ; qu'immédiatement après, un bruit plus éclatant et semblable à
celui d'un fouet, d'une soupape qui se relève ou d'un chien qui lappe, annonce la contraction
des ventricules ; qu'après le second bruit il y a un silence dû au repos du cœur, etc. ; si cette
source d'une fécondité presque inépuisable entre les mains de l'inventeur de l'auscultation
médiate, n'avait donné une puissante impulsion aux recherches d'un grand nombre de
praticiens, saurions-nous qu'en auscultant le cœur, on entend un bruit de diable dans la
chlorose : un bruit de cuir neuf dans la péricardite ; un bruit de râpe dans l'ossification
des valvules de l'aorte ? etc. Nous savons que ces bruits ne sont pas si constants qu'ils
diagnostiquent sûrement les maladies que je viens de nommer ; que M. Bouillaud, par
exemple, n'a entendu que très-rarement le bruit de cuir neuf dans l'inflammation du péricarde, tandis qu'il n'a rien trouvé de plus commun (huit à dix fois dans deux ans), qu'un
bruit de frottement plus ou moins fort qui, dans la plupart des cas, imitait assez bien le
bruit de soufflet, ae râpe (frottement globulaire de M. Simmonet), de scie, tel qu'on
l'observe dans l'induration des valvules du cœur, accompagnée d'un rétrécissement plus
ou moins prononcé de l'orifice auquel ces valvules sont adaptées ; que M. Chomel, dans
quelques cas d'hypertrophie excentrique du cœur qu'il a observés, a constaté un bruit
ressemblant à celui d'un corps de pompe ou de soufflet, et nie qu'il soit vrai que ces bruits
appartiennent exclusivement au rétrécissement des valvules, quoi qu'en aient dit plusieurs
observateurs ; et pourtant, malgré que ces différences dans les observations aient donné lieu
à des discussions théoriques souvent renouvelées ; malgré aussi qu'il s'en soit élevé beaucoup
d'autres sur les causes de ces bruits ; tout cela n'empêche pas que l'auscultation médiate ou immédiate rigoureusement appliquée par un praticien exercé, ne devienne pour lui un auxiliaire
puissant de diagnostic dans les maladies du système circulatoire sanguin. Ne sait-on pas
d'ailleurs que sans l'auscultation, nous ne pourrions sûrement diagnostiquer les pulsations
abdominales sans lésion organique de l'artère, de celles qui sont le résultat d'un anévrisme ?
et que l'audition des battements du cœur du fœtus à travers les parois abdominales de la
mère, est un des principaux signes, un signe certain, jamais trompeur, l'unique sous ce
rapport, d'une véritable grossesse ?

Si, maintenant que nous avons établi que les données séméiologiques fournies soit par
l'état du pouls, soit par les battements et les bruits du cœur, forment *une* des séries des

connaissances nécessaires pour former le diagnostic des maladies; si, dis-je, des parties contenantes nous passons aux parties contenues, nous dirons que c'est à la comparaison que l'on a faite du sang à l'état physiologique avec du sang à l'état pathologique, et aux nombreuses différences que l'on a remarquées entre eux, que nous devons l'admission, par la génération actuelle des médecins, de cette idée mère, malheureusement trop longtemps délaissée par le plus grand nombre, au commencement de ce siècle, que les altérations humorales, jouent un rôle important et incontestable dans la production des affections morbides. Ce qui n'empêche pas que, chose singulière, comme s'exprime M. Andral, ces altérations, dont la réalité et l'importance ne sont plus contestées par personne, sont cependant peu connues, et que très-peu de faits pourraient être cités à l'appui des convictions qu'on s'est faites à ce sujet; ce qui n'empêche pas non plus qu'on a beaucoup plus rarement invoqué jusqu'à ce jour l'observation directe du sang que le raisonnement; et même lorsqu'on a eu recours à l'observation, on ne s'en est servi le plus souvent que pour étudier dans le sang les plus simples altérations de ses propriétés physiques : on reste ainsi dans l'enfance de la science; pour en sortir, il faut analyser le sang.

Telle est l'idée qui a dirigé M. Magendie, lorsque, en modifiant artificiellement la composition du sang, il démontrait qu'on peut ainsi créer des maladies. Espérons qu'il n'en sera pas toujours ainsi, et que la pensée qui guidait M. Magendie, fécondée par les expériences exactes et les observations consciencieuses de M. Andral et de son collègue M. Gavaret, déroulant à tous les yeux un horizon immense, tous les praticiens y porteront en foule leurs regards, pour recueillir par eux-mêmes de précieux et utiles enseignements.

Jusque-là, et pour qu'on sache bien que cette branche nouvelle d'investigations séméiotiques, sources de diagnostic, fortifie de plus en plus nos assertions sur l'utilité des études physiologiques, nous répéterons avec M. Andral : « L'analyse chimique et miscroscopique, appliquée à l'étude du sang dans les maladies, ne pourrait donner des résultats vraiment utiles sans cette condition indispensable, qu'on aura préliminairement acquis une connaissance exacte des variétés de l'état physique du sang. A défaut d'un examen suffisant de toutes ces diversités d'aspect et de composition que le sang peut présenter, sans que la santé cesse d'exister, on pourrait commettre de continuelles erreurs. »

Sachons donc qu'on peut dire, d'une manière générale, que : 1° indépendamment d'un certain nombre de matières grasses et colorantes dont il n'est pas nécessaire de s'occuper, le sang contient une seule substance organique qui, sans changer de composition, est susceptible de se présenter sous trois variétés bien distinctes, caractérisées chacune par une manière d'être spéciale, et constituant ainsi les trois principaux éléments de ce liquide. Faites que cette matière animale existe en dissolution dans le sang, et qu'elle conserve toujours son état liquide soit pendant la vie, soit hors des vaisseaux, et vous aurez l'*albumine*. Distinguez-la de l'albumine en lui donnant la propriété de se coaguler spontanément, et vous aurez constitué un autre élément du sang, la *fibrine*. Faites enfin qu'intimement unie à l'hématosine elle s'arrondisse en petits sphéroïdes, et vous aurez produit l'élément le plus remarquable du sang, le *globule* proprement dit.

2° Lorsqu'on place au foyer du miscroscope, entre deux lames de verre, une goutte de sang au moment où elle sort des vaisseaux, on aperçoit d'abord les globules rouges ou globules proprement dits, et, à côté de ceux-ci, on découvre facilement des corpuscules arrondis, blancs, de un cinq centième de millimètre de diamètre, dont tous les observateurs ont reconnu l'existence. Les globules rouges, d'abord parfaitement réguliers, à contours très-nettement terminés, ne tardent pas à s'altérer dans leur forme extérieure. Les uns présentent à leur surface une, deux ou trois petites bosselures, et sont dits framboisés : d'autres, ressemblant à des roues d'engrenage, paraissent régulièrement festonnés et découpés sur leurs bords. Tant que la dessiccation de la tache de sang n'est pas effectuée, le nombre des globules rouges ainsi déformés augmente à mesure qu'on s'éloigne davantage du moment où a commencé l'expérience. Quant aux corpuscules blancs, ils sont d'autant plus rares que l'altération produite fait elle-même plus de progrès et se généralise davantage.

La rapidité d'apparition de ces espèces de mamelons ou bosselures qui hérissent les globules rouges, et cette circonstance importante que leur aspect extérieur et leurs dimensions sont absolument les mêmes que ceux des corpuscules blancs, tout a porté M. Andral à penser que cette détérioration des globules était due à un simple accolement des corpuscules blancs qui les entourent.

En suivant attentivement tous les mouvements de déplacement qui se passent au foyer du microscope, il lui a été possible d'assister à la production du phénomène, c'est-à-dire de voir les corpuscules blancs s'approcher des globules rouges, se déposer à leur surface, adhérer à leurs bords, et former ainsi toutes les variétés possibles de globules framboisés et festonnés. Cet aspect mamelonné, que les uns ont considéré comme l'indice d'un commencement de destruction, et les autres comme le résultat d'une influence pathologique, n'est donc, en dernière analyse, que le produit de la précipitation des corpuscules blancs autour des globules rouges (1).

Ainsi, séparation des éléments constitutifs du sang en fibrine, en globules et en matériaux solides du sérum dont la presque totalité, 68 à 70 pour cent, est formée par l'albumine d'une part; distinction des globules en globules purs, globules en roue, globules festonnés, et auprès d'eux constatation des corpuscules arrondis, blancs, d'autre part; voilà ce que l'analyse chimique et l'examen microscopique font découvrir dans le sang.

Mais ce n'est pas tout que d'avoir vu les globules du sang et les corpuscules, il faut aussi avoir appris à distinguer les globules du pus et les autres globules avec lesquels il est facile à un homme peu exercé de les confondre : ce n'est pas tout que de savoir qu'on peut, par certains procédés, séparer les éléments constitutifs du sang en fibrine, en globules et en matériaux solides du sérum; il faut savoir aussi soi-même en quoi consistent ces procédés, et quels sont ceux que l'on a jugés les plus parfaits. C'est pourquoi nous renvoyons celui qui voudrait faire l'application de l'analyse chimique et de l'examen microscopique à l'étude des maladies, nous le renvoyons, dis-je, aux travaux publiés par les micrographes en général, et en particulier aux ouvrages de MM. Andral et Gavaret. Ils y trouveront que, la quantité moyenne des globules étant représentée par le chiffre 127, 1000 dans le sang de l'homme bien portant, on obtient pour maximum, toujours dans l'état physiologique, le chiffre 140, nombre lié à l'état pathologique; et pour minimum le chiffre 110, nombre qui annonce une grande faiblesse congéniale acquise.

Là on trouve encore que la quantité moyenne de la fibrine qui entre dans la composition du sang de l'homme adulte, peut être rapportée à cinq chefs, savoir : Nasse, 2,550 : Fourcroy, 2,800; Lecanu, 2,948 : Andral et Gavaret, 3,000, etc.; etc., circonstance indispensable à connaître pour ne pas commettre des erreurs de calcul, une différence de 450 millièmes pouvant exister sans qu'il y ait augmentation ni diminution de fibrine.

---

(1) Je n'ai point assisté à toutes les phases de la formation des globules en roue et framboisés que j'ai pu découvrir dans une goutte de sang frais tiré de mon doigt indicateur (à l'aide d'une piqûre) et mise entre deux lames de verre qui ont été placées au foyer du microscope. Mais ce que je puis affirmer, c'est que ce n'a été que longtemps après que cette goutte de sang avait été ainsi posée à l'objectif de l'instrument, que nous avons pu découvrir ces deux sortes de globules : au commencement de l'expérience ils paraissaient tous parfaitement purs.

Au contraire, en examinant le liquide recueilli dans le crâne d'un enfant mort à la Charité le 22 janvier 1843, de méningite, nous avons vu de prime abord : 1° des globules de sang *a* purs, *b* framboisés, *c* en roue, *d* brisés ou déformés; 2° des globules de pus ; 3° par ci par là quelques fragments de fibrine; 4° des trames albumineuses; et pourtant nous ne saurions croire que l'aspect framboisé ou en roue des globules puisse faire supposer une altération morbide, puisque mon sang, qui était parfaitement pur, les a produits tous les deux. Quant à la déformation de ces corpuscules, nous l'avons vue s'opérer par le centre des globules dans les courants qui se formaient entre les lames de verre en vertu de la capillarité, et par la pression qu'ils exercent réciproquement les uns sur les autres. C'est à ce point que M. Gavaret qui, on le sait, et j'aime à le répéter par reconnaissance, me dirigeait dans mes expériences, les ayant réunis en masse au foyer du microscope, de manière à former un corps homogène, nous ne distinguâmes plus rien des globules ; leur forme ayant été complètement altérée par le contact intime et forcé de leur circonférence. On ne voyait qu'une espèce de dessin à aréoles, projetant un reflet rougeâtre, seul indice de la présence des globules sanguins.

Si j'ai reproduit, un peu longuement peut-être, quelques-uns des principaux passages des écrits de **MM.** Andral et Gavaret, c'est, d'une part, parce que nous pourrons par là nous dispenser de donner ces instructions à l'article Sang, dont nous traitons en quelque sorte par anticipation ; et, d'autre part, pour faire remarquer qu'on ne saurait rester solidiste exclusif quand on a acquis ces connaissances préliminaires : et puis n'est-ce pas que le médecin qui n'est humoriste que par intuition ne fournira jamais une pierre à l'édifice médical? Donc les études physiologiques sont indispensables aux progrès de la pathologie.

Art. III. — *Comment la physiologie éclaire-t-elle la thérapeutique?*

La physiologie contribue à éclairer la thérapeutique, répétons-nous, 1° en éclairant notre jugement pour former le *diagnostic* des maladies, véritable base des indications thérapeutiques; 2° en apprenant au médecin quelle est l'action que les substances médicamenteuses exercent sur l'organisme vivant sain ou malade ; 3° en dirigeant le chirurgien dans les cas difficiles qui peuvent s'offrir à son observation; 4° en enseignant à l'un et à l'autre à se servir utilement des modificateurs hygiéniques.

1er *Chef.* La physiologie éclaire notre jugement pour former le *diagnostic* des maladies, véritable base des indications thérapeutiques.

Comme la démonstration de ce premier chef ressort évidemment de tout ce qui a été dit dans le chapitre précédent, nous pourrions nous borner à la simple énumération de ce fait, incontesté d'ailleurs. Cependant nous nous arrêterons un instant à signaler quelques particularités trop peu répandues dans le monde médical

J'ai dit, en parlant des pulsations artérielles, que sans la connaissance des états divers qu'elles offrent dans l'état physiologique, quant à leur petitesse, leur fréquence, leur lenteur, etc. , nous ne pourrions point nous guider d'après ces caractères divers du pouls, pour en tirer, concurremment avec la somme des connaissances fournies par les autres symptômes, les signes diagnostiques. Eh bien, cette règle générale trouve son application d'une manière vraiment concluante dans la distinction qu'il faut faire du caractère des douleurs qui se manifestent chez les femmes en couches. Ainsi, une remarque que M. Paul Dubois nous a invité à faire et que nous avons faite bien des fois, c'est la constatation d'une sorte de lenteur du pouls qui accompagne les tranchées utérines, et qui contraste singulièrement avec la fréquence des battements artériels qu'on observe, au contraire, dans les douleurs inflammatoires ; de telle sorte que, d'après ce praticien distingué, quoique l'accouchée ait éprouvé du frisson, quoique les douleurs aient augmenté d'intensité après ce phénomène fébrile, etc., il suffit que le pouls *reste lent*, pour que le médecin soit sans inquiétude à l'endroit de la nature de ces douleurs; *a fortiori*, si à cette lenteur du pouls se joignent les circonstances suivantes, savoir : que la femme a déjà eu plusieurs enfants; que les douleurs ventrales s'étaient manifestées avant l'invasion du frisson; qu'elles persistent à un degré plus ou moins marqué depuis le moment de la délivrance, etc. , etc. , circonstances qui dénotent aussi généralement des tranchées utérines.

Quant à la petitesse du pouls, personne n'ignore qu'une inflammation latente peut amener l'oppression des forces (*Voy.* Adynamie), état pathologique dans lequel le pouls est petit et concentré, ce qui en impose, parfois, pour une véritable prostration des forces ou l'adynamie elle-même. Eh bien, Huxham a proposé un moyen aussi simple que facile pour reconnaître s'il y a réellement *oppression* ou *prostration*, et Laennec, à son tour, a indiqué une condition du cœur qui permet de faire cette distinction ; mais comme l'emploi de ce moyen et l'étude de cette condition organique du cœur ne sont pas communément utilisés (que je sache, du moins), quoiqu'ils méritent de l'être, nous nous décidons à attirer aujourd'hui l'attention de nos lecteurs sur ces deux objets, comme nous l'avons fait, du reste, dans l'essai de thérapeutique que nous avons publié.

La saignée exploratrice d'Huxham, avons-nous rappelé, consiste à ouvrir la veine du bras, et, à mesure que le sang coule, à explorer le pouls, en pressant légèrement la radiale du bras qui n'a point été piqué. Si les battements de l'artère se développent, acquièrent plus d'ampleur, plus de force pendant la sortie du sang, il n'y a qu'*oppression* des forces, et on doit laisser le liquide couler jusqu'à ce qu'on en ait tiré une assez grande quantité pour obtenir un effet antiphlogistique ; tandis que si, au contraire, le pouls se déprime encore davantage et s'affaiblit de plus en plus par l'écoulement du sang, il y a *prostration* des forces, et il faut de toute nécessité fermer immédiatement la veine.

Quant à Laennec, une règle plus sûre que le tact du plus habile praticien, dit-il, c'est le cylindre, attendu que toutes les fois qu'on reconnaît par le stéthoscope que les contractions des ventricules du cœur ont de l'énergie, on doit saigner sans crainte, le pouls se relèvera ; au lieu que si les contractions du cœur sont faibles, le pouls eût-il une certaine force, il faut se méfier de la saignée.

Voilà comment Huxham et Laennec voulaient qu'on procédât ; leurs préceptes sont, on le voit, essentiellement pratiques, et cependant on semble les avoir oubliés, ou tout au moins on les néglige beaucoup, malgré tous les avantages que l'on pourrait en retirer, pour s'en tenir à une autre sorte de saignée exploratrice. C'est-à-dire, nous ne saurions le taire, car nous l'avons vu fort souvent, que, sans examen préalable de l'état des battements du cœur, la plupart des médecins des hospices prescrivent, par exemple, une saignée de cent-vingt grammes (six onces), avec la condition expresse, vu la petitesse du pouls, que, si une demi-heure après l'avoir pratiquée, le pouls s'est relevé, on enlèvera de nouveau la même quantité ou une quantité plus considérable de sang.

Ce dernier mode d'exploration est assez sage, et nous ne prétendons pas le proscrire ; mais si la petitesse du pouls et sa concentration tiennent à une phlegmasie interne que rien ne décèle, croit-on qu'une saignée de six onces suffira pour faire avorter ou même pour diminuer l'inflammation à ce point que le pouls puisse se relever ? et s'il se relève immédiatement après la saignée, ne peut-il pas de nouveau être petit et concentré une demi-heure après l'extraction du sang ? D'ailleurs, ne pense-t-on pas que l'impression morale qu'éprouvent les individus qui redoutent, soit la douleur que la piqûre produit, soit l'idée de la saignée elle-même, puisse suffire pour changer momentanément la nature des battements de l'artère ? Or, comme ces inconvénients sont inséparables du mode habituel d'exploration ; comme cette manière de procéder est moins sûre pour le praticien, moins avantageuse pour le malade que les méthodes d'Huxham et de Laennec, trop négligées peut-être de nos jours, nous ne saurions donc trop insister sur la nécessité de les remettre en pratique.

On pourrait, du reste, joindre à cette méthode expérimentale celle qui consiste à défibriner le sang, afin de savoir, par la quantité de fibrine que l'on obtiendrait, s'il existe ou non une inflammation quelconque. Mais alors il faudrait se borner à recueillir soixante-quatre grammes (deux onces) de liquide, une plus grande quantité ne pouvant être soustraite, dans les maladies asthéniques, sans préjudice pour le malade.

Il est enfin un cas particulier dans lequel les battements du cœur doivent être soigneusement explorés : c'est chez le nouveau-né qui n'a pas encore respiré. Dans ce moment pressant, les pulsations cardiaques sont le seul signe qui annonce que l'enfant n'a pas entièrement cessé de vivre, et par conséquent c'est le seul encouragement que l'accoucheur ait pour persister dans l'emploi des insufflations laryngiennes, moyen vraiment unique pour établir la respiration et sauver le nouveau-né. Ayant été témoin bien des fois de l'attention que M. le professeur P. Dubois porte à cet examen, de la persévérance avec laquelle il répète les insufflations, et de la satisfaction qu'il a éprouvée chaque fois qu'il a ranimé, chez l'enfant né asphyxique, un reste de vie prêt à s'éteindre, nous avons choisi ce nouvel exemple pathologique, dans lequel l'indication thérapeutique repose absolument sur les signes fournis par la circulation, pour arriver à cette conclusion finale, que la physiologie éclaire la thérapeutique, et est, par là, la véritable base des indications curatives.

2ᵉ *Chef.* La physiologie éclaire le médecin sur les effets physiologiques et thérapeutiques des médicaments.

En disant que la physiologie nous enseigne quelle est l'action des remèdes sur l'organisme vivant, nous ne prétendons pas affirmer que les données qu'elle fournit offrent toute la certitude désirable, et surtout que tel agent médicateur détermine toujours les mêmes effets : ce serait là une erreur bien étrange, car non-seulement il n'est pas possible d'avoir sans cesse, dans les expériences, des sujets étant absolument dans les mêmes conditions physiologiques et pathologiques, circonstances indispensables pour l'exactitude de l'opération, mais encore on n'est pas sûr que les remèdes aient été donnés dans le même état de pureté et avec la même application de préparation pharmaceutique. Aussi les expérimentateurs diffèrent-ils entre eux sur un bien grand nombre de points, et il est à croire qu'il faudra encore de nouveaux et nombreux essais avant que l'on puisse dire sans restriction : Tel médicament agit *nécessairement* de telle manière *dans tel cas donné,* à moins d'une idiosyncrasie particulière qui en dénature les effets. Expliquons ce passage par un exemple que la digitale nous fournira.

Sans nous arrêter aux travaux de John Parkinson, qui parle de l'emploi qu'on faisait des feuilles de digitale dans l'épilepsie, pendant la première moitié du xviie siècle, et de son application à l'extérieur, contre le goître ; ni de tous autres travaux antérieurs à la fin du xviiie siècle, époque à laquelle on n'avait encore que des idées vagues sur les propriétés de cette plante : sans nous arrêter non plus aux publications de Darwin (1780) et surtout à celles de Guillaume Witering (1785) qui, à proprement parler, a le mérite d'avoir, le premier, déterminé les vertus diurétiques de ce médicament et fait connaître l'activité dont il jouit : sans dire au lecteur comment les observations de Withering ont été confirmées par celles de Jean Varren, qui, le premier aussi, enseigna la préparation de la teinture de digitale, devenue depuis si célèbre; nous nous transporterons immédiatement à l'époque où Cullen annonça, ce que personne n'avait dit avant lui, que la digitale possède la propriété de ralentir le cours du sang. A peine cette assertion fut-elle donnée, que tout aussitôt les médecins se livrèrent à de nombreuses expériences, mais elles furent peu concluantes, parce qu'ils obtinrent des résultats très-variés; d'où on en a tiré cette conclusion : « L'action de la digitale sur les organes de la circulation est le point de son histoire sur lequel les opinions des praticiens ont été le plus contradictoires, et cela parce que la plupart avaient observé le ralentissement du pouls, et quelques autres son accélération (A. Richard) : on pourrait ajouter que certains n'ont remarqué aucun effet sensible.

Nous avons dû dire des expériences peu concluantes : car, tandis que ceux-ci nous apprennent qu'au plus tard le lendemain de son administration, on remarque que le pouls diminue de douze, quinze, vingt et même vingt-cinq pulsations par minute : qu'on l'a vu tomber à vingt (Mérat et Delens, M. Magendie) ; diminuer de moitié et, en même temps, perdre de sa force dans la phthisie pulmonaire (Fériar), et cela sans nous apprendre combien de fois par minute le pouls battait avant que le remède eût été administré : ceux-là, beaucoup plus précis, annoncent qu'il a été réduit de soixante pulsations à vingt-cinq (Alibert); et dans la manie de quatre vingt-dix à quarante (Cox). Disons, en passant, que Cox prétend qu'on ne doit pas considérer les maniaques comme incurables, tant qu'on n'aura pas employé la digitale, et qu'il conseille de tenir constamment le pouls à soixante-dix pulsations, vu que, si pendant que l'individu est en fureur on compte nonante battements à l'artère, quand la raison est entière elle n'en donne plus que septante. Descendu à cinquante, il y a mélancolie, et à quarante, le malade est à moitié mort. Ce ne serait donc pas sans danger, dirons nous, qu'on insisterait sur l'emploi de la digitale, jusqu'à ce que le pouls soit tombé à ce dernier nombre.

Ce n'est pas tout, car pendant que Royston et plusieurs autres affirment que la digitale pourprée est le modérateur le plus puissant de l'action du cœur; qu'il agit sur cet organe comme un *charme* pour le calmer, Rasori improuve cette qualification et nie que la digitale modère particulièrement la force et la fréquence du pouls. Elle le rend, dit-il, intermittent, et l'intermittence est tantôt régulière et tantôt d'une extrême irrégularité. Quelquefois, la pulsation s'accompagne d'un tremblement qui imite le pouls dicrote, et d'autres fois, ce sont quatre, cinq ou six pulsations très-fréquentes, suivies d'un nombre d'autres très-lentes. Mais si l'on compte les unes et les autres pendant une minute, on reconnaît toujours une diminution notable dans la totalité des pulsations. D'après cela, ajoute le professeur de Milan, il semblerait que la digitale mériterait plutôt le titre de *perturbateur* de la circulation sanguine, et que pour ce qu'on en sait, c'est l'unique substance qui possède cette propriété.

Les observations du docteur Hahnemann paraissent confirmer l'une et l'autre de ces assertions, puisqu'il assure avoir remarqué que la première dose diminue le nombre des battements du cœur pendant quelques heures, et que le pouls ne tarde pas à reprendre sa vitesse; ce qui, du reste, a lieu quand on augmente la dose du médicament.

Quoique nous ne voulions guère intervenir dans cette discussion des titres de *modérateur* et de *perturbateur* que l'on a donnés à la digitale, nous ne pouvons passer sous silence que la perturbation mentionnée par Rasori avait été signalée depuis longtemps par Marcard; c'est-à-dire que ce médecin, tout en accordant à ce médicament la propriété de ralentir le pouls, s'est exprimé en ces termes : « Toutefois, dans mes expériences, elle n'a produit cet effet qu'à la dose de quatre grains matin et soir. Alors elle a excité un tel tumulte dans le corps, qu'il vaut mieux laisser le pouls tel qu'il est que de le tranquilliser à ce prix. J'ai observé aussiqu'elle rendait le pouls irrégulier, au lieu de le ralentir réellement et avec régularité.»

Laennec a fait la même remarque. Il ne parle pas, il est vrai, de mouvements tumultueux; mais en essayant ce remède, non parce qu'il était alors généralement employé dans le traitement des maladies du cœur, mais bien d'après l'opinion généralement répandue que, outre ses effets diurétiques, il exerce encore une action sédative sur le ventricule, il eut occasion de se convaincre que cette action n'est jamais bien évidente, et surtout constante, même quand la dose a été portée au point de produire des vertiges, des vomissements. Il a remarqué seulement, avec plusieurs praticiens, qui se sont occupés des propriétés de cette substance, que, dans les premiers jours de son administration, elle accélère souvent les battements du cœur, et que, par la suite, elle semble les ralentir.

Ainsi, d'après les expériences de Marcard, de Rasori et de Laennec, il serait évident que l'action sédative de la digitale n'est que secondaire et que, comme l'ont du reste prouvé les expériences de la société d'expérimentation d'Allemagne, provoquées par Joerg, et celles de William Hutchinson, l'effet primitif de ce médicament serait d'accélérer toujours les mouvements du cœur. Ceux qui soutiennent cette opinion pourraient s'étayer également de cette règle, qui est généralement admise, que, si l'on continue le remède à faible dose, et, à plus forte raison, si l'on en discontinue l'usage, les pulsations deviendront plus faibles et moins fréquentes, et après trois jours le pouls aura repris son rhythme naturel.

Ces résultats divers seraient-ils la conséquence des conditions *spéciales* dans lesquelles se trouvaient les individus qui ont pris de la digitale? C'est probable, car si l'on tient compte, 1° des observations de M. Baidlou, qui, d'après des essais tentés sur lui-même, a été amené à conclure : « Le ralentissement du pouls produit par la digitale n'a pas lieu si la personne qui en fait usage se tient debout; il diminue beaucoup si elle est assise; il a complétement son effet lorsqu'elle est couchée : » effets divers contestés par Rasori après avoir obtenu des résultats bien différents sur quatorze individus atteints, presque tous, de maladies, elles aussi bien différentes; 2° des remarques de M. Orfila, de Broussais, de M. Bégin et autres qui ont noté que la digitale ne produit le ralentissement du cœur que lorsqu'elle est déposée dans un estomac sain, exempt d'inflammation, et qu'il n'en existe pas dans les principaux viscères; que dans les cas contraires elle l'a accéléré, en faisant faire des progrès à la phlogose : on dira avec Cullen, Carminati, Alibert, Nysten, M. Dubois d'Amiens, etc., etc., que ce médicament ralentit la circulation; ou bien avec Saunders, Marcard, Rasori, etc., que, même à faible dose, il occasionne une augmentation notable dans le nombre des pulsations du pouls et une sorte de réaction fébrile. Et si, indépendamment de toutes ces causes d'incertitude, nous ajoutons que M. Orfila, expérimentant sur lui-même, a pris tous les jours, pendant un mois, depuis quatre jusqu'à vingt grains de digitale en poudre, sans avoir observé jamais *la moindre diminution* dans les battements du cœur : que M. Chomel l'a employée nombre de fois sans qu'elle ait déterminé de ralentissement dans le cours du sang : qu'il a vu fréquemment, soit à l'Hôtel-Dieu, soit à la Charité, des sujets atteints d'hypertrophie au cœur, chez lesquels, par le seul effet du repos et du régime, le nombre des battements du ventricule est descendu, dans les premiers jours qui ont suivi leur admission, de quatre-vingts pulsations à soixante, à cinquante, à quarante par minute, changement qu'on n'aurait pas manqué d'*attribuer à la digitale*, si elle eût été prescrite ; il faudra répéter aujourd'hui ce que Ratier écrivait en 1829, que : C'est encore un point à éclaircir, que cette vertu attribuée par plusieurs à la digitale.

Il en sera toujours ainsi, si on ne se livre à de nouvelles expériences ayant pour objet de constater l'action de cette substance sur un nombre déterminé d'individus d'âges, de tempéraments, de sexes différents, jouissant d'une santé également forte et robuste, et placés dans les mêmes conditions hygiéniques. Ce choix fait, en notant avec exactitude les variations journalières que le pouls de ces individus éprouverait, avant et après le repas, à midi et le soir, et cela pendant plusieurs jours consécutifs, on aurait alors une connaissance exacte, certaine, de l'état physiologique de leur pouls. Puis la digitale leur étant administrée alors qu'on les laisserait toujours dans les mêmes conditions hygiéniques, on saurait enfin quelle est l'action physiologique de cette substance.

Une fois l'effet physiologique connu, on expérimenterait dans les hospices sur des groupes de sujets ayant la même maladie ou des maladies différentes ; on noterait les changements divers qui surviendraient dans le nombre des pulsations artérielles, et l'on saurait enfin, à n'en plus douter, si la digitale accélère ou non, ralentit ou non, quelquefois ou toujours, le cours du sang. C'est aux physiologistes à faire la première série d'expériences, et aux praticiens à s'appliquer ensuite à la seconde série, puis à nous donner le tableau comparatif des unes et des autres · d'où l'*utilité des connaissances physiologiques en thérapeutique.*

Mais ce n'est pas seulement en aidant les expérimentateurs dans leurs recherches que la physiologie éclaire la thérapeutique, elle les dirige aussi dans le choix de la voie par laquelle le médicament doit être introduit dans l'organisme vivant, et du moment le plus opportun pour son administration. C'est-à-dire, que, connaissant les lois de l'absorption selon les âges, et sachant, par exemple, qu'elle est plus active par l'estomac que par le fondement, et par celui-ci que par la peau, et cela dans des proportions que M. Prunelle a calculées être :: 1 : 11 à l'intérieur ou à l'extérieur, moins de 1 : 11 au commencement ou à la fin du tube digestif ; on évitera, si les circonstances le permettent, de se servir de la méthode de IATRALIPTIQUE (*Voy.* ce mot) chez les vieillards, ou bien, on forcera la dose du remède, ou bien encore on enlèvera l'épiderme à l'aide d'un vésicatoire, ce qui n'est point nécessaire, chez les enfants, à moins qu'on ne veuille agir plus vite.

Bien plus, les physiologistes, en nous apprenant quelle est la durée moyenne de la digestion, c'est-à-dire combien de temps le bol alimentaire reste dans l'estomac, et les autres lois de la digestion, nous ont *prévenus* par là qu'il fallait que deux heures au moins fussent écoulées, avant de faire arriver dans le ventricule, qu'on a légèrement alimenté, le médicament qui doit calmer la douleur, ou fixer l'accès fébrile, etc.

Enfin, depuis que M. Orfila, dans ses savantes recherches sur les poisons, a, le premier, prouvé par des expériences nombreuses, consciencieusement faites, que toute substance vénéneuse est absorbée ; qu'elle va partout dans le corps vivant, mais primitivement et principalement dans le foie, qu'elle peut être éliminée par les urines, etc., nous savons tous que l'indication thérapeutique consiste, après avoir cherché à expulser le poison par le vomissement, à le dénaturer par un contre-poison, quand on arrive à temps, à favoriser l'exercice de la sécrétion urinaire, tout en combattant les symptômes généraux ou locaux que l'agent délétère aura produits. Donc la physiologie éclaire la thérapeutique.

3° *Chef.* La physiologie dirige le chirurgien dans les cas difficiles qui peuvent s'offrir à son observation. Comme il est beaucoup plus facile de prouver cette proposition par des faits que par le simple raisonnement, nous allons rapporter trois observations peu connues, desquelles nous déduirons quelques conséquences pratiques propres à démontrer qu'il est des services que la physiologie rend à celui qui exerce la chirurgie. Nous aurions pu en citer un plus grand nombre, mais nous voulons éviter des longueurs inutiles, chaque praticien exercé en possédant d'à peu près semblables. Nous nous bornerons donc à transcrire sommairement les trois dont il s'agit, qui réunissent la *nouveauté* (quoique fort anciennes, mais elles sont inédites) à l'utilité des conséquences qu'on en peut tirer.

1re *Observation.* Je me rappelle avoir ouï raconter à M. Lordat (Leçons de physiologie) en traitant de l'activité de l'œsophage, qu'un individu mangeant une alberge eut un mouvement de colère pendant lequel il avala le noyau du fruit avec la chair qui y était attachée. Il ne l'eut pas plutôt avalé, qu'il éprouva une sensation de suffocation. Il crie au secours, on arrive, plusieurs praticiens sont réunis, une consultation a lieu, et quelques-uns sont d'avis qu'il faut pratiquer l'œsophagotomie. M. Lordat pense au contraire qu'il vaut mieux attendre un peu, pour savoir si le sommeil ne rendrait pas à l'œsophage ses mouvements péristaltiques momentanément suspendus par la présence du corps étranger, et propose en outre de donner une potion calmante propre à favoriser le sommeil en même temps que la cessation du resserrement spasmodique du conduit œsophagien. On se rend à son avis, la potion est administrée, le malade s'endort, et, à son réveil, il ne sentit plus aucune gêne dans la respiration ; le noyau était descendu dans l'estomac.

Dans ce cas, le physiologiste avait cru reconnaître que les accidents éprouvés par l'individu étaient le résultat d'une *exaltation* de la sensibilité de l'œsophage, et il pensa que cette exaltation pouvait se calmer à mesure que les fibres du conduit s'habitueraient à la présence du corps avalé : il espéra également que la potion, en facilitant le retour du sommeil ou du calme nécessaire au relâchement des fibres vicieusement contractées, ferait cesser les accidents, et le plus heureux succès justifia sa prévision.

2e *Observation.* En 1817 environ, une personne, atteinte de dureté d'ouïe, consulta deux médecins célèbres, Baumes et Chrestien. Ceux-ci, après avoir cherché quelle pouvait être la cause de la maladie, s'arrêtèrent à l'idée qu'il devait y avoir un embarras dans l'oreille interne et décidèrent qu'il fallait ouvrir les cellules mastoïdiennes, afin d'y faire des injections qui débarrasseraient le conduit. En conséquence, le malade fut envoyé à Delmas pour qu'il procédât à l'opération. Celui-ci, avant de la pratiquer, ayant interrogé le sujet et exploré le fond de la bouche pour voir si les parties étaient dans l'état normal, aperçut une rougeur avec tuméfaction du palais et imagina, en physiologiste éclairé, que l'engorgement de la muqueuse qui tapisse ce point de la cavité buccale et la trompe d'Eustache pouvait, en empêchant la libre pénétration de l'air dans l'oreille interne, occasionner cette dysécée. En cela il pouvait appuyer son diagnostic, et il le fit peut-être, des remarques de Boerhaave qui avait vu les ulcérations de la gorge amener en se cicatrisant une surdité incurable, par l'occlusion de l'orifice extérieur de la trompe d'Eustache. Quoi qu'il en soit, Delmas pensa qu'avant de faire l'opération il fallait pratiquer une saignée locale, pour essayer si, en détruisant l'engorgement, qu'il considérait avec raison comme la cause de la surdité, la maladie ne disparaîtrait pas. Quatre ou cinq sangsues furent donc appliquées, et à peine le dégorgement était-il opéré, que l'ouïe reprit toute sa netteté.

3e *Observation.* Une petite fille s'amusant avec un dé à coudre qu'elle mettait dans sa bouche, le *perdit.* On ne sut ce qu'il était devenu, ce qui fit croire qu'il avait été avalé. Des vomitifs et des purgatifs furent administrés ; mais, le dé n'ayant pas été expulsé, on pensa qu'il s'était oxydé. A quelque temps de là, M. Sernin (de Narbonne) s'étant rendu dans la maison qu'habitait l'enfant, qui était alors très-amaigrie et desséchée, il s'approcha d'elle pour l'examiner, mais celle-ci effrayée poussa des cris qui firent entendre des sons nasillards.

M. Sernin, ayant alors interrogé les parents, apprit d'eux que les liquides que leur fille buvait étaient régurgités et rendus en partie par les narines. Or les sons vocaux annonçant un vice d'organisation de la voûte palatine, et la régurgitation indiquant que le voile du palais ne s'abaissait point pendant la déglutition, en physiologiste habile, le chirurgien de

Narbonne diagnostiqua que le dé était dans les arrière-narines. Les assistants étonnés en doutèrent; cependant on permit que l'exploration en fût faite. M. Sernin examina donc le voile du palais et trouva le dé qui était enchatonné. Il divisa les parties, détruisit les adhérences, retira le corps étranger et obtint une guérison aussi prompte que solide.

Quelles conséquences pratiques peut-on tirer de ces observations? Que, grâce à leurs connaissances en physiologie, M. Lordat et Delmas se sont montrés chirurgiens capables et experts, car ils ont l'un et l'autre fait preuve d'une grande prévoyance et de beaucoup de sagacité, en guérissant leurs malades sans le secours des moyens chirurgicaux; moyens violents par lesquels l'opérateur cherche, hélas! trop souvent, à faire briller son adresse et sa dextérité. C'est aussi ce que fit Buchanan, dans un cas de surdité. Au lieu de perforer la membrane du tympan desséchée, il obtint la guérison du sujet en oignant cette membrane à l'aide d'une bougie onctueuse; se fondant, sans doute, sur cette loi physiologique, que la mollesse et l'élasticité de la cloison tympanique sont nécessaires à la perception des sons.

Quant au fait de la jeune fille opérée par M. Sernin, il prouve à son tour que le savoir *en physiologie* fournit les meilleures données pour arriver au diagnostic chirurgical, que nous savons être la base des indications thérapeutiques.

Et maintenant, si, nous servant de nouveau d'un des exemples que j'avais adoptés précédemment (l'étude physiologique de la circulation fœtale à l'aide du stéthoscope), nous en faisons l'application à l'art obstétrical, que constaterons-nous? Nous constaterons : 1° que l'auscultation des doubles battements du cœur fœtal est d'un très-grand secours, nous le répétons, pour arriver au diagnostic de la grossesse et faire distinguer, avant l'époque de l'accouchement, si le développement de l'utérus est dû à une véritable conception, ou bien, s'il dépend de la collection d'un liquide ou d'une tumeur anormale; 2° que la différence de rhythme dans les battements du cœur de deux fœtus renfermés dans la même matrice, différence que M. Depaul a constatée dans plusieurs cas être de sept à quinze pulsations par minute, peut servir à faire reconnaître une grossesse double, et que même dans les cas où la grossesse multiple n'aurait pas été soupçonnée avant la rupture des membranes, la constation, après l'écoulement du liquide amniotique, des doubles battements distincts et éloignés, peut permettre de regarder comme à peu près certain qu'ils sont le résultat de l'impulsion de deux cœurs. M. le professeur Dubois a observé trois cas de ce genre et, nous devons le dire, cette découverte est extrêmement utile à l'homme de l'art, vu la nature des soins qu'il faut donner à la femme en travail. 3° Que ce moyen d'exploration abdominale peut aider l'accoucheur à avoir une idée à peu près certaine de la présentation de l'enfant, autre circonstance non moins importante que la précédente. 4° Que dans les cas d'inertie de la matrice, ou d'une présentation par le tronc, l'application du forceps ou la manœuvre de la version ne sauraient être tentées que tout autant que la vie du fœtus serait compromise, ce que dénotent la lenteur et la faiblesse des pulsations fœtales et la difficulté que l'on éprouve à les entendre. Donc les connaissances que l'auscultation fournit, servent à éclairer ces points réellement pratiques de la thérapeutique chirurgicale.

Ce n'est pas tout, et si nous ajoutons, pour changer d'exemples et les varier, que dirigés par les lois de l'absorption, M. Barry d'abord et après lui M. Adelon, Laennec, MM. Magendie, Orfila, Petroz, etc., ont tenté des expériences qui leur ont permis de constater que des poisons introduits dans une plaie peuvent être neutralisés dans leurs effets, au point d'éviter la manifestation des symptômes de l'empoisonnement, si on agit de bonne heure, et de les faire cesser, s'ils sont déjà déclarés : que ces heureux résultats s'obtiennent par l'application réitérée de ventouses sur la plaie empoisonnée, moyen qui agit soit en rappelant à la plaie et en retirant de la circulation la partie de poison qui avait été déjà absorbée (M. Barry); soit en prévenant l'absorption d'une nouvelle quantité de poison, celui qui a pénétré cessant bientôt d'agir, parce qu'il est promptement rejeté hors de l'économie, par les diverses sécrétions excrémentitielles (M. Ségalas); soit enfin, qu'en agissant par une action physique, la ventouse retire de la plaie le poison, s'il est volatil ou liquide, comme le ferait la succion (Vauquelin, Virey), ou bien imprime à la circulation capillaire de la partie dans laquelle il a été déposé, une direction excentrique qui doit s'opposer à son introduction dans l'économie, comme le prouve l'afflux du sang qui se fait à la surface de la peau soumise à l'action d'une ventouse (M. Adelon), etc.; il sera démontré pour nous qu'à l'aide de leurs philantropiques essais, ces médecins nous ont indiqué un moyen fort simple de remédier aux accidents des plaies empoisonnées, alors qu'on n'avait, pour les faire cesser, d'autre ressource que l'amputation (Fontana) ; et encore lui refuse-t-on cet avantage (Russel, M. Orfila). Et dans les cas d'imperforation des parties génitales externes chez la jeune fille, n'est-ce pas aussi les lois physiologiques qui dictent au chirurgien le précepte d'attendre l'époque de la puberté, afin de voir si le sang menstruel retenu par .a membrane qui bouche l'orifice vaginal (je suppose l'existence de cette sorte d'imperforation), ne forcera point cette membrane, en la poussant en avant, à former une saillie qui indique le lieu d'élection où doit être porté l'instrument tranchant et augmente les chances probables de réussite, si tant est que la nature ne soit pas assez puissante pour rompre elle-même la cloison? N'est-ce pas aussi les loïs physiologiques qui nous ont appris qu'il se manifeste à cette époque des hémorragies supplémentaires par telle ou telle voie, qui maintiennent les pubères, quoique mal conformées, dans un état de santé satisfaisant, et prouvent l'inutilité de l'opération? Donc, il suffit de faire l'application des lois physiologiques aux cas dits chirurgicaux, pour être convaincu que la connaissance de ces lois rend parfois à l'opérateur, surtout au malade, le service immense d'éviter une opération dont les chances de succès sont toujours douteuses, et parfois enfin, nous montre le lieu d'élection, nous le répétons, sur lequel l'opérateur peut sûrement plonger le bistouri, etc., etc. Donc, encore une fois, la physiologie forme le jugement, retient ou dirige la main souvent incertaine du chirurgien.

4ᵉ *Chef.* La physiologie enseigne aux praticiens la manière d'user avec discernement de l'influence que les modificateurs hygiéniques externes ou internes exercent sur l'organisme vivant.

Il n'est besoin, ce me semble, pour développer et faire accepter cette proposition, que de rappeler brièvement au souvenir de mes lecteurs la conduite que les médecins et les chirurgiens tiennent, lorsqu'ils veulent prévenir ou guérir les maladies dont le sujet est menacé ou atteint. Et par exemple, quand, pour modifier ou détruire la diathèse scrophuleuse (*Voy.* Dɪᴀᴛʜᴇ̀sᴇ), ils envoient l'écrouelleux dans un climat sec et chaud, lui conseillent de se nourrir de viandes rôties, de boire des vins généreux, de ne point rester inactif et exposé à la fraîcheur de l'atmosphère, la nuit surtout, d'éviter la suppression de la transpiration, etc., etc.; quand, agissant avec le même discernement, ils prescrivent au pléthorique les exercices du corps poussés jusqu'à la fatigue, ou jusqu'à déterminer d'abondantes sueurs, une nourriture légère, tirée surtout du règne végétal, des boissons aqueuses, en un mot toute chose qui le disposerait au développement des maladies sthéniques; quand, pour soustraire leurs malades à l'impression fâcheuse d'un air froid et sec, ils ordonnent de faire dégager dans la chambre du pneumonique d'abondantes vapeurs aqueuses, émollientes; d'habiller le rhumatique de flanelle, de transporter le phthisique dans une étable, etc.; quand enfin, les chirurgiens par un régime convenable réparent les forces du malheureux qui doit être opéré, combattent à l'aide de moyens appropriés la dyscrasie du sang qui se décèle par des symptômes divers ; ou lorsqu'ils évitent l'impression de la lumière sur l'œil qu'il ont opéré de la cataracte, ou qu'ils mettent un blessé à l'abri d'une atmosphère humide, etc. : à quelles lois croyez-vous qu'ils obéissent ? Aux lois hygiéniques, n'est-ce pas ? Or, comme ces lois n'ont été formulées qu'alors qu'on a pu distinguer, par des connaissances déjà acquises en physiologie, quand et comment les qualités de l'air, la succession des saisons, et leurs intempéries, la variété des aliments, le genre de vie, les affections morales, etc., par les modifications qu'elles impriment à la machine humaine, peuvent être ou sont réellement une cause de maladie, ou bien un moyen préservatif ou curatif de celle-ci, nous avions donc raison d'avancer que la science de l'homme enseigne aux praticiens, l'art de se servir avantageusement des choses qui font la matière de l'hygiène. Cela ressort évidemment, d'ailleurs, des définition et division qu'on a

données et des distinctions qu'on a établies de cette branche de la médecine, qui a pour but
la conservation de la santé en prévenant les maladies. *Voy.* Hygiène.

CONCLUSIONS.

Il résulte des considérations théoriques auxquelles nous nous sommes livré, des faits pathologiques que nous avons rapportés et des conséquences pratiques que nous avons déduites
de leur ensemble, que la physiologie, la pathologie et la thérapeutique se prêtent de mutuels
secours; qu'à l'aide de cette réciprocité de lumières qu'elles se communiquent, les phénomènes physiologiques sont plus logiquement expliqués, les maladies plus facilement analysées et mieux connues, les indications thérapeutiques médicales et chirurgicales plus
sûrement posées, l'emploi des médicaments et des moyens hygiéniques plus sagement
dirigé que si on se livre aux inspirations de l'intelligence ou aux élans du génie : d'où
l'indispensable nécessité de s'appliquer avec la même ardeur à l'étude, mais à une étude
sérieuse des sciences physiologique, pathologique et thérapeutique. Sans une égale
possession de ces sciences, les médecins ne seront jamais que des interprètes hardis, mais
ignorants, des ouvriers intelligents, mais inhabiles, tandis qu'en les possédant toutes également, ils seront tous des physiologistes instruits, des pathologistes sagaces, et des praticiens
ou thérapeutes éclairés.

A présent que nous avons établi quels sont les secours mutuels que se prêtent la physiologie, la pathologie et la thérapeutique générales, et fait connaître les difficultés que les
médecins peu capables, et à plus forte raison les gens du monde, qui ignorent jusqu'aux
premiers éléments des sciences médicales, doivent rencontrer quand ils veulent donner
quelques soins à un malade en l'absence de son docteur, disons dans quel esprit ce Dictionnaire a été conçu et exécuté.

Ne pouvant, vu les limites qu'on nous a posées, donner à tous nos articles les développements dont ils sont susceptibles, nous avons dû nécessairement nous borner à un
aperçu sommaire sur tous ceux qu'on peut considérer comme n'ayant qu'une importance
secondaire, mentionnant à chacun d'entre eux, *tout* ce qu'il est indispensable d'en savoir
quand on est au lit d'un malade, sans rien omettre par conséquent des choses utiles. Au
contraire, nous donnons une description exacte et aussi complète que possible, mais
sans inutilités, de chaque état pathologique, étudié dans les causes qui le préparent ou qui
le déterminent, dans les symptômes par lesquels son existence se décèle, dans les indications curatives qu'il fournit quand on l'analyse, et dans le choix des moyens à mettre en
usage pour remplir ces indications. Puissions-nous par là atteindre le but que nous nous
sommes proposé, celui d'initier nos lecteurs qui ne sont pas médecins (car c'est à eux que
cet ouvrage est destiné) assez avant dans les *mystères* de l'art médical, pour qu'ils puissent,
quand les circonstances l'exigeront, donner des conseils utiles soit aux personnes qui désirent
conserver leur santé, soit à celles qui voudront la rétablir quand elle est depuis longtemps
altérée, soit enfin à celles qui, saisies brusquement et violemment par la maladie, péri-
raient faute de secours prompts et éclairés !

FIN DE LA PRÉFACE.

N. B. Pour faciliter les recherches à nos lecteurs, nous avons placé à la fin du Dictionnaire une table
alphabétique des articles sur lesquels notre attention s'est arrêtée.

A

ABATTEMENT, s. m., *virium defectio.*— En pathologie, les mots *abattement, accablement, épuisement, affaissement, anéantissement*, signifient : tout changement notable survenu dans les forces vitales qui sont tombées, *abattement;* opprimées, *accablement;* épuisées, *épuisement, affaissement, anéantissement.* On a donc considéré comme synonymes des conditions, individuelles bien différentes entre elles, et par exemple, l'*oppression* ou l'enchaînement des forces, avec la *prostration* des forces ou leur épuisement. Quant à nous qui voulons éviter une faute pareille, et pour qui l'abattement et l'accablement ne sont également qu'une sorte de perversion des forces, occasionnée soit par une cause physique, la fatigue, soit par une cause morale, le chagrin, que les distractions et une bonne nouvelle dissipent ou que le repos du corps détruit, nous ne nous arrêterons point à toutes ces distinctions, sans importance pratique, nous réservant de faire connaître à l'article ADYNAMIE (*Voy.* ce mot), en quoi l'oppression et la prostration des forces diffèrent.

ABCÈS, s. m., *abcessus,* d'*abscedere,* s'éloigner, s'écarter. — Les Grecs se sont servis du mot ἀπόστημα ou ἀπόστασις, parce que, suivant Galien, les parties contenantes, auparavant contiguës, se trouvent définitivement séparées par le pus, qui s'y creuse un foyer. L'abcès consiste donc, en général, dans une collection purulente qui est la suite ou le résultat d'une autre maladie, ou, si l'on veut, un des symptômes ou la terminaison de cette maladie; et suivant que l'inflammation préalable qui le produit a son siége dans la partie même où l'abcès s'est formé, on l'appelle abcès idiopathique, pour le distinguer de celui qui se montre dans un point éloigné du siége de l'inflammation, qu'on nomme *abcès par congestion,* ainsi appelé parce que partant du lieu enflammé, où il est formé, le pus entraîné par son propre poids chemine dans le tissu cellulaire avec lequel il se trouve en contact, et gagnant de proche en proche la partie la plus déclive, où il s'accumule, forme alors une tumeur plus ou moins volumineuse suivant l'abondance de la suppuration.

Ayant dit que l'abcès prend le nom d'abcès idiopathique, toutes les fois qu'il se manifeste là où l'inflammation préalable a son siége, nous devons ajouter, pour ne pas manquer d'exactitude, que sa dénomination change suivant certaines circonstances relatives au siége de l'abcès lui-même, à sa marche, etc. Ainsi il prend le nom d'*épanchement purulent* quand le pus s'accumule dans l'abdomen; celui d'*empyème,* lorsque le pus s'amasse dans la cavité des plèvres; celui de *vomique,* s'il a son foyer dans la substance même du poumon, et enfin celui de *bubon,* s'il se forme dans les glandes lymphatiques de l'aine, de l'aisselle, etc., pendant le cours de la peste ou après l'infection syphilitique. De même, on appelle abcès *phlegmoneux* ou *chauds* ceux qui, succédant à une inflammation aiguë, marchent rapidement vers leur solution et ont la même acuïté, qu'ils soient *superficiels* ou *sous-cutanés, profonds* ou *sous-aponévrotiques;* tandis que l'on a réservé la dénomination d'abcès *froid,* pour celui qui ne se montre qu'à la suite d'une phlegmasie chronique, c'est-à-dire d'une inflammation qui n'arrive que lentement et pour ainsi dire d'une manière insensible à la période de suppuration. Mais qu'ils marchent rapidement ou au contraire très-lentement vers leur terminaison, les abcès de toute espèce, l'abcès par congestion excepté, ont dans leur développement trois périodes distinctes: celle dite d'accroissement, pendant laquelle on n'observe à l'extérieur qu'une sorte d'engorgement plus ou moins résistant, un empâtement qui ne permet pas de sentir encore exactement la présence du pus; celle d'état, qui commence lorsque la tumeur, visible par la saillie qu'elle forme, fait sentir par une pression alternativement exercée sur deux points opposés de sa surface; la sensation d'un liquide qui ondule sous les doigts; ce liquide c'est le pus, et on dit alors que l'abcès est *mûr;* enfin, la période de terminaison, pendant laquelle, pour peu qu'il soit abondant et les parois de l'abcès amincies, le pus s'ouvre de lui-même une issue, si on ne l'a déjà fait à l'aide de l'instrument tranchant ou du caustique.

Pour traiter convenablement les abcès il faut distinguer s'ils sont idiopathiques, symptomatiques ou critiques; et si appartenant à la première espèce ils sont froids ou chauds, attendu que le traitement ne saurait être le même dans l'un et l'autre cas. Ainsi s'agit-il d'un abcès chaud dans sa première période, on peut en arrêter l'accroissement et en obtenir la résolution par des saignées générales, si l'individu est fort et vigoureux, et s'il y a fièvre, tandis qu'il suffit de l'entourer de sangsues quand la maladie est purement locale. On peut employer aussi avec avantage soit l'application d'un cataplasme de graine de lin, ou de son mêlé à de la glace pilée, ou pétri avec de l'eau très froide ou glacée; soit les frictions sur la partie où l'abcès menace de se former, avec de l'onguent mercuriel, etc. Mais si, malgré l'emploi bien entendu de ces moyens, on ne peut prévenir la formation du pus, il faut aider à la maturation de l'abcès, en appliquant sur la tumeur des cataplasmes émollients faits avec la décoction de feuilles de mauve et la farine de lin, la décoction de racine de guimauve et la fécule de pommes de terre, le riz bien cuit, etc., etc. Quand la suppuration est formée et l'abcès mûr, on doit l'ouvrir plus tôt que plus tard avec un bistouri ou la lancette. On aurait tort de croire qu'il soit permis au *premier venu* d'ouvrir un abcès, cependant il est certain que si cet abcès est superficiel, loin d'une grande articulation, et placé dans un lieu où l'on n'a point à craindre d'ouvrir une artère ou une veine d'un gros calibre, de léser un nerf, dans ces circonstances, dis-je, la ponction est quelque chose de si simple en elle-même, que chacun peut se croire apte à la pratiquer. Mais n'y aurait-il pas présomption de la part de tout individu qui n'est pas du métier de décider qu'il ne blessera rien d'important? Mieux vaut donc en confier l'ouverture à un homme de l'art.

Dans la curation des abcès *froids*, on tient une tout autre ligne de conduite ; c'est-à-dire que dans la première période on ne saigne pas du tout, et parfois même on ne fait pas une seule application de sangsues, mais on cherche à obtenir, s'il est possible, la résolution de la tumeur, par les frictions mercurielles qui agissent à la manière des frictions avec la pommade iodurée (4 grammes d'iodure de potassium pour 15 grammes d'axonge) ou, par l'application d'un emplâtre de ciguë, de fiel de bœuf, de savon, etc. Si pourtant l'abcès passe à la deuxième période, on doit en hâter alors la suppuration, en appliquant sur la tumeur des cataplasmes de farine de fèves, de riz bien cuit, d'ognons cuits sous la cendre et pétris avec de l'huile d'olive, de feuilles d'oseille cuites de la même manière (trois ou quatre poignées dont on a ôté les queues, et enveloppées ensuite dans une feuille de chou rouge), et broyées avec du beurre frais et du saindoux, dans un mortier. On applique ce topique très-chaud sur la tumeur et on le renouvelle soir et matin, etc. Enfin, quand l'abcès est mûr, on l'ouvre en appliquant à son centre un morceau de potasse caustique de la grosseur d'un petit pois.

Le précepte d'ouvrir l'abcès quand la suppuration est bien évidente, reconnaîtrait une exception importante, lorsqu'il s'agit des abcès par congestion, rien n'étant plus à redouter que l'introduction de l'air dans le foyer purulent et l'activité plus grande que cette introduction donnerait à l'inflammation ulcérative, si l'art chirurgical restait stationnaire ; mais, grâce aux progrès qu'il a faits dans l'application des opérations souscutanées, on peut aujourd'hui, à l'aide d'un trois-quart dirigé verticalement sous la peau, aller percer le foyer purulent dans un point éloigné de la plaie extérieure, et puis en adaptant une seringue au trois-quart, aspirer tout le pus contenu dans la tumeur, sans que l'air puisse y pénétrer. On comprend que s'il était impossible d'avoir une seringue confectionnée pour cet usage, mieux vaudrait différer l'ouverture de l'abcès que de l'ouvrir par l'ancien procédé, dont les inconvénients étaient si évidents, quelque petite que fût l'ouverture, qu'on ne se décidait à la pratiquer que *in extremis.*

ABDOMEN (anat.), s. m. Il dérive du mot latin *abdere*, cacher, et désigne vulgairement le *ventre*, le *bas-ventre*. — Formant la plus grande des trois cavités splanchniques, l'abdomen est borné antérieurement et sur les côtés, par plusieurs plans musculeux qui en ont emprunté le nom ; postérieurement, par les vertèbres lombaires ; supérieurement, par le diaphragme ; et inférieurement, par le bassin. On y distingue neuf cases ou régions qui sont ainsi circonscrites de haut en bas, savoir : 1° l'*épigastrique*, qui comprend l'épigastre et les hypocondres ; 2° l'*ombilicale*, qui embrasse l'ombilic et les flancs ; 3° l'*hypogastrique*, qui se compose de l'hypogastre et les fosses-iliaques. Plusieurs organes sont renfermés dans l'abdomen ; et la place qu'ils occupent est plus ou moins en rapport avec l'une des neuf cases que nous avons indiquées, sans prétendre les délimiter absolument. Nous verrons aux articles ESTOMAC, FOIE, etc. (*Voy.* ces articles) quelle est la situation respective de chacun d'eux, afin que, lorsqu'ils seront le siége de maladies, nous puissions assigner à celles-ci les dénominations diverses qu'on leur a affectées, selon la nature des lésions pathologiques observées.

ABERRATION (pathol.) s. f., d'*aberrare*, s'égarer, s'écarter. — Cette expression, qui s'applique parfaitement aux erreurs produites par l'imagination et les sens qui nous font croire à l'existence d'êtres fantastiques, *hallucinations*, ou qui nous trompent sur les qualités des objets extérieurs, *fausse perception*, n'est pas aussi heureusement employée quand on s'occupe des fluides qui s'engagent dans des vaisseaux autres que ceux qui leur donnent ordinairement passage, ces déviations anormales n'étant pas le fait d'une *aberration* ou défaut de jugement des liquides. Aussi n'appellerons-nous pas aberration, avec certains nosologistes, le transport métastatique d'une humeur d'un point sur un autre, trouvant que c'est pousser trop loin l'analogie.

ABORTIF s. m. et adj., *abortivus*, de *ab-oriri*, naître avant le temps. — On applique ce mot, soit à l'enfant qui naît avant le terme, c'est-à-dire avant d'avoir acquis le degré de développement nécessaire pour vivre (enfant abortif, avorton) ; soit aux manœuvres qui sont employées pour faire avorter une femme; soit enfin à certaines substances dont on fait usage dans le même but.

ABRÉVIATION (mat. médic.) , s. f. — On donne ce nom à des signes qui sont employés dans l'art de formuler, pour indiquer des poids, des quantités, ou certains modes de préparation. On doit distinguer les abréviations proprement dites, qui consistent dans le retranchement de plusieurs lettres, d'un mot, de celles qui sont fictives ou purement de convention. Les premières peuvent se multiplier à l'infini, les autres sont bornées en matière médicale à un petit nombre, c'est pourquoi nous les indiquons ici.

♃	Prenez	N°	Numéro ou nombre.
aa.	de chaque.	♎	Livre.
M.	Mêlez.	℥	Once.
F.S.A.	Faites selon l'art.	ʒ	Gros.
Q. S.	Quantité suffisante.	℈	Scrupule (24 grains).
P. E.	Parties égales.	Gutt.	Gouttes.
M.	Manipule ou poignée	Gr.	Grains.
P.	Pincée.	β	Moitié.

ABSINTHE, s. f., *artemisia absinthium*, singénésie, polyginie superflue, L. — Cette herbe vivace de la famille des corymbifères, se trouve sur le bord des chemins, dans les lieux arides et froids, et se reconnaît facilement, à ses tiges droites et rameuses, recouvertes d'une espèce de duvet blanchâtre ; à ses feuilles découpées, grisâtres, à segments lancéolés ; à ses fleurs flosculeuses, petites, jaunâtres, formant un pannicule très-allongé et pyramidal, à calice imbriqué de folioles scarieuses, à semences sans aigrette. Dans son ensemble, elle exhale une odeur très-forte, pénétrante, que quelques personnes supportent avec peine, et son amertume est si manifeste que cette qualité est fréquemment citée en proverbe : aussi est-ce de ce caractère qu'elle tire son nom ; *à ψίνθος, sans douceur*, est son étymologie.

L'absinthe a toutes les propriétés stomachiques des amers, elle en jouit avec une plus grande énergie que la plupart d'entre eux. En outre, on lui attribue une action emmenagogue très-prononcée, réputation qu'elle doit sans doute à ses propriétés toniques, l'aménorrhée ou la dysménorrhée dépendant quelquefois d'une atonie générale que l'absinthe corrige. Sous ce rapport, l'absinthe peut être considérée également comme anthelmintique, l'atonie des voies gastriques favorisant beaucoup la procréation des vers intestinaux, et toute médication qui augmente la tonicité organique et vitale du tube digestif s'opposant non-seulement à leur développement, mais encore pouvant nuire à ces insectes qui ne supportent guère les amers. Enfin, l'absinthe jouit des vertus fébrifuges les plus énergiques. Pinel l'a administrée avec un succès cons-

tant dans les fièvres muqueuses rémittentes ou intermittentes qu'il eut occasion de traiter à la Salpêtrière, et sur ses indications nous avons obtenu annuellement des succès très-remarquables du vin d'absinthe, dans les fièvres muqueuses automnales qui se montrent communément pendant les mois d'octobre, novembre et décembre. Du reste, les anciens faisaient un très-grand usage de cette plante. Galien l'a préconisée comme tonique, dans certaines maladies chroniques et surtout dans les leucorrhées accompagnées de ces douleurs gastralgiques qui tiennent à une débilité de l'estomac ; Haller l'employait dans les maladies goutteuses ; et Linné dit avoir guéri, par son secours, des affections calculeuses rebelles.

L'absinthe s'emploie de plusieurs manières : ainsi on la donne tantôt en poudre à la dose de deux grammes, ou bien en infusion faite à froid (macération) à la dose de trente grammes pour un demi-litre d'eau commune. Cullen veut qu'on préfère les feuilles aux sommités fleuries, à cause de leur amertume plus prononcée, et cependant c'est de celles-ci mises en digestion dans l'alcool, qu'on retire une huile essentielle qui entre à la dose de quatre grammes et au-dessus, dans le vin, ou qu'on fait entrer à la dose de quelques gouttes, dans certaines potions excitantes. Le vin d'absinthe se prépare en mettant macérer pendant vingt-quatre heures une poignée de tiges d'absinthe dans un litre de vin blanc sec : on coule le liquide à travers un tamis et on le conserve pour l'usage. La dose en est de deux à quatre onces, deux et trois fois par jour. Enfin on emploie l'huile d'absinthe en friction sur le bas-ventre à la dose d'une à deux onces, et de cette manière elle agit incontestablement comme fébrifuge.

ABSORBANT, adj., *absorbans*, de *sorbere*, boire, et *ab*, de, qui boit, qui hume, qui pompe, etc. Anatomiquement, *absorbant* s'applique à plusieurs appareils ou assemblages de vaisseaux ou de glandes, destinés à une fonction qu'on nomme ABSORPTION. (*Voy.* ce mot) ; au lieu qu'en matière médicale, absorbant se dit de tel ou tel remède ou substance inerte qu'on croit avoir la propriété d'absorber les acidités ou les mucosités contenues dans les premières voies : exemple, les écailles d'huître préparées, l'eau de chaux, le colombo, etc.

Les phénomènes de l'absorption, en général, ne pouvant être bien compris que par celui qui connaît déjà l'appareil de la chylose ou le système absorbant du chyle, et l'appareil lymphatique ou le système absorbant de la lymphe, nous allons décrire succinctement ces deux ordres d'appareils.

1. *Appareil de la chylose*, découvert le **13** juillet 1622 par Aselli, sur un chien vivant qui venait de manger. Cette découverte resta ignorée jusqu'à **1627** environ, époque à laquelle ce savant fit part de son observation : je dis 1627 environ, parce que Werner Rolfink assure avoir vu cet appareil un an auparavant

(1626), à Pavie. Quoi qu'il en soit, il fut démontré bientôt après par Sulzberger, professeur à Leipsick, et le sénateur Peyresse l'ayant découvert chez l'homme en 1628, il en fit la démonstration publique à Copenhague l'année suivante, sans pourtant en démontrer les valvules dont il est garni. Toutefois, les vaisseaux chylifères restèrent confondus avec les vaisseaux lymphatiques jusqu'au 27 janvier 1651, jour mémorable dans les fastes anatomiques, où Olaüs Rudbech, jeune Suédois de vingt-et-un ans, distingua ces deux ordres de vaisseaux, en connut et en indiqua la distribution. Alors tous les esprits se portèrent vers l'étude des vaisseaux lactés, ou chylifères, et des vaisseaux lymphatiques, et on arriva enfin à constater que l'appareil appelé chylifère consiste, chez l'homme, en un système de vaisseaux qui, d'un côté, communiquent médiatement ou immédiatement avec la cavité de l'intestin grêle; et, de l'autre, aboutissent tous à un tronc conique, nommé canal thoracique ou réservoir de Pecquet, du nom de celui qui l'a trouvé le premier. Ce fut en 1647, à Montpellier, que l'illustre Dieppois le découvrit sur un dogue.

J'ai dit que les vaisseaux chylifères aboutissent médiatement ou immédiatement à la surface interne de l'intestin grêle : j'aurais mieux exposé le fait en disant qu'ils naissent à la surface et dans le fond des valvules conniventes, c'est-à-dire dans ce que les anatomistes appellent les villosités de l'intestin, s'avancent ie là, très-petits et très-nombreux, d'abord entre les membranes muqueuse et musculaire de l'organe, puis entre celle-ci et la séreuse, et parvenus à l'endroit où cette dernière se détache de l'intestin, ils l'abandonnent aussi et rampent l'espace de un à deux pouces dans l'épaisseur du mésentère. Alors, ils trouvent un premier rang de ganglions mésentériques dans lesquels ils se plongent. Ils en sortent bientôt plus grands et en moindre nombre, parcourent un autre espace mésentérique et parviennent à une seconde rangée de ganglions où ils se plongent également, pour en sortir de nouveau plus grands et moins nombreux, cheminer toujours pour atteindre d'autres ganglions, et cela jusqu'à ce qu'enfin ils viennent tous aboutir vers la portion lombaire du rachis à un réservoir commun qui est la partie inférieure du canal qui verse la lymphe dans le sang. C'est le réservoir de Pecquet, dont il a été déjà parlé. Il est situé vers la troisième vertèbre lombaire, au côté droit de l'aorte, derrière le pilier correspondant du diaphragme et les vaisseaux propres du rein droit.

Dans leur trajet, les vaisseaux chylifères établissent entre eux de nombreuses anastomoses, et suivent en général le trajet des artères, quoiqu'en bien plus grand nombre qu'elles. Ils se composent de trois membranes, une externe qui n'est guère qu'un tissu lamineux qui s'unit avec les parties voisines ; une moyenne fibreuse, et une interne ou muqueuse garnie de valvules.

Quant aux ganglions chylifères, leur structure est encore le sujet de nombreux débats, que nous n'avons pas la prétention de clore ; c'est pourquoi nous ne parlerons que de leur forme irrégulière, lenticulaire, de leur volume qui varie depuis deux à trois lignes jusqu'à un pouce : de leur distribution dans l'abdomen, où ils sont répandus au nombre de cent à peu près ; de leur parenchyme couleur de rose, et de leur peu de résistance. Par la pression, on en exprime un fluide transparent et inodore qu'ils ont absorbé. Ils paraissent formés par un pelotonnement des vaisseaux chylifères mille fois repliés sur eux-mêmes, divisés et anastomosés à l'infini, soutenus par une trame celluleuse. Suivant quelques anatomistes, il existe dans leur intérieur des cellules dans lesquelles arrivent, d'un côté, des vaisseaux chylifères dits afférents, et d'où partent, d'un autre côté, d'autres vaisseaux chylifères dits efférents. Ils sont remplis d'un fluide lactescent, que l'autre ordre de vaisseaux y a apporté.

II. *Appareil lymphatique.* Il se présente, chez l'homme, sous la forme de vaisseaux très-nombreux qui, d'un côté, prennent naissance aux diverses surfaces internes et externes du corps dans l'intimité de toutes nos parties, et de l'autre aboutissent par des troncs communs dans le système veineux, tout près du lieu où celui-ci s'abouche lui-même avec le cœur. Dans leur trajet, depuis le lieu de leur origine jusqu'à leur terminaison, ils diminuent de quantité à mesure qu'ils augmentent de volume et qu'ils ressortent des organes de mixtion ou d'élaboration du fluide qu'ils charient, appelés ganglions lymphatiques. Disons toutefois que, malgré ces grossissements successifs, ils restent toujours grêles, ce qui les distingue des vaisseaux veineux. Ce n'est pas tout, ils marchent sur deux plans, l'un profond et l'autre superficiel, qui ont entre eux des anastomoses très-nombreuses, et ils forment, en se réunissant dans leur trajet, des faisceaux qui s'enlacent par des replis multipliés et forment des plexus inextricables. Bref, ayant une structure de même nature que les vaisseaux chylifères et des usages pareils, les vaisseaux lymphatiques ne diffèrent de ceux-ci que par le lieu de leur origine, par la qualité du liquide qu'ils charient, et parce qu'ils aboutissent à deux troncs qui sont le centre de tous les systèmes absorbants et qui s'ouvrent eux-mêmes dans le système veineux : l'un à gauche dit canal thoracique, l'autre à droite appelé grand vaisseau lymphatique droit. Ils s'ouvrent chacun dans la veine sous-clavière correspondante.

ABSORPTION. Le mot *absorption* (même étymologie qu'*absorbant*) a été consacré par les physiologistes, pour indiquer cette faculté, qu'a tout être organisé et vivant, d'attirer par une sorte d'aspiration *poreuse*, et de faire pénétrer dans les appareils destinés à cet usage, certains corps qui viennent du dehors ou qui sont saisis par les pores absorbants à l'intérieur du corps lui-même. Et comme plusieurs voies servent à ces diverses sortes d'absorption, on a assigné à chacune d'elles des noms différents, désignant *a priori* la nature du corps absorbé. Ainsi on a nom-

mé absorption *lymphatique*, celle qui a pour
objet de pomper et de charier *la* lymphe des
diverses surfaces intérieures et externes du
corps où le système absorbant lymphatique
les aspire dans l'intimité même de toutes ses
parties constitutives, pour les transporter, en
passant à travers des organes d'élaboration et
de mixtion,— les ganglions lymphatiques,—
jusqu'au canal thoracique (à gauche), ou au
grand vaisseau lymphatique (à droite du
corps) ; de là, arriver aux veines sous-claviè-
res gauche et droite qui s'abouchent l'une et
l'autre avec le cœur : et absorption *chylifère*,
celle qui a pour but le transport de chyle
humé par les vaisseaux absorbants chylifères,
à son passage dans les intestins, jusqu'à la
citerne chylifère ou réservoir de Pecquet,
qui s'ouvre, lui aussi, dans l'oreillette gauche du cœur. Je ne parle pas des veines
mésaraïques ou *mésentériques* (supérieure et
inférieure du mésentère), parce que si leur
faculté absorbante a été admise par Hunter
et son école, elle a été niée par d'autres
anatomistes, et que nous ne voulons pas
nous mêler à ce débat, la discussion à laquelle nous nous livrerions nous paraissant
inutile au point de vue où nous nous sommes
placé , c'est-à-dire en médecine clinique.
Quoi qu'il en soit, mettant de côté toutes les
divisions de l'absorption, qui ont été proposées par des physiologistes très-distingués,
ces divisions nous paraissant toutes défectueuses , nous accorderons la préférence à
celle que nous allons donner, comme très-
pratique , et pouvant dès lors satisfaire tous
les esprits.

D'après nous, on peut donc diviser l'absorption en trois ordres : **1°** les absorptions
hygiéniques, ou du chyle, de la lymphe, et
de l'oxygène de l'air dans l'HÉMASTOSE (*Voy.*
ce mot); **2°** les absorptions morbides, ou
celles des principes contagieux ou infectieux
répandus dans l'atmosphère ; exemple : les
maladies pestilentielles qui se communiquent
tout à la fois par INFECTION et par CONTAGION
(*Voy.* ces mots) ; et **3°** enfin, les absorptions
médicatrices ou provoquées par l'art. Cette
division présente, ce nous semble, cet avantage que, si le médecin sait profiter des expériences qui ont été faites par ses devanciers
pour prouver soit l'absorption *cutanée*, soit
l'absorption *naso-pulmonaire*, il pourra indiquer les précautions à prendre pour soustraire les individus aux influences fâcheuses
de ces absorptions; tout comme il arrivera
par la connaissance des lois de cette fonction,
à la détermination des causes de certaines
maladies, d'une part, et d'autre part, à celle
les moyens les plus simples et les plus faci-
des pour combattre la plupart d'entre elles.

Mécanisme de l'absorption. Prenant pour
type des absorptions lymphatique et chylifère celle qui nous paraît la plus importante
au point de vue physiologique,— l'absorption
du chyle,— voici comment nous en explique-
rous le mécanisme. Chacun sait que les intestins grêles sont garnis de distance en
distance, à l'intérieur, de replis membraneux
valvules conniventes, qui ont pour usage de

retarder la marche du bol alimentaire et
d'augmenter en étendue la surface de la muqueuse intestinale : chacun sait aussi qu'on
aperçoit sur cette membrane des petites ouvertures béantes qui, en ce lieu, s'offrent
sous la forme de petites ampoules : eh bien,
soit que ces ampoules, ces orifices, ces suçoirs aient une communication immédiate
avec l'intestin ; soit, au contraire , qu'il
existe dans les villosités intestinales un tissu d'une nature particulière, spongieux en
quelque sorte, qui est destiné à effectuer
lui-même immédiatement l'absorption du
chyle, et à le transmettre ensuite aux vaisseaux chylifères qui aboutissent à ce tissu
sans aller au delà, etc., toujours est-il que
la pâte alimentaire, alternativement comprimée ou non comprimée, suivant que les intestins grêles se contractent ou se dilatent,
s'allonge, laisse échapper le chyle qu'elle
contient, et celui-ci est aspiré par les orifices
absorbants qui se dilatent pour le recevoir.
Mais, attendu que ce mouvement d'aspiration se renouvelle à chaque nouvelle contraction de l'intestin, il en résulte que la
dernière portion de chyle absorbée poussant
devant elle celle qui l'a précédée, et étant
poussée à son tour, la colonne chyleuse avançant toujours, il arrive, ainsi que nous l'a-
vons déjà dit, dans le réservoir de Pecquet,
qui s'ouvre par une de ses extrémités dans
le cœur. N'oublions pas d'ajouter que la progression du chyle est favorisée par le battement des artères et par la dépression abdominale qui s'opère par l'abaissement du diaphragme, alors que sa marche rétrograde est
rendue impossible par les replis membraneux
qui garnissent l'intérieur des vaisseaux.

Nous avons dit que le chyle était aspiré
par les suçoirs chylifères : y a-t-il réellement aspiration vitale, ou seulement imbi-
bition chimique , comme on l'a prétendu ?
Pour ma part, je préfère admettre l'activité
du système absorbant, préférablement à cette
sorte d'opération chimique en vertu de laquelle le liquide le moins dense traverse le
tissu dans lequel il est renfermé pour aller
se mêler au liquide le plus visqueux (ce qu'on
nomme endosmose ou exosmose) ; mais
comme dire le pourquoi de cette préférence,
nous entraînerait trop loin, et que d'ailleurs
cette explication serait sans utilité pratique,
nous allons passer outre.

Lois de l'absorption. Personne n'ignore
que le sang se renouvelle par le chyle, par
tous les matériaux que le système lymphatique lui fournit et par l'absorption de l'oxygène de l'air ; on ne sera donc pas étonné
qu'il y ait un appétit d'absorptions, comme il
y a un appétit d'aliments et de boissons, et
que l'un et l'autre appétit soient proportionnés au besoin de réparation que le corps
éprouve. Or, comme l'appétit des aliments
diffère d'individu à individu, de même l'appétit d'absorption différera suivant les sujets
et suivant d'autres circonstances qu'il est
bon d'énumérer. Disons toutefois que ce
n'est qu'au point de vue hygiénique et thérapeutique que nous nous en occuperons.

L'absorption étant plus active chez les enfants que chez les adultes, et chez ces derniers que chez les vieillards, et moins active chez l'homme que chez la femme qui, par la délicatesse de sa constitution , se rapproche beaucoup plus de l'enfance, il doit nécessairement en résulter que moins on est avancé en âge, moins on est fortement constitué, et plus on sera exposé à la contagion des maladies. Ainsi non-seulement il est contraire aux lois de l'hygiène de faire coucher une jeune personne avec une personne âgée, la chaleur vitale de l'une s'épuisant, en quelque sorte, à ranimer le flambeau de la vie qui , par trop usé, est près de s'éteindre chez l'autre ; mais encore il ne serait pas prudent de laisser les enfants et les adolescents exposés aux effets meurtriers de la contagion , puisqu'ils sont plus facilement atteints par elle que les adultes et les vieillards. De même en thérapeutique , lorsqu'il s'agit de faire pénétrer les médicaments par la peau (*Voy.* MÉTHODE IATRALEPTIQUE), il y aurait du danger à ne pas proportionner la dose des remèdes à la facilité plus grande qu'ils ont à être absorbés, tout étant pompé, rien ne se perdant dans le jeune âge, et *vice versa* pour le vieillard.

Ajoutons, 1° que le tempérament *lymphatique* étant de tous les tempéraments celui qui est le plus favorable à l'absorption, cela explique pourquoi , dans certaines épidémies, les femmes sont plus facilement atteintes; 2° que le repos du sommeil et de la nuit augmentant l'énergie de l'absorption, il serait dangereux de reposer dans les champs, et à plus forte raison d'y dormir dans des endroits malsains, et plus encore près des marécages, après la chute du jour : les miasmes ou gaz infectieux qui se répandent dans l'air pénétrant alors très-facilement dans l'économie. Que de fièvres de mauvais caractère qui ne sont dues qu'à cette cause ! 3° que le manque d'une nourriture suffisante, en général, et la vacuité de l'estomac en particulier augmentant également la force de succion des bouches absorbantes externes, en dirigeant les mouvements circulatoires du dehors au dedans et de la circonférence au centre, il serait imprudent de sortir à jeun, alors surtout que le corps aura été affaibli par le défaut d'alimentation; 4° que certaines affections de l'âme, la peur, par exemple, favorisant singulièrement l'aspiration poreuse des lymphatiques, dès qu'un individu a peur d'être atteint par la maladie épidémique régnante, il doit s'éloigner au plus tôt, etc.

ACARUS, s. m. , de ἄκαρις, très-petit. — Genre d'insecte d'une extrême petitesse qu'on n'aperçoit qu'à l'aide du microscope. C'est la mite ou ciron de la gale, de là le nom d'*acarus scabiei* que Linné lui a donné. *Voy.* GALE.

ACCABLEMENT, s. m., synonyme d'ABATTEMENT (*Voy.* ce mot).

ACCÈS, s. m., *accessus*, de *accedere*, approcher. — Il est formé lui-même de *ad*, à , vers, et *cedere*, venir, ce qui signifie réunion ou succession de symptômes reparaissant à

certains intervalles. Si ces intervalles sont égaux, on dit que les accès sont *réguliers ;* si au contraire les intervalles sont inégaux, les accès sont dits *irréguliers* Du reste, *accès* est une expression générique, qui équivaut tout à la fois aux mots *attaque* et paroxysme ; ainsi on dit accès de manie, attaque ou accès d'épilepsie, accès de fièvre, etc.

Cette nomenclature peut être acceptée, en se rappelant toutefois que l'accès fébrile a des caractères particuliers qui le distinguent entièrement des autres sortes d'accès, et en font comme un état morbide à part, qui n'a rien de commun avec eux que sa périodicité; c'est-à-dire que tandis qu'un accès d'épilepsie, d'hystérie, etc., ne diffère d'un autre accès de la même maladie que sous le rapport de leur force ou de leur fréquence, les accès de fièvre, suivant l'ordre de leur réapparition, forment le trait caractéristique ou typique des fièvres dites fièvres d'accès ; de là les noms de fièvre tierce, quarte, etc. , qu'on leur a donnés. *Voy.* FIÈVRES INTERMITTENTES.

ACCOMPAGNEMENT (chir.), s. m. — C'est une expression fort singulière, par laquelle on désigne l'humeur blanchâtre, visqueuse, qui entoure le cristallin dans la cataracte, ainsi que la membrane cristalline lorsqu'elle est devenue opaque. Souvent après l'opération on est obligé d'introduire une aiguille pour déplacer cette humeur qui empêche la vision, et qui, parce qu'elle se manifeste secondairement à l'opération, a été appelée *accompagnement* de la cataracte.

ACCOUCHEMENT, s. m. Ce mot a une double signification, c'est-à-dire, qu'il sert à désigner tantôt l'*enfantement*, λοχεία ἢ τόκος, *partus, partio, puerperium;* et tantôt l'action d'accoucher une femme, de la délivrer de son fruit, μαιεία ἢ μαίευσις, *obstetrìcium, obstetricio.* — N'ayant à nous occuper dans ce livre que de l'enfantement proprement dit , la partie obstétricale des accouchements étant abandonnée aux accoucheurs et aux sages-femmes, nous ferons remarquer, en passant, que le moment le plus important de la vie de la femme, c'est celui où elle donne le jour à l'être qui s'est développé dans son sein , et cela parce que non-seulement c'est le but final, le complément de toutes les tendances organiques de son sexe , mais encore, parce que l'accomplissement de cet acte forme une crise sérieuse pour tout l'organisme, qui, par sa séparation et l'expulsion du nouveau produit qui s'était fécondé et implanté en lui pour s'y développer, reprend l'équilibre qu'il n'avait plus. De là la nécessité de surveiller cette crise, de la favoriser, et de ne pas perdre de vue l'accouchée jusqu'à ce qu'elle ne coure aucun danger ; ce qui veut dire, jusqu'à ce que sa santé soit entièrement rétablie. Ce n'est pas que nous croyions que l'art doive souvent intervenir dans l'accouchement, au contraire, car la nature déploie de si grandes ressources pour son accomplissement, il se manifeste alors de si singulières métamorphoses, que, malgré le péril imminent auquel la vie est exposée, il n'arrive généralement rien de fâcheux à la femme. Je dis plus, dans bien des cas, elle est bien mieux portante après qu'avant sa grossesse. C'est pourquoi, pour les soins à donner à l'accouchée avant l'accouchement et après la délivrance, il faut avoir égard à certaines circonstances que nous allons énumérer.

Etant donné que la femme enceinte éprouve les véritables douleurs de l'enfantement, il faut immédiatement, si l'on a à choisir la pièce où l'accouchement doit avoir lieu, faire le choix d'une chambre assez grande et spacieuse pour y circuler librement après y avoir placé un second lit, vu qu'il convient d'en avoir deux quand c'est possible ; qu'elle soit éloignée, s'il se peut, de toute émanation fétide et de tout bruit, et modérément chauffée en hiver. Le nouveau lit que l'on dresse est ordinairement un lit de sangle peu élevé, mais pourtant pas trop bas, parce qu'il serait incommode pour l'accoucheur. Le lit dressé, on pose d'abord dessus un premier matelas complétement étendu, puis on en place un second plié en deux. Celui-ci forme alors un rebord sur lequel le siége de la femme sera appuyé. La tête du lit étant appliquée contre le mur, on relève en cet endroit la portion supérieure du matelas plié en deux, en plaçant entre un ou plusieurs coussins. La partie du matelas de dessous laissée à découvert, doit être recouverte d'une toile imperméable, et puis le lit garni comme de coutume. Pendant qu'on fait ces préparatifs, la femme doit prendre un lavement pour vider le rectum, et se vêtir de l'habillement de la femme en travail, qui doit être léger et surtout si simple qu'on puisse facilement le renouveler s'il était sali. Généralement une camisole de nuit, un fichu plus ou moins fort suivant la saison, et une chemise très-courte de derrière (n'allant que jusqu'au bas des reins), et ouverte par devant dans toute sa longueur, voilà ce qui compose le costume de la femme quand on la place sur le lit de misère. Ces précautions prises, si l'accoucheur n'arrive pas et que la femme désire prendre un peu de nourriture, elle devra se contenter d'un peu de potage, de peur qu'une nourriture plus abondante ne provoquât des vomissements. La douleur seule les détermine quelquefois, à plus forte raison se manifesteront-ils si l'on surcharge l'estomac. Si la femme a soif, on lui donne un peu d'eau sucrée, tiède ou fraîche, légèrement acidulée (le sirop de groseilles, de cerises, etc., étendu d'eau), ou rougie avec du bordeaux, et si le travail se prolonge, on lui fait faire un peu d'exercice. L'accouchement terminé et la femme délivrée, la première précaution à prendre c'est de changer la femme de linge en la dépouillant de tout ce qui a été mouillé, soit par les sueurs, soit par les eaux ou le sang qui se sont écoulés de la matrice, et de la transporter dans son lit, si elle a été accouchée sur un lit de misère, ou de l'arranger commodément et pro-

prement s'il a fallu forcément l'accoucher dans son propre lit ; observant de ne pas transporter l'accouchée, dans le premier cas, tant que le sang coule liquide et comme par flots. Dans tous les cas, deux choses sont nécessaires : 1° que le siége ne s'enfonce pas trop, parce que les soins de propreté seraient difficiles à remplir si le lit était trop mou; 2° que les matelas ne s'imprègnent pas des excrétions. On mettra donc une toile imperméable entre les matelas, et un drap plié en plusieurs doubles sous le siége. Quand je dis de ne pas salir les matelas, ce n'est point par économie, mais purement dans un but sanitaire, l'intérêt de l'accouchée exigeant qu'on ne la change pas trop souvent. Quoi qu'il en soit, même sans toutes ces précautions, on peut, au moyen de draps souvent renouvelés, maintenir la femme continuellement propre ; sinon elle serait dans une atmosphère viciée, ce qu'on doit éviter.

Faut-il chauffer le lit, avant d'y porter l'accouchée? En général, oui, dans les saisons froides. Ce soin a même une utilité importante, vu l'état de surexcitation nerveuse dans lequel elle se trouve, et qui la dispose à des frissons et à des accidents spasmodiques plus désagréables que dangereux, il est vrai, mais qu'il faut prévenir et non favoriser. On les prévient souvent, en partie du moins, quand on chauffe modérément le lit. Ajoutons que si la femme avait beaucoup perdu, le lit doit être si peu chauffé, que c'est à peine si elle sent le changement de température : inutile de dire la nécessité de cette précaution.

La femme placée dans son lit, il faut lui serrer (ou lui faire serrer) le ventre avec une *bande* ou une petite nappe. C'est une précaution que je crois indispensable, et à la négligence de laquelle on peut attribuer les accidents qui accompagnent quelquefois les couches. Hamilton a été jusqu'à lui attribuer les fièvres puerpérales qui régnaient à la Maternité, à une époque où la bande n'y était point employée. Il y a peut-être un peu d'exagération de la part du praticien anglais, mais, exagération ou non, toujours est-il que la bande a cet avantage de maintenir les parois abdominales, qui, étant très-lâches, très-élastiques, n'opposeraient pas toujours une résistance suffisante au poids des viscères abdominaux, d'où des descentes, des prolapsus de la matrice, etc. Puis, comme il est survenu quelques modifications dans la circulation des vaisseaux utérins, qui peuvent favoriser une exhalation sanguine inquiétante (perte utérine) par son abondance (*Voy.* Hémorragies), et dans d'autres cas l'engorgement de l'utérus, un bandage modérément serré remédiant ordinairement à cette disposition organique, il faut donc s'en servir dans tous les cas.

Un point qui a préoccupé les accoucheurs et qui préoccupe beaucoup le vulgaire, est de savoir si l'on doit laisser dormir la femme qui vient d'être délivrée. Pour ma part, ayant su et vu que les hommes les plus expérimentés permettaient à l'accouchée de s'endormir, j'ai agi comme eux et n'ai jamais eu à le regretter. Ce n'est pas que j'ignore que le sommeil dispose aux pertes utérines, et qu'une hémorragie abondante se déclarant pendant que la femme dort, elle se trouve, à son réveil, dans un état de faiblesse très-considérable, qui n'est pas sans danger. Néanmoins je persiste à croire que toutes les fois que l'accouchée se trouvera, après sa délivrance, dans de bonnes conditions physiologiques, on peut lui permettre de goûter les douceurs d'un sommeil ordinairement réparateur. Dans le cas contraire, c'est-à-dire s'il y avait la moindre crainte qu'une perte utérine se manifestât, dans ce cas, dis-je, il faudrait tenir la femme éveillée en attachant son esprit par des lectures amusantes. Toutefois, il ne faudrait pas continuer ces lectures trop longtemps, attendu qu'à l'instar des visites souvent fort nombreuses que l'accouchée reçoit et qui la fatiguent beaucoup, l'état de veille entretenu par des lectures attrayantes trop prolongées pourrait se changer en insomnie, qui elle-même, devenant opiniâtre, s'accompagnerait de céphalalgie violente (mal de tête), de fièvre, etc.

Nous avons prononcé le mot *visites :* quelle est la conduite que l'on doit tenir à l'égard des visiteurs? Il faut les éconduire. Et les convenances? dira-t-on : je sais ce à quoi elles assujettissent; c'est pourquoi, quand la famille se présente, on doit l'admettre et la congédier immédiatement. Quand ce sont des visiteurs qu'on est forcé de recevoir, on les prie d'abréger autant que possible leur visite, qui se bornera à complimenter l'accouchée et à lui dire adieu : je n'autorise pas autre chose. Quant aux importuns, on ne les admet sous aucun prétexte.

Ce n'est pas tout : les passions vives de l'âme, en augmentant l'excitabilité du système nerveux, déjà surexcité, pouvant donner lieu à des accidents nerveux, tous ceux qui, par nécessité ou tolérance, approchent de la nouvelle accouchée, doivent user de la plus grande circonspection, ne l'entretenir que de choses agréables, et lui cacher avec soin tout ce qui pourrait l'inquiéter (la mort d'une femme en couche, d'un proche, la perte d'un procès, etc., la difformité du nouveau-né, sa faiblesse, *a fortiori* sa mort); ou, si on ne peut la taire, le faire avec les plus grands ménagements; si la femme est pieuse, lui laisser croire que l'enfant a vécu assez longtemps pour recevoir l'eau du baptême. Bref, à cause de sa grande sensibilité, il faut lui éviter tout chagrin, toute colère, l'éclat du jour trop vif, le bruit, et tout ce qui peut l'impressionner désagréablement.

Régime alimentaire. Il varie nécessairement suivant qu'on s'éloigne davantage de l'époque de l'accouchement, et puis selon certaines conditions qu'il faut connaître. Ainsi, le premier jour l'alimentation doit être nécessairement restreinte; non pas que l'accouchée soit malade, mais parce que ses organes digestifs ne supporteraient pas sans inconvénients la quantité habituelle d'aliments qu'ils reçoivent. Il est sans doute quelques excep-

tions à cette règle, mais elle est vraie dans la majorité des cas. Du reste, voici comment je procède. Le jour de l'accouchement je ne permets que les aliments liquides, le bouillon gras, par exemple ; si la femme est délicate, et si elle ne l'aime pas, ce qui peut arriver, je le remplace par des crèmes de riz à l'eau légèrement acidulées ou seulement aromatisées avec l'eau de fleurs d'oranger, ou par des potages maigres, des panades de gruau, d'orge perlé. Cette nourriture convient encore mieux aux femmes fortement constituées, et on doit la préférer pour elles au bouillon gras. Si le second jour l'accouchée se sent bien et désire des aliments, je l'autorise à en prendre de semi-liquides (semoules, tapioca au gras et autres fécules). Le troisième jour je fais de nouveau restreindre l'alimentation, à cause de l'invasion de la fièvre de lait qui a lieu ordinairement à cette époque; *a fortiori* la restreindra-t-on le quatrième jour, jour de la fièvre de lait. *Voy.* Fièvres. Enfin, le cinquième jour et les jours suivants, je permets l'usage des légumes, du poisson, en un mot, des mets que la femme préfère, pourvu qu'elle n'en prenne pas une trop grande quantité.

A propos de la fièvre de lait, nous dirons, en passant, que l'usage répandu parmi les nouvelles accouchées de se garnir le sein avec une serviette mollette ou de la ouate en hiver, doit être considéré comme une sage précaution très-propre à favoriser la sécrétion laiteuse en mettant les mamelles à l'abri des variations de température; il ne faudrait pourtant pas pécher par excès.

Boissons. Leur choix préoccupe quelquefois certaines femmes à ce point que le médecin a bien souvent une sorte de lutte à soutenir avec elles; à plus forte raison, la sage-femme, qui généralement a moins d'empire que l'accoucheur; les parents, qui ordinairement n'en ont pas du tout. Quant à moi, je conseille une infusion légère de tilleul, avec ou sans addition d'eau de fleurs d'oranger, suivant le goût de l'accouchée, on peut faire de même. Mais si la femme avait de fortes préventions contre le tilleul, on le remplace par la mélisse ou toute autre plante ayant les mêmes propriétés. L'eau d'orge, de chiendent, la réglisse, conviennent également. Après les premiers jours, et surtout après la fièvre de lait, il n'y a pas d'inconvénient à ce qu'elle reprenne sa boisson habituelle.

Nous ferons observer, à l'endroit du régime, qu'il est certains préjugés que l'accoucheur est quelquefois obligé de combattre ; et par exemple : croyant que la femme qui accouche et qui perd beaucoup pendant ou après le travail, est affaiblie par ce fait et par les douleurs qu'elle a éprouvées, bien des gens s'imaginent qu'il faut soutenir les forces de cette femme, en lui donnant une rôtie au vin ou tout autre excitant. C'est une erreur grave qu'il faut détruire, en assurant que la faiblesse, quand elle existe réellement, est sans danger; et que toute stimulation interne peut être nuisible. Voici un autre préjugé. Autrefois on pensait, et quelques personnes conservent cette croyance, qu'il est nécessaire de se servir de certaines boissons réputées propres à faire écarter le lait chez les mères qui ne veulent pas ou ne peuvent pas nourrir : telles sont les boissons préparées avec la canne de Provence, la pervenche, etc. Comme ce préjugé va en s'affaiblissant de jour en jour, il a bien moins d'importance aujourd'hui, ce qui ne doit pas cependant nous empêcher de proscrire la pervenche, qui est excitante. Quant à la canne de Provence, son usage étant sans danger, on peut l'autoriser.

Excrétion des urines. Cette excrétion doit être soigneusement surveillée, vu que beaucoup de femmes nouvellement accouchées ne s'en occupent pas elles-mêmes. Se sentant mouillées elles croient avoir uriné, ce qui n'est pas, et de là quelquefois, des accidents plus ou moins fâcheux. Dans un fait de cette nature, que j'ai observé, déjà la vessie distendue par l'urine formait une tumeur douloureuse au-dessus du pubis qui m'en auraient imposé, je l'avoue, si je n'avais déjà été prévenu que de pareils phénomènes se manifestent à la suite de la rétention des urines. Soupçonnant donc la cause de cette tuméfaction, j'introduisis une sonde dans la vessie, et les douleurs se calmèrent dès que ce viscère eut été vidé du liquide qu'il contenait en trop grande quantité. Ce fait me rappelle avoir entendu raconter à **M. P.** Dubois (*Clinique d'accouchements*, 1842) que, chez une dame la distension de la vessie avait été portée si loin par l'inattention dè l'accoucheur, que des symptômes inflammatoires très-graves s'ensuivirent : celui-ci crut à une *péritonite*, et fit appeler un confrère en consultation. Ce dernier, ne voyant rien dans ce cas qui se rattachât à une distension de la vessie, à laquelle il n'avait pas songé, partagea l'avis de l'accoucheur, et ordonna une application de sangsues. On venait de les poser quand **M.** Dubois fut introduit auprès de l'accouchée ; découvrant facilement la cause des accidents, il vida la vessie par l'introduction d'une sonde, et la malade fut soulagée immédiatement.

Lochies. Nous devons insister par rapport aux lochies (*Voy.* ce mot) sur la nécessité de les examiner tous les jours avec soin pour en connaître l'odeur, la qualité et la quantité ; toutes ces choses méritant une attention spéciale, et d'ailleurs la suppression des lochies étant une des causes les plus fréquentes de la Péritonite (*Voy.* ce mot). A cet effet, on fait placer sur les parties sexuelles de la femme les linges qui lui servent habituellement à l'époque des mois, mais sans les attacher, et on les examine journellement avec soin ; si elles sont dans de bonnes conditions, on se contente de laver la femme avec une décoction de guimauve, d'orge, si l'accouchée est forte, ou avec de l'eau tiède rendue légèrement astringente par l'addition d'une eau aromatique, si l'accouchée est faible et lymphati-

que : mais si l'odeur des lochies est forte, infecte, on se servira d'une infusion de fleurs de camomille.

A propos de *lotions*, nous nous demanderons si les parties génitales de la femme récemment accouchée doivent être lavées dans tous les cas, un préjugé populaire, fondé sur l'opinion de quelques accoucheurs en renom, proscrivant ce moyen de propreté ? Oui, dirons-nous avec Hamilton, les parties sexuelles de la femme doivent être lavées quotidiennement, une ou deux fois par jour, mais on doit le faire avec beaucoup de précaution, c'est-à-dire qu'il ne faut pas découvrir la femme si elle est en sueur, à cause du refroidissement qui s'ensuivrait et qui pourrait devenir préjudiciable. Pour le même motif on élèvera la température du liquide qui doit servir à la laver, de manière qu'il soit porté à un degré de chaleur convenable, plutôt trop chaud que pas assez, à plus forte raison que froid.

Beaucoup de femmes sont dans l'usage, et elles le conseillent aux autres, de se faire bassiner les parties génitales, quelques jours après l'accouchement, avec des décoctions astringentes ou spiritueuses, pour les resserrer et leur rendre leur fermeté antérieure. Autant il est avantageux de les bassiner les premiers jours avec des décoctions émollientes, autant il serait dangereux d'employer, pendant l'écoulement des lochies, des décoctions astringentes, la suppression de l'écoulement étant la suite ordinaire de ces imprudences. Il en est de même des lotions aromatiques, des compresses trempées dans du vin chaud, avec lesquelles on bassine les parties naturelles, et que l'on y applique ; elles sont dangereuses parce qu'elles augmentent l'érétbisme déjà existant, que l'on doit calmer par des émollients. Le seul cas où elles soient permises, c'est quand les grandes lèvres sont œdématiées. De même les lotions astringentes ne conviennent qu'aux femmes sujettes au relâchement du vagin, à celles dont les symphyses sont mobiles et ramollies ; et encore doit-on attendre pour les employer, que les lochies aient cessé de couler.

Selles. On aurait tort de s'inquiéter de la constipation qui a lieu chez presque toutes les femmes après l'accouchement ; c'est chose, nous ne dirons pas nécessaire, mais avantageuse pour favoriser la sécrétion du lait. Toutefois, quand elle dure trop longtemps, on la combat les premiers jours par des lavements émollients administrés dans la soirée, et si les matières fécales accumulées dans le rectum qu'elles irritent, donnent lieu à de violentes coliques, et à d'autres symptômes qui peuvent en imposer et faire croire à une péritonite, on doit immédiatement recourir à une purgation. Dans un cas de cette nature qui avait été méconnu, nous fûmes assez heureux pour découvrir la cause occasionnelle des accidents, et un purgatif suffit pour les dissiper, en expulsant les fèces endurcies.

Purgation. J'ai parlé de la purgation : ce

mot me rappelle une question importante qui a été le sujet de discussions très-vives; la voici : Doit-on purger une femme nouvellement accouchée? Autrefois on disait oui, et on s'en préoccupait beaucoup, parce qu'on craignait que le lait se portât en nature sur les organes pour les altérer et donner lieu à des accidents graves, chez les mères surtout qui n'allaitaient pas, et c'était le plus grand nombre; aujourd'hui on s'en préoccupe moins, soit parce que la plupart des femmes nourrissent, soit aussi parce qu'on est mieux fixé sur ces sortes de Métastases (*Voy.* ce mot) laiteuses. Quoi qu'il en soit, chez les nouvelles accouchées dont les suites des couches sont naturelles, et qui ne veulent pas allaiter leur enfant, il est bon, dès le lendemain de la fièvre de lait, de prescrire un purgatif. Nous donnerons la préférence à l'huile de ricin, à la dose de 15 grammes; cette huile, au dire de M. P. Dubois, dont l'opinion fait autorité, étant bien plus sûre dans ses effets que le petit-lait de Weiss, le sulfate de soude et autres sels neutres qu'il faut administrer à hautes doses dans un véhicule énorme (plusieurs verres), ce qui procure du malaise et même des vomissements. On a bien reproché à l'huile de ricin de causer les mêmes accidents; mais si nous en croyons M. Dubois, on évite cet inconvénient en ne donnant que 15 grammes de cette huile au lieu de 30, 45 et même 60 grammes, doses auxquelles elle est généralement administrée. Chacun peut imiter ce savant professeur; seulement, si l'accouchée éprouvait une grande répugnance à prendre de l'huile de ricin, nous en avons beaucoup rencontré, je conseillerais de la remplacer par un gramme de calomel en poudre, purifié à la vapeur et associé à 50 centigrammes de jalap pulvérisé, mêlés et divisés en deux paquets égaux à prendre le matin à jeun, à demi-heure d'intervalle l'un de l'autre, dans un peu d'eau sucrée, ou une demi-tasse de chocolat à l'eau très-léger. Cette purgation m'a toujours parfaitement réussi. Si le purgatif ne détermine pas des évacuations assez abondantes, il est bon d'administrer deux jours après un lavement avec 60 grammes de miel de mercuriale, et même de répéter la purgation; on s'en tient là. A ceux qui désireraient savoir pourquoi les purgatifs sont indispensables aux accouchées qui ne nourrissent pas, nous leur demanderons : N'est-ce pas que si la diarrhée survient pendant que l'activité vitale qui préside à la sécrétion laiteuse est en jeu, celle-ci étant diminuée ou interrompue, les seins s'affaissent et le lait disparaît? Eh bien, sans vouloir déterminer la diarrhée, le médecin doit provoquer une légère irritation intestinale, afin de dériver le sang (*Voy.* Dérivation) qui se porte aux mamelles pour y fournir les matériaux de la sécrétion laiteuse, et s'opposer par là à sa formation. Il y a encore un autre motif à alléguer en faveur du purgatif, c'est que si, contrairement à l'opinion de M. Dubois, le lait peut se porter

sur ces organes importants, et produire ainsi des effets fâcheux sur l'organisme des femmes qui n'allaitent pas (de très-grands praticiens admettent ce transport, et bien des gens avec eux), employer la purgation chez ces femmes, c'est se mettre à l'abri de tout reproche ultérieur; et on le peut d'autant plus qu'elle ne nuit jamais.

Lever. Pour déterminer avec exactitude le temps que l'accouchée doit garder le lit, il faut avoir égard à certaines circonstances fort importantes; et par exemple si l'accouchement a eu lieu à terme, ou avant neuf mois révolus. Dans le premier cas, ce n'est pas trop exiger que de contraindre la femme a garder le lit, où elle sera constamment maintenue, modérément couverte pendant neuf jours et au delà si c'est possible. Quand, par condescendance, elle veut bien le garder douze, et même quinze jours, il faut profiter de sa docilité; mais, dans le cas contraire, neuf jours c'est le minimum, ce chiffre est de rigueur, car ce repos horizontal est indispensable pour éviter les pertes de sang, les engorgements intérieurs, les déplacements de la matrice, etc.

Remarquons, toutefois, que la position horizontale que garde la femme quand elle est au lit, n'est pas absolue; au contraire, lorsqu'elle a pris du repos, il est utile qu'elle se mette sur son séant; c'est aussi la position qu'elle doit prendre quand elle prend ses repas ou qu'elle allaite son enfant; cette position verticale est tellement importante, qu'on doit tâcher que les nouvelles accouchées la prennent souvent, vu qu'elle favorise l'écoulement des lochies. C'est à tort que l'on recommande aux femmes de rester sur le dos pendant vingt-quatre heures; à moins qu'il n'y ait perte, ou qu'on ne craigne qu'elle n'arrive, elles peuvent se trouver tantôt d'un côté, tantôt de l'autre, pour se délasser de leur fatigue; ce changement de position a suffi pour faire disparaître des maux de tête et des anxiétés.

Le lecteur comprendra, sans que nous le lui disions, que, en prescrivant un long séjour au lit, nous raisonnons ici dans l'hypothèse que la nouvelle accouchée sera dans des conditions de fortune telles, qu'elle peut se permettre de le garder le plus longtemps possible; eh bien, poursuivant le cours de nos instructions par rapport à elles, nous ferons remarquer qu'il arrive fort souvent à l'accoucheur, que la femme lui demande la permission de quitter le lit pour se mettre sur une chaise longue, un canapé. Je m'y ferai porter, lui dit-elle, j'y resterai allongée ou à peu près. Le médecin doit être inexorable, car quand la femme sera sur la chaise longue, elle s'y remuera; puis elle se lèvera pour éteindre une bougie qui brûle, pour relever un objet qu'on a laissé ou fait tomber, pour reconduire une personne qui est venue faire une visite et qui mérite *des égards*, etc., etc.; donc mieux vaut ne pas donner une autorisation dont l'accouchée abuse presque toujours. Dans le second cas, c'est-à-dire quand l'accouchement a lieu avant terme (accouchement prématuré), il faut user encore de bien des précautions. Ainsi, la femme doit s'assujettir très-strictement aux exigences de son docteur ou des personnes qui l'assistent, et ceux-ci ne jamais se départir de la sévérité que les circonstances commandent.

Aux soins que l'accouchée réclame durant les neuf jours de rigueur qui suivent sa délivrance, il vient s'ajouter d'autres soins qui sont nécessités par l'apparition de certains phénomènes morbides, dits *suites de couches*. On conçoit que si nous voulions dire quelques mots de chacun de ces phénomènes en particulier, cela nous entraînerait si loin que cet article occuperait trop d'espace; mieux vaut donc renvoyer le lecteur aux articles spéciaux que nous leur avons consacrés. *Voy.* Fièvre de lait, Tranchées utérines, Ménorrhagie, Syncope, Engorgement des seins, Fièvre puerpérale.

L'enfantement, avons-nous dit, consiste dans l'expulsion du fœtus du sein maternel; le médecin a donc un double rôle à remplir, celui de veiller tout à la fois sur la mère et sur l'enfant, qui lui aussi doit être l'objet de sa sollicitude. Quand il naît *sans accidents*, on le place immédiatement après sa sortie sur un de ses côtés transversalement, entre les cuisses de sa mère, de manière que le dos soit tourné vers les parties génitales et assez près de la vulve pour que le cordon ombilical ne soit pas tiraillé. La respiration bien établie, ce qu'on reconnaît aux cris que le nouveau-né a poussés, on coupe le cordon et on fait la ligature (*Voy.* Cordon ombilical). — Cela fait, il faut nettoyer la peau de l'enfant, sans en excepter la tête, de la couche d'enduit gras et visqueux dont elle est recouverte; les lavages avec l'eau tiède ont cette propriété. Il est utile, contrairement à l'opinion de J.-J. Rousseau, d'ajouter un peu de vin à l'eau qui doit servir à laver l'enfant, surtout lorsque le nouveau-né est faible; ce lavage, en resserrant la peau, tonifie l'économie, fortifie les fibres musculaires en même temps qu'il nettoye. Le nouveau-né lavé, séché soigneusement avec du linge sec et chaud devant un bon feu en hiver, on le revêt de ses drapeaux et de ses langes, en ayant soin que rien ne soit trop serré, pour que les mouvements soient libres, et qu'aucune épingle n'attache son vêtement, la piqûre qu'elle occasionne pouvant en imposer pour des coliques, puis on couche l'enfant sur le côté pour que les mucosités qu'il a gardées dans la bouche ou qui y descendent des narines puissent s'écouler facilement.

L'enfant bien portant n'a besoin de prendre, en attendant qu'on lui donne le sein, qu'un peu d'eau sucrée, qui est une boisson fort convenable pour lui faire rendre les glaires qui tapissent son gosier; mais pour l'enfant faible, elle serait insuffisante; et mieux vaut lui donner un peu de vin sucré ou une potion dans laquelle entrera une ou plusieurs eaux aromatiques, que l'on édulcore avec le sirop d'écorce d'oranges, de

menthe, etc. Hors cette circonstance, l'eau sucrée suffit pour le nourrir jusqu'à ce qu'on le mette au sein, ce qui doit avoir lieu quatre ou cinq heures après sa séparation d'avec sa mère. Il est inutile d'attendre que le lait soit monté, vu que c'est sans avantage pour l'enfant et peut être préjudiciable à la mère. (*Voy.* Allaitement). Si, par cas, la mère ne devait pas nourrir son enfant, et que la nourrice étrangère ne fût pas arrivée, on donnerait alors au nouveau-né une tisane rafraîchissante (eau d'orge, de riz), bien sucrée et étendue avec un peu de lait de vache. Tout ne se borne pas là, au bout de quelque temps on débarrassera l'enfant de ses langes et l'on s'assurera s'il a rendu ses urines et le Méconium (*Voy.* ce mot), matière fécale d'un vert foncé, ou noirâtre, formant la première selle. On le change alors avec soin et on le donne à sa mère pour le coucher auprès d'elle et veiller sur lui, à moins qu'elle ne repose, après lui avoir donné le sein; ou si elle ne doit pas le nourrir, on fait boire l'enfant après l'avoir langé et on le repose dans son berceau.

On voit par ce qui précède que les soins à donner à l'enfant qui naît sans accidents sont fort simples; malheureusement les choses ne se passent pas toujours ainsi, c'est-à-dire que l'enfant naît quelquefois dans un état morbifique. Dans ce cas, les soins à lui donner variant suivant l'état morbide dans lequel il se trouve, nous reverrons, aux articles Asphixie, Apoplexie, etc., du nouveau-né, l'énumération des moyens à employer pour le ramener à la vie et à la santé.

ACÉPHALE, adj., *acephalus* ou ἀ-κεφαλή, *aképhale*, sans tête. — On désigne sous ce nom (les fœtus) ceux qui naissent privés de la tête entière ou seulement d'une partie considérable de cet organe : de là la division des acéphales en complets et incomplets. Comme ils meurent ordinairement et inévitablement en naissant, ou peu après la naissance, nous n'avons pas à nous en occuper.

ACÉTATE, s. m., *acetas*, d'*acetum*, vinaigre. — C'est le nom qu'on donne aux sels qui sont formés par l'acide acétique et une base quelconque. Plusieurs d'entre eux sont employés en médecine; savoir, l'acétate d'ammoniaque (esprit de Mindérérus), l'acétate de chaux (terre foliée calcaire), l'acétate de cuivre (verdet, cristaux de Vénus), les acétates de morphine, de potasse, de soude, etc.

Acétate d'ammoniaque, *acetas ammoniacalis* (esprit de Mindérérus). Résultat de la combinaison de l'acide acétique avec l'ammoniaque, l'acétate d'ammoniaque qu'on rencontre quelquefois dans l'eau de certains fumiers, a des propriétés stimulantes moins énergiques que les autres sels ammoniacaux, et cependant il paraît plus convenable qu'eux pour déterminer une abondante diaphorèse et provoquer des sueurs générales. Sous ce rapport, l'acétate d'ammoniaque peut être utilement administré dans les affections catarrhales, rhumatismales, goutteuses, dans tous les cas, en un mot, où il faut pousser

fortemen les humeurs du dedans en dehors,
du centre à la circonférence, et exciter une
crise par le rétablissement de la transpiration, qui, en se supprimant, devient la cause
de tant de maladies. A cet effet, Barthez était
dans l'usage de l'associer avec la décoction
des racines de pareira brava, de bardane, etc.
Alibert le donnait dans une simple infusion
de tilleul.

L'acétate d'ammoniaque s'administre à la
dose de deux ou quatre grammes dans un
litre d'une boisson sudorifique, ou encore
dans de la limonade, une décoction de chicorée sauvage, une infusion de cerfeuil, suivant
la nature de la maladie; on en porte même la
quantité jusqu'à seize grammes dans les vingt-
quatre heures, en quatre prises, quand on
veut obtenir une action sédative sur la matrice, attendu qu'il semble résulter des observations du docteur Patin, qu'ainsi administré, l'acétate d'ammoniaque modère les
métrorrhagies, même lorsqu'elles dépendent
d'un cancer utérin : par contre il agirait efficacement d'après le même médecin, dans les
cas de menstruation difficile et douloureuse.
C'est pourquoi il veut qu'aussitôt que les douleurs, les malaises de l'époque mensuelle se
font sentir, on donne cinquante à soixante
et douze gouttes de ce médicament divisées
en deux doses et mêlées à un verre d'une
tisane sucrée. La première dose doit être
prise immédiatement, et la seconde une demi-heure après si les symptômes persistent
encore.

Sans contester l'utilité de l'acétate d'ammoniaque, nous n'acceptons pas que ce
médicament agisse par sédation sur la matrice, nous croyons au contraire que dans les
cas d'hémorragies utérines excessives, il diminue l'abondance de l'écoulement par l'excitation qu'il produit sur les capillaires utérins relâchés, ou comme dérivatif en poussant à la peau les liquides qui ont une tendance à se porter vers les organes de la génération ; de même quand la menstruation
est difficile par atonie, parce que le sang circule lentement, mollement, ce médicament,
par la stimulation générale qu'il produit,
suffit pour hâter et favoriser l'écoulement
mensuel.

ACÉTATE DE CUIVRE (*Sous-*), *sub-acetas cu-
pri* (Verdet, cristaux de Vénus). — Il a été
recommandé autrefois contre l'épilepsie et
autres maladies convulsives, et employé sous
forme pilulaire par Gerbier contre le cancer ;
les expériences sur lesquelles on s'est appuyé pour prouver son efficacité dans ces
cas et dans l'affection scrofuleuse sont si
peu concluantes, que nous lui préférons bien
des médicaments dont l'effet est plus certain
et l'emploi moins dangereux.

ACÉTATES DE PLOMB. — S'il est des acétates
dont les propriétés aient été bien constatées
soit en médecine, soit en chirurgie, c'est sans
contredit l'efficacité des acétates de plomb
dans certaines maladies internes, ou contre
une foule d'états pathologiques externes ;
aussi, nous arrêterons-nous un instant à les
indiquer. Deux acétates de plomb sont em-

ployés : 1° l'acétate acide, et 2° le sous-acétate.
Le premier :

ACÉTATE ACIDE DE PLOMB, plus particulièrement connu sous le nom de *sel de Saturne,
sucre de Saturne, acétate de plomb cristallisé,
acetas plumbi neutrum cristallisatum*, se
reconnaît à ses cristallisations blanches en
aiguilles, et vu sa grande solubilité dans
l'eau, on l'emploie généralement à l'extérieur,
quoique certains auteurs lui préfèrent le
sous-acétate, dont, du reste, les propriétés
sont exactement les mêmes. Quoi qu'il en
soit, quand on veut administrer le sel de
Saturne à l'intérieur comme astringent, dans
les diarrhées catarrhales, dans les leucorrhées
atoniques, dans les sueurs colliquatives, il
doit être administré à la dose de 1 à 12 grains
dans les vingt-quatre heures. La forme pilulaire étant la plus commode pour son administration, Fouquier en avait composé des pilules dont nous avons donné la formule (article **PHTHISIE**), ces pilules ayant été plus particulièrement indiquées contre les sueurs colliquatives, qui se montrent dans la troisième
période de cette maladie. Disons, à ce propos,
que nous avons administré plusieurs fois de
ces pilules, et il y a peu de temps encore
chez Mad..., et que nous n'avons pas constaté
qu'elles aient modéré l'abondance de la transpiration. Peut-être obtiendrait-on des résultats plus marquants en le portant à plus
haute dose, mais comme alors on aurait à
craindre les accidents appelés coliques de
plomb, mieux vaut s'en abstenir que d'employer un médicament qui, pour soulager
d'un mal, peut en occasionner un autre, sans
détruire le premier.

SOUS-ACÉTATE DE PLOMB, *Extrait de Saturne, acétate de plomb liquide*. Il se présente
sous la forme d'un liquide épais, visqueux
et jaunâtre. Mêlé à la dose d'une demi-once
à deux onces d'eau-de-vie et deux livres
d'eau commune, il forme ce qu'on nomme
vulgairement eau blanche, eau de Goulard,
dont les propriétés astringentes, réfrigérantes,
antifluxionnaires, sont si évidentes, si connues, qu'il n'est personne qui ne sache que
l'eau blanche appliquée immédiatement sur
une contusion, sur une luxation immédiatement réduite, etc., prévient en totalité l'inflammation secondaire à toute lésion physique,
ou du moins en diminue l'intensité. Cette
eau, on le sait aussi, convient dans les brûlures au premier degré; en lotions sur la
peau dans certaines maladies herpétiques ;
en collyre dans l'inflammation de la conjonctive, surtout quand cette inflammation est
de nature catarrhale ou scrofuleuse; dans
les flux muqueux atoniques, etc. Toutefois,
comme on l'a fait très-judicieusement observer, il est des cas où le sous-acétate de plomb
doit être porté à très-haute dose, si l'on veut
qu'il ait un effet réellement curateur. Et par
exemple l'emploie-t-on contre la salivation
mercurielle, il faut qu'il entre dans des proportions énormes (*un huitième et même un sixième*) dans les gargarismes ou les collutoires ;
l'administre-t-on contre les blennorrhées et les
ulcérations du col de la matrice; ces maladies

céderont rapidement et efficacement si on enfonce dans le vagin un tampon imbibé d'une liqueur pareille à celle proposée pour le ptyalisme, que l'on met en contact avec le museau de tanche. A propos de gargarismes saturnins, nous devons prévenir que, pendant leur emploi, les dents prennent une teinte noire qui donne à la bouche un aspect repoussant; cette teinte disparaît, il est vrai, à la fin du traitement; mais avant de la produire il est bon que le malade en soit prévenu : combien qui ne pardonneraient pas au médecin de les avoir rendus *horribles à voir*.

ACÉTATE DE POTASSE, *acetas potassæ*, *terre foliée de tartre*. Ce sel, qu'on trouve dans plusieurs végétaux qui lui doivent leurs propriétés, s'obtient en feuillets très-blancs, d'une saveur acide et piquante comme le vinaigre. Très-déliquescent, très-soluble, on peut le faire entrer très-facilement dans diverses préparations médicales, et Alibert, qui dans ses essais thérapeutiques à l'hôpital Saint-Louis avait reconnu que son action sur le système lymphatique est supérieure à celle de tous les autres acétates, déclare qu'on n'a pas assez réfléchi sur les services que ce remède peut rendre à la médecine.

L'acétate de potasse jouit de propriétés diurétiques très-prononcées, il s'administre communément à la dose de quatre grammes, deux fois par jour, dans une tasse de petit-lait clarifié, ou dans une décoction de cerfeuil, de poirée, etc. La dose peut en être portée jusqu'à six, huit gros (24,32 grammes) sans inconvénient. Laennec, qui l'a donné à cette dose, s'exprime en ces termes a l'endroit des diurétiques en général :

« Les diurétiques ne favorisent évidemment l'absorption, qu'autant qu'on en porte la dose plus haut que ne le font la plupart des praticiens. Je donne ordinairement l'*acétate de potasse* à la dose de six gros par jour, et je le porte souvent à deux onces. Il est facile de comprendre qu'à cette dose il produise des effets marqués. »

La thérapeutique médicale compte encore un bon nombre d'acétates (acétate de zinc, acétate de soude, etc.), mais des articles spéciaux ayant été consacrés aux métaux dont ils sont extraits, nous renverrons à ces articles la description de leurs caractères physiques et l'énumération de leurs propriétés médicamenteuses.

ACHORES, s. m. plur., *achor*, petites pustules se manifestant à la tête avec prurit et exhalaison d'une odeur acide. C'est une des variétés de la teigne ou le premier degré de l'*eczema* du cuir chevelu de Van-Swiéten.

ACIDE, s. m., *acidum*, d'ἀκίς, pointe. — C'est le nom que l'on a donné à tout corps composé, solide, liquide ou gazeux, doué d'une saveur aigre ou caustique, en général, soluble dans l'eau, rougissant l'*infusum* bleu de tournesol, jaunissant ou rougissant l'hématine, se combinant avec la plupart des bases salifiables et particulièrement avec les alcalis pour former des sels.

Beaucoup d'acides ont été employés pour l'usage médical, et l'on a reconnu que ces médicaments n'étaient réellement efficaces qu'étendus dans une grande quantité de véhicule, ce qui en affaiblit considérablement l'action. Sans cela ils agissent à la manière des poisons; il faut donc prendre garde de ne jamais administrer des acides trop concentrés.

Les acides, en général suffisamment étendus d'eau, forment, on le sait, des limonades fort agréables au goût, et qui, rafraîchissant le sang, calment la chaleur et la soif; aussi les emploie-t-on volontiers dans un grand nombre de cas. Les plus usités à ce titre, ce sont l'acide acétique, l'acide citrique, l'acide sulfurique, etc., sur lesquels nous allons nous arrêter un instant.

1° **ACIDE ACÉTIQUE**, *acidum aceticum*, d'*acetum*, vinaigre. L'acide acétique affaibli, quoique doué de propriétés rafraîchissantes et toniques, s'emploie plus rarement que les acides citrique, sulfurique, etc., malgré que nous l'ayons toujours sous la main. Cependant, comme tous les acides végétaux du même genre, le vinaigre suffisamment étendu d'eau et mêlé de manière à lui communiquer une agréable acidité, donne une boisson fort rafraîchissante que les malades recherchent avec avidité. Cette boisson convient parfaitement, soit dans l'irritation et les phlegmasies légères gastro-intestinales, soit surtout dans les fièvres inflammatoires, bilieuses, etc., dans lesquelles le fébricitant est tourmenté par la soif.

Mais ce n'est pas seulement à titre de rafraîchissant que les praticiens ont conseillé le vinaigre, certains l'ont recommandé comme *expectorant* à la fin des inflammations chroniques du poumon. Nous pensons que mêlé à du miel, à dose assez élevée pour produire une légère excitation sans agir pourtant sur la gorge par son acidité, cet acide peut en effet être utile, et qu'on doit s'en servir dans les campagnes où l'on manque souvent de tout secours.

ACIDE CITRIQUE, *acidum citricum*. Si nous attirons l'attention sur l'acide citrique dont l'usage est si connu et si généralement répandu, car qui ne boit pas de la limonade au citron ? c'est que l'acide citrique est non-seulement employé à l'intérieur, comme rafraîchissant et astringent, mais encore qu'il peut être convenablement employé à l'extérieur dans certains cas. Ainsi, aux Antilles, on fait un usage banal des frictions avec des citrons sur toute la surface du corps dans la fièvre jaune; en d'autres lieux on s'en sert contre certaines maladies de la peau. Ainsi je me rappelle avoir lu dans Pujol de Castres : « qu'un officier dont la jambe touchée en un point par une sanie dartreuse, se chargea après cet attouchement, que le militaire avait négligé, d'une dartre vive qui couvrit bientôt les environs du point touché. » Il fut guéri en peu de temps par des frictions faites fréquemment sur le lieu malade avec de simples tranches de citron.

L'acide citrique pur est également employé avec avantage dans les hémorragies utérines qui surviennent après l'accouchement. Depuis que M. Everat a fait connaître son efficacité et la manière de s'en servir (*Voy.* Mémorrhagie), bien des praticiens ont suivi les instructions qu'il a données, et je ne sache pas qu'il soit jamais arrivé le moindre accident à la suite de son injection dans l'utérus.

Acide sulfurique, *acidum sulfuricum.* Cet acide, connu sous le nom vulgaire d'huile de vitriol, forme, lorsqu'il est étendu d'eau jusqu'à agréable acidité, une boisson rafraîchissante et légèrement excitante qui remplace parfaitement celle qu'on prépare avec l'acide citrique; aussi l'appelle-t-on *limonade minérale.* On l'obtient généralement en mêlant 25 à 30 gouttes d'acide sulfurique avec 1 litre d'eau.

Acide hydrocyanique ou *prussique.* Quoique nous ayons renoncé à traiter, dans cet article, de tous les acides employés en thérapeutique, nous ferons une exception en faveur de l'acide prussique, cet acide ne pouvant être rattaché, par sa nature, plutôt à tel corps qu'à tel autre : qu'importe d'ailleurs le lieu où nous en étudierons les propriétés, pourvu que nous les énumérions.

C'est à Schéele que l'on en doit la découverte ; et sitôt qu'il eut rendu publiques ses expériences sur les propriétés toxiques et médicamenteuses de ce nouveau produit, les médecins songèrent à l'utiliser ; nous verrons tout à l'heure s'il y a réellement de l'avantage à s'en servir.

L'acide hydrocyanique pur (acide prussique *anhydre*) est un liquide incolore, d'une odeur vive et suffocante, qui lorsqu'elle est affaiblie ressemble assez bien à celle des feuilles de laurier-cerise. C'est, du reste, de ces feuilles, ou des fleurs de pêcher, ou des amandes amères, etc., qu'on l'extrait. Son activité est tellement énergique, nous devons le dire, qu'il suffit d'en respirer la vapeur pour éprouver des accidents nerveux très-graves (vertiges, oppressions, céphalalgie, etc.) ; à plus forte raison si on l'administre en nature. A cet état ses effets sont presque aussi rapides que la foudre, puisqu'il suffit de placer dans la bouche d'un cheval un morceau de coton imbibé de *six gouttes* d'acide prussique pur, pour qu'en moins d'un quart de minute il tombe comme mort, et présente pendant une heure encore des phénomènes nerveux très-graves : puisque une goutte déposée sur la langue ou sur la conjonctive d'un chien le fait tomber en quelques secondes et périr peu de minutes après. Il paraîtrait cependant d'après les essais courageux faits par M. Coulon sur lui-même, que l'acide hydrocyanique étendu d'eau peut être supporté par l'homme sans accident jusqu'à la dose de quatre-vingts à quatre-vingt-six gouttes, dose à laquelle il a éprouvé quelques petites nausées, une excrétion de salive plus abondante causée par la nausée elle-même, une augmentation de vingt pulsations par minute dans les battements du pouls, de la lourdeur, de la cé-

phalalgie, et enfin pendant plus de six heures de l'anxiété précordiale. Quoi qu'il en soit, comme l'administration de ce médicament est très-dangereuse, et que vu son activité on s'en sert quelquefois pour se donner la mort, nous allons, avant d'examiner ses effets thérapeutiques, dresser le tableau symptomatologique de l'empoisonnement par l'acide hydrocyanique et indiquer le traitement qu'il convient de mettre en usage pour en neutraliser les effets.

Les symptômes de l'empoisonnement par l'acide prussique sont de trois sortes, ce qui a fait qu'on a divisé l'empoisonnement par l'acide cyanhydrique en trois périodes: 1° la période d'ivresse ; 2° la période de contractions spasmodiques convulsives ou tétaniques du genre de l'opisthotonos ; 3° la période de relâchement, pendant laquelle la mort arrive. M. Orfila, qui admet cette division, fait observer que quelquefois, pendant cette dernière période, il survient un nouvel accès tétanique, ce qui formerait deux attaques tétaniques avant la mort. On a bien noté aussi une odeur évidente d'amandes amères qu'exhale l'haleine de la personne empoisonnée, la dilatation des pupilles, l'insensibilité du pouls à la radiale et aux temporales, etc., mais ce sont des symptômes infidèles, qui, à l'exception de l'odeur d'amandes amères, se rencontrent dans d'autres empoisonnements, et cette odeur ne se manifeste pas toujours.

Reste que, lorsqu'on soupçonne un empoisonnement par l'acide prussique, on doit mêler une partie de chlore à quatre ou cinq parties d'eau, et faire respirer ce mélange à la victime en le lui plaçant au-dessous des narines. Les aspersions de 'ce même mélange sont aussi très-efficaces, et il suffirait de ces deux opérations, d'après M. Orfila, pour obtenir la guérison. C'est un traitement que M. Siméon, à l'hôpital Saint-Louis, M. Herns, médecin allemand, et moi-même, ajoute le savant professeur de chimie à la Faculté de Paris, avons reconnu efficace. Il poursuit ainsi : « On peut remplacer le chlore par l'ammoniaque, mais il faut une partie de ce dernier pour douze à quatorze parties d'eau ; ce n'est pas tout ; M. Herns a dit et prouvé que les affusions d'eau froide pure, faites sur la tête et sur l'épine dorsale, guérissaient les animaux empoisonnés. J'ai répété les expériences et j'ai également réussi. Toutefois, je dois dire que j'ai perdu quelques animaux ; c'est pourquoi je réunis les deux moyens, et je réussis presque toujours, à moins qu'ils ne soient trop près de la mort. L'an dernier, le chien que nous avons empoisonné et traité, a gambadé dans cet amphithéâtre une demi-heure après l'empoisonnement ; celui d'aujourd'hui a succombé en un quart-d'heure, soit parce que j'ai forcé la dose, soit probablement aussi parce que j'ai trop tardé à lui faire aspirer du chlore et à l'asperger. » (Leçon du samedi 14 janvier 1842.)

Emploi thérapeutique de l'acide prussique. Si nous nous en rapportons au témoignage de M Ollivier, d'Angers, l'acide prussique produit de très-heureux effets dans les lésions du système nerveux caractérisées par des convulsions ou des mouvements musculaires irréguliers, en un mot, par des phénomènes qui annoncent plutôt une excitation qu'un anéantissement des fonctions du centre cérébro-spinal. Des essais multipliés qui ont été faits depuis plusieurs années par des praticiens distingués en France, en Italie, en Allemagne, en Angleterre, ont démontré que cet acide jouissait de propriétés essentiellement sédatives, et que son action n'était pas accompagnée de l'irritation qu'on remarque en général de l'usage des narcotiques. Toutefois, les essais que l'on a tentés avec ce médicament dans le traitement de l'épilepsie sont loin d'établir son utilité dans ces sortes de cas.

Quant à son action sur le système circulatoire et respiratoire, nous devons croire avec Laennec qu'elle est très-infidèle, puisque cet habile observateur l'ayant administré dans l'hypertrophie du cœur, ce médicament a été mortel à la dose de dix gouttes après avoir été pris impunément à la dose de soixante : fait qui n'est guère encourageant pour son administration. Néanmoins, ce même praticien l'a expérimenté sur des sujets affectés de catarrhe pulmonaire, et il dit en sa faveur qu'il a été utile. Ces essais ont été provoqués par un travail de M. Bouchenel, dans lequel il constate par cinq observations les bons effets de ce médicament dans le catarrhe pulmonaire chronique. L'acide qui fut employé avait été préparé par le procédé Gay-Lussac, et étendu avec six fois son volume d'alcool. M. Bouchenel l'a toujours incorporé dans une potion gommeuse dans la proportion de quatre à sept gouttes sur six onces de véhicule, dont il faisait prendre trois ou quatre cuillerées au plus dans les vingt-quatre heures, et non-seulement les malades l'ont pris sans inconvénient, mais encore ils en ont retiré un soulagement très-évident.

Je n'insisterai pas davantage sur l'emploi de l'acide prussique à l'intérieur, parce que ses effets sont si incertains, son action si énergique, que je ne voudrais pas encourager des tentatives d'aucune espèce par des mains inhabiles. Aussi me bornerai-je à constater son efficacité à l'extérieur. Voici les faits.

On lit dans la *Revue médicale* de l'année 1824, 2ᵉ vol., que M. Thompson déclare avoir guéri dix malades affectés de prurigo par des lotions d'acide hydrocyanique, et que ce médecin parle aussi de bien d'autres maladies de la peau qui ont cédé au même moyen. Il paraîtrait que ce mode de traitement, dit le journal, est maintenant adopté dans la plupart des dispensaires de Londres et principalement dans ceux de Chesea et de Brompton. M. Trompson assure que les registres de ces établissements ne contiennent que très-peu de cas de dartres et pas un seul cas de prurigo qui aient été réfractaires à l'emploi de l'acide prussique. Suit sa for-

mule habituelle : Pr. *acidi hydrocy.*, demi-once ; *spiritus rectificati*, demi-once ; *aquæ distill.*, six onces. *Misce et fiat lotio.*

Depuis la publication de ce travail, M. Schneider a obtenu la guérison de dartres aux parties de la génération par l'usage de l'acide prussique chez cinquante femmes chez qui cet exanthème s'accompagnait d'un prurit extrêmement douloureux : la guérison a été solide. Sa manière à lui de l'employer consiste dans l'association d'une solution alcoolique d'acide prussique (un gros et demi à deux gros) dans six onces d'alcool absolu. Ce médecin a obtenu les mêmes résultats sur d'autres femmes, en mêlant l'acide prussique avec six onces d'eau de roses.

Notre propre expérience nous a permis de constater l'efficacité et l'innocuité des lotions avec l'acide prussique uni à l'eau de roses, dans les affections dartreuses avec prurit soit à la face, soit aux mains. Aussi pouvons-nous en encourager l'emploi dans ces sortes d'exanthèmes.

ACIDES DANS LES PREMIÈRES VOIES. Se produisant très-communément chez les enfants qui y sont plus prédisposés que les adultes, ces acides se développent cependant chez ces derniers, soit par le défaut d'énergie de la bile, l'état hystérique et hypocondriaque, soit aussi et surtout par la pléthore de l'estomac et l'existence d'hémorrhoïdes anomales. On reconnaît leur existence chez les uns et les autres, en ce que la faim est conservée, que dis-je conservée, elle est parfois excessive (boulimie), sans soif, et s'accompagnant de rapports aigres, d'une odeur de même nature de l'haleine et des vents ; souvent aussi de cremason ou douleurs d'estomac (soda), de coliques, de la pâleur du teint et de la langue, de la saleté des dents qui sont chargées de tartre; tous symptômes qui s'exagèrent après l'ingestion dans l'estomac de substances végétales, surtout du lait ; ou s'améliorent, au contraire, par l'usage des aliments animaux.

Dans les cas d'acides dans les premières voies, il faut avoir recours aux moyens qui sont propres à les neutraliser ou palliatifs : soit 4 grammes de magnésie blanche prise tous les matins pendant quelques jours de suite dans un peu d'eau sucrée ; un mélange de parties égales (25 centigrammes) de racine de colombo et d'yeux d'écrevisse pulvérisés, pris trois fois par jour, une demi-heure avant le repas ; l'eau de chaux, les écailles d'huître préparées, le lait de soufre, le carbonate de soude, etc.; ou bien, à ceux qui sont propres à en combattre la production, par exemple, les aliments animaux, les vins généreux, les amers, les martiaux et les autres toniques.

ACNÉ, terme adopté par les pathologistes anglais, pour désigner la dartre pustuleuse d'Alibert, la COUPEROSE de quelques auteurs et du vulgaire (*Voy.* ce mot).

ACONIT (*aconitum*) d'Ἄκων, ville d'Ancône en Bithynie, parce que la plante que les anciens appelaient ainsi croissait sur le territoire de cette ville. Elle appartient à la famille des Renonculacées, J. de la Polyandrie trigyn., L., et a pour caractères botaniques : un calice coloré irrégulier, un sépale supérieur en forme de casque, une corolle formée de deux pétales longuement pédiculées à leur base, terminées par une sorte de petit capuchon dont l'ouverture inférieure offre une petite languette allongée : les deux pétales sont contenues et cachées sous ie sépale supérieur ; les capsules sont au nombre de trois ou de cinq : la couleur de ses fleurs est d'un beau bleu violet. La plante qui porte l'aconit napel, *Aconitus napellus*, celui dont on se sert habituellement en médecine, est grande et belle, vivace, et croît dans les pâturages des montagnes : sa tige, haute de deux à trois pieds, porte des feuilles alternes, pétiolées, découpées en lobes digités, et se terminant par un long épi de fleurs.

Les effets toxiques des feuilles, de la racine de l'aconit et de ses diverses préparations, alors qu'on les prend à forte dose, ont été assez constatés, pour que nous n'ayons pas à les constater à notre tour, aussi nous préférons dire immédiatement comment et à quelle dose elles agissent comme moyen thérapeutique, terminant notre article par l'énumération des maladies principales dans lesquelles on doit l'employer.

L'aconit se donne en poudre à la dose d'un demi-grain en commençant, que l'on porte graduellement à celle de vingt grains et au delà par jour : mais comme sous cette forme ce médicament est très-infidèle, mieux vaut ne jamais s'en servir. L'extrait dont Stoerck a beaucoup vanté les propriétés est lui-même un remède très-variable dans ses effets, par conséquent très-incertain ; donc il est bon d'y renoncer aussi. Mais il n'en est pas de même de la teinture alcoolique : celle-ci est un médicament réellement énergique, mais comme sa puissance d'action n'a pas été bien déterminée, nous croyons avec M. Soubeiran, qu'elle doit être administrée avec beaucoup de prudence. L'usage veut qu'on commence par 5 gouttes, et qu'on monte insensiblement jusqu'à 20 et 30 gouttes et même jusqu'à un gros par jour.

Dans quelles maladies l'aconit peut-il être utilement employé ? Stoerck, dans ses expériences, ayant constaté que pendant son administration à doses un peu élevées, ce médicament déterminait une diaphorèse abondante qui se prolongeait tant que l'on continuait à l'employer, le prescrivit dans le rhumatisme chronique, dans les affections arthritiques, les syphilis constitutionnelles, la sciatique nerveuse, dans certains engorgements glanduleux, et reconnut qu'il était efficace même dans les cas où la ciguë avait échoué. L'expérience a constaté que si l'aconit ne guérit pas toujours ces maladies, il les soulage du moins communément, donc il est utile d'y avoir recours dans les cas rebelles aux autres moyens ; on a été même plus loin, puisque Barthez avait avancé que l'aconit a quelque chose de spécifique dans

les maladies goutteuses. Ce qu'il y a de certain, c'est que l'usage prolongé de son extrait, quoique infidèle, passe pour avoir guéri parfaitement bien des individus, qu'une goutte cruelle et invétérée tourmentait depuis longtemps : mais était-ce bien à l'aconit qu'ils devaient leur guérison ? J'avoue que la réponse n'est pas facile, puisque Fouquier et M. Récamier n'en ont pas retiré le même avantage dans le rhumatisme. C'est pourquoi, attendu que l'aconit n'a jamais été administré seul, entre gens qui affirment et gens qui nient il est bien difficile de prendre un parti.

C'est comme pour la phthisie pulmonaire. A peine Portal, qui, séduit par les expériences de Stoerck, s'était livré à quelques essais, avait-il renoncé à ses tentatives, le succès ne répondant pas à son attente, que le docteur Rusch les reprend et affirme avoir guéri un grand nombre de malades; et plus tard M. Harel Tancrel publie une série d'observations qui déposent dans le même sens. A qui croire ? Que Portal seul a eu réellement affaire à une phthisie pulmonaire, que les autres, et entre autres le dernier, n'ont eu à traiter qu'un catarrhe pulmonaire : puis que les faibles doses de sulfure de chaux qu'il ajoutait à l'aconit ont contribué à l'amélioration survenue. (M. Trousseau.)

Trouvons-nous la même dissidence d'opinions à l'endroit des propriétés anti-vénériennes de l'aconit ? Oui : car tandis que Tomassini déclare qu'il n'a pas eu à s'en louer quand il l'a employé contre les douleurs qui accompagnent la syphilis constitutionnelle, bien qu'il ait porté l'extrait à des doses considérables ; Brera affirme avoir associé avantageusement l'aconit au mercure dans des circonstances analogues, c'est-à-dire dans les ulcères vénériens de la peau, et Biet après lui, déclare qu'en donnant sous forme pilulaire un grain du proto-iodure de mercure et deux grains d'extrait d'aconit napel, il n'a eu qu'à se louer de cette combinaison. Mais, diront les antagonistes de l'aconit, n'est-ce pas le mercure qui a guéri la syphilis ?

Quoi qu'il en soit de ces résultats divers affirmatifs et négatifs, il est une propriété peu contestée aujourd'hui à l'aconit napel, c'est sa propriété diurétique. Ainsi, nonseulement Decandolle nous a appris que les paysans se servent de cette plante pour se guérir de l'hydropisie; mais encore Fouquier après de nombreux essais lui a reconnu le pouvoir d'augmenter la sécrétion rénale, pouvoir qu'elle partage d'ailleurs avec tous les médicaments qui agissent énergiquement sur le système nerveux, comme la ciguë, le jusquiame, le datura stramonium, etc. En dehors de cette propriété, ses effets diurétiques, fondants, etc., sont si peu marqués qu'on ne sait vraiment qu'en penser. Reste que M. Rayer, après avoir répété la plupart des expériences faites par ses confrères, déclare, dans l'intérêt de la vérité, n'avoir que des insuccès à opposer à des résultats en apparence aussi satisfaisants que ceux qui ont été publiés; qu'il ne connaît pas *une seule* maladie dans laquelle l'emploi de l'aconit mérite quelque préférence. Il en est certains, il est vrai, ajoute-t-il, qui paraissent avoir été modifiés par son usage, mais chez plusieurs malades, le soulagement était évidemment dû à la confiance qu'ils avaient dans le remède. Et par exemple, une femme de l'hôpital Saint-Louis usait des pilules d'aconit : on leur substitua des pilules de gomme et leur effet fut aussi bon. On fit donc un emploi alternatif de ces pilules et on n'observa pas de sensation particulière.

Somme toute : quelles sont les propriétés attribuées à l'aconit? 1° la propriété diaphorétique ; mais combien de médicaments qui la possèdent à un plus haut degré ; 2° la propriété fondante ; mais elle est loin d'être constatée, et nous avons des fondants plus énergiques et moins dangereux : 3° la propriété diurétique , qu'elle partage avec la digitale, la scille et beaucoup d'autres médicaments bien plus puissants, je crois: donc nous devons laisser aux expérimentateurs le soin de poursuivre leurs travaux *scientifiques* et rayer de notre catalogue pharmacologique l'aconit napel et ses préparations. Pour ma part, j'ai prescrit une seule fois les pilules d'aconit mercurielles de Double, dans un cas de dartre invétérée, elles ne purent être supportées dès la première dose et le malade ne voulut plus en entendre parler : ce fait, joint aux dires divers des expérimentateurs, m'a fait renoncer à l'emploi dans tous les cas où il a été préconisé.

ACRE, adj., *acer*, de ἄκρος, sommet d'une montagne, ou mieux de ἀκή ou ἀκίς, pointe, piquant. Ainsi on dit d'une saveur qu'elle est âcre, quand elle détermine au fond de la gorge un picotement désagréable joint à une certaine astriction : on dit aussi que la chaleur à la peau est âcre, quand elle fait sentir à la main qui l'explore une sensation de picotement toute particulière. Enfin les humoristes parlent de l'âcreté ou acrimonie des humeurs ; le vulgaire de l'âcreté du sang, etc.

ACRODYNIE. — C'est une dénomination assez impropre (elle dérive de ἀκρὸς, sommet, extrême, et ὀδύνα, douleur) qui a été donnée à la maladie épidémique qui sévit à Paris et dans les environs en 1828 et 1829, et qui fut marquée comme symptôme constant et prédominant, par la douleur des extrémités. Cette maladie attaqua successivement tel ou tel hospice, telle ou telle prison, disparut et reparut alternativement ici et là avec une intensité nouvelle, pour disparaître enfin complétement pendant l'hiver rigoureux de 1829 à 1830. Elle se manifesta d'abord par une hypersthésie ou augmentation de sensibilité très-variable, s'annonçant par des fourmillements, des engourdissements et des élancements douloureux aux mains et plus constamment aux pieds, bien plus forts la nuit que le jour, ce qui occasionnait des insomnies opiniâtres ; certains malades sont

restés jusqu'à vingt nuits sans dormir. La douleur avait de particulier aux jambes, qu'elle avait pour siége les pieds et ne s'étendait jamais au-dessus des malléoles : aux bras, qu'elle occupait la main jusqu'au poignet. On l'a vue néanmoins, mais rarement, s'étendre tout le long des extrémités jusqu'au tronc et même au cuir chevelu. Une autre particularité qu'on a remarquée, c'est que, au début, les malades éprouvèrent un sentiment de froid auquel succéda celui d'une chaleur brûlante aux pieds, qui les forçait à quitter le lit, pour se soulager ; et c'était tout le contraire qu'ils obtenaient, car la moindre pression sur ces parties ne pouvait être supportée : la déambulation sur le sol le plus uni semblait porter sur des aspérités ; ou bien, chose plus bizarre, au lieu de cailloux et d'épines, le sol paraissait être garni de coton et si doux que la terre semblait s'affaisser sous le poids du corps. Aux mains la sensibilité était également pervertie ; ainsi les corps les plus polis paraissaient rugueux ; un verre à boire, les draps de lit les plus fins, n'étaient pas supportables pour un malade : il en mourut. Enfin, chez certains, cette hypersthésie alla jusqu'à la rétraction, la paralysie et l'amaigrissement des membres, dans l'intérieur desquels se faisaient néanmoins sentir par intervalles des douleurs très-vives , des tiraillements que la pression augmentait instantanément, des crampes, et plus rarement des soubresauts des tendons : de là, l'impossibilité de fléchir ou d'étendre complétement les membres, le moindre mouvement augmentant les douleurs ; de là aussi de grandes difficultés pour les malades de s'habiller , attacher leurs cordons ou nouer leur chaussure. Bravant la douleur, voulaient-ils marcher? leur marche avait cela de singulier qu'ils trainaient les pieds par la pointe et les appliquaient à plat sur le pavé comme pour s'y cramponner à l'aide des orteils qui étaient tenus relevés. Enfin, dans les cas extrêmes, tous les mouvements étaient abolis, les membres restaient passivement étendus dans le lit et retombaient comme des masses inertes, lorsqu'après les avoir relevés on les abandonnait.

Indépendamment de la douleur, les pieds et les mains devenaient, pendant le cours de la maladie, le siége de plusieurs phénomènes de coloration fort remarquables. Ainsi, dès le début, rougeur érythémateuse en forme de plaques, à la face palmaire des mains ; rougeur circonscrite entre le bout des pieds jusqu'aux orteils à commencer par le bord externe, gagnant peu à peu vers la plante et cessant là où la peau change de structure ; formant sur le dos du pied une sorte de liseré rouge. Aux jambes les plaques étaient d'un rouge plus vif, simulant les ecchymoses ; ailleurs et notamment à l'abdomen, au cou, au pli des articulations, la peau prenait une teinte brune ou noirâtre, comme si elle était couverte de crasse ; rarement cette teinte s'est-elle étendue jusqu'au visage ; mais en revanche celui-ci fut-il souvent, dès les premiers jours, le siége d'un œdème partiel, plus rarement général, occupant, dans le premier cas, les deux tiers environ de la face ; son siége le plus commun était les lèvres et les joues. On voyait aussi des gonflements œdémateux aux pieds et aux mains, partout. Alors il y avait une sorte de bouffissure générale peu douloureuse, conservant peu l'impression du doigt, ne changeant pas la couleur de la peau, si ce n'est dans certains cas où elle semblait plus pâle ou comme tachetée par des ecchymoses. Ajoutons que chez quelques sujets, presque constamment au début et quelquefois plus tard seulement, il se manifesta une rougeur au bord libre des paupières et dans quelques cas une véritable ophthalmie, produisant la sensation de graviers interposés entre les paupières, phénomène qui, autre singularité, fut observé également chez plusieurs malades dont les yeux ne présentaient aucun symptôme d'inflammation.

Remarquons que tous ces phénomènes se manifestèrent sans fièvre, ou seulement avec une fièvre modérée, sans trouble dans la nutrition, chose d'autant plus étonnante, que la douleur ôte l'appétit et nuit à la digestion : bien plus, que les organes digestifs furent lésés presque constamment, si ce n'est au début, du moins dans le cours de l'affection. La preuve, c'est que certains malades se plaignirent de dyspepsie, jointe à un sentiment de plénitude ou de pesanteur d'estomac ; certains autres eurent des nausées ou des vomissements surtout après les repas ; ceux-ci éprouvèrent des coliques ; ceux-là des selles répétées (chez quelques-uns de 20 à 30 par jour) alternant avec la constipation, et, dans les cas exceptionnels, des évacuations sanguinolentes par le haut et par le bas, qui prirent bien souvent une telle ténacité, une telle force, qu'après avoir duré plusieurs semaines et cessé entièrement, elles ont reparu ensuite pour se prolonger encore. Heureusement l'épidémie fut peu meurtrière, et après quelques semaines ou quelques mois de tourments, les malades revenaient à la santé.

Les causes de l'acrodynie sont-elles connues ? Non, car on a accusé tour à tour le régime alimentaire, la viciation de l'air, etc. ; mais comme on remarqua que tous les individus usant de la même nourriture, respirant le même air, ne furent pas atteints par l'épidémie ; que les hospices et les prisons les moins salubres furent plus épargnés que ceux qui étaient dans de meilleures conditions sanitaires ; qu'aucun âge, aucun sexe, ni aucune condition ne furent épargnés, quoique plus commune pourtant dans l'âge viril et dans la vieillesse qu'à aucun autre âge, chez les hommes que chez les femmes, dans les classes pauvres que dans les classes aisées, chacun confessa son ignorance, rien ne justifiant une indisposition inconnue, ni la contagion, ni l'infection.

Traitement. Incertains sur la cause prochaine de l'acrodynie, les médecins l'ont été aussi sur le choix des médicaments à mettre en usage : aussi voit-on que, dans les essais qui ont été tentés, la plupart ont eu des résultats plutôt négatifs que positifs. C'est pourquoi, si, ce qu'à Dieu ne plaise, une épidémie pareille se déclarait, nous serions d'avis, 1° que, prenant en plus grande considération qu'on ne l'a fait, l'existence de l'état saburral gastrique ou gastro-intestinal, on employât les évacuants émétiques et purgatifs, ce qu'on n'a pas encore essayé ; 2° que, vu l'état *hypersthésique* (excès de sensibilité de la peau), on saignât les individus pléthoriques forts et vigoureux, on les mît à un régime adoucissant, on leur administrât des antispasmodiques calmants, (jusquiame, musc, acide prussique, etc.), préférablement aux stimulants qu'on a mis en usage (les bains sulfureux ou aromatiques, la noix vomique, la valériane, la poudre de Dower, l'émétique à haute dose, le traitement de la colique de plomb) ; 3° qu'au lieu d'appliquer des sangsues au ventre contre les vomissements et les selles, on s'abstînt de cette sorte de déplétion des vaisseaux sanguins, la perte du sang affaiblissant sans utilité ; 4° enfin, qu'on se servît non des cataplasmes émollients appliqués sur les parties rouges et douloureuses, mais bien du cérat camphré et laudanisé que j'ai employé avec un succès merveilleux contre la rougeur et l'hypersthésie de certaines fluxions goutteuses sur les membres ; et aussi du vésicatoire, que chacun sait être le spécifique de l'érysipèle phlegmoneux.

ACUPUNCTURE, s. f., *acupunctura*, de *acus*, aiguille, et *punctura*, piqûre ; opération chirurgicale qui consiste à enfoncer une aiguille en général assez fine, de 5 à 6 centimètres de longueur, représentant une tige parfaitement cylindrique, terminée d'une part par une pointe conique, de l'autre par un petit manche d'acier de 9 à 12 millimètres de long et taillé à pans. On ajoute à la partie inférieure de ce manche un petit anneau, quand on veut faire servir l'aiguille à l'électro-puncture. Il y a trois manières d'enfoncer l'aiguille : la première consiste à la poser perpendiculairement sur la peau, et à en rouler le manche entre le pouce et le doigt indicateur de la main droite, tout en ajoutant au petit mouvement de rotation qu'on lui imprime celui d'une légère pression de haut en bas, ce qui suffit pour le faire pénétrer aussi avant qu'on le désire. Pour plus de facilité, l'aiguille doit être soutenue avec la main gauche. Dans le deuxième procédé, on tient l'aiguille perpendiculairement à la peau, avec la main gauche ; et avec la droite on frappe sur le manche à petits coups de maillet. De cette manière elle s'enfonce plus rapidement et sans plus de douleur. Enfin, on peut enfoncer l'aiguille rapidement et d'un seul coup, et ce procédé mérite la préférence, vu sa simplicité et sa promptitude.

Pour retirer l'aiguille, on appuie deux doigts de la main gauche sur la peau, au point où elle a pénétré, et avec les doigts on l'attire au dehors perpendiculairement.

Pour pratiquer l'électro-puncture, on décharge sur chacune des aiguilles (que l'on a introduites comme il vient d'être dit) et à plusieurs reprises la bouteille de Leyde ; ou bien on les met en communication à l'aide de fils métalliques fixés aux anneaux, avec les deux pôles de la pile galvanique.

Les Chinois et les Japonais, à qui nous avons emprunté ce moyen, se servent d'aiguilles d'or et d'argent ; en France on emploie des aiguilles d'acier non trempé, pour qu'elles ne rompent pas. Le maillet consiste en un petit marteau d'ivoire ou de corne, dans l'intérieur duquel est une petite masse de plomb. La durée du séjour de l'aiguille dans les tissus est très-courte en Chine et au Japon. Chez nous on la laisse séjourner dans les tissus depuis quelques minutes, jusqu'à plusieurs heures.

Les maladies dans lesquelles l'acupuncture et l'électro-puncture peuvent être tentées, sont les névralgies atoniques, les paralysies de même nature, toute douleur chronique non inflammatoire, etc. Nous allons en énumérer quelques-unes ; mais auparavant nous nous demanderons s'il y a un lieu d'élection pour l'application des aiguilles. Oui et non : c'est-à-dire qu'à proprement parler il n'y a pas de lieu d'élection pour l'acupuncture, le siége de la douleur étant généralement le lieu que les aiguilles doivent occuper, en se servant des données que l'anatomie et la physiologie fournissent, quand on n'est point guidé par les sensations du malade. Les expériences ont sans doute démontré l'innocuité des piqûres faites aux artères, aux nerfs et presque aux viscères, par des aiguilles très-déliées ; cependant des accidents ont eu lieu quelquefois, et ce doit être un motif d'éviter les vaisseaux artériels et les gros troncs nerveux d'un certain volume : peut-être est-il aussi de la prudence d'éviter les viscères importants, comme le cœur, la moelle épinière et le cerveau. Il est plus que certain qu'on ne sera jamais tenté d'imiter les Japonais, qui, suivant le rapport de Ten Ryhne, ne craignent pas de piquer l'utérus et le fœtus lui-même de part en part, quand par ses mouvements désordonnés il cause de vives douleurs à sa mère.

Le nombre des aiguilles à employer varie suivant l'étendue du mal ; toutefois il paraîtrait, d'après les essais qui ont été tentés, que mieux vaut en appliquer plus que moins, en ayant l'attention de les beaucoup rapprocher les unes des autres ; quant à la durée de leur application, elle varie communément entre une heure et demie à deux heures, et pourtant quelquefois il suffit de cinq minutes, tandis que, dans certains cas, ce n'est qu'au bout de vingt-quatre, trente-six, quarante-huit et même soixante heures qu'on les retire. Quelle différence thérapeutique y a-t-il, quant aux effets, entre un séjour prolongé et celui de quelques heures seulement ? C'est ce que l'on ne sait pas encore.

Reste que l'acupuncture a été tentée dans une foule de maladies nerveuses, mais il paraîtrait que c'est surtout dans les névral-

gies et les douleurs rhumatismales qu'on a eu à se louer de l'application de ce procédé ; entre autres faits que nous pourrions citer, nous emprunterons les suivants à un travail publié par M. Bertholini, dans le *Recueil de médecine et de chirurgie de Turin*. Voici comme il s'exprime à ce sujet :

« L'efficacité de l'acupuncture ou son inutilité sont loin d'être encore suffisamment prouvées, et cependant, ce moyen est déjà dans l'oubli où il ne devrait pas rentrer, sans, du moins, que des expériences faites avec impartialité aient prouvé qu'il est inutile. La vogue l'avait adopté d'abord et les essais heureux abondaient dans les journaux de médecine ; la mode le rejette aujourd'hui, et l'on devient presque ridicule à présent quand on soutient que l'on peut obtenir de très-bons effets de l'acupuncture. Malheureusement on n'est point assez éclairé sur les cas qui la réclament et de ceux dans lesquels on n'en doit rien attendre. » Le docteur Bertholini a observé un rhumatisme de la cuisse contre lequel les antiphlogistiques, les vésicatoires, la pommade stibiée ont été sans effet ; deux aiguilles ayant été appliquées, l'opération fut suivie de la disparition subite de la douleur et de tous les autres accidents : elles ne furent laissées que vingt minutes. L'année suivante la maladie ayant récidivé, elle céda subitement à six aiguilles placées sur les parties souffrantes. Dans un autre cas qu'il rapporte, il s'agit d'un lombago survenu chez une femme de quarante-cinq ans, qui éprouva un peu de soulagement du régime antiphlogistique suivi avec beaucoup de ténacité : deux aiguilles enfoncées à un pouce et quelques lignes de profondeur près du rachis furent retirées après une demi-heure, la malade se sentant parfaitement guérie. Une sensation de chaleur comparée à celle produite par l'écoulement de l'eau chaude dans les parties piquées fut, dans les deux cas, la seule sensation remarquable accusée par les malades. Dans une troisième expérience les essais furent infructueux. Quant à la quatrième, elle avait pour sujet une sciatique contre laquelle douze aiguilles placées le long du nerf et laissées en place pendant une heure furent retirées sans que le sujet éprouvât le moindre soulagement ; d'où Bertholini tire les conclusions suivantes : « Je pourrais, dit-il, rapporter d'autres essais infructueux dans les lombago et les rhumatismes inflammatoires, etc., toutefois l'expérience m'a prouvé que l'acupuncture, loin d'être un moyen à dédaigner, agit souvent avec célérité et avec un succès au delà de toute espérance dans plusieurs maladies, et surtout dans les rhumatismes anciens et dans les névralgies chroniques.

A la même époque le docteur Bergamaschi, encouragé par les heureux effets obtenus par le moxa, et la section du filet nerveux dans les *névralgies faciales*, se décida à recourir à l'acupuncture, moyen bien plus doux et qui ne laisse point après lui de fâcheuses cicatrices. Le premier malade chez qui il l'employa était un individu âgé de trente-huit ans qui, ayant travaillé dans un lieu humide pendant quelques jours, fut pris d'une douleur névralgique insupportable surtout à la joue; *tout* avait été inutile pendant cinq mois, lorsqu'il eut recours à l'acupuncture, qui procura la guérison : il cite plusieurs faits pareils.

Mais pourquoi aller emprunter à des médecins étrangers, très-estimables sans doute, des exemples de guérison, alors que nous n'avons qu'à moissonner autour de nous? alors que nous savons tous que Dance a usé avec le plus grand bonheur de l'acupuncture dans plusieurs cas de *lombago* et de *névralgie sciatique* : que le docteur Haine dit avoir calmé, par cette opération, un hoquet qui avait résisté pendant longtemps aux remèdes les plus variés et les mieux indiqués : que M. Récamier a déterminé un soulagement notable en enfonçant trois aiguilles dans la région ischiatique, tout en ayant le soin d'éviter le nerf chez un individu atteint de *sciatique* ; les aiguilles pénétrèrent à deux pouces et restèrent vingt minutes : que M. Trouvé, médecin à Caen, se trouvant auprès d'une fille de vingt-huit ans, qui déjà éprouvait les symptômes d'une de ses *attaques d'hystérie*, les fit cesser immédiatement après l'implantation de six aiguilles dans les lombes : le même effet fut obtenu plusieurs fois de la même manière, et ce qu'il y eut de plus heureux, c'est que les accès d'hystérie ne se renouvelèrent plus. Un succès analogue fut obtenu par le même médecin à l'aide de l'acupuncture, dans un cas de *paralysie* qui datait de sept ans et avait succédé à une chute sur le dos. Mais, à côté des succès que ces messieurs proclament, se trouvent aussi des insuccès que ces messieurs avouent, et de là le discrédit nouveau dans lequel l'acupuncture est tombée.

C'est en vain qu'on a dit et répété que ce moyen n'a pas été suivi avec assez de persévérance, pour qu'on puisse juger de sa valeur précise d'après les résultats constatés ; c'est en vain qu'on a fait observer que sitôt qu'il n'obtenait aucun soulagement, le médecin ne revenait plus à l'application des aiguilles; que, dis-je, souvent même on ne persistait pas dans son emploi alors qu'on avait lieu de s'en louer : c'est vainement, enfin, qu'on a déclaré que les aiguilles n'avaient pas été laissées assez longtemps en place pour y produire un effet sensible, dans le cas d'insuccès : les détracteurs ont crié si haut que la voix des partisans n'a pu se faire entendre.

Et pourtant si l'on examine avec impartialité les effets physiologiques organiques et vitaux que doit produire l'implantation des aiguilles, on est forcé de reconnaître que, ou bien la piqûre qu'elle produit déterminera une fluxion passagère qui effacera la douleur existante par dérivation ou révulsion ; ou bien l'effet de la piqûre dans des tissus vivants sera de produire une stimulation locale qui, en restituant au nerf la force vitale dont il était privé par la douleur, le rend capable de repousser celle-ci. Elle

agirait donc dans ce cas à l'instar des stimulants internes et des toniques dans le traitement des névralgies asthéniques. Or, s'il en est ainsi, les succès et les insuccès peuvent être facilement expliqués; car s'il y a hypersthésie nerveuse ou surexcitation locale dans le nerf ou la partie sur laquelle on implante les aiguilles, une stimulation nouvelle s'ajoutant à celle qui existe déjà, on n'obtiendra rien d'avantageux de l'acupuncture, heureux encore quand elle n'augmentera pas l'intensité des souffrances; au contraire, s'il y a atomie nerveuse, faiblesse locale, plus on mettra les aiguilles rapprochées du nerf, plus elles seront nombreuses, plus on les laissera à demeure, et plus elles pourront être efficaces. Ce sont donc de nouvelles séries d'expériences à tenter, afin de mieux préciser les cas où l'acupuncture est utile, ce qu'on n'a pas fait encore, je crois, jusqu'à ce jour.

Ce qui semblerait confirmer cette opinion, ce sont les résultats obtenus par l'électropuncture alors que l'acupuncture seule échouait, comme on a pu le voir, il y a déjà bien des années, dans un fait recueilli à la clinique de M. Récamier, pendant le 1er trimestre de 1825. Il est question, dans cette observation, d'une douleur des membres supérieurs qui existait depuis quinze jours, que deux aiguilles restées plantées pendant cinq heures n'avaient point soulagée, et qui disparut complétement dès qu'on eut recours à l'électro-puncture, d'après le procédé de M. Sarlandière. Voici en quoi il consiste : Opérer une décharge électrique et la diriger sur les parties où l'on juge nécessaire de déterminer une stimulation locale au moyen d'aiguilles métalliques. Pour cela, l'auteur de ce procédé se sert d'aiguilles d'or ou d'argent, et construites de manière à pouvoir s'adapter à un manche de cristal que l'opérateur tient, sans être mis en communication avec le malade, et de l'autre à un fil d'or ou de laiton qui sert de conducteur. Une fois introduites, on les maintient en place au moyen d'un tube de verre qui sert en même temps à les soustraire au contact des corps environnants. Cela fait, on établit la communication entre l'aiguille et les conducteurs d'une machine électrique en mouvement, et l'on présente, ainsi qu'il a été dit au commencement de cet article, à la partie supérieure de l'aiguille le bouton d'un excitateur. A l'instant où l'étincelle passe d'un bouton à l'autre, le choc se communique dans la pointe de l'aiguille à toutes les ramifications nerveuses de la partie qu'elle touche. Si, au lieu d'un excitateur à bouton, on se sert d'une pointe, le malade ressent un picotement assez aigu dans le tissu que pénètre la pointe de l'aiguille. Suivant M. Sarlandière la douleur produite par l'introduction de l'étincelle n'est jamais excessive si l'on garde quelques précautions en les excitant. Il rapporte même un fait assez singulier, c'est celui d'une colique de plomb qui fut guérie comme par enchantement au moyen de l'électro-puncture. Le malade soumis à l'expérience éprouvait une sensation *si délicieuse*, dit-il, des commotions électriques qu'on lui administrait, qu'il suppliait que l'on continuât, quoiqu'il ne ressentît plus aucune douleur. M. Sarlandière affirme, en outre, avoir obtenu par ce moyen les plus heureux résultats ; néanmoins il en restreint l'usage aux maladies dans lesquelles les douleurs nerveuses ou rhumatismales ne sont accompagnées d'aucune altération organique, ni d'inflammation prononcée.

Le procédé de M. Sarlandière devait nécessairement ouvrir une nouvelle voie aux expérimentations , plusieurs essais furent donc tentés; mais, les uns donnant des résultats avantageux et les autres des résultats, négatifs, l'électro-puncture fut abandonnée à son tour comme l'avait été l'acupuncture simple. Méritent-elles cet abandon? nous ne le pensons pas et voudrions que toutes les fois que la maladie est rebelle aux moyens ordinaires, on essayât d'un procédé qui n'est point dangereux et peut être utile.

ADÉNITE, s. f., du grec ἀδήν, glande; inflammation d'une glande. — C'est le nom que quelques auteurs modernes donnent aux bubons.

ADHÉRENCE, s. f., *adhærentia*, de *hærere ad*, être attaché à. — En pathologie on désigne ainsi, l'union de certaines parties qui ne doivent pas être contiguës et qui le deviennent accidentellement.

ADIPEUX, adj., *adiposus*, de *adeps*, graisse. — On donne le nom de tissu adipeux ou cellulo-graisseux, à une substance molle, d'un blanc jaunâtre, disposée en flocons formés eux-mêmes par l'agglomération de masses plus petites. C'est une variété du tissu cellulaire, avec lequel on l'a généralement confondu.

ADJUVANT, adj. pris substantivement, *adjuvans*, de *adjuvare*, aider. — C'est le nom qu'on donne à tout médicament qui entre dans une préparation pharmaceutique pour seconder l'action d'un remède plus énergique qui en constitue la base.

ADOLESCENCE. *Voy.* Ages.

ADOUCISSANT, adj. *demulcens;* médicaments qui ont la propriété de calmer l'irritation ou la sensibilité des organes. Ils appartiennent à la classe des mucilagineux ou mucoso-sucrés.

ADULTE. *Voy.* Ages.

ADULTÉRATION , s. f., *adulteratio*, de *adulterare*, altérer, falsifier. — Pour quelques droguistes, le mot *adultération* est spécialement consacré à la détérioration spontanée ou accidentelle des médicaments, et non à celle qui est le résultat de la fraude et du dol, ce qui le différencie de la falsification et de la sophistication.

ADYNAMIE, adynamique; élément adynamique; fièvre adynamique. — L'adynamie, *adynamia*, ἀ-δύναμις, privation de force, faiblesse, débilité absolue, constitue, en pathologie générale, un état morbide primitif, essentiel , qu'on rencontre dans un grand nombre d'affections et qui, vu son importance, a mérité de prendre rang parmi les autres

éléments de maladies sous le nom d'*état* ou *élément* de maladie (*Voy.* Elément.) Ce qui la produit, l'adynamie, c'est l'habitation prolongée dans des lieux bas et humides, principalement aux époques de l'année où la température est chaude ou froide, remarquable par son humidité; la résidence habituelle dans des climats où les chaleurs sont fortes et soutenues, alors surtout que l'habitant de ces climats n'a, pour réparer les pertes continuelles que le corps éprouve par des sueurs ou autrement, que des aliments farineux , peu nourrissants, des boissons aqueuses et tièdes; c'est une vie passée dans la mollesse et l'oisiveté, ou dans l'agitation continuelle des plaisirs bruyants, dans la débauche et le libertinage, sous toutes les formes. Ce sont l'ennui, la tristesse, des chagrins profonds, des hémorragies répétées, une expectoration abondante, des évacuations excessives de sueur, d'urine, de pus; l'abus de la saignée, des émollients, des délayants, des purgations, les veilles prolongées, en un mot tout ce qui ruine la constitution et épuise la séve de la vie.

Généralement ces personnes ont le sang appauvri, et celui-ci ne stimulant pas assez fortement l'organisme, il doit nécessairement en résulter que toutes les fonctions organiques, vitales ou morales, s'exécutent avec inertie et lenteur. Voyez, en effet, un individu très-affaibli : son intelligence est si paresseuse qu'il ne peut méditer longtemps sur un sujet; ses sens si obtus, qu'ils ne sauraient se fixer sur un objet; la circulation a si peu d'énergie et d'activité, que le sang artériel frappe faiblement les doigts qui explorent le pouls, et celui-ci est si petit, si déprimé, si profond, qu'il cède à la moindre pression et s'efface. L'estomac digère mal ; la respiration est gênée, et les exercices du corps, quelques modérés qu'ils soient, sont suivis d'une grande fatigue. Cela étant, supposons que l'individu s'alite pour une indisposition quelconque, tous les symptômes que nous venons d'énumérer seront plus prononcés, c'est-à-dire que le pouls sera plus petit, plus lent, plus facile à déprimer ou intermittent; que les muscles respiratoires ayant perdu un reste d'activité, la voix est faible, éteinte, la respiration lente, et les crachats restent inexpulsés; que les muscles chargés des mouvements volontaires n'étant plus commandés, et n'obéissant que faiblement ou pas du tout à une volonté bien prononcée, la constriction du rectum est sans puissance, et des selles involontaires annoncent qu'ils ont perdu leurs faculté rétentrice. Qu'à cette époque le médecin sollicite le malade de lui serrer la main, il ne répondra que faiblement ou pas du tout à cette invitation. Alors l'estomac ne fonctionne plus, la température du corps est abaissée tant à l'intérieur qu'à l'extérieur, et le sang que fournissent parfois des hémorragies spontanées ou des évacuations sanguines artificielles présente une extrême fluidité; il est très-séreux, et par conséquent moins consistant que dans l'état normal. (*Voy.* Sang.) Voilà l'ensemble de symptômes qui, par leur réunion en plus ou moins grand nombre chez un même individu, constituent l'élément adynamique. Il peut être mieux caractérisé encore, ce qu'on reconnaît à ce que le malade reste couché sur le dos, quoiqu'il n'en ait pas l'habitude, les jambes écartées l'une de l'autre; il s'agite constamment dans son lit, portant son corps alternativement vers l'un ou l'autre bord avec tendance à glisser vers les pieds; il pâlit, ou sa pâleur habituelle devient livide; tout son corps maigrit ou seulement le visage; les pommettes et le nez sont froids, les lèvres tremblantes et relâchées, les gencives, les dents se couvrent de toutes parts de mucosités visqueuses ou brunes; la langue est tapissée par le même enduit et ne peut être sortie au delà des dents et des lèvres, ou si, après de grands efforts, elle est tirée au delà, le malade oublie de la retirer; bientôt elle devient presque noire, aride, et présente la forme d'un cône ligneux; en même temps l'intellect et les sens deviennent de plus en plus obtus; la voix, de languissante et traînante qu'elle était dans le principe, devient rauque ou subitement nasale, alors qu'il n'y a pas aphonie, avec bégaiement; l'individu se plaint d'une odeur de putréfaction dont lui seul a connaissance, ou qui, s'exhalant de son corps, produit sur les assistants la sensation d'une odeur de souris. Cette odeur devient terreuse à mesure que le danger de la maladie augmente, et sa fétidité, augmentant de plus en plus, finit par se faire remarquer dans la sueur, et même dans la sérosité du sang qui s'échappe accidentellement des vaisseaux; alors on observe toujours la Face hippocratique (*Voy.* ce mot).

Nous avons dû insister d'autant plus sur l'énumération des symptômes qui par leur ensemble constituent l'élément adynamique, que cet élément joue un très-grand rôle en médecine clinique; son intensité plus ou moins prononcée donnant la mesure de l'état des forces du malade. Ainsi, l'adynamie est-elle légère, la prostration des forces sera dite incomplète, parce que l'affaiblissement, quoique considérable, dans lequel se trouve l'individu, diffère encore de celui qui caractérise la prostration *complète* ou l'*épuisement* des forces. Or, comme les praticiens ont observé que plusieurs états morbides (l'état saburral, vermineux, la pléthore sanguine, l'inflammation de l'estomac ou de l'intestin, le spasme, la douleur, etc.), en enchaînant, en étreignant, en opprimant, si l'on peut s'exprimer ainsi, les forces vitales (*oppression des forces*), peuvent en imposer au médecin et lui faire juger vraie une faiblesse qui ne l'est point, lui faire croire à une *prostration* véritable alors qu'il n'y a réellement qu'*oppression*, et que cette erreur serait fatale au malade, donc nous ne devons rien négliger pour l'empêcher de commettre une erreur pareille. C'est pourquoi nous voulons que l'on ait égard, pour la formation du diagnostic, à l'âge du sujet, à sa constitution, à son tempérament, au genre de vie qu'il a

adopté; tout homme qui est dans la force et dans la vigueur de l'âge, bien logé, bien nourri, dépensant peu de ses forces physiques et les réparant bien, n'étant jamais réellement faible quand il s'alite. Nous avons en outre un moyen d'exploration bien simple et infaillible pour ôter toute incertitude; c'est la méthode à laquelle on a donné le nom de *a juvantibus et lædentibus.* Elle consiste soit dans l'emploi d'une saignée exploratrice, comme la pratiquait Huxham, soit dans l'emploi des toniques. Quand on veut user de ces derniers, on administre au malade un peu de vin pur, ou bien un vin plus actif; et si le pouls et les forces se relèvent, si l'état du malade s'améliore par l'effet du vin ou du médicament, nul doute que l'affaiblissement est véritable, car, sans cela, il se prononcerait encore davantage.

L'élément adynamique constitue incontestablement, ou forme le fond d'un ordre de maladies classées en nosologie sous les noms de maladies anémiques, asthéniques (*Voy.* Anémie, Asthénie), qui réclament constamment, invariablement, l'emploi des toniques sous toutes les formes; et il s'associe à la plupart des autres affections comme complication. On conçoit donc combien il est nécessaire que le praticien se préoccupe toujours de son existence véritable ou de sa simulation, le traitement à prescrire étant entièrement opposé dans l'un ou l'autre cas. Reste que si l'on reconnaît que les forces vitales sont complétement épuisées, sachant que la nature est impuissante pour guérir le malade, si on ne lui vient en aide, on s'efforcera de relever les forces en *restaurant* l'individu. On lui donnera donc un peu de bouillon gras ordinaire, froid ou chaud (selon qu'il sera mieux supporté par l'estomac), puis d'heure en heure, par petites demi-tasses, ou bien aux mêmes intervalles, une cuillerée à bouche de gélatine du bouillon (le bouillon qu'on à fait prendre en gelée, ce qui arrive quand on met beaucoup de viande à bouillir dans une petite quantité de liquide). On l'autorisera à boire de l'eau froide ou glacée, sucrée et légèrement rougie avec du Bordeaux vieux, ou à prendre de temps à autre une cuillerée à soupe de vin de Bordeaux sucré; on lui prescrira du vin de quinquina, du sirop de gentiane, des frictions sèches ou aromatiques, avec les teintures spiritueuses; dans certains cas les martiaux.

Quant à la fièvre adynamique de Pinel et autres, *voy.* Fièvres.

AFFECTION, s. f. — Pour certains médecins, *affection* signifie une maladie en général peu grave (*affectus morbosus*), alors que pour d'autres, c'est la désignation ou qualification d'un vice constitutionnel resté à l'état latent, et qui, parce qu'il ne tombe pas sous les sens, ne peut être conçu que par l'entendement, tant qu'une maladie n'en vient pas déceler l'existence. Je m'explique : un jeune homme fort et vigoureux est atteint d'ophthalmie; si, après avoir combattu l'inflammation par les moyens ordinaires, la maladie persiste, on doit soupçonner alors, et il aurait été plus sage de remonter dans le principe à la cause prochaine du mal, un vice particulier, scrofuleux ou syphilitique, qu'il faut nécessairement combattre si l'on veut guérir le sujet. Eh bien, c'est ce vice spécifique qui donne un cachet particulier à l'inflammation, qui fait qu'on nomme *affection* toute maladie qu'un vice humoral acquis ou héréditaire modifie et entretient. Ce nom est donc très-bien employé quand on parle de l'affection scrofuleuse, syphilitique, cancéreuse, etc., états pathologiques dans lesquels, outre le traitement local à employer pour calmer les symptômes qui généralement se localisent dans un point, il faut administrer encore les moyens généraux et les médicaments réputés spécifiques, contre le principe humoral qui, nous le·répétons, imprime un cachet particulier à la maladie, change la *nature* du mal. En conséquence, *affection* ne veut pas dire maladie peu grave, puisque l'affection cancéreuse, l'affection tuberculeuse (phthisie au troisième degré) sont incurables, mais bien maladie liée à un état constitutionnel dont il serait dangereux de méconnaître l'influence. De là la nécessité, dans tous les cas, de remonter à la véritable cause des états morbides.

AFFLUX, s. m., *affluxus*, de *affluere*, affluer, progression plus rapide d'un liquide vers un point quelconque, alors surtout que ce point est primitivement irrité. L'afflux des liquides serait donc un symptôme d'inflammation.

AFFUSION, s. f., *affusio*, de *fundere ad*, verser sur, répandre un liquide en nappe sur toute la surface du corps, ou seulement sur une de ses parties. — C'est principalement sur la tête que les affusions d'eau froide sont pratiquées (c'est avec ce liquide qu'on les fait) et comme bien des gens ne savent comment s'y prendre nous allons en décrire le procédé.

Le malade étant placé nu dans une baignoire, auprès de laquelle on a eu soin de placer deux baquets remplis d'eau à la température de 14 à 20 degrés Réaumur, on emplit une casserole en fer-blanc, de dix à douze pouces de diamètre, de cette eau, que l'on verse sur le front d'abord, sur la face ensuite, et enfin sur le sommet de la tête, qui doit être inclinée en avant avec la main gauche, afin que le liquide se répande sur le dos. On continue ainsi pendant cinq à six minutes, ne mettant que quatre à cinq secondes d'intervalle entre chaque affusion.

Les précautions a prendre sont : si c'est un enfant, de le soutenir élevé au-dessus de la baignoire au moyen d'un drap dans lequel on le place. Les cris qu'il pousse, les mouvements qu'il fait, ne doivent pas faire suspendre l'opération. Si c'est une femme, on la fera maintenir par des personnes vigoureuses, pour qu'elle ne puisse point s'échapper, et on ne l'affuse qu'après lui avoir relevé les cheveux et les avoir attachés, afin de les garantir de l'eau froide en les écartant de la tête. Pour l'adulte, on se servira d'aides plus vigoureux encore. De plus lors-

que le malade, par quelque susceptibilité particulière, ne peut supporter le contact du froid sur une partie quelconque du corps, comme la poitrine par exemple, on place sur cette partie une étoffe de laine ployée en plusieurs doubles, que l'on recouvre ensuite d'un morceau de taffetas gommé. Enfin, on mettrait le malade dans un bain tiède, plongé jusqu'au cou, si l'on craignait des accidents de l'application de l'eau froide ailleurs que sur la tête. Si pourtant, malgré toutes ces précautions, il survenait une syncope, de la rigidité dans les membres et le tronc, un refroidissement général trop prolongé, il faudrait pratiquer des frictions d'abord sur la poitrine et le ventre, puis sur les extrémités, avec des flanelles chaudes imprégnées d'eau-de-vie camphrée, d'eau de Cologne ou toute autre liqueur spiritueuse, et appliquer des sinapismes aux cuisses. Si aucun accident n'advient, on reconnaît que les affusions sont avantageuses à l'amélioration qui les suit, c'est-à-dire, à la diminution des symptômes qui avaient décidé le médecin à s'en servir. Dans tous les cas, il est toujours convenable, après l'usage des affusions, de s'assurer de l'état des organes renfermés dans la poitrine. C'est le moyen d'éviter les inflammations, auxquelles ce mode d'application de l'eau ne donne que trop souvent lieu.

AGE, s. m., en grec ἡλικία, en latin *ætas*; époque de la vie. Au pluriel, *âges* exprime les mutations ou changements divers que les corps organisés et vivants présentent pendant le laps de temps qui sépare l'époque de la naissance de celle de la mort naturelle. Ces métamorphoses de la vie (Linné), toujours amenées par le temps, et quoique inappréciables d'un jour à l'autre, partagent toutefois la durée de l'existence en plusieurs phases ou périodes distinctes et faciles à apprécier ; de là cette comparaison poétique des âges de la vie avec les saisons de l'année ; dont l'enfance est l'automne, la jeunesse le printemps, la virilité l'été et l'hiver la vieillesse. Et comme chaque mutation des âges, que rien ne peut interrompre, a ses caractères et ses époques à peu près fixes, mais que mille circonstances peuvent faire varier, on a préféré fonder la distinction des âges plutôt sur la différence réelle des phénomènes organiques, que sur la durée et la succession des temps, et l'on a bien fait, car qu'importe que l'individu qui meurt de mort naturelle ait atteint sa soixantième ou sa quatre-vingt-dixième année? La seule différence entre l'un et l'autre, c'est que la dernière période a été plus courte chez celui-ci que chez celui-là. Quoi qu'il en soit, tout observateur capable peut reconnaître que le corps de l'homme offre, dès après qu'il a vu la lumière, des caractères spéciaux physiques et moraux qu'il conserve pendant un certain temps et qui constituent l'*enfance*. A ces caractères on voit succéder d'autres changements qui constituent la jeunesse, et qui persistent jusqu'à l'état de consistance ou de *virilité*, qui, elle-même se prolonge plus ou moins, mais auxquels succèdent enfin les phénomènes de la *vieillesse* ou de la détérioration, dont la décrépitude et la mort sont la limite. Partant la durée totale de l'existence se partage naturellement en quatre âges : l'enfance, qui commence la carrière par la douleur et le plaisir ; la jeunesse, qui la prolonge par des sensations bien plus vives et par le développement plus complet des facultés intellectuelles ; la virilité, qui l'étend ; la vieillesse et la décrépitude, qui la termine. Inutile de dire que ces distinctions des âges ne sont bien tranchées que si on les étudie dans le milieu de leur durée, les nuances distinctives entre eux étant si peu marquées par les âges contigus, qu'il devient impossible de déterminer positivement où finit l'un et où commence l'autre. C'est pourquoi, au lieu de multiplier, comme tant d'autres l'avaient fait, la division des âges en des sous-divisions infinies, Pariset n'admettait au contraire que deux âges : l'un qui se distingue par un mouvement d'expansion graduel et soutenu, qui commence à partir de la naissance, se prolonge jusqu'à la quarante-neuvième année, et compose par là ce que le spirituel docteur appelait *la grande semaine de la vie* ; l'autre, marqué par un mouvement de resserrement progressif qui commence à cinquante ans et finit au terme de l'existence. Le premier comprendrait donc l'enfance, la jeunesse, l'âge viril et l'âge mur ; le second, la vieillesse, la caducité, la décrépitude. Pour nous qui avons fait connaître dans un autre ouvrage (*Voy.* mon *Dictionnaire des Passions*), quelles sont les mutations intellectuelles qui s'opèrent et les sentiments affectifs qui se développent plus particulièrement à tel ou tel des quatre âges de la vie, tout en conservant la même division, nous ne mentionnerons dans celui-ci que les changements organiques et vitaux qui se sont opérés et les prédispositions morbides auxquels ils donnent lieu.

Dans l'enfance, les organes du nouveau-né commencent à se mettre en rapport avec les agents extérieurs et finissent insensiblement par s'habituer à leur impression. Alors le phénomène de la circulation du sang devient plus complet ; certains organes qui jusqu'à ce moment n'existaient qu'en ébauche, les poumons, se développent et deviennent une des sources de la chaleur animale ; l'estomac digère les liquides qui y sont ingérés, la nutrition s'approprie le chyle qu'ils fournissent ; le corps se développe donc et l'éducation des sens se fait. Et comme de ce développement continuel de l'organisme résultent une très-grande sensibilité et une non moins grande irritabilité, il s'ensuit que les stimulations, même légères, sont suivies de fluxions, de congestions, d'inflammations, de convulsions, etc. ; de même, vu une propension très-manifeste de l'individu aux anomalies de la nutrition et de la réparation, il arrive qu'au moindre refroidissement, au plus petit écart du régime, succèdent la formation d'une exsudation croupale, la production des scrofules, des vers intes-

tinaux, etc. C'est pourquoi il faut, d'une part, surveiller avec un soin tout particulier le régime des enfants ; et, d'autre part, ne pas perdre de vue, quand ils sont malades, la grande sensibilité de leurs nerfs et l'abondance des sucs lymphathiques dont leurs organes sont abreuvés, attendu qu'on trouve dans ces conditions organiques certaines indications thérapeutiques dont on ne doit jamais se départir : et, par exemple, bannir du traitement, au moins dans la période aiguë des maladies, toute stimulation interne énergique ; proportionner les évacuations sanguines et les médicaments aux forces du petit malade et à la grande activité de l'absorption. Ainsi, relativement aux évacuations sanguines, tous les praticiens ont remarqué que les enfants en très-bas âge, à la suite de saignées trop abondantes, tombent dans une faiblesse dont il devient impossible de les tirer. Il ne faudrait pas cependant que cette crainte d'affaiblir le jeune enfant empêchât de lui tirer du sang par la lancette quand le mal est violent, Avenzoar ayant saigné avec succès son fils âgé de trois ans, et Guy-Patin le sien trois jours après sa naissance : néanmoins jusqu'à quatre ou cinq jours, on doit se borner à l'application des sangsues. Et quant aux médicaments, aux narcotiques surtout, qu'on emploie contre les accidents nerveux, il faut se souvenir de ne les administrer qu'à de très-faibles doses, si l'on veut éviter l'empoisonnement et la mort du malheureux enfant.

Dans l'adolescence, le développement des organes sexuels imprime une force nouvelle à tout l'organisme ; le corps achève sa croissance en hauteur, il prend des proportions plus régulières ; le cerveau, que le feu de l'imagination embrase, acquiert une plus grande activité, tout comme le poumon, en qui l'activité vitale semble également se concentrer, et le cœur qui a acquis toute son énergie. Alors, vu la prédominance du système sanguin, il se manifeste des fluxions et des inflammations franches vers les parties supérieures (le cerveau, les poumons), ce qui n'empêche pas que le système osseux et les ganglions lymphatiques, ayant une très-grande tendance à être vicieusement affectés, il en résulte une foule de maux déplorables (rachitis, phthisie, etc.), auxquels l'habitude de l'onanisme ou les plaisirs sexuels trop précoces, ne sont point étrangers.

Dans l'âge adulte, l'homme est complet au physique, et on remarque chez les individus des prédispositions différentes à telles ou telles maladies, suivant le tempérament et le genre de vie de chacun ; de telle sorte qu'on ne peut rien préciser pour cette période. Seulement nous ferons remarquer que l'âge de retour est pour la femme une époque critique, à cause de la pléthore sanguine qui doit nécessairement résulter, chez celles qui perdent beaucoup habituellement, de la cessation définitive et quelquefois brusque de l'écoulement menstruel.

Enfin, dans la vieillesse, tous les systèmes

d'organes étant plus ou moins affaiblis et les forces vitales plus ou moins épuisées, il s'ensuit que les vieillards sont sujets à des tremblements généraux et partiels ; à des indigestions qui proviennent de l'imperfection de la mastication et de l'insalivation, les dents étant usées, ébranlées ou manquant, et les aliments étant avalés avant d'être entièrement broyés et pénétrés de salive ; ils sont sujets aussi à des dilatations veineuses, etc. ; bref, leurs maladies seront généralement asthéniques. On comprend que vouloir en faire une division selon les âges, ce serait une chose arbitraire, certaines d'entre elles se montrant à toutes les époques de la vie ; aussi avons-nous dû en restreindre l'énumération, l'étiologie comprenant les âges parmi les prédispositions à tel ou tel état morbide. A ce propos nous ferons observer que de cela seul, qu'on voit souvent la faiblesse accompagner les maladies des vieillards, il ne faudrait pas en conclure que les saignées sont *absolument* contre-indiquées à cette époque avancée de la vie. L'expérience donnerait un démenti formel à cette conclusion, la phlébotomie ayant été pratiquée avec avantage chez des octogénaires et des nonagénaires. (*Voy.* mon *Essai de thérapeutique*, in-8°, 1832, p. 262-3). Donc il n'y a rien d'absolu en médecine, pas même pour les âges, la conservation des forces et la résistance vitale de chacun en particulier, tenant à la manière dont il a vécu, à la santé dont il a joui, ou aux maladies qu'il a essuyées?

AGITATION, s. f., *agitatio*, de *agitare* ; se dit en pathologie, pour exprimer une sorte d'inquiétude vague, de gêne, qui oblige le malade à changer continuellement de place ou de position. Ce malaise, qui s'observe ordinairement au début des maladies ou à la suite d'une légère indisposition, est souvent déterminé aussi par une mauvaise digestion, l'abus du café ou des liqueurs alcooliques, l'approche d'un orage, chez les personnes irritables : dans aucun cas, elle n'a rien d'alarmant et cède avec les autres symptômes qui l'accompagnent.

AGONIE, s. f., *agonia*. — Tout le monde sait que l'agonie est l'instant suprême où le souffle de vie qui anime encore le malade va s'éteindre, et l'âme se détacher de son enveloppe matérielle pour monter aux cieux. Mais ce que bien des gens ignorent, c'est la conduite que l'on doit tenir auprès des agonisants. Sans doute que sitôt que l'agonie commence, on a peu d'espoir, surtout dans les maladies chroniques, que le malade renaisse à la santé ; mais qui peut calculer les forces que la nature déploiera dans ce moment suprême? Qui nous affirmera que son heure a irrévocablement sonné? Qui nous certifiera que c'est bien là l'agonie, celle-ci ayant tant et tant de nuances particulières? Donc, rien ne doit être négligé auprès de l'agonisant, soit pour l'entretenir dans une atmosphère salutaire, soit pour réchauffer les parties de son corps qui se refroidissent, soit pour lui donner une position

qui facilite la respiration, soit pour désobstruer adroitement et délicatement les ouvertures qui doivent rester libres, soit pour entretenir autour de lui une grande propreté. De plus, on doit lui faire respirer des alcools aromatiques, de l'éther ; lui donner quelques cuillerées d'une potion cordiale, lui pratiquer quelques frictions sur la région du cœur, etc. Et quoiqu'on doive douter que le malade puisse entendre, voir et comprendre ce qui se passe autour de lui, il convient néanmoins d'empêcher que les accents de la douleur arrivent à son oreille, et que des scènes de désespoir frappent ses regards. Mieux vaut donc les murmures d'une voix pieuse qui prie à son chevet, ou l'aspect des cérémonies consolantes de la religion, qui adouciront ses derniers moments en lui faisant entrevoir l'immortalité.

AGRYPNIE, s. f., *agrypnia*, de ά-ὕπνος, sans sommeil, INSOMNIE (*Voy.* ce mot).

AIGREMOINE, *Agrimonia eupatoria*, dodécandrie digynie, L. — Cette plante, que l'on rencontre dans les terrains arides, sur les bords des chemins et la lisière des bois, est rangée dans l'ordre naturel des Rosacées. Essentiellement vivace, ses feuilles vertes sont pinnées, ses fruits épineux, et ses racines pivotantes, cylindriques, rameuses, rouges, couvertes d'écailles noirâtres, donnent la vie à une tige haute d'un pied à deux, et velue.

Les feuilles et les racines de cette plante sont les seules parties employées en médecine ; leur saveur un peu amère et légèrement astringente, leur odeur faiblement aromatique, qu'elle perd en se desséchant, les avaient fait considérer comme étant propres à résoudre les engorgements du foie et de la rate, et même les calculs urinaires. On est revenu aujourd'hui de cette opinion qui tenait un peu de l'exagération, et elle n'est guère plus recommandée que comme astringente ou tonique, dans les hémorragies passives, les ulcérations à la gorge, l'angine tonsilaire catarrhale, les diarrhées chroniques, les catarrhes pulmonaires, etc.

Le mode d'administration de l'aigremoine le plus usité consiste dans une infusion théiforme de ses feuilles, ou la décoction de celles-ci, dans de l'huile fraîche appliquées en cataplasme. On s'en sert aussi en décoction dans l'eau commune, pour en faire des lotions, des lavements ; et quand on veut l'employer en gargarisme, c'est dans du vin rouge ou dans du vinaigre qu'on les met infuser, selon le degré d'atonie de la gorge.

AIGREURS, s. f. pl., *acer*. Voy. ACIDES.

AIGU, adj., *acutus*, pointu. — En pathologie, on appelle maladies aiguës celles dont le début est prompt, qui marchent avec rapidité, et dont les symptômes parcourent leurs périodes avec une certaine intensité.

AIL, s. m., *allium*, du Celtique *all*, qui signifie chaud, brûlant, âcre, σκόροδον. Genre de plante de l'hexandrie monog., L., de la nombreuse famille des Asphodèles. L'ail figure plutôt dans les livres d'hygiène comme aliment que dans les traités de matière médicale comme remède ; cependant les anciens le considéraient comme un des médicaments les plus héroïques, et Hippocrate lui-même a particulièrement célébré ses vertus médicatrices dans plusieurs maladies.

La facilité que tout le monde éprouve à se procurer des gousses d'ail, la modicité de son prix en faisant une substance à la portée de chacun, il ne sera pas sans intérêt, je pense, d'en étudier les propriétés thérapeutiques. Nous ne parlons pas des autres, ni de ses propriétés physiques, c'est chose trop connue pour nous y arrêter.

L'ail n'est guère employé en France comme médicament, si ce n'est dans certaines localités et pour quelques maladies dont l'usage qu'on en fait est presque vulgaire ; cependant il a des propriétés si actives, si incontestables, que nous ne comprenons pas qu'on l'abandonne ainsi, alors qu'il est prouvé par des faits authentiques qu'il a été utile contre des espèces de catarrhes, d'asthmes, de dyspnée, et lorsque Bartholin, Sydenham, Cullen affirment avoir guéri, par son usage, des hydropisies bien caractérisées : il serait donc puissamment diurétique.

Mais ce n'est pas la seule propriété qu'on lui aurait reconnue : son efficacité comme fébrifuge a été également constatée depuis bien des siècles, puisque Celse dit textuellement : « Quand le bain chaud n'a pas réussi, après le troisième bain on doit faire manger de l'ail ; et que Dehaen, Rosen et Bergius en louent les avantages. Ce dernier en faisait prendre une bulbe matin et soir, et augmentait tous les jours la quantité jusqu'à ce que le malade en prît quatre ou cinq. Il assure que des fièvres d'automne et même des fièvres quartes ont été guéries par ce moyen, qu'il faisait continuer à doses moindres pendant plusieurs semaines après la disparition de la fièvre.

En outre, l'ail a été considéré comme un excellent préservatif des fièvres pestilentielles, et cela se conçoit ; stimulé par l'action de l'ail, le tube digestif réagit, une excitation générale s'ensuit, le mouvement des humeurs s'opère de l'intérieur à l'extérieur, et la contagion ou l'infection deviennent beaucoup plus difficiles.

Mais c'est surtout comme vermifuge que l'ail mérite d'être classé parmi les médicaments ; bien des personnes savent en effet, qu'il suffit de manger deux ou trois gousses crues, seules ou mêlées par petits morceaux à du pain beurré, ou d'en prendre une décoction dans du lait, ou enfin de l'injecter en lavement pour déterminer l'évacuation des vers intestinaux. On a été même jusqu'à lui accorder la propriété de tuer le ténia ; et, par exemple, on lit dans Rosen, qu'une dame qui, sur son conseil, prit chaque matin dix à douze gousses d'ail, rendit après six mois une portion de ténia de six aunes. Aujourd'hui nous avons des moyens plus expéditifs, ce qui n'empêche pas que l'ail ne soit un puissant anthelminthique.

Mode d'administration. — Outre les préparations dont nous avons parlé, il en est d'autres dont les pharmaciens étrangers donnent la composition ; tels sont en particulier un sirop, un vinaigre, un oxymel, qui peuvent être employés comme les préparations analogues ; toutefois, vu que par la chaleur et l'ébullition l'huile essentielle de l'ail tend à s'évaporer, la meilleure manière de procéder, quand on veut le donner mêlé au lait, c'est d'écraser les gousses et de verser dessus le lait bouillant : on laisse infuser en vase clos. Enfin quand on les prend seules et crues, on peut les avaler sans les mâcher, ce qui est bien moins désagréable.

AIMANT. — L'histoire de l'aimant se trouvant liée à celle du *magnétisme animal*, qui lui doit son origine, l'application de l'aimant au traitement des maladies n'étant autre que le magnétisme minéral qui a fait tant de bruit, nous confondrons dans un même article (*Voy.* MAGNÉTISME), l'étude des propriétés physiques et médicales de ce corps.

AINE, s. f., *inguen*, βουβών. — On appelle ainsi l'enfoncement ou pli qui sépare l'abdomen de la cuisse.

AIR, s. m., *aer*, ἀήρ. — On appelle *air* un fluide élastique pesant, insipide, inodore, capable de condensation et de raréfaction, etc., et qui par sa masse forme en partie l'atmosphère terrestre (*aer atmosphericus*), où il se trouve mêlé à certaines vapeurs qui réfléchissent le rayon bleu. Ce fluide dans lequel nous vivons, et qui exerce sur nous une pression de 16,000 kilogrammes, poids facilement supporté par l'homme, l'air intérieur faisant équilibre à l'air extérieur, est composé de 79 parties de gaz azote, de 21 parties d'oxigène, de quelques atomes de gaz acide carbonique et d'une quantité variable d'eau en vapeurs ; mais attendu qu'il peut se pénétrer d'autres fluides et se charger des émanations diverses que les différents corps solides ou liquides exhalent, il en résulte qu'à l'état de pureté, il est l'élément réparateur du sang (*Voy.* HÉMATOSE), l'aliment de la vie, tandis que lorsqu'il est vicié ou corrompu, il cause des maladies et donne la mort. Par ces motifs, il importe donc au médecin d'étudier, pour les bien connaître théoriquement et pratiquement, les effets divers que l'air peut produire sur l'économie humaine, afin non-seulement de pouvoir donner des avis propres à faire éviter les accidents qui résultent pour l'homme des diverses impressions fâcheuses que l'air peut produire en lui ; mais encore de remédier aux maux qui en seraient la suite. Pour l'aider dans cette étude, nous lui dirons que si l'antagonisme de la force compressive de l'air intérieur et de l'air extérieur fait équilibre et empêche que les individus en soient désagréablement ou fâcheusement affectés, alors du moins qu'ils se trouvent à la surface de la terre ou du vaste océan des eaux, il n'en est pas de même lorsqu'il est arrivé à une certaine hauteur ou sur le sommet des monts les plus élevés ; car si l'on conçoit la portion de l'air atmosphérique au-dessus d'une partie quelconque de la surface de la terre divisée en couches horizontales infiniment minces, et chacune de ces couches pressée par le poids de toutes celles qui sont au-dessus d'elles ; la pression supérieure se transmettant à toutes celles qui sont au-dessous, il devra en résulter par conséquent, que la densité des couches et leur force élastique allant en décroissant à partir de la surface de la terre, l'air sera si rare, si léger à une certaine élévation au-dessus du niveau de la mer, que sa pression extérieure n'équilibrant plus la pression intérieure exercée par l'air, des hémorragies et surtout des hémoptysies se manifesteront. Ce n'est pas que l'homme ne puisse vivre dans un air très-raréfié, puisque Cuença et Quito, situés à 1600 toises au-dessus du niveau de la mer, sont habités ; puisque les observateurs envoyés pour mesurer la terre sous l'équateur ont vécu longtemps sur la crête du mont Pinchincha, qui a 2471 toises et demie de hauteur au-dessus du niveau de la mer ; mais cela n'empêche pas, et c'est une règle générale, que les individus qui veulent atteindre le sommet des monts les plus élevés éprouvent, lorsqu'ils sont parvenus à une certaine hauteur, des vertiges, des nausées, des hémorragies, de la faiblesse, un malaise universel qui les oblige à rétrograder. Il est vrai qu'à cette hauteur l'air est non-seulement très-rare, mais encore qu'il est très-froid, et l'on sait que si l'air modérément froid diminue le volume du corps, stimule les organes, augmente leur énergie tout en diminuant la transpiration cutanée, l'air excessivement froid, lorsqu'il parvient à vaincre la résistance vitale que le calorique interne entretenu par le mouvement, certaines boissons, etc., opposent à son intensité frigorifique, rend l'homme grelottant, frissonnant, si roide, si gêné dans ses mouvements, si accablé, qu'il résiste à peine, ou ne peut absolument résister à une force invincible qui l'invite au repos. S'il succombe, le froid des extrémités gagnant le tronc, la peau se durcit, devient violette, les capillaires sont frappés d'une stupeur profonde, les membres s'engourdissent ; bientôt le sommeil succède à cet engourdissement, la respiration se ralentit, le pouls disparaît et l'individu meurt dans cette espèce de sommeil produit par la congélation. Disons, en passant, que cette mort est douce, sans souffrance, et qu'après avoir combattu contre la sensation pénible du froid, l'homme se plonge dans le sommeil éternel de la mort sans lutte et sans agonie ; qu'il peut rester engourdi plusieurs jours par le froid sans perdre la vie, qui est pour ainsi dire suspendue ; que l'action destructive du froid ne porte quelquefois que sur les doigts du pied ou de la main qui tombent en gangrène sans que les autres parties du corps aient souffert, etc.; afin que si le hasard conduisait jamais ceux qui nous liront, et qui ne savent pas que l'individu qui sent le besoin de dormir, meurt s'il s'arrête, ils usent de toute la force de leur vo-

lonté et de leur influence sur l'esprit de leurs compagnons pour les faire rétrograder et renoncer à leur périlleuse entreprise, sitôt que le besoin de repos so ferait sentir. Et si le malheur voulait qu'un voyageur égaré dans les neiges fût trouvé gisant et sans vie, il faudrait alors, les fonctions suspendues commençant toujours par se rétablir du centre à la circonférence, commencer par faire ces frictions excitantes sur la région du cœur et des poumons, après avoir préalablement couvert les extrémités de neige ou de compresses trempées dans l'eau froide, précaution essentielle, indispensable ; car, quand on excite trop promptement les extrémités engourdies, la vie peut s'éteindre localement, faute d'être en communication avec les organes du centre, dont l'activité vitale est encore suspendue.

Mais si le froid resserre et rétrécit les corps, s'il en augmente la cohésion, les rend fort roides, diminue considérablement le mouvement de leurs fluides, et peu à peu les coagule et les gèle ; au contraire, l'air chaud étend et dilate les corps les plus durs, en affaiblissant la cohérence et la liaison de leurs parties, et met les fluides dans un plus grand mouvement. De là les sueurs abondantes, la soif, la diminution des urines, dont la quantité va toujours décroissant à mesure qu'on transpire davantage ; l'augmentation de la sécrétion biliaire, la perte de l'appétit, l'affaiblissement et l'anéantissement des forces, l'exaltation de la sensibilité et de l'irritabilité nerveuse, etc. Cela étant, il n'est pas difficile de concevoir comment, avec une prédisposition pareille, les habitants de l'île Bourbon (Afrique) ou des Barbades (Amérique) sont saisis de convulsions après les moindres blessures ; pourquoi les sujets faibles et délicats souffrent beaucoup des chaleurs, dans nos pays méridionaux ; pourquoi les maladies bilieuses, les fièvres de même nature, etc., y règnent si fréquemment, etc.

Les qualités physiques de l'air ne varient pas seulement par leur température, ce fluide présente encore des différences notables touchant sa sécheresse ou la quantité plus ou moins considérable d'humidité dont il est chargé. Dans le premier cas, alors que l'air est froid et sec, il passe généralement pour très-sain, parce qu'il est très-élastique ; aussi a-t-on remarqué qu'il donne de l'agilité aux membres et répand la gaieté dans l'âme ; voilà pourquoi il convient aux mélancoliques et aux hypocondriaques : mais comme tout a son mauvais côté, l'air froid et sec occasionne des maladies inflammatoires, chez les sujets forts et robustes surtout, parce que le sang s'épaissit sous son influence sans rien perdre, du moins d'une manière sensible, de son mouvement. Au contraire, quand l'air est froid et humide, il produit les mêmes effets, quoique d'une manière moins prononcée, que la chaleur sans humidité ; c'est-à-dire que le relâchement sera moins considérable, et que les fluides n'étant plus comprimés et forcés par leur résistance naturelle, ils resteront comme en stagnation dans leurs vaisseaux. La circulation n'est plus qu'indolente et les sécrétions ne se font qu'à peine , l'urine exceptée, car elle augmente de quantité, l'humidité de l'air étant absorbée et portée dans le torrent de la circulation. En même temps la transpiration s'arrête, une lassitude générale suit bientôt, ou perd sa gaieté, on s'abat, et l'esprit s'abat aussi avec le corps.

Ces fâcheux résultats sont bien plus manifestes encore quand à la chaleur de l'air se joint l'humidité; alors le relâchement devient bien plus considérable, des sueurs abondantes s'échappent des exhalants cutanés, l'abattement est bien plus fort. Dans cet état, les pores étant ouverts et l'absorption très-active, les solides s'imprègnent facilement des qualités hétérogènes dont l'humidité de l'air est chargée; tout tend à l'inertie et à la putréfaction. C'est de là que viennent ces épuisements soudains et si grands qu'on observe lors de cette température.

A propos des qualités hygrométriques de l'air, nous ferons remarquer que, quelle qu'en soit la température, il contient une plus grande quantité d'humidité le soir que le matin, et même dans les autres parties de la journée, et qu'il serait dangereux de s'y exposer, surtout en certains endroits. Qui ne sait que dans la Sologne, la basse Bresse, non loin de Rochefort, dans les environs de Montpellier, les habitants de certaines localités sont décimés tous les ans par les maladies épidémiques (fièvres de mauvais caractère, dyssenteries, etc.), qui y règnent, et qu'on ne peut guère éviter, l'air étant chargé ou surchargé de miasmes, surtout la nuit. La mortalité y est telle que Vic, qui, au commencement du siècle dernier, contenait sept à huit cents maisons, n'en compte plus aujourd'hui qu'une trentaine environ; que Perols, Mireval, Frontignan, etc., jadis petites cités florissantes, ne sont aujourd'hui que de mauvais villages qui vont se dépeuplant de plus en plus. C'est pourquoi, soit dans ces localités, soit dans tout autre pays marécageux , il est imprudent et dangereux de s'y reposer à la belle étoile, le soir, fort tard, et la nuit; et surtout d'y dormir, le sommeil favorisant l'absorption de l'air et des miasmes dont il abonde.

Nous ne parlons pas de l'air vicié par des gaz délétères, ces considérations devant trouver place à l'art. ASPHYXIE (*Voy.* ce mot); mais nous ferons remarquer que les changements considérables et brusques de l'air sont toujours nuisibles pour tout le monde, qu'on soit malade ou en bonne santé. Aussi le printemps si vanté par les poëtes est-il une des saisons les plus malsaines, à cause des changements fréquents de l'air, et cela aussi en partie parce que des nuits froides succèdent à des journées généralement chaudes. De même il est dangereux de passer subitement d'une température élevée à une température plus basse, la suppression de la transpiration qui s'ensuit, d'une part, et la respiration d'un air d'une tempé-

rature moins élevée, d'autre part, étant également nuisibles. Toutefois, nous devons le dire, tous les individus ne sont pas susceptibles, dans les mêmes circonstances, d'éprouver la même influence de ces vicissitudes; diverses particularités peuvent en modifier et en changer totalement les effets; c'est-à-dire que, tandis que les personnes faibles, convalescentes, les femmes en couche, les vieillards, les sujets nerveux et mélancoliques, sont très-susceptibles d'être affectés par les changements de température , les hommes robustes, les femmes de la campagne, les enfants doués d'une grande activité s'y montrent beaucoup moins sensibles. Il en sera de même de certaines conditions individuelles. Voyez le maniaque : il supporte sans souffrir les froids les plus rigoureux. Voyez les ivrognes : ils passent impunément la nuit exposés à un froid humide. Donc il faut tenir compte des prédispositions, des idiosyncrasies et de certaines conditions physiques et morales, dans l'appréciation des effets que l'air atmosphérique produit, en général, sur les êtres animés. Cependant ces cas exceptionnels ne sauraient détruire les règles que nous avons posées, et auxquelles il faut s'arrêter dans le choix de l'air que l'on doit faire respirer aux malades qui nous sont confiés, ou aux individus que l'on veut fortifier et assainir. Nous reviendrons sur ces considérations que je ne fais qu'indiquer, en traitant des CLIMATS (*Voy.* ce mot).

AISSELLE, s. f., *axilla* ou *μασχάλη*. — C'est ainsi qu'on appelle l'enfoncement ou cavité qui se trouve au-dessous de l'épaule. On lui donne plus communément le nom de creux de l'aisselle.

ALBUGINÉ, ée, adj., *albugineus*, de *albus*, blanc. — Il se dit, soit de la membrane qui enveloppe les humeurs de l'œil, soit de celle qui entoure les testicules. La première n'est que la sclérotique, tout comme l'humeur albuginée des yeux n'est autre que l'humeur aqueuse. *Voy.* OEIL.

ALBUGO, s. f., *albugo*, de *albus*, blanc. — Ce mot a été spécialement consacré pour désigner une tache blanche qui s'est formée entre les deux lames de la cornée transparente, soit par l'opacité qu'a acquise le liquide qui s'y est épanché, soit par la cicatrice résultant de cet épanchement. L'albugo diffère du *néphelion* ou nuage de la cornée, en ce que celui-ci a une sorte de demi-transparence qui n'a pas celui-là ; et du *leucoma*, en ce que la tache est plus superficielle dans ce dernier. Pour les causes et la curation de ces lésions physiques de l'œil, voy. TAIES.

ALBUMINE, s. f., *albumen*, de *albus*, blanc. — Les chimistes ont nommé ainsi un des principes immédiats des animaux et des végétaux, que l'on reconnaît aux caractères suivants : il est soluble dans l'eau, et forme avec elle un principe limpide et glaireux qui se coagule par la chaleur, par son mélange avec de l'alcool ou un acide.

L'albumine se rencontre surtout dans le

sang, e chyle, la synovie, etc., et c'est en se concrétant dans certaines maladies, où sa sécrétion est augmentée, qu'elle forme les adhérences, ou les fausses membranes. C'est un liquide très-précieux dans l'empoisonnement par les préparations de cuivre, de mercure, etc. (*Voy.* Empoisonnement.)

Pour l'administrer à titre de contre-poison, on prend le blanc de plusieurs œufs qu'on étend de deux fois son poids d'eau, avec laquelle on le mélange par l'agitation, et qu'on administre par petites tasses qui doivent être prises à d'assez courts.intervalles, et continuées malgré le vomissement.

ALBUMINURIE. *Voy.* Néphrite.

ALCALI ou **Alkali**, s. m. — Ce mot vient des Arabes, chez lesquels il n'avait point une signification générique, mais bien spécifique, puisqu'ils l'avaient donné au sel qu'on retirait de la lessive des sarments de la plante appelé Kali. Il reçut ensuite une valeur plus étendue, et on nomma *alcalis* plusieurs substances qui avaient les propriétés suivantes : 1° d'avoir une saveur caustique, d'agir avec plus ou moins d'énergie sur les substances végétales et d'en dissoudre plusieurs ; 2° de se volatiliser par la chaleur; 3° de s'unir aux acides et de former des sels, d'où l'on a établi cette classe de corps appelée *bases salifiables;* 4° d'être solubles dans l'eau, même combinés avec l'acide carbonique; 5° de verdir les couleurs bleues végétales, et de les ramener au bleu lorsqu'elles ont été rougies par les acides.

On a divisé les alcalis en *fixes* et en *volatils :* les premiers comprennent les alcalis de baryte, de strontiane, de potasse, de soude et de chaux; il n'y a qu'un seul alcali volatil, c'est celui de l'Ammoniaque (*Voy.* ce mot).

Les alcalis sont des irritants très-énergiques, qui, suivant leur degré de concentration et la durée de leurs effets, produisent ou une simple excitation, ou l'inflammation, ou la vésication, et même la cautérisation.

ALCYON (Nids d'). — L'alcyon est l'hirondelle de la Cochinchine; elle habite les rivages des mers. Autrefois on croyait que les nids de cet oiseau étaient construits avec du frai de poissons très-communs dans ces mers pendant les mois* d'avril et de mai, et on leur supposait des propriétés nutritives et aphrodisiaques. Plus tard on a reconnu que c'était avec l'algue marine, qu'elle avale et qu'elle regorge, que l'hirondelle construit ses nids; or, comme ces algues sont très-gélatineuses, il n'est pas étonnant que les alcyons soient très-nourrissants, et qu'on en fasse une si grande consommation en Chine.

ALÈSE, s. f., *linceum.* — Petit drap plié en plusieurs doubles et dont on garnit le lit des malades ou des femmes en couche.

ALGALIE, s. f., mot d'origine arabe, par lequel on désigne une sonde creuse destinée à évacuer la vessie. *Voy.* Sonde.

ALGIDE, adj., *algidus,* de *algere,* avoir froid. — On nomme ainsi la première période des fièvres intermittentes , le refroidissement des cholériques, et celui qui existe pendant toute la durée de certaines fièvres d'accès : fièvres algides.

ALIÉNATION MENTALE. *Voy.* Folie.

ALIMENT , s. m. , *alimentum,* de *alere,* nourrir. — En physiologie, on entend généralement par aliment, toutes les matières altérables par les fonctions digestives de l'homme, de manière à former du chyle ; toute substance qui n'a pas cette propriété étant une substance inerte, ou un médicament, ou un poison. Qu'on ait trouvé qu'il n'y a pas une grande différence entre les deux derniers, et que, pour faire de l'esprit, on ait prétendu que le poison tue directement en pervertissant dans peu de temps les fonctions vitales , tandis que le médicament tend à détruire la vie d'une manière indirecte , ce sont des rapprochements et des subtilités dont nous ne nous occuperons guère, pour nous arrêter à des considérations d'une tout autre importance. Et, par exemple, on doit distinguer dans l'aliment la matière réellement nutritive ou qui peut s'assimiler à nos parties, après certaines transformations qu'elle doit subir (*Voy.* Digestion), et les matières non alibiles, c'est-à-dire inaltérables par les facultés digestives, ce qui explique pourquoi les règnes organiques animal et végétal fournissent seuls des matériaux à la Nutrition (*Voy.* ce mot), et pourquoi les minéraux ne sont considérés et employés que comme assaisonnements. De même, on trouve la raison de certaines classifications, soit dans la *nature* de la substance nutritive que l'aliment contient, soit d'après les éléments organiques ou principes immédiats qui entrent dans sa composition. Je ne parlerai d'aucune classification, toutes étant arbitraires, et cela, comme l'a fait observer M. Rostan, parce que la chimie est loin d'avoir donné l'analyse précise de toutes les substances qui sont nutritives; et en outre, parce qu'on trouve dans les substances qui nous servent de nourriture, des composés si complexes de matières organiques, des variétés si manifestes de composition suivant le degré de maturité des végétaux, l'âge des animaux, etc., qu'on sera toujours arrêté par cet obstacle, si l'on veut avoir une classification convenable et à l'abri de tout reproche, ce qui est impossible dans l'état actuel de la science. Abandonnant donc toute espèce de classification, pour ne considérer que les propriétés essentielles et les inconvénients des substances alimentaires des règnes végétal et animal, nous dirons que la *fécule amylacée* des chimistes (fécule nutritive proprement dite), quand elle est pure, c'est-à-dire sans mélange d'aucune substance étrangère (ou la trouve ainsi dans l'orge, le riz parfaitement mondé), forme l'aliment le plus facile à digérer et le plus nourrissant, un aliment qui ne dégage pas, du moins d'une manière sensible, des gaz ou vents qui dilatent l'estomac; reproche qu'on peut adresser à toute fécule qui se trouve mêlée d'une substance mucilagineuse et sucrée (les navets, choux, topinambours ou poires de terre). C'est pourquoi la fermentiscibilité de la fécule étant favorisée par ce mélange, des gaz se dégagent pendant le travail de la digestion et la troublent. De même la *fibrine*, qui forme la base des chairs musculaires des animaux, s'assimile aisément et nourrit vite ; mais comme elle dégage, pendant le travail de la digestion, une quantité de chaleur proportionnée à sa quantité et à sa pureté, il en résulte que la fibrine des jeunes animaux se trouvant mêlée à une notable proportion de gélatine, la division en devient plus facile, ce qui favorise la digestion ; aussi s'opère-t-elle avec un dégagement bien moindre de chaleur que la fibrine des vieux animaux. Il n'est donc pas étonnant qu'on leur accorde la préférence dans les convalescences des maladies fébriles. Faisons remarquer, toutefois, que les viandes qui ne sont pas faites, et on appelle ainsi celles qui ne contiennent pas d'osmazôme (principe constitutif du *jus*, terme de cuisine), quoique facilement digérées, ont néanmoins pour effet de produire la diarrhée ou d'augmenter sensiblement la quantité des évacuations naturelles et de diminuer leur consistance ; circonstance importante à noter pour les convalescences. Quant à la *graisse*, qui généralement s'amasse chez les animaux oisifs, elle amollit leurs fibres, les rend plus souples, plus aisées à diviser et par conséquent à dissoudre et à digérer ; mais si elle est trop abondante, et surtout si elle n'est pas bien intimement unie à de la gélatine, elle est alors lourde pour un très-grand nombre d'estomacs, et occasionne des rapports brûlants, que l'on confond souvent avec les aigreurs. C'est là un des motifs qui font exclure la chair du cochon de la table des personnes qui ont l'estomac faible, les forces épuisées et qui mènent une vie sédentaire ; il est certain que cette nourriture leur conviendrait peu ; mais ce n'est pas une raison pour en défendre aussi l'usage à tout le monde, le porc étant une nourriture fort convenable aux personnes fortes, robustes et habituées à des exercices violents et pénibles. Les athlètes, qui s'exerçaient à la lutte dans les jeux olympiques, faisaient habituellement usage de la viande de cochon, et lorsqu'ils quittaient ce régime durant quelque temps, ils ne tardaient pas à s'apercevoir d'une diminution notable de leurs forces. Contrairement au cochon qui engraisse dans un très-court espace de temps, les animaux sauvages, qui mènent une vie active, inquiète, agitée par la frayeur, troublée par les vicissitudes des saisons, n'ont point ou presque point de graisse ; aussi leur chair a un goût plus exquis que celle des animaux domestiques, et quoique plus ferme, elle est néanmoins soluble et se digère aisément, surtout si on la laisse légèrement faisander. Telle est la chair du sanglier, du chevreuil des pays élevés, du lièvre des montagnes, etc. Il faudrait prendre garde pourtant de ne pas

pousser trop loin la putréfaction, un principe de septicité, porté par ces chairs dans l'économie animale, pouvant donner lieu à des maladies mortelles.

La même remarque que nous avons faite relativement aux quadrupèdes domestiques et aux quadrupèdes sauvages, peut se faire aussi pour les oiseaux : c'est-à-dire que ceux qui vivent en liberté, qui s'exercent continuellement et qui sont exposés aux vicissitudes des saisons, ont des chairs dures et sèches, qualités renforcées en eux d'une manière plus sensible par l'âge, que dans les autres animaux. Néanmoins l'alouette, la pintade, la perdrix, le faisan, la grive, le merle, le pluvier doré, le chardonneret, se digèrent très-facilement. Nous en dirons autant du poulet, du pigeon, de l'ortolan, dont la chair, plus molle, est très-facilement digérée ; aussi conseille-t-on la nourriture qu'ils donnent, aux personnes faibles, aux convalescents, réservant pour des estomacs plus forts l'oie sauvage, la caille engraissée, le coq des bruyères, la bécasse, l'outarde, le paon, etc.

Que dirons-nous de la chair des poissons ? que celle de la plupart d'entre eux est tendre et d'une digestion facile, mais qu'elle nourrit peu. Il faut faire une exception pourtant en faveur des poissons cartilagineux, qui, contenant beaucoup de gélatine, sont très-nourrissants, plus même que ceux dont le tissu est sec et ferme, et des poissons huileux qui nourrissent beaucoup aussi ; mais on les digère difficilement. On doit faire une différence aussi entre la chair blanche, molle et agréable des poissons qu'on rencontre dans l'eau la plus pure, parmi les sables, les cailloux, dans les fleuves et les rivières, et sur les côtes de la mer, avec les chairs grasses et visqueuses de ceux qui vivent dans des eaux stagnantes et bourbeuses, qui habitent le limon des fleuves, des rivières, des étangs, etc. Les premiers sont faciles à digérer, et les autres moins qu'eux. A propos de poissons, nous ne devons pas oublier les animaux *amphibies*, ainsi nommés parce qu'ils vivent alternativement sur terre et dans l'eau ; ils font en quelque sorte une nuance entre les animaux terrestres et les poissons, et participent des qualités des uns et des autres. A la vérité, on se sert peu pour nourriture de la chair de ces animaux ; mais on en fait des bouillons excellents qui nourrissent beaucoup et passent bien ; aussi les ordonne-t-on aux convalescents, aux phthisiques (*Voy.* BOUILLON). Reste les crustacés et les mollusques.

Parmi les premiers, il n'y a guère que les écrevisses de mer et des ruisseaux, la langouste et la chevrette, que l'on serve comme aliment, et parmi les seconds, l'huître, les moules et les limaçons figurent seuls sur nos tables. Moins animalisée que la chair de la plupart des autres animaux, par conséquent moins nourrissante et plus difficile à digérer, la chair des crustacés ne saurait convenir à tous les estomacs, au lieu que l'huître fraîche et crue est très-nourrissante et excite l'appétit dans certaines dyspepsies sans irritation viscérale ; il convient donc de les conseiller dans ces cas. Nous n'en dirons pas autant des moules, dont la chair, plus ferme que celle des huîtres, se digère plus difficilement et produit quelquefois des efflorescences à la peau qui s'accompagnent d'accidents nerveux ; aussi leur usage est-il réputé insalubre pour les personnes faibles et délicates. Quant aux limaçons, c'est un aliment grossier et pesant, tout assaisonné qu'il soit pas nos cuisiniers.

Le lait, cette substance que l'on a regardée avec raison comme un aliment intermédiaire entre la nature animale et la nature végétale, a cela de particulier, que tout salutaire qu'il est, et quoique spécialement utile aux individus dont les organes digestifs sont très-affaiblis, tout comme à ceux qui sont épuisés par une maladie fébrile, le lait, dis-je, quoique à demi digéré quand il est de bonne qualité, et l'estomac dans des bonnes conditions, ne convient pas dans une foule de cas, et, par exemple, quand l'estomac, très-faible lui-même, n'a pas des forces suffisantes pour le digérer, quand les premières voies contiennent des acides qui le font tourner à l'aigre, ce qui occasionne des coliques et le cours du ventre, etc. C'est pourquoi, lorsqu'il faut nécessairement l'employer, on doit examiner avec soin s'il est assez bien constitué, ce que l'on reconnaît à sa saveur douce et sans odeur, ou d'une odeur agréable, et s'il est d'ailleurs blanc, égal et d'une consistance moyenne. Elle doit être telle, que lorsqu'on en verse une goutte sur l'ongle, elle y conserve la forme ronde sans couler. Sans ces conditions, c'est-à-dire si le lait est trop séreux ou trop consistant, il sera pernicieux, à plus forte raison le deviendra-t-il s'il est amer ou salé. Il est bon de faire remarquer, en passant, qu'on peut remédier aux deux premières conditions dont il vient d'être parlé, et qu'il faut, quand l'usage du lait est jugé nécessaire, employer les moyens qui annihilent les conditions mauvaises qu'il offre aux organes digestifs. Eh bien, quand il est trop épais, on le coupe avec un quart, un tiers ou par moitié d'une décoction d'orge, de riz, d'eau de son ou toute autre tisane rafraîchissante ; tandis que s'il est trop séreux, ou s'il n'excite pas assez l'estomac, on le rend légèrement stimulant en le coupant avec une infusion de thé, de feuilles d'oranger, de fleurs de violette, de tiges de mélisse, etc. Par l'un ou l'autre de ces mélanges, il m'est arrivé de faire supporter à mes convalescents, un breuvage, le lait qui, sans cette précaution, ne *passait* pas sans accidents. Du reste, on y remédie quelquefois aussi en changeant la nourriture de l'animal, car l'observation a démontré, que plus un ruminant vit de végétaux forts et vigoureux, plus le lait est chargé de substances nutritives (de caséum, ou *fromage*), et plus il est épais. C'est ce qui arrive pour les animaux qui paissent sur les montagnes où la végétation est plus vigoureuse que partout ailleurs, tandis que

ceux qu'on nourrit dans les plaines humides ont un lait léger ,et séreux. Lorsque tous ces moyens sont inutiles, on y remédie quelquefois, en coupant le lait avec une décoction de deux gros (huit grammes) de quinquina en poudre, dans une tasse à café d'eau, qu'on mêle à une double quantité de lait, soit en faisant avaler au malade immédiatement avant de prendre ce liquide pur 20 à 25 centigrammes de rhubarbe pulvérisée.

Le fromage, ai-je dit, est la partie principale ou nutritive du lait. Nous en avons deux espèces, le dur et le mou. Dans le premier état, le fromage est fort sain, il augmente l'appétit, stimule l'estomac, et aide la digestion en favorisant la dissolution des autres aliments par le suc gastrique. Mais on n'en doit prendre qu'une petite quantité :

Caseus ille bonus, quem dat avara manus.

car sans cette précaution, il cause des cuissons douloureuses, de fortes ardeurs dans l'estomac, il empêche de dormir. Dans le second état, au contraire, le fromage est plus savoureux, sans doute, mais il surcharge l'estomac et les intestins d'une mauvaise pituite, et produit quelquefois bien des maux.

Indépendamment du fromage, la partie grasse du lait donne le beurre qui, comme les huiles grasses, jaunit en vieillissant, et acquiert par conséquent une mauvaise qualité. On conçoit que celle-ci, qu'on peut y apercevoir, pourra aussi se développer d'elle-même dans l'estomac et les intestins, où tout tend si naturellement à s'altérer par rapport aux mauvais sucs qui résident quelquefois si opiniâtrément dans les premières voies, ce qui excite beaucoup de nausées, et même, chez quelques sujets, des rapports aigres et des vomissements ; chez d'autres, des cardialgies très-douloureuses. Malgré cela, on ne peut disconvenir qu'un bon beurre frais n'ait son avantage, pris le matin, en y joignant quelques aliments stimulants, et pour boisson un vin léger. Il ne peut être alors nuisible que par sa quantité , ou la mauvaise disposition des sujets qui en usent.

Nous ne parlerons pas des qualités du lait par rapport à l'espèce d'animal qui le fournit, à son âge, etc., ces considérations devant trouver place à l'article ALLAITEMENT (*Voy.* ce mot).

Parmi les aliments végétaux, les fruits occupent une bonne place. Ils doivent leur propriété nutritive, soit à la partie mucilagineuse ou gélatineuse, soit à la partie sucrée, soit à la pulpe; de telle sorte qu'on peut considérer comme moins nourrissants, ceux dans lesquels l'eau est dans une forte proportion, relativement à toutes les parties (cerises, pêches, citrons, oranges, airelles, groseilles, mûres, les fruits des cucurbitacés), et au contraire, comme les plus nourrissants, ceux qui contiennent le moins d'eau (prunes sucrées, abricots, pommes, certains pois, raisins très-sucrés, figues, dattes, etc.); de là une grande différence dans la manière dont ils sont digérés. Inutile de dire que la maturité des fruits entre pour beaucoup dans leur digestibilité; l'acidité du suc qu'ils contiennent, la fermeté des chairs, etc., étant les causes principales qui empêchent qu'ils soient facilement digérés, qui font qu'ils causent des flatuosités, des coliques, des dévoiements, etc., etc.

ALLAITEMENT, s. m., *lactatus*, action de nourrir un enfant avec du lait. Ainsi considéré, l'allaitement se divise naturellement en allaitement maternel, qui comprend l'allaitement par la mère, par une nourrice étrangère ou par un animal ; et en allaitement artificiel, qui s'opère à l'aide d'instruments de différentes formes. Nous ne dirons pas que le premier mérite la préférence, c'est chose que tout le monde sait , mais nous insisterons sur les avantages de l'allaitement par la propre mère du nouveau-né, ces choses méritant bien qu'on s'y arrête.

Le premier de ces avantages , car il ne saurait être question dans cet article des soins attentifs, empressés, assidus que la femme donne et prodigue à l'être qu'elle a enfanté, c'est que son lait est plus en rapport que tout autre lait, avec l'âge de l'enfant, à qui le lait séreux de la nouvelle accouchée est nécessaire pour l'évacuation du méconium (c'est sa première selle), et que d'ailleurs elle suit avec la plus rigoureuse exactitude le régime auquel on veut l'assujettir, dans l'intérêt du nourrisson. Et puis quelles difficultés n'éprouve-t-on pas à trouver une bonne nourrice ! Telle qui aura du lait en abondance ne changera l'enfant qu'à des heures fixes, le laissant ainsi croupir dans la saleté ; de là des excoriations, les cris qui occasionnent des hernies : telle autre qui ne négligera aucun des soins de propreté, qui veillera sur le sommeil et les autres besoins du nouveau-né, et qui ne s'occupera pas si son lait est assez abondant, ou s'il est tari tout à fait, à la suite d'une sensation violente, d'une grossesse, et laisse le nourrisson s'épuiser en efforts impuissants pour extraire sa nourriture du sein de sa nourrice; heureux encore quand il ne la partage pas avec un autre nourrisson qui sera le préféré.

Ce n'est pas qu'il n'y ait des circonstances qui s'opposent à ce que la mère nourrisse elle-même celui qu'elle a conçu. Eh bien, comme ces cas sont assez rares, nous allons tracer d'abord les règles à suivre dans l'allaitement maternel proprement dit, et nous exposerons ensuite celles qu'il convient d'observer quand il faut confier forcément l'enfant à une étrangère, ou quand on le nourrit artificiellement.

Nourri avec un peu d'eau sucrée quand il est fort, avec un peu de vin sucré, ou des potions aromatisées s'il est faible, le nouveau-né est mis au sein de sa mère quatre ou cinq heures après la délivrance, que le lait soit monté ou non. (*Voy.* Ages.) Doit-on immédiatement régler l'enfant ? non, car généralement il prend très-peu à la fois dans les premiers temps, et il a besoin dès lors de teter souvent : plus tard , lorsqu'il prendra davantage, on le réglera, en observant de distancer plus ou moins ses repas, si l'on peut ainsi parler, selon les forces du nourrisson, l'abondance et la qualité du lait. Bref, on ne doit rien faire d'une manière absolue, et quand la vigueur de l'enfant le permet, mieux vaut beaucoup espacer le teter; la mère a plus de repos, et son lait est mieux conditionné. Quand tout se passe ainsi, c'est-à-dire tant que le lait de la mère suffit au nourrisson, qui croît et se porte bien, il ne faut rien ajouter à sa nourriture. Je sais qu'on est dans l'usage, à la campagne principalement, de donner dès les premiers huit jours une bouillie de belle farine de froment avec du lait de vache, comme préservative des coliques : c'est un tort, car s'il est vrai que le nourrisson, quand il est bien repu, ne se plaint pas, il est vrai aussi que c'est à son détriment : combien de nouveaux-nés qui ont des convulsions parce qu'on leur a donné trop tôt de la bouillie ! Ce sera bien pire encore si on ajoute un narcotique à ces bouillies, pour calmer les coliques qui les font crier : on peut les empoisonner et les plonger dans une léthargie mortelle. A la ville, où le lait de la mère est moins abondant, moins pur , moins stimulant, moins nourrissant, on peut se permettre plutôt l'usage des bouillies faites avec les fécules des céréales et le lait, des panades préparées de différentes manières, que l'on entremêle par suite de potages gras, mais on doit le faire avec beaucoup de prudence. Peu à peu, à mesure que l'enfant grandit, on augmente graduellement la quantité de ses aliments, et on diminue proportionnellement le nombre de teters, qui, ordinairement, quand on a réglé le nourrisson, est de 4 le jour et 2 la nuit, et on arrive ainsi à supprimer entièrement le lait. *Voy.* Sevrage.

Mais, avons-nous dit, les mères ne sont pas toujours dans des conditions convenables pour nourrir elles-mêmes leur enfant, et elles doivent forcément y renoncer, l'une parce qu'elle n'a pas assez de lait ou en manque totalement, l'autre parce que son lait est mauvais, mal constitué ; quelques-unes parce qu'elles sont chétives, délicates ou scrofuleuses, rachitiques, phthisiques. Dans ce dernier cas, soit dit en passant, s'il est utile pour la femme poitrinaire de donner le sein au nouveau-né pendant un mois ou six semaines, pour prévenir le développement des accidents graves qui surviennent à la suite des couches, il est non moins utile pour le nourrisson, quoiqu'en ait dit Rousseau, il est vrai qu'il n'était pas médecin, de donner à l'enfant un lait bien constitué. Or, comme on peut substituer à l'enfant un chien nouveau-né de grosse espèce, qui sollicite aussi sûrement la sécrétion laiteuse que la bouche de l'enfant et vide peut-être mieux encore les mamelles, il est bon de recourir à ces animaux dont la succion est bien préférable à tous les moyens mécaniques proposés : quant au nourrisson, on lui donnera une nourrice.

Le choix qu'on en fait ne saurait être in-

différent, au contraire; car, si d'un côté il
est des femmes qui n'ont pas pour l'enfant
ces attentions et ces soins qui lui sont si nécessaires, il en est d'autres qui, mieux organisées, moralement parlant, pèchent par les
conditions physiques. On préférera donc la
nourrice dont le lait sera plus jeune ou plus
en rapport d'âge avec celui de la mère, celle
dont l'ensemble de la constitution offrira
toutes les apparences de la vigueur et d'une
santé robuste, dont les seins bien gonflés et
bien développés, seront comme crayonnés
par des lignes bleuâtres, dont le teint sera
brun, la bouche bien garnie, les dents blanches et non cariées, l'haleine douce et n'exhalant du corps aucune mauvaise odeur, dont
le caractère ne sera point irascible, dont les
forces digestives auront une grande énergie,
et en qui le lait se renouvellera promptement. Inutile de dire qu'elle doit avoir des
habitudes de propreté, le sommeil léger, et
qu'elle sera exempte de toute maladie contagieuse. Quant à son lait, s'il a une saveur
douce, agréable, sans odeur, s'il est blanc,
égal, et d'une consistance telle que si on en
met une goutte sur l'ongle, elle y reste sans
se déformer, oh! alors, cette femme aura
toutes les conditions voulues. Si, par cas,
on ne pouvait les obtenir toutes, ces conditions, et qu'il fallût se contenter d'un lait
un peu vieux, comparativement à l'âge du
nourrisson, on y remédierait en faisant boire
abondamment à la nourrice une grande quantité d'une tisane rafraîchissante, boisson
qu'on peut également donner à l'enfant, en
l'étendant avec un peu de lait de vache.
Dans tous les cas, qu'il soit allaité par sa propre mère ou par une étrangère, elle cessera
de lui donner le sein si elle est atteinte d'une
maladie aiguë (la fièvre de lait et les fièvres
d'accès exceptées), et s'abstiendra de lui donner à teter après une violente colère, des
convulsions pour l'enfant, pouvant être la
suite de cette imprudence. En cas d'emportement, dès que l'émotion est calmée, on vide
les mamelles par un moyen artificiel, ou à
l'aide d'un animal, et on attend qu'une autre
montée de lait se soit faite pour mettre le
nourrisson au sein.

L'apparition des mois et la grossesse sont-
elles des circonstances contraires à l'allaitement et qui forcent à le suspendre? Pas
toujours; car s'il est vrai que le lait est moins
bien constitué chez la femme réglée qu'alors
qu'elle ne l'est point, et cela quelquefois à
ce point que le nourrisson refuse de prendre
le mamelon pendant toute la durée de la
menstruation, il est vrai aussi que toutes les
fois qu'il est fort et robuste, s'il pâtit un peu
pendant tout le temps que dure l'écoulement
mensuel, l'enfant se refait, parce qu'il profite bien dans les intervalles; donc on ne le
changera pas de nourrice. Et quant à l'enfant faible, on lui donnera moins à teter, et
on le nourrira artificiellement. Il n'en est
pas de même de la gestation. Sans doute on
a vu des femmes enceintes continuer à allaiter leur enfant jusqu'à l'époque de la parturition, sans que le nourrisson en ait souf-

fert, mais ces cas sont assez rares, et généralement quand la femme est dans cet état,
son lait s'altère dans sa quantité et dans sa
qualité, il est moins abondant, plus séreux;
il produit le dévoiement, l'enfant dépérit; il
faut donc se hâter de lui donner une autre
nourrice, ou de lui faire teter un animal, si
on le peut, sans quoi on adopte l'allaitement
artificiel.

Nous disons de lui donner à teter un animal. Parmi les différentes espèces d'animaux,
en est-il qui méritent la préférence? Oui:
l'espèce chevrière d'abord, qui, à cause de
la forme et de la grosseur de ses trayons,
que la bouche de l'enfant saisit parfaitement,
de l'abondance de son lait, de la facilité avec
laquelle on la dresse à présenter sa mamelle
au nourrisson, et à l'attachement qu'elle est
sujette à contracter pour lui, présente toutes les conditions désirables. Toutefois il
faut user des précautions les plus grandes
jusqu'à ce que l'éducation de l'animal soit
faite, et parmi celles-ci, la première c'est d'a-
voir un berceau peu élevé, posé sur le sol,
étroit, afin de pouvoir être placé facilement
entre les jambes antérieures et les jambes
postérieures de la chèvre. Et, quant à celle-
ci, il faut, quand on peut choisir, qu'elle soit
jeune, ayant mis bas depuis peu, et n'étant
pas à sa première portée; qu'elle soit d'un
naturel doux et facile à diriger, et, s'il était
possible, qu'elle eût déjà servi à cet usage.
Ajoutons que, généralement, le lait de la
chèvre blanche et à cornes est préférable au
lait de la chèvre noire, cornue ou non, celui-ci ayant une odeur que l'autre n'a pas,
et qu'en toute circonstance, on doit avoir
égard à la nourriture que prend l'animal, à
sa constitution, on pourrait presque dire à
son IDIOSYNCRASIE (*Voy.* ce mot), telle chèvre
étant bonne laitière et *vice versa*. Nous ne
parlerons pas de certains avantages thérapeutiques que l'allaitement par la chèvre offre
au médecin pour le grand avantage d'un
nourrisson infecté; ces objets de détail ayant
été traités d'une manière spéciale dans notre
Dictionnaire des Passions.

A défaut de chèvre, on pourrait employer
une ânesse, au lait de laquelle certains accoucheurs donnent la préférence, parce qu'il
est celui qui se rapproche le plus par ses
qualités de celui de la femme. Nous ne le
contestons pas; mais nous ferons observer
que si le lait d'ânesse convient aux enfants
forts, vigoureux et sains, préférablement aux
enfants chétifs, lymphatiques, scrofuleux,
le lait de chèvre conviendra mieux à ces derniers, parce qu'il est plus stimulant et plus
actif que l'autre.

Reste à parler de l'allaitement artificiel. Les
règles à suivre pour cet allaitement sont : de
nettoyer tous les jours l'appareil, quel qu'il
soit, et de n'y verser chaque fois que juste
la quantité de lait que l'enfant doit prendre.
Ce lait aura, autant que possible, les qualités
sus-mentionnées, et, s'il n'était pas assez séreux, on le couperait avec une plus ou moins
grande quantité d'eau, selon qu'il serait
plus vieux, plus épais, ou qu'il apparticn-

drait à telle ou telle espèce d'animaux : ainsi, on mêle très-peu d'eau au lait de chèvre et au lait d'ânesse, beaucoup, au contraire, au lait de vache. Et comme c'est ordinairement de ce dernier dont on use, vu la facilité à s'en procurer, et son bon marché, comparativement aux autres, nous préciserons, à son endroit, les proportions du mélange, en disant que, pendant le premier mois de la lactation artificielle, le lait doit contenir les deux tiers d'eau; pendant le deuxième mois, y être pour moitié; et pour un tiers seulement, les mois suivants, jusqu'au sixième. Si à cette époque l'enfant est bien portant, on lui donne du lait pur récemment trait, non chauffé en été, chauffé au bain-marie en hiver, observant de ne mettre chauffer que la quantité qui doit être immédiatement consommée, ou, si l'on donne du lait coupé, que l'eau qui servira au mélange.

Nous avons nommé l'eau : il est certain que ce liquide suffit lorsqu'on n'a d'autre but que d'étendre la matière caséeuse du lait; il n'en serait pas de même dans le cas où on désirerait en augmenter la saveur sucrée, afin de le rapprocher davantage du lait de la femme; pour obtenir ce résultat, le petit-lait, préparé sans acide, est le meilleur excipient. Après lui viennent, au même titre, la décoction d'orge germé, qui contient beaucoup de matière sucrée développée par la germination, etc. N'oublions pas qu'il convient de renouveler le mélange au moins deux fois par jour, de le préserver, autant que possible, du contact de l'air, et de le tenir dans un endroit frais pour qu'il ne s'aigrisse pas. N'oublions pas non plus, et c'est par là que je termine, qu'il est un préjugé ancien, non encore effacé aujourd'hui, qui porte les femmes à faire bouillir le lait dont elles nourrissent les enfants, pour lui ôter sa crudité imaginaire ; on comprend tout ce que cette conduite a de ridicule, puisque, par l'ébullition, le lait perd ses parties les plus fluides et les plus délicates; il devient plus épais, plus lourd, et se digère moins bien : voilà ce qu'on gagne à le faire cuire.

ALOÈS, s.m., *aloe*, nom générique (L.) d'un suc propre aux feuilles de plusieurs espèces d'aloès, appartenant à la famille des Asphodèles (J.). — Les feuilles de l'aloès sont épaisses, et le suc qu'on en retire est d'un brun jaunâtre, d'une odeur nauséabonde, d'une saveur extrêmement amère, et qui teint la salive en jaune. Celui dont on se servait autrefois, venait des Indes orientales, de l'île de *Succotora;* on le nomma aloès succotrin, et ce nom lui est resté, quoique le suc d'aloès nous soit apporté des Barbades et d'autres lieux d'Amérique et d'Asie. Indépendamment du succotrin, le plus pur et le plus soluble, le commerce fournit encore l'aloès *hépatique*, ainsi nommé parce qu'il a une couleur analogue à celle du foie, qu'il est non transparent, plus rougeâtre que le dernier et aussi plus friable; et l'aloès *caballin*, qui n'est usité qu'en médecine hippiatrique (vétérinaire). Occupons-nous de la première es-

pèce, la seule employée en médecine; sa supériorité sur les autres, qu'il tient de sa pureté, lui ayant fait donner la préférence.

Action physiologique de l'aloès. Administré à petite dose, de un à six grains par jour, pris en deux fois, l'aloès provoque de légères coliques, qui sont suivies d'une ou de plusieurs selles diarrhéiques ; mais ce n'est guère que cinq ou six heures après son administration que les garde-robes arrivent, et même, chez quelques individus, après vingt-quatre heures. Son action laxative est donc très-lente, quoique produisant des douleurs abdominales; aussi l'emploie-t-on préférablement, à cause de son amertume, dans les cas de faiblesse d'estomac, pour faciliter les digestions; toutefois il ne faudrait pas en continuer trop longtemps l'usage, attendu qu'il a la propriété d'attirer le sang sur les parties qu'il irrite, de congestionner les intestins et les viscères abdominaux, et d'amener des hémorragies anales, l'excitation des organes de la génération chez les hommes, et des pertes utérines, la leucorrhée, des appétits vénériens, etc., chez les femmes. A haute dose l'aloès agit comme tous les purgatifs drastiques.

Effets thérapeutiques. L'action de l'aloès étant, à titre d'*amer*, de *fluxionnaire sanguin* et de *laxatif*, bien et dûment constatée, les praticiens ont dû recourir souvent à ce médicament, soit dans les dyspepsies, soit dans les constipations, soit toutes les fois qu'on a voulu provoquer l'écoulement menstruel ou hémorroïdal, etc. C'est en effet ce qui est arrivé, et l'expérience de tous prouve que, dans les dyspepsies par atonie, quand l'aloès est pris pendant le repas, et à petite dose, pourvu toutefois qu'il n'existe pas d'inflammation à l'estomac, il favorise les digestions. Est-ce en stimulant directement la surface gastro-intestinale? est-ce en débarrassant mécaniquement le canal alimentaire des mucosités qui l'engouent? est-ce en augmentant la sécrétion de la bile? C'est probablement en faisant un peu de tout cela; mais que nous importe le comment il agit, pourvu qu'il fasse du bien? De même, dans la constipation à laquelle les personnes lymphatiques sont très-sujettes, il est très-avantageux de leur faire prendre de l'aloès pendant le repas, comme dans les dyspepsies : notre propre expérience nous autorise à tenir ce langage. Elle nous autorise aussi à affirmer que dans les cas où il est utile d'établir le flux hémorroïdal, l'aloès, à petites doses journellement répétées et longtemps continuées (un mois et davantage), finit par amener la congestion sanguine et l'hémorragie qu'on désire obtenir ; mais on comprend que ce n'est pas dans les cas où la suppression du flux hémorroïdal déterminerait des accidents, qu'il faudrait recourir à ce médicament, à moins de l'employer comme drastique; car, sans cela, la lenteur de ses effets ne le ferait agir que comme palliatif, et, quand le temps presse, on doit le faire remplacer par des remèdes plus actifs. (*Voy.* HÉMORRAGIES, FLUX HÉMORROÏDAL.) Toutefois, disons en passant, car c'est très-important en médecine pratique, qu'il est une circonstance particulière où l'aloès doit être toujours employé.

On sait, et Hippocrate lui-même en avait fait la remarque, que celui qui est sujet à des hémorragies nasales dans l'enfance, est pris, dans l'âge adulte, d'hémorragies de poitrine, qui disparaissent quand un flux hémorroïdal s'établit, et que ce flux, qui remplace l'hémoptysie, par exemple, se montre dans la vieillesse. Eh bien, chez les individus qui crachent ou vomissent le sang après avoir été long-temps sujets à des épistaxis, il est bon d'aller au devant, si je puis ainsi dire, des intentions de la nature, et de chercher, par des moyens artificiels, à devancer l'époque où le flux hémorroïdal s'établirait. A cet effet, l'aloès administré à petite dose par les voies gastriques, si ces voies ne sont pas irritées ou faciles à irriter, en lavement dans le cas contraire, agit généralement d'une manière très-efficace, surtout si on applique tous les deux ou trois jours une ou ou deux sangsues à l'anus.

Poursuivons l'histoire des propriétés médicamenteuses de l'aloès, et sans nous arrêter à ce que chacun sait, que dans l'aménorrhée il agit absolument comme dans la suppression du flux hémorroïdal, nous dirons que toutes les fois que, par suite d'une disposition constitutionnelle ou autre, il se fait habituellement une congestion vers les parties supérieures, qu'on veut détourner, l'aloès est encore très-bien indiqué. Expliquons ma pensée.

J'ai trouvé, je ne me rappelle pas où, que, par cette propriété qu'a l'aloès de provoquer vers les organes du petit bassin une irritation vive et passagère, mais continue, par son usage journalier, il rend chaque jour des services bien précieux lorsqu'on veut combattre des maladies de l'encéphale et de la poitrine, qui, bien que graves, ne s'accompagnent pas de lésions profondes du tissu. J'ai vu à Charenton, dit l'auteur à qui j'emprunte ce passage, M. Esquirol, modifier avantageusement par ce moyen, d'anciennes dispositions aux congestions cérébrales, et le docteur Olivier d'Angers en a obtenu aussi de très-bons effets dans certaines paraplégies. Pour ma part, je regrette qu'on ne m'ait pas dit de quelle nature étaient ces paraplégies; car j'ai lu dans Barthez qu'une dame impotente des extrémités inférieures, par *suppression d'un flux* hémorroïdal qui durait depuis six mois, ayant pris de l'aloès, fut guérie par le rétablissement du flux supprimé, qu'il détermina.

Enfin, aux propriétés susdites et incontestables de l'aloès, nous ajouterons sa propriété vermifuge. Non-seulement elle est aussi constante que les autres, mais aux yeux du plus grand nombre de praticiens, la matière médicale ne posséderait pas de remède plus puissant pour tuer ou pour expulser les *vers*. Elle est efficace, soit qu'on applique sur le ventre des cataplasmes faits avec le suc frais de la plante, comme le veut Thomas Salisbury; soit qu'on l'administre à l'inté-

rieur. Quelques auteurs nient qu'il en soit ainsi, sans réfléchir que la faiblesse favorise la formation des vers et que l'aloès, en tonifiant l'intestin, devient vermifuge. Puis, en supposant que Rediart dit vrai, quand il a affirmé que des lombrics vivent quatre jours dans une solution d'aloès; l'effet purgatif de ce médicament le rend encore vermifuge, puisque les vers sont entraînés dans les selles qu'il produit.

Mode d'administration. Comme stomachique et fluxionnaire, l'aloès se donne, ainsi qu'il a été dit, à petite dose. Comme purgatif anthelminthique, il s'administre à celle de dix grains à demi-gros; mais il est bien rare qu'on ait recours à ce remède pour expulser les vers, tant d'autres médicaments plus efficaces ayant cette propriété. C'est généralement en pilules argentées qu'on l'administre. Pour les composer, il suffit de ramollir la poudre d'aloès, en la battant avec quelques gouttes d'alcool, et d'ajouter le reste de la poudre pour amener la pâte à la consistance pilulaire. On peut remplacer l'alcool par un sirop, du miel, n'importe : et quand on a formé les pilules, on les met dans une boîte contenant des débris de papier à argenter, et on agite la boîte après l'avoir recouverte. Ordinairement les pilules d'aloès sont d'un grain chacune.

L'aloès s'administre, avons-nous dit, en lavement : pour le préparer, on en fait dissoudre un demi-gros à deux gros dans un jaune d'œuf, ou on le mêle à deux gros de gomme arabique, et on délaye le mélange dans une livre d'eau tiède.

A l'extérieur, on se sert de la pommade d'aloès en frictions sur le bas-ventre, comme vermifuge. La préparation de cette pommade est fort simple ; elle consiste à mélanger quatre grammes d'aloès avec deux gros de fiel de bœuf épaissi, deux gros d'huile pétrole et deux onces d'axonge. Il y a encore le vin et la teinture d'aloès ; mais on ne s'en sert guère, leur amertume étant fort désagréable : toutefois la teinture peut remplacer la pommade.

ALOPÉCIE, s. f., ἀλωπεκία, ἀλώπηξ, renard, cet animal étant sujet à une maladie qui fait tomber le poil. — Pour les anciens, l'alopécie consistait dans la chute ou le changement de couleur des cheveux; c'est plus que cela pour les modernes, puisqu'ils étendent la définition de l'alopécie à la chute de tous les poils en général, ou seulement de quelques-uns en particulier, qui se dessèchent, blanchissent, se fendent et tombent, *sans que le surpeau se détache.* Je fais cette observation parce que si l'épiderme tombe en écailles pendant ou après la chute du poil, on emploie le mot *pelade*, au lieu d'alopécie. Quoi qu'il en soit, les cheveux étant les poils qui tombent le plus communément, c'est d'eux principalement que nous nous occuperons. Généralement on attribue leur chute à la nutrition imparfaite du cheveu, qui manque nécessairement de nourriture chez les sujets faibles, cacochymes, chez les vieillards et à la suite de certaines maladies aiguës ou chroniques. C'est pourquoi on la remarque dans le scorbut, dans le troisième degré de la phthisie pulmonaire, à la suite des fièvres typhoïdes graves. Pour ma part, j'ai vu une jeune personne perdre sa belle chevelure à la suite d'une de ces fièvres (fièvre ataxo-adynamique, putride et maligne des anciens), dont j'ai eu le bonheur de la guérir. On rencontre également l'alopécie, avec scorbut, dans certaines dartres et plusieurs espèces de teigne, tout comme chez les individus qui ont éprouvé ou éprouvent de violents chagrins ou d'autres émotions pénibles de l'âme : les excès vénériens, les contentions d'esprit, certaines professions qui obligent d'avoir la tête presque constamment couverte (l'état militaire), la diathèse syphilitique, les couches, la produisent également.

Aussi simple à décrire que facile à reconnaître, l'alopécie a pour caractères spéciaux qu'elle est tantôt congéniale, et tantôt au contraire le résultat de nos mauvaises habitudes, de nos vices ou d'une maladie. Dans le premier cas, qui certainement est très-rare, on est tout étonné de voir un enfant appartenant à des parents qui n'ont pas eu d'affection à laquelle on puisse attribuer ce singulier phénomène, naître fort et vigoureux, exempt de toute altération morbide du cuir chevelu, et néanmoins ne présenter aucun vestige de cheveux. En pareille circonstance il est bon d'être prévenu que la pousse des cheveux peut avoir lieu naturellement à six mois, à un an, et même à une époque plus reculée, puisqu'il est des individus qui sont restés sans cheveux jusqu'à leur vingtième année. C'est une bizarrerie des fonctions du système capillaire fort extraordinaire sans doute, mais c'est un fait qu'il faut noter, tout bizarre qu'il est, et peut-être aussi parce qu'il est très-bizarre.

Une autre remarque qu'il importe de mentionner, c'est que si l'alopécie se manifeste à la suite d'une maladie aiguë ou d'une affection chronique, il peut se faire, et cela n'est pas rare, que des cheveux de même nature et en quantité considérable repoussent au même endroit. Mais si la nutrition de ces nouveaux cheveux est imparfaite, ils tomberont à leur tour, et seront remplacés, cette fois, par des cheveux bien plus rares ; enfin s'il survient une troisième alopécie, elle laissera le crâne largement dégarni. Quant à la calvitie sénile, si elle ne s'établit pas de la même manière que la précédente, elle n'en reconnaît pas moins la même cause prochaine, qui consiste ou dans la diminution progressive de la cavité des bulbes capillaires, ou de l'oblitération du canal qui monte le long des cheveux, conditions qui nuisent essentiellement l'une et l'autre à leur nutrition ; de là leur chute d'une part, et la fin de leur pousse de l'autre.

Quelles que soient les difficultés qu'on éprouve à faire repousser les cheveux quand ils sont tombés, et cela surtout quand l'alopécie est héréditaire, ou de les empêcher de tomber lorsqu'ils ont cette tendance, on

ne doit rien négliger pour obtenir l'un et l'autre résultats.

A cet effet, il faut rechercher avec soin si l'alopécie tient à un vice constitutionnel qu'il faille nécessairement combattre, ou simplement à une nutrition imparfaite des cheveux ; et, si l'alopécie est congéniale, attendre qu'il *plaise* à la nature d'en faire pousser. Hors ce cas, il est indispensable, quand les cheveux tombent abondamment, de les couper très-court, de les brosser souvent et de les oindre avec une pommade composée de moelle de bœuf, d'amidon et de sel marin décrépité, exactement mélangés ; ou avec la pommade de Dupuytren ; celle de Stéage ; et de les lotionner avec une dissolution de sulfate de cuivre, etc., si on ne veut, ce qui serait bien mieux encore, raser la tête et la recouvrir de laine.

Les cheveux coupés excessivement courts ou la tête rasée, le cuir chevelu peut se trouver dans des conditions bien différentes ; ou son tissu est lâche et privé de ton, ou bien il est sec et recouvert d'écailles. Voulez-vous raffermir la peau et la tonifier ? lotionnez-la avec la décoction de feuilles de noyer, de marrhube, de petite centaurée, de moutarde, etc. ; avec un vin aromatique ou des aromates plus ou moins étendus ; faites des embrocations avec les huiles de laurier, de lavande, de genièvre ou de camomilles, etc. Voulez-vous au contraire la ramollir ? prescrivez des applications émollientes, onctueuses, celle des mucilages et des cataplasmes de graine de lin, d'une forte décoction de racine d'althéa, des huiles d'olive, d'amande douce bien fraîche, et sans additions autres que des topiques analogues. L'alopécie tient-elle à un état dartreux de la peau ? servez-vous des lotions sulfureuses rendues onctueuses avec des corps gras, ou plus ou moins stimulantes par l'addition du soufre, du calomel et de quelques préparations de plomb. Notez qu'il faut être très-réservé dans l'emploi de ces derniers moyens. Enfin, si l'alopécie est symptomatique d'une syphilis constitutionnelle, commencez par le traitement anti-vénérien, sans lequel toute tentative sera inefficace. On pourra bien, à l'exemple de certains praticiens, laver les parties affectées avec une décoction de séné, de romarin, de funegrec ; les frotter avec de la graisse de serpent ; les tamponner avec de l'huile de myrthe, de césame, etc. ; mais sans trop compter sur elles, l'expérience n'ayant pas confirmé les affirmations de ceux qui les ont préconisées. Nous leur préférerions les sinapismes, les eaux fortement savonneuses ou les eaux sulfureuses ; l'eau de son, dans la décoction de laquelle on a fait dissoudre quatre ou cinq grains de mercure doux, etc., moyens qui ont été également conseillés dans ce cas. Mais, nous le répétons, si ces médications jouissent de quelque efficacité, c'est à titre de moyens secondaires seulement, le traitement anti-syphilitique étant le seul véritablement curateur. — *Pommade Dupuytren.* Pr.: moelle de bœuf... demi-livre ; — acétate de plomb cristallisé ...

un gros ; — teinture alcoolique de cantharides ... un scrupule ; — eau-de-vie vieille... une once ; — essence de girofle... quinze gouttes. — F. S. A. une pommade, dont on enduit tous les soirs le cuir chevelu avec gros comme une noisette. Quelquefois on remplace l'essence de girofle par celle de cannelle.

Pommade du Dr Stéage. Pr.: d'huile d'olives... 21 grammes ; — de beurre de cacao... 42 id.; — tannin ... 80 centigr.; — quinine ... 40 id.; — alcool aromatique ... 8 grammes. — On dissout le tannin dans l'alcool et on incorpore S. A. les deux solutés à la pommade de cacao. On fait usage soir et matin de cette pommade, qui arrête souvent la chute des cheveux, au bout de quelques jours.

ALPHOS, s. m., *alphus*, ἄλφος, blanc. — Galien a appliqué ce nom à une maladie de la peau, caractérisée par des taches blanches. Quand leur blancheur tire sur le roux, c'est l'*alphos* proprement dit ; si elle est noirâtre, c'est le *mélas* ; est-elle complétement blanche, c'est le *leuce*. Toutes ces variétés sont considérées aujourd'hui comme appartenant à la lèpre squammeuse (Alibert). *Voy.* LÈPRE.

ALTÉRANTS, adj. pris subst. — En pharmacologie, on donne ce nom à des médicaments qui changent d'une manière insensible et sans provoquer des évacuations, l'état des solides et des liquides de l'organisme vivant. Dans ce sens, les relâchants, les toniques, les excitants et les calmants sont des altérants. Mais cette expression a été spécialement consacrée aux substances stimulantes et purgatives, qu'on administre de manière à produire cet effet, c'est-à-dire à très-petite dose, tels le mercure, l'aloès, etc., c'est principalement dans les engorgements chroniques des viscères abdominaux qu'on en fait usage.

ALUN, s. m., *alumen*. — C'est le nom que les chimistes ont donné à un sel, dans lequel on trouve constamment un excès d'acide sulfurique et de l'alumine, et qui contient en outre de la potasse ou de l'ammoniaque, et quelquefois l'un et l'autre de ces alcalis ; d'où il suit que ce sel est à double ou à triple base. Dans l'un et l'autre cas, l'alun se présente à l'état solide, cristallisé en prismes octaèdres réguliers, qui, avec sa cassure acidulée très-remarquable, le font facilement reconnaître. Ces octaèdres sont d'ailleurs incolores et transparents ; leur saveur douceâtre et astringente ; ils rougissent l'eau de tournesol.

On distingue dans le commerce trois espèces d'alun, savoir : 1° l'alun de *Rome*, remarquable par sa couleur rouge ; 2° l'alun d'*Angleterre*, appelé encore alun blanc, alun de glace, alun de roche, qui est très-répandu et le plus usité ; 3° l'alun de *plumes*, qui se sépare en feuillets comme l'amianthe, ce qui lui donne un aspect très-agréable.

L'emploi thérapeutique de l'alun remonte aux siècles les plus reculés, et son emploi est très-généralement répandu aujourd'hui, soit à cause de ses propriétés médicamenteuses bien constatées, soit aussi à cause de la modicité du prix auquel on se le procure. Sa propriété astringente est si puissante, son action anti-fluxionnaire si active, qu'il suffit de mettre ce sel en contact avec un tissu qui contient beaucoup de vaisseaux sanguins, pour qu'on aperçoive le sang qui se retire, la turgescence et en même temps la coloration de la partie diminuer rapidement, et le tissu se raccornir ; on le dirait flétri. Mais pour obtenir cet effet, il faut que l'alun ne soit pas en trop grande quantité ; car, aux phénomènes que nous venons d'indiquer, succéderaient ceux d'une véritable inflammation.

Quoi qu'il en soit, la propriété astringente et anti-fluxionnaire de l'alun à dose convenable étant constatée, tous les praticiens furent sur la voie des cas pathologiques, dans lesquels ce sel pouvait être efficacement administré. Il fut donc donné à l'intérieur, dans les hémorragies asthéniques, soit que le sang coulât par le nez, par la bouche, par les gencives, par l'anus ou par les parties sexuelles. Dans le premier cas, l'aspiration par les narines d'une eau alumineuse a réussi bien des fois à suspendre l'épistaxis, et quand ce moyen est insuffisant, l'alun en poudre reniflé en guise de tabac, a souvent empêché qu'on fût dans l'obligation de recourir au tamponnement.

Mais c'est surtout dans les hémorragies utérines consécutives à l'accouchement que l'alun s'est montré efficace. Rivière l'injectait dans le vagin et l'utérus, dissous dans une décoction astringente ; d'autres se contentent de le dissoudre dans l'eau ; quelques-uns en mouillent des éponges qu'ils introduisent dans les parties sexuelles ; et tous se louent de son administration ; aussi l'usage de l'alun est-il devenu en quelque sorte banal. Quant à nous, nous en faisons un usage presque journalier et en avons constaté les avantages, dans les hémorragies utérines passives, alors surtout qu'elles tournent à un état anémique ; dans ce cas, les injections froides, répétées plusieurs fois par jour, avec une dissolution de huit grammes d'alun dans un litre d'une décoction d'une once de racine de ratanhia, ont produit une astriction salutaire dans les vaisseaux capillaires de l'utérus, et arrêté bientôt l'écoulement du sang. C'est comme dans l'amygdalite catarrhale : rien ne résout plus tôt l'inflammation des tonsilles, que les gargarismes alumineux, et mieux encore les insufflations de la poudre d'alun sur les parties enflammées. Enfin la même astriction et les mêmes effets curat fs sont produits par l'alun quand on le fait entrer dans un collyre astringent destiné à combattre l'ophthalmie chronique atonique.

Peut-on s'en louer également dans l'hémoptysie ? Nous soulevons cette question, parce que Cullen, et quelques auteurs d'après lui, blâment l'emploi de ce médicament dans les hémorragies pulmonaires ; cette affection, dit Cullen, se rattachant assez constamment à l'ordre des hémorragies actives, et repoussant en conséquence, un remède aussi astringent que l'alun. Mais de ce que l'hémoptysie se rattache communément à l'ord. e des hémorragies actives, est-ce à dire qu'il ne se rattache pas aussi à l'ordre des hémorragies passives? Eh bien! c'est dans ces cas, et ils ne sont pas rares, que le sulfate d'alumine doit être employé. Qui ne sait que les pilules dites d'*Helvétius*, qu'on donne à la dose de six, douze et trente-six grains, ont joui et jouissent encore d'une grande vogue, dans les pertes, les hémorragies passives, les *crachements* et les *vomissements* de sang passifs, et que ces pilules se composent d'alun et de sang-dragon, soit par parties égales, comme on le fait en Angleterre, soit deux parties d'alun et une partie de sang-dragon, comme cela se pratique en France. Chose certaine, c'est que ces pilules (on les fait ordinairement de trois grains) à la dose de deux, quatre, huit, douze, ou l'alun seul en poudre, à la dose d'un demi-gros, produisent d'heureux effets quand il y a faiblesse de la constitution ou faiblesse locale seulement.

Est-il nécessaire que nous disions que la propriété astringente de l'alun l'a fait employer extérieurement dans les hémorragies traumatiques? Je ne le crois pas nécessaire; cependant nous ferons observer que ce n'est qu'alors que des petits vaisseaux sont divisés, que l'alun en topique peut arrêter le cours du sang. A ce propos, nous devons faire remarquer que si, en l'absence du chirurgien qui a pratiqué une opération majeure, on s'apercevait que les pièces de l'appareil sont imbibées de sang, et que ce liquide continue à s'exhaler, ce qui affaiblit beaucoup l'opéré et met ses jours en danger; dans ce cas, on saupoudre d'alun ou on imbibe avec une forte dissolution de ce sel les pièces de l'appareil, pendant qu'on va prévenir le docteur; ou si l'appareil est facile à remettre en place, on l'ôte, et après avoir trempé la charpie qui a servi à ce pansement dans le topique alumineux, on la remet en place.

Si des hémorragies internes ou traumatiques nous passons à des maladies d'un autre ordre, nous constaterons que l'alun agit avec la même efficacité, soit dans les leucorrhées atoniques, soit dans les phlegmasies catarrhales avec prurit des parties de la génération chez les femmes et les jeunes filles, soit dans certains flux diarrhéiques ou dyssentériques, soit même dans la colique de plomb, etc. Ainsi Home, par exemple, assure, d'après ses expériences cliniques, avoir, par l'administration de l'alun, diminué des flux de ventre invétérés; et depuis bien des années, il est de notoriété publique que Kœpeler, médecin de l'hôpital Saint-Antoine, a combattu avec le plus heureux succès les coliques de plomb par l'administration du sulfate d'alumine à la dose d'un à deux gros dans une potion gommeuse. Cette dose était réitérée quand la maladie *ne se dissipait pas après la première;* et l'on sait combien est long le traitement de la colique de plomb.

Mode d'administration. Nous avons peu de chose à dire du mode d'administration et des doses de l'alun, les détails dans lesquels

nous sommes entré nous paraissant suffisants. Nous ajouterons cependant, en terminant, que, d'après M. Merat et Delens, l'alun, associé à un blanc d'œuf et à l'eau-de-vie camphrée, forme un liniment propre à fortifier la peau contre les engelures et contre les rougeurs ou escarres qui sont la suite d'un décubitus prolongé.

AMAUROSE, Goutte sereine; s. f., *amaurosis* ou ἀμαύρωσις, de ἄμαυρος, obtus. — Ce qui la caractérise, c'est la diminution ou l'abolition complète de la vue, sans la perte de transparence des humeurs ou des membranes de l'œil, avec dilatation ou resserrement des pupilles, l'iris ayant perdu, en tout ou en partie, la faculté de se contracter sous l'influence de la lumière; ce qu'on attribue généralement à une altération plus ou moins profonde de la sensibilité des nerfs optiques ou des plexus ciliaires.

Divisée en complète ou incomplète, en récente ou invétérée, en continue ou périodique par les uns; en idiopathique, symptomatique ou métastatique par d'autres, l'amaurose se manifestera d'autant plus facilement, qu'on y sera prédisposé davantage par l'impression sur les yeux d'une lumière trop vive; l'habitation dans des lieux bas et humides, obscurs; les veilles opiniâtres, les contentions d'esprit, les travaux de cabinet trop assidus, les études poursuivies sans relâche, l'état pléthorique, la suppression d'une hémorragie habituelle, l'abus des plaisirs vénériens et des bains chauds, certaines professions (graveur de musique, joaillier, compositeur d'imprimerie, vidangeur, etc.); celles surtout où l'on travaille sur des objets brillants, incandescents, ou qui obligent qu'on se serve habituellement du microscope; la réflexion des rayons solaires, la lactation prolongée chez la classe indigente, de longs et violents chagrins, les saignées répétées, la salivation ou des suppurations abondantes, une diarrhée opiniâtre, et enfin certaines maladies : les principales sont l'hydrocéphalie, aiguë ou chronique, l'inflammation chronique des yeux qu'on néglige. Nous ne parlons pas des âges, puisque l'amaurose est congéniale et peut nous affecter à toutes les époques de la vie (quoique plus fréquente cependant dans l'âge viril); ni du sexe, puisqu'elle attaque également les hommes et les femmes; mais nous signalerons, comme une prédisposition à peu près certaine, la couleur noire ou brune des yeux, ceux-ci étant plus fréquemment affectés que les bleus ou les gris dans une proportion :: 25 ou 30 : 1; et comme causes occasionnelles, l'action des narcotiques, l'usage prolongé et immodéré des préparations arsénicales, le pain de seigle ergoté, une irritation gastrique, l'impression de la foudre, une violente colère, un froid excessif, la grossesse, les vers intestinaux, les calculs vésicaux engagés dans l'urètre, la section des nerfs de la cinquième paire ou de la portion cervicale du grand sympathique, la compression ou la paralysie du nerf optique, les plaies et les contusions de la région surcillière, ou des paupières, ou du globe de l'œil, les plaies pénétrantes de l'orbite, les caries ethmoïdales ou dentaires, etc.

Quand l'amaurose s'établit, elle le fait ordinairement avec lenteur, c'est-à-dire que le plus souvent, soit qu'elle attaque un seul œil, soit qu'ils en soient affectés tous les deux simultanément, le malade se plaint, dans le dernier cas surtout, d'éprouver beaucoup de difficulté à distinguer les objets éloignés et peu éclairés, d'un sentiment de sécheresse incommode à la surface du globe de l'œil, d'une sorte de battement ou seulement de tension dans cet organe, et de céphalalgie bornée parfois à la région susorbitaire ou aux régions temporales, et qui d'autres fois se prolonge plus ou moins et disparaît quand la cécité est complète. Cette céphalalgie s'accompagne, en outre, de vertiges, d'éblouissements, de tintements d'oreilles, d'un engourdissement général et d'insomnie. Par une singularité assez remarquable, le moindre mouvement des paupières détermine chez certains malades une gêne douloureuse aux yeux, semblable à celle qu'occasionnerait un corps étranger interposé entre elles et l'œil; chez d'autres, il y a des hallucinations de la vision telles et si variées, que les uns croient apercevoir des filaments, des taches noires, des insectes, des flocons blancs; et que les corps qu'ils veulent examiner leur semblent voilés par une vapeur épaisse; les autres voient ces corps coloriés, défigurés, entourés d'une auréole brillante, et quelques-uns, enfin, perdent la faculté de discerner les couleurs. De même, il n'est pas rare que le malade devienne presbyte ou myope (il est plus souvent presbyte), ou qu'il soit atteint alternativement de cécité et de vision distincte, et cela pendant un temps plus ou moins long; ou bien, enfin, qu'il soit héméralope ou nyctalope (*Voy.* Héméralopie, Nyctalopie), phénomènes pathologiques différents, qui ne sont que des degrés divers de l'amaurose, et que, par conséquent, on aurait tort de décrire sous des noms particuliers, comme étant des maladies distinctes.

Ce n'est pas tout: à mesure que la maladie fait des progrès, l'iris et la pupille offrent des changements notables. Ainsi, l'un perd peu à peu de sa mobilité, et l'autre se dilate et change de figure; c'est-à-dire qu'elle quitte sa forme circulaire, pour prendre une forme irrégulière, ovale, anguleuse, paraissant même dévier de sa situation normale. Notons bien qu'il n'en est pas toujours ainsi, puisque, dans certains cas, les pupilles restent resserrées et très-étroites (ce qui dépend peut-être d'une phlegmasie latente de l'iris), et dans d'autres, l'ouverture pupillaire, quoique médiocrement dilatée, conserve encore de sa mobilité, malgré que la vue soit complétement perdue. Ceci s'observe surtout quand la goutte sereine n'affecte qu'un œil, ou lorsque les deux yeux ne sont pas affectés au même degré. Pour constater ce phénomène, il faut ouvrir et fermer en même temps les deux yeux du malade; dans ces mouvements opposés on voit les deux iris se

mouvoir également, et au même moment, celui qui est malade se dilate sympathiquement, au lieu que si on ferme l'œil sain sans fermer l'autre, l'iris frappé de cécité reste immobile.

Nous avons un autre moyen de constatation: il consiste à diriger un rayon de lumière très-vive sur l'œil affecté; dans ce cas, la pupille reste immobile, tandis qu'elle reprend sa mobilité lorsque l'un et l'autre œil sont simultanément exposés à la lumière. Remarquons encore que l'amaurose n'entraîne pas constamment l'abolition des mouvements de l'iris, puisque, dans certaines cécités amaurotiques, il y a une telle exaltation de la sensibilité de cette membrane, qu'elle se contracte de manière à produire l'occlusion de la pupille sous l'impression d'une lumière modérée. M. Himly a observé un fait plus curieux, il a vu les contractions de l'iris s'effectuant dans un sens inverse à leur mouvement physiologique, c'est-à-dire, que les pupilles de son malade se contractaient pendant que l'œil était fermé, et se dilataient ensuite progressivement, à mesure que la lumière qui frappait l'œil qu'on venait d'ouvrir, devenait plus vive.

Quant à la couleur du fond de l'œil qu'on distingue à travers la pupille, on a remarqué qu'elle présente souvent des nuances variées autres que celles qu'on observe dans l'état normal. Ainsi elle paraît verdâtre, grisâtre, plombée, jaunâtre et rarement d'un noir aussi pur qu'en santé. Je l'ai vue quelquefois avoir cet aspect nébuleux qui résulte, dit-on, d'une altération de la rétine; d'autres fois cette couleur rougeâtre et brillante qu'on attribue à la congestion sanguine des rameaux de l'artère centrale de la rétine, selon quelques-uns; à l'absence du pigment noir de la choroïde (c'est l'œil de chat amaurotique de Beer) selon d'autres; et enfin, cette teinte d'un blanc jaunâtre qui a quelque analogie avec l'aspect que présente un œil frappé de cataracte: heureusement qu'aucune de ces différentes altérations de couleur n'annonce rien de fâcheux. Reste que, quand l'amaurose est complète, l'œil perd toute expression, il reste fixe et dans une immobilité absolue comme les paupières, sans se diriger vers aucun objet; et pourtant toute faculté visuelle n'est pas entièrement éteinte, puisque lorsqu'on approche un corps quelconque des yeux, on dirait qu'ils en sentent la présence, pour ainsi dire, ce qui n'a pas lieu dans la cataracte et sert à les distinguer. Disons, en terminant la symptomatologie de la goutte sereine, que la vision de flocons blancs (dont nous avons déjà parlé) accusée par les malades, n'est pas toujours un symptôme d'amaurose, attendu que cette aberration visuelle résulte parfois de la présence de véritables flocons blancs qui se trouvent flottant dans l'humeur de Morgagni, ou bien d'une illusion morbide de la rétine malade; toutes circonstances à prendre en considération, quand on établit le diagnostic de l'amaurose.

A ce propos, nous ferons remarquer que,

si on n'y prend garde, la goutte sereine peut être confondue avec la cataracte et plusieurs autres maladies, des symptômes différentiels bien tranchés n'existant pas ou n'étant pas assez distincts pour éviter la confusion. Ce doit donc être une raison pour nous de les examiner avec soin, toute erreur de diagnostic pouvant être préjudiciable. C'est pourquoi, nous arrêtant d'abord à la cataracte, nous dirons que ce qui la différencie de l'amaurose, c'est que dans

la cataracte, l'*opacité* commence à paraître au centre et immédiatement derrière l'ouverture pupillaire; elle est d'un bleu grisâtre. L'*affaiblissement* de la vue augmente en raison directe de l'intensité et de l'opacité des humeurs de l'œil; les *mouvements* de l'iris conservent toute leur intégrité ou sont très-rarement empêchés; la *pupille* conserve sa forme arrondie avec l'opacité du cristallin; la *cornée* ne présente aucune modification particulière dans son aspect; la *cécité* est toujours la même, c'est-à-dire sans variétés en plus ou en moins : le malade voit les objets entourés d'un *nuage blanchâtre;* le cataracté se sert souvent avec avantage de *lunettes* à verres convexes; enfin, fréquemment, les objets situés dans une direction latérale, par rapport à l'œil, sont parfaitement distingués.

l'amaurose, l'*opacité* est plus profonde et d'un bleu tirant sur le rouge ou le vert; l'*affaiblissement* de la vue n'a aucun rapport dans ses progrès avec la densité et l'opacité de ces mêmes humeurs; les *mouvements* de l'iris sont habituellement plus ou moins complétement anéantis; la *pupille* est irrégulière et quelquefois anguleuse; la *cornée* n'a pas sa netteté et sa transparence habituelles; la *cécité* présente quelques différences en plus ou en moins, selon certaines circonstances, et, par exemple, l'absence ou l'intensité de la lumière; le malade voit les objets entourés d'une *auréole*, irisée; aucune espèce de *lunettes* ne peut rendre la vue plus nette à l'amaurotique; enfin les objets, quelle que soit la direction dans laquelle ils se trouvent par rapport à l'œil, ne sont jamais vus.

Une autre maladie avec laquelle l'amaurose peut être facilement confondue, c'est l'inflammation chronique de la rétine; or voici ce qu'on a conseillé pour éviter l'erreur. Il faut examiner avec soin l'œil en face et de côté, au grand jour, afin de s'assurer si ses membranes et ses humeurs ont conservé leur transparence; ensuite relever et abaisser alternativement les paupières supérieures à diverses reprises, en laissant l'œil couvert quelques instants pour constater si l'iris est ou non contractile. Un bon moyen aussi, c'est l'extrait de belladone appliqué sur l'œil, dans le but d'obtenir la dilatation de la pupille, ce qui permettrait d'examiner plus facilement le cristallin et le corps vitré, et de constater ainsi la mobilité ou l'immobilité de l'iris. On a bien parlé aussi de l'électricité pour constater cette mobilité, mais c'est un moyen très-infidèle, attendu que s'il existe des adhérences entre les membranes et le cristallin, l'iris ne se contractera pas.

Nous ne parlerons pas du diagnostic différentiel entre l'amaurose et le GLAUCOME (*Voy.* ce mot), maladie avec laquelle la goutte sereine peut être confondue, l'erreur devenant peu grave, du moment où le traitement est le même.

Avant d'entreprendre le traitement d'un amaurotique, il convient de s'assurer, avant toute chose, si l'amaurose est curable ou non, l'expérience ayant prononcé là-dessus. Elle a dit que les gouttes sereines symptomatiques de l'embarras gastrique, de l'état vermineux, etc., ainsi que les amauroses métastatiques, peuvent être guéries par des moyens appropriés, tout comme celle qui se manifeste à la suite des convulsions épileptiformes (*Voy.* ÉPILEPSIE). Mais, quant à celles dans lesquelles les pupilles ayant perdu leur forme circulaire restent immobiles sans être dilatées, ou sont dilatées au point de simuler l'absence de l'iris, dont le bord est inégal et frangé; quant à celles dont le fond de l'œil, indépendamment de l'opacité du cristallin, offre une pâleur insolite; quant à celles qui s'accompagnent de céphalalgie et d'un sentiment constant de tension dans le globe de l'œil; quant à l'amaurose complète qui date de plusieurs années chez les adultes, ou qui succède, chez les vieillards, à une amblyopie qui s'est manifestée dans la jeunesse, etc., elles sont toutes réputées incurables. Est-ce un motif de ne pas en entreprendre la guérison ? nous ne le pensons pas, attendu que nous avons pour principe : *Melius est anceps adhibere remedium quam nullum*, avec cette restriction fondamentale en pratique : *Si non juves, saltem non noceas.* Voici donc comment on procède. Le sujet est-il pléthorique ? on emploie les antiphlogistiques généraux; y a-t-il seulement fluxion sanguine sur les yeux ? on se sert des sangsues ou des ventouses scarifiées, plus ou moins répétées suivant les forces de l'individu; on les place à la nuque ou à la région mastoïdienne, et si cette fluxion locale était consécutive à la suppression d'une hémorragie habituelle (des menstrues chez la femme, ou du flux hémorroïdal chez l'homme), il est indispensable d'appliquer les sangsues à la vulve ou à l'anus, précédées ou non de la saignée générale; la suppression de l'hémorragie déterminant un état pléthorique accidentel, momentané, chez les individus fortement constitués. Remarquons, en passant, que c'est probablement chez des personnes placées dans cette condition physiologique, que la section de la branche antérieure de l'artère temporale, et l'ouverture de la jugulaire ont pu être efficaces, non-seulement au début, mais encore à une époque plus ou moins avancée de la maladie On associe aux évacuations sanguines les dérivatifs intestinaux, les frictions avec la pommade stibiée (et préférablement les vésicatoires) sur la nuque, derrière les oreilles, sur les tempes, ou sur la région surcillière. On ne doit pas craindre de les multiplier, et, dans le cas de la rétrocession d'un exanthème, d'en appliquer un très-large et très-actif sur l'endroit même d'où l'exanthème a disparu. Les cautères et le séton à la nuque, la pommade ammoniacale appliquée selon la méthode de Gondret, sur différents points de la voûte du crâne, ont aussi leur somme d'utilité, sans néanmoins être plus efficaces, dans certains cas, que les moyens précédemment indiqués. Le moxa, qui est un très-puissant stimulant du système nerveux, et qui produit une dérivation manifeste par la suppuration qu'il occasionne, doit être préféré chez les sujets lymphatiques, peu irritables, et notamment quand les malades ressentent dans les tempes, dans les orbites, ou même dans d'autres parties du visage, des douleurs qui ont un caractère névralgique ou rhumatismal. On le place sur la région temporale, sur le trajet du nerf fronto-surcillier, ou vers l'angle supérieur de l'occiput. Voilà ce qu'il convient de faire lorsque l'amaurose dépend d'une fluxion locale sur l'œil ; ajoutons, pour compléter le traitement, qu'il est bon, quand les moyens que nous venons de proposer échouent, d'user des mercuriaux à large dose, poussés même jusqu'à la salivation. Ils conviendraient surtout si l'on soupçonnait une ophtalmie chronique latente d'être la cause de la cécité. On a encore proposé, contre l'amaurose, la strychnine employée par la méthode sous endermique à la dose de $\frac{1}{4}$ ou $\frac{1}{16}$ de grain, en commençant, et portée progressivement jusqu'à un grain et demi et même deux grains ; les vapeurs ammoniacales dirigées sur le globe de l'œil, les frictions sur les tempes avec le baume de Fioraventi, ou avec la pommade iodurée ; l'électricité ou l'électro-puncture, parce qu'elles ont la faculté de ranimer la sensibilité de la rétine, de lui rendre sa contractilité, et de dissiper enfin, ou tout au moins d'enrayer les progrès de la goutte sereine. L'emploi sagement combiné des boissons délayantes, des minoratifs doux, des lavements laxatifs, des pédiluves irritants, des topiques froids répercussifs appliqués sur le front, sur les paupières et souvent renouvelés ; le repos absolu de l'organe, la privation de la lumière, etc., concourent au même but. De même, si l'amaurose se lie ou tient a un état de débilité générale, il faut prescrire les toniques minéraux ou végétaux, le fer, le quinquina, etc., et préférablement ce dernier, quand la cécité est intermittente : si elle est symptomatique de l'état saburral, on fait vomir le malade ; d'un état vermineux, on lui donne du calomel a titre de vermifuge ou tout autre anthelminthique ; et si elle reconnaît enfin, pour cause prochaine, une affection scrofuleuse, goutteuse ou autre, d'une nature spécifique, c'est sur le traitement employé contre le vice scrofuleux, ou contre la diathèse goutteuse, etc., sur qui nous devons principalement fonder nos espérances.

J'ai parlé de l'amaurose avec débilité et des moyens généraux à metre en usage ; j'ajoute que les oculistes allemands recommandent comme très-profitable localement, l'application de sachets remplis de camphre et de plantes aromatiques. Ils sont préférables, d'après eux, aux collyres, à moins que ceux-ci ne soient composés de substances irritantes, telles que le baume de Fioraventi, l'alcoolat de cannelle et de citron, succiné ou ammoniaté.

FORMULES.

1° *Pommade émétisée ou d'Authenrieth.*
Pr.: de tartre stibié 4 grammes (un gros) ;
   d'axonge   15 idem (demi-once).
M. On en prend gros comme une noisette, et l'on en fait une friction sur le lieu d'élection. Cette friction doit être répétée deux ou trois fois par jour, jusqu'à ce qu'il survienne une éruption de boutons.

2° *Pommade iodurée.*
Pr.: d'hydriodate de potasse 4 grammes
                      (un gros) ;
   d'axonge   15   idem
                 (demi-once).
M. exactement.
Mode d'administration. En frictions plusieurs fois par jour, avec gros comme un haricot.

AMBLYOPIE, s. f., *amblyopia* ou ἀμβλυωπία, de ἀμβλύς et ὤψ, ὀπός, obtus, œil, vue obtuse, affaiblissement de la vue.

Quoique généralement symptomatique de plusieurs maladies, dont elle est pour ainsi dire le premier degré de développement, cette perversion de la vision peut cependant se montrer isolée et indépendante de toute autre affection, et constituer, par conséquent, une amblyopie essentielle : en voici un exemple assez remarquable. Un ancien soldat, B. P., remplissant depuis quelques années les fonctions de garde champêtre à Cette, éprouva, un jour, un affaiblissement de la vue tel qu'il fut forcé d'entrer à l'hôpital pour s'y faire soigner. Arrivé à Montpellier, il fut admis dans le service de Delpech, d'où il sortit guéri, après avoir été saigné plusieurs fois, purgé et repurgé, etc.; le traitement dura un mois et demi environ. P. reprit ses fonctions de garde champêtre, mais comme la première fois, il s'aperçut bientôt que sa vue s'affaiblissait de nouveau, et que cet affaiblissement augmentait progressivement avec bien plus de rapidité encore. Ne distinguant plus un individu à quinze pas de lui, et forcé une seconde fois de suspendre son service, il vint me trouver et me raconta ce qui s'était passé. L'ayant beaucoup connu avant qu'il se fixât à Cette, je ne lui adressai que trois questions : Vous avez servi dans les cuirassiers, n'est-ce pas ? — Oui. — Avez-vous des hémorroïdes ? — Oui. — Fluent-elles ? — Elles donnaient beaucoup de sang autrefois, mais depuis longtemps elles n'en donnent plus. Vingt sangsues furent appliquées à l'anus, et la vision distincte revint comme par enchantement : dans la suite, il a suffi de renouveler de temps en temps cette application pour éviter les récidives.

Ce fait est très-important, en ce qu'il prouve l'existence de l'amblyopie essentielle, et

combien il importe de prendre en *très-grande*
considération la suppresion des hémorragies habituelles, quand on doit tirer du sang.
A plus forte raison, faut-il, dans les amauroses symptomatiques, remonter à la cause
prochaine, l'affection principale méritant plus
particulièrement, et presque exclusivement,
l'attention du praticien.

AMBULANT, adj., *ambulans*, de *ambulare*,
voyager.—Il se dit de toute maladie qui quitte
spontanément son siége, pour reparaître ailleurs. C'est le propre de certains érysipèles,
du rhumatisme, des dartres, etc.

AMENDEMENT, s. m., *amelioratio* ; changement en mieux ou amélioration plus ou
moins remarquable dans l'état d'un malade.

AMÉNORRHÉE. *Voy.* Menstruation.

AMERS, s. f., *amara*. — On applique généralement cette dénomination à une classe de
médicaments remarquables par leur amertume, et qui agissent à la manière des toniques. *Voy.* Tonique.

AMIDON, s. m., *amylum*, ἄμυλος.—L'amidon du commerce n'est autre chose que la
fine fleur de froment. On peut bien l'extraire des semences de plusieurs céréales,
des graines, des tiges, et même des racines de
plusieurs autres plantes, mais on ne le fait
pas. L'amidon rafraîchit et resserre, aussi
le prescrit-on en lavement dans certaines
diarrhées. Il est très-avantageux en poudre
sèche contre l'inflammation érythémateuse
qui se manifeste après les lésions traumatiques, ou dans les excoriations de la peau
chez les personnes très-grasses. Dans ce cas,
il suffit de tenir la partie constamment recouverte d'amidon, pour que la rougeur se
dissipe ou que l'excoriation se cicatrise.

AMMONIAQUE, s. f., *ammoniaca*. — C'est
le nom qu'on a donné à un corps gazeux qui
fait la base du *sel ammoniac*, sel ainsi désigné lui-même, parce qu'il était préparé jadis dans la Lybie, près du temple de Jupiter
Ammon : ἄμμος veut dire sable, et ce pays est,
en effet, très-abondant en sable. C'est en faisant absorber au gaz ammoniac 400 parties
d'eau, qu'on obtient l'*ammoniaque liquide*
(*alcali volatil fluor, esprit de sel ammoniac*),
qu'il est facile de reconnaître aux caractères
suivants : elle est incolore, transparente, et
agit sur le sirop de violettes comme le gaz
ammoniac, dont elle offre l'odeur vive et pénétrante, insupportable, ainsi que la saveur
caustique, piquante et corrosive. Son action
sur l'économie animale est telle, lorsqu'elle
est concentrée, que, même en petite quantité,
elle tue en enflammant les tissus et en excitant le système nerveux : il convient donc de
bannir de la thérapeutique médicale son administration à l'intérieur. Toutefois, nous devons le dire, étendu dans une grande quantité
de véhicule, mélangé à certains corps gras,
l'alcali volatil peut devenir, dans des mains
exercées, un médicament précieux dans une
foule de cas. Avant de les indiquer, nous
nous hâtons de dire, à tout événement, que
l'eau vinaigrée est le meilleur contre-poison
de l'*ammoniaque*.

Nous avons posé que l'alcali volatil, à l'intérieur, pouvait être utile lorsqu'il est étendu
dans un véhicule convenable ; comment le
devient-il ? En agissant comme tous les stimulants diffusibles, c'est-à-dire en réveillant
l'*excitabilité* du système nerveux, et en poussant à la peau, ce qui favorise la diaphorèse
ou l'établissement de sueurs plus ou moins
abondantes.

Mérite-t-il la réputation populaire qu'il a
acquise dans le traitement de la morsure de la
vipère ? J'agite cette question, vu son importance, l'autorité de Bernard de Jussieu, en
imposant toujours au vulgaire, qui pourrait
être victime de sa crédulité et de sa confiance
dans les assertions d'un botaniste si célèbre ;
et je réponds par la négative. Pourquoi ? parce
que Fontana, un des toxicologues les plus logiques, un des expérimentateurs les plus habiles, a démontré combien il est puéril de
croire que l'ammoniaque prévient l'empoisonnement par morsure d'animaux venimeux ; plusieurs autres observateurs ayant
constaté, d'ailleurs, que la morsure de la plupart de ces animaux, et de la vipère elle-même, ne causent presque jamais la mort. Néanmoins, et quoiqu'il soit bien établi que l'eau de
Luce (mélange d'ammoniaque et d'huile rectifiée de succin) n'est point un spécifique des
plaies venimeuses ; connaissant l'influence
du moral sur le physique, nous croyons qu'il
ne serait pas prudent de désillusionner le
blessé qui aurait en elle beaucoup de confiance, et de se refuser à lui donner une
boisson dans laquelle elle entre. Je dis plus :
il est constant que 6, 8, 10 ou 12 gouttes
d'ammoniaque administrées dans une tasse
de liquide chaud et sucré, sont un sudorifique
assuré, qu'il n'y en a pas même de plus énergique. Dès lors, dans la supposition où le
venin de l'animal, en pénétrant dans le sang,
déterminerait des accidents, pourquoi, en
supposant qu'ils ne soient pas mortels, ne
pas recourir à un remède qui peut en abréger la durée ? A ce propos, je déclarerai avoir
entendu M. Orfila raconter, relativement à
l'efficacité de l'ammoniaque dans le traitement de la morsure des animaux venimeux,
qu'il l'avait donnée comme sudorifique, et
avoir été témoin de choses incroyables à ce
sujet, et par exemple : « En 1816, dit-il, étant
en Espagne, un moine fut mordu à la lèvre
par un insecte presque imperceptible ; en dix
minutes le corps de cet individu était gros
comme un tonneau : je lui donnai l'ammoniaque, il sua abondamment, et, en deux heures, le gonflement avait disparu. » C'est un
exemple à imiter.

Mais si l'ammoniaque est un diaphorétique si puissant, elle doit être utile dans les
rhumatismes, la goutte, les affections catarrhales, les syphilis anciennes et invétérées ? C'est en effet ce que l'on a constaté. On
a même été plus loin, et comme on sait qu'elle
agit en déterminant une excitation interne
qui est suivie d'une réaction générale, avec
un mouvement d'expansion des humeurs du
centre à la circonférence, on a utilisé cette
propriété dans certains cas de *maladies exan-*

thématiques dont l'éruption était difficile, empêchée par l'absence d'une réaction vitale suffisante contre le principe morbifique, et aussi, dans quelques cas de *dysménorrhée* douloureuse, par atonie. M. Patin, qui a assez souvent réussi dans ces cas, et qui conseille de l'employer avec réserve, parce qu'elle pourrait diminuer la quantité de l'écoulement, *ose pourtant en prescrire* DE 50 A 70 GOUTTES divisées en deux doses, et mêlées à un verre de liquide sucré.«Aussitôt, dit-il, que les douleurs, le malaise de l'époque mensuelle se font sentir, on fait prendre une première dose d'ammoniaque, et une demi-heure après, on donne la seconde; si l'on éprouve quelque ressentiment des précédents symptômes, cette dose peut être augmentée, suivant l'intensité de ceux-ci. » J'avoue que, malgré les assertions de M. Patin, je trouve ses doses d'ammoniaque bien fortes, et que je préférerais administrer ce médicament par doses de dix gouttes tous les quarts d'heure, que d'en donner tout d'un coup, de 25 à 36 gouttes.

Enfin, et sans parler de l'em loi de l'ammoniaque contre l'ivresse, sujet que nous avons traité dans notre *Dictionnaire des Passions*, nous ferons observer que Pinel assure avoir prévenu des cas d'épilepsie, en faisant respirer la vapeur d'ammoniaque qui se dégage d'un flacon d'alcali volatil qu'on tient dans la main, en plaçant le flacon sous les narines du malade. Il ne faudrait pas user trop facilement de ce moyen, qui n'est pas sans danger dans ces sortes de cas, ni s'en servir dans la syncope. Il n'en est pas de même de certaines asphyxies : vu la propriété qu'a l'ammoniaque d'absorber l'acide carbonique, elle pourrait être avantageuse dans l'asphyxie par le charbon, tout comme on pourrait profiter de son action excitante sur la muqueuse nasale, pour provoquer les premières inspirations dans l'asphyxie par submersion.

Somme toute, l'ammoniaque est un médicament actif, énergique, dont, nous le répétons, une main habile peut tirer un très-grand parti.

Mais si elle est puissante à l'intérieur, l'ammoniaque l'est bien plus encore à l'extérieur. Comme caustique, l'alcali volatil est préférable au fer rouge, parce qu'il pénètre plus avant, ce qui est indispensable dans la morsure des chiens enragés, des animaux venimeux; au même titre, on a bientôt, avec l'ammoniaque, un vésicatoire extemporané ; comme stimulante, la vapeur d'ammoniaque est fort avantageuse dans les ophthalmies chroniques atoniques, qui ont besoin d'être avivées; toutefois il ne faudrait pas laisser trop longtemps le flacon sous l'œil, de peur d'irriter la muqueuse, de l'enflammer, au lieu simplement de l'*aviver*. C'est pourquoi il vaudrait peut-être mieux se borner à en mettre quelques gouttes dans un collyre, comme on l'a fait du reste avec succès. C'est même en les constatant, ces succès, et par analogie, que Pringle a conseillé l'u-

sage de l'ammoniaque dans l'angine, à la dose d'un demi-gros à un gros, dans un gargarisme d'une livre, etc., etc.

Doses et mode d'administration de l'ammoniaque. On donne l'ammoniaque, depuis quatre gouttes jusqu'à un demi-gros, quatre fois par jour. Albert donnait dix à douze gouttes d'alcali volatil dans un verre d'une infusion de sureau, faisant remarquer que, vu la facilité avec laquelle il se volatilise, il ne doit être versé dans le véhicule qu'au moment de l'avaler.

Comme rubifiant, en mêlant parties égales d'ammoniaque et d'axonge, on obtient un vésicatoire très-actif : il devient bien plus puissant encore si l'on mêle deux parties d'ammoniaque à une partie de saindoux. La pommade dite de Gondret, que ce médecin a tant vantée comme caustique, et dont il assure s'être servi avec succès pour cautériser profondément la peau du crâne, dans les maladies chroniques du cerveau, les cataractes commençantes, l'amaurose, etc., n'est guère autre chose; voici comment on la prépare.

Pr. : de suif, une partie ; d'axonge, une partie, et deux parties d'ammoniaque à 22 degrés ; faites fondre le suif et l'axonge dans un flacon bouché à l'émeri à la chaleur du bain-marie, et quand ils sont en grande partie refroidis, ajoutez l'ammoniaque et bouchez le flacon : agitez-le vivement et plongez-le dans l'eau froide, afin que la pommade se solidifie.

On se sert, dans les maladies douloureuses et rhumatismales, de liniments composés avec :

1° Pr. : parties égales d'alcool camphré, de baume de Fioraventi, c'est-à-dire 2 onces de chaque ;

D'ammoniaque liquide, demi-once. **M.**

Il est très-excitant.

2° Pr.: Alcool vulnéraire, 2 onces ;

Laudanum liquide de Sydenham, 2 gros ;

Ammoniaque, 1 gros. **M.**

Il est excitant et narcotique.

3° Pr. : huile d'olive, 2 onces... ;

Ammoniaque liquide..., 1 gros. **M.**

(C'est le liniment ordinaire de Fuller, en y ajoutant comme lui 20 grains de camphre dissous dans une demi-once d'eau thériacale.)

4° Enfin : Pr.: huile d'olive de camomille, ou de jusquiame, 2 onces ;

Camphre, 1|2 gros ;

Ammoniaque liquide, 1 gros. **M.**

Tous ces médicaments s'emploient en frictions sur les parties affectées.

SELS AMMONIACAUX. L'ammoniaque en produit plusieurs, à savoir l'acétate d'ammoniaque dont nous avons déjà parlé (*Voy.* ACÉTATES); le carbonate d'ammoniaque, *sel de corne de cerf, sel volatil d'Angleterre,* qui se vend dans de petits flacons qu'on fait respirer dans la syncope : il offre tous les dangers de l'ammoniaque quand on le donne à l'intérieur ; et le chlorydrate ou hydrochlorate d'ammoniaque, *sel ammoniac,* non moins actif que l'ammoniaque proprement dite : c'est généralement ce sel qu'on emploie, dissous dans l'eau, comme résolutif, dans les engorgements, dans les angines, etc.

AMMONIAQUE (*gomme*), s. f., *gommum ammoniacum*. La gomme ammoniaque est une gomme résine dont l'origine a été longtemps douteuse, mais qu'on sait positivement aujourd'hui, découler des incisions qui se pratiquent à un végétal du genre *ferula*, de la famille des ombellifères, pentendrie dyginie, L. Aussi Frowitz nomma-t-il l'ammoniaque *ferula ammoniacum*, nom auquel M. Mérat et Delens ont proposé de substituer celui de *ferula ammonifera*, ainsi que l'avait déjà fait Lémery.

Les caractères physiques sous lesquels se présente la gomme ammoniaque sont : un corps gommo-résineux sous la forme de larmes, d'un blanc tirant sur le jaune; sa saveur est un peu âcre ; son odeur forte et désagréable ; les larmes sont tantôt isolées et tantôt soudées ensemble par une masse résineuse : dans ce dernier cas, c'est la gomme en sorte des droguistes.

Légèrement stimulante quand on l'administre à l'intérieur à faibles doses (de 6 à 8 grains), elle produit un sentiment de chaleur plus considérable sur l'estomac et une excitation générale; si on la donne à celle de 20 à 25 grains, et au-dessus de cette dose, elle devient purgative. Très-employée jadis comme résolutive , fondante, expectorante, on s'en sert peu aujourd'hui, quoique M. Cruveilher ait affirmé en avoir retiré de bons effets dans certains cas de dyspnée, d'asthme, et que Laennec s'en soit servi dans les catarrhes secs, compliqués du spasme des rameaux bronchiques.

La gomme ammoniaque s'administre en général soit seule, à la dose de 10 à 30 grains; soit en potion ou en pilules, que l'on prend plusieurs fois dans les vingt-quatre heures. Laennec la mêlait au savon amygdalin, à la dose de 8 à 24 grains par jour ; et on trouve dans le Codex, sous le titre de potion incisive, la formule suivante. Pr.: d'infusion d'hysope... quatre onces; — d'oxymel scillitique... une once ; — de *gomme ammoniaque*... douze grains. M. S. A.

La mixture anti-asthmatique de Brunner se compose de : Pr.: Gomme ammoniaque..., deux gros ; eau d'hysope..., quatre onces ; vins du Rhin..., deux onces. F. S. A.

AMNÉSIE, s. f., *amnesia*, de ἀ-μνῆσις, sans mémoire. — C'est le plus souvent un symptôme d'une autre affection, et particulièrement des maladies de l'encéphale. Elle a cela de particulier, qu'elle peut être complète ou incomplète, qu'elle est passagère et momentanée ou durable. Dans les cas où elle est incomplète, elle offre des caractères singuliers par leur bizarrerie. Ainsi, l'un oublie les lettres de l'alphabet, l'autre la terminaison de certains mots; celui-ci oublie le mot tout entier, et un autre mot semble s'y substituer. Ainsi Broussonnet ne se rappelait jamais le mot fille, et chaque fois qu'il avait à l'employer, c'était le mot jument qui s'offrait à son esprit; c'est pourquoi un jour qu'il demandait à un de ses amis des nouvelles de ses enfants, il lui dit : Comment se portent tes juments? etc. Nous avons vu M. le professeur Lordat, après une maladie grave qui l'avait laissé amnestésique de certains mots, nous l'avons vu, dis-je, être forcé, en quelque sorte, de les réapprendre, et de refaire par conséquent son éducation; heureusement pour la science et pour notre maître, qu'après des efforts inouïs et persévérants, son intelligence a repris toute sa netteté, toute son énergie.

AMNIOS, s. m., *amnium* ou ἄμνιον. — C'est la membrane interne des enveloppes du fœtus. Elle sécrète une humeur plus ou moins abondante, dans laquelle l'être créé se développe pendant sa vie fœtale ; de là le nom d'eaux de l'amnios qu'on a donné à ce liquide. *Voy.* ŒUF.

AMPOULE, s. m., *ampulla*, cloche, phlyctène. — On désigne indifféremment par l'une de ces expressions, une petite tumeur remplie de sérosité; mais le mot ampoule est plus particulièrement consacré aux pustules aqueuses qui viennent aux pieds et aux mains, après une marche forcée ou de rudes travaux manuels.

AMPUTATION, s. f., *amputatio*, de *amputare*, retrancher, enlever. — C'est une opération chirurgicale, qui consiste à séparer pour toujours, au moyen de l'instrument tranchant, tout ou partie d'un organe, d'une extrémité, etc., afin de préserver l'organisme de suites fâcheuses que les progrès du mal peuvent lui imprimer, et sauver, s'il est possible, ou s'il en est temps encore, les jours du malade.

AMULETTE, s. m., *amuletum*, de *amoliri*, éloigner. — Il consiste dans une figure, une image, un corps quelconque que l'on porte sur soi, dans l'intention de se préserver d'un danger ou d'une maladie. Le plus singulier de tous ces amulettes, c'est l'*abracadabra*, aussi nous arrêterons-nous à en donner la forme. Ce mot devait être écrit sur autant de lignes qu'il y a de lettres, et conséquemment répété autant de fois, mais avec la précaution de supprimer la dernière lettre de chaque ligne, de manière à former un triangle dont la base fût en haut (*Voy.* la figure ci-après). En portant cette inscription au cou, suspendue avec un fil de lin, on se guérissait ou on se préservait de la fièvre quarte (*Serenus Sammonicus*). Inutile de faire ressortir le ridicule d'une assertion pareille.

ABRACADABRA
ABRACADABR
ABRACADAB
ABRACADA
ABRACAD
ABRACA
ABRAC
ABRA
ABR
AB
A

AMYGDALE, s. f., *amygdala* ou ἀμυγδάλη, amande. — Amygdale ou *tonsile*, se dit également de deux corps glanduleux, formés par un assemblage de cryptes ou follicules muqueux qui sécrètent une humeur épaisse et visqueuse. Ils sont situés au fond de la gorge, dans l'écartement que laissent de chaque côté les piliers du voile du palais, ce qui les expose à l'action de l'air froid qui pénètre dans la gorge avant d'arriver aux poumons. C'est pourquoi les amygdales sont si souvent le siège d'une inflammation qui, dans ce cas, prend le nom d'angine tonsillaire ou amygdalite. *Voy.* Angine. C'est la synancie ou esquinancie des anciens.

AMYGDALITE. *Voy.* Angine.

ANALEPTIQUE, adj., *analepticus* ou ἀναληπτικός, ἀναλαμβάνειν, prendre derechef, recouvrer; soit, restauration des forces après une maladie. — On donne le nom d'analeptiques aux médicaments ou, ce qui est plus rationnel, aux aliments qui sont d'une facile digestion et fournissent une grande quantité de chyle. Ils sont donc convenables aux convalescents et aux personnes faibles, dont ils relèvent les forces. *Voy.* Aliment. Quant aux médicaments auxquels on accorde cette propriété, ils appartiennent généralement à la classe des Amers ou à celle des Toniques (*Voy.* ces mots).

ANAPHRODISIE, s. f., *anaphrodisia* ou ἀναφροδισία, ἀ-ἀφροδίτη, privation de l'appétit vénérien, par absence ou abolition; *impuissance* chez l'homme. — Cette synonymie est complétement inexacte, attendu que l'anaphrodisie peut exister sans impuissance, et que s'il arrive qu'elle l'accompagne quelquefois, il arrive aussi qu'elle la précède souvent. *Voy.* Impuissance.

Ce qui caractérise l'anaphrodisie, c'est l'impossibilité de l'érection, provenant, en général, d'une sensibilité trop grande du pénis qui, au moindre attouchement, procure une émission involontaire et spontanée de sperme. Ce n'est guère que chez les individus qui depuis longtemps, et surtout avant l'âge de la puberté, se sont livrés à ces sortes d'attouchements (onanisme, masturbation), ou qui ont l'habitude du libertinage, que cette incommodité se manifeste; cependant, elle peut être aussi le résultat d'une imagination fortement frappée de la crainte de se montrer impuissant, d'un amour trop ardent, des travaux excessifs de cabinet, des contentions d'esprit, de la tristesse et d'une faiblesse générale, ou la suite de l'apoplexie ou de la paralysie des muscles ischio-caverneux.

Assurément, le médecin ayant à remplir dans le monde une mission sacerdotale, il n'ira point indiquer aux libertins et aux débauchés comment on peut guérir de l'anaphrodisie; mais s'il s'agit d'une personne sage et vertueuse qui veut goûter les jouissances du mariage, alors c'est un devoir sacré pour l'homme de l'art, de lui en indiquer les moyens. Ils consistent, quand le défaut d'érection tient à une cause physique (les cas d'apoplexie sanguine exceptés, car il serait dangereux alors d'employer une stimulation générale qui pourrait provoquer une seconde attaque qui, à son tour, augmenterait l'anaphrodisie), dans un régime fortifiant, et dans l'emploi des toniques et des stimulants externes et internes, généraux ou simplement locaux, suivant la cause déterminante. Parmi les aliments restaurants, on place les viandes rôties, de facile digestion, les potages gras, le chocolat à la vanille, la truffe, les champignons, les mets poivrés et épicés, l'artichaud, le céleri, etc., et les boissons toniques (*Voy.* Boissons); et parmi les médicaments, on choisit les martiaux, le quinquina, les bains froids salés ou d'eau de mer; et pour être employées localement, les lotions salines, ou celles avec une décoction de graine de moutarde, aux parties génitales; les frictions au périnée ou à la partie interne des cuisses, avec la teinture de cantharides, ou avec le liniment spiritueux de Rosen. Ces moyens, aidés par la continence et un régime entièrement analeptique, pourraient être d'une très-grande efficacité. Mais dans le cas, au contraire, où la maladie tiendrait à une cause morale, un régime adoucissant, les distractions, les voyages, les bains, les lectures agréables, la musique, procureront le calme à l'ardeur des sens ou de l'esprit, et placeront l'individu dans de bien meilleures conditions. Il va sans dire que, s'il se croyait sous l'empire d'un sortilége, il faudrait lui faire sentir le ridicule d'une pareille croyance, indigne d'un philosophe et d'un chrétien; c'est une espèce de fou dont il faut rassurer l'esprit et rassainir la raison.

ANASARQUE. *Voy.* Hydropisie.

ANCHILOPS, s. m., *anchilops*, ἄγχιλωψ, de ἄγχι et ὤψ, proche l'œil; petite tumeur située vers le grand angle de l'œil, devant ou à côté du sac lacrymal. — Elle diffère de la tumeur lacrymale avec laquelle on la confond quelquefois, en ce que l'humeur qui la forme est amassée non dans le sac, mais au devant de lui ou dans sa paroi antérieure, et qu'une petite ulcération très-facilement curable, s'y établit souvent.

ANÉMIE, s. f., *anemia*, ou ἀ αἷμα, sans sang, expression inexacte, puisque la maladie à laquelle elle s'applique, ne consiste ni dans l'absence totale du sang, ni dans l'épuisement des vaisseaux sanguins, et moins encore dans l'inanition de ces vaisseaux, mais simplement dans une diminution très-grande de la quantité ou la composition physico-chimique du liquide qu'ils contiennent. C'est pourquoi quelques auteurs ont proposé de substituer au mot anémie, celui d'*oligaimie*, de ὀλίγος peu, tandis que M. Andral propose celui d'*hypémie*. Ces distinctions étant sans importance, nous conserverons l'ancienne dénomination, et constaterons que, pris comme terme générique de la grande classe des maladies, avec *appauvrissement* du sang, l'anémie comprend non-seulement la famille des maladies anémiques proprement dites (anémie des mineurs, anémie des ouvriers qui travaillent le plomb, anémie des libertins, etc.) ; mais encore la chlorose, certaines hydropisies, etc. *Voy.* CHLOROSE, HYDROPISIE. — Occupons-nous de l'anémie.

Les ouvriers employés à extraire la houille des mines, sont sujets à une maladie dont la marche est rapide, et qui produit un affaiblissement si considérable, qu'ils sont forcés de suspendre leurs travaux : cette maladie c'est l'anémie. Précédée ou non de coliques violentes, s'accompagnant de céphalalgie, d'une gêne plus ou moins considérable de la respiration, de suffocation en montant l'escalier, de palpitations parfois si violentes qu'on les aperçoit même pendant l'état de repos, et se sont fait sentir, chez certains sujets, comme par écho, sur le sommet de la tête ; de météorisme du ventre, de déjections alvines abondantes, tantôt verdâtres, tantôt noirâtres et tantôt purulentes ; d'un pouls petit, faible, concentré, donnant de quatre-vingt-dix à cent pulsations par minute, sans chaleur sensible à la peau ; elle imprimait bientôt au visage et au reste du corps une teinte jaunâtre ou blafarde, qui s'étendait jusque sur les conjonctives, le revers des paupières, l'extérieur des lèvres, la bouche et la langue : ce n'était pas la couleur de la jaunisse, mais celle de la cire qui a jauni en vieillissant ; de là le nom de maladie jaune qu'on lui avait donné. Il s'y joignait en outre la bouffissure de la face et des œdèmes partiels, des sueurs nocturnes habituelles à la paume des mains, des tintements d'oreilles, des défaillances fréquentes, une difficulté extrême à supporter l'impression des rayons lumineux, une sensibilité très-grande de l'audition, l'émaciation avec dépérissement et mort. Chose bizarre, au milieu de tous ces désordres, l'appétit était conservé, les aliments facilement digérés, et cependant la nature des selles indiquait des digestions imparfaites.

À son tour, l'ouvrier qui travaille le plomb éprouve une sorte d'anémie qui, à cause de sa nature spéciale, porte le nom de saturnine. Celle-ci ne se déclare qu'alors seulement qu'il y a, pour ainsi parler, saturation du corps par le plomb, c'est-à-dire après que l'ictère dit saturnin s'est manifesté. Dans ce cas, l'amaigrissement qui résulte d'une nutrition imparfaite est si visible et la maigreur si grande, que l'individu paraît considérablement vieilli ; ses forces l'abandonnent, il y a une véritable prostration ; il est anémique. *Voy.* COLIQUE MÉTALLIQUE.

Mais il n'est pas toujours nécessaire de creuser dans les mines ou de manier le plomb pour être atteint d'anémie : ceux qui se livrent au vice honteux de l'onanisme, les libertins, tous y sont également exposés, et si on n'y remédie, ils meurent dans les souffrances et le désespoir. Et qu'on ne croie pas que nous exagérions ; n'est-ce pas que les excès et la débauche amènent la consomption dorsale ? or, qu'est-ce que cette consomption si ce n'est l'anémie par manustupration ou par incontinence. Voici du reste le tableau qu'en a esquissé à grands traits

le père de la médecine, Hippocrate. La consomption, dit-il, de la moelle de l'épine et du dos poursuit sa marche sans fièvre d'abord, et, quoique les individus mangent bien, ils maigrissent et se consument. Ils croient sentir des fourmis descendre le long de l'épine ; toutes les fois qu'ils vont à la selle ou qu'ils urinent ils perdent une abondante liqueur séminale très-liquide, ils sont inhabiles à la génération ; la promenade, surtout dans les routes pénibles, les essouffle, les affaiblit, leur procure des pesanteurs de tête et des bruits d'oreilles ; enfin une fièvre aiguë termine leurs jours. Eh bien, si à ce tableau, bien incomplet, sans doute, en certains points, nous ajoutons : les dérangements qu'on observe quelquefois du côté de l'estomac (dyspepsie, appétits irréguliers, douleurs stomacales pendant la digestion, vomissements) ; les désordres intestinaux (constipation opiniâtre ou diarrhée abondante) ; les altérations de la nutrition se traduisant par la pâleur de la face, des lèvres, l'amaigrissement ; les viciations de la vision (regard morne et triste, amblyopie avec dilatation des pupilles), ou de l'audition (dysécée, tintements d'oreilles continuels) ; les troubles des fonctions respiratoires (respiration difficile, essoufflement au moindre mouvement, toux sèche, raucité et faiblesse de la voix qui s'éteint quelquefois complétement) et circulatoires (inertie des battements du cœur, concentration et petitesse du pouls qu'on déprime facilement, bruits du souffle, palpitations, syncope, etc.) ; l'état anormal des organes sexuels (anaphrodisie, fleurs blanches ou gonorrhées habituelles) ; les perversions de la sensibilité (hypersthésies ou hyposthésies plus ou moins marquées), chaleurs brûlantes générales ou partielles, profondes, violentes, sans changement de couleur à la peau ; névralgies cérébrales avec insomnie ou assoupissement plus ou moins prolongé, presque continuel, ou sommeil troublé par des rêves érotiques, accès hystériques chez les femmes, nymphomanie, douleurs nerveuses pectorales, abdominales, articulaires, paralysies ; les variations dans l'excrétion des urines (dysuries, stranguries, énurésies) ; et, au moral, l'apathie, la paresse, la tristesse, le dégoût du monde et des plaisirs qu'il procure, etc., nous aurons rempli tous les vides, rien n'y manquera.

Nous avons réuni sous un même chef les trois sortes d'anémie dont il vient d'être parlé, afin d'éviter des répétitions inutiles à l'endroit de leur traitement, *tous* les cas où le sang est appauvri, c'est-à-dire dans lesquels il y a une diminution plus ou moins considérable dans le nombre de ses globules rouges, avec augmentation proportionnelle de la sérosité, offrant au praticien les mêmes indications à remplir. Ainsi, sortir les ouvriers des mines, les forcer à suspendre leurs travaux, recommander à tous les anémiques de respirer un air sec et pur, l'air frais du matin surtout, en été, et, à défaut, de vivre dans une atmosphère plutôt froide que chaude, de se nourrir d'aliments sains et légers, restau-

rants (*Voy.* Aliments), avec la recommandation de manger peu et souvent, de mâcher
avec soin; et, dans le cas où l'estomac serait
tellement affaibli qu'il ne pourrait supporter
ces aliments, de s'en tenir à la diète lactée;
voilà les premiers conseils à leur donner. On
a bien parlé de les faire allaiter par une
nourrice, mais je repousse ce moyen, à cause
de certaine histoire scandaleuse que je ne dirai point, et qui pourrait bien se renouveler; mieux vaudrait donc le lait d'ânesse ou
de jument, coupé ou pur.

Quand l'usage absolu du lait n'est pas jugé
nécessaire, aux aliments analeptiques proposés, on ajoute, comme prescriptions hygiéniques, la boisson de l'eau pure ou de
l'eau rougie avec du Bordeaux, du Bourgogne, ou tout autre vin qui ne sera ni
acide, ni fumeux. Un de mes malades s'est
fort bien trouvé du Malaga, coupé d'abord
par moitié d'eau de fontaine, puis par un
tiers seulement, et enfin ent èrement pur :
les petites promenades en plein air à pied, à
cheval ou en voiture, et à défaut de ces exercices salutaires, les frictions sèches ou aromatiques sur les membres et le tronc, et cela
régulièrement plusieurs fois par jour, font
beaucoup de bien, tout comme de dormir à
des heures convenables sur un lit qui ne sera
pas trop mou et modérément couvert (nous
avons fait avec avantage garnir les lits d'une
couchette de plantes aromatiques); de mettre
ordre aux évacuations naturelles; de distraire
l'esprit par des lectures agréables, et, dans les
cas d'onanisme, d'éviter ces coupables manœuvres. Il est bien difficile de l'obtenir,
sans exercer une surveillance très-active le
jour sur le malade, et sans lui ôter la liberté
de ses mouvements la nuit, en lui mettant
une camisole de force : il faut faire l'un et
l'autre.

Médications. Proscrire absolument les saignées, les émétiques et les purgatifs; combiner l'emploi des martiaux, du quinquina,
des bains froids simples ou salins, en un mot
des toniques, voilà tout ce qu'il y a à faire.
Nous nous trompons : plusieurs jeunes gens
qui s'étaient considérablement affaiblis en se
masturbant, et qui éprouvaient des érections
douloureuses pendant la nuit, ayant trouvé
un anaphrodisiaque puissant dans les frictions faites le soir en se couchant à la partie
interne des cuisses, avec dix à douze grains
de camphre en poudre, imprégné de salive
ou d'un peu d'eau, que nous leur avions
conseillés, nous croyons devoir inviter les
médecins à s'en servir dans les cas de même
nature.

Nous ne saurions trop aussi leur recommander l'usage des dragées ferrugineuses ani-
sées, dont nous avons donné la formule à M. Rabion, pharmacien, rue Bourdaloue, 1, à Paris;
pilules avec lesquelles nous avons obtenu des
succès constants. Elles ont été supportées, même à haute dose, par des personnes à qui les autres préparations ferrugineuses ne passaient
pas, ce que nous attribuons aux substances
végétales qui, avec le lactate de fer, entrent
dans leur composition.

Elles sont enveloppées d'une couche de
sucre, pour qu'elles conservent toute leur
activité longtemps après qu'elles ont été préparées.

Dose : Commencer par 2 le matin et 2 le
soir, au repas, et augmenter d'une matin et
soir jusqu'à seize et vingt par jour.

Quand les malades ne peuvent pas avaler
les pilules, on peut leur donner le fer sous
les formes suivantes :
Pr. Poudre de quinquina, 2 grammes (demi-
gros);
Sulfate de fer, 5 centigrammes (1 grain);
Cannelle, 1 décigramme (2 grains).
F. une poudre. — Un paquet matin et soir.
Ou bien ,
Pr.: Limaille de fer, 60 centig. (1 demi-scru-
pule);
Rhubarbe;} de chaque, — 1 décigr.
Cannelle, }
(2 grains);
Sucre blanc, 1 gram. 24 centig. (un scru-
pule).
M. F. une poudre à prendre comme la pré-
sente. (Hufeland.)

ANENCÉPHALE, synonyme d'Acéphale.
Voy. ce mot.

ANESTÉSIE, s. f., *anestesia* ou ἀναισθησία,
de ἀ et αἰσθάνομαι, sans sentiment, ou privation du sentiment, et principalement du sens
du toucher. C'est une sorte de Paralysie
(*Voy.* ce mot).

ANÉVRISME, s. m., *anevrisma* ou ἀνεύρυ-
νειν, dilater, distendre. — Cette dénomination
s'applique généralement, à la dilatation des
tuniques artérielles ou à celle des parois du
cœur. Nous allons nous occuper de cette dernière d'abord, et plus tard nous dirons un
mot de l'anévrisme de l'aorte.

La dilatation anévrismatique du cœur se
fait de deux manières, c'est-à-dire avec épaississement des oreillettes ou des ventricules
(anévrisme actif); ou bien avec amincissement des mêmes parties (anévrisme passif).

Il importe d'autant plus de distinguer ces
deux espèces d'anévrisme si différents par
leur structure anatomique et leurs causes,
que le traitement du premier serait très-pré-
judiciable pour la curation du second; mais
comme, dans le principe, les symptômes qui
les différencient sont très-fugaces et même
bien souvent trompeurs à une époque très-
avancée de leur apparition, et qu'il est bien difficile, pour ne pas dire impossible, de les distinguer de ceux qui sont propres à d'autres affections du même organe, il ne faut pas se prononcer trop vite sur le diagnostic, de peur de
commettre une erreur que l'on reconnaîtrait
trop tard peut-être. C'est pourquoi, nous
étudierons avec soin l'anévrisme actif (hypertrophie excentrique du cœur) et l'anévrisme passif, dans leurs différentes périodes
de développement. Dans l'un et l'autre, tant
que l'altération organique n'est encore qu'au
premier degré de développement, le malade
se plaint de palpitations plus ou moins fréquentes, sans cependant que les battements

du cœur se fassent sentir en dehors de .eur circonscription habituelle. Quelquefois il éprouve un sentiment douloureux dans la région cardiaque; et le pouls, ordinairement très-développé, résiste fortement, ou cède facilement à la pression, suivant l'espèce d'anévrisme, et se montre irrégulier quand il y a complication. Dans tous les cas, la respiration est haute, courte, essoufflée, surtout par le moindre exercice, et force l'individu à suspendre sa marche, principalement s'il monte un escalier. Ce n'est pas tout, le sujet a une très-grande disposition à s'enrhumer, et sa toux sèche et fatigante donne une expectoration peu abondante, visqueuse, quelquefois avec des stries de sang et un sentiment de constriction à la gorge. Cependant, si on percute la poitrine, le son est égal dans tous les points, et l'auscultation ne décèle rien d'anormal. Néanmoins le visage est animé, il y a de la céphalalgie, des étourdissements fréquents, des éblouissements ; enfin la sensation de vapeurs chaudes qui montent vers la tête.

Dans le *deuxième* degré, les battements de cœur se font sentir dans un espace plus étendu, soit du côté droit de la poitrine, soit vers la région épigastrique, et déterminent comme l'impulsion d'un corps mou qui frapperait la main en soulevant les côtes ; le pouls est dur, vibrant, fréquent, et quelquefois serré, s'il y a épaississement; ou lâche, un peu fréquent, faible, facile à étouffer, dans le cas contraire. La respiration est très-gênée, impossible même dans une position horizontale, et ne se fait que par inspirations longues, soutenues, forcément renouvelées. Le sujet ne peut plus monter un escalier sans suffoquer; sa toux est fréquente, forte; l'expectoration rare ou abondante, visqueuse ou sanguinolente; il a des hémorragies nasales fréquentes, la figure bouffie, les joues et les lèvres colorées en rouge vif ou tirant sur le violet, les pieds jusqu'au-dessus des malléoles sont enflés pendant la station; la résonnance de la poitrine est égale partout, excepté dans la région du cœur, où le son est ordinairement obscur'; et cette matité s'étend souvent dans une étendue remarquable.

Enfin, l'anévrisme parvenu au *troisième* degré, les battements du cœur s'effacent quelquefois presque complétement, et si on applique la main sur la région cardiaque, on ne sent rien, ou on sent à peine un bruissement étendu, impossible à décrire, qui ne ressemble en rien aux pulsations ordinaires. Ou si au contraire ces battements conservent encore de la force, ils se font avec une précipitation extraordinaire. Le pouls est petit, fréquent, irrégulier, intermittent, insensible et comme linéaire ; les veines sont gonflées, principalement celles du cou; la suffocation devient imminente à chaque instant. La toux est sèche et comme convulsive, ou s'accompagne d'une expectoration très-abondante et assez souvent sanguinolente ou puriforme. La figure est bouffie et comme infiltrée ou très-maigre ; les lèvres, les joues et le nez

sont bleuâtres, violets, livides, les paupières gonflées, la peau flasque et comme tremblottante ; l'abattement est inexprimable , et les sens émoussés ; la mort complète le tableau.

Nous avons parlé de la nécessité de distinguer l'anévrisme avec épaississement, de l'anévrisme avec amincissement ; à quoi les reconnaît-on ? Aux signes suivants : le premier se manifeste chez les individus d'un tempérament sanguin , forts, robustes et dans la vigueur de l'âge; le second, au contraire, chez les sujets lymphatiques, faibles, chez les enfants et les vieillards ; dans l'un, les battements du cœur sont brusques, secs, violents, souvent sensibles à la vue, et soulèvent avec force la main qui les explore ; le pouls est fort, vibrant, fréquent, dur et résistant ; dans l'autre, les battements du cœur sont mous, comme imperceptibles ; le pouls est faible, lâche, profond, facile à déprimer. Tels sont, je crois, les seuls signes caractéristiques, les autres symptômes étant communs à d'autres maladies, et par conséquent, trompeurs. Quoi qu'il en soit, de même que la nature organique des anévrismes actif et passif diffère essentiellement, de même on doit employer un traitement opposé pour l'un et pour l'autre ; et quoique passé le premier degré de développement, on ait très-peu de chances de guérison, il est rationnel, sitôt qu'on en reconnaît l'existence, de les attaquer par des moyens énergiques. Pour le premier, la meilleure méthode que l'on puisse employer, c'est celle qui porte le nom de son auteur, Valsalva : voici en quoi elle' consiste:

Après avoir pratiqué quelques saignées, on diminue progressivement la nourriture et les boissons du malade, de jour en jour, jusqu'au point de ne lui donner qu'une demi livre de bouillie le matin, et deux fois moins le soir ; à n'accorder, outre cela, qu'une petite quantité d'eau pure, ou à laquelle on aura mélangé un peu de gelée de coing ou toute autre substance analogue. Lorsqu'on a exténué ainsi le sujet, au point qu'il en est réduit à ne pouvoir se lever du lit, on lui permet alors d'augmenter chaque jour, par degrés, sa nourriture, jusqu'au rétablissement entier de ses forces. Cette méthode est bien sévère, nous l'avouons, et il est rare que les malades veuillent s'y soumettre; ils ont grand tort, car c'est peut-être la seule bonne. Remarquons qu'il peut arriver que, durant les premiers jours qu'ils se lèvent, il n'est pas rare que les palpitations recommencent; mais il ne faut pas s'en effrayer, car l'expérience apprend qu'elles ne persistent pas longtemps et finissent par disparaître sans retour. Inutile que nous ajoutions que, s'il y a suppression d'une hémorragie habituelle, il faut la rappeler ou provoquer une hémorragie artificielle supplémentaire, dans le lieu même où le sang s'échappait ; que si le sujet exerce une profession qui favorise le développement d'un anévrisme, celle de tailleur, par exemple, il doit en changer ; que les laxatifs légers et les diurétiques sont utiles quand

il se forme des hydropisies symptomatiques
(*Voy.* HYDROPISIE), etc.; ce sont choses qui
tombent sous les sens. Mais quand on a affaire à un anévrisme avec amincissement des
parois du cœur, loin d'employer la méthode
de Valsalva, qui ferait le plus grand mal, on
restaure petit à petit le malade par un régime analeptique ; on le fortifie aussi par
l'emploi des toniques sagement administrés.

Nous avons séparé, dans l'étude que nous
avons faite des anévrismes en général, l'a-
névrisme du cœur de l'anévrisme de l'aorte,
quoiqu'ils reconnaissent à peu près les mêmes causes et ne réclament pas d'autre traitement, afin d'être conduit à faire remarquer,
par rapport à ce dernier, qu'il est assez difficile de le diagnostiquer, ses symptômes caractéristiques variant suivant le siége, le volume et l'étendue de la tumeur : qu'il est
plus fréquent chez l'homme que chez la
femme, dans une proportion :: 20 ou 30 : 1,
et de cinquante pour cent pour les ivrognes :
que les lotions des extrémités avec de l'eau
chaude, et mieux les maniluves et les pédiluves, peuvent produire un soulagement
marqué (ils sont utiles dans l'anévrisme actif du cœur); et que tout moyen qui ralentit
le cours du sang ou a la propriété de modérer
les mouvements du cœur, est avantageux.
Voici du reste les symptômes qu'on lui a
donnés comme caractéristiques. Outre les
battements du cœur, on sent, par le toucher,
un bruissement, un peu au-dessus de la
place ordinaire qu'occupe cet organe, et la
percussion donne un son mat, à gauche du
thorax. Ce son est généralement occasionné
par la tumeur anévrismatique, visible à l'œil ou
perceptible au toucher, que constatent des pulsations très-irrégulières, isochrones à celles
des artères, à moins cependant que le pouls
ne varie aux deux bras, ce qui arrive fort
souvent. En outre, si la tumeur comprime la
trachée-artère, la respiration est sifflante ; si
elle presse l'œsophage, il y a dysphagie; et si
elle gêne le cours du sang des veines jugulaires, il y aura lourdeur, somnolence et
tendance à l'apoplexie.

L'aorte n'est pas la seule artère où les
anévrismes se développent ; partout où les
membranes artérielles forment un sac dans
lequel le sang s'accumule et reste plus ou
moins en stagnation, là existe un anévrisme
vrai ; partout où une artère étant blessée,
le sang fait brusquement irruption par la
plaie dans le tissu cellulaire, ou s'y amasse
peu à peu en formant une tumeur circonscrite, là se sont formés, un anévrisme *faux
primitif* dans le premier cas, un anévrisme
faux consécutif dans le second : partout enfin où le sang s'est frayé un passage continuel de l'artère dans la veine qui lui est
contiguë, par une perforation correspondante
entre elles , là se trouve un anévrisme *variqueux :* donc l'anévrisme peut se rencontrer partout. Cependant, les lieux où on les
observe le plus fréquemment, sont le jarret,
l'aine, le pli du bras.

Les tumeurs anévrismales n'ont pas toutes le même volume; au contraire, on en

remarque qui ne sont pas plus grosses
qu'une noisette, tandis que d'autres sont
aussi volumineuses qu'une tête d'homme :
leur grosseur moyenne est généralement
celle d'un œuf de poule. On les reconnaît à
leur forme ronde ou oblongue, qui disparaît
par la compression et revient aussitôt qu'on
cesse de les comprimer ; elles offrent des
battements isochrones à ceux du pouls, et
ne présentent absolument ni rougeur, ni
douleur. Si on applique l'oreille contre elles, on entend assez souvent un bruit de
soufflet ou de forge qui est un des caractères principaux de l'anévrisme variqueux.
Hors ces signes qui sont caractéristiques,
les autres signes sont si incertains que nous
ne les mentionnerons pas.

Généralement, quand l'anévrisme est abandonné à lui-même, ses progrès vont croissant.
Alors la maladie est grave; car un effort ,
un emportement de colère peuvent, en précipitant le cours du sang, rompre la poche anévrismale et faire périr immédiatement le sujet, le tuer comme par apoplexie foudroyante.
Ce n'est pas que la nature soit toujours impuissante à guérir les tumeurs anévrismales, au
contraire, car on a vu même des anévrismes
variqueux énormes, guéris par l'obstacle que
les masses fibrineuses renfermées dans le
sac, opposent au sang. Dans ce cas, l'artère
se rétrécit au-dessus et au-dessous de la
tumeur, et les artères collatérales, en se dilatant, suppléent, par leur anastomose, à cette
espèce d'intersection existante du canal
artériel. Voici, du reste, les différentes manières d'après lesquelles la nature procède :
Tantôt un caillot s'arrête dans l'ouverture
de l'artère, et s'y concrète au point de la
fermer à la manière d'un clou ou d'un bouchon; tantôt la tumeur, en grossissant, presse
assez fortement l'artère par la partie supérieure, pour en amener l'oblitération ; tantôt
la circulation est tellement embarrassée au-
dessous de la tumeur, que des caillots finissent par se former dans l'artère jusqu'au-dessus de la blessure ; tantôt les plaques de
sang solidifiées se multiplient à ce point
que la tumeur en étant entièrement remplie,
le sang liquide ne peut plus y pénétrer ;
enfin il n'est pas jusqu'à l'inflammation et
la gangrène qui ne puissent amener la guérison de l'anévrisme, mais ce sont là de ces
cas exceptionnels, sur lesquels on ne doit
jamais compter.

Bien des moyens ont été proposés pour la
cure des anévrismes, à savoir les astringents,
la compression méthodique, concurremment
avec la méthode de Valsalva : on ne doit
avoir confiance que dans la ligature.

ANGÉLIQUE s. f., *angelica, archangelica
officinalis,* plante de la famille des ombellifères, J., pentandrie digynie, L.; dont toutes
les parties sont d'une odeur aromatique très-
agréable, et qui, malgré son amertume assez
prononcée, sert d'aliment, quand ses tiges
sont encore tendres, aux habitants de la La-
ponie où elle est très-abondante. Elle l'est
également en Bohème, en Suisse, en Autriche, en Auvergne, sur les Pyrénées et les

Alpes, et se distingue des autres plantes par
ses tiges cylindriques, fistuleuses, striées
longitudinalement, hautes de quatre à six
pieds, munies de feuilles bipinnées, à folioles ovales, lancéolées et souvent lobées.
L'ombelle est forte, grande, très-garnie de
fleurs verdâtres. Sa racine, qui est la seule
partie de la plante dont on use comme remède, est fusiforme, d'une odeur fortement
aromatique ; sa saveur est douce et agréablement amère, et quand on la mâche elle
imprime à la langue et au palais une sensation mordicante qui sollicite la sécrétion
des glandes salivaires.

Cette propriété d'exciter légèrement les
muqueuses avec lesquelles on la met en
contact, a fait ranger avec raison l'angélique
parmi les stomachiques ; et, nous fondant
sur cette propriété, nous avons conseillé
avec avantage aux individus qui ont l'estomac habituellement faible, ou qui l'est devenu à la suite d'une maladie chronique, ou
par toute autre cause, l'usage, comme aliment, des tiges préparées par les confiseurs,
c'est-à-dire fendues par le milieu et confites
au sucre. Comme, dans ces cas, je conseille
de manger peu et souvent, les malades
usent de l'angélique à leur dessert ou au
goûter, et elle facilite les digestions ou réveille l'appétit. A ce titre, Hildenbrand,
Chaumeton et autres ont donné la racine
d'angélique dans les fièvres nosocomiales, et
toujours avec succès. Le premier pense
qu'elle peut remplacer avantageusement la
serpentaire de Virginie, la contrayerva, dont
on a beaucoup parlé, rien n'ayant été plus
efficace que l'angélique soit aux militaires
qu'il a eu occasion de traiter du typhus nosocomial, soit aux médecins ses collègues,
victimes honorables de leur zèle et de leur
philanthropie. Il la donnait pulvérisée, à la
dose de un, deux et jusqu'à trois grammes.
Il a surtout constaté les bons effets des ex-
cellentes boissons qu'il préparait, en versant
un litre d'eau bouillante sur trente grammes
de racine d'angélique, coupée en tranches
minces, et en ajoutant à l'infusion, quatre
cuillerées d'eau-de-vie, cent grammes de
sirop de vinaigre, et quelques gouttes d'huile
volatile de citron. Les malades prolongeaient
avec autant de plaisir que d'utilité cette
espèce de punch pendant une partie de leur
convalescence.

Par la macération de la racine d'angélique
dans l'esprit-de-vin, on obtient une teinture
d'angélique, qu'on peut administrer à la dose
de deux grammes, dans une potion appropriée.

ANGINE, s. f., *angina*, de *angire*, étrangler,
suffoquer. — Pour les anciens *angine* était un
terme générique, qu'ils appliquaient à toute
maladie dans laquelle il y a lésion de la déglutition et de la respiration, ensemble ou
séparément, pourvu que la cause de cette
lésion eût son siége au-dessus de l'estomac
et des poumons ; tandis que pour les modernes il sert à désigner l'inflammation de
la muqueuse qui tapisse le pharynx et le
larynx. De là les noms divers qu'elle porte

suivant son siége et sa nature : c'est-à-dire
selon qu'elle occupe le pharynx, angine pharyngée ou gutturale ; les amygdales, angine
tonsilaire, amygdalite ; la luette, angine uvu-
laire ; les parotides, angine parotidienne ;
le larynx ou la trachée, angine laryngée ou
trachéale ; ou suivant qu'elle est inflammatoire, bilieuse, muqueuse, etc. Considérant
donc l'angine dans ce qui la caractérise spécialement, nous disons que, quelle que soit
la partie affectée, on y remarque une rougeur plus ou moins intense, de la chaleur,
de la tumeur et quelquefois de la douleur,
développées, comme dans toute inflammation, à des degrés divers. D'où il résulte
que si, sous une constitution inflammatoire
(*Voy.* Constitutions médicales), l'angine se
manifeste et s'accompagne d'une forte réaction
fébrile, elle aura tous les caractères de l'angine inflammatoire des auteurs : tandis que,
si elle marche avec le cortége des maladies
bilieuses, muqueuses, catarrhales, etc., on
l'appellera angine bilieuse, angine muqueuse, etc., afin de mieux spécifier la nature de
la maladie ; car il ne s'agit plus alors d'un
état morbide simple, l'inflammation ; mais
de la combinaison d'une phlegmasie plus ou
moins intense avec un des éléments bilieux,
muqueux, catarrhal ou autre. Nous dirons
un mot de chacune d'elles, après avoir fait
remarquer, d'une part, que, dans l'angine
laryngée ou trachéale, l'inflammation a
quelque chose de particulier, de spécifique,
qui en fait comme une phlegmasie à part,
aussi en traiterons-nous séparément (*Voy.*
Croup) ; et d'autre part, que si, comme dans
toute inflammation, l'angine tend à se terminer par résolution, par suppuration, par
induration ou par gangrène, celle-ci peut être
spontanée : c'est l'angine gangréneuse des
nosologistes, l'association de l'angine à l'élément adynamique ou putride de quelques
praticiens.

En général, l'angine ne reconnaît pas
d'autres causes que celles qui ont été assignées à l'Inflammation proprement dite
(*Voy.* ce mot). Cependant, il en est qui lui
sont particulières, et, par exemple, l'impression d'un froid plus ou moins vif au
cou ou à la nuque, aux pieds surtout, car
combien de maux de gorge qui ne se manifestent que parce qu'on aura gardé de
l'humidité aux pieds ; les boissons glacées
quand on a chaud et qu'on transpire, la
déglutition de substances irritantes, l'équitation ou une course rapide à pied, en ayant
le vent en face, surtout s'il est froid ; les
chants prolongés et répétés, les cris, la dé-
clamation, le jeu de certains instruments à
vent, l'abus des liqueurs fermentées, etc.,
mais par-dessus tout une prédisposition
particulière à l'angine. Nous avons connu
un officier suisse qui, chaque fois qu'il faisait un *bon dîner*, était pris immédiatement
du mal de gorge.

Cette maladie débute généralement par
un frisson suivi d'un froid général plus ou
moins vif, de chaleur, de mal de tête et
d'une douleur qui a son siége au gosier.

Si on examine la partie souffrante, on y distingue une rougeur plus ou moins considérable et un gonflement général ou partiel des parties affectées, gonflement qui produit la roideur du cou, le resserrement des ouvertures alimentaires et aériennes, rend la déglutition difficile et douloureuse, et la respiration gênée. Plus tard, si l'inflammation augmente d'intensité, le gonflement des amygdales fait des progrès, et, la rougeur, la chaleur, gagnant la langue, celle-ci s'enflamme et se tuméfie à son tour, de manière à remplir entièrement la bouche (nous avons observé un cas d'un gonflement pareil). Alors la parole est embarrassée; il y a difficulté de la prononciation; la déglutition est excessivement douloureuse, très-difficile, impossible même, et les boissons sont rejetées par le nez. Cela a surtout lieu quand le pharynx est violemment enflammé. Il arrive aussi parfois que la voix est altérée et la difficulté de respirer très-grande : ce qui détermine la rougeur de la face, la tuméfaction du visage, une céphalalgie violente, l'injection des yeux qui sont vifs et brillants. Enfin le malade salive beaucoup, quelquefois très-abondamment; et s'il arrive que les parotides et les glandes sous-maxillaires s'enflamment et s'engorgent à leur tour, il est en danger d'être suffoqué.

A ces symptômes de l'angine, symptômes d'inflammation locale, s'allient, avons-nous dit, ceux qui caractérisent les éléments inflammatoire, bilieux, muqueux, etc., et de cette association naissent les angines inflammatoires ou légitimes, les angines bilieuse, muqueuse, etc. Nous rappelons ces sortes d'associations, attendu que c'est principalement sur elles que reposent les bases du traitement qu'il faut employer pour combattre l'angine elle-même : et, par exemple, s'agit-il de l'angine dite inflammatoire? Plus les symptômes ont d'intensité, et plus on doit user largement et promptement de la méthode antiphlogistique. Dans ces cas, sans doute, il n'y a pas d'autres indications à remplir que celles qui sont propres à toute inflammation franche et légitime (*Voy.* INFLAMMATION); mais attendu que dans chacune d'elles il y a quelques modifications ou règles pratiques particulières à suivre, et que l'angine ne fait pas exception, il est bon que nous indiquions ces règles. Elles consistent, non point dans l'emploi des saignées générales et locales, proportionnées aux forces du sujet et poussées jusqu'à la syncope dans les cas extrêmes; c'est-à-dire quand le danger de suffocation est imminent (ouverture de la jugulaire, saignée du pied ou du bras, sangsues au cou, ventouses scarifiées au même endroit et au-dessous de la partie antérieure des clavicules, sangsues au fondement ou aux grandes lèvres, etc.); mais de l'ouverture des ranines, de la *scarification* des amygdales ou de la langue, dans les cas de GLOSSITE (*Voy.* ce mot), qui ont été pratiquées avec succès, en y joignant l'application de cataplasmes émol-

lients sur les parties antérieure et latéra.e du cou; l'emploi des gargarismes de même nature (*Voy.* GARGARISME), des laxatifs doux, des lavements émollients, des boissons délayantes, des pédiluves chauds, etc. A propos de pédiluves, nous devons signaler la mauvaise habitude où l'on est généralement de faire prendre un bain de pied à la moutarde dans tous les cas de mal de gorge. Assurément le moyen est excellent comme anti-fluxionnaire, quand le malade *n'a pas la fièvre ;* mais si l'angine s'accompagne d'une réaction fébrile (chaleur brûlante, soif, fréquence et vitesse du pouls, etc.), oh alors! le bain sinapisé fera beaucoup de mal. Comment cela? Parce que, quand l'inflammation gutturale est parvenue à son *summum* d'intensité, il se fait un mouvement fluxionnaire habituel, permanent, vers le point enflammé, et que ce mouvement fluxionnaire est favorisé par une sorte de turgescence sanguine dans tous les vaisseaux. Or, l'effet primitif du bain stimulant, étant de provoquer une excitation générale et d'accélérer par là le cours du sang, donc il doit en résulter que le mouvement fluxionnaire qui porte ce liquide vers la gorge augmentant, celle-ci en sera tellement congestionnée, que l'effet attractif ou secondaire du bain ne pourra remédier à cette congestion.

L'angine, avons-nous dit, se termine par induration; faut-il dans ce cas enlever une partie de l'amygdale? Oui, si l'induration est manifeste, et que le sujet soit exposé par là à des récidives; mais réséquer les amygdales, sitôt qu'elles sont engorgées, comme le pratiquent certains docteurs de la capitale, c'est vraiment ce que je ne comprends pas. Mais, dira-t-on, puisque cette résection est sans danger, qu'elle permet un libre passage à l'air et aux boissons, et diminue les dangers de la suffocation, pourquoi la différer? Pourquoi? parce que nous avons vu, soit dans les hôpitaux, soit dans notre pratique particulière, dans le Midi et dans le Nord, un nombre assez considérable d'angines très-graves, et que nous les avons vu guérir *toutes*, sans exception, sans qu'on ait jamais enlevé le plus petit morceau de tonsile. Partant, les cas où la résection de l'amygdale est nécessaire doivent être fort rares, et nous avons lieu de nous étonner qu'on la pratique si communément à Paris. *Voy.* ANGINE CATARRHALE.

Jusqu'à présent nous nous sommes occupé de l'angine inflammatoire, aiguë, intense; c'est la plus rare; tandis que celle dans laquelle l'inflammation est peu intense et les accidents peu graves, est fort commune. Dans ce dernier cas, qu'on nomme angine chronique, on tire beaucoup moins de sang, et on insiste davantage sur les résolutifs, en frictions, en gargarismes, etc., en un mot, sur le traitement proposé contre l'angine catarrhale de laquelle elle se rapproche beaucoup. *Voy.* ANGINE CATARRHALE.

ANGINE BILIEUSE. Elle consiste dans l'association des symptômes de l'inflammation gutturale avec ceux qui caractérisent la FIÈ-

VRE BILIEUSE OU L'EMBARRAS GASTRIQUE BILIEUX (*Voy*. ces mots), et se montrent, par conséquent, dans les climats chauds, pendant les fortes chaleurs, alors que la CONSTITUTION MÉDICALE (*Voy*. ce mot), est favorable au développement des maladies bilieuses. Dans ce cas, l'intensité de la fièvre et de la phlegmasie décideront quelle est la quantité de sang qu'on doit tirer; si l'on doit préférer les saignées générales aux saignées locales; s'il convient de faire précéder d'un jour ou de plusieurs l'emploi des vomitifs par la phlébotomie, ou de les employer immédiatement après avoir fermé la veine ; tout comme le régime qu'il faut suivre nécessairement. (*Voy*. FIÈVRE BILIEUSE). Il va sans dire que le traitement local est le même que pour l'angine inflammatoire.

ANGINE CATARRHALE. L'association de l'angine et de l'élément catarrhal mérite d'autant plus de nous occuper, au point de vue pratique surtout, que l'inflammation, dans ces sortes de cas, n'est jamais franche, légitime; aussi la douleur des parties enflammées est-elle peu vive, leur gonflement peu manifeste, leur rougeur peu intense : un mucus épais les recouvre. Et pourtant, accompagnée ordinairement d'un peu de fièv. e, quoique pouvant exister sans elle, l'angine catarrhale, qu'elle ait son siége sur les amygdales, les parotides ou les glandes sous-maxillaires, parties qu'elle attaque de préférence, est généralement sans danger par elle-même, quoique pouvant quelquefois compromettre l'existence du malade, par le fait seul du gonflement des tonsilles, qui se tuméfient au point d'empêcher le passage de l'air. Quoi qu'il en soit, on ne doit jamais pratiquer la saignée générale dans ces sortes d'angine, et être très-réservé sur l'application

des sangsues, qui est souvent inutile ; mais ce qui ne l'est point, ce sont les vomitifs dont l'efficacité est telle, au début, au milieu et même à la fin de la maladie, qu'on aurait tort de n'y pas recourir. Celui que nous avons toujours préféré c'est l'émétique qui, à cause de sa triple action (il produit le vomissement, purge et fait suer), doit l'emporter sur tous autres évacuants. Nous l'avons administré dans des angines tonsillaires parvenues à un tel degré d'intensité, que les malades, ne pouvant avaler qu'avec beaucoup de difficulté une gorgée de liquide, répugnaient à prendre un médicament qui, on le sait, oblige à boire une grande quantité d'eau tiède, si on veut qu'il opère bien; cependant, à force d'insistance, nous sommes parvenu à vaincre leur répugnance, et nous avons eu d'autant plus à nous en applaudir, qu'après les premiers efforts et la sortie des premières gorgées vomies, le dégorgement des glandes a été immédiat. Il fut tel, chez plusieurs de nos malades, qu'ils ont pu, à leur grand étonnement, boire de l'eau tiède, par petites demi-tasses à la fois.

Pour obtenir ce résultat, il suffit de faire dissoudre 1 décigramme (2 grains) de tartre stibié dans 120 grammes d'eau, qu'on administre par cuillerées à soupe (une cuillerée de cinq en cinq minutes) répétées jusqu'à ce que le vomissement arrive.

On tire aussi un bon parti, dans l'angine catarrhale, des sudorifiques à l'intérieur, des frictions sur le cou avec un liniment volatil, d'un cataplasme de levain ou d'un sinapisme sur cette partie, qu'on a soin de recouvrir de ouate ; des gargarismes avec des tigues bouillies dans du lait ou autres plus astringents, et par exemple :

Gargarismes.

Pr.	Infusion fleurs de sureau,	300	grammes (dix onces) ;
	Sel de nitre ou sel ammoniac,	6	id. (un gros et demi) ;
F. dissoudre et ajoutez :			
	Oxymel simple,	60	id. (deux onces).
Pr.	Sulfate d'alumine (alun),	8	grammes (deux gros) ;
	Eau de fontaine,	500	id. (une livre) ;
	Sirop de mûres,	S. Q. jusqu'à agréable acidité.	

N.B. On peut remplacer l'alun par le borate de soude (borax), dans les mêmes proportions.

Ces gargarismes, comme bien d'autres (*Voy*. GARGARISME), ont la propriété de détacher et d'enlever les mucosités gluantes qui s'accumulent dans la gorge.

Le calomel en poudre mêlé à du miel produit le même résultat et, par conséquent, est utile, soit qu'il agisse comme résolutif, soit qu'avalé à une certaine dose, il détermine quelques selles.

ANGINE MUQUEUSE OU PITUITEUSE. Elle ne diffère de la précédente que par une bien moins grande intensité de l'inflammation ; aussi ne faut-il jamais saigner, et n'appliquer que *très*-rarement des sangsues. Au contraire, les vésicatoires très-animés, soit au cou, soit à la nuque, sont tellement avantageux, qu'on ne saurait les employer trop tôt. Nous en dirons autant des vomitifs et des purgatifs, qui détruisent la complication gas-

trique, compagne ordinaire de ces sortes d'angine, et procurent le dégorgement des glandes. Quant aux lotions, injections et gargarismes, on les rendra d'autant plus stimulants que les parties sur lesquelles ils agissent sont moins irritables, et que la réaction qu'ils provoquent n'est nullement à craindre. Et attendu que, dans cette maladie, la faiblesse est plus ou moins prononcée ; les analeptiques et les toniques devront, même dès le principe, prendre place parmi les moyens conseillés.

ANGINE GANGRÉNEUSE. Elle attaque de préférence les enfants, les femmes, les personnes dont les forces sont épuisées par une cause quelconque, et, à moins qu'elle ne soit une des terminaisons de l'angine inflammatoire ou bilieuse, elle s'associe toujours à l'*adynamie*; de là le nom impropre d'angine

putride qu'on lui avait donné (*Voy.* PUTRI-
DITÉ). Ses symptômes sont la rougeur et la
tuméfaction des parties internes, et ordinairement des parties externes du cou, précédées d'un frisson suivi de froid et de chaleur, de céphalalgie, de roideur du cou, de
nausées, de vomissements ou de diarrhée,
quelquefois de l'un et de l'autre simultanément. Presque en même temps, la pâleur de
la muqueuse enflammée devient plus fleurie
qu'en aucun autre point de la bouche, et
quelques taches pâles, à bords rouges, s'y
manifestent. Tout cela se passe ordinairement le premier jour, et quelquefois c'est
pire. Le jour suivant la fièvre est violente
(le pouls a **120** pulsations par minute); le visage, le cou, les mains et les doigts sont
gonflés et érysipélateux; alors les nausées
cessent, le dévoiement s'arrête, l'arrière-
bouche prend une couleur cendrée et exhale
une odeur fétide, putride. Cet aspect est dû
à des ulcérations superficielles ou à de véritables escarres, qu'il est facile de reconnaître. En même temps les narines sont d'un
rouge presque livide, une sanie putride et
corrosive en découle et corrode toutes les
parties, même le voile du palais, ce qui rend
la voix altérée, et procure une soif inextinguible. Quelquefois cependant, en regardant
la bouche, on ne voit ni enflure, ni ulcères,
mais toujours on sent l'odeur fétide très-
désagréable dont nous avons déjà parlé. Enfin le délire, le coma, et des sueurs colliquatives se mettent de la partie; la suffocation
devient imminente et le malade meurt.

Communément épidémique, l'angine gangréneuse marche avec une telle rapidité, et
la mort est si prochaine (quelquefois le malade expire en vingt-quatre heures, plus sou-
vant le deuxième, le troisième, le quatrième,
le cinquième, le sixième, le septième jour, ou
dans le second septenaire) et si subite, qu'on
doit avoir des craintes jusqu'au quatorzième
jour, passé lequel il n'y a plus de danger. Pour
en arriver là il faut : 1° favoriser le vomissement à l'aide du thé, d'une infusion de camomilles, et mieux par un vomitif (on préférera l'ipécacuanha à l'émétique, parce qu'il
ne passe point par les selles); 2° relever les
forces à l'aide du vin mêlé au thé, du quinquina, de la serpentaire de Virginie, des acides minéraux, etc.; 3° détruire les escarres
à l'aide des injections et des collutoires ayant
les mêmes substances pour base, le chlorure de chaux, les vapeurs du vinaigre bouilli
avec de la myrrhe : on retire aussi une grande
utilité du froid, de l'eau glacée bue fréquemment, de la glace tenue en petits morceaux
dans la bouche, et d'un large vésicatoire au
garou, appliqué sur le cou.

Parmi les autres moyens que l'on a conseillés dans le but d'obtenir la cicatrisation
des ulcérations, nous rangerons, la décoction
de deux cuillerées de poivre de Cayenne
dans une pinte d'eau bouillante, avec addition d'une chopine de vinaigre, 2 cuillerées toutes les deux heures ; un mélange de
deux grains de pyrotonide par once d'eau
d'orge, employés en gargarisme, etc. Du

reste, on reconnaît que le traitement employé est efficace, à ce que vers le troisième,
le quatrième ou le cinquième jour, l'état du
malade s'améliore, c'est-à-dire que la rougeur de la peau disparaît, la chaleur diminue, le pouls perd de sa fréquence, le gonflement du cou s'affaisse, les escarres tombent, les ulcérations se séparent, le sommeil
et l'appétit se rapprochent de l'état naturel :
alors il faut prendre confiance et redoubler
de soins. Dans tous les cas, on doit surveiller attentivement la diarrhée, qui cesse ordinairement en moins de douze heures, à
compter de l'invasion, attendu que si elle
persistait plus longtemps, les forces s'épui-
seraient de plus en plus : il faut donc l'arrêter par des moyens appropriés. (*Voy.* DIAR-
RHÉE.)

ANGINE DE POITRINE. Comme elle consiste
dans une névrose de la poitrine, quelques
auteurs lui ont contesté avec raison le nom
d'angine, et l'ont décrite sous celui de *ster-
nalgie, d'asthme convulsif*, etc. Pour nous,
nous la considérons comme une forme de
l'asthme spasmodique. (*Voy.* ASTHME.)

ANGLE FACIAL. — On désigne sous ce
nom l'angle qui est formé par la réunion de
deux lignes, l'une verticale, qui est censée
descendre de la bosse nasale et se prolonger
jusqu'au milieu de la mâchoire supérieure;
l'autre horizontale, qui part du niveau du
conduit auditif et vient s'unir à l'autre, au
même point de la mâchoire. Il est évident que
l'angle formé par la jonction de ces deux lignes s'éloigne plus ou moins de l'angle droit,
selon que la face est plus ou moins inclinée;
et comme, d'après les physiologistes, le développement du cerveau est en rapport avec
l'étendue de la cavité du crâne, qui est d'autant plus considérable que l'angle facial est
plus ouvert, il devient évident aussi que le
degré de l'intelligence est en raison directe
de la grandeur de cet angle. C'est à Camper
que nous devons cette observation, aussi
dit-on souvent, en parlant de l'angle facial,
angle de Camper.

ANGOISSE, s. f., *angor*, de *angere*, presser;
sentiment de constriction ou de resserrement douloureux qui se fait sentir à l'estomac, avec difficulté de respirer, palpitations,
et tristesse excessive. On la rencontre fréquemment dans les maladies nerveuses, et
elle forme le dernier degré de l'anxiété.

ANGUSTURE, s. f., *cortex angusturæ*. —
L'angusture *Bonplandia trifoliata*, décandrie
monogynie, L., de la famille des magnoliers,
J., quoique introduite en Angleterre à la fin du
siècle dernier (1798), et employée depuis lors
en Europe, laisse encore beaucoup à désirer
sous le rapport de ses propriétés thérapeutiques. Ce n'est pas qu'elle ne jouisse de vertus toniques et fébrifuges très-énergiques, si
énergiques même que Wilkinson ne craint
pas de lui donner la préférence sur le quinquina; néanmoins, par cela même qu'on en a
exagéré les vertus, le doute est permis, et il
l'est d'autant plus, que les expériences qui
ont été tentées n'ont pas répondu pour la plu-

part aux espérances qu'on en avait conçues. C'est parce que votre angusture était de mauvaise qualité, objecte-t-on aux expérimentateurs qui ne réussissent pas. Comment prouver le contraire? Donc, nous le répétons, le doute philosophique est permis.

Quoi qu'il en soit, l'angusture qui, comme on s'accorde à le dire, tire son nom d'Angustura, ville de l'Amérique australe, d'où elle a été transportée par les Espagnols à l'île de la Trinité, croît sur les rives de l'Orénoque et sur la côte de Paria, entre la Trinité et Curaçao, où elle a été découverte par de Humboldt et Bonpland ; c'est-à-dire qu'après avoir vu cet arbre près de l'Orénoque, quelques mois après ils en observèrent la fleur et le fruit dans la vallée de Santa-Fé, entre Cumana et la nouvelle Barcelone. Mais qu'il ait été observé et étudié ici ou là, toujours est-il que toutes les écorces répandues dans le commerce, sous le nom d'angusture, ne sont point de la même espèce, ce qui pourrait expliquer peut-être les résultats différents obtenus par les médecins qui ont tenté des essais avec cette substance. On doit à M. Planche d'avoir appris à distinguer ces écorces entre elles, et de nous les avoir présentées sous trois espèces : la première, celle qui fait le sujet de cet article, ou le *Bonplandia trifoliata* (*angusture vraie*) est un peu convexe, plus large et plus épaisse que l'écorce de quinquina, et recouverte par un épiderme blanchâtre, inégal, parsemé d'aspérités ; sa couleur est d'un brun fauve, sa texture dure et ferme ; réduite en poudre, elle a un aspect très-jaune ; quant à sa saveur, elle est très-amère et nauséabonde quand l'écorce n'a pas vieilli. La seconde espèce, ou *angusture fine* du commerce, est encore peu connue, quoique très-répandue. C'est celle-là que M. Planche appelle *fausse angusture*, ou *angusture ferrugineuse :* elle est reconnaissable en ce que ses écorces sont, en général, roulées sur elles-mêmes, d'une couleur gris-jaunâtre à l'intérieur ; quelques-unes ont l'épiderme enduit d'une matière qui a l'apparence de la rouille, et qui en possède quelques propriétés. La poudre de cette racine a une odeur analogue à celle de l'ipécacuanha, et une odeur qui se rapproche assez de celle de cette racine ; elle est d'une amertume extrême. Quant à la troisième espèce, *angusture plate* ou *commune*, il est plus facile de la confondre avec la vraie, quoique cependant la couleur intérieure de son écorce, tirant sur le rouge, puisse servir à les distinguer : en outre, son amertume est peu sensible, et sa poudre a une teinte particulière qui lui donne une très-grande analogie avec le quinquina gris ; puis sa cassure est moins nette et moins résineuse. Disons, pour en compléter l'histoire naturelle, que, nonobstant ces distinctions, Richard n'admet que deux espèces d'angustures : la vraie et la fausse, et que la première seule mérite que nous recherchions quelles sont les propriétés médicales dont elle jouit.

Nous avons dit que Wilkinson avait singulièrement exalté les propriétés fébrifuges de

l'angusture ; nous ajouterons qu'on ne l'a pas moins vantée contre la dyssenterie, et que le docteur Evar assure s'en être servi, avec un avantage qui doit surprendre, pour la curation d'une fièvre adynamique compliquée d'éruptions pétéchiales et d'une hémorragie passive de la bouche. Mais, de même que le docteur Villa et Alibert l'ont employée avec peu de succès, soit dans la fièvre tierce simple, dans la fièvre quotidienne rémittente ; soit dans l'affection scorbutique et dans la diarrhée, ce ne serait guère qu'après une série d'observations nouvelles, très-concluantes, qu'on pourrait se prononcer définitivement, non pas sur son infériorité au quinquina, la chose est incontestable, mais sur le degré de confiance qu'on doit accorder à l'angusture, comme astringent, tonique et antipériodique.

Mode d'administration. L'angusture se donne en poudre, à la dose de douze à quinze grains, trois ou quatre fois par jour, dans du vin blanc étendu d'eau. Wilkinson préférait l'infusion suivante : Prenez une demi-once d'angusture pulvérisée, mettez-la dans une livre d'eau bouillante, laissez-l'y pendant environ deux heures ; filtrez. La dose est de deux à quatre cuillerées. Cette infusion devient plus agréable si l'on y ajoute une once de sirop d'écorce d'oranges amères, plus un gros de teinture de lavande par livre d'eau. En outre, une once d'angusture dans un litre d'alcool forme une très-bonne teinture, qui s'administre à la dose d'une once dans huit onces d'eau.

Nous ne parlons pas de l'électuaire de Wilkinson, parce qu'il fatigue l'estomac, et serait dès lors plus nuisible qu'utile.

ANHÉLATION, s. f., *anhelatio*, de *anhelare*, respirer difficilement. — Ce mot est synonyme d'essoufflement.

ANIMISME, s. m. — Les physiologistes ont plusieurs manières d'expliquer les phénomènes de la vie : les uns, les organiciens, pensent que les lois ordinaires de la physique, de la chimie et de la mécanique, suffisent pour se rendre raison des fonctions organiques et du jeu vraiment étonnant des phénomènes vitaux, nombreux et variés, qu'on observe ; les autres, au contraire, à l'exemple de Stahl, rapportent à l'AME tous les phénomènes de l'économie animale. Indépendante de la matière, elle aurait le droit, d'après eux, de lui donner des lois, de résister à certaines actions physiques et chimiques, de présider, en un mot, à toutes les fonctions organiques et vitales : ce sont les animistes, ou partisans de l'animisme.

Enfin, il est une troisième classe de médecins, tous docteurs de la Faculté de médecine de Montpellier, qui, indépendamment de l'AME, principe des facultés intellectuelles et affectives de l'homme, admettent une autre puissance inconnue, ayant les mêmes caractères que l'AME, qui préside à l'exercice régulier des fonctions, et veille à ce que les troubles dont elles sont l'objet cessent, de manière à ce que l'organisme n'en soit pas sérieusement ou trop profondément affecté par ces troubles : ce sont les Vitalistes (*Voy.* ce mot).

Après l'enseignement de ce système, qui a commencé à Barthez, son inventeur, et que M. Lordat continue à expliquer avec éclat ; après les écrits nombreux et forts de dialectique qui ont été publiés à ce sujet ; en un mot, après le retentissement qu'a eu le vitalisme, nous ne comprenons pas que les auteurs modernes puissent encore dire encore que l'animisme est appelé *vitalisme, spiritualisme*, suivant les nuances qu'on a établies. Ils diffèrent essentiellement. (*Voy.* mon *Introduction* au Dictionnaire des Passions.)

ANIS, s. m., *pimpinella anisum*, L. — On en distingue de deux espèces : l'anis vert, qui n'est guère employé que comme carminatif, et pour marquer la saveur de certains médicaments ; et l'anis étoilé ou Badiane (*Voy.* ce mot).

ANKYLOBLAPHERON, s. m., *ankiloblapheron*, de ἀγκύλος-βλέφαρον, paupière resserrée. — C'est le nom qu'on a donné à l'union contre nature, du bord libre des paupières, soit entre elles, soit avec le globe de l'œil.

ANKYLOSE, s. f., *ankylosis*, de ἀγκύλος, courbé. — Adhérence des surfaces articulaires entre elles, produite par la sécheresse de la synoviale et par la rigidité des parties qui environnent l'articulation, ce qui détermine l'immobilité des parties osseuses habituellement mobiles. Quand cette immobilité est complète, elle constitue l'ankylose *vraie ;* mais s'il reste encore quelques mouvements obscurs dans l'articulation, c'est l'ankylose *fausse.* Comme celle-ci peut dégénérer en ankylose vraie, on doit tenter de prévenir ce résultat fâcheux, soit en combattant les causes qui l'ont amenée (l'inflammation, l'engorgement, etc., des parties qui constituent l'articulation), soit en faisant exécuter, de temps en temps, des petits mouvements aux surfaces articulaires ; mais, en définitive, quand on craint de ne point réussir, ou bien quand on désire que l'ankylose s'établisse, ce qui a lieu quelquefois, on doit donner au membre la disposition la plus convenable à ses usages.

ANNEAU, s. m., *annulus.* — Ce mot sert aux anatomistes pour désigner certaines ouvertures naturelles de forme circulaire ou obrondes, que présentent les aponévroses du bas-ventre. Tels sont l'anneau *crural*, situé sous l'arcade crurale ; l'anneau *inguinal*, situé dans l'aine ; l'anneau *ombilical*, qui donne passage, chez le fœtus, au cordon ombilical. C'est par ces ouvertures que se forment les hernies. (*Voy.* ce mot.)

ANODIN, s. m., *anodynus*, de ἀ-ὀδύνη, sans douleur. — On a appelé médicaments *anodins*, ceux qui ont la propriété de calmer la douleur, c'est-à-dire les calmants.

Nous voulons bien admettre cette synonymie, mais à la condition qu'on ne formera pas une classe de remèdes anodins ; la saignée étant le calmant de la douleur inflammatoire ; l'opium le calmant de la douleur spasmodique ou nerveuse ; le quinquina le calmant de la douleur périodique, etc. Donc il ne serait pas logique de former une classe spéciale de médicaments sous le nom d'anodins.

ANOMAL, e, adj., *anomalis* ou ἀνώμαλός, de ἀ-ὁμαλός, pas régulier, ou plutôt tout à fait hors de la règle. — C'est une expression qu'on a adoptée pour désigner une maladie dont la marche est irrégulière, insolite, et en dehors des faits habituellement observés ; ainsi, par exemple, une épidémie nouvelle, et qui n'aurait point été observée, constituerait une maladie *anomale.*

ANORMAL, adj., de *ab-norma*, hors règle. — Ce terme est employé comme synonyme d'anomal, avec cette différence, qu'il s'applique à toutes les irrégularités ou désordres physiques, intellectuels ou moraux.

ANOREXIE, s. f., *anorexia*, ou ἀνεριξία, de ἀ-ὀρεἷ ις, sans appétit, absence du désir de prendre des aliments. — Quoique l'anorexie soit le plus souvent un symptôme d'embarras gastrique, de la chlorose, de certaines fièvres d'accès, etc., elle n'en constitue pas moins une maladie à part, isolée, que l'on a classée parmi les névroses de la digestion, de nature asthénique. L'anesthésie des nerfs de l'estomac en est la cause prochaine, et, si on la méconnaît ou qu'on la néglige, elle peut exister longtemps, c'est-à-dire se prolonger au delà de plusieurs mois ou de plusieurs années, terme que je ne sais trop pourquoi on a assigné à sa durée, qui, selon nous, peut être indéfinie. Quoi qu'il en soit, une chose qu'on ne doit pas ignorer quand on recherche les causes occasionnelles de l'anorexie, c'est qu'elle peut être la suite des contentions fortes et assidues de l'esprit, de certaines émotions morales, des excès dans les plaisirs sexuels, etc.

Pour la combattre efficacement, et redonner à l'estomac trop faible le ton qui lui est nécessaire pour reprendre ses fonctions, ou, si l'on veut, pour le retirer de cette espèce de torpeur dans laquelle il se trouve, il suffit ordinairement d'obliger l'individu à changer sa manière de vivre, et d'unir à d'agréables distractions, à un doux exercice, un régime analeptique et l'usage des amers, des aromatiques, des martiaux, des toniques, etc. Les coquillages et les aliments de haut goût conviennent parfaitement.

ANOSMIE, s. f., *anosmia* ou ἀνοσμία-ἀ-ὀσμή, sans odeur, perte de l'odorat, diminution ou suppression de la faculté de percevoir les odeurs. — Cette infirmité, qui a pour synonyme l'*agueustie*, a été classée par quelques nosographes parmi les névroses, quoiqu'on sache bien qu'elle accompagne souvent le coryza, avec lequel elle se dissipe, et certaines ulcérations syphilitiques à la racine du nez, qui, à mesure qu'elles se cicatrisent, permettent à l'olfaction de se réveiller. Il n'en est pas de même de l'anosmie des grands priseurs, chez qui la narcotisation des nerfs olfactifs est si profonde, qu'il n'est guère possible de la dissiper, et de certaines autres causes inconnues, mais qu'on attribue à la paralysie des rameaux nerveux qui tapissent la membrane pituitaire ; toutefois, cette incommodité est si peu importante, qu'il est bien rare que le médecin soit appelé pour la guérir. Et cependant de combien de plaisirs l'anosmie ne prive-t-elle pas ! C'est vrai, répondrons-nous ; mais si elle empêche de savourer le parfum des fleurs, de déguster les vins fins et délicats, elle nous affranchit de bien des désagréments, et cela fait compensation. Mieux vaut donc, peut-être, laisser l'individu avec son infirmité, qui n'en est pas une.

Nous avons dit d'une manière absolue que la privation de l'odorat, en empêchant la perception des odeurs agréables, empêchait aussi, par une heureuse compensation, la perception des mauvaises. Cette règle, nous devons le faire observer, n'est pas sans exception. Et, par exemple, il y avait à la faculté de Montpellier un étudiant en médecine qui n'avait pas d'odorat ; on croirait que cette circonstance était fort avantageuse pour lui, quand il se trouvait dans les salles de dissection : erreur, car il éprouvait alors à l'estomac cette sensation pénible et nauséeuse qu'éprouvent généralement les personnes qui ont l'odorat délicat.

ANTHELMINTHIQUES. — On les connaît plus particulièrement sous le nom de Vermifuges (*Voy.* ce mot).

ANTHRAX. *Voy.* Charbon.

ANTHROPOGRAPHIE ou ANTHROPOLOGIE, s. f., *anthropographia* vel *anthropologia*, de ἀνθρωπος γραφή ou λόγος, description, ou traité de l'homme. — C'est l'ensemble des connaissances anatomiques, chimiques, physiologiques et psychologistes, qui se rapportent à l'homme et qui constituent toute son histoire physique et morale. (Burdach.)

ANTIAPHRODISIAQUES, s. m., ἀντι ἀφροδισιακὸς, opposé aux plaisirs sexuels. — Se dit des médicaments qui, contrairement aux substances aphrodisiaques (*Voy.* ce mot), ont pour effet d'amortir les désirs vénériens. Le camphre jouit évidemment de cette propriété, ainsi que les rafraîchissants, et tout ce qui est capable de diminuer l'énergie des forces vitales.

ANTIÉMÉTIQUES, adj. masc. subst., ἀντι ἐμετικὸς, opposé à l'émétique, ou mieux aux vomissements. — La médecine en possède un très-grand nombre, et, par exemple, les boissons froides et glacées, acidulées ou non avec l'acide citrique, l'acide sulfurique ou autre ; la potion antiémétique de Rivière, celle de Haen, etc. Voici la formule de ces potions.

N° 1. *Potion de Rivière.*
Pr. Carbonate de potasse, 1 gramme 24 centig. (un scrupule).
Eau commune,   90   gr.   (trois onces).
Suc de limons,   30   id.   (une once).
M. au moment de l'administrer

N. B. En général les formulaires donnent cette formule, et pourtant c'est une inexactitude, puisque Rivière administrait sa potion de la manière suivante. Il mettait le sel dans une cuiller et le suc du citron dans une autre,

faisant avaler le sel d'abord et le liquide immédiatement après, pour que l'effervescence eût lieu dans l'estomac.

N° 2. *Potion de de Haen.*
Pr. Eau de menthe 150 grammes (cinq onces).
Poudre d'yeux d'écrevisse, 2 grammes (demi-gros).
Suc de limons, 30 grammes (une once). Laudanum liquide, goutt. xii. Liqueur d'Hoffmann, 2 grammes (demi-gros). Sirop de menthe, 30 grammes (une once). M. S. A. Dose : 2 cuillerées à soupe, de deux en deux heures.

ANTIMOINE, s. m., *stibium*, *antimonium*, de ἀντι-μόνος, opposé à seul, ou contraire aux moines. — On ne peut guère parler des propriétés de l'antimoine et de ses préparations, sans dire un mot des controverses qu'il a excitées, et mieux encore des débats scandaleux qu'il a provoqués. Successivement proscrit et réhabilité par des arrêts solennels émanés ou des grands corps politiques de l'État, ou des facultés de médecine ; tour à tour bien ou mal apprécié, vanté avec exagération par les uns, désapprécié avec le même acharnement par les autres, il a été dans le corps médical et enseignant, tout comme dans le domaine de la science, un motif de guerre ou d'alliance, un sujet d'idolâtrie ou de haine. Heureusement que ces temps sont déjà très-éloignés, et que, grâce à la persévérance de quelques vigoureux athlètes que les arrêts du parlement ne purent arrêter, que la satire envenimée de leurs antagonistes ne put ébranler dans leurs croyances et dans le désir qu'ils avaient que la vérité fût connue, *fiat lux*, la thérapeutique médicale, malgré des méthodes défectueuses, des efforts mal dirigés, des fautes commises d'abord, a pu, en définitive, classer de plus dans ses colonnes quelques préparations pharmaceutiques très-énergiques. Nous tairons donc ce qui a été dit et fait dans un temps de luttes et de discordes civiles, renvoyant ceux qui seraient tentés d'être plus amplement renseignés sur l'histoire de l'antimoine à l'ouvrage de Basile Valentin, qui a pour titre emphatique, *De curru triumphali antimonii :* ils y trouveront les premiers vestiges des notions publiées sur l'antimoine, aux époques les plus renommées de l'alchimie.

Considéré au point de vue pratique, l'antimoine offre, parmi ses préparations chimiques les plus remarquables, et le nombre en est fort grand, 1° *l'antimoine pur* ou *régule d'antimoine*, reconnaissable à sa texture lamelleuse et à son éclat qui rappelle l'argent.

On l'emploie soit en poudre très-fine obtenue avec la lime, soit en le porphyrisant. Jadis on en confectionnait des gobelets dans lesquels on laissait séjourner du vin blanc acide. Il se formait ainsi une plus ou moins grande quantité de tartrate d'antimoine et de potasse qui restait en dissolution dans la liqueur. Enfin, avec ce même métal on faisait des petites balles qui, avalées, produisaient un effet purgatif ; elles étaient rendues, la vécs, puis ingérées de nouveau, par la même personne ou par un autre membre de la famille, ce qui les a fait appeler *pilules perpétuelles.*

2° *Le sulfure d'antimoine*, corps solide d'un gris bleuâtre, très-cassant, cristallisé en aiguilles de formes diverses, ce qui lui a valu les dénominations d'antimoine *strié, étoilé, aiguillé, spéculaire, chatoyant,* etc. Il entre dans la tisane sudorifique de Feiz, assez réputée pour que nous en donnions la formule.

Prenez : de salsepareille deux onces ; de racine de squine une once ; de sulfure d'antimoine quatre onces ; de colle de poisson, d'écorce de buis, d'écorce de lierre, de chaque une once et demie ; d'eau commune douze livres. Mêlez-les ensemble après avoir enfermé l'antimoine dans un nouet de linge un peu lâche, et faites bouillir jusqu'à ce que le liquide soit réduit de moitié par l'évaporation ; coulez, laissez reposer, décantez, et faites dissoudre dans la colature ; muriate de mercure suroxygéné, trois grains.

Cette tisane est employée dans les maladies vénériennes, à la dose d'une pinte par jour.

En outre, le sulfure d'antimoine sert à la préparation du soufre doré d'antimoine, du crocus metallorum, du beurre d'antimoine, du kermès minéral et de la poudre d'Algaroth.

3° *L'antimoine diaphorétique*, qui, lorsqu'il n'est pas lavé, constitue le fondant de Rotrou : celui-ci diffère de *l'antimoine diaphorétique lavé*, en ce que ce dernier s'obtient en délayant dans de l'eau chaude les trois parties de nitrate de potasse et la partie d'antimoine pur qui ont servi à former le premier ; de telle sorte que, par suite de la dissolution de ces sels, l'oxyde d'antimoine se précipite au fond du vase, où on le trouve sous forme d'une poudre blanche, indissoluble et presque insipide : eh bien, c'est cette portion lavée et séchée avec soin qui constitue l'antimoine diaphorétique lavé.

4° Le *kermès minéral* (hydro-sulfate d'antimoine, sous-hydro-sulfate d'antimoine hydraté), qui fut très en vogue au commencement du xviiiᵉ siècle, sous le nom de *poudre des Chartreux*, parce que, dit-on, un moine de cet ordre l'employait avec un grand succès dans les maladies aiguës de la poitrine. Glauber, qui l'avait découvert, en fit un secret.

5° Le *tartrate d'antimoine et de potasse* (émétique, tartre émétique, tartre stibié), dont nous devons la découverte à Adrien Minsycht (1631).

6° Enfin le *beurre d'antimoine* (chlorure d'antimoine) qui forme un caustique des plus énergiques. On l'applique sur une plaie vénérienne, pour empêcher les résultats consécutifs à l'inoculation du virus. Un mot sur les propriétés médicamenteuses des préparations antimoniales en général.

Toutes les préparations antimoniales, quelles qu'elles soient généralement, possèdent une propriété irritante, d'autant plus active qu'elles sont plus solubles : ainsi,

L'*émétique*, appliqué sur la peau, sur les membranes muqueuses de l'œil, du nez, de la bouche, des parties génitales, détermine une inflammation spéciale et d'une grande gravité. Porté dans l'intérieur de l'estomac, il l'irrite et sollicite des vomissements plus ou moins abondants, suivis quelquefois de selles et de sueurs ; il aurait donc la propriété de pousser à la peau. Mais, attendu que la sueur arrive aussi quand un vomitif non antimonial est administré, on a voulu attribuer généralement à la secousse produite par les efforts du vomissement et à la détente qui s'opère ensuite, la diaphorèse qui s'établit. Je crois qu'on se trompe ; car si, comme on le dit pour les préparations antimoniales, celle qui est le plus facilement absorbée est la plus active, il devra donc en résulter que l'émétique, qui fait plus sûrement et plus fortement vomir, fera aussi plus abondamment suer.

Voici, du reste, un fait qui semblerait prouver que l'émétique agit comme sudorifique. Une dame ayant un embarras gastrique se décida à prendre deux grains d'émétique ; je l'avais prescrit dans quatre verres d'eau tiède, à prendre à un quart d'heure de distance l'un de l'autre. Quand la malade eut avalé le quatrième verre, elle s'endormit. La garde était fort embarrassée ; j'arrive, et comme madame avait peu dormi la nuit, je dis : Laissez-la tranquille ; il est probable que les envies de vomir ou les vomissements vont la réveiller ; alors vous lui donnerez à boire de l'eau tiède pure, ainsi que cela a été convenu. Pensant donc que madame allait s'éveiller d'un instant à l'autre, je m'assieds : une demi-heure se passe, toujours même calme et sommeil parfait ; point d'évacuation. Je devins curieux de savoir comment les choses se passeraient, et par prudence je restai auprès de la malade. Après une autre demi-heure d'attente, la sueur commença à perler au front, bientôt le visage en fut couvert, elle devint générale : enfin madame ouvre les yeux en disant : Ah non Dieu, je suis toute trempée ! Quelle heure est-il ? et l'émétique que je n'ai pas encore vomi ? est-ce qu'il ne va pas m'empoisonner si je ne bois point ? Je la rassurai : bref, madame mouilla deux chemises, et le lendemain elle allait bien : l'embarras gastrique lui-même était dissipé, sans évacuation, ni par le haut, ni par le bas... Mais en voilà assez de ces considérations ; arrivons à celles qui sont non moins connues, et, partant, non moins contestées : je veux parler de celles relatives à l'emploi du tartre stibié à haute dose.

Les médecins étaient dans l'habitude d'administrer le tartre stibié comme vomitif, comme vomi-purgatif, comme diaphorétique, etc. ; et ne l'employaient toujours qu'à très-faible dose, craignant qu'il n'irritât, qu'il n'enflammât violemment le tube digestif, si on ne l'administrait pas *fracta dosi*, lorsque, au très-grand étonnement du monde savant et du vulgaire, Rasori, professeur de clinique à Milan, publia, sur l'action de l'éméti-

que à haute dose, des travaux qui, nécessairement, devaient avoir un très-grand retentissement. En effet, avec les idées qu'on s'était
faites sur l'action de l'émétique, comment
n'aurait-on pas été étonné de lire les propositions suivantes : Dans certaines maladies,
l'émétique à haute dose amène une prompte
cessation des accidents inflammatoires : ce
médicament n'est supporté que dans certaines
conditions de l'organisme, c'est-à-dire quand
la maladie est sthénique, ou, si l'on veut,
quand il existe une *diathèse de stimulus*
(c'est ainsi qu'il s'exprime), cet état sthénique de la maladie établissant dans l'organisme, ou faisant supposer existant dans
celui-ci une *tolérance* telle que le médicament sera nécessairement supporté. En d'autres termes, Rasori déclara et chercha à accréditer qu'il fallait être malade d'une certaine manière pour supporter les hautes
doses des préparations antimoniales. Nous
n'avons pas à discuter si Rasori s'est trompé
quant à ce dernier chef, si la tolérance s'établit chez les gens débilités et dans les affections qui ne sont pas sthéniques ; si la tolérance s'établit d'autant mieux que la diète
est plus rigoureusement observée, comme
le prétend M. Trousseau ; ce que nous avons
à rechercher, c'est si vraiment l'émétique
à haute dose guérit comme contre-stimulant
ou différemment. Nous avons vu souvent
Delpech administrer l'émétique à haute dose,
et nous n'avons presque jamais constaté
qu'il ait été complétement toléré ; c'est-à-dire
qu'il a toujours déterminé des évacuations
par le haut ou par le bas, très-abondantes, et
souvent par les deux voies à la fois ; dès lors,
nous ne serions pas éloigné de dire avec
Dance, M. Chomel et bien d'autres, que
quand il purge et fait vomir, il n'agit pas différemment que les autres évacuants, et qu'il
est sans action lorsqu'il est parfaitement toléré ; ce que nous avons encore observé. Prenez garde que je ne dis pas que l'émétique à
haute dose ne guérit point ; je sais que Laennec employait habituellement la méthode
Rasorienne à l'hôpital de la Charité à Paris,
et qu'il lui donne la préférence sur la méthode antiphlogistique pure, déclarant expressément que si l'émétique à haute dose
n'a d'autres avantages, dans la plupart des
cas de péripneumonie, par exemple, que de
faire tomber rapidement l'orgasme inflammatoire (et c'en est un réel), à l'instar des déplétions sanguines, il a sur elles celui de
voir la maladie se terminer sans nouveaux
orages, sitôt que l'orgasme est tombé ; tandis
que, dans les cas les plus heureux, les saignées font disparaître, pour quelques heures
seulement, des symptômes inflammatoires
qui reparaissent ensuite avec une nouvelle
intensité. Nous voulons admettre ces faits
sans discussion, mais nous demanderons encore si c'est par la révulsion ou la dérivation
que l'émétique détermine, qu'il amène la
résolution de l'inflammation. Voyez du reste
ce que dit Broussais à ce sujet : il annonce
avoir donné l'émétique à haute dose, et
qu'il est habituellement survenu des évacua-

tions ; qu'une gastro-entérite a été substituée
à une maladie inflammatoire de poitrine, et
que les individus ou ont guéri de la maladie
secondaire par des soins bien ménagés, ou
sont morts de ses suites. Reste que le **tartre
stibié** à haute dose a été employé dans bien
des cas, et principalement dans les maladies
de poitrine, le rhumatisme articulaire, dans
l'hydrocéphalie, l'apoplexie, etc., et qu'on
lui attribue les succès obtenus. Je l'accorde
volontiers, pourvu qu'on m'accorde que
c'est à titre d'évacuant qu'il guérit ; et en
cela je suis d'accord, je le répète, avec Dance,
M. Chomel et bien d'autres, parmi lesquels
nous rangeons M. Trousseau.

Qu'entend-on par administrer l'émétique
à haute dose ? C'est d'en donner de 4 grains
jusqu'à demi-gros, dans les 24 heures, dans
de l'eau distillée et sucrée, même aromatisée,
dont on fait prendre une cuillerée toutes les
heures, s'il n'y a pas de vomissement ou de
diarrhée, et de deux en deux heures dans le
cas contraire. Rasori l'a porté à demi-once.
Delpech n'en donnait communément que 6
grains. Nous reviendrons sur son mode d'administration.

Oxyde blanc d'antimoine. C'est, parmi les
médicaments antimoniaux, un de ceux qui
agissent avec le moins de violence ; aussi est-
ce un de ceux avec lesquels on a expérimenté.
Ses propriétés étant communes à celles des
autres antimoniaux, ses effets ont dû être à
peu près les mêmes, et ce doit être aussi
dans les mêmes cas qu'on le prescrit.

Kermès minéral. Il est d'un usage assez
fréquent, et employé avec avantage comme
contre-stimulant. Pour nous, qui ne l'avons
jamais administré qu'à petite dose, à dose vomitive surtout chez les enfants, dans l'asthme
aigu, la coqueluche, en un mot toutes les fois
qu'il fallait les faire vomir, et qui avons obtenu des guérisons assez rapides, nous n'a-
vons pas songé à en élever la dose, et nous
nous bornons à enregistrer ses propriétés
contre-stimulantes d'après l'assertion d'autrui. Nous ferons donc les mêmes réserves
que pour l'émétique à haute dose.

Reste que la règle générale à suivre, dans
la prescription des antimoniaux, consiste :
dès que la pneumonie est constatée et que
l'on a pratiqué une saignée, à prescrire une
potion stibiée, dont la dose varie en raison
de l'âge du malade, du composé antimonial
et de la constitution médicale. Ainsi l'émétique est administré, avons-nous dit, à la dose
de 1 à 25 grains dans la journée : l'antimoine
métallique, à celle de 10 à 60 grains ; le kermès à celle de 15 à 45 ; l'oxyde d'antimoine,
à la dose de 15 grains à 60 ou 75. Toutes les
préparations insolubles doivent être données
dans un loch blanc, ou dans un mélange de
gomme adragant, suffisamment étendu et éla-
boré. Pour les enfants, on peut les administrer en poudre, mêlées à du sucre ou à du
miel, et déposées ainsi sur la langue.

Quant à l'émétique à haute dose, on en
donne d'abord une cuillerée à bouche, et
moins, s'il s'agit d'un enfant ; dose qu'on ré-

pète une heure après, s'il ne survient ni coliques, ni évacuations violentes par le haut ou par le bas; dans le cas contraire on éloigne de plus en plus la dose jusqu'à ce que la tolérance s'établisse, et alors on l'augmente proportionnellement à l'intensité de l'inflammation et de la réaction générale qu'elle procure.

Dès que la fièvre a cessé, il faut réduire la quantité de médicament administrée, et cela graduellement jusqu'à la convalescence.

L'amendement complet des symptômes morbides et la cessation de la douleur ne doivent pas faire renoncer immédiatement et tout à coup à l'usage de la préparation antimoniale dont le malade fait usage; au contraire, il faut la continuer, en se conformant à la règle que nous venons de poser, à savoir : d'en diminuer progressivement la quantité administrée : c'est le moyen d'empêcher 'es rechutes ou les recrudescences, et une chose indispensable dans le traitement des maladies par les antimoniaux. On agit de même dans les autres maladies pyrétiques.

Le tartre stibié, à la dose de un à deux grains, détermine le vomissement (*Voy.* Vomitif) ; employé en frictions sur la peau, uni à de l'axonge, il donne lieu à une éruption de boutons, qui est fort utile dans le traitement de la coqueluche (*Voy.* ce mot), de la gastrite chronique, etc. Quand on veut agir plus vite, on saupoudre un emplâtre de ciguë avec un gros d'émétique, et on l'applique sur la partie que l'on veut rubéfier. Cè n'est guère que chez les individus peu irritables que cet emplâtre est supporté.

ANTIPATHIE, s. f., *antipathia* ou ἀντιπάθεια, de ἀντί-πάθος, opposé à l'affection. Sentiment d'aversion indépendant de toute réflexion, ou, pour parler plus clairement, de répugnance organique et vitale, sans la participation du moral. Rien de plus curieux pour l'observateur que les faits qui établissent l'existence de ces antipathies; rien de plus nécessaire à rechercher dans certains cas de maladie ; rien qui mérite plus d'être respecté, puisqu'on pourrait déterminer des accidents graves si on voulait les vaincre, et qu'on ne remédierait point aux maux qu'elles produisent si on ne les connaissait pas. Expliquons notre pensée par des exemples : nous ne les prendrons que parmi les faits d'antipathies organiques, ayant traité, dans notre *Dictionnaire des Passions*, des antipathies morales.

On trouve, dans un ouvrage de Sennert, qu'une dame ayant reçu une blessure à la cuisse, en confia la guérison à un chirurgien de village qui avait l'habitude de mettre du miel dans tous ses topiques. Un d'entre eux fut appliqué sur la plaie ; bientôt elle se gâta, se couvrit de saleté, la gangrène s'y mit ; néanmoins on continuait toujours l'emploi du topique. Enfin, comme la plaie allait toujours en empirant, l'idée vint au chirurgien de suspendre l'emploi du topique : aussitôt la blessure offrit un meilleur aspect, et elle guérit par d'autres moyens. Mais pourquoi ce topique gâtait-il la plaie ? Parce que, ainsi que l'observe Sennert, cette femme abhorrait le miel. Ici le goût moral n'était pas en jeu, mais le goût vital, antipathique, s'insurgea.

Autres faits. Je les cite à cause de leur singularité. J. C. Scaliger raconte l'histoire d'un jeune garçon qui entendait la cornemuse avec plaisir, c'est-à-dire comme tout le monde en général, mais il éprouvait aussitôt un besoin insurmontable de rendre ses urines. Quelques personnes qui savaient cela, voulant lui jouer un mauvais tour, prirent leurs précautions pour l'empêcher de sortir d'un salon où la société était réunie, et firent jouer de la cornemuse. Ce pauvre jeune homme, malgré des efforts inouïs pour s'en empêcher, urina si abondamment, que sa culotte en fut toute mouillée.

J.-J. Rousseau dit avoir connu une dame de Paris, qui ne pouvait entendre le son de la musique sans éprouver un rire convulsif; et Tissot parle d'un homme que la musique faisait vomir; cependant l'un et l'autre éprouvaient un véritable plaisir à l'entendre. Or, ces faits ne pouvant être expliqués que par une antipathie organique et vitale, il est nécessaire de s'informer, soit quand on s'occupe des causes des maladies, soit quand on veut en régler le traitement, s'il n'existerait pas quelque antipathie.

ANTIPHLOGISTIQUE, adj. pris subst., ἀντιφλέγω, contre ce qui brûle, ou l'excès de calorique. — Cette dénomination comprend tout moyen thérapeutique propre à abaisser la température du corps, alors qu'elle est augmentée par la fièvre, l'inflammation, etc. : tels sont les déplétions sanguines, les bains, les boissons rafraîchissantes, etc.

ANTIPSORIQUES. — On nomme ainsi les remèdes préconisés contre la gale.

ANTISCORBUTIQUES, s. m. adj. pris subst. — Ce sont des médicaments qui ont la propriété de s'opposer au développement de la dyscrasie scorbutique, ou de guérir le scorbut. Ils appartiennent presque tous à la famille des crucifères. *Voy.* Scorbut.

ANTISEPTIQUES, s. m. adj. pris subst. ἀντί-σηπτικός, contre la putréfaction. — Les médecins appellent antiseptiques, les médicaments employés contre les fièvres dites putrides, ou qui sont remarquables par la tendance qu'ont les humeurs à la dissolution putréfactive. Ces médicaments appartiennent donc à la classe des amers, des toniques, etc.

ANTISPASMODIQUES, s. m. adj. pris subst. — On désigne sous ce nom les remèdes qu'on croit propres à calmer les spasmes ou contractions spasmodiques des fibres musculaires. Et comme ces spasmes résultent d'une foule de causes (de l'inflammation, de la faiblesse ou d'un état nerveux essentiel), il en résulte que les médicaments les plus opposés, c'est-à-dire les affaiblissants et les toniques, etc., agissent essentiellement comme antispasmodiques.

ANURIE. *Voy.* Rétention d'urine

ANXIÉTÉ, s. f., *anxietas*. — Etat de malaise général, très-pénible, avec resserrement à la région précordiale (l'épigastre), etc., et un besoin continuel de changer de place.

AORTE, s. f., *aorta*, de ἀορτή, vaisseau. — C'est le nom donné par Aristote, et qu'elle porte encore, à l'artère principale du corps humain. Elle naît de la base du ventricule gauche du cœur, et se dirigeant d'abord en haut et à droite, puis en bas et à gauche, elle forme une courbure appelée *crosse* de l'aorte qui se termine au niveau de la deuxième vertèbre dorsale ; ensuite elle descend le long de la partie latérale gauche du corps des vertèbres, arrive dans l'abdomen en traversant l'ouverture diaphragmatique, et là, sous le nom d'aorte descendante, après avoir fourni diverses branches, elle se termine en se bifurquant au niveau de la quatrième ou cinquième vertèbre lombaire.

APEPSIE, s. f., *apepsia* ou ἀπεψία, ἀ-πέψις, sans coction ou digestion, et mieux indigestion. — Nous préférons au mot apepsie celui de dyspepsie (*Voy.* ce mot), plus généralement adopté aujourd'hui, parce qu'il exprime mieux le phénomène dont on veut parler.

APÉRITIF, adj., *aperitivus*, *aperiens*, de *aperire*, ouvrir. — En matière médicale, on appelle apéritifs certains sels et quelques végétaux que les anciens croyaient être propres à ouvrir les voies biliaires et urinaires : de ce nombre sont le sel de nitre, la terre foliée de tartre, l'asperge, l'oseille, le persil, le cerfeuil, le sirop des cinq racines, etc., qui ont effectivement des propriétés laxatives ou diurétiques. Trop vantés jadis, on les dédaigne peut-être trop aujourd'hui, leur efficacité étant incontestable dans bien des cas.

APHONIE, s. f., *aphonia* ou ἀφωγία, ἀ φωνή, sans voix, extinction de la voix ; celle-ci est si basse, à cause de la faiblesse extrême des sons vocaux, que ces sons même, quand ils peuvent être articulés, ne sont pas entendus.

Quelques médecins, qui ne se piquent pas de rigorisme, ont cru pouvoir considérer comme synonymes l'aphonie et le mutisme ; c'est manquer d'exactitude, car l'un consiste dans une infirmité incurable avec faculté de produire quelques sons vocaux, c'est-à-dire des cris très-distincts ; tandis que l'autre, tantôt maladie essentielle, tantôt, et plus communément, maladie symptomatique d'une autre maladie, est le plus souvent guérissable. Occupons-nous de l'aphonie proprement dite.

Ses causes sont, 1° le relâchement extrême des cordes vocales qui n'émettent plus aucun son, comme on le remarque, à la suite de la compression, de la section, de la ligature, ou de la paralysie des nerfs récurrents ou laryngés inférieurs ; ou bien après certaines congestions cérébrales, pendant une éruption exanthématique laborieuse, après la suppression complète des menstrues ou de toute autre hémorrhagie habituelle, d'une métastase goutteuse ou autre, des ulcérations au larynx, etc. On l'observe encore dans la chlorose parvenue au plus haut degré, dans certains cas de vers intestinaux, les maux de gorge, après la trachéotomie, et,

à l'état sympathique, dans certains cas d'engorgement des testicules.

Nous ne dirons pas comment on doit combattre l'aphonie symptomatique, chaque maladie dans laquelle l'extinction de voix se manifeste ayant un traitement spécial que l'apparition de ce symptôme ne change pas ; mais nous ferons cette observation bien simple, que les moyens préconisés contre la paralysie en général (*Voy.* ce mot), conviennent parfaitement contre l'aphonie essentielle, et que ces moyens doivent être spécialement dirigés sur le devant du cou ou de la gorge. Et quant à l'aphonie métastatique, un attractif sur le siége primitif du mal, les purgatifs et autres révulsifs, suffisent ordinairement pour la dissiper.

APHRODISIAQUE, adj., *aphrodisiacus*, ἀφροδισιακός, de ἀφροδίτη, Vénus, déesse de la volupté. — Aphrodisiaque se dit surtout des aliments et des boissons, et aussi de certains médicaments qui portent l'homme aux plaisirs de l'amour. On a accordé la propriété aphrodisiaque à certains poissons, et on s'est fondé, pour établir cette opinion, sur la fécondité qu'on remarque généralement dans les poissons de mer et sur les plages maritimes ; on y a joint les viandes salées et fumées, les truffes, les épices, etc., les boissons alcooliques, et parmi les médicaments, le musc, l'ambre gris, et spécialement les cantharides et le phosphore (*Voy.* ces mots). Sans chercher à discuter la confiance que l'on doit accorder à la vertu aphrodisiaque de ces substances alimentaires ou médicamenteuses, nous constaterons néanmoins que toute stimulation produite par certains mets sur le tube gastro-intestinal, et qui se communiquera directement ou indirectement aux organes sexuels, doit éveiller chez l'homme les désirs de la chair ; tout comme les excitations organiques locales, déterminées par telle ou telle préparation médicamenteuse excitante.

APHTHE, s. f., *aphtha* ou ἄφθαι, de ἄπτειν, enflammer. — Les aphthes sont de petites ulcérations artificielles, blanches, rondes, qui ont le plus ordinairement la forme et la grosseur d'un grain de millet, et qui tantôt spongieuses, tantôt lardacées et ressemblant à des champignons, se manifestent dans la bouche, la gorge, et quelquefois même dans une étendue plus considérable, c'est-à-dire dans le canal intestinal jusqu'à l'anus. Les nosographes et les auteurs spéciaux ont beaucoup disserté sur la symptomatologie de ces petits ulcères et sur leurs caractères ; nous ne les suivrons pas dans leurs dissertations scientifiques, nous bornant à ce qu'il est essentiel et important de connaître dans cette affection.

Très-commune dans l'enfance, surtout chez le nouveau-né, quoique pouvant se manifester chez les adultes, la maladie aphtheuse éclate bientôt chez l'enfant qui vient de naître, s'il ne rend pas son méconium, si on lui donne trop tôt de la bouillie ou une alimentation trop épaisse, très-chaude, qui lui procure des indigestions et l'embarras

gastrique ; chez celui dont on a l'habitude de
couvrir la tête pendant le sommeil, de tenir
trop enfoui dans le lit de sa mère; qu'on
expose au refroidissement, ou qu'on tient
enfermé dans un air non renouvelé; tout
comme chez les adultes qui habitent un pays
malsain : de là sa grande fréquence chez les
habitants des pays marécageux, durant une
saison chaude et pluvieuse.

Généralement on la méconnaît pendant
toute la période d'incubation, les symptômes
de cette période étant communs, en général,
à toutes les maladies éruptives de la peau;
néanmoins on doit en soupçonner l'existence,
du moment où l'on sait qu'une épidémie
aphtheuse règne dans les lieux où se trouve
l'enfant, et toute incertitude cesse, quand à la
soif, à l'agitation des muscles du visage et
des lèvres, à la difficulté de respirer, à la
faiblesse du pouls, à la prostration des forces,
à l'assoupissement profond qu'on avait déjà
remarqué, s'ajoute une coloration rouge-
vermeil de l'intérieur de la bouche, où l'on
voit apparaître immédiatement de petites
vésicules transparentes, blanchâtres ou d'un
gris perlé. Dès le jour même de leur apparition, ou au plus tard le lendemain, il se
forme autour ou au-dessus d'elles un bourrelet gris ou blanc, dur à sa base, qui leur
donne l'aspect de petites pustules. Ce caractère pustuleux se développe encore mieux
le deuxième ou le troisième jour, parce que
les vésicules ont crevé et que, le liquide
transparent qu'elles contenaient s'étant
échappé, il ne reste plus que de petits ulcères plus ou moins douloureux, superficiels, et séparés les uns des autres par des
intervalles qui ne sont ni rouges ni enflammés; c'est pourquoi la chaleur y est modérée,
la déglutition facile, et l'enfant prend aisément le sein. Alors aussi le sommeil est
presque naturel, et s'il y a diarrhée, elle est
légère : bientôt les aphthes, qui s'étaient
montrées plus nombreuses, plus foncées en
couleur, jaunissent un peu, s'exfolient par
pellicules et se dissipent entièrement. Ces
phénomènes de desquamation ou de la
dernière période, ne signifient pas que la
maladie est terminée, puisque sa durée n'a
rien de fixe (depuis douze, vingt-quatre
heures, jusqu'à sept, neuf et même dix jours),
de nouvelles ulcérations se formant quelquefois dans un autre point, à mesure que
les anciennes se cicatrisent ou que leur exfoliation s'opère.

Malheureusement, les ulcérations aphtheuses ne sont pas toujours discrètes et bé-
nignes (isolées plus ou moins les unes des
autres); elles sont parfois confluentes et gangréneuses, et on en découvre partout, aux
lèvres, aux gencives, à la langue, à l'intérieur des joues, au fond de la gorge..., jusqu'à l'anus : quand elles s'exfolient, c'est
pour faire place à des ulcérations plus fâcheuses encore. Dans ce cas, la bouche de
l'enfant est brûlante, ses lèvres ne s'appliquent que difficilement sur le sein de sa
nourrice, qui s'excorie lui-même quelquefois;
la déglutition est très-gênée, les boissons

adoucissantes données en petite quantité
et avec précaution ne parviennent à l'estomac qu'avec difficulté; le dévoiement est
continuel, les matières verdâtres, et les rougeurs à l'anus d'un rouge très-vif. Excessivement faible, très-assoupi, ayant les yeux
abattus et poussant des cris languissants, le
malheureux enfant a *tout* l'intérieur de la
bouche et de la gorge tapissé d'une couenne
épaisse, blanchâtre et semblable à du lait
coagulé. Cette couche jaunit ensuite et forme
une escarre qui, en tombant, laisse voir des
ulcères gangréneux, d'un rouge brun. Alors
l'insomnie succède à l'assoupissement, le
petit malade est dans une agitation continuelle, son ventre est tendu, ses selles âcres
et verdâtres, continuelles; aussi voit-on
souvent des excoriations gangréneuses succéder aux rougeurs de l'anus : il souffre
horriblement. Bref, les aphthes occupent-elles
la gorge, elles donnent lieu à tous les symptômes de l'angine couenneuse; pénètrent-elles
dans la trachée-artère, elles occasionnent une
toux d'irritation; envahissent-elles le pharynx
et l'estomac, elles détermineront une douleur
épigastrique, des nausées, le vomissement,
le hoquet; corrodent-elles la muqueuse intestinale, on observe alors des diarrhées, des
dyssenteries avec expulsion des aphthes
desséchées : si la maladie s'aggrave, il se manifeste des accidents soporeux et la mort les
suit.

Traitement. Il varie suivant que les aphthes
sont discrètes ou confluentes, simples ou compliquées d'adynamie; mais, avant toute chose,
il doit être préservatif. Ainsi, quand une
épidémie d'aphthes règne dans une localité,
on doit lotionner souvent la bouche des enfants, ou, au moindre symptôme, frotter les
surfaces altérées avec du sucre très-finement
pulvérisé. Employés dès le début, et unis
aux doux laxatifs, ces moyens suffisent ordinairement; sinon, on frictionne l'intérieur
de la bouche avec un gramme de borax uni
à 15 grammes de miel rosat, et autant de
sirop de mûres. Si ces moyens échouent, et
que l'enfant ne soit pas encore sevré, on le
change de nourrice; et s'il ne tette plus, ou
s'il a été allaité artificiellement, on lui donne
très-fréquemment de l'eau sucrée ou de l'eau
de riz; ou le lait des animaux coupé avec
deux tiers de petit-lait préparé sans acides, et
édulcoré avec un sirop; en même temps, on
étuve les parties ulcérées, cinq à six fois par
jour, avec un pinceau de charpie ou un petit
linge trempé dans une décoction d'orge (une
livre), avec addition de miel rosat (une once)
et quelques gouttes (quinze) d'acide sulfurique. Si les aphthes sont confluentes et l'enfant faible, on soutient ses forces avec du
bouillon de veau ou de poulet, et on lui
administre, deux ou trois fois par jour, six à
huit grains de magnésie, mêlés à sa boisson.
Mais quand, malgré ce traitement, les aphthes
passent à l'état chronique : faire vomir immédiatement le malade, le purger, lui faire
respirer un air pur et user de gargarismes
émollients (émollients, entendons-nous bien),
en voilà tout autant qu'il en faut quelque-

fois pour procurer la guérison. J'ai insisté
sur le mot émollients, attendu que ce n'est
pas le cas de se servir des gargarismes alumineux, vitrioliques ou autres, non moins
astringents, leur action étant de faire disparaître brusquement les aphthes et de procurer par là des métastases fâcheuses, principalement sur le cerveau ; mieux valent
donc alors les gargarismes préparés avec du
jus de raves, édulcoré avec du miel ou du
sucre, ou bien avec de la petite bière sucrée.
Les aphthes se compliquent-elles d'adynamie
légère, on nourrit l'enfant en très-bas âge
avec la crème de pain, qu'on prépare en faisant tremper dans l'eau, pendant huit heures, des tranches de pain de froment (qu'on
a préalablement fait sécher au four), ayant
soin de les remuer de temps en temps avec
une cuiller et d'y verser de l'eau chaude au
fur et à mesure qu'elle s'épaissit; sur la fin,
on ajoute une pincée d'anis et un peu de
sucre (4 grammes d'anis et 30 de sucre, par
500 de pain), et on passe ensuite à travers
un tamis de crin. Cette crème se conserve
facilement vingt-quatre heures au frais; elle
doit être préférée à la crème de riz. En
même temps qu'on donne de la crème de
pain, on administre, à titre de cordiaux, les
eaux distillées édulcorées avec le sirop
d'œillets, ou d'écorce d'oranges amères.
Dans ce cas, les ulcères doivent être lavés
et bassinés avec l'eau de chaux, ou une
décoction de guimauve et le sirop de quinquina, et quelques gouttes d'acide sulfurique. On a préconisé aussi l'acide hydrochlorique associé au miel rosat; la solution
de nitrate d'argent, etc. Enfin, si l'adynamie
est profonde, on emploie le traitement général proposé contre cette dernière (*Voy.* A**DY-
NAMIE**), et le même traitement local que pour
le cas précédent.

APONÉVROSE, s. f., *aponeurosis*, ἀπονεύ-
ωσις, de ἀπό-νεύρος, de nerf ou expansion,
prolongement des nerfs, parce que les anciens considéraient les aponévroses comme
formées par l'épanouissement des nerfs. —
Ce qui les distingue, c'est leur tissu membraneux, formé par des fibres entrecoupées,
blanches, luisantes, et très-résistantes, leurs
usages étant de protéger les muscles, de
s'opposer à leur déplacement, etc. De là la
division que l'on a faite des aponévroses en
aponévroses d'insertion, c'est-à-dire qui reçoivent l'insertion des fibres musculaires et
les transmettent aux parties osseuses; et les
aponévroses d'enveloppe, qui, comme je l'ai
déjà dit, enveloppent les muscles et s'opposent à ce qu'ils soient déplacés.

APOPLEXIE, s. f., *apoplexia* ou ἀποπληξία,
de ἀπόπλεττειν, frapper avec violence, abattre.
Ce qui la caractérise, ce sont la perte plus
ou moins subite, mais complète, du sentiment et du mouvement, le cœur et les poumons n'ayant subi aucune modification dans
l'exercice de leurs fonctions, qui souvent
s'accomplissent même avec plus d'énergie.
Et comme cette perte du sentiment et du
mouvement dépend elle-même de l'abolition
instantanée de l'activité cérébrale, il en ré-

sulte que, suivant que celle-ci est occasionnée par une congestion sanguine au cerveau,
ou bien par une exhalation abondante de
sérosité, ou encore par un état spasmodique
de cet organe, il y aura des indications différentes à remplir pour rendre à l'encéphale
toute l'énergie de ses fonctions. De là la
nécessité de remonter, non point à la recherche de la cause prochaine de l'apoplexie, puisqu'elle consiste dans la suspension de l'innervation cérébrale, mais bien à
la détermination des causes actives ou passives qui favorisent les congestions sanguines, les exhalations séreuses, ou cet état
spasmodique du cerveau qui produit les
mêmes accidents.

La congestion sanguine du cerveau, *apoplexie sanguine* des auteurs, qu'elle soit avec
ou sans rupture des vaisseaux capillaires et
infiltration de la propre substance de l'organe (hémorragie capillaire), se manifeste à
tout âge, puisque le fœtus peut naître dans
un état apoplectique, et qu'elle atteint les
vieillards dans une époque très-avancée de
la vie; néanmoins elle nous frappe plus
communément de la quarantième à la soixantième année, prenant pour victimes les individus d'une taille moyenne, pléthoriques,
chargés d'embonpoint, dont la tête est large
et très-enfoncée entre les épaules, le cou
court et gros, le thorax très-ample, le ventre
arrondi et proéminent, le corps ramassé, les
membres robustes, et qui néanmoins mènent une vie molle, oisive, sédentaire, font
très-bonne chère et mangent habituellement
au delà de leurs besoins, boivent à l'ave-
nant, se gorgent de liqueurs alcooliques, et
ont l'habitude de dormir après le repas. Que
des individus ainsi organisés éprouvent une
émotion vive de l'âme, l'indignation, la joie,
une forte colère surtout; qu'ils restent longtemps la tête nue au soleil; qu'ils s'exposent
au froid ou à un courant d'air glacial; qu'ils
se baignent dans l'eau froide ou soient
trempés par la pluie le corps étant en sueur;
qu'ils prennent un bain froid pendant le travail de la digestion; qu'ils négligent de se
faire saigner s'ils en ont l'habitude,.... ils
peuvent être frappés d'apoplexie. Celle-ci se
manifeste également à la suite des irritations ou des inflammations morbides idiopathiques du cerveau et de ses enveloppes,
des angines tonsillaire et parotidienne, des
métastases goutteuse, rhumatismale, etc.,
alors surtout qu'il y a une prédisposition
héréditaire, circonstance qui en favorise
singulièrement le développement dans tous
les cas

Au contraire, les exhalations de sérosité
à la surface du crâne ou dans les ventricules
du cerveau, *apoplexie séreuse*, ne surviennent guère avant la soixantième année, et
n'attaquent guère que les vieillards, se montrant de préférence chez les individus cacochymes, dont les forces vitales sont épuisées,
tout comme chez les personnes d'un tempérament lymphatique, à fibres lâches, qui
mènent une vie retirée, ne font pas d'exercice, habitent des lieux bas et humides, mal

aérés, ne se prémunissent pas contre l'humidité froide, ne prennent pas une assez grande quantité d'aliments, ou se nourrissent de mets malsains, qui font usage des boissons aqueuses, se livrent à des excès d'intempérance, éprouvent des évacuations trop répétées, des chagrins violents, etc.

Et quant à l'état spasmodique du cerveau, *apoplexie nerveuse*, moins commune que les deux autres, elle attaque généralement les personnes maigres, sèches, d'un tempérament nerveux, irritable, très-mobiles, faciles à irriter, disposées aux affections nerveuses (hystérie, hypocondrie, mélancolie); et, quoique pouvant frapper aussi celles qui ont de l'embonpoint, mais dont la constitution est délicate. Toujours est-il qu'elle est le triste partage des gens qui cultivent les lettres et les sciences, c'est-à-dire qui se livrent habituellement à des méditations profondes que la nuit n'interrompt qu'à peine (veilles prolongées), ces individus se trouvant avoir le système nerveux cérébral tellement surexcité, qu'une émotion forte de joie, d'indignation ou de colère concentrée, une grande terreur, suffisent pour déterminer chez eux l'apoplexie.

Celle-ci ne se présente pas toujours de la même manière : tantôt elle est annoncée par certains symptômes, et tantôt au contraire elle est spontanée, foudroyante. Dans le premier cas, l'individu éprouve une sorte d'engourdissement de tout le corps, une lassitude inaccoutumée au plus léger mouvement, de la somnolence, une céphalalgie plus ou moins forte, des vertiges accompagnés de vomituritions, des bouffées de chaleur à la face qui rougit un instant, des bruissements vers la tête, des tintements d'oreille ; il voit des étincelles, ses facultés intellectuelles s'affaiblissent, il perd momentanément et partiellement la mémoire ; sa conception n'est plus la même, et il se plaint d'une sorte d'hébétude qui ne lui est pas habituelle; certains ont des crampes dans les mollets, des resserrements spasmodiques ou trismus des mâchoires ; leur lèvre inférieure est tremblante, leur sommeil inquiet et agité, la parole embarrassée, la paupière supérieure relâchée, et le menton abaissé, ce qui les oblige à mâcher dans le vide ; leur salive s'écoule involontairement pendant le sommeil, une légère distorsion de la face et surtout d'un des coins de la bouche se fait remarquer ; enfin l'attaque éclate.

Quand, au contraire, l'apoplexie n'est annoncée par aucun symptôme précurseur, les symptômes caractéristiques sont : pour la *congestion sanguine*, un coma profond, *somnolentum*, la respiration stertoreuse, la saillie et l'injection des yeux, la dilatation des pupilles, la tuméfaction et la coloration très-vive de la face qui, dans quelques cas, est violacée et presque noire ; la perte complète de connaissance, l'abolition de tous les sens et de la locomotivité (cependant on observe quelquefois de légers mouvements spasmodiques), le gonflement des vaisseaux du cou et de la tête, le battement fort et précipité des artères carotides et temporales, la plénitude, la force et la

fréquence du pouls, l'écoulement du sang par la bouche, le nez, l'augmentation de la chaleur du corps, la sortie involontaire des excréments et de l'urine, une respiration bruyante avec écume à la bouche, et déglutition impossible.

Au contraire, dans l'*apoplexie séreuse*, la face est pâle et abattue, parfois livide, et en général peu tuméfiée ; les paupières tombantes, l'œil morne, sans éclat, les pupilles immobiles et très-dilatées ; la bouche béante, le plus souvent entourée d'écume ; les chairs sont mollasses ; le pouls faible, petit, mou, lent ; la respiration difficile, stertoreuse ; la température de la peau est abaissée. Tandis que dans l'*état spasmodique du cerveau* la coloration de la face change très-peu d'abord, puis elle ternit et pâlit, les traits sont tirés ou comme saisis d'un spasme tonique, ce qui donne à la physionomie un air de douleur ou plutôt un aspect indéfinissable ; les pupilles sont contractées ; les temporales battent, mais par un coup vite, irrégulier, peu apparent ; le pouls est petit, resserré, mais dur ; la chaleur à peu près naturelle ; la respiration est moins bruyante que dans les deux autres cas, quelquefois même elle rend un bruit peu sensible. On observe, à de longs intervalles, des légers soubresauts dans les tendons... Elle foudroie ordinairement plus encore que les autres.

Du reste, voici quelle est la marche de l'apoplexie, à quelle espèce qu'elle appartienne : ou le malade meurt, ou il reprend connaissance. Dans ce dernier cas, une fièvre continue rémittente (*Voy*. FIÈVRES) se déclare : c'est elle qui sauve l'individu par coction et crise au septième ou au quatorzième jour, quand toutefois un nouvel accès d'apoplexie n'éclate pas au milieu d'une exacerbation et n'enlève pas le malade. Disons, à ce propos, que dans certains cas l'accès d'apoplexie n'est que le premier paroxisme d'une fièvre intermittente, pernicieuse, apoplectique, à la fin duquel le malade se trouve bien, jusqu'à ce qu'un second accès reparaisse ; celui-ci peut être mortel, sinon ce sera immanquablement le troisième qui tuera. Notons également que parfois l'attaque d'apoplexie est incomplète, c'est-à-dire qu'il n'y a pas perte de connaissance, mais seulement paralysie (*Voy*. ce mot) de telles ou telles parties du corps isolément. Les plus graves sont celles qui amènent la perte de la mémoire, mais principalement la paralysie du pharynx, qui rend la déglutition impossible; néanmoins cinq à six semaines s'écoulent avant que le malade succombe. Ajoutons enfin que les symptômes caractéristiques que nous avons assignés à chaque espèce d'apoplexie ne sont pas toujours aussi tranchés, et qu'il y a entre eux des nuances si peu appréciables, qu'il est facile de les confondre ; cependant, avec une attention forte, soutenue, un peu d'expérience et une analyse raisonnée des causes, des symptômes, des habitudes du malade, on arrive à bien établir le diagnostic et à poser les indications curatives. —Elles consistent, dans *tous les cas d'apoplexie*, dans la position qu'il convient de donner au malade, et, dans chacun d'eux en particulier, dans le choix des moyens thérapeutiques qui sont les plus convenables à la nature du mal. Ainsi, quelle que soit l'espèce d'apoplexie dont il s'agit, placer l'apoplectique dans un appartement vaste, bien aéré, à une température convenable, suivant la saison (modérée), le coucher sur un lit dur, de manière que la tête et le tronc soient bien relevés et que la première surtout ne puisse être entraînée à droite ni à gauche, ni en avant ni en arrière ; le débarrasser de ses vêtements, de sa cravate en particulier, qui en comprimant les vaisseaux du cou produit la congestion cérébrale, telle est la conduite que le médecin doit tenir. Puis, a-t-il affaire à une congestion sanguine, il pratiquera la phlébotomie, à large ouverture, afin d'avoir une évacuation très-prompte, abondante, qui dégage rapidement le cerveau : mieux vaut débuter par une forte saignée que d'en faire deux petites l'une après l'autre, à moins qu'on ne préfère, comme Tulpius, tirer du sang des deux bras à la fois. Règle générale : on laisse couler le sang jusqu'à ce que la stertoration cesse, ou que la connaissance et la parole reviennent ; ou jusqu'à ce que le pouls ait perdu sa force, sa plénitude, sa dureté. Dans les cas pressants on ne doit pas hésiter à ouvrir la veine jugulaire et même l'artère temporale.

Après l'évacuation sanguine générale, on en vient à l'application des sangsues à l'anus, s'il y a suppression du flux hémorroïdal ; à la vulve, si les règles n'ont pas paru ; hors ces cas, il est plus sage d'en appliquer une vingtaine autour du cou, ou de poser des ventouses scarifiées au même endroit ou à la nuque. Ces moyens seront secondés par les lotions d'eau froide sur la tête, des applications sur le crâne de glace pilée (qu'on a le soin, en hiver, de placer dans une vessie de cochon, car il serait dangereux pour l'apoplectique de mouiller le lit dans lequel on l'a placé), ou de compresses imbibées d'oxycrat, d'eau sédative coupée par moitié et éthérée ; en même temps on plonge les extrémités dans des pédiluves émollients très-chauds, et point stimulants. Et si par cette médication on est parvenu à rétablir la déglutition, ce serait alors le cas de donner quelques lénitifs doux ; et préférablement un ou deux lavements légèrement laxatifs d'abord, puis rendus purgatif savec trois ou quatre onces de vinaigre, ou 4 grammes d'émétique, ou une poignée de sel. Les boissons rafraîchissantes acidulées ou nitrées (l'eau d'orge contenant 25 grains de sel de nitre par pinte de liquide), le petit lait clarifié, les émulsions nitrées, complètent le traitement.

Quand l'apoplexie est séreuse, la saignée serait inévitablement préjudiciable ; c'est pourquoi, dans les cas douteux, il est bon d'essayer de la méthode exploratrice d'**Huxham** ; puis, suivant l'effet obtenu, on en vient à l'application des sangsues ; mais il en faut être avare, car elles sont rarement utiles, pour ne pas dire jamais. Au contraire, l'é-

métique est très-avantageux, soit qu'il agisse comme vomitif, suivant les uns ; comme révulsif ou dérivatif, suivant les autres ; ou sympathiquement sur le cerveau, d'après quelques-uns ; mais pour en obtenir de bons effets, il faut le donner à haute dose (jusqu'à 50 grains, un gros), par petites doses d'un grain, administré toutes les cinq minutes, dans une cuillerée d'eau tiède, et répétées jusqu'à ce que le vomissement se déclare. — Après l'emploi du vomitif, on en vient aux épispastiques appliqués aux jambes, aux bras ou à la nuque. Les sinapismes doivent être préférés, à cause de la promptitude de leur action ; mais, dans les cas pressants ou désespérés, l'application de l'eau bouillante à la plante des pieds l'emporte sur eux. En même temps on fait des frictions sur tous les membres et le long de la colonne vertébrale, avec des brosses ou des morceaux de drap ou de flanelle secs, ou imbibés de quelque substance spiritueuse ou tonique (teinture de cantharides, alcool camphré, éther), dont l'action peut servir à réveiller l'énergie vitale de l'encéphale ; on administre des lavements purgatifs (avec 30 grammes de sel d'epsom ; ou 15 grammes de séné, ou du tabac, ou du vin émétique trouble, ou du sel commun) ; on y joint les aspirations de vinaigre, d'éther ou d'ammoniaque liquide. Et du moment où le malade peut avaler, on lui fait prendre, à l'intérieur, l'eau de mélisse des Carmes, la thériaque, l'esprit de succin, l'eau de la reine de Hongrie. Portal assurait s'être très-bien trouvé d'une potion avec (Pr. eaux de menthe et de fleurs d'oranger ââ 60 grammes, (deux onces) ; — éther acétique... vingt gouttes ; — esprit de Mindérérus ... 4 grammes (deux gros). — M.). On pourrait leur associer le vin vieux, les teintures de quina, de rhubarbe, les infusions amères et aromatiques.

Enfin, l'apoplexie nerveuse réclame, à son tour, l'emploi des révulsifs, et surtout des antispasmodiques ; mais avant d'en faire usage, si le sujet est jeune, bien portant et fort, le traitement devra se rapprocher beaucoup de celui de l'apoplexie sanguine. Alors la saignée est le meilleur des antispasmodiques, employée toujours d'après la méthode d'**Huxham**. Si la saignée générale ne paraissait pas indiquée, il faudrait s'en tenir à l'application des sangsues ou des ventouses scarifiées. Puis on prescrit avec avantage l'opium, beaucoup recommandé par les Anglais, et que mon illustre maître, Victor Broussonnet, employait avec succès. Le musc, le camphre, l'assafétida, le castoreum, ont à leur tour été efficaces, soit par la bouche, soit en lavement. Si l'on juge l'emploi des révulsifs cutanés utiles, il faut s'en tenir aux sinapismes, les vésicatoires excitant trop vivement ; on en seconde l'action par des bains tièdes, des fomentations huileuses émollientes sur les cuisses et les jambes ; des embrocations, des frictions sur le cou, les bras, la poitrine, le bas-ventre, avec le baume tranquille. A l'intérieur, quand la déglutition est possible, on donne l'eau distillée de tilleul, ou de menthe, ou de fleurs d'oranger, auxquelles ont joint le laudanum, la liqueur minérale anodine d'Hoffmann, les sirops de nymphœus, d'armoise, de diacode, que l'on associe, selon les besoins, aux délayants et aux toniques. Si, par suite d'une complication, le vomitif paraissait indiqué, on se servirait de l'ipécacuanha, administré par petites doses, ou de quelques gouttes d'éther camphré, données dans un excipient approprié. D'après M. Récamier, ce médicament, vomitif et antispasmodique tout à la fois, aurait la propriété de déterminer des vomissements, lorsqu'il y a embarras gastrique, et d'agir seulement comme antispasmodique, quand les nausées sont le résultat de la sympathie du cerveau avec l'estomac. Les docteurs Montain, redoutant les secousses du vomissement, proposent, pour en modérer les effets, de plonger le malade dans un bain tiède préparé avec une décoction de laitue, de pavots et quelques autres substances sédatives.

Le traitement préservatif de l'apoplexie en général varie également, suivant l'espèce ; ainsi est-ce l'apoplexie sanguine qu'on veut prévenir, il faut éviter les repas splendides, les excès de boissons et de liqueurs spiritueuses, s'abstenir d'aliments trop succulents, et ne prendre au contraire que des repas légers, surtout le soir. Se nourrir de substances peu nutritives, de facile digestion, principalement de végétaux, boire de l'eau pure ou de l'eau légèrement rougie avec du vin, de la petite bière ou de l'eau mêlée à quelque sirop agréable (vinaigre, groseilles, mûres, framboises, orgeat); faire beaucoup d'exercice, dormir peu, et surtout ne pas faire la sieste en été après le repas, etc. Est-ce l'apoplexie séreuse ? régime entièrement opposé, c'est-à-dire composé d'aliments succulents, de viandes rôties, de liqueurs stimulantes, d'excellents vins, de tout ce qui peut en un mot bien nourrir et par là relever les forces; habitation des lieux secs, élevés, montagneux, exercices légers, frictions sèches ou aromatiques, tempérance, abstention de tout ce qui peut provoquer des évacuations immodérées, etc. Est-ce, enfin, l'apoplexie nerveuse ? mener une vie douce, paisible, régulière, tranquille, loin du bruit et de toute agitation : nourriture rafraîchissante, tempérante, légère, composée principalement de fruits et de laitage; bains tièdes, distractions agréables, jeux divertissants, musique ; habitation d'un climat sec, tempéré et frais, l'air des champs ; les promenades du matin conviennent parfaitement : toute contention d'esprit, toute méditation, tout travail trop assidu, toute sensation vive, agréable ou désagréable, brusque, les veilles prolongées, devront être évitées avec soin. De même, quelle que soit la prédisposition à l'apoplexie, on se trouvera bien de respirer un air pur, de se garantir des variations brusques de l'atmosphère, du froid ou d'une chaleur excessifs, d'entretenir avec soin les excrétions naturelles, la transpiration cutanée, la liberté du ventre ; d'éviter toute compression un peu forte soit du cou, soit de l'abdomen.

On a vu des individus périr d'apoplexie, pour avoir fait usage d'une compression générale, à l'effet de dissimuler un volumineux embonpoint. Le sommeil ne doit pas être trop prolongé, le lit trop mou, la tête trop basse, l'exercice trop fatigant et trop répété, et si la profession ou les habitudes paraissaient propres au développement de cette maladie, il faudrait en prendre d'autres.

Apoplexie *des nouveau-nés.* Pendant un accouchement laborieux durant lequel la tête du fœtus reste longtemps comprimée au passage, ce qui met obstacle à la circulation cérébrale de l'enfant, accident fâcheux qui est également occasionné par la compression que le cordon ombilical, enroulé autour du cou, exerce sur les veines jugulaires, il arrive que le nouveau-né ne donne à sa sortie du sein maternel, aucun signe de vie, et l'on juge à la bouffissure et à la lividité de son visage, à une coloration fortement prononcée de la peau, que sa vie est gravement compromise ; il est dans un état apoplectique par congestion. Pour faire cesser cet état, il faut immédiatement faire la section du cordon ombilical à trois ou quatre travers de doigt du nombril, en laisser couler deux ou trois cuillerées de sang ; et si l'enfant ne revient pas à la vie, s'il est fort pléthorique, mou, chaud, si ses yeux sont fort saillants et les vaisseaux de l'iris injectés d'un sang rouge et vif, on applique une ou deux sangsues derrière chaque oreille. En même temps on pratique sur la poitrine des frictions avec des linges chauds; on plonge le nouveau-né dans un demi-bain d'eau tiède pendant qu'on lui fait des affusions d'eau froide sur la tête, et on cherche à établir la respiration par ces moyens mécaniques. (*Voy.* Asphyxie du nouveau-né.)

APPÉTATION (appétence), s. f., *appetentia,* de *appetere,* désirer. —C'est le désir des aliments, le premier sentiment, la première condition d'une bonne digestion, un aliment qu'on appète faisant, comme on dit vulgairement, *venir l'eau à la bouche.*

APPÉTIT, s. m. *appetitus* de *appetere,* désirer. — L'appétit est un des besoins les plus impérieux pour l'homme. Tant qu'il jouit d'une bonne santé, ce besoin se fait régulièrement sentir tous les jours aux mêmes heures, avec plus ou moins de vivacité, suivant que le corps a plus ou moins besoin de réparer les pertes qu'il a faites, et c'est alors surtout qu'on peut dire que le sentiment de la faim, dont l'appétit est le premier degré, devient importun si on ne le satisfait.

Nous avons vu (art. Anorexie) que le défaut d'appétit constitue une névrose de l'estomac et qu'il n'est souvent qu'un symptôme de l'embarras gastrique, des fièvres, etc. Nous devons ajouter que l'appétit démesuré appelé *faim canine* ou *pica* (*Voy.* ces mots) est aussi un symptôme de maladies, et plus particulièrement de la présence des vers dans le tube intestinal. Quelquefois c'est à ce seul signe qu'on en constate la présence chez les enfants en bas âge. (*Voy.* Vers.)

APPLICATA, adj. m. plur., choses appliquées. — Ce mot a été transporté par Hallé
dans le langage médical, pour désigner, parmi
les choses qui font la matière de l'Hygiène
(*Voy.* ce mot), celles qui sont appliquées volontairement sur la surface du corps; exemple : les vêtements , les cosmétiques , les
bains, etc.

APYREXIE , s. f., *apyrexia* ou ἀπυρεῖία, ἀ-
πυρετός, sans fièvre. — Intervalle qui sépare
l'un de l'autre les accès de fièvre.

ARACHNITIS, s. f. — C'est l'inflammation
de l'arachnoïde ou de la membrane moyenne
du cerveau. (*Voy.* Encephalite.)

ARACHNOIDITE , même remarque que
pour l'article précédent.

RCHEE, s. m., *archæus*, de ἀρχή, principe,
commencement. — Mot inventé par Basile
Valentin et adopté ensuite par Paracelse et
Vanhelmont, pour désigner un agent intérieur,
imaginaire, qui, maître de nos mouvements
et de nos actions, présiderait à toutes les
fonctions de l'économie, et les dirigerait à son
gré : il pétrit la matière, il la pénètre. En
un mot, suivant ces auteurs, l'archée est
un être intelligent, actif, qui habite en nous
comme l'âme, et à qui tout est soumis, intelligence et matière. Vanhelmont est allé plus
loin; il fait exister le principe immatériel,
l'archée, dans la semence avant la fécondation,
et c'est lui qui préside au développement
de l'embryon et à tous les phénomènes que
présente par la suite le corps organisé. N'allez
pas croire que pour cet auteur l'archée soit la
même chose que l'âme intelligente , il a
soin de dire le contraire ; cependant il le
croit douée d'intelligence, et même à un très-
haut degré. Voici, du reste, quel était le
système médical de Vanhelmont, ou du moins
quelle était sa théorie des maladies :

Un être substantiel, d'une nature intermédiaire entre l'âme et le corps, nommé *archée*,
doué d'intelligence et susceptible de passions, est chargé en chef du gouvernement
du corps. Il a un commerce intime avec l'âme;
il siége à la région épigastrique; de là vient
la grande influence qu'ont sur tout le système vivant les affections qui intéressent
l'estomac et la rate, et la prééminence de ces
deux organes, si fameux dans l'école de Vanhelmont sous le nom de Duumvirat. Ce n'est
pas tout, chaque organe a son archée subalterne qui l'anime ; celui-ci reçoit les ordres
de l'archée principal, et lui communique
toutes ses actions. Tout est bien tant que
l'archée supérieur est obéi, et que ses actes
vitaux s'exécutent selon les idées exprimées
par le Créateur ou par l'âme aux archées de
tous les ordres. Mais si des causes morbifiques, des levains de maladie, des matières
contagieuses, s'introduisent dans une partie,
l'archée du lieu se fâche : dans sa mauvaise
humeur il n'obéit plus au maître archée qui,
à son tour, est fort irrascible, et il en résulte
des ordres bizarres, des révoltes, par conséquent un grand trouble dans la succession
des opérations : c'est ce qui constitue la
maladie. Partant de ce principe, l'art du médecin consisterait tout entier à découvrir les

erreurs ou les souffrances de l'archée, c'est
à-dire à étudier le caractère du principe-
central commun et celui des autres divers
principes inférieurs ; de savoir quand il faut
exciter leur négligence, ou réprimer leur
fougue, et par quels moyens il est possible
de maîtriser leurs passions ou de corriger
leurs écarts.

Telle est la doctrine qui fut généralement
adoptée en Allemagne et à laquelle nous devons le système de l'*animisme*, dont Stahl a été
l'*inventeur*; il n'eut pas grand mérite à cette *invention*, puisqu'il ne fit qu'attribuer à l'âme
humaine ce que l'école de Vanhelmont attribuait à l'archée. (*Voy* Méthodes.)

ARDEUR, s. f., *ardor*, chaleur forte. — C'est
une expression qu'on a adoptée dans le langage médical pour exprimer ce sentiment
de chaleur ardente ou *picotante* qu'on ressent dans certaines régions du corps, ou que
déterminent des urines âcres, enflammées,
en traversant l'urètre ; ce qu'on désigne par
les mots *ardeur d'urine*. On se sert aussi de
la dénomination *ardeur d'estomac*, comme
synonyme de cardialgie, de *pyrosis* ou *fer
chaud*, etc.

ARGENT, s. m., *argentum*, ἄργυρος, de ἀργός,
blanc. — L'argent est un métal qui se trouve
à l'état natif en différents lieux, mais surtout
au Mexique et au Pérou. Blanc, mou, très-mal-
léable, peu résistant, il obtient de la solidité par
son alliage avec d'autres métaux, et si on le
met en contact avec l'acide nitrique (eau-forte),
il se dissout; d'où résulte la dissolution
connue sous le nom de *nitrate d'argent*.
Fondu et coulé en petits cylindres, il constitue le nitrate d'argent *fondu* ou pierre infernale; et quand il forme des lames minces,
transparentes on le nomme nitrate d'*argent
cristallisé*. Mais ce n'est pas seulement à titre
de nitrate que l'argent est employé en médecine : grâce au zèle et aux expériences qui
ont été tentées à l'hospice Saint-Eloi de Montpellier par le professeur Serre, le chlorure
d'argent, le chlorure d'argent et d'ammoniaque, l'oxyde d'argent, l'argent divisé, le
cyanure d'argent, l'iodure d'argent, peuvent
être utilement employés dans la curation des
maladies syphilitiques.

Un mot sur chacune de ces préparations
qui ont été fournies au docteur Serre par
M. Chamayou, habile pharmacien de Montpellier.

1° *Chlorure d'argent*. Celui qu'on obtient
en décomposant une dissolution d'azotate
d'argent par un excès de chlorure de sodium
liquide, est blanc, insipide, insoluble dans
l'eau, et entièrement soluble dans l'ammoniaque. Il s'altère bientôt à la lumière et par
l'humidité.

2° Le *chlorure d'argent et d'ammoniaque*
est obtenu en saturant à chaud l'ammoniaque
liquide par du chlorure d'argent récemment
précipité et soigneusement lavé : ainsi obtenu, il est d'une couleur blanche légèrement
azurée, il a l'odeur propre à l'alcali volatil. il
offre une saveur piquante et presque caustique.

3° L'*oxyde d'argent* s'obtient en faisant
réagir de la potasse caustique sur une dis-

solution d'azotate d'argent. A l'étatd'hydrate, l'oxyde d'argent est noir; à l'état anhydre il est sous forme pulvérulente et d'une couleur brune olivâtre; il est insipide, sensiblement soluble dans l'eau et susceptible d'absorber le gaz acide carbonique de l'atmosphère.

4° L'*argent divisé*, quand on l'obtient par la réduction de l'oxyde d'argent à l'aide de la chaleur, se présente sous la forme d'une poudre très-ténue , offrant une couleur b anche un peu terne; à l'état de pureté, il est inaltérable par l'air.

5° Le *cyanure d'argent* qu'on prépare en faisant réagir une dissolution affaiblie d'acide cyanhydrique sur une dissolution d'azotate d'argent, et qu'on fait sécher après l'avoir lavé à plusieurs reprises avec de l'eau distillée, est blanc, insipide, insoluble dans l'eau, bien soluble au contraire dans l'ammoniaque; la lumière l'altère, non son mélange avec les substances végétales neutres.

6° L'*iodure d'argent*, préparé en lavant plusieurs fois les flocons légèrement jaunes qui naissent quand on précipite une dissolution d'azotate d'argent par une solution d'iodure de potassium, et en faisant sécher à l'étuve le précipité ainsi lavé, est d'un jaune très-pâle, n'a point de saveur, et est insoluble dans l'eau, ainsi que dans l'ammoniaque.

7° Et quant à l'*azotate acide d'argent*, nitrate d'argent, qui sert à la préparation des cyanure, iodure, chlorure d'argent, etc., il est est obtenu lui-même par l'action de l'acide azotique sur l'argent de coupelle.

Propriétés médicales des préparations argentifères.

Nitrate d'argent. L'histoire de . emploi du nitrate d'argent à l'intérieur remonte au xvii° siècle , et c'est Angelus Sala qui paraît avoir été le premier à l'administrer; mais les effets physiologiques de ce médicament étant peu connus, sa causticité si prononcée et ses effets toxiques si prompts, on avait renoncé à s'en servir, et il était tombé dans l'oubli lorsque, à la fin du siècle dernier, des expériences faites en Angleterre, aux Etats-Unis, en France, etc., le remirent en crédit. Cette fois, ce ne fut plus comme purgatif drastique qu'il a été employé, ainsi que le faisait Boerhaave (il donnait une pilule composée avec un demi-grain de nitrate d'argent , demi-grain de sel de nitre, mêlés à un grain d'amidon et de mie de pain blanc, dose qu'on répète de demi-heure en demi-heure, jusqu'à ce que des évacuations se manifestent); mais ç'a été, dans l'épilepsie, maladie si difficile à guérir.

Il paraîtrait qu'en effet le nitrate d'argent est utile dans ces sortes de cas, et les faits de cette nature ne manquent pas; mais malheureusement ce médicament, lorsqu'il est continué longtemps, et il faut qu'il le soit pour obtenir la guérison de l'épilepsie, a l'inconvénient de produire la coloration bronzée, non-seulement de la face et de toute la peau, mais encore de tous les organes internes, phénomène presque constant et dont l'explication n'a pu encore nous être don-

née, ni par les chimistes ni par les physiologistes. Si du moins la coloration bronzée cessait dès qu'on suspend le remède, tous les épileptiques auraient tenté de ce moyen pour se guérir; mais il n'en est pas ainsi, car cette coloration bronzée, une fois manifestée, persiste longtemps encore après qu'on a suspendu l'usage du nitrate d'argent; bien plus, si l'on en croit Bertini, elle augmenterait même après la cessation de ce sel. Ce n'est pas tout : comme on avait remarqué que cette coloration était plus considérable sur la partie du corps exposée aux rayons solaires, cet auteur et Sementini avaient proposé, pour remédier à cet accident, de couvrir le visage et les mains de l'individu qui userait de nitrate d'argent, de manière à les mettre à l'abri de la lumière : je ne sache pas qu'on ait réussi par ce moyen à éviter la coloration bronzée, qui, une fois établie, ne disparaît plus. Aussi les malades préfèrent-ils garder leurs attaques , que de se *bronzer*, ce qui décèle au public une infirmité qu'on aime à tenir cachée. Si encore le nitrate d'argent guérissait dans tous les cas ! quels sacrifices ne ferait-on pas pour se délivrer d'une maladie qui, à la longue, rend idiot ou tue : mais non, c'est un remède très incertain, et qui parfois a occasionné des accidents. Je crois me rappeler que M. Golfin en citait un exemple dans ses Leçons de thérapeutique.

L'épilepsie n'est pas la seule maladie nerveuse contre laquelle on a employé le nitrate d'argent à l'intérieur; on a expérimenté aussi avec ce remède dans quelques autres affections nerveuses , et, par exemple, dans l'hystérie, l'angine de poitrine, la chorée, la manie, etc. ; et, comme dans l'épilepsie, il a été reconnu que les faits de guérison ne constatent pas suffisamment ses propriétés antispasmodiques. Remarquez que nous ne nions pas que ce médicament ait été efficace, mais nous disons que les faits publiés ne sont ni assez nombreux ni assez concluants.

Il n'en est pas de même des préparations argentifères à l'extérieur ; aussi l'usage du nitrate d'argent cristallisé est-il devenu populaire, soit dans l'ophthalmie chronique simple ou purulente, soit en gargarisme dans l'angine pseudo-membrane (croup), soit contre les hémorroïdes chroniques, contre lesquelles les lotions, avec une faible solution de ce sel, se sont montrées avantageuses ; soit dans un cas de nymphomanie, dont M. Ozanam a obtenu la guérison à l'aide d'une légère cautérisation des parties génitales, faite avec une solution de 4 grains de nitrate d'argent, dans une once d'eau distillée; soit et surtout en injection dans les écoulements, tant anciens que récents, du canal de l'urètre. Comme les gens du monde sont en général disposés à abuser de ce médicament, il ne sera pas hors de propos de leur donner quelques instructions sur l'époque à laquelle il convient de l'employer, et sur les doses auxquelles le nitrate d'argent doit être porté. Nous emprunterons ces détails à un mémoire qu'a publié le professeur Serre en 1835, et nous le faisons d'autant plus volontiers, que les faits qui y sont consignés se sont passés presque sous nos yeux.

Mère de presque toutes les infirmités des voies urinaires, la blennorrhagie mérite d'autant plus d'être convenablement traitée que, tout en voulant se prémunir contre les dangers qu'elle entraîne, on s'expose à de plus grands, par trop de précipitation à employer les astringents, ou parce qu'on les administre mal.

On sait que bien des praticiens accusaient et que beaucoup accusent encore les injections urétrales d'avoir le grave inconvénient de donner lieu à des rétrécissements. Or, en étudiant en quoi les rétrécissements consistent, Serre fut conduit à reconnaître que tous proviennent, ou bien de l'épaississement de la membrane génito-urinaire, et *plus encore de l'infiltration ou de l'endurcissement du tissu cellulaire sous-muqueux*, ou bien encore de la cicatrice résultant de quelque ulcération, ou de celles qui succèdent aux lésions traumatiques de l'urètre : en conséquence l'inflammation serait la cause immédiate ou secondaire de toutes ces coarctations. Or, s'il en est ainsi, à quoi bon s'élever contre une méthode de traitement qui a précisément pour objet de mettre fin au plus tôt à la phlogose ? C'est ainsi qu'a raisonné Serre, et c'est parce qu'il a trouvé dans le nitrate d'argent cristallisé un remède qui guérit l'inflammation sur laquelle il s'applique, qu'il l'a employé de préférence à tant d'autres, qui, n'ayant pas la même propriété, sont justement réputés dangereux. Voici du reste le mode d'administration qu'il a adopté pour les injections d'azotate acide d'argent.

Partant de ce principe, que le plus grand nombre d'écoulements tiennent plutôt à une sécrétion morbide et surabondante de la muqueuse de l'urètre, qu'à une véritable transformation de tissu, Serre, après avoir déclaré qu'il faut, pour les tarir, modifier la sensibilité des parties malades, essaya à cet effet d'un quart de grain de nitrate d'argent cristallisé, dissous dans une once d'eau distillée. Les effets de ce médicament ayant été aussi prompts qu'avantageux, il s'en est constamment tenu à cette dissolution. Toutefois, comme la sensibilité organique des individus n'est pas la même, ce praticien conseille de la réduire chez les uns à un sixième ou à un huitième de grain de nitrate par once d'eau, ou au contraire, de la porter chez les autres à un tiers et même à un demi-grain ; et quant à la seringue qui doit servir aux injections, la matière dont elle est formée n'étant point indifférente, puisque celles qui sont en métal font subir une décomposition plus ou moins forte au liquide; on doit donc préférer la seringue d'os, dont le piston est garni de liége ou de cuir : et jamais de chanvre ou de coton, ni d'éponge. Il importe également de ne pas employer l'eau de savon pour faire jouer la seringue. Celle dont on se sert habituellement à Saint-Eloi contient environ 32 grammes de liquide, et par conséquent un quart de grain de nitrate d'argent.

Faut-il comprimer le périnée pour empêcher le liquide d'arriver dans la vessie comme quelques praticiens l'ont recommandé? C'est parfaitement inutile, attendu que les seules précautions à prendre par les malades sont d'expulser leur urine quelques instants avant de faire l'injection, et de ne rendre le liquide qu'après l'avoir laissé séjourner cinq ou six minutes dans la vessie. Il convient encore que le malade soit debout pendant que l'injection est faite, et qu'il ne la pratique pas lui-même, sans quoi une grande partie de cette dernière se perd, et le remède ne produit plus l'effet qu'on en attendait.

Une chose très-avantageuse dans l'emploi des injections, c'est que leur action sur le canal est sans douleur, à peine même si l'on y ressent un peu de prurit, et néanmoins l'écoulement disparaît, la plupart du temps, en quatre à cinq jours, quelquefois même à la seconde ou troisième injection.

Nous ferons remarquer pourtant que, dans quelques cas, l'écoulement devient plus épais et un peu plus abondant, mais toujours sans fièvre, sans douleur, sans pissement de sang. Bientôt il diminue de nouveau, il se montre de plus en plus limpide, et en sept ou huit jours la blennorrhagie à complétement cessé.

Quant au nombre d'injections à faire, Serre était dans l'habitude d'en prescrire deux par jour, une le matin, et l'autre le soir. Si pendant leur emploi l'écoulement augmentait trop d'intensité, et le canal devenait douloureux, il les suspendait aussitôt, pour les reprendre à quelques jours de là, et les suspendre de nouveau. Si ces mêmes phénomènes se représentaient chez certains malades, il n'employait qu'une injection par jour, et jamais il n'a dépassé en totalité le nombre quinze. Si, après la quinzième, la maladie persistait, il faut soupçonner une lésion organique de la muqueuse urétrale.

Que dirons-nous de l'époque de la maladie à laquelle il convient d'avoir recours aux injections ? Que ce n'est qu'après que les antiphlogistiques et les balsamiques (baume de copahu) ont échoué, qu'on doit se décider à faire usage du nitrate d'argent. A ce propos, nous ferons observer que la plupart des gens s'imaginent que du moment où une blennorrhagie se prolonge, elle est devenue chronique, et qu'on peut se servir des injections ; nous devons les détromper, et s'il est même des praticiens qui soient d'avis que toute blennorrhagie qui se prolonge au delà d'un mois peut être considérée comme chronique, c'est là une erreur de clinique très-grave, puisqu'après ce laps de temps, et même au delà, les écoulements présentent encore des caractères aigus, de quelque manière qu'ils aient débuté. Donc, dans la cure de la blennorrhagie, il ne faut point se laisser guider par le temps qui s'est écoulé depuis le début de la maladie, mais bien par l'état de l'économie, et surtout des organes

affectes au moment présent. Aussi Serre at-
tendait-il souvent un mois, deux mois, avant
d'en venir.aux injections du nitrate d'argent.
Passons aux autres préparations d'argent.

Aussi efficaces que l'or, le mercure,
l'iode, etc., contre la maladie vénérienne en général et ses formes diverses en
particulier, ces préparations ne doivent
nous arrêter qu'afin de faire connaître
leur mode d'administration, et les doses
de chacune d'elles, eu égard à leur activité
plus ou moins prononcée. C'est pourquoi
nous poserons comme règle générale : que
le cyanure et l'iodure d'argent se donnent
à la dose d'un dixième et même d'un huitième de grain en commençant ; que le chlorure d'argent et d'ammoniaque ne doit être
jamais, au début, que d'un douzième, alors
que, au contraire, l'oxyde et l'argent divisés
peuvent être portés, dès le principe, à un quart
de grain. Inutile de dire qu'on augmente
graduellement la dose de chacun d'eux,
comme on le fait pour l'or. Voici quelques-
unes des formules employées par Serre :

1° Pr.: Chlorure d'argent. . un grain. —
Poudre d'iris de Florence, privée de ses
principes et bien desséchée... deux grains.
— Broyez dans un mortier en verre, à la
température de l'atmosphère, et passez à travers un tissu serré, pour obtenir une poudre, à diviser en un nombre déterminé de
fractions, selon les vues du médecin.

2° Pr. : Chlorure d'argent et d'ammoniaque... un grain. — Poudre d'iris de Florence... deux grains ; — conserve de tilleul...
S. Q. — Pour une masse très-consistante, à
diviser en quatorze pilules, ou en un plus
petit nombre.

3° *Pommade argentifère*. Pr. : Oxyde d'argent... vingt grains. — Axonge... une once.
— M. avec soin.

Quoique nous ayons donné les formules
des deux méthodes d'administrer l'argent
à l'intérieur, nous ferons observer avec Serre,
qui le premier a introduit ce médicament
dans le traitement de l'infection syphilitique,
que, toutes choses égales, mieux vaut le
donner en friction sur la langue qu'en pilules, l'absorption étant plus immédiate et
plus directe par la méthode iatraleptique,
quelle que soit d'ailleurs la préparation dont
on se sert, et de plus le remède étant moins
sujet à se décomposer.

Quant à la dose totale à laquelle il faut le
porter, Serre n'a jamais dépassé celle de
neuf grains, mais il pense qu'on peut toujours, en allant graduellement, arriver jusqu'à dix ou douze grains.

Revenons maintenant au nitrate d'argent,
pour parler de son emploi par la méthode
ectrotique. Elle consiste dans l'application
sur la peau d'une solution concentrée de
nitrate d'argent (deux scrupules dans une
cuillerée et demie d'eau), dans la vue d'en-
traver la marche de diverses maladies cutanées, aiguës, et prévenir les accidents qu'elles entraînent quelquefois. L'idée en appartient à M. Bretonneau de Tours. M. Serre,
qui en a beaucoup vanté l'efficacité dans la

variole, veut qu'on cautérise les boutons en
masse, ou bien chaque pustule variolique
en particulier, une à une, le premier ou le
deuxième jour de l'éruption, en l'ouvrant
avec un stylet trempé dans une solution de
nitrate d'argent. Par là, la durée de l'éruption serait moins longue, et elle ne devrait
laisser que des cicatrices à peine appréciables. Il paraît, d'après les expériences qu'on
a tentées à ce sujet, que les avantages de la
méthode ectrotique sont plutôt imaginaires
que réels, pour ne pas dire autre chose ; aussi
n'en parlons-nous que pour mémoire. Ajoutons pourtant que dans les essais qui ont été
tentés par Biet à l'hôpital Saint-Louis, et
par quelques autres expérimentateurs, il a
été obtenu des résultats opposés à ceux qu'on
s'était proposé.

On pourrait peut-être en dire autant de
son application au traitement de l'érysipèle ;
cependant, comme certains praticiens affirment avoir fait avorter des érysipèles de la
face en en touchant la surface avec une solution concentrée ; que d'autres se servent
habituellement de la pommade au nitrate d'argent dans l'érysipèle qui survient à la suite
d'une lésion traumatique (nous nous en sommes bien trouvé nous-même à l'ambulance
du bazar Bonne-Nouvelle, après les déplorables journées de juin 1848); nous avons dû
attirer l'attention sur ce moyen thérapeutique, que nous excluons toutefois du traitement de l'érysipèle de la face, sa rétropulsion pouvant produire des accidents graves.
(*Voy.* Érysipèle.)

Reste enfin l'emploi du nitrate d'argent
comme Caustique (*Voy.* ce mot).

ARIDITÉ, s. f., *ariditas*. — Il est synonyme de sécheresse.

ARISTOLOCHE, *aristolochia*, ἄριστος λοχία.
très-bon pour les lochies ou vidanges. C'est
le nom qu'on a donné à un genre de plantes,
auxquelles les anciens attribuaient la propriété d'exciter sûrement le flux mens-
trueux et les lochies des femmes en couche.
Elles appartiennent à la gynandrie hexandrie, L. ; famille des aristoloches, J.

On en distingue de plusieurs espèces.

1° L'Aristoloche ronde (*aristolochia rotun-
da*), L., qui croît dans les provinces méridionales de la France. Sa racine est tuberculeuse, grosse comme une noix ou davantage, solide, offrant quelques fibres simples,
d'une couleur brune à l'extérieur, jaunâtre
en dedans ; sa saveur est âcre, amère, et un
peu aromatique.

2° L'Aristoloche longue (*aristolochia longa*), L., qui naît aux mêmes lieux, et ne
diffère de l'aristoloche ronde que par la forme
fusiforme de ses racines.

3° L'Aristoloche serpentaire, vulgairement Serpentaire de Virginie (*Voy.* ce
mot).

Les aristoloches ronde et longue étaient
fort employées autrefois, pour stimuler les
fonctions de la matrice ; aujourd'hui on n'y
croit plus, et on ne se sert guère de ces racines ; leur efficacité contre la goutte, fondée
sur ce passage de Boerhaave : *L'aristoloche*

adoucit la podagre, ne paraît pas mieux fondée. Néanmoins, si l'on était tenté d'en faire usage, on peut en prescrire la poudre (un scrupule ou demi-gros) mêlée à du sucre râpé ; ou son infusion, à la dose de deux gros, dans huit onces d'eau ou de vin blanc. Remarquons toutefois que, comme elle est réellement stimulante, elle ne convient nullement aux femmes nerveuses, ni dans les suppressions mensuelles des femmes pléthoriques ; en un mot, hors les cas d'atonie générale.

ARMOISE, s. f., *artemisia.* — L'armoise, dont l'usage en médecine remonte à la plus haute antiquité, est une plante qui appartient à la syngénésie polygamie superflue, L., famille des cynanthérées, tribu des corymbifères, J. On en distingue deux espèces principales, l'*artemisia absinthium*, dont nous avons parlé ailleurs (*Voy.* Absinthe), et l'*artemisia vulgaris*, qui a reçu son nom de la célèbre reine Arthémise. Elle est si abondante, qu'on la trouve le long des chemins et des fossés ; aussi est-il facile de s'en procurer. Toutefois, nous ferons observer que les sommités fleuries, que l'on veut conserver pour l'usage médical, doivent être récoltées en août et septembre, et les racines en automne ; les unes et les autres seront mises sécher à l'ombre : il n'est pas nécessaire de laver les racines.

De tout temps l'armoise a été considérée comme ayant une action spéciale sur l'utérus ; Hippocrate lui-même l'a recommandée à titre d'emménagogue, dans son livre des Maladies des femmes, et depuis lors bien des praticiens en ont constaté l'efficacité. Néanmoins, attendu qu'elle n'agit guère que comme amer ou tonique, et que nous avons aujourd'hui bien des médicaments qui possèdent plus qu'elle cette propriété, on ne s'en sert guère. Les cas dans lesquels elle paraît préférablement convenir, sont ceux où la menstruation est difficile ou supprimée, par suite de la faiblesse des organes génitaux, ou celle du système général des forces.

Dans la chorée, l'hystérie, l'épilepsie, etc., l'armoise a été aussi recommandée à différentes époques, et Burdach, il n'y a pas bien longtemps encore, en rapprochant les faits qui ont été publiés de ceux qu'il a recueillis lui-même, a déclaré que trois prises d'*artemisia* suffisent pour guérir de l'épilepsie simple, et que, lorsque la maladie provient d'une lésion organique, la violence des accès et leur nombre sont diminués par ce moyen. Il assure qu'on peut juger, dès la première ou la deuxième dose, de l'effet que produit la racine d'armoise, et qu'il est inutile et même dangereux d'insister sur son emploi, lorsqu'elle ne détermine pas d'abord une amélioration quelconque dans l'état du malade ; qu'enfin elle réussit presque constamment lorsque l'épilepsie existe depuis peu de temps. Une sueur abondante, dit-il, suit ordinairement l'administration de ce médicament, et on doit choisir, pour le donner, le moment où le malade sent approcher l'accès. A ce moment, l'individu se met immédiatement au lit et se couvre de manière

à favoriser la transpiration, qui habituellement s'établit. Dans une seule circonstance, le docteur Burdach a été obligé, pour provoquer cette transpiration, qui paraît être une condition nécessaire du succès, de recourir à une infusion d'arnica, de valériane et de serpentaire de Virginie, avec addition de succinate d'ammoniaque. Reste qu'on doit continuer l'usage de la racine d'armoise, jusqu'à ce qu'il ne reste plus aucune trace de maladie. Plusieurs autres faits ont été publiés, qui, dit-on, tendent à confirmer les bons effets de la racine d'armoise dans le même cas. Dieu veuille qu'on dise vrai ! Quoi qu'il en soit, dans les essais qui ont été faits plus tard pour le traitement de l'épilepsie, on s'est servi de la poudre d'armoise à la dose d'un demi-gros pour la première fois, qu'on a administrée dans un peu de petite bière chaude ; à celle de quarante-huit grains pour la deuxième ; quant aux suivantes, alors qu'on a été obligé d'y recourir, elles en furent portées jusqu'à un gros ou un gros et demi.

L'armoise s'administre comme il vient d'être dit, sous forme pulvérulente ou en infusion, à la dose de deux à quatre gros pour deux livres d'eau ; ou en macération dans du vin (une once par deux livres de liquide), qu'on fait prendre par un ou deux petits verres dans la journée. On peut y joindre la teinture de mars tartarisée, et un peu d'eau de cannelle. Enfin on doit, suivant l'exemple de Galien, en faire une décoction, qui servira en lotions sur le bas-ventre et les parties de la génération.

ARNICA, s. f., *arnica.* — Genre de plante de la syngénésie polygamie superflue, L., de la famille des corymbifères, J., qu'on rencontre assez abondamment dans les Alpes, en Suisse, en Bohème ; c'est cette dernière que l'on a beaucoup préconisée, et dont, soit dit en passant, les médecins allemands ont tant exagéré les propriétés.

On reconnaît facilement l'arnica, malgré sa dessiccation, à ses fleurs radiées terminales, solitaires et d'un jaune doré ; à ses feuilles radicales nombreuses ; à sa tige légèrement velue et cylindrique, et à sa racine (car toute la plante sert), qui est oblique, inégale et de l'épaisseur du petit doigt, fournissant beaucoup de filaments fibreux. Les fleurs, aussi bien que les racines, ont une odeur balsamique et une saveur un peu astringente.

Si on administre cette plante pour en constater les effets physiologiques sur l'homme, celui-ci présente bientôt les phénomènes suivants : sentiment de pesanteur et d'anxiété dans la région de l'estomac, nausées, et quelquefois même vomissements pénibles, ou simplement salivation abondante ; d'autres fois, coliques suivies de déjections alvines ; pouls plus vif, plus plein ; peau halitueuse ; sécrétion urinaire plus abondante. Peu de temps après l'ingestion du médicament, lorsque les molécules ont pénétré dans le torrent de la circulation, le cerveau lui-même et le système nerveux en général, en ressentent l'influence , c'est-à-dire que le malade éprouve de la céphalalgie, des vertiges, des mouvements insolites et convulsifs dans les membres, avec difficulté de les mouvoir, et un sentiment de constriction dans le diaphragme. Ces différents phénomènes ne s'observent pas toujours chez le même individu, et lorsqu'ils se présentent, c'est toujours dans les premiers instants de l'usage de ce remède, à l'action duquel l'estomac s'habitue facilement. D'après ces phénomènes, on voit que l'arnica a une action stimulante assez vive, assez marquée, non-seulement sur les voies digestives, mais encore sur les centres nerveux. Cette substance a même des effets spéciaux, qui la rapprochent de certains végétaux narcotico-âcres.

Il serait aussi inutile que fastidieux de répéter tout ce que les médecins allemands ont écrit en faveur de l'arnica ; cependant nous ne croyons pas pouvoir nous dispenser de rappeler les observations de Collin, médecin de l'hôpital de Pazman, qui ont servi à la célébrité de ce remède. Les succès très-remarquables qu'il obtint dans les fièvres intermittentes qui régnèrent épidémiquement en **1770**, et qui se convertissaient en fièvres putrides quand on les traitait par le quinquina, ont fait trop de bruit pour que nous n'en parlions pas à notre tour. D'ailleurs, combien d'observations qui confirment les propriétés fébrifuges de cette plante ! Ici c'est Roslow, médecin danois, qui guérissait les fièvres d'accès en donnant quelques tasses d'une forte infusion d'arnica avant le paroxysme ; là c'est Meza qui, adoptant la méthode de Collin, guérit la fièvre quarte à Vienne ; c'est Stoll, qui donne ce médicament avec un grand succès dans les fièvres muqueuses et adynamiques, dans les dyssenteries compliquées avec ces dernières fièvres, et assure que ses effets ont souvent surpassé son attente. C'est pourquoi, dans son enthousiasme, il l'avait surnommé le *quinquina des pauvres*. Malheureusement les faits postérieurement observés n'ont pas confirmé ces affirmations diverses : que dis-je, l'arnica a déterminé des accidents manifestes dans tant de cas, qu'on a fini par lui assigner son véritable rang dans la thérapeutique , celui de succédané du quinquina.

On administre généralement l'arnica en infusion. Pour cela on met deux à quatre gros, et même une once de fleurs, dans deux livres d'eau, ou d'une bière légère , ou de vin blanc ; et, si on la donne à titre fébrifuge, on fait boire cette infusion par verres avant l'accès. Quand on la prépare, il faut avoir le soin de la passer à travers un linge serré, afin de la débarrasser des débris de fleurs, qui pourraient déterminer à la gorge une irritation forte.

La décoction se prépare dans les mêmes proportions ; elle est plus ou moins concentrée, suivant qu'on réduit davantage par l'ébullition la quantité de liquide : c'est pourquoi on doit l'administrer à des doses moindres. Stoll mettait deux onces et demie de

fleurs pour avoir deux livres de décoction, à laquelle il ajoutait un sirop convenable. Enfin Collin donnait l'extrait des fleurs d'arnica à la dose de deux ou quatre grammes, dans une eau distillée odorante ; souvent aussi il faisait préparer un opiat, en incorporant de la poudre de ces mêmes fleurs dans le miel ou dans un sirop, et il la donnait par petites doses, de deux en deux heures.

ARSENIC, s. m., *arsenicum.* — Tout à la fois médicament énergique , et poison universellement redouté, on ne sait vraiment si l'on ne doit pas taire les vertus médicales d'un remède dont le nom rappelle les crimes les plus atroces, ou les méprises les plus déplorables ; on se demande si des mains imprudentes ou inhabiles, encouragées par les succès que des hommes recommandables ont obtenus, et nous-même après eux, ne se croiront pas autorisées à en faire l'essai, alors que son emploi exige une grande sûreté de diagnostic, une réserve extrême dans la dose à laquelle il peut être administré, et surtout l'*opportunité* de son administration, dernière circonstance sur laquelle on ne peut pas toujours compter ; aussi dans les deux cas où nous avons ordonné le sulfure d'arsenic, est-ce de notre main que le malade l'a pris, et quoique nous ne l'eussions prescrit qu'après avoir fait l'historique de la maladie au docteur Chrestien qui, avec Broussonnet, Lafabrie et Roucher, ont été mes conseils dans les cas difficiles, je dois avouer que je n'étais pas complétement rassuré, et qu'à tout instant je retournais voir mon malade. Et pourtant, comme, depuis mes expériences, j'ai vu employer hardiment les préparations arsenicales à l'hôpital Saint-Louis, à Paris, et que d'ailleurs, grâce aux expériences de M. Bunsen, de Gottingue, qui ont été répétées en France par MM. Orfila, Soubeiran et autres, le *tritoxyde de fer* EN GELÉE fournit, avec l'acide arsénieux, un composé qui n'a pas d'action sur l'économie animale, je ne vois pas pourquoi nous n'énumérerions pas les cas où les préparations d'arsenic ont été trouvées utiles, alors que nous aurons dit et répété : *Le tritoxyde de fer hydraté, administré par petites cuillerées de quatre, cinq ou six gros à la fois, de manière à en donner environ une once ou une once et demie par heure,* FAIT BIENTÔT CESSER LES VOMISSEMENTS ET LES DOULEURS, *et produit avec facilité, le rétablissement complet du malade,* SI CELUI-CI A ÉTÉ SECOURU A TEMPS. Du reste, la facile administration du tritoxyde de fer, et sa saveur qui n'est point désagréable, permettent d'en prolonger l'emploi, et certes c'est le cas de dire où jamais qu'il vaudrait mieux pécher par excès que par défaut. Cela posé, faisons connaître les principales formules des préparations arsenicales, et nous indiquerons ensuite les affections contre lesquelles chacune d'elles a été plus particulièrement recommandée.

PILULES ASIATIQUES. On les prépare en pilant dans un mortier, par intervalles, pendant quatre jours, cinquante-cinq grains de protoxyde d'arsenic récent, et neuf gros de poivre noir; et lorsque le mélange est réduit en poudre impalpable, on le met dans un mortier de marbre. Cela fait, on ajoute de l'eau par degrés, jusqu'à former une pâte pilulaire, qui sera divisée en 800 pilules, chaque pilule contenant 1/13 de grain de protoxyde d'arsenic; il faut les conserver dans une bouteille de grès.

Dose : une par jour, jamais plus.

PILULES ANGLAISES. Pr. : Proto-arséniate de fer, trois grains ; extrait de houblon, deux gros; poudre de guimauve, deux gros; sirop de fleurs d'oranger, S. Q. pour une masse de quarante-huit pilules. Dose, une pilule par jour.

SOLUTION DE FOWLER (d'après le Codex français). Pr. : Acide arsénieux, un gros ; carbonate de potasse, un gros ; eau distillée, une livre; alcool de mélisse composé, demi-once. Réduisez l'acide arsénieux en poudre trèsfine, mêlez cette poudre avec le carbonate de potasse et faites bouillir dans un vase de verre, jusqu'à ce que l'acide arsénieux soit dissous complétement. Ajoutez l'alcool de mélisse à la liqueur quand elle sera refroidie ; filtrez, et remettez une quantité d'eau suffisante pour que le tout représente exactement 500 grammes (une livre). De cette manière, on obtient une liqueur ayant un centième de son poids d'acide arsénieux.

Dose : deux à trois gouttes le matin à jeun, dans un peu d'eau distillée : augmenter ensuite successivement, tous les cinq à six jours, de deux à trois nouvelles gouttes, de manière à arriver ainsi progessivement, jusqu'à quinze ou vingt gouttes dans les vingt-quatre heures. Cette dernière dose ne doit jamais être dépassée.

SOLUTION DE PEARSON. Pr.: Arséniate de soude cristallisé, deux grains; eau distillée, deux onces. M. Cette solution, moins active que la précédente, et par conséquent d'un usage moins dangereux, contient un grain d'arséniate de soude par once d'eau distillée, et se donne à la dose d'un demi-gros jusqu'à un gros dans un véhicule inerte.

SOLUTION DE BIET. Ce médecin a substitué l'arséniate d'ammoniaque à l'arséniate de soude. Il l'employa pour la première fois à l'hôpital Saint-Louis en 1818, et, depuis cette époque, ses succès ne se sont point démentis. Sa solution doit être administrée dans les mêmes conditions et aux mêmes doses que la précédente.

POUDRE DE ROUSSELOT. Pr.: Sulfure de mercure, une once ; sang-dragon, quatre gros ; oxyde d'arsenic, demi-gros. M. On répand cette poudre sur les ulcères cancéreux, mais il faut être très-modéré dans son emploi.

POUDRE DU FRÈRE CÔME. Pr.: Cinabre, deux gros ; cendres de vieilles semelles, huit grains ; sang-dragon, douze grains ; oxyde blanc d'arsenic, quarante-huit grains. M. et F. une poudre très-fine. On imbibe cette poudre avec un peu d'eau et on l'étend avec un pinceau sur l'ulcère cancéreux, qu'on recouvre d'un linge. Au bout de trois ou quatre jours l'escarre tombe.

POUDRE DE DUPUYTREN. Elle est un mélange de proto-chlorure de mercure et d'acide arsé-

nieux, dans les proportions de 100 2/100 d'arsenic. C'est un caustique très-doux et souvent très-utile. Il convient surtout chez les enfants, les femmes, les individus irritables. Pour l'employer, après avoir convenablement préparé les parties que l'on veut cautériser, on les saupoudre avec une petite houpe chargée de ce mélange, de manière à la couvrir d'un millimètre au plus. L'application de ce caustique ne détermine souvent aucune douleur; il est prudent cependant de ne pas l'appliquer à la fois sur une surface trop étendue. Il forme promptement une incrustation grisâtre très-adhérente, autour de laquelle la peau, qui, même le premier jour, offre à peine une auréole rouge, se plisse de plus en plus jusqu'au moment de sa chute, qui souvent n'a lieu qu'après un temps fort long, à moins qu'on ne la provoque par des applications emollientes. Il faut le plus souvent revenir plusieurs fois à l'application de ce caustique, avant d'obtenir une bonne cicatrisation ; et pourtant il ne faudrait pas cautériser au delà de l'épaisseur de la peau, et rester dans certaines limites : la largeur d'une pièce de deux francs, par exemple.

POUDRE D'ALLIOT. Cette poudre, qui a fait tant de bruit au milieu du XVIIᵉ siècle, est une préparation d'arsenic qui n'a aucun avantage sur la pâte arsenicale, d'après le témoignage de plusieurs praticiens recommandables, qui en ont fait usage sans prévention.

PATE ARSENICALE. Elle se compose avec la poudre de Rousselot ou du frère Côme, qu'on délaye avec de la salive ou un peu d'eau, sur un corps solide, une ardoise par exemple, et, à l'aide d'une spatule. On l'étend d'une manière uniforme sur une surface qui doit toujours être limitée à l'étendue d'une pièce d'un franc. Cette cautérisation produit fréquemment une chaleur brûlante dans la partie, et ordinairement aussi des accidents locaux ou un appareil de symptômes effrayants, que l'on est tout surpris de voir céder souvent très-promptement aux moyens les plus simples. Ainsi il survient communément un érysipèle quelquefois léger, mais d'autres fois fort grave, au moins en apparence, accompagné de beaucoup de rougeur et d'un gonflement considérable, surtout quand la pâte a été appliquée au visage. Cependant, je le répète, tout disparaît bientôt, et il ne reste de l'application du caustique qu'une croûte noire, fort épaisse et adhérente, qui persiste souvent fort longtemps, vingt, trente jours et plus. Puis, à la chute de cette croûte, on voit la partie cautérisée recouverte d'une cicatrice plus ou moins solide. Reste qu'en appliquant le caustique arsénieux avec attention et prudence, on est toujours sûr de ne jamais déterminer aucun de ces accidents dont on a rapporté plusieurs exemples, et que probablement il eût toujours été facile d'éviter

Pour appliquer la pâte arsenicale, il faut que les parties soient convenablement préparées: ainsi, pour obtenir autant que possible une surface unie, on fait tomber préalablement les croûtes qui peuvent la recouvrir, à l'aide d'applications émollientes; quelquefois même il est utile d'exciter les surfaces par l'application d'un vésicatoire qu'on ne lève qu'au moment de la cautérisation. On a recommandé encore de recouvrir la couche de caustique avec une toile d'araignée, et même de la protéger par un plumasseau de charpie, une compresse et une bande, quand on cautérise des parties qui sont exposées à des frottements. Cette précaution, avantageuse dans quelques cas, est souvent complétement inutile, et on n'a jamais besoin d'y recourir quand on applique la pâte arsenicale sur le visage; les parties cautérisées exposées à l'air libre se desséchant, elles ne tardent pas à se couvrir d'une incrustation dure qui n'a pas besoin d'être protégée.

Après ces détails minutieux sur les préparations arsenicales, il ne nous reste plus qu'à indiquer les cas où elles peuvent être employées.

Il est certain que, comme agent thérapeutique proprement dit, l'arsenic possède deux propriétés très-remarquables : 1° une vertu anti-apyrétique incontestable; 2° une action résolutive des plus puissantes. Au premier titre, il est considéré par quelques praticiens, et surtout par les médecins anglais, comme spécifique contre les *fièvres intermittentes*, et l'un d'eux, Keil, ne rapporte pas moins de trois cents cas de guérison. Du reste, il suffirait de citer Fowler qui, plus que tous les autres, a propagé l'usage de l'arsenic, et qui, dans ses premiers essais, sur deux cent quarante-huit fébricitants, compta soixante-onze guérisons radicales; Arnold qui, se servant de la solution de Fowler, en a obtenu les plus grands succès sur quatre-vingts malades atteints de fièvre quarte ou tierce, dont les accès ont disparu sans récidives, etc., pour que l'on ne conteste pas aujourd'hui son efficacité dans ces sortes de cas. La dose à laquelle ils l'administraient est de dix gouttes deux fois par jour, et jusqu'à vingt gouttes trois fois par jour, dans les fièvres d'accès rebelles; mais comme cette dernière quantité occasionne beaucoup de trouble, il faut constamment proportionner les doses d'arsenic au tempérament et à l'âge des individus. Si par cas, et Fowler ne nie pas en avoir été témoin, il survenait de la douleur à la gorge et à l'estomac, des vomissements, des tranchées vives, etc., il faudrait immédiatement recourir au tritoxyde de fer dont nous avons déjà parlé. Toutefois, nous devons le dire, quand on administre les préparations arsenicales avec prudence, il est bien rare que des accidents se manifestent, et j'avouerai que, pour ma part, toutes les fois que je rencontrerai des *accès de fièvre rebelles à tous les moyens*, comme l'étaient ceux que j'ai observés en 1835 à Montpellier, chez le nommé Rouvairolles, homme fort et robuste, et néanmoins très-nerveux, et chez la veuve Froment, d'un tempérament tout opposé, c'est-à-dire d'une constitution lymphatique ; je n'hésiterai point à administrer, comme je le fis à cette époque, un douzième, puis un dixième, et enfin, un sixième

de grain de sulfure d'arsenic. Je suivis alors les conseils de Chrestien, qui m'assura avoir obtenu quelques succès de ce médicament; et je fus heureux, à mon tour, de pouvoir ajouter deux nouveaux faits à ceux qu'il avait recueillis.

La propriété anti-périodique de l'arsenic une fois constatée, cela ouvrit un vaste champ d'expériences à tenter, et chacun saisit avec empressement les occasions qui s'offrirent de s'assurer par soi-même de sa vertu anti-apyrétique. C'est pourquoi, aussitôt qu'une maladie nerveuse périodique résistait aux antispasmodiques les plus accrédités, vite le praticien recourait à la solution de Fowler, et l'on apprit ainsi successivement qu'Hoffmann avait guéri, par ce remède, une *céphalie périodique*, contre laquelle l'opium et la valériane avaient été inefficaces ; que Girdleston avait réussi dans un cas de *chorée*; qu'Alexandre, Duncan, Harles, citaient des observations authentiques de guérison d'accès d'*épilepsie*; moins heureux qu'eux, Biet n'a pu obtenir que l'éloignement des attaques, ce qui est encore un succès.

Les praticiens n'en sont pas restés là. Encouragés par ces essais, le docteur Taylor associa 10 gouttes de la solution de Fowler à 50 gouttes de laudanum, à prendre toutes les trois heures, et il guérit un *tétanos* ; Fr. Hoffmann mêla l'opium à l'arsenic, dans un cas de *sciatique* qui revenait tous les soirs, à cinq heures, et la douleur en fut calmée ; MM. Desgranges, Lordat, etc., prouvent qu'on peut l'administrer avantageusement dans l'*hydropisie*; et enfin ses propriétés *anti-vénériennes* sont de nouveau constatées par Biet, qui en obtient d'heureux résultats dans les syphilis constitutionnelles dont les symptômes se manifestent sur le système dermoïde, et notamment dans les syphilides tuberculeuses et squammeuses qui s'étaient montrées rebelles aux moyens ordinaires.

Mais c'est surtout dans les *maladies exanthématiques* non vénériennes, que les préparations arsenicales se montrent efficaces. Ainsi, tantôt c'est l'*acné* qu'on guérit par les pilules d'arséniate de fer, à la dose d'un huitième de grain par jour d'abord, et plus tard à un quart de grain pris en deux fois dans la journée ; tantôt c'est l'*impetigo chronique rebelle*, qui cède pourtant à la solution de Pearson ; tantôt c'est le *lichen agrius*, que rien n'avait pu guérir, et qui se dissipe complétement, au moyen de la solution d'arséniate de soude, à la dose d'un sixième de grain par jour ; tantôt c'est dans la *lèpre vulgaire* et le *psoriasis*, que l'arsenic fait merveilles, soit sous forme des pilules asiatiques, soit sous celle de la solution de Fowler, ou de celle de Pearson ; tantôt enfin on constate que les préparations arsenicales, usitées depuis longtemps dans les Indes (ce sont les pilules asiatiques) pour la curation de la *lèpre* et de l'*éléphantiasis*, ont, en réalité, une action assez marquée sur les tubercules, etc., etc.

Il n'est pas enfin jusqu'au *cancer*, contre la curation duquel les pâtes et les poudres arsenicales, appliquées localement, s'étant montrées efficaces, on n'ait voulu aussi le combattre à l'intérieur par l'arsenic, espérant ainsi atteindre le vice scrofuleux jusque dans les profondeurs de l'organisme vivant. Malheureusement on n'a jusqu'à présent constaté que des insuccès; et cela ne nous étonne point, la dyscrasie cancéreuse étant un de ces états constitutionnels qui ont toujours fait et feront toujours le tourment des malades et le désespoir du médecin. A quoi tient-elle ? On n'en sait rien. La guérit-on ? jamais ! C'est pourquoi, quoi qu'il fasse, et quelque habile qu'il soit, le chirurgien, quand il enlève une masse cancéreuse, peut bien se dire : Je pallie le mal, mais il n'osera affirmer qu'il l'atteint dans son principe ; il ne répétera pas, avec Ambroise Paré, le restaurateur de la chirurgie française : *Je le pansai, Dieu l'a guéri;* Dieu, en ne guérissant pas l'opéré, semblant dire à l'homme de l'art : Je t'ai donné l'intelligence pour t'éclairer, l'œil pour te conduire, la main pour te secourir et secourir autrui : mais il est des mystères qui seront toujours impénétrables pour toi ; moi seul suis tout-puissant.

ARTÈRE, s. f., *arteria.* Vaisseau qui porte le sang que le cœur lui envoie, dans telle ou telle partie du corps.

ARTÉRITE, s. f. Nom que les modernes ont donné à la Fièvre inflammatoire (*Voy.* ce mot).

ARTHRITE, s. f., *arthritis*, ou ἄρθριτις, maladie des articulations. — Ce nom a été plus particulièrement appliqué à la goutte.

ASCARIDE, s. m., *ascaris*, ἀσκαρίς, sorte de vers intestinal, qui se trouve surtout dans le rectum.

ASCITE. *Voy.* Hydropisie.

ASPHYXIE, s. f., *asphyxia*, ou ἀσφυξία, à σφύξις, sans pouls. — Cette dénomination, tout impropre qu'elle est, a été cependant généralement acceptée, pour désigner la perte totale de la connaissance, du sentiment et du mouvement, avec affaiblissement notable ou suspension complète du pouls et de la respiration. Plusieurs causes peuvent donner lieu à ces phénomènes morbides, et suivant qu'elles sont de natures différentes, l'asphyxie se présente dans des conditions diverses, auxquelles il faut adapter un traitement approprié : il importe donc, quand on se trouve auprès du malade, de remonter immédiatement à la cause déterminante de l'asphyxie.

Celles qu'on a désignées à l'observation des médecins sont : la strangulation, la submersion, la respiration des gaz délétères, les effets de la foudre, la congélation ; en un mot, tout obstacle qui peut empêcher la libre pénétration de l'air atmosphérique dans les poumons, ou toute exhalaison qui prive ces organes de la quantité d'oxygène qui leur est nécessaire pour accomplir l'acte le plus important de la vie, l'Hématose (*Voy.* ce mot). Disons ce qu'il convient de faire, dans chacun des cas que nous avons nommés.

I. *Asphyxie par strangulation.* Dans les cas de cette nature, l'asphyxie étant produite par la compression des vaisseaux du cou, compression assez forte et assez longtemps continuée pour produire un épanchement cérébral (apoplexie), ou seulement la suspension trop longue de la respiration et la cessation de l'hématose; nul doute qu'il ne faille employer, dans le premier cas, le traitement de l'apoplexie sanguine, les phénomènes asphyxiques étant consécutifs, ou le résultat de la compression du pneumo-gastrique. Au contraire, dans le second, il suffit de recourir à des frictions graduées, à l'introduction dans la bouche de liqueurs alcooliques, à l'irritation mécanique des narines, de la gorge, et au bain chaud ; sinon, on se comporte comme dans les cas d'asphyxie par des gaz non respirables.

II. *Asphyxie par submersion.* S'il est un cas dans lequel on doive principalement se hâter de retirer l'individu du milieu dans lequel il se trouve, c'est l'asphyxie par submersion ; mais cela ne suffit pas, et il faut commencer immédiatement après sa sortie de l'eau, soit dans le bateau même qui a servi à le pêcher, soit sur le rivage ou dans l'endroit le plus proche et le plus commode que possible, la série des moyens que nous allons énumérer.

D'abord, quand il est indispensable de transporter ailleurs la personne noyée, ce doit être sur un brancard ou sur une civière, bref, le plus commodément possible, en ayant soin de la coucher sur le côté, la tête à découvert. Un autre mode de transport, c'est de la placer sur les bras de deux porteurs ou assise sur leurs mains. Mais quel que soit le mode adopté, gardons-nous de suspendre l'asphyxié par les pieds, afin qu'il puisse rendre l'eau qu'il a avalée : ce procédé, croyons-le bien, a coûté la vie à beaucoup d'entre eux, en favorisant la congestion cérébrale. Du reste, la position horizontale suffit, pour que les liquides qui sont encore dans la trachée-artère puissent s'écouler librement.

Puis, le malade, dépouillé de ses vêtements (ce qui doit être fait sans secousses, car mieux vaudrait les couper avec des ciseaux que de faire des efforts pour les lui ôter), est examiné avec un soin tout particulier, pour voir s'il n'est pas blessé mortellement ; on le met au lit ou sur un matelas, enveloppé dans une couverture de laine, la tête relevée avec des oreillers très-durs. Ces conditions premières remplies, on s'occupe à le réchauffer, si la couverture de laine ne suffisait pas, en plaçant sur l'estomac et le ventre des vessies remplies d'eau chaude; en appliquant, à travers la couverture, des briques chaudes, ou en promenant, au moyen d'une bassinoire, des cendres chaudes sur les extrémités ; en frictionnant les diverses parties du corps avec des brosses sèches, ou imprégnées de liquides spiritueux et aromatiques. Le chatouillement des narines et du gosier avec les barbes d'une plume, ou l'inspiration des gaz irritants (alcali volatil, alcool, vinaigre radical, vapeur de soufre, gaz, acide muriatique oxygéné), en ayant le soin d'éloigner de temps en temps des organes respiratoires les vases qui les renferment, tout cela ne doit pas être négligé. Une précaution très-importante à prendre, c'est d'éviter l'introduction dans la bouche, d'aucune espèce de liquide, avant que la respiration soit rétablie. On a bien proposé, pour éviter les accidents qui seraient la suite de cette imprudence, de porter les liquides dans l'estomac à l'aide d'une sonde; mieux vaut s'en abstenir, et employer les lavements irritants, dont il a été question en traitant de l'APOPLEXIE SÉREUSE (*Voy.* ces mots). Pendant longtemps on a recommandé aussi, pour le même objet, la vapeur du tabac introduite dans l'anus au moyen d'une seringue ; nous n'approuvons pas ce procédé. Dès que le noyé commence à pouvoir avaler, on lui introduit dans la bouche quelques cuillerées de vin sucré ou d'une liqueur alcoolique affaiblie, en ayant le soin d'attendre que la cuillerée déjà versée soit avalée avant d'en verser une seconde ; c'est à ce moment surtout que les lavements irritants conviennent. Enfin, quand la réaction s'opère, que le corps est chaud et souple, si la face rougit et devient violette, on pratique une petite saignée ; les vomitifs peuvent également être administrés avec avantage, mais seulement quand le mouvement fébrile ou de réaction est complétement calmé.

Nous avons décrit le traitement de l'asphyxié par submersion, admettant que le noyé est placé dans des conditions assez favorables, à l'endroit de la température de l'air ; mais il peut arriver que la saison soit rigoureuse, qu'il gèle : dans ce cas, il faut immédiatement dépouiller l'asphyxié de ses vêtements, le couvrir avec ce que l'on aura sous la main, et user des plus grandes précautions en le réchauffant. Sans doute qu'il n'est pas nécessaire d'user des mêmes ménagements que dans l'asphyxie par congélation, cependant on aurait tort d'élever la température de plus de deux degrés par deux minutes, et de ne point s'arrêter quand l'appartement est chauffé à 15 degrés environ du thermomètre de Réaumur.

III. *Asphyxie par des gaz délétères.* Ici il faut distinguer si l'individu est encore ou non sous l'impression du gaz qui le tue. Si on ne l'en a pas retiré il est indispensable de le sortir du lieu méphitisé, de l'exposer au grand air et d'exercer une ventilation artificielle devant sa figure ; de lui ôter ses vêtements, de faire sur le corps des aspersions d'eau froide ; de mettre dans sa bouche, pour qu'il l'avale, s'il est possible, de l'eau froide, légèrement acidulée avec du vinaigre ou avec une forte solution de sel de cuisine; d'irriter l'intérieur des narines avec les barbes d'une plume ou en plaçant sous le nez un flacon d'ammoniaque liquide ; d'insuffler de l'air dans les poumons, en ayant le soin d'exercer en même temps sur les côtés de la poitrine une compression graduée assez forte. En général, il s'agit de mettre la plus grande célérité dans l'emploi de ces moyens, en y associant, quand la face est vultueuse, rouge et gonflée, une saignée plus ou moins abondante. L'inspiration de l'oxygène pur, ou celle du gaz acide

muriatique oxygéné, convenablement étendu, sont éminemment utiles dans l'asphyxie par le gaz hydrogène sulfuré. Des commotions électriques ou galvaniques légères, à travers le thorax (un des conducteurs est appliqué au creux de l'estomac et l'autre vis-à-vis de la colonne vertébrale), peuvent aussi être utilement employées.

IV. *Asphyxie par la foudre.* Le traitement en est fort simple : il consiste à ensevelir l'individu, jusqu'au cou, dans la terre fraîchement remuée, et à l'asperger, sur la tête, avec de l'eau froide : on le saigne ensuite, et on lui donne de l'opium.

V. *Asphyxie par congélation.* Une chaleur même légère et, *a fortiori*, une forte chaleur, devant être nécessairement nuisible aux asphyxiés, en anéantissant complétement les forces vitales des parties gelées, on place le sujet dans la neige ou on le plonge dans de l'eau à la glace, ce qui suffit ordinairement pour le ranimer, quand la chose est possible. Toute application chaude, nous le répétons, est tellement nuisible, que les lavements chauds doivent eux-mêmes être également évités. Quand on a ranimé l'asphyxié, on élève peu à peu la température du liquide jusqu'à ce que la réaction générale soit complète : alors, si l'individu a besoin de prendre un peu de nourriture, on lui donne un peu de bouillon froid.

VI. *Asphyxie des nouveau-nés.* On reconnaît que le nouveau-né est dans un état d'asphyxie, lorsque, après un accouchement laborieux, l'enfant naît pâle ou livide, sans mouvement, et qu'à travers ses chairs flasques et molles, on n'entend ni battement du cœur, ni bruit respiratoire, on ne sent pas battre son pouls : en un mot, s'il paraît mort sans présenter encore aucun signe de putréfaction. Dans ce cas, si le cordon ombilical n'a point été coupé et bat encore, si la mère n'a pas été délivrée, on doit différer la section du cordon, et plonger le nouveau-né dans un bain d'eau tiède, mêlée à du gros vin ou à de l'alcool, et écarter au plus tôt les obstacles qui s'opposent à l'introduction de l'air dans les poumons, en irritant l'intérieur des narines avec une plume, en mettant sous son nez, par intervalles, du fort vinaigre ou du vinaigre radical, en détachant, avec le doigt indicateur, les mucosités qui tapissent le fond de la bouche et de la gorge, en frictionnant la tête avec de l'eau-de-vie. A la sortie du bain et après la ligature du cordon, on l'enveloppe dans des linges en laine, chauds, et si l'appartement est à une température assez élevée, on pratique des frictions sèches ou aromatiques, ou avec des liquides spiritueux, sur toute la surface du corps. Quand ces moyens sont insuffisants, on en vient à l'insufflation de l'air bouche à bouche, ou à l'aide d'un soufflet, d'une sonde laryngée, pendant qu'un des assistants exerce une compression graduée sur le thorax : les lavements irritants, l'électricité et le galvanisme ont été recommandés.

ASSA-FOETIDA ou ASA-FOETIDA, s.f. —Gomme résine fétide, qu'on obtient, par incision, de la tige et du collet de la racine du *ferula assa-fœtida* (pentendrie digynie de L.), de la famille des ombellifères. Celle qu'on trouve dans le commerce est sous forme de masses assez considérables , d'un brun rougeâtre, parsemées de larmes blanches ; sa surface nouvellement cassée est d'une couleur plus claire ; au contact de l'air, elle ne tarde pas à se foncer et à prendre une teinte rouge Se ramollissant par la chaleur, elle répand une odeur alliacée insupportable, extrêmement fétide, qui l'a fait nommer par les Européens *stercus diaboli* ; alors que sa saveur âcre et piquante, un peu amère et aromatique, fort recherchée par les Asiatiques, l'a fait surnommer par eux l'*aliment des dieux*. Dans les jours de fêtes, ils en imprègnent le bord des coupes, afin de donner à leur boisson plus de goût et de parfum. L'assa-fœtida dont nous nous servons vient de Perse.

C'est un médicament fort énergique, bien plus usité en Europe que dans les lieux où on le recueille ; quand on en a avalé un peu, dix à douze grains par exemple, on sent à l'estomac une sorte de chaleur et d'excitation, qui démontre l'activité de la gomme résine : et, si on en prend davantage, la réaction est encore plus forte, les effets bien plus étendus ; c'est-à-dire que l'excitation s'étend sur tout le canal digestif, dont la sécrétion est augmentée ; de là l'action laxative de ce médicament administré à haute dose. Mais ses effets ne se bornent pas aux voies gastro-intestinales : une réaction générale survient, le pouls s'accélère, il y a de la céphalalgie, des vertiges ; la perspiration cutanée devient plus abondante, un sentiment d'agitation et d'anxiété se fait sentir, en un mot tout annonce l'influence d'un agent excitant.

Propriétés médicales. Le nom de *,aser*, *laserpitium* sous lequel l'assa-fœtida est désignée dans les écrits d'Hippocrate, de Dioscoride, etc., prouvent que l'usage de cette substance remonte à la plus haute antiquité. Ainsi, non-seulement le vieillard de Cos l'a employée extérieurement en topique et l'a administrée à l'intérieur, aux femmes qui étaient malades à la suite des couches, mais encore, d'après Dioscoride, l'assa-fœtida aurait la propriété de guérir la toux , les altérations de la voix , les *maladies hystériques* , etc. C'en était bien assez pour établir ses propriétés antispasmodiques ; aussi n'est-ce guère qu'à ce titre qu'elle est prescrite en médecine. A la vérité Fréd. Hoffmann, guidé sans doute par la ressemblance de l'odeur de l'assa-fœtida avec celle de l'ail, s'en est servi quelquefois contre les vers intestinaux ; mais aujourd'hui on ne s'en sert plus dans ces cas, et, nous le répétons, ce n'est que comme antispasmodique qu'on la prescrit,

Rappelons que Boerhaave l'avait placée à la tête des médicaments de cette classe les plus énergiques, et considérée comme un spécifique puissant, le plus puissant de tous, dans les maladies si difficiles à traiter, qui sont désignées sous le nom de spasmes et de névroses ; qu'il en recommande donc l'usage dans les accès d'hystérie, dans l'hypocondrie,

etc. Disons que l'assa-fœtida a rendu quelques services dans un grand nombre de maladies nerveuses ; que, dans l'asthme, il modère les accès, favorise l'expectoration des mucosités amassées dans les bronches, et guérit la maladie (Whytt, etc.) ; que dans la coqueluche et la toux convulsive des enfants, il calme les symptômes et en abrége la durée (Millar, Kopp, etc.) ; que, dans l'épilepsie, non-seulement il a diminué les accès, mais dans quelques cas il les a fait cesser complétement (Longa) ; en deux mots, qu'il n'est pas d'affection nerveuse contre laquelle on n'ait enregistré ses succès. Et pourtant, nous devons le dire aussi, si l'on prend en considération l'état général ou constitutionnel des individus qui sont atteints de maladies nerveuses, d'une part ; et, d'autre part, la propriété stimulante, excitante, de l'assa-fœtida, n'est-ce pas que le médicament doit être proscrit du traitement des névroses et névralgies sthéniques , c'est-à-dire qui se manifestent chez des personnes fortes, robustes ? Reste que nous nous en sommes servi souvent, soit dans l'asthme, soit contre les palpitations nerveuses essentielles , l'hystérie, etc., et qu'il a constamment produit d'excellents effets chez les femmes lymphatico-nerveuses.

En parlant des propriétés médicales de l'assa-fœtida, nous ne devons pas oublier son action résolutive, lorsqu'elle est appliquée en topique à l'extérieur. Ainsi Teden l'a employée avec succès dans le traitement de la goutte et de la sciatique ; c'est-à-dire que, par l'emploi de ce remède, il a calmé les atroces douleurs dont deux de ses malades étaient tourmentés ; et Barthez croit (*Traité des maladies goutteuses*) que l'assa-fœtida est spécialement indiquée dans les cas de sciatique, avec affection scrofuleuse des parties formant cu entourant l'articulation de la hanche, lorsqu'on présume qu'il existe un commencement de carie des os articulés. Son opinion se trouve confirmée par les faits de clinique chirurgicale, qui établissent qu'appliqué en topique sur les tumeurs froides des articulations, ce remède agit comme un excellent résolutif. C'est du moins ce qu'on peut établir sur le témoignage de Block, Schneider, Hufeland, Plenck, etc., qui considèrent cette gomme résine comme un spécifique de la carie scrofuleuse.

Mode d'administration. L'odeur repoussante de l'assa-fœtida fait qu'on ne s'en sert guère ; cependant, mêlé par parties égales au camphre, au castoreum et au sirop de Karabe, on en fait des pilules qui, lorsqu'elles sont argentées, peuvent être avalées sans répugnance. C'est sous cette forme que nous avons toujours administré l'assa-fœtida à l'intérieur, mêlée à la conserve de tilleul. Toutefo's, quand les personnes ne sont pas *très-délicates*, on peut la prescrire, soit, 1° en *suspension* dans un véhicule aqueux, faisant observer à ce sujet que l'assa-fœtida, en raison du mélange naturel de gomme et de résine dont elle est formée, donnant avec l'eau, par sa trituration, une émulsion permanente, qui devient la base de potions plus ou moins composées, on est dans l'habitude d'augmenter artificiellement la proportion du principe mucilagineux par l'addition de la gomme arabique ou d'un jaune d'œuf. Quoique cette addition ne soit pas indispensable, elle ajoute cependant à la permanence de l'émulsion ; mais, vu l'odeur repoussante de celle-ci, on préfère la donner en lavement.

2° La *solution* alcoolique ou teinture d'assafœtida. On l'obtient en mettant macérer dans quatre parties d'alcool à 32°, une partie de gomme résine. Cette teinture est rarement employée seule, mais on la fait entrer dans les potions, en place de la gomme résine. C'est un moyen commode de préserver la potion des impuretés de la gomme.

3° En *solution* dans l'éther. Celui-ci ne dissout que l'huile volatile et la résine : même propriété que la précédente, mais un peu plus stimulante, à cause de l'éther.

Doses : La dose de l'assa-fœtida est de 24 grains en pilules, 20 à 30 gouttes en teinture alcoolique ou éthérée dans un véhicule convenable. Millar faisait dissoudre deux gros d'assa-fœtida dans une once d'acétate d'ammoniaque, et ajoutait à la dissolution trois onces d'eau distillée de menthe. Cette potion devait être prise par cuillerées toutes les demi-heures. Kopp prescrivait : Pr.: assa-fœtida, un gros ; mucilage de gomme arabique et sirop de guimauve, de chaque une once. F. une mixture. Dose · une cuillerée à café, de deux en deux heures, aux enfants de trois à quatre ans.

Enfin, quand on emploie l'assa-fœtida en lavements, on en fait dissoudre de un a deux gros dans un jaune d'œuf ou de l'huile, et on met cette dissolution dans l'eau tiède.

ASTHÉNIE, s. f., *asthenia* ou ἀσθένεια, ἀσθένος, sans force, faiblesse, adynamie. — Ce mot, qui avait été employé par Galien, fut introduit par Brown, pour désigner la faiblesse de tout l'organisme ; et comme, suivant son système, il n'y avait que deux ordres de maladies, celles par excès de forces, et celles, au contraire, par manque de forces ; il appela les unes maladies sthéniques, et les autres maladies asthéniques ; les mots sont restés.

ASTHME, s. m., *asthma*, ou ἄσθμα, de ἄω, je respire, respiration gênée. Ce qui le caractérise, c'est la difficulté de respirer, *sans fièvre*, qui, lorsque la maladie est légère, n'a lieu que pendant les mouvements, tandis que, dans les cas graves, elle est continuelle et s'accompagne aussi de suffocation. C'est par l'absence complète et absolue de la fièvre qu'on distingue l'asthme de toute respiration difficile, courte, qui accompagne une foule de maladies, et principalement les maladies pyrétiques.

On a donné à l'asthme différentes dénominations qui tiennent chacune à une circonstance particulière ; ainsi, quand la toux, dont il s'accompagne presque toujours, est sèche ou avec expectoration, on dit que l'asthme est *sec* ou *humide* ; il est *flatulent* s'il détermine des flatuosités ; on l'a même nommé *continu* et *périodique*. Nous ne saurions admettre des distinctions pareilles, attendu que nous serions amené à faire autant d'es-

pèces d'asthme qu'il y a de causes qui produisent la dyspnée, ce qui n'est pas rationnel ; et, par exemple, peut-on appeler asthme la difficulté de respirer qui se manifeste pendant que l'estomac, ballonné par des gaz, s'oppose à l'abaissement du diaphragme ? Il n'est pas jusqu'à la distinction que l'on a établie entre l'asthme sec et l'asthme humide, qui ne puisse être l'objet d'une sévère critique ; tout individu qui a vu des asthmatiques ayant pu remarquer que, dans tous les accès, il y a d'abord impossibilité d'expectorer, et puis expectoration abondante. Il est donc plus simple d'étudier l'asthme dans les causes qui le produisent, dans les symptômes qui le caractérisent, et dans le traitement qui lui est applicable.

Parmi les causes qui prédisposent à l'asthme, on place l'hérédité, le sexe masculin, les hommes y étant plus disposés que les femmes, excepté dans la vieillesse, où les conditions deviennent égales, probablement à cause de la cessation des règles ; le tempérament nerveux ; les professions qui obligent à faire des efforts violents et répétés ; celles dont l'exercice exige une compression de la poitrine ou dans laquelle le poumon est irrité mécaniquement par des molécules de poussière ; les climats froids et humides, tempérés, ou ceux qui sont très-froids ou très-chauds ; les influences de certaines habitudes vicieuses ; les passions tristes ; la rétrocession de certains exanthèmes ; la suppression d'une hémorragie habituelle. L'influence nocturne est loin d'être étrangère à cette maladie, car sans prendre à la lettre tout ce qu'on raconte de l'influence lunaire, il est des faits qui ne permettent pas de révoquer en doute une pareille influence.

Invasion et marche des accès. Généralement l'asthmatique a la respiration courte et gênée, surtout quand il prend une position horizontale ; s'il marche vite ou s'il monte les degrés, il suffoque et est forcé de s'arrêter : il est sujet à des accès périodiques et plus ou moins fréquents de suffocation, qui se manifestent ordinairement de dix heures du soir à deux heures du matin, quoique pouvant se montrer aux approches de la nuit. Leur invasion s'annonce par des bâillements, de la somnolence, des pandiculations, le ballonnement du ventre, un sentiment de malaise et de plénitude, des nausées, des pulsations à la région épigastrique ; ou bien il se déclare spontanément par un sentiment de constriction de la poitrine, qui force le malade à se lever debout s'il est couché, à porter les épaules et les bras, fortement en arrière, et dans les cas graves, à redresser violemment la tête. A ce moment, la face est pâle ou rouge, et peut présenter alternativement l'un et l'autre aspect dans le même accès ; les yeux saillent hors des orbites, les pieds, les mains, le nez, les oreilles, se refroidissent ; quoique la figure et le thorax soient recouverts de sueur. Il est affamé d'air libre et frais, et néanmoins dans l'impossibilité de satisfaire cet appétit, les muscles dilatateurs des parois thoraci-

ques, abdominales, et le diaphragme, étant
agités de mouvements convulsifs qui rendent
l'inspiration bien plus pénible que l'expiration; c'est pourquoi la respiration proprement
dite devient lente, tardive, sifflante ou ron-
flante, et la parole s'embarrasse. La toux, sans
expectoration d'abord, et qui s'accompagnait
d'une agitation extrême et d'une anxiété inexprimable au début de l'accès, devient très-
fréquente; il semble que le malade va périr
suffoqué: pas du tout, au bout de deux, trois,
quatre heures, tous les symptômes diminuent d'intensité, et, vers le matin, l'accès est
fini, la rémission est quasi-complète, c'est-à-
dire que la parole est plus libre, la toux
moins fatigante; une expectoration muqueuse, abondante, s'établit; le calme permet
au malade de se remettre au lit et de goûter
quelque repos. Toutefois, nous ferons remarquer que certains asthmatiques préfèrent se placer devant une table, d'y appuyer
leurs coudes et de dormir la tête entre les
deux mains; d'autres se posent à cheval
sur une chaise, et mettent reposer leur tête,
sur leurs bras, croisés au-dessus du dossier.

Pendant que la détente s'est opérée, la figure
a repris son aspect naturel, seulement elle
reste légèrement bouffie; l'urine, d'abondante
et aqueuse qu'elle était, devient rare, foncée,
et dépose parfois un sédiment rougeâtre:
tout est rentré dans l'ordre. Cependant, et
c'est une chose très-importante à constater,
quand l'accès doit revenir la nuit suivante,
l'asthmatique conserve généralement, pendant le jour, un resserrement de poitrine avec
dyspnée, qui augmente dans une position
horizontale, ou par les exercices auxquels
il se livre. S'il mange, son estomac se ballonne, il s'alourdit, et sent le besoin de dormir; vers minuit, l'accès se renouvelle avec
les mêmes symptômes, mais il est plus
court et la rémission plus complète; et ainsi
de suite de jour en jour, pendant cinq, six
jours environ, surtout quand l'expectoration
est abondante.

Le retour de cette affection, ainsi composée
d'accès quotidiens plus ou moins renouvelés,
n'est subordonné à aucune règle, puisque
tel individu n'en éprouve les atteintes que
tous les ans, et même après plusieurs années,
au lieu que tels autres, et c'est le plus grand
nombre, la voient reparaître chaque mois ou
à chaque révolution lunaire.

On s'est beaucoup occupé de la cause prochaine de l'asthme; mais les recherches que
les anatomopathologistes ont pu faire pour
en découvrir la nature, ayant été infruc-
tueuses, il n'est pas étonnant qu'il y ait
tant d'incertitude parmi les médecins sur le
choix des moyens à mettre en usage. Que
faire dans le vague où ils nous ont laissés?
S'en tenir à l'expérience, qui commande de
placer le malade dans une position verticale,
le corps un peu penché en avant, en face de
la croisée; de le dépouiller de ses vêtements;
d'éloigner tous les assistants inutiles, et de
lui faire avaler une ou deux cuillerées d'oxymel scillitique, d'une préparation antimoniale, ou le sulfure de potasse à titre d'ex-

pectorant; de lui faire fumer une ou deux
cigarettes préparées avec le datura stramonium, dont il aura soin d'avaler quelques
bouchées, et de lui faire boire quelques gorgées d'eau fraîche acidulée. Et si les symptômes ne s'amendent pas, tirer du sang
d'après les règles ordinaires, sans se laisser
arrêter par la faiblesse du pouls (supposé
qu'il parût faible), attendu que, chez les sujets forts et vigoureux, il se développe à mesure que le sang coule. Si, après une première saignée plus ou moins abondante, le
danger de suffocation persiste, on donne
quelques clystères et on pose des ventouses scarifiées sur la poitrine ou au dos,
entre les épaules, et on fait des fomentations
sur le thorax, avec des étoffes ou des éponges
imbibées d'eau tiède.

A propos d'évacuations sanguines, nous
ne devons pas oublier qu'elles sont rarement
utiles dans les attaques d'asthme, *après le
premier jour*, et qu'en les répétant trop souvent, on court le risque, le malade s'affaiblissant, soit de compromettre sa vie, soit
de prolonger l'accès, s'il n'y a aucun symptôme de pléthore habituelle ou accidentelle.
Si le sujet est faible et la maladie ancienne,
s'il n'y a aucune raison de croire à un épanchement pleural, à une lésion organique
du cœur ou des gros vaisseaux, il serait
dangereux de saigner, et l'on doit en venir
aux antispasmodiques. Le musc, l'opium
ou la morphine, les diverses préparations
éthérées, l'acide prussique médicinal, peuvent être administrés avec avantage. Ces
médicaments, dont l'action est si énergique
sur l'économie, ne sont insuffisants généralement que parce qu'on les aura prescrits
avec timidité, ou parce qu'on les aura
donnés alors que l'asthme était symptomatique d'une autre affection; mais quand la faiblesse était considérable et la maladie *spasmodique*, oh! alors ils ont agi efficacement.

Il en a été de même du sulfate de quinine, qui est fort utile quand la périodicité
des accès est bien marquée, et que l'attaque
se prolonge au delà du terme ordinaire.

Enfin, à quelques jours d'intervalle, il est
bon d'administrer quinze ou vingt grains
d'ipécacuanha en poudre, à moins qu'on
ne préfère en donner tous les matins, pendant quelques jours consécutifs; quatre ou
cinq grains jetés dans une infusion aromatique, ou bien, associés à un demi-grain
d'extrait de scille et quatre grains de sel
de nitre. Seul, il a en général des effets
constants, et cela à ce point, que Mackensie
le regarde comme spécifique, et Laennec,
comme très-avantageux. N'oublions pas cependant, avant de le prescrire, que si le
vomitif peut sauver la vie de certains asthmatiques, il peut aussi hâter la mort de
beaucoup d'autres (Selle), ce qui nous rendra plus prudent et plus réservé: bref, on
n'en doit user que s'il n'y a aucun signe
d'inflammation, et si les forces sont en bon
état. Quand elles manquent, et que le sujet
est lymphatique, le fer, à doses graduées,
depuis 24 grains jusqu'à un gros par jour;

le café (une once récemment brûlée pour une tasse d'eau), qu'on donne pendant l'attaque, et qu'on peut répéter si l'accident montre de l'opiniâtreté ; le galvanisme, etc., sont d'une utilité incontestable, soit pour calmer et abréger le paroxisme existant, soit pour prévenir le retour de ceux qui doivent suivre.

Régime. Dans les intervalles, souvent assez longs, des accès d'asthme, les secours quotidiens et presque de tous les instants que nous fournit la diététique, sont plus utiles encore que les médicaments, pour en prévenir le retour. Voici en quoi ils consistent : régime doux et peu ou point stimulant chez les sanguins ; aliments plus substantiels chez les personnes un peu faibles ; mets succulents et toniques chez celles qui sont très-affaiblies. Eau et liquides aqueux ou rafraîchissants, comme boisson unique, pour les premiers, proscriptions pour eux, du thé, du café et des liqueurs fermentées ; moins de sévérité pour les seconds, et un peu plus de tolérance encore pour les derniers. Les uns feront des promenades un peu longues, un peu vite, et des exercices un peu fatigants ; les autres marcheront plus doucement et ne se fatigueront guère ; quelques-uns se promèneront lentement et pas longtemps : ils se reposeront à la moindre fatigue. De même on ne peut poser de règles générales quant au choix de l'air, de la température, du climat, tel malade ne se trouvant bien qu'à la campagne, où l'air est pur et léger ; et tel autre ne respirant librement qu'à la ville, où l'air est épais, nous dirons presque insalubre.

L'exercice du cheval, pris avec modération, les mouvements communiqués par une voiture douce, la navigation, etc., sont des moyens efficaces pour exciter la contractilité organique et diminuer les congestions locales. C'est dans ce sens qu'agissent les voyages : ils rompent, par la secousse des moyens de transport, les habitudes du malade ; ils calment les troubles nerveux, etc.; aussi, Cœlius Aurelianus voulait-il que les asthmatiques voyageassent sur terre et sur mer.

Asthme spasmodique des enfants, *asthme aigu* de Millar. C'est une espèce de dyspnée rémittente, assez commune et spéciale aux enfants en bas âge, jusqu'à la puberté, qui les surprend plus ou moins brusquement, fréquemment au milieu de la nuit, comme le croup. Il est caractérisé par des accès de suffocation, accompagnés d'une sorte de croassement analogue à celui qu'on remarque dans l'accès hystérique (*Voy.* **Hystérie**), et qui ont cela de particulier que, par suite d'une prédisposition antérieure, sitôt qu'un enfant de huit à dix ans endure du froid ou de l'humidité, il est pris tout à coup, pendant son sommeil, d'une difficulté si grande de respirer, qu'il s'éveille suffoquant. A ce moment, sa respiration est bruyante, sifflante ; la toux imite la voix d'un gros chien qui aboie ; il y a une grande anxiété sans fièvre. Après sept à huit heures

de souffrance, tous les accidents cessent, la journée se passe très-bien, mais, la nuit suivante, les mêmes symptômes reparaissent avec une intensité nouvelle : ils sont si violents, dans le troisième accès, que le malade succombe ; il meurt suffoqué. Dans les cas moins graves, l'asthme finit par devenir continu et peut alors être confondu avec le croup, erreur peu grave (si c'en est une ; car, pour beaucoup de praticiens distingués, asthme aigu ou croup, c'est une même chose), puisque le traitement de ces deux maladies est absolument le même. Il consiste d'abord dans l'emploi du vomitif : un seul nous a suffi quelquefois pour obtenir la guérison de l'asthme, mais il est utile de le répéter, même plusieurs jours de suite, si l'effet du premier n'empêche pas l'accès de revenir la nuit suivante. Si pendant l'accès il y avait danger de suffocation, et que l'enfant soit fort, une petite saignée ou les sangsues au cou sont avantageuses. On peut compter aussi sur l'efficacité de 5 ou 10 centigrammes de calomel en poudre, purifié à la vapeur, pris de deux en deux heures, mêlés à un peu de miel ou du sucre râpé ; sans négliger, toutefois, l'emploi des antispasmodiques (assa-fœtida, musc à haute dose, etc.), administrés en lavements, en frictions sur la poitrine, le bas-ventre, le rachis, et aussi à l'intérieur ; ni celui des sinapismes ou des vésicatoires sur le thorax, dont l'utilité est incontestable.

ASTRINGENTS, adj. plur., *astringens,* de *astringere,* resserrer ; médicaments propres à augmenter la contractilité fibrillaire des tissus, à diminuer leur laxité, et à s'opposer ainsi à l'abondance de leurs excrétions ou de leurs exhalations. Ce sont, en général, des substances âcres et acerbes, qu'on a considérées comme astringentes ; mais si l'on réfléchit que le relâchement des parties favorise l'exhalation ou l'excès de sécrétion organique, on reconnaîtra que les analeptiques et les toniques sont des astringents très-énergiques.

ATAXIE, s. f., *ataxia,* ou ἀταξία, à τάξις, sans ordre. — Quelques praticiens font ataxie synonyme de *malignité,* mot abstrait qui ne nous apprend pas grand'chose, et par lequel les anciens désignaient cette foule de symptômes irréguliers, extraordinaires, inexplicables, désordonnés, qui s'observent simultanément chez le même individu, et donnent à sa maladie un caractère indéfinissable. L'une de ces dénominations ne disant pas davantage que l'autre, nous acceptons la première, comme étant plus connue des modernes, tout en adoptant toutefois leur synonymie. C'est donc sous ce titre que nous allons tracer le tableau qui la caractérise.

État ou *élément ataxique.* Invasion brusque et inattendue de la maladie, nul rapport entre la gravité des symptômes et l'intensité des causes ; nulle correspondance :

1° Entre les phénomènes pathologiques simultanés dans les lésions correspondantes d'un même système d'organes ; exemple :

chaleur brûlante à l'intérieur, froid glacial des membres, ou bien chaleur à la poitrine et froid aux extrémités, et *vice versa ;* pouls inégal des deux côtés ; une pommette rouge et l'autre pâle ; paralysie de certains muscles, d'autres étant en convulsion ; langue sèche sans soif, et *vice versa.*

2° Entre les phénomènes morbides successifs, alternant dans un espace de temps trèscourt ; exemple : langue sèche et humide ; constipation et diarrhée, pouls grand et petit, ou fort et faible, fréquent et lent ; rougeur et pâleur momentanée de la face, qui est triste et réfléchie ; organes des sens oblitérés jusqu'à l'insensibilité absolue, ou exaltés jusqu'à la sensibilité la plus vive.

3° Entre les conditions organiques et vitales et le moral ; exemple : craintes excessives de la mort au milieu des symptômes les plus rassurants, et *vice versa ;* sentiment intérieur de maladie, sans aucune apparence extérieure. C'est là sa forme insidieuse ou pernicieuse, attendu que les symptômes indiquent une phlegmasie, une apoplexie, un choléra ; c'est un accès pernicieux, malin : ils annoncent une lésion profonde du système nerveux, et particulièrement du cerveau (soubresauts des tendons, mouvements convulsifs, diminution, perversion ou abolition des sens ; stupeur, délire, altération singulière et effrayante de la physionomie, regard fixe et sinistre), et souvent à l'autopsie on ne découvre rien de pareil ; on croirait à une prostration des forces, alors qu'il n'y a qu'oppression ; bref, les réactions sont nulles, désordonnées, point proportionnées à l'intensité apparente du mal ; les crises sont trompeuses, c'est-à-dire qu'il survient des vomissements bilieux qui augmentent l'anxiété, des selles sans soulagement ; les remèdes n'ont aucune action, ou ils produisent des effets opposés à leur effet ordinaire ; la mort arrive prompte, sans cause qui l'explique, et alors qu'on ne l'attend pas.

L'ataxie, qu'elle existe seule ou comme complication d'une autre maladie, reconnaît généralement pour causes prédisposantes et occasionnelles, toutes celles qui, d'une part, débilitent considérablement, et qui, d'autre part, ajoutent à leur action débilitante un ébranlement nerveux excessif (*Voy.* ADYNAMIE) ; je veux dire les excès d'onanisme ou des plaisirs sexuels, goûtés après le repos ou pendant la durée d'une maladie grave ; les veilles opiniâtres ; les passions fortes et concentrées ; les commotions vives de l'âme ; une douleur intense, surtout pendant le travail de la digestion, etc., etc.

L'ataxie se manifestant, comment la combattre ? Deux considérations importantes se présentent alors pour le médecin, à savoir : si elle est véritable et s'associe à d'autres états morbides, ou si elle est simulée. Dans le premier cas, les symptômes sont si variables, si trompeurs, qu'il doit faire journellement une médecine purement symptomatique et combiner avec une sage réserve, tantôt les antispasmodiques avec les antiphlogistiques ; tantôt les narcotiques avec

les toniques ou les révulsifs, etc., selon que les phénomènes pathologiques paraîtront indiquer plus particulièrement la nécessité de l'une ou de l'autre série de médicaments, ou de telle combinaison. Mais généralement, sans exception, dans les fièvres rémittentes et intermittentes ataxiques, il faut vite employer le quinquina ; dans les affections nerveuses avec spasme et irritation, les opiacés ; dans les maladies bilieuses pyrétiques, les acides végétaux et minéraux, et même les évacuants émétiques au début : enfin, dans les affections pituiteuses, les toniques, les excitants internes, etc.

Nous avons dit que l'ataxie pouvait être simulée ; à quoi le reconnaît-on ? C'est assez difficile à dire ; mais comme je ne sache pas que des états morbides autres que l'état vermineux (*Voy.* VERS) puissent en imposer, rien n'empêche donc qu'on n'use au plus tôt des vermifuges, en tête desquels nous placerons les vomitifs. Voici deux faits très-concluants et assez curieux pour trouver place dans cet article ; nous les abrégerons beaucoup.

Un enfant de quatorze à quinze ans avait, depuis trois mois, une forte diarrhée, lorsque des symptômes d'ataxie se manifestèrent, accompagnés de ceux qui caractérisent l'embarras gastrique compliqué de vers. Les médecins penchaient pour la médecine symptomatique, croyant à l'ataxie ; seul j'eus une opinion différente et proposai le vomitif. Après une discussion assez longue, qui eut pour effet de décider mes confrères à permettre l'administration de l'ipécacuanha, dont ils me laissèrent, du reste, la responsabilité, ce médicament fut donné ; des lombrics furent rendus avec les matières du vomissement, et les symptômes alarmants se dissipèrent le jour même.

L'autre fait nous a été raconté, il y a quelques années, par un élève en médecine de la faculté de Montpellier, à peu près dans ces termes : Un soir entre à la clinique interne de Saint-Eloi un malade, atteint d'une maladie que l'interne de service caractérisa du nom de fièvre typhoïde (*Voy.* ce mot). Le lendemain matin, les symptômes ayant empiré pendant la nuit, le chef de clinique écrivit sur le registre : fièvre typhoïde grave, et, en attendant la visite du professeur Broussonnet, il rédigea l'observation. Celui-ci arrive, il interroge son chef de clinique ; une conférence a lieu, pendant laquelle ce dernier cherche à justifier le diagnostic qu'il a formé, et qui se termine par ces mots, prononcés par Broussonnet, au grand étonnement de tous les assistants : « Cet homme n'est pas malade ; donnez-lui un vomitif, et vous m'en direz des nouvelles ce soir. » L'administration du vomitif ayant déterminé l'expulsion d'une grande quantité de vers réunis en pelotons, le jeune homme quitta l'hôpital le lendemain.

ATONIE, s. f., *atonia,* ou ἀ-τόνος, sans ton, sans force, faiblesse organique. Par extension : on a dit des ulcères qui surviennent aux jambes des personnes faibles et des vieillards, qu'ils étaient atoniques.

ATRABILE, s. f., *atrabilis*, ou χολὴ μέλαινα,
bile noire. — Les galénistes entendaient par
ce mot une humeur noire et épaisse qu'ils
supposaient sécrétée par le pancréas et les
capsules surrénales, que pour cette raison
ils ont nommées atrabilaires. Cette humeur
n'existe point, et tout ce qui en a été dit
peut s'appliquer à la bile qui, dans certaines
maladies des viscères abdominaux, prend
une couleur plus foncée et presque noire.
Ce n'est pas tout : comme on supposait encore que cette humeur avait une grande influence sur la production de l'hypocondrie,
de la mélancolie et de quelques autres affections tristes de l'âme, on donna aux individus qui se trouvaient dans cet état le
nom d'*atrabilaires* ; on a été même jusqu'à
admettre un tempérament atrabilaire, distinct du tempérament bilieux. (*Voy.* TEMPÉ-
RAMENT.) Aujourd'hui il n'est pas plus question de cette espèce de tempérament que de
l'atrabile.

ATROPHIE, s. f., *atrophia*, ou ἀ-τροφά, sans
nourriture, absence de nutrition. — L'atrophie est le plus haut degré de l'amaigrissement ou marasme, appliquée à la décomposition incessante des parties vivantes : c'est
un état opposé à l'HYPERTROPHIE (*Voy.* ce
mot).

AUDITION, s. f., *auditio*, de *audire*, entendre. — C'est la sensation par laquelle les
sons sont communiqués à l'oreille qui les
perçoit. Pour comprendre le mécanisme de
cette fonction, nous devons l'étudier sous
plusieurs points de vue, et d'abord dans l'é-
tude de l'appareil où elle s'accomplit.

Généralement les anatomistes divisent
l'appareil auditif en trois parties principales,
qu'ils distinguent, 1° en oreille externe, à
cause de sa position extérieure ; 2° en oreille
moyenne ; 3° enfin en oreille interne, parce
qu'elle est située plus profondément. Disons
quelques mots de chacune d'elles.

A. *Oreille externe.* Elle se compose du pavillon et du conduit auditif. Le premier,
qu'on appelle communément l'oreille, est
formé d'un cartilage qui a la même forme
que lui ; de trois ligaments qui le fixent sur
les parties latérales de la tête ; de quelques
muscles qui tirent leur nom des éminences
qui leur donnent naissance, d'un prolongement de la peau, de glandes sebacées, de
vaisseaux et de nerfs. Il a la forme d'un
ovale, dont le grand diamètre est de haut en
bas, terminé inférieurement par le lobule,
partie charnue à laquelle s'attachent les bou-
cles que les dames portent pour ornement.
Sur cet ovale, on aperçoit, en arrière, l'hélix,
un peu plus en avant l'anthélix, le tragus,
et, autour de la conque, l'anti-tragus. Ces
éminences, séparées par la rainure de l'hélix, par la fosse naviculaire et la conque,
donnent naissance à cinq petits muscles
qu'on distingue en grand et petit muscle de
l'hélix, en muscles tragus et anti-tragus, et
transverse. On leur attribue la propriété de
faire mouvoir les différentes parties de l'o-
reille externe ; mais ces mouvements doivent être très-faibles.

Quant au conduit auditif, il est situé de la
conque à la membrane du tympan, et se
porte de dehors en dedans, de derrière en
devant : sa longueur est de dix à douze lignes ; sa largeur est plus considérable aux
deux extrémités qu'à son milieu. Il n'a rien
de particulier dans sa structure, si ce n'est
qu'il se compose d'une partie osseuse qui
appartient au temporal, d'un cartilage qui a
la forme du conduit auditif, d'une membrane mince renfermant les glandes cé-
rumineuses, qui exhalent une humeur qui,
continuellement versée, entretient la souplesse des parties internes du conduit, et entraînent au dehors les corps ambiants.

B. *Oreille moyenne.* Elle est formée, 1° par
la membrane du tympan qui, de forme à
peu près circulaire et tendue au fond du
conduit auditif externe, sépare celui-ci de
la caisse du tambour ; 2° par la caisse du
tympan : comprise dans l'épaisseur du rocher, au côté interne du conduit auditif externe, et au côté externe du labyrinthe, elle
présente des ouvertures et des éminences qui
ont des usages particuliers. Ainsi on voit, à
sa partie interne, la fenêtre ovale formée par
l'étrier, et la fenêtre ronde, qu'une membrane mince ferme, séparées l'une de l'autre
par le promontoire.

Sa circonférence présente, du haut en
bas, la pyramide qui loge le muscle de
l'étrier ; et en arrière, l'entrée des cellules mastoïdiennes ; un peu en avant, la
scissure de Glaser ; au-dessus, la trompe
d'Eustache et le bec de cuiller. On trouve
encore dans la caisse les quatre osselets de
l'ouïe et leur petit muscle.

C. *Oreille interne.* Elle n'est autre chose
que le labyrinthe. Les anatomistes nomment
ainsi l'ensemble des cavités flexueuses qui
forment cette partie de l'appareil auditif,
c'est-à-dire qu'ils comprennent sous cette
dénomination le limaçon, les canaux demi-
circulaires et le vestibule.

L'appareil auditif reçoit ses artères de la
branche stylo-mastoïdienne, qui vient de
l'auriculaire postérieur et de la temporale ;
ses veines se dégorgent dans le golfe de la
veine jugulaire, et dans les sinus latéraux ;
ses nerfs font partie de la septième paire ;
c'est-à-dire que la portion molle de l'acoustique, à cause de ses usages, appartient à
cette paire de nerfs.

Fonctions de l'oreille. On n'est pas bien
d'accord sur les usages de chacune des parties composant l'organe de l'ouïe. Cependant, on est fondé à penser que l'oreille externe réunit et ramasse les sons, afin qu'ils
passent dans un intervalle plus étroit (ce que
font les cornets acoustiques), qu'ils arrivent
en nombre suffisant à la membrane du tympan pour l'impressionner et l'ébranler. Cet
ébranlement se communiquant à l'oreille
moyenne, les osselets de l'ouïe en sont
ébranlés à leur tour, et les vibrations sonores retentissent partout où l'air est mis en
mouvement. Par suite de cet ébranlement
de l'air intérieur qui se communique à la
paroi interne de la caisse, aux membranes

de la fenêtre ronde et de la fenêtre ovale, la périlymphe, qui remplit le labyrinthe, est à son tour agitée; elle entre en vibration à la manière des liquides, et ébranle immédiatement les extrémités du nerf acoustique, qui est à nu dans le limaçon, et médiatement les extrémités du même nerf dans le vestibule ; enfin, par le moyen de la septième paire, les ondes sonores sont transmises au cerveau, qui, si l'homme est attentif, perçoit la sensation. Il faut donc, pour que la sensation s'opère : la libre pénétration de l'air par le conduit auditif externe ; un degré de mollesse, de tension et d'élasticité convenable de la membrane du tympan ; la liberté des mouvements des osselets de l'ouïe ; la libre circulation de l'air extérieur dans l'oreille interne par la trompe d'Eustache; l'intégrité du nerf acoustique et de certains filets de la cinquième paire, etc.

Maintenant que nous connaissons le mécanisme de l'audition, nous nous demanderons si l'appareil extérieur, placé au-devant du nerf auditif, est le seul qui puisse lui transmettre les sons. Il paraît que non, puisque Esser a expérimenté que les ondes sonores, en frappant la surface externe du crâne, principalement l'occiput, alors que le conduit auditif est exactement bouché, parviennent encore au nerf de la septième paire, et que cette faculté disparaît lorsque les ondes sonores ne peuvent ébranler la région occipitale recouverte avec un drap de laine. Or, que ce soit par le nerf facial ou par tout autre nerf que se transmettent au cerveau les vibrations qui agissent sur les parois solides du crâne (Schaw et Tréviranus), il n'en est pas moins vrai que si un corps sonore, une montre, par exemple, est appliquée contre une partie solide du crâne, pendant qu'on se bouche les oreilles avec l'extrémité des doigts, le bruit des mouvements sera parfaitement entendu.

L'ouïe, considérée pathologiquement, est sujette à plusieurs viciations qu'il est bon de connaître, et par exemple :

1° Il peut y avoir un défaut d'harmonie entre les deux oreilles, et alors l'individu entend deux sons. Tel était cet homme dont parle Sauvage, qui entendait deux flûtes à l'unisson quand il jouait de cet instrument. (Celui que cite Barthez les entendait à l'octave l'une de l'autre.) Sauvage guérit cet individu par des évacuants, qui rétablirent sans doute l'équilibre des forces dans les deux organes, qu'une congestion sur l'un d'eux avait rompu.

2° La sensibilité de l'ouïe peut être tellement exaltée, que les sons les plus doux font beaucoup souffrir : tel on a vu le frère d'Albinus, chez qui l'organe auditif était dans un tel état d'exaltation de sensibilité, qu'aussitôt que les sons les plus suaves, les plus harmonieux, quelque faibles qu'ils fussent, arrivaient à son oreille, il en souffrait horriblement. Ne pouvant se soustraire à cette influence des sons, il maigrit considérablement et succomba.

3° Par un vice organique opposé, il est des individus qui ont l'ouïe si dure, qu'ils n'entendent la voix d'une personne qui parle haut qu'alors qu'elles sont placées au milieu du bruit : ainsi, celui-ci entend fort bien quand un tambour bat à côté de lui; celui-là, lorsqu'il est dans une voiture qui roule sur le pavé. Nous avons causé avec une vieille dame sourde, qui était très-bien à la conversation, et la soutenait tout le temps que la musique militaire exécutait un morceau, mais qui était obligée de cesser sa causerie avec ses voisins, dans les intervalles d'un morceau à un autre. Chez elle, il y avait probablement faiblesse extrême, semi-paralysie du nerf, ou immobilité par sécheresse de la membrane du tympan, de la périlymphe, etc.; et ce n'était qu'alors que les parties étaient fortement ébranlées, que les ondes sonores, qui portaient les sons vocaux au nerf acoustique, pouvaient être perçues.

4° Par un vice de l'audition qu'on n'est pas encore parvenu à expliquer, il est des individus qui ont l'ouïe tellement fausse qu'ils ne chantent jamais juste; ce qui est une bien fâcheuse organisation pour celui qui aspire à la réputation de chanteur. Ces faits sont si communs, qu'il est bien peu de gens qui n'en aient observé quelques-uns ; aussi n'en parlerons-nous pas; mais ce que nous dirons, parce que cette histoire est fort singulière, c'est que Itard, sous le titre d'*Anomalie acoustique*, raconte qu'un acteur, toutes les fois qu'il chantait dans le haut, éprouvait dans les oreilles une sensation confuse de sons, qui le faisait continuellement détonner: un instrument joué près de lui produisait le même effet : par le repos de l'organe, quelques sangsues, des lotions froides sur la tête, il obtint la guérison de cette infirmité.

Nous n'insisterons pas davantage sur les anomalies de l'audition, les maladies de l'oreille qui portent le désordre dans cette fonction devant être chacune l'objet d'un article spécial ; mais nous ferons remarquer que l'organe auditif est susceptible d'acquérir, par l'exercice, une très-grande perfectibilité, ce qui se remarque surtout chez les aveugles. Ainsi, indépendamment de Saunderson qui, devenu aveugle, exerça tellement ses autres sens, qu'il mesurait la grandeur d'un appartement par l'intensité du bruit qu'il faisait en frappant du pied sur le parquet ; on cite Schonberger de Weide, qui avait l'ouïe si juste et si exercée, qu'il suffisait de lui indiquer, en frappant, l'endroit où étaient les quilles, ou le point de mire d'une cible, pour qu'il lançât sa boule, ou tirât si adroitement, que souvent il atteignait le but.

AUNÉE. Voy. *Enula campana.*

AUSCULTATION, s. f., *auscultatio*, de *auscultare*, écouter. Ce nom a été donné au procédé qu'on emploie pour explorer, à l'aide de l'oreille, soit les maladies qui ont leur siége dans la poitrine, soit l'état de grossesse et de vitalité du fœtus.

L'emploi de l'auscultation n'a été connu qu'en 1816. Je sais bien qu'on a fait remonter l'origine à Hippocrate, mais c'est inexact, attendu que le père de la médecine se servant de la Succussion (*Voy.* ce mot), et non de l'auscultation proprement dite. Nous laisserons donc toute la gloire de cette découverte à Laennec, son inventeur.

L'auscultation est médiate ou immédiate. Elle est immédiate quand on applique directement l'oreille sur un point quelconque du thorax ou du bas-ventre (en auscultant toujours plusieurs points), pour pouvoir comparer les différences de bruit que rendent les parties saines avec celui des parties qui ne le sont pas, et préciser la nature, l'étendue et le siége du mal : elle est médiate, quand on interpose un instrument, le stéthoscope, entre l'oreille et la cavité qu'on explore.

Qu'est-ce que le stéthoscope? C'est un cylindre de bois, long de huit à douze pouces, et de quinze à dix-huit lignes de diamètre. Ce cylindre, percé dans toute son étendue d'un trou rond, de neuf lignes de circonférence, est creusé en entonnoir à une de ses extrémités, et cet entonnoir peut être rempli à volonté par un petit cône du même bois, nommé embout. L'embout se retire quand on veut étudier les phénomènes de la respiration; on le laisse en place pour l'examen des sons vocaux et de quelques maladies du cœur. On a beaucoup modifié cet instrument dans sa forme, mais sans le rendre meilleur; chacun peut donc employer celui qu'il trouvera plus commode, à moins qu'on ne préfère se servir de l'auscultation immédiate, bien préférable dans l'immense majorité des cas. Mais, quel que soit le procédé qu'on emploie, il faut, avant toutes choses, donner une position convenable au malade. Ainsi, veut-on explorer la partie antérieure du thorax ; la poitrine doit être découverte, le gilet de flanelle ou la chemise, si on ne les ôte pas, fortement tendus, afin d'éviter le bruit que le frottement des tissus peut produire. Veut-on ausculter la partie postérieure de la poitrine, le dos ; le sujet étant assis sur son séant, il doit pencher le tronc en avant, et croiser ses bras sur la poitrine : il porte l'un et l'autre sur sa tête, quand on veut écouter sous les aisselles. Inutile de dire que, si on se sert de l'instrument, on doit éviter toute pression douloureuse; faire que l'oreille soit placée exactement vis-à-vis l'ouverture du cylindre, et qu'elle presse assez fortement sur le stéthoscope, pour que l'air extérieur ne puisse pas être mis en communication avec elle. Il faut aussi que la tête porte perpendiculairement sur l'instrument, afin qu'il ne vacille pas, et que les doigts qui le maintiennent soient complétement immobiles, pour éviter le frottement. Pour plus de sûreté on lâche l'instrument quand c'est possible; et on le peut toujours, quand on a le soin de garnir les vides qui se trouvent à la partie sur laquelle le cylindre doit porter, avec de la charpie, de la ouate ou tout autre corps mou.

Les précautions prises, voici ce que nous apprend l'auscultation. Si l'on ausculte une poitrine saine, pendant l'inspiration et l'expiration (l'entrée et la sortie de l'air dans les poumons), on entend un murmure léger, mais extrêmement distinct, qui indique la pénétration de l'air dans le tissu pulmonaire. Le murmure peut être comparé à celui d'un soufflet dont la soupape ne ferait aucun bruit. Il est d'autant plus sonore, que la respiration est plus fréquente, c'est-à-dire que le sujet est plus jeune. Aussi le bruit respiratoire est-il très-sonore, même bruyant chez les enfants : il semble chez eux que les cellules aériennes se dilatent dans toute leur ampleur.

Chez les adultes, au contraire, le bruit respiratoire varie beaucoup sous le rapport de l'intensité, c'est-à-dire que, tandis qu'il s'entend à peine chez celui-ci, quoiqu'il se porte bien, chez d'autres, au contraire, il est naturellement assez bruyant; la différence de sonoréité tient donc aux idiosyncrasies. Cette sonoréité va en s'affaiblissant chez les vieillards, mais cette règle n'est pas sans exception, puisque l'idiosyncrasie joue chez eux le même rôle que chez les adultes. Quoi qu'il en soit, on a donné le nom de bruit respiratoire *puéril* au murmure que la respiration fait entendre chez l'enfant, à cause de son intensité ; et par opposition, celui de bruit respiratoire *sénile*, au murmure à peine perceptible de la respiration des vieillards.

En outre, quand la respiration est naturelle, le bruit qu'elle donne est dit bruit d'*expansion pulmonaire*, en raison des phénomènes qui coïncident avec lui, et respiration *vésiculaire*, en raison de son siége : ces deux mots sont synonymes. M. Piorry les réunit sous la même dénomination de *souffle respiratoire*, et fait observer avec raison que ce souffle, ordinairement large, étendu, non circonscrit, est double, ou plutôt a lieu en deux temps, l'un d'inspiration plus fort, l'autre marqué ou d'expiration. Toutefois il peut se faire que, selon les circonstances organiques, ce soit tantôt le premier et tantôt le second qui est plus prolongé.

J'ai dit que le bruit respiratoire varie selon les âges ; nous devons ajouter qu'il est si intense depuis la naissance jusqu'à douze ans, qu'il peut être perçu par ceux même qui n'ont pas ou ont peu l'habitude de l'auscultation; il est d'ailleurs tellement caractéristique, que Laennec l'a appelé *puéril*, et M. Piorry respiration *hypervésiculaire*. Remarquez, cependant, que cette règle n'est pas également applicable aux adultes, chez qui le bruit respiratoire est quelquefois si faible, habituellement, qu'il faut des inspirations profondes pour les saisir, et que même parfois elles deviennent insaisissables, à moins d'une bien grande habitude.

Autre remarque: le bruit respiratoire diffère suivant le point que l'on ausculte ; ainsi, quand on écoute l'air passant dans une grosse bronche, par exemple, on entend alors un bruit de souffle en quelque sorte simple, c'est-à-dire semblable à celui de l'air passant dans un tuyau : c'est le souffle *bronchique* ou tubaire. Il est assez analogue au bruit qui se fait entendre quand on souffle dans les mains pour les chauffer; tandis que le souffle *vésiculaire*, que nous savons être double, est assez semblable à celui qui est produit quand on veut éteindre une bougie en la soufflant. Lorsqu'on veut étudier le caractère spécial du souffle bronchique à l'état sain, il suffit de poser l'oreille sur un stéthoscope placé sur le cou; alors on entend très-bien le bruit que produit l'air inspiré et l'air expiré.

Nous avons dû établir les nuances diverses que le bruit respiratoire produit dans l'état sain, selon les âges, les idiosyncrasies, le lieu où on l'explore, etc., afin de pouvoir mieux saisir les modifications que l'état pathologique lui imprime, modifications caractéristiques qui ont chacune reçu un nom particulier. Et, par exemple, le bruit des bronches peut-être exagéré, *hyperbronchique*; il constitue alors la respiration *caverneuse*, le souffle caverneux des auteurs : dans ce cas le malade semble souffler dans l'oreille du médecin. Ce souffle indique en général que, sous le point où le stéthoscope se trouve placé, existe, à une profondeur variable, un tuyau plus ou moins spacieux, par lequel passe l'air (M. Andral) ; ce tuyau c'est une ramification bronchique dilatée. Le souffle caverneux est plus sensible encore quand, autour de ce tuyau, le tissu pulmonaire est induré, tuberculeux, hépatisé, et s'il est porté au plus haut degré, alors le son qu'on entend est semblable à celui que nous produisons en soufflant dans une bouteille; de là le nom de respiration *amphorique* qu'on lui a donné. On ne le perçoit que lorsque le malade respire, et à ce moment on dirait que l'air pénètre dans une vaste amphore en terre solide, à parois résonnantes et à goulot étroit. Notons que M. Piorry a entendu cette respiration amphorique, même assez marquée, chez certains hommes à poitrine large, à trachée-artère volumineuse, et dont le thorax était ausculté en avant, vers les points correspondant aux gros tuyaux bronchiques : ce ne serait donc pas toujours le signe d'une dilatation anormale des bronches.

Revenant au bruit respiratoire proprement dit, nous dirons qu'il n'a pas la même force dans tous les points, et que ceux où il est le plus facilement perçu ce sont, 1° : le creux de l'aisselle ; 2° entre la clavicule et le bord interne du trapèze; 3° entre la clavicule et le sein ; 4° en arrière, entre la colonne vertébrale et le bord interne de l'omoplate. C'est donc sur ces points que doivent porter les premières investigations de celui qui veut s'exercer à la pratique de l'auscultation; procédé avantageux sans doute, mais très-infidèle, à cause des idiosyncrasies.

Ces réserves faites, du moment où nous connaissons par leur nom les différents bruits respiratoires normaux, il nous sera facile de définir les bruits anormaux et morbides. On les distingue, savoir : en 1° *râle crépitant* ou vésiculaire, parce qu'il peut être comparé au bruit du beurre bouillant, d'un poumon sain desséché que l'on comprimerait entre les doigts, ou mieux encore, au bruit particulier du parchemin froissé, ou enfin à

des grains de sel que l'on projette sur des charbons ardents. Il se fait particulièrement entendre dans l'inspiration, et n'empêche pas de distinguer le murmure respiratoire qui seulement devient moins sensible dans certains endroits : c'est le râle du premier degré de la pneumonie, de l'hémoptysie, de l'apoplexie pulmonaire. Il a été divisé en *crépitant humide* et en *crépitant sec*, à grosses bulles ou à craquement, parce qu'il est semblable au déplissement d'une vessie sèche, qu'on obtient en l'insufflant et en en distendant les parois ; on l'observe dans l'emphysème interlobulaire.

2° En râle *muqueux* ou gargouillement : ce bruit de râle est pareil à celui qui se fait entendre dans l'arrière-bouche des agonisants au moment de l'expiration. En général, il est le signe du catarrhe pulmonaire, qui toujours est très-borné; on le trouve aussi circonscrit en un ou plusieurs points, dans la phthisie pulmonaire (M. Chomel). Inutile de faire remarquer que c'est en passant à travers les crachats, que l'air produit le râle muqueux ; c'est pourquoi il se suspend ou diminue naturellement après une expectoration abondante, pour reparaître bientôt dans le même point. Quand l'air passe à travers des tubercules ramollis, c'est alors qu'il produit le gargouillement ; on le remarque principalement dans les bronches.

3° En râle *sonore, sec* ou *ronflant*. Il a la plus grande analogie avec le bruit que fait un homme qui dort profondément lorsqu'il ronfle, ou à celui qu'on produit en frottant avec les doigts les cordes d'une basse. On l'a encore comparé au roucoulement des tourterelles. Quelques praticiens pensent qu'il est déterminé par le passage de l'air, soit dans quelque fistule pulmonaire, soit dans quelque tuyau bronchique dilaté.

4° En râle *sibilant* ou *sifflant*. Il est analogue au sifflement prolongé, grave ou aigu, que produit un courant d'air en passant par une fente étroite (Dance) ; au bruit des petits oiseaux, d'une pompe ; au cliquetis d'une soupape, et provient d'un obstacle imparfait, au passage de l'air, dans les petites ramifications bronchiques, fermées par des mucosités peu abondantes, mais visqueuses.

5° Enfin, en râle *sec, caverneux*. Il consiste dans la sensation de bulles plus volumineuses et moins sèches, qui conservent assez d'égalité, mais qui ne sont pas aussi uniformément les mêmes que celles du râle caverneux proprement dit. En outre, M. Piorry admet un *ronchus très*-large (synonyme de râle caverneux), qu'on constate lorsque la cavité pulmonaire contient tout à la fois de l'air et des liquides ; et, de plus, un ronchus *large* seulement, ayant les mêmes caractères. Ces deux espèces de ronchus sont *secs* ou *humides*, selon les circonstances sus-mentionnées.

Autre bruit. L'auscultation porte quelquefois à l'oreille qui explore les poumons malades un bruit que l'on a appelé *tintement métallique*, parce qu'il est semblable à celui qu'on obtient en laissant tomber une épingle dans un vase d'airain ou en percutant légèrement, avec un corps dur, sur une soucoupe en verre ou de métal. Ce bruit existe seul, ou s'accompagne du *râle métallique*, bien mieux désigné encore sous le nom de *frémissement argentin*.

Le tintement métallique se développe principalement par la toux, par l'éternuement, ou bien, si le malade est couché, lorsqu'il se place debout ; on entend alors par l'auscultation le bruit que produirait une goutte d'eau tombant dans une carafe aux trois quarts vide. Ce qui a fait supposer qu'une goutte de liquide, étant retenue adhérente à la partie supérieure d'une cavité pulmonaire, s'en détache, et retombant dans les parties inférieures détermine le bruit sus-dénommé, par son choc avec le liquide qui se trouve au fond de cette cavité. Lorsque son existence est constatée, on a recours à la succussion, qui produit quelquefois des ondulations appréciables. Dans ce cas, il n'y a plus à douter de l'existence d'un foyer purulent.

Nous avons dit que la *voix* des individus, étudiée à l'aide de l'auscultation, devenait dans bien des cas un secours puissant de diagnostic des maladies ; quels sont les signes qu'elle fournit ? Nous les énumérerons après avoir établi d'abord que, si on ausculte la poitrine d'un individu sain, pendant qu'il parle, on entend généralement sa voix résonner sous l'oreille, dans toute l'étendue du thorax (c'est le frémissement vocal de M. Piorry) ; ce qui s'observe surtout chez les personnes dont la voix est naturellement grave et la poitrine large. Ce phénomène peut manquer entièrement, même chez un sujet parfaitement sain, à moins qu'on ne l'ausculte vers le milieu du dos, entre la colonne vertébrale et les omoplates ; c'est là où se trouvent beaucoup de tuyaux bronchiques et où la résonnance est toujours plus facilement appréciable que partout ailleurs. Voilà pour l'état normal en général.

Dans les maladies, la voix est bronchique (*bronchophonie*), et dans ce cas la résonnance est plus distincte. Cependant on saisit très-difficilement les paroles que prononce le malade, ce qui tient à une espèce de bourdonnement qui en altère beaucoup la pureté : on dirait que la voix est mal articulée, bourdonnante. Dans d'autres cas, il y a *égophonie*. C'est une voix aiguë, saccadée, tremblante, qui ressemble beaucoup au bêlement d'une chèvre ou à la voix d'une femme, dans la décrépitude. L'homme à la voix grave peut la produire, mais seulement avec le fausset (M. Collin). Du reste, le mot *égophonie* doit être considéré comme un terme générique appliqué à des variétés nombreuses de la voix, puisque, en outre des caractères que nous lui avons assignés, Laennec la compare tantôt à la voix de polichinelle, aux sons d'un mirliton, et tantôt à un simple retentissement, plus remarquable là où est le mal ; et ce mal, c'est ordinairement un épanchement. Par une bizarrerie assez singulière, l'égophonie ne s'est manifestée chez quel-

ques malades que lorsqu'ils prononçaient le mot *oui*.

Enfin, dans la *pectoriloquie*, qu'on a divisée en parfaite et imparfaite, la voix du malade se fait entendre directement et très-distinctement à l'oreille qui est appliquée au stéthoscope, alors que l'oreille libre n'entend rien du tout (pectoriloquie parfaite) ; tandis qu'au contraire les sons vocaux paraissent très-rapprochés de l'oreille qui ausculte, et y retentissent avec force, mais la voix n'y arrive pas complétement distincte, dans la pectoriloquie imparfaite. On a encore admis une pectoriloquie *douteuse*, qui s'applique aux sons vocaux qui paraissent aigres, à la manière de la voix des ventriloques, et s'arrêtent au tube, qu'ils ne traversent pas.

De ces phénomènes fournis par la voix, le premier et le dernier, la bronchophonie et la pectoriloquie, se rapportent à des affections du parenchyme pulmonaire ; et l'égophonie à l'épanchement pleural.

Restent les phénomènes fournis par la toux. Ils se bornent à la toux caverneuse, et au gargouillement, qui indiquent l'une et l'autre une excavation pulmonaire contenant un liquide puriforme.

Parlerons-nous de l'auscultation appliquée au système circulatoire ? Non, car nous en avons dit quelques mots dans notre introduction, et, pour éviter les répétitions, nous préférons compléter les considérations qui concernent son étude, lorsque nous traiterons individuellement des maladies de ce système, et des signes que l'auscultation fournit.

AVORTEMENT, s. m., *abortus*, de *aboriri*, avorter, naître avant le temps, c'est-à-dire avant d'avoir acquis assez de développement pour être viable. Dans le langage vulgaire, le mot *fausse couche* remplace celui d'avortement, il aurait même une acception bien plus étendue, puisqu'on dit généralement d'une femme grosse, qui a mis au monde un fœtus qui s'est développé pendant près de huit mois et plus dans la matrice, et qui est mort parce qu'il était très-faible ou qu'il a souffert au passage, que cette femme a fait une fausse couche. C'est un vice de langage qu'on doit éviter, le mot *avortement* ne s'appliquant qu'à l'expulsion du fœtus avant la fin du sixième mois de la grossesse ; et le mot *accouchement prématuré* impliquant l'expulsion du fœtus avant ses neuf mois révolus.

L'avortement peut avoir lieu à toutes les époques de la gestation ; cependant il est plus fréquent dans les deux premiers mois, et se renouvelle facilement aux mêmes époques dans les grossesses suivantes, quand déjà les femmes ont fait une fausse couche pendant leur première grossesse ; c'est pourquoi elles ont besoin d'user de beaucoup de ménagements chaque fois qu'elles deviennent enceintes, si elles veulent avoir le bonheur de porter leur fœtus jusqu'au terme fixé par la nature, pour qu'il puisse vivre hors du sein maternel.

Les causes de l'avortement sont assez nombreuses ; mais, nous devons le dire, sans une prédisposition de la part de la mère il est rare qu'elle avorte. Combien de femmes coupables qui ont essayé sans succès de tous les moyens abortifs qui leur étaient indiqués par des matrones aussi criminelles qu'elles ! Néanmoins nous devons signaler les autres causes que l'on a mentionnées, et qui se rapportent toutes ou à l'état de la femme ou à l'état de l'œuf.

Parmi les causes qui sont propres à la femme qui a conçu, nous rangerons la pléthore, qui est très-manifeste, les premiers mois, chez les personnes sanguines et qui perdent habituellement beaucoup de sang par les règles ; et, par contre, la constitution lymphatique, un état de suractivité nerveuse, la faiblesse qui survient chez les femmes qui se nourrissent mal, tout comme la mauvaise habitude où sont la plupart d'entre elles de porter des vêtements trop étroits, etc. Il n'est pas jusqu'à certaines Dyscrasies (*Voy.* ce mot), et, par exemple, l'affection vénérienne, le vice scrofuleux, etc., qui, elles, aussi ne favorisent l'avortement. N'oublions pas aussi de noter les courses rapides et trop longues, la danse, les cahots d'une voiture mal suspendue, et tous les exercices qui exigent de grands efforts musculaires, les coups, les chutes, certaines affections morales, et surtout une violente frayeur, l'impression de certaines odeurs, l'emploi de la saignée, des émétiques, des purgatifs inopportunément administrés, toutes les maladies asthéniques et en particulier le dévoiement avec ténesme, à cause des efforts violents et souvent répétés pour aller à la selle, etc., etc.

Et quant aux causes qui sont propres au fœtus ou à ses dépendances, on a noté seulement l'apoplexie ou congestion placentaire, et la faiblesse de l'embryon qui aurait été conçu par un père trop vieux ou trop jeune, par un individu épuisé par des jouissances trop souvent répétées, etc.

Quels sont les soins que le médecin doit donner à la femme qui avorte facilement ? Ils sont de deux ordres : ou bien ils doivent tendre à prévenir l'avortement ; ou, celui-ci une fois décidé, il faut en hâter la terminaison et combattre les accidents.

Le traitement préservatif de l'avortement consiste nécessairement à éloigner les causes qui le déterminent. S'agit-il d'un état pléthorique, il faut recourir à la saignée, qui est autant avantageuse à la femme qui a habituellement beaucoup de sang qu'elle est nuisible à celle qui n'est pas dans cette condition. S'agit-il, au contraire, de la faiblesse habituelle de la constitution, du relâchement des tissus, les analeptiques, les toniques même les ferrugineux, les bains salés, et dans l'été, les bains de mer, deviennent indispensables. Ce même régime convient également à la femme nerveuse, hystérique, si elle est faible et délicate, tandis que, si elle a les forces assez bien conservées, on lui conseillera les bains tièdes, les aliments légers, quelques calmants. Les unes et les autres se trouveront bien d'un exercice léger, jamais poussé jusqu'à la fatigue, des distractions agréables, et d'éviter tout ce qui pourrait devenir pour elles une cause d'avortement.

Nous avons dit d'un exercice léger, et cependant plusieurs accoucheurs sont dans l'habitude, quand déjà une femme a eu une ou plusieurs fausses couches, de lui prescrire un repos absolu pendant un temps déterminé qui dépasse celui de la fausse couche précédente, ou durant tout le cours de la gestation. Nous ne désapprouvons pas ce mode de procéder, mais les cas de cette nature sont exceptionnels, et en parlant de l'exercice, c'est une règle générale que nous posons.

Quant aux maladies syphilitiques, scrophuleuses ou autres qui, existant pendant la grossesse, pourraient déterminer l'avortement, on doit les détruire par des moyens appropriés. *Voy.* Syphilis, Scrofule, etc.

Et lorsque, malgré toutes les précautions prises chez la femme prédisposée aux fausses couches, ou accidentellement chez celles qui n'ont jamais avorté, les signes de l'avortement sont manifestes, que doit faire le médecin ? Sitôt que l'hémorragie utérine se déclare, car c'est elle qui est le véritable signe d'un avortement prochain, le sang n'apparaissant à la vulve pendant la grossesse qu'alors que le placenta s'est décollé partiellement ou en totalité ; sitôt, dis-je, que l'hémorragie se déclare, que des douleurs de reins ou ventrales se manifestent, la femme doit garder un repos absolu, dans une position horizontale, être modérément couverte, sur un lit un peu dur ; boire des boissons froides et acidules, se soigner, en un mot, comme dans un cas ordinaire de perte utérine, moins cependant les moyens locaux employés par les parties de la génération. *Voy.* Menstruation. Ainsi, une potion astringente, les lavements laudanisés, la diète et dans quelques cas la saignée, peuvent parfaitement lui convenir.

Si pourtant tout devient inutile et que l'avortement ne puisse être évité, il s'opérera de deux manières : ou bien l'œuf, étant encore peu développé, sortira presque sans douleurs, entraîné en quelque sorte par le sang, sous la forme d'un caillot, car il peut être entièrement enveloppé par le sang coagulé (ce qui peut devenir une cause d'erreur si on n'examine pas avec soin chaque caillot un peu gros qu'aura rendu la femme) ; ou bien, l'hémorragie et les douleurs persistant, l'œuf reste encore inexpulsé. Dans ce dernier cas, tant que la perte de sang n'est pas inquiétante, on laisse à la nature le soin de l'expulsion du fœtus ; mais si les forces s'épuisent, que l'inertie de la matrice ne puisse opérer la dilatation du col, on en vient alors à l'emploi du seigle ergoté, et à celui des moyens opératoires que l'art obstétrical met entre les mains de l'accoucheur.

B

BADIANE ou **Anis étoilé**, s. m., *illicitum anisatum*, L. (polyandrie, polygynie, L., famille des magnoliers, J.). — L'arbre qui le porte croît en Chine et au Japon. Ses capsules ou fruits sont multiloculaires, c'est-à-dire composés de huit capsules réunies en forme d'étoiles, comprimées, uniloculaires, oblongues, aiguës, etc. Leur odeur et leur saveur se rapprochent beaucoup de celle de l'anis vulgaire ou du fenouil, dont, au reste, il a les propriétés. (*Voy.* Anis.) On les administre l'un et l'autre en infusion théiforme, qu'on rend plus ou moins active suivant que l'estomac est plus ou moins faible, plus ou moins irritable, l'anis contenant une huile essentielle qui est excitante.

BAIN, s. m., *balneum*, λοῦτρον, βαλνεῖον. — Immersion ou séjour plus ou moins prolongé du corps ou d'une partie du corps dans un liquide : de là les expressions de bain entier, demi-bain, bain de siége, bain de jambes, bain de pieds (pédiluves), bain de bras, bain de mains (manuluves), etc. On dit encore que le bain est *simple* quand il se compose d'eau pure, et que le bain est *composé* ou *médicamenteux* quand on y mêle certaines substances qui, en se dissolvant dans l'eau, lui donnent, suivant leur nature, des propriétés toutes particulières : les eaux minérales appartiennent à cette catégorie. Enfin on a, par extension, appliqué le nom de bain, soit à l'immersion du corps dans l'eau vaporisée (bain de vapeur), soit à l'application sur divers points de sa surface de diverses substances chaudes (bain de sable, de marc de raisin, de marc d'olives, etc.). Il n'est pas jusqu'à l'échauffement à une haute température du lieu où l'on place l'individu, ou de l'exposition de ce dernier à l'air libre après l'avoir dépouillé de ses vêtements, qui n'ait aussi reçu le nom de bain (bain d'étuve, bain d'air). Disons quelques mots des propriétés de chacun de ces bains.

Le bain *simple* diffère, quant à ses propriétés hygiéniques et médicales, selon la température du liquide : ce qui l'a fait distinguer en bain *très-froid* (de 0 à 10 degrés + 0 R.); *froid* (de 10 à 18 degrés); *frais* (de 18 à 20 degrés); *tempéré* (de 20 à 25 degrés); *chaud* (de 25 à 30 degrés); et *très-chaud* (de 30 à 35 et 36 degrés et au-dessus; c'est le terme où les observateurs se sont arrêtés). Nous conserverons cette division, toute arbitraire qu'elle est, n'en trouvant pas de meilleure qui puisse lui être substituée.

Bain très-froid. Il est rare que les bains très-froids soient conseillés comme moyen hygiénique, et on les emploie peu comme moyen thérapeutique; cependant, si on les répète à d'assez courts intervalles, en y restant très-peu la première fois et un peu plus à chaque nouveau bain, l'habitude les rend plus supportables, et alors ils agissent comme tonique; ce qui veut dire qu'ils peuvent être utiles aux sujets peu irritables, à fibres lâches et mollasses et dont la constitution est caractérisée par l'inertie des fonctions. On leur préfère, et nous ne saurions le blâmer, le bain froid, qui, plus facilement supporté et ne donnant lieu qu'à une réaction modérée, fortifie, lui aussi, l'organisme en resserrant les tissus, les consolidant, pour ainsi dire, en empêchant les pertes occasionnées par une transpiration trop abondante, en augmentant l'activité du système digestif et, par conséquent, en facilitant la nutrition et la réparation corporelle. Mais comme ce bain et, à plus forte raison, le bain très-froid, peuvent, chez les individus faibles et irritables, provoquer des congestions organiques internes, que la réaction consécutive ne dissipe pas toujours, il devra en résulter des bronchites, des pneumonies, des coliques, des diarrhées, quelquefois même des convulsions, etc.; mieux vaut donc que ces individus s'en abstiennent que de s'exposer à de pareils accidents. On a moins à craindre ces accidents, de l'usage du bain frais, qui, même abstraction faite de l'excitation avantageuse qu'on peut y ajouter par la natation, produit consécutivement un effet réellement fortifiant. La preuve, c'est qu'en sortant de l'eau et lorsqu'on s'est séché et réchauffé, on se sent plus dispos, plus fort, plus libre et plus vigoureux, l'appétit est meilleur, la digestion plus facile. En deux mots, le bain frais tempère la chaleur du corps, calme la soif, fortifie les constitutions débiles, délicates et molles, détruit une foule de prédispositions, et peut guérir certaines affections chroniques atoniques, par une espèce de fièvre artificielle qu'il produit. De là son utilité dans les climats chauds et pendant l'été.

Bain tempéré. Placé comme intermédiaire entre le bain froid et le bain chaud, ce n'est guère que par l'effet habituel qu'il produit sur le corps vivant que le bain tempéré mérite la qualification de débilitant ou de tonique, car il peut être l'un ou l'autre. Diverses expériences ont convaincu, en effet, qu'après une grande fatigue et lorsque la chaleur du corps est plus élevée que celle de l'eau du bain, on est délassé, fortifié immédiatement ou peu de temps après l'avoir pris; tandis que c'est tout le contraire si le liquide est plus chaud que la chaleur naturelle. Voyez l'individu qui est abattu par la fièvre ou par un état de surexcitation nerveuse, avant et après sa sortie d'un bain tempéré : il est infiniment mieux au physique et au moral. Et pourtant le bain tempéré n'est guère employé que comme moyen de propreté. Il mérite à ce titre qu'on y recoure de temps en temps, afin d'empêcher que la poussière, en se mêlant à la matière de la transpiration, forme sur la peau des concrétions qui, en bouchant les pores exha-

lants, gênent .eurs fonctions et y produisent
une irritation qui se décèle par une démangeaison quelquefois fort désagréable. Les
personnes qui n'ont besoin que de se rafraîchir pendant les fortes chaleurs, ou de se
délasser après des exercices violents de
corps et d'esprit, ou de modérer l'activité
de la circulation, l'ardeur des sens, etc., se
trouveront bien d'en faire usage.

Bain chaud. La propriété relâchante du
bain chaud, proprement dit, le rend utile-
dans les mêmes cas où le bain tempéré est
efficace, mais où l'érétisme nerveux est encore plus prononcé, et où il y a une disposition à l'irritation telle, que celui-ci ne la
calmerait probablement pas ; que dis-je ! il
l'augmenterait même quelquefois, les individus forts, robustes, etc., ayant besoin
d'une détente générale, que le bain très-
chaud produit seul ; c'est-à-dire qu'après
avoir agi un instant comme excitant, il ne
tarde pas à occasionner une grande faiblesse,
résultat nécessaire, soit de l'augmentation
extraordinaire de l'activité organique et des
pertes considérables du corps par la perspiration, soit aussi de la congestion cérébrale qu'il détermine à un bien plus haut
degré encore que le bain légèrement chaud.
Aussi est-on dans l'usage, quand l'individu
est dans l'un ou l'autre bain, de lui tenir
constamment sur la tête des linges imbibés
d'eau froide, des vessies à moitié remplies
du même liquide, ou de faire sur le crâne
des aspersions frigorifiques dont il est fort
avide. On évite par là bien des accidents.

Bain d'étuve sèche et humide. Il produit les
mêmes effets et les mêmes résultats que le
bain très-chaud.

Bains médicamenteux. Il n'est pas de notre
sujet de parler de chaque espèce en particulier, et des propriétés de chacun d'eux.
Aussi nous bornerons-nous à indiquer leur
mode de préparation, nous réservant de
donner dans des articles spéciaux l'indication et l'emploi des uns et des autres.

Bain alcalin. On le prépare en mêlant
250 grammes de carbonate de soude, ou 150
à 200 grammes de potasse commune à l'eau
d'un bain ordinaire. Quand on n'a pas de la
potasse, on fait bouillir dans l'eau de la
cendre de sarment ou de bois neuf, et
on clarifie le liquide en le passant à travers
un linge grossier.

Bain chloruré. On l'obtient en mêlant 3, 4,
6 onces de chlorure d'oxyde de sodium à
l'eau.

Bain émollient. Faites bouillir quelques
brasses de mauve et mêlez le liquide bouillant à l'eau du bain. On peut encore se servir
d'un demi-litre ou d'un litre de son, placé
dans un sac de toile, qu'on agite dans
l'eau.

Bain iodé. Pr. deux livres d'iode, ou seulement deux gros et demi (10 grammes)
d'iodure de potassium, et F. dissoudre dans
deux cent cinquante litres d'eau. La baignoire doit être en bois.

Bain mercuriel. Il se compose de quatre
'à trente grammes de deuto-chlorure de
mercure, et de huit grammes d'eau mêlés,
dans une baignoire en bois.

Bain salin. En ajoutant de deux à trois kilogrammes de sel gris de cuisine à l'eau, on
a un bain de sel. On prévient l'irritation
qu'il produit quelquefois, en y ajoutant une
livre de gélatine (colle de Flandre).

Bain sulfureux. Pr. 125 grammes de sulfure
de potasse, de soude ou de chaux, faites-les
dissoudre dans une pinte d'eau, et versez le
liquide dans une baignoire en bois remplie
d'eau ordinaire. Même précaution à prendre
que pour le bain salin, s'il produit de l'irritation à la peau

BALANITE. *Voy.* BLENNORRHAGIE.

BARDANE, s. f., *arctium lappa*, vulgairement, racine de patience. — C'est une plante
de la famille des cynéracéphales (syngénésie, polygamie égale, L.), qui croît presque
partout abondamment en Europe, dans les
lieux stériles et incultes. Le genre *arctium*
se distingue particulièrement du genre *car-
duus* ou chardon par son involucre presque
globulaire, formé d'écailles acérées terminées par un crochet en forme d'hameçon à
leur sommet.

Les praticiens ne sont pas complétement
d'accord sur les propriétés de la racine de
bardane, qui est la seule partie de ce végétal qui soit employée en médecine. C'est
pourquoi M. Guersent s'est toujours étonné
que Cullen et Dubois de Rochefort, à qui
on ne saurait contester la qualité de bons
observateurs, regardent les propriétés de la
racine de bardane comme nulles et comme
fort douteuses, alors qu'il est constaté qu'elle
augmente, en général, la sécrétion urinaire
et, le plus souvent, l'exhalation cutanée,
et cela, surtout chez les individus qui ont
habituellement la peau sèche et peu perspi-
rable. Pour nous, la chose n'est pas douteuse; et pourtant, nous croyons, avec certains médecins, qu'on a beaucoup exagéré
ses propriétés, quand on lui a accordé
une sorte de spécificalité dans les maladies
goutteuses : ce qu'a fait Hill, après en avoir
retiré des avantages réels dans la goutte
atonique. Toute exagération à part, comme
sudorifique et diurétique, la bardane convient dans plusieurs maladies cutanées chroniques, et principalement dans les dartres
furfuracées ou squammeuses avec aridité (Alibert); elle peut également être employée
dans les maladies syphilitiques.

Ce n'est pas tout : il résulte des observations de Shoenheyder, de Percy, d'Hufeland,
etc., que les feuilles de bardane sont un
médicament très-précieux pour la cure des
ulcères atoniques; je ne m'étonne donc pas
qu'elles soient conseillées en forme de liniment pour cet usage. Ce liniment s'obtient
en mêlant un demi-verre de suc de bardane
non clarifié, battu avec la même quantité
d'huile d'olives, que l'on met ensuite dans
un vase d'étain, contenant des balles de
plomb qu'on agite pendant quelque temps.
Appliqué sur les plaies et les vieux ulcères,
dit Percy, il en ramollit les bords, y attire

une suppuration de bonne qualité, et en hâte la guérison. La plupart de ces ulcères atoniques variqueux guérissent très-facilement, en les recouvrant d'un plumaceau trempé dans cet onguent, sur lequel on place des feuilles de bardane. Enfin, cette pommade a été souvent appliquée avec succès sur les tumeurs scrofuleuses ouvertes, et même sur des cancers dont elle a ralenti la marche et calmé les douleurs.

C'est presque toujours en décoction dans l'eau que la bardane s'administre en boisson : on en fait bouillir soixante-dix grammes dans un kilogramme d'eau, ou seulement cinquante grammes quand la racine est fraîche. L'extrait que l'on prépare avec le suc dépuré des feuilles est moins fréquemment administré. On a renoncé à employer les graines, qui sont amères et purgatives, quoique Linné ait assuré qu'on s'en servait autrefois en infusion dans le vin blanc, comme d'un puissant diurétique.

BARYTE, s. f., ou **Barote**, *baryta*, de βάρος, poids, qui exprime la pesanteur très-considérable de cette substance. Des différents sels que forme le baryum, on n'emploie guère en médecine que l'hydrochlorate ou muriate de baryte ; il est blanc à l'état de pureté, solide, cristallisé en prismes de quatre pans très-larges et très-épais ; sa saveur est âcre, piquante, amère. Essayé d'abord contre certaines maladies rebelles (les scrofules, la phthisie pulmonaire), ou les cancers commençants, par Crawfort et autres, les expériences furent reprises par Hufeland, Beringer, Althof, etc., qui, malgré le peu d'avantages qu'ils en retirèrent, en étendirent néanmoins l'emploi au traitement des maladies de la peau les plus tenaces, et même aux syphilis , contre lesquelles les effets furent assez satisfaisants. Par malheur, de nouveaux faits cliniques ne sont pas venus confirmer toutes les assurances pompeuses qu'on avait faites, et ce n'a plus été que comme anti-scrofuleux que le muriate de baryte est resté dans le domaine de la matière médicale. Il est certain qu'il mérite d'occuper cette place, car il résulte des expériences faites par Pinel, Chaussier, Hébrard, Fournier, que le muriate de baryte a été administré avec des avantages marqués. Leur témoignage a été affirmé ensuite, soit par la société de santé de Bordeaux, qui, vers la fin du siècle dernier, ayant invité plusieurs de ses membres à faire des essais avec le baryte, publia un travail qui était favorable à cette substance ; soit par Poutingon cité par Beumes, qui en avait obtenu, lui aussi, des succès remarquables ; soit par le docteur Mollet, qui, après l'avoir employé seul, ne put attribuer qu'au muriate seul les guérisons obtenues, etc. Mais , les faits admis, si l'on se demande : le muriate de baryte est-il plus puissant que les autres anti-scrofuleux ? n'est-il pas dangereux de l'employer ? Nous sommes forcé de reconnaître, d'une part, qu'il a produit quelquefois des accidents, et, par exemple, des superpurgations, des coliques

violentes, des frissons, des tremblements, des sueurs froides, des douleurs de poitrine ; et, d'autre part, que ses effets sont moins sûrs que ceux de l'iode, de l'or, etc. Donc, il vaut mieux y renoncer. Disons, toutefois, pour rendre l'histoire de ce sel moins incomplète, que Baudelocque a cru remarquer qu'incorporé à l'axonge, dans les proportions d'un gros de muriate par once d'axonge, il favorise la résolution des engorgements glanduleux, sans déterminer ni rougeur, ni chaleur, ni douleur. Si l'expérience eût confirmé ces résultats, nul doute qu'il faudrait préférer cette pommade à la pommade iodurée, dont l'action sur la peau est en général irritante. Mais je ne sache pas que de nouveaux faits aient parlé en sa faveur ; les praticiens se taisent aussi sur les avantages annoncés de la solution aqueuse d'hydrochlorate de baryte contre les ulcères atoniques et certains exanthèmes cutanés.

Néanmoins , dans le cas où l'on voudrait tenter de ce remède contre une de ces affections que nul traitement n'améliore , nous donnons la formule que prescrivait Baudelocque, dans les expériences qu'il a faites.

Ce médecin, pour éviter les inconvénients d'une dissolution trop concentrée ou trop étendue, deux choses qu'il faut nécessairement éviter, et désirant en outre se prémunir contre la décomposition facile de ce sel quand on l'associe à d'autres substances, le fit dissoudre dans l'eau distillée , dans les proportions d'un grain par once ; une cuillerée représente donc un demi-grain de chlorure de baryum. Cette dose peut être administrée une et deux fois par jour et davantage, mais sans jamais dépasser deux ou trois grains dans les vingt-quatre heures. Inutile de faire observer que cette dose varie selon les âges.

BAS-VENTRE. (*Voy.* **Abdomen**.)

BAUME, s. m., *Balsamum*, βάλσαμος. — C'est le nom généralement adopté dans ces derniers temps pour désigner les résines liquides ou solides, ou, si l'on veut, tous les sucs résineux balsamiques qui contiennent de l'acide benzoïque, et qui , par leur odeur agréable, approchent du baume de Judée, seul suc résineux appelé baume par les anciens. Disons de suite que le baume de Judée ou de la Mecque se retire de l'*amyris opobalsamum*, L., et est rangé aujourd'hui dans les *térébenthines*.

Les baumes qu'on trouve dans les pharmacies sont à l'état naturel ou à l'état officinal : indiquons quels sont, parmi les uns et les autres , ceux qui méritent de prendre rang dans la matière médicale.

1° **Baumes naturels**. A. **Baume du Pérou**, *Balsamum Peruvianum*, suc résineux qui provient du *myroxylum peruiferum* (décandrie monogynie, L., de la famille des légumineuses, J.), arbre qui, comme son nom l'indique, croît au Pérou ; on le trouve aussi au Brésil.

Le baume du Pérou se trouve dans le commerce sous trois états différents ; savoir : 1° le *blanc*, qui découle des incisions qu'on a faites à la plante elle-même ; il est liquide ou mou, d'un jaune pâle, d'une odeur très-suave et d'une saveur faible. On le pétrit facilement ; 2° le *brun* ou *roux*, qu'on croit être extrait de la même manière que le précédent, mais qui en diffère par quelques caractères physiques, qui sont dus, dit-on, à ce que celui-ci a été exposé plus longtemps au contact de l'air et de la lumière : de là sa couleur plus foncée, d'un rouge brunâtre, translucide ; sa solidité, sa saveur presque nulle ; néanmoins son odeur est encore suave. Les baumes brun et blanc sont les deux seules variétés de cette espèce qu'on estime le plus. Ils sont connus dans le commerce sous les noms de baume du Pérou en *coque*, parce qu'ils sont expédiés en petites masses enveloppées de feuilles sèches. Reste, enfin, le baume du Pérou *noir*, de consistance sirupeuse, d'un brun rougeâtre foncé, d'une odeur forte, mais très-agréable, et d'une saveur amère et âcre. Mêlé à de l'alcool il s'y dissout, et après être resté quelque temps à l'état de dissolution, il dépose sur les parois du vase dans lequel on a opéré le mélange, des petits cristaux qui sont l'acide benzoïque. Cette dernière variété de baume du Pérou s'obtient par la décoction des branches du *myroxylum*. La dose du baume du Pérou est de trente ou quarante gouttes.

Ce baume a été de tout temps spécialement employé comme excitant de la muqueuse bronchique, dans les maladies chroniques du poumon, alors que l'expectoration a besoin d'être maintenue. Il entre dans beaucoup de préparations officinales. On s'en servait aussi pour panser les plaies et les faire cicatriser plus vite ; mais on a reconnu qu'il était complétement inefficace, et même qu'il entretenait l'irritation ; on y a donc renoncé. Alibert le considère comme propre à augmenter l'exhalation cutanée.

B. **Baume de Tolu**, s. m., *Balsamum Tolutanum*. C'est un suc résineux qui découle de l'écorce incisée du *tolurifera balsamum*, L. (décandrie digynie, L., famille des térébinthacées, J.), arbre qui croît en Amérique, dans la province de Tolu, aux environs de Carthagène. Pour le cueillir on incise l'écorce et on approche de l'arbre une cuiller faite avec une cire noire du pays, destinée à recevoir le suc qu'on transporte ensuite dans un autre vase : la portion du suc qui tombe à terre n'est point recueillie.

Le baume de Tolu, d'un liquide épais et visqueux d'abord, ne tarde pas à se durcir, et c'est ce qui, dans le commerce, le distingue des autres baumes. On le reconnaît d'ailleurs à sa couleur d'un rouge-doré, à sa transparence et à sa fragilité, alors surtout qu'il est ancien ; en sorte qu'il est facile de le réduire en poudre, même avec les doigts. Son odeur est fort agréable, et se rapproche beaucoup de celle du citron, sa saveur balsamique est légèrement amère ; il se ramollit par la mastication et adhère aux dents.

Le baume de Tolu ayant été reconnu moins excitant que les baumes du Pérou et de copahu, les praticiens lui donnent la préférence contre les toux chroniques, atoniques. J'ai bien des fois administré les pastilles de Tolu dans ces sortes de cas, et toujours avec succès. Ses propriétés légèrement diaphorétiques le rendent doublement utile dans les maladies catarrhales des poumons, dans l'asthme humide, etc.

C'est principalement sous forme de sirop dit balsamique et en pastilles que le baume de Tolu est prescrit pour l'usage médical. Les malades doivent prendre le premier par cuillerées seul, ou uni à une boisson pectorale, et croquer les pastilles une à une, de manière à en prendre six ou huit dans la journée, et davantage. On peut employer aussi la teinture alcoolique de baume de Tolu en dissolution dans de l'eau sucrée, à la dose de six à vingt gouttes pour un verre de liquide : l'eau devient laiteuse sans qu'il y ait décomposition.

C. **Baume de copahu**, s. m., *Copaivæ balsamum*. Le suc résineux dont on use en médecine, sous le nom de baume de copahu, s'écoule des incisions de six ou sept pouces que l'on pratique, vers la base du tronc, à l'écorce d'un arbre nommé *Copaifera officinalis* (décandrie digynie, L., famille des légumineuses, et mieux peut-être des térébinthacées, J.), qui croît naturellement dans l'Amérique méridionale, à Tolu, Carthagène, etc. Pour l'obtenir, on a le soin de n'inciser que l'écorce et le liber sans parvenir jusqu'au bois, et, les incisions faites, on place sous l'arbre un vase destiné à recevoir le liquide qui s'en écoule.

Le baume de copahu, tel qu'on le vend, est d'un blanc flavescent, d'une consistance huileuse : quoique pouvant s'épaissir considérablement, il ne se solidifie jamais ; son goût est âcre, amer et aromatique ; son odeur est pénétrante ; en vieillissant il prend une teinte jaune ambrée foncée. Labat indique le caractère suivant pour reconnaître le copahu vrai et non falsifié : le copahu est bon si, lorsqu'on en laisse tomber une goutte dans un verre d'eau elle va au fond, ou du moins reste entre deux eaux en conservant sa forme ; si elle s'étend et surnage, il est frelaté.

Le baume de copahu, pris à l'intérieur, donne lieu à des vomissements et à la diarrhée. Son action résolutive est trop connue aujourd'hui contre les écoulements urétraux chez l'homme, urétro-vaginal, ou simplement vaginal (*Voy.* Blennorrhagie) chez la femme ; chez l'un et l'autre dans les catarrhes chroniques de la vessie, pour qu'il soit nécessaire d'insister sur ce sujet. Cependant nous ferons remarquer, et cette observation, qui n'avait pas échappé à Delpech, a été constatée par M. Ricord et autres, que la différence des effets du baume de copahu administré à l'homme et à la femme dans les blennorrhagies est immense dans certains cas, c'est-à-dire que cette substance est aussi peu efficace chez cette dernière qu'elle l'est merveilleusement chez le premier, et surtout dans la période aiguë de la maladie, ce qui n'a point lieu dans la blennorrhée chronique, qui se confond avec la leucorrhée, état dans lequel le copahu semble retrouver toute sa puissance curative, quoique toujours cependant à un degré moindre que chez l'homme. Ceci mérite une explication. On sait que la blennorrhagie de la femme n'est pas limitée à l'urètre, et qu'elle envahit souvent, en même temps que ce canal, des portions plus ou moins étendues de la muqueuse vulvaire-vaginale, et même utérine; on sait aussi que quelquefois elle se borne à une de ces régions, quoique pouvant les envahir toutes simultanément. Or, particularité vraiment étonnante! ici reparaît l'analogie, l'identité même d'action du baume de copahu dans les blennorrhagies des deux sexes, analogie qui avait tout à l'heure semblé rompue, c'est-à-dire que, si la blennorrhagie de la femme n'occupe que l'urètre, notre agent spécifique réussit, tandis qu'il est le plus souvent impuissant quand l'écoulement prend sa source sur quelque partie de la muqueuse vulvo-utérine ou sur sa totalité. Cette différence est même si marquée, que lorsque la blennorrhagie occupe à la fois et l'urètre et le vagin, ou d'autres parties de la muqueuse génitale, et qu'on a administré le copahu, on voit ces parties, moins l'urètre, rester affectées, l'écoulement urétral seul cessant d'exister. D'où vient cela? On ne saurait expliquer cette action exceptionnelle et circonscrite, disent MM. Trousseau et Pidoux, que par le passage, dans le canal, des urines chariant avec elles une certaine quantité de copahu, ce que l'influence curative de ce remède, plus spéciale encore sur le catarrhe vésical que sur les autres catarrhes, semble d'ailleurs confirmer. Et pourtant nous devons dire que M. Bretonneau a merveilleusement utilisé le baume de copahu dans le catarrhe pulmonaire chronique, ce que déjà Hallé avait obtenu et ce que M. le docteur Laroche a ensuite obtenu également après eux. Or, comment agit-il dans ce catarrhe?

La saveur âcre et repoussante du baume de copahu a déterminé les praticiens à l'associer à d'autres substances plus ou moins propres à en masquer le goût et à en augmenter les propriétés. Sous le rapport du goût, les capsules gélatineuses de Mothes, qui contiennent 18 grains de baume (un quart de gros), ont un très-grand avantage, celui d'être avalées sans répugnance, et de porter le copahu à l'état pur sur la surface de l'appareil digestif. Néanmoins il est des personnes qui se décident à prendre la potion de Delpech ou celle de Lallemand (*Voy.* BLENNORRHAGIE), ou bien encore celle de Chopart. Cette dernière potion a eu tant de vogue que nous croyons devoir en donner la formule :

Pr.: Eau distillée de menthe, alcool, baume de copahu, sirop de capillaire, de chaque 2 onces;
Eau de fleurs d'oranger, esprit de nitre dulcifié, de chaque 1 gros : Mêlez. Dose : 2 cuillerées à soupe le matin, une à midi, une autre le soir. En continuer l'usage pendant douze jours.

Quelques pharmaciens trouvant cette formule défectueuse, on a proposé d'émulsionner le baume de copahu avec un jaune d'œuf, ou bien et surtout avec la gomme arabique qui donne une émulsion blanche et qui, ne se séparant pas lorsque la potion est bien préparée, fait que le copahu retenu en suspension ne vient pas surnager à la surface. En outre, on y a ajouté quelquefois un peu de laque carminée pour donner à la potion une couleur rose et un aspect fort agréable. Mais tout cela ne sert qu'à flatter la vue sans masquer le goût; et d'ailleurs, en agitant le flacon chaque fois qu'on prend une cuillerée de la potion balsamique de Chopart, on remédie à l'inconvénient signalé.

Le baume de copahu s'administre par la bouche en commençant par la dose d'un demi-gros à un gros au plus, qu'on élève graduellement jusqu'à celle d'une demi-once en vingt-quatre heures. La maladie guérie, il est bon d'insister sur l'emploi du remède durant quelques jours encore pendant lesquels on en diminue progressivement la dose. A défaut des capsules on peut en former des pilules qui se préparent en solidifiant vingt-cinq gouttes de baume de copahu avec de la magnésie en poudre; chaque pilule doit contenir cette dose de baume. Cette substance s'administre également en lavements. Sous cette forme M. Velpeau a guéri, en y ayant recours, des blennorrhagies chez la femme, où, dit-il, elles sont très-rebelles; et M. Bretonneau, des catarrhes pulmonaires chroniques, dont il a annoncé la guérison. On sait que pour administrer ainsi le baume de copahu, il doit être suspendu dans l'eau du lavement au moyen d'un jaune d'œuf dans lequel il a été préalablement dissous.

2º BAUMES OFFICINAUX A. *Baume acoustique; balsamum acousticum.* C'est un mélange composé de: Pr huile d'amandes douces... un gros; fiel de bœuf... deux gros; baume de Fioraventi... demi-gros. M. S. A.

On introduit une mèche de coton imprégnée de ce mélange dans le conduit auditif externe, dans les cas de surdité accidentelle et atonique.

B. BAUME ACÉTIQUE CAMPHRÉ du docteur Pelletier. Pr. Savon animal... un gros; camphre... un gros; essence de thym... dix gouttes; éther acétique... une once. Mélangez d'abord le camphre et l'essence au savon animal; faites dissoudre le tout dans l'éther à la chaleur du bain-marie, et filtrez. Ce baume s'emploie en frictions dans les douleurs rhumatismales, sciatiques arthritiques, etc.

C. BAUME APOPLECTIQUE, préparation emplastique qui consiste dans un mélange des baumes du Pérou ou autres, de substances résineuses et d'huiles essentielles. On les porte sur soi dans une petite boîte de buis ou d'ivoire pour en respirer de temps en temps l'odeur, qui est fort agréable. Si ce baume, qui est légèrement antispasmodique, ne fait pas grand bien, il ne peut faire aucun mal.

D. BAUME TRANQUILLE. Pr.: feuilles vertes de jusquiame, de langue de chien (cynoglosse officinale), de nicotiane (tabac)... de chaque, une livre. Faites-les bouillir dans trois pintes de vin jusqu'à ce qu'il n'en reste plus que deux livres environ ; passez à travers d'un linge et exprimez fortement ; joignez à ce suc autant de bonne *huile d'olive*. Faites bouillir le tout sur un feu doux jusqu'à réduction de moitié ; modérez le feu pour que l'huile ne brûle ni ne noircisse pas. Versez ensuite doucement cette huile dans une terrine, laissez refroidir et décantez l'huile claire, qui doit être conservée dans des bouteilles.

N. B. Dans les ménages où il n'est pas besoin d'avoir du baume tranquille en aussi grande quantité, on opère sur le quart des doses indiquées. Pour s'en servir, on graisse avec une plume fine les glandes de la gorge, de deux en deux heures, dans les esquinancies ; on l'emploie aussi en frictions dans les douleurs rhumatismales et nerveuses.

Nous n'en finirions pas, si nous voulions donner la formule de tous les baumes que l'on conserve dans nos officines ; nous terminerons donc cet article en indiquant un baume recommandé contre les engelures. Pr. baume de Fioraventi... quatre onces ; acide muriatique... trente-deux gouttes : M. On en frictionne les parties malades le matin et le soir.

BEC-DE-LIÈVRE, s. m., *labium leporinum*. — On a donné ce nom à la division congéniale des lèvres bornée en général à l'une des deux. C'est une véritable difformité par laquelle les mouvements des lèvres sont gênés, la parole altérée, et qui rend la figure disgracieuse.

Le bec-de-lièvre est *simple* lorsqu'il n'y a qu'une division, *double* quand il y en a deux, *compliqué* lorsqu'il y a écartement des maxillaires supérieurs, palatins, etc.

Le procédé ordinaire pour guérir le bec de lièvre est fort simple. Le malade étant assis en face du jour, la tête appuyée contre la poitrine d'un aide, le chirurgien rafraîchit les bords de la division avec des ciseaux ou avec un bistouri bien tranchant, en étendant la division des parties jusqu'à cinq ou six millimètres plus haut que l'angle supérieur de la fente. Cette opération étant faite à droite et à gauche de manière à avoir un V bien net et bien saignant, on réunit les lèvres de la plaie récente au moyen de la suture entortillée et du bandage unissant.

Après l'opération le malade doit garder le silence, le repos absolu et la diète ; se conformer, en un mot, aux prescriptions de l'homme de l'art qui l'aura opéré. S'il survient du mal de tête ou même avant qu'il arrive, on peut le prévenir à l'aide d'un bain de pied à la moutarde.

BÉCHIQUE, adj., pris subs., *bechicum*, de βὴξ ou toux. — Les anciens se servaient de cette expression, pour désigner les médicaments propres à calmer la toux. On les a divisés, selon qu'ils agissent en calmant l'irritation et en relâchant les tissus, en *adoucissants*, *pectoraux*, tels que la racine de réglisse, le tussilage, la guimauve, le bouillon blanc, les figues, les dattes, les jujubes, les raisins secs, les gommes arabique et adragant, etc.; et, suivant qu'ils facilitent l'expectoration, en *expectorants*. Ceux-ci agissent en déterminant une stimulation locale nécessaire dans certains cas ; les meilleurs sont le lichen, la capillaire, les baumes de Tolu, du Pérou, le kermès, l'ipécacuanha, etc. etc.

BELLADONE, s. f., *atropa bella dona*. — Espèce de plante du genre *atropa* (de la pentandrie monogynie, L., de la famille des solanées, J.); qu'on trouve très-abondamment et presque partout en Europe, où elle vient spontanément dans les bois, dans les jardins, le long des chemins, au bas des vieilles murailles, etc.

On ne peut guère s'occuper de l'histoire médicale de la belladone commune (belle-dame) sans la considérer comme un poison contre lequel il faut agir ; des imprudents, ignorants pour la plupart, se laissant tenter quelquefois par ses fruits, qui ressemblent beaucoup aux cerises guignes ; et comme un moyen thérapeutique actif, puissant, mais dangereux. Poison, nous avons à la faire connaître par ses caractères physiques, et par les accidents auxquels elle donne lieu si on en mange les baies, ou si on en prend une trop grande quantité ; remède, nous aurons à dire dans quelles maladies elle convient et quel est son mode d'administration.

Les caractères auxquels on peut la reconnaître sont : un port triste comme tous les végétaux vénéneux ; elle exhale par toutes ses parties une odeur nauséeuse très-désagréable ; son fruit, qui est la partie la plus dangereuse de la plante, est formé par une baie un peu arrondie, un peu déprimée, environnée par un calice persistant ; elle offre deux loges et une assez grande quantité de semences réniformes, chagrinées dans chaque loge. D'un vert foncé d'abord, elles acquièrent ensuite une couleur très-noire ; leur goût est visqueux et un peu astringent.

Parmi les empoisonnements les plus remarquables, occasionnés par les baies de belladone, que nous connaissons, je citerai celui de quatorze enfants de la Pitié, à Paris, qui en 1775 s'empoisonnèrent dans le Jardin des Plantes, avec les baies d'un fort pied de belladone ; celui de ces trois enfants dont parle Alibert, qui, en se promenant dans la cour de l'hospice de la Salpétrière, avaient mangé du fruit de l'atropa belladona ; celui rapporté par M. Gauthier de Claubry de ces cent cinquante soldats français qui furent victimes de leur méprise et s'empoisonnèrent avec les baies de la belladone. Toutefois, nous devons le dire, il paraîtrait que pour que l'empoisonnement ait lieu, il faut avoir mangé une assez grande quantité de ces fruits. Quoi qu'il en soit, hâtons-nous d'indiquer les principaux symptômes à l'aide desquels on peut les reconnaître.

Ils diffèrent non-seulement suivant les individus, mais encore selon les circonstances ; et, par exemple, suivant que la belladone est avalée en fruit, en poudre, par la bouche, ou en lavement ; reste que dix grains de cette substance, ingérés par l'anus, suffisent généralement pour produire des effets toxiques.

Ils consistent en général en des nausées suivies ou non de vomissements ; de la sécheresse à la gorge et au gosier avec un sentiment de constriction dans ces parties ; de l'embarras à la tête, de la céphalalgie, des vertiges, des éblouissements, la dilatation extrême des pupilles et leur immobilité avec amblyopie ou cécité complète ; la tuméfaction avec rougeur de la face, injection des conjonctives, saillie de l'œil, regard fixe, hébété ou hagard, quelquefois ardent ou furieux ; le délire léger d'abord, puis plus intense, ordinairement gai et marqué par des chants, des cris, par des extravagances, des gesticulations nombreuses et ridicules, des ris immodérés ou une loquacité intarissable ; dans quelques cas, on a observé l'aphonie ou une articulation pénible de sons confus ; dans d'autres, des hallucinations visuelles ; chez celui-ci, une sorte d'hébétude ; chez celui-là, un délire porté jusqu'à la fureur. En conséquence, le délire gai, extravagant, quoique signe pathognomonique de l'empoisonnement par la belladone, peut manquer quelquefois. En outre de ces symptômes, il survient parfois des convulsions générales ou partielles, et plus souvent encore la faiblesse, des lipothymies, un abattement extrême, soit que cet état alterne avec l'agitation ou des spasmes, soit qu'il n'y ait que délire, de la dysphagie, etc., etc. Et pourtant, malgré la gravité des symptômes, l'empoisonnement par la belladone est rarement mortel. Si l'on en croit M. Gigault, qui a vu beaucoup d'individus empoisonnés par le fruit de ce végétal, que les paysans de l'Isère appellent *guignes des côtes*, les accidents, après avoir duré un, deux ou trois jours, disparaissent, remplacés ou non par un état fébrile éphémère, durant et après lequel les malades n'ont aucun souvenir de ce qui s'est passé. Remarquons toutefois que plusieurs phénomènes nerveux, la dilatation des pupilles, les tremblements, etc., persistent plus longtemps et se dissipent les derniers ; que ce n'est quelquefois qu'après plusieurs semaines qu'ils disparaissent complétement.

Sitôt qu'on soupçonne un empoisonnement par les baies de la belladone, la première indication à remplir, c'est de faire vomir, en titillant la gorge avec une plume trempée dans l'huile, ou avec le doigt, ou en donnant l'émétique, et d'administrer des lavements purgatifs. Si l'estomac se montre réfractaire à l'action du tartre émétique, on emploie les acidules, la décoction de café, les dérivatifs appliqués aux extrémités inférieures, qui agissent contre les symptômes de stupeur ; les bains frais ou tièdes, qui calment l'agitation et le délire ; les saignées générales ou locales, s'il y a des symptômes de congestion sanguine menaçante de l'encéphale ; et comme tous les accidents s'apaisent en partie sitôt qu'on obtient des sel-

les, ce doit être un motif d'insister sur les lavements laxatifs, acidules ou salins.

Effets thérapeutiques de la belladone. L'histoire médicale de cette plante est fort obscure ; aussi ne remonterons-nous pas, dans l'appréciation de ses effets curatifs, au delà des quarante dernières années du dix-septième siècle, époque à laquelle Münch raconta qu'une femme de l'électorat de Hanovre employait la belladone contre le cancer et les tumeurs en général, et que plus de cent ans auparavant on se servait, dans le même pays et contre la même maladie, d'un onguent dans la composition duquel entrait la belladone. Depuis lors, restée quelque temps comme remède secret entre les mains de Brummen, Despeath, etc., elle fut mieux connue enfin, lorsque Michel Alberti eut publié sa dissertation sur la belladone considérée comme spécifique du cancer occulte (1739). Mais était-ce bien le cancer ? Il paraîtrait que non, puisque, grâce aux progrès que l'anatomie pathologique a fait faire au diagnostic des tumeurs cancéreuses et du cancer latent, on ne se sert plus de la belladone que comme topique, et sous ce rapport personne ne contestera que c'est un des calmants les plus puissants contre les douleurs névralgiques. A ce titre et entre nos mains la belladone en frictions sur la joue et la tempe, au moyen de son extrait ramolli avec de la salive, a suffi pour calmer presque instantanément la névralgie faciale ; il a suffi aussi de l'employer en pommade et frictions sur le bas-ventre, pour apaiser les coliques nerveuses les plus violentes ; mais le cas où sous cette forme elle a produit des effets vraiment remarquables, c'est dans un rhumatisme aigu des muscles de l'épaule dont la rétraction était si forte que le bras était raccourci de plus de quatre centimètres. La malade s'en aperçut en essayant une robe et fut si étonnée qu'on lui eût fait la manche gauche beaucoup plus longue que la droite, qu'elle adressa à son ouvrière le reproche d'être très-peu attentive. La robe fut quittée, les manches trouvées pareilles, donc il y avait raccourcissement du bras ; celui-ci est mesuré, il s'en manquait, je le répète, de plus de quatre centimètres qu'il fût aussi long que le droit. Eh bien, avec une pommade composée d'un gros d'extrait de belladone pour une once d'axonge, non-seulement j'assoupis bientôt la douleur et relâchai les fibres musculaires rétractées, mais peu à peu le bras a repris sa longueur naturelle, et la douleur rhumatismale a cédé complétement ; il n'y a pas eu de rechute. Enfin il n'est pas jusqu'à des céphalées très-vives que je n'aie soulagées avec la potion de belladone cyanurée de Hufeland.

J'ai dit que j'avais guéri des névralgies faciales, en faisant des frictions sur la joue et la tempe avec l'extrait de belladone. Comme il y a beaucoup de vague dans cette manière de m'exprimer, nous dirons que quand on se sert de l'extrait, il faut qu'il soit à demi liquide et employé à la dose de dix,

douze, vingt grains et plus qu'on étend avec
de la salive, et qu'on délaye de nouveau dès
qu'il se sèche par la chaleur de la peau. La
friction doit être faite pendant dix minutes ou
un quart d'heure sur le siège de la douleur, et
quand la friction est terminée, on recouvre
la partie avec une compresse humide sans
enlever l'extrait. Si la douleur ne se calme
pas immédiatement, on recommence cette
opération toutes les heures jusqu'à ce qu'on
obtienne du soulagement. Dans les névralgies périodiques on fait deux frictions par
jour dans l'intervalle des accès, et davantage le jour où il doit se manifester ; si la
névralgie occupe le cuir chevelu, ce qui est
assez commun, et que le malade ne veuille
pas consentir à sacrifier sa chevelure, ce
qui est aussi très-commun, alors il faudrait,
comme on l'a conseillé, préparer une décoction d'une once de feuilles et de tiges de
belladone, dans deux livres d'eau, imbiber
les cheveux de cette décoction et recouvrir
le point douloureux d'une compresse très-
épaisse imbibée de la même matière , puis
on engage le malade à envelopper sa tête
d'un bonnet de toile cirée.

En outre, on peut, à l'exemple de M. Trousseau et de bien d'autres, quand la douleur
nerveuse est profonde comme dans la sciatique, employer la belladone par la méthode
endermique. Voici comment il opérait : la
peau pincée et formant un pli comme pour
établir un cautère, il incisait la peau jusqu'au tissu cellulaire graisseux, et introduisait dans la plaie, en guise de pois, des boulettes de grosseur variable qui contenaient
deux, quatre et jusqu'à quinze et vingt grains
de poudre de belladone, ou moitié de son extrait ; les boulettes étaient maintenues au
moyen d'un bandage approprié. Cette médication, dit-il, la plus constamment utile que
nous ayons employée, réunissait les avantages du cautère et ceux des applications
stupéfiantes.

Il est une chose dont chacun doit être prévenu, c'est que l'application de l'extrait de
belladone sur le derme dénudé cause de très-
vives douleurs. Pour y obvier on enduit d'extrait un morceau de toile fine qu'on applique sur la peau par l'autre côté, et on recouvre le tout d'un morceau de sparadrap
agglutinatif. La dissolution de l'extrait , se
faisant alors peu à peu, n'est point douleureuse.

Ce que nous avons dit des névralgies s'applique également aux fissures à l'anus, aux
névralgies des parties sexuelles, aux crevasses hémorroïdaires (dans ce cas la pommade dont nous avons donné la formule
fait beaucoup de bien), à la coqueluche et
jusqu'à la scarlatine, contre laquelle Hufeland conseille de l'employer à titre de préservatif. (Voy. Scarlatine.) Nous ne sachons
pas qu'en France on ait usé d'un pareil
moyen, mais ce que nous savons bien, c'est
que la belladone est un excellent remède
contre la coqueluche ; notre propre expérience nous l'a prouvé.

Pour ne pas prolonger indéfiniment cet
article, ce qu'il faudrait faire si nous voulions énumérer tous les cas dans lesquels
la belladone peut être employée, nous le
résumerons en quelques mots : ce médicament convient toutes les fois qu'il faut agir
sur la sensibilité et la contractilité exaltées ; il
n'est contre-indiqué que si ces phénomènes
tiennent à un état inflammatoire ; administré alors, il produirait des symptômes de
surexcitation ou de réaction générale.

Les chirurgiens ont fait une heureuse
application des propriétés relâchantes de la
belladone à la pathologie chirurgicale ; ainsi
l'un s'en est servi dans la cataracte, non-
seulement avant l'opération pour dilater la
pupille, mais encore quand l'opération est
faite afin d'agrandir le champ de la vision
et prévenir l'inflammation de l'iris ; l'autre
s'en sert contre les coarctations du canal de
l'urètre ; celui-là dans le cas d'hernie étranglée, etc., etc.

Mode d'administration : en poudre la belladone s'administre dans une potion mucilagineuse ou du lait à la dose d'un grain
matin et soir, le premier jour, et on l'augmente chaque jour graduellement jusqu'à
quinze ou vingt grains, pas au delà. Les
feuilles et les tiges en infusion ou en décoction sont prescrites à la dose de six à
vingt-quatre grains ; l'extrait, à celle de trois
à douze grains ; et la teinture alcoolique, à la
dose de six, douze, vingt-quatre, et jusqu'à
trente-six gouttes. Si on veut se servir des
feuilles en cataplasme, on en fait bouillir
une ou deux onces dans un peu d'eau.

BENJOIN, s. m., *benzoinum*. — Substance
balsamique végétale, fragile, d'un rouge
brun, que l'on trouve dans le commerce en
masses assez grosses.

On distingue, sous le nom de benjoin
amygdaloïde, les morceaux qui contiennent
dans leur intérieur des larmes blanchâtres
que l'on a comparées à des amandes liées
par un suc brun. Il nous vient de Sumatra,
de Siam, etc., où on l'obtient, par incision,
des écorces du styrax benjoin de la décandrie monogynie de L., de la famille naturelle des ébénacées.

Donné à l'intérieur, le benjoin, comme
tous les balsamiques, exerce évidemment une
excitation très-manifeste sur le tube digestif, dont il favorise les fonctions ; sur le système circulatoire, dont il augmente l'activité ;
sur les sécrétions et la perspiration cutanée,
qu'il rend plus abondantes. Il convient donc
toutes les fois qu'il faut exciter modérément. C'est pourquoi on l'a prescrit dans
les catarrhes pulmonaires et vésicaux, chroniques et atoniques ; dans les fièvres éruptives dont l'éruption est retardée et difficile, à
cause d'un défaut de réaction vitale ; dans
l'asthme humide, alors qu'il faut faciliter
l'expectoration et diminuer l'exhalation bronchique ; dans les leucorrhées, la paralysie
du mouvement et du sentiment, etc., rien
ne s'opposant à son administration dans les
cas sus-énoncés. Les seules circonstances
où l'on doive s'en abstenir, c'est quand il

y a une inflammation organique avec réaction générale ou fébrile.

Le benjoin se donne en poudre à la dose de un scrupule à quarante-huit grains ; on fait habituellement avec cette poudre qui, est très-disposée à s'agglomérer, des bols qu'on forme après l'avoir incorporée dans un sirop ou du miel.

Les pharmaciens préparent un sirop balsamique de benjoin, qui s'administre à la dose de une à deux onces. Quant aux pastilles et à la teinture alcoolique, leur dose est la même que celle du tolu. On a encore essayé un autre moyen d'employer le benjoin dans les maladies des voies respiratoires, c'est de le faire dégager en vapeurs en le projetant sur des charbons ardents et en dirigeant ces vapeurs vers la figure du malade afin qu'il les aspire.

BENOITE, s. f., *geum urbanum*. — Cette plante appartient à l'isocandrie polygynie, L. famille des rosacées, J. ; elle croît abondamment le long des haies et des lieux ombragés.

De tous les végétaux indigènes par lesquels on a proposé de remplacer le quinquina, la benoite est un de ceux que l'on a le plus vantés et dont par conséquent on a le plus exagéré les propriétés ; aussi que d'expériences n'a-t-on pas faites pour s'assurer de la vérité ! Quand le moment de vogue a été passé, les médecins l'ont essayée de loin en loin et sans s'en exagérer la valeur réelle, et il a été reconnu que véritablement elle jouissait de quelque efficacité dans les fièvres intermittentes ; ce qui a fait dire à Nacquart : « En balançant donc les autorités à défaut de l'expérience, on voit qu'il convient à un médecin sage d'éviter l'enthousiasme des uns et le dédain des autres, et d'expérimenter sous l'œil de la froide raison le parti que l'on peut en tirer. »

La racine de benoite dont on se sert en médecine se compose ordinairement d'un petit tronc oblong, qui projette çà et là une grande quantité de fibres plus ou moins fines ou déliées ; sa couleur est fauve à l'extérieur et violette à l'intérieur ; sa saveur est austère et amère ; agissant à la manière du quinquina, elle en a les propriétés.

La dose en poudre est de deux, trois ou quatre gros par jour, on peut même la porter jusqu'à une once que l'on divise en prises, qui doivent être avalées avant l'accès dans les fièvres intermittentes. La décoction sous laquelle l'employait Frank se compose d'une once de racine dans trois livres d'eau qu'on fait réduire à deux. Ce médecin y ajoutait un gros de muriate d'ammoniaque et une once de sirop d'écorce d'orange, le tout à prendre par verres dans l'apyrexie. La teinture que donnait Buchlave résultait de la macération de quatre onces de racine dans deux livres d'alcool ; la dose est d'un demi-gros avant l'accès et de quelques doses semblables dans les intervalles. Enfin, la macération vineuse a été recommandée au commencement de l'accès, afin de provoquer la sueur et de faire avorter ainsi la pé-

riode de froid. On la compose en mettant infuser une once ou une once et demie de racine de benoite dans une livre de vin rouge.

BÉRIBÉRI, s. m. — D'après Bontius, le nom de *beriberi*, qui signifie en langue indienne *brebis*, aurait été donné à une espèce de rhumatisme chronique très-commune dans quelques parties des Indes orientales, parce que les malades qui en sont affectés ne peuvent marcher qu'accroupis et en imitant les mouvements des brebis. On le combat de la même manière que l'affection rhumatismale. *Voy.* RHUMATISME.

BERLUE, s. m., *suffusio oculorum*. — On désigne sous ce nom une altération de la vision dans laquelle le malade voit des insectes qui semblent voler dans l'air, des toiles d'araignées et autres objets qui ne frappent pas réellement ses regards. C'est en général un symptôme d'amaurose commençante.

BILE, s. f., *bilis* ou χολή. — Humeur animale particulière, sécrétée par le foie et qui, mêlée à la pâte chymeuse dans le duodénum, concourt à la DIGESTION (*Voy.* ce mot).

Dans l'état normal, la bile humaine se présente sous l'aspect d'un liquide incolore ou rougeâtre, ou d'un brun jaunâtre ou vert, dont la saveur n'est pas très-amère, d'une consistance épaisse et comme sirupeuse, variable toutefois selon certaines circonstances ; ainsi elle est beaucoup plus liquide chez l'enfant que chez l'adulte et paraît couler avec plus de lenteur dans la vieillesse ; toujours est-il qu'elle est rarement limpide et qu'elle tient en suspension une matière jaune. Nous ne dirons pas quels sont les principes que l'analyse chimique a fait découvrir dans la bile, les résultats obtenus n'étant pas identiques, ce qui tient probablement à ce que le liquide analysé n'avait pas subi les mêmes altérations ; mais ce que nous ne passerons pas sous silence, c'est qu'on ne sait rien de positif non plus sur la quantité ordinaire de bile que le foie sécrète. Ainsi, tandis que l'un la fixe à une once par heure, l'autre à quelques onces seulement dans les vingt-quatre heures, quelques-uns en élèvent la sécrétion à demi-livre ou une livre. Ces différences ne tiendraient-elles pas au tempérament ?

BILIEUX, adj., *biliosus*, qui abonde en bile. On le dit des individus qui ont la face d'un jaune verdâtre, les cheveux noirs, tous les traits caractéristiques physiques et moraux assignés au tempérament bilieux. (*Voy.* TEMPÉRAMENT) ; et des maladies dans lesquelles un amas saburral de bile séjourne dans l'estomac ou les intestins. L'un et l'autre cas appartiennent à l'état ou élément bilieux.

BILIEUX (Elément). Lorsqu'une personne habituellement bilieuse habite pendant quelque temps un climat chaud dont aucune fraîcheur ne tempère l'ardeur, ou traverse une saison estivale soutenue ; son estomac s'affaiblit, ses digestions s'altèrent ; et soit qu'elle mange trop, boive trop, ou prolonge trop avant ses veilles dans la nuit ; soit qu'elle ait un mouvement de colère ou de violents chagrins ; en un mot, au moindre écart de régime, à la moindre infraction aux lois de l'hygiène, elle sentira se développer en elle une maladie qui a le cachet des affections bilieuses décrites par les auteurs. Voici quels en seront les caractères : Invasion, vers le milieu du jour, par un froid assez fort qui se compose d'un frisson irrégulier et vague dont le point de départ et même le siége principal se fixent entre les épaules ; dégoût, malaise, étourdissements, pesanteurs de tête précédant la céphalalgie ; des nausées, des vomituritions et quelquefois des vomissements répétés de matières vertes et noirâtres. En outre, sentiment de pesanteur et d'embarras à l'épigastre, avec douleur stomacale légère et continue, constante , augmentant par la pression tout comme celle qui dépend de l'inflammation de cet organe : circonstances qu'il ne faut pas oublier ; paupières, ailes du nez, et parfois la conjonctive présentant un jaune plus ou moins foncé ou verdâtre ; bouche pâteuse, langue blanchâtre (notons bien cet aspect), jaunâtre ou verdâtre, haleine fétide, rapports aigres et nidoreux ; pouls, respiration et chaleur du corps à peu près à l'état normal ; soif nulle, urines rares, peu abondantes, tantôt aqueuses, pâles et très-claires, tantôt manifestement troubles et obscures, tantôt jaunes et safrannées, et assez vivement colorées pour présenter une teinte bilieuse assez forte, etc. Tel est l'état bilieux ; mais, avons-nous dit, un amas saburral de matières bilieuses séjourne tantôt dans l'estomac et tantôt dans les intestins : peut-on distinguer ces deux cas? Oui, et voici comment :

Embarras gastrique bilieux. Presque toujours dans l'embarras gastrique simple, l'appétit est modérément accru (ne l'oublions pas) et se fait plus fréquemment sentir ; les aliments sont donc pris avec plaisir, mais petit à petit il se manifeste un sentiment d'inappétence, avec mauvais goût de la bouche, ardeurs, gonflements et pesanteurs au creux de l'estomac après chaque repas ; rareté des selles, et quelquefois des sueurs partielles au front et sur la poitrine exhalant une odeur forte et presque fétide. C'est à cette fétidité, odeur particulière qui s'échappe non-seulement de la perspiration, mais encore de la bouche, de la respiration, de la salive même des malades, que Double reconnaissait et que nous avons reconnu nous-même, ainsi que d'autres praticiens, l'embarras gastrique, contre lequel les évacuants émétiques réussissent si bien. Ainsi donc la gastricité bilieuse se reconnaît généralement aux symptômes précédemment énumérés, et, dans quelques cas, au tremblement continuel des mains avec propension de les porter au front comme pour en ôter quelque chose : à une rougeur vague de la face précédant le mouvement des mains ou qui se déclare instantanément ; au tremblement de la lèvre inférieure et de la mâchoire avec la sensation d'un frisson géné-

ral qui se manifeste en même temps que les deux autres symptômes; à des bâillements fréquents; à des urines rouges comme dans les maladies inflammatoires, mais dont la couleur est plus opaque et tirant sur le jaune; à peine sont-elles tombées dans le vase qu'elles jaunissent, sans déposer, ou en déposant même dans le principe tantôt un sédiment jaunâtre et tantôt un sédiment furfuracé; au délire, aux pétéchies, enfin à la cécité, qui n'est parfois elle-même qu'un symptôme de gastricité et se dissipe par l'administration d'un seul ou de deux émétiques. (Richter, Sauvages, Bichat, Schmuker, Scarpa.)

Embarras intestinal bilieux. Dans l'embarras intestinal bilieux la langue est vermeille, l'estomac libre sans douleur ni pesanteur, et par contre l'abdomen douloureux et tendu par des vents qui en se déplaçant occasionnent un bruit (borborygmes) et des coliques s'accompagnant de déjections fréquentes de matières liquides, jaunâtres, verdâtres, d'un sentiment de lassitude dans les membres abdominaux et principalement dans les genoux et les lombes. Dans quelques cas rares (nous n'en avons observé qu'un seul) les matières peuvent, en s'accumulant dans les cellules du colon, se durcir et former une tumeur que l'on pourrait confondre avec les tumeurs squirrheuses, et qui s'accompagne de symptômes alarmants (ceux de la Péritonite. *Voy.* ce mot). Heureusement que, lorsqu'on en est prévenu, la forme bosselée, la saillie et la mobilité de ces tumeurs , les font aisément distinguer. Dans ce cas, comme dans le précédent, les purgatifs guérissent sûrement.

Les émétiques, disons-nous, dissipent l'embarras gastrique, et les purgatifs guérissent l'embarras intestinal; ajoutons que, dans l'un et l'autre cas, la nature seule peut opérer la guérison en déterminant des crises par le vomissement, ou par les selles, ou par des urines, crises qu'on doit toujours respecter quand elles s'annoncent. A quoi les reconnaît-on? Aux symptômes qui précèdent les crises en général (*Voy.* Crise), et en particulier : pour le

Vomissement critique : à la céphalalgie, le vertige, le trouble de la vue, les nausées, le tintement des oreilles, le tremblement de la mâchoire et de la lèvre inférieure, des crachats continuels, une tension douloureuse à l'épigastre , le froid des extrémités, un pouls dur, serré, inégal et comme martelé. Pour les

Selles critiques : à un léger météorisme du ventre, la plénitude et l'intermittence du pouls, le ténesme avec flatuosités et tension à la région lombaire, le gonflement ou la distension molle, flatueuse et sans douleurs vers la région ombilicale, des douleurs vagues dans les extrémités inférieures, des borborygmes, une émission de vents par le fondement, des coliques modérées et non continues. Si, à la suite de ces phénomènes pathologiques, le ventre s'ouvre, si les matières expulsées sont copieuses, bien liées, semblables à de la purée (*pultaceam speciem referunt*, Hippocrate) ou à une pâte homogène, de couleur grisâtre tirant sur le brun, incontestablement ces évacuations sont critiques. Enfin, pour les

Urines critiques : à la pesanteur des hypocondres, une tension gravative de l'épigastre, la constipation, des ardeurs dans les organes urinaires et principalement dans la vessie; le pouls *myurus*, en queue de rat (*Voy.* Pouls); des urines troubles, rendues avec une sorte de douleur ou du moins avec difficulté et efforts, déposant un sédiment qui sera semblable à de la brique rouge pilée, jaunâtre, ou verdâtre.

Quand il n'est compliqué d'aucune' autre maladie, l'élément bilieux réclame toujours le même traitement; mais s'il s'y joint de la fièvre, une inflammation, etc. Ces états divers font nécessairement varier les indications curatives, d'où la nécessité d'établir d'autres règles pratiques : nous les poserons aux articles spéciaux. *Voy.* Fièvre , Inflammation, etc.

BISMUTH, s. f., *bismuthum* ou *wismutum*. — Quoique les anciens aient beaucoup parlé de ce métal sous différents noms, il n'a été bien connu que dans le dernier siècle. On le trouve en Bohême, en Saxe, etc., soit à l'état natif, soit à l'état d'oxyde et combiné avec le soufre et l'arsenic.

Lorsqu'il est pur, le bismuth se présente sous la forme d'un corps solide, d'un blanc tirant sur le jaune (Guersent), d'un blanc rougeâtre (M. Orfila), formé des lames larges, brillantes; il est cassant, peu élastique, se réduisant sous le marteau en petites paillettes fusibles presque au même degré que le plomb, etc. Les acides minéraux, et en particulier l'acide nitrique dont on se sert communément, dissolvent facilement les cristaux que le bismuth fondu forme en se refroidissant, et il se présente alors dans cette dissolution, ce phénomène particulier, que l'eau précipite les cristaux en oxyde, ce qui n'a pas lieu pour les autres substances. On se sert de cette préparation, pour avoir pur le sous-nitrate de bismuth, qu'on emploie journellement en médecine et dans les arts. Le sous-nitrate de bismuth, ou magistère de bismuth, a, depuis quelques années déjà, et notamment depuis la fin du dix-huitième siècle, la réputation bien établie de calmer souvent comme par enchantement plusieurs affections nerveuses et principalement celles qui semblent avoir leur siége dans le système nerveux de la région épigastrique. Il est certain, et nous l'avons expérimenté bien des fois, que dans les gastralgies nerveuses, vulgairement coliques d'estomac, alors qu'il n'y a pas surexcitation gastrique, le sous-nitrate de bismuth produit les effets les plus avantageux. Du reste, je crois qu'il est peu de médecins qui n'aient constaté ses heureux effets dans ces sortes de cas. De même il a paru efficace, soit dans les vomissements spasmodiques, alors que les anti-phlogistiques sous toutes les formes avaient échoué, et il n'est pas difficile de le comprendre; soit dans les gastro-en-

téralgies, soit même dans certains cas de diarrhée, dans celle surtout à laquelle les jeunes enfants sont sujets : moins efficace chez les adultes, il agirait bien mieux peut-être si on ne l'administrait qu'alors que la période d'irritation serait complétement passée.

Et pourtant, malgré ses succès, le sous-nitrate de bismuth n'est pas exempt de reproches; ainsi on l'a accusé de produire de l'inappétence, des nausées, des vomissements, des douleurs ventrales, la constipation; on a même été jusqu'à avancer qu'il pouvait produire des vertiges et l'assoupissement; que dis-je, on lit dans les Annales cliniques de Heidelberg un fait d'empoisonnement par le bismuth. On comprend ou que le fait est controuvé (M. Orfila est de cet avis), ou que l'auteur aura été induit en erreur sur la nature du toxique, ou enfin que le médicament, étant mal préparé, contenait de l'arsenic.

Pour que le bismuth soit efficace, il faut le prescrire à la dose de quinze à vingt grains par jour, il peut même être porté jusqu'à un gros pour les adultes; comme l'humidité l'altère, il est bon de le mêler avec le double de son poids de sucre de lait. Voici l'échelle posologique que l'on a établie pour l'administration de ce médicament: de 1 à 6 mois, six grains; jusqu'à un an, huit grains; de 1 an à 3 ans, douze grains dans les vingt-quatre heures. Il est rarement nécessaire de dépasser dix-huit grains jusqu'à la puberté, puis enfin on en donne jusqu'à un gros. Sa solubilité permet de l'administrer soit dans l'eau sucrée, soit dans du miel; on peut même le mêler à du sucre râpé qu'on met sur la langue.

BISTORTE, s., f., *polygonum bistorta*, plante de l'octandrie trigynie, L. famille des polygonées, J., qui croît en Allemagne, en Angleterre, en France, etc., sur les lieux élevés.

Sa racine flexueuse, entourée de quelques anneaux rugueux, est à peu près de l'épaisseur du doigt, brunâtre à l'extérieur et d'un rouge assez vif intérieurement; sa saveur est astringente et austère, son odeur n'a rien de particulier.

Employée dans tous les cas qui réclament les astringents, dont elle a les propriétés, la bistorte doit être utile dans les diarrhées chroniques et atoniques; néanmoins il faudrait se garder de l'employer tant qu'il existe de l'inflammation aux intestins, et de la fièvre. C'est comme dans la blennorrhagie, maladie contre laquelle on vante beaucoup ses effets : chacun est d'accord qu'il serait imprudent d'en faire usage pendant la période d'acuité de la maladie, et qu'il est sage d'attendre qu'elle soit complétement passée pour y avoir recours.

On donne ordinairement la bistorte en décoction à la dose de deux grammes dans un verre d'eau.

BLENNORRHAGIE, s. f., *blennorrhagia*, de βλέννα, *mucus*, ῥήγνυμι, je sors avec force. — Expression généralement adoptée pour désigner les écoulements inflammatoires ou actifs de l'urètre et du prépuce chez l'homme, de l'utérus et du vagin chez la femme, soit qu'ils dépendent d'une irritation quelconque, soit qu'ils tiennent plus spécialement au vice syphilitique. Etudions d'abord cette maladie chez l'homme.

Blennorrhagie chez l'homme. Résultat d'une contusion sur un des points quelconques du canal de l'urètre, d'un excès de coït avec une femme saine, après un repas copieux, ou sans excès avec une femme ayant des flueurs blanches âcres, ou des ulcérations dans le vagin; suite de l'introduction d'un corps étranger dans le canal de l'urètre (bougies, sondes, etc.), de substances âcres ou caustiques, et, dans quelques cas, du travail de la dentition chez les enfants, des vers intestinaux, des calculs de la vessie, des hémorroïdes, etc., enfin, et plus particulièrement du coït avec une personne atteinte d'un écoulement syphilitique, la blennorrhagie se déclare soit immédiatement après le contact des organes, soit, et c'est ce qui a lieu le plus communément, trois, six et même huit jours après l'infection. Les symptômes par lesquels elle se manifeste sont d'abord une espèce de titillation ou de prurit qui se fait sentir dans la partie de l'urètre qui correspond au frein ou filet; les jours suivants, l'orifice de l'urètre rougit, se tuméfie et l'on voit apparaître un écoulement d'une matière limpide ou claire-jaune qui produit, en sortant avec l'urine, une cuisson assez vive ou la sensation d'une brûlure; il s'y joint des envies fréquentes d'uriner, des érections répétées et involontaires, parfois la tuméfaction des glandes inguinales, la tension et le gonflement du cordon spermatique, et même des testicules (*orchite*). Quand la phlegmasie est violente, toute sécrétion urétrale est supprimée, le canal s'enflamme dans toute sa longueur, et jusqu'aux glandes de Cowper, qui elles aussi sont affectées. Dans ce cas, l'urètre durci se tend comme une corde, le pénis se recourbe et devient douloureux au toucher (*chaude-pisse cordée*). D'autres fois, enfin, la glande prostate elle-même, enflammée, tuméfiée, comprimant le canal de l'urètre à son origine, rend plus ou moins difficile l'excrétion urinaire. Dans les cas exceptionnels et les plus graves, l'inflammation gagne la vessie et jusqu'aux urétères.

La durée de la blennorrhagie diffère: néanmoins, après que les symptômes se sont montrés avec plus ou moins de violence pendant deux ou trois semaines chez quelques-uns, durant six ou sept semaines pour quelques autres, et cela suivant le régime suivi et le traitement employé, les phénomènes inflammatoires s'amendent, diminuent d'intensité, la matière de l'écoulement est plus consistante et plus gluante; elle disparaît totalement. Malheureusement il n'en est pas toujours ainsi, c'est-à-dire que parfois, malgré les soins les mieux entendus, l'écoulement, ainsi que nous l'avons déjà dit, passe à l'état chronique et dure alors des mois et des années entières. C'est quand il est passé à l'état de chronicité, dans lequel il peut rester longtemps avec ou sans inflammation locale, qu'il prend le nom de blennorrhée.

Traitement. Quand on commence le traitement d'un écoulement urétral de l'un ou de l'autre sexe, il devient nécessaire de s'assurer si cet écoulement est ou n'est point syphilitique, car, indépendamment d'un contact impur, la blennorrhagie peut être occasionnée, avons-nous dit, par l'usage intérieur des cantharides, des diurétiques âcres, par un excès de coït après un repas copieux pendant lequel on aura fait de copieuses libations, par un excès de bière, par une métastase dartreuse ou goutteuse, etc. Or, chacune de ces causes pouvant être efficacement combattue par des moyens appropriés, il est bon de découvrir quelle est celle qui produit la blennorrhagie. Est-ce, par exemple, l'*usage des cantharides*, ou des diurétiques âcres? on la combat par la cessation de ces médicaments ou de ces insectes, n'importe pourquoi on les prenait, et on emploie les boissons abondantes mucilagineuses, camphrées, etc. Est-ce l'*excès de coït* après un repas *somptueux*? On la traite par la continence, un régime antiphlogistique et des bains; ce même traitement convient quand on a pris une chaude-pisse en cohabitant avec une femme ayant des flueurs blanches âcres, non syphilitiques. Est-ce par un *excès de bière?* Le malade doit boire un petit verre de cognac et suivre le régime sus dit? Est-ce un *transport métastatique?* Il faut s'efforcer de rétablir la maladie dans son siége primitif, combattre la dyscrasie du sang, établir des exutoires, etc. Mais quand la maladie est le résultat d'un principe contagieux, quoique ce soit le cas le moins grave de l'infection syphilitique, et cela parce que le virus spécifique est enveloppé par du mucus qui l'adoucit en quelque sorte, le prive d'une partie de son action irritative et le fixe, à ce point qu'il peut demeurer local pendant longtemps, même toujours, sans se reproduire et être contagieux pour l'individu lui-même ou pour les autres, néanmoins on doit le combattre par des moyens dont l'expérience a constaté l'efficacité.

Ceux que nous employons le plus communément parce que nous en avons depuis bien des années reconnu les avantages, ce sont les potions avec le baume de copahu et le piper cubèbe que nous avons vu journellement employer, étant élève en médecine, par Delpech et M. Lallemand, mes maîtres à la faculté de Montpellier. En voici les formules :

Pr : Eaux de menthe, et de fleurs d'oranger, sirop de limons et baume de copahu, de chaque 30 grammes (une once).

Acide sulfurique 4 grammes (un gros).

Gomme adragant S. Q. Mêlez S. A. Delpech ordonnait cette potion à ses gonorrhoïques à la dose d'une cuillerée à soupe matin et soir. Lorsque la digestion du baume de copahu est difficile et qu'il survient des évacuations, on ajoute à cette potion depuis huit jusqu'à quinze gouttes de laudanum liquide de Sydenham.

D'autres fois Delpech prescrivait aux malades de prendre deux, trois et même quatre fois par jour, 8 grammes (deux gros) de piper cubèbe pulvérisé et délayé dans S. Q. d'eau. S'il occasionnait des nausées ou des coliques, on ajoutait à chaque prise de 8 grammes huit ou dix gouttes de laudanum. Après l'emploi de ce médicament et malgré qu'il n'existât plus aucun symptôme gonorrhoïque, il soumettait les individus à un traitement mercuriel au moyen de la liqueur de Van-Swieten, ou des pilules mercurielles de Plenck. (*Voy.* ci-après.)

Plus tard, pour prévenir plus sûrement l'infection générale, Delpech ajouta au traitement de la blennorrhagie vénérienne par le copahu ou le piper, des frictions avec l'onguent mercuriel sur le fourreau de la verge. Il faisait donc tous les soirs, au moment où le malade se couchait, frictionner le pénis dans sa longueur avec une demi-once d'onguent mercuriel, et cette friction était bientôt répétée le matin à la même dose, les continuant ainsi deux fois par jour jusqu'à ce qu'il eût employé de la sorte jusqu'à huit ou dix onces d'onguent. Nous l'avons entendu bien des fois affirmer, et nous l'avons vu nous-même, que ce procédé, qui fait gagner beaucoup de temps et est sans danger aucun pour les gonorrhéiques, est aussi le moyen le plus sûr par rapport à l'infection générale qui survient pendant ou après la blennorrhagie, et qu'il est fort utile dès lors de prévenir. Voici maintenant la formule, du professeur Lallemand de Montpellier:

Pr.: huile de succin rectifiée, baume de copahu et térébenthine, de chaque huit grammes (deux gros). M. — On l'administre, dit-il, dans la blennorrhagie contre les pollutions et les fleurs blanches. La dose en est depuis dix jusqu'à trente gouttes, deux ou trois fois par jour, dans une cuillerée à café de sucre râpé.

Dans tous les cas, et quelle que soit la préparation pharmaceutique que l'on adopte, le malade doit être traité par un régime convenable. Il consiste au début dans l'emploi des boissons délayantes mucilagineuses, propres, en un mot, à calmer la disposition inflammatoire. Elles agissent soit sur la circulation du sang, qu'il faut modérer, soit sur la sécrétion urinaire, qu'il faut augmenter afin de faire perdre aux urines tout ou partie de leur âcreté, qui maintient ou augmente l'irritation du canal de l'urètre. A cet effet, une décoction légère de graine de lin, de chénevis concassé, d'orge, de racine de saponnaire, d'althea, de chiendent ou de fraisier; l'eau de veau, de poulet, une solution de gomme arabique, une émulsion légère de semences froides, le petit-lait, ou toute autre boisson équivalente édulcorée avec le sucre ou un sirop adoucissant quelconque

(d'althea, d'orgeat, de capillaire, etc.), seront non-seulement conseillés au malade, mais encore on devra lui recommander d'en boire abondamment deux ou trois litres par jour, et d'y ajouter de dix à douze grains par litre de nitrate de potasse (sel de nitre), lui permettant de passer d'une tisane à une autre, les boissons produisant généralement plus d'effet par leur quantité que par leur qualité. L'alimentation doit être prise parmi les mets doux, légers, rafraîchissants (viandes blanches, bouillies ou rôties, végétaux, herbages, laitage, fruits cuits, potages maigres) le tout très-peu assaisonné; sa boisson se bornera à de l'eau pure ou de l'eau légèrement rougie aux repas: le vin pur, le café, le punch, et toutes les liqueurs alcooliques ou excitantes lui seront interdites avec sévérité. Rien ne l'oblige à suspendre ses travaux habituels, à moins qu'il n'ait une profession qui exerce beaucoup les extrémités inférieures, mais il ne devra s'y livrer qu'avec modération; s'il sort, il aura la précaution de porter un suspensoir bien fait, c'est-à-dire, qui n'étreigne pas la verge, et ne gêne pas les bourses dans la déambulation, cette précaution est très-utile à prendre, parce qu'elle empêche que l'irritation urétrale se communique aux testicules. Dans le même but, on lui défendra, la course, la danse, l'équitation, l'escrime, la lutte, les lectures érotiques, l'oisiveté, la société des femmes, et surtout le coït, qui ne ferait qu'accroître la violence des symptômes.

Une autre chose que les malades doivent éviter avec soin, c'est de coucher sur des lits trop mous ou trop chargés de couvertures, la chaleur produisant parfois des érections douloureuses. Ce traitement, quelque rigoureux qu'il paraisse, doit l'être bien plus encore, s'il y a dysurie ou strangurie, si le priapisme survient et occasionne des douleurs intolérables par la courbure de la verge ; dans ces circonstances la diète sera plus sévère encore, le repos absolu, indispensable ; l'individu prendra souvent un bain tiède dans lequel il restera longtemps plongé, et, à défaut, des bains de siège, ou des bains locaux, de guimauve ou de jusquiame. Il usera de lavement, de cataplasmes émollients sur le périnée, plus ou moins laudanisés avec le laudanum de Rousseau : on peut également envelopper la verge avec ces cataplasmes.

Il est des cas où un traitement plus actif est commandé, c'est lorsque l'individu est fort vigoureux, et les accidents inflammatoires très-prononcés. Alors on fait une ou plusieurs saignées du bras, on applique des sangsues au périnée ou le long du canal de l'urètre, déplétions sanguines que l'on proportionne aux forces du sujet et à l'étendue des surfaces enflammées, car le traitement ne saurait être trop énergique quand la vessie s'enflamme à son tour. N'oublions pas de mentionner que les narcotiques deviennent nécessaires dans les gonorrhées douloureuses et accompagnées d'érections fréquentes : c'est pourquoi il est bon d'ajouter par pinte de boissons que le malade boit vingt-cinq ou trente gouttes de laudanum liquide de Sydenham ; de faire des injections huileuses avec addition d'un à deux grains d'extrait aqueux d'opium par once d'huile : de donner en même temps à l'intérieur depuis un demi-grain jusqu'à un grain de cette substance seule, ou unie au nitrate de potasse, au camphre ou au musc. C'est toujours le soir au moment où le malade va se coucher qu'il faut administrer le camphre, il agit puissament comme antiaphrodisiaque donné à l'intérieur à la dose de dix à douze grains dans une livre d'émulsion édulcorée avec une once de sirop de diacode. Rien ne nous a mieux réussi, pour empêcher les érections nocturnes, que les frictions faites à la partie interne des cuisses avec 25 centigrammes de camphre en poudre, délayé avec de la salive ; si l'on manque de salive, on se sert d'eau tiède, dont on humecte légèrement la main nue, et plaçant ensuite le camphre pulvérisé dans la main on l'étend petit à petit sur le raphé, la racine de la verge, etc.

Nous avons dit que, quand l'inflammation est portée à son summum d'intensité, il n'y a pas d'écoulement, ce qui constituait ce qu'on a très-improprement nommé blennorrhagie sèche. Dans ce cas, comme la douleur est ce qui chagrine le plus le malade ; qu'il souffre d'autant plus qu'il est plus méticuleux et que son imagination est fortement travaillée, les indications curatives doivent avoir pour but de calmer l'inflammation, et d'apaiser la sensibilité exaltée, l'hyperesthésie des parties ; ce qu'on obtient par un régime antiphlogistique associé aux délayants narcotiques, comme dans le cas précédent.

Ayant négligé de fixer l'époque de la blennorrhagie où il convient d'administrer le baume de copahu et le piper, c'est le moment, ce nous semble, de nous occuper de cette question importante, et qui nous intéresse d'autant plus, que les plus habiles praticiens ne sont pas d'accord sur ce point.

Ainsi, si nous en croyons Delpech, on peut s'en permettre l'usage à toutes les phases de la maladie, même celle de l'inflammation, pourvu toutefois qu'elle ne soit pas extrêmement violente ; d'autres, au contraire, veulent qu'on attende que la période d'inflammation soit tout à fait passée, afin d'agir plus sûrement ; nous sommes de l'avis de ces derniers et nous attendons que l'écoulement soit passé à la période secondaire, qu'il soit sans douleur, pour nous décider à employer les balsamiques indiqués.

On peut choisir, parmi les formules que nous en avons données, celle que préférera le malade, à moins qu'on ne veuille soi-même, comme on l'a conseillé, associer le baume de copahu avec le poivre cubèbe, et en faire des bols que les malades avalent le plus souvent sans répugnance. Il est vrai que ce nouveau remède est moins puissant que le copahu pur, mais il l'est davantage que le piper ; et, comme il arrive fort souvent que, malgré leur bonne volonté, les malades ne peuvent supporter le baume de copahu, il vaut donc mieux leur donner le mélange proposé que le cubèbe seul.

Doit-on faire des injections dans l'urètre, pour arrêter l'écoulement ? Elles ne sont pas nécessaires dans la blennorrhagie aiguë et font plus de mal que de bien, en ce qu'elles exposent aux rétrécissements et aux callosités de l'urètre, dont la fréquence aujourd'hui tient indubitablement à l'abus qu'on en a fait. Mais quand la maladie est passée à l'état chronique et que le traitement précité ne réussit pas, alors il devient indispensable de faire des injections, à moins toutefois que l'écoulement soit entretenu par la masturbation, ou le coït, ou des écarts de régime. Hors ces circonstances, comme l'inflammation est essentiellement atonique, que la durée et la persistance de l'écoulement tiennent soit au relâchement de la membrane muqueuse urétrale, soit à la faiblesse générale et enfin, en particulier, à l'altération des fonctions digestives, l'estomac ayant été beaucoup fatigué, surtout chez les lymphatiques, par l'usage des boissons mucilagineuses, rien ne saurait remplacer, dans le premier cas (celui de l'atonie du canal), les injections toniques et astringentes. On peut les faire en faisant dissoudre dans une livre d'eau soit un demi-gros à un gros de sulfate de zinc, soit deux gros à demi-once d'alun, soit de de vingt-cinq à trente grains de sulfate de cuivre, soit quinze grammes de carbonate de chaux ou d'acétate de plomb, soit huit grammes d'extrait de ratanhia, soit vingt grammes de sublimé, soit enfin dix grains de nitrate d'argent cristallisé ou de potasse caustique. Pour nous, nous prescrivons depuis longtemps le nitrate d'argent, d'après la formule du professeur Serre de Montpellier (1 grain de nitrate par once d'eau distillée), ses succès étant à peu près constants dans les blennorrhées, ou écoulements chroniques. Certains praticiens ajoutent à chaque livre de véhicule de huit à soixante gouttes de laudanum liquide de Sydenham, ou de quatre à huit décigrammes d'extrait gommeux d'opium. En supposant que cela soit inutile chez les lymphatiques, l'action du topique dans le canal étant bien peu douloureuse, nous ne pensons pas devoir blâmer l'addition de cet adjuvant, nous l'approuvons au contraire chez les personnes nerveuses et très-irritables. De même nous ne bornons pas le choix des injections parmi les moyens que nous avons mentionnés, tels médecins donnant la préférence à l'eau de Cologne étendue d'eau, tels autres à une décoction d'angusture, de vin miellé, de gros vin et d'eau commune ; celui-ci à l'eau de mer, à l'eau glacée, celui-là à l'oxycrat, à la décoction de tan, etc., et tous s'étayant des cures qu'ils ont faites pour préconiser l'emploi de la préparation qu'ils proposent. Mais, quelle que soit celle qu'on adopte, il est prudent d'en affaiblir l'activité dès les premiers jours en augmentant le véhicule, afin d'essayer la sensibilité du canal de l'urètre et d'arriver avec ménagement, au degré de force convenable pour déterminer une excitation médicatrice. Cette précaution prise, on fait quatre ou cinq injections par jour, avec la dose de médicament prescrite et plus étendue qu'il n'a été dit ; bientôt on arrive à la quantité de liquide donnée, ce qui rend l'injection plus active à mesure que la muqueuse s'habitue à l'action du médicament, et quand l'écoulement est arrêté, on diminue, chaque jour, d'une injection, jusqu'à ce que par une diminution nouvelle il n'en reste plus à faire.

Doit-on user des purgatifs dans le traitement des écoulements urétraux ? On les accuse d'avoir l'inconvénient, dans le principe de la blennorrhagie, de faire tomber la chaudepisse dans les bourses (expression vulgaire), et au contraire on leur attribue l'avantage d'arrêter complétement l'écoulement quand on les administre sur le déclin. Nous devons profiter de cet enseignement, comme aussi de celui qu'on nous a donné de proscrire absolument les dractiques (jalap, gommegutte, coloquinte) dont les gens du peuple ou la classe peu instruite font un grand abus dans le traitement de la blennorrhagie.

Ils peuvent aussi bien que la poudre à canon, autre remède incendiaire très en faveur chez les militaires, occasionner l'inflammation du tube digestif, maladie fort dangereuse comme on le sait. Enfin, dans les blennorrhagies très-opiniâtres, on a retiré de grands avantages de l'application d'un vésicatoire au périnée ou à la partie interne des cuisses, à la région sacrée ; d'autres fois il a suffi de tirer des étincelles électriques dans toute la longueur du canal de l'urètre pour les faire cesser ; mais ce n'est point quand l'atonie sera générale qu'on peut espérer obtenir quelque succès de ces moyens. Dans ce dernier cas, rien ne réussit si l'on n'associe au traitement local un régime fortifiant et particulièrement l'usage des viandes noires, saignantes, d'un vin vieux et généreux ; de l'eau ferrée pour boisson ordinaire, ou des eaux minérales ferrugineuses de Passy, Spa, Vichy, des bains froids, etc. (*Voy.* ADYNAMIE.) Ce serait peut-être le cas d'imiter Casimir Médicus qui arrêtait les écoulements rebelles en faisant raser à plusieurs reprises le poil des parties génitales chez les blennorrhagiques.

BLENNORRHAGIE DU GLAND ou *Balanite.* Les individus qui ont le gland habituellement recouvert sont sujets à un écoulement préputial qui constitue la gonorrhée bâtarde, la fausse blennorrhagie, la balanite des auteurs. Celle-ci, qui ne diffère de la blennorrhagie véritable que par sa durée, qui est ordinairement moins longue, les urines en sortant ne touchant point au lieu phlogosé, réclame en conséquence le même traitement qu'elle. Il y a cependant une légère différence ; elle consiste dans l'emploi des bains locaux et des injections entre le prépuce et le gland, qui sont indispensables dans la balanite pour empêcher le séjour de la matière sécrétée dans les parties phlogosées qui la fournissent.

Ce n'est pas tout, on observe encore presque exclusivement chez les vieillards, et cela assez souvent, des écoulements préputiaux, occasionnés par une éruption de petits boutons, d'un rouge assez vif, réunis en plaques, qui sont entremêlés eux-mêmes d'excoriations peu profondes puisqu'elles ne dépassent pas l'épaisseur de l'épithélion. Cet exanthème et ces ulcérations, qui sont le siége d'une chaleur âcre et de cuissons parfois assez incommodes, laissent suinter une matière d'apparence séreuse, peu abondante il est vrai, mais cependant assez visqueuse pour que les taches d'un gris sale , qu'elle laisse sur le linge, aient la consistance d'une goutte d'empois.

Les écoulements de cette espèce, que nous appellerons herpétiques à cause de leur nature spéciale, doivent être traités par les antiphlogistiques d'abord ; puis, quand l'inflammation est calmée, on place entre le gland et le prépuce un linge très fin enduit de cérat soufré et d'une égale quantité de cérat opiacé exactement mêlés ensemble. Pour le reste du traitement, *voy.* DARTRE, l'indication principale étant d'attaquer l'état dycrasique des humeurs.

BLENNORRHAGIE ANALE. L'anus est susceptible de contracter les mêmes écoulements que l'urètre, toutefois le diagnostic n'est pas aussi facile, dit-on, qu'on pourrait le supposer, et cela parce que les malades ne se plaignent qu'avec répugnance et refusent presque toujours d'en avouer la véritable cause. Une foule de lésions autres que la syphilis peuvent d'ailleurs en imposer sur ce point, une ulcération, une excoriation, la dyssenterie, une simple inflammation, par exemple : c'est à ce point que M. Bonnet s'est efforcé de prouver que la maladie décrite par beaucoup d'auteurs sous le nom de lienterie ou de flux cœliaque et la blennorrhagie anale ne sont qu'une seule et même affection. Il me semble toutefois que l'erreur n'est pas aussi difficile à éviter qu'on paraît le croire, car les épreintes, la présence d'aliments non digérés, ou l'aspect floconneux des matières, dans la lienterie, doivent dissiper toute incertitude. De même, dans les dyssenteries et les inflammations idiopathiques, la douleur occasionnée par l'introduction du doigt, l'examen local des parties, assez facile à constater, par le tact ou la simple vue, alors surtout qu'il existe une solution de continuité ou plusieurs déchirures , des ulcérations, etc., permettent rarement de se tromper. Enfin la forme évasée de l'orifice anal, l'abondance du fluide, la couleur de l'écoulement, la teinte rosée ou grisâtre de l'intérieur de l'anus ou de son pourtour, servent bien vite à lever tous les doutes.

On guérit cette blennorrhagie par les mêmes moyens que la blennorrhagie urétrale, avec cette différence toutefois, qu'à l'anus l'application du topique est plus facile et moins dangereuse, soit qu'on juge à propos de prescrire un traitement mercuriel, soit qu'on aime mieux s'en dispenser. Dans l'un et l'autre cas, les injections n'en sont pas moins le remède le plus important, tous les liquides conseillés pour l'urètre peuvent être employés avec avantage. Néanmoins M. Velpeau a conseillé un mélange de un gros de calomel purifié à la vapeur, pour quatre onces d'une décoction de guimauve, qu'on pousse dans l'anus avec une petite seringue, et dont on imbibe ensuite une petite mèche de charpie ou de linge, qui doit rester en contact avec la partie malade, dans l'intervalle des injections ; cela réussit généralement bien. La même substance ou le précipité blanc, employé en pommade à la dose d'un gros par once de graisse, n'est guère moins efficace. Ces deux topiques ont paru à l'habile chirurgien l'emporter de beaucoup, dans la plupart des cas, sur l'eau blanche, la solution de sulfate de zinc, celles d'alumine de fer, de cuivre, de deutochlorure de mercure (sublimé), quand les bains de siège, la médication émolliente et les moyens de propreté ordinaire restent sans effet. Si l'écoulement a son siège, comme je l'ai souvent observé, dit-il, à la marge de l'anus, et dans la rainure inférieure, ou entre les bourses et la racine des cuisses, l'efficacité des solutions susdites est encore plus constante. Toutefois les bains sont encore un adjuvant indispensable. Il faut aussi que de la charpie ou des linges souvent renouvelés comblent les excavations malades, afin d'empêcher le contact des autres parties.

Blennorrhagie chez les femmes. *Voy.* Leucorrhée.

BLENNORRHÉE. — C'est la blennorrhagie passée à l'état chronique. *Voy.* Blennorrhagie.

BLÉPHARITE, s. f. — C'est le nom qu'on donne à l'inflammation des paupières.

BLEUE (maladie). *Voy.* Cyanose.

BOISSON, s. f., *potus.*—Nom donné à tout liquide qui, introduit dans les voies digestives, sert à la réparation des fluides du corps. On les divise en boissons non fermentées et en boissons fermentées, et on place en tête, comme la plus salutaire de toutes, l'*eau*. Celle qui contient le moins de substances étrangères, ou du moins qui les contient en si petite quantité que sa pureté n'en est point altérée, est la meilleure. On peut prendre pour type de pureté les eaux de fontaine, qui contiennent indépendamment des quatre-vingt-six parties d'oxygène et des quatorze parties d'hydrogène (par lesquelles toute eau est composée), du carbonate et du sulfate de chaux et de soude, très-rarement du carbonate de magnésie et du sulfate de magnésie et de fer. Elles passent pour être les plus légères et les plus dissolvantes. Du reste, on reconnaît aisément que l'eau est bonne, lorsqu'elle sort claire et limpide de la fente d'un rocher ou des tuyaux d'une fontaine ; qu'elle est légère à l'aréomètre, sans odeur, sans couleur, sans saveur, sans goût désagréable ; qu'elle ne produit aucun sentiment de pesanteur à l'estomac ; qu'elle s'échauffe et se refroidit avec une égale facilité, dissout parfaitement le savon et cuit les légumes en les amollissant. Malheureusement on n'a pas partout et toujours de l'eau de source, et l'homme a dû se créer des moyens pour rendre potables les eaux même les plus insalubres. Grâce à ses importantes découvertes, nous n'avons plus rien à désirer sous ce rapport, et si quelqu'un boit des eaux d'une mauvaise qualité, c'est qu'il y est forcé par des circonstances indépendantes de sa volonté. Disons toutefois que les eaux qu'on prend à la source sont moins légères et plus crues, quoique flattant davantage le goût, que les eaux qui ont coulé sur un lit de sable sans sédiment, sans bourbe, ou sur un cailloutage bien net, et que s'il en est autrement de celles qui ont traversé des terrains gypseux ou argileux, cela tient à ce qu'elles se sont chargées, dans leur parcours, d'une foule de substances étrangères qu'elles tiennent en suspension.

Assurément nous n'adresserons pas ce reproche à l'eau de pluie qu'on recueille, non pendant l'orage, mais après qu'il pleut déjà depuis quelque temps, en plein air, loin de toute habitation, et que l'on conserve dans des citernes ou dans des vases en grès, comme cela se pratique encore dans quelques ports de mer privés d'eau de source ; mais nous dirons cependant que si ces eaux sont les meilleures et les plus pures, parce qu'elles ont été purifiées par une sorte de distillation naturelle, elles ne se conservent pas toujours à cet état de pureté, et que si, en définitive, elles ne sont pas malfaisantes, on les boit du moins avec répugnance et dégoût : et pourtant il serait si facile de les clarifier ! de même l'eau de pluie, quand elle s'amasse dans des lacs, perd immédiatement de sa pureté et de sa limpidité, soit en se mêlant à l'eau qu'on y voyait encore, soit en dissolvant le fond vaseux que le soleil n'a pas entièrement desséché ; alors elle a tous les inconvénients que l'on a reconnus aux eaux croupissantes et chargées de substances organiques en décomposition, eaux dont l'emploi pendant les grandes chaleurs serait d'un usage dangereux.

Il n'en est pas ainsi de l'eau des lacs, souvent alimentés par des pluies fréquentes dans les saisons froides : quoique lourdes et peu propres à cuire les légumes, elles peuvent être bues sans danger. Le même reproche a été adressé aux eaux des puits, qui généralement sont crues, dures, peu dissolvantes, et de plus produisent des coliques, comme les eaux pour la conduite desquelles on s'est servi de tuyaux de plomb ou de cuivre. A la longue ces métaux, en s'oxydant, rendent l'eau un véritable poison.

Que dirons-nous des eaux de neige et de glace récemment fondues ? Généralement on les regarde comme insalubres, nous ne savons trop pourquoi, les maladies glanduleuses qu'on observe dans certaines localités où l'on boit ces eaux pouvant autant être attribuées au climat, au genre de vie des habitants, qu'à l'eau elle-même. Reste que l'usage d'une eau pure et de bonne qualité est de toutes les boissons la plus salutaire, pourvu qu'on n'en abuse pas ; et comme elle ne stimule pas les voies digestives, elle convient spécialement aux personnes fortes, vigoureuses, pléthoriques, qui ont l'*estomac chaud*, aux bilieux, aux nerveux secs et agiles, etc. ; qualité qui fait qu'elle ne convient pas exclusivement aux tempéraments lymphatiques, aux personnes qui sont débilitées et ont l'estomac paresseux.

L'eau sert d'excipient à une foule de boissons et on fait avec elle toute sorte de tisanes, de sirops, de crèmes, etc., qui ont des propriétés différentes ou analogues, suivant la substance qu'on y mêle, et dont nous ne dirons rien en ce moment, ces détails devant se représenter à chaque instant, en traitant du régime des maladies que nous avons à décrire.

Boissons fermentées. On appelle en général boissons fermentées tous les liquides dans lesquels l'alcool entre dans des proportions plus ou moins considérables, c'est-à-dire les vins de raisins, la bière, le cidre, le poiré, l'hydromel vineux, l'eau-de-vie et l'esprit-de-vin.

Le vin de raisins, boisson à laquelle on donne avec raison la préférence sur toutes les autres, est aussi agréable que salutaire, si on en boit avec modération. Cependant, nous devons le dire, il est de nombreux exemples qui prouvent qu'on peut se bien porter et vivre longuement, même en en buvant habituellement une grande quantité. A quoi cela tient-il? Aux tempéraments d'une part, et d'autre part à l'habitude ; car tout est conditionnel en diététique, c'est-à-dire que telle boisson qui ne conviendra pas à tel tempérament est, au contraire, très-salutaire à tel autre, et que tel individu qui dans le principe éprouvait des effets fâcheux de telle liqueur fermentée, à la longue a fini par ne plus pouvoir s'en passer sans souffrir. Bref, le bon vin relève les forces des personnes affaiblies, augmente l'énergie organique et vitale chez les lymphatiques, favorise la transpiration en poussant à la peau, et donne de la gaieté en stimulant le cerveau. Le bon vin réjouit le cœur de l'homme. Mais autant le bon vin, le vin vieux, est utile aux pituiteux, dans les saisons froides et humides, aux individus qui par leur profession se fatiguent et s'épuisent beaucoup, autant il serait nuisible, pris en excès, aux gens adonnés à la bonne chère, dépensant peu de leurs forces, et disposés à la pléthore sanguine ; ceux-là doivent, comme disait fort spirituellement Plutarque, calmer les ardeurs de Bacchus par le commerce des Nymphes.

Les vins offrent des différences très-grandes entre eux par rapport à l'âge, au sol, à la couleur, à la saveur de chacun, etc. ; ainsi les vins nouveaux (on appelle nouveau le vin qui, n'ayant que trois ou quatre mois, n'est pas entièrement dépouillé de sa lie), quelque peu spiritueux qu'ils soient, se digèrent difficilement, et, par la fermentation qui s'opère dans les premières voies, laissent dégager une grande quantité d'acide carbonique qui distend l'estomac et les intestins, rend le sommeil inquiet et agité. Les vieillards, les convalescents, les personnes débiles, doivent éviter l'usage de ces vins, mais faire en sorte pourtant, pour éviter un mal, de ne pas tomber dans un pire, ce qui pourrait fort bien leur arriver s'ils buvaient un vin trop vieux, celui-ci étant irritant et enivrant, à cause de la grande quantité d'alcool qu'il contient : ceux de trois à quatre ans sont les meilleurs. Ce que nous en disons n'est cependant que relatif, car la condition des avantages d'un vin de trois à quatre ans sur un vin plus âgé doit être, ce nous semble, subordonnée au sol, et, par exemple, n'est-ce pas que le *Bordeaux*, le *Bourgogne*, et tout autre vin qui n'est pas très-capiteux parce qu'il contient peu d'alcool, doit gagner en vieillissant, même après la quatrième année ! Reste que, si on s'attache aux propriétés des vins quant au sol, on constatera que le vin de *Chypre*, considéré de tout temps comme un des plus exquis et des plus délicieux, est très-tonique, et convient aux personnes faibles et aux vieillards qui ont des infirmités ; que le *Malvoisie* (vin muscat cuit de Candie) ne le cède en rien au précédent ; que le vin de *Chio* a été comparé à du nectar ; que le *Tokai*, vin de Hongrie, le dispute en bonté au vin des Canaries ; que le *Malaga* (vin d'Espagne), qui se conserve longtemps, nourrit et fortifie, sans irriter l'estomac, et convient aux gens débilités ; que l'*Alicante* est agréable au goût, très-nourrissant et stomachique à l'instar des précédents, et du *Tinto*, du *Xérès*, du *Rota*, qui ne lui cèdent en rien, et du vin des Canaries, qui lui aussi est léger et peut être laissé vieillir ; que les vins de *Bourgogne*, de *Bordeaux*, de *Champagne* non mousseux, sont exquis et salutaires, c'est-à-dire nourrissants, amis de l'estomac. Certains vins des départements méridionaux de la France jouissent des mêmes avantages, l'*Hermitage*, le *Côte-Rôtie*, le *Frontignan*, le *Lunel*, etc.

Parmi les vins que nous venons de nommer il en est qui diffèrent par la couleur, ce qui nous conduit à faire remarquer qu'on attribue aux vins blancs, aux vins rouges, aux vins paillets et aux vins jaunes des propriétés différentes ; ainsi les *blancs* sont pour la plupart faibles et ténus, moins échauffants et moins enivrants que les autres, ils nourrissent aussi moins et augmentent la sécrétion des urines ; c'est pourquoi on les conseille de préférence aux sanguins , aux bilieux, aux hommes de cabinet, aux personnes qui ont beaucoup d'embonpoint ; les vins *rouges*, contenant plus de matière sucrée et de tartre, fortifient davantage, quoique passant moins vite que les blancs. Les vins *paillets* ou *clairets* tiennent le milieu entre les précédents, et sont par conséquent très-salubres ; la facilité avec laquelle ils sont digérés fait qu'ils sont utiles surtout aux personnes affaiblies ou qui ne peuvent faire que peu d'exercice ; enfin les vins *jaunes* (de Crète, de Malvoisie, etc,) sont excitants du système nerveux encéphalique, et ne conviennent qu'aux individus froids et phlegmatiques, qu'on ne saurait guère trop stimuler.

Quant à la saveur des vins, voici ce qu'on a observé. Les vins *doux*, vulgairement nommés *vins de liqueur*, parce qu'ils contiennent une grande quantité de sucre et d'alcool, nourrissent beaucoup et fortifient bien ; ils tiennent le ventre libre, sont amis des poumons et favorisent l'expectoration ; les gens maigres qui toussent beaucoup doivent s'en accommoder. Au contraire, les vins acides nourrissent peu, donnent des vents, et le vinaigre qu'ils contiennent, en irritant l'estomac et les intestins, produit des tranchées. Ceux qui tendent à l'acidité donnent des aigreurs, des coliques et du dévoiement. Enfin, des vins *verts*, (âcres et acerbes), et des vins *piquants*, les uns sont si mauvais au goût qu'on n'en use guère, ou, si on en boit, les vents, les tranchées et la constipation qu'ils produisent forcent d'y renoncer ; et les autres, quoique stimulant agréablement le palais et la langue, sont si enivrants qu'on les abandonne aussi bientôt. Il n'y a guère que les pituiteux qui puissent en boire avec avantage.

Eau-de-vie et *esprit-de-vin*. L'eau-de-vie (*aqua vitæ*) et l'alcool ne sont pas, à proprement parler, une boisson, quoique formant l'une et l'autre la base de toutes les liqueurs douces, qui ne sont autre chose que l'un ou l'autre de ces liquides, chargé d'aromates et de sucre. Aussi n'est-ce que pour nous conformer à l'usage que nous en faisons mention dans cet article. Ce n'est pas qu'on ne prenne de temps en temps ou journellement un petit verre de Cognac comme digestif ; mais qu'est-ce qu'un petit verre comme boisson ? C'est ce qu'il y a de mieux pour se désaltérer en été, quand on le mêle à un grand verre d'eau sucrée fraîche. Le Cognac, le rhum, et mieux encore le curaçao de Hollande, qui porte lui-même son sucre, forment, je le répète, mêlés à un excipient convenable, une boisson rafraîchisssante, tonique et restaurante. Quant aux liqueurs préparées avec l'alcool, leur usage journalier, surtout si on en prend immodérément, serait préjudiciable ; autant que l'extra qu'on fait quelquefois, en en buvant avec modération, peut être utile à la santé des personnes venteuses, dont l'estomac est faible et paresseux. Du reste, il est des exceptions à toute règle, et on peut en faire pour certaines liqueurs, et, par exemple, pour le curaçao déjà nommé, l'élixir de Garus, l'anisette, etc.

Bière. Cette boisson, d'un usage très-répandu dans le Nord, où elle tient lieu de vin, et qu'on boit beaucoup aussi chez nous, autant par désœuvrement que par nécessité, et peut-être aussi à cause du bon marché auquel on la livre, est généralement salutaire, parce que, quoique plus nourrissante que le vin, elle échauffe et irrite beaucoup moins que lui, étant moins spiritueuse ; mais il faut en user sobrement, car elle enivre comme le vin, et de plus elle produit des blennorrhagies. Voici, du reste, quelques règles que l'on a posées relativement à son emploi.

La bière blanche est préférable, parce qu'elle est légère. Il faut la choisir d'un

moyen âge, car, trop vieille ou trop jeune, elle est également nuisible ; si elle cause des flatuosités, des coliques, et gonfle le bas-ventre, on l'abandonne ; à plus forte raison si elle est aigre et corrompue ; dans le cas contraire, c'est-à-dire lorsqu'elle passe bien, elle peut être utile aux personnes bilieuses, et, dans tous les cas où il y a tendance à la pourriture, sa vertu antiseptique ayant été suffisamment constatée, alors surtout qu'elle est mousseuse, probablement à cause de l'acide carbonique qui s'en dégage abondamment. Sous tous ces rapports elle nuirait aux pituiteux, aux personnes débilitées, disposées aux acidités, qui ont de l'embonpoint, qui sont lentes et peu actives, les gens qui en boivent habituellement acquérant la plupart de ces incommodités.

Hydromel. On fait avec le miel trois sortes de boissons : l'eau miellée, qui nourrit et désaltère ; l'hydromel vineux, qui, quand il est bien fait, diffère peu du vin d'Espagne, soit par sa saveur, soit par ses autres qualités : c'est-à-dire qu'enivrant comme lui, on doit en user avec modération ; et l'*hypocras* (mélange de miel et de vin), qui, quoi qu'en puisse dire Pline, nous paraît être une liqueur spiritueuse très-nourrissante, il est vrai, mais non si nutritive qu'elle puisse tenir lieu *absolument* de toute autre nourriture, et à plus forte raison prolonger l'existence. Pour la plupart des observateurs, le vin miellé n'a rien qui doive le faire préférer à un bon vin liquoreux, et ne possède pas des propriétés différentes.

Cidre (pomaceum). Suc de pomme ayant éprouvé la fermentation vineuse.

Doux, quoique un peu piquant, il produit les mêmes effets que le vin des raisins, et si on en boit avec excès, il plonge dans une ivresse plus longue et plus dangereuse que celle que le vin produit. Le cidre est donc une boisson saine, nourrissante, pourvu qu'on n'en abuse pas ; le meilleur est celui qui a un peu vieilli, de deux à trois ans ; trop jeune, il occasionne la colique végétale. *Voy.* COLIQUE.

Poiré (pyraceum). Préparé de la même manière que le cidre, le poiré, quoique plus spiritueux que lui, ne possède pas d'autres propriétés.

Café. Le café est une boisson trop connue pour que nous nous arrêtions à son mode de préparation ; mais, comme la plupart de ceux qui se sont occupés de ses propriétés ou de son action sur le corps vivant s'en sont fait les apologistes ou les détracteurs, suivant qu'ils avaient observé des faits contraires, oubliant un peu trop les uns et les autres que c'est un tort de se montrer exclusif, il nous importe de rétablir les faits dans toute leur vérité, sans enthousiasme ni prévention.

Le café augmente l'activité de l'estomac et le fortifie ; en conséquence il facilite la digestion chez les personnes débiles et peu irritables, en favorisant la dissolution des aliments ; il excite les fonctions animales.

rend gai, réveille l'esprit, ranime la mémoire, échauffe l'imagination et fait jaillir la pensée ; il est donc avantageux aux lymphatiques qui mènent une vie sédentaire, qui ont beaucoup d'embonpoint, comme à toutes les personnes qui sont dans un état d'atonie physique et d'apathie morale. Au contraire, l'usage habituel du café ferait beaucoup de mal aux jeunes gens, aux tempéraments sanguins et bilieux, aux femmes surtout à la fibre sèche et irritable, à l'esprit vif et brillant, à l'imagination ardente ; et si l'on en abuse, il occasionnera toutes sortes de maladies de nerfs, des éruptions quelquefois affreuses au visage, des céphalalgies, des hémorragies, des tremblements, l'insomnie et jusqu'à l'apoplexie.

Que dirons-nous de son mélange avec le lait ? Qu'il est peu d'estomacs, à notre connaissance, qui s'en accommodent, à moins d'une habitude contractée dès l'enfance ; hors ce cas il produit à la longue, si ce n'est dès les premiers jours, l'atonie des voies digestives, des aigreurs, et le dévoiement. Quelques médecins l'accusent de produire des flueurs blanches ; mais cela n'est pas bien prouvé : il y a tant de causes qui peuvent occasionner cette maladie, il y a tant de leucorrhoïques dans les pays où l'on ne prend pas habituellement du café au lait.

Thé. Le thé, dont l'usage est si répandu en Angleterre, n'était guère employé en France que dans les cas d'indigestion ; aujourd'hui on en prend bien davantage, mais on le mêle au lait qui lui enlève une partie de sa propriété excitante, et empêche par là qu'il soit nuisible à certains estomacs. Je fais cette observation, parce que si le thé sans mélange est une boisson stimulante à l'instar du café, s'il met de la gaieté dans les pensées et certain feu poétique dans l'imagination, s'il est utile aux individus qui sont obligés de s'exposer au froid humide, surtout en voyage, en prévenant les effets de l'humidité de l'air, et, quand on l'a supportée, en neutralisant ses conséquences fâcheuses par l'abondante transpiration qu'il produit en poussant à la peau, on ne peut disconvenir aussi que l'abus du thé donne lieu à des insomnies, à diverses maladies de nerfs, qui éclatent d'autant plus facilement que les personnes y seront prédisposées davantage par leur irritabilité nerveuse.

BOL, s. m., *bolus*, de βῶλος, bouchée. — En matière médicale on appelle *bol* une masse plus molle et plus grosse qu'une pilule, ordinairement de forme olivaire pour qu'elle puisse être plus facilement avalée. Le bol est composé, comme la pilule, d'extraits de sirop, etc.

BORAX, s. m. — Les seules compositions de bore qui intéressent la médecine sont le sous-borate de soude (proprement dit borax) et l'acide borique.

Le borax est donc le nom d'un sel alcalin qui nous arrive tout brut de la Perse et de la Chine, et que les auteurs latins appelaient anciennement *chrysocolla*, chrysocolle. La nature de ce sel a été longtemps inconnue ;

on sait aujourd'hui qu'il est composé d'un acide particulier qu'on appelle acide borique et de soude avec excès : voilà pourquoi les chimistes modernes le désignent sous le nom de borate sursaturé de soude. On le reconnaît en ce qu'il se présente sous forme de prismes hexaèdres comprimés, et terminés par des pyramides de trièdres incolores et translucides, d'une saveur styptique-alucinée, etc.

Le borate de soude a été reconnu par quelques anciens médecins comme fondant, comme emménagogue et comme propre à accélérer l'accouchement, à favoriser la sortie de l'arrière-faix et l'écoulement des lochies. Il est possible qu'il ait été utile dans ces sortes de cas, alors qu'il s'agissait du relâchement des parties, comme chez les femmes affaiblies par le travail, la misère ou les privations, et pourtant je ne sache pas qu'on s'en serve encore. Du reste, comme dans la plupart des cas où il a été mis en usage pour provoquer les contractions de l'utérus ; il était associé à d'autres médicaments, ne serait-ce pas plutôt les derniers qui ont été efficaces ? il est probable que si, puisque dans les remèdes auxquels on l'associait se trouvent le safran et les préparations martiales, le plus puissant des toniques ; toujours est-il que toutes les fois qu'on voudra l'employer comme succédané du seigle ergoté, il faut en donner un demi-gros jusqu'à un gros, en poudre, sous forme de bols.

Mais si le borax est un médicament sur lequel on doive peu compter à l'intérieur, excepté comme astringent dans les diarrhées atoniques, il est un excellent résolutif de l'angine chronique, et nous l'avons employé nous-même avec beaucoup de succès dans ces cas ; il est non moins avantageux dans les aphthes et autres inflammations de la bouche. Pour la maladie aphtheuse, il suffit d'en faire dissoudre un ou deux scrupules dans huit onces d'un véhicule approprié, ou encore de le mêler à du miel à la dose de un gros par once, pour obtenir un excellent styptique. Quand on veut l'employer de cette manière, on met une cuillerée à café de miel boraté dans la bouche et on l'y laisse fondre, ou bien on le délaye dans l'eau et on en rince la bouche.

Le borax paraît convenir encore dans certaines maladies exanthématiques chroniques. Aussi Hufeland assure avoir fait disparaître des taches hépatiques, en les lavant avec une solution d'un gros de borax par une once et demie d'eau de roses ou de fleurs d'oranger. Biet l'employait, à l'hôpital Saint-Louis, comme succédané du sous-carbonate de soude, ou au moins dans des circonstances analogues, et se louait de son administration. C'est surtout dans les formes sèches, dans les eczéma chroniques, et principalement dans certains lichens, ou enfin dans les éruptions accompagnées de démangeaisons très-vives, et en particulier dans le prurito si rebelle des parties génitales, qu'il a paru le plus salutaire. On doit l'employer alors en lotions comme il a été dit, ou en pommade mêlé à de l'axonge dans les proportions d'un demi-gros de borate par once de graisse.

Quant à l'acide borique ou boracique, sel sédatif d'Humberg, il a été proposé comme un excellent antispasmodique, et propre, par conséquent, à calmer les douleurs nerveuses. On a bien parlé aussi de ses propriétés rafraîchissantes, mais sans doute qu'il n'a pas justifié les espérances qu'on avait fondées sur son administration, puisqu'il est complétement abandonné.

BORBORYGMES, s. m., *borborygmus*, de βορβορυγμός, murmure. — On donne ce nom au bruit que font les gaz intestinaux en se déplaçant dans le tube qui les renferme. Ce bruit est quelquefois très-intense chez les personnes nerveuses, mais bien portantes, surtout quand elles sont à jeun, il est l'indice du besoin de prendre quelque nourriture : dans certaines maladies il précède habituellement les évacuations alvines.

BOUCHE, s. f., *os*, στόμα. — Ce mot signifie tantôt l'orifice extérieur de la cavité qui renferme les dents, la langue, etc., et tantôt cette cavité elle-même.

La bouche, prise dans son acception la plus étendue, c'est-à-dire dans le langage anatomico-pathologique, est la portion céphalique ou faciale du tube digestif; elle comprend cette cavité dont tout le monde connaît la situation, bornée en arrière par le voile du palais, espèce de cloison mobile, molle, large et quadrilatère, dont le bord inférieur libre et flottant, au-dessous de la base de la langue, présente à sa partie moyenne un appendice conique plus ou moins long (la luette) et offre à ses extrémités les piliers du voile du palais, entre lesquels sont logés les amygdales. Ses autres parois sont formées en avant par les dents et les lèvres; sur les parties latérales, par les joues, dans l'épaisseur desquelles rampent le conduit très-improprement nommé conduit de Sténon, puisque Gauthier Nedman l'avait découvert avant lui en 1655, et d'ailleurs parce que Sténon n'avait pas distingué les conduits salivaires parotidiens du conduit des glandes maxillaires; reste que le conduit de Sténon, puisqu'ainsi on le nomme, s'ouvre dans la bouche vis-à-vis de la deuxième dent molaire.

La paroi supérieure de la cavité buccale est formée par le maxillaire supérieur, et sa paroi inférieure par la langue. Une membrane muqueuse en tapisse tout l'intérieur et forme par un petit repli en haut le frein de la lèvre supérieure; en bas celui de la lèvre inférieure, enfin au-dessous de la langue, le frein ou filet lingual. C'est à côté de celui-ci qu'on aperçoit l'orifice du conduit de Warthon, et tout à fait sous la langue les glandes salivaires linguales, dont les conduits excréteurs multiples furent découverts, en 1679, par Aug. Quirinus Rivin, professeur à Leipsick.

Lèvres, gencives et dents. Les lèvres et les gencives sont tellement visibles qu'il suffit d'y jeter les yeux et de les considérer un instant pour en connaître la forme, la situation, la couleur et les rapports : quant aux dents, elles seront décrites à l'art. DENT (*Voy.* ce mot).

Langue. La langue a cela de particulier qu'elle se compose, 1° des muscles stylo-glosse, génio-glosse, hyo-glosse et lingual; 2° de papilles lenticulaires au nombre de neuf à quinze, disposées sur deux lignes qui se réunissent en forme de V, au trou borgne, par des follicules muqueux dont les orifices excréteurs sont très-apparents; 3° de papilles fongiformes, en nombre indéterminé, offrant une tête arrondie et soutenue par un pédicule disséminé près des bords et de la pointe de la langue; 4° de papilles coniques très-nombreuses, occupant la plus grande partie de la face supérieure de la langue, paraissant formées par l'épanouissement des filets du nerf lingual; des artérioles venant de la carotide externe, des rameaux palatins et des tonsillaires; 6° des veines, moins constantes, à la vérité, mais existant pourtant; telles les ranines, la linguale, la submentale, etc.; 7° de nerfs qui proviennent soit de la septième paire, de la branche glosso-pharyngienne; soit de la huitième paire, et de la branche linguale du nerf maxillaire inférieur.

La bouche, considérée dans son ensemble, fournit à l'observateur une foule de signes importants pour reconnaître les maladies; et par exemple : le nouveau-né qui a le trismus (*Voy.* TÉTANOS) ne peut plus desserrer les mâchoires, et il serait impossible à sa nourrice de les écarter pour lui faire prendre le mamelon.

L'enfant qui a des vers grince des dents, et ce grincement est souvent chez lui le présage de convulsions : les jeunes filles chlorotiques ont les lèvres très-pâles, la bouche se dévie à droite ou à gauche dans la paralysie, etc.; la langue elle-même fournit des symptômes très-utiles à recueillir. *Voy.* LANGUE.

La bouche peut être le siége de bien des maladies; il en sera fait mention aux articles spéciaux.

BOUGIE, s. f., *candellula*, *cereola*. — C'est le nom qu'on a donné à une tige droite, flexible, conique, très-lisse, arrondie à son extrémité la plus mince, que l'on introduit dans le canal de l'urètre, soit pour le dilater mécaniquement, soit pour porter un caustique sur quelque point de sa surface.

Les bougies diffèrent par la matière dont elles sont formées et par leur grosseur; quant à leur longueur, elle doit être la même, c'est-à-dire de dix à douze pouces. Celles dont on se sert le plus communément sont en gomme élastique (bougies ordinaires) et portent suivant leur grosseur les n°ˢ 1, 2, 3, 4, etc., suivant qu'elles ont une ligne, une ligne un quart, une ligne et demie, etc., chaque numéro en sus augmentant d'un quart de ligne. A défaut, on se sert de *cordes à boyau*, qui sont tout simplement les cordes dont on garnit les instruments de musique. Pour s'en servir, on amincit une de leurs extrémités qu'on arrondit avec un canif, une lime douce, ou une pierre ponce.

Nous traiterons de l'utilité des bougies dans les articles consacrés aux maladies de l'urètre.

BOUILLON, s. m., *sorbitio*, aliment liquide que l'on prépare en faisant bouillir des substances animales ou végétales dans de l'eau et en les assaisonnant convenablement. — Suivant leur mode de préparation les bouillons sont appelés alimentaires ou médicinaux : nous ne nous occuperons que de ces derniers, la ménagère la moins experte dans l'art culinaire pouvant nous donner des leçons sur la manière de préparer un bon bouillon.

Les bouillons dits médicaux sont ceux qui, possédant quelques propriétés particulières, sont spécialement destinés aux malades ; nous allons indiquer le mode de préparation de la plupart d'entre eux.

Bouillon aux herbes. On le prépare en mettant bouillir dans deux litres d'eau, une poignée de feuilles fraîches d'oseille, une poignée de poirée et autant de cerfeuil : on peut y ajouter un peu de sel, de l'huile ou du beurre : après un quart d'heure de décoction le bouillon est fait, on le passe au clair.

Bouillon de veau. Pr. : 125 grammes (un quart de livre) de rouelle et 500 grammes (une livre) d'eau, et faites bouillir cette eau au bain-marie jusqu'à ce que la viande soit cuite, avant de mettre la chair à bouillir, il faut la couper par morceaux, après l'avoir lavée.

Bouillon de poulet. Il se prépare de la même manière. Le poulet doit être maigre et bien vidé : quatre onces de sa chair suffisent.

Bouillon de vipère. Pr. : une vipère ; coupez-lui la queue et la tête ; détachez la peau ; enlevez les intestins en conservant le foie et le cœur, et mettez-la cuire pendant deux heures au bain-marie, dans douze onces d'eau.

Bouillon de tortue. — Pr. : de chair de tortue 125 grammes, qu'on aura soigneusement séparés de la tête et des intestins, et faites cuire comme pour le bouillon de vipère.

Bouillon de colimaçon. On le fait en mettant bouillir dans deux livres d'eau 20 colimaçons de vigne, dont on a retiré les coquilles et séparé les intestins. Quelques personnes y ajoutent deux écrevisses concassées.

Bouillon d'écrevisses. Pr. : écrevisses n° 6 ; eau, douze onces ; lavez les écrevisses et pelez-les avant de les mettre à bouillir.

Bouillon de cloportes. Pr. : cloportes vives, et lavées, 30 grammes, eau 240 grammes. F. B. un quart d'heure et coulez au clair.

Bouillon amer et adoucissant du docteur Roucher.

Pr. : Collet de mouton, six onces ;

Racine de patience, } de chaque, demi-once ;
— de fraisier,

Feuilles de chicorée amère, demi-poignée ;

Petite centaurée, } de chaque, une pincée.
Petit chêne,

F. B. dans un demi-litre d'eau pendant une demi-heure et coulez au clair. Roucher le prescrivait pour être pris le matin à jeun, dans les fièvres intermittentes automnales qui résistent au quinquina ; alors surtout qu'elles offrent des symptômes de tension, de crispation des solides, et d'âcreté des fluides.

Bouillon apéritif de Fouquet.
Pr. : collet de mouton, (quatre onces)
(120 grammes).

Racine de saponaire, } de chaq., demi-once.
— de garance,

Feuilles de chicorée amère : 1 poignée.

F. S. A. quatre tasses de bouillon, que l'on fait prendre dans la matinée, ajoutant à la première tasse un scrupule (1 gramme 24 centigr.) de terre foliée de tartre (acétate de potasse).

Fouquet administrait ces bouillons dans les engorgements abdominaux qui sont la suite des fièvres intermittentes prolongées.

Bouillon laxatif de Chrestien.
Pr. : Pois chiches non torréfiés, quatre onces.
Laitue.................. n° 1.
Eau .... demi-pinte.
Faites bouillir jusqu'à ce que la laitue soit cuite, et coulez. On ajoute un peu de sel au bouillon.

BOUILLON BLANC, s. m., *verbascum thapsus*, L., plante de la pentandrie monogynie, de la famille des solanées, J., mais rangée dans ces derniers temps parmi les scrophularinées. — Les fleurs du bouillon blanc, qui sont la seule partie de cette plante dont on fasse usage aujourd'hui, sont rangées au nombre des quatre fleurs *dites pectorales* ; on les administre donc en infusion dans les maladies du poumon et principalement dans les catarrhes, alors qu'on veut faciliter l'expectoration.

Quelques praticiens ont conseillé aussi le bouillon blanc dans l'hémoptysie, les ardeurs d'estomac, les tranchées ; d'en appliquer les feuilles en cataplasmes, comme maturatif, sur les abcès et les furoncles ; de se servir de la décoction de la plante en injections et lotions ; mais je ne sache pas qu'on s'en serve souvent dans ces cas. Ce n'est pas que nous lui refusions des propriétés assez prononcées, mais comme il est des médicaments plus actifs, on leur donne la préférence.

Du reste le bouillon blanc, qu'on trouve partout dans la campagne, se reconnaît à sa tige grosse, droite et ferme, revêtue d'un duvet grisâtre serré, dense, et comme cotonneux ; les feuilles qu'elle porte sont blanchâtres, épaisses, lanugineuses, décurrentes, et ses fleurs jaunes disposées en un long épi sur la partie supérieure de la tige. L'odeur et la saveur de cette plante sont extrêmement faibles.

BOULE HYSTÉRIQUE. *Voy.* Hystérie.

BOULIMIE, s. f., *boulimia*, de βουλιμὸς, faim plus grande qu'à l'ordinaire. Les nosologistes se servent de ce mot pour désigner une névrose de l'estomac, consistant dans une faim excessive, ou n'étant nullement en rapport avec les forces digestives de l'estomac ; elle s'accompagne d'une satiété proportionnée ou non au degré de faim qu'on éprouve.

Cette névrose, qui est le plus souvent symptomatique de la grossesse, de la présence des vers dans le tube digestif, de certaines fièvres d'accès, de l'hystérie, peut dépendre aussi d'une surexcitation nerveuse de l'estomac : de là les vomissements qui surviennent quand les malades satisfont entièrement le besoin impérieux qù'ils éprouvent de se gorger d'aliments; c'est pourquoi il est indispensable de remonter à la cause qui l'a produite (*Voy.* Vers, Hystérie); et si elle est essentielle, on la combat par les rafraîchissants ou les toniques, selon qu'elle est avec surexcitation de l'estomac sans atonie de ce viscère, ou suivant que la faiblesse de ce viscère s'allie à la faiblesse générale de la constitution.

On associe aux uns ou aux autres les antispasmodiques calmants ou stimulants, selon l'une ou l'autre des conditions physiques dans lesquelles se trouvera l'individu. *Voy.* Nerveux (*État*).

BOURDONNEMENT D'OREILLES, *bombus*, bruit que font certains insectes et principalement les *bourdons* quand ils volent. — Ce bourdonnement est illusoire chez certains individus qui l'éprouvent, et dans certain cas il est l'indice d'un mouvement fluxionnaire du sang vers le cerveau : on l'observe aussi dans le commencement d'une syncope ou d'une attaque de nerfs, et principalement durant l'agonie, tout comme dans certaines maladies de l'oreille (l'inflammation, l'accumulation du cérumen, un corps étranger, un insecte), mais alors il s'accompagne d'une douleur plus ou moins vive, ce qui n'a point lieu dans les autres cas. Il en est de même quand la trompe d'Eustache est engorgée ou complétement oblitérée. Enfin, il peut être lié à une modification particulière du nerf acoustique, avoir une netteté et une persistance remarquables, et constituer, en un mot, les hallucinations du sens de l'ouïe.

Symptomatique, le bourdonnement se guérit en combattant sa cause occasionnelle ; essentiel, on le traite comme une névrose. *Voy.* Élément nerveux.

BOURRACHE, s. f., *borago officinalis.* — Plante de la pentandrie monogynie, **L.**, famille des borraginées, J., qu'on rencontre dans toute l'Europe australe, et dont la réputation est populaire dans nos provinces méridionales, où on la trouve dans les champs et les jardins.

Elle est très-reconnaissable à ses feuilles ovales, oblongues, hérissées de poils durs et piquants; à ses fleurs solitaires ou en corymbe, de couleur bleue; à sa tige anguleuse et cannelée, pareillement recouverte de poils aigus. Son odeur est faible et sa saveur herbacée.

Avec le bouillon blanc, la bourrache fait partie des quatre fleurs pectorales, et ne s'emploie guère que dans les rhumes. C'est habituellement en infusion qu'on l'administre : mais alors il faut que cette infusion soit légère.

BOUTON D'ALEP, s. m., *spyrophlictio endemica.* — Cette maladie paraît être particulière à quelques villes de la Syrie (Alep, Bag·lad, Bassora), où elle est si commune que dans les lieux publics, dans les marchés et sur les grandes routes, on rencontre à chaque pas des personnes plus ou moins défigurées par cette pustule redoutable. Là elle n'épargne ni hommes, ni femmes, ni enfants ; les riches dans leurs palais, les pauvres dans leurs chaumières, tout le monde paye le tribut fatal. Les étrangers qui voyagent dans ces pays n'en sont point exempts, et on dirait qu'il suffit d'avoir respiré l'air de ces funestes contrées pour en contracter le germe et pour devenir désormais susceptible de la voir éclore en soi partout où l'on va, souvent même après un long espace de temps, après plusieurs années.

Il débute ordinairement par l'apparition d'un petit point rosé qui s'élève et devient plus rouge à mesure qu'il fait des progrès. Après quelques jours d'inertie et d'indolence, ce point devient un peu douloureux à la pression. Bientôt commence une suppuration qui, s'effectuant à l'air libre, donne lieu à la formation d'une croûte humide, semblable à une coquille par ses bords, et laissant jaillir par ses crevasses une humeur encore assez limpide, mais qui tache le linge d'un jaune insensiblement caractérisé. Vers le sixième mois, toute cette croûte tombe d'elle-même, et découvre une plaie purulente autant que fétide ; elle se recompose assez facilement sous la même forme, et laisse toujours échapper, par les bords seulement, la sécrétion périodique de l'ulcère, qui alors a acquis toute sa force. On peut compter jusqu'à cinq ou six chutes de croûtes, qui s'opèrent à peu près de trois semaines en trois semaines. Le pus n'est jaune que quand l'inflammation est très-active; dans le cas contraire il est grisâtre. Il faut quelquefois plus d'une demi-année pour accomplir cette période ; ensuite le bouton décline graduellement jusqu'à une entière guérison, qu'aucun moyen thérapeutique ne saurait hâter.

La pustule ayant terminé sa révolution, la peau se nettoie ; mais elle demeure déprimée et rouge, puis elle pâlit et reprend sa couleur normale. Quant à la cicatrice, elle est couverte de rugosités et traversée de quelques lignes proéminentes qui font paraître la peau comme *gauffrée.*

Nulle partie du corps n'est à l'abri de la pustule d'Alep ; mais plus le siége qu'elle occupe est charnu et humide, plus il acquiert d'étendue. Lorsqu'elle attaque l'œil il est rare que cet organe puisse être conservé.

Le bouton d'Alep met ordinairement une année à parcourir ses périodes ; mais quand il se complique d'un vice scrophuleux déjà existant, lorsqu'il se manifeste chez des individus lymphatiques, ou des sujets faibles, il dépasse souvent ce terme : quoi qu'il en soit, il a une sorte de ressemblance avec les exanthèmes ; il ne récidive guère.

et ne se montre qu'une fois comme la variole.

Aucun moyen thérapeutique ne hâtant la guérison de la pustule d'Alep, on éprouve le plus grand embarras, dirons-nous avec Alibert, quand il s'agit de déterminer le traitement qu'il convient de faire subir au malade, rien n'ayant encore été découvert à cet égard. On doit donc, dans une matière si obscure, se borner à l'exposition des faits, tout en faisant observer, avec le célèbre médecin en chef de l'hôpital Saint-Louis, que l'application du nitrate d'argent, réitérée plusieurs fois, peut être avantageuse. Elle lui a parfaitement réussi chez un élève du collége Henri IV, qui a été longtemps confié à ses soins.

BROME. — Corps simple découvert par Balard de Montpellier, en 1626, dans les eaux des marais salins ; il reçut le nom qu'il porte (βρόμος, fétidité), à cause de l'odeur forte et désagréable qu'il exhale : on l'a trouvé depuis dans toutes les salines du continent, où il paraît exister à l'état de bromure de potassium.

Le brome par l'ensemble de ses propriétés se rapproche singulièrement du chlore et de l'iode, de telle sorte que l'histoire de l'un, comme le fait observer M. Soubeiran, se calque sur celle des autres, si l'on tient compte d'ailleurs de la différence d'énergie chimique. Quoi qu'il en soit, le brome est un liquide d'un rouge noirâtre quand il est vu en masse, et d'un rouge hyacinthe quand on l'interpose en couches très-minces entre l'œil et la lumière. Sa saveur est des plus fortes.

Les propriétés énergiques du brome et son analogie avec l'iode ouvraient aux praticiens une voie dans laquelle peu se sont engagés, et pourtant l'on a reconnu, par des expériences suivies, que son emploi dans le traitement de la maladie scrophuleuse était suivi des résultats les plus avantageux ; soit qu'on s'en servit en frictions sur les tumeurs scrophuleuses, soit qu'on en arrosât les cataplasmes dont ces tumeurs étaient recouvertes Pourquoi cet abandon ? Parce que, nous l'avons dit, le brome a les mêmes propriétés que l'iode, et qu'on préfère s'en tenir à ce dernier.

Le brome s'administre à l'intérieur soit en dissolution, à la dose d'une partie de brome pour quarante parties d'eau distillée , solution dont on prend 5 à 6 gouttes dans un véhicule approprié (une cuillerée de sirop de guimauve), en augmentant graduellement la quantité de gouttes ; soit en pilules, à la dose de 4 à 8 grains. Pour l'usage externe on fait une pommade avec un gros d'hydrobromate de potasse et une once et demie d'axonge. M. Magendie a proposé la formule suivante : — Pr : hydrobromate de potasse, un gros ; brome liquide, de six à douze gouttes ; axonge une once. **M.**

BRONCHES, s. f. plur., *bronchiæ*, de βρόγχος, trachée-artère. — C'est la trachée-artère qui en se bifurquant forme les bronches. Celles-ci, en se divisant et se subdivi-

sant à l'infini, se rendent à toutes les parties du poumon, où elles se terminent par de petites ampoules ou vésicules arrondies formant autant de petits culs-de-sac qu'il y a de ramifications bronchiques. C'est dans ces ampoules que se passent les phénomènes de l'Hématose (*Voy.* ce mot).

BRONCHITE. *Voy.* Catarrhe pulmonaire.

BRONCHOTOMIE, s. f., *bronchotomia*, de βρόγχος τέμνειν , couper la trachée-artère. On désigne sous le nom général de bronchotomie toute opération chirurgicale qui consiste à diviser la trachée ou le larynx pour donner à l'air une issue artificielle, ou extraire des corps étrangers. De là les noms de Laryngotomie et de Trachéotomie qu'on lui a substitués. *Voy* ces mots.

BRUCINE, s. f. — C'est le nom qu'on a donné à une substance que l'on retire de la fausse angusture ; elle est d'une couleur d'un blanc de nacre ; cristallisée en prismes, d'une saveur amère, âcre et légèrement styptique. Quoique moins énergique que la noix vomique dans la proportion d'un dixième, elle n'en a pas moins des propriétés toxiques quand on l'administre à des doses élevées, et dès lors on a dû lui préférer la noix vomique, dont l'usage est plus répandu et mieux apprécié (*Voy.* Strichnum). Toutefois, si on voulait s'en servir, il ne faudrait point oublier que sa dose doit être augmentée d'un dixième comparativement à la dose de la strichnine.

BRULURE, s. f., *ustio.* — On entend par *brûlures* une lésion du tissu cutané produite par un corps en ignition, lésion qui sera d'autant plus étendue et affectera d'autant plus profondément l'organisme vivant que la chaleur du corps brûlant sera plus élevée et son application plus prolongée. C'est pourquoi on a admis plusieurs espèces ou degrés de brûlure : 1° celles dans lesquelles il n'y a qu'érythème ou phlogose superficielle de la peau, sans formation de phlyctènes ; 2° celle ou l'inflammation cutanée est accompagnée du décollement de l'épiderme et de la formation de vésicules remplies de sérosité ; 3° celles avec destruction du corps muqueux et d'une partie du corps papillaire de la peau ; 4° celles où le derme est désorganisé en totalité jusqu'au tissu cellulaire sous-cutané ; 5° celles où toutes les parties superficielles et les muscles, jusqu'à une distance plus ou moins considérable des os, sont réduites en escarres ; 6° enfin celles où il y a carbonisation de la partie brûlée ; ce qui constitue six degrés divers de brûlure.

Le traitement des brûlures au premier degré est fort simple. Il consiste à calmer la douleur et prévenir l'inflammation cutanée.

On obtient l'un et l'autre effet en tenant pendant longtemps la partie brûlée dans de l'eau très-froide qu'on renouvelle ; ou bien en la recouvrant de compresses trempées dans l'eau saturnisée simple, ou laudanisée si la douleur est vive ; l'eau alcoolisée ou éthérée, ferrée ou alumineuse, etc., ou encore avec la pulpe de pommes de terre, l'amidon ; etc.

Au deuxième degré, il faut attendre pour

ouvrir les phlyctènes que la douleur et l'inflammation se soient un peu calmées. Alors, sans enlever la peau, ce qui occasionnerait des douleurs nouvelles par le contact de l'air avec les chairs, on pratique avec une aiguille ou la pointe d'un bistouri, d'une lancette, une ou plusieurs piqûres à la partie la plus déclive de l'ampoule, opération qu'on renouvelle chaque fois que la vésicule se trouve remplie. En même temps on peut oindre la partie brûlée avec un mélange d'albumine et d'huile (deux parties de blanc d'œuf sur une partie d'huile).

Pour les brûlures au troisième et au quatrième degré, rien n'empêche qu'on se serve encore des moyens précités; mais l'inflammation, qui éclate nécessairement, exige qu'on leur substitue bientôt l'application du cérat simple ou opiacé, qu'on recouvre d'un cataplasme émollient ou légèrement narcotique: le mucilage des pepins de coing, ou de graines de lin mêlées à une décoction de feuilles de jusquiame, de morelle, etc., sont efficaces. Quand l'escarre est détachée, on traite la plaie comme un ulcère simple. — *Voy.* Ulcère.

Dans le principe de ces deux derniers degrés de brûlure, tout comme dans le deuxième degré, quand on a la maladresse d'enlever l'épiderme qui forme l'ampoule, en dépouillant le malade de ses vêtements, ce qu'il faut éviter avec beaucoup de soin; dans tous ces cas, dis-je, nous nous sommes très-bien trouvé de l'application du coton cardé qu'un heureux hasard a placé dans la thérapeutique chirurgicale, et que le docteur Anderson de Glascow a introduit le premier dans le domaine de l'art. Pour s'en servir d'après le procédé de ce praticien, il faut faire carder le coton et le disposer par couches assez minces pour être transparentes. Y a-t-il des vésicules? on les évacue et on lave la partie avec de l'eau tiède, ou bien on la lotionne avec de l'alcool ou de l'huile de térébenthine, puis on place successivement plusieurs couches de coton qu'on maintient légèrement par un bandage convenablement disposé. Ces dispositions faites, on prescrit le repos le plus absolu et on laisse l'appareil en place le plus longtemps que possible, malgré les plaintes du malade contre la mauvaise odeur qui s'exhale de ses plaies. Cependant, si l'odeur est si fétide qu'elle en devienne insupportable, si la suppuration est très-abondante, il faut enlever avec soin le coton imprégné de pus et le remplacer par d'autres couches fraîchement cardées; ici le précepte d'agir *tutò, citò et jucundè*, ne saurait être négligé.

Aux moyens locaux, qui conviennent parfaitement quand la brûlure ne produit que des effets purement locaux, il faut associer à propos certains moyens dont nous parlerons à l'occasion des brûlures des cinquième et sixième degrés, qui chez les personnes nerveuses et irritables s'accompagnent d'une réaction fébrile plus ou moins intense d'agitation, d'insomnie, de délire, de spasmes, de convulsions, et, dans quelque cas, d'une

véritable prostration des forces; c'est-à-dire que les malades, plongés dans un accablement extrême, se refroidissent bien vite, leurs traits s'altèrent, une sueur froide générale s'établit, et la mort arrive. Pour la prévenir, on use des antiphlogistiques généraux, des potions opiacées, de la diète, d'un repos absolu, qui tous sont d'une nécessité rigoureuse chez les sujets forts et vigoureux: et en même temps on se hâte d'inciser profondément les escarres et de les détacher avec soin; puis on panse l'ulcère comme une plaie suppurante ordinaire, et dans les cas extrêmes on ampute le membre brûlé. Voilà les indications à remplir.

Il en reste encore une autre relativement à la formation des cicatrices: il faut faire en sorte qu'étant aussi étendues que la surface de la peau brûlée, elles ne gênent pas les mouvements, ce qu'on obtient en tenant les parties fléchies, si elles sont brûlées, dans le sens de la flexion et *vice versa*: ce n'est pas tout encore, on doit s'opposer par tous les moyens à l'occlusion des ouvertures naturelles à l'aide de mèches, de tentes, de canulles, d'éponges placées avec soin; et pour éviter la réunion des doigts dans les brûlures au quatrième degré, non seulement de tenir les parties écartées l'une de l'autre et étendues, mais encore d'agir directement sur eux par une compression plus ou moins forte, qui doit porter principalement sur le lieu où se forme la cicatrice. Cette compression, Dupuytren l'exerçait à l'aide d'une petite compresse étroite et longue, appliquée par sa partie moyenne sur l'angle que forment les doigts, et dont il ramenait les chefs de bas en haut, l'un devant et l'autre derrière l'avant-bras où il la fixait solidement.

BRYONE, s. f., *brionia dioica*. La bryone (monœcie syngén., L., famille des cucurbitacées, J.) est connue de nos paysans sous le nom de *navet du diable*, de *vigne blanche*, de *couleuvrée*. Herbe grimpante, vivace, elle croît abondamment en France; on la trouve le long des haies, autour des buissons, où elle s'attache par ses vrilles, etc. Sa racine, qui est la seule partie employée en médecine, est charnue, succulente, fusiforme, souvent bifurquée, de la grosseur du bras et davantage, marquée de lignes transversales, d'une couleur blanc jaunâtre extérieurement, grisâtre à l'intérieur. Elle exhale, quand elle est récemment arrachée, une odeur vireuse, qu'elle perd en très-grande partie par la dessiccation; sa saveur est âcre, amère, nauséeuse. Elle est presque entièrement formée de fécule amylacée très-fine et très-blanche, unie à un principe irritant qu'elle perd par la dessiccation et dont on peut priver tout à fait la racine soit au moyen de la torréfaction, soit par des lavages souvent réitérés.

M. Loiseleur Deslongchamps a placé la bryone sur le même rang que le jalap et en recommandait l'usage dans toutes les maladies qui réclament l'emploi des purgatifs. C'est à ce titre, du reste, qu'elle est devenue populaire.

La racine de bryone s'administre soit sèche et réduite en poudre, à la dose de un à
deux grammes; soit en infusion dans du vin,
à celle de quatre à huit grammes pour deux
hectogrammes quatre décagrammes (240 grammes) de liquide; enfin, à celle d'une once,
qu'on fait infuser pendant vingt-quatre heures
dans huit onces de vin blanc. On a encore donné
le suc de cette racine par petites cuillerées,
mais ce moyen est violent et il faut y renoncer, à moins de l'administrer par petites doses
fractionnées de une à quatre gros, tout en
ayant le soin de l'étendre dans un véhicule
aqueux, afin de le rendre moins irritant pour
la gorge et l'estomac.

La racine fraîche de bryone, appliquée sur
la peau y produit un effet vésicant, en détermine la rubéfaction, et agit avec la même
intensité que les sinapismes à la moutarde,
qu'elle peut remplacer avantageusement.
Quelques praticiens assurent s'être servis

avec succès de son application sur les tumeurs lymphatiques et scrophuleuses (froides et indolentes), sur les ulcères atoniques, etc.

BUBON, s. m., *bubo* ou βουβών. — Autrefois on se servait de ce mot pour désigner
l'engorgement des glandes de l'aine, de l'aisselle, du cou; aujourd'hui on ne s'en sert
guère que pour indiquer la tuméfaction glan-
duleuse de l'aine consécutive à l'infection
syphilitique ou à l'engorgement des glandes, symptomatique de la peste, quel qu'en
soit le siége. *Voy.* Syphilis.

BUGLOSSE, s. f., *anchusa officinalis:*
Pentandrie monogynie de L., famille des borraginées, J. C'est une plante qui a le port de
la bourrache et beaucoup d'autres rapports
avec cette plante, dont elle ne diffère pas
d'ailleurs par les propriétés médicinales.
(*Voy.* Bourrache.)

Bulle. *Voy.* Ampoule.

C

CACHEXIE, s. f., *cachexia*, ou καχεξία, de
κακὸς-ἕξία, mauvaise disposition, habitude du
corps manifestement altérée. Hufeland a
formé une classe de maladies par constitution
vicieuse des humeurs, sous le nom de Dyscrasies (*Voy.* ce mot), réservant celui de cachexie pour les cas spéciaux où cette disposition mauvaise des humeurs amène le trouble
de la nutrition. Nous ne voyons pas la nécessité de ces distinctions.

Cachectique (Elément). Il est un état particulier de l'organisme vivant que les méthodistes attribuent à l'atonie et au relâchement des solides ; les galénistes, aux intempéries froides et pituiteuses; les chimistes,
au principe aqueux ou phlegmatique qui prédomine dans les humeurs ; les mécaniciens,
à un défaut d'équilibre dans les forces vitales des solides et des vaisseaux lymphatiques,
d'où l'obstruction de ces derniers ; Stahl, à
la lenteur du sang qui parcourt la veine
porte; G. Wédeking, à la faiblesse générale
avec tendance à la putréfaction ; Sydenham,
à des humeurs corrompues, accumulées dans
le sang et déposées ensuite dans les différentes organes, etc., etc. ; cet état n'est autre que la cachexie. Son importance est telle
dans l'étude de certaines maladies que, par
cela seul qu'elle existe et se mêle avec elles,
elle leur imprime son cachet et oblige qu'on
les prenne en très-grande considération si
on veut guérir le malade. C'est du reste à
ces sortes de maladies que l'on peut rigoureusement donner le nom d'*affection*, la nature de chacune d'elle ayant un caractère
spécial, spécifique, qui en forme le fond et
l'essence. Telles sont, par exemple, les affections syphilitique, scrophuleuse, cancéreuse,
dartreuse, etc., qui, entachées d'un vice
constitutionnel acquis ou héréditaire, quoique ne se manifestant le plus souvent que
par des altérations locales, ne guériraient
jamais, si on ne s'attachait qu'au mal local,
sans s'occuper du vice constitutionnel, de la

cachexie. Combien d'ophthalmies, par exemple, que rien n'a pu soulager, tant qu'on n'a
pas songé à leur nature scrophuleuse, et
qu'on n'a pas employé le traitement général de cette affection ! Faisons observer,
en passant, que si rigoureusement la cachexie ne constitue pas un Elément (*Voy.* ce
mot), celui-ci exigeant toujours l'emploi
des mêmes moyens, alors que pour l'état
cachectique le traitement varie suivant la
cause prochaine de l'affection, on ne se re-
fusera pas à reconnaître du moins que l'a-
doption de cet élément simplifie beaucoup
les méthodes curatives, et c'est ce qu'il importe le plus d'obtenir en médecine pratique.

CACHOU, s. m., *catechu.* — On connaît
sous ce nom une substance solide, d'un rouge
noirâtre, sans odeur, d'une saveur astringente et un peu amère, que l'on extrait en
faisant bouillir dans l'eau et en faisant évaporer la décoction jusqu'à siccité du *mimosa
catechu*, du genre acacia, famille des légumineuses, plante qui croît dans les Indes orientales.

Cet extrait, ou le cachou proprement dit,
est de tous les médicaments connus celui qui
proportionnellement contient le plus de
tannin : il l'emporte d'un dixième en plus
environ sur l'écorce de chêne; c'est pourquoi
on l'a placé à côté du Tannin et du Ratanhia,
dont il partage d'ailleurs toutes les propriétés
(*Voy.* ces mots).

Ses doses sont de moitié moindres que le
tannin et égales aux doses de ratanhia.

CACOCHYMIE, synonyme de Cachexie
(*Voy.* ce mot).

CAL, s. m., *callum.* — C'est le nom qu'on
donne à la cicatrice qui soude entre eux les
deux bouts d'un os fracturé, et qui en réunit
tous les fragments, lorsqu'il y a fracture
comminutive, sans écrasement.

CALCUL, s. m., *lapis seu calculus*, ou
λίθος. — C'est le nom fort impropre que l'on

a donné aux concrétions diverses qui se forment dans le corps humain, et dont on s'est servi par extension pour désigner une classe de maladies. Ce sont les maladies calculeuses, *lithiasis*, qu'on a reconnu être le résultat de la présence ou de la rétention de ces concrétions dans les parties où elles se sont développées.

Les phénomènes morbides qui en décèlent l'existence sont de deux ordres, et varient non-seulement suivant que tout annonce une maladie du système urinaire, ou du système biliaire, mais encore suivant la place qu'occupe le calcul ; de là les noms de calculs urinaire, rénal ou vésical, et de calculs biliaires.

Calcul rénal. En général, on en attribue la formation à une opération organique et vitale, qu'une prédisposition individuelle héréditaire (cachexie calculeuse) favorise singulièrement chez les enfants, les vieillards, les sujets lymphatiques, qui habitent les lieux bas et humides, les marécages où les eaux sont stagnantes, etc., et aussi à un vice de la sécrétion des urines qui fournit les matériaux du calcul. On a bien parlé également de la transformation de quelque autre maladie (la goutte) en maladie calculeuse ; ces deux affections alternant assez souvent, et la seconde, au dire de quelques-uns, n'étant fréquemment autre chose qu'une métastase arthritique ; mais cela n'est point exact, des calculs rénaux ayant été trouvés chez des individus qui n'ont jamais eu la moindre atteinte de goutte ; cependant rien ne s'oppose à ce qu'on partage cette opinion, le traitement de l'une et de l'autre étant absolument identique.

Quoi qu'il en soit, on reconnaît l'existence du calcul rénal à des douleurs continues ou périodiques, ou à un sentiment de pesanteur à la région lombaire s'accompagnant de toux, de strangurie (urine rendue goutte à goutte), et de temps en temps d'accès de colique néphrétique, à la suite desquels le malade rend ordinairement des urines visqueuses ou sanguinolentes, et quelquefois même des graviers ; d'un appesantissement désagréable de la cuisse du même côté que le rein malade, par faiblesse et quelquefois aussi par paralysie : de nausées, de vomissements à jeun, même de vertiges. Cela arrive surtout quand le malade éprouve dans la région rénale une douleur qu'il compare à la perforation d'une sorte de vrille qui percerait la substance du rein, tout comme aussi pendant l'accès de colique néphrétique alors qu'il est très-violent. En quoi consiste-t-il ? Dans une douleur soudaine, instantanée, forte, aiguë, qui se fait sentir soit à la région rénale, soit à la région vésicale, et qui se répand ensuite dans tout le bas-ventre. Ce qui la précède quelquefois ou se manifeste en même temps que cette douleur, c'est un sentiment de cuisson à l'extrémité de l'urètre au bout du gland, avec rétraction spasmodique du ligament suspenseur du testicule, ce qui fait souffrir horriblement et produit, comme nous l'avons déjà dit, des vo-

missements sympathiques. En même temps on remarque une anxiété très-grande, un refroidissement général, la petitesse du pouls, etc.

Calcul vésical. Ses causes sont : le séjour prolongé ou stagnation de l'urine dans les cavités des diverticules de la vessie, qui rend possible la décomposition de ce liquide ; l'arrivée dans cet organe d'un petit calcul rénal qui s'y développe ou d'un corps étranger qui lui est venu du dehors, et en particulier certaines boissons âpres, acides, acerbes.

Quand le calcul existe, l'individu sent continuellement le besoin d'uriner, et éprouve des douleurs violentes toutes les fois qu'il veut satisfaire ce besoin, c'est surtout après avoir rendu les dernières gouttes d'urine que la souffrance est plus vive ; cependant, dans bien des cas, le jet de l'urine s'arrête interrompu, et cette dysurie s'accompagne d'un chatouillement continuel à l'orifice de l'urètre, et parfois même d'une violente douleur ; mais, les urines rétablies, elles déposent un sédiment muqueux, souvent mêlé de sable ou de petits graviers, du sang même ; ceci a lieu quand l'individu a fait des mouvements qui l'ont beaucoup secoué, comme par exemple, le cahotement d'une voiture ou d'un cheval qui a le trot dur. A ces symptômes se joignent un sentiment de pesanteur et de pression au fond du bassin qui diminue par la position horizontale, le repos, et se renouvelle par le mouvement et l'exercice ; une agitation continuelle, des érections involontaires, des accidents inflammatoires, des spasmes, des urines purulentes, la fièvre hectique, et la mort par consomption. N'oublions pas que dans les cas où les calculs sont enkystés, tout comme lorsque la vessie est affectée d'hémorroïdes, le diagnostic est excessivement difficile et qu'il faut employer toute sorte de moyens pour le former, à savoir : l'exploration anale et le cathétérisme ; il n'y a guère qu'un homme de l'art qui puisse utiliser l'une et l'autre.

La thérapeutique des calculs en général se divise en moyens palliatifs et en moyens radicaux ; les premiers ont pour but de calmer avant tout les accidents inflammatoires ou spasmodiques (saignées générales et locales, bains tièdes, boissons émollientes, cataplasmes de graine de lin, de jusquiame ; frictions avec le liniment ammoniacal camphré et la teinture thébaïque, lavements huileux avec deux grammes de jusquiame, ou deux grains d'opium, purgatifs rafraîchissants, etc.) ; les seconds, de s'opposer à la production du calcul ou de s'occuper de sa dissolution quand il est formé. Un des plus puissants moyens préservatifs, c'est la soude et en général l'alcali ; de là l'utilité des eaux de Carlsbad, naturelles, et à défaut artificielles ; des eaux et des pastilles de Vichy. Viennent ensuite la potasse caustique (dix gouttes deux fois par jour dans du bouillon) ; le savon blanc (une once, une ou deux fois par jour ; l'eau de chaux (il faut en boire plusieurs livres dans la journée) ; le carbonate de magnésie (deux grammes trois fois par jour) ; la poudre aérophore d'Hufeland, surtout celle à la soude ; en voici la formule :

Pr. : carbonate de soude, 2 grammes.

Sel essentiel de tartre et sucre blanc, un scrupule de chaque.

Mêlez exactement. En prendre de vingt à trente grains, trois fois par jour.

Quelques végétaux passent pour avoir produit également de bons effets ; tels sont le raifort sauvage, le radis, les fraises, les baies d'airelle, une poudre composée avec parties égales de semences de coing, de graines de gratteçul, et de genièvre, prise à la dose d'une cuillerée à café trois fois par jour ; et surtout la bousserole (2 grammes, trois ou quatre fois par jour), qui agit aussi comme calmante. Quand tout est inutile, il ne reste plus que les ressources chirurgicales, la lythotritie et la taille.

Calculs biliaires. Quel qu'en soit le siége, ce ne sont point des pierres, mais bien des concrétions de bile, des masses combustibles qui répandent, en brûlant, une odeur de cire ; on les rencontre dans le système hépatique.

Ce qui les occasione dans la vieillesse, chez les femmes surtout, en qui elles sont plus communes, c'est l'hypersécrétion bilieuse, la viscosité de la bile et sa stagnation dans le vésicule biliaire, les conduits cystique ou cholédoque, où elle dépose, pour ainsi dire des calculs. Il n'est donc pas étonnant que, dans les tempéraments bilieux, une alimentation très-substantielle, l'omission de boire, l'oisiveté, la constriction de l'abdomen, des chagrins violents, et surtout un dépit ou une colère concentrés pendant le repas, en favorisent la formation ; aussi cette maladie n'est-elle pas rare dans les mariages mal assortis.

Les signes par lesquels les calculs biliaires signalent leur présence sont un sentiment de pesanteur et des douleurs fréquentes dans la région du foie et de l'estomac, qui augmentent quand le malade se couche sur le côté gauche ; des contractions spasmodiques de ce dernier viscère s'accompagnant d'éructations acides et même de vomissements ; de douleurs très-vives dans l'hypocondre droit (coliques hépatiques), revenant de temps en temps, la teinte ictérique de la peau, la constipation ou le dévoiement de matières blanchâtres, surtout après un paroxisme de la douleur ; enfin des concrétions biliaires rendues avec les selles.

On ne traite pas différemment les calculs biliaires que les calculs urinaires, seulement on insiste un peu plus sur les purgatifs qu'on donne à des jours assez rapprochés, et on prescrit la térébentine qui fait la base du remède de Durande, prescription qui a joui d'une grande vogue. Il se compose de :

Pr. : Essence de térébentine, 2 grammes.

D'éther sulfurique, 8 grammes.

M. — Dose, 30 à 60 gouttes, trois fois par jour.

CALENTURE, s. f., *calentura*, de *calere*, avoir chaud. — Maladie qu'on observe sous la zone torride, et qui a tous les caractères de l'ENCÉPHALITE (*Voy.* ce mot).

CALMANT, adj., *sedans*, qui calme, qui adoucit la douleur. Sous ce rapport, les calmants peuvent être de plusieurs genres, eu égard à la nature du mal. Ce calmant est synonyme de sédatif.

CALOMEL. *Voy.* MERCURE.

CALVITIE, s. f., *calvities, calvitium*, ou φαλάκρωσις, φάλάκρωμα, μαδάρωσις, absence de cheveux, principalement sur le derrière de la tête. — On appelle aussi calvitie des paupières l'absence des cils et poils qui les bordent. Ce sont des formes de l'ALOPÉCIE. *Voy.* ce mot.)

CAMOMILLE, s. f., *anthemis*, L. — Plante de la syngénésie, polygamie superflue de L., famille des corymbifères, J. Ce genre contient plusieurs espèces ; à savoir : 1° la CAMOMILLE ROMAINE, *anthemis nobilis* ; 2° la CAMOMILLE PUANTE OU MAROUTE, *anthemis cotula*, L., succédanée de la précédente, mais, de plus, antispasmodique, à cause de son odeur ; 3° la PYRÈTHRE (*Voy.* ce mot).

Les propriétés physiques des fleurs de camomille, seules parties du végétal employées, sont d'être semi-doubles, c'est-à-dire composées en grande partie de fleurons jaunes ; mais à mesure qu'on approche du moment de la récolte, elles sont parfaitement doubles : leur saveur est très-amère et elles exhalent une odeur fortement aromatique, qui n'est point désagréable à l'odorat.

La camomille est un très-puissant fébrifuge ; aussi la faisons-nous entrer dans la composition du VIN D'ABSINTHE (*Voy.* ce mot), tant préconisé par Pinel dans les fièvres muqueuses. Seule et en poudre, à la dose d'un demi gros à un gros, elle a eu des succès marqués ; toutefois on préfère la donner en infusion. Celle-ci est un stomachique puissant dans les apepsies ou dyspepsies atoniques, à l'instar des autres amers, et nous l'avons souvent administrée avec avantage dans les fièvres gastriques. Nous nous en servons aussi pour faciliter le vomissement chez les personnes difficiles à vomir ; et enfin en injection dans les parties sexuelles chez les femmes en couche, quand les lochies exhalent une mauvaise odeur.

CAMPHRE, s. m., *camphora*, de l'arabe *kaphur* ou *kamphur*, substance particulière qui constitue un des matériaux immédiats des végétaux. — C'est principalement dans plusieurs labiées et dans quelques ombellifères qu'on le rencontre ; mais, pour le commerce, on le retire principalement soit du *laurus camphora* de L. ; arbre qui croît très-abondamment en Chine et au Japon, soit du kapour barros qu'on trouve à Sumatra, à Bornéo, etc. Le camphre est si connu par ses caractères physiques, qu'il serait superflu de s'arrêter à les indiquer.

Les praticiens ont été longtemps divisés sur les propriétés médicales du camphre, c'est-à-dire qu'il a été considéré tour à tour comme rafraîchissant, comme stimulant (ce qui est tout l'opposé), comme sédatif, et, par contre, on a voulu le placer parmi les médicaments complètement inertes : opinion qui comme on le pense, n'a pas prévalu ; et cela devait être, car, après avoir pris du camphre à une certaine dose, la circulation se ralentit d'une manière très-sensible, la chaleur animale baisse, il survient ensuite une grande prostration des forces, de l'agitation, des pandiculations fort incommodes, des vertiges, des nausées, la perte de la mémoire, etc. Dans quelques cas, on a remarqué l'abolition des sens, la fureur avec écume à la bouche, des convulsions, l'assoupissement, etc. Mais alors le camphre avait été donné dans d'assez fortes proportions pour produire cet effet, ou bien l'individu à qui on l'administra n'avait pas de *tolérance vitale* pour ce médicament. Nous faisons cette remarque, parce que l'on a pu donner à des enfants de l'âge de huit à quatorze ans, affectés de chorée, de spasme ou d'épilepsie , jusqu'à deux gros de camphre à l'intérieur dans les vingt-quatre heures, sans qu'ils en aient été incommodés ; il est vrai qu'on avait commencé par douze grains, et qu'on avait augmenté par degrés la quantité du remède.

Quoi qu'il en soit, à doses convenables, le camphre est un médicament très-utile dans les fièvres putrides et ataxiques; nous avons vu Broussonnet et Lafabrie en faire journellement usage dans toute affection grave, en l'associant au nitre sous le nom de bols camphrés et nitrés (un grain de camphre pour deux grains de nitre), à prendre de deux en deux heures; et, chose remarquable après son administration, la langue a toujours perdu de sa sécheresse, s'est humectée, et la plupart des symptômes nerveux se sont amendés; il a donc en quelque sorte calmé l'éréthisme nerveux gastro-intestinal. Sous ce rapport, le camphre convient très-bien encore dans les maladies éruptives (variole, rougeole, etc.), incomplètes, non point quand l'éruption est empêchée par une irritation vive du tube digestif, celle-ci entravant le mouvement d'expansion nécessaire à la sortie des boutons, mais dans les cas où l'exanthème ne paraît pas, parce que le système général des forces manque d'excitation. Alors le camphre, en stimulant légèrement l'organisme, pousse les humeurs, si l'on peut ainsi dire, du dedans au dehors, rompt le spasme de la peau, et l'éruption peut se faire : il produirait un effet contraire dans la phlogose intestinale. Nous n'insisterons pas sur ces faits, qui sont, du reste, si multipliés, que nous n'aurions que l'embarras du choix s'il nous fallait les rapporter.

C'est comme dans les maladies des organes génito-urinaires. Quel est le médecin qui n'a pas dissipé des stranguries ou des dysuries que l'action des cantharides avait occasionnées, en donnant le camphre par petites doses à l'intérieur, et en l'administrant en frictions avec de la salive à la partie interne des cuisses, ou en lavement ? Quel est le docteur qui, par ce même remède, n'a pas calmé le priapisme, si douloureux, comme complication de la blennorrhagie, vulgairement connu sous le nom de chaude-pisse cordée ? Qui n'a apprécié les avantages que les liniments ou les teintures camphrées, les fu-

migations de camphre ont procurés dans les maladies arthritiques et rhumatismales ? Pour ma part, j'ai soulagé et guéri des névralgies sciatiques très-vives, en faisant répandre du camphre dans une bassinoire contenant des charbons enflammés, que l'on promenait dans le lit, bordé de manière que la vapeur ne pût s'échapper. Cette espèce de bain de vapeur camphrée s'est montrée surtout très-efficace chez les individus dont la maladie avait été occasionnée par le refroidissement.

Mais, ce n'est pas seulement dans les maladies que nous venons d'énumérer que le camphre a été employé, on s'en est servi dans bien d'autres maladies, et il importe de faire l'appréciation de ses effets thérapeutiques. D'abord, comme topique, il est incontestable qu'il peut être utile dans l'engorgement des mamelles, connu sous le nom de *poil*, accident contre lequel, suivant Marjolin, MM. Récamier et Roux, les onctions faites avec un jaune d'œuf fortement camphré calment la douleur et favorisent la résolution de l'inflammation. Selon ces médecins, le camphre administré à l'intérieur par la bouche ou en lavement produirait le même effet, en s'opposant à la sécrétion laiteuse : d'où on peut inférer que ce médicament serait fort utile dans la galorrhée. C'est en effet dans cette intention qu'on a proposé d'appliquer un sachet de camphre entre les seins, quelques heures après la délivrance. Reste que le professeur Delmas employait communément l'huile de camomille camphrée en frictions sur les mamelles, chez les dames qui ne voulaient pas ou ne pouvaient pas nourrir, et leur donnait des pilules anti-laiteuses dont le camphre fait la base. *Voy.* GALACTIRRHÉE.

Le camphre a également été préconisé, comme topique, dans le traitement de l'érysipèle. M. Malgaigne, qui en a reconnu l'utilité, recommande de recouvrir de camphre la partie affectée, et d'appliquer par-dessus des compresses imbibées d'eau, afin que l'évaporation ait toujours un aliment. Quand la chaleur locale est très-élevée, dit-il, en deux heures les compresses sont parfaitement sèches; il faut donc les entretenir humides, sans quoi le camphre n'aurait plus d'action. Dans les cas qu'il a cités il a souvent suffi de vingt-quatre à quarante huit heures, pour faire disparaître sans aucun danger des érysipèles simples et compliqués. Nous sommes loin de contester les effets obtenus par le professeur Malgaigne, mais nous ferons remarquer qu'il y a loin de l'érysipèle interne à l'érysipèle chirurgical ; que, le premier ayant une très-grande tendance à se déplacer, ce serait en favoriser la rétrocession que d'appliquer le froid pour le faire disparaître, ce qui est un accident fâcheux, la métastase de l'érysipèle pouvant s'opérer sur un organe important et donner lieu à une maladie grave. Quant à l'érysipèle traumatique, c'est différent. (*Voy.* ARGENT.)

Enfin l'emploi extérieur du camphre s'est montré utile, savoir: en lotions contre les ulcères de mauvaise nature; dissous dans l'alcool, contre les entorses légères, les ecchymoses, certaines douleurs rhumatismales ; en pommade contre la gale et quelques autres maladies de la peau, etc., etc.

Le camphre s'administre à des doses très-variées et sous plusieurs formes. Quand on veut le donner en pilules, il faut le réduire en poudre en le triturant, avec quelques gouttes d'alcool. Il n'agit jamais plus sûrement que lorsqu'il est suspendu ou dissous dans les émulsions de liquide onctueux ; le jaune d'œuf, le lait, la crème. Selon le besoin, on peut le porter jusqu'à 15 et 20 grains, dans les vingt-quatre heures, mais la prudence veut qu'on en fractionne la dose de manière à ce que le malade n'en prenne que deux grains à la fois, qu'on donne de quart d'heure en quart d'heure si le cas l'exige : on conçoit que le camphre peut être porté très-haut avec cette précaution.

CANCER, s. m., *cancer*, ou καρκίνος, crabe ou écrevisse. — On donne généralement le nom de cancer soit à des tumeurs, soit à des ulcères, ayant pour base des dégénérescences morbides provenant d'une cause spécifique, ayant des caractères également spécifiques qui les distinguent des autres ulcères et des autres tumeurs tenant eux-mêmes à d'autres causes non moins spécifiques. Quoi qu'il en soit, résultat ordinaire, mais non nécessaire, et constant du squirrhe dégénéré, puisqu'il peut se manifester sans avoir été précédé par une masse squirrheuse, ce qui a lieu à la peau, et principalement à la lèvre inférieure, où il se montre d'abord sous la forme de gerçures rapprochées, superficielles, fournissant une mucosité que l'air dessèche sous forme d'une croûte jaunâtre ou grisâtre, et qui s'accompagne en outre d'une démangeaison incommode et d'élancements assez marqués, le cancer débute, en général, sous la forme d'un petit tubercule indolent, ou plus ou moins douloureux, qui dégénère bientôt en une tumeur dure, inégale, indolente, devenant le siège, après avoir pris un certain développement, de douleurs lancinantes ou brûlantes, plus ou moins vives, et s'ouvrant enfin spontanément pour former un ulcère horrible, à bords durs et renversés, d'un aspect désagréable, d'où s'écoule un ichor fétide et âcre, jaune, vert, noirâtre ou sanguinolent, qui s'étend en rongeant et en dévorant tout ce qui l'environne.

A la vérité il ne marche pas toujours ainsi et avec la même rapidité, c'est-à-dire qu'on a vu la glande, ou la partie primitivement engorgée, ne faire aucun progrès sensible, et la tumeur rester longtemps stationnaire, égale, d'une dureté médiocre, n'incommodant réellement le sujet (et elle ne l'incommode pas toujours) que par sa pesanteur, ou la gêne mécanique qu'elle produisait sur certains organes, dont elle gênait les fonctions ; ce qui lui avait fait donner le nom de cancer *benin*, et avait fait douter de sa nature cancéreuse. Toujours est-il que c'est l'exception, et que le plus souvent l'engorgement can-

céreux, quand il occupe une glande, comme cela se voit au sein, gagne de proche en proche les glandes voisines qui s'engorgent à leur tour ; alors la tumeur primitive durcit davantage à mesure qu'elle se développe, devient inégale, noueuse, douloureuse, et cette douleur augmente, soit quand on l'a maniée, soit lorsque l'air est humide, ou chargé d'électricité. C'est dans ce cas, qui constitue le cancer *malin*, qu'après un développement plus ou moins rapide, la tumeur paraît formée d'une substance lardacée, grisâtre, homogène, consistante, dans laquelle on ne saurait trouver aucune trace d'organisation, quel que soit l'organe affecté. Quand le cancer est arrivé à ce point de développement, et surtout lorsqu'il est à l'état d'ulcère, les douleurs deviennent parfois intolérables, des hémorragies se manifestent, le teint jaunit, l'insomnie, l'anorexie, la dyspepsie, se mettent de la partie ; les vents, les matières fécales, la transpiration, exhalent une odeur fétide et repoussante ; le malade s'affaiblit, et maigrit de plus en plus consumé par une sorte de fièvre hectique, sans sueurs ; des hydropisies se forment, des convulsions se manifestent, et la mort arrive au milieu des souffrances les plus cruelles.

Ce que nous avons dit du cancer en général s'applique également à tous les cas de tumeurs, ou ulcères cancéreux en particulier, mais se rapporte plus particulièrement à leur mode de développement, et à leurs caractères physiques qu'à leur symptomatologie ; or, comme celle-ci varie suivant le siège de la tumeur ou de l'ulcère cancéreux, et qu'il est souvent fort difficile d'en reconnaître l'existence, nous nous arrêterons un instant à l'énumération des signes diagnostiques de quelques-uns d'en reux, c'est-à-dire de ceux dont les nosologistes se sont spécialement occupés.

Cancer de l'estomac et des intestins. On distingue généralement trois périodes dans le développement du cancer de l'estomac ou des intestins. La première, qui peut durer des mois et même des années, dans laquelle l'affection cancéreuse se masque sous l'apparence d'un état nerveux (sensibilité à l'épigastre, ou douleur gravative quoique sourde dans quelques points de l'abdomen) se renouvelant à la suite d'une affection vive de l'âme, pendant le travail de la digestion, ou dans certaines positions du corps, la flexion, par exemple, du tronc sur le bassin ; la deuxième durant laquelle la douleur est constante, gravative, et s'accompagne le plus souvent, quoique pas toujours, de vomissements plus ou moins fréquents. Ces vomissements se composent de matières muqueuses mêlées d'aliments, et ils surviennent immédiatement après l'ingestion de ces derniers, dans le cancer du cardia ; deux heures après, dans le cancer du pilore ; et plus tard que trois heures, dans le cancer des intestins. Dans tous les cas, le toucher fait reconnaître en quelque point de l'abdomen une tumeur dure qui peut être appréciable déjà à la fin

de la première période de la maladie, sans
l'être ·constamment, mais qui l'est presque
toujours dans la seconde et la troisième; il
y a enfin constipation ou diarrhée. Le cancer est-il parvenu à la troisième période, les
vomissements sont plus fréquents, et cette
fois les matières vomies sont noirâtres, les
évacuations alvines ont cessé d'être muqueuses pour devenir sanguinolentes, purulentes,
ichoreuses ; elles s'échappent mêlées ou non
d'excréments et sont d'une grande fétidité.
La douleur augmente par les efforts d'aller à
la selle, ou à la suite d'une pression mécanique extérieure quelconque ; enfin l'amaigrissement fait des progrès plus ou moins
rapides, la fièvre lente se déclare, la face
prend une couleur jaune-paille, et c'est souvent à ce signe *seul* qu'on reconnaît sûrement l'existence de l'état cancéreux.

Cancer du foie. Dans le cancer du foie, la
douleur, quand elle existe, a son siége immédiatement au-dessous des fausses côtes
droites; l'ictère se montre de très-bonne
heure, les selles sont décolorées et l'urine
prend une teinte orangée rouge. Bientôt
l'hypocondre droit se tend comme s'il était
occupé par le foie tuméfié, et plus tard on
peut sentir immédiatement au-dessous du
rebord droit des fausses côtes, à droite de
l'épigastre, une tumeur plus ou moins globuleuse, immobile et très-douloureuse quand
on exerce sur elle une pression même légère.
Par ses progrès, quelquefois très-rapides ,
cette tumeur devient sensible à la vue, et
souvent, à côté d'elle, d'autres tumeurs également bosselées, inégales et douloureuses,
ne tardent pas à se montrer. Peu à peu ces
·tumeurs se prolongent derrière les fausses
côtes, et les soulèvent fortement ; en même
temps le malade commence à vomir les boissons trois ou quatre heures après les avoir
prises, la fièvre se déclare et prend quelquefois le type rémittent, c'est-à-dire qu'elle a
des exacerbations à certaines heures et principalement le soir ; pendant sa durée les
douleurs deviennent déchirantes , le sujet
dépérit avec une rapidité effrayante, l'hydropisie se manifeste ; il meurt.

Cancer de l'utérus. A l'état de squirrhe il
détermine un sentiment de pesanteur dans
la matrice, et se décèle par une très-grande
sensibilité au moindre contact, quoique pouvant être complétement indolore, ou bien
par une douleur lancinante qui se renouvelle à des intervalles plus ou moins rapprochés, selon la rapidité de ses progrès.
Arrivé enfin à l'état d'ulcère cancéreux, il
reste indolore s'il l'était déjà, et l'odeur seule
qui incommode la femme annonce l'existence d'un cancer ulcéré, sinon les douleurs
utérines toujours persistantes deviennent
par intervalles plus aiguës et plus vives, et
s'accompagnent d'un écoulement de sérosité
sanieuse par la vulve, ou bien d'une évacuation sanguine plus ou moins fétide. En
même temps l'expulsion des matières fécales
devient difficile, et la malade éprouve le sentiment d'une sorte de poids qui lui comprime
le rectum ; l'excrétion de l'urine est dou-

loureuse, le dépérissement continue avec sa
lenteur accoutumée, et la mort arrive au
milieu des tourments les plus atroces.

Hors l'hérédité et une prédisposition particulière au cancer, nous ne connaissons pas
de cause spéciale qui puisse être assignée
en général à cette affection. Néanmoins nous
ferons une exception en faveur du sexe féminin qui y prédispose plus particulièrement que le sexe masculin, puisque le cancer
est bien plus commun chez elles, surtout à
l'âge critique (de 40 à 50 ans), ce qui n'empêche pas qu'il ne puisse faire périr des
jeunes personnes de vingt-quatre, vingt-deux
et même vingt ans. Chez toutes, les chagrins
violents, la suppression des menstrues, d'une
leuchorrée, d'un cautère, etc., en préparent
ou en activent le développement.

Traitement du cancer en général. Il varie
suivant qu'il est à l'état de squirrhe ou d'ulcère cancéreux. Dans le premier, tant que la
tumeur est indolente ou peu douloureuse,
il faut tenter d'en obtenir la résolution à
l'aide des évacuations sanguines générales
et locales chez les sujets fortement constitués, ou seulement locales chez les lymphatiques et les individus affaiblis par un mauvais régime, par des exercices violents, etc.,
et, en outre, au moyen de purgations légères, réitérées, et l'application sur la tumeur, quand elle est assez superficielle, de
cataplasmes de riz. On doit leur préférer,
lorsqu'il n'y a pas de symptômes d'inflammation, l'application d'un emplâtre de ciguë,
ou, à défaut d'emplâtre, les frictions faites
trois fois par jour avec gros comme un pois
chiche de pommade iodurée (4 grammes d'iodure de potassium pour ·quinze grammes
d'axonge parfaitement mélangés), et l'iodure
bien dissous.

A l'intérieur, la teinture d'iode, d'abord à
la dose de vingt gouttes trois fois par jour
dans une tasse d'eau de riz, et portée graduellement à une très-forte dose, est fort
avantageuse aussi, à moins de cancer à l'estomac. On peut lui substituer le calomel à
titre d'évacuant et de résolutif, et le chlorure d'or et de soude comme dépuratif et résolutif, vu qu'il augmente l'activité du système absorbant.

Nous nous sommes très-bien trouvé de ·
l'administration de l'un et de l'autre, surtout
de ce dernier, soit seul en friction sur la
langue à la dose d'un seizième de grain matin et soir, et beaucoup mieux encore en le
donnant à la même dose dans une cuillerée
à soupe de sirop de salsepareille. Son efficacité a été telle sous cette dernière forme,
que nous avons obtenu la guérison de tumeurs squirrheuses au col de la matrice, assez développées déjà pour être facilement
appréciées par le toucher et distinguées au
spéculum.

Ces mêmes remèdes conviennent · également dans les squirrhes douloureux et le
cancer ulcéré, mais ils ne sauraient suffire ;
et puis, il est certaines modifications que la
douleur seule nécessite. Ainsi, quand elle
est vive, lancinante, on essaye de la calmer

en appliquan sur la tumeur des compresses trempées dans l'eau végéto-minérale de Goulard pure ou laudanisée, ou bien des cataplasmes faits avec les feuilles de ciguë, de jusquiame, de morelle, etc.; et s'il y a de l'insomnie occasionnée par la douleur, en donnant des pilules d'extrait thébaïque, de jusquiame, qu'on peut porter rapidement à très-haute dose. Dans un cas très-grave de cancer ulcéré à l'utérus, nous avons élevé en une semaine la dose de l'extrait gommeux d'opium à quatre grains par jour, et procuré ainsi un peu de sommeil à une malheureuse dame horriblement tourmentée par des douleurs lancinantes dans le col utérin.

A propos d'ulcérations cancéreuses, nous ferons remarquer que, quel qu'en soit le siége (au visage, au sein, à la matrice, n'importe), elles exigent de grands soins de propreté, ce qui rend l'eau de Goulard, simple ou opiacée, si avantageuse en lotions, ou en injections, ou en fomentations; on les répète plus ou moins, suivant l'abondance de l'humeur ichoreuse fournie par l'ulcère et sa fétidité; et comme il se manifeste parfois des hémorragies inquiétantes par l'affaiblissement qu'elles procurent, on doit employer certains agents compressifs ou thérapeutiques pour en empêcher le retour. — *Voy.* Hémorragies passives. — Enfin, dans tous les cas de cancer en général, le régime doit se composer d'aliments doux, de facile digestion, de boissons rafraîchissantes avec exclusion de tout stimulant externe ou interne; la diète lactée, quand elle peut être supportée, convient parfaitement; il est bien entendu cependant que, si le malade était d'une faiblesse inquiétante, il deviendrait indispensable de lui donner une alimentation plus restaurante, plus tonique. Dans aucun cas, il ne faut pas négliger de le garantir du froid et de l'humidité, de toute émotion vive, de toute contrainte morale; et quand tous ces moyens sont infructueux et que l'individu se voit mourir, c'est à la religion qu'il faut avoir recours pour adoucir les derniers moments d'une existence qui va finir.

CANNELLE, s. f., *cinnamomum* seu *cannella officinarum.* — La cannelle est une des richesses commerciales les plus précieuses des Indes orientales. Elle sert à la fois aux usages de la médecine et à l'économie domestique. Celle qui est généralement employée en France provient du cannellier, *laurus cinnamomum* (ennandrie monogynie, L.), arbre élégant, dont la racine est grosse, fibreuse, dure, partagée en plusieurs branches. Son feuillage, toujours vert, est à nervures, sa fleur jaunâtre, etc. Les habitants de Ceylan et autres pays où il croît, après avoir dépouillé les tiges (branches ou rameaux) de leur première écorce, recueillent avec soin celle qui se trouve au-dessous, et c'est celle-là qui est expédiée partout pour les besoins de chacun : celle qui est la plus roulée est la meilleure.

Rien n'est variable comme les distinctions que les commerçants ont établies entre les différentes espèces de cannelle. Ainsi, à Ceylan, on compte : 1° la *Rasse coronde,* c'est-à-dire douce et piquante au goût, c'est la plus prisée; 2° la *Canotte coronde,* qui se distingue par son amertume et son astringence; 3° la *Welle coronde,* cannelle sablonnée, moins estimée encore, parce qu'on croirait mâcher du sable, etc. Puis on distingue les cannelles de Cayenne, de Chine, de celles de Ceylan, choses fort intéressantes sans doute en histoire naturelle des drogues, mais qui l'est peu pour le praticien. Tout ce qu'il doit désirer savoir, c'est que l'écorce du cannellier est en général très-mince, disposée en petits tuyaux d'une longueur plus ou moins considérable, dont le tissu est fibreux et cassant. Sa surface extérieure est d'une couleur jaune ou rougeâtre; son odeur est pénétrante, mais agréable, sa saveur piquante et aromatique. Celle qui est dure, épaisse, et plus foncée en couleur, et brûle la langue en lui imprimant un goût de clou de girofle, qui laisse dans la bouche de l'amertume et de la viscosité, est d'une qualité bien inférieure.

La cannelle n'est guère employée seule; généralement on l'associe aux autres remèdes pour en augmenter l'activité et en masquer la saveur. C'est ainsi qu'on l'a mêlée quelquefois au quinquina en poudre, pour arrêter les accès des fièvres intermittentes, et qu'elle a merveilleusement secondé les effets de ce végétal. Son action stimulante la rend un médicament précieux toutes les fois qu'on veut exciter les organes digestifs et en augmenter la contractilité fibrillaire; aussi les voit-on agir très-efficacement, comme toniques, dans les diarrhées chroniques atoniques, et quelques accoucheurs ont-ils voulu profiter de sa propriété contractile, dans les cas d'inertie de la matrice, pour réveiller les contractions de cet organe et abréger le travail. A vrai dire, c'est une substance active et dont on peut tirer un bon parti.

Mode d'administration. La cannelle peut être donnée seule et en poudre à la dose de deux grammes. Les pharmaciens obtiennent par sa distillation une eau de cannelle simple, qui est d'un très-grand usage dans les prescriptions magistrales, où elle entre à la dose de quinze, vingt ou trente gouttes dans un véhicule approprié. On en compose aussi une teinture en mettant en digestion, dans un kilogramme et demi d'alcool à 20°, trois onces (96 grammes) d'écorce de cannelle et seize grammes de racine d'angélique. Cette teinture est pareillement administrée par gouttes, mais en moindre quantité que l'eau simple. On fait aussi un sirop de cannelle qui se prend par cuillerées dans un véhicule approprié.

CANTHARIDE, s. f., *cantharis,* χανθαρίς, diminutif de χάνθαρος, scarabées. — Insecte coléoptère, section des hétéromères, famille des trochélides, très-employé comme vésicant; c'est pourquoi Geoffroy l'a appelé *cantharis vesicatorius,* Linné *melos vesicatorius,* et Fabricius *lytta vesicatoria.*

Cet insecte, de la famille des épispastiques, est long de six à huit lignes, ayant
quatre articulations aux tarses de derrière
et cinq aux antérieurs; ses antennes sont
noires, filiformes; sa tête est grosse et triangulaire, son corselet court, quadrilatère, inégal et séparé de la tête par un rétrécissement en forme de col. Ses *élytres*, ou ailes
membraneuses, molles et flexibles, sont de
la longueur du corps, lequel est long et sub-
cylindrique. Sa tête, son corselet, ses pattes
et ses ailes sont d'un beau vert cuivré.

Les cantharides vivent en grande famille
dans les régions tempérées et chaudes; on
les rencontre en grand nombre sur les plantes
de la famille des jasmins, et de préférence
sur les frênes, les lilas, les sureaux, et surtout le chèvrefeuille. Leur présence dans
telle ou telle localité se décèle, même à une
assez grande distance, par une odeur particulière, vive et très-pénétrante, et par là très-
désagréable, qu'elles exhalent. Il faut les
récolter en juillet; on les recueille en se-
couant les arbres qu'elles habitent, et on profite, pour les récolter, de la fraîcheur des
nuits, alors qu'elles sont mouillées par la
rosée. Des hommes, couverts d'un masque
et les mains gantées, étendent sous les arbres
des toiles, sur lesquelles on les fait tomber.
Pour les faire périr, il faut les plonger dans
de l'eau vinaigrée, ou bien les exposer à la
vapeur qu'exhale le vinaigre qu'on fait bouillir dans un vase. Mortes, on les met sécher
au soleil ou dans une étuve, et on les conserve dans des bocaux de verre ou de faïence
exactement fermés, placés eux-mêmes dans
un endroit parfaitement sec. La France produit des cantharides; on en recueille beaucoup dans les pays méridionaux, mais on
leur préfère celles qui viennent d'Espagne
et d'Italie, parce qu'on a remarqué que plus
le climat est chaud et le soleil brûlant, plus
la poudre qu'on en obtient est active.

L'emploi des cantharides a donné lieu à
des accidents si graves, si funestes, même
alors qu'on s'en est servi extérieurement
dans un but coupable, celui surtout d'exciter
des désirs vénériens ou de réveiller quelques-unes des forces épuisées, pour qu'on ait
cherché de bonne heure à se rendre compte
de leurs effets sur l'économie. Eh bien ! il
résulte des derniers travaux qui ont été en-
trepris à ce sujet, que la poudre des cantharides est un poison énergique très-irritant,
soit qu'on l'applique à l'extérieur, soit qu'on
l'introduise dans l'estomac; que, prise à dose
toxique, elle agit d'abord sur l'appareil gastrique, et bientôt après sur l'appareil génito-
urinaire, puis enfin sur le système nerveux,
et produit des accidents assez violents pour
déterminer la mort. Les désordres qu'elle
entraîne sont ceux des poisons irritants,
avec cette différence que, si les cantharides
ont été appliquées extérieurement, on ne
trouve des lésions que dans les organes génito-urinaires, et rarement dans les voies
digestives.

Cependant, malgré des propriétés si énergiques, et peut-être même à cause de cette

action, les cantharides ont été employées
depuis un temps immémorial au traitement
des maladies, soit comme médicament interne, soit comme topique. On comprend
qu'elles ont dû avoir leurs prôneurs et leurs
détracteurs, c'est le propre de tout remède
énergique ; mais le temps de la passion
écoulé, quelques esprits calmes et réfléchis
ont cherché à recueillir les faits favorables
et contraires; et s'il fut reconnu, d'une part,
que des accidents graves ont été la suite de
leur emploi imprudent ou criminel, de l'autre on a constaté que leur administration
prudente et bien ordonnée a produit des résultats utiles. C'est ainsi qu'on a pu se convaincre, que depuis Hippocrate, qui prescrivait aux hydropiques le corps de trois cantharides triturées; depuis Chaumeton, qui
a donné la teinture alcoolique de cantharides
à l'intérieur jusqu'à la dose de deux gros
par jour, sans accident, pour combattre l'ascite, l'anasarque et autres collections séreuses, passives, ces insectes peuvent être employés avec avantage dans ces sortes de cas.
Mais on ne s'en tint pas là : croyant que les
cantharides avaient quelque chose de spécifique dans les affections des voies génito-
urinaires, quelques praticiens les conseillè-
rent dans les paralysies de la vessie, c'est-
à-dire dans les rétentions d'urine par inertie
de ce viscère; d'autres dans les catarrhes
chroniques de cet organe; ceux-ci dans l'a-
naphrodisie; ceux-là dans les maladies de la
peau; quelques-uns même dans les gonorrhées, dans l'hydrophobie, etc. On sait que
ce remède est en grande faveur contre la
rage dans la haute Hongrie, où on lui attribue la propriété de déterminer des sueurs,
et quelquefois un écoulement très-abondant
d'urines, sans douleurs, ce qui a suffi pour
guérir des maladies qui ont beaucoup d'analogie avec la rage, et si graves, qu'elles donnent la mort en quelques heures, d'où, par
analogie, son utilité dans les affections
rabiciques. Malheureusement, ces médicaments ne peuvent rien produire d'avantageux dans ces dernières affections (rage,
gonorrhée), et il ne serait pas sans danger
de s'en servir dans les cas de blennorrhagie. Quant aux maladies des voies urinaires,
sauf l'incontinence d'urine par relâchement
de la vessie et autres maladies analogues,
nous ne voyons pas qu'il soit convenable de
se servir de ces insectes à titre de stimulant:
nous avons tant d'autres moyens aussi puissants et sans danger aucun à notre disposition !

Nous serons moins exclusif pour les maladies de la peau, attendu que nous avons
été témoin des bons résultats obtenus à l'hôpital Saint-Louis, à l'aide de la teinture alcoolique de cantharides contre certains
eczéma chroniques (surtout dans les formes
squammeuses), le psoriasis, la lèpre vulgaire, etc. La formule qui servait à la composition de cette teinture est la suivante:
Pr. : cantharides grossièrement pilées, 100
parties; alcool (à 12-22°), 800 parties; faites digérer pendant quatre jours et conser-

vez pour l'usage. Avec cette teinture, administrée à la dose de deux à quatre ou cinq gouttes le matin à jeun, dans une cuillerée de véhicule, dose qu'on peut progressivement élever en augmentant tous les cinq jours de trois à quatre gouttes, jusqu'à ce qu'on parvienne à celle de vingt ou trente gouttes et plus, en surveillant avec soin les organes digestifs et génito-urinaires, et en suspendant le médicament lorsque quelques accidents se manifestent : on voit la peau du lépreux s'animer, les plaques devenir plus rouges, les squammes tomber, les élévations papuleuses s'affaisser et disparaître quelquefois avant un mois, mais plus souvent en six semaines ou deux mois.

Somme toute, l'administration des cantharides à l'intérieur peut être utile en plus d'un cas ; mais comme, dans ces mêmes cas, la matière médicale compte bien d'autres médicaments tout aussi puissants, plus puissants même et moins dangereux, il est naturel qu'on leur donne la préférence. Si pourtant on veut en faire usage, la teinture sera préférée à la poudre, celle-ci déterminant une stimulation puissante sur les organes génito-urinaires, excitation dont on n'accuse pas la teinture, puisque l'observation semble prouver qu'elle agit, dans certains cas, comme diurétique.

Doses. La teinture de cantharides, avons-nous dit, se donne en commençant par 3 ou 4 gouttes, dose qu'on augmente graduellement jusqu'à 20 gouttes, dans un véhicule mucilagineux. La poudre, qui est bien moins usitée, se prescrit à la dose d'un demi-grain à deux grains dans une solution gommeuse ou unie à un extrait (ordinairement l'opium ou le camphre) : l'extrait alcoolique, peu usité sans doute parce qu'il est très actif, s'administre par fractions de grain, etc. Les Allemands se servent de la formule suivante : Pr. : poudre de cantharides, demi-gros ; amandes douces, une once ; sucre blanc, demi-once. F. une émulsion ; à prendre une cuillerée toutes les heures. Pour l'usage externe, *voy.* Vésicatoire, Anaphrodisie.

Secours et *antidotes.* Dans le cas d'empoisonnement par les cantharides, on administre immédiatement d'abondantes boissons mucilagineuses légèrement nitrées et camphrées, des bains tièdes, et on fait des applications émollientes, des embrocations d'huile camphrée sur le bas-ventre et les parties sexuelles.

CAPILLAIRE, s. m., *capillarus.* — C'est le nom générique de plusieurs plantes cryptogames de la famille des fougères, à savoir : 1° le capillaire *commun* ou *noir, asplenium adiantum, nigrum,* L. ; 2° le capillaire du *Canada, adianthum pediatum,* L. ; 3° le capillaire de Montpellier, *adiantum capillus Veneris,* L. ; 4° le capillaire *blanc, polypodium rhœticum,* L. Ces plantes sont employées en infusion comme pectorales. On en fait un sirop qui sert à édulcorer les potions et les lochs.

CARDIALGIE, s. f., *cardialgia,* de καρδία, le cœur, et de ἄλγος, douleur. — Douleur qui se fait sentir à l'épigastre, vers l'orifice supérieur de l'estomac. C'est un symptôme de la Gastralgie (*Voy.* ce mot).

CARDITE, s. f., *carditis,* de καρδία, le cœur ; inflammation du tissu propre du cœur.

Le cœur peut être frappé d'inflammation, soit dans sa propre substance, *cardite,* soit dans son enveloppe séreuse, *péricardite,* et cette inflammation donner lieu, dans l'un et l'autre cas, au développement d'une série de symptômes qu'il est bon de connaître exactement, certains phénomènes nerveux pouvant en imposer, d'autant plus qu'ils la simulent davantage.

La cardite, car c'est d'elle seule que nous nous occupons, se reconnaît généralement à un sentiment de chaleur dans la côte gauche, qui se concentre bientôt dans la région du cœur, s'accompagnant d'une douleur vive et brûlante dans le même endroit (Mirabeau la comparait à une griffe de fer qui étreindrait l'organe), d'une respiration difficile, haute, douloureuse, d'un pouls fréquent, dur, et quelquefois, mais rarement, irrégulier. Bientôt (du deuxième au quatrième jour) les traits de la face altérés semblent tirés en haut ; le malade éprouve une grande anxiété, il s'agite ; sa respiration est haute, pénible, entrecoupée ; le pouls, dont les mouvements sont tumultueux, irréguliers et faibles, conserve de la fréquence ; des palpitations légères ; des défaillances incomplètes se manifestent. Plus tard, quoique la douleur cesse en totalité ou en partie, l'altération de la physionomie est néanmoins plus prononcée, des frissons se déclarent, les défaillances se prolongent, quoique toujours incomplètes ; enfin, une infiltration générale survient, et l'individu expire au moment où on ne s'y attend pas.

Pour celui qui ne connaît pas parfaitement les symptômes de la péricardite, il ne lui serait pas facile, avec ce tableau symptomatologique, de distinguer cette inflammation membraneuse de celle qui atteint la propre substance du cœur, aussi nous proposons-nous d'établir le diagnostic différentiel de ces deux maladies quand nous aurons étudié la Péricardite (*Voy.* ce mot).

Les causes de la cardite sont externes ou internes ; les premières étant communes à toutes les phlegmasies (coups, blessures, etc.), non moins que les secondes (*Voy.* Inflammation), il n'y a donc que la prédisposition qui fasse que l'inflammation se fixe sur le cœur plutôt qu'ailleurs, quand les causes déterminantes agissent sur l'organisme.

La gravité de la cardite, la rapidité de sa marche, la mort prompte qu'elle produit, tout nous porte à agir vite et vigoureusement pour obtenir la résolution de l'inflammation, en nous conformant, comme toujours, aux préceptes ou règles générales que nous avons posées, art. Inflammation ; observant toutefois que, dans ce cas, la faiblesse du pouls ne doit pas en imposer, cette faiblesse n'étant que factice, comme le prouvent du reste la richesse du sang, c'est-à-dire sa couleur d'un rouge vif, la consistance du caillot et le peu de sérosité qui l'environne ;

aussi voit-on le pouls se relever à mesure que le sang coule de la veine.

Après les déplétions sanguines vient le vésicatoire. Où l'appliquer? est-ce aux bras, aux cuisses ou à la poitrine? Nous préférons cette dernière place, c'est-à-dire le point correspondant au cœur, ayant le soin de le renouveler sitôt qu'il sèche. Inutile de dire que s'il y avait métastase, l'exutoire devrait être placé sur le siége primitif du mal. Il n'est pas sans utilité non plus d'entretenir la liberté du ventre, et de provoquer une légère dérivation intestinale, au moyen des laxatifs légers. Nous nous servens assez volontiers, dans cette intention, de petites prises de deux décigrammes de calomel en poudre, purifié à la vapeur, mélangées à la même quantité de jalap, et administrées de deux en deux heures ou plus rarement, suivant la fréquence et l'abondance des évacuations. Quelques praticiens ont conseillé aussi l'emploi de la digitale, à laquelle ils accordent, avec Royston, la propriété de ralentir, plus puissamment que tout autre médicament, les battements du cœur. L'étude que nous avons faite des faits pratiques, et notre propre expérience ne nous ayant conduit qu'à la constatation réelle des propriétés *diurétiques* de ce médicament, nous ne le conseillons que lorsqu'il se manifeste des infiltrations séreuses. Quant au régime et à l'emploi des autres moyens hygiéniques, ils sont absolument les mêmes que pour toute autre sorte d'inflammation.

CARIE, s. f., *caries*, ulcération des os. — Confondue longtemps avec la nécrose, dont elle diffère cependant sous bien des rapports (*Voy.* Nécrose), la carie est constituée par une série de phénomènes annonçant que l'os conserve encore ses propriétés vitales : tels sont le gonflement, le ramollissement, la friabilité du tissu osseux qui se rapproche plus ou moins, par la consistance des parties molles ; les végétations charnues, fongueuses qui en naissent, et dans tous les cas, par l'écoulement sanieux, puriforme, de mauvaise nature et d'une odeur remarquable qu'il fournit, lorsqu'il est mis à nu par sa séparation des parties qui le recouvraient, et l'altération morbide de ces parties ; telles sont aussi les douleurs plus ou moins vives et persévérantes que le malade éprouve dans la portion d'os ulcérée, qui, avec la fièvre lente (fièvre quelquefois inappréciable il est vrai), altèrent profondément l'organisme et minent la constitution du sujet.

Ce qui la caractérise lorsque l'os est à découvert, c'est la couleur brune du contour de l'ulcère, la pâleur et l'état blafard des chairs, la nature séreuse et la fétidité de la suppuration, et si l'on peut porter une sonde sur l'os lui-même, la facilité avec laquelle l'instrument pénètre dans l'épaisseur du tissu altéré, et aussi la sensation tantôt d'une suite de petites fractures, tantôt comme si la sonde labourait une masse lardacée ; enfin si l'os est visible à l'œil nu, on voit que la lame compacte, raréfiée et comme criblée, livre passage par de petits intervalles aux bourgeons charnus qui le re-

couvrent, tout en en étant, pour ainsi dire isolés, et qui semblent prendre racine plus profondément.

Malheureusement l'os carié n'est pas toujours assez superficiel, pour que les symptômes que nous venons d'énumérer se manifestent dans l'ordre précédemment exposé ; alors on dit que la carie est profonde et cachée, et l'on donne comme signes diagnostiques de son existence : 1° une douleur fixe, profonde, et plus ou moins violente, correspondante à un os de structure spongieuse ; 2° la formation d'un abcès par congestion (*Voy.* Abcès) ; 3° le trajet fistuleux que le pus fétide s'est creusé pour former l'abcès ; 4° le dépérissement du malade ; 5° dans quelques cas, l'issue de petites parcelles osseuses, irrégulières et très-petites que le pus entraîne ; 6° enfin, parfois aussi la déformation de la partie où se trouve l'os carié.

La carie guérit rarement d'une manière spontanée, c'est-à-dire par la résolution de l'inflammation, ou en passant à l'état de nécrose ; ses progrès sont d'autant plus rapides, chez les jeunes sujets surtout, et d'autant plus graves, quand elle est profondément située près des articulations, qu'on ne saurait trop se hâter de l'attaquer dans ce qui la constitue. Je m'explique : la carie ne reconnaît pas toujours la même cause prochaine, ou, si l'on veut, varie par sa nature. Ainsi tantôt scrofuleuse, tantôt syphilitique (*Voy.* Scrofule, Syphilis), elle réclame avant tout le traitement de l'état constitutionel ou diathésique qui donne à la carie le caractère spécial d'affection qui la caractérise. Quant au mal local, tant qu'il reste stationnaire et que les forces ne s'épuisent pas, l'expectation est suffisante ; sinon on se sert des moyens que nous avons indiqués, en traitant des abcès par congestion. Faisons observer toutefois que si la carie est récente, superficielle, et n'intéresse que la surface de l'os ; si la maladie consiste autant dans l'engorgement des parties environnantes que dans l'altération du tissu osseux, on peut obtenir de bons effets des bains locaux et des ablutions faites avec une décoction de feuilles de noyer, la pervenche, le scordium, ou toute autre plante détersive ; des bains alcalins (*Voy.* Bain), en observant de ne pas les rendre trop stimulants d'abord, ce que l'on reconnaît à la saveur peu marquée que la dissolution de l'alcali mise sur la langue y fait éprouver. On met donc une petite dose du caustique en commençant, et on en augmente graduellement la dose, sans la porter cependant au point de produire des gerçures ou une inflammation à la peau. Les bains doivent être longtemps continués si l'on veut en obtenir des avantages marqués. Nous en dirons autant des douches avec les eaux minérales hydrosulfureuses, ou avec une dissolution de savon, etc. Et, quant à l'ulcère de l'os, s'il est à la portée de nos agents pharmaceutiques, on peut tirer parti de l'alcool pur ou des teintures de myrrhe, d'aloès, dans lesquelles on trempe un bourdonnet de charpie qu'on applique, après l'avoir exprimé, immédiatement sur l'os malade.

Ce procédé ne peut guère être employé et ne réussit point, quand il peut l'être, lorsque la carie s'étend dans la profondeur du tissu osseux. Alors il faut nécessairement achever la destruction de la portion d'os altérée en provoquant, dans la portion saine et la plus voisine de l'ulcération, une inflammation véritable qui puisse opérer la séparation désirée. Pour cela, on trempe un bourdonnet de charpie dans un acide minéral ou dans la dissolution d'un sel à base métallique, et après l'avoir exprimé, on l'applique sur la portion d'os affectée. On réitère cette application aussi souvent qu'il paraît nécessaire pour faire parvenir l'action du médicament à toute la profondeur connue du mal, en ayant soin de garantir les parties molles de son contact. Inutile de faire observer qu'on ne peut se promettre quelque utilité de ces applications qu'alors que l'os est entièrement à découvert, débarrassé de chairs fongueuses, et non abreuvé par un ichor abondant ; sans cette condition, le caustique serait délayé et affaibli par l'humeur ichoreuse, absorbé par les parties mollasses qui, fussent-elles détruites, se reproduisent avec une grande promptitude ; bref, son action ne serait que superficielle et nulle. Pour remédier à cet inconvénient, on se sert du fer rougi au feu, dont l'application ne doit être confiée qu'à un praticien instruit et exercé. Il en est de même de la résection de la portion d'os cariée ou de l'amputation du membre ; ces opérations ne peuvent être pratiquées que par des chirurgiens habiles. A ce propos, faisons une observation ; elle consiste dans cette règle générale, qu'on ne doit en venir à sacrifier un membre qu'alors que les fonctions organiques s'altèrent, et que le dépérissement du sujet fait craindre qu'il ne succombe par les progrès ultérieurs de la maladie, qu'il ne reste plus, en un mot, que cette ressource pour le sauver. Ainsi, on jugera qu'elle est indispensable si la suppuration est de plus en plus abondante et de mauvaise qualité, si l'appétit se perd et si le malade maigrit visiblement ; s'il survient du dévoiement et une petite fièvre continue avec des exacerbations quotidiennes, des sueurs nocturnes et partielles, s'il perd le sommeil. Ne pas se décider alors à amputer, ce serait compromettre l'existence du sujet, l'opération devenant impraticable plus tard.

CARMINATIF, adj., *Carminans,* de *carminare,* carder, enlever ce qu'il y a de grossier. — Carminatif se dit, en pharmacologie, de toutes choses qui ont la propriété de faire expulser les vents ou flatuosités contenus dans le tube digestif. Ils sont pris généralement parmi les substances fortement aromatiques : l'anis vert et l'anis étoilé, les semences de fenouil, le carvi, le cumin, etc.

CARPHOLOGIE, s. f., *carphologia* de χάρφος, λέγειν, ramasser un fétu ; action de ramasser des brins de paille. — C'est un phénomène qui ne s'observe guère que dans la dernière période de gravité des maladies aiguës ; c'est un symptôme d'ataxie qui précède l'agonie. A ce moment, en observant le malade, on le dirait occupé à ramasser le duvet de son lit, à la manière dont il agite ses mains et ses doigts sur la couverture.

CARREAU, s. m., *atrophia mesenterica, tabes mesenterica infantum.* — Tel est le nom métaphorique et vulgaire que l'on a donné à l'affection scrofuleuse des glandes du mésentère qui s'engorgent.

Résultat dans le premier âge (*infantia*) du défaut d'allaitement maternel, ou de la mauvaise qualité du lait de la nourrice, de l'usage des narcotiques dont se servent les mercenaires pour endormir le nourrisson que des coliques tiennent éveillé la nuit, et, dans un âge plus avancé, d'une alimentation de mauvaise nature (farineux, pommes de terre, etc.), de la faiblesse, de l'état maladif, des intempéries atmosphériques (impression du froid, et surtout du froid humide), de la dépuration incomplète des maladies de la peau, aiguës ou chroniques, de la malpropreté de la couche, des vêtements ou du corps de l'enfant, de la respiration d'un air vicié, de la constriction du bas-ventre, de l'abus des spiritueux, d'un vice héréditaire, etc., le carreau qui, par exception, se manifeste comme symptôme de la diathèse tuberculeuse chez les adultes, mais dont l'époque la plus commune de son existence est limitée entre un et trois ans, quoique pouvant exister avant et après ces âges ; le carreau, dis-je, s'annonce généralement par la perte de l'appétit, des mauvaises digestions, la faiblesse des intestins, des flatuosités, des vomissements glaireux qui n'ont rien de régulier et sont plus ou moins éloignés, de la constipation alternant avec le dévoiement, la bouffissure du ventre, surtout le soir, des urines lactescentes comme dans les maladies vermineuses, l'odeur acescente de la transpiration, une respiration inégale, l'intermittence du pouls, la pâleur de la face et du front, la saleté de la langue, l'odeur forte de l'haleine, etc., symptômes qui appartiennent tous à la première période de la maladie, et que l'on méconnaît très-souvent, parce qu'ils sont également propres à d'autres affections de l'enfance. C'est pourquoi on ne donne, comme *caractéristiques* du carreau, que l'intumescence et la dureté du ventre, dans lequel on distingue au toucher des tumeurs isolées, dures, quelquefois sensibles, contrastant avec l'émaciation complète des extrémités et l'amaigrissement du tronc, qui augmente toujours, malgré que l'appétit soit excessif et que le malade mange avec une voracité extrême. En même temps, on remarque encore des alternatives de constipation et de dévoiement, mais cette fois la diarrhée est précédée de coliques, que suivent des déjections tantôt molles, tantôt liquides, blanchâtres, composées d'aliments à demi digérés, tantôt glaireuses et sanguinolentes, ou d'une couleur cendrée, argileuse, avec expulsion de vers. A cette période avancée du carreau, les traits sont si profondément altérés, que la face présente les rides et tous les traits de la vieillesse, la peau est partout privée de vie, flétrie, tachetée; le dévoiement colliquatif s'accompagne de fièvre lente, quelquefois d'ascite, et l'enfant succombe.

La dénomination latine du carreau en dit assez la nature pour que nous nous dispensions d'en indiquer ici le traitement. (*Voy.* Scrofule.) Nous nous bornerons donc à cette simple observation, qu'il faut s'assurer avec soin, et cela au plus tôt, si les glandes du mésentère sont frappées d'inflammation, attendu qu'il faudrait immédiatement appliquer sur l'abdomen trois ou quatre sangsues et plus, suivant l'âge, afin d'éviter que la phlegmasie glandulaire ne se termine par suppuration. Dans ce dernier cas, il n'y a plus de chances de guérison.

CARUS. *Voy.* Coma.

CASCARILLE, s. f., *croton cascarilla*, L., ou *clutia elutheria*, arbrisseau de la famille des euphorbes, J., de la monœcie monogynie, L., qui croît dans l'Amérique méridionale. — L'étymologie du nom de cette plante vient évidemment du mot *cascara*, écorce, dont le diminutif est cascarilla, parce que cette substance est transportée en Europe sous forme de petites écorces roulées, assez semblables à de la cannelle. On attribue à Vincent-Garcias Salat, savant espagnol, la gloire d'avoir parlé le premier de cette écorce, qui croît à la Jamaïque, dans la Floride, etc. Celle qu'on trouve dans le commerce existe, avons-nous dit, sous forme de tuyaux roulés, aplatis, peu épais, d'une couleur blanchâtre et cendrée à l'extérieur, et rouille de fer intérieurement. Sa cassure est résineuse, ce qui rend la cascarille d'une amertume qui laisse dans la bouche une impression très-durable. Son odeur est fortement aromatique, et se manifeste d'une manière plus active lorsqu'on la brûle; elle est très-inflammable.

L'administration de la cascarille à l'intérieur, même à faible dose, produit sur la muqueuse de l'estomac une excitation assez vive, qui s'accompagne d'une réaction prononcée; celle-ci se répand généralement dans tout l'organisme, et devient bien plus manifeste si la dose du médicament est graduellement augmentée; ce qu'on doit attribuer soit à l'extractif amer, soit à l'huile essentielle volatile, etc., qu'il contient. Cette écorce aurait donc une très-grande analogie avec certaines espèces de quinquina, l'orangé surtout, et il n'est pas étonnant dès lors qu'on l'ait employée dans les mêmes cas. Chose certaine, c'est que, une fois les premières voies débarrassées des matières qu'elles peuvent contenir, dans certaines fièvres, et l'évacuation de ces matières est indispensable dans tous les cas, la cascarille réussit complétement, tandis qu'elle redouble l'intensité de la fièvre si cette précaution n'a pas été prise. C'est probablement parce qu'on n'a pas toujours établi cette distinction que la cascarille a été proclamée supérieure au quinquina par les uns, impuissante

et dangereuse par les autres; toujours est-il que quelques-uns ont prétendu qu'associée à l'écorce du Pérou, la cascarille en augmentait l'efficacité antipériodique.

La cascarille a été non moins vantée comme astringente et tonique, dans les dyssenteries chroniques et les diarrhées rebelles atoniques, maladies contre lesquelles quelques médecins la mettent sur le même rang du quinquina pour l'efficacité. Néanmoins certains ont proposé de lui associer l'écorce de simarouba, mélange proposé par Degner, qui, on le sait, se loue beaucoup de cette combinaison dans les dyssenteries bilieuses, éloges qui ont été, du reste, sanctionnés par Zimmermann et par bien d'autres. Reste que la cascarille est un stomachique très-puissant; qu'elle convient toutes les fois qu'il faut tonifier le tube digestif, et dissiper les restes des fièvres graves qui ont fortement débilité la constitution.

Le mode d'administration de la cascarille et les préparations de cette substance sont à peu près les mêmes que pour le quinquina; ainsi on donne de deux à quatre grammes, ou de huit ou seize grammes de poudre de cascarille, partagés en plusieurs prises, ou bien on la combine au quinquina dans les proportions d'un quart, ou seulement d'un huitième de cascarille; quelques praticiens la mêlent à la rhubarbe, qu'ils administrent avant l'heure du repas, pour favoriser la digestion, dans les cas de dyspepsie par faiblesse d'estomac. Dans les premiers temps de sa découverte, on la mélangeait au tabac à fumer, pour lui donner un arome agréable; cet usage n'est pas entièrement perdu.

CASSE, s. f., *cassia fistula*, L. — C'est le fruit du cassier ou canneficier, décandrie monogynie, L., famille des légumineuses, J., qui croît aux Indes orientales et dans les lieux brûlants de l'Amérique; il est très-abondant en Egypte. La silique, qu'on appelle casse en bâton, est un légume plus ou moins long, divisé dans son intérieur par des cloisons, et entre ces cloisons se trouve une pulpe noire et douce, d'une odeur fade, qui est la substance dont on se sert pour les préparations pharmaceutiques.

La pulpe de casse, composée, à ce qu'il paraît, d'une matière parenchymateuse, de gélatine, de gluten, d'une partie de gomme, d'extrait et de sucre, constitue, par sa dissolution dans un litre d'eau ou de petit-lait, un médicament légèrement laxatif et d'un goût assez agréable. Néanmoins on s'en sert peu aujourd'hui, et cela peut-être à cause de la *nullité* de ses effets dans la plupart des cas, et puis aussi parce que, si l'on veut obtenir des selles, il faut donner une à deux onces de *pulpe* de casse, ce qui équivaut à une masse extraordinaire de siliques. Dans ce cas, il convient de la dissoudre dans une grande quantité de véhicule.

L'*électuaire de casse*, qui se fait en ajoutant à ce médicament de la manne, de la pulpe de tamarin et du sirop solutif de roses, se donne à la dose de deux ou trois onces.

CASTOREUM, s. m., de χαστωρ, castor. —
On nomme ainsi une liqueur animale secré-
tée par des organes pyriformes et celluleux,
qui se trouvent près des parties génitales
du *castor fiber*, L., (classe première des *ma-
melés*, ordre des *loirs*), animal assez commun dans le Canada, la Nouvelle-Angleterre,
la Pologne, la Russie, la Sibérie, l'Allemagne, etc.; on en trouvait autrefois sur le
Rhône.

Le castoreum se reconnaît aisément à sa
consistance, qui est à peu près celle du miel
ou de la cire; à son goût âcre et amer, à sa
couleur brune ou d'un brun rouge, à son
odeur fétide, odeur qui s'affaiblit à mesure
qu'il se dessèche. Les chimistes le considèrent comme un mélange de castorine, d'albumine, d'une huile volatile, d'une matière
extractive colorante, de mucus d'osmazôme,
de carbonate d'ammoniaque, d'acide benzoïque et de divers sels de soude, de potasse
et de chaux.

Le castoreum figure parmi les médicaments dits antispasmodiques, mais comme
il agit à la manière des excitants, il ne doit
guère être employé que dans les névroses
et névralgies, avec faiblesse générale de l'organisme ou de l'organe affecté. Il paraîtrait
agir d'une manière spéciale sur l'utérus;
aussi s'en sert-on volontiers dans l'hystérie,
l'aménorrhée, etc. A vrai dire, il n'agit pas
différemment que les autres substances fétides, dont il a d'ailleurs les vertus médicamenteuses.

On administre le castoreum en substance
ou en teinture. Sous la première forme, et
réduit en poudre très-fine, on en donne depuis dix jusqu'à trente grains, seuls ou associés à d'autres médicaments. Quant à sa
teinture, elle se prescrit depuis six jusqu'à
vingt-cinq gouttes, dans un véhicule approprié.

CATALEPSIE, s. f., *catalepsia, catalepsis*,
ou χατάλειψις, de χαταλαμβάνειν, surprendre,
saisir, retenir, etc. — Ce qui la caractérise,
c'est la perte instantanée et inattendue du
sentiment et du mouvement, et la faculté
singulière qu'ont les membres et le tronc de
prendre et conserver toutes les attitudes
qu'on leur donne : c'est une sorte de poupée
à ressorts que l'on pose comme on veut, et
qui reste comme on la place.

Nous disons instantanée, quoique nous sachions bien que, dans bien des cas, l'accès de
catalepsie est précédé par de la céphalalgie
ou une douleur sourde à la partie postérieure
de la tête, la roideur des muscles du cou,
une sorte de stupeur générale, des douleurs
dans les membres, des palpitations du cœur
et quelquefois de légères secousses convulsives, des crampes, la rougeur ou la pâleur
de la face, un sentiment de froid ou de chaleur dans diverses parties du corps. Mais
comme les cas où l'accès cataleptique est
ainsi précédé par des symptômes précurseurs sont les plus rares, je dirai presque
exceptionnels, nous maintenons que l'attaque
de catalepsie est subite, instantanée, et qu'il
y a suspension réciproque de l'influence de

l'âme sur le corps et du corps sur l'âme, par
conséquent insensibilité à toutes les impressions du dehors, et immobilité mais sans
roideur spasmodique des muscles, qui sont
au contraire flexibles comme la cire. Une
chose bien plus extraordinaire, c'est lorsqu'il
y a persistance d'idées de la part de l'âme,
alors que le sentiment a été longtemps interrompu; ainsi il est question, par exemple,
d'une cataleptique qui, après trois heures
d'immobilité et d'insensibilité, acheva, au
sortir de l'attaque, la phrase qui avait été interrompue par l'invasion de l'accès. Un autre
fait non moins curieux est celui raconté par
Dionis, d'une femme dont les accès avaient
lieu chaque jour à onze heures du soir, pour
se terminer le lendemain à onze heures du
matin, au premier coup de cloche de l'horloge de l'endroit qu'elle habitait. On ne pouvait pas douter, dit l'auteur, que ce fût le son
de la cloche qui éveillait la malade, puisque,
si l'on arrêtait cette horloge, il n'était pas
possible de réveiller la cataleptique, quelque
bruit que l'on fît dans sa chambre; tandis
que, dès que l'horloge sonnait, cette femme
s'éveillait aussitôt. Il y avait donc chez elle
perversion de l'ouïe, et cette perversion était
d'autant plus bizarre qu'un jour le médecin
qui voyait cette malade, ayant fait porter
dans la chambre près de laquelle elle couchait, des cloches beaucoup plus grosses que
celle de l'horloge, la sonnerie de toutes ces
cloches ne put la réveiller.

Enfin, en allant du plus extraordinaire au
plus merveilleux, nous arrivons à mentionner
ces sympathies et ces aptitudes senso-
rielles nouvelles et spéciales qui ont lieu
pendant l'accès, et qui consistent dans la faculté de voir et de goûter par le creux de
l'estomac, d'entendre par le pied, etc. On
comprend dès lors que cette maladie ait été
la source d'une foule de superstitions et de
jongleries, même des révélations de Mahomet, qui prétendait avoir été inspiré pendant
un accès de catalepsie, et qu'elle ait fait
croire aussi aux ensorcellements et aux pos-
sessions. Heureusement que la médecine
s'est trouvée là pour démontrer aux crédules
que ces phénomènes sont des effets naturels
d'une maladie nerveuse, et non d'une influence exercée par le monde spirituel, et
que d'ailleurs on peut les guérir par des
moyens naturels. C'est ainsi qu'elle a éteint
les bûchers et mis un terme aux procédures
contre les sorciers; mais revenons à l'accès
de catalepsie.

Il dure depuis quelques minutes, quelques
heures jusqu'à un, deux et même trois jours
(Forestus); et, quand il est fini, le malade
rouvre les yeux comme s'il sortait d'un profond sommeil, ne se rappelant pas ou n'ayant
nulle conscience de ce qui s'est passé pendant l'attaque. Quelques cataleptiques n'é-
prouvent alors ni abattement, ni lassitude:
ils se trouvent bien; mais il en est d'autres
qui, dans les intervalles des accès, ont la
tête lourde et douloureuse, de l'embarras
dans les idées, de la mélancolie, des inquiétudes sans sujet, des tics convulsifs, de l'op-

pression, des palpitations, en un mot une grande surexcitabilité nerveuse. Aussi n'est-il pas rare de voir les attaques se renouveler pour les causes les plus légères, à ce point qu'elles peuvent se répéter plusieurs fois dans la même journée, quoique plus habituellement elles ne reparaissent que tous les jours ou tous les deux, trois, six ou huit jours.

Occasionnée par les causes prédisposantes et déterminantes qui donnent lieu aux maladies nerveuses en général, la catalepsie ne réclame d'autre traitement que celui qu'on a préconisé contre les autres névroses de la même espèce. (*Voy.* ELÉMENT NERVEUX.) Ainsi, déplétions sanguines, relâchants et calmants pour les uns; toniques stimulants et antispasmodiques pour les autres, tels sont les moyens parmi lesquels il faut savoir faire un choix; bien entendu que si l'on soupçonnait que la catalepsie fût occasionnée par des vers intestinaux, il faudrait s'empresser de recourir aux anthelminthiques.

Quant au régime, il devra être débilitant pour les uns et fortifiant pour les autres, comme, du reste, nous le répétons, dans toute maladie nerveuse.

CATAPLASME, s. m., *cataplasma*, χατάπλασσειν, appliquer dessus. — Médicament ayant la consistance d'une bouillie épaisse, destiné à être appliqué extérieurement. Les cataplasmes se composent avec des farines, des fécules, des pulpes végétales, etc., et ont des noms divers selon leurs propriétés. Voici les moyens de préparer ceux qui sont les plus usités :

1° *Cataplasme émollient, anodin et narcotique.*

Pr. de farine de lin,   une livre;
    de mie de pain,   demi-livre.

F. cuire dans une décoction de plantes émollientes (mauve, racine de guimauve, etc.), jusqu'à consistance d'une pâte.

Pour rendre ce cataplasme anodin et même narcotique, on le fait cuire dans une décoction de têtes de pavots et on le saupoudre avec du safran; ou bien on l'imprègne de laudanum et on l'arrose avec une solution aqueuse d'opium.

2° *Cataplasme maturatif.*

Pr. Feuilles d'oseille   de chaq. une poignée;
    id.   de poirée
Ognons de lis   n° 2.

F. cuire le tout sous la cendre chaude. Pilez ensuite dans un mortier et ajoutez:
    Onguent basilicum,   une once.

3° *Cataplasme résolutif.*

Pr. Farines résolutives,   quatre onces.
    Vin aromatique,   Q. S.

F. bouillir jusqu'à consistance convenable.

Nous ne donnerons pas d'autres formules, la manière de préparer les cataplasmes étant indiquée par ci par là dans certains articles.

4° *Cataplasme suppuratif* (contre le bubon vénérien).

Pr Figues sèches,   huit onces;
    Miel,   deux onces;
    Galbanum dissous dans un
      jaune d'œuf,   une once;
    Eau,   Q. S.

F. S. A. un cataplasme. On l'applique chaud sur la partie malade et on le renouvelle toutes les six heures.

CATARACTE, s. f., *cataracta*, ou χαταραχτης, de χαταρράσσω, je tombe. — Cataracte se dit de la cécité ou privation de la vue qui survient peu à peu et fait l'effet d'un voile qui tomberait sur les yeux. Elle est le résultat de l'opacité du cristallin ou de ses annexes, et, suivant que l'obstacle qui s'oppose au passage des rayons lumineux est dû au cristallin lui-même devenu opaque, ou de sa capsule, ou bien à l'humeur dite de Morgagni altérée, on les nomme cataracte *cristalline* ou *lenticulaire*, cataracte *capsulaire* ou *membraneuse*, cataracte *morgagnienne* ou *laiteuse:* distinction importante à faire lorsqu'il s'agit du diagnostic et du procédé opératoire à mettre en pratique. On a bien parlé aussi de cataractes solides ou molles, blanches, grises, noires, marbrées, branlantes ou vacillantes, etc.; mais comme ces distinctions nous paraissent purement scientifiques, nous ne nous y arrêterons pas.

Malgré l'obscurité qui règne dans l'étiologie de la cataracte, nous croyons pouvoir ranger parmi les causes prédisposantes tenant à l'individu, l'âge avancé : car, fréquente chez les vieillards, elle est rare chez les adultes, et ne se développe presque jamais pendant l'enfance; néanmoins on a constaté qu'elle pouvait être congéniale. L'hérédité joue également un très-grand rôle dans la production de la cataracte qui se déclare, du reste, à la suite d'une ou de plusieurs ophthalmies violentes, occasionnées par des vapeurs irritantes, acides, alcooliques, ou par toute autre lésion de l'œil, etc.

Quand elle se développe c'est ordinairement d'une manière si lente qu'il faut quelquefois plusieurs années pour que l'opacité devienne complète, et néanmoins elle peut marcher avec une rapidité telle qu'elle acquière ce degré d'opacité en quelques mois, et, dans certains cas fort rares, dans quelques jours et même en quelques heures; affectant tantôt les deux yeux à la fois, et tantôt restant bornée à un seul œil. Quoi qu'il en soit, au début de la cataracte, les malades s'aperçoivent que leur vue s'affaiblit, surtout dans la journée, et devient plus distincte le soir, dans l'ombre et au demi-jour, qu'à une brillante clarté; leur vue aussi devient moins nette, ils ne voient les objets qu'à travers un nuage uniforme, où il leur semble voir voltiger devant leurs yeux, dans quelque direction qu'ils les portent, des filaments ou des flocons demi-transparents. A cette époque de la maladie, si le médecin examine attentivement l'œil, il ne découvre souvent rien encore, le cristallin ou son enveloppe conservant leur limpidité. Plus tard il s'aperçoit d'un changement de couleur de la pupille, et du moment où le malade a entièrement perdu la vue, on reconnaît l'opacité du cristallin. Alors, si le malade fixe la flamme d'une bougie, elle lui paraît entourée d'une auréole blanche qui s'agrandit ou s'obscurcit à mesure qu'il s'en éloigne. D'après ce qui précède, il est facile de distinguer la cataracte des autres maladies de l'œil ; le seul cas où le diagnostic devient plus difficile, c'est celui d'une cataracte noire, parce qu'alors la couleur de la pupille n'est point changée, on ne diffère que très-peu de sa couleur ordinaire; aussi l'a-t-on confondue quelquefois avec l'amaurose. Du reste, nous avons bien des signes qui servent à les distinguer ; nous les avons indiqués ailleurs (*Voy.* AMAUROSE), et ces signes ne sont pas toujours nécessaires à étudier, même dans tous les cas de cataracte noire, attendu qu'il en est certains où, malgré sa couleur foncée, elle présente quelques stries ou taches jaunes ou grises qui la font reconnaître. Un cas, par exemple, où elle est entièrement méconnue, c'est lorsqu'elle ne se forme que dans un seul œil; il arrive alors que le malade ne s'en aperçoit lui-même que quand elle est déjà très-avancée, c'est-à-dire quand par hasard il ferme l'œil sain, après que l'œil malade a presque entièrement perdu la faculté de voir.

Bien des moyens ont été tentés pour prévenir le développement de la cataracte ou pour la guérir quand elle est déclarée. Malheureusement, nous le disons à regret, presque tous les essais ont été infructueux, et l'on pourrait même ajouter, sans avantage. Est-ce une raison d'y renoncer? Non, alors surtout que la cataracte est commençante, et que l'on soupçonne que sa formation dépend, ou d'une inflammation par lésion traumatique de l'œil, ou par le vice scrofuleux, syphilitique, etc. On conçoit que dans les cas de cette nature il ne serait ni prudent ni sage de rester dans l'inaction: donc il faut en combattre la cause. (*Voy.* OPHTHALMIE, SCROFULE, SYPHILIS.) Je dis plus, comme Himlg et Loder affirment avoir fait disparaître des cataractes capsulaires au moyen du galvanisme; Gondret, par la cautérisation syncipitale avec la pommade ammoniacale ou le cautère actuel; et quelques-uns avec l'émétique, les purgatifs, les sétons, la ciguë, la belladone, etc. , rien n'empêche qu'on ne fasse encore de nouveaux essais; mais on doit, en pareil cas, ne se conduire que d'après les conseils d'un médecin expérimenté. Nous ne parlerons pas des divers procédés inventés pour l'opération de la cataracte, cette opération exigeant des qualités que tous les chirurgiens eux-mêmes n'ont pas; aussi conseillerons-nous à celui qui veut être opéré de faire un bon choix.

CATARRHE, s. m., *catarrhus*, ou κατάῤῥους, de κατά et do ῥέω je coule, proprement écoulement ou, d'après Celse, distillation.

Pendant longtemps on a considéré le catarrhe comme une maladie locale, dont on indiquait le siége par des noms divers ; exemple: coryza ou catarrhe nasal, rhume ou catarrhe pulmonaire, etc.; mais, attendu que le catarrhe ne se borne pas toujours à l'altération morbide d'une membrane muqueuse dont la sécrétion est plus ou moins augmentée ; comme, loin de se localiser toujours, la maladie catarrhale se généralise souvent et affecte alors tout l'organisme vivant, Barthez, dans sa classification des éléments de maladies (*Voy.* ce mot), comprit un élément catarrhal, auquel il assigna des causes, des symptômes et une méthode curative spéciales. Fréd. Bérard et moi, nous l'avons imité dans nos écrits.

Élément catarrhal. Déterminé par la suppression de la transpiration ou le simple refroidissement du corps qui passe du chaud au froid, du sec à l'humide, ou qui reste longtemps exposé à l'humidité froide de l'atmosphère, trempé de pluie ou trop longtemps plongé dans l'eau froide; par l'usage des boissons fraîches ou glacées pendant qu'on est en sueur, l'élément catarrhal doit se manifester à tout âge, chez tous les individus, quel que soit leur sexe, leur tempérament, quels que soient les climats qu'ils habitent et la saison de l'année où ils se trouvent. Il se manifeste par des lassitudes spontanées, des horripilations vagues, qui prennent de l'intensité à mesure que la maladie fait des progrès ; par des frissons qui se font sentir le long de l'épine du dos, une chaleur erratique, des alternatives de froid et de chaud qui ne présentent rien de régulier, et ont de particulier qu'elles arrivent ordinairement le soir; des bâillements, l'enchifrènement, que suivent l'altération ou la perte de l'odorat avec sternutation ; une voix rauque et quelquefois nasale, l'épiphora, le ptyalisme, une céphalalgie frontale qui se rapproche du nez et ne doit pas être confondue avec celle qui, symptomatique des fièvres gastriques, se fixe au-dessus des orbites ; le bourdonnement et les douleurs d'oreilles, la surdité, de la tendance à l'assoupissement, le dégoût avec la sensation d'une saveur salée et piquante dans la bouche, l'augmentation du volume de la langue, que des mucosités blanchâtres recouvrent, et qui, de plus, est épaisse et conserve sur ses bords comme frangés les diverses impressions, et jusqu'à la forme des dents, souvent même avec des ulcérations. Dans cet état, les gencives sont pâles et comme engorgées par des mucosités, le malade est tourmenté par une toux sèche, ou amenant d'abord des crachats muqueux mêlés d'un peu de sérosité, qui, par la suite, deviennent épais, muqueux, uniformes, et passent du blanc au jaune, vers la fin de la maladie: d'autres fois ils sont âcres, salés, prennent un goût fade et douceâtre au moment de la coction. Il se plaint en outre d'une difficulté plus ou moins forte de la déglutition, de douleurs vagues et comme de vents qui errent dans divers sens et dans différentes parties. Enfin on voit se manifester des pneumatoses du tronc et des extrémités, c'est-à-dire que, si l'on découvre les téguments dans une étendue plus ou moins grande, on reconnaît qu'ils sont tuméfiés, tendus, sans altération de couleur, et font entendre une sorte de crépitation quand on les comprime avec les doigts. Ajoutons, pour compléter le tableau, que la tuméfaction des testicules, l'engorgement et l'inflammation

du scrotum, un écoulement muqueux par
les parties sexuelles, chez la femme, des dépôts derrière les oreilles, ou des sueurs
abondantes lui servent de crise.

On reconnaît que ces dernières sont réellement critiques, en ce qu'elles sont précédées par la mollesse et la souplesse du pouls,
qui sont telles qu'on dirait que le sang roule
dans les artères par de longues ondulations
détachées, suivies d'un mouvement fébrile.
En même temps la sécrétion de l'urine diminue et celle-ci jaunit ou rougit plus ou
moins; la face est *rouge* et *gonflée*, l'hypocondre soulevé sans douleur, les excrétions
alvines rares, plus épaisses, moulées; la
peau souple, humectée et prurigineuse, et il
arrive souvent, comme dans les maladies
pyrétiques, que les malades rêvent qu'on les
plonge dans l'eau; enfin des sueurs abondantes, universelles, chaudes, exhalant une odeur
sui generis, s'établissent; elles sont uniformes, gazeuses et sans viscosité.

L'élément catarrhal peut se montrer dépouillé de toute complication; il est alors
sans fièvre, et constitue une maladie essentielle que l'on guérit par les sudorifiques;
c'est-à-dire en gardant le lit (où l'on se tient
un peu plus couvert que de coutume), la
diète, et en buvant abondamment des boissons théiformes (infusions de violette, de
sureau, de tilleul, chez les personnes irritables; vin chaud, thé fort, ammoniaque, chez
les lymphatiques). A la vérité l'état catarrhal reste rarement isolé de toute autre affection : il se montre au contraire fort souvent leur compagnon, et alors, comme il en
modifie la nature, il doit en modifier le traitement. Je m'explique: supposons que l'élément catarrhal se trouve uni à une inflammation, à l'état bilieux, par exemple; eh
bien! dans le premier cas, l'inflammation
n'étant plus franche, légitime, il faudra moins
insister sur les évacuations sanguines, et en
venir plutôt aux vésicatoires; dans le second
cas, s'il faut évacuer le malade, on lui donnera un vomitif antimonial, parce qu'à sa
propriété évacuante se joint celle de sudorifique. Donc, tantôt *sujet* et tantôt *source* d'indication, l'élément catarrhal joue un rôle
essentiel en thérapeutique, et doit fixer
constamment l'attention des praticiens.

Du reste, la preuve qu'on a reconnu l'influence de son association comme complication à d'autres maladies, c'est que non-seulement on ajoute l'adjectif catarrhale à
quelques inflammations, et, par exemple, on
dit diarrhée catarrhale, angine catarrhale,
etc.; mais encore qu'on substantialise le
mot catarrhe pour dénommer d'autres affections : ainsi on dit catarrhe pulmonaire, vésical, etc. Inutile de parler de ces associations, vu qu'il en est question aux articles
spéciaux, Angine, Bronchite, Entérite, Cystite etc. (*Voy.* ces mots); mais ce dont nous
nous occuperons, c'est du catarrhe suffocant;
non qu'il diffère du catarrhe pulmonaire
proprement dit, mais parce que certains
praticiens en font une maladie particulière,
et qu'il règne dès lors une grande confusion,

quant à ce, dans la plupart des traités de
médecine clinique.

Catarrhe suffocant. On l'a défini : une
affection grave des poumons avec anxiété,
pesanteur, douleur dans la poitrine, pouls
rare et lent, mais quelquefois plein et assez
fort ; perte de la voix, toux très-pénible,
respiration stertoreuse et écume à la bouche.

Cette variété très-fâcheuse du catarrhe
pulmonaire éclate généralement au milieu
d'une épidémie, marche avec une telle rapidité, une si grande violence qu'il suffoque
et tue le malade en peu de jours : de là le
nom de suffocant qu'on lui a donné. Remarquons toutefois que chez les vieillards en
qui on l'observe, le catarrhe suffocant n'é-
clate pas spontanément et ne s'accompagne
pas immédiatement d'accidents funestes;
ce n'est point ainsi qu'il se comporte généralement, au contraire il se substitue, si l'on
peut ainsi parler, à une bronchite catarrhale
chronique qui, passant à l'état aigu, acquiert
par là une activité inaccoutumée, une intensité telle, par la suppression de l'expectoration, ou par l'abondance des mucosités que
la muqueuse bronchique sécrète, que le malade ne pouvant pas s'en débarrasser, succombe pour ainsi dire asphyxié. Dans ce
cas, l'auscultation médiate ou immédiate
fait reconnaître, dans toute l'étendue de la
poitrine, un râle muqueux et bruyant. Remarquons encore que, dans quelques circonstances plus rares, la mort est due à
l'obstruction instantanée d'une partie plus
ou moins considérable des bronches, produite par un amas de mucosités demi-soli-
des ou par une concrétion muqueuse poly-
piforme, qui fait l'office d'un bouchon. Reste
que, dans l'un et l'autre cas, le malade peut
être emporté même en vingt-quatre heures,
quarante-huit heures, ou du moins en quelques jours, si l'expectoration ne se rétablit
pas : elle seule pouvant, par son rétablissement, faire cesser la suffocation. Dans
cette dernière circonstance, la maladie reprend la marche du catarrhe ordinaire.

Par toutes ces considérations, il est évident que le catarrhe suffocant ne doit pas
être traité comme le catarrhe ordinaire.
Ainsi, lorsque la suffocation semble reconnaître pour cause la recrudescence de la
phlegmasie des bronches, ou tout au moins
être le résultat de l'étendue et de l'intensité
de cette phlegmasie; on tire du sang au bras,
ou on applique des sangsues ou des ventouses scarifiées, en ayant l'attention de ne pas
trop affaiblir le malade; mieux vaudrait même
s'en abstenir s'il n'est pas fort. Au contraire,
les vomitifs antimoniaux sont toujours nécessaires, quelle que soit la cause de la suffocation. On a bien proposé l'émétique à
haute dose et cité des cas où l'individu, près
de périr asphyxié, avait été mis hors de
tout danger par l'administration de ce médicament; néanmoins nous préférons l'administrer à titre de vomitif. On en seconde
l'efficacité par l'inspiration de vapeurs simplement aqueuses ou rendues légèrement

aromatiques, par des purgatifs doux, et mieux encore par l'application d'un large vésicatoire sur la poitrine; il est plus actif encore que les vésicatoires mis aux extrémités pour rétablir l'expectoration. Quand le danger est passé, on traite le sujet comme pour un catarrhe pulmonaire ordinaire. *Voy.* Pneumonie catarrhale.

CATHARTIQUE, adj., *catharticus*, ou καθαρτικὸς, de καθαίρειν, purger ; sorte de purgatif qui agit plus fortement que les laxatifs et les minoratifs, mais qui est moins actif que les drastiques.

CAUSE, s. f., *causa*, αἰτία, αἴτιον, ce qui produit un effet. (*Voy.* Etiologie.)

CAUSTIQUE, s. m., *causticus*, καυστικὸς de καίω, je brûle. — La dénomination de caustique a été donnée à toute substance qui, appliquée sur des parties vivantes, les désorganise, les brûle à la manière du feu : c'est de là que lui vient son nom. Les plus actifs produisent des escarres, et sont dits *escarrotiques;* d'autres n'agissent activement que sur les chairs fongeuses, et sont appelés *cathérétiques;* d'où le nom de corrosifs qu'on a donné à tous les caustiques en général, mais plus particulièrement à ces derniers. Certains auteurs ont fait caustique synonyme de cautère, c'est mal à propos; car ils confondent la plaie produite par le caustique (le cautère) avec l'objet qui l'a formée. *Voy.* Cautère.

CAUTÈRE, s. m., *cauterium*, *cauter* ou καυτήρ, καυτήριον, de καίω, je brûle. — Confondant l'instrument ou l'objet avec lequel on forme le cautère, et la plaie profonde qui est le résultat de l'application du caustique, ou le cautère lui-même, on a considéré ces deux mots comme parfaitement synonymes ; ainsi on a appelé cautère *actuel* un instrument métallique rougi au feu, et cautère *potentiel* toute sorte de caustique ; c'est à nos yeux un vice d'expressions qu'il faudrait faire disparaître du langage médical. Pour nous qui ne donnons le nom de cautère qu'au petit ulcère dont on entretient à dessein la suppuration, nous allons décrire les procédés par lesquels on peut les former. Nous disons les procédés, car il y a plusieurs manières d'établir un cautère.

Le plus simple consiste à pincer la peau qui recouvre la partie où on veut le placer, à fendre ou inciser cette peau avec un bistouri, et à placer entre les lèvres de la plaie qu'on a faite, une petite boule de charpie ou un pois. C'est le moyen le moins usité.

Un autre procédé consiste à se servir du *caustique,* et, par exemple, de la potasse ou de la poudre de Vienne. S'agit-il de la potasse, on applique sur la peau un emplâtre de diachylum percé au centre d'une ouverture de la forme qu'on veut donner à l'escarre, mais d'une étendue moindre de moitié. On place au centre de cette ouverture, un ou plusieurs fragments de potasse caustique, qu'on recouvre d'un emplâtre de diachylum plus grand que le premier, et enfin

d'une compresse et d'une bande. Après six ou sept heures, l'action du caustique étant épuisée, on lève l'appareil et on trouve une escarre d'un jaune bleuâtre, plus grande du double que l'ouverture de l'emplâtre ; on la fend avec le bistouri, on la recouvre d'un morceau de diachylum, et l'on attend qu'elle se détache selon le besoin.

N. B. Il faut avoir l'attention de ne pas mettre trop de potasse, une couche d'un millimètre suffit en général pour traverser la peau. Ordinairement, la moiteur de cette dernière est suffisante pour liquéfier le caustique ; cependant si elle était trop aride, comme chez les vieillards, on l'humecterait avec un peu de salive ou une goutte d'eau. S'agit-il de la *poudre de Vienne,* mélange intime, dans un mortier de fer, à l'aide de la pulvérisation, de 5 parties de potasse caustique à laquelle on ajoute peu à peu 6 parties de chaux vive ; on prend une quantité suffisante de cette poudre, qu'on met sur une soucoupe et on y ajoute assez d'alcool ou d'eau de Cologne pour en faire une petite pâte, qu'on pétrit avec une spatule d'argent ou le manche d'une cuiller. On applique sur la peau une couche de cette pâte, de quatre millimètres environ d'épaisseur, en ayant soin d'en circonscrire nettement les bords avec la spatule mouillée d'alcool, et de lui donner les dimensions voulues, car l'escarre présentera absolument la même forme. Au bout de cinq à six minutes, la peau est cautérisée jusqu'au tissu cellulaire, ce qu'on reconnaît à l'apparition d'une petite ligne grisâtre sur les bords de la pâte caustique : dès lors on peut enlever celle-ci et laver l'escarre avec le même liquide qui a servi à faire la pâte, ou un peu d'eau vinaigrée. Si on voulait une escarre plus profonde, on laisserait la pâte dix, quinze et même vingt minutes sur la peau. La douleur est quelquefois moindre que celle du vésicatoire.

Les maladies dans lesquelles les cautères sont indiqués sont si nombreuses, qu'on en fournirait une liste fort longue si on voulait les énumérer. A défaut, nous dirons que ces fonticules semblent devoir convenir plus particulièrement lorsqu'il faut, par une révulsion ou une dérivation constantes, par un travail inflammatoire artificiel permanent, enrayer la marche de l'inflammation des tubercules, ou prévenir leur développement, ou empêcher une éruption secondaire, lorsqu'on a déjà constaté l'existence de tubercules crus ou d'excavations ulcéreuses. Cette méthode n'est assurément pas nouvelle, puisque déjà Hippocrate formait quatre escarres sur les parois du thorax, avec le fer rougi à blanc; que Celse recommande d'en faire six au même instant, un sous le menton, un à la gorge, un sous chaque mamelle et un de chaque côté sous l'angle inférieur de l'omoplate. A la vérité, ce moyen est horriblement douloureux, et on l'a presque entièrement abandonné pour y substituer les moxa, la potasse caustique ou la poudre de Vienne ; mais en fait, le principe qui préside à leur application n'en est pas moins fondé.

De même les cautères conviennent parfaitement dans certains cas de goutte et de rhumatisme : toutefois nous devons faire remarquer, avec Barthez, en particulier, que quelque utiles qu'ils soient dans le rhumatisme invétéré, cependant l'habitude même de ce remède en affaiblit à la longue l'effet préservatif chez les personnes sujettes aux retours de cette affection ; dès lors mieux vaut les vésicatoires volants.

C'est comme dans l'hydropisie, en général, et l'hydrothorax en particulier, l'utilité des vésicatoires est incontestable, n'est-ce pas ? Eh bien, un fonticule établi de chaque côté de la poitrine, au-dessous de l'insertion du diaphragme, est bien plus puissant encore, et par suite, l'amélioration bien plus marquée quand la totalité du derme a été altérée.

Ici se présente une question : les cautères guérissent-ils l'épilepsie, arrêtent-ils le développement du cancer ? Plusieurs cas établissent incontestablement l'efficacité du cautère dans l'épilepsie : parmi les plus remarquables, se trouve l'histoire d'une famille dont le père et ses huit enfants moururent d'épilepsie, et du frère et oncle de ces infortunés qui, ayant déjà perdu, lui aussi, deux enfants épileptiques, craignait à tout instant de voir mourir le troisième de convulsions, auxquelles il était sujet, lorsque Zacutus Lusitanus entreprit de le traiter et le guérit radicalement, au moyen d'un cautère et des autres secours indiqués en pareils cas. Depuis et avant, nombre de médecins avaient reconnu que le cautère au sinciput était avantageux ; c'est donc un moyen à tenter dans une maladie si affligeante, si dangereuse, si rebelle, qui *abêtit* ou tue.

Quant au cancer, les médecins ne sont pas d'accord sur l'utilité du cautère, les uns en approuvent l'application, et les autres la blâment. Quoique nous soyons convaincu que toutes les fois qu'il y a dyscrasie cancéreuse, ou vice cancéreux constitutionnel, le cautère ne sert absolument à rien contre l'état cancéreux, et qu'il n'en empêchera point le retour si on fait l'ablation d'une masse cancéreuse ; nous croyons cependant que dans les cancers internes, toutes les fois qu'on n'est pas assuré par la coloration jaune de la face, que c'est bien réellement un cancer que le malade porte, il faut se servir du cautère qui enrayera ou guérira le squirrhe, surtout si au fonticule s'ajoute l'action de quelques médicaments énergiques appropriés à la nature du mal.

CENTAURÉE, s. f., *centaurea*, L. — Genre de plantes de la syngénésie polygamie frustranée, L., famille des corymbifères, J.— Ce genre comprend les trois espèces suivantes : 1° La *centaurea cyanus*, vulgairement, barbeau ou bleuet ; 2° la *centaurea benedicta*, chardon bénit ; 3° la *centaurea calcitrapa*, chardon étoilé ou chausse-trape. Il y a encore plusieurs espèces de centaurées, à savoir

la centaurée jaune, la centaurée bleue, qui ne sont pas des plantes médicinales, et la petite centaurée, qui appartenant au genre *gentiana centaurium*, se trouve mieux placée article **Gentiane** (*Voy.* ce mot). Aucune centaurée n'est guère employée aujourd'hui en médecine.

CÉPHALALGIE, **Céphalée** ; *cephalalgia*, *cephalœa* ou κεφαλαλγία, κεφαλεία, de κεφαλή, tête et ἄλγος, douleur ; vulgairement mal de tête. — Les expressions *céphalalgie*, *céphalée*, conviennent généralement à toute douleur idiopathique ou symptomatique, continue ou périodique, légère et passagère, ou violente et opiniâtre qui se fait sentir soit dans un des points de la cavité du crâne (on dit alors qu'elle est bornée) ; soit à la totalité de la masse crânienne, et on l'appelle générale. De même, on a donné le nom de *clavus* à la douleur de tête localisée dans un petit point circonscrit, où il semble qu'un clou a été enfoncé, phénomène assez généralement remarqué dans l'hystérie (clou hystérique des auteurs), et celui d'*hémicranie* ou **Migraine** (*Voy.* ce mot), à celle qui occupe tout un côté de la tête, et qui devient parfois si violente qu'elle s'accompagne de phénomènes sympathiques, principalement du côté de l'estomac (nausées, vomissements), d'où la dénomination de *cephalœa vomitoria* qu'on lui a donnée. Le mal de tête est essentiel ou symptomatique : essentiel, il constitue une des névroses de l'encéphale, et réclame le traitement propre aux maladies nerveuses (*Voy.* **Elément nerveux**) ; symptomatique, on doit diriger son attention vers l'affection concomitante et la combattre. Néanmoins il n'est pas sans intérêt d'étudier en quel point de la tête la douleur a son siége, cette détermination pouvant aider le praticien a former son d.agnostic. Ainsi, on a remarqué que dans les maladies bilieuses, la douleur est frontale ou sus-orbitaire ; dans la lésion des viscères abdominaux, elle se fait sentir sur le sommet de la tête, et, dans les maladies muqueuses, à la partie postérieure du crâne ; fixée dans ce dernier lieu. elle est l'indice aussi d'une lésion du cervelet, cas bien plus grave que les lésions du cerveau, à cause de l'origine des nerfs.

CÉPHALITE, *cephalitis* de κεφαλή, tête.— C'est le nom que l'on a donné à l'inflammation de la propre substance du cerveau, réservant celui d'*arachnoïdite* pour désigner celle de l'arachnoïde, et celui de *méningite* pour la phlegmasie de la dure-mère. On conçoit que ces distinctions n'ont, d'importance réelle qu'en théorie ou en anatomie pathologique, et ne sont d'aucune utilité pratique ; les causes, les symptômes, le traitement et les terminaisons étant à peu près les mêmes. Nous les confondrons donc dans un même article, sous la dénomination d'**Encéphalite** (*Voy.* ce mot).

CÉRAT, s. m., *ceratum*, κηρωτὸν de κηρὸς, cire.— C'est un mélange de cire, d'huile et d'eau, dont on se sert comme médicament externe : il varie de nom, selon la manière dont il est composé.

A l'état *simple*, ou *cérat de Galien*, il se prépare avec quatre parties de cire blanche, seize parties d'huile d'amande douce, et douze d'eau pure ou d'eau distillée de roses, que l'on mélange intimement de la manière suivante : Mettez fondre la cire dans l'huile à un feu très-doux, et quand la cire est complétement fondue, ajoutez petit à petit de l'eau de rivière (si c'est possible) goutte à goutte, et battez le liquide à mesure que vous y versez l'eau, pour que celle-ci ne se sépare pas en gouttelettes des autres ingrédients. Une précaution à prendre pendant l'été, c'est de mettre une plus grande proportion de cire, pour que le cérat ne soit pas trop liquide. Il faut le conserver à l'abri de la chaleur, pour qu'il ne s'altère pas en vieillissant.

Nous avons dit que les cérats prenaient des noms particuliers, selon la manière dont ils sont composés ; pour être plus exact, nous dirons que le cérat simple forme la base de tous les autres, et que, suivant qu'on y ajoute du camphre, de l'extrait de Saturne, du soufre, etc., il devient cérat *camphré, saturnisé, soufré*, etc. Ainsi, pour avoir du

Cérat camphré, on unit deux gros de camphre à chaque once de cérat ordinaire ;

Cérat saturnisé, on ajoute, dans la proportion d'une à deux onces par livre, le sous-acétate de plomb liquide ;

Cérat soufré : il se prépare en substituant le soufre sublimé et lavé à l'acétate de plomb ;

Cérat opiacé ; d'après la formule du docteur Lagneau, on l'obtient en délayant de quinze grains à un gros d'opium brut dans un jaune d'œuf, que l'on mélange avec le cérat. Lagneau y ajoutait quelquefois un gros de camphre.

Cérat dessiccatif de Barthez. Pr. : huile d'olive, quatre onces ; cire blanche ; pierre calaminaire préparée (oxyde de zinc natif), de chaque, deux onces ; sel de saturne, deux gros. F. S. A. Ce cérat est un puissant dessiccatif et convient parfaitement appliqué sur les ulcères invétérés, après avoir fait préalablement des fomentations sur les parties affectées avec l'eau de chaux.

Les cérats dont nous avons indiqué la préparation diffèrent par leurs propriétés médicinales ; l'emploi de chacun étant indiqué dans des articles spéciaux, nous n'en parlerons pas dans celui-ci.

CÉREBRALE, (fièvre). — C'est le nom que les anciens avaient donné à l'inflammation aiguë du cerveau, ou de ses membranes, avec réaction forte, fébrile, et auquel les modernes ont substitué ceux de céphalite, ou d'encéphalite, de cérébellite, pour désigner la phlogose du cerveau et celle du cervelet ; et ceux d'arachnitis ou de méningite, pour indiquer quelle est celle de ces enveloppes qui est atteinte de phlegmasie. Comme, au lit du malade il est bien difficile de décider quel est le siége de cette inflammation, nous avons réuni ces différentes affections en une seule, que nous avons décrite sous le nom d'Encéphalite (*Voy.* ce mot.)

CERFEUIL, s. m., *chærophyllum, scandix cerefolium*, L. ; pentendrie digynie, L., famille des ombellifères, J. — Cette plante, qui sert plus comme aliment que comme médicament, possède cependant des propriétés rafraîchissantes ; aussi entre-t-elle dans la composition du suc d'herbe. Les fumigations qu'on fait avec la décoction du cerfeuil, les bains de siége qu'on en prépare, les cataplasmes composés de ses feuilles conviennent dans tous les cas où les émollients sont nécessaires.

CERVEAU, s. m., *cerebrum.* — Situé dans l'intérieur du crâne dont il occupe la plus grande partie, le cerveau est en rapport, par ses enveloppes membraneuses, avec les os de cette cavité, excepté en arrière où il répond au cervelet.

Cet organe (le cerveau), composé de substance blanche et de substance grise, que Malpighi a annoncé le premier être de nature fibreuse, opinion admise par Gall et autres, n'a pas des rapports immédiats avec la partie osseuse de la boîte crânienne, puisque plusieurs membranes l'en séparent. Cependant, comme la pie-mère, l'arachnoïde et la dure-mère elle-même enveloppent et soutiennent les diverses parties de la masse encéphalique : que la dernière de ces membranes que nous savons être aussi de nature fibreuse, dense, épaisse, forme plusieurs replis dans lesquels logent les différents sinus ou canaux veineux cérébraux ; que toutes ces parties, enfin, ont une connexion intime avec la masse cérébrale, on a généralement admis que le cerveau est en rapport intime avec les parties dures qui le protégent contre l'action des agents extérieurs.

Quoi qu'il en soit, considéré dans sa *région supérieure*, on découvre que la masse totale du cerveau est partagée en deux parties égales, l'une à droite, l'autre à gauche, que l'on nomme les hémisphères, par un sillon profond qui loge la faux du cerveau ; que chacun de ces hémisphères présente des circonvolutions et des anfractuosités dont la grandeur et la figure sont variables, mais qui s'écartent les unes des autres dans la vieillesse, ce qui avait fait dire à Portal qu'elles étaient plus profondes à cette époque de la vie.

Quant à sa *région inférieure*, elle présente, dans la ligne médiane, 1° une fente qui termine en avant la grande scissure du cerveau et divise les lobes antérieurs ; 2° une portion membraneuse transparente et peu résistante, qui bouche le fond du ventricule moyen et s'étend de la partie inférieure et antérieure du corps calleux à la réunion des nerfs optiques ; 3° la commissure des nerfs optiques ; 4° le tubercule cinereum ; 5° la tige pituitaire ; 6° la glande ou corps pituitaire ; 7° les tubercules mamillaires ; 8° l'excavation triangulaire, placée derrière ces tubercules, entre le prolongement antérieur des protubérances cérébrales, lesquelles sont unies par une portion médullaire qui concourt à former les parois antérieures du ventricule moyen ; 9° la protubérance cérébrale ; 10° une fente considérable, verticale, située derrière la protubérance, terminant en arrière la grande scissure du cerveau et séparant les lobes postérieurs ; 11° une fente placée entre l'extrémité postérieure du corps calleux et la face postérieure de la protubérance, large, transversale, par laquelle la pie-mère pénètre dans le ventricule moyen, en formant un repli qui renferme le canal arachnoïdien et la glande pinéale ; 12° Deux autres fentes latérales, une de chaque côté, continues avec la précédente, demi-circulaires, placées entre les corps frangés et les couches optiques, traversées par la pie-mère qui s'introduit dans les ventricules latéraux.

Sur les côtés de la ligne médiane, la surface inférieure du cerveau, divisé en trois lobes, présente d'avant en arrière, A le lobe antérieur, B le lobe moyen, C la scissure de Sylvius, D une autre scissure longitudinale formée par le lobe moyen, en dehors et par le prolongement antérieur de la protubérance en dedans, E le lobe postérieur.

A l'intérieur, les hémisphères étant examinés de haut en bas, on trouve *a* le corps calleux ; *b* le septum lucidum ; *c* la voûte à trois piliers, dont les angles postérieurs s'enfoncent dans les ventricules latéraux et forment les corps frangés ; *d* la glande pinéale ou cenarium de Galien et de Chaussier ; *e* le ventricule moyen.

Enfin, dans les hémisphères, se trouvent les deux ventricules latéraux qui présentent, savoir : à la partie supérieure les corps cannelés, les couches optiques, et les bandes demi-circulaires ; à la partie inférieure les corps frangés, les cornes d'Ammon, l'accessoire des cornes d'Ammon ; en arrière la cavité ancyroïde et l'ergot.

Dans la dissection du cerveau, on rencontre également la toile choroïde ; mais comme ce sont des productions de la pie-mère, membrane cellulo-vasculaire, qui enveloppe cet organe de toutes parts, nous n'avons pas cru devoir la comprendre dans la description que nous en avons faite. Nous ne nous sommes pas occupé non plus des glandes de Paccioni, ni des lamelles cérébelleuses du cerveau (il en compte de 700 à 780), ni de sa circonférence : elle est communément de vingt-deux lignes, ces choses étant très-variables d'individu à individu.

La circulation de l'encéphale se fait à l'aide des sinus, dans lesquels les artères carotides internes versent continuellement le sang, et de la vessie jugulaire interne, que les anatomistes considèrent comme la continuation des canaux veineux du cerveau. La jugulaire interne est d'un calibre plus considérable que l'externe, et communique avec elle par un rameau assez gros ; l'externe communique à son tour par de petites branches avec les sinus, qui se dégorgent enfin quelquefois dans les veines occipitales.

CERVELET, s. m., *cerebellum.*—Egalement composé de substance blanche et de substance grise, occupant la région inférieure et postérieure de la cavité du crâne, ou, si l'on préfère, situé dans les fosses postérieures de la base du crâne, au-dessous de la tente qui porte son nom, le cervelet, comme le cerveau, est formé de deux hémisphères. Examiné à sa surface inférieure, celle-ci présente, 1° sur la ligne médiane, un enfonce-

ment profond qui loge, en devant, l'origine de la moelle vertébrale, et qui, en arrière, est divisé en deux parties, par une éminence assez volumineuse, appelée éminence vermiculaire inférieure. Elle est composée de feuillets parallèles, transversaux et inégaux en volume ; 2° sur les côtés, cette région offre deux surfaces arrondies et convexes, reçues dans les fosses occipitales inférieures, et à chacune desquelles on distingue quatre lobules qui dérivent des axes concentriques et aboutissent en dedans à la dépression moyenne.

Quant à sa surface supérieure, elle présente, sur la ligne médiane, une saillie allongée, appelée éminence vermiculaire supérieure, portion fondamentale du cervelet, qui est formée par l'entre-croisement des lames dont se composent les hémisphères de cet organe. Celui-ci enfin est échancré en devant, pour recevoir une partie de la protubérance cérébrale qui se continue avec elle par son prolongement postérieur, présentant dans ce sens, entre la protubérance et la face inférieure du cervelet, une excavation qui répond à l'aqueduc de Sylvius, offrant en arrière une échancrure triangulaire occupée par la faux du cervelet.

Protubérance cérébrale. Placée au milieu de la base du crâne, entre le cerveau et le cervelet, avec lesquels elle se continue par ses prolongements, la protubérance cérébrale offre à sa surface supérieure : 1° les tubercules quadrijumeaux décrits par Galien, nommés depuis *nates et testes;* 2° la valvule de Vieussens ou de l'aqueduc de Sylvius. A l'intérieur, on découvre : A l'aqueduc de Sylvius, B les ventricules du cervelet ou quatrième ventricule, qui offre, premièrement, quatre parois, dont l'antérieure formée par la protubérance cérébrale présente une rainure médiane appelée *calamus scriptorius;* on y voit aussi l'orifice postérieur de l'aqueduc de Sylvius ; secondement, quatre prolongements, deux antérieurs ou cérébraux, deux postérieurs ou cérébelleux ; les premiers portent le nom de pédoncules, cuisses, jambes antérieures, bras de la moelle allongée ; et les seconds celui de pédoncules du cervelet, cuisses inférieures de la moelle allongée.

Le cerveau est-il une continuation, un simple épanouissement de la moelle épinière ? ou bien est-ce la moelle spinale qui est un prolongement, un épanouissement du cerveau ? Les anatomistes sont divisés en deux camps sur ces questions. Gall a tranché la question en disant : « Le cerveau ne naît pas plus de la masse nerveuse de la moelle vertébrale que celle-ci ne lui donne naissance, » c'est un tout dont les premiers rudiments se trouvent dans la cicatricule de l'œuf humain, et qui se développe suivant des lois primordiales que l'intelligence humaine ne saurait pénétrer.

Fonctions du cerveau. Le cerveau est l'instrument dont l'âme se sert pour se mettre en communication avec le monde extérieur, à l'aide des sens qui lui servent d'intermédiaire. C'est par lui que l'intelligence dicte aux muscles leurs mouvements ; c'est sur ses feuillets qu'elle inscrit tout ce dont elle désire conserver le souvenir ; c'est en lui qu'elle concentre toutes ses facultés intellectuelles et tous les sentiments affectifs, pour, par lui, les communiquer et les répandre. (*Voy.* mon Introduction au Dictionnaire des facultés intellectuelles et affectives de l'âme.)

CÉVADILLE, s. f., *veratrum sabadilla*; plante du Mexique, de la famille des colchicacées, dont les fruits capsulaires sont à trois coques jaunâtres, allongées, et ressemblant grossièrement à des grains d'orge ; ils renferment un principe très-actif, découvert par Pelletier, qui l'a nommé *vératrine*.

La vératrine, prescrite à l'intérieur dans la goutte et le rhumatisme, paraît également utile, soit qu'on l'administre sous forme d'acétate, de sulfate ou de tartrate ; mais c'est surtout dans les névralgies qu'elle produit les meilleurs effets. Dans ces cas, dix grains de vératrine, mélangés exactement à une once d'axonge, forment une pommade qui, étendue sur une large surface, calme bientôt la douleur, éloigne les accès, et finit par les faire cesser complétement.

Quant aux capsules elles-mêmes, elles ont été de tout temps conseillées comme vermifuges, et, dans ces derniers temps, on a signalé leur efficacité contre le ténia; mais on y a bien vite renoncé, parce que l'administration de ces fruits n'est pas sans danger, alors que la fougère et l'écorce de racine de grenadier n'en offrent pas. C'est comme pour l'habitude où sont les habitants de la province de saupoudrer la tête de leurs enfants avec la poudre de cévadille, lorsqu'ils ont des poux ; cette pratique ne saurait être trop condamnée, les ulcérations que les enfants déterminent communément au cuir chevelu, lorsqu'ils se grattent, offrant une surface par laquelle la poudre peut être absorbée, ce qui est généralement suivi d'accidents graves.

CHANCRE, s. m., *cancer*. — C'est le nom que l'on a donné à certains ulcères, de nature syphilitique, qui ont de la tendance à s'étendre et à ronger les parties environnantes, à la manière du cancer. (*Voy.* SYPHILIS.)

CHARBON. s. m., *carbunculus* ou ἄνθραξ. — Il consiste dans une tumeur circonscrite, ayant son siége dans le tissu cellulaire souscutané, ressemblant beaucoup à un furoncle, dont il diffère pourtant par sa couleur bleuâtre, livide et quelquefois noirâtre, et par les douleurs bien plus vives encore qu'il détermine. Cette tumeur peut affecter toutes les parties du corps : si on l'abandonne aux soins de la nature, une escarre se forme, l'abcès s'ouvre, et il s'en écoule un bourbillon épais s'échappant par lambeaux des ouvertures multiples qui se sont formées; tandis que si on l'ouvre de bonne heure à l'aide d'un caustique, on procure la sortie d'une matière livide, semblable à de la lie de vin.

On a assigné pour cause au charbon le contact de la peau d'animaux morts, et l'on considère l'inflammation qui s'y manifeste, comme étant d'une nature particulière. C'est pourquoi on a proscrit du traitement les antiphlogistiques qui, non-seulement sont inutiles, mais souvent préjudiciables. On leur préfère avec raison l'application des topiques maturatifs, l'excision ou la cautérisation de la peau, et à l'intérieur l'emploi des purgatifs et des toniques. Du reste, tant que le charbon reste à l'état de maladie locale, charbon *benin*, son pronostic n'a rien de grave, mais s'il s'y joint des symptômes généraux, il constitue alors le charbon *malin*, mieux désigné et plus connu sous le nom de *pustule maligne* (*Voy.* ce mot), maladie qui n'est pas sans danger.

CHAUDE-PISSE, s. f., *gonorrhœa*. — Nom vulgaire donné à l'écoulement blennorrhagique, à cause de la chaleur et de la douleur que l'urine occasionne en traversant le canal de l'urètre. *Voy.* BLENNORRHAGIE.

CHAUX, s. f., *calx*. — La chaux vive, protoxyde de calcium, est toujours un produit de l'art. Son usage est si répandu que nous croyons devoir passer sous silence les caractères auxquels on la reconnaît ; tout comme nous ne dirons rien de sa propriété caustique, tout le monde sachant bien que la chaux possède cette propriété au même degré que la potasse et la soude. Mais ce qui est moins connu peut-être, c'est que la chaux fait la base des pommades épilatoires, et celle entre autres que les frères Mahon ont proposée pour faire tomber les cheveux dans la teigne, et cicatriser les ulcérations du cuir chevelu ; que Hufeland préconisait un mélange de parties égales d'huile d'olive et de chaux contre la teigne, les dartres qui s'accompagnent de démangeaison, les engelures, etc. ; que l'eau de chaux qu'on obtient en dissolvant l'hydrate de chaux dans 450 parties d'eau, contient un grain de chaux par once, a une saveur alcaline très-prononcée, et peut être employée en lotions contre les vieux ulcères, le prurigo ; en gargarisme dans les angines chroniques atoniques ; en boisson, chez les individus qui ont des acidités dans les premières voies, des flatuosités; en injection dans les catarrhes chroniques de la vessie, la leucorrhée, etc. ; qu'à la dose de deux à quatre onces par jour, coupée avec du lait chaud et sucré, elle guérit les flux diarrhoïques, ce qu'on obtient bien plus facilement encore alors qu'on donne un lavement entier, dans lequel on fait entrer quatre ou six onces d'eau de chaux et trois ou quatre gouttes de laudanum de Rousseau. C'est encore par la chaux qu'elles contiennent que les poudres dites absorbantes (yeux d'écrevisses, écailles d'huîtres, etc.) doivent de jouir des propriétés qu'on leur attribue.

CHÉMOSIS, s. m., *chemosis*, de χαίνειν, bâiller. — Maladie de l'œil qui se manifeste quelquefois dans l'ophthalmie, et qui est caractérisée par le gonflement de la conjonctive autour de la cornée transparente ; cette dernière paraît comme enfoncée au milieu du bourrelet rouge formé par le boursoufflement de la membrane qui recouvre l'œil. *Voy.* OPHTHALMIE.

CHLORE, s. m., *chlorum*, de χλωρός, jaune. — Découvert en 1774 par Schéele, qui l'appela acide marin déphlogistiqué, il fut nommé plus tard acide muriatique oxygéné ; mais ce n'a été qu'après que Davy, Gay-Lussac et Thénard ont eu prouvé qu'il était un corps simple qu'il prit le nom qu'il porte aujourd'hui. On l'obtient en faisant réagir l'acide hydrochlorique sur du peroxyde de manganèse, c'est-à-dire en mêlant 1 partie de ce dernier avec 4 parties d'acide à 22°.

Dans un mémoire sur le traitement des maladies du foie, reproduit par les *Archives générales de médecine*, 1824, le docteur William Wallace nous apprend que lorsqu'on expose un individu, dans un appareil convenable, à l'action du chlore, suffisamment mêlé à de l'air ou à de la vapeur d'eau, sous une température de 43° centigrades, il commence, au bout de dix à douze minutes, à éprouver en divers points de la peau une sensation comparable à la piqûre de très-petits insectes ; ce prurit est accompagné de sueurs plus abondantes que n'en solliciterait l'air chargé seulement de la vapeur de l'eau à la même température ; si l'expérience est continuée, la peau finit par se recouvrir de petites vésicules.

Si on fait arriver directement la vapeur chlorurée sur une partie, la peau prend bientôt en cet endroit une couleur rouge de plus en plus intense ; elle devient chaude, douloureuse, se tuméfie et se soulève. Cet état persiste quelques jours au bout desquels l'épiderme se détache par desquammation ; enfin l'on obtient la série de phénomènes qui se développent dans l'érysipèle. Les effets immédiats de l'application de la vapeur du chlore sont donc une exaltation de la sensibilité de la peau accompagnée de sueurs particulières, avec augmentation de sécrétions, congestion sanguine dans les capillaires et élévation de la température.

Ce n'est pas tout, l'action du chlore est tellement irritante pour les organes pulmonaires qu'il cause immédiatement une violente inflammation de la muqueuse du larynx et des bronches, s'il est mêlé à l'air en notable quantité ; respiré pur, il tue en quelques secondes.

Avant qu'on eût songé à faire servir le chlore au traitement des maladies, on l'appliquait à l'hygiène comme désinfectant. Ainsi peu de temps après que le professeur Hallé eut le premier, dans un rapport sur les fosses d'aisances (1785), signalé la propriété antiseptique du chlore, Fourcroy le recommanda (1791), comme propre à désinfecter les cimetières, les caveaux funéraires, les étables dans les cas d'épizootie, à détruire les effluves infectés, les virus contagieux, les miasmes délétères ; et Guilbert, (même année) le proposa pour centraliser les miasmes répandus dans l'air, ou qui adhèrent aux corps infectés, et comme le meilleur anticontagionniste. Ce dernier dit l'avoir employé avec Vauquelin, pour détruire l'odeur pernicieuse qui s'exhale des cadavres, et l'on sait que Cruikshank et Chaussier s'en servirent dans les salles de dissection. Toutefois, nous devons le dire, ce n'est guère qu'à Guyton de Morveau que re-

vient la plus grande part du mérite d'avoir en quelque sorte popularisé l'emploi du chlore, son zèle et sa persévérance seule l'ayant fait enfin adopter partout et par tous. Voici quel était son procédé :

Prenez du muriate de soude (sel gris de cuisine) 5 parties ; oxyde de manganèse pulvérisé et tamisé 1 partie ; acide concentrée à 66° (l'huile de vitriol), 4 parties. Mêlez sans triturer le sel et le manganèse dans un vase de porcelaine, et mettez à froid ou à chaud, en une fois, l'acide sulfurique. Il faut répandre la vapeur qui se dégage dans l'appartement que l'on veut désinfecter. A vrai dire, ce n'est que le chlore gazeux qui fut employé dans le principe à cet usage, et les choses se passèrent ainsi jusqu'en 1815, époque à laquelle Thénard proposa le chlore liquide, moyen bien plus commode et plus facilement applicable et qui d'ailleurs est aussi actif comme désinfectant que les chlorures alcalins.

Mais si le chlore et les chlorures sont évidemment efficaces, en tant que désinfectants, et deviennent par là d'un bien grand secours dans les épidémies, que dirons-nous du chlore employé en topique et mis directement en contact avec la matière organique chargée du principe virulent ? Nous dirons qu'il le détruit complétement, et la preuve, c'est que Pariset et les autres membres de la commission médicale envoyée en Egypte, en 1829, pour y étudier la peste, ont pu se vêtir impunément des vêtements des pestiférés, après qu'ils eurent été lavés et mis en macération dans une solution de chlorure de soude affaiblie et puis séchés au soleil. Nous dirons encore que les lotions et injections faites avec l'hydrochlore et les chlorures alcalins ont pu modifier le virus rabiéique dans les plaies faites par un animal enragé, et préserver de l'hydrophobie ; mais que cependant les faits ne sont ni assez nombreux ni assez concluants pour négliger l'emploi des autres moyens que l'on a conseillés dans ce double but (*Voy.* RAGE). Nous dirons également, qu'il peut être avantageux d'injecter avec de l'eau chlorurée les foyers des vastes abcès qui entretiennent une fièvre de résorption (Boyer de Marseille) ; de faire pénétrer des injections chlorurées dans la matrice, lorsque le placenta ou une masse quelconque se putréfient dans la cavité utérine ; qu'on peut donner des lavements de chlorure de chaux ou de soude pour modifier l'odeur des selles des dyssentériques ; de lotionner la surface du corps dans les cas de variole confluente, alors que le pus commence à exhaler une odeur fétide, etc., etc.

Nous avons parlé des propriétés irritantes du chlore sur les voies respiratoires ; ne serait-il pas possible de l'utiliser dans quelques cas de maladie des poumons ? Il paraît qu'on l'a tenté et que même on en a un peu trop exalté l'efficacité, car il s'agissait déjà d'un spécifique de la phthisie pulmonaire. Il est facile de comprendre que, dans les catarrhes pulmonaires chroniques, atoniques, bien souvent, trop souvent confondus avec la phthisie tuberculeuse, les vapeurs de chlore peuvent avoir facilité l'expectoration, diminué l'exhalation bronchique et guéri le catarrhe ; mais faire inspirer un gaz irritant à des individus chez qui il y a inflammation évidente, comme cela se passe dans la phthisie pulmonaire, ce serait activer le foyer de l'incendie. Voilà pourquoi Laennec, Husson, MM. Chomel, Andral, etc., ont été contraints d'y renoncer. Après avoir, pour la plupart, constaté quelque mieux les *premiers jours* de son emploi, bientôt il fallut le suspendre, parce qu'il se manifestait de l'irritation au larynx, une sensation de sécheresse dans la poitrine et de la toux, preuve bien manifeste de son action malfaisante.

Somme toute, le chlore agit, 1° comme désinfectant. A ce titre voici comment on doit procéder, suivant les conseils de Labaraque : Pour éviter l'infection d'un appartement ou le désinfecter, il faut placer un plus ou moins grand nombre d'assiettes, selon l'étendue du local, contenant une cuillerée de chlorure de chaux liquide et six cuillerées d'eau : le mélange doit être renouvelé tous les jours. En outre, dans les magasins, les ateliers, on doit faire des arrosages avec un liquide contenant une partie d'hydrochlore par vingt-cinq à trente parties d'eau. S'agit-il des égouts, des latrines, on verse dedans une bouteille d'hydrochlore, mêlée à quarante bouteilles d'eau. A-t-on touché à des objets infectés, les mains doivent être lavées avec une eau contenant une vingtième de chlore. Veut-on retarder l'inhumation d'un cadavre et en empêcher la putréfaction ; après avoir versé une bouteille d'hydrochlore dans douze livres d'eau, on trempe des draps dans ce mélange, on en enveloppe le corps et on entretient les draps continuellement humides, par des arrosages avec le même liquide.

2° Le chlore agit encore comme excitant, et se montre efficace dans les ulcérations atoniques internes ou externes ; dans l'angine gangréneuse, les aphthes, les ulcères scorbutiques des gencives ou de la surface du corps ; contre certaines éruptions herpétiques, etc. ; en un mot, toutes les fois qu'il faut stimuler les tissus et procurer un surcroît de vitalité dans les parties affectées. Il convient donc dans les catarrhes vésicaux, vaginaux (leucorrhée) et contre un flux séreux dont on veut tarir la source, alors que la période d'inflammation est complétement passée, et que la faiblesse de la partie devient une cause réelle de la prolongation de l'excrétion muqueuse anormale.

Mode d'administration et dose. La dose de l'hydrochlore à l'intérieur varie de dix gouttes à un gros par jour ; on le donne ordinairement mêlé de l'eau sucrée. Pour l'extérieur, on l'étend avec deux, quatre ou six fois son volume d'eau, suivant l'usage auquel on le destine, et l'état des parties sur lesquelles il doit être appliqué. Quant aux vapeurs de chlore, on a imaginé des appareils pour les faire aspirer, mais ils fatiguent tous plus ou moins le malade, et l'on a cessé de les employer. Du reste, il suffit de verser un peu de chlorure de chaux dans un vase contenant de l'eau, et d'en humer petit à petit la vapeur qui s'en exhale.

Pommade des frères Mahon contre la teigne. Pr. : soude du commerce trois gros ; chaux éteinte, deux gros ; axonge, deux onces : M. — Leur poudre épilatoire, qui est un remède secret, contient, d'après l'analyse qu'en a faite M. Chevalier, de la chaux éteinte et presque carbonatée, de la silice, de l'alumine et de l'oxide de fer, du sous-carbonate de potasse et du charbon. Pour la manière de s'en servir. *Voy.* Teigne.

CHLOROFORME. *Voy.* Éthérisation.

CHLOROSE, s. f., *chlorosis* ou χλωρός, vert, ou tirant sur le vert. — C'est une maladie caractérisée par la décoloration de la peau du visage et du reste du corps, par la flaccidité des chairs et un état de langueur et de faiblesse habituel, soit de tout l'organisme en général, soit des divers systèmes d'organes en particulier. Cette maladie qui doit son origine à toute cause affaiblissante, physique ou morale, qui tend directement ou indirectement à apauvrir le sang, ou à l'altérer dans sa constitution physico-chimique, se manifeste sous deux états, qui ne diffèrent entre eux que par l'intensité, la gravité et la persistance des symptômes physiques et moraux. Ainsi, dans la chlorose légère le teint perd son coloris, sa fraîcheur, il pâlit (de là le nom de *pâles couleurs* qu'on a donné à cette maladie), et passe au jaune paille ; au lieu que, dans la chlorose grave, la face est terne, verdâtre, plombée et même terreuse ; dans l'une, les lèvres pâlissent, les yeux se cernent légèrement, la bouche est pâteuse, la langue blanche et un peu chargée, quelquefois rouge à la pointe et sur les bords, l'appétit nul ou dépravé ; dans l'autre, le visage est bouffi, le matin seulement, et les malléoles le soir, les joues sont flasques et pendantes, les oreilles pâles et froides, ainsi que le nez ; les lèvres minces et violettes ou pâles, les paupières cernées d'un cercle bleuâtre, les yeux larmoyants, abattus, tristes, à demi fermés, et pourtant la conjonctive conserve toujours sa couleur habituelle ; les caroncules lacrymales, les gencives pâlissent, le goût pour les aliments est dépravé, et cette dépravation s'étend même quelquefois jusqu'aux boissons ; on découvre des tics de natures diverses (l'un croque du charbon, l'autre de la craie, celui-ci mange des acides, etc). Dans le premier cas, le malade se plaint de céphalalgie légère ainsi que d'une douleur épigastrique, douleur qu'augmente la pression, mais qui néanmoins est encore supportable, de lassitudes, d'une sorte de torpeur générale, d'engourdissement et de brisement des membres, quelquefois de douleurs un peu vives dans les cuisses et les lombes ; de respirer difficilement s'il marche vite, court ou monte un escalier, d'avoir des battements de cœur ; dans le seconde, il éprouve des tintements d'oreilles, des éblouissements, un commencement d'amblyopie, une céphalalgie vive à l'occiput, des douleurs plus ou moins fortes dans le fond

des orbites, les nerfs du crâne et du cou, ou
une simple pesanteur de tête avec somnolence. Néanmoins le sommeil est léger, pénible, troublé par des rêves ou par un affreux
cauchemar, la respiration est gênée, rare :
de là, des bâillements fréquents ; au moindre
mouvement un peu brusque, et même par le
plus léger exercice, l'essoufflement est extrême, une toux nerveuse se déclare, les battements du cœur s'accélèrent au point de dégénérer en palpitations très-violentes et fort
incommodes, les artères temporales et carotides battent avec force et produisent, à la
région du cou, un bruit de soufflet, de *diable*,
bruit qui, du reste, peut être entendu à bien
d'autres endroits qu'au cou et est caractéristique. La douleur épigastrique est presque
incessante, l'estomac se ballonne après les
repas, les digestions sont très-pénibles et
donnent lieu à la formation de gaz ; il s'y
joint des borborygmes, des nausées, des vomissements avec constipation, ou des tranchées avec du dévoiement. Enfin, dans le
premier cas, le pouls est vite et fréquent, les
règles ne s'établissent pas chez les pubères,
ou se suppriment après s'être montrées, ou
n'apparaissent qu'à de très-rares intervalles,
le sang est légèrement aqueux ; dans le second il se manifeste des hémorragies symptomatiques par le nez, la bouche ou l'utérus;
le pouls est petit et faible, inappréciable; les
sueurs sont rares et la perspiration se faisant
mal, la peau paraît rude au toucher; le sang,
qui s'échappe par hémorragie, est si séreux
et si pâle, qu'il ne tache point le linge ; peu
à peu la faiblesse devient plus grande, la voix
s'éteint (aphonie), des syncopes fréquentes
se manifestent, il y a tension des hypocondres, bouffissure générale, ramollissement
des ongles , des obstructions glandulaires,
diarrhée colliquative, fièvre lente et mort.

Au moral, quand la chlorose est légère,
elle se décèle par la tristesse, l'ennui, la mélancolie ; la chlorotique fuit la société, renonce volontairement aux plaisirs, cherche la
solitude pour y verser en secret quelques
larmes, y soupirer, y languir sans soulagement ; et quand la maladie est confirmée ou
grave, le caractère devient bizarre, taciturne, d'une morosité profonde.

En énumérant les symptômes qui caractérisent les chloroses commençantes ou confirmées, nous avons indiqué les changements
survenus dans l'éclat et la fraîcheur du teint,
qui ont fait donner à la maladie le nom de
pâles couleurs; nous ferons remarquer maintenant quant à ce, et c'est chose excessivement importante, qu'il est certaines femmes
habituellement très-colorées, et qui, quoique ayant conservé les apparences d'un état
pléthorique, n'en ont pas moins le sang notablement appauvri. C'est un fait que nous
avons signalé, que l'expérience a confirmé;
et pourtant, combien de médecins qui se
méprennent encore à cette fraîcheur factice,
et qui tirent du sang à une chlorotique!

Nous avons dit et répété plusieurs fois
que le sang était appauvri dans la chlorose,
et qu'il l'était toujours dans toutes les ma-

ladies dites anémiques (*Voy.* Anémie). Pourrait-on préciser à quoi tient cet appauvrissement du sang? C'est une tâche que nous
avions entreprise dans un mémoire qui nous
aurait procuré, nous le croyons, quelques
encouragements, sans l'opposition que nous
avons rencontrée dans le conseil de l'Académie royale de médecine de Paris, qui,
trouvant mauvais qu'un médecin étranger
à l'Académie frondât les opinions d'un de
ses membres les plus estimés, opinions qui
du reste étaient partagées par la plupart de
ses collègues (paroles de Pariset), ne nous
permit pas d'en continuer la lecture. On
nous pardonnera donc de consacrer quelques
pages de ce Dictionnaire à l'exposition
sommaire de ce travail inédit qui, du moins
à nos yeux, n'est pas sans importance.

Ayant observé que les fonctions digestive,
circulatoire, nutritive et génératrice sont imparfaitement accomplies dans la chlorose,
un médecin anglais, Copeland, se crut fondé
d'en conclure que cette maladie provient
d'une action insuffisante du système nerveux et principalement du système nerveux ganglionnaire qui préside en quelque
sorte à toutes les fonctions de la vie organique. Cette théorie, très-séduisante sans doute,
fit beaucoup de prosélytes, et entre autres,
en France, M. Jolly, qui, pour la faire généralement adopter, s'appuya sur deux ordres
de preuves, à savoir : 1° les preuves anatomiques et physiologiques ; 2° les preuves
pathologiques et thérapeutiques. Il fait reposer les premières sur la *corrélation* et l'*association* intimes des nerfs pneumo-gastrique et tri-splanchnique, leur distribution
commune aux organes et aux vaisseaux,
leur solidarité, qui est telle que toute affection de l'un ou de l'autre entraîne nécessairement les mêmes désordres, leur corrélation étant d'ailleurs indispensable à l'accomplissement de la vie nutritive. Et ce qui
le prouve, d'après lui, c'est que la section
de la huitième paire a pour effet *constant* et
immédiat d'empêcher l'exercice de la digestion, des sécrétions, de diminuer sensiblement la chaleur animale et de défibriner le
sang, c'est-à-dire de suspendre la conversion
du sang veineux en sang artériel. Quant à
ses preuves pathologiques et thérapeutiques, il les trouve dans les considérations
suivantes : l'anémie et la chlorose sont une
seule et même maladie. Les causes physiques
et morales qui la produisent déterminent
des névroses de toute espèce et les passions
dites systaltiques ont principalement cet
effet : la nubilité, qui dispose aux maladies
nerveuses, dispose également aux pâles couleurs; les coliques saturnine et végétale,
formes de l'anémie, tiennent à une sédation
nerveuse ; il y a simultanéité d'apparition,
dans certains climats, de chloroses, de névroses et de fièvres intermittentes tierces ; et
ces maladies, qui peuvent bien différer de
forme, dit-il, mais nullement de cause intime, de siége, de nature, guérissent par le
fer et ses préparations, le quinquina et les
amers, qui sont tous spécifiques. Examinons

le mérite de ces deux ordres de preuves.

Et d'abord, en admettant avec l'auteur une *corrélation* et une *association* intimes entre le pneumo-gastrique et le tri-splanchnique, il ne s'ensuit pas qu'elles soient indispensables à l'*accomplissement de la vie*, puisque chez les acéphales et les anencéphales, qui se développent et vivent de la vie embryonnaire, la huitième paire manque à son origine; puisque certains poissons qui existent et se reproduisent (raies, lamproies, etc.) n'ont pas de grand sympathique, etc. : et d'ailleurs, n'est-ce pas que la cicatricule de l'œuf humain contenant les rudiments des systèmes sanguin, nerveux et digestif, on doit croire à leur indépendance relative, quoiqu'il faille l'intégrité absolue de tous pour que les fonctions organiques s'exercent ? Allons plus loin, et demandons si les effets qu'il attribue à la section de la huitième paire sont réellement *constants* et immédiats. Non, car nous avons établi dans notre travail par les faits, les expériences et les déductions que nous en avons tirées, *premièrement :* que la section de la huitième paire n'arrête pas toujours la digestion, et que, lorsque cette fonction est empêchée, ce n'est que *consécutivement* à l'engouement pulmonaire, cause de la mort des animaux soumis à l'expérience, ou, d'après certains, que consécutivement aux troubles généraux qui accompagnent cette section ; *secondement*, que non-seulement la sécrétion gastrique a continué à se faire après l'ablation de la huitième paire, mais encore qu'il est des organes glanduleux, les glandes lacrymales, salivaires, qui sont hors de l'influence du grand sympathique, et qui au contraire reçoivent du cerveau l'excitation sécrétoire ; assurément, on ne dira pas que la sécrétion de la glande lacrymale soit suspendue dans la chlorose ; *troisièmement*, que l'abaissement de la chaleur animale peut s'opérer alors que la huitième paire n'est pas lésée, et qu'il suffit de diminuer l'action cérébrale, ou d'enlever une partie du cervelet, ou de détruire isolément la moelle épinière, pour obtenir ce résultat. Et qu'on ne dise pas que cela tient aux corrélation et association intimes qui unissent ces centres nerveux avec le tri-splanchnique et la huitième paire, car le refroidissement peut provenir, on le sait, de la ligature des artères, et il est plus que probable que les animaux se refroidissent après la lésion du tri-splanchnique, parce que la vie s'éteint graduellement en eux; donc ce ne serait pas d'une manière directe que la lésion du grand sympathique agirait sur la calorification ; *quatrièmement*, enfin, quant à la défibrination du sang ou sa non-conversion de sang veineux en sang artériel, nous avons à nous demander si c'est en agissant sur le système circulatoire ou sur la respiration que la section de la huitième paire empêche cette conversion ? or, ce n'est pas sur le système circulatoire, puisque, si on fait la section du nerf vague et du grand sympathique, en ayant le soin d'entretenir chez l'animal une respiration artificielle, on

voit l'hématose se continuer : elle se continue même quand on a décapité l'animal, si on lui insuffle de l'air dans les poumons ; ce n'est point dans l'air, car la section des nerfs ne peut pas modifier l'état d'un fluide qui est hors de l'économie, et qui, lorsqu'il est introduit artificiellement dans le poumon, a les mêmes propriétés chez l'animal mutilé que chez celui qui ne l'est pas ; c'est donc en arrêtant la respiration. Je vais plus loin, la division des deux nerfs vagues, sans lésion du grand sympathique, trouble la respiration et amène la mort ; tandis que la section de l'un et de l'autre filet nerveux grand sympathique, *sans division* des récurrents, n'altère point cette fonction : que devient, dès lors, la solidarité de leur association intime, de leur corrélation ? Donc, sous aucun chef, les preuves administrées par M. Jolly ne sont admissibles, les faits d'anatomie comparée, de physiologie, et les expériences qui ont été faites, leur étant complétement contraires. Sera-t-il plus heureux pour ses preuves physiologiques ?. Non, car il part d'un faux principe, selon nous, à savoir que l'anémie et la chlorose ne constituent qu'une seule et même maladie (c'est par trop absolu, puisqu'on peut établir entre elles un diagnostic différentiel); et puis, parce qu'il croit et affirme que les causes physiques et morales agissent directement sur le système nerveux, alors qu'elles impressionnent tout l'organisme et le sang en particulier; que la frayeur porte directement sur les nerfs; alors qu'elle agit également, directement sur le sang : que les passions systaltiques affaiblissent inévitablement ; alors qu'elles peuvent parfois redonner des forces (nous prouvions tout cela dans notre travail); donc il se trompe encore.

Il se trompe bien plus grossièrement à l'endroit de la pubilité, qu'il déclare disposer également à la chlorose et aux névroses, puisque *pas un* des seize faits qu'il cite ne s'est manifesté à l'époque de la puberté. Reste l'analogie qu'il trouve entre les coliques végétale et saturnine et l'anémie, qui toutes dépendent d'une *sédation* nerveuse, et la similitude des pâles couleurs avec les névroses et les fièvres tierces des pays marécageux. Eh bien, nous le demandons, si la sédation nerveuse est l'unique cause de la colique métallique et de la chlorose, pourquoi les antiphlogistiques réussissent-ils dans quelques cas de colique saturnine, et sont-ils toujours funestes dans la chlorose ? Pourquoi, s'il y a similitude entre celle-ci, les névroses et les fièvres tierces, voit-on si peu de ces dernières là où l'on voit tant de chlorotiques ? (Faits que nous établissons.) Pourquoi enfin, si le fer et ses préparations, le quinquina et les amers, sont *spécifiques* de ces maladies, le fer ne guérit-il pas les fièvres d'accès, le quinquina toutes les névroses, les amers. ou les toniques la chlorose confirmée ? Pourquoi ? parce que ces affections ne sont pas de même nature : donc la théorie de M. Jolly pèche en tous points, et n'est point soutenable.

Mais quelle est donc la nature des pâles couleurs ? nous demandera-t-on. La DÉFERRUGINATION du sang : nous l'avions avancé en 1837, nous avons voulu le prouver en 1844, on ne nous l'a point permis ; le lecteur comprendra donc que, dans cet article, où nous tenons moins à prouver la fausseté de la doctrine de M. Jolly, que la supériorité de la nôtre, nous nous soyons borné à une analyse sommaire de la première partie de notre travail, et insistions longuement sur la seconde. Voici quelles sont les questions que nous y avions traitées :

1° Le sang contient-il du fer , et dans quelles proportions s'y trouve-t-il comparativement, chez les personnes saines et chez les chlorotiques ? 2° Le fer est-il le principe colorant du sang ? 3° Comment le fer guérit-il la chlorose ?

Ire QUESTION. Le sang contient-il du fer, et dans quelles proportions s'y trouve-t-il comparativement, chez les personnes bien portantes et chez les chlorotiques ?

Si les détails dans lesquels nous allons entrer pour résoudre cette question ne devaient être lus que par des gens auxquels les sciences chimiques sont familières, nous nous serions bien gardé de formuler ainsi notre demande, attendu qu'il n'est pas une seule de ces personnes qui ne sache que Lemery a démontré le premier, je crois, la présence du fer dans le sang ; que Menghini et Rose se sont occupés à déterminer les rapports de ce métal avec le fluide animal qui le contient, preuve qu'il y existe ; que les Fourcroy, les Thénard, les Vauquelin, MM. Orfila, Boudet, Lassaigne, Lecanu, etc., en ont reconnu l'existence, et que Barruel a fait des expériences complétement décisives à cet égard. Cependant, comme ces faits ne sont pas généralement connus de la classe intelligente à qui mon livre est destiné, et qu'il pourrait se faire que parmi les curieux qui me liront il s'en trouve qui, n'ayant pas trouvé dans le sang le fer qu'ils y cherchaient, doutent encore et regardent comme controuvées les expériences qui ont donné des résultats contraires aux leurs, il ne sera pas inutile, je pense, pour porter la conviction dans tous les esprits, de rappeler en quelques mots les essais d'un des plus habiles chefs des travaux chimiques de la Faculté de médecine de Paris. J'en emprunterai le sommaire à MM. Trousseau et Pidoux, qui en ont été ou le sujet ou le témoin.

« L'un de nous, disent-ils, étant à l'école de médecine en 1832, fut pris d'accidents graves qui nécessitèrent une copieuse saignée. Deux livres de sang ayant été tirées de la veine en présence de M. Barruel, il proposa d'en extraire le fer ; ce qui ayant été accepté, le sang fut d'abord mis à calciner, et puis on le plaça, ainsi calciné, dans un creuset préparé d'une certaine manière, comme pour réduire les métaux : il le soumit à l'action d'un feu de forge très-ardent, et nous trouvâmes au fond du creuset un *globule de fer pesant* DIX-HUIT *grains.* »

Le même Barruel traita de la même manière douze onces de sang tiré à M. Orfila, pendant une attaque de choléra qui le mit aux portes du tombeau et en obtint un globule de *sept grains*, que madame Orfila fit monter sur une bague.

Enfin, en 1835, un jeune homme fait une chute de cheval, on lui tire une livre de sang et, comme il avait su de son médecin les expériences de Barruel, il désira également avoir le fer que contenait son sang. Quand il fut rétabli, il alla trouver ce chimiste, et celui-ci obtint en sa présence un globule de fer pesant *neuf grains*, qui, monté sur une bague, fut offert en cadeau à une actrice célèbre de Paris.

Partant, plus de doute sur l'existence du fer dans le sang. Il ne s'y trouve pas en assez grande quantité, il est vrai, pour qu'on ait songé à en forger des clous, des épées et des instruments de toute espèce, comme l'avait espéré Menghini : on n'en a point frappé des médailles pour éterniser la mémoire des grands hommes, comme Deyeux et Parmentier en avaient eu l'ingénieuse idée ; mais il suffit que Barruel en ait extrait des globules qui ont pu être montés en bague pour que la démonstration soit évidente, incontestable.

Mais dans quelles proportions le fer se trouve-t-il dans le sang ? Il s'y trouve pour 0,403 dans les cendres du cruor, d'après Rhades ; pour 0,500 à l'état d'oxyde, ce qui équivaut à 0,379 de fer métallique, dans les mêmes cendres, selon Berzelius ; Engelhars a trouvé qu'il y avait 0,60 de fer dans le cruor sec ; Wenzer, 0,054 d'oxyde de ce métal dans le sang humain, et M. Denis, enfin, qu'il y entrait pour dix parties sur dix mille = un millième parmi les matériaux immédiats qu'il a rencontrés dans le sang comme le constituant. Quoi qu'il en soit, si nous en croyons Burdach, ce chiffre un millième serait le terme moyen de la quantité de fer trouvée dans le sang, quoique Rhades en ait recueilli dans un cas 0,0019, dans un autre, 0,0023 , et que M. Denis l'ait rencontré dans un minimum de 0,0020.

Nous n'insisterons pas davantage là-dessus, et nous nous hâtons de dire qu'il a été observé une différence sensible entre les quantités relatives de fer qui se trouvaient dans le sang des jeunes hommes et celui des jeunes femmes, jouissant les uns et les autres d'une bonne santé ; et une différence bien plus tranchée encore entre le sang des jeunes filles bien portantes et celui des chlorotiques. On a même déduit de la première de ces observations, soit dit en passant, la plus grande prédisposition aux maladies chlorotiques chez le sexe féminin, et je compte me servir de la seconde pour étayer ma théorie de la déferrugination du sang dans les pâles couleurs.

C'est à Fœdish que l'on doit toutes ces analyses ; ses expériences, consignées dans les journaux allemands, ont été reproduites partout : aussi n'éprouvons-nous aucune difficulté à les reproduire nous-même. Les tableaux qu'il a dressés sont d'ailleurs assez curieux pour trouver ici leur place.

TABLEAU COMPARATIF.

Jeune homme sain.		Moyenne.	*Jeune femme saine.*		Moyenne.	*Jeune fille chlorotique.*		Moyenne.
Cruor. 1re exp.	15,611		Cruor. 1re exp.	12,400		Cruor. 1re exp.	9,141	
2e »	15,000		2e »	14,400		2e »	8,590	
	28,611	= 14,305 1/2		26,800	= 13,400		17,731	= 8,865 1/2
Séros. 1re exp.	8,801		Séros. 1re exp.	8,601		Séros. 1re exp.	9,261	
2e »	9,320		2e »	8,920		2e »	8,221	
	18,121	= 9,060 1/2		17,521	= 8,760 1/2		17,482	= 8,741
Fibr. 1re exp.	2,460		Fibr. 1re exp.	2,511		Fibr. 1re exp.	0,640	
2e »	3,111		2e »	2,501		2e »	0,631	
	5,571	= 2,785 1/2		5,012	= 2,506		1,271	= 0,635 1/2
Fer. 1re exp.	0,880		Fer. 1re exp.	0,801		Fer. 1re exp.	0,330	
2e »	1,001		2e »	0,901		2e »	0,501	
	1,881	= 0,940 1/2		1,702	= 0,851		0,831	= 0,415 1/2
Eau. 1re exp.	74,248		Eau. 1re exp.	75,687		Eau. 1re exp.	80,628	
2e »	71,586		2e »	73,278		2e »	83,075	
	145,834	= 72,917		148,965	= 74,482 1/2		163,703	= 81,851 1/2

Et maintenant, si l'on compare ces tableaux, on reconnaît que les moyennes de ces expériences présentent une différence, savoir, entre le jeune homme et la jeune femme sains, de 0,905 1/2 en moins pour le cruor ; de 0,300 en moins pour la sérosité, de 0,279 1/2 pour la fibrine, de 0,089 1/2 en moins pour le fer ; total, 1,574 1/2, et ce même nombre en plus pour l'eau.

Puis, entre les produits obtenus chez la jeune femme saine et chez la jeune femme chlorotique, une différence savoir, : : 13,600 : 8,865 1/2, soit 4,734 1/2 en moins, près de la moitié pour le cruor, : : 8,760 1/2 : 8,741, soit 0,019 1/2 en moins, quasi rien pour la sérosité ; : : 2,506 : 635 1/2, soit 1,870 1/2 en moins, près des trois quarts, pour la fibrine ; et : : 74,482 1/2 : 81,851 1/2, soit 7,369 en +, plus du onzième pour l'eau.

IIe Question. La coloration du sang tient-elle à la présence du fer ? Avant de discuter cette question on ne peut plus intéressante, qu'il nous soit permis de faire remarquer qu'une difficulté très-grande dans sa solution naît de ce que, alors que des hommes très-recommandables se prononcent pour l'affirmative, d'autres non moins estimés le nient, et ceux-ci, divisés entre eux, admettent individuellement une matière colorante particulière, d'où une série de matières colorantes entrant dans la composition de ce liquide ; ce qui ferait supposer qu'on n'a pas des idées bien arrêtées sur cet objet. Pourquoi cette dissidence d'opinions ? parce que les procédés par lequel les chimistes ont opéré variant entre eux, les uns ont trouvé du fer dans la matière colorante et les autres non ; la matière colorante a paru rouge à celui-ci ; noire ou d'une couleur moins foncée à celui-là, etc.

Mais si, comme l'affirment Burdach et M. Raspail, c'est en n'obtenant pas la matière colorante à l'état de pureté, ou en variant les modes de décomposition du liquide, qu'on obtient des produits diversement colorés, il doit nous importer peu, à nous pathologistes, si ces produits spéciaux ont reçu des dénominations diverses. pourvu que nous découvrions en eux le métal auquel nous attribuons cette coloration. Or, comme l'acide hématique de Tréviranus rougit par l'addition du nitrate de fer ; comme l'hématosine ou hématine de MM. Chevreul et Lecanu contient sept centièmes de fer ; comme la gliadine contient du fer ; et enfin, comme par le lavage du sang, l'eau qui a servi à l'opération est devenue rouge, et qu'en faisant évaporer ce liquide jusqu'à siccités on en a obtenu un résidu qui, brûlé dans un creuset, a donné du phosphate de fer avec excès de ce métal ; qu'enfin les globules rouges du sang étant lavés, ils restent sans couleur, parce qu'on en enlève la matière colorante, quelle conclusion en tirerons-nous ?

Je passe une foule de détails, pour arriver à mes conclusions dont ces détails sont les prémisses. Ces conclusions sont : 1° La plupart des chimistes affirment que la matière colorante, quel que soit celui des procédés qu'on emploie pour son extraction, retient *toujours du fer*, mais, comme l'observe M. Lecanu, en combinaison si intime que les réactifs ordinaires ne peuvent l'y déceler *tant qu'elle n'a pas été profondément altérée* ; 2° qu'un habile expérimentateur, M. Raspail, a assuré que considérer le fer comme le principe colorant du sang est l'*opinion la plus accréditée, et celle qui* MÉRITE LE PLUS DE L'ÊTRE : or, si nous rapprochons ces conclusions, nous dirions presque pratiques de ce qui a été établi par la solution de la première question, à moins de fermer les yeux à l'évidence, on ne peut se refuser à admettre que le fer *a une très-grande part* à la coloration du sang, ce qui rend parfaitement l'idée que nous voulions exprimer par le mot *déferrugination* du sang.

IIIe Question. *Comment le fer guérit-il la chlorose ?* J'ai dit dans ma préface quelle était la composition du sang à l'état normal ; que ce liquide contenait une certaine quantité de fibrine, un nombre donné de globules rouges, de l'eau dans telles ou telles proportions, etc. ; nous n'avons donc pas à y revenir (*Voy.* pag. 41 à 44) : mais ce que nous dirons, c'est qu'il résulte des travaux de MM. Andral et Gavaret, que les globules du sang sont exempts de fibrine, que la partie colorée du sang se compose, ainsi que Carus prétend s'en être assuré par des études microscopiques, des globules organiques qui se reproduisent d'autant plus facilement, *s'agitent avec d'autant plus d'énergie,* que les sujets en qui on les observe réunissent davantage les conditions de la force et de la santé (hypérémie) ; tandis que dans les maladies chlorotiques, au contraire, les globules organiques moins nombreux se reproduisent plus rarement, *se meuvent et s'agitent plus difficilement,* jusqu'à ce que l'équilibre de la santé se rétablisse. Ainsi le sang est altéré dans les pâles couleurs, et l'altération qu'il éprouve porte sur les globules colorés par la présence du fer. Or, comme il est prouvé par des expériences très-habilement faites par M. Orfila et autres que l'altération artificielle du sang amène des phénomènes secondaires dans l'économie, je ne vois pas pourquoi nous n'admettrions pas qu'il en est de même dans la chlorose : et, attendu qu'aucune cause matérielle n'agit dans ce cas sur le liquide, nous dirons que, dans certains cas, c'est à une modification vitale que le sang doit de perdre ses globules colorés, son fer ; et dans d'autres, à un défaut de nutrition qui l'appauvrit. Eh bien, quelle que soit la cause qui a déterminé cet appauvrissement du sang, comme des expériences journalières ont établi et établissent journellement encore, que l'administration du fer reconstitue le sang, lui rend ses globules rouges, et que la proportion de ces globules augmente plus ou moins rapidement, selon que le malade fait un plus grand usage du fer, mais augmente toujours par son usage, et que quand le malade est guéri, le nombre de ces globules est arrivé au chiffre du sang normal : nous en concluons que le fer guérit la chlorose, en restituant au sang le fer qu'il avait perdu, d'où l'augmentation de ses globules rouges, du cruor, d'où l'augmentation aussi de son activité, de son énergie vitale. Et la preuve que le fer entre directement dans la masse du sang, c'est que Bruck de Dribourg, dans ses expériences sur des lapins, a constaté que le phosphate, le muriate et le carbonate de fer, et moins rapidement la limaille, étaient digérés et assimilés à la dose d'un grain par jour pour les premières préparations, et à celle d'un demi-grain pour la dernière. Le sang *saturé,* le fer passe par les selles.

Conclusions. Il résulte de tout ce qui précède, 1° que le sang contient du fer, et que ce métal s'y trouve en plus grande quantité chez les personnes saines que chez les chlorotiques : c'est dans le cruor des unes et des autres qu'on le rencontre ; 2° que la matière colorante du sang contient du fer, ce qui établit que si ce métal n'est pas le principe colorant *unique* du liquide, il est du moins un des principes les plus propres à lui restituer sa coloration ; 3° qu'en même temps que le nombre des globules rouges diminue dans le sang, celui-ci perd sa couleur, et les symptômes morbides se prononcent ; 4° que le fer, à mesure qu'il est absorbé, guérit les pâles couleurs, en restituant *directement* au sang les globules *ferro-colorés* qu'il avait perdus, et lui a rendu par là sa vitalité ; 5° que le sang ainsi reconstitué ranime et excite le jeu des organes et de tous les appareils organiques, qui reprennent toute l'énergie de leurs fonctions, de telle sorte que petit à petit les symptômes morbides s'effacent et la santé se rétablit ; d'où cette conséquence rigoureuse, que la chlorose tient à la *déferrugination* du sang.

Voilà ce que nous avions voulu établir ; voilà ce qu'on n'a pas voulu entendre ; nous nous en sommes consolé, en songeant que le mot *déferrugination* du sang par nous prononcé en 1837, et l'effet que ce mot a produit sur MM. les académiciens, qui ont prétendu *que j'aurais dû prouver* cela, n'est pas étranger aux expériences postérieures qui ont été tentées, aux observations que l'on a recueillies, en un mot, aux progrès que la science des maladies anémiques a faits dans ces derniers temps dans leur étiologie et dans leur traitement. C'en est plus qu'il ne m'en fallait pour me dédommager. Peut-être que si ces Messieurs parcourent cet article, un peu long sans doute, si l'on s'en tient à l'étendue, mais pas trop long si on considère l'importance des questions que nous y avons traitées, ceux-là même qui ont refusé de m'entendre me rendront la justice tardive qui m'a été refusée, celle d'avouer que je suis complétement dans le vrai.

Le traitement de la chlorose est constamment le même, que la maladie soit commençante ou confirmée, légère ou grave. Il se compose des moyens hygiéniques que nous avons proposés contre sa sœur consanguine et jumelle, l'Anémie (*Voy.* ce mot), avec certaines modifications qui se tirent de l'état de la menstruation. Ainsi, y a-t-il non-apparition ou suppression des règles à l'époque nubile, il faut, tout en employant un régime restaurant, les toniques martiaux, etc., mettre en usage les moyens qui, sans affaiblir la jeune personne, peuvent favoriser l'écoulement menstruel : s'agit-il de pertes utérines, il faut au contraire se comporter comme dans les cas de ménorrhagie asthénique (*Voy.* Menstruation, Pertes utérines) ; et faire constamment observer aux malades que ce n'est qu'à la longue qu'elles commenceront à s'apercevoir des bons effets du traitement qu'on leur fait suivre ; que ce n'est qu'alors que le fer est pris à haute dose qu'il agit efficacement, et qu'alors qu'on en a usé pendant longtemps, que la guérison est assurée ; si on l'abandonne trop tôt, la maladie reparaîtra. Une autre règle importante à suivre, c'est de ne point saigner les chlorotiques dont le visage est coloré par une fausse pléthore, ni les femmes enceintes lymphatiques, qui se plaignent d'étouffements et de palpitations, les analyses du sang ayant prouvé que, chez les unes et les autres, le nombre des globules rouges diminue plus ou moins, qu'il s'appauvrit davantage, circonstance qui contr'indique l'emploi des évacuations sanguines.

CHOLÉRA-MORBUS, s. m., χολέρα, de χολή, bile, et ῥέω, je coule. — Choléra est le nom que l'on a donné à une maladie qui règne sporadiquement, tous les étés, dans les climats chauds, tous les ans dans le midi de la France, et qui consiste dans des évacuations bilieuses par le haut et le bas, s'accompagnant de refroidissement, d'une douleur épigastrique, de coliques et quelquefois de crampes. Par extension, on a nommé choléra asiatique la maladie épidémique qui s'est montrée très-violente à Paris en 1832, à Toulon, Marseille, etc., en 1835, et qui nous est revenue moins meurtrière, mais plus longue, en 1849. On comprend combien la dénomination de choléra est fautive, quand on l'applique à ces dernières épidémies, puisqu'il n'y avait pas un atome de bile ni dans les matières vomies, ni dans les selles ; néanmoins l'usage ayant consacré cette expression, nous nous y conformerons, et décrirons dans cet article la maladie dont il s'agit.

Choléra spodarique. Il consiste, avons-nous dit, dans des évacuations bilieuses plus ou moins abondantes et parfois excessives ; des douleurs stomacales ou intestinales variant d'intensité, un sentiment de chaleur brûlante à l'intérieur et soif, avec refroidissement extérieur général, inquiétudes, constipation avec ténesme ou dévoiement ; des crampes dans les extrémités inférieures et supérieures, des inquiétudes douloureuses dans les cuisses. et, s'il est grave, de défaillances, de palpitations, de la petitesse du pouls, qui est profond et à peine sensible, d'une prostration extrême des forces, de hoquets et de mort ; ou bien, si les symptômes s'améliorent, un retour très-prompt et immédiat à la santé ; néanmoins il peut se prolonger jusqu'au quatrième ou au septième jour.

Survenant spontanément chez les bilieux, durant les fortes chaleurs, après un excès de table ou l'abus de certains aliments (champignons vénéneux, œufs de brochet ou de barbeau, oignons, ananas, melons, etc.), de certaines boissons (vins doux et nouveaux, cidre, etc.), l'administration intempestive d'un vomitif ou d'un purgatif, un accès de colère expansive ou qu'on aura réprimée, une métastase goutteuse, rhumatismale, etc.; nous devons, pour le traiter efficacement, remonter à la cause qui l'a produit, attendu que, dans le principe surtout, s'il était le résultat d'une indigestion, il faudrait, à l'aide de boissons tièdes émollientes, favoriser l'expulsion des aliments qui seraient encore dans l'estomac ; au lieu que si le viscère en est complétement débarrassé, les boissons froides acidulées, conviennent parfaitement. Dans le village où je suis né, tout le monde est dans l'habitude (d'après mes conseils), sitôt que le choléra se manifeste, d'aller puiser de l'eau, la plus froide de l'endroit, de l'aciduler avec du suc de limons, et de la boire, non sucrée, par petites tasses.

A la ville, je faisais prendre immédiatement une demi-glace ou une glace au citron, mangée très-lentement, et, à défaut d'une glace, je conseillais de tenir constamment de petits glaçons dans la bouche ; puis, à mesure que la glace qu'on avait laissée sur l'assiette fondait, je faisais avaler une petite tasse de cette eau glacée, dans laquelle on avait exprimé quelques gouttes de suc de citron. Je n'ai jamais perdu un seul malade, et la maladie n'a jamais duré plus de vingt-quatre à trente-six heures. Dans un cas plus violent que de coutume, nous fûmes obligé d'administrer une cuillerée à café de sirop de morphine pour calmer les crampes d'estomac et les coliques ventrales, qui persistaient après que le vomissement eut été arrêté. Il y avait une demi-heure à peine que la malade avait avalé le sirop (onze heures et demi du soir), que le sommeil la gagna ; elle s'endormit bientôt, et tout rentra dans l'ordre pendant son sommeil.

Encore une observation ; mais celle-ci est pour établir que les fièvres pernicieuses peuvent prendre le caractère cholérique. C'est une circonstance importante à noter, afin d'éviter les erreurs de diagnostic toujours fatales dans ces cas, pour les jours du malade, et fort souvent, pour la réputation du médecin.

Jacques Vinas père, ancien postillon âgé de soixante-quatorze ans, d'un tempérament bilieux, après s'être occupé quelques heures à couper des légumes dans son jardin, situé à une très-petite distance de son habitation, rentra chez lui à sept heures du matin, où étant arrivé il éprouva des vertiges, une violente douleur au creux de l'estomac suivie de vomissements.

Je fus appelé (31 mai 1827), et voici ce que nous observâmes : langue rouge à la pointe et sur les bords, jaunâtre au milieu ; face pâle et recouverte d'une sueur froide : extrémités également froides, pouls petit et faible, etc. Comme ce vieillard buvait habituellement beaucoup de vin, nous supposâmes que ces vomissements étaient le résultat d'une irritation gastrique, et prescrivîmes un régime antiphlogistique, consistant en crèmes de riz à l'eau très-légères, et pour tisane l'eau de poulet légèrement acidulée avec le suc de citron.

Quelques instants après, les vomissements cessèrent, les douleurs devinrent supportables, en un mot, la soirée et la nuit suivante se passèrent d'une manière très-satisfaisante.

Le lendemain matin, 1ᵉʳ juin, les symptômes se renouvelèrent avec une nouvelle intensité, se calmèrent ensuite de nouveau, pour laisser au malade un assez long intervalle de tranquillité et de repos. C'est pourquoi, malgré la *rougeur* de la langue, la soif, la sensibilité à l'épigastre ; malgré les *vomissements,* je fis prendre à Vinas trois grains de sulfate de quinine dans une potion antispasmodique : le même régime fut continué.

2 juin : retour de l'accès, mais il fut moins violent que le précédent : le sulfate de quinine fut porté à dix grains.

3 juin : vomissements répétés le matin,

mais les autres symptômes ont diminué d'intensité : aussi portons-nous la dose de la quinine à douze grains.

4 juin : l'accès manque : il eut lieu encore le 5, et ce jour-là, Vinas ayant pris douze grains de sulfate de quinine dans deux onces de sirop de gomme, les accès cessèrent pour ne plus reparaître. Nous ferons observer que pendant tout le cours de la maladie, le malade a été tenu à un régime très-sévère, malgré le vif désir qu'il éprouvait, pendant les moments de calme, de prendre des aliments ; seulement, les boissons ont varié, pour éviter le dégoût qu'on éprouve à boire toujours la même tisane ; ainsi il prit tantôt du petit-lait gommé, tantôt de l'eau d'orge nitrée, etc.

Cette observation est d'autant plus intéressante à connaître que, malgré les accès fébriles et les symptômes d'irritation de l'estomac, il n'a pas été tiré *une goutte* de sang ; et que les accidents, le vomissement lui-même, ont cédé au sulfate de quinine qui, à mesure qu'il a été donné à des doses plus élevées, s'est montré plus efficace. Ajoutons qu'une fois guéri, Vinas a repris l'usage du vin presque immédiatement après la cessation des accès, sans que la maladie ait reparu.

Choléra asiatique. Ce qui distingue le choléra asiatique du choléra sporadique, c'est le caractère épidémique qu'il prend chaque fois qu'il éclate dans une contrée, l'absence complète de la bile dans les matières rejetées par le vomissement ou les selles, ce qui rend les déjections aqueuses, blanchâtres, troubles, homogènes comme de l'eau de riz sale, ou semblables à une décoction de gruau, à de l'empois délayé dans l'eau ; le refroidissement complet, général, absolu, extrême (période algide), la coloration bleuâtre ou violacée de certaines parties (la face, les mains, les pieds), ou de toute la surface du corps (cyanose), l'amaigrissement extrême qui ride et vieillit l'individu comme dans la vieillesse, l'acuité et la persistance des crampes, dans les jambes surtout ; une anxiété extrême, une soif inextinguible, le ralentissement et la faiblesse extrêmes de la circulation : c'est à peine si les battements du cœur sont entendus, et les pulsations artérielles perceptibles par l'exploration.

Par quoi le choléra asiatique est-il occasionné ? C'est ce qu'on n'a pu découvrir jusqu'à présent ; mais ce sur quoi on est parfaitement fixé, c'est que la peur le donne. Rassurer le moral du malade, est donc ce qu'on doit tenter avant toute chose, puis on administre un vomitif : celui qui nous a le mieux réussi dans l'épidémie de 1849, c'est un mélange de 20 grains d'ipécacuanha, 4 grains de kermès minéral, 20 gouttes d'éther sulfurique, 120 grammes d'eau de laitue et 30 grammes de sirop d'oranger, à prendre une cuillerée toutes les cinq minutes. Après l'administration de ce vomitif, que nous répétions quelquefois le lendemain, nous prescrivions une bouteille d'eau de sedlitz, ou de la limonade au citrate de magnésie,

quelques opiacés, et à titre de caléfacteur, les sinapismes promenés sur les extrémités et le tronc. Nous permettions l'eau glacée pour calmer la soif, bue par petits coups, acidulée avec le sirop de limons ou de groseilles, etc. Du reste, nous ferons remarquer, car ceci nous paraît excessivement important, que pendant la dernière épidémie de choléra que nous avons eue à Paris, dès mon arrivée auprès d'un malade, qu'il eût des coliques ou le devoiement, ou qu'il se plaignît de *n'être pas bien*, vite je lui donnais le vomitif, et presque toujours il y avait du mieux à la suite des évacuations par le haut ; deux jours après, il prenait un purgatif, et tout était fini, c'est-à-dire la guérison complète. Ces malades avaient-ils ou non un commencement de choléra ? les coliques, le devoiement, etc., en étaient-ils les prodromes ? nous ne résoudrons pas la question, mais ce que nous pouvons affirmer, c'est que sur quarante-deux malades qui ont pris le vomitif au début de leur indisposition, en juin, *trois seulement* ont eu le choléra asiatique bien caractérisé : sur ces trois, un s'est rétabli. Néanmoins, comme le choléra n'est pas toujours *un* dans sa nature, nous ne saurions conseiller exclusivement cette méthode de traitement : au contraire, nous prétendons qu'il est des cas où les évacuations sanguines peuvent être utiles ; d'autres où les antispasmodiques sont rigoureusement nécessaires, etc. ; qu'il faut, en un mot, savoir varier les méthodes curatives suivant certaines circonstances individuelles, qu'un homme de l'art peut seul apprécier. On ne saurait donc trop se hâter d'en appeler à son expérience. — *Voy.* ma brochure sur le choléra-morbus et ses méthodes curatives, in-8°. Paris, 1832.

J'ai dit qu'il fallait en appeler à l'expérience d'un bon praticien pour se faire soigner du choléra ; mais il n'en est pas de même pour éviter d'en être attaqué et empêcher que l'épidémie se répande. Il ne sera donc pas inutile, quoique nous soyons sans crainte sur la réapparition de ce fléau dans nos contrées, de faire connaître les *instructions* hygiéniques que nous avons empruntées au journal anglais *The Lancet*, afin de les répandre davantage.

Précautions à prendre contre le choléra. Elles consistent en ceci : 1° ne négliger aucune indisposition, quelque légère qu'elle puisse être ; car, pendant l'épidémie, toutes les maladies sont susceptibles d'entrer dans son domaine ; 2° apporter un soin particulier aux désordres intestinaux ; 3° éloigner des habitations toute espèce de matières corrompues, animales ou végétales ; 4° nettoyer les égouts et les laver avec un soin particulier ; 5° éviter que les alentours des habitations soient humides, écouler avec soin toute espèce d'eau stagnante ; 6° abattre toutes les cloisons qui empêchent la ventilation nécessaire ; 7° aérer les chambres tous les jours à l'heure de midi ; 8° opérer tous les nettoyages avec des torchons secs, plutôt qu'avec des torchons mouillés ;

9° éviter une trop grande fatigue, surtout dans les temps humides; 10° éviter les boissons froides et acides, surtout pendant les grandes chaleurs; 11° s'abstenir des fruits crus et acides; 12° apporter un grand soin dans le choix de l'eau, tant pour la cuisine que pour la boisson; 13° s'abstenir des boissons alcooliques et de tabac; 14° se vêtir chaudement; 15° porter de la laine sur le ventre; 16° ne négliger aucun soin de propreté personnelle; 17° éviter les fortes commotions; 18° éviter les réunions trop nombreuses; 19° éviter les chambres humides; 20° faire du feu pendant la nuit dans les chambres à coucher; 21° mettre à l'air les draps de lit et les couvertures.

Voilà les instructions que nous avons empruntées à la *Lancette*, et voici les réflexions dont nous les avons accompagnées. (Voy. *Courrier Français*, n° du 30 mars 1850.)

En parcourant la longue énumération des moyens hygiéniques à mettre en usage pour se préserver du choléra, on ne peut qu'être ému de compassion pour les classes populaires sans fortune, et pour l'ouvrier sans travail, qui, malgré les meilleures dispositions qu'ils pourraient avoir de mettre à profit ces instructions salutaires, en seront néanmoins empêchés par une foule de circonstances indépendantes de leur volonté. Et par exemple : le pauvre pourra-t-il démolir les cloisons pour aérer son appartement, lui qui n'a qu'une chambre étroite et mal ajourée ? pourra-t-il se défendre chez lui de l'humidité, quand il pleut dans sa mansarde ? pourra-t-il se vêtir chaudement, quand il n'a que des haillons pour couvrir sa nudité ? pourra-t-il faire du feu pendant la nuit ? quand il n'a pas de quoi réchauffer ses membres engourdis par le froid, pendant le jour, etc. Non, et c'est parce qu'il ne le peut pas, que le gouvernement et toutes les personnes charitables devraient, dans leur sollicitude pour le pauvre, lui fournir tout ce qui serait nécessaire à ses besoins — chlorure de chaux, aliments sains, bois, linge, bains, etc. — Par ce moyen, l'épidémie serait moins meurtrière, cesserait probablement plus tôt : tout le monde y gagnerait. C'est du reste ainsi que les classes aisées devraient agir, dans toute épidémie meurtrière.

CHORÉE, s. f., *chorea* ou χορεία, danse. Danse de saint Guy ou saint Vit. — Chorée est le nom français adopté par Bouteille et généralement accepté aujourd'hui, pour désigner une maladie convulsive, plus commune de six à quinze ans que plus tard, mais se manifestant rarement avant la sixième année, qui a cela de particulier que, le cerveau n'ayant presque plus d'empire sur les muscles soumis à sa volonté, le malade éprouve des mouvements involontaires soit de quelque partie seulement (la face, le cou, un des membres, etc.), soit de la moitié (*chorea dimidiata*), soit du corps tout entier. C'est-à-dire que la maladie consiste, tantôt en de simples grimaces, ou petits mouvements convulsifs du visage, tantôt au contraire en mouvements spontanés, brus-

ques ou saccadés, faibles ou forts, et séparés par des intervalles de repos très-inégaux. Ainsi, la chorée occupe-t-elle le bras, par exemple, eh bien, quand l'individu veut diriger la main vers un but quelconque, le bras s'agite en mille mouvements divers, d'où résultent les gesticulations parfois les plus burlesques. Mais c'est surtout lorsque la choréique veut faire des mouvements qui exigent une certaine précision, que les contorsions deviennent involontairement très-bizarres; veut-elle boire, son verre n'arrive à ses lèvres qu'après une succession de mouvements angulaires opposés, les uns volontaires tendant à rapprocher le vase de la bouche, les autres involontaires et tendant à l'éloigner : c'est pourquoi, sitôt qu'il est assez près pour être saisi, elle le prend avec les dents, le serre et le vide en entier presque d'un seul trait. Sont-ce les extrémités inférieures qui sont affectées ; au lieu de marcher comme dans l'état normal, c'est-à-dire, comme toute personne qui n'a pas de vice de conformation, les malades vont de côté et d'autre, d'une manière irrégulière, sans suivre une ligne droite, s'arrêtant subitement, se renversant à terre et se roulant quelquefois en tous sens, sans pouvoir se relever. Enfin il en est même certains qui sont forcés, contre leur volonté, de se livrer aux efforts musculaires les plus violents, et par exemple de danser ou de courir pendant des heures entières (de là probablement l'origine du nom *chorémanie* qu'on lui avait donné) ou jusqu'à ce qu'ils tombent de fatigue; de tourner sur un pied, d'exécuter des sauts étranges, de soulever et d'abaisser le corps avec une incroyable rapidité, etc., etc. Le plus souvent les mouvements convulsifs se suspendent pendant le sommeil, pour reparaître au réveil : mais parfois aussi il y a une insomnie et une agitation si grandes, qu'il faut attacher les enfants, de peur qu'ils ne se blessent en tombant du lit. Heureusement cette maladie est ordinairement guérissable et ne tue pas; malheureusement elle résiste quelquefois à tous les moyens et se prolonge indéfiniment. Ainsi nous avons connu une demoiselle qui, atteinte de chorée à la suite d'un violent chagrin, est morte à cinquante-deux ans, étant encore choréique. Généralement, quand elle doit guérir, c'est dans moins d'une semaine, ou après un ou deux mois. D'après Rush, sur cent quatre-vingt-neuf cas, la durée moyenne fut de trente et un jours.

Continue, rémittente ou irrégulièrement intermittente, la chorée reconnaît pour causes éloignées toutes celles qui, en général, produisent les maladies nerveuses sans exception (*Voy.* ÉTAT NERVEUX) et en particulier l'incitation, qui n'occasionne que certaines d'entre elles. Peut-être est-ce à cette circonstance qu'on doit de l'avoir déclarée épidémique. Quoi qu'il en soit, après avoir recherché cette cause pour la combattre, si elle influe toujours sur l'existence de la maladie, il faut attaquer celle-ci plutôt par les antispasmodiques et les toniques, que par les antiphlogistiques.

Nous disons plutôt par les uns que par les autres, quoique nous sachions bien qu'il est des praticiens très-renommés qui ont conseillé les émissions sanguines, soit générales, soit locales, et parmi ces dernières l'application des sangsues à la partie supérieure de la région cervicale, au pourtour de la bosse occipitale ; d'autres, les purgatifs ; ceux-ci, l'électricité ; ceux-là, l'assa-fœtida ; quelques-uns, le camphre, etc.; mais comme la déplétion des vaisseaux sanguins est préjudiciable dans la plupart des cas, il faut savoir s'en abstenir. (*Voy.* du reste l'article Élément nerveux, dans lequel sont exposés les principes généraux d'après lesquels on doit se conduire dans le traitement de *toutes* les maladies nerveuses.)

CHYLE, s. m., *chylus* ou χυλός, suc extrait des plantes ou des animaux. — Il est le produit de la digestion. D'après les expériences qui ont été faites sur plusieurs espèces d'animaux, le chyle a toujours paru aux observateurs un liquide blanc de lait, limpide et transparent dans les herbivores, opaque dans les carnassiers, ni visqueux ni collant, selon les uns ; légèrement visqueux et semblable à du lait dans lequel on aurait délayé une petite quantité de farine, selon les autres. Sa saveur est douceâtre, quelquefois même légèrement sucrée et assez analogue à celle du lait. Sa consistance varie selon la nature des aliments, et surtout suivant la quantité de boissons que l'on a prises. Il a une odeur de sperme et une pesanteur spécifique supérieure à celle de l'eau distillée, mais inférieure à celle du sang ; enfin une saveur salée qui happe la langue et est surtout alcaline. Quant à sa nature chimique, le chyle a beaucoup de ressemblance avec le sang ; comme lui, il se sépare en caillots et en sérosité ; mais ce dernier diffère en ce qu'on y trouve une matière colorante et une matière grasse. Quoi qu'il en soit, la liqueur chyleuse dont les aliments sont pénétrés, s'en échappant par la compression intestinale, elle est pompée par les vaisseaux chylifères, élaborée par les glandes mésentériques et portée dans le canal thoracique.

CHYME, s. m., *chymus*, de χυμός, suc. — Les physiologistes modernes donnent le nom de chyme à une sorte de bouillie grisâtre et homogène formée par la masse alimentaire après qu'elle a été soumise à la digestion.

CIGUE, s. f., *cicuta*. — Rien n'est plus nécessaire que de signaler les plantes vénéneuses et d'apprendre à les connaître, alors surtout qu'elles appartiennent à des familles qui se trouvent en grand nombre parmi les plantes potagères, ce qui donne souvent lieu à des méprises on ne peut plus fâcheuses. Ceci s'applique surtout à la ciguë, qui croît abondamment en France, et qui, par son feuillage, du moins la grande ciguë, a beaucoup de ressemblance avec le cerfeuil sauvage

Ciguë est le mot générique appliqué à plusieurs espèces de plantes qui appartiennent à la pentendric digynie, L., famille des ombellifères. On les distingue entre elles par des noms divers, à savoir : 1° la petite ciguë, *cicuta minor, æthusa cynapium ;* 2° la grande ciguë ou ciguë commune, *conium maculatum, cicuta major, cicuta officinalis; 3°* la ciguë vireuse, *cicuta virosa* et 4° la ciguë aquatique, *phellandrium aquaticum.* Elles sont toutes quatre employées en médecine, et toutes ont des propriétés toxiques.

Ces plantes, avons-nous dit, la cicuta major surtout, ont une grande ressemblance avec le cerfeuil sauvage ; néanmoins on peut les distinguer en ce que les feuilles du conium maculatum ont des maculatures noirâtres ou d'un brun pourpré, qui se remarquent sur sa tige, et à la forme particulière de ses fruits, qui sont courts, presque globuleux et relevés de côté, crénelés. D'ailleurs, les ombelles du cerfeuil sauvage manquent d'involucre. Du reste, si la grande ciguë a quelques points de son feuillage qui l'ont fait prendre pour du cerfeuil, celui de la petite ciguë l'a fait confondre quelquefois, à son tour, avec le persil ; et pourtant l'erreur peut encore être évitée, en ce que la cicuta minor n'est pas odorante comme le persil, en ce que sa racine est plus petite, en ce que ses feuilles sont d'un vert jaunâtre à leur surface supérieure, en ce que ses fleurs sont blanches, enfin en ce qu'elle est munie d'un involucre partiel.

Quoiqu'on se soit servi, à Athènes, du poison tiré de la ciguë, l'histoire ne dit pas à quelle espèce appartient celle qu'on employait pour faire périr les criminels que l'Aréopage avait condamnés à mort ; les médecins de cette époque ne nous ont rien transmis non plus qui fût relatif aux symptômes éprouvés par les condamnés : c'est pourquoi il faut arriver jusqu'à une époque assez rapprochée de nous pour savoir, non-seulement, que les effets de l'empoisonnement par la grande ciguë sont d'autant plus violents que la plante a crû dans un climat plus chaud ; mais encore que les effets de l'empoisonnement se traduisent par l'assoupissement, des vertiges, des douleurs d'estomac, le délire, la syncope, des convulsions, des nausées, le vomissement, quelquefois l'extrême ralentissement du pouls, la dyspnée, un refroidissement général, etc. Les enfants dont parle Murray, qui s'empoisonnèrent avec cette plante, éprouvèrent, en outre, un flux de sang par les oreilles, des hoquets et la tuméfaction de l'abdomen ; tandis que, chez le jeune garçon dont parle Bulliard, qui s'empoisonna en croyant manger du persil, tout son corps s'enflamma, se couvrit de taches livides, sa respiration devint embarrassée, et bientôt après il expira.

Tels sont les effets de la ciguë, en général, à dose toxique : donnée à petite dose, elle ne procure d'abord que quelques légers vertiges, de l'obnubilation, de la céphalalgie, de l'anxiété, des nausées. Les sécrétions cutanée et urinaire sont généralement augmentées, mais rarement elles le sont en même temps.

Les secours qu'on administre dans les cas d'empoisonnement par la ciguë, sont relatifs au temps qui s'est écoulé depuis l'accident, et à la nature des symptômes existants ; néanmoins, faire vomir par des moyens artificiels ou par un émétique plus ou moins actif, prodiguer l'eau acidulée, voilà, en général, les principaux moyens à mettre en usage.

Propriétés médicinales. Quoiqu'il soit à peu près certain que l'emploi de la ciguë remonte à la plus haute antiquité, ce n'est guère qu'à dater du jour où le baron Storck fit part de ses expériences sur plusieurs médicaments vireux, et entre autres, sur la grande ciguë, que l'attention des médecins s'est portée sur les propriétés curatives de cette dernière. Il ne pouvait en être autrement, puisque, dans son enthousiasme, et s'appuyant sur les faits, le médecin de Vienne prétendit qu'on pouvait guérir le cancer par l'administration, à l'intérieur, de l'extrait de ciguë, et que bientôt il se trouva des praticiens qui, non moins enthousiastes que lui, accordèrent à cet extrait des vertus qui tiennent vraiment de l'exagération la plus grande. Et pourtant, malgré la haute position de Storck, malgé même la réputation de ceux qui s'étaient faits les apologistes de la ciguë, malgré enfin des affirmations précises et de nature à inspirer la plus grande confiance dans l'emploi thérapeutique de la ciguë, et à mettre désormais son efficacité à l'abri de toute contestation, un praticien, Müller, osa secouer le joug de l'autorité, et s'efforça de faire mieux apprécier les vertus médicinales de ce médicament. Qu'est-il résulté de ce débat? que les éloges mensongers donnés par les uns ne trouvant plus de créance, et les expériences postérieures ne lui étant pas favorables, la ciguë tomba dans un discrédit qu'assurément elle ne méritait pas. Néanmoins, on considéra comme acquis à la science, et cela le devint davantage encore par la suite, que l'usage interne et l'application de la ciguë sur des tumeurs de nature cancéreuse avaient procuré une amélioration évidente dans l'état du malade. Etaient-ce bien des cancers? Nous ne le croyons pas ; mais comme le diagnostic de ces sortes d'affections est excessivement difficile à établir, dans l'incertitude où le praticien se trouve, mieux vaut administrer avec prudence un moyen douteux que de ne pas s'en servir, l'engorgement squirreux pouvant d'ailleurs être dissipé par l'usage de la ciguë, et la masse cancéreuse ne devant pas s'aggraver par l'emploi de ce médicament qui, aujourd'hui on le sait, est tout à fait exempt d'inconvénients.

De l'action résolutive de la ciguë, en égard aux tumeurs squirreuses, à sa propriété résolutive à l'endroit des engorgements scrofuleux, il n'y avait qu'un pas à faire : il fut bientôt franchi. De là les observations publiées par Marteau de Granvilliers, par Muteau de Roquemont, par Lemoine, par Collin, par Hufeland, qui établissent que, si la ciguë portée dans l'estomac ne guérit pas toujours les tumeurs scrofuleuses, dans quelques cas du moins elle les fait disparaître, et amende sensiblement l'état général. Ce n'est pas que (ainsi qu'Alibert l'a observé dans ses expériences sur la ciguë, contre le squirre ou le cancer à l'utérus) le médecin ne soit contraint de suspendre l'emploi de ce remède, les voies gastriques se refusant à le supporter, dès qu'on était arrivé à une dose considérable; eh bien, comme on est à temps de s'arrêter sitôt qu'on reconnaît que le médicament n'est pas toléré, tenter n'est pas blâmable.

Puisque nous en sommes au traitement, par la ciguë, des maladies *dyscrasiques* ou par vice humoral constitutionnel, nous établirons encore que ce remède a été utile, soit seul, soit associé au mercure, dans le traitement de la syphilis. Il le serait même à ce point, si l'on en croit Hunter, Cullen, Swediaur, que plusieurs affections syphilitiques, qui avaient résisté au traitement mercuriel, auraient enfin cédé aux préparations de ciguë. Ce sont de nouvelles expériences à faire, de nouveaux essais à tenter.

C'est comme dans les maladies de la peau, Il suffit que des praticiens recommandables affirment que des dartres rebelles, des espèces de teigne et des ulcères de mauvais caractère ont cédé quelquefois à l action *seule* du *conium maculatum*, qui appartient, on le sait, à cette classe de médicaments qui exercent une grande influence sur le système lymphatique, pour que nous y ayons recours lorsque les maladies cutanées résistent aux moyens ordinaires.

Il n'est pas jusqu'à la coqueluche invétérée et rebelle, contre laquelle nous l'emploierions aussi, M. Guersent père ayant déclaré l'avoir fait prendre quelquefois, avec avantage, à des jeunes gens. A la vérité, il la leur a donnée une à parties égales d'oxyde de zinc et de poudre de belladone (trois quarts de grain de chaque, trois fois par jour), dans un lock, augmentant progressivement la dose des drogues; mais qui nous empêche d'en faire autant? Le point important, c'est de guérir, et il est certain qu'il a guéri ces jeunes gens.

Si nous avons encouragé nos lecteurs dans l'emploi de la ciguë à l'intérieur contre certaines maladies, alors que son efficacité est contestée, dans les mêmes cas, par des hommes très-recommandables, à plus forte raison, les inviterons-nous à essayer des effets salutaires qui résultent souvent de son application à l'extérieur, en ayant retiré nous-même des avantages positifs dans bien des cas, et principalement, soit dans les névralgies de l'estomac et le lombago, soit dans l'engorgement scrofuleux des glandes du cou. Dans les premiers cas, l'emplâtre de ciguë, car c'est en emplâtre que je l'ai employée, a calmé en très-peu de temps la douleur d'estomac, ou la douleur lombaire ; dans le second, il a procuré la résolution des glandes engorgées.

Mode d'administration et doses. — Autrefois on donnait l'infusion des feuilles fraîches de ciguë à la dose de deux onces pour une livre d'eau. Storck faisait épaissir en extrait le suc non dépuré de la plante récemment cueillie, il le faisait réduire en pilules en y ajoutant une certaine quantité de poudre de ciguë, et donnait ces pilules pesant deux grains chacune : il commençait par une pilule matin et soir, augmentant graduellement jusqu'à un gros. Aujourd'hui on prescrit bien quelquefois la poudre des feuilles ou celle de la racine qui est plus active, à la dose de six à dix grains, deux ou trois fois par jour; mais on se sert presque exclusivement de l'extrait, et de préférence, de l'extrait hydroalcoolique. La dose en est de un, deux ou trois grains, en augmentant progressivement jusqu'à vingt grains et au delà par jour. Notez que de toutes les substances narcotiques, la ciguë est celle dont on peut augmenter le plus rapidement la dose, et que bien des médecins croient que ses insuccès tiennent à ce qu'on n'arrive pas assez vite à la donner en certaine quantité.

Les feuilles de ciguë en cataplasme forment un excellent stupéfiant dans les douleurs rhumatismales. Storck en faisait des sachets qu'il trempait dans du lait chaud ; il les employait également en fomentation, cuites dans de l'eau et de l'huile. Quelques praticiens recommandent enfin de faire respirer aux asthmatiques, dans l'asthme convulsif surtout, un mélange de ciguë et d'éther; ils se louent de ce procédé.

Ciguë vireuse. L'activité de la ciguë vireuse l'ayant fait bannir de la matière médicale, nous ne la citons que pour nous conformer à l'usage. Ses effets toxiques sont encore plus marqués que ceux de la grande ciguë.

Ciguë aquatique. On n'emploie guère aujourd'hui que les semences du *phellandrium aquaticum*, dont l'administration est fort simple, car elles peuvent être données sans aucune préparation, ou bien pulvérisées à la dose de dix, vingt grains, et même un gros et davantage dans la journée.

C'est dans les catarrhes aigu et chronique, l'asthme, la phthisie pulmonaire et la coqueluche, que ces semences ont été conseillées. A vrai dire, si elles n'enrayent pas la fonte des tubercules, au moins elles calment la toux et diminuent l'oppression en rendant l'expectoration moins abondante et plus facile.

Petite ciguë. On n'en fait point usage, parce que, moins toxique que la grande ciguë, elle est aussi bien moins active comme médicament.

CIRCULATION, s. f., *circulatio*, de *circum*, autour, et de *ferre*, *latum*, porter : mouvement circulaire du sang. — Ce mouvement s'opère à l'aide de plusieurs ordres de vaisseaux qui, les uns, les Artères (*Voy.* ce mot), prennent le sang rouge au réservoir commun des sangs rouge et noir, le cœur, le transportent dans tous les organes et les tissus, où il s'éparpille en quelque sorte, et se répand à l'aide du système capillaire artériel.

Là il est pompé par les capillaires veineux, et retournant de proche en proche vers la poitrine à l'aide des veines, il retombe de nouveau dans le cœur d'où il était sorti.

Cette circonvallation du sang s'opère à l'aide des mouvements de systole (de contraction), ou de diastole (de dilatation), des ventricules du cœur et des artères, qui se font en raison inverse des mouvements de systole et de diastole qui ont lieu dans les oreillettes et les veines ; et l'ensemble de ces mouvements a pour effet de chasser tout à la fois le sang du ventricule gauche dans l'aorte et tous les canaux artériels, et le sang du ventricule droit dans l'artère pulmonaire et toutes les veines. De telle sorte que ce liquide à l'état de sang veineux, et par là impropre à la nutrition du corps, étant en définitive mis en contact, dans les vésicules du poumon, avec l'air atmosphérique, celui-ci lui cède une partie de son oxygène; et cette absorption opérée, le sang, redevenu d'un rouge rutilant ou sang artériel, est repris par les radicules veineuses pulmonaires, poussé dans les rameaux et les branches du système veineux, et versé enfin dans l'oreillette gauche, au moment de sa dilatation, au moyen des quatre veines pulmonaires. Au contraire, le sang qui sort du ventricule gauche par l'aorte fait un détour bien plus considérable; c'est-à-dire, qu'après avoir baigné et nourri toutes les parties du corps et s'être transformé en un liquide noir, plus fluide, en sang veineux, il est repris à son tour par des radicules veineuses, qui se réunissent, elles aussi, en rameaux et en branches, et il arrive dans l'oreillette droite par les veines-caves supérieure et inférieure. Dans toutes les veines et dans le cœur se trouvent des valvules qui, se redressant pendant les contractions des cavités du cœur, pour les oreillettes, ou à mesure que le sang tend à rétrograder pour les veines, font l'office de soupapes et s'opposent à la rétrogradation du liquide ; il est donc forcé d'avancer toujours, ce qu'il fait du reste non-seulement à cause des mouvements actifs du cœur, des artères, des veines, et des capillaires ; mais encore à l'aide de la *vitalité* qui lui est propre et qui en facilite la progression.

A cette description analytique de la circulation du sang, nous croyons devoir ajouter quelques mots à l'endroit d'une grande veine qui forme un système particulier de circulation; la veine-porte ou sous-hépatique.

Cette veine, qui a ses racines dans la plupart des viscères du bas-ventre et ses distributions dans le foie, est formée par les branches ou racines que lui fournissent la mésentérique supérieure, la coronaire stomachique, la veine splénique, et la mésentérique inférieure, ainsi que quelques petites branches qui viennent du duodénum et du pancréas; ce qui explique l'utilité des évacuations sanguines anales (application des sangsues à l'anus) dans les maladies hépatiques et les phlegmasies abdominales; les veines qui se distribuent aux différents organes contenus dans cette cavité se désemplissant par l'hémorragie que les sangsues ont produites.

CLIMAT, s. m., *clima*, ou κλίμα, région, pays dans l'étendue duquel la température et les autres conditions atmosphériques sont à peu près les mêmes. — Les climats varient entre eux par des circonstances relatives à leur thermométrie et leur hygrométrie, les qualités du sol, la manière de vivre des habitants, etc.; et comme de ces modifications climatériques résultent des effets divers sur les corps organisés et vivants, il en est résulté que, au point de vue hygiénique, l'étude des climats comprend l'observation de toutes les altérations que 'e corps humain éprouve de la part de l'air, des lieux, des eaux dans les différents pays; et celle sur les saisons, les vents, les degrés de chaleur ou de froidure habituels, l'exposition, l'élévation ou la dépression des terrains, leur sécheresse ou leur humidité, leur fécondité ou leur stérilité, suivant la nature des aliments qu'ils produisent, etc., etc. Il est donc indispensable, soit au point de vue étiologique, soit au point de vue thérapeutique, de connaître de quelle nature sont les modifications physiologiques et pathologiques que chaque climat imprime à l'économie.

Climats froids. Sous cette dénomination on comprend tous les pays étendus entre le 55ᵉ degré de latitude et le pôle, c'est-à-dire en allant de plus en plus vers ces dernières limites, l'Ecosse, le Danemark, la Suède, la Norwége, la Finlande, etc.

Il semblerait qu'exposés à peu près à la même température, et aux mêmes variations thermométriques et hygrométriques, les habitants de tous ces états doivent se trouver dans les mêmes conditions organiques vitales et morales; eh bien, il n'en est rien, puisqu'on remarque en eux d'immenses différences, et, par exemple, la constitution vigoureuse et la haute stature du Suédois, du Norvégien, etc., comparée à la constitution physique, à la petitesse de taille des Lapons et des Esquimaux, etc. Mais, hors ces différences, il est constant qu'un froid modéré qui empêche la dissipation prématurée de la vie, doit en concentrer mieux la puissance; qu'il solidifie et tonifie la fibre musculaire en engourdissant la sensibilité; qu'il diminue l'effervescence des fluides, retarde la nubilité et prolonge en quelque sorte la période d'accroissement. Il est non moins certain que le refoulement des humeurs du dehors au dedans (transpiration presque nulle, remplacée par l'exhalation pulmonaire et la sécrétion des urines) donne aux viscères intérieurs une activité dont les autres climats ne nous offrent pas d'exemple; aussi l'appétit est-il plus vif et les digestions plus promptes. Cependant les aliments dont on use possèdent des propriétés stimulantes et réparatrices qui les rendent susceptibles de tenir constamment éveillés les organes engourdis par le froid, et de porter par là dans l'économie une excitation salutaire. De même les poumons, respirant un air plus

condensé, deviennent un foyer très-actif de calorique, ce qui n'empêche pas que la circulation du sang se ralentisse, que la sensibilité s'affaiblisse et s'émousse, que les passions soient moins vives et moins tumultueuses; aussi les individus vivent-ils plus par le système musculaire que par le système nerveux. — De là peut-être aussi la plus grande longévité qu'on observe dans les pays montagneux.

Par les mêmes motifs, si l'on veut obtenir de bons effets des médicaments, il faut qu'ils soient administrés à plus haute dose, ainsi que Leutilius et Gmelin en ont fait la remarque. Voyez les Lapons; ils prennent avec succès de l'huile de tabac dans les coliques spasmodiques, et l'on sait que dans nos climats c'est un affreux poison.

Climats chauds. D'après les limites assignées à ces climats, ils comprennent les pays naturellement compris entre les deux tropiques, ou jusqu'au 30ᵉ degré de latitude, soit boréale, soit australe, c'est-à-dire, la plus grande partie de l'Afrique, de l'Asie, de l'Amérique méridionale, de la Nouvelle-Hollande, de l'Arabie, beaucoup des grandes îles de l'Archipel Indien, etc.

Dans ces climats où, à cause des conditions topographiques des pays qui se trouvent dans sa circonscription, la chaleur monte de vingt-cinq à trente-cinq degrés au-dessus de zéro, et où la plus grande chaleur observée est de 40 degrés, et la moindre de 12, à l'ombre bien entendu, l'influence de cette température est telle sur les individus, que leur peau brunit et noircit, le mouvement expansif des humeurs acquiert plus d'énergie, les forces abandonnent le centre, pour se porter à la circonférence, la transpiration et les sueurs sont augmentées; de là l'atonie des organes intérieurs, l'indolence, la faiblesse, effets qui sont d'autant plus marqués que la température est plus élevée : de là aussi l'activité plus grande du système nerveux, une plus grande propension pour les plaisirs sensuels, un plus grand attrait pour l'oisiveté; se sentant riches de la libéralité du sol, ils n'ont pas des motifs de secouer leur heureuse paresse. Bientôt pubères, bientôt usant ou pour mieux dire abusant de leurs facultés, ils ne tardent pas, quoique jeunes, à languir dans les privations d'une vieillesse anticipée. Leur circulation se fait avec vélocité, la perspiration ou les sueurs sont immodérées; les organes digestifs sont considérablement affaiblis, à cause de cette irradiation de forces de l'intérieur à l'extérieur; mais en compensation, la sécrétion biliaire est plus abondante; leur appétation pour les aliments de facile digestion plus prononcée, et leur sobriété remarquable.

Climats tempérés. Si la nature semble avoir agi en marâtre envers les pays circonscrits dans les climats opposés dont nous venons de parler, on peut dire qu'elle s'est montrée mère attentive et libérale envers les climats tempérés. Ici point de froids, point de chaleurs excessifs; ils se succèdent au contraire, et se modèrent mutuellement. Ici l'équilibre est maintenu dans le corps humain, entre les forces de concentration et d'expansion ; de là les constitutions les plus naturelles et les plus propres à la propagation, les organisations les plus heureusement dotées ; tout y est beau, les animaux et la végétation, les mœurs y sont polies, douces, l'esprit cultivé ; les passions y tiennent un juste milieu entre l'impétuosité et l'apathie. C'est dans ces climats tempérés que le génie a placé son empire ; car jusqu'à présent, disait Fontenelle, les sciences n'ont pas passé l'Egypte et la Mauritanie d'un côté, et la Suède de l'autre.

Nous avons parlé des climats en général, au point de vue de la température, nous n'en parlerons pas au point de vue hygrométrique, ce sujet ayant été traité article Air (*Voy.* ce mot) ; ni à l'endroit des saisons qui s'y succèdent, notre projet étant d'en faire l'objet d'un article spécial (*Voy.* Saisons) ; mais nous dirons successivement quelques mots des effets de la lumière, des vents, du sol et des mœurs, sur l'organisme vivant.

Lumière. Elle exerce une grande influence sur la coloration des êtres, et sur leurs qualités. Ainsi de même que tout végétal perd son arome, sa saveur, sa couleur et sa vitalité ; de même l'homme s'étiole et languit, s'il vit longtemps privé de l'influence solaire : ce qui explique le grand avantage qu'a le scrofuleux d'abandonner les climats brumeux, froids et humides, pour aller se réchauffer et se ranimer dans un climat que le soleil réchauffe de ses rayons brillants, et aussi les avantages pour les mineurs, les anémiques de quitter leurs souterrains pour venir respirer au grand jour.

Vents. L'air n'est pas toujours calme ; il s'agite au contraire, aussitôt que, par une cause quelconque, sa densité augmente ou diminue. Toutefois, comme les effets qu'ils produisent sur l'économie tiennent moins aux causes qui les ont produits, qu'aux qualités de l'air par lesquelles ils sont constitués, il en résulte que la température, le degré d'hygrométrie des vents, ne diffèrent guère de ce que nous avons exposé par rapport à l'air proprement dit ; la seule différence frappante, c'est que les vents peuvent être le véhicule de certains miasmes délétères, qu'ils font voyager avec eux, et devenir par là le germe des maladies épidémiques les plus dangereuses et les plus meurtrières; ils sèment ainsi la désolation et la mort, non-seulement dans les plaines qu'ils traversent, mais encore sur les montagnes dont ils agitent le sommet.

Indépendamment de cette propriété qu'ont les vents de se charger de miasmes infectieux, et de devenir, par là, cause de maladies, ils le deviennent encore, et surtout par leurs variations brusques et instantanées. C'est pourquoi certaines villes du midi de la France, Montpellier par exemple, si renommées par la beauté de leur climat, ont cependant des printemps très-féconds en maladies, un vent du nord vif et sec, et d'au-

tant plus froid, qu'il traverse avant d'y arriver des montagnes couvertes de neige, succédant inopinément à un vent du sud, d'autant plus accablant qu'il est toujours chargé d'humidité. Mais si les vents sont souvent nuisibles, souvent aussi ils deviennent très-avantageux en purifiant, en rafraîchissant l'atmosphère, ce qui établit presque le système des compensations, qu'on trouve d'ailleurs dans tous les actes de la nature.

Sol. Sans nous arrêter à la nature sablonneuse ou calcaire du terrain, qui donne à l'air une plus grande sécheresse, à l'eau toute la limpidité et la pureté désirables, ce que les terrains argileux ne produisent pas au contraire, nous remarquerons que si sur les hautes montagnes, le sol est sec, aride et peu productif, les habitants, qu'un travail opiniâtre, incessant, peut seul arracher à la misère, y acquièrent une agilité, une vigueur, une industrie, peu communes ; grands, forts, vifs, irascibles, l'esprit d'indépendance germe facilement dans leur imagination ardente et prompte à s'enflammer ; ils aiment la guerre, bravent les dangers, et quoique la puberté n'y soit pas très-précoce, disposés fortement à l'amour, ils ont tous des familles nombreuses : de là vient que la population s'accroît toujours dans les pays montagneux, ce qui nécessite des émigrations très-fréquentes.

Au contraire, les habitants des vallées profondes, exposés sans cesse à l'influence d'un air épais et humide (*Voy.* Air), y sont épais, lourds dans leurs mouvements, sans intelligence, sans désirs ; c'est aussi dans ces lieux qu'on observe les crétins et les idiots. Mais de même que le climat tempéré tient le milieu entre le climat froid et le climat chaud, de même on a remarqué que les habitants des plaines n'ont ni le caractère irascible et emporté des montagnards, ni le caractère apathique et lourd de l'habitant des vallées ; leur corps n'a ni l'aridité des uns, ni l'humidité des autres ; leur respiration est parfaitement libre, et l'heureux équilibre qui existe entre la vigueur des muscles et l'activité nerveuse entretient en eux les dons du corps et de l'intelligence. On les voit donc allier le courage à la sensibilité morale, la culture de l'esprit et des beaux-arts au courage ; ils sont les plus parfaits, parce qu'ils ont été les mieux partagés.

CLINIQUE, s. f., *clinicus* ou κλινικός, de κλίνη, lit. — Il fut un temps où, l'éducation médicale ne consistant qu'en leçons théoriques faites dans les écoles, les docteurs étaient dans l'obligation de suivre la pratique d'un praticien pendant quelque temps avant d'exercer leur profession. Aujourd'hui, grâce aux leçons que les étudiants reçoivent au lit des malades, leçons cliniques, ils se forment ainsi à la pratique de leur art, c'est-à-dire à la connaissance des maladies considérées individuellement, et au traitement qui leur convient, c'est là ce qui constitue la médecine-pratique ou médecine-clinique.

CLOU, s. m., *clavus.* — Il est souvent employé en médecine vulgaire, comme synonyme de **Furoncle** (*V.* ce mot), et aussi sous la dénomination de *clou hystérique*, pour désigner la douleur de tête très-vive, bornée à un seul point et qui affecte plus particulièrement les femmes sujettes aux accès hystériques. *Voy.* **Hystérie**.

COARCTATION, s. f., *coarctatio*, de *coarctare*, rétrécir. —Ce mot est ·spécialement consacré aux rétrécissements de l'urètre.

COCHLÉARIA, s. m., *cochlearia officinalis*, L. — Plante de la famille des crucifères, J. Tétradynamie siliculeuse , L. — Ce végétal, qu'on nomme encore l'herbe aux cuillers, croît sur les bords de la mer du Nord et sur les hautes montagnes de l'Europe. Ses feuilles sont en cœur et d'une saveur piquante et amère : son suc est un stimulant puissant et un des meilleurs antiscorbutiques : aussi entre-t-il dans beaucoup de dentifrices ; on s'en sert également comme dépuratif.

Le cochlearia armorica, raifort de Bretagne ou cranson, appartient au même genre : sa racine est blanchâtre, grosse quelquefois comme le bras et contient un principe volatil extrêmement âcre, qui se dégage dès qu'on le casse et qui picote· fortement les yeux. Sa couleur le distingue du radis noir ou raifort des Parisiens (*Raphanus niger*), bien moins énergique que lui. Le suc du raifort de Bretagne est employé aux mêmes usages que celui du cochlearia officinalis.

COCTION, s. f., *coctio*, de *coquere*, cuire. — En médecine clinique, coction signifie cette période de la maladie qui précède la convalescence ou les crises ; c'est-à-dire, que dans les maladies humorales on admet une période de *crudité* ou d'*augment* et une période de *coction* ou de décroissance. De là vient qu'à la fin d'un catarrhe pulmonaire quand les crachats sont blancs,· épais, consistants, on dit généralement qu'ils sont *cuits*.

CŒUR, s. m., *cor*, κέαρ, κῆρ ou καρδία. — Le cœur est un organe creux et musculeux, ayant chez l'adulte le volume du poing, ou si l'on préfère, cinq pouces et demi de diamètre longitudinal, et trois pouces de diamètre transversal à la base des ventricules. Son poids est généralement de dix onces et son épaisseur variable suivant les points de ses parties constitutives que l'on examine. Et par exemple il y a une différence entre le ventricule droit et le gauche :: 5 : 6. Quoi qu'il en soit, ce viscère de forme conoïde très-irrégulière, un peu aplati d'avant en arrière, dont la base est tournée en haut en arrière et un peu à droite, et le sommet en bas, en avant et un peu à gauche, se compose de quatre cavités, deux inférieures qu'on nomme les *ventricules*, l'un plutôt antérieur que droit, *ventricule pulmonaire*, l'autre plutôt postérieur que gauche, *ventricule aortique* ; et deux supérieures qu'on appelle *oreillettes*, situées au-dessus des deux autres avec lesquelles elles communiquent isolément, chacune de son côté, par un orifice appelé auriculo-ventriculaire droit ou auriculo-ventriculaire gauche, garnis de

replis ou valvules qui empêchent le sang de refluer du ventricule dans l'oreillette correspondante lors de la contraction ventriculaire.

C'est dans l'oreillette droite que l'on découvre l'orifice de plusieurs des veines du cœur et celui des veines-caves supérieure et inférieure ; et c'est à cette dernière que se trouve le repli membraneux très-improprement nommé valvule d'Eustache, puisque Sylvius l'avait vue avant lui. On aperçoit encore dans l'oreillette droite, au côté interne de la fosse ovale, un enfoncement peu profond remplaçant le trou de botal qui existe chez le fœtus et se clôt ordinairement au moment de la naissance pour mettre fin à la communication qui avait lieu entre les deux oreillettes, communication qui non-seulement n'est plus nécessaire mais encore serait préjudiciable (*Voy.* **Cyanose**). Quand à l'oreillette gauche, elle offre, entre autres choses, l'orifice des deux veines pulmonaires.

A leur tour, les ventricules présentent l'un et l'autre, à l'intérieur, un grand nombre de colonnes charnues, divisées en trois espèces distinctes ; les premières fixées par une de leurs extrémités aux parois du ventricule et par l'autre à la valvule tricuspide (dont nous parlerons tout à l'heure) à l'aide d'un petit tendon ; les secondes, libres dans leur circonférence, sont unies par leurs deux extrémités aux parois du ventricule ; les troisièmes enfin adhèrent aux mêmes parois par un de leurs côtés, et sont libres dans le reste de leur circonférence.

C'est à la base des ventricules que sont placés à droite l'orifice auriculo-ventriculaire droit garni d'une valvule appelée tricuspide ou trigiochide et l'orifice de l'artère pulmonaire ; à gauche l'orifice auriculo-ventriculaire gauche, environné d'un anneau blanchâtre et garni d'un repli membraneux nommé valvule mitrale ; enfin l'orifice de l'aorte.

Le tissu propre du cœur offre dans son organisation des colonnes de fibres charnues très-multipliées, fortement serrées les unes contre les autres , et entremêlées d'une manière inextricable ; une membrane muqueuse, continuation de la tunique interne des vaisseaux à sang noir, tapisse ses cavités droites ; tandis qu'une membrane de même nature, mais continuation de la tunique interne des vaisseaux à sang rouge, en recouvre les cavités gauches.

Le cœur doit sa vie, sa nutrition et sa sensibilité soit aux nerfs qui viennent du plexus cardiaque, soit aux artères cardiaques antérieure et postérieure qui naissent à l'origine de l'aorte et rampent à la surface de l'organe.

Les veines du cœur se dégorgent dans l'oreillette droite.

COLCHIQUE d'automne, s. m., *colchicum autumnale*, L. Hexandrie trigynie, L. Famille des joncs, J. Son nom lui vient d'une contrée dans laquelle on la trouve en abondance (la Colchide).

Le colchique croît aussi spontanément et abondamment dans les parties méridionales de l'Europe, et on le rencontre en septembre et octobre dans les prés humides et marécageux, où il attire les regards par ses grandes fleurs d'un bleu pourpre dont le bulbe, haut de sept à huit pouces, sort immédiatement du bulbe charnu enfoncé à une grande profondeur sous la terre : elles s'épanouissent longtemps avant les feuilles qui ne se développent qu'à la fin de l'hiver ou au commencement du printemps. Sa racine est octifère, aplatie de côté, couverte d'écailles noires et minces ; elles poussent quelques tubes grêles, blanchâtres, qui forment la fleur dont nous avons déjà parlé.

La partie essentiellement active du colchique c'est la vératrine, matière alcaline organique, sans odeur, et d'une excessive âcreté. Son action médicinale est des plus énergiques ; aussi agit-il à la manière des poisons narcotico-âcres. On y remédie en faisant vomir aussitôt qu'on est appelé, si déjà la substance n'a été rejetée par le vomissement, et en donnant largement de l'eau vinaigrée ou de la limonade ; plus tard on passe aux mucilagineux.

Il est douteux que l'usage médical du colchique d'automne, le seul employé en médecine, soit très-ancien ; mais que son introduction dans la matière médicale date du v° siècle, comme quelques auteurs semblent le croire, ou du commencement du xviii° seulement, époque à laquelle il passait pour être un préservatif de la peste, toujours est-il qu'il faut arriver jusqu'en 1763, année de la publication du traité dans lequel Storck a fait connaître le résultat de ses expériences sur lui-même et sur les animaux, pour rencontrer les premières notions émises sur son administration et sur les effets qu'il produit lorsqu'il est porté jusqu'à une certaine dose. Ils consistent en effet dans une activité plus grande de la sécrétion des urines, activité très-marquée même, suivant Storck, puisqu'il la propose comme un puissant succédané de la scille, médicament dont il se servait avec beaucoup de succès contre l'hydropisie. Puis il en a étendu l'usage à quelques catarrhes pulmonaires dans lesquels il a cru constater son efficacité. Mais il paraît que les nouveaux essais qui furent tentés d'après les indications qu'il avait données, eurent des résultats très-variables et peu satisfaisants, puisque ce médicament tomba dans un oubli tel, qu'il n'en est plus question dans les ouvrages publiés à la fin du dernier siècle.

Quoi qu'il en soit, Hudson ayant guéri des goutteux et des rhumatisants avec une eau qui porta son nom et que les médecins anglais croyaient composée d'ellébore d'après les uns, de colchique d'après les autres ; ils se décidèrent à tenter de nouvelles expériences et arrivèrent à cette conclusion, que les préparations de colchique sont isolément un remède très-utile dans le traitement de la goutte et du rhumatisme. Ainsi à l'oxymel colchique, que Storck administrait à la dose de deux gros à demi-once par jour et au delà, les praticiens d'outre-Manche substituèrent le vin de colchique et la teinture

de colchique, et ils remarquèrent que non-seulement le vin et cette teinture guérissent les affections arthritiques et rhumatismales, mais encore que ces médicaments agissent en véritable spécifique dans ces sortes de maladies. Ainsi si l'on en croit Everard-Home le vin, qu'il a pris lui-même pendant dix-sept mois, agirait en diminuant la fréquence du pouls, et le seul inconvénient qu'on puisse lui reprocher, c'est de produire des nausées. John Want affirme de son côté que la teinture de colchique guérit sans évacuations.

On ne s'en tint pas là. A peine Williams avait-il proposé de substituer les graines aux bulbes, que de nouveaux essais semblèrent encourager cette substitution ; elle parut aux expérimentateurs être plus avantageuse encore que toutes les autres préparations dont on avait usé jusque-là. D'où vient cet avantage ? De ce que la semence est moins irritante, dit Williams, sans avoir pour cela moins d'action, et que d'ailleurs ses effets sont plus constants et plus uniformes. Chose à noter, c'est que d'après cet auteur et Haden, son confrère, trente individus atteints de rhumatisme grave, tant aigu que chronique, en ont éprouvé des effets aussi prompts qu'avantageux, souvent merveilleux, disent-ils, et que chez aucun d'eux le médicament n'a déterminé des symptômes d'irritation à l'estomac ou aux intestins.

Les tentatives expérimentales faites en Angleterre ayant été répétées en Allemagne, les mêmes résultats furent obtenus, c'est-à-dire que, d'après Bart, pas un seul des cas d'arthritis qu'il avait traités n'aurait résisté au vin de racine de colchique, à la dose de soixante gouttes. D'autres ont préféré se servir des bulbes et ont également reconnu leur supériorité sur les racines. Dans cette énumération, nous ne devons pas taire le nom du docteur Pitschaft qui, dans le journal de Hufeland, fut un des premiers à reporter l'attention des médecins sur les vertus antiarthritiques du colchique d'automne.

Les praticiens suisses et français ne sont pas restés étrangers à ce mouvement des esprits vers les expérimentations pratiques à l'aide du colchique, mais ici il n'y a plus cette unanimité de succès, et les effets obtenus ont été si divers, qu'on ne sait guère vraiment ce qu'on doit attendre ou craindre de son emploi ; quoique cependant les résultats heureux obtenus par son administration soient assez nombreux et assez concluants pour lui assurer un rang dans la matière médicale parmi les médicaments énergiques. Voici du reste sous quelles formes on peut s'en servir :

Vin de colchique. Pr. Bulbes secs de colchique, 1 partie ; vin d'Espagne, 16 parties, ou bien d'après Locher-Balber : Pr. Bulbes frais, 24 parties ; vin, 22 parties ; alcool, 2 parties. M. — Les pharmaciens de Paris mêlent 1 partie de bulbes à 2 parties de vin de Malaga ; cette disproportion avec les autres vins ne donnerait-elle pas la raison des effets variables qu'ils ont obtenus ?

Notez que d'après Bettley, la récolte des bulbes doit être faite avant la floraison de la plante (en juillet et août); et l'oignon du colchique, coupé par tranches, être séché à une température de 17° à 18° Farenheit. Quand on en fait la récolte en septembre, on rencontre deux bulbes adhérents l'un à l'autre : le plus âgé qui donnera naissance à la fleur est mou, le plus jeune au contraire est dur, c'est celui-là qu'il faut choisir pour composer le vin.

Le vin dont s'est servi Bart était composé avec deux livres de bulbe récoltées en août, qu'il avait fait digérer pendant six jours dans deux livres de vin. Et quant au vin obtenu par les graines, il s'obtient en mettant digérer deux onces de semences dans une livre de vin d'Espagne : cette liqueur se donne à la dose d'un gros, matin et soir, dans une eau aromatique. Pendant son usage, le malade doit observer un régime sévère et éviter surtout les aliments flatueux et qui disposent à la constipation.

Une recommandation qu'on fait par rapport aux graines, c'est qu'elles ne doivent être recueillies qu'alors qu'elles offrent une couleur brune, signe de leur maturité, et de ne point les écraser.

En outre des différents vins de colchique, on prépare encore 1° un *vinaigre de colchique* en mettant digérer 1 partie de vinaigre, 2 parties de miel blanc et un huitième de partie d'acide acétique. 2° Un *oxymel de colchique*, en faisant bouillir, jusqu'à consistance de sirop, une partie de vinaigre et deux parties de miel blanc; 3° enfin, une teinture de colchique, en faisant macérer pendant une douzaine de jours, dans l'alcool, 1 partie de bulbes fraîches et 4 parties d'esprit-de-vin à 36 degrés : délayez la colature ; passez et filtrez avec expression. Want a donné cette formule comme étant la véritable recette de l'eau de Hudson.

COLIQUE, s. f., *colica*, ou κωλικὴ. — Sorte de douleur qui a son siége dans l'intestin colon, et plus généralement, douleurs d'entrailles, abdominales. Ainsi, on dit colique d'estomac, colique flatueuse, colique hépatique, colique néphrétique, etc., lorsque les douleurs se font sentir dans un des points de l'abdomen correspondant à l'estomac, au foie ou au rein, organes enflammés ou atteints de névralgie (*Voy.* Gastrite ou Gastralgie; Entérite ou Entéralgie; Hépatite ou Hépatalgie, etc.) : la douleur étant généralement symptomatique. Toutefois, il est une colique d'une nature particulière qui, parce qu'elle est due soit à l'absorption de particules métalliques, soit à des boissons qui contiennent des principes acessents, mérite de fixer plus particulièrement notre attention.

Colique métallique, C. des plombiers, C. saturnine, C. des peintres, *rachialgie*. La plupart des individus qui manient le plomb à l'état d'oxydes (peintres en bâtiments, plombiers, faïenciers, fondeurs, potiers d'étain, lapidaires, vitriers, cartiers, mineurs, etc.) ou qui font usage de vins sophistiqués par le plomb, ou de mets qui ont longtemps séjourné dans des vaisseaux de ce métal au contact de l'air ; ceux qui habitent des appartements nouvellement peints, etc., sont sujets à éprouver à la longue si ce n'est immédiatement, suivant la quantité de plomb absorbée ou ingérée, une douleur abdominale sourde, peu durable, qui s'accompagne de nausées, de vomissements, de dysurie ou de strangurie, avec déjections alvines rares, difficiles, douloureuses, ou nulles; de la rétraction des parois du ventre vers la colonne vertébrale, de tranchées surtout vers l'ombilic, et cependant le ventre n'est point douleureux au toucher.

Peu après, des douleurs vagues, un état de paralysie, des tremblements, des convulsions, principalement dans les extrémités supérieures, se manifestent; le pouls est lent et dur, mais la respiration reste libre et facile. Ces symptômes diminuent progressivement à l'aide d'un traitement méthodique, et disparaissent du septième au huitième jour, ou bien, l'ictère saturnin se déclare, l'amaigrissement fait des progrès effrayants, il s'accompagne de fièvre lente qui met les jours du malade en danger.

Le traitement employé à la Charité de Paris dans ces sortes de coliques étant celui qui réussit et qui nous a le mieux réussi, il nous suffira de le transcrire, faisant observer qu'il doit être modifié selon l'âge, le sexe, le degré d'intensité des symptômes. Voici en quoi il consiste :

Le jour d'entrée on administre un *lavement purgatif des peintres ;* 4 gros de feuilles de séné, qu'on fait infuser ou bouillir dans une livre d'eau ; et on ajoute à la colature 4 gros de sulfate de soude et 4 onces de vin émétique. — Dans la journée on fait prendre une boisson composée d'une livre de casse en bâton, qu'on fait bouillir dans deux livres d'eau ; et dans laquelle on aura fait dissoudre une once de sulfate de magnésie et trois grains d'émétique ; quelquefois on y ajoute une once de sirop de nerprun ou deux gros de confection de Hamech. — Le soir on administre un lavement *anodin* (6 onces d'huile de noix et 12 de vin rouge), et par la bouche un gros et demi de thériaque dans laquelle on a incorporé, selon les circonstances, un grain et demi d'opium.

Le deuxième jour au matin, on administre six grains de tartre stibié dissous dans huit onces d'eau à prendre en deux fois. Quand le malade a vomi, on lui donne dans la journée une tisane sudorifique (squine, gayac, salsepareille), un gros de chaque, une once de sassafras et demi-once de réglisse, pour six livres d'eau, qu'on fait réduire à quatre livres par une lente ébullition et qu'on passe à l'étamine. Le soir, lavement anodin, opium et thériaque comme le premier jour.

Troisième jour : eau de casse, mais sans tartre stibié; lavement purgatif et tisane sudorifique ; le soir, lavement anodin et la thériaque avec l'opium.

Quatrième jour: purgation avec deux gros de séné qu'on fait bouillir dans 8 onces d'eau jusqu'à réduction à 6 onces : et addition de une once de sulfate de soude, un gros de ja-

lap pulvérisé et une once de sirop de nerprun, tisane sudorifique ; et, le soir, lavement
anodin, thériaque opiacée.

Cinquième jour : lavement purgatif, tisane
sudorifique, eau de casse non émétisée ; le
soir comme la veille.

Sixième jour : lavement purgatif des peintres, et le reste comme les jours précédents.
Il faut insister sur la boisson sudorifique
plusieurs jours encore après la guérison.

Nous ne consacrerons pas un article spécial soit à la colique de *cuivre*, soit à la colique *végétale*, attendu que la première de
ces coliques, quand elle est légère, cède facilement aux boissons douces et mucilagineuses, aux bains tièdes entiers, aux lavements amidonnés et opiacés, et aux fomentations émollientes et narcotiques sur l'abdomen ; tandis que la seconde, attribuée
généralement aux fruits verts, aux vins falsi-
fiés, se guérit comme la colique de plomb.

COLLYRE, s. m., *collyrium*, ou χολλύριν, de
χωλύω, j'empêche, et de ῥέω, je coule. — En
pharmacologie, collyre signifie toute espèce
de médicament soit pulvérulent (collyre sec),
soit liquide, destiné à être appliqué sur l'œil,
ou mieux sur la conjonctive. On distingue
les derniers en émollients, astringents, répercussifs, etc., suivant la nature des substances qui entrent dans leur composition.
Voy. Ophthalmie.

COMA, s. m., *coma* ou χῶμα, assoupissement.— S'il est profond, c'est le *coma somnolentum* des pathologistes, et s'il ne consiste, au contraire, que dans un penchant
très-prononcé au sommeil, mais avec évigi-
lation, ce n'est plus qu'un *coma vigil*.

COMBUSTION, *combustio*, de *comburere*,
brûler. — Les auteurs ont donné le nom de
combustion *spontanée*, ou combustions *hu-
maines*, à un accident singulier, qui se manifeste chez les ivrognes et chez les personnes
ayant beaucoup d'embonpoint, et qui consiste dans l'incinération partielle ou générale du corps, qui s'enflamme et brûle avec
une rapidité effrayante, se consume, et ne
laisse après lui, pour tout résidu, quand la
combustion est générale, qu'une matière
grasse, fétide, une suie puante et pénétrante,
épaisse, très-noire, qui recouvre, les murs et
les meubles, enfin un charbon léger, onctueux et pénétrant.

Parmi les faits que je pourrais citer, je
choisirai le suivant, que j'ai lu, en 1836, dans
l'Echo de la jeune France, Revue catholique.
Voici comment on y raconte ce qui s'est
passé.

« Un nouveau fait de combustion spontanée a été constaté dans la commune d'Au-
nay, près d'Avallon. Une femme de soixante
et quatorze ans, très-grasse et qui ne buvait
guère que de l'alcool, a été frappée de mort
par combustion spontanée. La malheureuse,
qui vivait seule, avec une propreté très-recherchée, fut, un matin du mois de janvier,
trouvée chez elle par ses voisins, transfor-
mée en un monceau de cendres ; exemple
bien terrible et qui devrait pourtant faire
comprendre tout le danger qu'entraîne après

elle l'habitude de l'eau-de-vie et des autres
boissons alcooliques »

Si les faits de combustion spontanée sont
bizarres et singuliers, lorsqu'elle est générale, ils sont bien plus bizarres encore
quand elle est partielle. Quoi de plus singulier, en effet, que de voir des individus
dont les doigts, par exemple, brûlent avec
flamme comme de véritables bougies, et
ont la faculté d'allumer les corps combustibles qu'on en approche? C'est pourtant ce
qu'on a observé, et les individus qui ont
présenté ce phénomène, s'ils n'ont pas péri,
ont du moins éprouvé d'horribles souffrances.

On ne sait rien encore de précis sur le
traitement des combustions spontanées ; cependant tout porte à employer l'immersion
du corps dans l'eau froide, les boissons
aqueuses, et il convient de s'en servir, quoiqu'on ait prétendu que l'eau n'éteint pas
l'incendie.

COMMOTION, s. f., *commotio*, secousse.—
C'est le nom que les chirurgiens donnent à
cette sorte d'ébranlement que les coups ou
les chutes causent à nos organes, et qui est
caractérisée par l'anéantissement spontané
ou la lésion pure et simple des fonctions de
l'organe, sans aucune altération de son tissu.
De là les expressions de commotion *cérébrale*,
de la *moelle épinière*, du *foie*, etc.

La commotion, et principalement la *commotion du cerveau*, à laquelle nous allons
consacrer quelques lignes à cause de sa gravité et de sa fréquence, est généralement le
résultat d'un coup ou d'une chute très-
violente, dans laquelle le corps, en tombant,
aura frappé de la tête sur un corps dur ; ou
même d'une chute faite sur les pieds, d'un
saut fait d'une très-grande hauteur et qui,
par la secousse qu'en ressent toute la machine, par l'ébranlement qui se communique à l'encéphale, donne lieu à ce qu'on a
appelé *commotion*. On en a formé plusieurs
degrés : celui dans lequel l'individu blessé,
ou commotionné, n'éprouve que des éblouissements, des vertiges, perd connaissance et
revient bientôt à lui ; celui dans lequel, outre
ces symptômes, le malade rend involontairement ses urines et ses matières fécales, et
dans lequel aussi, à la perte de connaissance,
succèdent l'assoupissement, l'immobilité de la
pupille, la paralysie des membres, des convulsions, des vomissements, le saignement
des yeux, des oreilles, etc.; celui enfin où
l'individu est subitement frappé de mort.

Lorsque l'accident ne détermine pas immédiatement ce fâcheux résultat, que se
passe-t-il dans les cas graves? Généralement
l'individu est dans l'immobilité, pâle, froid
et respirant à peine ; son pouls est petit et
concentré, son assoupissement très-profond,
rarement agité, et néanmoins il pousse des
gémissements et des soupirs. Au bout de
quelque temps la chaleur reparaît à la peau
qui se colore, l'assoupissement profond fait
place à une sorte de sommeil moins profond,
plus tranquille, et si on s'efforce d'éveiller
le malade, il ouvre les yeux, balbutie quelques mots d'impatience et retombe bientôt

dans son sommeil. Cet état se dissipe petit à petit, au bout d'un temps dont on ne peut fixer la durée, et, quoique bien mieux, le sujet conserve encore un air d'hébétude, de stupeur tout particulier ; quelquefois il ne recouvre qu'imparfaitement l'usage de plusieurs de ses sens. Souvent aussi, au lieu de prendre cette marche décroissante, les accidents augmentent d'intensité après avoir paru se calmer, et l'on voit survenir les symptômes d'une inflammation cérébrale.

Le traitement de la commotion cérébrale consiste en des boissons excitantes, vulnéraires, en des rubéfiants cutanés (sinapismes, frictions aromatiques), en des inspirations stimulantes (vinaigre, éther, eau de Cologne, cognac qu'on place sous le nez du malade) ; un bain chaud contenant de l'alcool, un sinapisme sur le cœur peuvent également être tentés. Mais il faudrait bien se garder, tant que le malade est pâle et froid, tant que *la réaction ne s'opère pas*, de tirer du sang par là lancette ou autrement : TOUTE SAIGNÉE *serait préjudiciable au malade*. Au contraire, sitôt que le pouls s'est relevé, que la face se colore, que les symptômes d'une réaction générale sont bien prononcés, alors on aura recours aux déplétions sanguines générales et locales, au régime antiphlogistique et aux autres moyens conseillés dans les phlegmasies du cerveau.

Toute curation de la commotion cérébrale doit être confiée à un médecin éclairé, vu la gravité du cas, et aussi parce que à la commotion du cerveau peut s'unir la compression de cet organe ; complication fâcheuse qu'un homme de l'art seul peut reconnaître (malheureusement, il ne le peut pas toujours) et méthodiquement traiter.

CONGESTION, s. f., *congestio*, amas. — Il se dit d'un amas d'humeurs qui se forme plus ou moins rapidement dans une partie quelconque du corps. La congestion diffère donc de la *fluxion*, en ce que celle-ci consiste dans un afflux plus considérable d'humeurs sur un point, sans stase et engorgement de la partie fluxionnée. *Voy.* FLUXION.

CONSTITUTION, s. f., *constitutio*. — Mot générique qui s'applique également : 1° à l'organisme vivant qui se trouve dans de bonnes ou de mauvaises conditions ; c'est-à-dire que l'homme vigoureux, jamais malade, est bien constitué ou d'une bonne constitution ; au lieu que l'individu souffreteux, faible, est dit avoir une mauvaise *constitution*. Ses fonctions s'exécutent avec lenteur, inertie, etc. ; 2° à l'état de l'atmosphère considéré, relativement à son influence sur l'économie animale, *constitution atmosphérique ;* 3° enfin au rapport qui existe entre les conditions atmosphériques et les maladies régnantes, ou *constitutions médicales*. Un mot sur ces dernières.

Constitutions médicales. Généralement on entend par constitution médicale ou épidémique, tout espace de temps déterminé, durant lequel les maladies régnantes, quoique d'un caractère différent en apparence, n'en ont pas moins toutes la même origine et le même fond. C'est, si l'on veut, une maladie unique dont les formes, variables par les symptômes, n'exigent qu'une seule et même méthode curative. Sous ce rapport, l'étude des constitutions est au médecin ce que l'étoile est au pilote : c'est sa boussole ; s'il la perd de vue il peut s'exposer sans cesse à des écarts fâcheux. « Sans elle, nous disait Victor Broussonnet, mon maître en médecine clinique, il errera dans la connaissance des maladies que ce guide lui aurait enseigné à distinguer et, qui plus est, à prédire. C'est dans ce dernier cas que, devenu une sorte d'oracle, le médecin s'élève au-dessus de l'humanité par les services qu'il sait lui rendre, et mérite en effet d'être considéré comme un Dieu, *vir Deo similis*. » Du reste une preuve de la nécessité de cette étude, c'est que bien souvent, quand le praticien arrive au chevet du malade, les symptômes sont nuls, la maladie ne faisant que de naître ; ou bien, elle se présente sous un masque trompeur. Comment le reconnaître ? Par la connaissance de la constitution : à l'aide de cette connaissance, pas de tâtonnements funestes pour le malade, point de temps perdu ; on peut faire avorter la maladie, la juguler, l'étouffer dans son berceau par l'emploi des moyens qui conviennent dans l'épidémie. Il importe donc de déterminer quels sont les caractères principaux et distinctifs des constitutions médicales.

Deux grandes classes de constitutions, a constitution *vernale* et la constitution *automnale*, ont été admises par les praticiens : la première, qui comprend le printemps et l'été, commence en mars et finit en septembre, tandis que la seconde, qui comprend l'automne et l'hiver, embrasse les autres mois de l'année. Prenez-garde que cela ne se passe pas régulièrement ainsi, c'est-à-dire qu'on n'a pas toutes les années une constitution vernale et une constitution automnale, puisque, quoique modifiée par les saisons qui se succèdent, une constitution médicale peut durer pendant une ou plusieurs années. Quoi qu'il en soit, une fois établie, on peut être certain que toutes les fois que la première de ces constitutions, par exemple, sera établie, comme elle a pour caractère spécial le *mode fort*, ce mode sera imprimé aux maladies régnantes qui auront un type aigu, une marche très-régulière, des crises faciles et complètes, de rares complications ; au lieu que dans les secondes, qui se distinguent par le *mode mou*, les maladies sont longues (*morbi automnales aut longi aut mortales*), irrégulières ; il y a une tendance à la colliquation des humeurs, l'ataxie s'y joint souvent. De là nécessairement deux méthodes opposées de traitement : affaiblissants et expectation pour l'une ; toniques et méthode agissante pour l'autre.

Mais, avons-nous dit, ces deux ordres de constitutions médicales peuvent être modifiés par les saisons régnantes ; or, que résulte-t-il de ces modifications ? que la constitution sera inflammatoire pure, ou inflammatoire et bilieuse, ou bilieuse pure, suivant telles ou telles circonstances ; ou bien qu'elle sera catarrhale, muqueuse, etc., suivant d'autres. Toutefois, comme ces modifications tiennent surtout (nous l'avons dit) à l'influence des saisons, nous renverrons à cet article (*Voy.* Saison) tout ce qui se rattache à la constitution atmosphérique proprement dite qui, elle aussi, imprime son cachet aux maladies existant pendant sa durée.

CONTAGION, s. f., *contagio*, transmission d'une maladie d'un individu à un autre par l'effet d'un contact immédiat ou médiat.— De tout temps les médecins contagionnistes et anticontagionnistes ont beaucoup discuté entre eux pour savoir si telle maladie est ou n'est pas contagieuse, et ont soutenu avec une égale chaleur, les uns que oui et les autres que non. Pourquoi cette dissidence d'opinions ? parce qu'ils ne s'entendaient pas sur la véritable signification du mot contagion, qu'ils confondaient ou qu'ils faisaient synonyme d'*infection*. Par suite de cette confusion, on a appelé contagieuses des maladies qui n'étaient qu'infectieuses, et l'on a rendu ainsi la tâche facile aux uns et aux autres adversaires, pour le choix des faits à administrer à l'appui de leur opinion.

Pour faire cesser ces discussions, qui nuisent aux progrès des sciences médicales et aux médecins eux-mêmes, car le public se rit beaucoup de leurs débats, il n'y aurait, ce nous semble, qu'à considérer comme *contagieuses* les maladies qui, comme la gale, la syphilis, la teigne, etc., se communiquent toujours par le contact médiat ou immédiat d'une personne saine avec un galeux, un teigneux, un vénérien; qu'à appeler *infectieuses* (*Voy.* Infection) celles qui, comme le choléra asiatique, les fièvres des marais, ne se communiquent point par le contact médiat ni immédiat, mais tiennent à un principe inconnu qui vicie l'air et l'infecte de miasmes morbifiques; et à ranger enfin parmi les affections qui sont tout à la fois infectieuses et contagieuses, celles qui, comme la variole, la rougeole, etc., se transmettent d'individu à individu, soit par le contact immédiat, soit à l'aide des miasmes exhalés d'un corps déjà infecté, et dont l'air s'est chargé pour répandre la contagion à une plus grande distance.

CONTRE-STIMULANT, Contre-stimuliste. — Pour bien comprendre ces deux expressions, il faut se rappeler que, dans le dix-huitième siècle, un médecin écossais (Brown), ressuscitant le solidisme, n'admit, à l'exemple des Méthodistes (*Voy.* ce mot), que deux genres de maladies, savoir : les sthéniques ou par excès de force, et les asthéniques ou par excès de faiblesse. Or, dans ces derniers temps, Rasori, Tommasini, etc., ayant voulu faire revivre les idées solidistes de Brown, ils n'admirent, eux aussi, que des maladies hypersthéniques et des maladies hyposthéniques; avec cette restriction immense, par rapport à la doctrine du médecin d'Ecosse, qu'au lieu d'admettre, avec ce dernier, que sur cent maladies il y en a quatre-vingt-dix-sept d'asthéniques et trois seulement de sthéniques, ils déclarent que, sur à peu près mille, il n'y en a pas une qui dé-

pende de la faiblesse. Ne serait-on pas en droit de supposer, d'après ces principes, que la méthode affaiblissante est la seule convenable, et que toute excitation interne doit être nuisible ? En agissant ainsi, on commettrait une erreur capitale, puisque selon les médecins italiens, 1° les substances exercent sur la fibre vivante une action diamétralement opposée à l'action stimulante, et produisent sur l'excitement des effets immédiats que Brown n'attribuait qu'à l'action des puissances négatives et à la diminution du stimulus; 2° que ces substances, par cela même appelées avec raison *contre-stimulantes*, détruisent les effets du stimulus excédant, mais sans produire d'évacuation, et que, si on les applique sans nécessité et au delà du besoin, elles produisent des maladies qu'on ne peut vaincre que par l'augmentation des stimulants; 3° que les contre-stimulants offrent ainsi, de même que la saignée et les purgatifs, un moyen de guérison pour tout état ou phénomène morbide qui provient d'excès ou de diathèse du stimulus, et que, réciproquement, les stimulants sont le remède de l'état de contre-stimulus; 4° que la fibre peut supporter une dose de substances contre-stimulantes ou stimulantes d'autant plus grande, que la diathèse du stimulus ou du contre-stimulus est plus fort; 5° enfin que cette *tolérance* nous offre beaucoup mieux que les symptômes la mesure de la diathèse. D'où il suit que tout médicament qui, administré à haute dose dans une maladie, ne provoque pas d'évacuation, est toléré, quoique à dose très-élevée, et agit comme contre-stimulant; et que les médecins qui, au lit des malades, agissent *exclusivement* d'après les principes de la méthode Rasorienne, sont appelés-contre-stimulistes.

CONTUSION, s. f., *contusio*, de *contundere*, meurtrir, blessure produite par l'impulsion d'un corps contondant ou par un choc contre ce même corps, sans solution de continuité ni perte de substance; circonstances qui distinguent la contusion pure et simple de la plaie contuse.

La contusion peut exister à des degrés divers : est-elle légère ou superficielle, n'attaquant que la peau et le tissu cellulaire sous-cutané ? la partie rougit, devient violette ou brunâtre, légèrement douloureuse; le tissu cellulaire et les capillaires s'infiltrent d'un sang coagulé. Est-elle profonde ? des désordres divers peuvent en être la conséquence, et l'homme de l'art seul peut les connaître et y remédier. Dans tous les cas, il est essentiel, au début de toute contusion, d'employer les répercussifs (eau blanche, cataplasmes à la glace, eau salée très-froide, eau-de-vie camphrée, etc.), et d'exercer une légère compression sur la partie contuse, pour y empêcher l'abord du sang et la congestion de ce liquide. Plus tard l'eau-de-vie camphrée, l'eau salée, etc., procureront la résorption du liquide épanché.

Quant aux désordres qui peuvent compliquer une forte contusion, ils ne contreindiquent pas l'emploi des moyens précités ; au contraire, il faut les employer au plus vite et les continuer jusqu'à l'arrivée du chirurgien.

CONVULSION, s. f., *convulsio*, de *convellere*, secouer, ébranler. — Dans son acception rigoureuse, *convulsion* signifie une contraction et un relâchement alternatifs, violents et involontaires des muscles, qui habituellement ne se contractent que sous l'empire de la volonté. Ces alternatives involontaires de contraction et de relâchement, quand elles sont légères, constituent ce qu'on appelle tremblement ; et ce tremblement peut être momentané, comme dans un accès de colère, etc., ou durable, comme le tremblement sénile des vieillards, etc., tandis que quand elles sont fortes, il en résulte de véritables convulsions.

Quelques médecins, considérant la contraction musculaire permanente, le spasme tétanique, comme un genre particulier de convulsion, se sont vu forcés, pour distinguer cette dernière de la convulsion permanente ou tétanique, de donner l'adjectif de *tonique* à la première, et celui de *clonique* à la seconde ; c'est abuser des mots, et mieux vaut se servir, si l'on veut, de la dénomination vulgaire de *crampe*, de spasme, de trismus, ou de tétanos, que de confondre ainsi deux maladies dont la nature peut être la même, mais qui diffèrent tant par la forme. Ces mêmes auteurs divisent les convulsions en essentielles et en symptomatiques ; l'expérience confirme cette division, et ils rapportent à la dernière classe les maladies convulsives proprement dites (épilepsie, hystérie, danse de saint Guy), les mouvements convulsifs dont les enfants qui ont des vers sont affectés, réservant pour la première classe les convulsions proprement dites, dont ils font une névrose du système nerveux cérébro-spinal. On doit rechercher si elle se lie à l'hypersthénie ou l'hyposthénie, afin de la combattre par des moyens appropriés. *Voy.* ÉLÉMENT NERVEUX.

Convulsions des enfants. Les convulsions des enfants ne diffèrent point par leur nature des convulsions des adultes, et cependant nous consacrerons quelques lignes en particulier à cette maladie, qui se montre surtout en très-bas âge, afin de constater qu'il suffit souvent d'une bouillie trop épaisse pour être digérée, d'une piqûre d'épingle, d'une tranchée, d'une colère de la part de la nourrice, et plus tard, d'une frayeur, d'une dentition difficile, de l'incubation de certaines maladies éruptives, etc., pour voir se manifester chez l'enfant des convulsions plus ou moins violentes.

Quand il est dans cet état, le débarrasser de ses langes ou de ses vêtements, ou bien évacuer l'estomac en chatouillant le gosier du nourrisson avec les barbes d'une plume trempées d'huile ; provoquer quelques selles, en passant dans le fondement une petite bougie en savon ou une côte de poirée : tels sont les premiers et seuls moyens dont on doit user. Et quand il est plus avancé en âge,

il faut rechercher si la maladie tient à la DENTITION (*Voy.* ce mot), ou à toute autre cause qui, si on la détruit, n'amène plus le retour des accidents.

CONVULSION CÉRÉALE OU RAPHANIE, *raphania.* — Produites par l'usage prolongé du pain contenant beaucoup de seigle ergoté, les convulsions qui sont dues à cette cause se font remarquer par de violentes alternatives de contraction et de relâchement, qu'un sentiment de fourmillement ou des vives douleurs accompagnent. Assurément cette maladie est rarement mortelle ; mais comme elle peut passer à l'état chronique, dégénérer en marasme et en folie, il est bon qu'on soit prévenu, dans le pays où cette maladie se montre endémique et épidémique, dans les années de pluies abondantes et d'humidité, que ces convulsions se guérissent facilement et sans retour, par l'emploi d'un vomitif, d'un purgatif et de l'opium (un demi-grain toutes les trois heures), ou avec le tartre vitriolé. Voilà pourquoi nous en avons fait l'objet spécial de nos études. Ajoutons que les ligatures et la compression sont également fort utiles pour calmer, soit les mouvements, soit le fourmillement douloureux des membres.

COPAHU. *Voy.* BAUME.

COQUELUCHE, s. f., *tussis convulsiva* ou *pertussis.* — Cette maladie, particulière à l'enfant qu'elle n'attaque guère qu'une fois en sa vie, consiste dans des accès de toux qui durent depuis quelques minutes jusqu'à un quart-d'heure, et qui a pour caractère spécial cinq à six expirations successives, rapidement interrompues par une longue inspiration sibilante, faisant entendre le cri d'une jeune poule. Cette toux amène ou non l'excrétion de mucosités plus ou moins abondantes, et quelquefois même des vomissements.

Telle est la coqueluche au début : par les progrès de la maladie, les *quintes* augmentent de violence, la face rougit, devient vultueuse, brune ou bleue ; le sang s'échappe par le nez et par la bouche, et dans quelques cas il y a excrétion involontaire des excréments et des urines. Alors la moindre contrariété, les pleurs, le rire, une odeur forte, l'inspiration de la poussière, la surcharge de l'estomac, tout est capable de provoquer la toux ; aussi n'est-il pas rare de voir les accès reparaître toutes les trois ou quatre heures, et même plus souvent, et, chose assez singulière, ils sont plus fréquents et plus violents pendant la nuit.

Quand la quinte est terminée, ou bien la respiration reste encore un peu gênée, et l'enfant éprouve pendant quelque temps un sentiment de fatigue générale ; ou bien, et c'est ce qui a lieu le plus souvent, la respiration revient entièrement à l'état normal, le sujet se trouve bien, à un peu de faiblesse près, et il reprend ses jeux et ses occupations antérieures, qu'il venait de quitter. Nous avons vu plus d'une fois de malheureux enfants, sentant venir la quinte, se précipiter vers leur mère ou se cramponner à un objet quelconque, relevant la tête, et aspirant en quelque sorte l'air pendant l'accès, comme les asthmatiques qui suffoquent , et, l'accès passé, reprendre gaiement leurs amusements.

Quoique la coqueluche appartienne, par sa nature, à la classe des névroses de la respiration , on doit distinguer dans sa marche deux périodes distinctes : celle où, succédant à un catarrhe pulmonaire, elle ne consiste encore qu'en une toux catarrhrale bien peu convulsive, qui se rapproche beaucoup de la bronchite ; et celle où la toux, purement spasmodique, sans fièvre, présente tous ies caractères que nous avons décrits. A cet état elle peut durer de un à trois mois, et quelquefois davantage, laissant quelquefois après elle un grand épuisement, la faiblesse des poumons et une très-grande disposition à la phthisie pituiteuse. C'est pourquoi, dans le principe, on ne saurait trop insister sur les évacuants émétiques souvent répétés, et entre autres au sirop d'ipécacuanha ou au tartre stibié, si les symptômes de catarrhe pulmonaire persistent avec une certaine intensité ; puis on passe à l'usage de la belladone :

Pr. Racine de belladone, 1 grain ;
Sucre blanc, 1 gros.
Mêlez et divisez en huit paquets.

Dose : un paquet matin et soir pour les enfants de deux à quatre ans. Frictions sur la poitrine et sur l'épigastre avec la pommade émétisée ou d'Authenrieth (4 grammes d'émétique pour 15 d'axonge). On en emploie gros comme un haricot pour chaque friction. Nous nous sommes très-bien trouvé du sirop de Boulay contre la coqueluche.

Si la toux persiste pendant quelque temps, avec expectoration muqueuse abondante , un mélange de 15 grammes de gelée de lichen avec 30 grammes de sirop de réglisse , dont l'enfant prend une cuillerée à café toutes les deux heures, n'est pas sans utilité. Inutile de dire que si les forces s'affaiblissaient, il faudrait employer les toniques.

La toux convulsive de la coqueluche étant essentiellement spasmodique, on conçoit que le bain tiède doive être avantageux. Il l'est en effet, comme dans toute névrose sans affaiblissement général, et on ne doit pas craindre d'en abuser, c'est-à-dire que non-seulement on peut le répéter tous les jours , et même deux fois par jour mais encore il faut y laisser l'enfant une heure et demie ou deux heures, en ayant le soin toutefois, pour éviter la fluxion du sang vers le cerveau , de lotionner le front et la tête avec de l'eau froide, en se conformant aux préceptes que nous avons posés article AFFUSION (*Voy.* ce mot.)

La coqueluche est-elle contagieuse ? On en a douté longtemps ; mais comme on a vu que des enfants, qui avaient été envoyés à la campagne pour changer d'air, y ont importé la coqueluche, qui n'y existait pas avant leur arrivée, et qu'elle y est devenue épidémique pendant leur séjour ; comme on a vu des mères et de vieilles garde-malades contrac-

ter la coqueluche (cette maladie des enfants) auprès de ceux qu'elles soignaient, on ne conserve plus aucun doute aujourd'hui à cet égard. C'est pourquoi nous ne saurions trop recommander aux établissements publics (lycées , couvents, où l'on élève de jeunes demoiselles , pensions , etc.) de séquestrer au plus tôt l'élève qui, le premier, sera atteint de coqueluche.

CORYZA, s. m., *coryza* ou κόρυζα, catarrhe des fosses nasales et des différents sinus qui en font partie. — Cette maladie est si connue , si peu grave , que c'est à peine si elle mérite qu'on dise que les symptômes qui la caractérisent consistent en des éternuements répétés, l'écoulement par les narines d'une sérosité âcre , qui distille comme goutte à goutte au début du rhume, et quelquefois dans la sécheresse du nez, avec gonflement de la muqueuse nasale ; d'où l'enchifrénement, la perte de l'odorat, et la céphalalgie sans fièvre. Plus tard l'écoulement séreux est remplacé par un écoulement épais, blanc, abondant, indice de la période de coction : alors le coryza est à son déclin.

Comme le catarrhe nasal est produit fort souvent par le froid humide aux pieds , ou la suppression de la transpiration , il nous est arrivé de le faire avorter par un bain de pied brûlant et sinapisé, ou par des sudorifiques pris dès sa manifestation. Si ces moyens ne réussissent pas , on peut oindre le soir, en se couchant, le nez jusqu'à sa racine, avec du suif de chandelle, ou, si on en craint l'odeur, avec un mélange de cérat à la rose camphré ; les fumigations émollientes, les décoctions de même nature qu'on renifle plusieurs fois par jour, et, quand l'âcreté du mucus est cuisante, l'aspiration, en guise de tabac, de gomme arabique ou de guimauve en poudre, peuvent abréger la durée d'une indisposition dont, en général, chacun fait peu de cas.

En outre des moyens précités, on a conseillé encore de ne se moucher que le moins possible : les mucosités mettant les parties enflammées à l'abri de l'air, qui les irrite par son passage lorsqu'il est aspiré ; et pour le même motif, de sortir et de coucher avec un voile, etc.

COUPEROSE, s. f. — En nosologie, on se sert du mot *couperose* ou *goutte rose*, *gutta rosea*, vel *rosacea*, pour désigner une maladie de la peau, persistante, qui consiste dans des boutons rougeâtres, irréguliers , ayant leur siége au visage. C'est, d'après Alibert, une variété de la dartre pustuleuse. *Voy.* DARTRE.

COXALGIE, s. f., de *coxa*, hanche, et *algos*, douleur, douleur de la hanche. — Cette dénomination, qui ne spécifie rien, et, par conséquent, est très-impropre, a été employée pour indiquer une maladie particulière dans laquelle la tête du fémur se gonfle, et finit par abandonner la cavité cotyloïde de l'os iliaque, ce qui constitue la *luxation spontanée* de la cuisse. *Voy.* LUXATION.

CRACHATS, s. m., *sputum*, πτυέλος, matière évacuée par la bouche après les efforts de l'expectoration. — Les signes fournis par les crachats, dans les maladies des poumons, étant d'un très-grand secours dans le diagnostic de ces maladies, nous consacrerons quelques lignes à l'énumération des caractères divers qu'ils présentent. Et d'abord, dans le commencement de toute maladie catarrhale, la période de crudité, les crachats sont muqueux, c'est-à-dire ne contenant que des mucosités, ou *séreux*, quand cette mucosité est très-délayée; dans la période de coction et de crise, les crachats jaunissent, et sont semblables à une émulsion épaisse, parfois striés de sang. A cet état ils sont *cuits* et se détachent facilement. Les crachats sont dits *sanguinolents*, quand à la mucosité se trouve jointe une certaine quantité de sang; dans ces circonstances, il faut bien distinguer le cas où ce liquide provient d'une exhalation sanguine de la bouche, du palais, ou des parties supérieures de la trachée-artère, de ceux où il est fourni par les poumons. On le reconnaît à ce que son mélange avec la mucosité est moins intime lorsqu'il vient des voies aériennes que de l'organe pulmonaire lui-même.

Parmi les crachats sanguinolents, on distingue ceux qui sont *sanglants* (formés par du sang pur ou presque pur); *striés*, ou dont le sang est répandu par filets dans les mucosités; *rouillés*, ou ceux dans lesquels ce liquide, fondu avec ces matières, leur donne une teinte brunâtre qui ressemble à de la rouille ordinaire. On rencontre les crachats à ces différents états dans les périodes diverses de l'inflammation du parenchyme pulmonaire, c'est-à-dire qu'ils sont sanglants dans la période d'acuité, lorsque l'inflammation est intense, et seulement striés ou rouillés quand la phlogose n'a pas une bien grande intensité.

Les crachats sont-ils verdâtres? ils indiquent la complication bilieuse, qu'il n'est pas rare, dans les pays chauds et pendant l'été, de trouver associée à la phlegmasie du poumon. Enfin, sont-ils muqueux, abondants et continuels? ils sont l'indice de catarrhe pulmonaire, de phthisie pituiteuse, tout comme les crachats *purulents* décèlent la phthisie purulente, et les crachats *sucrés, salés*, gris, noirâtres, grumeleux, la présence des tubercules dans le tissu des poumons.

CRÉPITATION, s. m., *crepitatio*, de *crepitare*, bruit d'une flamme qui pétille, de grains de sel qu'on jette sur des charbons ardents.—C'est le bruit que font, par leur frottement l'un contre l'autre, les deux bouts d'un os fracturé, et c'est souvent le seul signe qui en annonce la fracture.

CREVASSE. *Voy.* Gerçures.

CRISE, s. f., *crisis* ou κρίσις, jugement. — Galien prétend que ce terme a été emprunté au barreau pour exprimer un mouvement subit et accompagné de trouble, qui termine la lutte entre la nature et la maladie, et décide de la mort ou de la guérison; ou bien encore, un combat subit et violent que la nature livre à la maladie, pour se débarrasser de ce qui l'incommode : de là les noms de *crise* heureuse ou malheureuse, de *crise*

parfaite ou imparfaite, de *crise* complète ou incomplète. Pour en arriver là, dit le médecin de Pergame, elle réagit avec énergie contre les causes qui tendent à troubler l'exercice des fonctions ou à en limiter la durée, elle fait converger tous ses mouvements (quand elle n'est pas troublée) vers un but conservateur; elle agit par une série d'efforts qu'elle produit et dirige, et lutte avec force contre les agents qui cherchent à anéantir la vie. Partant, on peut appeler *crise* tout changement remarquable survenu durant le cours d'une maladie, suivi d'une évacuation quelconque, ou bien de toute excrétion arrivée à la suite d'une coction évidente, ou qu'il est possible de supposer. Lorsque ce changement a lieu promptement, c'est la *crise* proprement dite; dans le cas contraire, c'est-à-dire quand elle a lieu d'une manière graduée et lente, c'est le *lysis* des anciens.

Les crises se font soit par les parties externes, au moyen des émonctoires naturels (expectoration, larmes, sueurs, urines, selles, hémorragies); soit par les parties internes (épanchements, engorgements glanduleux). Pour être avantageuses, il est indispensable qu'elles soient subordonnées aux actes de coction, c'est-à-dire, que la crise ne doit arriver qu'alors que celle-ci est bien établie, et qu'elle a été annoncée par les symptômes précurseurs à chacune d'elles; mais, en général, par de l'agitation et des inquiétudes la nuit : *Ante crisim nox inquieta* (Hippocrate). Voici, du reste, les signes particuliers qu'on a assignés à chacune d'elles.

Pour l'*épistaxis*, la douleur de tête, avec des élancements qu'accompagnent l'ardeur du visage, des visions dans lesquelles le malade croit voir des objets coloriés en rouge, des étincelles, etc.: le battement des artères temporales, une respiration difficile, le prurit des narines, le tintement des oreilles, un pouls dur et dicrote (*bis feriens*, frappant deux fois), le refroidissement des extrémités, l'élévation et le gonflement léger des hypocondres, mais sans douleur, le regard vif et brillant.

Pour les *règles*, pâleur de la face, yeux cernés d'un cercle bleuâtre, lassitudes spontanées, gonflement des mamelles, douleurs gravatives aux lombes, élancements dans les parties sexuelles, pouls inégal, irrégulier et rebondissant.

Pour le *flux hémorrhoïdal*, douleurs gravatives et sentiment de tension dans le dos et les lombes, des borborygmes, chaleur et prurit au fondement, légers frissons à l'intérieur du corps, pâleur du visage, envies d'uriner et d'aller à la selle, diminution des urines, pouls dur et serré, et, suivant Bordeu, inégal, roide et tremblant.

Pour les *sueurs*, Voy. Catarrhe.

Pour les *urines*, la pesanteur des hypocondres, une tension gravative à l'épigastre, la constipation, des ardeurs dans les organes urinaires et principalement à la vessie, enfin, le pouls *myurus*, en queue de rat, et quand les urines ont coulé, la présence d'un sédiment briqueté, pour les maladies bilieuses, d'un dépôt blanchâtre au fond du vase, dans les maladies muqueuses, d'un pus bien conditionné dans les suppurations internes, etc.

Pour *l'expectoration*, une gêne dans la respiration, une toux fréquente suivie de crachats, rares d'abord, et qui, plus tard, deviennent abondants, épais, une douleur permanente dans la cavité thoracique, qui diminue graduellement.

Pour les *vomissements* et les *selles*, voy. Bilieux (*Élément*).

Pour les *larmes* et pour la *salivation*, on n'a pas indiqué de signes particuliers.

Quant aux crises internes ou celles qui ont lieu par la formation d'abcès purulents ou de simples engorgements glanduleux, on peut les prévoir par l'absence de toute évacuation et de toute faiblesse, par la persistance de la fièvre, des horripilations, des frissons, du froid sans cause externe, qui reviennent par intervalles ; des urines claires, ténues, abondantes, rendues avec facilité ; des sueurs partielles ; etc.

Si nous avons insisté longuement sur l'énumération des signes propres à chaque évacuation critique, c'est que, règle générale, il faut toujours respecter les efforts médicateurs de la nature qui tendent à une solution heureuse de la maladie : donc il est bon de connaître les signes qui annoncent cette solution, pour n'en point troubler l'établissement.

Jours critiques. S'il importe beaucoup au praticien d'étudier les signes précurseurs des crises, il n'est pas moins important pour lui de savoir si elles ont été annoncées dans les *jours indicateurs*. Cet avertissement l'obligeant à se tenir plus particulièrement sur ses gardes, alors il restera tranquille spectateur, se bornant à observer si la crise est parfaite. C'est cette sorte d'inactivité du médecin, pendant les jours critiques ou *décréteurs*, qui a fait donner à ces derniers le nom de *contemplateurs*, et celui d'*intercallaires* aux jours opposés à ces derniers.

Reste que généralement le 4ᵉ jour, qui n'est qu'imparfaitement critique (quand il l'est, ce qui est rare), est l'indicateur du 7ᵉ jour ; que le 11ᵉ annonce la crise pour le 14ᵉ, le 17ᵉ pour le 20ᵉ, le 21ᵉ pour le 24ᵉ, le 27ᵉ pour le 30ᵉ, etc. ; et que si le 3ᵉ jour, qui est l'indicateur du 6ᵉ, s'annonce par un sentiment de bien-être chez le malade, qu'on ne sait à quoi attribuer, il est probable que le malade mourra le 6ᵉ, si le praticien ne met tout en usage pour éviter cette terrible catastrophe.

Il en est de même quand une amélioration, sans motif connu, se manifeste le 6ᵉ jour ; on doit s'attendre alors à voir mourir le malade au commencement du jour suivant. De même, comme les observateurs avaient remarqué que, dans les maladies aiguës, le 6ᵉ jour était communément mortel et le 7ᵉ véritablement décréteur ou critique, avec crise salutaire, ils comparèrent le premier à un tyran qu'on doit redouter, et le second à un roi bienfaisant qui doit être aimé. — Mais, dira-t-on, comment arriver à

trouver les jours critiques hippocratiques ? En suivant les conseils de Laennec, qui voulait qu'on ne regardât le compte des jours de maladie comme certain, qu'à partir de celui où s'est manifesté le premier mouvement de crise. Ainsi, disait-il, lorsqu'un effort critique a lieu un jour qui serait, au rapport du malade ou des assistants, le cinquième, le sixième, le huitième ou le neuvième jour de la maladie, on doit regarder ce jour comme étant le septième, et partir de là. On verra alors que les autres crises auront lieu au quatorzième, au vingtième, en un mot, aux jours indiqués comme le plus souvent critiques, par Hippocrate et par tous les médecins qui ont admis sa doctrine. C'est cette méthode qui a été constamment suivie pour la détermination de toutes les crises observées pendant plusieurs semestres, à la Charité, dans le service de Laennec, et elle ne l'a jamais induit en erreur.

CROTON-TIGLIUM (Huile de), s. f. — Quoique connue depuis longues années par ses propriétés drastique et même corrosive, l'huile de croton était en quelque sorte oubliée, et on ne la citait plus que comme objet historique ; aucun traité de thérapeutique du dernier siècle n'en faisant mention d'une manière spéciale. Il était donc réservé au docteur Conwell de reporter l'attention des praticiens sur un médicament si énergique, qu'il produirait infailliblement la mort s'il n'était administré avec une excessive prudence.

Le croton-tiglium, vulgairement *graine de Tilly, des Moluques, pignon d'Inde,* appartient au genre des plantes dycotylédones, de la famille des euphorbiacées, monœcie monadelphie, L. Il croît aux Moluques où on le regarde avec raison comme un puissant drastique, et c'est dans ses fruits que réside cette propriété qu'il possède à un très-haut degré.

Le commerce abonde de graines de pignon d'Inde, qui nous arrivent du Levant, où l'arbrisseau qui les produit est indigène. En les soumettant à la presse après les avoir préalablement moulues, on en obtient une huile épaisse, d'un brun rougeâtre, d'une odeur forte et désagréable, et d'une saveur excessivement âcre : c'est ce qu'on nomme huile de croton-tiglium, huile de Tilly.

L'action physiologique de cette huile quand on la met en contact avec la peau privée de son épiderme, c'est de produire bientôt une cuisson très-vive, à laquelle succèdent, en très-peu de temps, des symptômes locaux d'une inflammation fort intense ; et si l'épiderme n'a pas été enlevé, il suffit d'exercer des frictions sur la peau avec l'huile, pour qu'il s'y développe une inflammation vésiculeuse.

En vertu de cette propriété irritante que l'huile de croton possède éminemment, quand on la met en contact avec la peau, on a remarqué qu'elle agissait très-énergiquement sur la muqueuse du canal intestinal, et c'est comme purgative qu'elle est plus généralement employée. Il est fâcheux qu'elle laisse dans la bouche et dans le pharynx, sur la langue même, un sentiment d'ardeur et d'âcreté que rien ne peut calmer, et qui est fort désagréable. Les personnes qui ne connaissent pas cette particularité pourraient croire que c'est parce que l'huile est rancie qu'elle produit cette sensation. Ce serait là une erreur bien grande, puisque, si l'on mange le pignon d'Inde, on éprouve absolument le même sentiment, je pourrais même ajouter les mêmes effets, car le pignon d'Inde mâché et avalé purge abondamment : c'est une expérience que nous avons faite sur nous-même.

Purgatif énergique, l'huile de croton-tiglium est indiquée toutes les fois qu'on a une forte révulsion à déterminer, en excitant la contractilité fibrillaire du tube intestinal. Irritant cutané spécifique, et, par suite, déterminant sur la peau une éruption prompte de boutons vésiculeux, on doit l'employer à l'instar des exutoires, quand on veut produire une dérivation puissante des maladies organiques internes ; mais pour obtenir tous ces résultats, nous devons savoir comment elle s'administre, et c'est ce que nous allons faire, maintenant que nous sommes fixés sur sa valeur thérapeutique. Toutefois il faut être prévenu que son action varie en raison de l'idiosyncrasie des individus, et aussi eu égard à la dose à laquelle elle est administrée ; et qu'elle produit communément des coliques vives suivies de déjections plus ou moins répétées et plus ou moins copieuses, avec de fortes cuissons à la marge de l'anus.

Quoiqu'il en soit, il suffit généralement, pour déterminer une purgation énergique, d'administrer une goutte à une goutte et demie d'huile de croton-tiglium. C'est la dose d'un adulte vigoureux ; elle doit être moindre chez les personnes peu fortes, les femmes, les adolescents, moindre encore chez les enfants. Jamais on ne l'administre seule ou pure, parce qu'une portion d'huile et peut-être l'huile tout entière restant dans la bouche, les effets n'en seraient pas aussi sûrs, aussi énergiques ; et que d'ailleurs l'âcreté qu'elle produit à la gorge et dans la bouche seraient fort désagréables ; puis il n'est pas certain que son action se fît sentir sur les intestins, et par conséquent que l'effet purgatif fût produit. C'est pourquoi on est dans l'habitude de la mêler à l'eau sucrée, à la tisane, et mieux encore de la donner sous forme pilulaire. On enveloppe donc l'huile de croton avec de la confiture, du miel ou du pain à chanter, qui s'avalent facilement et portent le médicament dans l'estomac, sans que son goût soit perçu. Il ne faudrait pas argenter les pilules, les médecins ayant observé que cette enveloppe retardait l'effet purgatif du croton. Du reste, sous quelque forme qu'on l'administre, indépendamment de sa saveur sur la gorge, effet en quelque sorte spécifique qu'elle produit, il survient quelquefois des nausées et le vomissement. Nous disons le vomissement, attendu que le malade ne vomit guère qu'une fois avec difficulté, ce qui n'empêche pas l'effet purgatif, qui se fait généralement plus ou moins attendre, suivant, sans doute, le degré d'irritabilité du tube intestinal : ainsi on a remarqué que l'intervalle qui sépare le moment de l'administration du remède et celui où la première selle a lieu, varie entre une demi-heure, douze et même vingt-quatre heures, les individus ne commençant à être évacués qu'après ce temps écoulé.

Pour éviter cet inconvénient, car c'en est un, que de rester toute la journée et toute la nuit à attendre un effet qui doit se produire en moins d'une heure, quelques praticiens se font une règle de prescrire l'huile de croton-tiglium par doses fractionnées : ils en donnent une goutte d'abord, et puis une demi-goutte d'heure en heure, jusqu'à ce que des coliques se manifestant, ils ont la certitude d'obtenir des évacuations prochaines.

On remédie par là aussi à un autre inconvénient ; celui qui résulte quelquefois de l'administration du médicament, à la dose de deux gouttes à la fois (dose ordinaire chez les gens forts) ; alors qu'on ne peut calculer d'avance, nous l'avons dit, le degré d'irritabilité de la muqueuse intestinale, la *tolérance* organique du sujet pour le médicament qu'on lui donne. A cette dose unique, indépendamment des phénomènes locaux, on remarque parfois des phénomènes généraux, tels que du malaise, de l'anxiété, de la céphalalgie, des vertiges, une grande fatigue ; symptômes peu constants et de peu de durée, il est vrai, mais toujours inquiétants quand ils se montrent, ce qu'on évite en la fractionnant.

De même, pour prévenir l'âcreté à la gorge, les vomissements et les autres phénomènes que nous venons de signaler, ne vaudrait-il pas mieux administrer l'huile de croton par le fondement, en lavements, que par la bouche? Non, puisqu'on a remarqué qu'injectée dans le rectum, ses effets étaient très-incertains. Et par la méthode iatraleptique, c'est-à-dire en frictions sur la peau de l'abdomen? On avait cru, sur les affirmations du professeur Chiesa de Turin, que deux à trois gouttes unies à de l'axonge purgeaient convenablement ; mais il est résulté des expériences qui ont été faites à l'hôpital de la Pitié, à Paris, que les malades à qui l'on fait des frictions sur le bas-ventre même, avec l'huile pure de croton, ne sont point purgés. Partant, la meilleure manière d'administrer ce médicament, c'est de le faire arriver par la bouche sur le tube intestinal ; et la meilleure forme pour l'y faire arriver, ou mieux, les meilleures formes sont :

1° Le *savon crotonique* de M. Caventou. (Il se compose d'un mélange de deux parties d'huile et une partie de lessive de savonnier, qui, lorsqu'il commence à s'épaissir, doit être coulé dans un moule de faïence et abandonné à lui-même, jusqu'à ce qu'il ait pris de la consistance. On emploie ce savon à a dose de deux à six grains en pilules).

2° **L'*uleo-saccharo-crotonien*, qui se prépare en mélangeant une goutte d'huile de croton et autant d'huile de cannelle avec un gros de sucre.

3° Le mélange intime de une ou deux gouttes de croton à un demi-jaune d'œuf, qu'on étend ensuite avec une once de sirop de sucre et deux onces d'eau de menthe, pour F. S. A. une émulsion.

Reste enfin le mode usité par Hufeland : il consiste à mélanger une goutte d'huile de croton-tiglium avec une once d'huile d'amande douce qu'on donne en une. fois, répétant cette dose une heure après s'il ne s'est déjà manifesté des évacuations.

Huile de croton employée extérieurement. Nous avons dit précédemment, que par des frictions faites sur la peau avec l'huile de croton-tiglium, on détermine très-rapidement le développement d'une inflammation vésiculeuse ; nous ajouterons que ce résultat s'obtient à l'aide des frictions avec l'huile pure, dont la dose varie nécessairement suivant l'étendue de la surface que l'on veut irriter. Quand on ne tient pas à ce que l'éruption soit très-rapide, on y mêle quatre, dix et même vingt fois son poids d'huile d'amande douce. La personne qui pratiquera la friction doit avoir le soin de mettre un gant de peau, si elle veut éviter l'inflammation à la peau de la main dont elle se sera servi.

CROUP, s. m., mot d'origine écossaise, adopté pour désigner une espèce d'ANGINE, (*Voy.* ce mot), qui affecte presque exclusivement les enfants, quoiqu'on puisse la rencontrer chez l'adulte, et qui est caractérisée par la raucité de la voix, une respiration courte et pénible avec bruissement, sifflement ou stertoration ; toux faisant entendre un bruit rauque, sifflant, analogue au cri d'un jeune coq, d'une poule irritée, à l'aboiement d'un chien, au bruit clair et retentissant d'un tuyau d'airain, etc.

Cette maladie, qui s'annonce ordinairement par les symptômes d'un catarrhe pulmonaire simple, se développe, vers le cinquième jour de l'invasion de cette dernière maladie, par un resserrement extraordinaire à la gorge qui réveille l'enfant en sursaut ; par un sentiment de douleur au larynx qui l'empêche de respirer, quoiqu'il porte le cou en haut et en arrière en l'allongeant, et non en le pliant et le raccourcissant, comme dans les inflammations du poumon ; par une fièvre plus ou moins forte, un sentiment d'angoisse, durant lesquels il rend, par les efforts de la toux, du vomissement, et au milieu d'une suffocation imminente, des mucosités plus ou moins consistantes, accompagnées quelquefois de lambeaux membraniformes étendus, rompus ou tubulés. Bientôt, par les progrès de la maladie, l'assoupissement est remplacé par un état soporeux ; la toux est presque continuelle, des symptômes d'adynamie se manifestent et la mort arrive dans un accès de suffocation, ou par apoplexie ; ou bien, les symptômes diminuent la toux est

moins fréquente, la respiration devient plus libre et l'enfant guérit.

Le croup, qu'on a encore appelé angine trachéale, membraneuse, polypeuse (*diphtérite*), se manifeste dans les mêmes conditions atmosphériques et autres qui ont pour effet de produire les maladies que nous venons de dénommer. Mais attendu qu'elle attaque généralement les sujets les plus vigoureux, vu l'imminence du danger qu'il fait courir et la rapidité avec laquelle la mort arrive, il faut non-seulement s'empresser d'établir le diagnostic différentiel , mais encore d'employer les moyens de guérison les plus actifs. Or comme le croup ne peut être confondu qu'avec l'asthme aigu de Millar, ou avec le catarrhe suffocant, il nous suffira de dire avec Jurine : « L'asthme aigu n'est pas épidémique ; la toux est rare pendant l'accès, et, quand elle existe, plutôt sèche que rauque ; la respiration est stertoreuse plutôt que sifflante, les malades ne se plaignent pas de douleurs au cou, les intermissions sont fortement prononcées, les urines sont limpides pendant l'accès, etc. ; » pour qu'il ne soit guère possible de le confondre avec le croup. Le diagnostic différentiel est plus facile encore à établir avec le catarrhe suffocant, puisque, dans celui-ci, la toux est moins rauque, l'oppression est plutôt stertoreuse que sifflante, l'oppression est plus constante et les rémissions beaucoup moins sensibles.

Traitement. Combattre l'inflammation spécifique et la fièvre si elle existe, empêcher la formation de la fausse membrane, l'expulser, soutenir les forces, et s'opposer au resserrement spasmodique des voies aériennes, telles sont les indications qu'on doit se hâter de remplir. Dans ce but, quelques sangsues à la partie antérieure du cou et sur les côtés, qu'on réitère au besoin ; les vomitifs très-actifs qu'on administre tous les jours et quelquefois jusqu'à deux fois par jour ; les insufflations alumineuses, le calomel par petites doses dans du miel (demi-grain toutes les deux heures chez les petits enfants, et jusqu'à deux grains chez ceux qui sont plus âgés), inspiration de vapeurs chaudes, lavements salins, ou contenant une cuillerée à café de vinaigre, tout cela est indispensable les premiers jours.

Si l'état du malade ne s'améliore pas dans les premières vingt-quatre heures, on redonne le vomitif le matin ; puis dans l'après-midi, toutes les deux heures, un quart de grain de sulfate de cuivre mêlé à quelques grains de sucre (c'est la dose d'un enfant de deux ans). Quelques praticiens conseillent de donner ce médicament à dose vomitive d'abord, et puis, pendant le reste de la journée, à titre d'antispasmodique.

A ce titre, le musc est un excellent moyen, ainsi que les vapeurs éthérées et camphrées dirigées vers le larynx : si les menaces de suffocation continuent, on fait des frictions mercurielles à la partie antérieure du cou, on applique les sinapismes et même un large vésicatoire ; et, si l'état soporeux fait des progrès, les affusions d'eau froide ou les cataplasmes froids sur la tête peuvent jouir de quelque efficacité. Nous ne parlerons pas de la trachéotomie tant vantée par certains chirurgiens, parce que nous n'avons jamais constaté ses succès. Sans doute on prolonge les jours de l'enfant ; mais s'il ne meurt pas du croup, il meurt de pneumonie, et on a la douleur de l'avoir fait souffrir inutilement. D'ailleurs on trouve une contre-indication dans l'emploi de ce moyen extrême, dans l'ignorance où l'on est du siége de l'exhudation membraneuse, et surtout, dans cette circonstance majeure, que l'opération n'agit en aucune façon sur la cause spécifique du croup.

CUIVRE, s. m., *cuprum*, métal qui appartient à la section des métaux ductiles et facilement oxydables de Fourcroy. — On compte plusieurs espèces de cuivre, c'est-à-dire que ce métal se trouve à l'état de cuivre *natif*, en Suède, en Hongrie, en Sibérie ; à l'état de cuivre *pyriteux* ou cuivre *jaune* ; à l'état de cuivre *argentifère* ; à l'état de cuivre *sulfuré* ; à l'état de cuivre *oxydé rouge* ; à l'état de cuivre *muriaté* ; à l'état de cuivre *carbonaté bleu*, on l'appelle bleu de montagne ; à l'état de cuivre *carbonaté vert*, malachite ou vert de montagne ; et enfin à l'état de cuivre *sulfaté*.

Les propriétés physiques du cuivre sont trop connues pour que je m'arrête à les décrire. Il en sera de même de ses effets toxiques, vu que presque tout le monde sait que ce n'est point le cuivre métallique en nature qui agit comme un poison, puisqu'on peut avaler impunément de la limaille de cuivre ou des pièces de monnaie ; aussi n'insisterai-je pas davantage là-dessus. Mais ce sur quoi j'insisterai, c'est sur ce fait, qu'en s'oxydant ou en se dissolvant, le cuivre donne lieu à la formation de produits nouveaux qui, introduits dans l'intérieur du corps, déterminent tous les symptômes de l'empoisonnement. Voici en quoi ils consistent :

Tiraillements et douleurs déchirantes de l'estomac ; symptômes qui sont bientôt suivis de nausées, de tranchées accompagnées de déjections séreuses ; de soif ardente, de dyspnée, d'anxiétés à la région épigastrique, de la tuméfaction douleureuse du bas-ventre, de spasmes, de convulsions ; d'un pouls petit, irrégulier, et quelquefois d'une sueur froide et visqueuse, etc.

Il convient donc, quand le poison cuivreux a été avalé depuis peu, d'en provoquer le vomissement par d'abondantes boissons d'albumine (blanc d'œuf) délayé dans l'eau, qui ont le double avantage d'affaiblir l'action du poison en le délayant, de la neutraliser même (M. Orfila), et d'en faciliter l'expulsion. Mais si déjà plusieurs heures se sont écoulées, il faut alors employer les boissons mucilagineuses et les lavements émollients. Il est des cas où il est nécessaire de recourir aux bains tièdes, à la saignée, mais c'est le médecin qui est le seul juge compétent pour décider s'il y a nécessité d'ouvrir la veine.

En dehors de ses effets toxiques, les médecins trouvent dans le cuivre trois préparations qui peuvent être prescrites à différents titres, par exemple : 1° *L'ammoniure de cuivre* ou *cuivre ammoniacal*, qui forme la base de l'eau céleste, si vantée dans le traitement de l'ophthalmie chronique. Dans ce cas, elle s'emploie à la dose de quelques gouttes par once d'eau distillée, en en augmentant *progressivement* la dose à mesure que la muqueuse enflammée s'habitue à l'action du médicament. Ainsi on trouve dans Robert Thomas qu'il a guéri en très-peu de temps une taie qui couvrait toute la cornée transparente, par suite d'une lésion locale, en introduisant chaque jour dans l'œil quelques gouttes de cuivre ammoniacal. On l'emploie avec le même avantage dans le traitement de la blennorrhagie, de la leucorrhée, des ulcères chroniques. M. Cullerier faisait un mélange de sept gros d'ammoniure de cuivre sur un gros de nitrate de mercure, pour toucher les ulcères syphilitiques qui résistent aux mercuriaux.

Les propriétés physiques de la dissolution de deutoxyde de cuivre hydraté dans un excès d'ammoniaque (ammoniure de cuivre), ne sont autres que sa couleur d'un beau bleu : de là le nom de teinture de Vénus, teinture de cuivre, etc., qu'on lui avait donné.

En outre de l'ammoniure de cuivre, nous avons encore ; 2° le *deutacétate de cuivre*, verdet cristallisé, cristaux de Vénus, dont nous avons parlé art. ACÉTATES (*Voy.* ce mot) ; et 3° le *sulfate de* cuivre, vitriol bleu, vitriol de Chypre, couperose bleue, qui se trouve dans le commerce sous forme de gros cristaux d'une belle couleur bleue, très-solubles, d'une saveur métallique, styptique, très-désagréable.

Poison irritant et très-énergique, le sulfate de cuivre est néanmoins employé en Angleterre et aux Etats-Unis comme vomitif, à la dose de deux à quinze grains. C'est à ce titre seul qu'il a rendu quelques services au début des affections croupales. Nous devons faire observer toutefois que certains médecins assurent l'avoir trouvé utile dans l'épilepsie, l'hystérie, pris à doses fractionnées, et de manière à ne pas dépasser celle de deux à huit grains par jour ; mais est-ce réellement au cuivre que les malades ont dû leur guérison ? Le doute est permis ; c'est pourquoi, vu les propriétés toxiques irritantes des préparations de cuivre, mieux vaut recourir à des moyens qui ont les mêmes propriétés, mais qui sont moins dangereux, et nous en possédons.

CYANOSE (*maladie bleue*), s. f. — On a donné le nom de cyanose ou maladie bleue à un accident grave qui survient immédiatement après la naissance, ou plus tard, et qui a pour traits caractéristiques la coloration bleuâtre, souvent aussi d'un bleu foncé (surtout après les mouvements), des extrémités, notamment des doigts, des orteils et du visage, parfois aussi du corps tout entier. Elle s'accompagne de dyspnée, principalement après les mouvements, de palpi-

tations de cœur, de refroidissement et
d'une faiblesse générale.

On lui a assigné pour cause prochaine une
lésion grave dans la circulation et la respiration, qui s'oppose à la conversion du sang veineux en sang artériel; et, par exemple, du
côté du système circulatoire sanguin, la persistance du trou de Botal, l'implantation de l'aorte
sur le ventricule droit, l'anévrisme du cœur,
etc., etc., et du côté du système respiratoire,
le défaut de développement des poumons;
dans ce dernier cas, la mort a lieu communément, immédiatement après la naissance.

La durée de la cyanose n'a rien de déterminé : tantôt elle n'est que de quelques
mois, tantôt elle se prolonge plusieurs années ;
on l'a vue même, dans des cas fort rares, il
il est vrai, s'étendre jusqu'à vingt-cinq ans.
Mais courte ou non, elle tue par la décomposition progressive du sang, par l'apparition d'hémorragies asthéniques ou passives,
par la formation d'une collection séreuse
(hydropisie), ou par l'asphyxie.

L'énoncé des causes que nous avons assignées à la cyanose suffit pour indiquer la
marche à suivre pour le traitement. Or,
comme il est impossible de remédier à la
lésion organique qui la détermine, tous les
efforts du praticien doivent tendre à décar-
boniser le sang en l'oxydant, c'est-à-dire en
faisant respirer au malade un air pur, riche
en oxigène. On emploie, dans le même but,
les acides tant muriatique que sulfurique à
l'intérieur, en bains, en lotions.

Du reste, si le nouveau-né présente l'état
cyanique, on conseille de le faire fortement
crier, ce moyen pouvant favoriser l'oblitération du trou ovale, tandis que si la maladie bleue n'éclate que plus tard, après de
violents efforts, une congestion de sang vers
le cœur, le développement d'un anévrisme,
l'état tuberculeux des poumons, leur imper-
méabilité, l'état scorbutique, etc. ; il faut
conseiller au malade les divers moyens que
l'on trouve appropriés à ces différentes
maladies. *Voy.* ANÉVRISME DU COEUR, SCROFULES,
SCORBUT, etc.

CYSTITE, s. f., *cystitis* de χύστις, vessie; in
flammation de la vessie. — Cette maladie qui,
outre les causes générales aux inflammations
reconnaît en particulier un état hémorroïdal,
l'engorgement prostatique, les métastases
arthritique, rhumatismale, ou syphilitique,
la présence d'un calcul vésical, certaines lésions extérieures, etc., est caractérisée par
une tuméfaction ou tension douloureuse dans
l'hypogastre, augmentant par la pression, avec
le sentiment d'une douleur brûlante à la vessie et éjection d'urines chaudes, rendues avec
plus ou moins de difficulté (dysurie, strangurie), ténesme et constipation, fièvre plus ou
moins forte, fréquence et dureté du pouls.
A un haut degré les urines sont entièrement
retenues, le délire se manifeste, et la douleur
est si violente que des vomissements sympathiques et le hoquet se manifestent.

Comme toute inflammation organique, la
cystite peut se terminer par résolution, avec
des urines épaisses ; par suppuration, le pus

sortant mêlé avec les urines ou produisant
des abcès ; par des fistules urinaires au périnée, au scrotum, au rectum ; enfin par induration ou par gangrène ; aussi ne faut-il
pas perdre un moment, quand elle se déclare,
pour en obtenir la résolution.

Le traitement de la cystite est le même
que celui que nous savons être approprié aux
autres inflammations, sauf quelques règles
générales particulières à la rétention d'urine.
C'est-à-dire que s'il y a ischurie, il ne faut
jamais user de violence pour faire arriver la
sonde dans la vessie, et en différer l'introduction jusqu'à ce que la douleur, occasionnée par
son passage dans l'urètre, soit assez supportable et assez facile : alors on choisit une sonde
flexible qu'on laisse à demeure tant qu'on le
juge nécessaire. Mais avant d'en venir là, nous
le répétons, il est bon que l'inflammation et
le spasme aient été calmés par les antiphlogistiques *extra* et *intus*, par le calomel, les
opiacés, etc.

Rarement la cystite se déclare avec acuité
ou reste à l'état aigu : le plus ordinairement
elle prend la forme chronique et constitue
alors ce qu'on nomme *catarrhe vésical*, maladie très-commune dans la vieillesse. Dans
ce cas, les urines, rendues avec difficulté,
sont glaireuses, filandreuses et déposent au
fond du vase ; bien plus, la glande prostate
peut s'enflammer à son tour et s'engorger;
d'où une difficulté plus grande pour l'introduction de la sonde, qu'il faut remplacer par des
bougies coniques d'un très-petit diamètre d'a-
bord, et dont on augmente graduellement la
grosseur ; d'où aussi la sortie d'urines sanguinolentes et purulentes, quand les abcès
prostatiques s'ouvrent dans la vessie,

A l'état de catarrhe vésical, la cystite, quand
elle est sans fièvre, réclame l'emploi des toniques locaux, et quelquefois même généraux.
Ainsi l'usage de la sonde pour vider la vessie,
et des injections faites à l'intérieur de cet
organe, tantôt avec l'eau d'orge mêlée à un
huitième, à un quart, à un tiers de vin; tantôt
avec de l'eau de Baréges, et mieux encore
l'eau de Balarue, s'il y a paralysie ; les vésicatoires aux cuisses, les douches au périnée
et à l'hypogastre, les frictions sèches et aromatiques, les ventouses sèches, etc., unis à
un régime restaurant, au quinquina, etc.,
peuvent produire d'excellents effets. Si pourtant la maladie passe à l'état de suppuration,
alors , indépendamment du chlorure de
chaux employé en injection , on prescrit
l'eau de chaux, à la dose d'une demi-chopine
par jour, coupée avec le lait, et l'on donne
le quinquina : si la dégénérescence squirrheuse de la vessie et de la prostate a lieu,
une potion composée avec :

Pr. : de racines de guimauve et de chiendent, de chaque trois gros. F. bouillir pendant une demi-heure dans 6 onces d'eau;
ajoutez d'hydrochlorate d'ammoniaque, trois
gros ; de gomme arabique liquide , une
once. M. — Administrée par cuillerée à bouche d'heure en heure, cette potion produit parfois d'excellents effets.

D

DANSE DE SAINT-GUY. *Voy.* Chorée.

DARTRE, *herpes*, *impetigo*, *serpigo*, de δαρτός, écorché, ou ἕρπειν, ramper, les dartres ayant pour caractère de s'étendre comme en rampant sur différentes parties de la surface du corps.— Alibert, qui, avec un esprit éminemment observateur, a étudié, sous leurs aspects différents, les variétés sans nombre que les affections herpétiques présentent, les a divisées en sept espèces, à chacune desquelles se rapportent un grand nombre de variétés, à savoir :

1° La *dartre furfuracée*, qui se manifeste sur une seule ou sur plusieurs parties des téguments par de légères exfoliations de l'épiderme, semblables à de la farine ou à du son, qui adhèrent fortement ou se détachent avec une extrême facilité de la peau, et à laquelle se rallient, soit la dartre furfuracée *volante* ou *ambulante*, qui attaque plus particulièrement les individus à cheveux blonds ou roux, à la peau blanche et fine ; soit la dartre furfuracée *arrondie* ou *à plaques circulaires*, dont les bords sont plus relevés que le milieu : espèce plus commune chez les gens forts et robustes, sanguins et bilieux. On la remarque aux extrémités et plus particulièrement au voisinage du coude ou du genou.

2° La *dartre squammeuse*, dont les écailles sont plus grandes que dans la précédente variété, et se détachent de la peau avec une grande facilité. Elle embrasse la dartre squammeuse *humide*, qui exhale continuellement une humeur ichoreuse plus ou moins abondante ressemblant à des gouttes de rosée (on la voit communément aux oreilles, au nez, à la bouche, aux parties génitales, etc.) ; la dartre squammeuse *orbiculaire*, remarquable par sa sécheresse et parce qu'elle a l'aspect de plusieurs couches concentriques : elle occupe ordinairement les joues ; la dartre squammeuse *centrifuge*, qu'on aperçoit dans le creux des mains sous forme de points ou cercles orbiculaires résultant du dessèchement de l'épiderme qui blanchit ; et la dartre squammeuse *lichénoïde*, qui est formée par des écailles dures, coriaces, blanchâtres, exactement analogues à des lichens par leur couleur et leur consistance.

3° La *dartre crustacée*, qui apparaît sur une ou plusieurs parties, en croûtes jaunes, grises, blanchâtres ou verdâtres, de formes variées. Elle comprend la dartre crustacée *florescente*, résultant d'un suintement croûteux, assez semblable, par la couleur, à du miel desséché, qui occupe ordinairement le milieu d'une seule joue ou des deux, avec léger gonflement du tissu cellulaire ; la dartre crustacée *stalactiforme*, ainsi nommée, parce que la croûte qui la constitue pend communément à la manière des stalactites : elle attaque toujours les ailes du nez ; la dartre crustacée *musciformis* ou en forme de mousse, qui se montre sur les mains, au-

dessus du genou, sur le visage, avec légère tuméfaction de la peau, et formée de croûtes d'un gris verdâtre, qu'une auréole rouge enchâsse pour ainsi dire dans le tissu cutané.

4° La *dartre rongeante*, formée par des boutons pustuleux ou des ulcères rongeants, fournissant un pus ichoreux et fétide : ils attaquent, en les corrodant sur un ou plusieurs points, les muscles et les cartilages, et s'étendent ainsi quelquefois jusqu'aux os. La dartre rongeante a trois variétés : la dartre rongeante *idiopathique*, ou sans cause apparente, chez des individus qui paraissent sains ; la dartre rongeante *scrofuleuse*, et la dartre rongeante *syphilitique*, dont les noms indiquent la nature.

5° La *dartre pustuleuse*, consistant en pustules plus ou moins volumineuses et plus ou moins rapprochées, visibles sur un ou plusieurs points, et contenant une matière qui, en se desséchant, forme des écailles et des croûtes légères, qui tombent et sont remplacées communément par des taches rougeâtres. Les quatre variétés de cette espèce sont : la dartre pustuleuse *montagra*, ou occupant le menton : espèce très-opiniâtre, à cause de l'irritation entretenue par le rasoir ; la dartre pustuleuse *couperose*, qui se fixe sur le nez, le haut des joues, les pommettes et surtout le front : elle est commune chez les buveurs ; la dartre pustuleuse *miliaire*, attaquant le front des jeunes filles aux approches de la puberté ; elle est formée de petits grains blanchâtres et luisants absolument semblables à des grains de millet ; et la dartre pustuleuse *disséminée*, composée de boutons rougeâtres, dispersés çà et là sur la peau, boutons plus gros que ceux des variétés précédentes et très-opiniâtres, laissant, quand ils viennent à s'éteindre, des taches d'un rouge sale : on les voit sur la poitrine, derrière les épaules, et plus rarement sur le visage.

6° La *dartre phlycténoïde* : elle est constituée par des phlyctènes de forme et de grandeur variées, qui se forment sur une ou plusieurs parties, sont remplies d'une sérosité ichoreuse, et laissent après leur dessiccation, des écailles rougeâtres analogues à celles qui suivent la terminaison des érysipèles. Alibert n'y rapporte que deux variétés, la dartre phlycténoïde *confluente*, ou dont les vésicules sont si rapprochées et en si grand nombre partout, qu'elles ne sont séparées entre elles que par des espèces d'échancrures ; et la dartre phlycténoïde *zonæformis*, ou le Zona proprement dit (*Voy.* ce mot).

7° La *dartre érythémoïde*, se manifestant en un ou plusieurs points par des élevures rouges et enflammées, produites par le gonflement du tissu cutané. Elles se terminent à la longue par des exfoliations légères de l'épiderme, analogues à celles de l'érythème.

Telle est la classification qu'Alibert nous a laissée de l'affection dartreuse; on lui a reproché, ainsi qu'aux autres nosologistes qui, comme lui, ont admis une multitude d'espèces d'une même maladie, d'avoir surchargé sans nécessité les cadres nosologiques, les variétés qu'on a remarquées dépendant uniquement de l'individualité. Quoi qu'il en soit, sans nier que les dartres, sous quelque forme qu'elles apparaissent, sont toujours une seule et même affection; sans nier que le traitement demeure toujours le même, cependant, comme les maladies de la peau sont très-nombreuses, très-variées, difficiles parfois à diagnostiquer, pourquoi s'abstenir de donner le signalement particulier de chacune d'elles, et par conséquent de chaque espèce ou variété de la dartre? n'est-ce pas s'exposer à des erreurs de jugement et à compromettre la santé des malades? Pour nous, nous l'avons si bien senti, que nous n'avons rien négligé pour donner les *signes particuliers* de chacune d'elles.

L'affection dartreuse, en général, reconnaît plusieurs causes, en tête desquelles nous placerons l'hérédité, un régime alimentaire trop stimulant (aliments âcres, gras, salés), l'abus des boissons alcooliques, la sécheresse ou une irritation locale de la peau déterminée par la chaleur ou des vêtements grossiers, le chagrin, la colère chez les bilieux, la terreur, les veilles prolongées, l'onanisme, la supression d'une hémorragie (ce qui rend l'apparition des dartres si commune chez les femmes à l'âge du retour), la malpropreté : aussi se montrent-elles chez les vieillards qui négligent les soins de la propreté, tout comme chez les individus qui, par leurs professions, sont exposés soit à une excessive chaleur, soit à la poussière des fours ou des grands chemins, etc.; enfin, une congestion hémorroïdale, les dérangements menstruels, la gestation, etc., y prédisposent.

L'affection dartreuse constitue une maladie si désagréable, si opiniâtre, qu'il importe beaucoup de ne point la négliger; d'ailleurs elle peut devenir dangereuse par l'étendue de ses progrès et plus encore par sa répercussion à l'intérieur sur l'un de nos principaux organes; mais, attendu qu'on ne parviendra jamais à la guérir si on ne commence par attaquer cet état cachectique ou général de la constitution, qui imprime son cachet à l'affection herpétique, il faut nécessairement, après avoir ordonné un air sec et pur, un régime doux, modéré, peu abondant, quelques boissons adoucissantes; après avoir défendu sévèrement les aliments salés et épicés, gras, les boissons irritantes; après avoir rétabli les hémorragies supprimées, remédié aux dérangements hémorroïdaux; il faut, dis-je, combattre les vices scrofuleux, syphilitique ou autres par des moyens appropriés; c'est-à-dire qu'on attaque directement la cachexie herpétique par des remèdes généraux, et l'exanthème dartreux par des lotions ou des onctions locales. On prescrit donc le soufre, la douce-amère, soit en décoction (2 à 4 gros par jour), soit en extrait (2 scrupules); l'antimoine cru, la magnésie (4 à 5 grammes et plus par jour de

l'un et de l'autre). On a beaucoup vanté aussi soit le mélange de ces deux médicaments sous forme pilulaire, à la dose de 5 à 10 pilules de 2 grains chacune, trois fois par jour; soit la résine de gaïac, la salsepareille, le soufre doré d'antimoine, la scabieuse, la pensée sauvage en décoction, coupée avec du lait. Pour ma part, j'ai tiré un très-grand parti de l'électuaire anti-dartreux de Fages. Pr. extrait de douce-amère 45 grammes, tartrate antimonié de potasse porphyrisé 4 grammes; M. exactement. Dose : 10 grains par jour jusqu'à 8 grammes en deux ou trois prises dans la journée.

Nota. Le professeur Fages est parvenu à faire prendre 4 onces d'extrait et 32 grains d'émétique, *par jour* et en deux fois, sans provoquer de vomissement.

Les pilules d'aconit mercurielles de Douhie, à la dose d'une pilule matin et soir, augmentées tous les dix jours d'une pilule, et associées au petit-lait clarifié, aux sucs d'herbes et aux bains savonneux, m'ont paru très-avantageuses aux lymphatiques. Certains praticiens recommandent l'usage continu de ces bains, ou de ceux composés avec une livre d'écorce d'orme, ou de soufre : l'efficacité des eaux sulfureuses froides est trop connue pour que nous insistions sur leur emploi.

Nous en dirons autant du soufre en nature; véritable spécifique des affections dartreuses, nous le recommandons toujours, soit en pastilles soufrées, soit en le mélangeant à de la mélasse pour en former des bols. A ces moyens généraux, il est bon d'unir l'emploi de certaines lotions ou applications locales, en évitant toujours avec soin tout topique répercussif, à cause des métastases fâcheuses qu'il pourrait déterminer. Ainsi, en général, pour les dartres sèches et superficielles, on se sert du cérat soufré, et pour celles du visage en particulier, d'un cosmétique composé avec :

Pr. : de mercure précipité blanc, 4 grammes; de pommade à la rose, 30 grammes. M. — Ce cosmétique nous a très-bien réussi.

On peut se servir également des frictions faites avec les noix écrasées ou avec de l'huile de noix fraîche, avec le savon d'huile de coco, l'eau de chaux, etc. Quand les dartres sont humides, douloureuses, on les couvre de pommade calcaire, ou, comme nous l'avons pratiqué dans un cas de dartre croûteuse invétérée, le malade applique, le soir en se couchant, un cataplasme émollient sur la dartre, et le lendemain matin, quand la croûte est enlevée, on lotionne l'ulcère avec :

Pr. : de solution alcoolique d'acide prussique, 4 grammes; d'eau de rose, 180 grammes. M.

A l'aide de ces moyens, l'exhudation ichoreuse a tari peu à peu, les vaisseaux qui la fournissaient se sont fermés; la guérison a été complète.

Nous ne devons pas oublier que si les dartres causent de la douleur, ce qui arrive surtout lorsqu'elles ont leur siége à la face, on calme les souffrances à l'aide de compresses imbibées d'eau froide, qu'on renouvelle souvent; ou bien, quand la douleur est très-vive, en les recouvrant avec nes feuilles de poirée ou de plantain pilées. Hufeland assure avoir guéri par ces espèces de cataplasmes les plus affreuses dartres suppurantes et rongeantes à la face (sycosis). Il préconise également les frictions faites, trois fois par jour, avec une pommade dans laquelle il entre une tasse de goudron, deux jaunes d'œufs et une tasse de crême.

Enfin les vésicatoires et les purgatifs répétés doivent trouver place dans un traitement bien ordonné.

Une remarque importante par laquelle nous terminerons, c'est qu'il n'est pas rare, chez les jeunes enfants, de voir se manifester, à l'époque de la première dentition, des éruptions crustacées qui paraissent appartenir à un vice dartreux ; loin de chercher à répercuter ces éruptions, on doit chercher à en favoriser la sortie par une décoction de pensée sauvage, de scabieuse ou de douce-amère, et appliquer un vésicatoire au bras. N'oublions pas que la dentition, en fluxionnant le cerveau, favorise par là les métastases humorales sur cet organe, et que tout topique répercussif déterminerait cet accident fâcheux.

DATURA-STRAMONIUM, pomme épineuse; genre de plante, de la pentendrie monogynie, L., famille des solanées, J. Elle est très-commune en France et dans toute l'Europe. — Il est assez facile de reconnaître le datura à son fruit rond, hérissé de fortes épines, à sa tige divisée en plusieurs branches droites et cylindriques, à sa racine blanche, rameuse, à ses semences réniformes, à l'odeur vireuse, fortement narcotique, qu'elle exhale, à son extrême amertume ; et pourtant il est des cas assez nombreux d'empoisonnement par le stramonium. Voici les symptômes qu'Alibert a observés sur trois petites filles qui mangèrent des racines de cette plante.

« Pendant la nuit, état d'agitation et de délire, loquacité, pouls très-fébrile, visage rouge et animé, yeux vifs et brillants, pupille fort dilatée, sentiment de prurit au nez. Les trois malades éprouvaient des mouvements convulsifs et parfois automatiques des extrémités supérieures et inférieures, qui s'étendaient à tout le corps. L'une d'entre elles dansait, chantait, et ses lèvres exécutaient un mouvement continuel de succion. Dans toutes, le ventre était ballonné, et il y avait une douleur vive à l'épigastre. » Ces symptômes, ajoute-t-il, deviennent beaucoup plus graves lorsqu'une quantité très-considérable de stramoine a été avalée : c'est-à-dire qu'il se manifeste un état d'ivresse et de sommeil.

A ce tableau très-incomplet des symptômes de l'empoisonnement par le stramonium, nous ajouterons : la diminution de la sensibilité et de la contractilité musculaire ; un léger trouble de la vue, la fréquence du pouls, l'élévation de la température du corps, un sentiment d'ardeur à la gorge avec soif, des urines abondantes, et parfois des sueurs; et si enfin le datura a été pris à très-haute

dose, on remarque alors des vertiges, un sentiment de faiblesse et d'affaissement général, un état de stupeur légère, le trouble de la vue plus profond, la dilatation des pupilles plus prononcée, de l'agitation, des spasmes, un délire variable, des hallucinations, une insomnie opiniâtre, de la fièvre, de la sécheresse à la peau, sur laquelle il apparaît parfois une éruption scarlatiniforme; bref, l'augmentation de tous les symptômes précités avec cardialgie, vomissements et quelquefois diarrhée; besoin fréquent d'uriner, avec dyssurie ou strangurie; enfin, état de collapsus général, refroidissement et mort.

On conçoit que, dans les cas de cette nature, il faut se hâter de faire rejeter, par le vomissement, la substance toxique, et d'en neutraliser les effets par l'eau vinaigrée bue abondamment.

Le datura-stramonium, avons-nous dit, a toujours pour effet, quand il est pris à doses toxiques, de produire des hallucinations singulières, des visions fantastiques: eh bien, nous ferons remarquer, en passant, que c'est la constance de ces phénomènes qui lui a valu, ainsi qu'à la belladone, le nom d'*herbe aux sorciers, herbe au diable*, que le vulgaire lui avait donné; les prétendus sorciers, qui exerçaient leur industrie dans ces siècles d'ignorance, ayant le pouvoir de faire assister au sabbat des gens superstitieux qu'ils avaient enivrés avec ces plantes.

Il est une autre espèce d'industriels qui savaient tirer parti de cette propriété soporifique qu'a le datura-stramonium : ces individus, qui formaient une compagnie de voleurs connus sous le nom d'*endormeurs*, mêlaient de la stramoine à du tabac à priser ; et puis, dans les lieux publics, ils offraient fréquemment une prise à leurs voisins qu'ils dévalisaient sitôt qu'ils les voyaient délirants et étourdis.

Néanmoins, Storck a tenté de convertir cette substance en remède, et s'est loué de l'avoir employée dans la manie et l'épilepsie; depuis on l'a beaucoup vantée dans la danse de Saint-Guy et plusieurs autres névroses ; mais malheureusement, à côté d'un cas de réussite, on en place plusieurs de véritables insuccès. En est-il de même du datura employé en vapeurs contre l'asthme ?

On sait que dans les Indes Orientales, les asthmatiques sont dans l'usage de fumer une espèce de datura (*metel fastuosa*), prétendant que ce remède les soulage et les guérit; on sait aussi que bien des praticiens rapportent des faits de guérison par ce moyen, et que Laennec et Cayol se sont avantageusement servi de ce remède dans les asthmes spasmodiques; or, du moment où l'aspiration de la fumée du datura est sans danger, pourquoi se refuserait-on à l'employer ? Pour ma part je n'hésite jamais à le faire, et jusqu'à ce jour je n'ai pas eu une seule fois à regretter de l'avoir conseillé. *Voy.* **ASTHME**.

Mais c'est surtout dans les névralgies que

le datura-stramonium se montre efficace ; dans ces cas il faut l'administrer à l'intérieur sous forme de teinture ou d'extrait, et en donner quatre ou cinq gouttes de l'une, comme le faisait Lentin, ou d'un quart de grain jusqu'à deux grains de l'autre, toutes les trois ou quatre heures, comme l'a pratiqué J. Begbie. On peut imiter également Kirchoff, qui employait la teinture en frictions sur le trajet du nerf douloureux, frictions qu'il faisait répéter de douze à quinze fois par jour, toujours sur la partie douloureuse, faisant observer que ces frictions doivent être continuées quelque temps encore après la guérison ; ou enfin MM. Trousseau et Pidoux, qui appliquent extérieurement, sur le lieu où la douleur se fait sentir, tantôt des emplâtres composés d'un demi-gros d'extrait alcoolique de datura, auquel il font ajouter quelquefois cinq ou six grains d'hydrochlorate de morphine ; tantôt des compresses imbibées d'une décoction chargée par une once de feuilles pour une livre d'eau ; et tantôt enfin avec une pommade composée avec parties égales de cérat et d'extrait alcoolique. Ils ont remarqué que ce n'était guère que dans les névralgies superficielles et peu invétérées que ces différentes sortes de médications peuvent être réellement curatives, leurs effets ne se faisant presque pas ressentir dans les névralgies anciennes et profondément situées. Ils ont bien tenté de traiter celles-ci par la méthode sous-endermique, mais l'application de l'extrait alcoolique appliqué sur la partie de la peau dénudée par le vésicatoire est si douloureuse, que malgré les avantages qu'ils retiraient de cette application, il a fallu y renoncer.

L'efficacité de la belladone, dans certains rhumatismes, devait nécessairement engager les praticiens à faire des expériences avec le datura dans ces sortes de maladies. C'est ce que l'on a fait, et si l'on a échoué dans quelques cas, on a réussi dans d'autres, contre les rhumatismes nerveux surtout. Il est hors de doute pour nous que les frictions avec la pommade, pratiquées sur la partie douloureuse, font beaucoup de bien.

Bref, puissant anti-spasmodique, le datura convient parfaitement toutes les fois qu'il y a réellement à agir sur la sensibilité ou la contractilité nerveuse ; mais, comme le conseille Hufeland, pour un grand nombre de médicaments, il faut, si l'on veut en obtenir des effets certains et durables, continuer longtemps le remède, en augmenter graduellement la dose jusqu'à ce que quelques-uns des symptômes toxiques apparaissent, et puis en rester là pendant plusieurs mois s'il le faut.

Doses. En poudre le datura se donne à la dose de un à six grains dans les vingt-quatre heures ; en extrait, à celle d'un huitième de grain à trois ou quatre grains ; en décoction ou en simple infusion, pour l'usage externe, il ne serait pas sans danger de dépasser vingt ou trente grains pour huit onces d'eau : la teinture s'administre à la dose de deux à vingt gouttes ; et, quant aux cigarettes, on les prépare avec quinze à vingt grains de feuilles sèches. On peut bourrer une pipe avec cette dose et la fumer.

DÉCOCTION, s. f., *decoctio*, de *coquere*, faire cuire.—C'est une opération qui consiste à faire cuire, pendant un temps plus ou moins long, certaines substances médicamenteuses dans l'eau. Parmi les plus remarquables qui sont restées dans le domaine de la pharmacologie, nous signalerons la *décoction blanche* de Sydenham, médicament très-avantageux dans les diarrhées rebelles et la dyssenterie ; en voici la formule :

Pr : Corne de cerf calcinée
et porphyrisée   (six gros) ;
   Mie de pain blanc   (deux onces) ;
   Sucre   iij (trois id.) ;
   Eau bouillante   (1 kilog.) ;
   Eau de cannelle   (4 gros).

F. bouillir une heure et coulez. — On la boit par petites tasses, d'heure en heure.

Dans les campagnes, j'ai toujours conseillé la formule suivante : Faire bouillir pendant trois quarts d'heure, dans un litre d'eau, 30 grammes de corne de cerf rapée ; ajoutez ensuite un morceau de mie de pain blanc, gros comme une pomme de rainette ; un tout petit morceau de cannelle, et laissez bouillir pendant un quart d'heure : cela fait, coulez au clair et ajoutez S. Q. de sucre. On peut l'aromatiser aussi avec de l'eau de fleurs d'oranger.

DÉFAILLANCE. *Voy.* Syncope.

DÉGOUT, s. m., *cibi fastidium*, aversion pour les aliments. — On aurait tort de confondre le dégoût avec l'inappétence, celle-ci n'étant qu'un défaut d'appétit, mais sans répugnance des aliments. Chose remarquable dans l'état de maladie, les malades éprouvent du dégoût pour ce qu'ils appètent quelquefois le plus, l'ivrogne pour le vin, le fumeur pour la pipe, et le retour de ces goûts est un signe de convalescence.

Le dégoût est quelquefois un signe de grossesse, et peut s'étendre à tous les aliments ; quelquefois il est un signe de l'atonie de l'estomac, etc. C'est pourquoi les eaux et les pastilles de Vichy, de Seltz, les amers, etc., conviennent parfaitement.

DÉLAYANTS, adj. plur. pris substantivement, *diluentia.*—En pharmacologie on donne ce nom aux boissons aqueuses généralement acidules ou aromatisées, qui, prises en abondance, absorbées et portées dans le torrent de la circulation, vont augmenter la masse du sang. Tels sont l'eau pure et sucrée, aromatisée avec l'eau de fleurs d'oranger ; les sirops d'orgeat, de groseilles, etc., étendus de beaucoup d'eau, etc.

DÉLIRE, s. m., *delirium*, aberration de l'esprit caractérisée par l'association d'idées incompatibles, que le malade prend pour des réalités.—Généralement symptomatique des autres maladies, le délire doit peu nous occuper au lit du malade ; quant au traitement qui lui convient ; mais comme, dans bien des cas, il peut nous éclairer sur la gravité de la maladie concomitante, il importe d'étudier cette aberration de l'intelligence au point de vue du diagnostic. Et d'abord, nous devons savoir qu'il est des individus, qui pour la plus légère indisposition, pour un simple rhume de cerveau, délirent la nuit pendant leur sommeil ; il en est même qui délirent habituellement en dormant, même en pleine santé : nous avons ouï parler d'un franc buveur qui, ayant une fracture, délirait si on lui supprimait totalement le vin, et cessait de délirer sitôt qu'on lui en accordait un litre par jour ; on conçoit que, dans des circonstances pareilles, la présence du délire doit peu nous inquiéter. Il en est de même soit du délire qui accompagne les fièvres muqueuses, car ici c'est constamment l'ombre qui suit le corps, soit de celui qui se montre durant les fièvres bilieuses, ou pendant la période d'éruption des maladies exanthématiques, etc. Mais quand il se mêle à une irritation interne du cerveau, c'est un symptôme grave (*Voy.* Encéphalie), et bien plus grave encore si c'est une inflammation de poitrine : dans ce cas le délire est généralement un signe mortel. *Voy.* Pneumonie.

A propos du délire, il est une chose qu'il faut soigneusement éviter, à savoir, de le confondre avec la folie. On sait, par exemple, que les hystériques, les hypocondriaques, etc., ont une idée fixe, délirante, qui les domine et ne les quitte pas de longtemps ; eh bien, chez eux, on aurait tort d'appeler du nom de délire une semblable vésanie. Reste que le délire symptomatique ne doit servir, nous le répétons, que pour faire juger du degré de gravité de la maladie pendant laquelle il se montre ; que cette maladie peut être considérée comme grave, lorsque le malade délire sur des objets qui ne lui sont pas familiers ; au lieu qu'elle l'est moins quand, dans son délire, l'individu parle de choses qui lui sont habituelles. On pourrait croire, dans ce cas, que ce ne sont que de simples rêvasseries, dans lesquelles la mémoire se ressouvient.

Une connaissance que nous devons au délire, connaissance que d'autres faits confirment, c'est la distinction et la séparation que les anciens établissaient entre le côté droit et le côté gauche de l'homme, qu'ils appelaient l'homme droit et l'homme gauche. Ainsi nous avons entendu raconter au professeur Broussonnet, dans ses leçons de clinique, que les militaires venant d'Espagne, qu'il avait soignés de la fièvre putride, se plaignaient, dans leur délire, quand l'homme droit était affecté, que l'individu, l'homme gauche, qu'ils croyaient placé à côté d'eux, dans le même lit, était leur ennemi, un méchant qui buvait le vin et les bouillons qu'on leur donnait, leur laissant les remèdes qu'ils étaient obligés de prendre. Un prisonnier espagnol offrit quelque chose de plus curieux : à la fin de la maladie, il demanda qu'on fît enterrer l'homme qui était là à sa droite, couché près de lui, parce qu'il l'incommodait beaucoup par sa puanteur. Ainsi, nous disait notre maître, ce soldat demandait à être enterré comme homme droit, et en même temps il demandait à manger comme homme gauche.

Cette espèce de délire aurait pu servir à indiquer le côté malade.

On a pu remarquer que le délire, dans les cas dont il s'agit, était un symptôme d'ataxie ; il peut être quelquefois aussi le caractère dominant des fièvres pernicieuses, et alors, quelle que soit son intensité et l'aspect extérieur du sujet, hésiter à donner le quinquina serait une faute grave. Etablissons par des exemples l'utilité de cet antipériodique, les faits parlant haut et se gravant profondément dans la mémoire.

La femme Sanier, née Jeanjean, âgée d'environ quarante ans, d'un tempérament lymphatique, était affectée d'une ulcération cutanée à la face dorsale de la main droite, ayant à peu près deux pouces de diamètre et offrant dans son milieu un point fistuleux qui fournissait une très-petite quantité de suppuration. L'individu qui lui donnait des soins avait voulu plusieurs fois sonder cette ouverture, mais la malade s'y était constamment refusée, lorsque le 3 mai 1827, il insista beaucoup et l'effraya tellement qu'elle s'y soumit.

Il introduisit donc dans le point fistuleux un stylet, qu'il dirigea dans toutes les directions, occasionnant par cette manœuvre des douleurs très-vives, et il ordonna ensuite de recouvrir la partie d'un cataplasme émollient. Nous devons faire observer que la femme Sanier venait de terminer son repas lorsque cette petite opération lui a été pratiquée.

La nuit suivante fut très-agitée ; la malade ne put goûter les douceurs du repos ; elle se plaignait de pesanteurs d'estomac ; la main était très-douloureuse et tuméfiée.

La journée du 4 mai et la nuit qui suivit furent assez paisibles et la douleur supportable ; mais le 5 la scène changea : la malade, après un léger frisson qui eut lieu vers les six heures du soir, éprouva une chaleur brûlante dans la partie affectée ; un délire frénétique survint : elle voulait quitter son lit et s'emportait contre *les mauvaises langues* qui la calomniaient. La température de la peau et les battements du pouls étaient dans l'état naturel ainsi que les autres fonctions.

Cet état se dissipa dans la matinée du 6, sans qu'il eût été employé aucun médicament. C'est pourquoi, croyant trouver dans les symptômes que j'avais observés, tous les caractères d'une fièvre intermittente pernicieuse, je n'hésitai pas à prescrire dix grains de sulfate de quinine, à prendre dans une potion antispasmodique, avant le retour de l'accès. La plaie, qui offrait une escarre gangréneuse l'occupant en entier, fut couverte de quinquina pulvérisé. Le régime se composa de bouillons gras, et de la tisanne d'orge pour boisson.

Le soir l'accès reparut, il fut plus long que celui de la veille ; la plaie avait toujours le même aspect, et pourtant il n'était survenu aucun changement notable dans la température du corps, c'est-à-dire, dans l'état normal de la peau ; nulle accélération, nul ralentissement ne s'étaient manifestés dans les battements de la radiale. Prescription : 12 grains de sulfate de quinine à prendre pendant l'apyrexie ; même régime.

Le 7 au matin, cessation complète de l'accès : la journée fut calme, mais vers les onze heures du soir le délire reparut avec plus de violence que jamais, et s'accompagna d'accidents graves. Ainsi, au délire succéda un assoupissement profond, auquel se joignit le refroidissement de toutes les parties du corps, le tronc conservant seul quelques restes de chaleur; en même temps la malade était dans un état d'insensibilité tel, qu'on pouvait lui pincer fortement la peau, la tordre même, sans que la femme Sanier parût en être affectée. Les yeux étaient fermés, ternes et larmoyants; les lèvres et la face pâles, le pouls intermittent et à peine sensible : les cris, le bruit le plus fort, ne purent la réveiller. Nous fîmes appliquer les sinapismes aux mollets, et recommandâmes aux parents de venir nous prévenir si elle sortait de cet état d'assoupissement et d'insensibilité générale.

Quelques heures après avoir fait cette recommandation, vers les trois heures du matin, nous fûmes appelé. La malade nous reconnut, mais ne conservait aucun souvenir, n'avait aucune connaissance de ce qui s'était passé. Les sinapismes n'avaient pas rougi la peau, néanmoins une légère moiteur couvrait la poitrine et le ventre, les autres parties conservaient encore leur température froide : 15 grains de sulfate de quinine furent prescrits.

La femme Sanier en prit sur-le-champ six grains, et puis trois grains de deux en deux heures. La soirée de ce jour-là, l'accès ne parut point et la plaie présenta, tout à l'entour, un cercle inflammatoire indiquant que la gangrène était bornée, et que la force médicatrice tendait à détacher l'escarre.

Les 9, 10 et 11 mai, tout sembla s'améliorer, et l'escarre se détacha : même régime ; cataplasmes émollients sur la plaie.

Le 12, sans que la malade eût fait aucun écart de régime, les symptômes d'un embarras gastrique se manifestèrent : les pesanteurs d'estomac, l'inappétence, reparurent ; la bouche devint pâteuse, la langue humide et recouverte d'un enduit jaunâtre, etc. Quinze grains d'ipécacuanha, unis à un grain d'émétique, furent administrés en trois prises égales, à un quart d'heure de distance l'une de l'autre ; ils provoquèrent des vomissements abondants de matières jaunâtres, et plusieurs selles très-fétides. Mieux sensible, suppuration abondante : même régime.

Le 14, les symptômes de saburre persistant, un purgatif ordinaire fut administré; il détermina plusieurs évacuations par le bas.

A dater de ce jour, à l'aide d'un régime rigoureusement observé, et des applications émollientes sur la plaie, l'état de notre malade s'est amélioré avec une rapidité telle qu'elle a pu reprendre ses occupations le 20 du même mois, sans que, depuis cette époque jusqu'au jour de la publication de cette observation (*Revue médicale*, 20 mai 1830), il fût survenu aucune altération nouvelle dans sa santé. Ses travaux étaient pourtant assez pénibles, puisqu'elle passait ses jour-

nées à couper du bois dans les garrigues de la commune.

Plusieurs choses fort importantes se sont passées dans cette observation, et nous croyons devoir les faire remarquer à nos lecteurs. D'abord, 1° elle offre un cas de fièvre intermittente, pernicieuse, délirante, qui prouve que le délire ne tient pas toujours à une maladie du cerveau; 2° nous n'avons eu recours à aucune évacuation sanguine et nous nous sommes borné à la seule administration du sulfate de quinine qui d'abord a paru aggraver les accidents, et qui, pris à des doses plus élevées, s'est alors montré efficace; 3° un embarras gastrique s'est déclaré immédiatement après la cessation des accès, et il a cédé à son tour aux évacuants; 4° enfin, elle confirme ce qu'on a dit généralement du danger d'irriter une plaie quelconque, d'y déterminer de la douleur pendant que la digestion s'opère, la douleur ayant été la cause déterminante des accès délirants que nous avons eus à combattre.

A ce fait très-important, à cause des conséquences pratiques que nous en avons déduites, mais dans lequel le diagnostic était assez facile, vu l'absence de la fièvre, nous en ferons succéder un autre plus curieux, plus singulier encore, et non moins utile, cliniquement parlant, puisqu'une méprise devenait excessivement facile, vu la nature du mal et l'ensemble des symptômes que le malade nous offrait. En agissant ainsi, nous voulons prémunir nos lecteurs contre toutes les formes insidieuses que des fièvres dites pernicieuses peuvent prendre, et leur éviter la douleur de voir mourir le malade au troisième accès.

Olivier, âgé de vingt-neuf ans, fort et vigoureux, n'avait eu que les maladies ordinaires à l'enfance, plus, à dix ans, une fièvre maligne dont il fut délivré, on n'a su nous dire comment, et enfin, en avril 1835, une ophthalmie inflammatoire, dont nous le guérîmes par une saignée, quelques sangsues, des collyres résolutifs et un régime approprié.

Le dimanche 3 mai de la même année, Olivier fut toute la journée, par un temps pluvieux, ramasser des escargots, et ne rentra chez lui qu'à huit heures du soir, ayant ses chausses et sa casquette trempées et ses habits mouillés; l'humidité n'avait pourtant pas pénétré jusqu'à la chemise. Aussitôt sa femme lui chercha querelle sur son imprudence et une petite altercation s'établit entre eux.

Les lundi et mardi, Olivier fut travailler comme de coutume sans se sentir incommodé; seulement, le soir du mardi, il fut brusque et satirique envers sa femme, ce qui n'avait pas encore eu lieu depuis leur mariage.

Enfin, le mercredi 6, après avoir travaillé de très-grand matin chez lui, notre individu alla à sept heures à son atelier. Là ses camarades lui firent remarquer qu'il avait les paupières enflées, et lui demandèrent malignement s'il venait de quitter le lit : il répondit que non, et continua son ouvrage. Rentré chez lui à neuf heures pour déjeuner, il chercha de nouveau querelle à sa femme qui, étant très-sensible et très-irritable, eut une attaque de nerfs. Olivier appelle sa mère et quitte la maison : il ignore lui-même où il a été et ce qu'il a fait.

Revenu à deux heures de l'après-midi, il était dans un délire vague et léger, se plaignant d'un violent mal de tête. Sa physionomie était animée, ses yeux hagards et d'une mobilité extraordinaire. C'est à ce moment que nous le vîmes pour la première fois, et c'est alors qu'on nous fit part de tout ce que je viens de raconter. Après un bain de jambes pris très-chaud, vingt sangsues furent appliquées aux malléoles, et les pieds remis à l'eau sitôt ces insectes détachés de la peau. On laissa saigner les piqûres jusqu'à ce que le liquide eût été fortement rougi.

A huit heures du soir, le malade était assez calme : il dormit bien la nuit suivante ; mais le lendemain, à neuf heures du matin, le délire reparut avec des idées assez bizarres, c'est-à-dire qu'alors que toutes les fonctions étaient à leur état normal, Olivier, en véritable halluciné, croyait voir des diables qui s'avançaient vers lui pour l'assassiner. Ils étaient par milliers, disait-il ; il y en avait de grands et gros comme des éléphants, et des petits comme des fourmis. Mais il n'en avait pas peur, pourvu qu'il fût armé d'un couteau pour se défendre; il était sûr en le leur montrant de les mettre en fuite; aussi voulait-il toujours l'avoir à la main. Il reconnaissait parfaitement tout le monde, nous désignait les lieux où se trouvaient les démons, et prétendait qu'on lui avait tiré des coups de canon dans les jambes, montrant les piqûres des sangsues comme étant le résultat des décharges des pièces d'artillerie qu'on avait pointées sur lui. Puis, le délire changeant de nature, Olivier se trouvait à Mayorque avec un camarade, où, ayant acheté une grande quantité d'oranges, il proposait à sa femme d'en faire une salade ; un moment après il était transporté dans l'île de Calypso, où, nouveau Télémaque , il voyait les nymphes danser autour de lui. Une autre fois il se trouvait au Pérou, et il racontait aux personnes qui l'entouraient la manière dont on extrait l'or des mines. Vingt nouvelles sangsues furent appliquées, cette fois, au cou, et elles donnèrent abondamment.

A quatre heures de l'après-midi, le malade avait recouvré sa tranquillité, ne se rappelait pas ce qui s'était passé dans la matinée; il ignorait ce qu'il avait dit, vu et entendu.

Ce calme, qui succédait à un état d'exaltation si violente, nous faisant soupçonner le caractère pernicieux de la maladie, douze grains de sulfate de quinine furent administrés dans deux onces de sirop simple, que le malade prit par cuillerées à bouche d'heure en heure, pendant la nuit.

Le 8 au matin état normal de toutes les fonctions : le soir, Olivier mange une petite

soupe et tout se passe bien. Toutefois, sa femme étant dans la rue, elle fut accostée par un passant qui lui reprocha d'avoir, par ses provocations, occasionné les accès que son mari avait éprouvés. Cette dame monte chez elle, fait part à Olivier du cancan qu'on vient de lui faire : celui-ci s'en émeut, le délire reparaît, et la nuit suivante se passe presque sans sommeil : il ne dormit que quelques heures.

Nous le vîmes le 9, à huit heures du matin; il était calme, mais il avait les conjonctives rouges et impressionnables à la clarté du jour; les paupières étaient très-enflées. Nous prescrivîmes de nouveau dix grains de sulfate de quinine, dans la même quantité de véhicule et administrés de la même manière; dix sangsues, cinq à chaque tempe, furent appliquées à un pouce de distance des paupières, comme préservatif de l'ophthalmie. Dès le soir même la rougeur des conjonctives disparut, le gonflement des paupières fut dissipé : le délire ne reparut pas.

Le 10, tout se passa au gré de nos désirs, et le 11, Olivier put reprendre ses habitudes et ses travaux.

Ce fait, si je ne me trompe, est un cas *unique* de fièvre intermittente pernicieuse avec hallucination du sens de la vue pendant l'accès. Dire ce qui a pu amener ces visions fantastiques, serait chose assez facile, mais pour éviter les répétitions, *voy.* HALLUCINATION. Reste que, malgré le délire, la céphalalgie, la rougeur des yeux , symptômes qu'on rencontre habituellement dans les maladies de l'encéphale nous avons reconnu le caractère pernicieux de cette maladie et qu'en associant les déplétions sanguines locales (que *l'état physique* ou constitution de l'individu n'indiquait pas , au contraire), au sulfate de quinine, nous avons calmé les accès délirants et prévenu l'inflammation de l'œil.

DELIRIUM TREMENS. s. m. — Sous le nom de délire tremblant (*delirium tremens*), délire nerveux, folie des ivrognes (*delirium febrile potatorum*) etc., les pathologistes décrivent une maladie survenant chez les buveurs de profession, et qui est caractérisée par un délire, souvent avec violence extrême, sans le moindre signe d'une congestion sanguine vers la tête; pouls fébrile mais petit, s'accompagnant de tremblements, d'insomnie et d'autres symptômes de spasme.

On conçoit qu'une maladie qui reconnaît pour cause déterminante l'abus des boissons alcooliques, doit réclamer avant toutes choses la cessation, si ce n'est absolue, complète, du moins relative de toute boisson excitante. Et attendu que la sensibilité de l'estomac et des intestins est vicieusement exaltée, il faut chercher à la calmer par un narcotique assez puissant. L'opium jouit de cette propriété, surtout lorsqu'il est administré à haute dose. On ne doit donc pas craindre de donner de un à deux gros de laudanum liquide de Sydenham dans les vingt-quatre heures, et d'insister sur son emploi jusqu'à ce qu'il produise le sommeil ; car on a vu alors, dans quelques cas, malheureusement trop rares, les malades s'éveiller guéris.

Indiquons la marche du delirium tremens afin que, s'il s'établissait d'une manière graduelle, on pût par des conseils éclairés en prévenir l'entier développement.

Dans ce cas l'ivrogne éprouve peu à peu, au début, de l'inappétence ; son sommeil est léger et troublé par des rêves fantastiques, effrayants ; les facultés intellectuelles, la mémoire surtout, s'affaiblissent ; un léger tremblement musculaire se fait bientôt remarquer et la maladie acquiert toute son intensité. On observe donc un délire furieux avec hallucination, qui cesse et se reproduit alternativement à d'assez courts intervalles ; ou bien un délire calme et tranquille, dans lequel l'individu s'occupe exclusivement de ce qui a rapport à ses habitudes : il s'y joint parfois le tremblement ou chevrottement de la voix, l'insomnie, et rarement des secousses tétaniques. Après quinze ou vingt jours de durée, ou le malade guérit, ou il expire emporté par une attaque d'apoplexie, ou il devient fou.

Ces dernières terminaisons sembleraient indiquer l'emploi des évacuations sanguines ; cependant elles n'occupent guère qu'un rang secondaire dans le traitement, et ce n'est que chez les sujets pléthoriques qu'on peut les utiliser.

Voilà à quoi s'exposent les buveurs (les ivrognes), qui se laissent entraîner par leur funeste penchant : ils ruinent leur constitution physique, et dégradent leurs facultés morales. *Voy.* l'article IVROGNERIE de mon Dictionnaire des Passions.

DÉLITESCENCE. s. f., *delitescentia*, de *delitescere*, se cacher, disparaître. — Disparition brusque, subite, sans accidents consécutifs, d'une tumeur ou d'une éruption quelconque, avant qu'elle ait parcouru ses périodes. On dit alors que la maladie s'est terminée par délitescence.

DÉLIVRANCE, s. f., *liberatio*. — Dans la science des accouchements cette expression sert à désigner la sortie spontanée, ou provoquée par l'art, du placenta et des enveloppes du fœtus, hors des cavités de la matrice et du vagin.

Les accoucheurs n'ont pas arrêté d'époque fixe à laquelle on doive nécessairement procéder à la délivrance de la femme qui vient d'accoucher ; cependant c'est une chose qu'il importait beaucoup de régler, attendu que généralement, surtout à un premier accouchement, la famille de l'accouchée et celle-ci elle-même ne sont tranquilles qu'après que le délivre est sorti naturellement ou a été extrait. Or, que faire en pareille circonstance ? Attendre d'abord qu'une heure et même une heure et demie se soit écoulée après la sortie de l'enfant avant de procéder à son extraction par l'introduction de la main dans l'utérus. Ce n'est pas qu'on ne puisse examiner plus tôt dans quelles conditions se trouve le placenta, et exercer sur le cordon des tractions légères pour l'at-

tirer au dehors ; mais on ne doit se permettre cette manœuvre qu'alors qu'un quart d'heure ou une demi-heure s'est écoulée depuis l'expulsion du fœtus, c'est-à-dire après que les douleurs de reins et les coliques, qui annoncent de nouvelles contractions de la matrice et le décollement complet du placenta, se sont manifestées ; à ce moment, en saisissant le cordon et en le suivant, on trouve une portion du corps placentaire engagée dans l'orifice utérin, d'où il tend à descendre dans le vagin. Alors, si l'art n'intervient pas, l'arrière-faix poussé petit à petit arrivera dans le conduit vaginal, et sera même expulsé à l'extérieur.

Toutefois, attendu que, dans la délivrance naturelle, ce n'est guère qu'après deux ou trois heures que l'expulsion complète du placenta a lieu ; qu'il pourrait s'écouler même des jours entiers avant qu'elle s'opérât, si l'art n'intervenait, l'opinion généralement admise parmi les accoucheurs est que, si après un quart d'heure ou une demi-heure d'attente après la sortie de l'enfant, l'arrière-faix n'est pas expulsé, mais seulement engagé, on doit l'extraire. S'il n'est pas engagé, on attendra davantage.

Le manuel d'extraction placentaire est fort simple, et nous ne l'exposerons pas : nous ne dirons pas non plus comment on se comporte dans les cas plus difficiles, ces manœuvres exigeant la présence d'une personne expérimentée ; mais ce que nous poserons comme règle générale, c'est que, dans l'immense majorité des cas, l'homme de l'art doit intervenir et délivrer la femme par les procédés ordinaires, lorsque une heure et plus s'est écoulée depuis que l'enfant est sorti

Si par hasard le resserrement du col de la matrice ou des adhérences très-fortes ne permettaient pas que l'arrière-faix fût extrait, il ne faudrait point pour cela désespérer des jours de la malade, l'expérience ayant prouvé que le placenta pouvait être expulsé petit à petit, même après plusieurs mois de séjour dans l'utérus depuis l'accouchement. Dans ces circonstances, il faut faire des injections fréquentes et répétées avec l'infusion de camomille pour éviter les effets de la putréfaction.

Dans le cas de grossesse de deux jumeaux, faut-il opérer la délivrance du premier-né avant la sortie du second enfant ? Non, à moins que le délivre ne se présente de lui-même à la vulve. Hors cette présentation naturelle, il faut toujours attendre ; mais sitôt après la sortie du second jumeau, la femme doit être immédiatement délivrée pour éviter l'hémorragie utérine à laquelle toute grossesse gémellaire expose l'accouchée.

DÉMANGEAISON, s. f. (prurit), *pruritus*. — Elle consiste dans une sensation pénible que bien peu de gens n'ont pas ressentie, et qui a spécialement son siége à la peau, où chacun est excité à se gratter sitôt que cette sensation se manifeste en un point quelconque.

La démangeaison est un symptôme de

beaucoup de maladies qu'elle accompagne ou dont elle décèle l'existence. Ainsi, d'une part, toutes les mères de famille savent que le prurit des narines est un symptôme de ver dans le tube digestif, et le prurit à l'anus celui d'ascarides dans le rectum ; et, d'autre part, on sait que le prurit accompagne la gale, le prurigo et toutes les affections papuleuses de la peau ; qu'elle se montre à la fin de l'érysipèle, de la variole, de la rougeole, de la scarlatine, etc., c'est-à-dire pendant la période de suppuration et de dessiccation ; qu'elle est quelquefois très-vive dans certaines dartres et surtout dans la dartre ulcéreuse : donc, au point de vue séméiologique, la démangeaison joue un rôle tel, qu'il n'était pas permis de la passer sous silence. Ajoutons que, chez l'adulte, le prurit au fondement est l'indice parfois d'hémorroïdes internes, tout comme celui qui se déclare à l'extrémité de la verge, à l'orifice du gland, dénote une maladie des voies urinaires.

En dehors de ce rôle, la démangeaison peut, en se montrant isolée de toute autre affection, constituer en quelque sorte une affection pathologique essentielle. C'est le prurigo latent d'Alibert, maladie qui exige des soins particuliers. *Voy.* Prurigo.

DÉMENCE. *Voy.* Maladies mentales.

DÉMONOMANIE. *Voy.* Maladies mentales.

DENTITION, s. f., *dentitio*, de *dens*, dent. — Quoique la dentition ne soit pas une maladie, mais le développement naturel et nécessaire des follicules muqueux qui se sont formés pendant la gestation dans les alvéoles de l'une et l'autre mâchoire ; comme ce développement donne lieu chez les jeunes enfants à des phénomènes accidentels qui peuvent se transformer en maladies qui mettent leur vie en péril, il importe beaucoup de surveiller chez eux la sortie de ces corps.

Généralement, dans les cas ordinaires et pendant une période qui commence du cinquième au sixième mois et plus (quelquefois au 16e mois seulement), et qui finit vers deux ans ou trente mois environ, l'enfant salive beaucoup, il bave et cherche à mettre dans sa bouche tous les corps qui lui tombent sous la main ; s'il est au sein, il presse fortement le mamelon avec ses gencives tuméfiées. Sa bouche est chaude, il n'aime pas qu'on l'explore, et cependant il se plaît et se prête beaucoup aux légers frottements qu'on exerce sur le rebord alvéolaire ; néanmoins il crie ou cesse.

Durant cette période de deux années environ, les deux incisives moyennes de la mâchoire inférieure percent les premières ; quinze jours ou trois semaines après, paraissent les incisives correspondantes de la mâchoire supérieure, puis les deux incisives latérales inférieurement, et plus tard supérieurement. Bientôt après apparaissent les canines ou angulaires inférieures, auxquelles succèdent les canines ou œillères supérieures. Enfin on voit sortir successivement les huit premières molaires, quatre en bas, et quatre en haut, deux de chaque côté : total, vingt

dents, dites dents de lait ou passagères.

Pendant leur sortie à travers la gencive, l'enfant est ordinairement resserré, constipé, ou bien il a du dévoiement, de la fièvre, de la chaleur à la tête, des éruptions à la peau, des espèces de dartres au visage ; il tousse, sa respiration est gênée ; il éprouve de légers mouvements convulsifs, surtout pendant le sommeil, des spasmes, des phlegmasies organiques, principalement au cerveau ou aux poumons. Billard assurait que beaucoup d'enfants qu'on a perdus sont morts d'une pneumonie méconnue. Ces accidents, qui disparaissent et se renouvellent à chaque évulsion nouvelle d'une dent, sont sans danger, pourvu qu'ils restent dans de certaines limites ; mais quand la dent ne sort pas, ils deviennent parfois si violents qu'ils amènent la mort, par convulsion, par suffocation, par épanchement cérébral.

Afin d'éviter une terminaison si fâcheuse des accidents de la dentition, il faut avoir le soin de tenir le ventre libre à l'enfant, au moyen de boissons rafraîchissantes, ou de légers laxatifs ; la diarrhée que la nature détermine, et qui lui est si avantageuse, semble nous en prescrire l'usage : quelques sangsues derrière les oreilles, quelques bains tièdes, des cataplasmes émollients, dont on enveloppe les pieds, sont utiles. En hiver, à cause du refroidissement des cataplasmes et des dangers qui peuvent en résulter, nous faisons envelopper de ouate les extrémités inférieures jusqu'au genou, et maintenir ces ouattes au moyen d'une toile cirée qui les enveloppe ; cette chaleur humide et continuelle aux jambes nous a paru produire une révulsion salutaire. Les fleurs de zinc, la valériane, le musc, sont également nécessaires ; nous avons aussi retiré d'excellents effets du vésicatoire au bras.

Localement on cherche à ramollir les dents en faisant mordre à l'enfant une croûte de pain très-dur, un bâton de racine de guimauve ou tout autre corps doux et tendre, les corps durs et polis durcissant la gencive et empêchant par là la dent de sortir. Dans les cas extrêmes, s'il y a des accidents cérébraux, on emploie le traitement indiqué contre l'Encéphalite (*Voy.* ce mot) ; s'il se manifeste des accidents pectoraux, on combat la Pneumonie (*Voy.* ce mot), et on tâche en même temps de favoriser la sortie de la dent en incisant la gencive. C'est une opération qu'on doit retarder autant que possible, autrement on entrave l'éruption.

Nous ne dirons rien, ni de la sortie de quatre autres dents molaires, qui a lieu à la fin de la quatrième et quelquefois de la sixième année ; ni de la seconde dentition, qui se fait à sept ans, environ, et qui a pour objet soit de remplacer les vingt dents qui tombent, soit de garnir la mâchoire qui a acquis un plus grand développement, par huit dents nouvelles, quatre à chaque mâchoire, dont deux de chaque côté, ces deux nouveaux actes s'accomplissant généralement sans secousse et sans orages : ou si des accidents surviennent, ils sont de même nature que dans les cas précédents et on les combat par les mêmes moyens. Mais en dehors des phénomènes généraux et des maladies diverses que chaque pousse des dents détermine, il y a encore d'autres phénomènes qui sont la conséquence d'une altération morbide dont la dent elle-même est le siége, ODONTALGIE, CARIE DENTAIRE, etc. (*Voy.* ces mots), et qui nécessitent dès lors qu'on prenne certaines précautions que la prudence commande pour s'en garantir.

Généralement on ne s'occupe pas des dents de lait, ou du moins on s'en occupe peu ; ainsi faire rincer la bouche à l'enfant avec un peu d'eau fraîche, lui détacher le tartre quand il s'en forme, ajouter à un peu d'eau une cuillerée à café de sirop antiscorbutique et en laver la bouche avec, voilà à peu près ce qu'on exige de lui ; mais les dents de la seconde dentition sorties, on doit commencer à habituer les enfants à soigner eux-mêmes leurs dents. A cet âge, les frotter légèrement de temps en temps avec une brosse, douce, humectée d'eau fraîche, suffit pour s'opposer à la formation du tartre, et les tenir propres ; mais si ce moyen était insuffisant, il faudrait se servir d'un dentifrice quelconque, *pourvu qu'il soit liquide.*

Quand nous faisons cette dernière observation, pourvu qu'il soit liquide, c'est qu'il n'est pas indifférent pour l'homme de se servir des poudres dites dentifrices, ou des liqueurs portant la même dénomination. Sans doute qu'en thèse générale, entretenir la propreté, la salubrité et la blancheur des dents, tel est le but qu'on se propose, mais malheureusement c'est toujours à cette dernière propriété qu'on s'attache dans le choix du dentifrice. Eh bien ! comme les inventeurs eux-mêmes y attachent une très-grande importance dans la composition de *leur poudre,* il en résulte qu'ils mêlent dans leurs recettes des acides qui, s'ils blanchissent les dents, agissent, par contre, aux dépens de leur dureté et de leur solidité ; ils en corrodent l'émail et détruisent peu à peu cette enveloppe dentaire. Ce même inconvénient se trouve encore dans les opiats.

Les liqueurs dentifrices en général n'ont pas ce désavantage : en se servant d'une brosse douce, ou d'une éponge fine, portée sur un mandrin solide, on n'a point à redouter ni le déchirement des tissus ni le décollement des gencives, qui ont souvent lieu par suite de l'implantation, de l'introduction de quelques fragments de poudre entre l'organe dentaire et la pulpe charnue qui entoure l'alvéole. Il est vrai qu'on n'obtient ici qu'un frottement moins actif, moins prompt, moins favorable dans ses résultats ; que les dents, par conséquent, acquièrent une blancheur moins éclatante, un aspect moins brillant ; mais combien sont faibles ces avantages quand on les compare aux dangers que nous avons signalés. Il faut donc s'en tenir aux liquides.

Il en est de plus ou moins composés ; à notre avis, les plus simples sont les meilleurs, c'est pourquoi nous donnerons la re-

cette de l'un d'entre eux. Cette recette est déjà ancienne, mais loin d'être un défaut, c'est au contraire un mérite puisque l'expérience a parlé.

Pr. : parties égales (3 onces par exemple) de teinture de quina et d'alcoolat de cochlearia, M.

Depuis quarante ans, dit M. Foy, à qui nous empruntons cette recette, nous nous rinçons la bouche chaque matin avec une cuillerée à café de ce mélange pour un demi-verre d'eau, tiède en hiver, froide en été, et nous nous en trouvons fort bien.

Indépendamment des soins de propreté qu'il faut prendre des dents, il y a encore d'autres soins que ces précieux instruments réclament ; ainsi on doit éviter de casser des corps trop durs, ce qui finit par les ébranler ; ne pas se servir des mâchoires comme d'un tire-bouchon, ce qui les ébranle bien davantage ; ne pas se servir d'épingles ou d'aiguilles en forme de cure-dent (tout en ne laissant pas les aliments séjourner entre elles ou dans les cavités qu'elles pourraient présenter), ce qui les déchausse, donne une mauvaise odeur à l'haleine et vicie la salive, par suite de la putréfaction qui s'établit dans les substances ainsi logées : on évite tout cela par l'usage du cure-dent, ou l'habitude de se rincer la bouche à la fin des repas, etc. Il est encore une précaution importante à observer ; c'est, en hiver, quand on sort du théâtre, d'un concert, d'un salon où la température était très-élevée, de se couvrir la bouche avec un mouchoir, afin d'éviter les transitions brusques de la température sur ces corps. Cette recommandation s'adresse surtout aux personnes qui ont la lèvre supérieure un peu courte.

A l'aide de ces précautions bien simples, à moins d'un vice particulier dans le sang qu'il faudrait chercher à découvrir et combattre par des moyens appropriés, il est très-probable que chacun conservera longtemps, bonnes et belles, toutes ses dents, ce qui est pour tous, jeunes et vieux, hommes ou femmes, un signe de jeunesse et d'une brillante santé.

Nous avons parlé de l'ébranlement des dents ; il arrive ordinairement par les progrès de l'âge, mais parfois aussi par les mauvaises habitudes que l'on a contractées, ou par accident. Les dentifrices liquides, celui-là même dont nous avons donné la formule, sont très-utiles pour les raffermir et les préserver des suites fâcheuses que leur ébranlement entraîne : à défaut, ou si mieux on aime, on pourrait se servir d'une préparation qu'un de mes amis, qui a longtemps vécu en Orient, m'a donnée comme étant un *remède* SOUVERAIN *pour fortifier les dents qui remuent.* C'est, m'a-t-il dit, un médecin très-capable de Constantinople, qui lui en a donné la formule.

Pr. : Vinaigre, 400 grammes.
Alun entier, 8 id.
Vitriol pulvérisé, 4 id.
Grains d'orge, n° 50.
Figues sèches, n° 2.

Faites bouillir le tout jusqu'à réduction de moitié; passez au travers d'un tamis.

On doit se rincer la bouche cinq à six fois par jour avec une cuillerée de cette préparation mêlée à un verre d'eau, et continuer jusqu'à ce que la guérison soit complète.

N. B. Malgré que cette formule vienne d'Orient, nous lui préférons la formule française.

DÉPURATIFS, adj. plur. pris subst., *depurantia*, de *depurare*, purifier. — En matière médicale, cette expression s'applique à certains médicaments auxquels on attribue la propriété d'enlever à la masse des humeurs les principes qui en altèrent la pureté, et de les porter au dehors par quelques-uns des émonctoires naturels.

DÉRIVATIF, ive, adj., *deflectens*, nom donné aux médicaments qui produisent la dérivation. *Voy.* FLUXION.

DESSICCATIF, ive, s. m. et adj., *dessiccativus, siccans.* — Se dit, comme son nom l'indique, des remèdes propres à dessécher les plaies, les ulcères, soit qu'ils agissent comme absorbants, soit par l'excitation plus ou moins forte qu'ils déterminent dans la partie affectée. Ce mot n'est employé qu'en pathologie chirurgicale.

DÉTERSIF, adj., *detergens*, de *detergere*, nettoyer. — Nom donné en pharmacologie aux remèdes dont on se sert pour nettoyer les plaies et les ulcères, et surtout à ceux qui sont appliqués extérieurement.

DÉVOIEMENT. *Voy.* DIARRHÉE.

DIABÈTE ou DIABÉTES, s. m., *diabetes*, de διαϐαίνω, je passe à travers. — Maladie caractérisée par une sécrétion abondante, excessive, et une fréquente évacuation d'urine, dépourvue plus ou moins, de quelques-uns des matériaux qui la constituent dans son état naturel, ou suivant certains nosologistes, avec ou sans altération de ce liquide, s'accompagnant d'une soif inextinguible et intense, d'une faim dévorante et d'un amaigrissement progressif qui finit par conduire le malade au tombeau.

Cette maladie, dans laquelle le diabétique rend tantôt une urine douceâtre, dépourvue d'odeur, qui a la plus grande analogie de ressemblance avec de l'eau mieillée (d'où l'épithète de *Mellitus* qu'on a donnée au diabète), ce qui est dû à la diminution de l'urée et à la présence d'une matière sucrée, dont la proportion peut aller jusqu'à 30 grammes sur 500; tantôt un liquide ressemblant à du vin (*Diabetes a vino*), à du lait, c'est-à-dire représentant les boissons dont le malade fait usage; tantôt seulement des urines plus copieuses qu'à l'ordinaire et dont on voit la quantité s'élever à cinquante ou même à cent livres par jour, urines qui contiennent en général d'autant plus de parties aqueuses qu'elles sont plus abondantes à l'instar des urines des hystériques : cette maladie, dis-je, montre pour symptômes concomitants, indépendamment de ceux que nous avons déjà mentionnés en la définissant, la décoloration et sécheresse de la peau, le dessèchement de la bouche dans laquelle la salive s'épaissit, l'abattement et la tristesse, la sensation d'un poids vers l'épigastre, un sentiment de chaleur dans l'abdomen, tandis que le froid gagne les extrémités inférieures : il y a plus souvent constipation que diarrhée.

A mesure que la maladie fait des progrès, la langue devient aride, rouge et quelquefois noire; le diabétique se plaint d'un sentiment d'ardeur et de constriction à la gorge, d'éprouver la sensation d'un liquide froid dans le trajet des reins à la vessie, et après avoir mangé, d'une chaleur brûlante d'entrailles; le besoin sans cesse renaissant de rendre ses urines et d'éteindre la soif qui le consume, le tient dans une insomnie presque continuelle ; de là une agitation fébrile ou une véritable fièvre avec exacerbation quotidienne le soir; l'amblyopie, l'affaiblissement des sens, des paralysies, la consomption, des collections aqueuses, et la mort, sans que l'altération de ses facultés intellectuelles vienne adoucir l'amertume de ses derniers moments.

On attribue généralement le développement du diabète à toutes les causes qui, par leur action directe sur l'organisme vivant, amènent l'épuisement des forces, et en particulier à celles qui ont une action particulière sur les organes urinaires. Tels, les vins acidulés, la bière et le cidre bus en assez grande quantité; le thé, et par contre l'abus des liqueurs spiritueuses, les diurétiques actifs pris en abondance, etc.

Si l'on rapproche les causes qui ont amené le diabète des symptômes qui se manifestent pendant sa durée, on sera conduit à faire reposer les bases du traitement sur l'emploi des moyens propres à soutenir et restaurer les forces, sur l'usage de ceux qui peuvent rétablir les fonctions de la peau, et de ceux enfin qui peuvent modérer la sécrétion urinaire. A cet effet le malade usera des aliments les plus gras (soupe grasse, lard, boudins), de bon vin vieux, et, s'il ne peut être supporté, de lait pur. De même, si comme cela arrive quelquefois, le diabétique se dégoûte des aliments gras, il faut nécessairement leur substituer les bons consommés, les œufs à la coque, le lait d'ânesse, qui, s'il passait mal, pourrait être coupé avec l'eau seconde de chaux. Nous insistons d'autant plus pour qu'on en use, que nous avons entendu le professeur Baumes affirmer n'avoir pas perdu un seul diabétique à l'aide de la diète lactée. Reste qu'on modifie le régime suivant les circonstances, et qu'on lui associe avec avantage le quinquina et les martiaux; l'opium administré contre l'insomnie a produit parfois de bons effets.

Pour rétablir la sécrétion cutanée chroniquement supprimée, le camphre associé au sulfure d'ammoniaque (un grain de chaque, plusieurs fois par jour) ; les bains d'étuve sèche, les frictions stimulantes, conviennent parfaitement. Enfin, pour modérer la sécrétion rénale, il ne serait peut-être pas sans avantage de faire des affusions d'eau froide sur les lombes, et d'y appliquer, soit des ventouses sèches, soit de larges exutoires.

DIACHYLUM ou **Diachylon**, s. m., de διὰ χυλὸς, de suc; ce qui veut dire composé de sucs. — C'est le nom que les anciens avaient donné à un emplâtre, dont on distingue deux espèces, à savoir : le diachylon *simple*, qui se compose d'huile, de mucilage, de litharge et d'une décoction de glaïeul ; et le diachylum *composé*, qui, comme le premier, se trouve tout composé dans les pharmacies. La manière de l'obtenir est trop difficile et trop délicate pour que nous en donnions la formule; disons toutefois qu'elle se compose de diachylon simple, de poix blanche, de cire jaune, de térébenthine , de gomme ammoniaque, bdelium, sagapenum et galbanum : ce qui lui donne des propriétés résolutives très-prononcées et le rend très-agglutinatif.

Celui qu'on étend sur de la toile en couches minces prend le nom de *sparadrap*.

DIACODE (Sirop de). *Voy.* Opium.

DIAGNOSTIC, s. m., *diagnosticus*. — Discernement, connaissance que l'on acquiert de la maladie, à l'aide d'un groupe de symptômes caractéristiques que les autres maladies ne présentent pas, et qui permet de les distinguer les unes des autres.

DIAPHORÉTIQUE , adj. , *diaphoreticus* , διαφορητικὸς, qui rend la transpiration insensible, plus abondante, la favorise ; c'est un diminutif de sudorifique.

Toutes les boissons chaudes aromatiques, le thé , l'infusion de fleurs de sureau, de violettes, de bourrache, sont diaphorétiques, surtout si on les boit brûlantes.

DIARRHÉE, s. f., **Dévoiement**, s. m., *diarrhœa*, ou διαρρέω, je coule de toute part.—Maladie qui consiste dans des évacuations alvines plus liquides et plus abondantes que de coutume ; évacuations que le froid humide aux pieds, longtemps enduré, le refroidissement subit du corps pendant qu'il est en sueur, les aliments irritants, les fruits verts, les boissons alcooliques, les purgatifs, la rétrocession d'un exanthème , la dentition chez l'enfant, les métastases goutteuse ou rhumatismale , la frayeur, etc., peuvent produire.

Quand la diarrhée se déclare et persiste, le malade a plusieurs fois par jour, contre son habitude, des selles abondantes de nature diverse (sérosité, mucosités, pus, bile, sang), s'accompagnant ou non de coliques, mais presque toujours d'un sentiment de cuisson au fondement, et d'un épuisement proportionné à la fréquence et à l'abondance des évacuations ; nous disons à l'abondance, car souvent, quatre ou cinq selles par jour, chez certains enfants, ne constituent pas la diarrhée. Du reste, celle-ci n'est pas toujours une maladie , puisqu'on la voit se manifester spontanément à la suite d'un écart de régime, et cesser d'elle-même, sans traitement, après un, deux ou trois jours et davantage : donc elle ne le devient qu'alors qu'elle se prolonge ; c'est pourquoi on ne doit pas trop se hâter de la supprimer, la fréquence des selles pouvant dans bien des cas être salutaire. Mais quand elle épuise

les forces et incommode beaucoup l'individu, il faut remonter à la cause prochaine du mal, qui peut consister ou dans une surexcitation nerveuse intestinale, qui s'est développée sous l'influence de causes irritantes, agissant sur un corps robuste, et dans certaines constitutions atmosphériques (diarrhée inflammatoire, bilieuse des auteurs), ou dans des conditions thermométriques et hygrométriques de l'air opposées (diarrhée catarrhale, adynamique), etc.

Dans les premières espèces de diarrhée, la diète , les tisanes rafraîchissantes , les bains tièdes, et tout ce qui peut, en poussant les humeurs du dedans au dehors, rétablir les fonctions de la peau, diminuer la fluxion qui se faisait sur les intestins, calmer l'irritation locale, suffisent généralement, dans le cas surtout de diarrhée phlogistique ; mais, dans la diarrhée bilieuse, qui se montre pendant l'été, dans les pays chauds, on se trouve bien d'aciduler légèrement les boissons, et si néanmoins elle persiste, d'employer un vomitif, l'ipécacuanha, qui détruit l'habitude des mouvements péristaltiques, en déterminant des mouvements opposés; c'est un véritable spécifique.

On a beaucoup vanté la rhubarbe, à la dose de trois ou quatre grains trois fois par jour, mais ce n'est que dans les cas où il y a atonie intestinale que ce médicament peut faire du bien. Ce mode de traitement (vomitif et rhubarbe) convient surtout quand la diarrhée se manifeste après une indigestion : dans ce cas, en associant ces médicaments aux cataplasmes émollients sur le bas-ventre, aux embrocations d'huile de jusquiame camphrée et aux lavements amidonnés, on guérit promptement le malade. Ce mode de curation est encore plus particulièrement indiqué dans les diarrhées catarrhales; dans ce cas, un grain d'émétique mêlé à 15 grains d'ipécacuanha en poudre, et divisés en trois prises égales, avalées à un quart d'heure d'intervalle, produisent des vomissements d'autant plus avantageux que les premières voies se trouvant débarrassées alors de toute cause matérielle , les médicaments qu'on administre ensuite ne sont nullement altérés par elle et ne perdent rien de leurs propriétés. Dans des circonstances pareilles nous nous sommes bien trouvé de faire garder le lit et d'entretenir une légère diaphorèse habituelle, au moyen de la poudre de Dower, que nous remplacions après un ou deux jours de son emploi, par un mélange de racine de colombo et d'yeux d'écrevisse pris à la dose de trente grains, en trois fois dans la journée; nous y joignons les boissons mucilagineuses (graine de lin) fortement gommées, et les lavements de graine de lin amidonnés. L'ipécacuanha, *fracta dosi*, la rhubarbe, sont d'excellents moyens. Hufeland a recommandé l'extrait de cascarille, comme l'ayant éprouvé par une longue expérience : il arrête, dit-il, la diarrhée, sans entraîner le moindre inconvénient ; voici sa formule :

Pr.: extrait de cascarille, 4 grammes; eaux

de menthe et de camomille, de chaque 60 grammes ; mucilage de gomme arabique, 15 grammes. M. S. A. Dose : une cuillerée à bouche de deux en deux heures.

Après la cascarille, il place la muscade, et enfin l'opium, le plus sûr de tous les moyens, mais aussi le plus dangereux, et que, par cette raison, on ne doit jamais employer qu'en l'associant aux apéritifs.

Quelque puissants que soient ces moyens, ils ne sauraient suffire dans les diarrhées chroniques, atoniques. Sans doute que dans ce cas le colombo uni aux poudres calcaires, les narcotiques, et la cascarille, etc., peuvent être utilement employés; mais ils ne seront efficaces que si on leur associe les boissons vineuses bues froides, le quinquina, les martiaux, les frictions fortifiantes sur l'abdomen, les douches froides sur les mêmes parties, les bains salés, les lavements d'eau froide, en un mot les astringents et les toniques, au nombre desquels le diascordium (un gros plusieurs fois par jour dans une cuillerée de vin) doit trouver place.

DIASCORDIUM, s. m. — Si nous mentionnons l'électuaire qui se prépare avec les feuilles de *scordium* et plusieurs substances astringentes, toniques, aromatiques, c'est que nous l'avons vu employer et que nous l'avons employé nous-même avec succès dans le traitement des diarrhées atoniques chez les vieillards affaiblis par l'âge, chez les nouvelles accouchées qui ont perdu beaucoup de sang pendant l'accouchement et après la délivrance, et dont les lochies ont été très-abondantes, etc.

On a proposé souvent de bannir de la thérapeutique, soit cet électuaire, soit bien d'autres que l'on conserve tout préparés dans les officines; mais les succès du diascordium sont si marqués, que longtemps encore cette préparation sera usitée. La dose est de un à deux gros.

DIATHÈSE, s. f., *diathesis*, ou διάθεσις, de διατίθημι, je dispose. — Disposition particulière de certains individus à être affectés de telle ou telle maladie : de là les noms de diathèse cancéreuse, dartreuse. etc., que l'on a donnés aux maladies qui se transmettent par hérédité.

DIFFUSIBLES, s. m. et adj., de *diffundere*, répandre. — On a donné ce nom à des médicaments qui, se répandant instantanément dans l'économie, sitôt y être introduits, réagissent très-promptement sur le système nerveux qu'ils excitent. Les éthers, l'alcool, les huiles essentielles ont cette propriété : aussi les appelle-t-on stimulants *diffusibles*.

DIGESTION, s. f., *digestio*; fonction par laquelle des substances étrangères à notre corps étant introduites dans l'appareil digestif et soumises à l'action successive des organes qui le composent, changent de qualité, ou, en d'autres termes, perdent, par le travail de cet appareil, les combinaisons sous lesquelles elles existent, et, en dernière analyse, prennent une forme spéciale à l'aide de laquelle un fluide particulier, nommé chyle,

sera pompé par les vaisseaux absorbants, et servira à recomposer le corps en fournissant au sang les matériaux qui lui sont nécessaires. Plusieurs actes sont indispensables pour que cette fonction s'exerce d'une manière convenable, et comme bien des accidents peuvent survenir, si ces actes sont imparfaitement ou mal accomplis, nous allons en faire l'énumération, afin qu'on puisse les favoriser. Ils consistent dans:

1° L'*appétation*, qui embrasse la faim et la soif, et est généralement en rapport avec le besoin de réparation des forces : on conçoit que plus est vif ce besoin, plus les mets ou les boissons que nous prenons flattent nos goûts et notre appétit, plus aussi ils seront facilement digérés ;

2° La *dégustation*, qui, suivant que l'aliment nous plaît, fait que nous le gardons plus ou moins dans la bouche ;

3° La *mastication*, qui a pour effet de bien broyer les substances alimentaires et de favoriser ainsi leur imprégnation par la salive ;

4° L'*insalivation*, condition essentielle d'une bonne digestion ;

5° La *chymification*, ou formation du chyme dans l'estomac par l'imprégnation ou le mélange du Suc gastrique (*Voy.* ce mot), avec la pâte alimentaire;

6° La *chylification*, ou la formation du chyle dans le duodenum, par la bile et le suc pancréatique, qui, en se mêlant au chyme, complètent de la sorte ainsi l'acte de la digestion.

Indépendamment de ces actes qui doivent nécessairement s'accomplir, il est certaines lois organiques, vitales et morales, qui favorisent ou empêchent plus ou moins l'accomplissement de la digestion proprement dite, lois que nous devons nécessairement connaître pour concourir, s'il le faut, à leur exécution : ainsi, indépendamment de cette règle générale qui veut, pour que la digestion s'opère bien, que les aliments soient *appétés*, la répugnance avec laquelle on les prend, empêchant seule qu'ils soient bien broyés et bien insalivés et par suite bien digérés, il y a encore des règles particulières qui s'appliquent à la digestion stomacale, et, par exemple : Pour que l'estomac fonctionne bien, il faut A une *concentration modérée des forces vitales* sur ce viscère; et ce qui le prouve, c'est que s'il est trop ou pas assez excité, il ne digère pas. L'art de bien digérer consiste donc à rétablir l'équilibre, ce qu'on obtient avec les alcooliques pour les estomacs paresseux et faibles, avec l'eau froide ou l'eau glacée quand il y a une trop grande excitation. Qui ne sait qu'en hiver, alors que le froid concentre les forces sur l'estomac, un verre d'eau fraîche précipite la digestion après un repas copieux, tandis que, en été, il faut prendre du thé ou une infusion aromatique?

En outre de cette concentration des forces, il faut B l'*intégrité des nerfs de la huitième paire*, du *cerveau* et de la *moelle épinière*; l'influence nerveuse ayant une action

bien puissante sur la digestion : c'est pour
cela que les travaux de cabinet immédiatement après le repas, une sensation vive, la
colère surtout, l'usage des plaisirs sensuels,
l'impression du froid, une douleur vive, arrêtent ou suspendent complètement cette
fonction, et donnent des indigestions.

Il faut encore C que la *quantité d'aliments
ingérés* soit relative aux habitudes que l'on
a contractées : une remarque que nous devons faire à ce sujet, c'est que si une trop
grande quantité de nourriture prise à un repas est mal digérée, tout le monde le sait ;
au contraire, et ceci peu de personnes le savent, c'est que les aliments pris en trop
petite quantité ne passent pas mieux, et cela
sans doute parce que l'estomac n'est pas assez excité. On lit dans Camper qu'il a vu un
jeune lion qui digérait cinq à six livres de
viande, et qui rendait cet aliment par l'anus
dans le même état qu'il l'avait pris quand
on ne lui en donnait qu'une livre.

Une autre remarque que l'on a faite, c'est
qu'il importe de *manger toujours aux mêmes heures*, la répétition de certains actes à
des époques régulières faisant contracter
aux organes des *habitudes* qu'on ne saurait
rompre sans accidents plus ou moins marqués et plus ou moins durables ou fâcheux.
Nous ne saurions donc trop veiller à l'accomplissement d'une fonction qui, en définitive,
fournit le chyle, ce fluide éminemment réparateur. *Voy.* NUTRITION.

DIGITALE POURPRÉE, s. f., *digitalis
purpurea*. — Plante de la pentandrie monogynie, L.; de la famille naturelle des scrofu-
laires, J., qui croît spontanément dans les
lieux arides et rocailleux, sur les montagnes
et dans les terrains sablonneux; elle est indigène et bisannuelle.

Les propriétés physiques de cette plante
sont : feuilles ovales et aiguës, corolle obtuse, odeur vireuse du végétal, goût âcre,
nauséeux, mais qui est plus ou moins prononcé selon la saison et l'âge de la plante,
d'une amertume fort peu agréable. Sa racine n'est pas employée, ses fleurs le sont
peu, parce qu'elles n'ont pas une activité
assez marquée; il ne reste donc que les
feuilles, en qui résident réellement les
propriétés médicamenteuses qu'on a reconnues à la digitale. Et comme l'odeur se
perd par la dessiccation, M. Mérat et Delens disent de les cueillir au moment de la
floraison, de choisir les plus grandes, et plutôt celles du haut de la tige que celles du
bas, et de les faire sécher à l'ombre. Il ne
faut pas les garder plus d'un an, car, après
ce laps de temps, elles ont déjà beaucoup
perdu de leur vertu.

La digitale appliquée sur nos tissus produit une action irritante, locale, très-prononcée, qui peut aller même jusqu'à la désorganisation des tissus, l'ulcération. C'est
pourquoi, quand elle est ingérée à dose toxique dans l'estomac, il survient d'abord les
symptômes d'une inflammation violente de
ce viscère, et en outre, comme phénomènes
consensuels ou sympathiques, des vertiges,

des nausées, le vomissement, de la titubation, l'altération de la vue, la cécité, la faiblesse musculaire, le délire, des sueurs
froides, le refroidissement général ou partiel, la dyspnée, la rareté et l'intermittence
du pouls, la syncope, la cardialgie, le hoquet, des mouvements convulsifs et la
mort.

*Secours à administrer dans ces sortes de
cas.* On a conseillé les délayants donnés
abondamment; cependant quelques médecins préfèrent des petites doses d'opium;
et quand les accidents deviennent formida-
bles, tous sont d'avis d'appliquer les vésicatoires et de donner une infusion de menthe
ou de tilleul pour boisson; on administre
même les amers dans quelques cas.

Nous ne parlerons pas des propriétés physiologiques de la digitale, ce sujet intéressant ayant été traité dans notre préface
(*Voy.* p. 49 à 54). Nous nous arrêterons donc
à ses propriétés diurétiques, réellement
constatées, et dirons dans quelles maladies
on doit en user.

D'abord nul ne conteste aujourd'hui que
ce médicament ne jouisse d'une efficacité
marquée dans les différentes espèces d'hydropisie atonique, quel que soit leur siége:
nous l'avons employé en maintes occasions,
soit à l'intérieur en pilules, soit à l'extérieur en teinture, sous l'une et l'autre forme
seule ou associée aux préparations de scille,
et toujours nous avons eu à nous louer de
son emploi.

Convient-elle également dans les maladies
scrofuleuses? Il semblerait, d'après Haller,
que oui, puisqu'il raconte avoir administré,
pendant plusieurs mois, la digitale à un
homme scrofuleux par cause héréditaire,
et que, sous l'influence de ce médicament,
les symptômes s'adoucirent et disparurent
presque entièrement. Plus tard, ayant traité
un individu atteint d'un ulcère à la cuisse
droite, qui avait fait de grands ravages, et
pour lequel on pensait devoir recourir à
l'amputation, Haller le mit à l'usage d'une
petite cuillerée de suc de digitale dans
une demi-bouteille de bière chaude. Cette
préparation, continuée pendant quatorze
jours et aidée par l'action de cataplasmes
faits avec les feuilles de digitale qu'on appliquait sur les ulcères, ne tarda pas à déterger
les ulcérations et à animer les chairs ; bientôt l'état général du malade s'améliora et
après quelques mois la guérison était complète. Ce grand médecin a cité encore quelques observations qui sembleraient établir
incontestablement l'efficacité de la digitale
dans l'affection scrofuleuse; mais, soit que
nous ayons des médicaments plus puissants,
plus constants et moins dangereux, soit que
les expériences ultérieures n'aient pas eu
les mêmes résultats que ceux qu'il avait
obtenus, je ne sache pas que la digitale ait
été classée dans la matière médicale parmi
les anti-scrofuleux.

Par contre, Rasori a voulu l'y faire rentrer à titre de contre-stimulant. « Guidé, dit-
il, par les observations de Withering et de

Darwin, j'employai la digitale, il y a dix ans, dans divers cas d'hydropisie, et je m'aperçus que son utilité était bien moins le produit de l'action spéciale qu'on lui attribue communément, soit sur les reins, soit sur le système lymphatique, que de son action générale sur la diathèse (c'est l'état sthénique ou par excès de stimulation morbide); et comme j'étais convaincu que la méthode débilitante était la seule avantageuse dans ces maladies, je classai la digitale parmi les agents que je nomme contre-stimulants : l'expérience m'a prouvé qu'elle est des plus actifs. »

Partant donc de ce principe, Rasori ordonna la digitale dans toutes les maladies aiguës et chroniques, quelle que fût leur forme; il l'administra dans la pneumonie aiguë inflammatoire, n'y adjoignant la saignée que lorsqu'elle marchait avec trop de rapidité pour que l'action de la digitale pût suffire, et il enregistra des succès nombreux. Bientôt il ne se borna plus à l'employer dans la peripneumonie, il l'appliqua ensuite à l'ophthalmie et assure avoir guéri son malade en treize jours, par le seul emploi de la digitale en poudre, à la dose de huit grains par jour, etc.

Il est curieux d'opposer à la méthode des médecins contro-stimulistes italiens (par les médicaments à haute dose), l'action non moins puissante des doses infinitésimales, des médecins homéopathes, qui eux aussi citent des cas de guérison avec leurs globules homœopathiques; mais à côté de leurs succès, dont la nature fait tous les frais, mettent-ils les insuccès qu'ils ont éprouvés? Ils s'en gardent bien ! Reste que ce que nous savons de mieux sur la digitale comme remède, c'est qu'elle agit comme un puissant diurétique, et qu'en dehors de cette propriété on peut soutenir, avec le même avantage, le pour et le contre de ses effets médicateurs.

On a essayé plusieurs manières d'administrer la digitale. Withering et Darwin en ont surtout préconisé la décoction qui consiste à faire bouillir légèrement douze grammes de feuilles de digitale dans trois cent quatre-vingts grammes d'eau : sa dose est de deux cuillerées à bouche par heure, et lorsque les malades la supportent bien, on peut augmenter un peu cette quantité. L'infusion doit être préférée, quand on veut des effets plus marqués; on la fait en versant dans un vase clos une demi-bouteille d'eau bouillante sur quatre grammes de feuilles de digitale; après avoir procédé à la colature, on ajoute trente-deux grammes d'une eau spiritueuse quelconque. Dose : 60 grammes par jour en deux fois, moitié le matin et moitié le soir; et si le sujet est robuste, on peut augmenter de 30 grammes. Pour ma part, j'ai toujours employé l'extrait ou la teinture, le premier à l'intérieur, et la dernière en frictions ou en fomentations à l'extérieur (*Voy.* Hydropisie). Quand on veut employer l'une ou l'autre de ces préparations, on peut donner l'extrait en commençant par la

dose de deux à trois grains par jour, qu'on augmente graduellement; et quant à la teinture, on en fait entrer de 10 à 30 gouttes dans une potion, qui se prend par cuillerées dans les vingt-quatre heures. Chez les enfants, on donne un quart de grains, jusqu'à un et deux grains de la poudre de digitale, dose qu'on élève progressivement, mais qu'on est forcé d'interrompre quelquefois pour y revenir plus tard. On doit recommander que la poudre soit verte et d'une forte odeur de foin.

DIPLOPIE, s. f., *diplopia*, de διπλοος, double, et d'ὤψ, œil, vision, défaut d'harmonie dans les fonctions des deux yeux, qui fait qu'on voit les objets doubles. *Voy.* Vision.

DIURÉTIQUE, s. f., et adj., *diureticus*, de διουρέω, qui a pour racine οὖρον, urine. — Il se dit en matière médicale des médicaments qui ont la propriété d'augmenter la sécrétion des urines.

Toutes les boissons rafraîchissantes bues en abondance, surtout quand elles sont nitrées, ont la propriété de pousser fortement aux urines. Je n'en connais pas de plus simple que celle dont nous devons la composition au professeur Gay, habile pharmacien à Montpellier. Sa formule consiste dans :

Pr.: Suc de réglisse en poudre très-fine et gomme arabique, de chaque quatre onces ;
Sel de nitre, quatre gros.
Mêlez.

On fait dissoudre à froid une once de cette poudre dans une pinte d'eau, qu'on boit dans la journée. Assurément rien n'est plus commode pour les voyageurs.

DOGMATIQUES, adj., pris substantivement de δόγμα, dogme, et de δοκέω, je pense. — C'est le nom que l'on a donné à une secte de médecins, qui avaient adapté le raisonnement ou la logique à la discussion des faits, et au traitement des maladies. N'ayant aucun égard à la force élémentaire du corps vivant, et ne considérant que la dilatation ou le resserrement des atomes qui le constituent, ils ramenèrent tous les états morbifiques à trois faits principaux, le resserrement, *strictum*, le relâchement, *laxum*, et l'état mixte, *mixtum*. Thémison, qui fut le chef de cette secte, abusé par la philosophie corpusculaire, voulut diriger les doctrines médicales vers un solidisme exclusif, et eut en outre le tort de se servir des analogies, et des indications communes à plusieurs maladies, sans réfléchir que ces analogies sont souvent trompeuses. C'était donc faire un mauvais usage de la logique.

DOTHINENTÉRITE. *Voy.* Typhus.

DOUCE-AMÈRE, s. f., *solanum dulcamara*, L.; pentendrie monogynie, L ; famille des solanées, J. — Ce végétal croît abondamment en Europe, dans les prairies aqueuses, dans les bois humides, etc.

Il n'est peut-être pas de médicament dont on ait tant vanté la puissance et tant exalté les propriétés médicales que la douce-amère: aussi en est-il bien peu qui, après avoir joui comme elle d'une très-grande vogue, soient tombés dans un discrédit aussi marquant. D'où cela peut-il provenir ? du danger qu'il y a de juger des effets d'une substance plus avec les yeux de la passion qu'avec un esprit calme et réfléchi, rien ne nuisant à l'objet dont on fait l'éloge comme l'impossiblité où il est de soutenir une réputation que l'exaltation seule lui a faite.

Ces réflexions s'appliquent surtout à la douce-amère qui a dû à des hommes très-éminents (Boerhaave, Linné, Sauvages, etc.) la grande faveur dont elle a joui à la fin du xviii° siècle, et qui, bien certainement ne mérite pas l'oubli dans lequel certains médecins voudraient la laisser. N'est-ce pas, en effet, que Culten l'a donnée avec avantage dans le rhumatisme chronique ? que Juncker, Blair, de Haen, l'ont vue réussir dans le catarrhe et l'asthme humide, et calmer l'oppression qui accompagne certaines affections pulmonaires ? Ce dépuratif puissant n'agit-il pas avec efficacité dans les maladies exanthématiques ? Pourquoi donc tant la dédaigner ?

Le docteur Feltz, pour faire le plaisant, dans son compte rendu de la thèse de M. Bertrand Lagrezie (soutenue à Paris en 1784), intitulée, *Essai sur le traitement des dartres*, assure qu'on peut raconter, dans une demi-page tout le contenu de cet ouvrage, et voici comment il l'analyse : Avez-vous une dartre ou des dartres, prenez de la douce-amère. — Mais c'est une dartre miliaire? Bon; vous la guérirez avec de la douce-amère. — Mais pour une dartre vive? La douce-amère. — Et si elle était phagédénique ? Il n'y a pas d'autre moyen de vous en débarrasser que l'usage de la douce-amère. — La dartre qui survient au visage, aux mains, à la poitrine, aux parties génitales ; celle qui procède du vice des humeurs et des aliments, des suppressions; la dartre communiquée, celle qui est héréditaire ; toutes, en un mot, cèdent comme par enchantement, à l'emploi de la douce-amère.... Il existe à la vérité d'autres remèdes, tels que les dépuratifs, les diaphorétiques et les sudorifiques, les eaux thermales, etc ; mais, comme la plupart du temps tous ces secours sont inutiles... Enfin tenez-vous en à la douce-amère. J'avoue que c'est dire plaisamment quel est le contenu de la thèse de M. Lagrezie; mais j'aurais préféré que M. le docteur Feltz, au lieu de se borner à faire une épigramme sur la passion de Lagrezie à l'endroit de la douce-amère, eût discuté sérieusement de ses propriétés ?

Pour nous, qui avons foi dans les assertions des Carrère, des Starke, des Poupart, des Swediaur, etc., etc., témoignages qui permettent d'avoir confiance dans les propriétés médicales de la douce-amère contre les maladies dartreuses, les scrofules, les syphilis constitutionnelles, et toutes ces affections diverses qui assiégent les malades, lorsque des maladies cutanées se sont supprimées et que l'économie semble en souffrir profondément ; pour nous, qui savons que le docteur Chrichton a publié une série

d'observations qui constatent l'efficacité de ce médicament dans le traitement de la lèpre, qui n'ignorons pas, car plus d'un auteur l'a répété, que M. Bretonneau de Tours regarde la douce-amère comme un des agents les plus utiles dans le traitement du prurigo, du psoriasis, de l'ichthyose et de *toutes* les maladies chroniques dont nous venons de parler, qu'il la considère en un mot comme le dépuratif le moins infidèle ; pour nous, enfin, qui l'avons employée dans la plupart de ces affections avec des succès assez constants, nous avons vu, dans la critique de M. Feltz, non le désir d'éclairer une question délicate, mais le besoin de faire un trait d'esprit. Est-il d'à propos ?

Quoi qu'il en soit, essayant, autant qu'il est en notre pouvoir, de restituer à la douce-amère le rôle qu'elle doit définitivement occuper dans l'histoire médicale, nous dirons que, donnée brusquement à hautes doses, elle peut produire de la céphalalgie, des nausées, des vomissements, l'ivresse, des spasmes, l'embarras de la langue, le délire, la nymphomanie, un état de stupeur profonde, des sueurs abondantes, la suppression et la rétention des urines, un flux copieux de salive avec un sentiment d'ardeur à la gorge, etc., accidents que l'on combat au début en provoquant des vomissements et en employant des boissons acidulées. Ils cèdent d'autant plus facilement que la douce-amère, au dire d'Alibert, jouit d'une propriété vénéneuse très-faible, comparativement à celle de quelques autres végétaux de la même espèce qu'elle.

Et, quant à ses propriétés médicales, nous dirons que la douce-amère peut être utilement employée toutes les fois que l'on voudra combattre une dyscrasie humorale quelconque ou épurer le sang, comme on le dit vulgairement ; et que si quelques médecins n'en ont obtenu que des succès médiocres, c'est qu'ils l'ont employée avec trop de timidité et pas assez de persévérance, certaine règle générale dans l'emploi de quelques substances voulant, on ne saurait trop le redire, qu'on arrive graduellement à déterminer des effets toxiques légers, preuve certaine que les effets du médicament sont réellement ressentis par tout l'organisme ; ainsi commencer par de petites doses que l'on augmente progressivement, jusqu'à ce que la vue se trouble légèrement et qu'il survienne des nausées, des vertiges, etc., voilà comment il faut procéder. Il est bien entendu qu'on reste à cette quantité, jusqu'à la disparition complète de la maladie pour laquelle on l'administre.

La douce-amère se prescrit en infusion ou en décoction à la dose de seize grammes de ses tiges (c'est la seule partie de la plante qui soit employée) dans un kilogramme d'eau. On la coupe souvent avec du lait, pour en rendre le goût moins désagréable : la quantité de feuilles mises à infuser peut être élevée jusqu'à trente grammes dans le même véhicule.

La dose de ce médicament, en poudre ou en

extrait, est depuis dix grains jusqu'à deux
gros. Il entre comme base ou comme succédané de plusieurs préparations officinales.
Voy. ELECTUAIRE ANTI-DARTREUX de Fagès,
art. DARTRE, etc.

DOULEUR, s. f., *dolor*, ou ἄλγος, ὀδύνη,
souffrance. — Elle est l'expression la plus
générale que la nature emploie pour déceler
l'existence d'une affection locale. La douleur peut être inflammatoire ou nerveuse,
et quand elle existe, on peut croire qu'il y a
chez l'individu qui se plaint l'un ou l'autre
de ces deux états. Dans tous les cas, elle indique généralement le siége du mal, quoiqu'à l'état de douleur spasmodique elle ne
soit bien souvent que sympathique; exemple:
la céphalalgie dans l'embarras gastrique;
la douleur qui se fait sentir dans une dent
saine, correspondant du côté opposé à une
dent qui est cariée ; douleur sympathique
qui a été souvent une cause d'erreur pour
certains arracheurs de dents trop ignorants
pour qu'on les appelle dentistes, etc. On comprend donc toute l'importance qu'il y a à s'attacher à l'étude de la douleur.

Cependant nous nous arrêterons peu aux
dénominations diverses qu'on lui a données ;
car, qu'elle soit *tensive* comme toute douleur qui s'accompagne de la distension de
la partie souffrante (celle du panaris) ; *gravative*, comme celle qui se joint à un sentiment
de pesanteur occasionné dans la partie par
l'afflux des humeurs, ou par le poids d'un
organe engorgé ; *pulsative* ou *lancinante*,
c'est-à-dire consistant en des élancements
qui correspondent à la pulsation des artères, indice à peu près certain du passage
d'une phlegmasie à l'état de suppuration;
brûlante, prurigineuse, âcre ou *mordicante*,
comme on la remarque dans certaines dartres ; *pongitive*, ou ressemblant à une piqûre,
etc., elle ne change rien à la nature du mal;
mais ce que nous ferons remarquer surtout,
c'est que la cessation subite des douleurs
vives, dans les inflammations viscérales,
annonce la terminaison ou le passage de la
phlegmasie à l'état de gangrène (à moins
qu'il ne survienne une métastase), ce qui
est excessivement fâcheux.

Un signe non moins redoutable c'est l'insensibilité que témoignent les malades
alors qu'il y a chez eux des causes véritables
de douleur. Reste que celle-ci est ou symptomatique, ou sympathique et rarement
essentielle, et qu'à ce dernier état elle constitue une maladie névralgique (*Voy.* NÉVRAL-
GIE), que l'opium calme sûrement, alors
surtout qu'elle succède à la douleur symptomatique inflammatoire. Je m'explique :
dans une fluxion de poitrine par exemple,
quand le point de côté ne cède pas aux évacuations sanguines, générales et locales,
cette persistance de la douleur doit faire
supposer qu'elle est spasmodique, et non
phlogistique, et conduire à l'emploi des opiacés. Nous nous sommes toujours conduit
ainsi dans ces maladies au très-grand avantage de nos malades.

DRAGONNEAU, s. m, *dracunculus.* —
C'est une espèce d'*entozoaire* qui se présente
sous la forme d'un petit ver très-grêle, filiforme, long de deux à douze pieds.

Il se montre principalement dans les
membres inférieurs, immédiatement au-dessous de la peau qu'il soulève. A mesure qu'il
grandit il détermine une démangeaison
qui quelquefois devient très-incommode, insupportable, et parfois même des douleurs
très-vives. Cependant, après un temps plus
ou moins variable, on aperçoit sur un point
de la peau une petite tumeur rouge et grosse
comme une noisette, avec fièvre légère ou
sans fièvre ; au bout de deux ou trois jours
cette tumeur s'abcède; un pus sanieux s'en
écoule, et la tête du ver vient saillir hors de
l'ouverture.

L'étreindre avec un fil pour l'empêcher de
rétrograder, l'attirer peu à peu au dehors
par des tractions légères, ou l'enrouler sur
un petit cylindre, tout en évitant de le rompre, car la portion restante dans l'abcès peut
y déterminer des accidents très-graves, la
gangrène elle-même; voilà toute la conduite que le chirurgien doit tenir.

On a bien proposé de l'enlever avant que
la suppuration soit formée; même avant la
formation de la tumeur, à l'aide d'une incision sur le point le plus saillant : c'est un
mauvais procédé.

DRASTIQUE, s. m. et adj., *drasticus*, ou
δραστικός, de δράω, j'opère. — C'est le nom qu'on
donne aux purgatifs dont l'effet est prompt
et énergique. *Voy.* PURGATIFS.

DYSÉCÉE, s. f., *dysecea*, de δύς, difficilement, et d'ἀκούω, j'entends ; difficulté à percevoir les sons, quelle que soit leur intensité,
ou, comme on dit vulgairement, *dureté d'o-
reille.* Voy. AUDITION.

DYSENTERIE ou DYSSENTERIE, s. f., *dy-
senteria*, de δύς, avec peine, et ἔντερον, intestin. Maladie caractérisée par le besoin pressant et continuel d'aller à la selle, s'accompagnant de douleurs d'entrailles, de ténesme,
et de déjections très-peu abondantes de mucosités filandreuses sanguinolentes, fétides,
avec une fièvre légère, du moins dans la
plupart des cas.

Il semblerait au premier abord que la dyssenterie et la diarrhée constituent une même
maladie : mais si l'on considère que dans l'une
il y a constipation plutôt qu'évacuation trop
abondante ; qu'en même temps les matières
qui sont dans les intestins y restent retenues
par une sorte de spasme, au lieu que dans la
diarrhée le canal intestinal se débarrasse fréquemment des matières nuisibles qui y sont
accumulées ; que celle-ci se guérit d'elle-
même, au lieu que la dyssenterie ne guérit
jamais par les seules forces de la nature : on
sera nécessairement conduit à les séparer.
On le doit peut-être même d'autant plus que
la dyssenterie succède fort souvent à la diarrhée : et pourtant n'est-ce pas qu'elles sont
produites l'une et l'autre par les mêmes
causes ?

Quoi qu'il en soit, dès qu'un individu est
atteint de dyssenterie, qu'elle soit primitive
ou secondaire, il se manifeste des tranchées,

des borborygmes fréquents, des douleurs d'entrailles aiguës que la pression n'augmente guère, du ténesme, des envies fréquentes d'aller à la selle, qui, si elles sont satisfaites, ne donnent lieu qu'à l'excrétion d'une petite quantité d'une matière muqueuse, jaunâtre ou blanchâtre, souvent mêlée de stries de sang, ou bien semblable à de la lavure des viandes, qui, par leur passage, déterminent un sentiment de brûlure à l'anus. Cette sensation et le ténesme sont d'autant plus incommodes qu'il est arrivé à certains individus de se présenter trente, quarante et même cent fois à la garde-robe, dans les vingt-quatre heures, sans obtenir une évacuation *passable :* voilà pour les symptômes abdominaux. La maladie ne se borne pas au simple développement de ces symptômes: quand la fièvre survient et qu'elle est légère, le pouls conserve son état normal, mais lorsqu'elle est intense, il devient dur, serré, il y a de la soif, de la sécheresse à la bouche, de l'insomnie, les traits du visage s'altèrent, les urines deviennent rares, rouges et sont expulsées avec difficulté ; la peau est aride et sèche, et le découragement s'empare à ce point de l'esprit du malade, qu'il a une très-grande propension au suicide.

Quoique la diarrhée et la dyssenterie diffèrent par leur symptomatologie, du moment où ce sont les mêmes causes qui les produisent, et que, dans l'un et l'autre cas, il y a un état de surexcitation nerveuse hypersthésique ou hyposthésique, tout nous invite à employer le même traitement. Ainsi, mêmes moyens hygiéniques, saignées et vomitifs, boissons de même nature, lavements ayant les mêmes propriétés; tout cela peut être efficacement conseillé : cependant, comme l'état de constriction du rectum et quelques autres phénomènes morbides semblent imprimer à l'intestin un mode d'être particulier à la dyssenterie, nous indiquerons quelques médicaments qui lui ont été plus particulièrement affectés. Et, par exemple, la décoction blanche de Sydenham et les lavements laudanisés qui nous ont constamment réussi.

Nous ferons remarquer en passant, à l'égard de ces derniers, qu'il vaut mieux attendre, dans les diarrhées surtout, qu'un quart d'heure et même une demi-heure se soient écoulés depuis la dernière selle, avant de donner le lavement, celui-ci provoquant le besoin d'aller et étant immédiatement rejeté, si on l'administre trop tôt: pour le même motif on ne donne qu'un tiers ou un quart de lavement.

De même, l'application des sangsues à l'anus doit précéder l'emploi des lavements, surtout si à la dyssenterie se joignent les symptômes d'une phlegmasie intestinale, d'un engorgement hémorrhoïdaire, etc.; alors les bains chauds entiers ou les bains de siége ont aussi leur degré d'utilité, tout comme les onctions de beurre de cacao laudanisé, etc. Si les sécrétions se rétablissent, on les facilite à l'aide des doux laxatifs (petit lait, marmelade de tamarin, tartrate acidule de potasse). Nous avons prescrit avec succès une potion huileuse composée de parties égales d'huile d'amande douce, de sirop de limons et d'eau de fleurs d'oranger, administrée par cuillerée à soupe de deux en deux heures : en même temps on se relâche un peu du régime sévère précédemment prescrit. Mais si, nonobstant des soins bien entendus, les forces s'affaiblissent considérablement, il ne faut pas différer de mettre en usage l'arnica, le vin, la valériane ; l'arnica surtout que Stoll appelait le quinquina des pauvres, à la dose de un gramme de deux en deux heures; et attendu que l'état de faiblesse ou d'atonie intestinale favorise la sécrétion des mucosités qui engouent les intestins, on les en débarrasse avec une décoction de salep bue en abondance, le colombo, etc. (*Voy.* Diarrhée atonique.) Enfin, si, contre toute attente, la dyssenterie, bien qu'elle diminue, refuse opiniâtrément de s'arrêter, alors, trois à quatre grains par jour d'extrait de noix vomique, un huitième de grain de sublimé corrosif dans quatre onces d'eau, avec trois onces de mucilage de gomme arabique et douze gouttes de laudanum, à prendre par cuillerées à bouche, d'heure en heure, ou un seizième de grain avec de l'opium et du mucilage en lavement ; le verre d'antimoine ciré à la dose d'un demi-grain ou d'un grain en poudre avec du sucre, plus ou moins répétée selon les circonstances; tous ces moyens, au dire de Hufeland, praticien très-expérimenté, peuvent être tentés. Ce n'est pas tout ; il peut arriver que le flux dyssentérique étant trop brusquement arrêté par des moyens énergiques, des accidents inflammatoires ou nerveux se déclarent du côté du bas-ventre (coliques, tuméfaction, grande anxiété); s'il en était ainsi, il faudrait sur-le-champ rétablir les évacuations avec des laxatifs légers (les huileux, la manne, le calomel), et par les moyens propres à calmer l'irritation spasmodique des intestins. *Voy.* Entérite.

DYSMÉNORRHÉE. *Voy.* Menstruation.

DYSPEPSIE, s. f., *dispepsia*, de δύς πέπτω, difficilement je cuis, je digère. — Pris dans son acception rigoureuse, dyspepsie signifie digestion lente et douloureuse. Cependant on s'en est servi également pour désigner une névrose de l'estomac, qui est caractérisée par l'absence plus ou moins prononcée du sentiment de la faim, avec pesanteur et tension douloureuse au creux de l'estomac après le repas, des flatuosités, des rapports qui remontent parfois dans la bouche les aliments non altérés, de la somnolence et de la soif, au bout d'un certain temps.

Cette névrose, qu'on rencontre surtout chez les personnes qui ont l'estomac débilité par des pertes blanches abondantes, des chagrins profonds, etc., se présente naturellement sous deux aspects, c'est-à-dire, soit avec un état de surexcitation nerveuse, d'où la soif, une agitation fébrile pendant le travail de la digestion ; soit avec une véritable débilité. Dans le premier cas, les bains tièdes, l'eau de veau un peu acidulée, une potion calmante légèrement éthérée, favorisent singulièrement la digestion ; au lieu que, si la dyspepsie est essentiellement atonique, comme la dyspepsie chlorotique, par exemple (*Voy.* Chlorose), les eaux de seltz, les vins *ferrugineux*, etc., la guériront facilement. Il va sans dire qu'on évitera les boissons chaudes, le lait pris abondamment, qui s'aigrit dans l'estomac et donne des coliques et du dévoiement, la graisse, la pâtisserie, en un mot tout ce qui est lourd à digérer. Au contraire, l'exercice après le repas est indispensable, et, s'il est modéré (il doit l'être), il contribuera pour beaucoup à la guérison. Une chose qu'on ne doit pas oublier, c'est

que la dyspepsie tient souvent à une métastase rhumatismale. *Voy.* Rhumatisme.

DYSPHAGIE s. f., *dysphagia*, de δύς φαγω, je mange difficilement : difficulté d'avaler.

La dysphagie n'est point une maladie, mais un symptôme commun à bien des affections, dans lesquelles elle figure comme faisant partie du tableau symptomatologique, qui les caractérise.

DYSPNÉE s. f., *dyspnœa*, de πνέω δύς, je respire difficilement : respiration difficile.— C'est un symptôme d'un grand nombre de maladies.

DYSURIE s. f., *dysuria*, de οὖρον δύς, uriner avec difficulté. *Voy.* Rétention d'urine.

E

EAU. L'eau est un des quatre éléments des anciens. Elle sert journellement à nos usages soit en Boisson (*Voy.* ce mot), soit en Bain (*Voy.* ce mot), etc., et de plus elle sert d'excipient à beaucoup de médicaments liquides. Ainsi, sans parler des eaux minérales naturelles ou artificielles, combien n'y a-t-il pas d'autres préparations dont le nom substantif est *Eau* : citons les plus usitées.

1° Eau bénite, *aqua benedicta*. Elle consiste dans une dissolution de six grains d'émétique dans deux verres d'eau. On s'en servait autrefois dans le traitement de la colique des peintres : le malade devait les boire le matin à jeun, à une demi-heure d'intervalle. C'est un moyen dangereux même dans ce cas.

Eau blanche, eau de Goulard. *Voy.* Acétate de plomb.

Eau de chaux. *Voy.* Chaux.

Eau de Luce. *Voy.* Acétate d'ammoniaque.

Eau de Rabel, mélange de trois parties d'alcool et d'une partie d'acide sulfurique : elle est astringente.

Eau-forte, nom vulgaire de l'acide nitrique du commerce.

Eau vulnéraire spiritueuse. On prépare cette eau en faisant distiller du vin blanc, contenant une grande quantité de plantes aromatiques plus ou moins odoriférantes. C'est un résolutif puissant qui peut être employé dans les contusions, les entorses récentes, ou quand l'inflammation locale a été calmée par les antiphlogistiques, et qu'il reste de l'engorgement dans la partie contuse ou dans l'articulation.

Eaux de l'amnios. On nomme ainsi le liquide contenu dans l'œuf humain. Il est exhalé par la membrane interne qui porte elle-même le nom d'amnios et c'est dans son milieu que se développe l'embryon ou fœtus.

Eaux minérales, *aquæ minerales*. On appelle ainsi toutes les eaux qui, par leur température ou par leur composition, diffèrent essentiellement des eaux de source ordinaires ; ou bien, les eaux tenant en dissolution différentes substances salines ou gazeuses, en quantité suffisante pour avoir des propriétés médicamenteuses ; et comme la

plupart de ces eaux diffèrent entre elles par des principes minéralisateurs très-importants, on les a divisées selon la prédominance de tels ou tels de ces principes, en :

1° Eaux *acidules gazeuses*, ou celles qui contiennent seulement et presque exclusivement (jusqu'à six fois leur volume) de l'acide carbonique : telles sont les eaux de Seltz, de Mont-d'Or, etc., parmi les froides.

2° Eaux *salines*, ou qui contiennent en dissolution une grande proportion de sels purgatifs ; — sulfates de soude, de magnésie, etc. ; — exemple : les eaux thermales de Balaruc, de Bourbonne-les-Bains, et les eaux froides de Sedlitz, d'Epsom, de Niederbronn, etc.

3° Eaux *alcalines*, ou celles qui contiennent du bi-carbonate de soude en excès. On compte parmi elles celles de Vals, de Carlsbad, de Vichy.

4° Eaux *ferrugineuses*, ou contenant du fer en proportion assez notable ; telles sont celles de Passy, de Spa, de Forges, etc., etc.

5° Enfin, eaux *sulfureuses*, dans lesquelles l'acide hydrosulfurique entre dans de grandes proportions ; on les trouve à Aix-la-Chapelle, à Aix en Provence, à Bagnères, à Baréges, à Cauterets, etc.

Méritent-elles la grande réputation qu'on leur a faite ? Il est avéré que leurs effets sont à peu près certains et constants dans la plupart des cas où on les prend ; mais nous croyons cependant, avec beaucoup de médecins, que les cures merveilleuses qu'on leur attribue tiennent autant au changement complet du genre de vie, des habitudes, etc., qu'à l'efficacité des eaux elles-mêmes ; et la preuve c'est que les eaux minérales, les bains de mer eux-mêmes, sont moins salutaires aux habitants de la localité qu'aux étrangers, qui abandonnent pour quelque temps leurs affaires, et tous les tracas de la vie domestique, pour faire un voyage d'utilité, c'est vrai, mais d'agrément surtout, ce qui a lieu même pour les *éclopés*, qui ne changent pas sans un certain plaisir de manière d'être.

Les propriétés des eaux minérales appréciées moralement, il nous reste à établir thérapeutiquement la réalité de leurs effets. Ils consistent :

Pour les eaux *acidules*, prises en boisson, car c'est ainsi généralement qu'on les administre, dans la propriété réelle dont elles jouissent d'exciter convenablement l'estomac, ce qui les rend efficaces contre les dyspepsies atoniques, les vomissements spasmodiques, les douleurs affreuses, sans irritation viscérale, comme on en remarque chez les femmes grosses et les hystériques. Bref, l'eau de Seltz, dont on fait un si fréquent usage, est utile pour les estomacs paresseux, qui digèrent fort mal, avec dégagement de gaz, et ballonnement de l'épigastre.

Pour les eaux *salines*, elles servent à purger plus ou moins en boisson, quand on les boit froides. Notez bien que ces mêmes eaux, quoique bues ailleurs qu'à la source, produiraient le même effet si on en usait de la même manière ; car, qu'on boive à Paris la même quantité de verres d'eau saline qu'on en boira à Epsom, ou à Sedlitz ; qu'on commence par un verre le matin à jeun, et puis qu'on arrive graduellement jusqu'à en prendre quatre le matin et autant entre les deux repas du soir ; qu'on se décide enfin, comme certains buveurs, à en prendre jusqu'à quinze et vingt par jour, pendant plusieurs jours consécutifs, et on me dira ensuite si l'on a été ou non fortement évacué. Je dis plus : qu'un médecin propose à un citadin de se purger ainsi pendant dix à douze jours et plus, celui-ci lui rira au nez ; arrivé aux eaux, il devient un intrépide buveur. Pourquoi ? parce que, une fois hors de chez lui, il se croit obligé de *bien faire les choses*, et puis la contagion de l'exemple est si grande !

Pour les eaux *salines*, vu leurs propriétés stimulantes et toniques, elles produisent, en bain, dans l'organisme, une réaction salutaire, raffermissent les tissus et conviennent par conséquent dans les maladies atoniques ; toutefois il faut savoir en régler l'emploi, attendu que, si la réaction qu'il détermine dépasse certaines bornes, elle peut produire des accidents fâcheux. Aussi est-on dans l'usage, quand on prescrit le bain de mer sur les côtes de l'Océan, de recommander expressément aux malades de ne rester dans l'eau que pendant trois ou quatre minutes, tandis qu'on ne tient guère compte du temps dans les climats chauds. Du reste, nous ferons observer que la température est pour beaucoup dans la production du mouvement réactionnaire, et ce qui le prouve, c'est que nous avons soigné des personnes atteintes de rhumatisme chronique qui restaient, avec plaisir, plusieurs heures dans l'eau salée tiède. Mme L. de S. passait jusqu'à quatre et cinq heures dans un bain d'eau tiède, contenant en dissolution 3 kilogrammes de sel gris de cuisine.

Pour les eaux *alcalines*, qui se distinguent des autres par la soude en excès qu'elles contiennent, elles agissent parfaitement, soit en boisson, soit en bain, dans les maladies des voies urinaires, et encore, par exemple, dans la goutte. Aussi, avons-nous conseillé bien des fois, avec avantage, les eaux naturelles et artificielles de Vichy, aux goutteux et aux graveleux, aux personnes atteintes de dyspepsie occasionnée par des mucosités épaisses et en excès dans l'estomac.

Pour les eaux *ferrugineuses*, on ne les emploie guère qu'en boisson, et elles sont d'une efficacité incontestée dans tous les cas où, le sang étant appauvri, les fonctions digestives, intestinales ou autres, sont difficilement exécutées, la faiblesse du système vivant tout entier, et des organes en particulier, nuisant singulièrement à leur exercice.

Enfin, pour les eaux *sulfureuses*, on doit, lorsqu'on les conseille, prescrire 125 grammes de sulfure de potassium dissous dans suffisante quantité d'eau pour un bain, avec addition, comme précaution nécessaire, d'une certaine quantité d'acide sulfurique. Quelques médecins ne le font pas, je le sais ; eh bien ! c'est un tort grave, *car le bain sulfureux simple cause à la peau une irritation telle que des accidents fâcheux peuvent en être la suite ; au lieu qu'on les évite, ces accidents, par l'addition de l'acide chlorhydrique*. Reste que le bain sulfureux, par l'excitation qu'il détermine à la peau et la réaction qui s'ensuit, paraît surtout indiqué dans les cachexies dartreuse, scrofuleuse, rhumatique, etc., lorsqu'il est nécessaire de solliciter une dépuration critique par les exhalants cutanés ; comme aussi, dans une foule d'autres maladies non fébriles, et, par exemple, les flux muqueux chroniques, la gale invétérée, la paralysie saturnine, et enfin, un grand nombre de maladies externes : à cet effet, on préfère les eaux de Baréges et d'Aix-la-Chapelle, parce qu'elles contiennent une matière végéto-animale qui les rend onctueuses, et contribue aux avantages qu'on en retire dans les affections chroniques de la peau.

ECCHYMOSE, s. f., *ecchymosis*, de ἐκχύω, je répands. — C'est le nom que l'on a donné à toute tache livide noirâtre ou jaunâtre, résultant de l'extravasation du sang dans le tissu cellulaire sous-cutané, à la suite d'un coup, d'une piqûre, etc.

Peu dangereuse par elle-même, l'ecchymose est généralement abandonnée à la nature ; cependant, par l'emploi de compresses trempées dans l'eau salée, l'eau-de-vie camphrée, le vin aromatique, etc., on peut en hâter la résolution.

ECLAMPSIE. s. f. *Voy.* Epilepsie.

ECLECTIQUE, adj., *eclecticus* ou ἐκλέγω, je choisis, — nom d'une secte de médecins ayant appartenu à l'école éclectique ou synthétique, qui compte Agathinus de Sparte et Archigène d'Apamée, son disciple, parmi ses véritables fondateurs.

Cette secte ou réunion d'un certain nombre de médecins d'une même école, choisissait ce qu'il y avait de mieux dans les différentes opinions et dans les différentes méthodes médicales, pour les faire tourner au profit de la science et de l'humanité. Et comme ils procédaient à ce choix, sans passion, et avec un esprit de conciliation favorable à tous les systématiques, on leur donna encore le titre de *conciliateurs*.

ÉCOULEMENT. *Voy.* BLENNORRHAGIE.

ÉCROUELLES, s. f. *Voy.* SCROFULE.

ECTHYMA, s. m.—Nom donné par Willan à cette maladie pustuleuse de la peau, qu'Alibert a désignée sous celui de PHLYZACIA (*Voy.* ce mot).

ECTROPION, s. m., *ectropium, eversio,* de ἐκτρέπω, je renverse. —Renversement des paupières.

ÉGILOPS, s. m., *œgilops* ou αἴξ ὤψ, œil de chèvre. — En pathologie chirurgicale, on donne ce nom à une petite ulcération qui se développe dans l'angle interne des paupières, près du sac lacrymal.

ÉGOPHONIE. *Voy.* AUSCULTATION.

ÉLECTRICITÉ, s. f., *electricitas,* de ἤλεκτρον, ambre jaune, substance qui, étant frottée, attire les corps légers. — On se servait autrefois du mot électricité pour désigner la propriété que certains corps acquièrent par le frottement ou l'élévation de température, d'attirer ou de repousser d'autres corps. Aujourd'hui l'électricité est considérée par les physiciens comme un fluide dont l'accumulation se manifeste par des étincelles, qui fait éprouver des commotions plus ou moins fortes au système nerveux, et produit des effets analogues et même identiques à ceux de la foudre.

Ce n'est que depuis deux siècles environ que l'électricité a été découverte, et elle est restée complétement dans le domaine des physiciens jusqu'en 1740, époque à laquelle Jalabert, médecin génevois, l'introduisit dans la thérapeutique médicale. Depuis lors de nouveaux essais ont été individuellement tentés, les corps savants s'en sont occupés, une foule d'écrits ont été publiés, et de cet ensemble de travaux on a pu arriver à connaître les effets physiologiques et les effets thérapeutiques de ce nouvel agent médicateur. Étudions d'abord l'influence de l'électricité sur les corps vivants à l'état physiologique, afin de mieux en apprécier ensuite, les effets thérapeutiques.

Contraction musculaire. Il résulte des expériences de Haller, qu'en agissant directement, à l'aide de moyens chimiques ou mécaniques divers, sur les nerfs qui vont se distribuer aux fibres musculaires, on détermine des contractions dans les organes du mouvement. Ceci résulte évidemment des expériences de MM. Magendie, Andral, Prevost et Dumas, etc., qui, en soumettant à l'action électrique les muscles qui servent à la respiration, ont déterminé chez des animaux sacrifiés des mouvements respiratoires bien prononcés ; ces mêmes phénomènes se sont passés sur les cadavres de quelques suppliciés. On a fait plus, l'on a reconnu qu'appliquée au cœur, l'électricité précipite les contractions de cet organe. Voici, quant à ce, un fait très-curieux que j'extrais de la thèse pour le concours d'agrégation, en 1835, à Montpellier, par mon collègue le docteur Jallaguier. MM. les internes de l'hôpital Saint-Eloi, dit-il, mirent une aiguille à acupuncture en contact avec le cœur d'un sujet atteint de choléra et qui ne donnait *presque*

aucun signe de vie. L'aiguille communiquait avec un des fils conducteurs d'une pile d'énergie moyenne, l'autre fil fut logé dans une incision peu profonde, pratiquée au cou. Voici l'état du sujet au moment où l'on commença l'opération : Yeux éteints et presque fermés, pouls nul, battements du cœur à peu près insensibles. A l'instant où l'organe central de la circulation fut soumis à l'action électrique, les battements se manifestèrent d'une manière non équivoque, et acquirent progressivement une force croissante ; le malade ouvrit les yeux, s'agita, se souleva sur son lit, et proféra quelques paroles. Cette excitation se soutint pendant plusieurs minutes ; elle diminua ensuite ; à chaque nouvelle secousse électrique, elle se prononçait un instant ; après une demi-heure d'électrisation, on la suspendit ; le sujet s'affaiblit alors d'une manière très-marquée. Quand l'affaiblissement fut poussé très-loin, l'appareil fut remis en activité, et l'on observa les mêmes phénomènes que la première fois, mais moins marqués. Trois tentatives de ce genre ayant donné des résultats analogues, on cessa l'emploi de ce moyen, et le sujet, dont la vie n'avait été entretenue qu'artificiellement en quelque sorte, ne tarda pas à succomber.

Mais ce n'est pas seulement les muscles volontaires, les muscles respiratoires et le cœur qui reçoivent un surcroît d'énergie et d'activité contractile par l'influence de l'électricité, tous les viscères creux, l'estomac, les intestins, la vessie, etc., obéissent de la même manière à l'influence électrique. Que doit-il résulter de ce surcroît de vie, si l'on peut ainsi dire, dans les organes à l'état normal ? une réaction générale et l'augmentation de la circulation et des sécrétions ; il n'est donc pas étonnant que tout le système capillaire étant surexcité par l'influence électrique, la peau rougisse et se tuméfie, s'injecte même dans la partie soumise à son action, celle-ci devenant un centre de fluxion, en vertu de cet ancien adage : Là où est la stimulation, là est la fluxion. Il n'est pas étonnant non plus que les sécrétions humorales soient augmentées, une plus grande quantité de sang arrivant à l'organe sécréteur, qui redouble d'action et opère sur des matériaux plus abondants ; tout comme il n'est pas étonnant enfin que la température du corps s'élève, toute excitation passagère, toute accélération vitale, quoique artificielle, devant donner lieu au développement d'une plus grande chaleur. Et comment n'en serait-il pas ainsi lorsqu'on voit l'électricité de l'atmosphère, qui agit, elle, sans secousses, se faire si fortement sentir sur l'organisme vivant et accroître à ce point la sensibilité, que l'individu en devient inquiet, agité, tourmenté par une anxiété profonde, triste, morose, irritable, et s'emporte pour un rien. Combien ne voit-on pas de jeunes personnes nerveuses, des femmes hystériques, éprouver des spasmes à l'approche d'un orage ! donc la propriété excitante de l'électricité est un fait incontestable et incontesté, et cette propriété est d'autant plus facile à développer, que le système nerveux sera lui-même vicieusement exalté par la faiblesse native ou acquise du sujet, ou par un état pathologique plus ou moins grave, dont il endure les souffrances.

Ce principe posé, il n'est pas difficile de signaler les cas où l'électricité est indiquée. Thèse générale : c'est toutes les fois qu'il faut ranimer ou réveiller la sensibilité ou la contractilité musculaire ou organique vicieusement affaiblies, engourdies, paralysées ; c'est donc indiquer déjà toutes les névroses et névralgies asthéniques, non compliquées ou entretenues par une irritation ou une inflammation évidente ou latente de la partie ou des parties affectées, nous dirons même toutes les fois qu'il faut déterminer une sorte de *fièvre artificielle* nécessaire à la guérison des maladies chroniques. Et, par exemple, soit,

1° Une *paralysie* par épanchement séreux, ou par atonie nerveuse. Dans ces circonstances, l'électricité serait très-utile dans le premier cas, pour ranimer la circulation capillaire cérébrale, la rendre plus active et favoriser la résorption du liquide épanché, en activant aussi l'action des vaisseaux absorbants ; et dans le second cas, pour déterminer dans le système nerveux une excitation qui, factice, artificielle et passagère d'abord, peut devenir permanente ; tandis que dans les cas d'apoplexie par épanchement sanguin ou hémorragie cérébrale, l'électricité, au lieu de guérir la paralysie, pourrait faire périr l'individu en provoquant une nouvelle attaque ; il faut donc bien distinguer les cas, et c'est ce qui constitue la capacité du médecin. C'est comme dans

2° La *paralysie goutteuse* ; nul doute, dit Barthez, dont nous invoquons le témoignage et l'autorité, que l'application de l'électricité à l'endroit des muscles paralysés, est un résolutif efficace ; mais il est prudent de ne l'employer que dans des temps avancés du traitement de cette paralysie. Si l'on néglige d'observer aussi les autres indications qui doivent modifier cet usage de l'électricité, son effet résolutif peut porter la matière goutteuse à l'intérieur, ainsi qu'on l'a vu dans des cas semblables ; c'est-à-dire que, parce qu'on n'a pas employé l'électricité dans un moment opportun et alors qu'elle était réellement indiquée, il est survenu des métastases fâcheuses. Pareille chose peut arriver dans le traitement du

3° *Rhumatisme;* c'est pourquoi on ne doit se servir de l'électricité que dans les affections rhumatismales chroniques, froides, comme disaient les anciens, lorsqu'il existe de l'engorgement et de l'insensibilité dans la partie affectée. Cependant, si l'on en croit Mauduyt et bien d'autres après lui, l'électricité dissiperait promptement, souverainement et sans retour, le rhumatisme récent qui est produit par une cause accidentelle, et, par exemple, l'exposition du corps à l'air froid et humide. Mais, comme il l'observe fort bien, c'est lorsque ce rhumatisme,

quelque violent qu'il soit, n'est pas inflammatoire; sans cela l'électricité serait dangereuse. Une autre observation qu'il a faite a pour objet la meilleure manière ou du moins la manière la plus avantageuse d'employer l'électricité contre le rhumatisme ; elle consiste dans ce que les Anglais appellent *électriser à travers la flanelle.* D'après leur procédé, il faut couvrir la partie douloureuse d'une flanelle appliquée immédiatement sur la peau, sans former de pli, et puis on promène sur cette flanelle ou sur les vêtements qui la couvrent, le sujet étant isolé, la boule d'un excitateur non isolé. Le malade sent alors un prurit dans tous les points correspondants à ceux que la boule parcourt, et assez souvent les parties électrisées se couvrent de sueur, quoique les autres parties de sa personne ne suent pas. Nous avons encore

4° *L'aménorrhée,* qui a été signalée comme étant une maladie dans laquelle l'électricité jouit d'une efficacité réelle, et on cite entre autres espèces l'aménorrhée chlorotique. Jamais erreur plus grande que celle de croire que l'électricité puisse être de quelque utilité dans ces sortes de cas. Qu'est-ce qui produit en effet l'aménorrhée chez les femmes ou filles qui ont les pâles couleurs ? C'est l'appauvrissement du sang ; or, la première chose à laquelle on doive songer, ce n'est pas assurément à rétablir le cours menstruel qui n'est qu'un symptôme de la maladie, mais à reconstituer le sang par les ferrugineux, les mois s'établissant naturellement et d'eux-mêmes, quand le sang est assez abondant et assez riche. Et pourtant, dira-t-on, que ferez-vous des faits de guérison que l'on vous citera ? Je répondrai que la guérison serait arrivée tout de même et sans le secours de l'électricité. Et cela en me fondant sur le raisonnement qu'on peut se faire de la suppression des règles. Généralement on admet, dirons-nous, trois causes principales, celle dont il a été déjà question, l'anémie, celle par pléthore, et celle par spasme. L'électricité ayant été jugée inutile dans la première espèce, elle le sera bien moins, disons plus, elle sera dangereuse dans l'aménorrhée pléthorique, l'excitation qu'elle produit étant en général préjudiciable aux personnes sanguines; il ne reste donc plus que l'aménorrhée par spasme; or, si ce spasme est par surexcitation générale, l'électricité sera contre-indiquée; et s'il a lieu par faiblesse, elle est insuffisante, parce qu'elle ne tonifie pas l'organisme. Reste le spasme de la matrice sans excitation ni atonie générale et sans irritation viscérale; eh bien, si ces cas existent, ils sont fort rares, et bien habile serait celui qui pourrait les diagnostiquer. Ces principes généraux s'appliquent à la *surdité*, à l'*aphonie*, à l'*amaurose*, aux paralysies *organiques*, dans lesquelles l'électricité peut être tour à tour efficace, utile ou dangereuse, suivant la cause prochaine ou la nature du mal.

A la discussion théorique et pratique que nous avons faite de l'emploi de l'électricité doit succéder nécessairement l'exposition des moyens à l'aide desquels elle est appliquée au traitement des maladies. Ces moyens ont successivement varié, à mesure que les sciences physiques se sont perfectionnées et que les procédés ont été mieux appréciés. Ainsi le premier de tous les procédés d'application de l'électricité c'est le

Bain électrique. Il consiste à placer le malade sur un isoloir, et à le mettre en communication avec le conducteur de la machine au moyen d'une tige de métal dont les deux extrémités se terminent en boule. Par ce mécanisme l'individu se trouve plongé dans une atmosphère où il reçoit et pompe ce fluide de toutes parts. Le malade a donc, dans le moment, plus d'électricité qu'il n'en avait auparavant ; mais cette surabondance est bientôt restituée au réservoir commun par la tendance naturelle de la matière électrique à l'équilibre ; par conséquent l'effet ne saurait être durable. Aussi le traitement par le bain électrique est-il regardé comme le plus doux, et ne s'en sert-on que pour les personnes dont la susceptibilité nerveuse est très-exaltée et qui offrent l'aspect d'une constitution très-faible. Le deuxième moyen d'application de l'électricité c'est l'emploi des

Étincelles. Voici comment on procède : Le malade placé comme dans le cas précédent, c'est-à-dire isolé et environné d'électricité, on tire des étincelles au moyen d'un conducteur qui peut être un individu vivant, isolé et électrisé ; ou bien à l'aide d'un corps chargé d'électricité ; et on les dirige sur le sujet en expérience, qui est en communication avec le sol. Lorsque la quantité d'électricité qui est transmise par cette voie est considérable, le sujet qui la reçoit éprouve un violent ébranlement. C'est ce qui arrive lorsqu'on est soumis à l'action d'une forte batterie électrique. Quant aux

Courants, on les produit en plaçant le corps entre deux fils conducteurs d'une pile, ou bien en approchant de lui un fort aimant qui détermine un courant par induction, ou bien enfin en isolant et en dirigeant vers lui, à une petite distance, un conducteur terminé en pointe. Nous ne reviendrons pas sur la friction que nous avons décrite tout à l'heure sous le titre de *électriser à travers la flanelle.*

Terminons cet article par un aperçu sur le mode d'application de l'électricité en général : nous en emprunterons le fond à M. Sarlandière qui a fait de cette branche des sciences physique et médicale un objet constant de ses travaux. D'après ce grave et laborieux observateur : « On s'est beaucoup exagéré le danger des commotions électriques. Cela provient de deux causes : la première, c'est qu'on n'a pas réfléchi que les appareils dont les médecins se servent ne sont que le simulacre ou l'échantillon de ceux avec lesquels on tue un bœuf, on rougit un barreau de fer, on met un diamant en fusion, et puis que, malgré le saisissement

qu'on éprouve, la crainte qu'il inspire, le choc produit en réalité moins de désordre qu'on ne se l'imagine : et la preuve, c'est que les individus les plus impressionnables s'y font facilement, après quelques jours d'usage. Les seuls cas connus où les commotions électriques seraient dans toute acception nuisibles, sont ceux d'inflammation avec fièvre ; hors cette exception jamais il ne peut y avoir d'inconvénient. » — N'en déplaise à M. Sarlandière, j'en admets d'autres, comme on a pu le voir précédemment ; mais poursuivons.

« Quoi qu'il en soit, les maladies contre lesquelles on l'applique ne cèdent pas avec la même facilité à son influence. Et, par exemple, les lésions des branches nerveuses et des filets nerveux sont légères et cèdent facilement au traitement électrique, surtout les paralysies et les douleurs ; les affections convulsives sont plus difficiles à traiter, et exigent plus de temps ; la complication de douleur et de convulsion offre plus de difficulté que la douleur seule ou la convulsion seule. Ainsi les tics douloureux et en même temps convulsifs présentent les cas les plus rebelles. Les affections qui dépendent de la moelle épinière sont plus graves que celles des cordons nerveux et demandent un plus long temps pour être traitées ; et celles du cerveau sont plus graves encore. Il est très-essentiel de ne commencer le traitement électrique des paralysies qui dépendent de lésions des centres nerveux, que lorsque toute irritation qui en serait cause aurait totalement cessé. Par la même raison, les douleurs et les convulsions dépendant des lésions de ces centres ne sont pas curables par l'électricité. En thèse générale, toutes les affections récentes cèdent plus promptement au traitement que les anciennes ; les jeunes sujets guérissent plus vite que les sujets plus âgés, mais il faut s'attendre à ce que toujours les traitements soient longs.

« Autre règle générale : plus les organes sur lesquels on se propose d'opérer sont délicats, et plus il faut que les chocs soient doux. Par exemple, lorsqu'on veut opérer aux environs du globe de l'œil, soit immédiatement sur la cornée, pour influencer la contractilité des corps ciliaires ou des voies lacrymales, soit pour exciter la sensibilité de la cornée, de la conjonctive ou des bords palpébraux, on ne doit se servir que de pointes de bois tenues à la main, sans chaîne en rapport avec le sol ; le patient étant monté sur l'isoloir et recevant, au moyen du contact immédiat, avec les conducteurs d'une machine en action, le fluide décomposé qui se répand sur toute la surface de son corps, et qui, venant à s'accumuler au point le plus rapproché de la pointe du bois présentée par l'opérateur à six ou huit lignes de la surface de l'œil, y effectuera le départ et l'échange des fluides contraires, sous forme de *vent électrique*. Ce choc insensible, qui ressemble à la percussion d'un courant d'air, suffit pour provoquer les larmes et éclaircir la vue ; il a fréquemment dissipé des taies et remédié à des sécrétions vicieuses des glandes palpébrales, etc.

« Lorsqu'on veut produire une excitation un peu plus forte, agir, par exemple, sur les paupières fermées, autour des lèvres, des ailes du nez, sur les points les plus sensibles de la face et du cuir chevelu, et lorsqu'on veut familiariser les personnes d'une irritabilité extrême avec les chocs électriques sur d'autres parties du corps, on se sert de la boule de bois au lieu de la pointe ; l'échange ne se fait pas alors sous forme de vent, mais sous forme d'aigrettes très-faibles et dont le départ est peu rapide et la percussion peu forte.

« Si on désire une sensation plus aiguë, on se sert d'une pointe de métal, qu'il faut approcher très-près (2 à 3 lignes) ; le départ s'effectue alors par une succession très-rapide d'aigrettes plus lumineuses que celles de la boule de bois, et qui causent une douleur très-cuisante lorsqu'on agit longtemps sur le même point ; on peut appliquer ce mode opératoire sur les paupières fermées, sur toutes les parties de la face, mais non sur l'œil nu. D'autres parties délicates et irritables, telles que le sein, les organes génitaux, l'extrémité des doigts des mains et des pieds, les articulations douloureuses, sont traitables par ce mode, mais il faut toujours avoir le soin que la pointe soit en communication avec le sol, au moyen d'une chaîne de fer, et que l'opérateur s'en trouve isolé par un manche de verre, pour ne pas recevoir lui-même le choc en même temps que le patient ; ce qui est le résultat obligé du départ des deux fluides en sens contraire, pour obéir à la loi d'échange et d'attraction. Le même soin de s'isoler doit donc être pris toutes les fois que le choc est assez considérable pour que l'opérateur ne se soucie pas de le ressentir.

« Lorsque les parties sur lesquelles on opère sont en état de supporter des chocs plus considérables que la sensibilité du sujet ne le permet, et qu'il n'y a pas de douleur locale contre-indiquant une plus forte commotion, on se sert d'un excitateur de métal à très-petite boule, et à mesure qu'on désire rendre les commotions plus fortes, on choisit une boule plus grosse, et on l'éloigne en raison de sa grosseur progressive.

« Il ne faut pas croire que les chocs occasionnés par les grosses boules soient moins supportables que ceux occasionnés par des petites boules ou par des pointes de méta. ; au contraire, et il est certain que plus la boule est petite, ou la pointe aiguë, plus la sensibilité s'en trouve affectée. Ce phénomène tient à la rapidité avec laquelle le départ s'effectue et la succession des chocs a lieu ; car plus l'*excitateur* est pointu, plus les étincelles, et, partant, les chocs se succèdent rapidement ; or, dans ce cas, les expensions nerveuses, frappées ainsi incessamment, s'irritent, et la douleur d'un choc n'ayant pas le temps de se calmer, lorsque le choc suivant arrive, il en résulte que la partie sur

laquelle on opère monterait bientôt au degré de l'inflammation, si on ne changeait pas de lieu d'excitation.

« Plus les boules sont grosses, plus l'intervalle entre chaque choc est grand ; car le fluide, trouvant plus de résistance pour s'échapper, doit s'accumuler en plus grande partie pour vaincre le milieu qui met obstacle à l'échange ; plus alors la partie percutée a le temps de se reposer de l'impression douloureuse de chaque choc ; voilà pourquoi les commotions occasionnées par les grosses boules sont mieux supportées que par celles des pointes.

« Ainsi on peut dire, en thèse générale, que plus les excitateurs sont pointus, plus on agit sur la sensibilité ; mais aussi on remarque que plus les boules qui terminent les excitateurs métalliques sont grosses, plus les contractions des muscles sont fortes et étendues ; il faut donc se servir de préférence des boules, lorsqu'on veut agir sur la contractilité, principalement sur celle des grands muscles.

« Mais il est une autre observation pratique à faire et d'une assez haute importance, c'est que l'opérateur peut augmenter à volonté, avec la même machine, la force d'action des pointes et des boules, et par conséquent agir avec plus ou moins de puissance sur la sensibilité et la contractilité.

« Il peut d'abord, comme je l'ai dit plus haut, rendre l'action des pointes très-faible, en choisissant de mauvais conducteurs, tels que la pointe de bois tenue à la main sans chaîne.

« Quant au choc, en se servant de petites boules, et faisant tourner le plateau de la machine modérément, et mettant de l'intervalle entre chaque départ, les contractions musculaires seront très-modérées.

« Mais, si au lieu de se contenter de mettre en rapport avec le parquet une chaîne d'un mètre et demi, cette chaîne touche à une surface étendue de métaux, et si en même temps les coussins de la machine sont mis en rapport au moyen de conducteurs, aussi avec une étendue assez considérable de métaux, alors les aigrettes, qui partent des pointes de l'excitateur quand on opère, où les étincelles qui partent des boules, sont bien plus lumineuses, plus rapides, plus considérables ; les fluides s'accumulent avec facilité, les départs sont plus rapides, les chocs sont plus violents.

« Si l'on veut opérer avec plus d'intensité encore, on se sert de la bouteille de Leyde, laquelle procure une accumulation de fluide qui est en raison des surfaces métalliques qu'elle leur présente, et dont le départ s'effectue en raison de la distance que ce fluide accumulé doit franchir pour se porter de l'une de ces armures sur le conducteur qui procurera l'échange par son rapport avec le fluide contraire ; l'appareil qui sert à cet effet est connu sous le nom de *graduateur* ou *électromètre* de Lane.

« Les chocs occasionnés par la bouteille de Leyde sont bien plus difficiles à supporter, par les raisons que nous avons rapportées plus haut, que les chocs par l'excitateur simplement mis en communication avec le parquet, ou avec une certaine quantité de métaux ; mais outre qu'on peut graduer ces métaux dans leur *force*, on peut aussi les graduer dans leur intensité. Ainsi, lorsqu'on veut rendre les chocs de l'électricité *accumulée*, faibles et facilement supportables , il faut se servir d'un très-petit graduateur ou électromètre de Lane ; et lorsqu'on désire un départ rapide, une commotion étendue et forte, on se sert d'un appareil plus volumineux. On sait que pour former des *batteries électriques*, on dépose une certaine quantité de *jarres* ou de bouteilles de Leyde très-grosses, communiquant toutes ensemble par des conducteurs, et que les chocs qui en résultent sont terribles ; c'est de semblables appareils qu'on se sert pour foudroyer les animaux.

« Il faut tenir compte dans les opérations, de la sensibilité individuelle et de la sensibilité relative des parties du corps. Il est des individus très-impressionnables moralement, et qui cependant supportent très-bien l'électricité ; il en est d'autres très-courageux, mais irritables, et quelquefois pusillanimes lorsqu'il s'agit de chocs électriques ; l'opérateur doit tenir compte de ces idiosyncrasies et agir en conséquence.

« Il faut tenir compte aussi des parties sur lesquelles on opère, sous le rapport de leur sensibilité, non-seulement lorsqu'il y a douleur, mais encore parce que certaines parties sont naturellement plus irritables que d'autres, comme il en est qui sont accessibles au chatouillement et d'autres non.

« En général, on peut distribuer de fortes étincelles sur la partie postérieure du corps, excepté au cou, aux coudes (partie interne) et aux bas des jambes ; la partie postérieure des cuisses, les fesses et la portion supérieure du dos sont les moins sensibles ; les parties qui viennent ensuite dans l'ordre d'impressionnabilité, sont les parties latérales du corps et des membres ; la partie antérieure des cuisses et des bras ; la paume des mains et le ventre, et la plante des pieds, ensuite le cou, la partie interne des jambes, cuisses, bras et avant-bras, ensuite le cou-de-pied et le devant de la poitrine, enfin la tête et en dernier lieu le visage.

« Lorsqu'on veut agir sur une grande surface de la peau, comme dans les cas de diminution de la sensibilité, il suffit de faire couvrir la peau immédiatement de flanelle et de promener sur cette flanelle une grosse boule qui la touche comme un fer à repasser, pour produire ce qu'on appelle la *friction électrique* ; cette friction connue depuis bien longtemps est de beaucoup préférable aux brosses ; le procédé opératoire est plus complet, plus actif, puisqu'on peut augmenter l'intensité électrique à volonté, et il n'a pas l'inconvénient d'exposer les malades à se découvrir ; on peut même, quand on opère avec une bonne machine, et dans un appartement sec et convenablement chauffé, laisser les

malades revêtus de leurs vêtements habituels, soit en drap, soit en laine, coton ou toile ; éviter la soie et la ouate, pourvu toutefois qu'il n'y ait pas une trop grande épaisseur d'habits entre l'excitateur et la flanelle qui recouvre immédiatement la peau.

« Si des pertes de mouvement ou de sensibilité obligeaient à diriger les chocs électriques dans les ouvertures naturelles, il faudrait se servir d'une tige métallique, revêtue d'un tube de gomme élastique jusqu'à la boule qui termine l'excitateur, et l'introduire préalablement à l'opération, soit dans le canal de l'urètre et jusque dans la vessie, comme une sonde courbe, dont l'excitateur servirait de mandrin ; soit dans le vagin et jusque sur le col de l'utérus, soit dans le rectum , soit dans la bouche jusqu'au palais, les muscles staphylins, la base de la langue, ou la partie interne des joues ; soit enfin dans les narines, jusqu'à l'arrière-bouche comme nous l'avons pratiqué pour certaines paralysies des muscles dégustateurs. Une fois l'excitateur introduit, et les orifices et une certaine portion du trajet garantis par le tuyau isolateur de gomme élastique, dont la portion sortante est tenue par l'opérateur, celui-ci dirige, à proximité de la boule qui surmonte extérieurement l'excitateur , la boule d'un autre excitateur qui communique au moyen d'une chaîne avec le sol ; et, selon le degré d'éloignement qu'il met entre les boules des deux excitateurs et la grosseur de ces boules, il gradue ses chocs et en calcule l'intensité ; c'est aussi de cette manière qu'on opère dans la surdité ou autres affections nerveuses de l'oreille. On introduit l'excitateur à parois de gomme élastique, à la profondeur qu'on juge convenable du conduit auditif externe , et on projette les étincelles à l'extrémité opposée, à l'aide d'un autre excitateur.

« Quand on veut occasionner dans les ouvertures naturelles des chocs plus intenses que ceux qu'on peut déterminer par simple échange de fluide, et qu'on veut employer le graduateur de Lane, il faut que l'extrémité externe de l'excitateur introduit, soit mise en rapport avec l'une des armures de la bouteille de Leyde, au moyen d'une chaîne métallique, et que l'autre armure, au moyen d'une pareille chaîne et d'un autre excitateur, communique avec un point de la surface cutanée, qui laissera entre lui et celui que touchera la boule introduite du premier excitateur, tout le trajet le long duquel on voudra diriger le choc électrique.

« En comprenant ainsi une certaine masse de parties entre deux excitateurs, soit que l'un d'eux ait été introduit dans l'une des ouvertures naturelles, soit que tous deux aient été appliqués à la surface du corps, il ne faut pas croire que les chocs reçus sur chacun de ces points s'impriment à tout le trajet qui les sépare ; la force de ces chocs est en raison de l'intensité électrique, et nous avons dit plus haut que cette intensité dépendait de la charge électrique qui, elle-même, est en raison de la surface métallique de la bouteille de Leyde (1) ; et ici la grosseur des boules ne fait rien, car les fluides ne s'accumulent pas à la surface des extrémités des excitateurs, pour effectuer leur départ à travers un corps isolant, en vertu de la loi d'attraction : les points d'accumulation sont ici les surfaces des armures de la bouteille de Leyde, dont le verre est le corps isolant ; les excitateurs forment, avec les chaînes métalliques et les portions du corps interposées entre leurs extrémités qu'elles touchent, une chaîne conductrice ; le départ des fluides contraires s'effectue dans toute la longueur de cette chaîne conductrice que parcourent les fluides ; mais le choc s'effectue à chaque solution de continuité, la partie de cette chaîne, qui est composée de chaînons métalliques se touchant, éprouve le choc à chaque solution de continuité de chaque chaînon, et ce choc se manifeste par une étincelle (2). Arrivés au chaînon formé par le corps animal, interposé entre les chaînons métalliques, les fluides, en se précipitant du chaînon de métal sur le point qu'il touche de la surface du corps, lui impriment le choc de chaque côté, mais parcourent la surface du corps pour s'échanger au point où il confine la chaîne avec le chaînon métallique qui suit (3). S'il se trouve une ligne ou une demi-ligne d'intervalle entre les chaînons métalliques et le point de la peau qu'ils avoisinent, on voit très-bien l'étincelle au moment du départ.

« Le choc de chaque côté cause un ébranlement d'autant plus fort, et qui se propage à une distance d'autant plus considérable des points percutés, que l'accumulation dans la bouteille a été plus considérable ; ainsi si ce sont les mains qui touchent les extrémités des chaînes et qu'on emploie un petit graduateur de Lane, la distance que l'étincelle aura à franchir, entre la boule de l'armure interne et la boule qui termine la ligne transversale isolée étant d'une ligne, la commotion résultant du choc se fera ressentir seulement dans les doigts ; si on augmente cette distance d'une demi-ligne, la commotion se propagera jusqu'aux poignets ; si on augmente encore, elle dépassera les poignets ; si on se sert d'une bouteille plus forte, d'une petite jarre, la distance d'une ligne occasion-

(1) Il n'est pas nécessaire que l'armure externe ait autant de surface que l'armure interne ; la quantité du fluide attiré à l'extérieur sera toujours, malgré la moindre surface, égale à la quantité de fluide contraire accumulé dans l'intérieur, en vertu de la loi des attractions et du maintien respectif des fluides à travers les corps isolants.

(2) On sait que l'étincelle ne se produit qu'au départ des fluides contraires à travers un corps isolant.

(3) Aucune expérience n'a pu me faire connaître si le fluide parcourait le chemin le plus court de la surface du corps pour se rendre de l'un des points touchés par la chaîne, au point opposé, mais cela est supposable ; car, si on touche la personne qu'on électrise par la bouteille sans former chaînon, on ne ressent aucun choc, ce qui n'aurait pas lieu, si toute la surface du corps était parcourue par les fluides.

nera une commotion qui se propagera jusqu'aux coudes ; et si on l'augmente graduellement, on pourra la ressentir dans toute la longueur du bras, et même dans toute la poitrine.

« On peut aussi commotionner plusieurs points à la fois, soit en mettant chacune des deux chaînes en communication avec plusieurs boules établies sur le siége d'un fauteuil, si l'on veut agir sur le nerf sciatique, ou la partie postérieure et inférieure du bassin ; soit en faisant partir plusieurs chaînes de chaque armure, et les faisant aboutir à des conducteurs reportés sur divers points du corps , soit en mettant chacune des chaînes en rapport avec une cotte de mailles à anneaux brisés, étendue sur une partie qu'on veut commotionner par un grand nombre de points rapprochés.

« Il est ainsi mille manières de varier le procédé opératoire, selon l'intensité, l'étendue, la profondeur, la multiplicité des chocs qu'on veut administrer ; car toute la thérapeutique se trouve dans le choc, et c'est une véritable gymnastique du système nerveux dans ses modes de sensibilité et du contractilité , que cette administration de l'électricité sur le corps animal. »

Voilà comment on doit user de l'électricité : comme elle varie autant par la nature de ses procédés que par ses effets, c'est-à-dire suivant le mode d'application adopté, nous avons trouvé ces détails de M. Sarlandière assez intéressants, au point de vue pratique, pour les reproduire textuellement.

ÉLÉMENT, s. m. — Ce mot a été adopté en pathologie médicale pour désigner une maladie simple (*Voy.* MALADIE), ou un groupe de symptômes particuliers congénères , allant *toujours* ensemble, reconnaissant des causes *semblables* et particulières ; ayant leur marche , leurs périodes, leurs crises, leur méthode thérapeutique ; laissant, si la mort a lieu, des traces particulières sur le cadavre, ou pouvant se déceler par l'absence même de celles-ci ; attaquant indifféremment tel ou tel système, tels ou tels organes, quoique pouvant affecter d'une manière particulière ou quelquefois excessive, la plupart d'entre eux. En un mot, les praticiens nomment *élément*, une affection essentielle, une maladie ; car un symptôme, deux ou trois symptômes isolés ne constituent pas une maladie pour le véritable médecin.

On voit d'après cette définition du mot *élément*, donnée par Fréd. Bérard, et que nous avons adoptée dans notre essai thérapeutique publié en 1832, que ce mot n'est employé en nosologie, que comme un terme de convention, servant à désigner, à l'aide d'un adjectif approprié, les diverses maladies ou les divers états de maladie que le médecin découvre, à l'aide de la méthode analytique (*Voy.* MÉTHODE), chez les individus dont la santé est altérée. Cette expression n'a donc pas la même valeur en pathologie qu'en chimie, puisque, dans les sciences chimiques, on procède simplement par l'analyse pour allerà la découverte de l'élément, tandis qu'en pathologie, c'est par l'analyse et la synthèse qu'on procède pour le découvrir et le former. C'est une remarque très-importante à faire, car, transporté dans la médecine avec la même signification qu'il a en chimie, le mot *élément* signifierait *symptôme isolé* et non un groupe de symptômes.

Et comme il serait difficile de nier qu'une maladie, ou du moins la plupart des maladies se composent de plusieurs affections simples, qu'on peut facilement grouper et isoler les unes des autres par la différence que leurs phénomènes comparés y démontrent; que ces phénomènes ou ces affections simples sont assez distincts et assez dominants pour produire divers ordres de symptômes constants et déterminés; il est donc permis de se servir du mot *élément* comme synonyme de maladie, état de maladie, affection simple, etc. Ajoutons encore, que la maladie, l'état de maladie, l'affection ne formant pas toujours une indication véritable, précise, nous avons cru devoir former des *sub-éléments* de la plupart d'entre elles. Par là, nous éviterons le reproche adressé à nos devanciers, d'avoir confondu divers états *symptomatiques* avec des états *primitifs* et essentiels, et aussi de former et d'admettre un trop grand nombre d'éléments. Assurément, on ne nous accusera pas de les trop multiplier, puisque nous n'en admettons que neuf : tâchons d'en tracer le tableau ; disons quelles sont les indications thérapeutiques qu'on en déduit énumérons ensuite les sub-éléments qui se rattachent plus particulièrement à chacun d'eux. Mais auparavant, définissons le sub-élément.

Pour nous, sub-élément signifie une affection simple qui, dépouillée de toute complication, forme une maladie essentielle et constitue alors un véritable élément, mais qui se trouvant le plus souvent symptomatique d'une autre maladie, n'offre dès lors en thérapeutique que des indications secondaires à remplir, ce que nous appellerons des sous-indications, exemple : la douleur qui, tantôt phlogistique et tantôt spasmodique, n'est pas toujours combattue de la même manière. Nous reviendrons là-dessus, après avoir dit quelques mots des neuf éléments de maladie.

1° *Élément inflammatoire.* Se manifestant sous l'influence d'un froid sec, chez les individus fortement constitués, ou en qui les forces vitales sont en excès; appréciable par un groupe de symptômes constants inséparables, invariables (*Voy.* Inflammatoire), ayant ses crises particulières, l'élément inflammatoire existe seul d'une manière bien tranchée dans ce que les médecins appellent fièvre inflammatoire simple, et nul autre traitement que le traitement antiphlogistique ne saurait lui être appliqué.

Cet élément a encore la même valeur thérapeutique, lorsqu'il accompagne une *inflammation aiguë* assez forte pour déterminer ce que les praticiens appellent une *réaction inflammatoire;* dans ce cas, l'indication principale se tire de la présence de l'élément in-

flammatoire, et l'*inflammation* qui s'y adjoint fournit seulement une sous-indication; c'est-à-dire que, sans rien changer au traitement, elle précise le lieu où les évacuations sanguines locales doivent être pratiquées, pour atteindre plus facilement la phlogose. *Voy.* Inflammation.

Nous en dirons autant de la fièvre (*Voy.* ce mot) qui, si elle est forte, rentre et se confond avec l'état inflammatoire qu'elle constitue en partie; qui, lorsqu'elle est légère, ne forme, dans la plupart des cas, qu'une complication sans importance, et qui, enfin, suivant le type qu'elle affecte, devient la source d'une indication particulière : celle de l'emploi du quinquina, par ex., dans les fièvres rémittentes : ainsi, la fièvre et l'inflammation sont des sub-éléments, tout en pouvant constituer, dans certains cas, un véritable élément.

Nous n'en dirons pas autant de l'*état des forces* et de la *pléthore,* dont on avait fait des éléments de maladie; sans doute qu'on tire une indication essentielle du bon état où les forces radicales se trouvent, de leur excès même (*Voy.* Forces), et de l'état pléthorique sanguin bien caractérisé (*Voy.* Pléthore); mais comme dans l'un et l'autre cas, il y a plutôt prédisposition à la maladie (avant qu'elle éclate) qu'état maladif réel, l'excès des forces et la pléthore ne fournissent jamais, à la rigueur, qu'une sous-indication, celle de tirer du sang proportionnellement à leur prédominance.

En somme, nous avons un élément inflammatoire qui se lie plus particulièrement que tout autre à l'inflammation franche, et qui est d'autant plus prononcé que le sujet est plus fort et plus pléthorique. De là, trois sub-éléments qui s'y rattachent : l'inflammation, la force vitale, la pléthore.

2° *Élément bilieux.* Nous avons dit ce qui le constitue, ce qui en amène le développement et comment on le guérit (*Voy.* Bilieux); nous ferons observer maintenant que les saburres gastriques et l'embarras intestinal fournissent tour à tour une sous-indication et forment en conséquence un sub-élément de l'élément bilieux.

Ce n'est pas tout : c'est principalement dans cet ordre de maladies, celles formées en partie par l'état bilieux, qu'on trouve la *putridité* dont on a fait, à tort, selon nous, un élément de maladie, alors qu'elle ne constitue réellement qu'un sub-élément qui se rencontre, tantôt dans les constitutions médicales bilieuses et tantôt dans une épidémie de maladies muqueuses ou adynamiques En veut-on la preuve? qu'on lise ce qui a été écrit sur la Putridité (*Voy.* ce mot), et on se convaincra que tantôt elle existe avec excès de forces, confondue avec les éléments inflammatoire et bilieux négligés ou exaspérés, et tantôt, au contraire, avec la prostration des forces, comme on le voit dans les maladies que Pinel a très-improprement appelées fièvres putrides ou adynamiques. Dans l'un et l'autre cas, elle n'a d'autre valeur thérapeutique que celle qui se tire des deux états opposés, bien connus sous les noms d'*oppression* et de *prostration* des forces (*Voy.* Adynamique (*Etat*). En conséquence, à l'élément bilieux se rapportent les sub-éléments : *embarras gastrique, embarras intestinal et putridité.*

3° *Elément muqueux.* Les causes qui le produisent, les symptômes qui lui sont propres et les indications qu'il fournit devant être consignés article Muqueux (*Voy.* ce mot), nous n'en dirons rien en ce moment, si ce n'est qu'une de ses complications les plus communes, c'est l'*état vermineux* (*Voy.* Vers), auquel nous ne ferons pas jouer le rôle d'élément, quoiqu'il y ait une classe de médicaments dits anthelmintiques à lui opposer ; les toniques, les amers, les évacuants, étant eux-mêmes les meilleurs des vermifuges. D'ailleurs quand les vers produisent des accidents, c'est comme cause de maladie qu'on cherche à les expulser et non comme formant la maladie elle-même, l'état vermineux se traduisant par une foule de phénomènes aussi bizarres que variés. Partant nous avons un élément muqueux, et un sub-élément *vermineux*, sa compagne presque habituelle.

4° *Elément catarrhal.* Nous n'avons rien à ajouter à ce que nous en avons dit article Catarrhe (*Voy.* ce mot).

5° *Elément nerveux.* Nous dirons ce qui le produit et le constitue lorsque nous donnerons l'article Nerveux (*Voy.* cet article), et nous ferons connaître en même temps les modifications que le traitement doit subir suivant les circonstances individuelles. Pour le moment, nous nous bornerons à faire la remarque que les sub-éléments *douleur, spasme* et *convulsion* se rattachent nécessairement à cet élément de maladies. Que la douleur, tantôt symptomatique d'une phlogose et phlogistique elle-même, précise le siége du mal ; et tantôt, étant le résultat d'une aberration de la sensibilité nerveuse, qui se traduit par la souffrance physique, devient sujet ou source d'indication. *Voy.* Douleur.

Il en est de même du Spasme (*Voy.* ce mot) : est-il fixe et permanent, il annonce une perversion de la contractilité organique, tout comme quand il est interrompu par des intervalles très-rapprochés de relâchement ; contractions et relâchements qui se renouvellent et alternent successivement, comme on l'observe dans les convulsions proprement dites (*Voy.* Convulsion). Or, les indications que fournissent et la douleur et le spasme et la convulsion, n'étant que des indications secondaires, on ne doit pas faire de chacun de ces états de maladie un élément essentiel, quoique la maladie proprement dite ne soit quelquefois caractérisée que par la présence seule, isolée, de l'un d'entre eux.

6° *Elément adynamique.* Nous nous sommes assez longuement étendu sur ce sujet, article Adynamie (*Voy.* ce mot) pour que nous n'y revenions pas maintenant.

7° *Elément ataxique.* Mêmes remarques que pour le précédent. (*Voy.* Ataxie.) Cependant, comme l'ataxie est un état morbide excessivement grave, et qu'on a un intérêt

puissant à démêler parmi les symptômes bizarres et disparates qui la caractérisent, ceux qui font présager une terminaison favorable, et ceux qui peuvent annoncer une terminaison funeste, nous allons entrer dans quelques détails à ce sujet.

Généralement l'*éternuement* est un bon signe, attendu qu'il ne se manifeste guère que lorsque les symptômes ataxiques ont perdu de leur intensité. L'*aphonie* au début est un symptôme mortel. Cependant les médecins de Breslaw ont remarqué plusieurs fois cet épiphénomène joint aux fièvres malignes, et la maladie se terminer heureusement, quoique l'extinction de voix eût duré huit jours.

Le *hoquet* et la Face hippocratique (*Voy.* ce mot) sont communément les symptômes précurseurs de la mort du sujet. Le *pouls,* lorsqu'il est lent et rare est d'un mauvais présage, et si lorsqu'on l'explore, le malade retire le bras par un mouvement involontaire et comme convulsif, il est plus mauvais encore. Baglivi l'a presque toujours vu suivi de la mort. La *régurgitation* des liquides après une déglutition difficile et subite, est un signe annonçant une fin prochaine ; de même nous avons remarqué plusieurs fois que lorsque dans la *déglutition des boissons*, on entendait un bruit semblable à celui que produirait un filet d'eau tombant dans un puits, le malade n'en réchappait pas. Le *cours de ventre* séreux et copieux symptomatique est très-commun et annonce le danger. Il est plus grand lorsque les selles sont vertes et porracées, si elles sont accompagnées de tuméfaction violente, rendues involontairement et à l'insu du malade. La *tumeur* hypogastrique formée par les urines est un signe de faiblesse et même de paralysie de la vessie ; on ne l'observe guère que dans les fièvres ataxiques les plus dangereuses. Le *refroidissement* avec couleur plombée des mains et des pieds, se présente aussi dans la dernière période. La *surdité* au début est de mauvais augure, elle est favorable aux approches de la coction. L'apparition des *parotides* fait cesser comme par enchantement l'ensemble des symptômes désespérants dans les cas même les plus graves ; mais il faut qu'elles se montrent au déclin, et arrivent à suppuration ; car ainsi que Rivière l'a observé dans l'épidémie de fièvres malignes et pestilentielles, qui régna à Montpellier en 1623, à la suite d'un siége que la ville eut à soutenir, si elles naissent dans l'augment, c'est-à-dire du neuvième au onzième jour, la mort est inévitable.

8° *Elément périodique.* Quoique nous ne sachions pas, et on ne le saura probablement jamais, comment il se fait que certains états de maladie se manifestent périodiquement, à des intervalles plus ou moins éloignés ; ni quelles sont les causes qui disposent l'organisme à ces retours périodiques que la nature médicatrice, la force vitale, produit ; comme il est démontré par l'expérience que la réapparition de certains phénomènes à tels jours marqués, à telles heures fixes, a un caractère de *spécificité* qu'on peut sûrement et efficacement combattre par des moyens appropriés spécifiques, nous n'avons pas hésité à faire de la périodicité un élément de maladie. A la vérité, les maladies à retours périodiques n'ayant pas toujours la même pathogénie, elles ne cèdent pas toujours au quinquina ; cela tient à la nature plus particulièrement spasmodique de celles qui résistent; aussi les dissipe-t-on par les opiacés. Quoi qu'il en soit de cette pathogénie inconnue, il n'en est pas moins certain qu'un grand nombre d'états de maladie se reproduisent périodiquement avec ou sans fièvre, et constituent ainsi tantôt les fièvres d'accès simples, rémittentes ou intermittentes, et les fièvres rémittentes et intermittentes pernicieuses, tantôt les maladies dites périodiques sans fièvre (vomissements, hémorragies, etc.), qui cèdent généralement à l'administration du quinquina, et tantôt enfin des maladies plus spécialement spasmodiques (épilepsie, catalepsie, asthme, etc.), contre lesquelles les antispasmodiques agissent mieux encore que. le quinquina et ses préparations.

9° *Élément cachectique* (*Voy.* CACHEXIE), où sont exposés les motifs qui nous font admettre son existence, et quels sont ses caractères distinctifs.

Nous avons exposé dans tous ses détails notre doctrine de la médecine élémentaire, parce que nous la considérons comme le fondement de l'art médical ; et ce qui le prouve, c'est que pour arriver par l'analyse à décomposer une affection morbide, pour savoir si elle est simple ou composée, et alors de combien d'éléments et de sub-éléments elle est formée, ce qu'on obtient par la synthèse, il faut avoir égard dans cette décomposition analytique et cette recomposition synthétique à tout ce qui peut préparer le développement de cette affection, à tout ce qui la détermine ou l'entretient, c'est-à-dire aux indications fournies par l'étude des âges, des tempéraments, du sexe, etc., etc. Or, comme il résulte de ces opérations qu'on arrive en définitive à trouver TOUJOURS dans toutes les maladies qu'on observe et qu'on décompose analytiquement, quels que soient le nom et la forme de ces maladies, un ou plusieurs des éléments susdits, accompagnés ou non de tel ou tel sub-élément, il en résulte qu'au lit du malade on ne retrouve jamais que les mêmes états morbides différemment combinés entre eux. En conséquence, la médecine pratique ne comprend, en somme, que la connaissance des neuf éléments et des quelques sub-éléments dont il a été question dans cet article. Il est vrai que l'élément cachectique a plusieurs formes variées qu'il faut également connaître ; mais qu'est-ce que tout cela comparativement aux catalogues qu'ont formés les nosographes ?

Les éléments et sub-éléments réunis en plus ou moins grand nombre formant une maladie plus ou moins composée, que faut-il faire ? Chercher à la réduire à l'état simple, en attaquant d'abord l'élément prédominant (le plus pressant), et les détruire ainsi l'un après l'autre, jusqu'à ce que, absolument simple, la maladie guérisse pour ainsi dire d'elle-même. Exemple : Supposons une pneumonie bilieuse très-intense chez un individu dont les forces vitales sont en excès ; en décomposant la maladie on a : association de l'état inflammatoire à l'état bilieux, unie aux sub-éléments inflammation, embarras gastrique. Eh bien, la réaction inflammatoire étant l'élément prédominant, on le combat par les antiphlogistiques ; celui-ci calmé, reste l'état gastrique bilieux et la phlegmasie pulmonaire : le malade prend l'émétique, l'état bilieux disparaît à son tour; que reste-t-il ? La phlogose, qu'on traite comme une inflammation simple ordinaire ; elle n'en diffère pas, ni ne se termine pas différemment, et n'a quelque gravité que par rapport à son siége. Du reste, en traitant nos pneumoniques d'après ces principes, nous n'en avons pas encore perdu *un seul* dans une pratique de plus de vingt-cinq années. La médecine élémentaire simplifie donc singulièrement la médecine pratique, et de plus elle met à l'abri des fautes que les idées préconçues nous font commettre. C'est en cela que les systèmes sont si dangereux.

ÉLÉPHANTIASIS, s. m., *elephantiasis*, d'ἐλέφας, éléphant. — Les nosologistes en admettent deux espèces : l'éléphantiasis des Grecs et l'éléphantiasis des Arabes, qui diffèrent beaucoup par la forme.

L'*éléphantiasis* des Grecs, lèpre tuberculeuse, dont la chaleur et l'humidité paraissent favoriser le développement, qu'une nourriture malsaine, et en particulier l'usage des poissons salés ou putréfiés, de la chair corrompue, peuvent faire naître, est occasionné surtout par la malpropreté et par toutes les causes qui agissent spécialement sur les téguments pour en altérer les propriétés organiques; tout comme par l'influence que les chagrins violents, la frayeur, etc., exercent sur la peau. Il semblerait aussi qu'elle est due à un principe contagieux, puisque Pompée la transporta en Italie après ses guerres en Asie et en Grèce, et que dans le moyen âge elle se répandit tant en Europe, qu'au XIIIe siècle on comptait 2000 léproseries en France seulement.

Quoi qu'il en soit des causes auxquelles elle doit son origine, il est à peu près constant que la lèpre consiste, d'après Arétée, à qui nous en devons une excellente description, en une altération de la peau, superficielle d'abord, mais qui devient de plus en plus profonde et se couvre de *maculatures* fauves, grisâtres ou brunâtres, puis s'engorge, s'épaissit, s'indure, devient grisâtre, bronzée, brunâtre chez les blancs, ensuite rugueuse, inégale, et se hérisse de *tubercules*, de rides, de bourrelets hideux. Ceux-ci, plus prononcés au visage que partout ailleurs, grossissant et déformant les traits de manière à ce que la physionomie du malade prenne les caractères de la face du lion, et ait ainsi un aspect hideux ; c'est

en cela que l'éléphantiasis des Grecs diffère de
L'Eléphantiasis des Arabes. Celui-ci affecte parfois les pieds de préférence à toute autre partie du corps; dans ce cas les phalanges des orteils et du pied affecté se gonflent peu à peu, la peau et la chair se tuméfient énormément, les doigts s'épaississent et se fondent ensemble à la fin, comme s'ils étaient de cire. Cette corruption monte des doigts au membre inférieur qu'elle envahit jusqu'à la cuisse, et rend toutes les articulations qu'elle attaque immobiles. On dirait une matière pâteuse qui confond ensemble les muscles et les tendons, de manière à ce que le plus habile anatomiste ne saurait plus les séparer. En même temps le pannicule adypeux et la peau se plissent et se rident de telle sorte, que le pied devient semblable à celui de l'éléphant, non-seulement par la forme, mais encore dans la marche, à cause de l'immobilité articulaire que l'on observe.

Traitement. D'après Arétée, il consiste, pour l'éléphantiasis des Grecs, dont il s'est occupé, dans l'emploi de la saignée des quatre membres, le même jour, voulant, par cette forte déplétion, enlever le plus de sang vicié qu'il soit possible de le faire, ce liquide contenant le principe du mal ; immédiatement après on soumet le malade à un régime restaurant, afin de remplacer au plus tôt le sang qu'on lui a enlevé. Puis on fait vomir une ou plusieurs fois, ou l'on donne quelques purgations. La boisson habituelle se compose de lait coupé avec un cinquième d'eau, bu sans discrétion ni mesure. Dans les cas graves, ce médecin voulait qu'on se servît du suc des plantes dépuratives, et en particulier de l'infusion du trèfle mêlée à du vin et du miel, d'un gros de poudre de dent d'éléphant délayée dans deux verres de vin de Crète, bus dans la journée, la chair de vipère, etc. En outre, disait-il, il faut déterger la surface du corps et échauffer les tumeurs à l'aide de divers remèdes externes ; et, par exemple, les onctions savonneuses à la peau pendant que le corps est dans un bain, les lotions avec le pourpier et la joubarbe unis au vinaigre, la décoction de racine de patience bouillie avec du soufre cru, les topiques dans lesquels entrent le nitre, l'alun, le soufre, l'iris, le poivre, etc. Il conseillait également d'oindre les tumeurs de la figure avec des graisses animales, auxquelles était mêlée de la cendre de sarment, ou bien de les laver avec une dissolution de gomme arabique dans du vinaigre, avec le suc de verveine, de plantain, d'hypociste, etc. Enfin Arétée prescrivait avec soin les règles hygiéniques relatives à la diététique, aux exercices corporels modérés, si nécessaires pour entretenir les fonctions de la peau, alors surtout qu'ils ne sont pas poussés jusqu'à la fatigue ; la propreté des vêtements, l'usage des bains sulfureux et des bains de mer, etc.

La thérapeutique n'a pas fait de grands progrès depuis; cependant, comme on a l'habitude de considérer la lèpre tuberculeuse comme une espèce de dartre, on insiste davantage sur les dépuratifs, les préparations sulfureuses, etc. La guérit-on mieux? nous n'oserions l'affirmer, les quelques cas que nous avons observés ayant été inutilement traités par un régime convenable, les frictions mercurielles, les bains de vapeur, etc.

Quant à l'éléphantiasis des Arabes, il est absolument identique au précédent, plus cependant l'amputation du membre que l'on a proposée, et que nous ne conseillerons pas, la maladie se reproduisant bientôt ailleurs avec une très-grande intensité.

ELIXIR, s. m., dérivé d'après Lémeri, d'ἔλκω, j'extrais, ou de ἄλξω, je secours ; et suivant James, de l'arabe *al-ecsir* ou *al-ek-sir*, qui veut dire *chimie ;* en effet l'élixir est une préparation chimique par laquelle plusieurs substances plus ou moins actives sont mises en macération dans l'alcool de manière à former une teinture alcoolique composée. — Les élixirs les plus employés sont composés, savoir :

Elixir de longue vie avec : Prenez, aloès succotrip... deux gros. — Agaric blanc, gentiane, rhubarbe, safran, cannelle, zédoaire, thériaque, sucre, de chaque, un gros. — Alcool à 22° (eau-de-vie), deux pintes. — Réduisez en poudre grossière les substances solides et mettez-les macérer dans l'alcool ; l'aloès, le sucre et la thériaque exceptés ; au bout de huit jours coulez avec expression, et ajoutez les trois substances réservées ; faites digérer encore pendant huit jours et filtrez.

L'Elixir de Garus avec : Prenez, safran, huit gros. — Cannelle, six gros. — Girofle... trois gros. — Noix muscades... trois gros. — Aloès et myrrhe, de chaque, un gros et demi. — Alcool à 32°, dix livres. F. macérer pendant quatre jours et distillez à moitié au bain-marie.

D'autre part, faites infuser dans huit livres d'eau bouillante, quatre onces de capillaire du Canada; filtrez et ajoutez à la colature une livre d'eau distillée de fleurs d'oranger; puis faites dissoudre à froid dans ce liquide douze livres de sucre blanc, et réunissez les liquides alcoolique et sirupeux. On ajoute communément au mélange un Q. S. de teinture de safran, pour donner une couleur citrine agréable à l'élixir.

N. B. Il est plutôt employé comme liqueur de table que comme remède.

L'Elixir antiscorbutique de Boerhaave avec : Prenez : Semences de moutarde, de raifort, de roquette, d'érysimum, de cresson, de chaque, une once. — Feuilles de cochléaria, de passerage, de raifort... de chaque, deux poignées. — Pilez le tout dans un mortier de bois et ajoutez : — Fleurs de houblon... une once. — Alcool... S. Q. — Distillez. Dose: quatre à huit grammes (un à deux gros) dans une boisson appropriée.

L'Elixir antiscrofuleux de Peyrilhe, avec : Prenez : Eau-de-vie... un kilogramme. — Carbonate d'ammoniaque... huit grammes. — Racine de gentiane... trente-deux grammes. — F. digérer la liqueur pendant vingt-quatre heures et laissez-la sur la racine de gentiane pendant plusieurs jours. Filtrez. Dose : une cuillerée à bouche deux ou trois fois par jour.

L'Elixir fortifiant de Selle avec : Prenez : Extraits de cascarille et de gentiane... de chaque, trente-deux grammes. — Extrait de menthe poivrée... deux kilogrammes.—Teinture de Mars astringente, cent vingt-huit grammes.—M. On en donne quelques cuillerées par jour (trois, quatre) dans les faiblesses d'estomac et des intestins, à la suite des maladies adynamiques.

L'Elixir anti-apoplectique des Jacobins de Rouen avec : Prenez : Santal rouge pulvérisé... vingt-quatre grammes.—Santal blanc et santal citrin... de chaque, vingt grammes.— Semences d'anis , bain de genièvre... de chaque, trente-deux grammes. — Cannelle... cinquante-deux grammes.—Macis, réglisse, galanga, impératoire, girofle... de chaque, trente-deux grammes. — Semences d'angélique, contrayerva, poudre de vipères... de chaque, vingt grammes.—Alcool rectifié, trois kilogrammes et demi. —Faites digérer pendant un mois et filtrez.

N. B. D'après M. D..., pharmacien de Rouen, l'élixir ou l'eau anti-apoplectique des Jacobins, contient en outre : — Cassiæ lignea... douze grammes. — Anis étoilé... vingt-quatre grammes. — Bois d'aloès, racines d'impératoire... de chaque, quatre grammes. — Cet élixir se prend par cuillerées ; il serait dangereux aux individus pléthoriques, et ne peut convenir qu'aux constitutions molles et lymphatiques.

ELLÉBORE, s. m., *elleborus*, ἑλλέβορος, plante de la polyandrie polyginie, L.; famille des renonculacées, J., qui croît abondamment en Grèce, surtout au bas du mont Olympe, et qu'on recueille dans quelques parties des Alpes. On en distingue de deux sortes, le *noir* et le *blanc;* mais les auteurs de matière médicale modernes ne s'occupent guère que du premier.

Peu de personnes ignorent combien grande était la réputation de la racine d'ellébore dans les temps primitifs de l'ancienne Grèce, et que les historiens, les poëtes, les médecins, en ont exalté la puissance et célébré de tout temps les guérisons merveilleuses opérées principalement dans la ville d'Anticyre, située dans le golfe de Zuten (à commencer par Hercule qui, devenu fou furieux, fut guéri de la folie à l'aide de l'ellébore qu'on lui fit prendre) : de là l'usage qui s'est conservé pendant longtemps en Grèce d'envoyer à Anticyre les fous ou ceux qui avaient besoin d'être purgés.

Ce n'est pas tout, on avait la croyance, et la fable le dit, que de même qu'un vautour enseigna au berger Mélampe l'usage de la rouille du fer contre l'impuissance, de même le hasard aurait appris celui de l'ellébore. Il est à supposer que les vautours ont beaucoup dégénéré, car ils ne nous apprennent plus rien ; et quant au hasard, il est encore une de nos principales sources d'instruction, mais il n'instruit que les observateurs ;

pour profiter de ce qu'il offre, soit dit en passant, il faut y regarder, et celui qui cherche le plus est celui qui fait le plus de découvertes.

Cela dit, que nous apprend l'histoire de l'ellébore dépouillée de toute superstition ? Qu'Hippocrate l'employait quand il voulait purger fortement les malades, et que depuis cette époque tous les praticiens lui accordent des vertus drastiques très-prononcées, qu'elle doit à son action irritante sur les tissus vivants. Il résulte en effet de l'application sur la peau, de la racine d'ellébore noir, fraîche et contuse, une inflammation locale très-énergique.

Quels effets produit-elle lorsqu'elle est ingérée dans l'estomac à haute dose ? Elle agit à la manière des poisons âcres ; à moindre dose elle excite des vomissements et de la diarrhée en déterminant une irritation locale, une sorte de phlegmasie gastro-intestinale qui, en persistant, comme cela a lieu assez longtemps après son ingestion, produit une révulsion ou une dérivation bien évidente. Or, comme ces révulsion et dérivation peuvent être fort utiles dans certaines manies, dans la plupart des hydropisies , dans quelques névroses des fonctions cérébrales, nous dirons avec l'auteur de la Phytographie médicale, M. Roques, qu'elle est peut-être trop négligée par les modernes, trop timides ou trop sages, rien n'étant plus avantageux que les évacuants des organes abdominaux dans les maladies de l'encéphale , ces maladies pouvant être produites sympathiquement par des saburres qu'il est indispensable d'évacuer. Il est bien entendu que la manie sera exempte de toute disposition phlogistique de la muqueuse, des voies digestives, et que, au contraire, il y aura inertie du canal intestinal qu'il faut fortement stimuler pour obtenir des évacuations.

Reste, que si nous avons des médicaments qui peuvent avantageusement remplacer l'ellébore, il n'en est pas moins vrai que c'est un puissant drastique qu'on pourrait utiliser, en le donnant, comme l'a recommandé Avenzoar dans un cas de suppression des règles, à la dose de un à deux grammes ; jamais à cette dose il n'a produit des effets dangereux. On l'administre seul ou en infusion dans cent vingt-huit grammes d'eau.

EMBARRAS GASTRIQUE. *Voy.* Bilieux *(Elément).*

EMBROCATION, s. f., *embrocatio*, de ἐμβρέχω, j'arrose. — L'embrocation consiste à verser goutte à goutte un médicament huileux sur une partie, et à l'étendre légèrement, comme dans l'Onction.

EMETIQUES, s. m. et adj., *emeticus*, de ἐμέω, je vomis. — Se dit de tout médicament qui provoque le vomissement. *Voy.* Vomitifs.

EMÉTO-CATHARTIQUE, s. m. et adj., *emeto-catharticus*, de ἐμετός καθαρτικός, vomissement suivi de purgation. Généralement l'émétique a pour effet de provoquer des selles plus ou moins abondantes, après avoir déterminé le vomissement ; mais comme cela n'a pas toujours lieu, on est dans l'habitude, quand on veut obtenir *absolument* ce double effet, d'associer à trois grains de tartre stibié trois gros de sulfate de soude (sel de Glaubert), ou bien la même quantité de sulfate de magnésie (sel d'Epsom) ; on faitdissoudre le tout dans trois verres d'eau, qui doivent être pris le matin à jeun, à un quart d'heure d'intervalle. La dose étant un peu forte pour les personnes irritables, mieux vaudrait la réduire à deux grains d'émétique et la porter à demi-once pour le sel purgatif toujours dans la même quantité de véhicule.

EMMENAGOGUE, s. m. et adj., *emmenagogus*, de ἔμμηνα (règles, menstrues), de μὴν ἄγω, je pousse le mois. — Il se dit donc des médicaments qui provoquent les règles.

EMOLLIENT, ENTE, s. m. et adj., *emolliens*, de *emollire*, amollir. — Ce mot s'applique aux substances médicamenteuses qui relâchent ou amollissent les parties sur lesquelles on les applique. L'eautiède, ou tenant en décoction les feuilles, les fleurs ou les racines de certaines plantes (althæa, mauve); certaines farines (riz, orge, pomme de terre, graine de lin) préparées en cataplasme ; les huiles, les graisses, etc., appartiennent à cette classe.

EMPHYSÈME, s. f., *emphysema*, *tumor flatulentus*, de ἐμφυσάω, je souffle dedans, j'enfle en soufflant. — C'est le nom que l'on a donné à toute tuméfaction blanche, élastique, luisante, indolente à la pression, ne crépitant pas quand on la comprime, causée par l'introduction de l'air dans le tissu cellulaire. Cette maladie peut donc être le résultat d'une plaie pénétrante, soit à la surface du corps, mais intéressant toute l'épaisseur de la peau, soit de la poitrine dont elle perfore les parois, comme aussi provenir d'une décomposition intérieure qui donne lieu à un dégagement de gaz. Ce dernier cas a lieu surtout dans l'emphysème général, qui se manifeste après un refroidissement subit, et plus souvent pendant le cours des fièvres ataxo-adynamiques. Remarquons qu'à l'état local, l'emphysème se nomme *tympanite*, quand il a son siége dans le bas-ventre, tandis qu'on se sert des expressions *pneumatocèle*, *pneumatomphale*, etc., quand il attaque les bourses ou l'ombilic.

L'emphysème se dissipe à mesure que les gaz par lesquels il est formé, passent dans la masse des humeurs, et sont expulsés par les sueurs ; c'est pourquoi on le guérit assez souvent en administrant des sudorifiques. Il est bon aussi de tonifier la peau avec des frictions aromatiques sèches ou avec des liqueurs alcooliques excitantes : telles, l'eau-de-vie de genièvre, l'eau-de-vie camphrée, etc.

EMPHYSÈME PULMONAIRE. Nous traiterons de cette maladie dans un article séparé, parce que les praticiens en ont fait l'objet d'une étude spéciale et qu'elle mérite cette attention.

L'emphysème des poumons peut être défini une maladie anatomiquement caractérisée par une infiltration gazeuse du tissu cellulaire de ces organes, et soit qu'il occupe les cloisons inter-vésiculaires, inter-lobulaires ou sous-pleural, qu'il soit occasionné par une rupture des vésicules pulmonaires que l'âge avancé ou l'enfance favorisent, l'un par une sorte d'atrophie sénile et l'autre par une sorte de faiblesse nat.ve, parfois héréditaire (autre espèce d'atrophie physiologique qui permet, elle aussi, la facile extravasation de l'air), il n'en est pas moins vrai, qu'on voit cette maladie se manifester chez l'enfant à la suite d'une bronchite, d'une quinte de toux, de la coqueluche, et dans un âge plus avancé, à la suite d'un cri violent pendant un accès d'hystérie, des efforts du vomissement, ou d'un accouchement laborieux ; de même les individus, qui exercent une profession qui exige de violents efforts respiratoires et musculaires, y sont plus particulièrement prédisposés.

Les symptômes qui le caractérisent sont une dyspnée généralement continue, qui augmente par accès irréguliers dans leur retour et leur durée, et qui varie depuis une respiration un peu courte jusqu'à une gêne très-notable dans la respiration (du reste cette dyspnée constitue la maladie plus particulièrement connue sous le nom d'asthme), s'accompagnant d'une voussure des parois thoraciques due à l'élargissement des espaces intercostaux dans le point correspondant au siége de la maladie ; de telle sorte que si les deux poumons sont simultanément affectés dans toute leur étendue, le thorax bombé en avant et en arrière devient globuleux ou cylindrique ; il s'y joint des douleurs pectorales, une résonnance bien plus grande, ou une sonoréité bien plus considérable des parois thoraciques, remarquable surtout au lieu même de la voussure, et par contre la diminution des vibrations de ces mêmes parois et du retentissement de la voix et du bruit respiratoire dans les mêmes points.

Quoique l'emphysème pulmonaire soit une maladie qui ne se guérit que très-difficilement et que fort rarement, ce n'est point une raison d'abandonner un emphysémateux à son malheureux sort; au contraire, après lui avoir conseillé d'observer avec la plus rigoureuse exactitude les règles hygiéniques propres à détruire les effets que les causes prédisposantes et occasionnelles ont déterminés (vie calme et paisible des champs, air pur, etc.), on doit lui tirer du sang pour diminuer la quantité de ce liquide et le rendre moins stimulant en l'appauvrissant. Ce n'est tout, il faut, en outre, donner des opiacés aux pas jeunes hommes, tonifier, par le quinquina et les martiaux, les vieillards, etc. Les balsamiques conviennent également aux uns et aux autres.

EMPIRIQUE, s. m. et adj., *empiricus*, de ἐμπειρία, expérience. — On a voulu donner ce nom aux médecins qui, abandonnant toute théorie, ne suivent que les leçons de l'expérience ; mais on pourrait l'étendre aussi à ceux qui, ne remontant jamais aux causes des maladies, frappent confusément et au hasard, s'en rapportant à des analogies

plus souvent trompeuses. Et comme ce n'est
pas ainsi qu'ont agi les hommes de savoir et
d'expérience, il en résulte que, rigoureusement parlant, l'expression *d'empirique* est
mal appliquée à ces derniers. Alors qui appellerons-nous empirique? *Voy.* Méthodes
de guérir.

EMPIRISME, s. m., même origine qu'*empirique* et même signification. *Voy.* l'art.
Méthodes *de guérir.*

EMPOISONNEMENT, s. m., *veneficium*, ou
φαρμακεία, action d'empoisonner. — Empoisonnement est le mot générique qu'on emploie pour désigner un accident fâcheux,
volontaire ou involontaire, capable de donner plus ou moins promptement la mort,
à l'aide d'une matière qui serait introduite
par n'importe quel procédé dans l'intérieur
de l'économie.

En général, les symptômes de l'empoisonnement varient suivant la nature du miasme,
ou de la substance qui a servi à comprome-
tre gravement la vie, c'est pourquoi nous
renverrons aux articles Poison , Fièvres
pestilentielles, tout ce qui est relatif aux
empoisonnements en général.

ÉMULSION, s. f., *emulsio*, de *mulgere*,
traire, tirer du lait. — Médicament liquide et
lactiforme, composé d'une huile fixe, divisée
et suspendue dans l'eau, à l'aide d'un mucilage. La manière la plus simple et la plus
expéditive d'avoir une émulsion consiste
à étendre d'eau le sirop d'orgeat. A défaut,
on triture dans un mortier de marbre, soit
des amandes douces, soit des semences de
citrouilles, de melon, de concombre, et on
délaye la pâte qu'on a formée en y ajoutant
S. Q. d'eau tiède. Demi-once d'amande
douce, plus une ou deux amandes amères
pour 1 litre d'eau suffirent pour obtenir cette
dissolution qui constitue le lait d'amandes :
si on veut faire un loch, on y ajoute un sirop et de la gomme. *Voy.* Loch.

ENCÉPHALE, s. m., *encephalum* d'ἐν-κεφαλή,
dans la tête, soit, le cerveau et le cervelet.

ENCÉPHALOCÈLE, *hernie du cerveau.*
Voy. Hernie.

ENCÉPHALITE, s. f., *encephalitis*, de ἐν-
κεφαλή dans la tête; inflammation du cerveau; on l'a faite synonyme de frénésie qui,
d'après les anciens auteurs, consiste dans
un délire continuel avec fièvre aiguë , et
inflammation du cerveau et des méninges.
Aujourd'hui on se sert plus volontiers du
mot encéphalite, qui embrasse tout à la fois
la méningite ou inflammation de la dure-
mère, et l'arachnoïdite, ou l'inflammation de
l'arachnoïde. On peut donc les confondre
dans un même article, soit parce que ces
distinctions n'ont d'importance qu'en anatomie pathologique, et sont par conséquent
sans valeur pratique, surtout ; soit parce que
la pathogénie et le traitement de chacune de
ces inflammations en particulier sont absolument les mêmes.

Ce qui produit l'encéphalite , ce sont
d'abord toutes les causes prédisposantes
aux inflammations en général, et en parti-

culier celles qui ont une action plus directe
sur l'encéphale qu'ailleurs ; et, par exemple,
une forte impression de froid quand la tête
est en sueur, l'insolation, les contentions
d'esprit fortes et continuelles, les chagrins
profonds, l'abus des boissons alcooliques,
les commotions, les coups, contre-coups et
blessures du crâne, l'engorgement du cerveau, les métastases sur cet organe, etc.

Le diagnostic de l'inflammation cérébrale
se tire des symptômes suivants, qui sont
précédés quelquefois, par des prodromes
très-courts (pesanteurs de tête, somnolence,
chaleur insolite au front, battement assez
prononcé des artères temporales), mais qui
le plus souvent éclate sans symptômes précurseurs. Alors le malade est pris tout à
coup d'un délire continuel, ou se trouve
plongé dans un état soporeux continu ,
quelquefois l'un et l'autre sont réunis et
s'accompagnent toujours de fièvres fortes et
de tous les signes d'une fluxion sanguine
vers la tête : ainsi, la face est rouge, et
comme gonflée, l'œil, vif et brillant, injecté,
ne peut supporter l'éclat du jour ; la céphalalgie est plus ou moins intense, les battements des artères temporales sont manifestes, le moindre bruit procure comme des
élancements dans le crâne, et le malade y
porte continuellement la main. Par les progrès du mal, on voit se manifester une
agitation extrême, des mouvements convulsifs généraux, des soubresauts des tendons,
ou comme une roideur tétanique des membres, telle qu'on ne peut faire exécuter au
malade le moindre mouvement, sans qu'il
pousse des cris déchirants. Ce n'est pas
tout, il arrive souvent que des phénomènes
sympathiques se manifestent, et parmi eux
nous devons noter les nausées et les vomissements, symptôme d'une lésion cérébrale
assez commun surtout chez les enfants,
pour mériter une mention spéciale, la présence de ces symptômes en ayant plus
d'une fois imposé au médecin pour une
gastrite. Ce qui rend d'ailleurs la méprise
facile, c'est que dans l'encéphalite la langue
est sèche, la soif vive, etc. Un symptôme
qui aussi donne l'éveil, ce sont les cris
plaintifs, et presque continuels que pousse
le jeune enfant, alors que rien n'indique
une lésion viscérale du thorax ou de l'abdomen.

On n'est pas bien fixé sur la durée de
l'inflammation cérébrale , parce qu'il est
bien difficile de préciser le moment où elle
a commencé ; mais ce que l'on sait fort bien,
c'est que, comme toute inflammation, elle
se termine par résolution, par suppuration,
par induration, et quelquefois, mais très-
rarement, par gangrène. Dans le premier
cas qui est la terminaison la plus favorable,
le malade renaît complétement à la santé,
ou bien, par suite de la perturbation dans
l'*exercice des facultés intellectuelles*, qui est
résultée de l'inflammation, il s'ensuit que
l'individu reste idiot ou fou, ou bien qu'un
seul, ou plusieurs de ses sens se paralysent ;

du reste, c'est par paralysie générale (apoplexie) que l'encéphalite tue.

La gravité de cette affection et les conséquences fâcheuses qui en sont la suite, même quand elle n'est pas mortelle, nous invitent à agir vite et activement. Dans une circonstance aussi malheureuse, il ne faut pas craindre d'ouvrir tantôt l'artère temporale, opération recommandée par Avicenne, que Sims et autres ont vu être suivie de la cessation du délire, calmer le regard furieux et enflammé, et amener un sommeil paisible, précurseur de la crise à tous les maux; tantôt la veine jugulaire, que Valsalva, Astruce, Frank, etc., regardent comme un moyen unique, et que nous avons entendu le professeur Fages considérer comme suppléant à la saignée de n'importe quelle veine de la tête; on doit savoir que l'ouverture de la veine du front était pratiquée par Alexandre de Tralles et autres.

Aux saignées générales il faut adjoindre les saignées locales, c'est-à-dire l'application des sangsues aux tempes, derrière les oreilles, au sinciput, ou dans l'intérieur des narines s'il y a suppression d'hémorragie nasale, une déplétion moindre par les vaisseaux de la muqueuse du nez, l'emportant dans ce cas sur les saignées très-copieuses faites en d'autres lieux. Les ventouses scarifiées appliquées sur les mêmes parties du crâne, ou entre les épaules, peuvent également être utiles. Veut-on une preuve de l'utilité des évacuations sanguines répétées dans l'encéphalite, on la trouvera dans la pratique du professeur *Chiesa*, qui, à l'hôpital Saint-Jean, à Turin, fit saigner un individu atteint d'inflammation cérébrale, *seize* fois aux bras, *douze* fois aux jugulaires et *une* fois par les ventouses scarifiées aux tempes. L'individu guérit.

On joint à ces moyens les applications froides sur la tête, en ayant le soin de n'arriver à l'eau froide glacée, ou à la glace elle-même, et autres épythèmes frigorifiques que graduellement, comme le voulait Broussais, la sédation produite par un froid trop vif, immédiat, pouvant être préjudiciable. Si pourtant ces applications étaient difficilement supportées, il faudrait les supprimer, et y suppléer par les frictions mercurielles sur le crâne préalablement rasé: elles ont été reconnues utiles dans bien des cas. Il en est de même du calomel a dose fractionnée selon les âges, qui, administré de deux en deux heures, à l'intérieur, entretient la liberté du ventre, et produit ainsi une légère dérivation sur le tube intestinal; il nous a paru convenable surtout chez les enfants. Enfin, quand la fièvre a cédé, on en vient aux sinapismes sur les extrémités, aux vésicatoires à la nuque, et aux antispasmodiques, qui agissent efficacement contre la surexcitabilité nerveuse, que l'irritation morbide encéphalique a développée.

Nous n'avons qu'un mot à dire du régime, c'est qu'il ne diffère en rien de celui qu'on a préconisé contre toutes inflammations viscérales en général, si ce n'est qu'il faut laisser le malade dans l'obscurité et loin du bruit, n'entrer même dans sa chambre qu'avec des pantoufles, le craquement des souliers, quand ils sont neufs, pouvant beaucoup l'incommoder, et surtout ne pas l'obliger à occuper attentivement son esprit.

ENDÉMIQUE, adj., *endemicus, vernaculus*, ou ἐν δῆμος, dans le peuple, domestique. — On se sert du mot endémique en pathologie, pour indiquer les maladies particulières à certains pays, à certains peuples : exemple, les fièvres pernicieuses des pays chauds, marécageux, les scrofules dans les contrées froides et humides, etc.

ENDERMIQUE. *Voy.* Iatraleptique.

Endurcissement du tissu cellulaire, *induratio telæ cellularis.* — Maladie qui attaque les nouveau-nés, et qui consiste dans l'engorgement, et le durcissement du tissu cellulaire, de toute la surface du corps, et plus particulièrement des membres supérieurs et inférieurs, des joues, du pubis et de l'abdomen. Cet engorgement est si considérable aux extrémités inférieures, que les jambes en paraissent arquées, et que la plante des pieds, d'un rouge pourpre (rougeur qui s'étend souvent sur les jambes, les cuisses et le bas-ventre), est convexe au lieu d'être concave. Les autres caractères sont le refroidissement général, et parfois le trismus. *Voy.* Tétanos.

Déterminé par le refroidissement que le corps du nouveau-né éprouve en passant d'un milieu chaud, à une température quelquefois peu élevée, l'endurcissement du tissu cellulaire se traite au moyen des bains chauds, préparés avec la décoction de feuilles de sauge; par des lotions et les vapeurs stimulantes, par des vésicatoires volants, appliqués sur divers points, par les évacuants émétiques et purgatifs, le calomel, à l'intérieur et à l'extérieur.

ENFANCE, Enfant. *Voy.* Age.

ENGELURE, s. f., ou *erythema a frigore* de Cullen. — Tel est le nom que l'on a donné au gonflement inflammatoire des pieds et des mains, occasionné par le froid, et ayant quelques-uns des caractères physiques de l'érysipèle phlegmoneux.

Cet érythème, assez commun dans l'enfance et l'adolescence, chez les femmes et les jeunes gens délicats, et très-rare au contraire chez les personnes fortes et chez les vieillards, attaque facilement les individus qui approchent imprudemment du feu leurs extrémités engourdies par le froid; alors leurs mains et leurs pieds se tuméfient, rougissent, et la peau reste tendue ou s'ulcère.

Dans le premier cas, on a conseillé de pratiquer, matin et soir, sur les engelures, des frictions, soit avec la teinture de benjoin, l'eau de Cologne, le baume de Fioraventi, l'eau-de-vie camphrée, l'acide sulfurique étendu d'eau, soit avec la teinture de piment. Ce dernier remède passe pour les guérir en quatre jours; voici comment on propose de l'employer : tremper une flanelle dans la teinture de piment, et en frictionner légèrement l'engelure, jusqu'à ce qu'un sentiment de forte chaleur s'y fasse sentir ; à ce moment on suspend la friction : cette opération doit être répétée ainsi tous les jours, pendant trois ou quatre jours. Un de nos clients s'étant adressé, l'hiver dernier, à un pharmacien qui n'avait pas de la teinture de piment, nous croyons devoir en donner la formule · d'après Turnbull, le propagateur de ce remède contre les engelures.

Pr. de piment,   120 grammes ;
d'alcool rectifié,   360 idem.

Faites macérer pendant sept jours, et coulez.

On a conseillé aussi les frictions avec la glace pilée, les bains locaux salés ou alumineux ; nous avons vu des individus tremper les mains dans leur urine pendant quelques instants, et assurer que cela leur faisait du bien ; mieux vaudraient les bains de potasse, surtout au point de vue de la propreté et des propriétés du liquide.

Quand les engelures sont ulcérées, on les traite comme les ulcères simples, c'est-à-dire avec du cérat saturnisé et opiacé, ou bien le cérat camphré, certains baumes, etc.

ENTÉRALGIE, s. f., *enteralgia*, de ἄλγος ἔντερον, douleur intestinale. — Ce mot est synonyme de colique nerveuse. *Voy.* COLIQUE.

ENTÉRITE, s. f., *enteritis*, de ἔντερον, intestin, inflammation intestinale. — Préparée et déterminée comme les autres inflammations des muqueuses, sauf certaines causes spéciales (vers, matières accumulées dans le rectum par suite d'une constipation opiniâtre, usage des drastiques, même d'un léger laxatif, administré à contre-temps, poisons irritants, etc.). L'inflammation des intestins se reconnaît à une douleur fixe, violente, continue, brûlante dans un point de l'abdomen, qui est très-sensible au toucher, à l'intumescence, ou ballonnement du bas-ventre, qui est chaud, et souvent douloureux, à tel point que le poids du drap de lit devient incommode et douloureux au malade ; à cela se mêlent la rareté des selles, la soif, des vomissements, la dureté et la dépression du pouls, ou sa petitesse, de la dyspnée, une urine fortement colorée, bref tous les symptômes d'une réaction inflammatoire. *Voy.* INFLAMMATOIRE (*Élément*).

L'entérite a, comme toutes les phlegmasies légitimes, une marche franche, régulière, très-aiguë, et se termine comme elles par résolution, par ulcération ou par gangrène, rarement par induration. Lorsque la résolution doit s'opérer, les symptômes vont décroissant de plus en plus de leur intensité, et le malade guérit ; lorsque, au contraire, la muqueuse s'ulcère, il se manifeste des symptômes d'adynamie ou d'un état ataxoadynamique (typhoïde), et si la gangrène envahit les tissus enflammés, comme cette terminaison n'est, en quelque sorte, que la continuation de la précédente, la douleur ayant subitement disparu au moment où elle

était à son plus haut terme, le pouls devient petit, intermittent, facile à déprimer ; les selles exhalent une odeur cadavéreuse, et tout annonce une fin prochaine. Il ne faudrait pas pourtant abandonner alors le malade à sa destinée ; quelques faits, très-rares il est vrai, mais pourtant bien évidents, attestant que les forces vitales médicatrices, peuvent amener la séparation des escarres, cicatriser les ulcères, et sauver la vie au sujet.

L'entéritis doit être traitée absolument comme la gastrite ; dans l'une et l'autre il ne faut pas s'arrêter à la petitesse du pouls, les forces étant opprimées, et non dans un état de véritable prostration. On n'hésite donc pas à ouvrir la veine et à appliquer des sangsues, et on répète les déplétions sanguines jusqu'à ce que le pouls se développe entièrement et acquière de la plénitude. L'émulsion huileuse, dont nous avons déjà parlé ailleurs, et qui se compose de parties égales d'huile d'amande douce, de sirop de limon et d'eau de fleurs d'oranger, à prendre une cuillerée à bouche de deux en deux heures ; les boissons mucilagineuses, les bains tièdes, les fomentations émollientes, les frictions mercurielles conviennent parfaitement. On a bien conseillé aussi les cataplasmes émollients et narcotiques, mais ils sont généralement très-incommodes pour le malade, et mieux vaut ne pas les employer ; enfin, si la potion huileuse, ou toute autre qu'on aura employée ne lâche pas le ventre, il faut prescrire un lavement mucilagineux et huileux, qui sera répété deux ou trois fois dans la journée. Quant aux purgatifs, aux salins surtout, et aux opiacés, on ne doit jamais y recourir qu'alors que l'inflammation est apaisée.

A cette période de l'entérite, une cuillerée à bouche d'huile de ricin, prise de deux en deux heures, ou qu'on emploie en lavement, un quart de grain d'opium mêlé à deux grains de calomel qu'on administre à la même distance, suffisent pour rétablir la liberté du ventre. S'ils étaient inefficaces, les lavements savonneux, ceux au vinaigre, à l'eau froide, peuvent y suppléer ; c'est dans ce cas aussi qu'on a conseillé les fomentations froides sur le bas-ventre.

L'entérite n'existe pas toujours à l'état aigu, elle se montre souvent à l'état chronique, soit spontanément, soit consécutivement à l'inflammation aiguë de l'intestin ; dans ce cas, elle offre tous les caractères d'un catarrhe de l'intestin, et a la plus grande analogie avec la DIARRHÉE (*Voy.* ce mot). C'est donc en modifiant la thérapeutique de l'entérite, d'après les conditions pathologiques, que la complication catarrhale peut offrir, qu'on arrivera à la guérison de cette variété des phlegmasies intestinales.

ENTORSE, s. f., *distorsio*, de *intorquere*, tordre. — Distension forte et violente éprouvée par une articulation, dont les os ont été violemment poussés en sens contraire, et qui a entraîné la distension forcée, le déchirement partiel des ligaments, le froissement des cartilages diarthrodiaux et de la synovie qui les revêt, d'où naissent quelquefois des accidents inflammatoires.

Cette lésion, assez fréquente dans l'articulation tibio-tarsienne (du pied avec la jambe) et dans celle du poignet, donne lieu à un gonflement quelquefois spontané, et d'autant plus douloureux que la partie s'engorge davantage. C'est pourquoi, lorsqu'on a fait un faux pas ou une chute sur les mains, et qu'il s'ensuit une douleur vive dans l'articulation, il faut immédiatement, pour prévenir les accidents inflammatoires (douleur, chaleur et tumeur), plonger la partie dans de l'eau très-froide (eau vinaigrée, eau glacée) dans laquelle on met quelques poignées de sel de cuisine, ou quelques gouttes d'extrait de saturne liquide, et l'y laisser pendant quelques heures, en ayant le soin de renouveler le liquide aussitôt qu'il paraît s'échauffer; et si néanmoins les symptômes inflammatoires locaux se manifestent, on les traite alors comme une inflammation simple, *Voy.* INFLAMMATION, c'est-à-dire par une application de quinze à vingt sangsues, des cataplasmes émollients, des embrocations avec l'huile camphrée, des frictions avec l'onguent mercuriel, etc. Toutefois, on ne doit pas oublier que, vu l'affaiblissement qui résulte dans l'articulation, à cause des désordres locaux, des déplétions sanguines locales, et des émollients employés, il est bon de terminer le traitement par l'application des résolutifs et des toniques : l'eau-de-vie camphrée, l'eau et la boue dans laquelle les maréchaux éteignent le fer rougi au feu, etc., sont d'excellents moyens, soit qu'on les emploie en frictions, soit qu'on en entoure l'articulation.

ENULA CAMPANA (aunée), *inula helenium*, syngénésie, polygamie superflue, L.; famille des corymbifères, J.; plante qui croît principalement dans l'Europe australe.

Sa racine, la seule partie employée en médecine, est rameuse, creuse, fauve et grise, blanche à l'intérieur; sa saveur est rance et glutineuse, ensuite amère, aromatique et piquante; elle répand une odeur violacée en se desséchant.

Tonique et excitante à un faible degré, l'aunée n'est guère employée que comme succédané de certaines préparations officinales, aussi ses propriétés médicales *réelles* ne sont-elles guère connues. Néanmoins, employée dans les faiblesses d'estomac, dans les catarrhes chroniques, elle peut être de quelque utilité.

La forme la plus usitée sous laquelle on l'administre, c'est en infusion à la dose d'une once par deux livres d'eau. Toutefois, on a fait un vin d'inule qui se prend à la dose de deux onces, une ou deux fois par jour, et un sirop qui était très-recommandé autrefois dans les maladies de poitrine. Le vin d'aunée se compose en mettant macérer, pendant quarante-huit heures, une once de racine d'enula, dans deux livres de vin rouge, qu'on filtre ensuite.

ENURÉSIE, s. f., *enuresis*, ou ἐνρέω, j'urine, incontinence d'urine. — C'est le nom

qu'on a donné à l'écoulement involontaire d'urine qui a lieu sans irritation de la vessie et sans sollicitation quelconque, à ce point que le malade la rend sans qu'il y pense et sans le savoir ni le vouloir (*enuresis completa*), ou seulement sans le vouloir, parce que le besoin d'uriner se fait sentir d'une manière si pressante et si instantanée, qu'il est obligé d'y céder aussitôt. Ce phénomène peut avoir lieu aussi pendant son sommeil seulement, ce qui constitue l'incontinence *nocturne* des auteurs.

Celle-ci, qui est plus spéciale à l'enfance, et tient le plus souvent à une mauvaise habitude, dure quelquefois jusqu'à la puberté, et est incurable si elle dépasse cette époque de la vie; mais on la guérit quelquefois chez le tout jeune enfant en le sevrant, et en ne lui donnant pas à boire avant de le mettre au lit, en le couchant sur le côté, en l'éveillant plusieurs fois la nuit pour le faire uriner, en lui frictionnant le bas des reins avec le liniment spiritueux de Rosen, en lui faisant prendre des bains froids, et, s'il le faut, en lui infligeant le matin une petite correction dont il se souvienne, je dirai presque en dormant. Les anthelmintiques, quand on soupçonne une irritation vermineuse, les toniques et les frictions avec la teinture de cantharides à la partie interne des cuisses, peuvent également convenir.

Dans l'incontinence d'urine des adultes, il faut, autant que possible, remonter à sa pathogénie, afin que si elle dépend d'une irritation vésicale habituelle, d'un calcul, d'une congestion sanguine menstruelle ou hémorrhoïdale, de saburres gastriques ou intestinales, d'une induration de la prostate, d'un prolapsus de la matrice, etc., on se serve, selon la circonstance individuelle, des antiphlogistiques, des évacuants émétiques ou purgatifs, des lithontriptiques (*Voy.* CALCULS VÉSICAUX), des résolutifs (*Voy.* SQUIRRE), etc. Enfin, si l'on soupçonne l'atonie ou la paralysie de la vessie d'entretenir l'énurésie, les toniques, la strychnine ou noix vomique, l'électricité, seront parfois avantageux. Nous avons fait connaître dans le temps, en 1832, par la voie des journaux, un fait d'énurésie par *relâchement* du col de la vessie, guéri en vingt-quatre heures par l'administration de 6 décigrammes de sulfate de quinine dissous dans 30 grammes de sirop de diacode, et administrés dans la journée par cuillerées à soupe, une de deux en deux heures.

ENVIES, s. f. p. *nævi materni*. — On appelle ainsi les petites taches, les tumeurs, etc., de différentes sortes, que les enfants apportent en naissant, et qu'un préjugé populaire fait regarder comme provenant d'un désir très-vif et non satisfait éprouvé par la mère pendant la grossesse.

Généralement il est impossible de faire disparaître ces taches; et quant aux tumeurs, on leur applique le traitement approprié à la nature de chacune d'elles. *Voy.* TUMEUR, VERRUE.

ÉPANCHEMENT, s. m. *effusio*, — extravasation d'un liquide dans une partie quelconque du corps, non destinée à le contenir.

Epanchement est donc un mot générique
qui s'applique soit à une exhalation sanguine, soit à l'extravasation de l'urine dans
l'abdomen à la suite d'une rupture de la vessie, etc., etc.

ÉPHÉLIDES, s. f. pluriel, *ephelides*, de
ἐπὶ ἥλιος, sur soleil. — Taches à la peau,
ainsi nommées, parce que c'est généralement
la chaleur solaire qui les produit.

Alibert a distingué trois espèces d'éphélides, savoir : l'*éphélide* LENTICULAIRE, *lentigo*,
vulgairement tache de rousseur; l'*éphélide*
HÉPATIQUE, et l'*éphélide* SCORBUTIQUE. Nous
ne traiterons que des deux premières, la
dernière appartenant plus particulièrement
à l'affection scorbutique. *Voy.* SCORBUT.

Les *lentigènes* se montrent au visage et
aux mains sous l'aspect de petites taches
d'un jaune brunâtre, sans démangeaison.
Plus communes au printemps et en été, elles
disparaissent pendant l'hiver, attaquant ordinairement les femmes et aussi les hommes
aux cheveux blonds ou roux, à peau fine et
délicate

Les taches *hépatiques*, au contraire, ne se
bornent pas à la face; tantôt éparses sur
quelques parties seulement, tantôt couvrant
le corps tout entier, on les distingue des
précédentes non par leur couleur qui est la
même, mais par leur forme lenticulaire et
leur diamètre, qui varie depuis celui d'une
lentille jusqu'à plusieurs pouces : ni les unes
ni les autres n'offrent des exfoliations du
surpeau, quoique pouvant toutes présenter
ce phénomène.

Bornées à la superficie de la peau, les taches de rousseur et les éphélides n'exigent
guère d'autre traitement que la simple précaution d'éviter l'impression des rayons solaires sur le visage, de ne s'exposer jamais
au grand air immédiatement après s'être
lavé la figure, et de faire usage d'une eau
cosmétique le soir en se couchant; si ces
moyens ne suffisent pas, on humecte la tache le soir, avant de se mettre au lit, avec un
onguent composé de

Pr : mercure précipité blanc, 4 grammes.
Cérat à la rose, 30 grammes.

M. exactement; ou bien on fait dissoudre
2 grammes de borate de soude (borax) dans
une once d'eau distillée de roses, et on bassine fréquemment les taches avec cette liqueur.

Si l'on reconnaît par les symptômes ou
par les rapports du malade, soit un dérangement menstruel ou hémorroïdal, soit
une dyscrasie bilieuse, on cherche à rétablir les flux supprimés par des moyens convenables (*Voy.* RÈGLES, HÉMORRHOÏDES) ou
on combat l'âcreté bilieuse par les évacuants
et les dépuratifs de la bile et du sang. *Voy.*
DARTRE.

ÉPIDÉMIE, s. f., *épidemia*; ÉPIDÉMIQUE,
adj. *epidemicus*, de ἐπὶ δῆμος, sur le peuple.—
Envahissement d'un pays par une maladie
attaquant un grand nombre d'individus à la
fois; maladie qui dépend d'une cause commune et générale, mais accidentelle, répan-

due dans l'air, et cessant avec la disparition
de cette cause.

Les maladies épidémiques diffèrent des
ENDÉMIQUES (*Voy.* ce mot), en ce que celles-ci
règnent constamment dans certaines localités ou certains pays.

ÉPIDERME, s. f., *epidermis, cuticula*, de
ἐπὶ δέρμα, sur-peau. C'est la membrane ou
pellicule fine, transparente, insensible, qui
recouvre la surface du corps, et s'en détache
par écailles dans certaines maladies.

ÉPIGASTRE, s. m., *epigastrium* ou ἐπὶ γαστήρ, sur le ventre, partie moyenne de la région épigastrique comprise entre les fausses
côtes droites et gauches, au-dessous de l'appendice du sternum.

EPILEPSIE, s. f., *epilepsia, morbus cadu-
cus, sacer*, etc., ἐπιληψίς, etc.

L'épilepsie, vulgairement appelée *haut
mal*, consiste dans la perte absolue du sentiment et de la conscience, s'accompagnant de
mouvements convulsifs, qui ont pour caractère particulier, et c'est une exception, l'application tétanique du pouce dans la paume de
la main. Ce qui caractérise cette maladie, qui
revient par accès plus ou moins rapprochés,
à type marqué, parfois même à des moments, à jours déterminés, la nuit, mais
qui, le plus souvent, reparaissent à des époques indéterminées, ce sont :

Au début l'épileptique tombe subitement
en poussant un cri; il perd la conscience,
devient absolument insensible, est agité de
convulsions plus ou moins violentes, qui durent depuis quelques minutes jusqu'à des
heures entières, avec distorsion des yeux,
écume à la bouche, gonflement de l'abdomen
de la poitrine et du cou, et sentiment de strangulation qui rend le visage pourpre ou violet.

Nous avons dit d'une manière générale
que l'épileptique tombe comme s'il était
frappé de la foudre, en poussant un cri; nous
devons ajouter qu'il arrive parfois que l'accès est précédé par quelques prodromes (de
l'anxiété, de la céphalalgie, des vertiges, de
la somnolence, d'une coloration plus animée
de la face), et plus rarement par ce qu'on a
appelé l'*aura epileptica*, sensation d'une espèce de vent ou de souffle froid qui part du
bout d'un orteil ou d'un doigt, et remonte
avec rapidité le long du membre jusqu'au
cerveau : aussitôt qu'il y arrive l'attaque
commence. Remarquons encore que quand
l'*aura* part d'un organe sensoriel, le malade
accuse un sentiment d'odeur ou de saveur
étrange, ou bien il voit double, etc.

Les causes de l'épilepsie sont l'hérédité,
l'asthénie nerveuse avec surexitation générale de tout le système à la suite de l'onanisme ou d'excès vénériens, la présence de
vers intestinaux chez les enfants et du ténia
chez l'adulte, une frayeur vive, l'irritation,
dans l'enfance surtout, et à cette époque de
la vie les saburres gastriques, une dentition
difficile, l'éruption d'une maladie exanthématique (variole, rougeole), la rétrocession
de certaines éruptions cutanées; plus tard,
les obstructions viscérales, les métastases
herpétiques et psoriques, les lésions violen-

tes de la tête, les caries, les exostoses syphilitiques du crâne, etc., tout ce qui, en un mot,
produit une perturbation extrême dans l'activité nerveuse de l'encéphale, cause prochaine du *haut mal*. Ajoutons l'*habitude* que
le système nerveux contracte, par le retour
des attaques ou la répétition de ces actes
anormaux.

Pour traiter convenablement l'épilepsie,
maladie bien difficile à guérir, il est indispensable d'abord de remonter à la cause qui la
produit, afin de la faire disparaître quand c'est
possible. Est-ce la faiblesse résultant de certains actes honteux ou du coït accompli avec
excès ? il faut recommander la continence la
plus absolue. Est-ce la présence de vers intestinaux, du ténia ? on use des anthelminthiques,
ex. : la fougère, etc. (*Voy.* VERS) ; s'agit-il de
saburres gastriques ? on fait vomir ; d'une dentition difficile ? on la favorise (*Voy.* DENTI-
TION) ; d'une éruption qui ne se fait pas ? on
l'aide à sortir (*Voy.* VARIOLE, ROUGEOLE, etc.) ;
de la rétropulsion d'un exanthème ? on le rappelle à la peau ; de la suppression d'une hémorragie ? on la rétablit ; bref, on attaque la
cause éloignée quand elle est connue. Et
quant à la cause prochaine, il faut avoir
égard à la constitution du sujet, attendu que,
comme dans toute névrose (*Voy.* NERVEUX
[*Élément*]) il peut y avoir hypersthésie ou hyposthésie cérébrale, et que, tandis que l'une
commande la diminution de la nourriture,
une alimentation végétale, le travail et les
exercices corporels, d'abréger les heures du
sommeil, de tirer du sang de temps en temps
(tous les mois et demi ou tous les deux mois),
de purger souvent (tous les quinze jours) avec
un purgatif salin, d'appliquer des exutoires, etc. ; l'autre exige un régime restaurant
et tonique. Dans l'un et l'autre cas, quand
la maladie ne cède point au régime, et qu'on
n'a aucune indication à tirer des causes éloignées, il faut agir directement sur le système
nerveux, afin d'en modifier et affaiblir l'activité anormale et rétablir l'équilibre rompu.

Parmi les moyens proposés nous placerons
en première ligne la valériane, les feuilles
d'oranger, le quinquina seul, ou uni au camphre, le zinc, le cuivre, le nitrate d'argent
qui est repoussé avec raison par la plupart
des praticiens, à cause de la coloration bleue
qu'il détermine sur la peau du visage, les
affusions d'eau froide sur la tête, et le bain
de mer. Ainsi un demi-gros de racine de
valériane en poudre uni à deux gouttes
d'huile essentielle de la même plante, dont
on prend trois paquets par jour pendant
longtemps ; ou bien un gros, trois fois par
jour, de feuilles d'oranger en poudre, que le
malade avale, mêlé à du sucre râpé, buvant
par-dessus une tasse d'infusion des mêmes
feuilles, mais fraîches ; ou bien encore le
zinc avalé matin et soir sous forme pilulaire,
d'abord à la dose d'un grain, puis le troisième jour à celle d'un grain et demi, augmentant ensuite tous les deux jours d'un
demi-grain, ce que l'on continue sans interruption jusqu'à ce qu'il survienne des nausées (on peut en donner jusqu'à un gramme

sans inconvénient), etc., alors on en diminue
la dose.

On a également préconisé les narcotiques ;
tous, excepté l'opium, qui congestionne le
cerveau, déjà suffisamment congestionné dans
les accès, peuvent être mis en usage, mais
en ne les continuant pas trop longtemps et
en ne les élevant pas à trop haute dose, attendu que s'ils guérissent ainsi l'épilepsie
ils produisent l'idiotisme. On peut donc, dans
les cas rebelles, essayer de la digitale, du
datura stramonium, de la jusquiame, de
l'aconit, etc., mais avec les restrictions que
nous venons de faire.

Nous serons encore plus réservé, soit pour
l'ustion du crâne, condamnée par de Haen ;
soit pour le séton à la nuque, parce que nous
n'aimons pas à faire souffrir inutilement nos
malades, les cas de réussite par ces moyens
étant *excessivement* rares.

En outre du traitement curatif de l'épilepsie, nous avons encore le traitement palliatif ou préservatif de l'accès. Quand il
s'annonce par quelques prodromes, Pinel
veut que le malade, s'armant d'un flacon
d'ammoniaque, le place sous ses narines
pour le flairer, assurant que par ces inspirations l'attaque a été prévenue. Hufeland préconise le vomitif, l'huile animale de Dippel,
et surtout la poudre de racine d'armoise, à
la dose d'un gros, prise dans de la bière
chaude, en se mettant au lit aussitôt après.
Et, dans le cas où l'accès serait précédé par
l'*aura*, tous les praticiens ont observé qu'il
suffit de garrotter fortement le membre au
poignet ou au-dessus des malléoles, pour en
empêcher l'établissement. Enfin pendant la
durée de l'accès, il faut laisser le malade
se débattre, ne lui rien donner ni par le
haut ni par le bas, et éviter seulement qu'il
ne se blesse en se débattant.

Quoique nous nous occupions beaucoup
plus de pratique que de science, nous rap-
porterons un fait d'épilepsie avec *visions
fantastiques* pendant l'accès, circonstance
peut-être unique dans les fastes de l'art médical. Il a été inséré dans le Bulletin de
l'Académie royale de médecine de Paris,
et nous le reproduisons article NÉVROSE, où il
nous a paru être bien mieux placé. *Voy.* NÉ-
VROSE.

Épilepsie des enfants ou *éclampsie*. On a
traité à part, nous ne savons pas trop pourquoi, de l'épilepsie qui attaque les enfants
en bas âge. Ne voyant pas trop de quelle
utilité cela peut être pour la pratique, et
n'admettant pas d'ailleurs la différence que
l'on a voulu établir entre cette épilepsie et
celle qui attaque les adultes, nous aurions
gardé le silence, si nous n'avions voulu faire
ressortir la nécessité de remonter dans tous
les cas à la cause de l'épilepsie : cette maladie, chez les jeunes enfants, pouvant être
symptomatique d'acidités dans les PREMIÈRES
VOIES (*Voy.* ces mots), d'une HYDROCÉPHALIE
(*Voy.* ce mot), d'un état vermineux (*Voy.*
VERS), et surtout de la mauvaise habitude
que certaines nourrices ont de faire manger
de la bouillie à leur nourrisson ; c'est là une

des causes les plus fréquentes de l'éclampsie.

ÉPIPHÉNOMÈNE, s. m., *epiphænomenum*, de ἐπι-φαινόμενον, symptôme surajouté aux symptômes dont la manifestation forme le caractère propre et spécial de la maladie.

EPIPHORA, s. m., *epiphora*, — écoulement continuel des larmes sur la joue, consécutif à l'obstruction des points lacrymaux.

EPISPADIAS, s. m., de ἐπί-σπάω, j'écarte sur. — On donne ce nom à un vice de conformation par lequel le canal de l'urètre, au lieu de s'ouvrir à l'extrémité du gland, s'ouvre à la face dorsale de la verge.

Comme ce vice peut devenir une cause d'*infécondité*, il faudrait, si le canal de l'urètre n'est pas entièrement oblitéré, ou si l'ouverture n'est pas trop rapprochée de la racine de la verge, rétablir le canal par une opération chirurgicale, confiée à un homme de l'art.

ÉPISPASTIQUE, s. m. et adj., *epispasticus* de ἐπι-σπάω, j'attire sur, ou j'amène au-dessus. C'est l'expression dont on se sert pour désigner l'action de certaines substances liquides ou solides qui, appliquées sur un point quelconque de la surface du corps, déterminent de la rougeur, de la chaleur et une douleur plus ou moins vive, en un mot tous les phénomènes du phlegmon, poussé jusqu'à la formation d'ampoules. Tels sont les effets du sinapisme laissé trop longtemps, des vésicatoires, etc.

ÉPISTAXIS, s. f., *epistaxis*, de ἐπί στάζω, je coule goutte à goutte, dessus. (*Voy.* HÉMORRAGIE NASALE.)

ÉPUISEMENT, s. m., prostration des forces (*Voy.* ADYNAMIE).

ÉPULIS, s. f., *epulis*, de ἐπί οὖλον, sur la gencive : petite excroissance ou tubercule qui se forme sur les gencives. — Ces tumeurs, qui reconnaissent ordinairement pour cause le scrofule, le vice syphilitique, la cachexie cancéreuse, scorbutique, etc., et quelquefois seulement une irritation chronique, ou une contusion plus ou moins forte, etc., se guérissent ou par des émollients, des topiques astringents ou escarotiques, l'excision ou l'extirpation ; ou bien par un traitement approprié aux états diathésique, scrofuleux, vénérien, cancéreux ou autre.

ERGOT. *Voy.* NÉCROSE.

EROTOMANIE, mélancolie amoureuse. *Voy.* MALADIES MENTALES.

ÉRYSIPÈLE, s. m., *erysipelus*. — Maladie caractérisée par une inflammation superficielle de la peau, avec fièvre, rougeur tirant un peu sur le jaune, inégalement circonscrite, disparaissant sous la pression du doigt pour reparaître ensuite, et s'accompagnant de chaleur, de tuméfaction et de douleur dans la partie phlogosée. Assez souvent celle-ci est parsemée çà et là de petites pustules, qui se changent bientôt en vésicules et tombent, en se desséchant, sous forme d'écailles, comme la dartre farineuse. *Voy.* DARTRE.

Indépendamment de la disparition subite, par la pression, de la rougeur luisante de l'érysipèle, symptôme caractéristique, il en est un autre qui se tire de la mobilité avec laquelle il se déplace et disparaît de lui-même d'un point pour reparaître dans un autre (*érysipèle ambulant*). Du reste, c'est principalement à la face qu'il paraît ou se fixe le plus souvent, et alors il est précédé ou accompagné d'un état soporeux : dans ce cas ce n'est guère avant le septième ou le neuvième jour qu'il se termine.

L'érysipèle se manifeste principalement dans les pays chauds, pendant une constitution médicale bilieuse, après que l'individu qui en est atteint a éprouvé un secret dépit, une violente colère, une frayeur forte, est resté exposé aux rayons du soleil, a mangé des écrevisses ou des moules (cause particulière d'érysipèle pour certaines personnes), etc.; et par conséquent ne réclame guère d'autre traitement que celui des autres maladies bilieuses régnantes : c'est pourquoi, lorsque la réaction fébrile est forte, on emploie quelques délayants pendant un ou deux jours, et même une petite saignée, si le sujet est vigoureux; puis on émétise le malade. Deux jours après, on lui donne une purgation, et il est rare qu'avec cela l'érysipèle ne se dissipe pas.

En disant que l'érysipèle se montre ordinairement pendant une constitution bilieuse, nous ne prétendons pas nier qu'il se montre parfois aussi pendant d'autres constitutions médicales, car nous serions en opposition avec les faits, qui établissent qu'il apparaît aussi pendant la durée des maladies catarrhales et comme complication de celles-ci. Dans ce cas, des sudorifiques légers en boisson sont utiles, surtout si l'érysipèle éclate après un refroidissement.

Localement on peut diminuer la rougeur en saupoudrant la partie enflammée avec de l'amidon en poudre, ou de la fleur de sureau pulvérisée; tout répercussif doit être soigneusement évité; il serait nuisible.

En outre, à cause de la facilité avec laquelle l'érysipèle s'étend de proche en proche aux parties voisines, on a conseillé généralement, dans ces derniers temps, de le circonscrire au moyen du nitrate d'argent : cela nous paraît complétement inutile, les érysipèles de la face que nous avons soignés ayant envahi successivement tout le cuir chevelu du crâne, sans qu'il en soit *jamais* résulté rien de fâcheux pour nos malades.

De même, la formation des vésicules à la surface de l'érysipèle ne change rien au traitement de la maladie; seulement on se contente de percer ces ampoules à leur base, et de les déprimer, afin que l'air n'y pénètre pas. Si par hasard l'épiderme était enlevé, on enduirait les plaies de crème; on les lotionnerait avec de l'eau de chaux battue avec parties égales d'huile d'œillette et de lin : s'il y avait enfin une tendance à la putridité et à la gangrène, on aurait recours aux analeptiques et aux toniques. *Voy.* ADYNAMIE.

L'érysipèle, à cause de la facilité très-grande qu'il a à se déplacer, disparaît quelquefois, surtout si on applique des répercussifs, et peut déterminer, par sa rétrocession sur un organe important, des accidents inflammatoires graves et même mortels. Dans ces circonstances fâcheuses, rien n'est plus urgent que de rappeler l'érysipèle, ou du moins de le compenser ; ce qu'on obtient en appliquant un sinapisme sur le point qu'il occupait, et en donnant à l'intérieur les bols camphrés et nitrés (2 grains de nitre et 1 grain de camphre, de deux en deux heures).

Dans les cas graves, on saigne, on met un vésicatoire sur le siége primitif de l'éruption, et on donne le camphre uni au nitre comme il vient d'être dit.

ÉRYSIPÈLE PHLEGMONEUX. L'inflammation érysipélateuse ne se borne pas toujours à la peau, souvent elle s'étend et affecte également le tissu cellulaire sous-cutané, ou bien elle ne se manifeste qu'à la suite d'un œdème, ou infiltration séreuse ; de là les noms d'érysipèle phlegmoneux et celui d'érysipèle œdémateux qu'on leur a donnés.

Dans l'un et l'autre de ces érysipèles, la maladie est grave, vu la facilité avec laquelle la gangrène s'empare de la partie enflammée. Heureusement qu'il est assez facile de la reconnaître, le gonflement énorme de la partie malade uni à cet empâtement œdémateux de la peau, qui fait qu'en comprimant la tumeur érysipélateuse, le doigt y forme une empreinte semblable à celle qu'on obtient en pressant du doigt de la cire molle, ce caractère, dis-je, étant un signe tout à fait pathognomonique.

Lorsqu'il en est ainsi, le moyen de guérison le plus sûr, et qui nous a constamment réussi , c'est le vésicatoire appliqué sur toute la surface de l'érysipèle. Ce moyen, que Delpech, notre maître, a proposé, et qu'il employait toujours, a eu, dans ses mains et dans les nôtres, des succès si constants, que nous n'avons jamais eu la pensée d'en employer un autre. A ce propos nous devons faire observer qu'il ne faudrait pas confondre l'érysipèle phlegmoneux avec celui qui accompagne quelquefois les lésions traumatiques (plaies d'armes à feu, d'armes blanches). Chaque fois que ce dernier s'est montré (ambulance du bazar Bonne-Nouvelle, où nous étions en juin 1848), nous en avons toujours arrêté les progrès, circonscrit le siége et amené leur guérison en recouvrant la surface enflammée soit avec de l'amidon en poudre, qu'on renouvelait à chaque pansement, soit, dans les cas plus graves, avec la pommade au nitrate d'argent.

Nous ne parlerons pas en ce lieu de l'érysipèle qui entoure, sous forme de ceinture, la poitrine ou une des régions de l'abdomen, cet érysipèle devant être l'objet spécial d'un article. *Voy.* Zona.

ÉRYTHÈME, s. m., *erythema*, de ἐρύθημα, rougeur. — C'est une inflammation superficielle de la peau qui ressemble beaucoup à l'érysipèle, mais qui en diffère en ce qu'elle n'est jamais vésiculeuse, et qu'elle ne s'accompagne jamais de fièvre. Des bains , un régime rafraîchissant, etc., la font disparaître facilement.

ESCAROTIQUE, s. m. et adj., *escaroticus*, de ἐσχάρα, escarre. — C'est le nom qu'on a donné à toute substance qui, appliquée sur une partie vivante, l'irrite violemment, la désorganise et la fait tomber en mortification, en Escarre (*Voy.* ce mot). Les alcalis caustiques, les acides minéraux concentrés, plusieurs sels métalliques, etc., ont cette propriété.

ESCARRE, s. f., *eschara*, ἰσχύρα, croûte.— L'escarre est une espèce de croûte noire ou brunâtre, qui résulte de la mortification et de la désorganisation d'une partie vivante, soit qu'elle survienne spontanément à la suite d'une inflammation, soit qu'elle résulte de l'action d'un Caustique (*Voy.* ce mot).

ESQUINANCIE. *Voy.* Angine.

ESSENTIEL, adj.—Il s'applique, en pathologie, aux maladies organiques ou vitales indépendantes de toute autre affection primitive; c'est par là qu'elles se distinguent des maladies symptomatiques. *Voy.* Maladie, Classifications.

ESTHIOMÈNE , nom donné à l'ulcère rongeant. *Voy.* Ulcère.

ESTOMAC, s. f., *ventriculus*, γαστήρ. — C'est un organe ou réservoir musculo-membraneux, conoïde, allongé, recourbé d'avant en arrière et de haut en bas, suivant sa largeur, légèrement aplati sur les deux faces, situé dans l'épigastre et une portion de l'hypocondre gauche, au-dessous du diaphragme, au-dessus de l'arc du colon et du meso-colon transverse, entre la rate et le foie. Il communique en haut avec l'œsophage, auquel il est uni par son ouverture cardiaque ; et en bas avec le duodenum, au moyen d'une ouverture dite pylorique, garnie d'un bourrelet circulaire et aplati, fibreux, perpendiculaire à l'orifice, destiné à favoriser l'occlusion complète de l'estomac lorsqu'il se contracte sur la pâte alimentaire. Ce bourrelet, c'est la valvule pylorique.

Trois tuniques concourent à sa formation. Elles ont pour usages, savoir, la séreuse ou membrane externe, celui de maintenir le viscère dans les conditions nécessaires pour qu'il puisse remplir ses fonctions sans se rompre; la musculeuse ou moyenne, celui de presser, à l'aide de ses fibres longitudinales, circulaires et obliques, la pâte alimentaire pour qu'elle s'imprègne des mucosités par lesquelles elle est baignée; et enfin la muqueuse ou membrane interne, celui d'exhaler le suc gastrique.

Les artères de l'estomac viennent de la coronaire stomachique, des deux gastro-épiploïques, de la pylorique et de la splénique; ses veines se terminent à la veine-porte : ses nerfs sont fournis par le pneumo-gastrique et les trois divisions du plexus cœliaque.

L'estomac est l'organe de la chymification. *Voy.* Digestion.

ÉTAIN, s. m., *stannum*. — Employé journellement aux besoins des hommes, l'étain est si connu par ses propriétés physiques, qu'il serait superflu d'en faire la description. Nous dirons cependant que, remarquable par sa blancheur éclatante, léger, mou, ductile, il s'oxyde diversement et peut, en se combinant à d'autres substances minérales, être utilisé à plus d'un titre.

L'étain, considéré en tant qu'il jouit de propriétés médicinales, nous constaterons que, comme anthelminthique, c'est de tous les métaux, après le mercure, celui qui a joui de la plus grande réputation. Déjà, vers le milieu du xvii° siècle, la limaille d'étain, à la dose d'un demi-gros à un gros, était conseillée contre le ténia ou ver solitaire, et cette dose était répétée plusieurs jours de suite. Plus tard cette propriété vermifuge a été constatée avec des succès trop marquants pour qu'on puisse douter de son efficacité : entre autres autorités que nous pourrions citer, se trouvent celles de quelques médecins anglais et italiens, et parmi eux Rudolphe, qui en donnait jusqu'à cinquante grammes dans un sirop ou un électuaire.

Il y a plusieurs procédés à suivre pour l'administration de l'étain. Alston employait la poudre très-fine de ce métal, à la dose de trente-deux grammes, après avoir commencé le traitement par un purgatif. Il mêlait cette substance avec cent vingt-huit grammes de mélasse ; le troisième ou le quatrième jour il donnait la moitié de cette dose, et finissait la cure par un purgatif. L'étain, en substance, entre dans l'électuaire vermifuge de Spielman, qui a joui lui aussi d'une certaine célébrité ; il se compose avec :

Pr. : étain pur et mercure coulant distillé... de chaque une once : Faites un amalgame S. A., et ajoutez : carbonate de chaux purifié et magnésie anglaise... de chaque une once ; puis mêlez exactement et incorporez le tout dans : conserve d'absinthe... trois onces ; sirop de menthe... S. Q., pour donner au mélange la consistance d'un électuaire. Dose, un gros le matin et autant le soir, tous les jours.

Nous en dirons autant de la poudre de Brugnatelli, qui n'est autre chose que le sulfure d'étain, qu'il administrait pulvérisé, soit seul, soit mélangé avec du sucre ou de la magnésie, à la dose de quatre grammes, quatre fois par jour, aux personnes qui avaient des vers ou le ténia.

ÉTAT, s. m., *status*, ἀκμή. — C'est le plus haut degré de violence, l'apogée, où peuvent arriver les symptômes d'une maladie pendant la période d'*augment*.

ÉTHER, s. m., *œther*, αἰθήρ, air, de αἴθω, je brûle, j'enflamme. — Nom générique donné à des liquides très-odorants, incolores, limpides, très-légers et inflammables, doués d'une très-grande volatilité, d'une odeur pénétrante, suave, cordiale, d'une saveur légèrement chaude et caustique, puis tout à coup froide et aromatique, qui proviennent de la distillation des acides par l'alcool. On en fabrique de plusieurs espèces, distinguées entre elles par le nom de l'acide qui a servi à la distillation ; à savoir : l'éther *sulfurique*, l'éther *muriatique*, l'éther *nitrique*, l'éther *acétique* et l'éther *phosphorique*.

On emploie de préférence en médecine l'éther sulfurique ; c'est pourquoi nous le prendrons pour type, dans l'énumération que nous allons faire des propriétés physiologiques et thérapeutiques des éthers.

A l'état sain, quand on prend une certaine quantité d'éther sulfurique, un gros et demi en une seule fois, par exemple, comme l'a fait M. Trousseau, rien ne peut rendre la sensation qu'on éprouve lorsque le liquide est dans la bouche et qu'on veut l'avaler. C'est une explosion de suffocation insolite de chaud et de froid, si pénétrants et si intenses, qu'on ne peut analyser ce chaos d'impressions. Ce qui reste, c'est une chaleur assez vive qui, à mesure que le liquide descend (la déglutition en est fort laborieuse), se fait sentir à l'œsophage, puis à l'estomac. Une fois que le goût et l'odorat cessent d'être affectés par la saveur spéciale et l'odeur subtile et suave de l'éther, les phénomènes consécutifs sont ceux produits par l'alcool, avec cette différence que ces derniers sont plus prononcés, s'étendent bien plus aux organes de la circulation, se dissipent moins promptement, et jettent dans une stupeur fatigante, une ivresse crapuleuse ; tandis que l'action de l'éther se borne à exalter un peu, mais subitement, la susceptibilité sensoriale, avec quelques légers vertiges, auxquels succède bientôt une certaine obtusion des sens, comme elle serait produite par l'interposition d'une gaze très-fine entre les stimulants extérieurs et toutes les surfaces de relation, en particulier celles de l'œil, de l'oreille et des instruments du tact et de la vue. Joignez à cela un peu de tumulence à la conjonctive, quelques fourmillements erratiques parcourant assez agréablement la peau des extrémités, tout cela s'évanouissant au bout d'une heure, et faisant place à un grand bien-être, à une réfocillation fort salutaire et à un appétit extraordinaire. Le pouls et la chaleur ne sortent guère de leurs limites physiologiques, et la sécrétion urinaire n'augmente pas.

L'éther sulfurique a été classé parmi les antispasmodiques diffusibles ou stimulants ; on comprend dès lors qu'il ne convient guère que dans les névroses par atonie, alors qu'on veut obtenir un effet immédiat. C'est pourquoi, dans les maladies flatulentes par faiblesse des voies gastriques, dans la syncope, etc., on se sert de quelques gouttes d'éther versées sur un morceau de sucre, que l'individu croque et avale rapidement, ou de la vapeur d'éther qu'on fait inspirer aux malades : sous ce rapport, nous ferons observer qu'il est bon de s'assurer, avant de placer un flacon sous le nez d'une hystérique tombée en syncope, ou qui se trouve dans un accès d'hystérie ; il faut s'assurer dis-je, si elle ne *craindrait* pas l'odeur de l'éther, attendu que, dans ces cas, les inspirations éthérées prolongent l'accès ; nous avons été témoin plusieurs fois de ce fait, et c'est pourquoi nous le signalons. Hors ces cas, les aspirations d'éther pur, une cuillerée à café d'éther que l'hystérique avale, quand la déglutition n'est pas empêchée par le spasme de l'œsophage (boule hystérique), déterminent une stimulation organique et vitale qui est fort avantageuse. Du reste, les médecins l'ont si bien senti, qu'il est rare que l'éther n'entre pas dans les potions calmantes que l'on donne aux personnes nerveuses dont l'estomac est faible et paresseux.

Il y a longtemps que cette vertu *cordiale*

de l'éther a été constatée; car déjà dès 1768
Smith en faisait le plus grand éloge, assurant l'avoir employé avec succès comme cor-
dial et antispasmodique dans les fièvres nerveuses, malignes et contagieuses, et en particulier contre le typhus des prisons. Chose
remarquable, ce remède a rendu le pouls
moins fréquent, diminué la chaleur, les angoisses et le tremblement, réprimé la trop
grande irritabilité de l'estomac et provoqué
une transpiration douce et soutenue, qui,
loin d'affaiblir le malade, le ranimait. Il l'a
donné seul avec succès dans les fièvres pétéchiales, et s'appuie enfin de l'autorité de
deux grands praticiens qui ont fait la même
observation dans les fièvres malignes et pestilentielles des Indes occidentales, savoir :
le docteur Chisholm et M. Poissonnier : l'un
et l'autre s'accordent à préconiser l'éther
comme le meilleur remède qu'on puisse employer dans ces maladies, pour soutenir les
forces, prévenir la putridité et mettre les
malades en état de supporter le quinquina.
En outre, Davidson dit avoir administré deux
gros d'éther sulfurique au moment de l'invasion de l'accès des fièvres intermittentes,
et d'avoir prévenu par là le développement
de la période de chaleur.

Ce n'est pas tout: Bourdier a proposé un
traitement du ténia par l'éther; et voici comment il conseille de procéder. Le malade
prendra, le matin à jeun, un gros d'éther
sulfurique dans un verre d'une forte décoction de fougère mâle; une heure après, le ver
étant supposé assoupi par l'action anodine de
l'éther, l'individu avale deux onces d'huile
de ricin, pour l'expulser des voies digestives. Si on suppose que l'animal soit dans
l'intestin, on le place entre une potion éthérée prise par la bouche et un lavement contenant deux gros du même vermifuge, puis
on donne la purgation. Lorsque le ténia est
dans l'estomac, l'effet est certain.

Si, de l'usage interne de l'éther, nous passons à son application à l'extérieur, nous
verrons que, mis sur la peau du front, par
exemple, il détermine une sensation de froid
subite et forte, qui a été utile dans certaines céphalalgies intenses, quelques migraines, etc.; qu'employé en frictions sur les
parties souffrantes, il peut être mis au rang
des topiques et des antispasmodiques, trouvés utiles dans les douleurs de goutte et de
rhumatisme, surtout quand il s'y joint un
affaiblissement nerveux; il agit dans ces cas,
comme dans ceux de lombago ou de sciatique, en déterminant une douce chaleur à la
peau et une transpiration avantageuse, sans
augmenter l'irritation ni l'érétisme.

Nous ne devons pas oublier que Charles
Ludwig Schmatz, médecin à Pirna, rapporte
une observation très-intéressante sur son
utilité dans les hernies étranglées. Dans deux
circonstances, après avoir tenté inutilement
la réduction, il s'avisa de verser sur la hernie
une certaine quantité d'éther sulfurique :
bientôt la tumeur se ramollit, diminua de
volume, et la réduction s'opéra facilement.

Il n'est pas jusqu'au dégagement de l'éther

en vapeurs qui n'ait aussi son degré d'utilité,
en dehors de ceux dont il a déjà été question. Ainsi, les uns ont constaté les bons effets de l'éther, dans l'asthme spasmodique
(Pinel, Alibert, etc.), dans le croup aigu, si
redoutable aux enfants, et moi, dans les névralgies profondes de l'œil. Pour cela le malade versait une certaine quantité d'éther dans
le creux de la main, et en couvrait l'œil jusqu'à ce que la sensation de froid que le liquide détermine ne se fît plus sentir.

Communément on administre l'éther à
l'intérieur à la dose de quinze, vingt, trente
ou quarante gouttes; mais comme ce liquide
s'évapore avec une grande facilité, quand on
doit en continuer l'usage pendant quelques
jours, mieux vaut employer le sirop, en ayant
le soin, chaque fois qu'on en avalera une cuillerée à café (c'est là dose), de bien agiter le
flacon, l'éther, plus léger que le sirop, montant toujours à la surface de ce dernier pendant le repos. Chaque once de sirop contient
environ un gros d'éther; c'est une liqueur
fort agréable au goût et sans inconvénient.

L'éther *acétique*, quoique moins employé
que le précédent, jouit cependant des mêmes
propriétés; mais comme son action est moins
énergique, il faut en tripler la dose, sans
quoi ses effets seraient à peu près nuls.

L'éther *nitrique*, quoique prôné comme
ayant des propriétés calmantes supérieures
à celles de l'éther sulfurique, ne s'administre
pas cependant à moindres doses: on l'emploie
dans les mêmes cas.

Quant à l'éther *muriatique*, on ne s'en sert
pas, parce qu'il est si volatil qu'il entre en
ébullition dès qu'on le verse sur la main, et
s'évapore.

ÉTHÉRISATION. — Les effets de l'éthérisation, à laquelle on a substitué plus tard
le chloroforme, sont trop bien constatés aujourd'hui et trop répandus dans le domaine
public, pour qu'il soit nécessaire de les constater de nouveau; il nous suffira donc d'exposer dans cet article comment on éthérise
et comment on chloroformise, de défendre
ensuite les inspirations d'éther et de chloroforme contre l'enthousiasme trop exagéré
des uns et contre une répulsion trop prononcée des autres, pour que nos lecteurs possèdent tout ce qu'il faut savoir sur l'éthérisation.

Depuis longtemps les chimistes qui fabri-
quent l'éther avaient reconnu que la vapeur
d'éther sulfurique, quand elle est inspirée en
grande quantité, produit une sorte d'engourdissement général et de stupeur. M. Jackson,
de Boston, ayant eu l'idée de mettre à profit
la propriété anesthésique de ce liquide, fit
part de sa découverte à M. Morton, dentiste,
et celui-ci ayant pratiqué, *sans douleur*, l'a-
vulsion des dents malades sur différents individus à qui il avait fait respirer de l'é-
ther, ces messieurs, en industriels habiles,
exploitèrent pendant quelque temps, à leur
profit, la merveilleuse découverte qu'ils
avaient faite, et pour laquelle ils prirent des
brevets d'invention. Malheureusement pour ces
messieurs, l'éther est si volatile, et son odeur
pénétrante si facile à distinguer, que le secret

fut bientôt éventé et des expériences tentées, d'où il résulta qu'en 1846 plusieurs praticiens de mérite, Bigelow, Warren, Heygard, etc., pratiquèrent diverses opérations fort graves, et généralement très-douloureuses, sur des sujets engourdis par l'éther : ils obtinrent un succès complet.

Aussitôt le bruit s'en répandit en Angleterre, en France, où nos premiers chirurgiens s'empressèrent de mettre à profit la propriété anesthésique de l'éther sur l'homme, pendant que plusieurs membres de l'Institut de France expérimentaient sur des animaux vivants. Le succès ayant répondu aux espérances qu'on en avait conçues, l'éthérisation resta donc comme une des grandes ressources de l'art chirurgical.

Comment procède-t-on pour endormir la sensibilité chez l'individu qu'on veut opérer ? Bien des appareils ont été proposés, mais comme ils se rapprochent tous plus ou moins les uns des autres, nous n'en indiquerons que les plus simples, désignant chacun d'eux par le nom de leurs inventeurs.

1° *Appareil Bigelow.* Il se sert d'un petit vase globulaire de cristal à deux tubulures et à deux goulots, contenant l'éther et des éponges destinées à agrandir le champ de la surface vaporisante. Une des ouvertures laisse pénétrer l'air dans l'intérieur du vase, où il se charge de vapeurs, et il passe dans cet état par l'autre goulot pour être inspiré par le malade. Une soupape, placée à l'entrée du goulot par lequel le malade inspire, empêche que l'air expiré par le sujet ne rentre dans le flacon et ne vicie la vapeur médicamenteuse.

2° *Appareil Charrière.* Adoptant le procédé américain de M. Bigelow, il s'est servi d'un ballon de verre très-évasé par le bas, afin d'offrir une vaste surface vaporisante, où il a placé également des éponges. Les deux tubes pénètrent par un seul goulot, et celui qui est destiné à porter la vapeur dans les voies respiratoires est long, flexible, comme une canule en caoutchouc, et terminé par une embouchure garnie de cuir, qui s'adapte exactement autour de la bouche du malade. Un système de soupapes assez ingénieux permet au sujet d'inspirer et d'expirer par le même tube, avec la même facilité, l'air extérieur étant empêché d'entrer dans les fosses nasales par l'occlusion des narines à l'aide d'un pince-nez qui les maintient comprimées.

De même que M. Hérapath de Bristol avait substitué au vase de verre de Bigelow une grosse vessie de bœuf, destinée à en faire l'office, de même M. Morel-Lavallée a substitué au grand matras de M. Charrière, un flacon de la plus petite dimension, afin que l'absence de surface vaporisante fût compensée par la chaleur. Or, comme il suffit de tenir le flacon dans la main pour que l'éther se volatilise en grande quantité, cet appareil est d'un effet très-puissant : il a en outre l'avantage d'être très-portatif.

Chloroforme. Il n'était bruit dans le monde que des effets surprenants de l'éthérisation, lorsque parut dans un journal de Paris, l'*Union médicale*, le compte rendu d'un mémoire que venait de publier le docteur Simson, d'Edimbourg, sur les résultats remarquables qu'il avait obtenus avec un nouvel agent anesthésique, avec le *chloroforme*. Et comme il résulte de ce remarquable travail que les effets du chloroforme sont aussi constants, aussi durables, mais qu'*ils se dissipent beaucoup plus facilement* et laissent moins d'engourdissement ; les esprits se tournèrent vers ce corps nouveau ; on fit de nouvelles expériences, et en définitive le chloroforme a supplanté l'éther. Il est vrai que, d'après les conclusions que le docteur Simson a cru pouvoir tirer de ses premières recherches, conclusions qui se sont confirmées dans des expériences ultérieures, il résulte :

1° Qu'il faut beaucoup moins de chloroforme que d'éther pour produire de l'insensibilité : cent à cent vingt gouttes, et quelquefois beaucoup moins, suffisent.

2° Son action est beaucoup plus rapide et complète ; elle est généralement plus durable. Il suffit souvent de dix à vingt larges aspirations. Le temps de l'opérateur est donc épargné et en outre la période d'excitation qui appartient à tous les agents narcotiques, se trouve abrégée, ou même annulée. Au point de vue pratique, le malade n'offre pas la même tendance à l'hilarité et au bavardage.

3° L'inhalation du chloroforme est beaucoup plus agréable que celle de l'éther.

4° En raison de la petite quantité de chloroforme qui est nécessaire, son emploi sera moins coûteux que celui de l'éther.

5° Son parfum est loin d'être désagréable, son odeur ne s'attache point aux vêtements, et il ne s'exhale point d'une manière désagréable de la poitrine qui l'a inspiré, comme cela a lieu si généralement pour l'éther.

6° Comme il en faut beaucoup moins, il est beaucoup plus facile à transporter que l'éther.

7° Il ne réclame l'emploi d'aucun appareil ou instrument. Il suffit, en général, pour obtenir l'effet voulu en une ou deux minutes, de répandre un peu de ce liquide dans le creux d'une éponge, de forme concave, ou sur un mouchoir de poche, ou sur un morceau de papier, qu'on tient sur la bouche ou sur les narines, de manière que l'inspiration en soit très-forte.

A l'historique de l'éthérisation et du chloroforme, faisons succéder l'exposé des effets physiologiques que leur inspiration produit ; si nous les avons réunis sous un même chef, c'est qu'ils sont identiques, sauf que l'action du chloroforme est généralement et plus prompte et plus douce que celle de l'éther.

Abstraction faite des phénomènes individuels (car tous les sujets ne sont pas également impressionnés par les inspirations éthérées), et quel que soit l'appareil employé, lorsque le liquide dont on se sert a été obtenu dans toute sa pureté, le malade éprouve ordinairement un sentiment de chaleur et de picotement à la gorge et dans les branches qui provoque souvent la toux. Chez beaucoup de personnes, cet effet ne dure que quelques instants; chez d'autres, il est plus intense et exige que les sujets le quittent et le reprennent à plusieurs reprises, pour que les conduits aériens s'habituent à l'action des éthers. On les a bien accusés aussi de produire des nausées et le vomissement, et même l'excoriation des lèvres, quand on applique immédiatement le liquide sur la bouche; mais on a reconnu que dans les cas où ces accidents sont survenus, c'est que le chloroforme avait été mal préparé : aujourd'hui on ne se plaint plus de rien de pareil.

L'éducation des organes faite et les inspirations pouvant être continuées, à la chaleur, au picotement, à la toux, succède d'abord une sorte d'engourdissement de la tête avec chaleur, comme dans les commencements de l'ivresse par des liqueurs alcooliques. Cet engourdissement se répand insensiblement et promptement par tout le corps; d'abord, aux extrémités inférieures et puis aux supérieures, puis au tronc, s'accompagnant, dans les organes sensibles, d'une sensation de chaleur agréable, d'une sensation de fourmillement, de tremblement, ou de vibration semblable à celle qu'on éprouve en touchant un corps vibrant, une grosse cloche qui résonne. L'ensemble de ces deux sensations, dit M. Gerdy, parvenues à leur apogée, est une sensation obtuse très-agréable et remplie de volupté, une impression analogue à celle de l'ivresse;.... c'est cet engourdissement qui, en émoussant la sensibilité tactile générale, diminue la douleur pendant les opérations. En dehors de ces phénomènes, nous le répétons, tout ce qu'on observe est individuel et tient aux idiosyncrasies.

Nous croyons inutile de dire quels sont les avantages que la thérapeutique chirurgicale retire de l'application du chloroforme dans la pratique des grandes opérations ; mais ce que nous croyons devoir signaler, c'est que toute découverte, quelle que soit son importance et son utilité, rencontre d'abord, et même dans tous les temps, des détracteurs ardents à en rabaisser le mérite; et des antagonistes toujours prêts à en signaler les inconvénients et qui les exagèrent; et cela avant de s'être assurés par eux-mêmes, ou par le témoignage authentique des hommes compétents et désintéressés, si ces inconvénients étaient la conséquence nécessaire, inévitable, du moyen proposé et mis en usage, ou seulement le résultat possible de l'inexpérience des chirurgiens qui l'ont employé.

Il est vrai aussi que, par compensation, car l'esprit humain est ainsi fait, que se plaçant complaisamment dans les extrêmes, la plupart des hommes adoptent aveuglément ce que bien d'autres repoussent sans examen, sitôt que le chloroforme a été connu, il s'est trouvé des médecins qui, sans attendre que l'expérience eût prononcé sur la valeur fictive ou réelle du moyen proposé, s'en sont faits à tout *jamais* les apôtres fervents, les prôneurs, et y restent attachés *quand même*.

Heureusement pour la science et l'humanité, qu'au milieu de ces disciples fidèles, fanatiques, et leurs antagonistes non moins exaltés, il y a une troisième classe d'hommes qui, plus sages, plus raisonnables que les autres, cherchent sans passion aucune à apprécier, par un examen attentif et raisonné de la chose, ce qu'il y a réellement de bon et d'utile, ou de faux et d'exagéré, dans les opinions contraires, et qui posent ensuite les limites dans lesquelles chacun doit rester, s'il veut être complétement dans le vrai. C'est donc à la raison éclairée, à la conscience droite de ceux-ci que nous en appellerons, à propos du chloroforme qui, malgré les avantages réels que nous avons signalés, rencontre néanmoins encore aujourd'hui, même parmi les praticiens, de nombreux opposants à son acceptation définitive; que sera-ce donc parmi les gens du monde? Voici du reste comment nous avons appris leur opposition.

L'an dernier, en causant sciences physiques avec une personne d'esprit et de sens, et que je ne soupçonnais pas avoir de l'antipathie pour les inspirations chloroformiennes, je lui appris que les journaux de médecine anglais rapportaient un nouveau cas de mort occasionné par l'emploi de ce procédé. Il s'agissait, selon le journal, d'une pauvre petite fille qui, devant subir à Shrawburg l'opération de l'extirpation de l'œil, fut soumise aux inspirations du chloroforme. Quatre grammes de ce liquide suffirent pour déterminer la mort, qui fut presque instantanée.

A peine avais-je terminé ma narration que la dame qui m'écoutait s'écria : Mais c'est affreux, une mort pareille! Croyez, docteur, que si j'ai un jour le malheur d'avoir à supporter n'importe quelle opération, je préférerais endurer les douleurs les plus cruelles plutôt que de me soumettre à ce dangereux anesthésique. N'en soyez pas étonné, ajouta-t-elle, je connais plus d'un médecin qui ne voudrait s'en servir dans *aucun cas*.

Que le vulgaire repousse obstinément et sans réflexion ce qu'il ne peut comprendre et expliquer, cela ne nous surprend guère; mais que les chirurgiens persistent à exclure systématiquement de leur pratique l'emploi des inspirations de chloroforme, c'est là une faute grave que nous devons nécessairement relever.

Ce n'est pas que j'aie la prétention de faire revenir de leur opinion, fille de l'ignorance et de la vanité, MM. les chirurgiens qui n'en veulent *dans aucun cas*, ce serait par trop prétentieux de notre part; mais comme ce n'est pas à eux que ce livre ou cet article est destiné, et que, dans leur aveuglement, ils s'efforcent d'entraîner, avec ou sans intention, les gens faibles et pusillanimes; il est de notre devoir à nous, défenseur de la vérité, de prémunir nos lecteurs eux-mêmes contre la sottise et l'incapacité, ou contre le langage artificieux de certains médecins, toujours envieux et jaloux de la gloire d'autrui

Pour cela, il nous suffira peut-être de dire avec franchise : Oui, il est vrai, et malheureusement trop vrai, que les inspirations de chloroforme ont été suivies d'accidents mortels ; oui, il est certaines conditions individuelles, idiosyncrasies, que le praticien ne saurait découvrir *a priori*, qui semblent s'opposer à ces inspirations ; oui, enfin, on a désigné quelques opérations chirurgicales qui excluent le chloroforme : mais nous nous hâterons d'ajouter, car cela est également vrai, que ces circonstances sont exceptionnelles, et que, dans bien des cas où la mort est survenue après les inspirations de chloroforme, ce malheur déplorable ne serait pas arrivé si l'opérateur avait mis plus de persistance dans l'emploi des moyens préconisés pour combattre l'état asphyxique, ou s'il n'avait pas trop compté sur leur efficacité. Expliquons notre pensée.

Les praticiens sont généralement d'accord que, pour dissiper l'asphyxie produite par le chloroforme, il faut exposer le malade à des courants d'air froid, lui asperger de l'eau froide sur la figure, lui titiller l'intérieur des narines, lui faire inspirer de l'ammoniaque liquide, et lui faire exécuter certains mouvements artificiels de la poitrine. Eh bien ! si l'on s'en était tenu constamment à l'action de ces moyens, tel docteur qui a ranimé son malade par l'insufflation directe de l'air *bouche à bouche* (on peut se servir également avec avantage d'un soufflet ordinaire, comme cela se pratique pour l'asphyxie par submersion) ; — et tel autre qui a rappelé des asphyxiés à la vie, en leur introduisant deux doigts profondément dans la gorge, jusqu'à l'œsophage, de manière à irriter et à dilater les parties qui donnent passage à l'air, et à faciliter ainsi l'expiration du gaz devenu délétère ; ces docteurs, disons-nous, auraient échoué dans leurs tentatives, et les statistiques compteraient quelques faits de plus, de mort occasionnée par le chloroforme. Ce qui est la confirmation de ce que nous disions tout à l'heure que dans quelques cas, toujours trop nombreux, les accidents deviennent mortels par la négligence, l'incapacité ou le manque de patience de la part de l'opérateur.

Il importe donc à tout malade qui devra être opéré, de faire un bon choix, la chose est facile, et de s'en remettre à la prudence, au savoir, à l'habileté du praticien, du soin de décider si l'opération doit ou non être précédée par des inspirations de chloroforme.

ÉTHIOPS, s. m., αἴθιωψ, de αἴθω, je brûle, et de ὤψ, visage, visage brûlé ou noir ; c'est le nom que les anciens ont donné à des chaux métalliques : les chimistes modernes l'ont remplacé par celui d'*oxydes*. Par suite de cette substitution, l'*éthiops martial* est devenu l'*oxyde de fer noir* (*Voy.* Fer), l'éthiops minéral, *sulfure* noir de Mercure (*Voy.* ce mot), etc.

ÉTIOLOGIE ou Ætiologie, s. f., *œtiologia*, ou αἰτία λόγος, discours sur les causes ; partie de la pathologie qui traite des causes des maladies. — Avant d'établir la distinction que l'on a donnée des causes des maladies,

nous ferons une observation générale qui nous paraît assez importante, c'est qu'on a trop généralisé l'acception de ce mot en appelant cause prochaine, ce par quoi la maladie est constituée, sa *nature*; or, si nous définissons la *cause* proprement dite : *Tout ce qui est susceptible d'opérer un changement notable dans l'organisme animal, soit que les propriétés vitales d'un ou de plusieurs organes se trouvent lésées, soit que la lésion se borne à l'organe lui-même*; on ne peut pas dire que la cause prochaine amène quelque chose, un changement, car c'est la maladie elle-même qui consiste dans ce changement, dans cette altération organique et vitale. Donc nous préférons substituer au mot cause prochaine, celui de Nature de la maladie (*Voy.* ce mot).

Les médecins qui se sont occupés de l'étude des causes des maladies (*pathogénie*), ont été conduits à les diviser, ces causes :

1° En *prédisposantes*, ou qui, par leur action constante, disposent le corps, le préparent au développement d'une maladie ; exemple : l'usage des boissons alcooliques, des aliments de haut goût, prédisposant à l'inflammation de l'estomac ;

2° En *occasionnelles* ou *déterminantes*, qui font éclater la maladie. Ici nous ferons remarquer, d'une part, qu'il faut, pour que les causes prédisposantes aient sur les êtres animés la faculté de les prédisposer aux maladies, que ces causes, dont l'action est identique ou à peu près, agissent de concert et sans antagonisme ; car si des causes opposées agissent en même temps et dans un sens contraire, l'action constante de telle boisson, de tel aliment, sera neutralisée par l'action d'une cause opposée, et la prédisposition ne s'établira pas. Je m'explique : sous l'influence climatérique des régions chaudes, l'usage des boissons toniques et des aliments très-excitants sera tellement contre-balancé par le mouvement d'expansion qui se fait de l'intérieur à l'extérieur, que l'estomac n'en sera pas mal impressionné ; au contraire, dans les climats froids, l'usage habituel de ces mêmes aliments et boissons dispose à la gastrite, l'impression du froid déterminant une concentration des forces vitales à l'intérieur.

Indépendamment de ces deux ordres de causes, on a admis encore :

3° et 4° Des causes *éloignées* et des causes *prochaines*, autres espèces qui se rapportent aux deux premières : les unes (*éloignées*) favorisant la prédisposition, et les autres (*prochaines*) hâtant l'invasion de la maladie ;

5° et 6° Des causes *physiologiques*, ou par réaction organique ; et des causes *matérielles*, c'est-à-dire sans réaction de la part des organes : expressions nouvelles qui s'appliquent aux diverses autres espèces de causes et n'expliquent pas davantage leur action. Enfin on a ajouté à ces causes :

7° Les causes dites *traumatiques*, ce qui est une assez bonne innovation ; et pourtant nous proposons de substituer au mot traumatiques le mot *efficientes*. Voici pourquoi je préfère cette dernière dénomination.

Les corps vivants possèdent un mécanisme que les agents externes peuvent facilement déranger, soit par une action mécanique physique et nécessaire (l'action d'un corps contondant qui blesse ou déchire, etc.), soit par une action chimique (les altérations organiques que les agents chimiques très-actifs déterminent); or, comme les effets de ces agents sont infaillibles, nécessaires, et qu'il n'y a pas de traumatisme de la part des agents chimiques, mieux vaut une dénomination qui embrasse un plus grand ordre de causes.

Somme toute, nous avons des causes qui *prédisposent* aux maladies et des causes qui les *occasionnent* ou les *déterminent*. On a bien voulu appeler plus particulièrement *déterminantes* les causes qui agissent en vertu d'un principe spécifique, le virus syphilitique, par exemple, mais en déterminant la vérole, n'est-ce pas qu'elle l'occasionne? Bref, on admettra si l'on veut ces distinctions, mais toujours est-il que, quelle que soit l'action des causes que nous avons énumérées, elles ont sur l'organisme, en général, ou une action sthénique, c'est-à-dire disposant à la pléthore sanguine, ou bien une action asthénique, c'est-à-dire produisant l'affaiblissement, l'épuisement plus ou moins considérable des forces; que si des causes opposées se neutralisent, il y aura des prédispositions individuelles, intermédiaires, suivant la puissance de ces neutralisations réciproques, qui, si elles sont insuffisantes sur un point, dans un organe, rendront cet organe plus particulièrement disposé à devenir le siège des maladies: ce sera là la *partie la plus faible* qu'a chacun de nous, et qui fait que, dix individus étant à la chasse, surpris par une forte averse, s'ils sont malades après le refroidissement occasionné par la pluie qui aura trempé leurs vêtements, l'un aura un rhumatisme articulaire, l'autre une angine, celui-ci une fluxion de poitrine, celui-là la diarrhée, etc.

Nous avons dit que certaines conditions atmosphériques, alimentaires, etc., en agissant sans antagonisme chez les individus d'un même pays, les prédisposeront aux maladies sthéniques ou aux maladies asthéniques; ayant énuméré les causes de la sthénie à l'article ÉLÉMENT INFLAMMATOIRE (*Voy.* ce mot), et celles de l'adynamie à l'article ÉLÉMENT ADYNAMIQUE, (*Voy.* ces mots), nous ne reviendrons pas là-dessus.

ÉTISIE ou HECTISIE, ÉTIQUE, *hectisis, hecticus*, — maladie qui dessèche l'habitude du corps, le maigrit, et rend l'individu plus ou moins étique. *Voy.* HECTIQUE.

ÉTOUFFEMENT, s. m., *suffocatio*. — Sans doute l'étouffement n'est autre chose que la *suffocation*, et cependant certains médecins emploient plus volontiers la première expression pour désigner le danger de la suffocation, ou l'état de dyspnée et d'oppression qu'on éprouve quand il n'arrive pas une assez grande quantité d'air oxygéné aux poumons. (*Voy.* DYSPNÉE.) C'est jouer sur les mots, car quand plusieurs personnes sont réunies dans un lieu clos où l'on manque d'air et où il fait très-chaud, elles diront indifféremment je suffoque ou j'étouffe, pour exprimer les sensations qu'elles éprouvent.

ÉTRANGLEMENT. *Voy.* HERNIE.

EUPHORBE, s. m., *euphorbia*, L.; εὐφόρβιον, Dioscoride, genre de plantes indigènes de la dodécandrie dodécagynie, L., famille des euphorbes. — Ces plantes sont toutes dangereuses en raison du suc laiteux qu'elles contiennent, suc âcre et caustique, comme le sont du reste toutes les espèces de tithymales.

Parmi celles dont Loiseleur-Deslongchamps a voulu constater les propriétés à l'aide d'expériences comparatives, on peut citer, l'*euphorbia cyparissias*, l'euphorbe cyprès, qui est une des plus âcres; l'*euphorbia Gerardina*, l'euphorbe de Gérard; l'*euphorbia silvatica*, ou euphorbe des bois; l'*euphorbia helioscopia* ou réveille-matin, etc., qui sont toutes irritantes à des degrés divers, mais assez énergiques pourtant, quelle qu'en soit l'espèce, pour solliciter des évacuations alvines, et fort souvent aussi pour faire vomir. Aussi ne s'en sert-on guère aujourd'hui que comme poudre sternutatoire, mêlée à du tabac.

Si l'on voulait administrer de l'euphorbe à titre de vomi-purgatif, il faudrait la donner sous forme pulvérulente, à la dose de quinze grains à un scrupule, que l'on prend en deux ou trois fois, à un quart d'heure de distance.

EXACERBATION, s. f., *exacerbatio*, — se dit de toute augmentation prononcée, ou *redoublement* des symptômes, qui ne commence pas par un frisson, et qui se modère après quelques heures d'existence, comme cela se remarque dans la plupart des fièvres continues (*Voy.* FIÈVRE); il est donc synonyme de *paroxysme*.

EXANTHÈME, s. m., *exanthema, efflorescentia*, de ἐξανθέω, je fleuris. — C'est le nom que l'on a donné à toute éruption, quelle que soit sa nature, qui a lieu à la surface du corps. Ainsi, la variole, la rougeole, la gale, etc., sont des maladies *exanthématiques*.

EXCITANTS, EXCITATION. — On se sert de cette dernière dénomination pour désigner l'augmentation d'activité des propriétés vitales en général (excitation générale), ou seulement dans un point de l'organisme en particulier (excitation locale), produite par l'action de substances dites *excitantes*. Les stimulants, les toniques, etc., peuvent être rangés dans cette classe.

EXCRETA, adj. m. plur. — Ce mot a été transporté du latin en français par le professeur Hallé, pour exprimer, parmi les choses qui font partie de la matière de l'hygiène, celles qui ont pour objet une évacuation naturelle quelconque hors du corps vivant. Ainsi, quand on verse des larmes, les larmes sont excrétées; quand on va à la selle, les matières fécales sont excrétées, etc. *Voy.* EXCRÉTION.

EXCRÉTION, s. f., *excretio*. — C'est l'opération par laquelle la force vitale organique fait concourir un appareil d'organes à l'expulsion, hors du corps vivant, d'une matière normalement ou vicieusement sécrétée, ordinairement inutile ou à charge à l'économie animale.

EXHALANTS, m. pl., *exhalantia*.— On applique cette dénomination à un ordre de vaisseaux très-fins, très-nombreux, très-déliés, qui naissent du système capillaire artériel, et se rendent non-seulement à la surface du corps, mais encore qui aboutissent à l'intérieur, aux divers tissus membraneux, où ils versent un liquide particulier. D'après les anatomistes on en admet de trois sortes : 1° d'*extérieurs*, pour les systèmes muqueux ou dermoïde; ils portent la matière de la transpiration ; 2° d'*intérieurs*, ou des tissus cellulaire, médullaire, des surfaces séreuses et synoviales ; 3° enfin, de *nutritifs*, variables dans chaque tissu.

EXOMPHALE, s. f., *exomphalus*, d'ἐξ ὀμφαλός, hors le nombril, tumeur du nombril, hernie ombilicale. *Voy.* Hernie.

EXOPHTHALMIE, s. f., *exophthalmia*, ou ἐξ-ὀφθαλμοῦ, dehors l'œil, sortie de l'œil de son orbite. — Ce qui produit ce phénomène, ce sont : l'exostose des parois orbitaires dans lesquelles l'œil est logé; un polype des fosses nasales et des sinus sous-maxillaires ; un abcès du corps graisseux ou du tissu cellulaire sur lequel l'œil repose, au fond de l'orbite, ou le simple engorgement de ce corps.

Le traitement doit être approprié à chacune de ces causes, qui nécessitent toutes une opération chirurgicale, moins l'engorgement du tissu cellulaire, que les purgatifs répétés dissipent quelquefois.

EXOSTOSE, s. f., *exostosis*, de ἐξ-ὀστεον, hors l'os ; tumeur osseuse qui s'élève plus ou moins à la surface naturelle d'un os. Elle est généralement symptomatique de la cachexie goutteuse, scrofuleuse, syphilitique. *Voy.* Goutte, Scrofule, Syphilis.

EXPECTATION, s. f., *exspectatio*. — Se dit en médecine clinique, de cette méthode, appelée médecine *expectante*, qui consiste à suivre attentivement la marche des maladies, pour connaître les tendances qu'affecte la force vitale médicatrice, et à ne donner aucun médicament actif tant que la *nature* paraît assez puissante pour opérer la guérison. C'est donc tout l'opposé de la médecine active ou agissante.

EXPECTORANT , ante , adj. , *expectorans*, d'*expectorare*, chasser de la poitrine. — Se dit des médicaments qui facilitent ou provoquent l'expectoration des crachats. Les pastilles d'ipécacuanha, les lochs kermésisés, l'oxymel scillitique, etc., sont d'excellents expectorants.

EXTASE, s. f., *exstasis*, d'ἐξίσταμαι, être hors de ses sens. — Espèce d'état cataleptique, ou mieux de contention d'esprit, dans lequel, dominé par une idée fixe qui absorbe toutes les autres, l'individu ne prête aucune attention à rien, et, étranger au monde au milieu duquel il vit, n'existe que de la vie intellectuelle. Ses sensations sont suspendues, ses mouvements volontaires arrêtés ; et les fonctions de la vie organique souvent ralenties.

L'extase, comme toutes les névroses cérébrales, se traite par un régime approprié, et qui consiste principalement dans la cessation de la vie contemplative, et au contraire par des exercices corporels journaliers, les travaux du jardinage surtout, les arts d'agrément, tout ce qui, enfin, peut distraire agréablement l'esprit. On secondera le régime par des toniques, si le sujet est faible, par des antispasmodiques, s'il est surexcité, etc.

EXTINCTION DE VOIX. *Voy.* Aphonie.

EXUTOIRE, s. m., de *exuo*, je dépouille. — C'est le nom qu'on a assigné à tout émonctoire établi par l'art pour entretenir une inflammation et une suppuration locales. Les exutoires comprennent donc, le Vésicatoire, le Cautère, le Séton, le Moxa (*Voy.* ces mots.)

F

FACE, s. f., *facies*, πρόσωπον , partie antérieure de la tête non recouverte de cheveux ; c'est le visage. L'ensemble des traits qui le constituent forme la physionomie.

FACIAL (Angle). — Il est formé par le concours de deux lignes qui sont censées tirées, l'une, de la bosse nasale, au milieu de la mâchoire supérieure; l'autre, du niveau du conduit auditif au même point. Il est évident qu'il s'éloigne plus ou moins de l'angle droit, suivant le degré d'inclinaison de la tête. On a cru trouver, dans le plus ou moins de grandeur de cet angle, la raison du plus grand développement des facultés intellectuelles, tout comme de leur développement incomplet, l'idiotisme ; la masse du cerveau étant supposée d'autant plus considérable que l'angle facial est plus développé.

FAIBLESSE. *Voy.* Adynamie.

FAVUS. *Voy.* Teigne.

FAUSSE COUCHE. *Voy.* Avortement.

FER, s. m., *ferrum, Mars* des alchimistes. — Métal trop répandu , trop connu, trop manié pour qu'il soit nécessaire d'en faire la description : d'ailleurs il n'est guère employé en médecine à l'état naturel, si ce n'est en limaille, et dès lors nous devons nous attacher davantage à parler de ses préparations que de lui-même.

Elles sont fort nombreuses et on les distingue entre elles, en pharmacologie, par les dénominations suivantes : 1° *oxyde noir de fer*, safran de mars astringent, éthiops martial ; 2° *sous-carbonate de fer*, safran de mars apéritif; 3° *peroxyde de fer* ; 4° *protochlorure de fer* ; 5° *deutochlorure de fer* ; 6° *iodure de fer* ; 7° *sulfate de fer* ; 8° *acetate de fer*; 9° *tartrate de potasse et de fer* (tartrate ferrico-potassique); 10° *citrate de fer*; 11° *lactate de fer* ; etc.

Ces préparations diverses ont toutes les mêmes propriétés médicales et sont indiquées toutes les fois qu'on veut enrichir le sang appauvri, augmenter la vitalité de ce liquide, et lui restituer en un mot son *cruor*, sa fibrine, sa coloration normale ; condition essentielle, si l'on veut qu'il fournisse à tout l'organisme en général, et à chaque système d'organes en particulier , les matériaux propres à y entretenir la vie, ou à l'élaboration de telle ou telle de nos humeurs qu'il est destiné à fournir. Or, comme toutes les fois que le corps s'épuise, par des privations, par des excès, de quelque nature qu'ils soient, sauf l'intempérance, par des hémorragies accidentelles, par la maladie, il en résulte que le sang s'appauvrit plus ou moins : il doit s'ensuivre conséquemment que l'administration du fer sera avantageuse dans toutes les maladies dites passives par les uns, asthéniques par les autres, adynamiques par quelques-uns, et que, toutes ces expressions étant synonymes , le fer, ainsi que nous l'avons dit à l'article Chlorose (*Voy.* ce mot), en restituant au sang les globules rouges qu'il a perdus, rend ainsi la santé à ceux qui en sont privés. Oui, je l'ai depuis longtemps posé en principe et je le répète aujourd'hui avec l'autorité de l'expérience des meilleurs juges en cette matière, les praticiens, rien dans la nature ne rétablit d'une manière si prompte et si directe la couleur, la chaleur et la force vitale du sang, que cet agent qu'on ne saurait trop admirer, dit Hufeland, qui a tant d'affinité avec l'organisme animal, à l'existence même duquel il est nécessaire, et qui tient par des liens si intimes au magnétisme et aux forces créatrices les plus mystérieuses de l'univers.

Le fer peut être employé sous toutes les formes ; cependant quelques auteurs recommandables donnent la préférence au fer en nature, à la limaille , prétendant qu'il agit avec bien plus d'énergie qu'à l'état de sulfate, de citrate, de lactate, etc. Une longue suite d'observations sur l'usage médical du fer et de ses préparations ne nous permet pas de partager cette opinion, à moins qu'il ne s'agisse d'une chlorose commençant, d'une maladie dans laquelle l'estomac n'est pas faible, car dans ce dernier cas, et je l'ai observé bien des fois, vu que j'ai prescrit, moi aussi, la limaille, le fer ne passe pas, il fatigue ce viscère, et les malades ont pendant plusieurs heures comme un poids à l'épigastre, très-incommode et fatigant. Et si l'on répète la dose du fer avant que cette sensation soit passée, ou peu de temps après qu'elle vient de se dissiper, l'individu éprouve cet état permanent de malaise que le remède a déterminé et qu'il entretient. Le sulfate de fer uni au sous-carbonate de potasse, pilules de M. Blaud, m'ont servi pendant bien des années au traitement de mes chlorotiques; mais j'avais remarqué qu'elles ne passent pas également bien, et il s'est rencontré plusieurs de mes malades qui n'ont jamais pu en prendre plus de deux par jour, une le matin et une le soir; si elles en prenaient

une de plus, aussitôt il survenait de la cardialgie, de la soif et plusieurs autres symptômes d'irritation gastrique. C'était d'autant plus fâcheux que le fer n'agit jamais plus efficacement que lorsqu'il est porté à haute dose ; alors ses effets deviennent très-sensibles presque de jour en jour.

Pareille chose nous est arrivée avec les pilules de Vallet, c'est-à-dire que plusieurs de nos malades, arrivées à quatre, six par jour, n'ont pu dépasser cette dose: elles s'en sont senties si incommodées qu'elles ont cessé de prendre du fer, et que plus tard j'ai eu beaucoup de peine à les décider à en user sous une autre forme. Bref, après bien des essais avec d'autres préparations qui, elles aussi, ont été plus ou moins bien supportées, je me suis décidé à associer au lactate de fer quelques substances végétales, et je puis affirmer que les mêmes personnes qui n'ont pu prendre , matin et soir, qu'une pilule de Bland, quatre pilules de Vallet, etc., sont arrivées jusqu'à quinze et plus de mes pilules, et se sont guéries complétement, alors qu'elles ne l'avaient pu avec les autres préparations.

Toutefois, si l'on voulait se servir de la limaille de fer, voici la formule que Hufeland a préconisée : Pr. Limaille de fer ... un demi-scrupule; — rhubarbe et cannelle.. de chaque, deux grains; — sucre blanc... un scrupule. — M. Faites un paquet, à prendre en une fois. On en prend deux par jour, un le matin et l'autre le soir, dans une cuillerée de potage.

L'éthiops martial se donne aux mêmes doses et de la même manière. Le sulfate de fer s'administre en commençant par trois grains matin et soir, et on augmente graduellement jusqu'à deux scrupules. Le citrate de fer se prend ordinairement en sirop, à la dose d'une demi-once (une cuillerée à soupe) deux fois par jour. L'iodure de fer à la dose de deux à dix grains par jour : il doit être préféré chez les personnes écrouelleuses, l'iode ayant une action très-puissante sur le vice scrophuleux (*Voy.* Iode). Le tartrate de potasse et de fer a cet avantage, qu'il peut être donné à l'intérieur en solution ou en pilules à la dose de quatre grains à un demi gros dans les vingt-quatre heures; et qu'en en faisant dissoudre un scrupule (vingt-quatre grains) dans une demi-bouteille d'eau de Seltz factice, on a une excellente *eau gazeuse martiale.*

J'ai dit ailleurs la manière de se servir de la boule de Mars ou de Nancy pour obtenir de l'eau ferrée. A ce propos, nous apprendrons à ceux qui l'ignorent un moyen bien simple d'avoir continuellement de l'eau ferrée. C'est de mettre une poignée de clous neufs dans un plat, et de les recouvrir de vinaigre ; après qu'ils y ont séjourné une heure ou deux, on les sépare du liquide et on les expose au soleil : bientôt ils sont complétement rouillés. Dans cet état, on les met dans une carafe qu'on remplit d'eau, et on renouvelle cette eau au fur et à mesure qu'elle est consommée.

Nous n'en finirions pas, si nous voulions

parler des sirops, chocolats, pains ferrugineux que l'on a composés ; nous nous bornerons donc à faire observer que, quelle que soit la préparation adoptée, il faut commencer par une faible dose qu'on augmente graduellement, mais avec d'autant plus de rapidité qu'elle est mieux supportée : qu'en outre le médicament doit être continué longtemps après la guérison complète, et que lorsqu'on veut l'abandonner, ce ne doit être que par doses décroissantes, à d'assez longs intervalles pour que l'organisme s'habitue insensiblement à la privation complète de ce stimulant devenu nécessaire. Sans cette précaution on s'expose à des rechutes.

Enfin il est une chose dont les personnes qui vont faire usage du fer doivent être prévenues : c'est qu'elles n'en ressentiront sensiblement les effets médicateurs qu'après un temps assez long de son emploi, et alors qu'il est pris à haute dose. Sans cet avertissement le découragement arrive bientôt, et on abandonne le traitement juste à la veille d'en éprouver la salutaire influence.

FIÈVRE, s. f., *febris*, de *fervor*, chaleur, ou πυρετὸς, de πὺρ, feu. — Nous insisterons longuement dans cet article sur la valeur pathologique de la fièvre, attendu qu'elle est un des cas morbides dont l'étude a le plus d'importance en médecine pratique, et qu'il importe surtout de s'en faire une idée exacte. Nous le ferons d'autant plus volontiers d'ailleurs que, pour en arriver là, nous aurons à exposer nos idées cliniques sur la fièvre, bien différentes, à tous égards, de celles généralement reçues.

Selon nous, la *fièvre*, comme l'entendaient les anciens et comme la plupart d'entre les modernes l'entendent, la fièvre, dis-je, *febris*, πυρετὸς, qui veut dire chaleur, et par extension chaleur brûlante de la peau (Hippocrate) ; chaleur contre-nature développée dans le cœur, et qui, partant de ce viscère, se répand au moyen des esprits et du sang, par les artères et les veines, dans tout le corps (Galien), quoique pouvant naître ailleurs que dans le cœur (Fernel, Avicenne) : la fièvre enfin n'est pas une maladie. Ce sera, si l'on veut, une exagération physiologique de la circulation du sang et de la chaleur à la peau, se manifestant après une course rapide, un repas copieux, etc., mais qui cesse avec la cause qui l'a produite, c'est-à-dire par le repos d'une part, ou par la diète d'autre part, lorsque, le travail de la digestion terminé, la fièvre persisterait encore. Et qu'on ne croie pas que cette opinion se limite à la chaleur augmentée et à l'accélération notable du cours du sang ; car elle s'applique également à la fièvre qui, indépendamment des phénomènes susdits, est caractérisée par de la soif, de la dyspnée, et la lésion de plusieurs autres fonctions. En veut-on la preuve ? Voyez ce qui se passe chez un enfant, après qu'il a sauté à la corde pendant quelques minutes ; n'est-ce pas qu'il a tous les phénomènes caractéristiques de la fièvre ? voyez les personnes irritables au moment où l'atmosphère est chargée d'électricité ; n'est-ce pas qu'elles ont la fièvre ?

L'enfant et la personne sont-ils malades ? non, puisque, après quelques minutes de repos pour l'enfant, et après que l'orage aura rafraîchi l'atmosphère pour la personne nerveuse, la fièvre n'existera plus ; ils n'étaient donc pas malades.

Mais, dira-t-on, la fièvre n'est pas toujours une exagération physiologique, elle est souvent un trouble pathologique, comme sa permanence pendant plusieurs jours semble l'indiquer. Assurément nous ne contesterons pas la vérité et la force de l'objection ; mais nous dirons, sans nous appuyer de l'autorité de Frank, pour qui : « La fièvre est plutôt l'ombre de la maladie que la maladie elle-même ; » de Broussais pour qui : « La fièvre est l'enfant miraculeux de l'imagination » ; de Demercy-Dellètre, qui avait écrit, longtemps avant eux, que : « La fièvre considérée en général, indépendamment des caractères qui en distinguent les genres et les espèces, n'est point un être réellement existant, mais une pure abstraction de notre esprit, » etc., etc. ; que s'il est incontestable que la fièvre consiste dans une réaction vitale, qui se manifeste à nos sens par des symptômes généraux d'excitation, et qui remplit l'intervalle qui sépare la santé de la maladie ; il est incontestable dès lors que ce n'est ni la santé, ni la maladie, attendu qu'elle peut naître, nous le répétons, d'une exagération de l'état fonctionnel ou physiologique, sans association d'un état réellement morbide ; je dis plus : elle est indispensable quand cette association existe en vertu d'une manifestation ou réaction vitale de la force médicatrice, comme on le remarque pendant la période d'incubation de certaines maladies exanthématiques, et aussi au moment où la suppuration va se former ou se forme réellement dans les boutons. Or, si cette fièvre est nécessaire, et elle l'est, car sans elle l'éruption ne se ferait pas, la suppuration ne se formerait pas : donc ce n'est pas une maladie.

Mais quel rôle ferons-nous jouer à la fièvre ? car nous ne pouvons nous dispenser de lui en faire jouer un, tous les nosologistes ayant formé une classe de maladies des *fièvres* proprement dites. Ce rôle est fort simple, c'est celui d'un état morbide *secondaire*, accompagné des autres éléments de maladie. Ainsi, lorsqu'ils existent accompagnés d'une réaction fébrile, ils prennent dans les auteurs le nom de fièvre bilieuse, muqueuse, au lieu de celui d'élément bilieux fébrile, élément muqueux pyrétique, etc. ; l'erreur consiste en ce que les rôles ont été intervertis. Cela est si vrai que si nous étudions l'É-TAT *inflammatoire* (*Voy.* ce mot), nous retrouvons confondus dans le tableau symptomatologique qui le constitue, les traits caractéristiques de la fièvre ; c'est-à-dire que si les *fièvres inflammatoires* sont à l'état d'*éphémère*, ou bien à celui de *synoque* légère ou grave, toujours la fièvre est proportionnée à l'intensité des autres symptômes, et elle cède à mesure qu'ils diminuent.

Nierez-vous, dira-t-on, que dans les fièvres

inflammatoires il faut tirer du sang proportionnellement à l'acuité, à la force et à la violence de la fièvre? Non : mais on dit aussi
qu'il faut saigner proportionnellement à la
vigueur de l'âge, à l'état des forces, à la pléthore sanguine, etc.; or ces conditions physiologiques sont-elles des maladies? nous ne
le croyons pas.

C'est bien pour la fièvre inflammatoire
des auteurs, mais pour la fièvre bilieuse?

La fièvre bilieuse? Elle est pour nous l'association de l'élément bilieux gastrique ou
intestinal, ou gastro-intestinal (*Voy.* ÉLÉMENT
BILIEUX), soit avec l'élément inflammatoire,
lorsque la réaction vitale est fortement prononcée; soit avec un état fébrile symptomatique seulement, quand cette même réaction est
modérée : voilà pourquoi il est rare que, dans
ce dernier cas, il soit nécessaire de tirer du
sang, ou, si on le fait, c'est parce que les forces du sujet étant en excès, il n'y a pas d'inconvénient à l'affaiblir un peu. Mais dans le
cas où les éléments inflammatoire et bilieux
sont unis et au même degré d'intensité, tirer
du sang plus ou moins avant d'évacuer, afin
de réduire la maladie composée à l'état de
maladie simple, telle est la conduite qu'on
doit tenir, et c'est celle que nous avons constamment tenue. Nous ajouterons que, dans
les cas où nous voulions agir plus vite, c'est-
à-dire hâter la guérison du malade, nous
ouvrions la veine au bras, et immédiatement
après avoir bandé la plaie (la quantité voulue de sang enlevée), nous donnions le vomitif, qui agissait d'autant mieux que les déplétions sanguines avaient disposé davantage
le sujet au vomissement.

Somme toute, dans la fièvre bilieuse légère, la réaction fébrile est symptomatique;
et ce qui le prouve, c'est que la fièvre ne se
manifeste souvent que quelques jours après
l'invasion de l'état bilieux : au contraire,
dans les fièvres bilieuses fortes, il y a association de deux éléments morbides, ce qui
rend la maladie composée. Nous arrivons
aux fièvres muqueuses.

Les fièvres muqueuses, à cause des conditions physiques ou physiologiques dans lesquelles se trouvent les individus qui en sont
atteints (*Voy.* ÉLÉMENT MUQUEUX), s'accompagnent très-rarement d'une réaction fébrile
très-forte, ou mieux, ne s'associent guère à
l'élément inflammatoire. Parfois, cependant,
il y a un véritable état pyrétique, sinon continu,
du moins rémittent, et plus souvent intermittent, qui se montre à certaines heures de la
journée, et paraît jouer un rôle important aux
yeux de quelques médecins : c'est un tort. Je
ne dis pas qu'il n'existe jamais et n'ait jamais
existé des affections muqueuses dans lesquelles la saignée se soit trouvée avantageuse;
mais ce sont les cas exceptionnels, et si l'on
a pu tirer du sang, c'est qu'alors les forces
radicales étaient en excès : remarquez d'ailleurs que, même dans ces cas, il ne faudrait
pas trop insister sur la phlébotomie, attendu
que la chute des forces suit de très-près les
évacuations sanguines.

Une autre chose qui prouve aussi que la

fièvre n'est point une réaction qui doive fortement nous préoccuper, c'est que les praticiens qui ont vu beaucoup de fièvres muqueuses, et Pinel lui-même, saignaient excessivement peu, faisaient vomir une et même
deux fois, à un jour d'intervalle, purgeaient
ensuite, et laissaient enfin la maladie s'user
insensiblement sous l'influence de la tisane
vineuse, des bouillons gras, et du vin d'absinthe donné trois fois par jour, à la dose d'un
demi-verre à Bordeaux. Peut-on croire que
si la fièvre était essentielle, le vin d'absinthe
ne la rallumerait pas, ou n'augmenterait pas
beaucoup son intensité? Donc, presque toujours la fièvre est symptomatique dans les
maladies muqueuses, et, quand elle ne l'est
point, c'est qu'un état inflammatoire léger
est venu s'y associer.

Si l'état inflammatoire s'associe rarement
à l'état muqueux, il se combine bien plus rarement encore avec l'adynamie; c'est pourquoi nous avons cru, dans notre enseignement, et nous le faisons encore, devoir lui
refuser le nom de fièvre, que les auteurs lui
ont donné; c'est-à-dire que, pour nous, les

Fièvres adynamiques doivent être rayées
de la liste des maladies pyrexiques, jamais une
réaction fébrile franche n'accompagnant la
prostration des forces qui constitue l'ADYNA-
MIE (*Voy.* ce mot). A ce propos, nous allons
relever une faute grave qu'a commise l'auteur
de la Nosologie philosophique, Pinel, qui,
dans sa classification des fièvres, fait *ady-*
namie synonyme de *putridité.* Nous avouons
que nous ne comprenons pas une erreur si
matérielle de la part d'un homme si judicieux et d'un esprit si éminemment observateur; aussi croyons-nous qu'il aura été
conduit à cette méprise en n'étudiant pas la
putridité dans ce qui la constitue réellement.
S'il l'avait suivie dans ses développements,
il aurait vu que la putridité existe avec excès de forces, et n'est souvent que les éléments inflammatoires ou bilieux portés à
leur *summum* d'intensité. Et, par exemple,
par quoi sont caractérisées les

Fièvres putrides des anciens auteurs? Par la
sécheresse et l'aridité de la peau, la couleur
brune ou noirâtre de la langue, l'oppression
des forces et non la prostration, des urines rouges, le clignottement des yeux, le délire, la
menace de suffocation, etc., lorsque l'état
putride n'est que l'élément inflammatoire
arrivé à son plus haut degré d'intensité : aussi
voit-on ces symptômes effrayants se calmer
sous l'emploi des antiphlogistiques.

La putridité est-elle constituée, au contraire, par l'état bilieux exagéré, une céphalalgie très-forte, un délire considérable
et quelquefois taciturne, l'oppression des
forces, la fièvre forte, la soif vive, la teinte
jaunâtre de la peau, surtout de la face, du
blanc des yeux et des ailes du nez, la chaleur âcre de tout le corps en dénoteront l'existence; et si l'on saigne le malade et qu'on l'é-
vacue ensuite, comme dans l'association des
éléments inflammatoire et bilieux, les symptômes alarmants ne tarderont pas à s'apaiser.
Pourrait-on espérer d'obtenir de pareils

résultats, avec un semblable traitemen., uans l'adynamie? Non : donc, fièvre putride et fièvre adynamique ne sont point synonymes. Ce n'est pas que la putridité ne puisse passer elle-même à l'état d'adynamie, mais alors les symptômes de réaction inflammatoire ont disparu, la faiblesse a fait des progrès, la nature de la maladie a changé. Enfin quant aux *Fièvres ataxiques* ou *malignes*, nous pouvons bien leur conserver cette dénomination, mais c'est à la condition qu'on ne verra dans ces maladies que l'élément ataxique s'associant à une fièvre symptomatique, qui n'a d'autre valeur thérapeutique, dans ces cas comme dans bien d'autres, que ceux fournis par la jeunesse, par une forte constitution, par une pléthore accidentelle, ou par la suppression d'une hémorragie habituelle; par la négligence qu'on a mise à se faire saigner comme on en avait l'habitude, etc. Reste la

Fièvre adéno-nerveuse. Pinel l'ayant considérée lui-même comme constituant la fièvre pestilentielle des anciens ou la peste proprement dite, ce n'est donc qu'une forme des maladies putrides ou adynamiques, ou des maladies ataxiques; aussi croyons-nous savoir quel est le rôle que la fièvre joue dans ces maladies.

Et maintenant, si nous résumons tout ce qui précède, il en résulte que les états morbides plus particulièrement connus sous le nom de *fièvres*, sont très-mal dénommés, la fièvre n'étant pas la maladie principale, mais un symptôme de celle-ci.

Fièvres essentielles. Ce qui constitue l'essentialité de ces sortes de fièvres, qui se présentent tantôt avec le type continu, mais avec des exacerbations très-marquées, et tantôt avec le type intermittent, c'est-à-dire par accès à intervalles plus ou moins éloignés, pendant lesquels l'individu n'est point malade ou n'en a point les apparences, c'est *un je ne sais quoi* de spécifique dans leur nature intime, qui les soumet à ces *retours périodiques* de paroxysme ou d'accès par lesquels elles sont caractérisées. C'est pourquoi elles ne guérissent pas généralement par les saignées et les évacuants, tandis qu'elles cèdent ordinairement au quinquina, qui est le spécifique de la périodicité.

Nous disons *généralement*, attendu que ces sortes de fièvres, et principalement les fièvres d'accès à type tierce (à accès revenant tous les deux jours, laissant entre eux un jour d'intervalle sans fièvre ou d'apyrexie complète); ou à type quarte (à accès revenant tous les trois jours, laissant entre eux deux jours d'intervalle), etc., sont fort souvent symptomatiques d'un embarras gastrique bilieux, et qu'elles cèdent à l'emploi des évacuants. Je dis plus, il est d'une bonne pratique, sous une constitution bilieuse ou muqueuse, de commencer le traitement des fièvres d'accès par des évacuations convenables, sans quoi on s'expose à des rechutes, le quinquina arrêtant bien les accès, mais ne détruisant pas la cause matérielle ou saburrale dont la présence dans l'estomac influe singulièrement sur leur retour : nous reviendrons sur ce sujet. Mais à quoi donc

reconnaîtra-t-on les fièvres rémittentes et les fièvres intermittentes?

Les fièvres rémittentes se reconnaissent à *l'augmentation* bien manifeste de la chaleur, de la fréquence et de la vitesse du pouls, de la dyspnée, en un mot de tous les symptômes fébriles, pour parler le langage généralement admis, pendant laquelle les sécrétions cutanée, urinaire, etc., sont suspendues; ce qui constitue le paroxysme, dont la terminaison a lieu par le rétablissement de la perspiration, même par des sueurs plus ou moins abondantes qui abattent la fièvre sans la détruire entièrement. En d'autres termes, la fièvre rémittente est une fièvre continue durant laquelle le sujet est plus malade tous les jours, à peu près aux mêmes heures. Eh bien, il suffit que cette rémittence soit bien marquée pour que, *dans tous les cas*, on doive administrer le quinquina ou ses préparations, le sulfate de quinine, par exemple. Et quant aux

Fièvres intermittentes, elles sont marquées par des *accès* périodiques journaliers (fièvre *quotidienne*), ou à type tierce ou quarte, etc., hebdomadaire, mensuel, annuel même, puisque Jacques 1er, roi d'Angleterre, eut, pendant toute sa vie, un accès de fièvre le jour de sa naissance, accès qui marqua le jour de sa mort, qui était aussi un jour d'accès ou d'anniversaire. Et quant à l'accès, il est *complet* ou *incomplet*, c'est-à-dire qu'il débute par un frisson suivi d'un froid plus ou moins vif, auquel succède une chaleur plus ou moins intense, et qu'il se termine par une sueur plus ou moins abondante. Sitôt qu'il a cessé de suer, le malade est extrêmement valide, il reprend ses occupations, il se sent bien ; voilà l'accès complet.

Lorsqu'il est *incomplet*, le frisson et le froid manquent, ou du moins ne sont pas perçus par le sujet. Ils peuvent l'être par les assistants, attendu que l'invasion de l'accès étant signalée par des bâillements, des pandiculations, etc., si à ce moment on touche les extrémités du nez, des pieds ou des doigts du malade, on les trouve froids, comparativement à la chaleur des autres parties du corps, glacés même chez quelques-uns ; et si en même temps on examine les ongles, on leur trouve une couleur qui n'est pas habituelle : ils sont violacés. Partant, la période de froid manque, mais au bout de quelques instants, une chaleur forte se déclare avec fièvre, soif, anxiété, etc., et à cette seconde période succède la sueur, troisième et dernière période. Ainsi, dans les accès incomplets, la première des trois périodes qui constituent la fièvre, la période algide manque, et l'accès n'est constitué que par la période de chaleur et la période de sueur ; d'autres fois, au contraire, c'est cette dernière qui ne s'établit pas; et dans quelques cas plus rares, c'est la période de chaleur, dont la durée est si courte qu'on l'apprécie à peine. Complet ou non, la quinine les guérit sûrement, à moins, comme nous le disions tout à l'heure, qu'il y ait une cause matérielle qu'on n'a pas eu le soin d'enlever

Nous avons peu insisté sur le type des fièvres, attendu que les distinctions qu'on a établies ne servent guère au lit du malade; mais il est deux caractères des fièvres d'accès, que nous ne devons pas passer sous silence, c'est lorsqu'ils sont *subintrants* ou *sous-continus* : je m'explique. Dans la fièvre quotidienne, quand la chaleur de l'accès qui finit se prolonge tellement qu'il ne cesse qu'alors que la période algide de l'accès suivant se déclare, l'accès revenant tous les jours à la même heure, la fièvre est dite *sous-continue* : au contraire, quand le frisson fébrile, au lieu de se faire sentir aujourd'hui à la même heure qu'hier, devance tellement le moment de son invasion, qu'il n'attend pas, en quelque sorte, que la période de sueur soit terminée, la fièvre est dite *sub-intrante* ; or, il y a une considération pratique qui découle de ces circonstances, c'est de donner le spécifique pendant que le malade sue encore ; au lieu que, quand les accès sont bien espacés, on attend que la période de sueur soit entièrement terminée. Dans tous les cas, et c'est une règle générale, l'administration du remède doit être faite le plus loin possible de l'accès à venir, et si l'apyrexie est fort courte, on donne la première dose, dose la plus forte, au déclin de la sueur; et les autres ou l'autre, plus ou moins longtemps après.

Puisque nous en sommes à l'emploi du spécifique, nous ferons observer que les fièvres d'accès, celles surtout à type tierce, sont sujettes à des récidives qui ont lieu à huit ou quinze jours d'intervalle; ce qui a fait admettre des *semaines paroxystiques*. Cela étant, la prudence veut que, lorsque les fièvres d'accès ont duré quelque temps et résisté aux premières doses du quinquina, on administre encore une nouvelle quantité de dix à douze grains de sulfate de quinine, et cela, par exemple, le septième et le quatorzième jours après la guérison; c'est le véritable moyen d'empêcher les accès de reparaître.

Les fièvres d'accès ne se traitent-elle jamais que par le quinquina ? Nous avons déjà vu qu'il en était de symptomatiques, et fait sentir l'utilité des évacuants émétiques : eh bien, nous dirons maintenant que, dans les fièvres sous-continues, avec délire et autres symptômes graves, nous nous sommes bien trouvé de pratiquer une petite saignée chez des jeunes gens bien constitués, pendant la période de chaleur. La déplétion des vaisseaux ayant rendu plus courte cette période et moins longue aussi la période de sueur, nous avons eu plus d'espace pour administrer le sulfate de quinine, qui, alors, a mieux réussi.

De même, dans les fièvres rebelles aux moyens ordinaires, mais à retours périodiques fixes, au coup de l'horloge, un émétique donné comme moyen *perturbateur* un peu avant l'apparition du frisson, a *brusqué* l'accès qui n'a point paru. C'est probablement de la même manière que les émotions violentes agissent, puisqu'on a vu une forte colère provoquée par le médecin, quelques minutes avant l'invasion de l'accès, empêcher celui-ci de se reproduire, et qu'il

a suffi d'autres fois d'avancer l'heure à la pendule du malade pour le guérir de ses accès, qui avaient résisté à tous les moyens : la joie de voir que l'heure avait sonné depuis longtemps, et que l'accès ne paraissait point, fut si grande chez un fébricitant, que l'accès ne revint pas, en effet, à l'heure accoutumée : il ne reparut plus.

Somme toute, il est de règle générale qu'on peut saigner dans les fièvres rémittentes et intermittentes; qu'on doit évacuer dans les unes et les autres, quand il y a des symptômes de saburre ; et qu'on doit enfin employer le sulfate de quinine, qui, aujourd'hui, remplace le quinquina en poudre et toutes ses préparations.

Habituellement, comme nous supposons que le système nerveux n'est pas étranger à la périodicité, nous associons la quinine aux opiacés sous la forme suivante :

Pr. de Sulfate de quinine... dix à douze grains. Faites dissoudre dans : Acide sulfurique ou Eau de Rabel... une ou deux goûttes; ajoutez de Sirop de diacode... une once.

Le malade en prend d'abord une cuillerée à soupe, et puis de quatre en quatre heures, où à des heures plus rapprochées, selon les cas, une cuillerée à café.

Nous n'avons trouvé que deux cas rebelles à ce traitement. Il est vrai que les accès étaient très-irréguliers, apparaissant plusieurs fois par jour, et s'entremêlaient tellement qu'on ne pouvait guère saisir le moment d'apyrexie. Puis ce qui augmentait les difficultés, c'est que la période de sueur manquait ou n'avait absolument rien de régulier. Nous triomphâmes enfin de ces accès à l'aide du sulfure d'arsenic administré à la dose d'un 10ᵉ, d'un 8ᵉ, et même d'un 6ᵉ de grain deux fois par jour, sous forme pilulaire.

Du reste, dans les cas rebelles, on peut recourir à une foule de remèdes que l'on a considérés comme des succédanés du quinquina. Ainsi on aura à choisir entre la solution arsenicale de Fowler, à la dose de dix gouttes deux fois par jour; douze à vingt grains de salicine, à dose fractionnée; un scrupule de pipérin en douze pilules par jour pendant quelques jours (Méli se servait du poivre ordinaire, huit à douze grains, mêlés à de la gomme arabique); les feuilles de houx administrées de la manière suivante.

Pr. de feuilles de houx ... deux gros; faites-les bouillir dans six onces d'eau jusqu'à réduction d'un sixième du liquide, ajoutez : de sirop simple, une once. A prendre en deux fois dans la journée, etc., etc.

Chez les enfants et chez les personnes âgées, à qui nous ne pouvions faire prendre la quinine par la bouche, nous l'avons donnée en lavement, avec addition de quelques gouttes de laudanum (5 à 10 gouttes), ou bien nous l'avons fait pénétrer à l'intérieur par la voie des absorbants du creux de l'aisselle, mêlée à de l'axonge.

Dans le premier âge, on se trouve très-bien des frictions avec la teinture de quinquina simple ou camphrée, à la dose d'une once par friction, sur les avant-bras et les cuisses, faites trois fois par jour dans l'apyrexie. Un moyen qui nous a encore réussi chez des enfants de trois à sept ans et au delà, c'est une demi-tasse de café très-fort, dans laquelle on avait exprimé le suc d'un citron, bue au moment de l'invasion du frisson fébrile.

Nous n'en finirions pas si nous voulions parler de tous les succédanés du quinquina, tous les amers ayant été essayés avec plus, ou moins de succès.

Fièvres pernicieuses ou *insidieuses*. On a ainsi nommé une classe de maladies à type rémittent ou intermittent, spécifiques, qui ont un caractère de gravité tel que si on les méconnaît, le malade meurt inévitablement pendant le deuxième ou le troisième paroxysme, ou bien dans le second ou le troisième accès. Et ce qui fait que ces sortes de maladies sont méconnues, c'est qu'elles prennent le masque d'une tout autre affection, et qu'alors le médecin qui n'est pas sur ses gardes, croyant, par exemple, avoir affaire à une inflammation viscérale, traite son malade en conséquence, et est tout étonné de le voir mourir si promptement. Nous avons eu bien des fois occasion d'observer des faits de cette nature; ils nous ont paru même assez curieux pour mériter d'être rendus publics, et l'empressement avec lequel les journaux de Paris (*Revue médicale*, 1830, t. IV) et de Bordeaux (*Bulletin médical du Midi*, 1837) les ont accueillis, nous ont prouvé que nous ne nous étions pas trompé.

Les observations que nous leur avons communiquées, et qu'ils ont publiées immédiatement, sont : 1° une fièvre intermittente *délirante*, qui aurait pu en imposer pour une maladie cérébrale ; 2° une fièvre intermittente *cholérique*, ou à vomissements périodiques ; 3° une fièvre rémittente *gastralgique*, qui simulait la gastrite ; 4° une fièvre rémittente *gastralgico-céphalique;* 5° une fièvre rémittente *pneumonique*, avec point de côté, expectoration sanguine très-abondante, etc. ; 6° une fièvre intermittente *délirante*, avec *hallucinations* de la vue pendant l'accès ; 7° une autre fièvre intermittente *cholérique*, etc. Dans tous ces cas, le sulfate de quinine, administré pendant la rémission ou l'apyrexie, a complétement guéri les individus, et fait cesser comme par enchantement les symptômes alarmants. Aussi avons-nous l'habitude, sitôt que nous remarquons de la rémittence dans la fièvre qui accompagne une maladie pneumonique, céphalique ou autre, d'administrer immédiatement la quinine. Voici comment je raisonne : ou l'inflammation viscérale que les symptômes m'annoncent est vraie ou fausse : dans le premier cas, le quinquina peut aggraver l'état du malade, mais il me sera possible d'y remédier ; dans le second cas, la quinine guérira, et si je ne l'emploie pas, le malade mourra inévitablement. Dans les cas douteux, j'aime mieux pécher par excès que par défaut de prudence : je donne le spécifique.

Fièvre de lait, s. f., *febris lactea*. Elle est ainsi nommée parce qu'elle consiste dans la réaction vitale qui s'opère chez les nouvelles accouchées, lors de la montée du lait aux mamelles.

Généralement, la sécrétion laiteuse commence à une époque assez variable, mais qu'on peut cependant fixer entre la quarante-huitième et la soixante-douzième heure après l'accouchement; quand elle commence, on voit d'abord se manifester quelques prodromes avant-coureurs, tels qu'un frisson fébrile fugace très-léger, une agitation légère, de l'anxiété, de la chaleur à la peau, la coloration du visage, la céphalalgie sus-orbitaire, la diminution des lochies, etc., lesquels phénomènes cessent après quarante-huit heures de durée, à la suite d'une sueur plus ou moins abondante. Pendant la durée de cette sorte d'accès, durant lequel les seins se sont gonflés et la sécrétion laiteuse s'est opérée, certaines accouchées éprouvent des tranchées que l'on pourrait très-facilement confondre avec celles qui annoncent l'invasion d'une métro-péritonite (*Voy.* Péritonite), sans cette circonstance du développement douloureux des seins et de l'ascension du lait. Enfin, la fièvre dissipée, on voit s'accomplir une foule de phénomènes qui ont pour but de ramener les choses à leur état normal, c'est-à-dire que les mamelles se distendent, deviennent de nouveau globuleuses et molles, et la sécrétion du lait s'y opère, sans nouveau gonflement, ni douleur.

Soins pendant la fièvre de lait. Autrefois, quand une femme ne voulait pas nourrir son enfant, on était dans l'usage de la beaucoup couvrir pendant la fièvre laiteuse, afin, disait-on, de chasser le lait au moyen des sueurs, évacuation jugée nécessaire, à cause de l'odeur aigre que la perspiration cutanée exhale. Aujourd'hui on est revenu sur ces idées, et non-seulement on ne couvre pas davantage la nouvelle accouchée, lors même qu'elle ne doit pas allaiter son nouveau-né, mais on se borne à couvrir simplement les mamelles, quand elles se gonflent, avec du coton en rame; et si elles sont douloureuses, avec un cataplasme de fécule de pomme de terre, moins lourd que ceux de farine de lin, et aussi parce qu'ils n'exhalent pas d'odeur; en même temps on donne une tisane rafraîchissante à la malade, on lui diminue la quantité de nourriture qu'elle était autorisée à prendre, et on abandonne à la *nature*, une réaction vitale qu'elle a provoquée et qu'elle saura bien calmer.

Fièvre puerpérale. C'est le nom que l'on a donné à la réaction fébrile qui se manifeste chez les nouvelles accouchées, réaction qui s'accompagne généralement d'accidents graves et mortels, avec suppression des lochies, affaissement et vacuité des seins. Comme on attribue généralement le développement de ces phénomènes et les accidents qui les suivent à l'inflammation du péritoine ou de la matrice, suivant en cela l'exemple des plus habiles parmi les accoucheurs, nous traiterons de la fièvre puerpérale à l'occasion de la *péritonite*, ce qui nous épargnera des redites et rendra le diagnostic de cette affection plus facile.

Fièvre hectique. Voy. HECTIQUE.

FILET ou FREIN, s. m., *frenum, filetum*, etc. — Se dit, en anatomie, de certaines parties ligamenteuses qui bornent les mouvements des organes auxquels elles sont attachées.

Parmi les vices de conformation que l'enfant apporte parfois en naissant, se trouvent ceux du frein de la langue, c'est-à-dire du *filet* qui la tient fixée à la paroi antérieure de la bouche : il peut être trop long ou trop étroit de haut en bas, et ces conditions organiques sont cause que le nourrisson prend très-difficilement le sein, et que quelquefois il ne peut absolument le saisir. Dans ces circonstances, il faut examiner avec soin la bouche de l'enfant, attendu que lorsque le frein est trop long, il permet à la langue de se replier en se relevant en arrière, de telle sorte que la nourrice, en donnant le sein à teter, place le mamelon au-dessous de la langue au lieu de le mettre dessus, et il y a alors impossibilité que l'enfant le saisisse. Du reste, les cris qu'il pousse doivent mettre en éveil la nourrice, et si elle ne sent pas que la langue de l'enfant *lie* le mamelon, elle doit passer son doigt dans la bouche de son nourrisson, le promener contre la voûte palatine pour ramener la langue en avant. C'est une opération qu'elle sera obligée de répéter chaque fois qu'elle le mettra au sein, c'est-à-dire qu'après avoir abaissé la langue, qu'elle tient appliquée avec l'indicateur, dans sa position naturelle, elle glisse le mamelon dans la bouche en longeant son doigt, et quand elle est sûre que le bout du sein est bien sur la langue, elle retire son doigt et l'enfant tette.

Mais quelquefois le doigt lui-même ne peut être saisi ; alors on juge que le filet est trop court, et il faut en faire la section. Pour pratiquer cette opération, on place l'enfant au grand jour sur les genoux de la nourrice, la tête renversée en arrière, et un aide lui serre le nez, afin qu'il soit forcé d'ouvrir la bouche pour respirer. La bouche ouverte, l'opérateur soulève la langue avec le pouce et le doigt indicateur de la main gauche, en tournant la paume de la main du côté du nez de l'enfant, tandis que, avec la main droite armée de ciseaux mousses, il divise le frein d'un seul coup, en ayant soin de diriger la pointe de l'instrument en bas, le plus loin possible de la langue.

Si les doigts embarrassent, on a recours à la sonde cannelée, dans la fente de laquelle on tâche d'engager le frein, et, après avoir fortement relevé la langue, on fait la section comme il vient d'être dit. La plaie n'exige aucune précaution.

Plusieurs accidents peuvent être la suite de cette opération, 1° l'ouverture de l'artère ranine ; dans le cas où cet accident serait arrivé, on arrêterait aussitôt l'hémorragie en appliquant sur l'ouverture du vaisseau l'extrémité d'un stylet rougi au feu, ou, à dé-

faut, en touchant la plaie avec du vitriol ; 2° le renversement de la langue dans le pharynx, ce qui détermine des accidents de suffocation qui, en se prolongeant, feraient périr l'enfant. Heureusement que ce cas est fort rare ; et on y remédie chaque fois que le nourrisson paraît éprouver de la dyspnée, en ramenant la langue à sa position normale.

FISSURE, s. f., *fissura*, fente, crevasse. — Se dit en chirurgie des gerçures ou ulcérations étroites, allongées, qu'on découvre dans les plis rayonnés du fondement, au pourtour de l'anus.

Ce qui en fait découvrir l'existence, c'est une douleur très-vive, quelquefois déchirante et intolérable, ressentie par les sujets au moment où ils se présentent à la garderobe ; cet instant est pour eux un sujet d'inquiétude et d'agitation ; ils voudraient pouvoir le différer, parce que les souffrances qu'ils éprouvent au moment de la sortie des excréments sont si vives, qu'elles leur arrachent des cris aigus et leur procurent même quelquefois des mouvements convulsifs qui se prolongent parfois après que l'acte de la défécation est terminé. Dans l'intervalle des selles, la douleur se calme, mais l'anus reste le siége d'une démangeaison, d'une cuisson, et même d'un sentiment de brûlure plus ou moins marqués. C'est pourquoi, quand une personne éprouve ces symptômes, quand la douleur s'exaspère par les secousses de la toux, de l'éternuement, de l'équitation, etc., il faut aussitôt explorer le rectum pour tâcher de découvrir si ce ne serait pas une fissure qui les cause. Souvent on l'aperçoit en écartant les plis de l'anus ; mais quand elle est interne, la chose est plus difficile ; toutefois les symptômes sus-mentionnés donnent de très-fortes présomptions, et s'il s'y joint la morosité, la tristesse, une grande répugnance à prendre un peu de nourriture, par la crainte des douleurs que l'expulsion des excréments doit occasionner, toutes affections qui arrivent quand la maladie dure longtemps, on ne doit pas hésiter à employer le traitement de la fissure.

Il consiste, et j'en ai fait l'expérience avec succès, dans l'introduction de mèches dans l'anus, que l'on a préalablement enduites de pommade de belladone ; si celle-ci ne guérit pas, on lui substitue, après quelque temps de son emploi, la pommade mercurielle ; et en définitive, on procède au débridement de l'anus.

Dans tous les cas, une diète sévère, des boissons délayantes, l'usage journalier des lavements, un exercice modéré, contribueront à la guérison.

FISTULE, s. f., *fistula*, σύριγξ. Ulcère plus ou moins profond, dont l'ouverture est étroite, sinueuse, en forme de canal, et dont la suppuration est entretenue par une altération pathologique, permanente, du tissu cellulaire, d'un os, etc.

On distingue plusieurs sortes de fistules, que l'on désigne par des noms divers, à cause du siége qu'elles occupent ; ainsi, on appelle fistule *lacrymale* celle qui est placée à la face interne de chaque paupière, à l'angle interne de l'œil, et dans le sac lacrymal ; celui-ci s'oblitère, et les conduits lacrymaux refluant les larmes, elles coulent sur la joue et constituent l'épiphora ou larmoiement continuel.

On nomme fistule *salivaire* celle qui est le résultat de la section du conduit de Sténon, canal qui transporte la salive sécrétée par la parotide dans la bouche; fistule *urinaire*, celle qui prend son point de départ dans les reins (rénales), ou de la vessie accidentellement divisée; fistule *recto-vésicale*, celle qui met en communication le rectum et le vagin, et *vésico-vaginales*, celles qui laissent un passage libre entre la vessie et le vagin ; enfin la fistule *anale* est celle qui se montre à la marge de l'anus, etc.

Le traitement chirurgical est seul applicable à ces sortes de fistules, et les opérations diverses qu'il faut pratiquer sont assez délicates pour qu'on ne se confie qu'à un opérateur habile.

FLATUOSITÉ ou Flatulence, s. f., *flatus*, émission de vents ou de gaz par la bouche ou par le fondement, précédée par la tension et le gonflement de l'estomac ou des intestins. Ces flatuosités, qu'elles soient à l'état de vents sortant par le haut (*ructus*) ou s'échappant par le bas (*flatus*), déterminent avant leur émission, de l'anxiété, de la dyspnée, des coliques épigastriques ou intestinales, des douleurs au côté gauche qu'on peut confondre avec le point de côté pleurétique, en un mot une foule de phénomènes fort désagréables et qui se calment aussitôt que les gaz se sont échappés au dehors. Et comme la formation de ces flatulences tient à une faiblesse organique et vitale du tube digestif, à une perversion nerveuse des parties qui le composent, soit locale, soit sympathique, ce qui rend la digestion des aliments difficile et produit dans l'estomac une sorte de fermentation très-favorable au développement des gaz, il en résulte que, toutes les fois qu'un individu ainsi constitué mangera des aliments venteux (choux, navets, etc.), ou des mets difficiles à digérer, il sera tourmenté par des vents.

Il importe donc à ces individus de bannir de leur régime toute substance ou toute boisson dont les organes digestifs ne s'accommodent pas facilement, et d'user au contraire de tout ce qui peut fortifier leur estomac (régime sec, viandes rôties froides, glaces, vins de Madère et de Malaga), et si la maladie persiste quoique le malade mange peu et souvent, régularise bien ses repas et en fasse un assez grand nombre, on lui pratiquera des lotions et des douches froides sur l'épigastre et le ventre, et on lui administrera à l'intérieur quelques remèdes propres à combattre l'asthénie nerveuse. Les semences carminatives (fenouil, carvi, anis, menthe poivrée), le sirop d'éther pris par cuillerées à café une heure après le repas ; la liqueur d'Hoffmann (quatre à cinq gouttes sur un morceau de sucre), l'application de serviettes chaudes au moment des coliques, les frictions sur le bas-ventre avec l'eau-de-vie camphrée, des lavements carminatifs, etc., conviennent parfaitement pour cela. Voici une potion que nous croyons pouvoir préconiser.

Pr : d'essence de menthe poivrée, } de chaque,
De castoreum, } 4 grammes.
De liqueur minérale anodine d'Hoffmann, 4 grammes.
De laudanum liquide de Sydenham, 2 grammes.
De teinture de valériane, 2 grammes.
M. En prendre de vingt à trente gouttes dans une infusion de cumin, une demi-heure après le repas du matin et celui du soir.

FLEURS BLANCHES. *Voy.* Leucorrhée.

FLUX, s. m., *fluxus*, de *fluere*, couler, augmentation des sécrétions organiques et des évacuations anormales, tant dans la quantité que dans la qualité de l'humeur sécrétée. — Les flux de liquides séreux, muqueux ou autres, étant généralement occasionnés par l'activité, l'irritabilité ou la phlogose des organes, ou par des métastases qui agissent organiquement comme irritants, que favorisent la laxité ou l'atonie de la partie congestionnée ; il en résulte ou l'accumulation de l'humeur qui forme le flux, ou sa transudation au dehors. En conséquence, éloigner les causes d'irritation et de suractivité; fortifier l'organe sur lequel le flux se prépare, et les tissus par lesquels il s'échappe ou qu'il distend, quand il est retenu : telle est toute la conduite que le praticien doit tenir. Du reste flux et fluxion étant synonymes, *Voy.* Fluxion.

FLUXION, *fluxio*, de *fluere*, couler. — A mon sens cette expression ne doit pas être considérée comme exprimant couler au dehors, ou couler sur un organe, sur un point quelconque, attendu que la fluxion est l'acte par lequel un flux de sérosité, d'humeurs ou de sang se déplace, change de route ou seulement augmente de vitesse pour se porter, par suite d'un mouvement fluxionnaire spontané ou provoqué, vers un organe sécrétoire, ou une surface qui le retiendra ou le laissera échapper; de là les congestions organiques (engorgements), les collections séreuses (hydropisies), les hémorragies internes ou externes, que la fluxion favorise, que le flux forme. En conséquence, il nous semble que l'étymologie de ce mot est vicieuse en ce qu'elle s'applique à l'acte autant qu'à l'objet qui forme la matière de la fluxion, et qu'il vaudrait mieux la remplacer par une expression qui désignerait l'activité plus grande, l'accélération du cours du liquide. Nous faisons cette observation parce que depuis Hippocrate, tout le monde dit *ubi dolor*, ou *inflammatio, ibi fluxio*, « où est l'irritation là est la fluxion, » ce qui a fait croire à la plupart que, du moment où il y a fluxion sur un point, ce point doit être irrité ou enflammé. C'est une erreur, qu'il est bon de signaler : car s'il est vrai, et nous nous plaisons à le reconnaître, que toute irritation ou toute inflammation est suivie d'un afflux plus considérable de sang sur la partie irritée ou enflammée ; le sang peut, comme toute autre humeur, se porter spontanément et sans y être attiré, sur un organe, et constituer ainsi une maladie par fluxion séreuse (diarrhée), par fluxion sanguine (hémorragie). Et par exemple, un individu se baigne pendant qu'il est en sueur, et la suppression de la transpiration donne lieu à une diarrhée : où est, dans ce cas, l'irritation provocatrice de la fluxion ? Une personne néglige de se faire saigner alors qu'elle en avait contracté l'habitude, un vomissement de sang y supplée, et la personne n'éprouve ni avant ni après l'hémorragie aucun dérangement dans ses fonctions gastriques : où est l'irritation qui a attiré le sang sur l'estomac ? Dans ces cas, nous devons le dire, il y a un *pars mandans* du flux et un *pars recipiens*, indépendants de toute cause interne provocatrice. Ce n'est pas, nous le répétons, que cette activité plus grande du flux ne puisse être beaucoup favorisée par une irritation ou une phlogose existante, mais elle n'est pas nécessaire. Quoi qu'il en soit, comme le mot fluxion exprime ce mouvement par lequel le sang en particulier se porte avec rapidité et abondance vers un point irrité qu'il congestionne, comme dans l'inflammation, ou vers une surface qui le laisse échapper, comme dans les hémorragies, nous compléterons l'exposition de nos idées pratiques sur la fluxion (considérée comme on l'entend généralement) aux articles INFLAMMATION, HÉMORRAGIE, etc. (*Voy.* ces mots).

FOIE, s. m., *jecur*, *hepar*, ἧπαρ, organe sécréteur de la bile. — Ce viscère de forme irrégulière, allongé transversalement, aplati de haut en bas, convexe dans toute l'étendue de sa surface supérieure, épais en arrière, même en devant, très-dense, d'une couleur brun rouge, est situé dans l'hypocondre droit, qu'il remplit en entier, au-dessus de l'estomac, du petit épiploon, du duodenum, de l'arc du colon, de la vésicule du fiel et du rein droit ; au-devant de l'aorte et de la veine cave inférieure ; derrière la paroi antérieure de l'abdomen, entre la rate et les fausses côtes droites.

Sa surface supérieure et ses bords n'ont rien de remarquable, si ce n'est qu'on distingue supérieurement un repli formé par le péritoine qui divise le foie en deux moitiés inégales, dont l'une porte le nom de lobe droit ou grand lobe, et l'autre celui de lobe gauche ou lobe moyen ; et postérieurement qu'il est fixé, d'une part, à l'aponévrose phrénique par un tissu cellulaire dense et serré, et d'autre part, ou sur les côtés de ce bord postérieur, au diaphragme, par deux replis péritonéaux appelés ligaments triangulaires du foie. On voit, au contraire, à la surface inférieure de cet organe : 1° une dépression superficielle qui répond à la face supérieure de l'estomac ; 2° le sillon antéropostérieur ou sillon de la veine ombilicale ; 3° le sillon transverse ou sillon de la veine

porte ; 4° le sillon de la veine cave inférieure ; 5° le petit lobe du foie ; 6° l'éminence porte antérieure ; 7° deux enfoncements superficiels qui correspondent l'un, l'antérieur, à l'extrémité droite du colon transverse, l'autre, ou le postérieur, au rein droit et à la capsule surénale du même côté.

Quant à l'organisation propre du foie, elle se compose : A. de deux membranes, l'une péritonéale dont nous avons déjà parlé, l'autre, celluleuse, qui forme autour des branches et des ramifications de la veine porte, des artères et des conduits hépatiques, des gaînes minces et assez denses, qu'on désigne sous le nom de capsules de Glisson ; B. des artères, et des veines hépatiques ; de la veine porte, et, chez le fœtus, de la veine ombilicale ; C. d'un tissu de couleur brunâtre tirant sur le jaune, formé d'une immense quantité de granulations obrondes ou polygones, de la grosseur d'un grain de millet, d'une teinte de rouge obscur, d'une consistance molle, dans lesquelles viennent se terminer les dernières extrémités des rameaux de la veine porte et de l'artère hépatique, et d'où partent les radicules des conduits biliaires, des veines hépatiques et des vaisseaux lymphatiques profonds.

Ce viscère, qui est visible dès la troisième semaine de la vie fœtale, et qui à cette époque, pèse à lui seul presque autant que le corps entier de l'embryon, et occupe aussi à lui seul presque tout l'abdomen, dont il soulève la paroi antérieure, commence à perdre de ses proportions, à partir du quatrième mois, c'est-à-dire à mesure que les intestins se forment et que la vésicule biliaire dont nous allons nous occuper, commence à être appréciable à nos sens.

Vésicule biliaire. Ce réservoir, situé dans un enfoncement superficiel de la face inférieure du lobe droit du foie, se compose de trois membranes superposées : l'une séreuse, l'autre celluleuse, et la troisième, ou interne, muqueuse. Il est contourné de manière à former une poche pyriforme, ovoïde, ayant sa grosse extrémité dirigée en avant et à droite et en bas ; et son sommet en arrière, à gauche et en haut. La vésicule du fiel peut être divisée en corps, en fond et en col, mais ces divisions ne sont d'aucune utilité pratique, et ne méritent d'être mentionnées que pour parler du rétrécissement du col qui se continue avec le canal cystique.

Canal cystique. Celui-ci, situé dans l'épiploon gastro-hépatique, est long d'un pouce et demi environ, et dirigé de devant en arrière et un peu en haut, de telle sorte qu'il côtoie pendant quelque temps le conduit hépatique avant de s'unir enfin à lui.

Conduit hépatique. Ce conduit, avant son union au précédent, naît des granulations du foie, par un très-grand nombre de radicules très-fines, qui se réunissent en branches successivement plus grosses, et forment deux troncs principaux, un pour le lobe gauche et l'autre pour le lobe droit, lesquels sortent par le sillon transversal du foie, et s'unissent à angle droit. Le canal hépatique qui résulte de leur jonction, long d'un pouce et demi environ, d'une ligne et demie de diamètre, descend obliquement en dedans entre les deux feuillets de l'épiploon gastro-hépatique, au devant de la veine porte, à gauche du col de la vésicule biliaire, et s'unit, comme nous l'avons déjà dit, au canal cystique, pour former le canal cholédoque.

Ce dernier conduit, long de trois pouces à trois pouces et demi environ, rampe également entre les feuillets de l'épiploon gastro-hépatique, au devant de la veine porte et au-dessus de l'artère hépatique, descend derrière l'extrémité droite du pancréas et la deuxième portion du duodénum, s'abouche avec le canal pancréatique ou marche à côté de lui, et va s'ouvrir obliquement dans le duodenum près de la dernière courbure, par un orifice situé au milieu d'un petit mamelon.

Tous les conduits excréteurs de la bile, dont nous avons donné la description, sont formés à l'extérieur par une membrane fibreuse à fibres blanches et longitudinales, et à l'intérieur par une membrane muqueuse très-mince.

Les vaisseaux qui apportent le sang au foie, sont l'artère hépatique et la veine porte; les nerfs de ce viscère lui viennent du diaphragmatique et du plexus hépatique.

FOLIE. *Voy.* **Maladies mentales.**

FOMENTATION, s. f., *fomentatio*, de *fovere*, bassiner — Application d'un liquide médicamenteux sur une partie quelconque du corps. Ces sortes d'applications se font à l'aide d'un morceau de flanelle ou de laine ployé en plusieurs doubles et trempé dans le liquide ; d'une éponge, etc.

Les fomentations prennent différents noms, suivant la nature et la température du liquide employé : — ainsi, elles sont émollientes, huileuses, toniques, etc., chaudes, froides, etc. ; distinction à faire quand on les prescrit, chacune d'elles étant plus ou moins appropriée à tel ou tel état morbide. Exemple : les émollientes pour l'inflammation ; les huileuses, dans la roideur des parties, etc.

FONDANT, adj. — Nom donné en pharmacologie à certains médicaments auxquels on accordait la faculté de fondre ou de liquéfier les humeurs épaissies, coagulées; de résoudre les engorgements lymphatiques, etc. On administrait donc sous ce titre les alcalis purs, les sulfates et les carbonates alcalins, le muriate d'antimoine, les préparations mercurielles, les savons médicinaux, et autres remèdes ayant une très-grande activité, c'est-à-dire jouissant d'une très-grande énergie d'action sur les organes.

FONGUS. *Voy.* **Tumeur.**

FORCE, s. f., *vis, potentia*, ou δύναμις, κράτος. — Toute puissance qui détermine une action est une force ; c'est pour cela qu'en physiologie nous appelons force vitale, cette résistance que le système vivant oppose aux causes incessantes de destruction qui l'assiégent : forces de résistance vitale, qui seront d'autant plus puissantes que

nous les conserverons davantage. Ceci mérite une explication.

L'homme, dans la plupart des actes de la vie, déploie une certaine somme de forces vitales, qui lui ont été départies et qui sont en proportion de la vigueur primitive de sa constitution. Il dépense donc journellement, en déployant ses forces *agissantes*, une partie de ses forces *radicales*, c'est-à-dire de celles qui sont en réserve chez chacun de nous, et s'affaiblirait bientôt s'il ne les réparait. Heureusement pour lui que le repos du corps et de l'esprit d'une part, et d'autre part une alimentation suffisante, produisent bien vite cette réparation. Eh bien ! supposons que cette réparation des forces ne soit pas proportionnée à la dépense de ces mêmes forces ; l'individu s'épuisera inévitablement et sera disposé aux maladies asthéniques; tandis que si au contraire il dépense peu de ses forces et vit de manière à en acquérir bien plus qu'il n'en perd, ces forces seront en excès et il sera prédisposé aux maladies *sthéniques*. Voilà pourquoi on recommande dans toute maladie, d'avoir égard à l'état des forces *radicales*, ou forces vitales en réserve, avant de se décider à tirer du sang, et de proportionner les évacuations sanguines à la mesure supposée de ces mêmes forces : c'est excessivement logique et pratique.

Cette étude de l'état de conservation ou d'épuisement des forces est d'autant plus importante, que, dans certains cas, il y a *exaltation* des forces, et qu'on pourrait supposer, d'après les efforts musculaires que l'individu déploie, qu'elles sont excessivement en puissance. On doit se défier de cette *exaltation* des forces, qu'une surexcitation passagère peut produire (ivresse, attaque de nerfs, etc.), attendu qu'elle est ordinairement suivie d'un très-grand affaiblissement ; et on conçoit dès lors tout le mal qui résulterait d'une forte saignée qui n'aurait été pratiquée que sur l'indication fournie par cet état d'exaltation. De même, et nous l'avons dit, article **Adynamie**, souvent les forces existent en puissance ; mais elles sont comme enchaînées, comme emprisonnées, *opprimées*, à ce point que l'individu paraît très-faible, alors que réellement il est fort ; or, dans ce cas encore, si l'on confond l'*oppression* avec l'état opposé, ou la *prostration* des forces, bien certainement on agira mal, puisqu'on n'osera pas saigner un malade qui, pourtant, a besoin qu'on le saigne.

Et quant à la *perversion* et à la *suspension* des forces, termes que l'on a adoptés pour désigner les mouvements irréguliers et involontaires de contraction ou de relâchement (spasmes, convulsions), ou la paralysie de certains organes; ces dénominations nous paraissent si impropres, que nous ne les maintiendrons pas.

FOUGÈRE MALE, s. f., *polypodium filix max* ; plante vivace de la famille des fougères (cryptogamie, L.), beaucoup vantée par les anciens, comme un remède très-efficace contre le ténia ou ver solitaire. — Les racines de cette plante sont reconnaissables à leur forme oblongue, et en ce qu'elles sont garnies de plusieurs appendices ovulaires; d'un vert pâle, quand on l'arrache; d'un blanc rougeâtre quand elles sont desséchées; d'une odeur un peu nauséabonde, et d'une saveur amère astringente. Il ne faudrait pas cependant les confondre avec la racine de fougère femelle, qui n'est pas employée, probablement parce qu'elle est d'une saveur visqueuse et amarescente, plus nauséabonde encore que la précédente : on les distingue en ce que celle-ci, noire à sa surface extérieure, offre des maculatures dans sa substance intérieure. Du reste, elles ont les mêmes propriétés et la même activité.

Préconisée dans l'antiquité, abandonnée et reprise, la fougère mâle restera définitivement dans la matière médicale, comme un vermifuge puissant, les expériences des modernes ayant confirmé ses vertus anthelmintiques contre le ver solitaire. Il suffit, en effet, d'en donner de huit à seize grammes (quantité qu'on peut élever jusqu'à trente-deux ou soixante grammes), dans un kilogramme d'eau qu'on fait réduire de moitié par l'ébullition, pour obtenir quelquefois l'expulsion du ténia. Inutile d'ajouter qu'elle convient également contre les autres espèces de ver. Cette décoction se boit pure, ou, si l'on préfère, coupée avec du lait convenablement sucré.

Pour épargner aux malades le dégoût de cette boisson, M. Peschier de Genève a préparé par la distillation des souches de fougère mâle, pulvérisées et épuisées par l'éther avec l'entonnoir de Robiquet, une oléorésine très-active dont il fait des pilules d'un grain mêlé à deux grains de poudre de fougère mâle et S. Q. de conserve de roses, que l'on donne le soir, avant de se coucher, à la dose de douze, dans l'espace d'une heure. Le lendemain, on prend une dose purgative d'huile de ricin. Il est rare que, par ce moyen, le ver ne soit pas expulsé.

Nous ne pouvons parler de la racine de fougère sans dire qu'on a adopté, dans ces derniers temps, les feuilles de fougère pour coucher les enfants, et que cette substitution qu'on a faite à la balle d'avoine, est une invention fort heureuse; ces feuilles, outre qu'elles exhalent une odeur très-agréable, agissent comme toniques. Chez les enfants scrofuleux, lymphatiques; chez les jeunes personnes chlorotiques, nous ajoutons à la fougère quelques poignées de lavande, d'aspic, de thym, de romarin, de menthe poivrée, et autres plantes aromatiques; et nous pouvons affirmer, soit dit en passant, en avoir retiré le plus grand bien. Le fait le plus remarquable qui s'offre à mon esprit, c'est celui d'une jeune fille, de la rue de la Harpe, qui était excessivement faible et agitée de mouvements convulsifs, par appauvrissement du sang, et qui, dès le huitième jour de l'emploi d'une couchette ainsi préparée, et sur laquelle elle couchait (la couchette était au-dessus des matelas),

n'éprouva plus ces tremblements musculaires qui l'inquiétaient beaucoup.

FRACTURE, s. f., *fractura*, de *frangere*, rompre, briser, de καιάγνυμι, je brise, solution de continuité d'un os rompu. — Résultat ordinaire d'une lésion physique qui agit avec une force supérieure à la résistance de l'os, la fracture a lieu avec ou sans déplacement, et, dans ce dernier cas, il est parfois très-difficile, pour ne pas dire impossible, de la reconnaître : mais, quand il y a cessation de continuité dans les parties osseuses habituellement unies, la déformation du membre, et le sentiment de crépitation ou de craquement que produisent les deux fragments de l'os en chevauchant et frottant l'un contre l'autre, suffisent pour établir le diagnostic.

Reste que, la fracture constatée, les premiers soins qu'on doit donner au blessé, en attendant l'arrivée du chirurgien, consistent à le mettre à l'abri de toute lésion extérieure nouvelle, et à le placer de manière que, non-seulement le membre fracturé, mais le corps tout entier soient dans la position la plus convenable; laissant à l'homme de l'art le soin d'arrêter le traitement définitif qui doit être adopté. Rien n'empêche cependant que, si la partie a été fortement contuse, on n'emploie de suite des résolutifs énergiques, afin d'empêcher le gonflement des tissus et la réaction inflammatoire qui ne manqueraient probablement pas de se manifester. *Voy.* Contusion.

FRAMBÆSIA, s. m., maladie caractérisée par une réunion de tubercules, ou petites végétations rouges, ordinairement isolées à leur sommet; semblables par leur forme et leur couleur à des framboises ou à des mûres, qui se manifestent à différents endroits de la peau.

Cette éruption étant exotique, et par conséquent étrangère à nos climats, nous ne décrirons pas les symptômes et le traitement de la frambésie, que les médecins du pays où elle se montre connaissent parfaitement et guérissent de même. Du reste, la nature seule la guérit quelquefois, et quand l'art intervient, c'est à l'aide des sudorifiques, des mercuriaux, des toniques, intérieurement, et des caustiques à l'extérieur, qu'il en triomphe.

FRÉNÉSIE. *Voy.* Phrénésie.

FUMETERRE (fiel de terre), *fumaria officinalis*. — Plante indigène de la famille des papavéracées, J., diadelphie hexandrie, L.; qui croît abondamment en France. C'est un bon dépuratif et un stomachique, à cause de son amertume.

FUREUR UTÉRINE. *Voy.* Nymphomanie.

FURONCLE, s. m., *furunculus*, vulgairement *clou*. — C'est le nom qu'on a donné à une tumeur phlegmoneuse, circonscrite, arrondie, d'un petit volume, qui a son siége dans le tissu dermoïde (la peau), et surtout dans le tissu cellulaire, sous-jacent, dont il produit la mortification.

On traite le furoncle de la même manière qu'un phlegmon, et comme il se termine toujours par suppuration, que toujours aussi il s'ouvre à son sommet, il faut entretenir l'ouverture en y insinuant une mèche de charpie, et continuer l'application des cataplasmes émollients et maturatifs jusqu'à ce que tout le *bourbillon* soit sorti, et que l'engorgement soit dissipé. Dans les endroits où il est assez difficile d'appliquer des cataplasmes, tout comme pour la facilité des pansements, on recouvre les furoncles avec du diachylum.

G

GABIAN (Huile de). — C'est un liquide noir et bitumineux qui découle d'une roche située au village de Gabian près Béziers (Hérault); il est considéré comme une espèce de pétrole. (*Voy.* ce mot.)

GAIAC (bois saint), *guajacum officinale*, L.: arbre de la dodécandrie monogynie, L.; famille des Rutacées J. — Les parties dont on se sert pour l'usage médical nous viennent de la Jamaïque, des Barbades, du Brésil, etc., où cette plante croît, et d'où on l'expédie en grosses branches recouvertes de leur écorce, qui est d'une couleur grisâtre, épaisse, résineuse extérieurement, et marquée de petits points brillants à sa surface interne. Le bois lui-même, qu'on vend dans le commerce en morceaux de formes variées, est compacte, lourd, d'un vert brun marqué par des lignes ou des points d'une couleur plus foncée. Si on le mâche légèrement, il laisse dans la bouche une saveur âcre et un peu amère. Brûlé, il répand une légère odeur aromatique. Pour l'usage médical on le réduit en une poudre grossière, jaune.

De l'écorce de l'arbre suinte naturellement ou à l'aide d'incisions, une résine (*guajaci resina*) qu'on recueille en masses irrégulières, demi-transparentes, d'un brun verdâtre, assez légères, friables, d'une saveur âcre et prenant à la gorge, dégageant par la combustion une odeur benzoïque agréable.

Le gaïac a joui et jouit d'une grande vogue, à cause des propriétés médicamenteuses qu'on lui a reconnues. Les Astruc, les Boerhaave, les Hunter l'ont recommandé, et les praticiens les plus éclairés de notre époque le placent encore en tête des bois sudorifiques ; ils le donnent à ce titre comme dépuratif dans les maladies dyscrasiques, c'est-à-dire dans lesquelles il faut épurer le sang, tout comme dans celles où l'on veut exciter d'abondantes transpirations. Il est certain que lorsqu'il n'y a pas de fièvre, que la maladie qu'on veut guérir est exempte d'inflammation, que le sujet est d'un tempérament lymphatique, que l'affection dont il est atteint est le résultat d'une sueur brusquement supprimée, ou de l'exposition du corps à l'humidité; dans ce cas, dis-je, le gaïac peut et doit être utile.

Mais c'est peut-être plus encore comme laxatif que le gaïac est avantageux, et sous ce rapport, il paraît agir très-efficacement contre la goutte et le rhumatisme. Sydenham a fait remarquer que tous les arcanes débités avec tant d'ostentation contre les accidents des affections goutteuses ne sont dus absolument qu'à la présence du gaïac associé à d'autres bois résineux moins actifs que lui; et Barthez a fait observer à son tour que « la gomme de gaïac est utile dans la goutte comme purgative et sudorifique; » et ailleurs, que le baume de gaïac, préparé par la digestion de la gomme de gaïac et du baume du Pérou dans l'esprit de vin, selon le procédé indiqué dans la pharmacopée de Londres, semble devoir être un excellent remède dans les rhumatismes des sujets lymphatiques. Du reste Pringle affirme avoir vu d'excellents effets de la gomme de gaïac administrée à des rhumatisants, à l'heure du coucher, à une dose forte et laxative (un gramme et demi et plus), dissoute dans l'eau au moyen d'un jaune d'œuf. Il ajoutait à cette dissolution vingt-cinq centigrammes (cinq grains) de sel de corne de cerf. De même, Clerck a constaté de très-bons effets, dans les douleurs rhumastimales, de l'usage alternatif de la résine de gaïac prise en dose suffisante pour purger, et d'une poudre semblable à celle de Dower pour faire suer. De nos jours Hufeland le recommande sous forme de poudre dans les mêmes intentions, et comme j'en ai obtenu de brillants résultats, je crois devoir en donner la formule : Pr. Résine de gaïac... deux grammes. — Lait de soufre... trente centigrammes. — Crême de tartre... quatre centigrammes. — Oléosucre de citron... un gramme vingt-cinq centigrammes (25 grains). — M. F. une poudre : en prendre la moitié le matin, et l'autre le soir. Du reste, on trouve dans l'ouvrage de cet excellent praticien une foule de formules dans lesquelles la résine de gaïac figure en tête des autres médicaments : preuve bien évidente qu'il avait en elle une très-grande confiance. *Voy.* GOUTTE.

En outre de sa célébrité dans le rhumatisme et dans la goutte, le gaïac a joui encore d'une très-grande vogue dans les maladies syphilitiques; et depuis que l'histoire médicale a fait connaître la guérison merveilleuse du chevalier Hutten, qui, en proie aux plus effroyables symptômes de la vérole, en fut délivré à l'aide de ce médicament, il n'est guère de médecins qui ne l'aient prescrit dans ces sortes de maladies.

Plusieurs modes d'administration ont été proposés pour le gaïac. Ainsi, on l'emploie en substance, râpé ou non, sous forme de décoction, à la dose de soixante-quatre grammes jusqu'à celle de cent quatre-vingt-deux et même trois cent quatre grammes (six à huit onces), dans une pinte d'eau. Si on emploie le bois, il faut le mettre à détremper dès la veille à cause de son extrême dureté, et puis on laisse bouillir la pinte de liquide jusqu'à réduction d'un tiers. Si on préfère la résine, on la mêle à d'autres substances comme il a été dit; ou bien on la fait dissoudre dans un jaune d'œuf à la dose de deux grammes; on délaye ensuite la pâte avec soixante-quatre grammes d'eau commune, et on y ajoute un peu de sucre. C'est le soir que cette boisson doit être prise.

La teinture est peut-être plus recommandée encore; elle se donne par gouttes aux mêmes doses que la résine.

Enfin il est une autre préparation qui a eu quelque vogue : c'est le gaïac en dissolution dans l'alcool avec cinq différentes espèces de bois ; on l'administre par six, sept ou huit gouttes le soir. La formule contre la goutte publiée par Emerigon a été trop célèbre pour ne pas être citée dans cet article. Voici en quoi elle consiste : Pr. Gomme ou résine de gaïac... trente-deux grammes ; rhum de la Jamaïque... trois pintes; laissez digérer pendant huit jours et filtrez : on en prend une cuillerée à bouche tous les matins.

GALACTIRRHÉE ou GALACTORRHÉE, *s. f.*, *galactirrhœa*, de γάλα et ῥέω, écoulement de lait ou persistance de la sécrétion laiteuse et perte du lait, souvent assez considérable à la fin de l'allaitement. — En général, une pareille sécrétion, outre qu'elle est fort incommode et désagréable, finit par épuiser la femme et la fait tomber dans le marasme et la consomption. Il faut donc, si le flux menstruel n'avait pas reparu depuis la grossesse, le rétablir, et placer sur les mamelles des sachets très-grands de plantes aromatiques, mêlées à un peu de camphre. Je dis un peu, parce que la chaleur, en volatilisant le camphre, lui fait répandre une odeur quelquefois insupportable.

J'ai soigné un seul cas de galactirrhée : les moyens indiqués précédemment étant impuissants, je fis appliquer sur les seins l'emplâtre anti-laiteux de Rustaing, que Chrestien a tenté de populariser, comme empêchant l'ascension du lait aux mamelles, ou le faisant disparaître quand déjà il y est monté, et que Bourquenod, habile accoucheur de Montpellier, assure avoir employé avec succès.

Cet emplâtre resta appliqué pendant neuf jours, comme l'a conseillé Rustaing; bientôt après son application, l'écoulement du lait diminua, et peu à peu il se tarit. J'aidai à son action par la boisson d'une décoction de liége, vantée aussi par Chrestien. Suivent la formule de l'emplâtre et le moyen de s'en servir; celle de la tisane de Liége, etc.

Emplâtre fondant et anti-laiteux de Rustaing.
Pr. : Oxyde de plomb demi-vitreux, 2 liv.
 Huile d'olives, 2 livres 1/2.
 Cire jaune, 1 livre,
 Térébenthine,   ⎱ de chaque,
 Huile de laurier, ⎰ 4 onces.
 Gomme opoponax, 2 onces 1/2.
 Bdellium,
 Gomme ammoniaque,
 Sarcocolle,   de chaque,
 Oliban,   2 onces.
 Mastic,
 Myrrhe en larmes,

 Aloès succotrin, 1 once.
 Racine d'aristoloche, 2 onces,
 Camphre,   3 onces.
 F. S. A. un emplâtre.

On étend huit onces de cet emplâtre sur deux écussons (moitié pour chacun) de peau très-douce, coupés en rond, et qui doivent avoir un peu plus de circonférence que le sein ; faisant un peu plus haut que le milieu de l'écusson, une petite ouverture pour donner passage au mamelon.

Le docteur Chrestien faisait appliquer l'emplâtre de Rustaing, quelques heures après l'accouchement, aux dames qui ne voulaient pas allaiter leur enfant, ayant le soin de les recouvrir de linges chauds, qu'on renouvelait de temps en temps. Après le neuvième jour de son application, il l'enlevait, et nettoyait le sein avec de l'huile chaude ou du beurre fondu. La couleur de la peau, dit-il, demeure altérée pendant quelque temps, mais peu à peu elle reprend sa douceur et sa couleur naturelle. Jamais il n'a produit d'accident, toujours les dames s'en sont bien trouvées.

Tisane de liége du docteur Chrestien.
Pr. Ecorce de liége râpée, 2 scrupules.
F. B. dans quatre livres d'eau jusqu'à
 réduction de moitié ; coulez et ajoutez :
Sirop de capillaire,   2 onces.

On doit en faire usage pendant huit ou dix jours, et prendre cette quantité dans les vingt-quatre heures.

On pourrait se servir également des pilules anti-laiteuses que certains médecins prescrivent habituellement.

GALE, *s. f.*, *scabies*, ψώρα, de ψῶ, je gratte. — On désigne sous le nom de gale une éruption à la peau, qui paraît de préférence entre les doigts et aux mains, et le pli des articulations des membres, sous forme de petites pustules ou vésicules légèrement élevées au-dessus du niveau de la peau, à bord rougeâtre, transparentes à leur sommet et contenant un liquide séreux et limpide. Ces pustules, constamment accompagnées de vives démangeaisons, surtout quand on les gratte, et sous l'influence de la chaleur du lit, sont éminemment contagieuses et se communiquent par conséquent avec beaucoup de facilité. C'est même son seul mode de propagation. Il est vrai de dire cependant que la malpropreté, la viciation de l'air, la mauvaise qualité des aliments, etc., en favorisent la propagation.

La cause prochaine de la gale consiste dans un insecte particulier (l'*acarus scabiei*), qui ne se trouve pas dans la vésicule même, mais dans un sillon qu'il a tracé en rampant à côté; aussi, bien des médecins n'ont-ils pu le découvrir, et en ont nié l'existence. Pour nous, qui l'avons vu bien des fois, nous admettrons que c'est à l'aide de cet insecte qu'elle se communique, et que tout moyen qui est propre à le faire périr doit opérer la guérison du malade et empêcher la propagation de la maladie. C'est ce qui a lieu en effet; aussi, la gale existant toujours sans fièvre et sans altération des fonctions, les praticiens se bornent-ils tous à attaquer le mal par des moyens locaux (lotions savonneuses et sulfureuses, onguents soufrés, frictions huileuses, comme le prescrivait Delpech, etc.). Un moyen qu'on préfère, parce qu'il est plus propre et plus actif, c'est un mélange de deux parties de savon noir avec une partie de soufre, pour une friction sur les boutons faite le soir, et puis un bain savonneux le lendemain matin. Ces moyens suffisent généralement quand la gale est récente et même pendant tout le premier septenaire de sa durée. Plus tard, et surtout lorsque la gale est intense, invétérée, négligée, ou qu'elle a été mal traitée, exaspérée par des frictions irritantes, et qu'elle s'accompagne d'un état inflammatoire des téguments, de rougeur, etc.; alors il est clair qu'il faut d'abord s'attacher à apaiser l'inflammation de la peau par des émissions sanguines, si le sujet est fort, les bains, etc. Hors ces cas, qui sont excessivement rares, dans les gales anciennes non compliquées il peut paraître convenable d'administrer le soufre à l'intérieur, soit pour hâter la guérison, soit pour prévenir les accidents qu'on pourrait redouter de la suppression d'une gale ancienne. Dans ce cas, un gros de fleur de soufre par jour, en deux prises administrées dans une enveloppe de pain à chanter, ou dont on forme des bols en le mêlant à de la mélasse ; les bains savonneux et une tisane dépurative, doivent précéder de quelques jours l'emploi du soufre à l'extérieur. Chez les enfants et les jeunes sujets, on peut se servir des pastilles soufrées (de 8 à 10 grains par jour), ou de la pommade d'aunée, moyen excellent, et qui surpasse quelquefois tous les autres.

Les bains sulfureux artificiels, dont Jadelot a démontré l'efficacité chez les enfants galeux, conviennent également aux adultes. Dupuytren a proposé de remplacer ces bains par des lotions faites avec une dissolution de quatre onces de sulfure de potasse dans une livre et demie d'eau, avec addition d'une demi-once d'acide sulfurique. Les malades doivent se laver deux fois par jour avec cette dissolution, jusqu'à ce que cette dose soit épuisée. Dans certains cas, la dose de sulfure peut être augmentée et remplacée au besoin par le sulfure de chaux ou de soude.

Nous ne dirons pas tous les moyens qui ont été employés contre la gale. Chaque praticien ayant voulu avoir une formule à son usage, le nombre en est devenu très-considérable, sans plus d'avantage pour les galeux. Cependant nous signalerons une composition qui a été conseillée dans le temps, et qui guérit sûrement et promptement ; elle est connue sous le nom de poudre de Pyhorel. Voici en quoi elle consiste :

Remède de Pyhorel contre la gale.

Prenez un demi-gros de sulfure de chaux simplement broyé ; ajoutez une petite quantité d'huile au moment de l'employer, et frictionnez deux fois par jour la face palmaire des mains. Ce remède est aussi avantageux qu'économique.

GALVANISME. — On a donné ce nom à un mode d'électricité découvert par Galvani et qu'on développe par la superposition de plaques métalliques de différentes natures (cuivre et zinc), disposées d'ailleurs d'une manière convenable et en contact avec un liquide qu'on a appelé conducteur. Depuis que Galvani a publié sa découverte, Volta est survenu et a inventé un appareil, appelé pile de Volta, qui consiste, comme nous le disions tout à l'heure, dans une série de paires de plaques de cuivre et de zinc superposées dans le même ordre, et présentant entre chaque paire le liquide conducteur, de manière que celui-ci se trouve toujours entre une plaque de cuivre et une plaque de zinc, et que l'espèce de colonne qui résulte de cet assemblage ait une plaque de zinc à une de ses extrémités et une plaque de cuivre à l'autre. L'appareil monté donne spontanément de l'électricité positive par son extrémité zinc, qui a été en conséquence appelée *pôle positif*, et de l'électricité négative par son extrémité cuivre, qui a été nommée *pôle négatif*. Lorsqu'on établit une communication entre les pôles, en y interposant un animal vivant, celui-ci, au moment du contact, reçoit une commotion plus ou moins forte qui se renouvelle à chaque contact comme dans l'électricité ordinaire. Pour en donner une idée, il nous suffira de faire connaître le résultat des expériences qu'a tentées Aldini, dont le nom est nécessairement lié à l'histoire du galvanisme.

Ce physicien infatigable, voulant connaître quels étaient les effets du galvanisme sur les corps animés, à sang chaud, se servit de chiens, de veaux, de bœufs, de moutons, d'agneaux et même de volailles; et faisant un jour une expérience publique avec un bœuf nouvellement assommé, il prouva combien la faculté galvanique est puissante sur la contractilité musculaire. Ainsi, après avoir humecté avec une dissolution de muriate de soude (sel de cuisine), à l'aide d'un siphon, l'oreille de cet animal, il y introduisit ensuite l'extrémité d'un fil métallique, faisant arc avec lui et le sommet de la pile ; un autre fil pareillement métallique était en communication par ses deux extrémités, d'une part avec les fosses nasales et de l'autre avec la base de la même pile. A peine cet appareil fut-il appliqué que les paupières de l'animal s'ouvrirent, à la grande surprise des assistants, que les oreilles se contractèrent, que les naseaux se tuméfièrent, que la langue s'agita dans l'intérieur de la bouche, en sorte que le bœuf offrait véritablement l'aspect d'un taureau furieux. Pareille chose se passe chez les chiens, etc.: donc il est évident que le galvanisme jouit de propriétés excitantes très-manifestes, qu'il est, comme on le dit, un stimulant très-actif des forces vitales qu'il met immanquablement en jeu.

Ces phénomènes sont plus activement développés quand on se sert de l'appareil à auges ; aussi M. Andrieux, dont le nom se mêle nécessairement à celui des hommes qui ont étudié avec fruit les effets du galvanisme, le préfère-t-il à la pile de Volta. Mais pour le rendre plus comparable à lui-même, le galvanisme, M. Andrieux signale un grand nombre de précautions à prendre et que nous devons signaler avec lui : elles sont relatives surtout à son application en général, et à ses effets en particulier. Ainsi, il s'agit : 1° d'introduire chaque jour un courant galvanique semblable à celui de la veille et, de plus, de pouvoir augmenter chaque jour l'intensité du courant galvanique, afin de détruire l'influence de l'habitude ; 2° de pouvoir augmenter aussi à volonté l'intensité de son action pendant la durée de chaque séance, attendu qu'un agent, quel qu'il soit, lorsque sa puissance est sans cesse décroissante, n'a d'action sur le corps humain que dans les premiers instants où il est appliqué ; 3° de mettre le malade en communication avec l'appareil par des conducteurs, qui laissent facilement passer le courant galvanique, pour être sûr que tout le fluide transmis l'est fidèlement. On remplit toutes ces conditions :

A. En se servant d'un appareil à auges dont on emplit les cases aux dix-neuf vingtièmes avec de l'eau contenant par litre quarante, cinquante ou soixante gouttes d'un acide quelconque : l'acide hydrochlorique marquant douze degrés au pèse-acides ordinaire est celui qu'il préfère; puis chaque jour on augmente de cinq à dix gouttes, de manière à porter la dose de l'acide à cent cinquante ou deux cents gouttes.

B. Afin de changer les forces décroissantes de l'appareil, on emploie un appareil à auges formé de quarante paires de plaques de zinc et de cuivre, et on commence par vingt ou vint-cinq plaques seulement, en laissant à l'une des extrémités de l'appareil un des disques métalliques auquel est fixé le fil conducteur, et plaçant l'autre dans la vingtième ou vingt-cinquième case ; par là, on partage à l'instant la tension électrique. Quand, avec le temps, l'énergie de l'appareil diminue, il faut soumettre le malade à l'influence d'un plus grand nombre de plaques, de manière à compenser l'affaiblissement du courant galvanique, dont l'énergie devient dès lors plus constante. Mais on peut augmenter à volonté l'intensité du courant galvanique en augmentant le nombre des plaques plus rapidement que la force d'appareil diminue.

C. La condition la plus difficile à remplir, c'est de mettre le malade en communication avec l'appareil, par des conducteurs qui lui transmettent fidèlement tout le fluide galvanique. Pour cela la plaque fixe qui occupe la dernière case de l'auge, porte à sa partie supérieure un pas de vis sur lequel est fixée une plaque du même métal, de grandeur variée, suivant l'effet qu'on veut produire, car la longueur des plaques augmente l'action de l'appareil.

On humecte avec soin la peau de la partie que l'on veut soumettre au courant galvanique, et on y applique la plaque ainsi préparée en la tenant par le tube de verre qui l'isole. Sur l'autre extrémité de la partie galvanisée s'applique une plaque semblable ; mais le fil qui en part se fixe à un stylet isolé par un tube de verre et terminé par une pointe de fer, au moyen de laquelle on touche la plaque mobile dont il a été parlé plus haut. Pour être sûr que le courant est toujours identique, cette plaque est surmontée par un godet de fer contenant du mercure, dans lequel on plonge l'extrémité du stylet ; ou par une boule de cuivre sur laquelle le stylet frappe perpendiculairement. A chaque contact, tout le fluide galvanique est transmis à la partie malade et toujours de la même manière, car il n'y a aucune solution de continuité dans les conducteurs, et les rondelles de daim sont toujours également mouillées, puisque l'humidité qu'elles perdent par l'évaporation est aussitôt remplacée par l'eau contenue dans les sillons des plaques avec lesquels elles sont en contact.

Ces moyens de communication paraîtront peut-être compliqués ; il est pourtant difficile de les simplifier, car si l'on supprimait le disque de daim et qu'on mît les plaques métalliques en contact avec la partie malade, comme on l'a fait jusqu'à ce jour, si l'épiderme est sec, le fluide ne passe point ; mouille-t-on la peau, elle sèche vite et le fluide n'est facilement transmis qu'autant que l'épiderme est humide; mais alors il cause une sensation brûlante et des excoriations très-douleureuses, ce qui force à diminuer considérablement le nombre des plaques, à l'influence desquelles le malade est soumis ; on lui cause ainsi des douleurs inutiles, sans obtenir du galvanisme tout l'effet qu'il produit.

Ces détails peuvent sembler compliqués et minutieux, mais ceux à qui l'étude des sciences exactes a montré que la précision dans les résultats dépend de la perfection des instruments et des procédés qu'on emploie, sentiront l'importance de ce que je viens d'indiquer. Par eux, le galvanisme devient d'une application plus facile et plus sûre, puisqu'ils donnent les moyens d'en graduer la dose avec exactitude, ce que l'on n'avait pas encore fait, dit-il, jusqu'ici. Maintenant que nous savons comment on se sert du galvanisme, faisons-en l'application à un autre procédé opératoire, celui de l'électro-puncture.

Déjà, depuis un grand nombre d'années, le fluide galvanique a été employé à la guérison de certains états pathologiques, mais on n'avait jamais cherché à l'introduire au moyen des conducteurs métalliques implantés dans les organes. Cette idée appartient à Berlioz, qui, le premier, en 1816, conseilla de placer l'organe malade dans l'arc galvanique au moyen de fils préalablement introduits dans les tissus, supposant qu'il est vraisemblable que la communication du choc galvanique produit par un appareil de Volta, accroît les effets médicateurs de l'électro-puncture. Mais, comme à cette époque personne n'eût osé se servir des aiguilles pour conduire un fluide qu'on supposait devoir exercer de grands ravages, le conseil de Berlioz ne fut point écouté, et les choses en seraient restées au même point, si quelques expériences isolées, couronnées de succès, n'eussent éveillé de nouveau l'attention des praticiens sur la médecine des Chinois et des Japonnais.

Toutefois, M. Sarlandière s'étant servi dès 1818 de la machine électrique ou de la bouteille de Leyde pour électriser, quelques médecins, et entre autres MM. Bally et Mairanx, essayèrent de se servir du galvanisme associé à l'acupuncture, pensant qu'un instrument dont l'action est continue, qui se charge et répare ses pertes constamment et par lui-même, qui agit d'une manière successive, qui peut être gradué à volonté dans sa force et dans ses effets, est infiniment préférable et doit être d'une application plus heureuse et plus facile que par l'acupuncture isolée.

Cependant le galvanisme ayant été tour à tour avantageusement et infructueusement employé, on s'est demandé quelles peuvent être les causes d'une différence si opposée. On a cru la trouver dans ces circonstances : 1° que les premiers physiciens qui s'occupèrent de l'application de l'électricité à la médecine, n'avaient aucune idée du fluide galvanique, dont les lois physiologiques étaient peu connues ; que d'ailleurs les maladies étaient mal déterminées et souvent soumises à des abstractions ; 2° que les procédés étaient incomplets, vu qu'on ne dirigeait l'électricité que par étincelles, par pointes ou par aigrettes, par la bouteille de Leyde, par bains, par frictions, à travers la flanelle, et qu'il est un inconvénient commun à tous ces procédés, celui de n'agir que sur la peau et de déterminer sur sa surface toute l'énergie du fluide ; 3° que même les plus enthousiastes ne furent pas constants dans leurs essais.

Pas n'est besoin de dire que pour pratiquer la galvano-puncture ou l'électro-puncture, ce qui revient au même, on se sert d'aiguilles semblables à celles qu'on emploie pour l'ACUPUNCTURE (*Voy.* ce mot), et qu'on met les aiguilles en communication avec l'agent électrique par l'anneau fixé aux aiguilles et les fils métalliques de l'appareil

Reste que, si l'électro-puncture prise et reprise a été abandonnée généralement, et qu'on ne s'en sert guère aujourd'hui, cela doit tenir à quelque chose de grave qu'on aura remarqué. C'est là en effet, je crois, le véritable motif de l'abandon qu'on a fait de cet agent médicateur, et il devait en être ainsi, du moment où il a été constaté que l'électricité modifie les tissus d'une telle manière, que souvent il survient une violente inflammation sur le trajet de l'aiguille, et que quelquefois même la partie immédiatement en contact avec elle peut se mortifier, comme le prouve l'apparition des furoncles autour des piqûres. De là les préceptes suivants : l'électro-puncture ne doit

pas être faite plus de quinze à vingt minutes ; dans son application, il faut avoir le soin de donner de légères secousses, en déplaçant de temps en temps les disques auxquels sont attachés des conducteurs métalliques ; ces secousses, d'abord très-légères, ne doivent être augmentées que si la partie est profondément insensible, et si le malade les supporte avec facilité ; les secousses doivent être d'autant plus énergiques et d'autant plus souvent répétées que la maladie s'éloigne davantage du début, que les symptômes inflammatoires sont moins prononcés et que les tissus sur lesquels on agit sont doués de peu de sensibilité ; si dans le principe la galvano-puncture occasionne des vives douleurs, ce qu'on observe souvent quand on agit sur les parties atteintes de névralgie ou de rhumatisme, ce doit être un motif, non point de cesser la médication, mais de la modérer seulement ; si pourtant il survenait des symptômes d'inflammation locale, il faudrait la suspendre pour y revenir dès que les accidents seront dissipés. Dans les cas où ce procédé serait appliqué à la cure de la paralysie, il faut attendre que les accidents qui ont occasionné celle-ci, soient en partie dissipés ; enfin, dans les douleurs névralgiques et rhumatismales, ce n'est que dans l'intervalle des paroxismes qu'il est permis d'y recourir.

Les cas dans lesquels l'électro-puncture a été employée et est préconisée, sont principalement le rhumatisme chronique avec atrophie des muscles, les sciatiques invétérées, l'hémiplégie faciale, les hernies engouées, les asphyxies par submersion, celle des nouveaunés, etc. Je me rappelle que M. Magendie en a retiré un grand avantage dans l'amaurose. Voici les faits :

Il y a déjà bien des années que ce professeur lut à l'Institut de France une notice sur l'heureuse application du galvanisme aux nerfs de l'œil et au traitement de l'amaurose incomplète. En physiologiste habile, il commence par rappeler les expériences et les observations qui constatent l'influence de la cinquième paire sur les fonctions des sens et en particulier sur celui de la vue, qui tendent à établir deux espèces d'amaurose, l'une provenant d'une altération du nerf optique, et l'autre produite par celle des branches ophtalmiques de la cinquième paire, lesquelles sont également indispensables à l'exercice de la vision. C'est cette dernière espèce d'amaurose qu'il croit pouvoir être traitée avec succès par l'électricité galvanique.

Ayant donc un cas de cette nature à soigner, il dirigea préalablement le courant galvanique au moyen de l'électro-puncture sur les nerfs de la cinquième paire, s'assura qu'on pouvait les piquer impunément chez les animaux, et, certain de ce fait, il en fit l'application à un jeune homme de dix-huit ans atteint d'une amaurose incomplète. Dans la première séance, il fit traverser par des aiguilles le nerf frontal et le sous-orbitaire. Dans la seconde, après quelques tâtonnements, il parvint à atteindre le nerf frontal dans l'orbite même et à piquer le nerf lacrymal. Une abondante sécrétion de larmes ainsi qu'une sensation particulière en furent les suites. Alors M. Magendie substitua à l'électro-puncture une pile de douze paires de disques d'un diamètre de six pouces; il dirigea leur action sur ces deux derniers nerfs sans autre accident que la sensation qu'on éprouve dans le bras quand on reçoit un coup sur le coude; durant cette dernière opération, le malade vit plus distinctement. Ce traitement ayant été continué pendant quinze jours, il y eut une amélioration visuelle très-sensible. Le départ de ce malade a empêché l'habile expérimentateur de donner suite à cette observation. Mais il rapporte d'autres faits d'amauroses incomplètes, avec ou sans complication de paralysie de la paupière, qui ont donné des résultats satisfaisants, ainsi qu'une cure complète d'une dame âgée de soixante ans, après un traitement non interrompu de trois mois.

L'emploi du galvanisme en général, et de l'électro-puncture en particulier, exige trop de précision et d'habilité pour être mis en usage sans le secours d'un homme expérimenté.

GANGRÈNE, s. f., *gangrena*, γάγγραινα, de γραίνω, je consume. — On définit la *gangrène*, l'extinction des propriétés vitales dans la partie qui en est le siége.

La gangrène se distingue en *sèche* et en *humide* : dans le premier cas, les parties sont sèches et comme *momifiées*, la putréfaction y est très-lente ; dans le second, les tissus sont gorgés de sucs, la peau se couvre de phyctènes, l'épiderme se détache, et la décomposition putride ne tarde pas à s'y développer.

La gangrène peut tenir à deux causes : ainsi, elle est tantôt due à un excès d'inflammation dans une partie, tantôt, au contraire, à la faiblesse, à la laxité, au défaut de vie du point tombé en mortification gangréneuse. C'est à cette espèce qu'appartient la gangrène sénile. Dans le premier cas, la nature est encore assez puissante pour opérer d'elle-même la séparation de l'escarre, et il suffit des antiphlogistiques pour faciliter cette élimination; mais quand, au contraire, la mortification a lieu dans une partie parce que la force de cette partie vitale est éteinte, il faut ranimer cette force, y rallumer la vie à l'aide des toniques. Ainsi, sans parler du traitement général qui doit être approprié à l'état des forces radicales de l'individu (*Voy.* Force), nous dirons que nous nous sommes parfaitement trouvé, pour obtenir la cicatrisation des escarres gangréneuses du sacrum dans les fièvres adynamiques, soit des lotions avec l'eau de Goulard quand l'épiderme n'était pas encore enlevé, soit de panser la plaie ou de recouvrir l'escarre avec du cérat de Galien dans lequel je faisais incorporer huit à dix décigrammes de sulfate de quinine par trente grammes de cérat.

On se sert également avec avantage des lotions avec le vin aromatique, des pansements avec le cérat saturnisé, etc.

Nous n'avons pas à nous occuper de la gangrène par brûlure, ni par congélation, etc., chacune d'elles ayant été l'objet d'une mention spéciale aux articles Brulure, Froid (*Voy.* ces mots).

GARGARISME , s. m., *gargarismus*, de γαργάριξω, je lave la bouche. — C'est ainsi qu'on nomme les médicaments liquides que l'on dirige sur la muqueuse de la gorge, en les agitant en différents sens par l'action de l'air que l'on expire lentement. Le gargarisme diffère du collutoire, en ce que celui-ci est demi-liquide et s'applique sur les surfaces affectées, à l'aide d'un pinceau. Voici quelques-uns des gargarismes les plus ordinairement employés.

Gargarisme adoucissant

Pr. Infusion de racine de guimauve,	4 onces.
Lait de vache,	4 id.
Miel,	1 id.
Mêlez.	

Gargarisme acidule.

Pr. Décoction d'orge,	4 onces.
Sirop de mûres ou de groseilles,	1 id.
Acide sulfurique,	15 gout.
Mêlez.	

Gargarisme antiscorbutique.

Pr. Infusion de petite centaurée,	4 onces
Alcoolat de cochléaria,	2 gros.
Miel rosat,	1 once.
Mêlez.	

Dans les campagnes, on peut faire un gargarisme en faisant bouillir des pétales de rose de Provins ou des feuilles de ronce : on ajoute à la colature S. Q. de miel, et du vinaigre jusqu'à agréable acidité.

GASTRALGIE, s. f., *gastralgia.* — On a donné le nom de *gastralgie* à une névrose de l'estomac, vulgairement désignée sous le nom de *maux* ou *crampes* d'estomac, et que pendant quelque temps on avait confondue avec l'inflammation propre de ce viscère. Cependant si l'on avait remarqué que la douleur épigastrique n'est point continue, qu'elle s'éveille ou se réveille par le travail de la digestion, augmente peu par la pression, et ne s'accompagne pas de fièvre, de rougeur et de sécheresse à la langue, de soif, que l'appétit est bizarre et capricieux, quelquefois nul, que les aliments et les boissons excitantes ne provoquent pas le vomissement, enfin, que la maladie se développe chez les personnes essentiellement nerveuses, lymphatiques, chez celles surtout dont le sang est appauvri (gastralgie chlorotique), assurément on n'aurait pas confondu la gastralgie avec la gastrite qui par ses symptômes en diffère essentiellement. *Voy.* Gastrite.

Cette distinction est d'autant plus importante à faire en médecine pratique, que du moment où un malade a de temps en temps quelques *coliques* d'estomac, il croit tout de suite avoir une gastrite, tant la force de l'habitude l'emporte sur les observations de

chaque jour qui prouvent que les gastrites
qu'on voyait si communes autrefois sont
excessivement rares, et que ce qu'on a pris
pendant longtemps pour des gastrites chroniques, n'était que des gastralgies que le
traitement antiphlogistique aggravait. Heureusement que si l'expérience des dernières
années n'a pas éclairé entièrement les masses sur la rareté de la gastrite, elle a éclairé
la génération actuelle des médecins, qui ne
voient plus partout des gastrites ou des gastro-entérites, et qui savent fort bien distinguer la surexcitation ou hypersthésie d'un
organe, avec l'inflammation de sa membrane
interne ou de son tissu.

Pour nous, qui avons observé beaucoup de gastralgies et fort peu de gastrites, nous pouvons déclarer que la gastralgie, comme toute névrose, s'offre à l'observation sous deux états divers, c'est-à-dire
que tantôt elle se présente avec le tableau
caractéristique que nous en avons tracé,
plus, la langue comme dans l'état normal,
ce qui a lieu quand il y a excès d'irritabilité ou d'excitabilité de l'organe sans faiblesse locale ; au lieu que dans la gastralgie
chlorotique, la langue est large, plate, molle,
blanchâtre. J'insiste sur ce dernier état de la
langue parce qu'il indique la faiblesse de
l'estomac, circonstance qui modifie le traitement.

Du reste, l'état gastralgique existant, on
appréciera bien vite par l'étude du sujet,
c'est-à-dire sa constitution physique, son
tempérament, son genre de vie, ses habitudes, l'état de sa respiration, des battements
du cœur, etc. (*Voy.* CHLOROSE), si la douleur
gastralgique est avec le bon état de l'estomac, la sensibilité seule de l'organe étant
vicieusement exaltée, ou si la gastralgie
est avec faiblesse d'estomac et sensibilité
nerveuse augmentée par atonie. Fixé sur ce
point, le médecin donnera des tisanes rafraîchissantes et antispasmodiques, l'eau de
veau aromatisée avec de l'eau de fleurs d'o-
ranger, le lait coupé avec l'eau de son, le sirop d'orgeat étendu d'eau et aromatisé, la
diète lactée, les bains tièdes, etc. ; et comme
médicaments, vingt centigrammes de sous-
nitrate de bismuth, trois fois par jour (le
matin à jeun, entre les repas et le soir en se
couchant), les pilules de jusquiame, les potions calmantes, etc. ; le régime devra être
adoucissant. Si au contraire il y a gastralgie atonique, alors le traitement restaurant
employé contre l'anémie chlorotique devient rigoureusement nécessaire.

GASTRITE, s. f., *gastritis*, de γαστήρ,
estomac : inflammation de l'estomac. — Ce
qui la caractérise, ce sont : une douleur vive
augmentant par l'inspiration et la pression
extérieure, un sentiment de chaleur brûlante, de tension et de plénitude à l'estomac,
souvent avec pulsation, anxiété extrême, efforts continuels pour vomir, vomissements
de tout ce qui entre dans le ventricule, soif
brûlante, dyspnée, pouls petit, fréquent,
inégal, oppression des forces ou sentiment
d'une faiblesse extrême ; froid des extrémi-

tés, hoquet, syncopes, accidents nerveux portés jusqu'à la roideur tétanique et quelquefois même jusqu'à l'hydrophobie.

Les causes qui la produisent, indépendamment de celles qui prédisposent à l'inflammation en général, sont : les contusions portées sur l'épigastre, une boisson froide prise
après un violent exercice, un emportement
de colère après le repas, la suppression d'une
diarrhée ou d'une dyssenterie bilieuse, des
poisons âcres, des vomissements excessifs,
les métastases goutteuses, rhumatismales,
etc., sur l'estomac, la suppression des règles, des hémorrhoïdes, une lésion extérieure, etc.

La marche extrêmement rapide de la gastrite, les dangers qu'elle fait courir, exigent
qu'on se hâte d'en arrêter les progrès, à
l'aide d'un traitement énergique. La petitesse du pouls, loin d'être une contre-indication à l'emploi de la saignée, indique au
contraire la nécessité d'y recourir, et plus il
est petit, plus il faut la rendre abondante.
Après les évacuations sanguines générales,
on en vient aux locales, principalement aux
ventouses scarifiées, aux bains, et autres
moyens externes, les internes étant rejetés
par le vomissement, et ceux-ci augmentant
l'intensité de l'inflammation et des symptômes nerveux. Néanmoins on peut tenter
un mélange d'eau et de lait, une boisson
mucilagineuse (avec la guimauve, ou la
graine de lin), les émulsions huileuses, et
par exemple :

Pr. : d'huile d'amande douce,　1 once.
　　D'eau de fontaine,　　　　8 id.
　　De mucilage de gomme
　　arabique, quantité suffi-
　　sante pour en faire une
　　émulsion
　　D'extrait de jusquiame,　6 grains.
　　De sirop d'orgeat.　　　1/2 once.
　　Mêlez.

Dose : une cuillerée à bouche, d'heure en
heure.

Les frictions mercurielles sur le bas-ventre, les vésicatoires, les lavements opiacés,
peuvent également convenir.

Nous avons nommé les bains tièdes, nous
ajouterons qu'ils sont si utiles, qu'on ne
doit pas craindre de les répéter, même plusieurs fois dans la journée. Dans les cas
d'empoisonnement, on se comportera comme
il est dit article POISONS.

Il est une observation très-importante
que je dois faire en terminant : c'est que la
fièvre pernicieuse peut se montrer sous la
forme d'une gastrite (nous en avons publié
une observation très-remarquable). Dans ce
cas, comme le caractère rémittent de la fièvre peut seul mettre le médecin sur la voie,
il ne quittera pas, si je puis ainsi dire, le
chevet de son malade, pour épier, s'il y a
ou non exacerbation et rémission des symptômes. La rémission bien constatée, il n'y a
pas à hésiter sur l'administration du sulfate
de quinine ; il guérira la gastrite *simulée*,
aussi sûrement que toute autre fièvre insidieuse : et si on ne l'emploie pas, le malade

est perdu ; je joins ici l'observation sus-dite, rien n'instruisant et ne formant davantage à la pratique, qu'un fait bien circonstancié.

La femme Laurent, âgée de trente-six ans environ, d'un tempérament sanguin, ayant ressenti de légers frissons alternant avec des bouffées de chaleur, des pesanteurs au bas des reins, des anxiétés précordiales, des douleurs abdominales, etc., me fit appeler. Je me rendis auprès d'elle, et voici dans quel état je la trouvai :

Face animée, conjonctives injectées et impressionnables à la clarté du jour ; température du corps très-élevée, pouls petit et faible, appétit nul, langue rouge à la pointe et sur les bords, blanche au milieu, peu de soif, douleur à l'épigastre augmentant par la pression, douleur vive sur le sommet de la tête et à la racine du nez, ventre souple malgré la constipation, urines rares et rouges, en un mot, tous les symptômes d'une gastrite modérée. Prescription : bouillons maigres, très-légers, crème de riz, eau de poulet nitrée.

Le lendemain (23 août), la malade était absolument dans le même état ; mais, vers les trois heures de l'après-midi, tous les symptômes augmentèrent d'intensité. La douleur à l'épigastre devint tellement vive que le poids du drap de lit ne pouvait être supporté ; la céphalalgie était également beaucoup plus forte, intolérable, la figure rouge et animée, la soif intense, etc., bref, elle offrait tous les signes d'une gastrite aiguë intense. Douze sangsues furent appliquées à l'épigastre, on laissa couler abondamment les piqûres, sur lesquelles des fomentations émollientes furent faites ; continuation des mêmes boissons, mais moins chargées. Sur le soir, les symptômes s'amendèrent, et la nuit fut assez bonne.

Le 24, la femme Laurent paraît être *un peu mieux* que la veille, néanmoins elle éprouve quelques borborygmes légers, sans coliques ; son estomac est moins sensible, mais la tête reste toujours le siége d'une douleur vive, la face est toujours rouge et animée, les yeux très-sensibles à l'impression des rayons lumineux. Des lavements sont administrés, mais ils sont rejetés sans entraîner aucune matière ; on les suspend, et on administre une potion huileuse ; des épithèmes froids sont appliqués sur le front, le régime de la veille est continué.

L'effet de la potion huileuse fut de provoquer trois selles dans lesquelles des matières dures et noirâtres furent expulsées d'abord, puis elles devinrent jaunâtres et extrêmement fétides. Dès ce moment le mouvement fluxionnaire sanguin qui se faisait du côté de la tête fut moindre ; mais, vers midi, il y eut une nouvelle exacerbation de tous les symptômes. Le redoublement fut si fort que la malade poussait des cris déchirants, se plaignant en même temps de l'estomac et de la tête, dans laquelle elle disait éprouver des élancements très-vifs.

Sur le soir, les symptômes s'amendèrent

de nouveau, ce qui nous détermina, malgré la *continuité* de la fièvre et la persistance de tous les autres symptômes d'irritation stomacale, à prescrire dix grains de sulfate de quinine dans une once de sirop de gomme à prendre le jour suivant en deux fois, de grand matin.

Ce jour-là, le redoublement n'eut pas lieu, mais la fièvre et les autres symptômes restèrent les mêmes. Continuation du même régime.

Le 28, les règles parurent, elles coulèrent comme les mois précédents, et cependant la maladie ne fut pas entièrement jugée par l'hémorragie naturelle, car, quelques jours après, la femme Laurent ressentit de nouveaux frissons suivis du retour des accidents, mais très-légers, à peine appréciables ; ce qui nous décida à administrer une nouvelle dose de sulfate de quinine. Dès lors la guérison fut assurée. Nous devons ajouter pourtant que pendant huit à dix jours encore, la malade n'a pu satisfaire son appétit, les aliments les plus légers *ne passant pas bien*. Elle se priva donc de manger quoiqu'elle en sentît le besoin, prit quelques lavements, et bientôt tout rentra dans l'ordre.

Réflexions. Ce qu'il y a de remarquable dans cette observation, c'est l'inefficacité des sangsues et le peu d'avantage que la malade a retiré de leur application ; le peu d'influence que les règles ont eu sur les symptômes morbides, et les avantages qu'a procurés l'administration du sulfate de quinine, qui non-seulement n'a pas augmenté les symptômes d'irritation gastrite, mais qui, de plus, en empêchant le retour des exacerbations, a favorisé la guérison.

GASTROTOMIE, s. f., *gastrotomia*, de γαστήρ et τόμη, incision ventrale. — Ouverture faite au bas-ventre, pour en extraire quelque corps étranger, ou pour y faire rentrer une partie qui s'en serait échappée. L'opération césarienne est une espèce de gastrotomie.

GENTIANE, s. f., *gentiana*, genre de plantes de la pentendrie monogynie, L. ; famille des gentianées, J. — Son étymologie lui vient, dit-on, de Gentius, roi d'Illyrie, qui, selon Pline, se servit le premier de la grande gentiane, à laquelle ce genre emprunte son nom.

La *gentiana rubra*, celle dont nous nous occupons, est indigène, et croît sur les montagnes des Alpes et des Vosges. Sa racine, qui est la partie de la plante employée en médecine, est à peu près d'une longueur de trente-deux centimètres, cylindrique, et marquée par des anneaux très-rapprochés les uns des autres ; son écorce est d'un brun obscur ; sa substance intérieure est jaunâtre, sa saveur est très-amère, mais son odeur est presque nulle. Son amertume lui vient d'un principe particulier désigné par MM. Henri et Caventou sous le nom de *gentianin*.

Les propriétés toniques de la gentiane ont été considérées par quelques auteurs comme pouvant égaler celles du quinquina ;

souvent même, dit Alibert, il est arrivé que cette substance a produit des effets plus certains que lui, ce qui doit être attribué à ce que la racine de gentiane est rarement altérée ; car toutes les fois qu'on emploie du quinquina d'un bon choix, on peut être assuré qu'il décèlera une énergie bien supérieure à celle de la gentiane. Quoi qu'il en soit, on accorde la préférence à cette dernière dans le traitement des fièvres printanières, intermittentes, qui se manifestent avec peu d'intensité, et dans lesquelles l'atonie du tube digestif est le caractère prédominant. Les paysans des Alpes l'emploient habituellement avec un succès remarquable ; notons que ce n'est pas à titre d'anti-périodique qu'elle agit, car sous ce rapport ses effets sont nuls.

Indépendamment de l'efficacité de la gentiane dans le traitement des fièvres intermittentes, cette plante est encore utilement employée, à cause de ses vertus toniques bien évidentes et très-actives, dans la faiblesse des organes digestifs qui accompagne les maladies nerveuses, dans les convalescences longues et pénibles, chez les personnes affaiblies par des hémorragies abondantes, toutes les fois en un mot qu'il faut tonifier, fortifier l'estomac et les intestins et consécutivement l'organisme tout entier. Voilà qui explique comment elle a pu guérir cet individu dont parle Whytt, qui, après avoir beaucoup souffert pendant quinze ans d'une douleur à l'estomac (probablement d'une névralgie atonique), fut guéri en prenant tous les jours deux gros de racine de gentiane. Ce médicament, dit-il, lui tenait le ventre libre et augmentait son appétit. Le malade commença, au bout de quelques jours, à se trouver mieux, et quand la douleur revenait, parce qu'il n'avait pas fait usage de la gentiane, il était sûr de la dissiper, en ayant recours à son spécifique.

La propriété tonique de ce médicament explique encore comment il peut être efficace dans la goutte, cette maladie s'accompagnant fort souvent d'une faiblesse très-prononcée des organes digestifs, qui se manifeste à la suite des accès de goutte inflammatoire, ou marche de compagnie avec les gouttes atoniques ; et comment aussi il est avantageux dans les maladies scrofuleuses, la débilité étant assez généralement la compagne de l'état écrouelleux. Reste que, de nos jours, on se sert encore volontiers de la gentiane, et que chacun se loue de son efficacité

La poudre de gentiane se donne à la dose d'un scrupule à un gros, en infusion ou en décoction, dans une livre d'eau ; mais son extrême amertume fait qu'on lui préfère l'extrait pris en pilules à la même dose, et plus encore le vin qui s'administre à la dose de quatre à huit onces. Enfin, on se sert aussi de la teinture, qui se prépare en mettant soixante-quatre grammes de racine de gentiane pulvérisée, et trente-deux grammes d'écorce d'orange en poudre dans sept cent cinquante grammes d'alcool à 20° (eau-de-vie). Après une macération de cinq ou six jours au soleil ou au bain de sable, on décante le liquide, et on verse encore autres sept cent cinquante grammes d'alcool sur les substances macérées. Puis, après qu'il s'est écoulé cinq à six autres jours, on décante encore et on mêle les deux liqueurs qui, après avoir été filtrées, constituent une teinture amère, dont la dose peut être portée de quarante à soixante gouttes.

Dubois a proposé une formule bien plus simple, pour avoir un élixir amer à la gentiane : il est connu sous le nom de *Vin amer* ou *Élixir* de Dubois. Pour l'obtenir, on mêle dans un vase, une once et demie de gentiane à un gros de carbonate de potasse, et on verse dessus une pinte d'eau-de-vie. Après quinze jours de digestion, on filtre la liqueur ; la dose en est d'une, deux, trois, quatre cuillerées à café ou à bouche, et plus selon l'âge.

A propos de *Vin amer*, nous dirons que celui qui, dans les formulaires porte ce nom, a pour base la gentiane. En voici la recette :

Pr. : Racine de gentiane.	8 gros.
Quinquina et écorce d'oranges, de chaque.	2 gros.
Écorce de Winther.	1 gros.
Alcool.	4 onces.
Vin d'Espagne.	2 livres.

Mettez à macérer pendant huit à dix jours et filtrez. Dose : une ou deux onces le matin à jeun. Je l'ai prescrit avec avantage immédiatement avant le repas, pour faciliter la digestion des estomacs paresseux et faibles.

La gentiane entre encore dans bien d'autres préparations : il serait trop long de les indiquer.

GERMANDRÉE, s. f., *teucrium*, L., genre de plantes de la didynamie gymnospermie, L. ; de la famille des labiées, J. — Le mot *teucrium* vient, selon Pline, de Teucer, prince troyen qui le premier fit usage d'une plante appartenant à ce genre.

Les botanistes admettent plusieurs espèces de germandrée : la variété dont nous nous occupons dans cet article est celle qu'on désigne sous le nom de *Teucrium chamædrys* ; ses feuilles sont cunéiformes, ovales, incisées, pétiolées, etc., d'une saveur amère, et d'une odeur légèrement aromatique.

A l'instar des autres amers, la germandrée est administrée dans les atonies gastro-intestinales et les obstructions viscérales froides, qui s'accompagnent communément d'une débilité constitutionnelle. C'est pourquoi on la trouve préconisée par Dioscoride dans les duretés de la rate, les hydropisies commençantes, etc., et c'est ce qui explique aussi un passage de Fernel que je traduis : « Elle dégorge les viscères, et principalement le foie, guérit les obstructions, est salutaire aux ictériques, etc. »

Il paraîtrait qu'en outre, elle jouit de qualités anti-fébriles assez prononcées, puisqu'on la désignait anciennement en Italie sous un nom qui signifie *herbe aux fièvres;* qu'en Angleterre, elle jouit encore d'une grande réputation fébrifuge, et qu'on trouve dans Lazare Rivière, que des paysans des environs de Montpellier se sont très-bien guéris de fièvres quartes avec la poudre germandrée.

Mais, sans remonter à des temps si reculés, nous dirons que Barthez la mêlait quelquefois à ses prescriptions dans les maladies goutteuses ; que M. Chomel administre assez volontiers l'infusion de cette plante dans la convalescence des fièvres graves qui ont la forme adynamique, de même qu'à la fin de toutes les maladies aiguës qui sont suivies d'un état de langueur ou d'épuisement des forces vitales, et conséquemment des fonctions organiques, etc.

La chamœdrys s'administre en infusion, à la dose de deux à quatre gros dans une pinte de liquide.

GESTA, s. m. — Cette expression qui signifie *actions* a été adoptée par Hallé, pour désigner, parmi les choses faisant partie de la matière de l'hygiène, les fonctions qui s'exécutent au moyen du mouvement volontaire des muscles et des organes. Et par exemple : 1° la veille, 2° le sommeil, 3° le mouvement et les locomotions, 4° le repos.

GLANDS DE CHÊNE, s. m., *balani,* βαλανὸς. — Fruit du chêne vert, c'est-à-dire du *quercus ilex* ou du *quercus robur,* L., car l'une et l'autre espèce donnent des fruits, qui, après avoir été torréfiés comme le café, s'emploient avantageusement en médecine.

Les glands, qui sont le produit du *quercus robur,* arbre que la nature a répandu avec profusion dans la plupart des forêts de l'Europe et de l'Amérique, que Linné a classé dans la monœcie polyandrie, et qui appartient à la famille des amentacées J.; les glands de chêne, dis-je, consistent dans une semence ovale à deux lobes couverte d'une écorce lisse, coriace, d'une seule pièce. Ils ont un goût acerbe, et contiennent à peu près un dixième de tannin, ce qui explique leurs propriétés tonique et astringente. Après qu'ils ont été torréfiés convenablement, on les moud finement, et cette poudre sert à préparer une infusion, qui se fait comme le café ordinaire, et en a exactement la couleur. Le goût même en est assez agréable quand on le mêle avec du lait.

Cette infusion, qu'on peut appeler caféiforme est très-utile aux enfants d'un tempérament lymphatique ou scrofuleux, à ceux surtout qui, à l'époque du sevrage, sont sujets à des dévoiements chroniques, apyrétiques, si difficiles à arrêter. Plus tard, ils conviennent encore dans les obstructions des glandes du mésentère (carreau) et dans les autres symptômes de l'état scrofuleux; en un mot, on le donne toutes les fois qu'on veut tonifier l'organisme, et en particulier le tube digestif.

GLAUCOME, s. f., *glaucoma.*— Nom qu'on donnait jadis à la Cataracte (*Voy.* ce mot), et qui ne signifie plus aujourd'hui que : opacité du corps vitré, avec couleur *vert de mer,* du fond de l'œil.

GLOSSITE, s. f., *glossitis,* de γλῶσσα, langue : inflammation de la langue. — La langue, quoique très-rarement atteinte d'inflammation, n'en est pas cependant absolument à l'abri, comme le prouvent la rougeur, la chaleur et le gonflement, quelquefois très-considérable, dont elle est le siége , tuméfaction qui rend la difficulté d'avaler plus ou moins considérable, suivant l'augmentation du volume de l'organe, et gêne parfois la respiration à ce point, que l'individu est en danger de suffoquer. Nous l'avons vue dans un cas si gonflée que le malade était forcé de tenir les mâchoires écartées de cinq centimètres l'une de l'autre, pour ne pas la comprimer.

La glossite a quelques causes qui lui sont particulières, c'est-à-dire qu'en outre de celles de l'inflammation en général, il en est qui agissent localement et directement sur la langue , tels sont des matières âcres, des chicots pointus, etc. Elle accompagne surtout l'angine tonsilaire intense, l'inflammation gagnant de la gorge à la langue.

Les émissions sanguines générales et locales, les scarifications en long de la langue, quand la tuméfaction est considérable; les frictions avec l'onguent mercuriel, et tout le cortége des antiphlogistiques énumérés article Inflammation : voilà en quoi consiste le traitement de la glossite.

GOITRE, s. m. — On l'appelle encore *bronchocèle,* parce qu'il est formé par le gonflement de la glande thyroïde et du tissu cellulaire voisin, sans inflammation, ni changement de couleur à la peau ; ce gonflement prend souvent des proportions énormes.

L'origine scrofuleuse du goître, dans la pluralité des cas, fait qu'il est endémique dans les contrées froides et humides, et en particulier dans les vallées des Alpes, du Bas-Valais, etc.; aussi suffit-il souvent d'un changement de climat, de l'émigration dans un pays plat, sec et chaud, pour le faire disparaître. Mais attendu que l'émigration n'est pas toujours permise , et que d'ailleurs le goître peut se développer dans d'autres conditions, il faut lui opposer le traitement antiscrofuleux (*Voy.* Scrofule) qui, à lui seul, peut produire la résolution de la tumeur. Disons, toutefois, que l'iode et ses préparations jouissent d'une grande vogue, et qu'on les considère comme un spécifique du goître.

Nous nous sommes servi très-volontiers de sa teinture à l'intérieur, à la dose de quinze à vingt gouttes, trois fois par jour, dans une tasse d'eau de riz, et des frictions sur la tumeur avec la pommade iodurée (4 grammes d'iodure de potassium pour 15 grammes d'axonge).

Quelques praticiens préfèrent à ce médicament l'éponge brûlée elle-même (corps d'où l'iode est extrait), dont l'action, disent-ils, est encore plus énergique que celle de l'iode ; ce qui serait en opposition avec l'opinion de ceux qui croient que l'éponge brûlée ne doit ses propriétés qu'à l'iode qu'elle contient : mais plus active ou non, comme il n'y a pas d'inconvénient à prescrire la poudre d'éponge calcinée en nature, nous allons donner les formules que Hufeland nous a laissées, pour son administration, en substance ou en décoction.

Pr : Eponge brûlée... demi-gros. — Coquilles préparées et oléo-sucre de citron... de chaque, un scrupule.—Ethiops minéral... douze grains. — Faites une poudre. A prendre la moitié le matin et l'autre moitié le soir.

Pr : D'éponge brûlée... demi-once.—D'eau de fontaine... douze onces. — Faites bouillir et réduire à cinq onces ; coulez et ajoutez au liquide : — D'eau de cannelle et de sirop d'écorce d'orange... de chaque, une once. — Mêlez. — Dose : une cuillerée à bouche, quatre fois par jour.

Nous avons usé de ces deux formules, et nous ne saurions dire si la guérison a été plus rapide que par l'iode en solution et en frictions. Reste que Hufeland recommande de n'en user qu'avec circonspection chez les personnes qui ont les poumons irritables, et une prédisposition à la phthisie. En pareil cas, dit-il, il convient de recourir à la potasse, qui possède également la faculté de guérir le goître. Voici sa formule :

Pr : Bi-carbonate de potasse... un gros. — Eau de cannelle ; sirop de guimauve... de chaque, une once. — Eau de fontaine... six onces. — Mêlez. — Deux cuillerées à bouche, quatre fois par jour.

GONORRHÉE. *Voy.* SYPHILIS.

GOUDRON, s. m., *pix liquida.* — C'est ainsi qu'on nomme un produit résineux qui s'écoule du bois des pins en ignition, alors que devenus trop vieux on ne peut plus en retirer de la térébenthine par incision. Quoiqu'il soit assez généralement répandu pour être connu, nous dirons cependant que le goudron est livré dans le commerce sous forme d'un sirop assez épais, d'une couleur noirâtre, d'une odeur empyreumatique et d'une saveur âcre ; et qu'il consiste dans un mélange naturel de résine et d'huile essentielle empyreumatique, qui s'est formée en partie par l'action du feu sur la résine : il contient aussi du carbone.

On se sert habituellement pour l'usage médical de l'*eau de goudron*, qui se prépare en mettant un kilogramme de goudron à infuser, pendant quelques jours, dans huit fois son poids d'eau froide, puis on la filtre et on la conserve dans des vases fermés. Elle a une couleur fauve, une saveur acide, un goût empyreumatique désagréable, et offre parfois une couche huileuse à sa surface. On estime qu'elle contient un grain de goudron par once d'eau.

A cet état, le goudron s'emploie à peu près dans les mêmes circonstances que la térébenthine ; mais comme son action est moins active, moins puissante que cette dernière, on le lui donne pour adjuvant dans les affections catarrhales de la vessie ; tandis qu'il lui est préféré dans les catarrhes pulmonaires, surtout lorsqu'on soupçonne le catarrhe de n'être pas tout à fait exempt d'inflammation. Dans ce dernier cas, l'action physiologique irritative de la térébenthine étant plus prononcée que celle du goudron, on aurait à craindre le réveil de la phlegmasie par une médication trop énergique, et c'est ce qui fait que le goudron est préféré et préférable.

A titre de stimulant léger, l'eau de goudron a été conseillée dans les cas de dyspepsie, de dyscrasie scorbutique ; dans plusieurs sortes d'affections rhumatismales, contre lesquelles ses vertus sont réelles, dit Barthez, quoique Berkeley les ait extrêmement exagérées. Administrées dans les flux muqueux, ou mucoso-purulents, choniques et atoniques, elle a contribué à en tarir la source.

Une fois assurés de l'efficacité du goudron et de ses propriétés stimulantes, les praticiens ont dû lui faire subir des modifications diverses pour en étendre l'application. C'est ainsi qu'on a pensé de le faire dégager en vapeurs et d'engager les malades atteints de laryngite chronique, ou d'une phlegmasie chronique des bronches, à aspirer ces vapeurs, qui, ayant été avantageuses, ont établi l'utilité des fumigations de goudron dans ces sortes de cas. En outre, on a essayé des liniments et des pommades préparées avec le goudron, et l'on a constaté que dans les affections cutanées en général, et le prurigo en particulier, une des préparations pharmaceutiques les plus utiles est la suivante :

Pr : Goudron... une partie. — Laudanum liquide de Sydenham... un huitième... — — Axonge... quatre parties. — M. S. A.

Cette pommade convient aussi contre la gale, la teigne granulée, etc., et principalement contre l'herpès et l'eczéma.

L'eau de goudron s'emploie en injections, dans les catarrhes vésicaux chroniques, dans les leucorrhées anciennes, dans les otorrhées interminables, dans les clapiers purulents ou les conduits fistuleux qui servent de passage aux liquides de mauvaise nature, fournis par des caries profondes, ou des nécroses qui ont donné lieu à l'inflammation des tissus ambiants, etc. Tout comme les lotions d'eau de chaux, elles sont avantageuses pour aviver les ulcères atoniques, en tarir la suppuration, et en favoriser la cicatrisation ; il s'agit donc d'en savoir diriger l'emploi suivant les temps et les circonstances.

GOURME. *Voy.* TEIGNE.

GOUT, s. m., *gustus*, γεῦσις, γεῦμα, γευθμός : celui des cinq sens par lequel nous percevons les saveurs. — Il n'entre pas dans l'esprit de cet ouvrage de traiter des saveurs et des classifications diverses qui en ont été données par Galien, Haller, Linné, Boerhaave, etc.; mais ce qu'il est essentiel de noter, et que nous noterons, c'est d'abord que ce sens et l'odorat ont des liaisons très-intimes, car ils servent tous deux à l'exploration des aliments. Tous deux sont les sentinelles avancées de l'appareil digestif ; tous deux siégent dans des organes fort voisins, et dont les rapports directs et sympathiques sont nécessairement très-nombreux. Leurs rapports directs ont lieu du côté de l'arrière-bouche même, sous la base de la langue, et très-près des narines; les sympathiques tiennent sans doute à la communauté d'origine, d'une part, des nerfs qui se rendent à la langue et au palais; et, d'autre part, de ceux qui se jettent dans la membrane pituitaire, les uns et les autres partant de la branche moyenne du nerf trifacial ; ils peuvent tenir aussi en partie de la communication du nerf palatin avec le naso-palatin de scarpa ; dans le ganglion du même nom, décrit par Hip. Cloquet, et placé, selon lui, à l'orifice inférieur des canaux, et à d'autres raisons anatomiques qu'il serait trop long d'indiquer. Reste que le goût, considéré en lui-même, consiste dans une sensation particulière, spécifique, dont on ne trouve jamais l'explication dans l'organe, et que chacun éprouve sans pouvoir la définir, mais qui, en définitive, nous met en rapport avec les objets destinés à notre nourriture, car la saveur est essentiellement liée au goût. Reste encore que tout ce que nous en savons, c'est que ce sens est brut, matériel, très-peu subordonné à la réflexion, et que, par ces motifs, quelques auteurs ont voulu l'exclure et l'enlever à la vie animale, et le rapporter à la vie organique. C'est une erreur, car le goût est bien plus actif lorsqu'on est attentif, c'est-à-dire que la sensation en devient alors bien plus forte. Et puis, n'est-ce pas qu'il se perfectionne par l'exercice? Voyez le gourmet, par l'habitude qu'il a de déguster les vins, il finit par distinguer les mélanges et les falsifications qu'on leur fait subir : donc le goût n'est pas aussi passif qu'on pourrait le supposer.

Plusieurs physiologistes ont comparé ce sens au tact, prétendant qu'il y a très-peu de différence entre eux. Ici encore l'analogie est fort trompeuse, car tout ce qu'il y a de vrai dans le rapprochement de ces deux sensations, c'est que, pour qu'un corps soit savouré, il faut que le dégustateur l'applique sur la langue, et même cela ne suffit pas, comme nous le verrons plus tard.

Mais quels sont donc les instruments du goût? Ce sont les lèvres, la bouche, la langue, etc.; chaque partie savourant spécialement certains corps. Ainsi le sucre impressionne la langue, les corps âcres attaquent le pharynx, les acides agissent sur les dents et les lèvres, et cependant certains individus pensent qu'il n'y a que la langue qui ait la faculté de goûter les substances sapides, et que, dans les faits contraires que l'on a cités, la langue a participé à la gustation. De même les physiologistes diffèrent quant au nerf qui doit être considéré comme nerf spécial du goût; ainsi, tandis que celui-ci prétend, avec Galien, Vésale, Willis, Haller, etc., que la faculté gustative est dévolue au nerf lingual, les autres nerfs n'étant que des nerfs moteurs de la langue; celui-là décide, au contraire, avec Boerhaave, que le nerf grand hypoglosse est seul le nerf du goût, le lin-

gual et le glosso-pharyngien étant, eux, simplement nerfs moteurs : auxquels croire ? Il faudrait nécessairement l'observation de quelques circonstances pathologiques exceptionnelles pour pouvoir juger la question.

Quoi qu'il en soit, de même que le sens du goût est le premier à se développer, de même il semble être le dernier qui perd de son activité. Plus nous avançons en âge, et plus nous attachons de prix à la bonne nourriture, plus elle devient nécessaire. Aussi, quand les yeux éteints du vieillard ne lui laissent plus voir qu'au travers d'un nuage, quand il faut hausser la voix pour lui souhaiter le bonsoir, lorsqu'il n'aperçoit plus sur lui-même qu'une peau ridée, desséchée et rude, il boit et mange encore à l'envi avec ses petits-enfants : et lorsque l'univers entier a disparu devant lui, que les muses et les autres dieux l'ont abandonné, Bacchus et Cérès lui sourient encore et l'accompagnent jusqu'au tombeau.

GOUTTE, s. f., *arthritis*, ἀρθρίτις, d'ἄρθρον, articulation. — Maladie articulaire, caractérisée par le gonflement inflammatoire douloureux, ou la tuméfaction chronique et froide d'une ou de plusieurs articulations frappées simultanément ou l'une après l'autre, à des intervalles plus ou moins éloignés ; qui dégénère habituellement en *nodosités et concrétions tophacées*. C'est principalement en cela qu'elle diffère du rhumatisme articulaire.

Quoique héréditaire, la goutte ne se montre guère, à quelques exceptions près (et nous en connaissons), que de la quarante-cinquième à la soixante-cinquième année chez les hommes, et après la cessation des menstrues chez les femmes *hommasses*, les *viragines*. Ce qui en favorise le développement, ce sont généralement la vie sédentaire et indolente, les plaisirs de la table, l'abus des jouissances vénériennes, l'usage d'aliments de digestion difficile (fromage, ragoûts salés ou épicés, viandes de haut goût, fumées, etc.), les veilles prolongées, les contentions fortes d'esprit pendant le travail de la digestion, l'humidité de l'atmosphère, le passage subit du froid au chaud, le refroidissement des pieds et, d'après la remarque de Boerhaave, l'imprudence de les faire sécher et chauffer sans précaution; enfin, la diminution de la transpiration, la suppression d'une hémorragie habituelle, les violentes passions de l'âme.

Quand l'attaque de goutte va se manifester, et c'est généralement par accès qu'elle éclate, l'individu éprouve un sentiment de pesanteur à la région de l'estomac avec tension et flatuosités, surtout après le repas ; l'appétit diminue, les digestions se font mal, le corps est lourd, l'esprit inquiet, morose, etc. Après quelques jours passés dans cet état de malaise, l'exercice des fonctions devient plus facile, l'appétit renaît, la pesanteur d'estomac disparaît, les désirs sensuels se font plus vivement sentir, en un mot le goutteux éprouve une sorte de bien-être inconnu depuis longtemps; il se sent fort, il a le cœur content, il se couche et s'endort plein de sécurité, mais bientôt il est éveillé par une douleur tensive, pongitive, violente, qui se fait sentir communément dans le gros orteil, plus rarement au talon, au gras de la jambe ou à la malléole, plus rarement encore aux poignets et au coude. Bientôt la fièvre éclate précédée par le frisson, elle est proportionnée à la violence de la douleur, qui va croissant jusqu'au soir, époque à laquelle elle est si atroce que le malade ne peut supporter le moindre contact du corps le plus léger, il s'agite et change continuellement de position, espérant en trouver une meilleure, soins inutiles ! ce n'est guère qu'après vingt-quatre heures de souffrances que le calme renaît ; alors une douce diaphorèse généralement répandue s'établit, le goutteux s'endort.

Ce premier accès terminé, le malade a chaque jour, sur le soir, pendant plusieurs jours, un petit paroxisme qui dure toute la nuit, et ne tombe que vers le matin, et c'est de la réunion de ces accès successifs que l'attaque de goutte est composée. Dans l'intervalle qui les sépare, des tumeurs inflammatoires se manifestent tantôt en un point, tantôt en un autre, se déplaçant avec la plus grande facilité, et ne se terminant que fort rarement par résolution. Enfin, l'attaque terminée, tout rentre dans l'ordre, et le goutteux reste plusieurs mois, même plusieurs années, avant qu'elles se renouvellent ; malheureusement elles finissent par se rapprocher, et, quoique moins intenses, elles dégénèrent en un état de souffrance habituel : c'est alors qu'elle prend le nom de goutte *chronique*.

Pour éviter un changement si funeste, les individus qui ont déjà ressenti quelques atteintes de goutte, ou qui y sont héréditairement prédisposés, devront user des plus grandes précautions et s'assujettir à un genre de vie régulier et tranquille : la sobriété, le calme de l'âme et le repos de l'intelligence, un exercice léger, l'usage habituel d'un vêtement de flanelle sur la peau, la modération dans les plaisirs sexuels, une nourriture végétale, et préférablement la diète lactée, la privation absolue du vin, que l'on remplace par de la bière ou du vin de Champagne, sont autant de moyens qui doivent y contribuer. Et quand, malgré ces précautions, on est averti de l'imminence de l'attaque par les prodromes que nous avons énumérés, alors le goutteux doit redoubler de précautions pour prévenir l'accès, c'est-à-dire se tenir chaudement, prendre des boissons diaphorétiques, rester à la diète et dans le calme le plus parfait du corps, de l'esprit et des sens.

Si, nonobstant ces actes de prudence, l'attaque se déclare, il faut en rechercher la *nature* afin de pouvoir la traiter convenablement. Ainsi, y a-t-il réaction fébrile modérée ? le régime antiphlogistique et légèrement diaphorétique, aidé de l'application sur la partie du taffetas ciré, de feuilles de chou, ou du tricot de laine, suffiront ; car la force vitale médicatrice fait le reste. A propos d'applications locales, nous ferons observer

qu'une chose dont il faut surtout s'abstenir, c'est l'emploi des résolutifs en topiques. La goutte a une telle tendance à se déplacer, qu'on risque, en la répercutant par un moyen quelconque, de la faire porter sur un organe important, et de mettre par là les jours du malade en danger.

La même proscription doit porter sur les évacuations sanguines locales qui, si l'on veut, calment l'inflammation et la douleur ; mais qui, par l'affaiblissement qu'elles déterminent dans la partie affectée, font dégénérer la goutte, qu'elles n'enlèvent pas, en affection chronique.

On se trouve mieux dans les cas de cette nature (comme cela m'est arrivé chez un goutteux dont le bras gauche était rouge, phlegmoneux, excessivement enflé jusqu'au-dessus du coude, par une fluxion goutteuse), d'oindre la partie avec du cérat fortement camphré et opiacé, et de recouvrir ce mélange d'une feuille de papier brouillard. Chez ce malade le calme fut immédiat, la rougeur disparut, et le gonflement se dissipa très-rapidement.

Ce que nous avons dit des évacuations sanguines locales, nous le dirons également des applications émollientes, qui, elles aussi, apaisent l'inflammation et la douleur, mais nuisent à la crise locale, si nécessaire dans tous les cas d'arthrite.

Enfin, les émétiques et les forts purgatifs ne valent pas davantage, à cause du trouble qu'ils produisent. Ce n'est pas qu'il n'y ait des circonstances où le goutteux doive être saigné, évacué, etc. ; mais ce sont des circonstances exceptionnelles, et il importe de les signaler. Nous dirons donc que les seuls cas dans lesquels l'art doit réellement et activement intervenir, ce sont lorsque le sujet est fort, vigoureux, pléthorique, que l'inflammation est forte, la réaction fébrile considérable, bref, quand la goutte a le caractère inflammatoire (*Voy.* Élément inflammatoire) ; alors une saignée, quelques déplétions sanguines locales, une boisson antiphlogistique et diaphorétique sont nécessaires.

De même, il ne faut pas négliger d'évacuer les premières voies, s'il y a une complication saburrale (*Voy.* art. Élément bilieux, Embarras gastrique) ; car, en débarrassant l'estomac, l'accès est plus franc et plus court.

Et si les douleurs sont très-violentes, sans inflammation vive, mais avec un caractère spasmodique très-manifeste, on peut user efficacement des bains de vapeur. M. Guilbert recommande spécialement celui fait avec la décoction de fleurs de foin, à laquelle on ajoute du soufre. Il assure que ce remède a le double avantage d'adoucir et d'abréger beaucoup les accès douloureux, et, dans les cas les plus graves, d'attirer aux extrémités l'humeur goutteuse remontée : une sueur abondante, une augmentation sensible du gonflement, sont ses effets les plus ordinaires. Nous n'avons jamais essayé de ces bains, mais nous avons obtenu des résultats très-satisfaisants du bain chaud, dans lequel ou avait fait dissoudre 250 grammes de bicarbonate de soude.

On peut prescrire aussi, comme adjuvant des bains, l'application tiède des feuilles bouillies de jusquiame, de morelle, de ciguë, de belladone ; l'extrait de jusquiame, assez étendu d'eau pour lui donner la consistance d'un onguent, et l'administration à l'intérieur de cette substance, de la poudre de Dower, etc. ; et lorsque, enfin, tout est dissipé, mais que la douleur et l'affection locale persistent, comme la crise n'a pas été complète, c'est à.l'art d'y suppléer. Pour cela nous nous sommes très-bien trouvé, dans plusieurs cas de cette espèce, du gaïac associé à des dépuratifs puissants, ou du jalap mêlé aux mêmes substances d'après les formules ci-après :

Pr. : Résine de gaïac... 2 grammes ; lait de soufre... 6 décigr. ; soufre doré d'antimoine... 10 centigr. ; oléo-sucre de citron... 1 gramme ; M. et faites une poudre à prendre en trois fois dans la journée.

En substituant 1 gramme de résine de jalap au gaïac, on a une poudre purgative très-active, qui produit des effets très-avantageux. Les malades doivent user de la première poudre, journellement, pendant quelque temps, et en interrompre l'usage de temps en temps, pendant deux ou trois jours, pour prendre la poudre purgative.

Arthrite chronique. Dans ces sortes de goutte, indépendamment du régime déjà proposé, et sur lequel il convient d'insister d'autant plus que la diathèse goutteuse est incarnée davantage, si l'on peut ainsi dire, dans l'organisme, on usera avec fruit des bains sulfureux d'Aix-la-Chapelle, des bains et eaux de Vichy, si utiles dans la gravelle, cette sœur consanguine de l'arthrite ; des bains d'eau salée, et à l'intérieur de l'huile de foie de morue. Hufeland recommande, comme un des moyens les plus efficaces, de faire prendre pendant longtemps, matin et soir, une cuillerée à bouche d'une dissolution de résine de gaïac dans du taffia et de la sabine, d'après les formules suivantes :

Pr : huile de sabine... 2 gouttes ; extrait d'aconit... 1 grain ; sucre blanc... 1 scrupule. — Mêlez et faites une poudre, à prendre matin et soir. Ou bien,

Pr. d'huile de sabine... 4 gouttes ; foie de soufre calcaire... 6 grains ; extrait d'aconit... 2 grains ; sucre blanc... 1 gros. M. Faites une poudre, à prendre en trois fois dans la journée. — Il vante également la salseparcille, le colchique d'automne, etc.

Ce n'est pas tout encore : un moyen qui jouit de beaucoup d'efficacité, c'est la dérivation qu'on obtient à l'aide des vésicatoires. Généralement ils sont très-avantageux, quand on a le soin de les appliquer d'abord, le premier dans le voisinage de la partie souffrante, et les suivants (quand le premier ne suffit pas), tout près de celui-ci, et ainsi de suite en s'éloignant toujours. La pommade stibiée, l'huile de croton tiglium en frictions, la pommade au garou, remplissent le même but.

Inutile de dire que, si le sujet est débile, il faut fortifier sa constitution par les restaurants en aliment et en boisson, par les martiaux, les préparations de quinquina, de serpentaire de Virginie, etc. Barthez recommandait en cas d'atonie, les frictions avec la teinture de cantharides sur les articulations malades ; nous nous sommes servi avantageusement du liniment spiritueux de Rosan et des médicaments qui figurent dans le traitement de la goutte chronique et de la goutte aiguë non fébrile.

Metastase goutteuse à l'intérieur. Quand la goutte quitte les extrémités pour se porter à l'intérieur (*goutte rentrée*), il faut prévenir immédiatement les accidents qui résultent du transport de la goutte sur un organe important ; toutefois il faut distinguer si la suppression est brusque et suivie de fièvre, ou si elle est lente et apyrétique ; attendu que, dans le premier cas, le traitement antiphlogistique est le seul admissible, en y joignant toutefois localement l'emploi des sinapismes sur le siége primitif du mal, ou d'un vésicatoire sur l'organe consécutivement affecté, ou tout au moins sur les parties qui ont le plus de rapports consensuels ou sympathiques avec cette partie ; et puis à traiter la maladie que la goutte aura déterminée sur tel ou tel viscère. Au contraire, dans la suppression chronique, les rubéfiants cutanés, les vésicatoires, et intérieurement le camphre, le musc, l'ammoniaque, etc., suffiront sans doute pour prévenir le danger et rappeler la goutte à son point de départ.

Goutte sereine. *Voy.* **Amaurose.**

GRAVELLE. *Voy.* **Lithiasis.**

GRENADIER, *punica granatum,* plante de l'isocandrie monogynie, **L.**; de la famille des myrthes, **J.** — Ses fleurs, qu'on nomme vulgairement *balaustes,* et l'écorce des fruits sont astringentes ; les pépins ou la pulpe du fruit sont acidules, et l'écorce de sa racine un puissant remède contre le ténia.

Dans son appel aux médecins sur la nécessité d'étudier la thérapeutique, M. Bayle s'exprime en ces termes à l'égard de la racine de grenadier. « L'écorce de racine de grenadier, dont l'efficacité contre le ténia est prouvée de la manière la plus évidente, et qu'on regarde comme une acquisition de notre époque, paraît avoir été indiquée pour la même maladie vers le milieu du xviiie siècle. Dans le premier siècle Dioscoride, en parlant du grenadier, dit en propres termes que la décoction de sa racine prise en breuvage tue les vers larges du corps et les fait sortir au dehors. Pourquoi donc depuis lors et malgré le témoignage de Pline, de Celse, etc., n'a-t-on plus entendu parler de ce médicament qu'au ive siècle d'abord, époque à laquelle Marcellus Empiricus le tira de l'oubli où il retomba bientôt, et puis enfin jusqu'au moment où un médecin de Calcutta, Buchanam, reporta sur lui l'attention du monde médical ? Probablement parce que les cas étaient plus rares ou moins bien observés, qu'on préférait se servir des autres vermifuges ; que sais-je ? toujours est-il que ce n'est qu'après que le journal complémentaire des sciences médicales de Paris eut donné la traduction d'un mémoire du docteur Gomès, de Lisbonne, que la racine de grenadier s'est popularisée en France. A partir donc de 1823, il n'est peut-être pas de médecin, qui ayant à traiter un individu affecté de ténia, n'ait essayé de le guérir par ce médicament : pour ma part, je compte plusieurs succès fort remarquables. *Voy.* Epilepsie.

De cet ensemble d'expériences et de résultats divers il est résulté que, tandis que l'un affirme que l'écorce de grenadier réussit presque constamment (M. Mérat et Delens), l'autre (M. Chomel) déclare qu'il l'a vue échouer plusieurs fois ; que, tandis que celui-ci croit qu'il serait peut-être plus avantageux de la donner dans du vin, celui-là soutient qu'on est plus souvent obligé d'en adoucir que d'en accroître l'activité ; et que la plupart enfin se demandent si cette différence dans les effets observés ne tiendrait pas à la saison de l'année pendant laquelle on use de la racine de grenadier, ou à l'espèce particulière de ténia. Ce à quoi on peut répondre, avec Gomès et autres, qu'on obtient les mêmes succès de l'écorce de grenadier soit contre le ténia lata, soit contre les autres espèces de ténia, et que telle saison de l'année n'est pas plus favorable que telle autre. Toujours est-il que les praticiens sont d'accord aujourd'hui sur les propriétés vermifuges de l'écorce de racine de grenadier et sur son mode d'administration.

Il consiste à faire bouillir soixante-quatre grammes (deux onces) d'écorce fraîche de grenadier, dans sept cent cinquante grammes d'eau, que l'on fait réduire d'un tiers par l'ébullition. Cette boisson se prend en trois doses, le matin à jeun, en laissant une heure d'intervalle entre chaque prise ; si, le lendemain matin, le malade n'a pas rendu le ténia, on lui administre un purgatif drastique, et l'on recommence ainsi trois fois dans l'espace de neuf jours. Quelques médecins, au lieu de purger le lendemain du jour où l'individu a usé du grenadier, répètent l'administration de ce remède, et cela pendant plusieurs jours de suite : il me semble plus rationnel d'agir ainsi qu'il a été dit d'abord, la purgation étant généralement utile, quand le vers est engourdi par l'écorce de grenadier.

Ce même remède administré en lavements est fort utile pour faire périr et détruire les vers intestimaux et calmer les démangeaisons désagréables qu'ils occasionnent à l'anus.

GRENOUILLETTE, s. m., *batrachos,* βατραχός, tumeur. — C'est le nom que l'on a donné à une tumeur qui vient sous la langue, près du filet, se montre saillante à l'intérieur de la bouche et quelquefois à l'extérieur. Ce nom lui a été donné, parce que la voix de ceux qui en sont affectés, a été comparée au croassement des grenouilles.

La cure de la grenouillette est *palliative* (incision de la poche avec un trois-quart, afin de la vider, mais elle reparaît après l'opération) ou *curative.* Plusieurs procédés ont été proposés, à savoir : le bouton à demeure de Dupuytren, que le malade doit garder à perpétuité, ce qui est fort désagréable, quoique peu incommode, et l'excision qui nous paraît plus rationnelle.

L'une et l'autre ne peuvent être pratiquées que par un chirurgien.

GRIPPE. s. f. — La grippe n'étant autre chose qu'un catarrhe pulmonaire épidémique, *voy.* art. Catarrhe, *catarrhe pulmonaire.*

GROSSESSE, s. f., *prægnatio, graviditas,* état dans lequel se trouve une femme qui a conçu. — Croître et multiplier, c'est pour la femme accomplir sa destinée, c'est remplir une grande partie de sa mission sur la terre ; aussi ne la considère-t-on pas comme malade, et l'on a raison, puisque certaines d'entre elles, celles surtout dont la menstruation était irrégulière, ne s'en portent que mieux.

Cependant, comme dans le nombre il en est quelques-unes qui éprouvent de véritables incommodités, nous entrerons dans quelques détails touchant les soins à donner à la femme pendant la durée de la gestation. Et d'abord, après la cessation des menstrues, premier signe, quoique non constant, de la fécondation de la femme, il survient généralement des *troubles* dans les *organes digestifs* ; or, comme ces troubles tiennent à la réaction sympathique que l'utérus exerce sur les organes, on doit peu s'en inquiéter ; cependant, comme il se joint parfois au dégoût pour les aliments, des appétits bizarres pour certains, il est possible que nous soyons consultés pour savoir s'il n'y aurait pas du danger à satisfaire ces appétits. Eh bien, l'expérience a prononcé que jamais ou presque jamais la femme n'a été incommodée d'un mets qu'elle avait vivement appété. J'en ai vu qui, avant leur grossesse, avaient l'estomac *très-délicat,* dévorer des citrons entiers, des crudités fort indigestes, et n'en éprouver aucune incommodité ; donc on ne doit pas gêner la femme grosse quant à son régime alimentaire. Ce n'est pas que nous voulions éviter par là que les enfants naissent avec des taches ou des *envies* à la peau, qui décéleront les goûts non satisfaits de la mère, mais c'est parce que nous croyons qu'on n'a rien à craindre pour elle en usant d'une bien grande condescendance. Toutefois on devra lui conseiller de manger peu et souvent, et si elle n'est pas fortement constituée, de suivre un régime très-restaurant , le sang s'appauvrissant peu à peu davantage, à mesure qu'on s'éloigne du moment de la conception. Nous reviendrons plus tard là-dessus.

Mais les goûts bizarres et l'inappétence ne sont pas les seules perversions de l'appareil digestif, il s'y joint parfois des vomissements, la diarrhée ou une salivation parfois bien incommode. Que faire dans le cas de cette nature ?

Si des *vomissements* sympathiques se montrent tantôt le matin et tantôt le soir, ou dans la journée, rien ne doit être tenté pour les arrêter, lorsqu'ils se composent de matières muqueuses, claires et filantes, qui sont le résultat de la sécrétion gastrique ; mais quand il s'y mêle des aliments, et parfois tous les aliments pris au repas, comme l'épuisement de la femme pourrait en résulter, on lui conseillera de prendre, le matin au réveil, 5 grains de racine de colombo en poudre, et 5 grains d'yeux d'écrevisse pulvérisés, unis à du sucre râpé ; puis une seconde prise des mêmes substances, une demi-heure avant le déjeûner, et autant avant le dîner, tout comme nous l'avons indiqué pour les cas d'acidités des premières voies. (*Voy.* ACIDITÉS.) A l'aide de ces poudres absorbantes qui s'imbibent des mucosités stomacales, et qui d'ailleurs sont antispasmodiques et toniques, à cause du colombo qu'elles contiennent, nous avons modéré et arrêté même des vomissements parfois fort incommodes, quoiqu'ils ne fussent pas dangereux. On pourrait agir de la même manière quand il survient une

Diarrhée sympathique, la nature des selles nous indiquant que les mucosités par lesquelles elle est constituée, sont le résultat d'une hypersécrétion de la muqueuse intestinale.

Quant à la *salivation*, je ne sache pas qu'elle ait pu être préjudiciable, malgré l'abondance avec laquelle la salive est sécrétée (elle peut aller jusqu'à une pinte par jour); aussi ne nous y arrêterons-nous pas.

Ce n'est pas seulement à l'occasion de ces phénomènes sympathiques que la sollicitude du médecin peut être éveillée : il arrive parfois aussi que la femme enceinte éprouve, physiologiquement parlant, un sentiment de *pléthore*, de la *syncope*, des *étouffements*, des *palpitations*, des *bizarreries d'humeur et de caractère*, qui peuvent aller jusqu'à la monomanie, jusqu'au suicide ; dans tous les cas, l'art doit intervenir, quoique les accidents dépendent absolument de la gestation, mais il faut le faire avec tous les ménagements que l'état de grossesse réclame. C'est pourquoi, chez les femmes fortes, vigoureuses, qui perdaient beaucoup de sang, et un sang bien constitué, et qui, par conséquent, se trouvent, par le fait, pléthoriques ; chez ces femmes, dis-je, on ouvre la veine avec la lancette. Mais comme la syncope, que la saignée produit, dispose à l'avortement, la prudence exige que la femme soit saignée allongée, qu'on ne lui tire que douze onces de sang environ, qu'elle garde le repos pendant vingt-quatre heures et qu'elle suive un régime antiphlogistique et rafraîchissant; rien ne contribuant mieux que ce traitement à faire cesser la céphalalgie, les vertiges, la dyspnée, les spasmes, etc., quand ces phénomènes anormaux dépendent de la pléthore sanguine. Toutefois nous ferons observer que, le sang s'appauvrissant d'autant plus, à mesure que la grossesse avance davantage, on doit s'abstenir de toute évacuation de sang, passé le quatrième ou le cinquième mois, la syncope, les étouffements, les palpitations ayant alors la même origine, l'anémie, et cédant aux mêmes moyens proposés pour la combattre. Voyez ce qui se passe chez la jeune fille chlorotique, dont les règles sont supprimées. Comme la femme grosse, elle se plaint d'étouffements, de palpitations, de syncopes ; et si par malheur le médecin, ne considérant que la suppression des mois, la saigne, au soulagement momentané que la chlorotique éprouve, succèdent une prostration plus grande des forces, et l'aggravation de tous les accidents dont il s'agit. Voyez ce qui se passe encore quand la jeune personne se plaint d'une violente céphalalgie, qui n'est autre qu'une névralgie cérébrale. Les parents, et souvent, hélas! des docteurs qui ignorent que cette névralgie vient du manque d'activité du cerveau, et qui s'imaginent que c'est parce que le sang se porte sur cet organe et le congestionne, que la douleur se fait sentir, les uns et les autres conseillent un bain de pieds chaud à la moutarde. A peine les extrémités sont-elles dans l'eau que la syncope arrive; pourquoi ? Parce que l'encéphale, qui ne recevait pas assez de sang, en reçoit encore moins, et que ce liquide ne rentre pas en assez grande abondance dans le cœur, retenu qu'il est vers les extrémités inférieures. Eh bien, ce qui a lieu pour le bain de pieds chez la chlorotique, a lieu également, mais par une autre cause, chez la femme grosse, c'est-à-dire que, si cette femme a des syncopes, des étouffements et des palpitations, parce qu'étant anémique, son sang ne stimule pas assez les organes, l'activité circulatoire de ce liquide ayant lieu du côté de la matrice, au détriment des autres parties, il en résultera que si, se méprenant sur la véritable nature de ces phénomènes, on lui fait mettre les pieds à l'eau, on la rendra plus malade. Ainsi, une chose qu'on ne doit jamais perdre de vue chez la femme qui a conçu, c'est son tempérament, et quelles étaient la couleur et la consistance du sang qu'elle perdait avant d'être fécondée, attendu que les personnes d'un tempérament lymphatique, celles qui se nourrissent mal, quoique travaillant beaucoup, qui abusent des plaisirs de l'hyménée, ne sont point pléthoriques, même dans les premiers mois de la grossesse, à plus forte raison plus tard. Chez elles, un régime restaurant, du bon vin, le ferrugineux, les bains salés, les bains de mer, surtout en été, fortifiant leur constitution, ils dissiperont le mal de tête, la syncope, l'essoufflement, les palpitations, et préviendront les fausses couches, accident assez commun chez les lymphatiques.

Quant aux bizarreries d'humeur et de caractère, l'art ne peut pas grand'chose contre elles, et, sauf quelques bains tièdes, quelques antispasmodiques, et un régime convenable, on doit attendre patiemment l'accouchement. Inutile de dire que, s'il y avait des accès de folie, ou de la propension au suicide, une surveillance très-active devrait être exercée sur la femme grosse. Combien qui ont trouvé la mort et celle de leur enfant, en se précipitant dans un puits, par la croisée, etc. !

A propos de la bizarrerie de caractères de certaines femmes pendant la grossesse, nous ferons observer que, vu l'irritabilité plus grande, la sensibilité exaltée dans laquelle elles se trouvent, on doit éviter tout ce qui peut agir trop vivement sur leurs sens et impressionner fortement leur imagination. Nous nous sommes assez expliqué, quant à notre croyance, sur le goût, c'est-à-dire sur les appétits et les envies, qui assurément méritent des ménagements, pour ne pas y revenir; mais nous croyons devoir insister sur les impressions désagréables qui frappent la vue de la femme enceinte, et qu'il faut lui éviter avec soin. Non pas que j'aie la faiblesse de croire que l'aspect d'un monstre, d'une personne difforme, aura une influence telle sur le fœtus qu'il viendra au monde monstre lui-même ou contrefait; mais parce que je pense que la sensation de répugnance que la femme doit éprouver en voyant un objet dégoûtant, un passant hideux et déguenillé, mutilé, couvert d'ulcères sales et fétides, un épileptique qui s'agite et se roule sur le sol, peut donner lieu à une syncope, à des convulsions, à des accidents, en un mot, qui peuvent être préjudiciables au fœtus. On l'a si bien senti de tout temps, on attachait un si grand intérêt à la bien-venue d'un enfant, alors qu'on appréciait davantage la valeur d'un être engendré, que les anciens peuples, dont les législateurs nous étonnent encore par la sagesse de leurs édits, rendaient une espèce de culte aux femmes enceintes. Ainsi, chez les Juifs, elles pouvaient manger des viandes défendues, et les lois de Moïse condamnaient à mort le malheureux convaincu d'avoir fait avorter une femme. A Athènes, à Carthage, tout criminel échappait au glaive de la justice s'il avait le bonheur de se réfugier chez une femme enceinte. Lycurgue assimilait les mères, victimes de l'enfantement, aux braves morts en défendant la patrie; il leur accordait des inscriptions sépulcrales : à Rome, elles étaient dispensées de se ranger dans la foule lors du passage des magistrats; lorsqu'elles étaient devenues mères, des couronnes suspendues à leur porte, indiquaient qu'il fallait s'abstenir de causer le moindre bruit devant leur demeure. A Harlem (Hollande), on met des signes sur la porte de leurs maisons, pour indiquer aux huissiers et aux autres officiers publics qu'il est défendu d'entrer chez elles et de les effrayer. Notre religion les dispense du jeûne, de l'abstinence; et chez celles qui sont criminelles, la hache du bourreau reste suspendue jusqu'après l'accouchement.

La *constipation* est très-fréquente chez la femme grosse, surtout dans les derniers mois de la grossesse, et il serait dangereux de n'y pas remédier, à cause des efforts considérables que la femme est obligée de faire pour aller à la selle et des accidents qui peuvent résulter de ces efforts (décollement partiel du placenta, perte et fausse couche) Dans ce cas, elle doit braver le préjugé et prendre des lavements émollients, huileux ou savonneux, qu'elle répétera de temps en temps et de manière à se tenir le ventre libre.

Nous n'avons pas la prétention d'avoir indiqué dans cet article tout ce qui est relatif à l'hygiène des femmes grosses; bien des choses relatives à la manière dont elles doivent se vêtir, aux heures de repos, aux jouissances maritales, etc., n'y figurant pas ; mais nous croyons cependant avoir atteint le but que nous nous étions proposé, en énumérant les incommodités qui sont ordinaires à la femme grosse, et en disant comment on peut y porter remède pour les dissiper et en diminuer l'importunité. Restent cependant quelques précautions à prendre quand on approche du terme, et sur lesquelles nous devons arrêter notre attention.

On s'est demandé d'abord s'il ne conviendrait pas, pour prévenir l'inflammation qui survient quelquefois après l'accouchement, de faire une saignée? Généralement, c'est inutile, puisque avec des soins bien entendus donnés dans les premiers jours après la délivrance, nulle inflammation ne se manifeste.

On s'est dit encore : Faut-il employer les *bains?* Il est assez naturel qu'on attribue aux bains la propriété de relâcher les parties et de rendre l'accouchement plus facile ; cependant nous n'en voyons pas trop la nécessité, surtout lorsque la femme est encore jeune; cependant nous ne les défendons pas. A plus forte raison les conseillons-nous aux femmes déjà âgées, qui ont la fibre sèche. Toutefois, nous ferons nos réserves dans les saisons froides : c'est que les femmes prendront le bain chez elles, se sècheront au sortir de l'eau avec des linges chauds, et se mettront au lit qu'elles garderont une heure au moins. C'est le moyen d'éviter le refroidissement, un catharre, des quintes de toux dont la violence détermine quelquefois la rupture prématurée des membranes. Ainsi, avant que les douleurs se manifestent, la saignée et les bains ne sont pas nécessaires, mais on peut user, si l'on veut, de ces derniers, quitte à recourir à l'un et à l'autre pendant le travail de l'accouchement, s'il se prolonge : mais ceci regarde l'accoucheur.

Et l'*exercice* : la femme doit-elle en faire à la fin de la grossesse? L'exercice peut-il rendre l'accouchement plus facile? Dabord, en tout temps, l'inaction rendant les organes paresseux et les fonctions languissantes, l'exercice, alors qu'il est modéré, doit nécessairement favoriser l'accouchement, puisque c'est une fonction organique comme les autres : ce qui d'ailleurs semble le prouver, c'est la facilité avec laquelle les femmes qui mènent une vie active accouchent, et au contraire, la lenteur du travail chez celles qui vivent dans l'opulence et l'oisiveté. Bien plus, les personnes qui s'occupent d'économie rurale ont remarqué que les femelles que l'on mène paître dans les pâturages accouchent plus facilement que celles que l'on nourrit à l'écurie; donc l'exercice doit être conseillé comme moyen prophylactique, mais à la condition qu'on n'en abusera pas.

Nous ne parlons pas des petites promenades que la femme en travail fait dans sa chambre et qui hâtent le travail, ce sujet ayant été déjà traité article Accouchement (*Voy.* cet article).

H

HALLUCINATION, s. f., *hallucinatio*, d'*hallucinare*, se tromper. — Nom donné à certaines aberrations de la vision dans lesquelles les objets ne sont point représentés comme ils doivent l'être (Boerhaave), et qu'on a étendu plus tard, soit aux lésions des organes des sens, soit du cerveau lui-même, caractérisées par un égarement de la faculté de juger (Sauvages). Pour nous, nous appellerons les premières de ces erreurs des sens, viciations de la vision (*Voy.* Sens, Sensations), et nommerons les dernières, vésanies de l'intelligence, réservant le nom d'hallucination pour les visions ou sensations fantastiques imaginaires, provenant d'une fausse perception communiquée par l'organe au cerveau, et *vice versa*. Ce qui nous a décidé à considérer ainsi les erreurs des sens et de l'intelligence, l'hallucination, c'est qu'elles sont très-communes, ces erreurs, chez les aliénés qui voient et entendent, ou le croient du moins, puisqu'ils n'ont pas la raison, un être qui leur apparaît, une voix qui leur parle, etc., aberration des sens qui peut également se produire chez les sujets sains d'ailleurs, mais dont le cerveau sera *fluxionné* par le sang, ou symphatiquement affecté. Expliquons notre pensée.

En 1828, j'ai publié dans la *Revue médicale*, t. IV, un Mémoire sur les hallucinations du sens de la vue, dans lequel j'ai établi par des faits assez nombreux, la plupart observés par moi-même, que la cause prochaine des hallucinations de la vue consiste dans une névrose, dont nous avons placé le siége dans la sensibilité vicieusement exaltée de la cinquième paire de nerfs, ou, si l'on veut, de la branche ophthalmique de cette cinquième paire, cette exaltation provenant, soit d'un état anormal de l'œil, soit d'une congestion cérébrale qui agit également sur le même nerf, soit d'une forte commotion morale, soit enfin du *consensus* qui existe entre les sens et les organes digestifs. Ce qui nous a conduit à préciser ainsi le siége des hallucinations, c'est que l'hallucinée dont parle Marcellus Donatus était aveugle par paralysie des nerfs optiques, et que néanmoins, un soir, pendant le crépuscule, *jam incidente sole*, elle dit apercevoir une grande clarté semblable à celle du soleil levant. On fit fermer les volets, et la sensation persista au milieu des ténèbres : cette femme disait même distinguer les ombres des objets extérieurs. En outre l'aïeul maternel de Bonnet, et Mme C... dont j'ai recueilli moi-même l'observation, jouissaient de toute l'intégrité de leurs facultés intellectuelles, et cependant ils avaient des visions fantastiques, etc.

Par quoi les hallucinations sont-elles occasionnées ; nous l'avons déjà dit : 1° par un mouvement *fluxionnaire du sang* sur l'encé-phale ; et la preuve, ce sont, d'une part, les hallucinations qu'éprouvent les individus au moment d'avoir une épistaxis, une syncope, l'apoplexie ; le fait déjà cité de Mme C... hémiplégique depuis quelques jours seulement, par hémorragie cérébrale ; le cas du savant Tschirnausen qui, au milieu de ses méditations, voyait des étincelles brillantes voltiger autour de lui, pendant la nuit, etc. ; 2° par un ébranlement du cerveau ou une forte commotion morale ; c'est là du moins ce qui est arrivé à Mme C... et à M. D... (4° obs. de notre Mémoire), qui, poursuivi étant enfant par les misérables qui conduisirent son père à l'échafaud en 93, resta frappé, pour le reste de ses jours, d'une hallucination dans laquelle il voyait les meurtriers se dirigeant vers le lieu où on l'avait caché : ces hallucinations n'avaient lieu qu'alors qu'il était livré à ses réflexions, et cessaient lorsqu'il était distrait de ses pensées par n'importe quoi, une petite tape sur son épaule donnée par son valet de chambre, par exemple ; 3° une affection vermineuse : les faits sont trop nombreux pour qu'il soit nécessaire d'en citer quelques-uns.

On conçoit, d'après ce qui précède, combien le traitement des hallucinations du sens de la vue doit être simple et facile, traitement anti-fluxionnaire de l'encéphale par le repos de l'intelligence, la saignée chez les gens vigoureux, les sangsues chez ceux qui le sont moins, les bains, les laxatifs, etc. ; traitement antispasmodique, lorsqu'il n'y a ni fluxion cérébrale, ni état vermineux ; traitement par les vermifuges, lorsqu'on soupçonne la présence des vers dans le tube intestinal ; voilà tout ce qu'il y a à tenter pour la guérison des hallucinés.

Disons enfin, que dans un cas de fièvre pernicieuse, délirante, avec hallucination de la vue pendant l'accès, la vision fantastique disparaît avec la fièvre, par l'administration du sulfate de quinine.

Ce que nous avons dit des hallucinations du sens de la vue, au point de vue de leur étiologie, de leur cause prochaine et de leur traitement, peut se dire également des autres hallucinations des sens, ce qui nous dispensera d'entrer dans d'autres détails sur ce sujet.

HAUT-MAL. *Voy.* Épilepsie.

HECTIQUE, adj., *hecticus.* — Les anciens appelaient fièvre hectique, une fièvre lente, continue, qui accompagne la fin des maladies organiques, et peut aussi, du moins ils le croyaient, devenir idiopathique. Depuis la publication des travaux de Pujol de Castres sur l'inflammation chronique des viscères ; celle du traité des flegmasies chroniques de Broussais, etc., etc., on a reconnu que la chaleur incessante de la peau la sécheresse et l'amaigrissement qui se manifestent pendant la durée de la fièvre hectique, sont les résultats d'une phlegmasie latente ou cachée, dont il faut rechercher le siége, ou bien d'un chagrin concentré, violent, profond, qu'il serait bon de découvrir, ou encore d'un ébranlement nerveux que les gens vicieux se procurent par des jouissances secrètes goûtées dans la solitude, et qui épuisent la séve de la vie, etc. C'est pourquoi, lorsqu'un individu dépérit, miné par la fièvre lente hectique, il faut soigneusement en rechercher la cause et la combattre.

HELMINTOCORTON. *Voy.* MOUSSE DE CORSE.

HÉMATÉMÈSE. *Voy.* HÉMORRAGIE.

HÉMATOSE, s. f., *hematosis*, d'αἷμα, génit., αἵματος, sang, sanguification. — On peut définir l'hématose : la conversion du sang veineux, contenu dans la portion droite du cœur, en sang artériel, à l'aide de l'oxygène de l'air atmosphérique, absorption qui s'opère dans le système capillaire veineux des poumons. *Voy.* RESPIRATION.

C'est une chose si généralement admise aujourd'hui que l'hématose, qu'il serait superflu d'insister sur ce point. Seulement nous nous demanderons comment cette métamorphose s'opère-t-elle? Le mécanisme en est bien simple quand on connaît déjà la manière dont se fait la respiration. On sait qu'à chaque inspiration, l'air atmosphérique pénètre dans les poumons aux lieux les plus profonds de ses vésicules terminales ; là il se trouve en contact avec le sang qui y a été lancé par le ventricule droit du cœur, dans les artères pulmonaires, et de celles-ci dans le système capillaire artériel veineux répandu avec abondance dans le tissu des poumons. Eh bien, dans ce contact, l'air se dépouille d'une partie de son oxygène au profit du sang, et il en résulte la conversion dont il s'agit, c'est-à-dire le changement du sang veineux, impropre à la vie, en sang artériel ou aliment vital.

Mais pour que cette fonction s'opère convenablement, il faut plusieurs conditions organiques et vitales, et par exemple : qu'il y ait, 1° intégrité parfaite et plus ou moins complète de l'appareil respiratoire ; 2° bonne qualité de l'air atmosphérique ; 3° intégrité des nerfs qui se distribuent aux poumons, aux bronches et au larynx, comme le prouvent, du reste, quant à la troisième condition (celle de l'intégrité des nerfs), les expériences de Dupuytren, Provençal, Dumas, Brodie et autres, dont l'exposition nous entraînerait trop loin. Reste que, après avoir servi à la nutrition de toutes les parties qui composent le corps vivant ; après avoir fourni aux organes les matériaux des sécrétions, le sang diminue de quantité, perd ses qualités, devient impropre aux usages qu'il vient de remplir ; mais le chyle se mêlant au sang veineux dans le ventricule droit, et puis l'air atmosphérique rendant à ce sang ses propriétés primitives, non-seulement il ne diminue pas de quantité, mais il acquiert de nouveau, je le répète, par l'hématose, toutes ses

propriétés. D'où l'indispensable nécessité de cette fonction.

HÉMATURIE. *Voy.* HÉMORRAGIE.

HÉMÉRALOPIE. *Voy.* VISION.

HÉMICRANIE. *Voy.* MIGRAINE.

HEMIPLÉGIE. *Voy.* PARALYSIE.

HÉMOPTYSIE. *Voy.* HÉMORRAGIE.

HÉMORRAGIE, s. f., *hemorragia*, ou αἱμορραγία, de αἷμα, ῥήγνυμι, sang, je romps, effusion de sang par rupture des vaisseaux sanguins ou par simple exhalation. — Les pertes de sang qui sont le résultat d'une fluxion sanguine active sur un point quelconque de l'organisme, ou de la simple exhalation de ce liquide au dehors (car c'est de ces sortes d'hémorragies seulement que nous nous occupons), ont été l'objet de bien des divisions arbitraires, qui bien certainement ne remplissent pas le but qu'on s'était proposé, ces divisions n'embrassant pas la totalité des cas, ou réunissant dans une même classe et confondant dans une même espèce les flux de sang de natures diverses, et au contraire, séparant ceux qui tiennent à une même cause. Cependant, comme les règles pratiques que nous avons à établir pour le traitement des hémorragies en général, doivent, reposant sur une classification aussi exacte que possible, rendre les difficultés moins grandes et simplifier les méthodes curatives, nous allons donner celle que nous avons adoptée depuis longtemps dans notre enseignement, et qui nous paraît être la moins défectueuse de toutes celles qui nous sont connues.

Nous reconnaissons qu'il y a :

1° Des hémorragies ACTIVES ou sthéniques, qui sont ou phlogistiques, ou nerveuses, et auxquelles appartiennent : comme *première espèce*, l'hémorragie par *fluxion générale*, de M. Lordat, hémorragie qui marche avec tout le cortége de l'élément inflammatoire, dont elle est un symptôme ou auquel elle sert de crise ; comme *deuxième espèce*, l'hémorragie par *fluxion locale*, qui se manifeste, par exemple, chez les personnes fortement constituées et qui ont des pertes de sang sans fièvre forte, et même sans aucune fièvre ; comme *troisième espèce*, l'hémorragie par *expression* ou survenant sans maladie, chez les individus qui, par profession, les tailleurs, par exemple, prennent une position dans laquelle leurs poumons sont habituellement comprimés ; comme *quatrième espèce*, les hémorragies par *expansion*, ou qui s'établissent par un mouvement périférique analogue au mouvement d'expansion qui s'opère au moment de l'éruption des exanthèmes cutanés ; et enfin, comme *cinquième* et dernière *espèce*, l'hémorragie *spasmodique* qui se montre chez les personnes nerveuses, dont les forces sont bien conservées.

2° Des hémorragies PASSIVES ou asthéniques : elles comprennent, *premièrement*, les hémorragies *adynamiques* ou par défaut de résistance vitale ; *secondement*, les hémorragies *spasmodico-atoniques*, ou se manifestant chez les personnes nerveuses, débilitées.

3° Des hémorragies symptomatiques dont l'existence ne saurait être niée, puisque Baillou, Barthez, Stoll, etc., ont vu des hémoptysies, par exemple, que les moyens directs ne guérissaient pas, et que les évacuants émétiques dissipaient : on cite aussi certaines fièvres tierces,.quartes ou autres, dont un des symptômes de l'accès était une hémorragie. Dans l'apyrexie, le malade ne perdait pas une goutte de sang : les accès guéris par le quinquina, le flux de sang ne paraissait plus.

4° Des hémorragies supplémentaires; elles le sont tantôt physiologiquement, et tantôt pathologiquement.

5° Enfin, des hémorragies critiquess.

Quelles considérations peut-on tirer d'une classification pareille? Les voici : Que les causes qui prédisposent à l'élément inflammatoire prédisposent également aux hémorragies *actives*; que l'inflammation d'un organe, sans produire une réaction générale, peut devenir un centre de fluxion et le siége d'une exhalation sanguine, et que celle-ci peut s'établir chez les personnes nerveuses, même sans inflammation viscérale ni fièvre; qu'enfin, dans quelque cas, l'hémorragie peut-être la conséquence de la position habituelle du corps. Or, les conséquences de ces considérations, c'est que, dans tous ces cas, on peut et on doit tirer du sang plus ou moins, d'après les règles établies (*Voy*. Force, Inflammation), et en tels lieux préférablement à tels autres, en suivant pour cela la méthode dite des fluxions. *Voy*. Saignée.

Au contraire, dans les hémorragies *passives*, qui seront préparées, favorisées et entretenues par la faiblesse, tirer du sang, ce serait une faute grave, je dirai presque un crime; car c'est dans ces sortes de cas que les restaurants en aliments et en boissons, les martiaux, les toniques, etc., font merveille, alors surtout qu'on leur associe les antispasmodiques, chez les sujets éminemment nerveux.

Quant aux hémorragies *symptomatiques*, du moment où nous les avons signalées, c'est mettre chacun en garde contre l'erreur du diagnostic et sur la nature du flux de sang, du moment où il y a une constitution médicale dominante. *Voy*. Constitution médicale.

Enfin, il n'est pas jusqu'aux hémorragies physiologiquement et pathologiquement *supplémentaires*, et les hémorragies *critiques*, qui n'aient également leur portée scientifique et pratique. Faisons l'application de ces principes aux différentes sortes d'hémorrhagie externe connues.

Epistaxis, ou *hémorragie nasale*. C'est une des plus communes tant en santé qu'en maladie; et, comme dans ce dernier cas, elle exerce une influence salutaire sur la solution des états inflammatoires, de l'encéphalite, etc., on est dans l'habitude de la respecter et même de la favoriser, attendant que la perte de sang menace de devenir dangereuse et mortelle pour s'attacher à l'arrêter. Au contraire, dans les épistaxis atoniques qui se manifestent chez les jeunes personnes qui ont

le sang appauvri, on doit, sitôt que ce liquide commence à s'échapper des narines, en modérer ou en arrêter, s'il se peut, l'écoulement.

Hors ces dernières circonstances, comme il peut survenir des accidents graves (la cécité, des surdités, l'inflammation cérébrale), si on se hâte trop d'arrêter le sang, la règle veut qu'on attende que la quantité exhalée soit très-considérable, que la face pâlisse, que le pouls devienne petit et intermittent, qu'il y ait des défaillances, pour que l'art intervienne ; il le fera efficacement à l'aide des bains de pieds chauds, des manuluves, de la position horizontale du corps, de l'eau froide jetée sur le front ou introduite dans les narines; des injections acidules astringentes, alumineuses, des ventouses sèches entre les épaules, d'un grand sinapisme placé au même endroit, de la compression des narines, moyens qui suffisent ordinairement. Dans le trajet d'Issoire à Clermont-Ferrand, nous avons arrêté instantanément une hémorragie inquiétante, chez un jeune garçon de quatorze ans, en lui insufflant dans les narines, à l'aide d'un tuyau de plume, de la gomme arabique en poudre, et comprimant le nez immédiatement après l'insufflation : le ratanhia en poudre conviendrait peut-être mieux encore. On peut user, pour dernière ressource, du tamponnement des narines avec des bourdonnets de charpie imbibés d'une dissolution d'alun.

Enfin, nous avons trouvé dans Hufeland, l'indication qu'il donne d'un moyen fort singulier, que nous indiquons nous-même sur l'autorité de cet éminent praticien : c'est de faire mâcher un morceau de papier gris au malade, mastication qui arrête quelquefois promptement le sang. Ce médecin conseille en outre l'application de linges froids sur les parties génitales. Cela me rappelle que dans le midi on a l'habitude pour arrêter l'épistaxis de mettre un corps froid en contact avec la peau du dos ou d'y placer un mouchoir trempé dans l'eau froide. N'oublions pas que, quand on soupçonne un état spasmodique, les antispasmodiques, les demi-bains peuvent être utilement employés; tout comme les vermifuges le deviennent, lorsque l'épistaxis est symptomatique d'un état vermineux, ce qui arrive fréquemment chez les jeunes sujets.

HÉMOPTYSIE, ou *hémorragie pulmonaire*. — Elle consiste dans un crachement de sang *avec toux ou action de rendcler*, seul caractère, dit Hufeland, auquel on puisse reconnaître que le liquide vient des poumons ou de la partie supérieure de la trachée artère. Une circonstance qu'il ne faut point perdre de vue, c'est que fort souvent le sang, descendant du nez par les narines postérieures, est rejeté par le crachement et pourrait en imposer relativement, au siége par lequel il s'exhale. Reste que le crachement du sang chez les jeunes gens et les adultes, chez les personnes qui ont la poitrine mal conformée, mais qui sont très-fortes d'ailleurs, est généralement précédé par un léger refroidissement des pieds et des mains, par un se··ment d'horripilation, de la dyspnée, de la to·x, une sensation de bouillonnement de chaleur et quelquefois d'une véritable douleur dans la poitrine : que le sang qui s'en échappe par l'expectoration est vermeil, écumeux, en plus ou moins grande quantité, ce qui ne laisse pas que d'impressionner fortement le malade. C'est pourquoi ses traits s'altèrent, quoique son pouls reste généralement assez fort. En conséquence, comme ce sont généralement les mêmes causes qui produisent la pneumonie qui provoquent aussi l'hémoptysie chez les individus qui y sont prédisposés (*Voy.* PNEUMONIE), on mesurera le danger bien plus aux altérations organiques dont le poumon est le siége qu'à la quantité de sang perdue, ce liquide se réparant avec la plus grande facilité chez les personnes vigoureuses. Et la preuve, c'est que nous avons soigné, il y a quelques années, une jeune fille de vingt-trois ans qui, vers le troisième jour d'une hémoptysie active, rendit pendant la nuit, et sans en être sensiblement affaiblie, plus de quatre litres de sang liquide et plein une cuvette de caillots : elle guérit par les antiphlogistiques : nous ferons remarquer qu'il y avait chez elle suppression des menstrues depuis deux mois.

Le traitement de l'hémoptysie varie selon certaines circonstances, c'est-à-dire suivant les conditions individuelles ; ainsi, dans tous les cas où l'on doit arrêter le crachement du sang, il faut prescrire, avant tout, le repos absolu de l'organe qui fournit le flux hémorragique, et obtenir le calme de l'esprit et du cœur, l'immobilité la plus complète. Ces précautions prises, le malade assis sur son séant et débarrassé de tout vêtement qui pourrait le gêner, on rafraîchit l'air de sa chambre, on lui donne des boissons fraîches, on lui administre un clystère s'il est constipé, et si l'hémorragie est active, on ouvre la veine du bras, pour en tirer une quantité de sang proportionnée à la constitution du sujet.

A ce propos, nous ferons remarquer qu'il vaut mieux attendre que l'hémorragie se soit arrêtée et employer ensuite la phlébotomie, afin d'en prévenir le retour, plutôt que d'enlever le sang pendant que le malade l'expectore. C'est du moins un conseil qu'a donné, dans son Essai sur la musique, le célèbre compositeur Grétry, qui, attaqué par intervalles d'une hémoptysie contractée d'abord par des efforts de chant, et fomentée ensuite par le travail de la composition, recommandait de ne se point faire saigner sans nécessité pendant l'hémorragie : il déclarait avoir rejeté quelquefois six à huit palettes de sang en diverses attaques, et il rapportait que tout finissait par se calmer, en gardant alors une position horizontale, un *régime* sévère, et en buvant une décoction de graine de lin édulcorée avec du sirop d'orgeat.

Un autre moyen fort efficace, dit-on, pour arrêter le crachement de sang, lorsqu'il est peu considérable (nous l'indiquons à cause de sa simplicité), consiste à prendre dans la bouche une cuillerée à café de sel marin pulvérisé, et à boire ensuite de l'eau peu à peu. En cas de besoin, on répète cette opération tous les quarts d'heure. Je ne sache pas jusqu'à quel point ce sel est utile, mais ce que j'affirme c'est avoir arrêté l'hémoptysie avec le nitrate de potasse associé à la conserve de roses (4 grammes de nitre sur 180 grammes de conserve) ; nous affirmons également que les pédiluves, les jambes tenues pendantes hors du lit, les cataplasmes froids sur la poitrine, sont souvent utiles.

Avant de passer outre, nous reviendrons sur les déplétions sanguines, afin de faire remarquer qu'il est d'observation, et cela n'avait pas échappé à Hippocrate, que les individus qui ont des hémorragies nasales dans l'enfance éprouvent des hémoptysies dans l'âge adulte, et qu'ils sont délivrés des unes et des autres par l'apparition du flux hémorroïdal. Eh bien, cette vigilance de la nature dans les hémorragies qu'elle produit, dirige le praticien dans le choix du lieu où l'on doit pratiquer la saignée ; ce qui explique comment Pujol de Castres a, par l'application des sangsues à l'anus en nombre suffisant et à des périodes plus ou moins éloignées, pu tarir la source de certaines hémoptysies habituelles et fait cesser les embarras phlogistiques qui leur donnaient naissance. Ces sortes de saignées paraissaient alors changer la maladie de poitrine en simple flux hémorrhoïdal, et l'art en cela imitait la nature qui préserve les hémorroïdaires de l'hémoptysie et de la phthisie. Inutile d'ajouter que s'il y a suppression menstruelle, les sangues seront posées aux parties sexuelles.

Quand l'hémoptysie est *passive*, il faut s'empresser d'employer le froid sous toutes les formes (air froid, boissons froides, cataplasmes glacés sur la poitrine), puis le petit lait alumiué.

Pr. lait de vache... une livre et demie.

Alun cru... deux gros. — Faites bouillir et passez le petit lait.

Ajoutez : de sirop de cannelle... une once — En prendre une demi-tasse toutes les heures ou toutes les deux heures.

J'ai employé ce moyen avec non moins de succès que la décoction d'une once de racine de ratanhia sucrée et acidulée avec du vinaigre jusqu'à agréable acidité. Le quinquina, le sel marin, comme il a été dit ci-dessus, le cachou, conviennent également.

Lorsque, pendant une constitution bilieuse, il se manifeste des hémoptysies que nous appellerons *gastriques*, si les symptômes de saburre sont très-manifestes, le vomitif est le plus puissant de tous les antihémoptysiques. On choisira de préférence l'ipécacuanha qui, irritant moins que l'émetique, agit plus *doucement* sur les poumons.

Sous cette constitution médicale, il n'est pas rare que, chez les bilioso-sanguins, l'hémoptysie soit due à un état de PLÉTHORE RARÉFACTIVE (*Voy.* ce mot) : cela ne contre-indique pas l'action du vomitif, mais exige qu'avant de le prescrire on ait calmé l'effervescence du sang par un demi-bain ou un bain entier tiède. Les purgatifs rafraichissants, comme on les nomme (crème de tartre, tamarins, etc.), devront succéder aux émétiques.

Enfin, contre l'hémoptysie *spasmodique*, on emploie, si le sujet est fort et la fluxion sanguine véhémente, une petite saignée au bras, les bols camphrés et nitrés (1 grain de camphre et 2 de nitre), de deux en deux heures, l'extrait gommeux d'opium ou de jusquiame, les boissons émollientes et narcotiques édulcorées avec le sirop de Maloët, les laxatifs huileux, les fomentations narcotiques sur les parois de la poitrine, les sinapismes aux bras, les frictions sur le thorax avec des liniments opiacés; et quant aux crachements de sang spasmodiques atoniques, on se comporte comme dans les hémoptysies passives, mais on associe les narcotiques aux moyens que nous avons indiqués.

Sous le nom de *sputation de sang*, Hufeland traite d'une hémorragie de la bouche et du gosier (*hemorragia oris et faucium*), dans laquelle le sang vient sans que l'individu tousse et renâcle, et coule dans la bouche, comme la salive, ordinairement mêlé avec cette dernière ou avec des mucosités. C'est un accident assez commun, sans gravité, que les acides végétaux ou minéraux (vinaigre, citron, acide sulfurique) étendus d'eau et l'alun guérissent. Si pourtant il tenait, comme on le remarque souvent, à la cachexie scorbutique ou à une fluxion par suppression du flux hémorrhoïdaire, il faudrait avoir égard à l'une ou à l'autre de ces circonstances pathologiques.

Hématémèse (vomissement de sang). De même que les causes qui lèsent les fonctions organiques des poumons ou irritent cet organe, produisent l'hémoptysie, de même toute cause irritante ou autre qui tend à phlogoser l'estomac ou à troubler ses fonctions, peut être suivie d'hématémèse. Elle se déclare par une douleur profonde et quelquefois pongitive dans l'hypocondre gauche, le refroidissement des extrémités, des pieds et des mains surtout, un sentiment d'anxiété dans l'estomac, de l'oppression, et, dans quelque cas, par la syncope, des éblouissements, des vertiges, le tintement des oreilles, la pâleur et la décomposition de la face, enfin le sang est vomi pur, ou mêlé à de la salive, à de la bile ou à des mucosités.

Sa quantité varie depuis quelques gorgées jusqu'à plusieurs livres; il est rouge et rutilant ou artériel; noirâtre ou veineux; et passe quelquefois en grumeaux par les selles, quoique pouvant être entraîné à l'état liquide : dans l'un et l'autre cas il se trouve mêlé aux excrém·nts.

Cet accident, l'hématémèse, qui se reproduit ordinairement deux ou trois fois par jour et cela pendant plusieurs jours de suite, a cela de particulier, qu'il peut aussi revenir d'une manière périodique. C'est alors surtout que le malade rend par les selles du sang noir et coagulé. Dans les cas graves on remarque un grand accablement, le trouble des facultés intellectuelles; la petitesse et la fréquence du pouls, son intermittence, la syncope et la mort.

L'hématémèse est donc toujours une maladie grave, et sa gravité s'accroît lorsqu'elle n'est point le résultat d'un flux menstrue. ou du flux hémorrhoïdal supprimé; alors on doit soupçonner une inflammation de l'estomac ou la dégénérescence squirrheuse de ce viscère, cas également dangereux et que décèle ordinairement la réaction fibrile qui se mêle aux autres symptômes. Cependant comme cet accident peut se manifester par le simple fait d'une congestion sanguine sans phlegmasie stomacale; comme il peut être occasionné aussi par un état vermineux, par des sangsues avalées en buvant à un ruisseau, par des évacuations trop énergiques, il ne faut pas trop se hâter de porter un pronostic fâcheux. Seulement on recherchera avec beaucoup de soin à découvrir la cause du vomissement, afin d'y porter remède. Dans tous les cas, l'usage des boissons froides et adoucissantes, glacées s'il y a irritation; une glace au citron, la limonade glacée, le petit lait alumineux froid, etc., s'il y atonie; tels sont les premiers médicaments à mettre en usage. En même temps, on donne des émulsions huileuses, on fait des embrocations froides sur l'épigastre, on administre des lavements adoucissants, on place les extrémités dans l'eau chaude, des cataplasmes chauds narcotiques sur le bas-ventre, des sinapismes aux mollets, et l'on attend que le vomissement soit arrêté pour faire autre chose, le malade devant rester calme et tranquille dans une position horizontale, loin du tumulte et de tout ce qui pourrait l'impressionner vivement.

Le vomissement calmé, on recherchera si l'hémorragie est active ou passive, s'il y a pléthore habituelle ou accidentelle; si un état spasmodique joue un rôle plus ou moins décidé dans la production des vomissements, et le médecin agira d'après les indications que ces notions peuvent lui fournir. Du reste, en l'absence de tout signe de pléthore générale ou locale, l'ipécacuanha à la dose d'un huitième de grain tous les quarts d'heure est un médicament très-utile. Il l'est aussi bien dans l'hématémèse que dans l'hémoptysie spasmodique, et agit à l'instar de l'opium, de la jusquiame, etc., qui, on le sait, conviennent parfaitement.

Règle générale. Il est indispensable, dans tous les cas d'hématémèse, de continuer pendant longtemps le régime adoucissant conseillé primitivement au malade; d'entretenir la liberté du ventre par des purgatifs rafraîchissants, afin de débarrasser le tube digestif de tout le sang qui s'y est introduit par l'ouverture pylorique, et d'éviter toute émotion, tout écart de régime, une passion vive, une contrariété forte, d'une part, et le moindre aliment solide d'autre part, pouvant produire de nouveau la rupture des vaisseaux qui ont fourni le sang vomi, ou expulsé par les selles.

Méléna (vulgairement maladie noire). Cette maladie est ainsi dénommée, parce que les malades rendent tout à la fois, par le vomissement et par les selles, un sang noirâtre, ou bien des matières semblables à du goudron, parfois aussi, brunes ou grisâtres.

Le méléna est une variété de l'hématémèse, dont il diffère pourtant, soit en ce qu'il est précédé de symptômes précurseurs, soit aussi parce que le sang hémorragique sort constamment par les voies inférieures. On conçoit dès lors que cette maladie fait courir beaucoup de dangers au malade, et que le danger est relatif à la quantité de sang rendu par le haut et par le bas, la faiblesse qui accompagne ces évacuations étant relative elle-même à la quantité de liquide expulsé, et aussi à la répétition plus ou moins fréquente des évacuations, qui peuvent se continuer avec de fréquentes récidives, ou avoir une ou plusieurs semaines d'intermission.

La maladie noire, plus familière aux gens qui par leur profession ont le ventre habituellement comprimé (les cordonniers, par exemple), aux personnes qui ont éprouvé de longs et de violents chagrins concentrés, qui ont abusé de spiritueux, d'aliments irritants, etc., se traite généralement de la même manière que l'hématémèse, et en particulier à l'aide des bains aromatiques tièdes, qui ont réussi dans des cas où la violence du vomissement interdisait l'emploi de tout moyen donné à l'intérieur. Et comme l'adynamie ne tarde pas à se manifester, il faut nécessairement rendre les boissons légèrement toniques et astringentes.

En toute circonstance, on aurait tort d'oublier que les vomissements de sang (hématémèse ou méléna) ne doivent pas être supprimés trop brusquement par des astringents, de peur de déterminer une inflammation viscérale, grave dans son principe, et grave aussi par sa tendance à dégénérer en squirrhe.

Flux hémorroïdal. Il est si souvent critique des fluxions et des congestions sanguines viscérales internes; il produit un tel état de calme et de bien-être chez ceux en qui il est habituel, qu'on ne doit point chercher à l'arrêter, nous dirons plus, à le troubler. Cependant, s'il devenait nuisible par son abondance; s'il mettait la vie de l'individu en danger, par l'affaiblissement qu'il produirait, oh alors! il convient de le modérer par les rafraîchissants et les légers astringents, *intus et extra*, mais surtout administrés par le fondement.

Dans ce but, comme c'est principalement les individus qui mènent une vie oisive, qui font bonne chère, qui abusent des purgatifs, et parfois des aloétiques, pour se donner de l'appétit, etc., on devra insister beaucoup sur l'observation d'un régime convenable, sans lequel on ne remédierait à rien; je dis plus, sans lequel on pourrait nuire au sujet,

car en arrêtant l'écoulement sanguin, on aurait à craindre alors les accidents que sa suppression, même naturelle, produit habituellement.

Nous n'ajoutons plus qu'un mot : le flux hémorroïdal, étant pour l'homme ce qu'est la menstruation pour la femme, jusqu'à l'âge critique, et après cet âge, ce flux devenant pour elle une hémorragie supplémentaire des mois, les mêmes règles hygiéniques et thérapeutiques doivent être observées tant pour le flux hémorroïdal que pour la Menstruation (*Voy.* ce mot).

Hématurie, pissement de sang. — Toutes les fois qu'un individu pisse du sang, maladie assez rare, le médecin doit rechercher quelle est l'origine du flux. Il la découvrira par l'examen du liquide à sa sortie de l'urètre; car le sang provient-il de la muqueuse urétrale (*hématurie urétrale*), il ne contient point d'urine ? Vient-il de la vessie (*hematuria vesicalis*) ? il est généralement séparé de l'urine, coagulé et déposé au fond du vase. En outre, son expulsion est précédée de douleurs hypogastriques; tandis que lorsqu'il arrive des reins (*hematuria renalis*) le sang et l'urine sont mêlés, et le liquide expulsé ressemble à de la bière brune ; en même temps le malade accuse des douleurs dans la région lombaire.

Cette dernière espèce d'hématurie doit son origine, soit à la présence d'un calcul rénal, soit à l'inflammation du rein, et plus communément à l'atonie ou relâchement des vaisseaux de cet organe, consécutif à l'usage des boissons prises en trop grande abondance, des boissons diurétiques surtout (bière, thé); soit à la secousse qui est imprimée aux reins par le cahotement d'une voiture mal suspendue, ou d'un cheval qui a le trot dur; soit, et à plus forte raison, aux excès vénériens. Elle peut être également occasionnée par la suppression d'une hémorragie habituelle, par des saburres gastriques, ou des vers, par un effort violent pour soulever un lourd fardeau, etc., toutes choses auxquelles on doit avoir égard pour le traitement, attendu que les règles générales thérapeutiques se déduisent toujours de la connaissance des causes du flux hémorragique. Partant, on conçoit facilement que nous ne posions pas d'autres indications curatives que celles que nous avons posées pour les autres hémorragies, et que nous disions que les agents thérapeutiques que nous avons opposés à celles-ci sont également applicables à celles-là; inutile donc d'en faire de nouveau l'énumération.

Ajoutons cependant que, si l'hématurie rénale reconnaissait pour cause la présence d'une inflammation ou d'un calcul, on agirait comme dans la Néphrite calculeuse (*Voy.* ce mot).

Dans l'hématurie vésicale qui, elle aussi, peut être inflammatoire, calculeuse, etc., (*Voy.* Cystite), on a à considérer, en outre, que cette sorte de pissement de sang tient le plus souvent à un état hémorroïdal, c'est-à-dire qu'il constitue une anomalie des hémorroïdes, ou, si l'on veut, un flux hémorroïdal par la vessie : s'il en est ainsi, il doit être respecté. Mais, hors ce cas, le traitement de l'hématurie vésicale ne diffère pas de celui des autres hémorragies; seulement le tout est de bien préciser les indications.

Il est cependant un traitement qui a été recommandé en particulier contre les pissements de sang rénaux ou vésicaux; il consiste à prendre tous les matins une cuillerée à bouche d'huile d'amande douce ou d'œillette et à nettoyer la vessie du sang caillé, qui peut s'y être amassé, soit à l'aide des injections, soit par l'usage journalier des eaux minérales alcalines, à l'intérieur, qui agissent également sur les reins.

Enfin, quand l'hématurie est urétrale, elle se guérit par la compression et les injections; et quand des caillots sont arrêtés dans le canal, on recourt aux bougies pour les repousser dans la vessie, d'où les injections les font sortir.

Métrorragie (hémorragie utérine). — L'étude des pertes de sang par l'utérus embrassant tout à la fois l'écoulement du sang mensuel ou physiologique, et l'écoulement contre nature ou pathologique, nous avons traité dans un même article (*Voy.* MENSTRUATION) de tout ce qui se rattache aux hémorragies utérines.

HÉMORRAGIES CUTANÉES. 1° *Sueurs de sang.* Les faits de cette nature sont fort rares; cependant il a été recueilli des exemples assez nombreux, pour qu'on ait songé à en former une des espèces d'hémorragie cutanée.

Les caractères particuliers de cette hémorragie sont d'abord, 1° qu'elle peut se montrer à l'état physiologique, lorsqu'on s'est livré à de violents exercices du corps; c'est un fait qu'Homère doit avoir observé, puisqu'il dit, à l'occasion du combat ou lutte d'Ulysse et d'Ajax : « Les vertèbres des combattants craquaient sous leurs doigts; des ruisseaux de sueur coulaient de leur vaste échine; des gouttes de sang s'échappaient de tout leur corps, et teignaient de pourpre et leurs muscles et leurs larges épaules; » et 2° qu'elles accompagnent certaines maladies, les fièvres dites malignes, par exemple (Huxham). Mais que ce soit à l'état physiologique ou pathologique qu'on les ait observées, toujours est-il qu'on trouve des exemples remarquables de sueurs de sang dans le Traité des maladies des voies urinaires de Chopart, et dans les Ephémérides des curieux de la nature, qu'on lit *A* dans Pibrac l'histoire d'un homme qui rendait plusieurs fois abondamment par la peau de la jambe, et autres parties du corps, du sang qui sortait comme par transsudation des pores de la peau; une seule fois, il s'en écoula une demi-palette : *B* dans Bichat, qu'une femme, à certaines époques, avait des sueurs qui ensanglantaient les draps; *C* dans Alibert, qu'une personne avait de véritables

sueurs de sang, etc. Donc le fait est bien constaté.

Ce qui ne l'est pas moins, c'est que ces sueurs, à l'état pathologique, sont le résultat de la liquéfaction du sang et du relâchement des exhalants de la peau, qui le laissent échapper. C'est pourquoi les réfrigérants cutanés, les astringents externes, ont une si grande efficacité. Ils peuvent, il est vrai, déterminer une maladie interne; mais mieux vaut courir cette chance, si la sueur de sang était essentielle, que de laisser l'individu s'épuiser et périr par l'écoulement sanguin. Du reste, cette réflexion nous est fournie par l'histoire de ce postillon qui, ayant couru un bénéfice à franc étrier de Rome à Montpellier, fut pris, dès son arrivée dans cette dernière ville, d'une sueur de sang très-abondante. Rivière, qui fut appelé, le fit plonger dans un bain froid; l'hémorragie s'arrêta immédiatement, mais l'individu fut pris d'une fluxion de poitrine, que Rivière traita et guérit.

2° *Hémacélinose* (maladie tachetée). Il peut se faire qu'au lieu de transsuder à travers la peau, le sang se répande sur diverses parties du corps, et quelquefois sur la surface entière, sous forme de taches plus ou moins larges, d'un bleu foncé, et semblables à des pétéchies. Il peut se faire aussi qu'il survienne des vibices, avec hémorragie fréquente par le nez, les gencives, le palais et autres régions du corps; plus une grande faiblesse sans fièvre.

Cette sorte d'hémorragie (que nous avons observée chez un enfant qui mourut de phthisie pulmonaire, et qui se montrait presque toutes les fois qu'une épistaxis à laquelle cet enfant était fort sujet ne se renouvelait qu'à de très-grands intervalles), cette hémorragie, dis-je, annonce un état d'atonie et de dissolution du sang, avec tendance à la putridité, et nécessite l'emploi des antiseptiques, des restaurants, des toniques, des acides minéraux, des ferrugineux, etc.

Nous ne terminerons pas cet article des hémorragies cutanées, sans dire un mot de la prédisposition congéniale aux hémorragies en général, n'importe leur genre, disposition qui est telle, qu'il est impossible, je ne dirai pas de les guérir, mais d'empêcher qu'elles ne s'établissent quelquefois, au grand détriment des sujets. Voici quelques faits assez curieux pour qu'on me sache gré de les avoir racontés. On lit dans Bartholin l'histoire d'une jeune fille qui était sujette à des démangeaisons dans tout le corps, et qui, si elle se grattait n'importe où, au moment de la menstruation, au lieu de déterminer une simple rougeur, elle occasionnait une hémorragie; le sang coulait goutte à goutte et quelquefois à plein jet.

Un fait plus curieux encore, c'est l'histoire d'une famille établie à Plymouth (États-Unis) depuis quatre-vingts ans, famille dont tous les membres avaient une prédisposition hémorragique telle, que toutes les fois qu'ils se sont fait la moindre égratignure, il est survenu une hémorragie qu'on n'arrêtait qu'avec une extrême difficulté. Bien plus, une saignée ayant été pratiquée à un des membres de cette famille, on eut des difficultés immenses à arrêter le sang, et on n'y réussit que par l'administration à l'intérieur du sulfate de soude. Notez que les filles n'avaient pas cette prédisposition.

Enfin, nous avons entendu raconter à un excellent praticien de Cette, M. Vincent, qu'il avait donné des soins à une famille dont le père, la mère et les filles jouissaient d'une parfaite santé, mais dont les garçons, au nombre de quatre, avaient une prédisposition telle aux hémorragies, qu'un d'entre eux mourut à sept ans d'épistaxis ; un second, après diverses hémorragies qu'il avait éprouvées, s'étant par imprudence blessé à la main avec un canif, mourut de la perte du sang qui s'échappa de la blessure ; le troisième, qui déjà avait eu, lui aussi, plusieurs hémorragies, et beaucoup de taches à la peau, fut pris, à l'âge de quatorze ans, d'un mal de tête violent, de convulsions dans diverses parties du corps, etc. On se disposait à préserver la langue du choc des mâchoires l'une contre l'autre, lorsque, par suite de l'ébranlement d'une dent canine, il survint une hémorragie dentaire, qui dura jusqu'à ce que le malade tombât en syncope. Enfin, le quatrième était venu au monde avec la peau tachetée, et tout faisait craindre au docteur Vincent que ce malheureux enfant n'éprouvât le même sort que ses frères.

Hémorragies supplémentaires et *hémorragies critiques*. Le nom de ces dernières nous trace la ligne de conduite à tenir quand elles se manifestent ; et celui de *supplémentaires* fait nécessairement supposer, que leur apparition est avantageuse ou tout au moins sans danger. Toutefois, comme cette hémorragie se lie presque toujours à une déviation menstruelle, nous verrons, article MENSTRUATION, quelles considérations physiologiques et pratiques nous pouvons tirer de ces flux sanguins, supplémentaires.

HÉMORROIDES, s. f., *hemorrhoïdes*, flux. — Nous nommerons hémorroïdes, les tumeurs formées à la marge de l'anus, ou dans l'intérieur du rectum, par la dilatation des veines hémorroïdales, les distinguant, comme on l'a fait, en externes et en internes.

Ce qui les caractérise, c'est leur forme tuberculeuse, arrondie, lisse, rénittente, d'un rouge violet, succédant quelquefois à des petits tubercules mous, vésiculeux, plus ou moins douloureux, isolés extérieurement sous forme de mamelons, ou formant à l'intérieur, un bourrelet complet uniforme, non interrompu. Mais quels que soient leur forme, leur siège et leur sensibilité, les individus, qui ont une prédisposition à la formation des tumeurs hémorroïdales, éprouvent d'abord un prurit et un chatouillement incommode à l'extrémité du rectum, ou dans son intérieur ; bientôt ce prurit se change en une douleur piquante, qui devient quelquefois insuppor-

table ; la chaleur y est très-vive et même brûlante, les bords de l'anus se tuméfient plus ou moins, et paraissent rouges. A ces incommodités s'ajoutent de fréquents maux de reins, parfois des élancements passagers dans le bas-ventre, et la constipation. Celle-ci est quelquefois si grande que les matières endurcies, marronnées dans le rectum, ne peuvent en sortir qu'à l'aide de la curette ; ou si elles sont expulsées après de violents efforts, elles déterminent, par leur passage, un sentiment d'érosion et de déchirure à l'anus.

Ce qui prédispose le plus aux tumeurs hémorroïdales, ce sont, après l'hérédité, le tempérament bilieux avec disposition à la pléthore abdominale, un genre de vie sédentaire, l'abus des aliments échauffants, et en particulier des viandes noires, des truffes, des mets salés et épicés, des boissons douées de qualités stimulantes (thé, café, etc.), les liqueurs fermentées (bière, cidre), l'équitation prolongée, l'usage des aloétiques pour tenir le ventre libre, etc. Aussi n'est-ce guère que par un changement complet de régime qu'on peut espérer de les guérir. Notons, avant de faire l'énumération des moyens curatifs qui ont été préconisés, que certains hémorroïdaires sont sujets à des névralgies anales, qu'on peut regarder comme une complication survenant dans toutes les maladies longues et graves de l'anus, mais plus spécialement à l'occasion des récidives d'accès hémorroïdaux ; et si nous faisons cette observation, c'est que nous avons vu ces douleurs exister chez un individu bilioso-sanguin avec un degré de violence extrême et lui procurer par moment des accès d'agitation de rage fiévreuse, qu'il était bien difficile de calmer ; aussi a-t-il passé quelques mois dans une inquiétude, un découragement et des souffrances inexprimables.

Pour remédier à tous ces tourments divers, il faut avoir égard à deux circonstances qui sont relatives aux conditions dans lesquelles se trouvent les tumeurs hémorroïdales. Sont-elles à l'état de calme ? c'est-à-dire peu douloureuses au toucher, d'un bleu pâle, flétries, ridées, revenues sur elles-mêmes comme un grain de raisin qu'on a vidé ? un régime adoucissant, un léger exercice, l'attention de ne pas rester assis trop longtemps, se tenir le ventre libre, oindre les boutons avec l'onguent populéum, le cold-créame, etc., suffisent communément pour calmer les démangeaisons et la douleur, et prévenir l'engorgement des tumeurs.

Sont-elles au contraire à l'état d'érection, c'est-à-dire tuméfiées, durcies, rénittentes, avec douleur vive surtout au contact ? les moyens précités seraient insuffisants et il faut leur associer un traitement plus actif, tiré des deux considérations suivantes, à savoir : si les hémorroïdes ont déjà flué une ou plusieurs fois, ou si elles n'ont jamais fourni du sang, ce qu'on nomme hémorroïdes borgnes ou *aveugles* ; quand elles ont déjà flué et ne coulent plus, ni au moment qu'on va à la garde-robe, ni après que les matières ont été expulsées, il faut obtenir d'abord le dé-gorgement par l'application de quelques sangsues dans leur voisinage et par l'emploi des bains de siége tièdes avec la décoction de cerfeuil ou de morelle. On recommande en outre la station debout, ou la position horizontale ; on pratique des frictions sur l'abdomen ; on proscrit tout vêtement qui serre le ventre ; on défend les excès véné-riens, les excitants de toute espèce, etc., etc. Mais quand les hémorroïdes ont toujours été aveugles ou qu'elles se forment pour la première fois, l'indication principale est de faire cesser la pléthore abdominale, en écar-tant les causes que nous avons signalées comme pouvant favoriser celle-ci, en ren-dant la circulation du système veineux de la veine-porte plus active, et en entretenant la régularité et la facilité des selles.

Les meilleurs moyens pour remplir ces deux dernières conditions curatives sont les fondants, et entre autres, l'extrait de chien-dent, de pissenlit, le tartre tartarisé et le soufre. Celui-ci, auquel on a attribué des propriétés spécifiques sur les tumeurs hé-morroïdales, jouit réellement d'une bien grande efficacité. Il est surtout utile quand on l'associe à la crème de tartre dans les proportions suivantes :

Pr. : Crème de tartre, 30 grammes ; fleurs de soufre, 15 grammes. F. une poudre. En prendre une cuillerée à café une ou deux fois par jour pendant quelques jours, de ma-nière à obtenir journellement une ou deux selles molles.

Il est nécessaire de revenir à ce mélange quand la constipation revient, ou bien on emploie les huileux, également conseillés comme relâchant.

Reste le traitement local des hémorroïdes. Indépendamment de l'onguent populéum dont nous avons déjà parlé, on trouve dans le beurre frais, le suif, les cataplasmes de carotte râpée ou de pulpe de pomme cuite dans du vin rouge, les vapeurs d'eau chaude, etc., des calmants aussi utiles qu'efficaces contre les boutons hémorroïdaux en général ; mais lorsque ces boutons proviennent de l'atonie ou relâchement des extrémités veineuses du rectum, les lavements d'eau froide, les épy-thèmes froids, les applications de vin aro-matique, d'eau-de-vie pure camphrée, les lotions avec les eaux ferrugineuses ou sul-fureuses, et à l'intérieur, les martiaux, le quinquina et le régime restaurant, doivent être préférés à tous les autres moyens.

Nous avons signalé les douleurs nerveuses qui se joignent comme complication aux tu-meurs hémorroïdaires ; comment les guérit-on ? Par les lavements et les douches as-cendantes froides ; par l'usage de pilules composées avec l'extrait thébaïque, la pou-dre de valériane et le sous-carbonate de fer ; par les onctions anales avec la pommade de belladone ; par des suppositoires faits avec de l'écorce de cacao et enduits de cette pom-made ; par les lavements narcotiques, etc.

Quand le traitement médical le mieux di-rigé n'a pu guérir ou du moins pallier les maux que les hémorroïdes font endurer, faut-il, comme l'ont proposé les chirurgiens, exciser, comprimer, cautériser, lier les tu-meurs, lorsqu'elles sont parvenues à un tel degré de développement, qu'elles nuisent à la défécation, à la marche, à la station as-sise ? (Frank en a vu de la grosseur d'un œuf d'oie ; Ledran, du volume d'une poire suspendue à son pédicule ; Montègre, d'aussi grosses que le poing.) Pour les tumeurs pédi-culées et d'un gros volume, je ne dis pas que l'excision ne doive être tentée, mais en général nous croyons qu'on ne doit se décider à opérer la tumeur hémorroïdaire, par n'importe quel procédé, qu'avec la plus grande réserve, et attendre à la dernière extrémité, c'est-à-dire quand on a épuisé tous les moyens internes et locaux qui ont été proposés. Dans leur énu-mération nous avons oublié la compression méthodique des tumeurs douloureuses pro-longée pendant une demi-heure ; les onctions avec l'onguent linaire simple ou uni à de l'huile de jusquiame blanche. Seul, cet on-guent a joui d'une popularité méritée, mais il est bien plus actif quand on le mêle ainsi qu'il vient d'être dit, et, par égales portions, à l'huile de jusquiame. J'y ai joint avec avantage le laudanum de Rousseau, comme dans la formule ci-après :

Pr. : d'onguent linaire, 30 grammes ;
d'huile de jusquiame, 30 grammes ;
Laudanum de Rousseau, 1 gramme.
M. exactement.

Quelquefois je prescris l'onguent popu-leum au lieu de l'onguent linaire, associé comme lui, et dans les mêmes proportions, à l'huile de jusquiame et au laudanum.

HÉPATALGIE, s. f., ἧπαρ-ἄλγος, douleur au foie. *Voy.* COLIQUE HÉPATIQUE.

HÉPATITE, s. f., *hepatitis*, d'ἧπαρ, foie. — On désigne sous ce nom l'inflammation du parenchyme du foie, caractérisée par une sorte de pesanteur douloureuse ou une vé-ritable douleur dans l'hypocondre droit, tan-tôt brûlante, tantôt lancinante, et s'irradiant jusque dans l'épaule droite et vers le sternum, augmentant par l'inspiration. Cette douleur existe avec ou sans toux et impossibilité de se coucher sur le côté droit ou sur le côté gau-che, suivant le siége de l'inflammation ; c'est-à-dire que toutes les fois que le foie est en-flammé dans sa surface et le côté convexe, on pourrait croire à une véritable pleurésie (tant les symptômes sont identiques), n'était la douleur sympathique de l'épaule droite ; tan-dis que quand c'est le côté concave du foie qui est enflammé, il se mêle aux symptômes phlogistiques un sentiment de pesanteur que le malade accuse sous les fausses côtes droites, la teinte jaunâtre des yeux, et quel-quefois un véritable ictère, l'amertume de la bouche, des vomissements de bile, le ho-quet, les urines safranées, l'impossibilité de se coucher sur le côté gauche, la fièvre. Dans l'un et l'autre cas, si l'on examine l'hypocondre droit, on le trouve gonflé, dou-loureux à la pression et chaud.

Les causes de l'hépatite sont toutes celles de l'INFLAMMATION en général (*Voy.* ce mot),

mais plus particulièrement les chaleurs fortes et brûlantes de certains climats; c'est
pourquoi l'hépatite est endémique aux Indes
occidentales. Les passions vives de l'âme,
l'ambition surtout, la suppression du flux
hémorroïdal, dyarrhéique ou dyssentérique, les lésions traumatiques sur le foie, les
calculs biliaires, la commotion cérébrale,
les irritations gastriques, etc., peuvent également la produire.

Pour bien poser les indications ration-
nelles du traitement de l'hépatite, il faut avoir
égard à ses diverses terminaisons qui ont
lieu par des hémorragies nasales ou hémorroïdaires critiques, par des sueurs, des
urines copieuses, un mouvement diarrhoï-
que pour l'inflammation de la surface convexe du foie, et par des vomissements bilieux critiques dans l'inflammation du côté
concave; et ensuite à ses autres terminaisons
comme inflammation, c'est-à-dire la suppuration, la dégénérescence squirrheuse, la
gangrène.

Quand la suppuration s'établit, le malade
éprouve un frisson plus ou moins violent,
après lequel les symptômes s'amendent, et
une tumeur apparaît. Elle est fluctuante et
souple, véritable caractère de la présence
du pus.

A la vérité cette tumeur n'est pas toujours
apparente; elle ne l'est même jamais, quand
son siége est à la partie supérieure du foie;
alors l'inflammation se communiquant à la
plèvre, le sac se rompt dans la poitrine et
le malade crache le pus mêlé à du sang.
Dans un cas de cette nature, nous aurions
cru à une pleuro-pneumonie sans la teinte
jaune de la conjonctive. Reste que l'inflammation du foie étant toujours une inflammation, que son siége soit à sa surface convexe
ou à sa partie concave, on peut déjà calculer
son degré d'intensité d'après l'acuité des
symptômes et la violence de la réaction fébrile. C'est pourquoi, quand il s'agit de la
combattre, le praticien prescrit le même traitement que pour toute autre phlegmasie
viscérale, celui des inflammations en général. Cependant, vu que la solution de la maladie se fait parfois par un flux sanguin anal
critique; vu que la déplétion du système de
la veine-porte est toujours avantageuse, les
sangsues à l'anus sont généralement et particulièrement indiquées. On y joint les bains
tièdes, les purgatifs rafraîchissants, les boissons douces et acidules, les lavements, les
mercuriaux à l'intérieur et en frictions, etc.

Nous avons peu vu d'hépatites aiguës,
mais nous avons traité quelques phlegmasies
chroniques du foie, et nous nous sommes
bien trouvé de donner journellement au
malade 10 grains de calomel en petites prises
de deux grains chacune, et des frictions
avec l'onguent napolitain sur la région du
foie; des œufs crus tout récemment pondus,
avalés le matin à jeun; du petit-lait auquel
on ajoutait du tartrate acide de potasse; des
sucs d'herbes de fumeterre, de raifort sauvage, etc., et d'un régime approprié à la
constitution du sujet. Les vésicatoires vo-

lants peuvent être utilement employés, ainsi
que les bains tièdes alcalins, les eaux et
pastilles de Vichy, etc.

Ces mêmes moyens, et de plus l'extrait de
ciguë, le savon, les eaux minérales de Sedlitz, de Seltz, ont été préconisés contre l'induration squirreuse du foie. Enfin, quand
l'abcès est formé, l'art intervient pour donner issue au pus.

Doit-on faire vomir dans l'hépatite? Quand
elle est chronique le vomissement peut être
avantageux, mais avant de l'employer il faut
être certain qu'il n'y a aucun symptôme d'irritation dans les voies gastriques, sans quoi l'é-
métique serait dangereux. Du reste, si Broussais a assuré en avoir retiré de grands avantages, pourrait-on hésiter à suivre son exemple?

Nous n'avons rien dit de la terminaison
de l'hépatite par gangrène, cette terminaison
fâcheuse étant ordinairement au-dessus des
ressources de la nature et de l'art. Cependant, comme il ne faut jamais désespérer et
ajouter aux souffrances du malade le chagrin
de se voir abandonné à son triste sort, il
faut lutter avec courage contre le danger,
soutenir les forces par les analeptiques,
les toniques, et le préparer par de consolantes paroles à cette vie nouvelle qui va
commencer pour lui. Tâchez que la religion
vienne adoucir ses derniers moments et fasse
vibrer à son oreille et à son cœur la voix de
l'espérance et de la miséricorde infinie.

HERNIES, s. f., *hernia*, κηλη. — C'est le nom
qu'on a donné à toute tumeur formée par le
déplacement de quelque viscère qui quitte
sa position naturelle, et vient faire saillie
au dehors. On a bien étendu cette définition
aux membranes et aux muscles, faisant saillie au dehors, après une solution de continuité, mais celles-là ne nous regardent pas.

De même nous dirons peu de chose soit
des hernies *encéphaliques* (encéphalocèles)
ou de la voûte du crâne, hernie congéniale
chez le fœtus, et qui ne peut se former chez
l'adulte qu'après une solution de continuité;
ni des hernies *thoraciques*, maladie excessivement rare, même après les plaies pénétrantes de la cavité pectorale; ni de quelques
hernies *abdominales*, telles que les hernies
diaphragmatiques, lombaires, vaginales;
ni des hernies de l'ombilic ou *exomphale*;
ni des hernies *inguinales* qui peuvent être
incomplètes (bubonocèles, ou complètes (os-
cheocèles), c'est-à-dire formant une tumeur
peu volumineuse et circonscrite, ou descendant jusqu'au scrotum chez l'homme, ou dans
les grandes lèvres chez la femme; ni des hernies *crurales* ou du pli de l'aîne, appelées
aussi mérocèles, parce que la partie qui fait
saillie s'est échappée par l'arcade crurale;
ni des hernies *ovalaires* ou *sous-pubiennes*;
ni enfin des hernies *ischiatiques*, hernie qui
n'a encore été observée que chez la femme,
parce que, quels que soient le siége de la hernie, son volume, la portion d'intestin ou
de l'épiploon qui la forme, les moyens contentifs sont les seuls moyens à mettre en
usage. S'ils sont insuffisants et que par accident la portion herniée se trouve compri-

mée par l'anneau (hernie étranglée), il faut obtenir la dilatation de l'ouverture au moyen de la saignée poussée jusqu'à la syncope, des bains des sangsues, des frictions avec la pommade de belladone, en jetant de l'eau froide sur la tumeur, en donnant un purgatif énergique, afin d'éviter la gangrène, qui ferait périr inévitablement l'individu, et de temps en temps opérer le taxis, pour voir si cette portion herniée veut rentrer. Est-on assez heureux pour en opérer la réduction, il faut la maintenir réduite avec un bandage et prescrire le repos absolu pendant vingt-quatre heures. Si le danger est pressant, on opère le débridement de l'anneau, opération délicate et difficile.

HIPPOCRATIQUE (Face). — Tous les observateurs savent que parmi les altérations diverses que la maladie imprime aux traits du visage, à la physionomie, la plus fâcheuse est celle qui réunit certains caractères, dont l'ensemble constitue ce qu'on nomme *face hippocratique*. Presque toujours elle est suivie de mort, et dès qu'elle se manifeste, le médecin ne doit pas différer de prévenir la famille des dangers que son malade court, afin que, s'il en est temps encore, c'est-à-dire si les facultés intellectuelles jouissent, si ce n'est entièrement, du moins par moments, de quelque lucidité, on puisse en profiter pour le salut de l'âme, alors qu'on n'a presque plus rien à espérer pour le salut du corps. Voici ce qui constitue la face hippocratique; front ridé, froid et aride; bord de l'orbite proéminent, yeux caves, demi-fermés, larmoyants, languissants ; paupières affaissées, pâles, noirâtres, et comme sans mouvement ; pupilles ridées et ne peignant point ou peignant mal les objets; conjonctive couverte d'un voile opaque ; poils des cils et poils de narines parsemés d'une sorte de poussière d'un blanc terne ; nez allongé et aigu par le rapprochement des narines qui sont bordées d'une couleur noirâtre ; tempes creuses et ridées ; oreilles froides et retirées en haut, leurs lobes étant renversés ; lèvres flétries, pendantes, froides et tremblantes ; pommettes enfoncées dans l'endroit qui correspond à la racine des dents molaires supérieures ; peau terreuse, sèche ou couverte d'une sueur froide; teint verdâtre, livide et plombé, menton ridé et racorni.

L'union de tous ces symptômes de la face hippocratique est si ordinaire aux approches de la mort, que le professeur Fouquet affirmait en avoir observé les caractères dans un grand nombre de criminels que l'on conduisait au supplice, même dans ceux qui montraient le plus de tranquillité d'âme. A vrai dire, il ne faut pas que tous ces signes existent simultanément et invariablement pour constituer la face hippocratique, celle-ci étant manifeste du moment où les principaux caractères se trouvent réunis, et c'est probablement de ce tableau incomplet dont Fouquet a voulu parler. Du reste Hippocrate n'avait pas autant étendu les symptômes de décomposition faciale qui caractérisent la

face hippocratique, pour lui, voici en quoi elle consiste :

Nasus acutus, oculi cavi, tempora collapsa, aures frigidæ ac contractæ et extremitates aurium reversæ, cutis circa frontem dura et circumtenta ac arida, color totius faciei pallidus aut etiam niger et lividus et plumbeus.

HOMŒOPATHIE. — On nomme ainsi un système de médecine, inventé par Hahnemann, qui consiste à ne voir dans les maladies qu'un désaccord dynamique de la force qui anime virtuellement le corps de l'homme, et fait dépendre la guérison de ces maladies de la seule réaction de la force vitale contre un médicament approprié, effet qu'on obtient d'autant plus promptement que cette force vitale conserve une plus grande énergie chez le malade. L'homœopathe évite donc de tirer du sang, parce que la saignée affaiblit ; d'occasionner de la douleur, parce que la douleur épuise les forces. En conséquence, il se borne à employer des médicaments dont il connaît bien les effets, c'est-à-dire leur manière de modifier dynamiquement l'état de l'homme, et cherche-t-il parmi eux celui dont la faculté modifiante (la maladie médicinale) est capable de faire cesser la maladie par son analogie avec elle (*similia similibus*). Ce n'est pas tout, le remède trouvé, c'est lui qu'on prescrit, et il est administré à doses rares et faibles, afin de ne causer, ni douleur ni débilité son action étant médicatrice du moment où il excite une réaction suffisante. Sous ce rapport la médecine homœopathique nous ramène à la simple observation des maladies et à la méthode curative expectante des anciens qui, pleins de confiance dans la *nature médicatrice*, s'abandonnaient à elle *seule*, dans la plupart des cas, pour la guérison des malades. Et on pouvait d'autant plus se confier sans crainte à cette *nature médicatrice*, que, à l'époque où on l'employait le plus, je dirai presque exclusivement, la constitution physique de l'homme n'avait pas encore dégénéré, et que, *grâce* aux progrès de la civilisation, les sociétés civilisées ne trouvaient pas dans les mœurs et les habitudes, des causes si nombreuses de jouissances et de maux. Ainsi Hahnemann et son école sont *naturistes*, sans le vouloir ou sans le savoir ; mais ils diffèrent (ceux-là du moins qui ne jurent que *in verba magistri*) du naturiste proprement dit, dont ils méconnaissent ou interprètent fort mal les opinions et les travaux, en ce que, d'après les anciens, 1° la nature est quelquefois impuissante contre les causes morbifiques, et il faut l'aider ; 2° les affections morbides reconnaissent pour cause une altération humorale ou physique, et il faut la détruire ; 3° une douleur forte déterminée dans un lieu d'élection anéantit une douleur moins forte, quel que soit son siège, et il est dès lors essentiel de provoquer une violente douleur sur une extrémité ou à la surface du corps, celle-ci étant moins à craindre que celle qui part de l'organe malade, nous pourrions ajouter qu'elle l'affaiblira beaucoup moins ; 4° les réactions que

la force vitale produit contre la cause morbifique sont si grandes, si puissantes que la
nature serait vaincue dans la lutte qui s'est
établie entre elle et la maladie, si l'art ne
venait à son secours; or que fait l'art ? il
enlève à la réaction cet excédant des forces
qu'elle déploie, et la nature reprend le dessus; 5° dans certaines circonstances les ressources que la nature peut déployer sont si
infimes, qu'elle succombera à la peine; il faut
donc la seconder dans ses efforts par les
forces artificielles qu'on lui prête. Ainsi, en
deux mots, les médecins de l'antiquité se
considéraient comme les ministres de la
nature (*Voy.* NATURISME); ils, étaient attentifs
à ses mouvements, pour la contrarier dans
ses écarts, l'aider dans ses luttes, la suivre
et l'observer dans ses triomphes; et c'est ce
que ne fait point l'homœopathe.

Pour lui, il n'y a jamais trop de sang, et
il défend la saignée, même chez les pléthoriques, dans les inflammations les plus violentes : pour lui il. n'y a jamais d'embarras gastrique, et il ne veut pas qu'on donne l'émétique
que à un individu qui suffoque sous le
poids matériel d'une indigestion. Mais ce
n'est pas le moins curieux de la médecine
homœopathique ! Ses partisans veulent qu'on
n'administre les médicaments qu'à des
doses *infinitésimales*, des décillonièmes de
grains, affirmant que plus ils sont réduits,
plus leur action est puissante. Ma foi! pendant qu'ils étaient en train, ils auraient tout
aussi bien fait de ne rien administrer du
tout et de s'en tenir à la sévérité du régime
qu'ils prescrivent, et auquel les malades se
soumettent avec une si scrupuleuse exactitude que cela tient du fanatisme. Ce régime,
que nul ne voudrait suivre aussi rigoureusement, nous en sommes certain, si un al-
lopathe le prescrivait, a pu suffire pour opérer les quelques cas de guérison que l'homœopathie a enregistrés dans ses annales,
aidé d'ailleurs qu'il était, par la confiance
absolue que le malade a dans son médecin.
Que fait celui-ci? Il choisit, disons-nous,
pour médicament, les substances qui produisent des effets analogues à ceux des maladies,
et, en agissant, par leur administration à
dose infinitésimale sur l'organe souffrant,
il y sollicite la réaction de la nature et y fait
naître le travail qui doit amener la guérison;
ce sont là, n'est-ce pas, ses prétentions ? Que
faisons-nous, au contraire, nous allopathes,
quand, dans les maladies dites constitutionnelles, la cachexie syphilitique, par exemple, nous administrons les mercuriaux à doses toxiques pour un homœopathe, et qu'au
lieu d'empoisonner notre malade, nous le
guérissons ? Nous stimulons l'activité de
cette *bonne nature*, qui se débarrasse tout à
la fois par une élimination, qui n'est appréciable que par ses effets, et du poison morbide et du poison médicamenteux; qui purifie le sang et les humeurs, normalise les sécrétions altérées et restaure les parties dés-
organisées. Du reste, pour peu qu'on ait fré-
quenté les hôpitaux ou exercé son art, on peut
avoir rencontré des cas où le mercure, admi-

nistré sous toutes les formes imaginables, est
demeuré sans effet jusqu'au moment où, le
médecin venant en aide à la nature par une
alimentation restaurante et des toniques nécessaires à un corps épuisé, la force vitale
a acquis ce degré d'énergie et de puissance
qui lui étaient nécessaires pour que le mercure pût exercer son action spécifique. Par
contre, combien de faits ne pourrait-on pas
citer de maladies nerveuses chroniques et
autres que la nature, aidée par un régime
convenable, a guéries sans le secours d'*aucun*
médicament !

On nous objectera peut-être qu'un fait
établi par l'expérience pratique, c'est que
les globules homœopathiques produisent
infailliblement une réaction vitale sur l'homme sain et l'homme malade, et que si nous
voulons en faire l'épreuve, nous en serons
positivement convaincu. Notre réponse est
facile, car nous tenons pour certain que la
réaction produite par le globule est plutôt le
résultat de l'influence morale que de la réaction vitale tant en santé qu'en maladie.

Entre autres faits que je pourrais citer, se
trouve celui dont m'a souvent parlé feu Victor Broussonnet, mon maître, qui fit vomir
une dame en lui donnant deux grains de
sucre en poudre au lieu de deux grains d'é-
métique qu'il avait gravement prescrits; et
celui, bien plus étonnant encore, que le
professeur Fages racontait souvent dans ses
leçons, de cet individu, atteint d'un ulcère
chronique à la jambe, que les chirurgiens les
plus renommés de Paris et de Lyon n'avaient
pu guérir, et qu'il guérit lui, à l'aide d'un
remède secret dont seul il avait connaissance. Voici en quoi consistait le remède :
« Le soir à mon dîner, dit Fages, je roulais
dans mes doigts de la mie de pain blanc de
manière à en former deux pilules bien rondes ;
je les mettais dans une boîte contenant de
la réglisse pulvérisée et je l'agitais. Mon
dîner terminé, je me rendais chez mon malade, qui avait en ma présence les deux
pilules, se rinçait la bouche avec un peu d'eau
fraîche, et je partais en lui répétant chaque
fois : Allons, cela va mieux, vous guérirez
certainement. Le malade guérit en effet. »
D'ailleurs veut-on savoir jusqu'où peut aller
l'influence de l'imagination, qu'on ouvre
Pétetin, on y lira qu'un individu ayant avalé
des pilules astringentes, tout en croyant
prendre des pilules purgatives, eut d'abondantes évacuations. Qu'on parcoure Deman-
geon, et on y trouvera que la fille d'un con-
sul du Hanovre, âgée de dix-huit ans, ayant
à prendre pour le lendemain de l'extrait de
rhubarbe qu'elle détestait, rêva qu'elle l'a-
vait pris : les tranchées qu'elle ressentit l'é-
veillèrent et lui procurèrent cinq à six selles
copieuses ; qu'un moine, ayant rêvé qu'il
avait pris une médecine préparée par lui-
même pour le lendemain, alla, en s'éveillant,
huit fois à la selle. Donc l'influence de l'i-
magination est infiniment puissante. Encore
un fait non moins concluant. Il y a deux ans
environ que, donnant des soins à un jeune
homme, âgé de vingt-cinq ans, qui avait

passé quatre nuits sans pouvoir dormir, et qui était certain, me disait-il, de ne pas fermer l'œil la nuit suivante, je lui prescrivis une potion calmante à prendre dans les conditions suivantes : se coucher de meilleure heure que les jours précédents, mettre la potion sur sa table de nuit, en prendre une cuillerée à onze heures, une deuxième à une heure du matin, et ainsi de suite de deux en deux heures.

Je vis ce jeune homme le lendemain; il avait si bien dormi, qu'il n'avait pas touché le flacon contenant la potion, le cachet du pharmacien était intact. Il a recommencé ce procédé soporifique pendant quelques jours de suite, se couchant chaque soir à dix heures, mettant par précaution ses allumettes chimiques, sa potion et une cuiller sur sa table de nuit ; toujours il a fort bien dormi, sans jamais déboucher sa potion. Pensez-vous que si j'avais administré un globule homœopathique, on n'aurait pas crié au miracle ? Mais que s'est-il donc passé ? L'individu s'est mis au lit de bonne heure, certain cette fois de passer une bonne nuit, à l'aide de sa potion dont il se promettait bien de prendre la première dose à l'heure dite. Plein de cette confiance, il a fermé les yeux pour mieux *rêver*, et le sommeil a tellement apesanti sa paupière, qu'il était grand jour quand il a réouvert les yeux. La même confiance l'a fait dormir la nuit suivante, tout comme sa foi dans un remède homœopathique l'aurait fait dormir, s'il l'eût avalé.

Ayant souvent employé les mots *globules*, *remèdes homœopathiques*, nous devons dire, je suppose, comment on les prépare. D'abord, afin d'obtenir des dissolutions spiritueuses des médicaments, qui soient toujours d'une égale force et susceptibles de fournir avec certitude les degrés de dilution nécessaires pour qu'on puisse les employer homœopathiquement, il faut acheter les drogues à l'état sec, les réduire en poudre fine et verser sur une partie de cette poudre vingt parties d'alcool (25 grammes pour 500 de liquide) qu'on laisse agir sur elle pendant quelques jours ; dans cet intervalle on remue le mélange plusieurs fois par jour en le tenant dans un flacon bien bouché et dans une chambre où la température soit modérée : au bout d'environ six jours on sépare le liquide clair du sédiment pour le décanter.

En outre, afin que les teintures et les sucs végétaux puissent servir longtemps, on les tient à l'abri du jour, soit en couvrant les flacons de papier noir, soit en les plaçant dans des boîtes de ferblanc ou de bois; sans cette précaution, même lorsque les liquides ont été préparés avec les meilleurs alcools, ils passeront au vinaigre en une couple d'années, et alors ils ont perdu toutes leurs vertus médicinales. Chaque goutte d'une pareille teinture est considérée comme un vingtième de grain de vertu médicinale, et lorsqu'il s'agit de lui faire subir des dilutions, pour l'approprier aux usages homœopathiques, on prend un flacon susceptible de contenir 500 gout-

tes d'alcool, on y ajoute une goutte de la forte teinture, et après avoir fortement secoué le tout, on obtient une dilution au dix millionième: c'est-à-dire que chaque goutte contient un dix millionième de vertu médicatrice. Chaque flacon dont on se sert pour les dilutions suivantes, renferme cent gouttes d'alcool, et atténue, par conséquent, de un centième la goutte qu'on y verse du flacon précédent, ce qu'expriment les étiquettes $\frac{1}{1000000}$ ou 1/1 $\frac{1}{10000000}$ ou $\frac{1}{000}$ I.

Les sucs des plantes fraîches étant également préparés avec parties égales d'alcool pour l'usage de la médecine homœopathique, chaque goutte de cette préparation doit être comme un demi-grain de vertu médicinale ; c'est pourquoi lorsqu'il s'agit de dilution, on commence par bien mêler 2 gouttes de cette teinture avec 98 gouttes d'alcool, en remuant le tout, afin que chaque goutte du mélange contienne un centième de la vertu du végétal frais, qu'on inscrit sur l'étiquette du flacon.

Ces médicaments homœopathiques ne doivent jamais être donnés à la fois qu'en une seule dose, c'est-à-dire qu'il faut laisser le temps à celle qu'on vient de prendre d'avoir épuisé son action. Cela vaut mieux que de la donner à de plus faibles doses plus rapprochées, attendu qu'un médicament administré à petites doses, prises immédiatement l'une après l'autre, ne produirait presque jamais le plus grand bien possible dans le traitement des maladies, surtout chroniques : ce qui tient, au dire de Hahnemann, à ce que quand on emploie ainsi la force vitale, elle ne peut pas passer avec tranquillité du désaccord dans lequel l'avait mis la maladie naturelle, à la modification que lui imprime la maladie médicamenteuse semblable, mais éprouve ordinairement une secousse et une excitation si orageuse que, dans la plupart des cas, la réaction ne saurait se manifester d'une manière salutaire, et nuit plus qu'elle n'est utile.

Mais c'est surtout sous forme vaporeuse que les médicaments homœopathiques agissent le plus souvent et le plus puissamment. Il faut pour cela aspirer les émanations médicamenteuses d'un globule imbibé d'une dilution très-active, et renfermé dans un petit flacon. L'homœopathe, après avoir débouché le flacon, en met l'orifice sous l'une des narines du malade qui en aspire l'air ; il opère de même avec l'autre narine, si la dose doit être plus forte, et le sujet l'inspire avec plus ou moins de force, suivant l'exigence du cas; après quoi on rebouche le flacon et on le met dans son étui pour que l'individu ne puisse point en abuser. De cette manière, si le médecin veut, il n'est pas besoin du pharmacien pour accomplir ses guérisons. Un globule de 10 à 20, pesant 1 grain imbibé de la trentième dilution, puis séché, conserve sa pleine efficacité pendant au moins dix-huit à vingt ans, et il n'en perd rien, quand bien même le flacon aurait été ouvert mille fois, pourvu qu'on l'ait garanti de la chaleur du soleil. Si les deux narines sont obstruées par un enchifrenement ou par des polypes, le malade respire par la bouche, en tenant l'orifice du flacon entre ses lèvres.

Lorsqu'il s'agit des petits enfants, on leur tient le flacon sous l'une et l'autre narine pendant qu'ils dorment, et l'on peut être certain de l'effet. Ainsi respirées, les émanations des médicaments entrent en contact, sans obstacle, avec les nerfs, dans les parois des cavités spacieuses qu'elles parcourent, et impriment leur modification médicatrice à la force vitale, de la manière la plus douce, quoique la plus énergique, et bien plus sûrement que quand on fait prendre le médicament en substance par la bouche. La première inspiration est le plus sûr moyen de guérir tout ce qui peut être guéri par l'homœopathie (et quelles maladies lui résistent, à l'exception de celles qui exigent l'application des moyens chirurgicaux?), mais surtout les affections chroniques quand elles n'ont pas été entièrement dénaturées par l'allopathie; les maladies aiguës sont dans le même cas. Et comme la vertu de ces médicaments ainsi inspirés agit avec non moins de force, bien plus de calme, et tout aussi longtemps dans les maladies, que les substances elles-mêmes prises par la bouche; par conséquent, les intervalles à laisser entre les inspirations ne doivent pas être moindres que ceux entre les doses qu'on fait prendre par la voie de l'estomac. » (Hahnemann.)

Nous avons voulu citer textuellement l'exposition des opinions thérapeutiques d'Hahnemann, afin qu'on ne nous accuse pas d'avoir mis de l'exagération dans nos récits, et pour que ceux qui ne connaissent pas la médecine homœopathique reconnaissent eux-mêmes, par la simple réflexion à l'endroit de l'action du globule inspiré ou avalé, que ce n'est absolument, comme nous l'avons dit dans le principe, qu'à la seule force médicatrice de la nature et à la confiance du malade dans le *rien du tout* qu'il avale ou qu'il aspire, qu'est due la guérison. Combien de cas, d'ailleurs très-graves, que l'on pourrait citer, dans lesquels, je le répète, la nature a guéri le malade, sans ou malgré le médecin !

Régime homœopathique. L'observation du régime homœopathique étant, quoique Hahnemann ait prétendu le contraire, ce qui contribue le plus puissamment à aider la nature dans les efforts qu'elle fait pour guérir les maladies, nous puiserons dans Hahnemann lui-même ce qu'il importe de signaler ici, c'est-à-dire l'énumération des précautions à observer dans les affections morbides. Voici comment il s'exprime :

« Je n'ai rien à dire que de général relativement au genre de vie et au régime du malade. C'est au médecin homœopathiste qu'il appartient de prescrire la marche qu'on doit suivre, sous ce rapport, dans chaque cas particulier. Je me contenterai de faire remarquer qu'en général il faut absolument écarter tout ce qui pourrait mettre obstacle à la cure. Cependant, comme il s'agit surtout ici du traitement de maladies souvent fort anciennes, qu'on ne saurait, en conséquence, guérir d'une manière rapide, qui fréquemment pèsent sur des personnes avancées en âge et placées dans des conditions sociales diverses auxquelles il est rarement possible de faire subir des modifications, soit chez les riches, soit même chez les pauvres, on est souvent obligé d'apporter des restrictions et des modifications au genre de vie sévère dont l'homœopathie fait un précepte : car sans cela on ne parviendrait point à guérir des affections si invétérées chez des individus qui diffèrent tant les uns des autres.

« Ce n'est pas, comme les adversaires de l'homœopathie le disent afin d'en diminuer le mérite, par la sévérité du régime et du genre de vie dont elle impose la loi, que cette méthode guérit les maladies chroniques : sa principale efficacité repose sur le traitement médicinal qu'elle lui fait subir. C'est ce dont on peut se convaincre chez une foule de malades qui, ajoutant foi à ces illusions, se sont astreints pendant de longues années au régime homœopathique le plus rigoureux, sans pouvoir diminuer l'affection chronique qui les tourmentait. Bien loin de là : cette affection allait peu à peu en croissant, comme le font, d'après leur nature, toutes les maladies qui doivent leur origine à un miasme chronique.

« Par ces motifs donc, et afin de rendre la cure possible et praticable, le médecin homœopathiste doit accommoder le régime et le genre de vie aux circonstances. En agissant ainsi, il atteint au but du traitement d'une manière bien plus certaine, et par conséquent aussi beaucoup plus complète, que s'il s'en tenait obstinément à toute la rigueur des préceptes, qui sont inapplicables dans une multitude de cas.

« Le journalier, quand il en a la force, doit continuer de se livrer à ses travaux, le manufacturier à ses occupations ; le campagnard, de veiller à la culture des champs ; la femme, de soigner son ménage. Il faudra seulement interdire ce qui compromettrait la santé d'une personne, même bien portante, point qui doit être subordonné à la sagacité du médecin.

« Les hommes qui ne se livrent pas à des travaux exigeant un grand déploiement de forces, mais à des occupations qui les retiennent dans la chambre et les obligent ordinairement à rester assis, doivent, pendant le traitement, prendre l'air de temps en temps, sans pour cela mettre tout à fait de côté le genre d'industrie auquel ils se livrent.

« On doit également faire un devoir aux gens riches d'aller plus souvent à pied qu'ils n'en ont l'habitude. Le médecin peut leur permettre les distractions innocentes d'une danse modérée, les plaisirs de la campagne qui ne dérangent point le régime, ou plutôt les réunions dont le but est de se livrer à des conversations familières ; il ne les privera pas de la musique, qui ne saurait leur être nuisible ; il ne leur interdira pas de suivre des leçons qui ne fatiguent pas trop l'esprit. Mais il leur permettra rarement le spectacle, et jamais le jeu de cartes. Il exigera qu'ils aillent moins souvent à cheval ou en voiture, il écartera d'eux toute société qui pourrait exercer une influence nuisible sur leur moral, parce que le physique ne manquerait pas de s'en ressentir aussi. Les agaceries sans but sérieux des deux sexes l'un envers l'autre, la lecture des romans graveleux et des poésies érotiques seront totalement interdites.

« L'homme de cabinet recevra également le conseil de prendre davantage d'exercice au grand air, et quand le temps ne le lui permet, de se livrer chez lui à de petits travaux mécaniques. Mais, pendant la durée du traitement, il ne lui sera permis d'occuper son esprit qu'à des travaux de tête, parce que, toutes les fois qu'il s'agit de guérir une maladie chronique grave, la lecture ne doit presque jamais être accordée, ou du moins elle ne doit l'être qu'avec de grandes restrictions, portant et sur la nature des livres sur lesquels elle peut s'exercer, et sur le temps qu'il est licite d'y consacrer.

« A quelque classe qu'appartiennent les malades atteints d'affections chroniques, il leur sera défendu d'employer aucun remède domestique, de prendre aucun médicament dans les intervalles qu'on sera obligé de laisser entre les prescriptions des moyens homœopathiques. Les parfumeries, les eaux de senteur, les poudres dentifrices seront également interdites à ceux des classes élevées. Si le sujet est habitué depuis longtemps à porter de la flanelle sur la peau, il ne faudra pas lui faire perdre brusquement cet usage, mais à mesure que la maladie s'amendera, et lorsque la saison deviendra chaude, on lui fera prendre d'abord des vêtements de coton jusqu'à ce qu'il puisse finir par s'accoutumer à la toile (1). D'anciens cautères ne peuvent être supprimés, dans les maladies chroniques graves, que quand le traitement interne a déjà fait faire des progrès notables vers la guérison, surtout s'il s'agit de personnes avancées en âge.

« Le médecin ne doit pas céder aux vœux du malade pour qu'on lui permette de continuer l'usage des bains domestiques dont il avait contracté l'habitude ; il ne permettra que des lotions rapides, dont l'entretien de la propreté rend l'usage nécessaire de temps en temps. Il n'accordera point non plus la saignée, quelque accoutumé que le malade lui assure être à la fréquente répétition des émissions sanguines.

« Quant à ce qui concerne le régime, les hommes de toutes les classes, qui veulent se débarrasser d'une maladie chronique, doivent s'imposer la loi d'éviter autant que possible les épices ; d'user rarement, et toujours en pe-

tite quantité à la fois, du vinaigre, du jus de citron, des viandes excitantes, du cochon, de l'oie et du canard ; de ne manger presque jamais du veau ou des légumes venteux dans les maladies du bas-ventre ; d'éviter le fromage fait, ainsi que les aliments trop gras et trop salés, et de ne manger des fruits et du melon qu'en petite quantité. Si, au contraire, la maladie chronique ne consiste pas en affections du bas-ventre, il n'est pas nécessaire d'observer des restrictions si sévères sous ce dernier rapport, principalement lorsque le malade peut continuer à exercer sa profession et à se livrer aux occupations qui mettent son corps en mouvement. Le pauvre peut aussi guérir par les médicaments, en mangeant du sel et du pain ; et l'usage modéré des pommes de terre, des bouillies, du fromage frais, ne met pas obstacle à la guérison, pourvu qu'il soit plus avare d'oignons et de poivre pour relever ses tristes aliments.

« Celui qui est jaloux de sa santé peut trouver jusque sur la table des princes des aliments qui répondent à toutes les exigences d'un régime conforme aux lois de la nature.

« Les personnes avancées en âge fumeront moins et prendront moins de tabac ; il faudra que les jeunes gens renoncent tout à fait à ces deux habitudes.

« Ce qu'il y a de plus difficile pour le médecin homœopathiste, c'est de régler les boissons. Le café exerce sur la santé du corps et de l'âme la plupart des fâcheux effets que j'ai énoncés dans ma petite brochure sur l'usage de cette liqueur ; mais il est tellement passé en habitude, il est devenu un besoin si impérieux chez la plupart des nations dites civilisées, qu'on ne parviendrait pas plus à le supprimer qu'à extirper les préjugés et la superstition. Le médecin homœopathiste ne peut donc point songer à l'interdire d'une manière générale et absolue dans le traitement des maladies chroniques. Les jeunes gens, jusqu'à vingt ans ou tout au plus jusqu'à trente, sont les seuls auxquels il puisse le défendre brusquement sans inconvénients notables ; mais les personnes qui ont passé la trentaine ou la quarantaine ne sauraient s'en déshabituer que peu à peu : il faut donc que celles-là en prennent un peu moins de semaine en semaine ; et si finalement on ne parvient pas à les y faire renoncer complètement, si elles exigent qu'on leur laisse prendre au moins quelques tasses d'un café léger mêlé avec moitié de lait, on devra leur accorder cette licence, pourvu que leur maladie chronique ne consiste pas en une affection du bas-ventre, et que d'ailleurs elles observent un genre de vie salubre. La longue habitude de cette boisson l'a rendue presque incapable de nuire, quand on en diminue la quantité des quatre cinquièmes ou des cinq sixièmes. L'expérience

---

(1) C'est contraire à toutes les lois d'une hygiène bien entendue, les affections catarrhales chroniques, les rhumatismes, etc., devenant habituels chez certains individus, qui y étant prédisposés, négligent de se couvrir convenablement l'hiver, c'est-à-dire veulent s'affranchir de porter de la flanelle sur la peau.

m'a démontré que la guérison des maladies chroniques les plus graves n'était ni entravée ni retardée par là.

« On peut en dire autant des thés choisis, qui agissent si violemment sur les nerfs. Un thé très-léger, et dont on ne boit que peu , une seule fois par jour, ne nuit presque pas au traitement des maladies chroniques chez les personnes âgées qui, depuis leur enfance, ont l'habitude d'abuser de cette liqueur et de la prendre très-forte.

« Le médecin homœopathiste agira de même à l'égard du vin. Il pourra le permettre aux personnes atteintes de maladies chroniques qui ont dépassé l'âge de quarante ans, ont contracté dès leur jeunesse l'habitude d'en boire tous les jours, et ne présentent aucun symptôme d'affection du bas-ventre. Pourvu qu'elles se restreignent à n'en boire que le quart ou la sixième partie de la quantité qu'elles consomment ordinairement, le vin n'apporte pas d'obstacle à leur guérison. Mais si l'on peut les déterminer à étendre cette petite quantité de vin d'une proportion égale d'eau, en supposant que leurs forces ne souffrent pas trop de là, on a fait tout ce qui était nécessaire. Les sujets fort âgés qui ont l'habitude du vin depuis l'enfance peuvent boire leur ration diminuée sans eau; il n'en résulte aucun inconvénient. L'interdiction absolue du vin aurait pour effet chez eux de faire fléchir les forces sur-le-champ, d'empêcher la cure, et même de mettre la vie en danger. Du vin trempé de beaucoup d'eau, environ dans la proportion d'un à cinq ou six, peut être permis pour boisson ordinaire à toutes les personnes qui sont atteintes de maladies chroniques.

« Il est indispensable, dans le traitement des maladies chroniques, de renoncer à l'habitude de l'eau-de-vie. Mais le médecin a besoin d'autant de circonspection pour affaiblir cette habitude que de persévérance pour y réussir. Lorsque la suppression totale de l'eau-de-vie nuit sensiblement aux forces, on la remplace par une petite quantité de bon vin pendant un laps de temps plus ou moins long, suivant les circonstances.

« Le médecin ne doit pas s'exposer, par une pédanterie déplacée, à faire tourner en ridicule le plus grand avantage que le traitement homœopathique des maladies en général et des affections chroniques en particulier ait sur tous les autres modes possibles de curation : celui de *ménager les forces du malade, afin qu'elles puissent se relever d'elles-mêmes pendant chaque traitement qui diminue la maladie.*

« L'usage de la bière est une chose qui mérite de graves réflexions. Les raffinements que les brasseurs ont apportés dans ces derniers temps à leur art en ajoutant diverses substances végétales à la décoction de malt, ont pour but non de préserver la bière de

l'acidification, mais principalement de la rendre plus agréable au goût et plus enivrante, sans égard à l'influence fâcheuse qu'exercent sur la santé ces funestes additions, dont la police chercherait en vain les traces. Le médecin consciencieux ne peut donc pas permettre à son malade de boire tout ce qui porte le nom de bière, d'autant plus qu'à celles même qui sont dépourvues d'amertume on ajoute fort souvent des substances narcotiques , pour leur procurer la faculté inébriante, que tant de gens y recherchent.

« Une tristesse continuelle, des soucis cuisants·exaspérant nécessairement les maladies quelles quelles soient, le médecin se fait toujours un devoir et un plaisir d'égayer, autant que possible, l'esprit de son malade, et de le garantir de l'ennui; à plus forte raison encore, son devoir est de faire tout ce qui dépend de lui, tout ce que son influence peut produire, sur le sujet même, ou sur ceux qui l'entourent, pour éloigner les sujets d'affliction et de chagrin. C'est là, ce doit être là le but principal de ses soins et de sa philantropie.

« Mais si la situation du malade sur ce point est sans remède, s'il n'a pas assez de philosophie, de religion ou d'empire sur soi-même pour se soumettre avec résignation aux décrets de la Providence, s'il s'abandonne sans frein à la tristesse, au chagrin, sans qu'il soit au pouvoir du médecin d'écarter d'une manière durable cette cause destructive de la vie, la plus énergique de toutes, on agit avec prudence en s'abstenant de traiter la maladie chronique (1) et abandonnant le malade à son sort, parce que le traitement le mieux dirigé, avec les remèdes les plus appropriés aux souffrances physiques, ne peut absolument rien chez un malade en proie à des chagrins continuels, dont les ressorts de la vie sont à chaque instant détruits par les atteintes profondes que son moral reçoit. Il est absurde de continuer la plus belle de toutes les constructions, lorsque les fondements sont minés chaque jour, quoique peu à peu et graduellement, par le choc des vagues. »

Voilà comment s'exprime Hahneman : c'est-à-dire que, d'après l'inventeur de la médecine homœopatique , toute maladie, nous croyons devoir le répéter, consiste dans un changement invisible opéré dans l'intérieur du corps, et en une somme de symptômes susceptibles de frapper nos sens. A l'état aigu, cette série d'opérations de la force vitale, par lesquelles la maladie est constituée, dénotent que cette force est sortie de son rhythme normal pour mettre fin, dans un temps variable si l'on veut, mais toujours de médiocre durée, aux troubles que l'affection produit. C'est pourquoi, quand l'application de la médecine homœopatique a été

---

(1) Il faudrait alors que le malade eût des causes bien légères de chagrin ou de tristesse, qu'on pût par conséquent se borner à le traiter d'une affection morale par les remèdes antipsoriques appropriés au reste de sa maladie chronique ; circonstance dans laquelle la guérison est non-seulement possible, mais même assez souvent facile à obtenir.

bien faite, la-somme des symptômes dont on veut se débarrasser, quelques malins et douloureux qu'ils soient, se dissipe en peu d'heures si la maladie est récente, disent les homœopathes; et en un petit nombre de jours si elle date déjà d'un temps éloigné. Cette prolongation de la maladie dépend de ce que, imperceptibles au début, certaines affections, à cause de la marche chronique qu'elles ont adoptée, éloignent peu à peu l'organisme de l'état de santé et finissent par le détruire, sans être arrêtées dans leur développement, par la force vitale, qui est impuissante à les éteindre par elle-même. Il faut donc, dans tous les cas, et dans l'état chronique surtout, j'insiste sur ce point, que la puissance curative des médicaments soit fondée sur la propriété qu'ils ont de faire naître des symptômes semblables à ceux de la maladie et surpassent en force cette dernière, afin qu'il y ait déplacement de la maladie naturelle par la maladie artificielle, qui disparaît ensuite à son tour. Voici comment on a prétendu que les choses se passent.

Dans le traitement homœopathique, l'affection médicinale l'emporte, parce qu'elle est analogue et un peu plus intense : la puissance morbifique naturelle précédemment existante, et qui n'était qu'une *force sans matière*, a donc cessé par-là d'exister, tandis que la maladie médicinale qui l'a remplacée, étant de nature à ce que la force vitale triomphe bientôt d'elle, s'éteint aussi de son côté, laissant dans son état primitif d'intégrité et de santé l'être ou la substance qui anime et conserve le corps. Telle est, en effet, l'exiguité des doses homœopathiques, que l'organisme n'a pas besoin de déployer contre la maladie médicinale une réaction supérieure à celle qui est nécessaire pour élever l'état présent au degré habituel de la santé, c'est-à-dire pour rétablir cette dernière..

On concevra sans peine qu'il ne soit pas besoin que l'organisme réagisse fortement contre la maladie médicinale légère qui est due à des doses homœopathiques exiguës, lorsqu'on saura que le docteur Shminecko, médecin allemand, a établi, par des calculs faits avec une patience admirable, et dont il a donné le tableau, que la quantité de liquide qu'il faudrait pour la vingt-quatrième dilution seulement, comprendrait cent fois autant d'espace qu'occupe la création tout entière, c'est-à-dire tout le système planétaire, la voie lactée et les étoiles fixes. Combien en faudrait-il pour arriver à la trentième dilution !

Cependant, chose étonnante, et que nous devons reconnaître, le globule administré homœopathiquement produit des effets physiologiques plus ou moins marqués ; il agirait donc sur l'organisme? Erreur, car cette réaction vitale qu'on a observée était, comme nous l'avons déjà dit, le résultat de l'action de l'imagination du malade, et la preuve c'est que les effets physiologiques dont il s'agit n'avaient rien de constant, ils n'étaient jamais semblables pour un même individu ou une même substance, et souvent ils avaient un effet nuisible pour le malade. Reste que, voulant démontrer cet effet de l'imagination dans les prétendues cures homœopathiques, M. Andral fit administrer, à des malades placés dans son service à l'hôpital, des globules de simple mie de pain, et on observa des effets aussi marqués par ce moyen que par les globules véritables. Revenons aux théories homœopathiques, pour parler de celle que Hahneman a adoptée pour expliquer les maladies chroniques.

Toutes les maladies chroniques qu'on abandonne à elles-mêmes, loin de disparaître, vaincues qu'elles seraient par la force vitale, croissent et s'aggravent jusqu'à la mort. Pourquoi? parce qu'elles ont pour cause des miasmes chroniques stables qui leur permettent d'agrandir continuellement le cercle de leur existence parasite dans l'économie humaine. Quels sont ces miasmes? La *syphilis*, la *sycose* et la *gale*, qui est la source de l'exanthème psorique.

En conséquence, toutes les affections chroniques qui figurent sous cent noms différents dans la pathologie ordinaire, reconnaissent pour véritable et unique source, la *gale*, la plus ancienne, la plus généralement répandue, la plus fâcheuse des trois, ou bien, par exception, la *syphilis*, et plus rarement encore la *sycose*. Ces maladies sommeillent à l'intérieur, et restent à l'état latent jusqu'à ce que leur existence se décèle par les caractères d'une maladie évidente. Partout l'espèce humaine, à quelques exceptions près, est peuplée de galeux, peu de sujets échappant à la contagion psorique. Et cela devait être, puisque ce miasme, le plus contagieux de tous, se communique avec une telle facilité, *qu'en passant d'un malade à un autre, pour lui tâter le pouls, un médecin l'inocule souvent à plusieurs personnes sans le savoir.....* Et ainsi des autres causes de contagion ! !

Imbu de ce système, Hahneman a-t-il cherché un préservatif? non; a-t-il tenté, par des moyens divers, à étouffer le miasme pendant qu'il sommeille ? pas davantage : il préfère attendre que la maladie éclate. La guérit-il ? L'histoire est là pour nous dire qu'en Russie, à Naples, en France, etc., l'expérience a répondu négativement. J'aurais voulu citer les faits, mais l'espace me manque. Je ne saurais cependant passer sous silence, et c'est par là que je termine, celui qui a été rapporté par le *Bulletin de thérapeutique :* il offre l'exemple le plus curieux des mystifications homœopathiques, et a eu un retentissement qu'il méritait bien. Voici ce fait :

Un pharmacien de Vienne, renommé par la bonté de ses préparations homœopathiques, reçoit une commande considérable : soit distraction, soit malice, son premier élève, chargé de faire l'envoi, expédia des boîtes renfermant des globules de sucre de lait sans aucune préparation médicamenteuse. Qu'on juge du désespoir de notre pharma-

cien à son retour! toutes les boîtes vont lui
revenir ; il est infailliblement perdu de réputation; les médicaments n'ayant aucune
vertu, il y aura de sinistres catastrophes!
Enfin il était prêt à dévoiler l'affreuse vérité,
lorsque, mieux avisé, il garde le silence, décidé à attendre et à affronter l'orage. Mais
qui l'aurait cru? c'est qu'il n'y eut jamais en
Allemagne de médicaments homœopathiques
qui aient produit des miracles plus grands
que ceux-là: de tous côtés on adressa des
félicitations à notre pharmacien! seulement
quelques médecins homœopathes, très-rigo-
ristes, trouvèrent que certaines substances
étaient beaucoup trop actives!

N'y eût-il que ce fait seul de bien constaté, qu'il suffirait pour dessiller les yeux
aux moins clairvoyants, et les amener à partager notre manière d'interpréter les guérisons homœopathiques.

HOQUET, s. m., *singultus*, λυγμός ou λύγ.—
Contraction spasmodique et subite de l'estomac et du diaphragme, consistant dans une
inspiration convulsive et prompte, suivie
d'un son rauque, non articulé. Le bruit du
hoquet est quelquefoissi fort, qu'on l'entend
des pièces attenantes à la chambre du malade. Ce symptôme de maladie, provoqué
ordinairement d'une manière périodique,
par des causes légères, peut se montrer,
même pendant l'état de santé la plus parfaite,
à l'occasion d'une inspiration accidentellement interceptée par une cause quelconque,
pendant le repas, pour avoir mangé trop pré-
cipitamment, et des morceaux mal mâchés,
et enfin, dans le premier acte de la digestion,
par l'effet de la contraction de l'estomac sur
les aliments. Il se prolonge quelquefois
fort longtemps, et nous l'avons vu fatiguer
beaucoup les personnes qui en étaient
affectées. Et comme, indépendamment des
causes que nous avons déjà énumérées,
le hoquet peut tenir à une surcharge de l'estomac, à des acidités accumulées dans les
premières voies, ou à un refroidissement,
surtout chez les petits enfants, il est bon que
nous soyons prévenus de ces circonstances,
afin d'aviser aux moyens de le faire cesser,
quand il devient fatigant et inquiétant par
sa répétition fréquente. Disons aussi que dû
à un spasme permanent de l'estomac et du
diaphragme, il peut durer alors des heures
entières ou même plusieurs jours, et devenir
fâcheux. Il annonce du danger, dans les fièvres
graves et dans les inflammations viscérales.

Plusieurs moyens ont été proposés pour
arrêter le hoquet spasmodique accidentel.
Ainsi l'on a conseillé de boire lentement et
pendant longtemps, et même de laisser fondre un morceau de sucre dans la bouche; de
faire une inspiration très-longue et soutenue, de courir un instant, de se distraire,
de se mordre fortement le petit doigt, une
sensation douloureuse, quelle qu'en soit la
nature, agissant efficacement; dans le même
but, on conseille de faire un fort pinçon,
n'importe à quelle partie de la peau; d'effrayer la personne par un bruit violent et
inattendu, de lui faire prendre une prise de

tabac, l'éternument provoqué ou spontané
ayant rompu, quelquefois avec avantage, le
spasme fixé sur le ventricule et la cloison
diaphragmatique. Si le hoquet ne s'arrête
pas, on peut, à l'imitation de Valsalva, faire
des fomentations sur l'abdomen, et principalement à l'épigastre, avec du lait chaud,
ou oindre le bas du sternum avec de la thériaque. Nous avons calmé un hoquet dépendant d'une vive sensibilité de l'estomac, qui
durait depuis près d'une heure, en faisant
boire très-lentement au malade un verre
d'eau fraîche sucrée et fortement aromatisée
avec l'eau distillée de fleurs d'oranger; c'est,
du reste, le remède que l'on conseille pour
les enfants qui se trouvent dans ce cas.

On conçoit que nous ne parlons pas du
hoquet symptomatique des acidités ou des sa
burres stomacales ; car celui-là demande à être
traité par les évacuants : ni du hoquet périodique sans fièvre, qui cède à l'administration du quinquina : ni du hoquet nerveux,
qui réclame l'emploi de la jusquiame, du
musc, des frictions opiacées sur l'épigastre,
des cataplasmes narcotiques, des synapis-
mes au creux de l'estomac, des ventouses
sèches, et surtout du bain chaud : ni du hoquet symptomatique d'une inflammation viscérale, qui veut être combattu par les anti
phlogistiques, etc., la nature du mal donnant l'indication du remède ; mais bien du
hoquet accidentel. qui éclate spontanément
et se prolonge trop longtemps. Sans gravité
dans certains cas, il annonce un danger plus
ou moins grand dans d'autres, suivant la maladie durant laquelle il se montre et l'époque
de sa manifestation.

HOUBLON, s. m., *humulus lupulus*, plante
de la diœcie pentandrie, L. ; de la famille des
orties, J., qui croît partout en France, et principalement dans les localités humides.—
Jouissant de propriétés dépuratives très-
manifestes, le houblon est généralement et
journellement conseillé soit dans les maladies
chroniques, exanthématiques de la peau,
comme aussi dans la cachexie scrofuleuse,
qu'elle se manifeste sous forme de rachitis,
ou de carreau, etc.; soit encore lorsqu'on veut
tonifier les voies digestives, alors qu'elles
ont été affaiblies par une cause quelconque,
et que les digestions se font mal. Dans tous
les cas, les sommités de houblon administrées
en décoction à la dose de 8, 16, 32 grammes
et au delà (2 à 4 onces), dans un litre d'eau
bouillante, fournissent une boisson très-
avantageuse.

HOUX, s. m., *ilex*, genre de végétaux de
la tétrandrie tétragynie, L, de la famille des
nerprun. — Une seule espèce est employée
en France dans l'usage médical, c'est le
houx commun, *ilex aquifolium*, L., dont les
feuilles sont amères, et conséquemment réputées toniques et fébrifuges.

C'est surtout à Durande et à Rousseau que
le houx doit cette réputation. Après des expériences répétées avec une persévérance digne d'éloges, ce dernier a été amené à considérer les feuilles de houx comme un re-

mède aussi efficace que le quinquina dans le traitement des *fièvres* intermittentes. Malheureusement pour le remède, les essais postérieurs qu'a tentés M. Chomel, par voie expérimentale, n'ont pas eu des résultats aussi positifs; que dis-je, les résultats ont été absolument négatifs. Mais que nous importe, n'avons-nous pas le quinquina et ses préparations?

HUILES, s. f. — On donne ce nom à des corps de natures diverses, gras, onctueux, inflammables pour la plupart, liquides, et dont la couleur varie; on les a divisées en deux grandes classes, savoir : 1° les huiles *fixes* ou grasses, qui réunissent en très-grand nombre les propriétés qu'on rencontre communément dans les corps huileux; 2° les huiles *volatiles* ou essentielles, vulgairement *essences*.

On pourrait établir encore une autre division des huiles en deux espèces · dans l'une se rangeraient les huiles qui sont naturellement médicamenteuses, et dans l'autre celles qui ne le deviennent que par les modifications qu'on leur fait subir; c'est-à-dire que, vu leur action dissolvante sur d'autres corps, on rend certaines huiles médicamenteuses, en les faisant agir par infusion ou par décoction sur différentes substances végétales : exemple, les huiles de belladone, de jusquiame, de lis, de rose, etc.

Nous allons faire connaître la manière de procéder pour obtenir la plupart de ces huiles : les prenant indistinctement par ordre alphabétique; pour la commodité du lecteur. Nous ajouterons, à chaque mode de préparation quelques mots sur les propriétés médicamenteuses de l'huile naturelle ou préparée.

Huile d'amande douce. C'est principalement les amandes amères qui sont employées à la fabrication de l'huile d'amande douce, les amandes douces étant destinées à paraître sur nos tables sous formes de friandises très-appétissantes et fort recherchées. Pour obtenir l'huile des amandes amères, on attend qu'elles soient complétement sèches pour les cueillir, et après les avoir dépouillées de leur coque, on les secoue fortement dans une toile, pour que la poussière jaune qui adhère à la surface s'en détache : puis on les pulvérise grossièrement, on enveloppe la poudre dans des sacs de toile ou de crin, que l'on met sous presse. Par une forte pression, on obtient une huile qu'il ne faut point chauffer, parce que la chaleur la ferait rancir, et lui ôterait par conséquent ses propriétés. C'est par le même procédé, soit dit en passant, qu'on obtient les huiles de noisettes, de noix, de lin, de chanvre, etc., qui ne servent guère qu'aux usages domestiques.

L'huile d'amande douce est légèrement purgative, et convient aux enfants en bas âge que l'on veut évacuer : mêlée par parties égales à l'eau distillée de menthe et au sirop de limons, elle forme une potion vermifuge assez efficace chez les jeunes enfants qui ont des vers pendant la dentition, et que l'on craindrait par conséquent d'irriter en leur donnant les mercuriaux ou des remèdes analogues. Dans les péritonites inflammatoires avec constipation, je me suis bien trouvé, pour *lâcher le ventre*, d'administrer d'heure en heure une cuillerée à bouche de ce mélange, en substituant toutefois l'eau de fleurs d'oranger à l'eau de menthe.

Huile animale de Dippel. C'est une huile empyreumatique, très-volatile, se rapprochant par conséquent des huiles essentielles, et que l'on obtient en distillant à feu nu, soit des muscles, soit de la peau, soit des cheveux, etc. Elle n'est pas contenue dans ces substances, mais elle s'y forme par l'action du feu qui combine l'hydrogène de ces matières à l'oxygène et au carbone : elle est presque toujours combinée avec une certaine quantité d'ammoniaque.

On a longtemps préconisé cette huile comme un spécifique de plusieurs maladies; mais après avoir été prônée par les Boerhaave, les Hoffmann, les Juncker, etc., elle a été complétement abandonnée, quoique l'expérience ait constaté son efficacité dans plusieurs maladies nerveuses, et notamment dans l'épilepsie. Alibert, qui s'est livré à l'hôpital Saint-Louis à des essais afin de constater ses vertus médicamenteuses, a cru voir, dans une circonstance, les accès d'épilepsie diminuer d'intensité et devenir moins fréquents, faisant observer que ce n'est que dans l'épilepsie sympathique qu'elle doit être administrée, et qu'elle n'a eu un succès complet, dans les cas traités par Rouelle, que lorsqu'on en forçait la dose. Alibert a expérimenté encore avec l'huile animale de Dippel sur plusieurs dartres, et n'a obtenu de bons effets de ce remède que dans le traitement de la dartre rongeante scrofuleuse. Malheureusement, son odeur est si fétide et si repoussante, qu'on n'est guère encouragé à en user.

Pure, on la prend ordinairement à la dose de 30, 40 et 60 gouttes; on peut même arriver jusqu'à 72, quand on veut obtenir de grands effets. Quelques praticiens ont recommandé, pour en augmenter l'énergie, de la mélanger avec l'essence de térébenthine : on donne ce mélange à la dose de 4 grammes.

Huile de crotontiglium. Voy. CROTONTIGLIUM.

Huile d'épurge, ou huile d'*euphorbia latyris*. C'est une huile que l'on obtient par expression des graines de l'épurge ou grande ésule. Les paysans l'emploient quelquefois pour se purger.

Conseillées par Dioscoride comme purgatives, administrées à ce titre par Rufus qui en donnait 7 ou 8, et même jusqu'à 10, les baies d'épurge, utilisées par les habitants des campagnes, seraient restées sans doute dans le domaine de la matière médicale, si d'autres médecins, plus timides, ne les avaient considérées comme un poison très-dangereux. Son emploi fut donc abandonné aux médicastres et aux empiriques. Cependant, de 1820 à 1825, Barbier d'Amiens, en France, le docteur d'Ell'aqua à Milan, Italie, expérimentant avec l'huile d'ésule, il a été établi par ces nouvelles expériences que cette substance peut être rangée parmi les purgatifs les plus efficaces et les plus doux, qu'elle ne produit ni vomissements, ni coliques, ni ténesme, et que dans les cas de dyssenterie dépendant d'une plegmasie intestinale, elle purge avec le même avantage que la pulpe de tamarin : elle tire du reste une grande partie de ses avantages de la confiance du malade et de la rapidité de ses effets purgatifs, qui ne le cèdent en rien à l'huile de crotontiglium. Il est même quelques médecins qui prétendent qu'elle doit lui être préférée, puisqu'aucun effet désagréable n'est attaché à son action, et qu'elle ne détermine aucun symptôme d'irritation.

Qu'on ne croie pasqu'il y ait de l'exagération dans ces conclusions, car M. Caventou ayant donné, d'après le docteur Franck de Parme, quelques détails sur les propriétés purgatives de l'huile d'*Euphorbia latyris*, qui est aussi drastique, à dose convenable, que l'huile de crotontiglium, déclare qu'étant inodore et presque sans saveur, on peut la faire prendre sous toutes sortes de formes, c'est-à-dire en tablettes, en pilules, ce qui est très-commode pour les enfants; ajoutant que ce n'est qu'alors qu'elle est rance et vieille, qu'elle cause des coliques.

La dose de l'huile d'épurge est de deux ou trois gouttes dans des pastilles de chocolat: chez les sujets adultes très-irritables, on en donne huit gouttes dans une émulsion contenant du suc de citron ou du sirop d'écorces d'oranges. Chez les sujets robustes, enfin, on peut en donner de dix à quinze gouttes et davantage, dans un véhicule approprié.

Huile de jusquiame. Pour l'obtenir, on incise ou on pile les feuilles fraîches de la plante, et on les fait cuire dans de l'huile, jusqu'à ce que toute l'humidité soit à peu près évaporée, et que l'huile ait pris une belle couleur verte. On prépare de la même manière les huiles de *belladone*, des feuilles de *pavots*, ou de celles de *tabac*, etc.

Huile de lis. Celle-ci s'obtient de même que les huiles de *camomille*, d'*hypericum*, de *rose*, etc., par la simple macération de ces plantes dans l'huile, maintenue à une douce température, en observant de renouveler plusieurs fois les pétales de lis dans lamême huile et d'exprimer fortement les anciennes feuilles, après chaque infusion.

Huile de pétrole ou de Gabian. *Voy.* PÉTROLE.

Huile de ricin. Elle s'obtient par l'expression des semences du ricin commun, que l'on réduit en poudre après les avoir dépouillées de leur enveloppe et de leur germe. Quand elle est bien préparée, elle doit être presque sans couleur, avoir une saveur douce, mais qui développe bientôt après un peu d'âcreté.

Quoique connue depuis bientôt un siècle (1767 environ), quoique mieux appréciée dix ans plus tard, et depuis lors de plus en plus répandue, l'huile de ricin, à cause de son âcreté d'abord, de son action purgative fort inégale ensuite, et enfin parce qu'elle donne lieu à de violentes coliques, à des vomissements, n'est pas autant employée peut-être qu'elle le mériterait. Quant à moi, j'ai fort souvent éprouvé de la part des malades une très-grande répugnance à la leur faire accepter, quoique je la leur fisse prendre, soit en émulsion dans un jaune d'œuf, convenablement aromatisé avec l'eau de menthe et de fleurs d'oranger ; soit dans du bouillon aux herbes ou du bouillon de viande très-chaud; soit d'après la formule du professeur Lallemand, qui consiste à mêler parties égales (une once) d'huile de ricin et de sirop de fleurs de pêcher, qu'on prend en une fois le matin à jeun. On aurait tort, cependant, de renoncer complétement à son usage, les cas où elle ne purge pas convenablement et ceux où elle produit des superpurgations étant plutôt le résultat de conditions organiques spéciales, que le fait du plus ou moins d'activité de l'huile. Ce qui me fait avancer cette opinion, c'est que la dose ordinaire de l'huile de ricin, pour un adulte, est ordinairement d'une once et demie à deux onces ; et cependant administrée journellement par M. Dubois aux nouvelles accouchées qui ne veulent pas nourrir, à la dose d'une demi-once seulement, nous l'avons vue presque toujours donner lieu à des évacuations convenables. C'est un fait qui nous a frappé d'abord, et dont nous avons tenu compte.

Pour les enfants en bas âge, la dose est de quatre grammes; de seize grammes après la première enfance : de trente-deux grammes pour les adolescents.

Huile de foie de morue. La manière de préparer cette huile est fort simple. Après avoir ouvert les morues et en avoir enlevé le foie, on le jette dans de grandes cuves exposées à l'ardeur du soleil. Il s'en écoule alors une huile limpide, peu odorante, très-recherchée dans le commerce, et qui n'a aucune vertu médicinale. Mais bientôt un commencement de putréfaction s'empare de ces foies, et il s'en sépare une nouvelle quantité d'huile, brune et transparente, qui a une saveur de poisson, et détermine une sensation âpre dans le fond de la gorge, quand on l'avale : celle-ci, qui constitue la deuxième qualité d'huile de foie de morue des commerçants, commence à avoir quelques propriétés médicamenteuses. Mais ce n'est guère que la troisième qualité d'huile, c'est-à-dire celle qui provient de l'ébullition, dans des marmites de fonte, de tous les foies déjà putréfiés, qui jouit réellement d'une activité assez énergique : aussi l'emploie-t-on exclusivement à toutes les autres. Celle-ci est brune, peu transparente, et exhale une odeur de poisson désagréable et empyreumatique.

D'un usage répandu de temps immémorial parmi les peuples du nord de l'Europe, Anglais, Hollandais, Westphaliens, Allemands, etc., contre le traitement du rhumatisme et du rachitis, les médecins n'avaient pas encore eu l'idée d'en faire usage, lorsque Perceval et Darvoy rendirent publiques les expériences qu'ils avaient tentées dans les hôpitaux, et dont la plupart avaient été couronnées de succès. Néanmoins les médecins se préoccupèrent si peu de leurs essais, que, sans Scheuck de Siegen, qui, en 1822, publia dans le journal d'Hufeland une série d'observations sur l'efficacité de l'huile de foie de morue contre les affections rhumatismales, il est à croire que ce médicament ne serait point parvenu à obtenir la vogue dont il jouit. Mais une fois l'impulsion donnée, les faits se sont multipliés, et l'huile de foie de morue a, comme tous les médicaments nouveaux, subi la loi commune, c'est-à-dire qu'on en a beaucoup exagéré les propriétés.

A vrai dire, et tout en faisant la part de l'enthousiasme de certains médecins, l'action de ce médicament est évidente dans l'affection scrofuleuse en général, et pour arrêter le développement du rachitis en particulier.

L'est-elle également contre le rhumatisme? Les faits qu'on rapporte sont trop opposés pour que nous puissions nous prononcer sur ce point : d'ailleurs c'est une question sur laquelle les praticiens ne nous semblent pas être d'accord.

Il en est de même de son action dans la phthisie pulmonaire. Probablement que dans la première période, dans la période de crudité de la scrofulose, l'huile de foie de morue peut être d'une grande utilité pour enrayer la marche du développement des écrouelles, et prévenir leur inflammation et la fonte suppurative qui en est la suite; mais dans la troisième et dernière période, rien ne m'autorise à proclamer ses avantages, les phthisiques à qui j'en ai fait prendre et vu prendre ayant succombé.

Somme toute, l'huile de foie de morue mérite d'occuper une place dans la matière médicale, et nous devons en indiquer le mode d'administration et les précautions à prendre pour en masquer l'odeur et la saveur. Veut-on en rendre l'ingestion moins repoussante, le malade doit se boucher le nez pendant qu'il avale le médicament. Veut-il éviter les éructations désagréables, il prend un petit verre de cognac, de rhum ou de toute autre liqueur ; et si c'est un enfant, on lui donne une cuillerée à bouche ou à café, suivant l'âge, d'anisette, de curaçao, etc. En gardant dans la bouche avant de l'avaler, et en gargarisant un instant la liqueur, on corrige beaucoup aussi le goût de l'huile. La dose en est de deux, trois, quatre cuillerées à bouche par jour pour un adulte; on donne le même nombre de cuillerées à café aux enfants. On a fixé de six onces jusqu'à dix à vingt livres (il y a de la marge) la quantité nécessaire pour la guérison. N'oublions pas que rien ne s'oppose à ce que l'huile de morue soit donnée en émulsion dans du sirop d'orgeat, ou un loch blanc.

Huiles essentielles ou essences. Se présentant les unes et les autres à l'état liquide ou à l'état concret; plus légères ou plus pesantes que l'eau, elles varient par leur couleur et la nature de leur odeur qui pour toutes est plus ou moins pénétrante, mais qui a un arome particulier pour chacune d'elles : il en est de même de leur saveur qui, généralement âcre, piquante, chaude, laisse un goût spécial dans la bouche, selon la substance dont elle a été extraite. Du reste, elles se congèlent quelquefois par le froid, sont très-inflammables; se volatilisent à une température égale, et même inférieure à l'eau bouillante, et sont plus ou moins solubles et altérables à l'air et à la lumière; elles exigent donc beaucoup de soins pour leur conservation.

Quant aux propriétés médicamenteuses des huiles essentielles, elles sont les mêmes que le corps dont elles portent le nom; ainsi, par exemple, l'huile d'anis est stimulante et agit contre les flatuosités, l'huile de citron est rafraîchissante, l'huile de rue est emménagogue, etc. ; et généralement on en ajoute quelques gouttes à la poudre ou à l'extrait dont on se sert pour augmenter leur activité. C'est là l'usage des huiles essentielles en médecine.

HUMORISME et **Humoristes**, s. m. — On appelle *humoristes*, les médecins de l'école Galénique qui, à l'exemple de Galien leur maître et leur chef, adoptant en entier les idées d'Hippocrate relatives à la prédominance et à l'altération des humeurs sur les solides dans l'organisme vivant, comme cause de maladies, ont vu dans cette surabondance et cette dégénérescence des quatre humeurs connues, la cause prochaine de *toutes* les affections morbides.

Il est évident pour celui qui observe sans passion les phénomènes organiques et pathologiques que la plupart des causes morbides font éclore dans l'économie animale, que, dans bien des cas, et principalement dans les maladies virulentes spécifiques, l'affection se communique et se propage par la voie humorale, et qu'on ne la guérit qu'en purifiant le sang, c'est-à-dire l'humeur qui fournit les matériaux aux diverses sécrétions par lesquelles le principe morbifique, le virus, est entraîné au dehors. Cela a lieu principalement aussi dans des maladies CACHECTIQUES (*Voy.* ce mot), qui toutes ont pour cause prochaine une altération spécifique humorale, reconnaissable à des signes particuliers à chacune d'elles. Et d'ailleurs, n'en serait-il pas ainsi, qu'il faudrait encore admettre cette prédominance, cette altération humorale, comme cause éloignée ou prochaine des états morbides divers, puisque la distinction des tempéraments, d'une part, est fondée sur la prédominance du sang, ou du système biliaire, ou des sucs muqueux sur les autres humeurs; et d'autre part, que, dans la pratique, il faut avoir égard à ces prédominances, pour établir le diagnostic et le traitement des maladies. Et, par exemple, dans les maladies anémiques, où la sérosité prédomine sur les globules rouges du sang, on ne parvient à guérir cette foule de maux qui proviennent de l'appauvrissement de ce liquide, que si on rétablit l'harmonie ou les proportions qui doivent exister entre ces deux principes de sa constitution physique. De même dans les maladies bilieuses proprement dites, on ne guérira jamais, si on n'enlève la cause matérielle qui s'est accumulée dans l'estomac ou les intestins, et qui par sa présence produit la réaction vitale, qui se traduit par les symptômes morbides qu'on a sous les yeux. Ainsi, en pathologie médicale, comme en médecine clinique, il faut toujours rechercher si les fluides pèchent par surabondance ou par *paucité* ; si tel l'emporte beaucoup trop sur tel autre ; si l'un ou l'autre ou plusieurs sont altérés dans leurs conditions physiologiques, afin d'y remédier. Il ne faudrait pas pourtant que cette étude nous éloignât entièrement de la recherche des altérations des solides, toute thérapeutique *exclusive* tirée du vice des humeurs, *a vitio humorum*, comme s'exprimaient les anciens, étant incomplète.

HYDRARTHROSE.—Quand, à la suite d'un refroidissement, d'une métastase goutteuse ou rhumatismale, d'une entorse, d'une lésion physique des articulations ou de leur inflammation, une collection de sérosité se forme entre les surfaces articulaires, soit par une exhalation trop abondante de la synovie, soit par le défaut d'absorption des humeurs exhalées, cette collection de sérosité prend le nom d'hydrarthrose. On la reconnaît à la tuméfaction de la partie qui vient former comme un bourrelet plus ou moins prononcé, et à la fluctuation qu'on y sent.

Pour en obtenir la résolution, on emploie les topiques rubéfiants, les frictions mercurielles, les vésicatoires volants, le moxa ; on fait des douches excitantes avec les eaux salines, sulfureuses, ou ferrugineuses ; et si, malgré tous ces moyens, la maladie persiste, on pratique la ponction par la méthode souscutanée, le point important étant d'empêcher la pénétration de l'air dans l'articulation.

HYDROCÈLE, s. f. — C'est le nom qu'on donne à l'hydropisie du scrotum. *Voy.* Hydrosarcocèle.

HYDROCÉPHALE, s. f. — Ce mot est synonyme d'hydropisie du cerveau. *Voy.* Hydropisie.

HYDROPHOBIE, s. f., *hydrophobia*, de ὕδωρ, φόβος, crainte de l'eau, horreur de l'eau. — Ce qui caractérise cette maladie, c'est l'aversion insurmontable que le malade éprouve pour l'eau et les autres liquides, avec impossibilité d'en avaler aucun, quoiqu'il conserve bien la faculté d'avaler les solides ; mais ce qui en constitue principalement le tableau symptomologique, ce sont en général, un sentiment de constriction à la gorge (qui explique l'impossibilité de la déglutition), une sorte d'hébétude, le crachotement fréquent d'une salive écumeuse, des envies de mordre, le grincement des dents, et des mouvements convulsifs plus ou moins violents. En outre, le malade a le regard étincelant, la respiration précipitée, irrégulière, le pouls intermittent à peine sensible ; il

pousse parfois des hurlements affreux. Ces symptômes reviennent de temps en temps par accès, dont la durée varie ; dans l'intervalle, ces fonctions reprennent à peu près leur rhythme naturel, mais à l'aspect d'un liquide, et quelquefois par le simple effet d'une lumière un peu vive d'un corps brillant, les convulsions et tous les symptômes de l'hydrophobie se renouvellent. A leur approche, le malade prie quelquefois ceux qui l'entourent de s'éloigner, et il en est qui ont tendu tristement leurs bras, pour qu'on les chargeât des liens qui devaient les empêcher de mordre ; d'autres au contraire en sont saisis si violemment, qu'ils se jetteraient même sur leurs plus proches parents, s'ils n'en étaient empêchés.

L'hydrophobie peut être le résultat de la contagion, et elle est alors un symptôme de Rage (*Voy.* ce mot), ou bien elle naît spontanément après une frayeur vive, un emportement violent, l'insolation, etc. Dans ce dernier cas, elle constitue une névrose d'autant plus dangereuse, qu'elle tue en trois ou quatre jours, rarement parvient-elle au septième.

Dans le traitement de cette névrose, tous les antispasmodiques directs et indirects, et parfois aussi les antiphlogistiques conviennent, mais généralement ils sont impuissants. C'est pourquoi nous avons été étonné de tout temps qu'on n'emploie pas habituellement le sulfate de quinine, associé à l'opium en pilules, ce médicament se montrant si utile contre certaines névroses périodiques, et pouvant sauver le malade, si sa maladie n'était autre qu'une fièvre pernicieuse hydrophobique. C'est surtout dans le cas où le malade n'aurait point été mordu par un chien enragé, dans les cas d'hydrophobie spontanée proprement dits, que ce remède devrait être tenté, et pour notre part nous nous proposons de saisir la première occasion qui s'offrira à notre observation, pour en faire l'essai. Nous l'administrerons à haute dose, et entre chaque accès s'il nous est donné de faire cette expérience ; et nous la tenterons d'autant plus volontiers que le cas est désespéré, et que nul remède n'a, jusqu'à présent, réussi. Quant à l'hydrophobie par empoisonnement rabiéïque, *voy.* Rage.

HYDROPHTHALMIE, hydropisie de l'œil. *Voy.* Hydropisie.

HYDROPISIE, s. f., *hydrops*, d'ὕδωρ-ῶψ, ce qui veut dire, eau, aspect, apparence de l'eau. —Hydropisie est le terme générique que l'on a adopté pour désigner tout épanchement de sérosité dans une cavité quelconque du corps, ou dans le tissu cellulaire. Celui de toute l'habitude du corps est-il rempli de sérosité, la maladie prend le nom d'*anasarque* ou de *leucophlegmatie ;* est-elle bornée, c'est l'œdème ; la sérosité s'épanche-t-elle dans le crâne, c'est l'*hydrocéphalie ;* s'accumule-t-elle dans l'œil, c'est l'*hydrophthalmie ;* dans la cavité pectorale, c'est l'hydropisie de poitrine, *hydrothorax* proprement dite, qui comprend l'hydropéricardite ; dans le bas-ventre, c'est l'ascite ; dans les bourses, c'est l'hydrocèle ; bref, elle change de nom sans changer de nature, suivant le siége de l'épanchement. Un mot sur chacune d'elles à l'endroit des causes qui les produisent et de leur symptomatologie.

Hydrocéphale. Cette maladie, qui mérite à son tour qu'on s'en occupe d'une manière spéciale, varie dans les phénomènes qui la constituent suivant qu'elle est à l'état aigu, ou qu'elle prend la forme chronique ; et néanmoins comme ce sont les mêmes causes qui la déterminent à l'un ou à l'autre de ces états, nous allons faire connaître d'abord leur étiologie commune, et nous nous occuperons ensuite de leurs tableaux symptomatologiques respectifs.

Parfois l'hydrocéphale est congéniale et on n'en connaît point la cause ; plus tard, elle affecte plus particulièrement les enfants à l'époque de la vie qui sépare les deux dentitions, ce qui a fait penser que l'enfance, surtout quand le sujet est vigoureux, qu'il a le teint animé, prédispose à l'hydrocéphale aiguë ; s'il est faible et maladif, à l'hydrocéphale chronique. Dans tous les cas, elle peut être la suite d'une lésion physique qui aura agi sur l'enveloppe osseuse du cerveau (coups, chutes, etc.) ; de la rétropulsion des exanthèmes du cuir chevelu, de la suppression d'une évacuation habituelle ou critique, de la rentrée subite d'une éruption variolique, rubéolique, de l'inflammation du cerveau ou de ses membranes, etc.; et quelquefois aussi d'une impression morale, vive, une forte frayeur, une violente colère, etc.

Quand l'hydrocéphale se manifeste à l'état aigu, on peut, malgré sa marche rapide, distinguer dans sa formation trois périodes assez tranchées : dans la *première période*, le malade se plaint de céphalalgie avec un mouvement de rotation de la tête presque continuel ; il éprouve des nausées, des vomissements avec constipation ou diarrhée, et alors les déjections alvines sont vertes et fétides ; la fièvre se manifeste et prend souvent la forme ou les caractères de la gastricité ; en outre le sujet est tourmenté par des douleurs plus ou moins vives dans la nuque et les extrémités ; son sommeil est agité, son esprit morose, il est dans une agitation continuelle, il grince des dents, il se réveille en sursaut, et sent à ses narines une démangeaison semblable à celle qui est occasionnée par des vers intestinaux ; sa face est tantôt pâle et abattue, tantôt momentanément animée ; ses yeux égarés, et trèssensibles à l'impression des rayons lumineux, sont affectés tout à la fois de strabisme et de mouvements convulsifs, ses urines déposent un sédiment blanchâtre, son appétit est presque nul, etc.

Dans la *deuxième période*, la céphalalgie, les nausées, les vomissements acquièrent une intensité nouvelle, l'inquiétude est incessante, des sueurs partielles ou générales très-abondantes se manifestent, et se mêlent au prurit de certaines parties du corps, au front, aux pieds, etc. Le strabisme et les convulsions des yeux continuent, ou bien le

regard est fixe ou égaré, les pupilles restent immobiles à l'impression de la lumière, quoiqu'en les regardant attentivement pendant longtemps on reconnaisse qu'elles se dilatent et se contractent alternativement d'une manière spontanée. Le pouls est lent et irrégulier, tous les autres symptômes de la première période se prononcent davantage, et le malade resterait continuellement assoupi si on l'abandonnait à lui-même ; rien n'est plus facile que de le retirer de son assoupissement, il est vrai, mais c'est pour y retomber aussitôt ; il rouvre les yeux, il répond à la question qui lui est adressée, et se rendort. Partant son sommeil est léger, il s'accompagne de gémissements et de convulsions dans différentes parties du corps.

Durant la *troisième période* enfin, tous les symptômes arrivent à leur apogée ; aussi observe-on assez souvent la paralysie d'une moitié du corps, pendant que l'autre moitié est agitée de mouvements convulsifs. le pouls est fréquent et faible, les battements du cœur irréguliers, la respiration convulsive, interrompue par des hoquets ; la mort met un terme aux souffrances du malade. Elle arrive du cinquième au quatorzième jour.

Hydrocéphale chronique : les symptômes qui la caractérisent sont ceux qu'on observe généralement dans l'encéphalite chronique, et plus particulièrement un fond de tristesse et de mélancolie qui n'est pas ordinaire à l'enfance, époque de la vie où l'imagination est active, l'esprit inconstant, où l'on quitte tout pour les plaisirs. C'est pourquoi, il faut observer avec beaucoup d'attention les enfants et surtout les jeunes personnes qui sont *très*-raisonnables, *trop* raisonnables pour leur âge : leurs goûts pour la solitude, pour l'intérieur de la famille, leur dégoût pour les amusements n'étant souvent qu'un commencement d'hydrocéphale qu'on ne reconnaît qu'alors, hélas ! qu'il n'est plus temps.

Cela n'a point lieu quand l'hydrocéphale est congéniale ; alors elle prend la forme chronique et passe de l'enfance à l'âge adulte, parfaitement reconnaissable au volume de la tête et au défaut du développement de l'intelligence du sujet ; et elle finit par donner au crâne un volume énorme, sans pour cela que l'enfant meure immédiatement. Au contraire, il vit, il grandit physiquement, pendant que son moral n'est susceptible d'aucun développement ; aussi l'individu reste-t-il dans le plus complet idiotisme.

Cette terminaison fâcheuse arrive aussi aux adultes quelquefois deux années avant qu'ils meurent, et les parents ont la douleur d'avoir journellement sous leurs yeux un être naguère plein de vie, d'avenir, de raison, et qui n'est plus qu'un idiot qu'il faut diriger et se résigner à voir mourir plein de jeunesse.

Le traitement de l'hydrocéphale consiste dans l'emploi des moyens recommandés dans l'encéphalite chronique, secondés par ceux qui sont propres à combattre les collections séreuses en général, quel que soit le lieu où elles se forment.

HYDROTHORAX. L'hydropisie de poitrine offre moins de danger que l'hydrocéphale, et cependant, comme on ne peut en bien établir le diagnostic que lorsque l'épanchement a déjà acquis un développement considérable, il en résulte qu'elle n'est pas facile à guérir ; d'où la nécessité de bien connaître les symptômes par lesquels elle décèle son existence.

Ils consistent en général dans la dyspnée et une grande oppression de poitrine, surtout quand le malade exécute des mouvements, dans la matité de toute la cavité pectorale, ou tout au moins de la partie qui est le siége de l'épanchement existant, et parfois avec le gonflement œdémateux du même côté distinct et séparé de celui des membres ; dans l'enflure des mains ou de la face et principalement du pourtour des yeux ; dans une toux ordinairement sèche et spasmodique, des douleurs ou contractures très-fréquentes et fort vives au dos, entre les omoplates ; la faiblesse et la mollesse des battements du cœur et des artères ; des palpitations, la pâleur du visage et des lèvres, l'aspect terne et languissant des yeux. Il arrive aussi, quand le liquide est abondant, qu'on peut sentir ou même entendre la fluctuation du liquide, lorsque le malade se retourne brusquement, ou qu'on le secoue par *succussion*. Bref, les principaux signes de l'épanchement sont : le réveil en sursaut la nuit, avec le sentiment d'une anxiété extrême et menace de suffocation tout comme dans l'accès d'ASTHME (*Voy.* ce mot). C'est pourquoi le malade saute à bas de son lit, court ouvrir la fenêtre et s'y place avec bonheur pour respirer de l'air frais. Enfin, sur les derniers temps, il ne peut plus rester couché, il dort assis dans son lit, et même à la fin de ses jours, ce n'est qu'assis et accoudé devant une table qu'il peut goûter quelque repos ; l'urine diminue sans perdre quelquefois de sa limpidité.

Les causes qui produisent l'hydrothorax proprement dite étant les mêmes que celles qui déterminent l'hydropéricarde, nous les indiquerons dans la description que nous allons donner de cette hydropisie.

HYDROPÉRICARDE. Les symptômes caractéristiques de l'hydropisie du péricarde ont la plus grande analogie avec ceux de l'hydrothorax proprement dite, à laquelle du reste elle s'associe fort souvent. Néanmoins ceux par lesquels elle est plus particulièrement caractérisée sont : les palpitations du cœur, plus manifestes encore dans une forte inspiration que pendant l'expiration ; la petitesse et l'intermittence du pouls, une anxiété des plus vives, des défaillances ; parfois la face est violette, les lèvres noires et livides comme dans l'anévrisme, avec amincissement des parois du cœur (*Voy.* ANÉVRISME).

L'hydrothorax en général et l'hydropéricarde en particulier sont généralement consécutives à une phlegmasie locale ou à une altération organique antérieure ; cependant

elles peuvent également être le résultat d'une débilité générale, débilité qui résulte elle-même soit de pertes de sang spontanées ou artificielles, soit de la constitution du sujet, de son genre de vie, etc. ; circonstances qui facilitent singulièrement l'exhalation séreuse par laquelle l'épanchement est formé.

ASCITE, ou hydropisie du bas-ventre. Déterminée par des boissons froides abondantes alors que le corps est en sueur, par la suppression des hémorragies habituelles par la rétropulsion des exanthèmes, par la mauvaise habitude qu'ont les malades de boire beaucoup pendant la chaleur des fièvres d'accès, l'ascite se manifeste encore à la suite de l'inflammation chronique des intestins, du péritoine, etc.

On la reconnaît à la tuméfaction plus ou moins grande de l'abdomen (tuméfaction qui change de place selon la position que prend le malade), avec fluctuation sensible à la percussion : c'est-à-dire que si le malade étant couché sur le dos, les jambes relevées, on applique une main étendue à plat sur un des côtés du bas-ventre, et qu'avec l'indicateur de l'autre main, qu'on fait glisser sur le doigt du milieu, on vienne percuter vivement et fortement le point opposé du bas-ventre correspondant à celui sur lequel la main repose, on sent contre celle-ci le choc que le liquide, en se déplaçant, imprime aux parois abdominales ; c'est là son signe caractéristique. Dans ces circonstances l'urine est peu abondante, et a quelquefois la couleur de la bière, tant elle est brune et foncée ; les selles sont rares, et les matières sèches et moulées. S'il y a de la fièvre, elle s'accompagne de chaleur générale et de sécheresse à la peau, à la langue, à la bouche avec soif ; symptômes qu'on ne remarque guère quand la fièvre ne se montre pas. Enfin plus le ventre grossit, plus la dyspnée augmente par le refoulement en haut du diaphragme, et plus aussi les membres maigrissent ; vers la fin, les extrémités inférieures et le scrotum chez l'homme, les grandes lèvres et la vulve chez la femme, s'infiltrent, la fièvre hectique se déclare, et le malade meurt suffoqué, ou il s'éteint par manque de réaction vitale, comme dans toute terminaison gangréneuse.

A quoi reconnaît-on que l'hydropisie est enkistée ? On la reconnaît à la circonscription de la tuméfaction qui, dans le commencement surtout, est partielle, graduée, et offre des inégalités très-manifestes avant de devenir uniformes. Elle n'occupe qu'un seul point de l'abdomen, et la sécrétion de l'urine est moins rare et moins foncée en couleur que dans l'ascite non enkystée.

ANASARQUE ou hydropisie cutanée. C'est habituellement chez les personnes débilitées par un séjour prolongé dans des lieux privés des rayons du soleil, froids et humides, par une vie oisive, une mauvaise nourriture, des chagrins cuisants, etc., que cette hydropisie se déclare. Nous l'avons vue éclater aussi spontanément soit à la suite de la scarlatine, chez les enfants qu'on a laissés sortir trop tôt, soit après un refroidissement prolongé, etc.

Ce qui la constitue, c'est l'accumulation de sérosité dans le tissu cellulaire sous-cutané : et ce qui la caractérise, c'est que cette enflure de la peau, que la sérosité produit, cède sous le doigt et en conserve l'impression. Avec cela toute la surface du corps est pâle et froide, quelquefois même d'un blanc laiteux.

Nous avons dit que ce qui caractérise l'anasarque, c'est l'infiltration du tissu cellulaire sous-cutané ; nous ajouterons maintenant que cette infiltration, au lieu d'être générale, peut être bornée à une partie du corps (les pieds, les mains), et constituer l'*œdème*. Cet œdème, généralement symptômatique de l'hydrothorax, alorsqu'il se borne à l'enflure des mains, est également symptômatique soit d'une ascite, soit d'une faiblesse locale, et il peut être critique, comme on le voit à la fin des fièvres intermittentes ; dans ce cas les pieds seuls sont œdématisés. On conçoit que ces circonstances diverses doivent jouer nécessairement un rôle bien différent, et qu'il serait dangereux de les méconnaître.

Reste que pour traiter l'hydropisie *en général* il faut nécessairement remonter à sa cause prochaine, qui consiste toujours dans un défaut d'activité entre le système exhalant et le système absorbant, défaut d'harmonie qui dépend ou de l'atonie du système absorbant, qui n'aspire pas la sérosité à mesure que les exhalants la laissent échapper, ou d'un état de spasme des orifices absorbants, qui les empêche encore de remplir leurs fonctions : c'est-à-dire, en deux mots, que l'hydropisie peut être essentielle et se déclarer chez des personnes bien constituées, ayant les forces radicales dans un fort bon état (*Voy.* Forces), ce qui constitue l'hydropisie active des nosologies ; ou bien la collection séreuse quoique essentielle aussi, se manifester chez les anémiques, et constituer l'hydropisie passive. C'est donc à ce double point de vue que nous avons à la considérer. Je ne parle pas des hydropisies symptomatiques, puisque le traitement direct ne leur est point applicable, si ce n'est comme prophylactique.

Revenant aux hydropisies actives, nous ferons observer, 1° que la fièvre et la réaction inflammatoire qui les accompagne, 2° que l'état pléthorique général ou accidentel qu'on remarque, 3° que les irritations organiques qui en favorisent la formation, 4° que la force et la dureté du pouls, sa résistance qu'on observe chez les malades, sont une indication suffisante de l'emploi des antiphlogistiques, c'est-à-dire de la saignée générale, des sangsues à la vulve ou à l'anus, suivant que les règles ou le flux hémorrhoïdal sont supprimés ; des émulsions nitrées, des bains, etc. Cette méthode a eu tant de succès dans la pratique, depuis qu'Hippocrate a recommandé la saignée chez les sujets jeunes et vigoureux, alors que l'affection se manifeste au printemps, qu'on ne saurait trop s'empresser de l'adopter. Elle réussit d'ailleurs parfaitement dans les pays septentrionaux, puisque M. Armet, médecin à Valenciennes, raconte qu'ayant donné des soins à quarante Russes, atteints d'hydropisie, il leur fit pratiquer jusqu'à quinze saignées dans l'espace de cinq à six semaines ; et ils guérirent *tous*, excepté un seul qui ne fut pas saigné. Pour nous qui avons eu à nous louer d'avoir employé avec beaucoup plus de réserve, mais non moins d'avantage, les évacuations sanguines par la lancette et les sangsues, la diète lactée, etc., chez les malades qui avaient une irritation gartro-intestinale, suite des boissons alcooliques dont certains individus abusent, nous ne craignons pas d'en préconiser l'emploi, en y associant, nous le répétons, les bains, les boissons nitrées, etc.

A propos des bains, nous ferons observer que, si l'on en croit Tissot, Marcard et quelques autres médecins, le bain tiède devrait être rejeté du traitement de l'anasarque, par exemple, attendu qu'ils l'ont vu augmenter l'intensité des symptômes et le volume de l'épanchement. Assurément, nous ne nierons pas ce que d'autres affirment, mais nous dirons que, toutes les fois que l'hydropisie dépend d'un resserrement spasmodique inflammatoire du système absorbant interne, le bain doit être prescrit, dût-on, par précaution, oindre d'huile le corps du malade avant de le plonger dans l'eau. Nous signalons ces frictions huileuses avant le bain, parce qu'il paraît, d'après les expériences de Barthez, que l'huile, en bouchant les orifices des vaisseaux absorbants de la peau, calme cette espèce de faim canine vitale que les orifices absorbants ont pour l'eau, et, cette faim calmée, l'absorption n'a pas lieu : le bain produit alors des effets avantageux.

Après l'emploi du régime antiphlogistique, les moyens les plus actifs pour stimuler l'action résorbante du système lymphatique sont les vomitifs répétés, les purgatifs (hors les cas d'ascite par irritation ou inflammation gastro-intestinale), le calomel et la digitale, seule ou associée à la scille et au nitre. Nous nous sommes toujours servi avec succès, dans toutes sortes d'hydropisies, de pillules composées ainsi :

Pr. : d'extrait de digitale, 1 gramme ;
       — de scille, 50 centigr ;
de nitrate de potasse, 2 gramm.
de conserve de tilleul, S. Q.

Pour vingt pillules à prendre, une le matin à jeun, et l'autre le soir en se couchant, buvant par dessus un verre de petit-lait clarifié : on augmentait tous les cinq jours d'une pilule.

Les frictions sur le bas-ventre ou sur les parties engorgées, et aussi à la partie interne des cuisses avec la teinture de digitale ; les applications sur le bas-ventre d'un mélange d'une partie de teinture de scille, d'une partie de teinture de digitale et de deux parties d'eau, m'ont procuré des succès si constants que j'en ai fait le sujet d'un mémoire qui a été inséré dans le *Journal des Sciences médicales* de Montpellier. Voici ce que les faits consignés dans ce mémoire établissent : 1° la teinture de digitale en frictions, à la dose d'une once pour chaque friction, répétée trois fois par jour sur les cuisses et les bras ou sur le bas-ventre, dans l'anasarque ou l'ascite; 2° le mélange dont il vient d'être parlé appliqué continuellement sur l'abdomen au moyen d'un grand carré de flanelle imprégnée du liquide et recouverte d'une toile cirée, pour empêcher l'évaporation du mélange et son absorption par la chemise et les draps; ont provoqué d'abondantes évacuations d'urine et concouru à la guérison de l'hydropisie.

Il y a peu d'années encore, qu'à l'aide de ce moyen et d'un traitement approprié, nous avons guéri deux enfants qui avaient été atteints d'anasarque après une scarlatine. Le seul reproche qu'on puisse faire à cette méthode, et nous avons signalé le fait en 1834, c'est que l'application continue des teintures de scille et de digitale mêlées à l'eau, détermine à la longue une éruption miliaire qui incommode beaucoup les hydropiques. On calme ces éruptions et les cuissons qu'elles déterminent, à l'aide des embrocations huileuses camphrées, des fomentations émollientes; mais mieux vaut les prévenir en plaçant la flanelle qui en est imbibée tantôt sur un point et tantôt sur un autre de la poitrine et de l'abdomen, et tantôt aussi sur les cuisses, etc.

Enfin les vésicatoires sont, à leur tour, d'un très-grand secours. Plusieurs fois, en les entretenant pendant quelque temps, il est survenu des escarres gangréneuses à la place qu'ils occupaient; mais, comme il y avait excès de vie dans la plaie, les émollients et le cérat simple ont suffi pour faire détacher les escarres et amener la cicatrisation des plaies.

Pour les hydropisies passives ou atoniques, c'est différent; c'est-à-dire que, d'une part, au lieu du régime adoucissant, des antiphlogistiques, etc., il faut des mets restaurants, des viandes rôties, du vin, les ferrugineux, les bains salés, le quinquina, etc., conseillés contre la faiblesse générale que nous avons signalée, comme favorisant l'exhalation et nuisant à l'absorption; et que, d'autre part, si la gangrène se manifeste, elle doit être traitée par le cérat saturnisé ou contenant vingt grains de sulfate de quinine par once d'excipient. Mais, attendu que la faiblesse ne doit point empêcher d'employer les moyens d'amener la résolution de l'épanchement en favorisant la sécrétion urinaire, on peut encore se servir de la scille et de la digitale intérieurement et extérieurement, du petit-lait vineux, etc. Du reste, si en donnant la scille et la digitale à l'intérieur, on craignait d'irriter l'estomac, ce qui ne nous est jamais arrivé, on pourrait se servir de ces substances par la méthode endermique, ainsi que le recommande Hufeland.

A cet effet, on pose sur un point quelconque de la cuisse ou du bas-ventre un vésicatoire de la valeur d'un centime, et,

après avoir enlevé l'épiderme, on saupoudre la plaie trois fois par jour avec trois grains de poudre d'extrait de scille ou de digitale. Ce praticien vante aussi les frictions mercurielles sur le bas-ventre, l'eau froide mêlée avec un peu de vin du Rhin et bue abondamment.

Les purgatifs sont sans doute contr'indiqués par l'état de faiblesse, alors surtout qu'elle est constitutionnelle; mais si les forces ne sont pas entièrement épuisées, le jalap, l'aloès, la coloquinte pourraient être tentés. Il en est de même des scarifications non sanglantes ou mouchetures pratiquées à la peau des hydropiques, moyen proposé par le docteur Roucher, de Montpellier, dont le nom fait autorité, et qui ne les a conseillées, d'ailleurs, qu'après que ses essais ont été confirmés par des expériences répétées et des succès bien constatés. Nous pensons que les scarifications, ainsi pratiquées et aidées par une compression méthodique exercée à l'aide d'un bandage roulé que l'on arroserait de temps en temps avec du vin aromatique ou toute autre liqueur tonique, pourraient produire des effets avantageux dans tous les cas d'engorgement des membres abdominaux.

Terminons ces considérations sur le traitement de l'hydropisie en général, par quelques mots sur chacune des hydropisies en particulier, afin de mentionner les modifications que le siége de l'épanchement peut apporter, non aux règles générales que nous avons posées, car elles sont invariables, mais quant à certains moyens particuliers qui ont été préconisés. Et, par exemple, dans l'*hydrocéphale congéniale*, la règle veut qu'on admette en principe un état inflammatoire, ou, tout au moins, une fluxion cérébrale intense, la congestion du cerveau, et qu'en conséquence on applique des sangsues derrière les oreilles, on donne journellement le calomel à dose purgative, comme dans l'encéphalite; en un mot, qu'on combatte la phlegmasie par tous les moyens généraux et locaux indiqués (*Voy.* ENCÉPHALITE). Et si les applications réitérées de sangsues, les affusions froides qu'on répète toutes les deux heures d'une hauteur de plus en plus considérable, jusqu'à ce que, par ses cris, l'enfant sorte de sa somnolence, les frictions mercurielles, etc., sont inefficaces, on en vient à l'application d'un vésicatoire à la nuque, qui a produit quelquefois des effets extraordinaires contre l'état soporeux. N'oublions pas que l'hydrocéphale aiguë étant sujette à récidiver, chez les scrofuleux surtout, le meilleur préservatif des rechutes est l'application d'un cautère au bras, l'usage journalier des affusions d'eau froide sur la tête (matin et soir), et, tous les quinze jours, une purgation avec parties égales de mercure doux et de jalap.

Le traitement ne diffère guère quand l'hydrocéphale se développe d'une manière chronique : les affusions froides, répétées plusieurs fois par jour et pendant longtemps; les frictions mercurielles sur le cuir chevelu préalablement rasé, les fomentations sur le crâne avec le vinaigre scillique, paraissent convenir et elles agiront surtout efficacement dans l'hydrocéphale externe ou œdème de la tête, si elles sont unies aux exutoires au cou, dont on entretient longtemps la suppuration.

Dans les *hydropisies de poitrine*, en général, on obtient de bons effets de l'association de vingt-cinq grains de sel de nitre avec un grain de soufre doré d'antimoine, administrés trois fois par jour ; des pilules avec l'extrait de la digitale, l'assa-fœtida et la jusquiame en extrait (un grain de chaque), à prendre une le matin et une le soir, des bains de pieds sinapisés, des exutoires aux bras ou sur la poitrine, des frictions sur le thorax avec la pommade émétisée ou l'huile de croton tiglium. Et dans les cas où la fluctuation est bien distincte entre les côtes, s'il y a danger de suffocation, en pratiquant la poracenthère, palliatif puissant dans tous les cas et moyen curatif dans quelques-uns. L'eau distillée de laurier-cerise avec l'extrait gommeux d'opium, agit efficacement pour calmer l'anxiété.

L'*ascite* sera traitée en partie par les diurétiques et les purgatifs, dont l'association est très-avantageuse ; mais, attendu qu'ils ne réussissent pas toujours, on doit en suspendre l'emploi durant quelques jours pour ne donner alors que des fondants (extrait de pissenlit, de chélidoine, de tartre tartarisé) ; après quoi on revient aux diurétiques, qui agissent alors plus puissamment. On a proposé encore, dans les cas rebelles, l'acuponcture pratiquée au bas-ventre, surtout en l'associant au galvanisme. Ne l'ayant jamais employée, je ne puis que la mentionner.

Reste enfin la ponction abdominale : c'est un palliatif d'autant plus avantageux que ce n'est souvent qu'après qu'elle a été pratiquée, que les vaisseaux absorbants et les nerfs étant débarrassés du liquide qui les comprimait, ils reprennent un peu de leur activité. Tout le monde sait, d'ailleurs, qu'elle convient principalement dans l'hydropisie enkystée, et retarde de beaucoup la mort des malades, puisqu'on peut la répéter bien des fois (de quarante à cinquante) et à des intervalles assez éloignés. L'important est de ne pas y recourir trop tard, de la pratiquer avec les précautions convenables, et de soutenir les forces du malade par les toniques.

L'*anasarque* étant produite par un refroidissement subit et la suppression de la transpiration, il est nécessaire, dans le principe, d'administrer les sudorifiques. Nous avons cité, dans un autre ouvrage, l'histoire de cet individu qui s'éveilla enflé de la tête aux pieds pour avoir dormi la nuit à l'humidité, et que Broussonnet avait guéri spontanément en le faisant coucher dans un lit et en plaçant sur les côtés de son corps, à une petite distance, des pains sortant du four et partagés par le milieu : la vapeur exhalée par ces pains ayant déterminé une abondante diaphorèse, l'hydropique se désenfla aussi rapidement qu'il s'était enflé. En ville, où l'on

a des appareils, on peut prendre un bain de vapeur ; mais à la campagne, où il est plus facile de trouver du pain chaud que toute autre chose, c'est un procédé à imiter. Somme toute, administrés à l'intérieur, les sudorifiques agissent efficacement, et nous avons donné avec succès la poudre de Dower, l'ammoniaque, etc. *Voy.* Sudorifiques.

OEdème des femmes grosses. Certaines femmes, quand elles sont arrivées à une époque plus ou moins avancée de la grossesse, sont sujettes à une infiltration séreuse des extrémités inférieures, occasionnée par le poids que la matrice exerce sur les veines crurales ; il est même rare qu'une femme enceinte de deux jumeaux ne soit pas plus ou moins infiltrée (j'en ai vu deux qui ne l'étaient point), ce qui les rend plus disposées à l'éclampsie. Or, comme celle-ci est une des conséquences les plus communes des grossesses gémellaires, nous avons voulu signaler ce fait en passant, ne fût-ce que pour mémoire.

Il n'en est pas de même de l'œdème qui se manifeste chez les femmes récemment accouchées ; cette infiltration séreuse des membres abdominaux, à laquelle elles sont sujettes et qui a été attribuée à l'inflammation du système lymphatique de l'aine et quelquefois même à celle de la fosse iliaque, s'accompagne habituellement d'une réaction fébrile qui prend bientôt le type intermittent, irrégulier, quoiqu'elle puisse se montrer sans fièvre. C'est pourquoi elle réclame dans son traitement qu'on ait égard aux deux périodes de la maladie, à savoir : celle où il y a une inflammation locale, qu'il faut calmer par les antiphlogistiques généraux et locaux ; par les diaphorétiques légers, sans l'application locale d'aucun résolutif ; et celle où, l'inflammation étant dissipée, il faut tenter d'obtenir la résolution de l'épanchement : dans ce dernier cas, les moyens indiqués contre l'anasarque doivent être employés.

On peut prescrire également alors, car Gardien l'a beaucoup vanté, un gros ou un gros et demi d'acétate de potasse dans une tasse de cerfeuil, qui sollicite une abondante évacuation d'urine ; ou bien une once de crème de tartre dans un bouillon, etc. Et comme un préjugé vulgaire fait croire à certaines personnes qu'il y a métastase laiteuse, on peut, par déférence, prescrire le petit lait de Weiss et tout autre laxatif réputé antilaiteux, non qu'ils soient plus efficaces que ceux précédemment indiqués, mais pour la satisfaction des accouchées, qu'il est nécessaire de tranquilliser, et de la famille, qui, si la guérison n'arrivait point, saurait mauvais gré au docteur de son opiniâtreté.

HYDRORACHIS. — C'est l'hydrocéphale, ou du moins une maladie analogue, située à la partie inférieure du rachis, et s'accompagnant de l'impotence ou paralysie des membres pelviens. On reconnaît l'existence de l'épanchement à la saillie qu'il forme à travers une fissure de la colonne vertébrale. Nous ne savons rien de particulier à lui opposer, l'acupuncture combinée avec la compression ayant été jusqu'à présent sans avantage.

HYDRO-SARCOCÈLE, sarcocèle ou cancer du testicule compliqué d'hydropisie.

Nous verrons à l'article SARCOCÈLE (*Voy.* ce mot) les déductions symptomatologiques que l'on peut tirer pour le diagnostic et le traitement du sarcocèle, de la présence d'un liquide dans les bourses ; mais nous sommes forcés de nous arrêter à l'étude de l'hydrocèle simple, à cause du traitement spécial qui lui est affecté.

Et d'abord il est indispensable de distinguer, dans cette sorte d'hydropisie, si le liquide qui le constitue est épanché dans les mailles du tissu cellulaire des bourses, *hydrocèle par infiltration;* ou si l'épanchement s'est formé dans la tunique albuginée du testicule, *hydrocèle de la tunique vaginale.* La première variété n'est qu'un simple œdème des bourses, qui cède aux moyens généraux et locaux que nous avons mentionnés contre l'hydropisie en général ; tandis que, pour guérir la seconde, il faut en venir parfois à une opération chirurgicale dont nous aurons à apprécier les avantages.

Un mot sur l'étiologie de cette dernière. Ses causes en sont fort obscures ; cependant on a cru pouvoir lui assigner les froissements, les contusions répétées du scrotum, accidents auxquels les cavaliers sont fort sujets, un froid violent sur les bourses pendant que le corps est en sueur, tout ce qui, en un mot, peut déterminer la phlegmasie du testicule ou de ses enveloppes ; on l'a vue se former à la suite d'un violent effort, nous en avons un exemple sous les yeux, et alors elle s'établit d'une manière très-rapide.

La forme sous laquelle l'hydrocèle se présente ordinairement, c'est celle d'un ovoïde ayant sa grosse extrémité tournée en bas, comme une poire, ou bien celle d'un boudin, et quelquefois celle d'une gourde ; et si la tunique vaginale est divisée en loges multiples, la tumeur a alors un aspect inégal et bosselé. Mais, quelle que soit sa forme, on conçoit que son volume variera suivant la quantité de liquide accumulée, ce qui fait qu'on la rencontre du la grosseur d'un œuf de poule seulement, tandis qu'elle peut acquérir celle de la tête d'un adulte. Quoi qu'il en soit, le diagnostic devient extrêmement facile, car en plaçant une bougie d'un côté du scrotum et en regardant de l'autre, on peut non-seulement en constater la transparence, mais encore quelle est la position du testicule, qui, communément, forme comme un point noir en arrière des parties transparentes ; mais on le reconnaît beaucoup mieux en exerçant avec les doigts une pression légère sur ce corps, par la sensation de douleur énervante que le malade ressent.

L'accroissement de l'hydrocèle se fait diversement, selon les individus et les circonstances : très-lent chez les uns, il reste quelquefois bien des années sans produire d'autre incommodité que celle qui résulte de son poids et de son volume, ce à quoi on remédie communément à l'aide d'un suspensoir bien fait ; d'autres fois, au contraire, il se développe avec rapidité. Dans ce cas et dans tous ceux où elle occasionne une incommodité gênante, si l'âge avancé ou la faiblesse du sujet ne s'y opposent pas, on peut en venir à l'opération. Toutefois, avant de la tenter, il serait bon d'essayer de la pommade iodurée, des résolutifs, et enfin si, à l'aide d'un vésicatoire appliqué sur les bourses, on ne dissiperait pas la tumeur. Dupuytren a guéri par ce moyen des hydrocèles déjà anciennes; d'autres ont obtenu le même résultat de cet exutoire, appliqué après une ponction ; donc il est bon de tenter la cure de l'infiltration scrotale par l'application du vésicatoire.

Nous avons dit que si les moyens externes ne suffisent pas, il faut en venir à l'opération; plusieurs procédés opératoires ont été proposés, savoir : la *ponction*, l'*incision*, l'*excision*, la *cautérisation* du sac, l'introduction d'un *séton* ou d'autres corps étrangers, et enfin les *injections*. La dernière de ces opérations étant celle qui produit les résultats les plus constants et les plus avantageux, nous en ferons la description, attendu qu'elle n'est pas très-difficile à pratiquer et qu'elle réunit d'ailleurs le premier et le dernier des modes proposés, la ponction aux injections.

Un mot sur la manière de pratiquer la ponction, qui, soit dit en passant, est une opération qu'on tente seule dans la cure de l'hydrocèle, ne lui adjoignant les injections que lorsque la maladie récidive après l'opération.

Le malade étant assis ou couché, on saisit le scrotum à pleine main, laissant saillir entre le pouce et l'indicateur la partie antérieure et inférieure de la tumeur, et tenant cachée dans la paume de la main la partie supérieure et postérieure, où se trouvent le cordon et le testicule ; on plonge ensuite le trocart à la partie antéro-inférieure, et de bas en haut, un peu d'avant en arrière, puis on ôte la tige et on dirige la canule de manière qu'elle ne s'échappe pas de la cavité vaginale durant l'écoulement du liquide : faute de cette précaution, celui-ci pourrait s'extravaser dans le tissu cellulaire des bourses. Quand on se borne à la ponction, on recouvre les parties de compresses trempées dans une liqueur résolutive (sureau, ou eau tiède animée avec de l'eau-de-vie camphrée), afin de s'opposer au trop prompt retour de la sérosité.

Mais quand, au contraire, on veut profiter de la ponction pour faire des injections, il faut, avant d'enfoncer le trocart, avoir le soin de préparer du vin très-chaud et du vin froid, de manière à pouvoir donner à leur mélange, au moment de l'injection, une température de 32 à 33°, c'est-à-dire une température telle que le doigt puisse à peine la supporter. Ce liquide aspiré dans une seringue d'étain pouvant en contenir de 200 à 380 grammes, et dont la canule s'adapte parfaitement à l'orifice de celle du trocart, on pratique la ponction comme il a été dit, et le poinçon retiré, la canule profondément enfoncée dans la tunique vaginale, et le liquide évacué par des pressions ménagées, on pousse le liquide d'une manière douce et continue, jusqu'à ce que la tumeur ait repris le volume qu'elle avait avant d'être vidée, et pas davantage.

L'injection jugée suffisante, on retire la seringue, et on place le doigt sur l'ouverture de la canule pour la boucher; on laisse le liquide séjourner dans la tumeur trois ou quatre minutes, puis on l'évacue. Deux injections suffisent dans presque tous les cas : ce n'est que quand la tumeur est fort volumineuse et la sensibilité obtuse, qu'il convient de les réitérer et même d'élever la température du liquide. Le signe que l'irritation est au degré convenable, c'est lorsque le malade éprouve un sentiment de pression sur le testicule, une douleur vive dans tout le trajet du cordon spermatique, et même jusque dans la région lombaire. On évacue alors la dernière injection en comprimant légèrement la tumeur, puis on pompe avec la seringue adaptée à la canule tout ce qui restait d'air et de liquide, pour en faire sortir les dernières gouttes.

Plusieurs accidents graves peuvent suivre la ponction de l'hydrocèle; mais nous n'en parlerons point, parce que nous ne voudrions pas que cette opération fût confiée à des mains inhabiles (peut-être, à cause de cela, aurions-nous mieux fait de ne pas la décrire), et qu'un chirurgien qui se décide à la pratiquer doit connaître ce qu'il faut faire avant, pendant et après l'opération.

Je n'ai point parlé de l'hydrocèle enkystée, vu qu'elle ne demande pas d'autre traitement que les kystes ordinaires; on la reconnaît aux bosselures que forment les kystes séreux, placés sur le trajet du cordon.

HYGIÈNE, s. f., *hygiene*, ou ὑγιεινή, d'ὑγιεία, santé. — L'hygiène est cette partie de la médecine qui s'occupe des choses utiles et nuisibles à l'homme, dans un but de conservation pour sa santé. En conséquence, elle détermine la manière dont chaque être doit faire usage des choses qui lui sont nécessaires, et éviter celles qui lui sont nuisibles, soit en les modifiant, soit en détruisant l'influence pernicieuse de certaines d'entre elles. Elle va plus loin, puisqu'elle indique même quelle est la direction que nous devons donner à nos facultés intellectuelles et affectives, pose les bornes dans lesquelles ces affections doivent rester, et cela afin de contribuer à la conservation, à l'accroissement et au perfectionnement du physique et du moral de chacun, et de prévenir par là les maladies. Elle aide aussi très-puissamment à les guérir quand elles ont éclaté.

Hallé, à qui nous devons de si importants écrits sur l'hygiène, l'a divisée en trois parties. Ainsi, pour lui, l'homme sain, *sujet de l'hygiène*, doit d'abord être étudié dans ses relations et dans ses différences, c'est-à-dire en société et individuellement; puis l'homme usant, jouissant et abusant des choses nécessaires, indispensables à son existence, ou

étant inévitablement placé sous leur influence, choses très-improprement appelées *non naturelles :* il faut étudier ces causes et leur action matérielle sur les organes et sur les constitutions individuelles, ce qui forme la *matière* de l'hygiène. Or, parmi les choses qui constituent cette matière, il place les *circumfusa*, les *applicata*, les *ingesta*, les *excreta*, les *gesta* et les *percepta* ou *animi pathemata ;* on y a ajouté plus tard les *genitalia.*

Enfin, la troisième partie de l'hygiène détermine la mesure, ou pose les règles d'après lesquelles on doit user de ces choses dites *non naturelles*, ou se soustraire à leur influence dans un but de conservation de l'être isolé, ou des êtres collectifs réunis en société.

L'hygiène ainsi comprise, si l'on réfléchit un instant à tous les dangers dont l'homme est environné, depuis l'instant où il a fait entendre son premier cri, jusqu'au moment où il rend le dernier soupir ; si l'on considère que rien ne prouve plus évidemment l'*égalité* de tous les hommes que cette égale soumission aux lois de la vie (naître, souffrir et mourir), et que, courbés sur le manche de la charrue ou portés au timon de l'Etat, vaincus par l'amour ou vainqueurs dans les combats, ennoblis par l'abnégation de nous-mêmes ou abrutis par la débauche, la même fin, la mort, nous est réservée, avec ses consolations pour les uns, avec ses terreurs pour les autres, on comprendra nécessairement tous les avantages des connaissances hygiéniques. Mais ce qui en fait le mieux sentir l'importance, c'est la comparaison entre les peuples que la civilisation n'avait point encore dégradés et rabougris physiquement et moralement, et les peuples des sociétés actuelles, plus développés, plus instruits (en tant que peuples, et parce que l'instruction y est plus répandue), mais plus passionnés, moins vertueux et moins forts. Or l'histoire nous enseigne que, dans les premiers siècles de la création, nos pères, qu'aucun désir ambitieux n'agitait, trouvaient, dans le calme de la vie champêtre et la paix de la solitude, de quoi satisfaire leurs désirs. Quelques fruits pour nourriture, une eau courante et pure pour se désaltérer, une cabane pour abri, un lit de mousse ou de feuillage pour se délasser, le soir, des fatigues du jour; une femme dans l'âge mûr pour compagne, une famille nombreuse et vertueuse pour ornement : voilà tout ce qui était nécessaire à leur bonheur; aussi leur vie était sans orage, leur constitution vigoureuse, leur conscience sans reproche, et ils voyaient leur fin approcher sans trouble ni effroi. Mais, par les *progrès* de la civilisation et par les nouveaux et nombreux besoins que l'homme s'est créés, il est désormais asservi à toutes les passions, il aspire à toutes les jouissances matérielles; la soif des richesses le dévore, le venin de la haine et le fiel de l'envie l'aigrissent contre ceux qui s'élèvent et que la fortune favorise de ses dons ; l'amour de la gloire lui fait braver

tous les dangers, l'amour des sens vaincre
ses répugnances ; et si quelque lutte s'établit entre l'*intelligence* et les organes ses
serviteurs, ceux-ci l'emportent le plus souvent, la constitution se ruine, les forces s'é-
puisent, la vie languit et s'éteint. Aussi, plus
on se rapproche de l'origine du monde, plus
rares étaient les maladies, et si simples elles
se montraient, que la nature seule en triom-
phait ; tandis que, de nos jours, tant de causes troublent la santé des hommes, minent
leur frêle existence et tendent à détruire
leurs facultés physiques et morales, qu'il
faut nécessairement s'en préoccuper ; d'où
la nécessité des études hygiéniques, et plus
particulièrement le besoin de fortifier, par
une éducation religieuse, les bonnes et saines
tendances de l'âme.

Nous n'avons pas l'intention de traiter dans
cet article de l'hygiène proprement dite, les
objets qu'elle embrasse ayant été l'objet d'une
étude spéciale aux articles AGE, AIR, ALI-
MENTS, BOISSON, CLIMATS, EAUX, PASSIONS,
TEMPÉRAMENT, VÊTEMENTS, etc., auxquels
nous renvoyons ; mais ce à quoi je m'arrêterai, c'est à établir l'heureuse influence
de l'enseignement religieux sur la conservation, l'accroissement et le perfectionnement de l'homme physique et moral. Cet
enseignement forme le complément de l'hygiène, sous le rapport des influences morales ; et, qui plus est, chez la plupart des
individus comme chez les nations policées,
l'hygiène serait souvent impuissante, sans
le secours des sentiments religieux, ou du
moins sans la force qu'ils lui donnent. Pour
prouver cette proposition, qu'il nous soit
permis de produire un article qui servira
d'introduction à un ouvrage d'hygiène publique et privée, que je me propose de publier plus tard. On verra, par cet avant-pro-
pos anticipé de mon livre, l'esprit dans lequel il doit être conçu.

L'esprit humain est ainsi fait en France
qu'on y rit de tout, et qu'un écrivain, n'importe son genre, qui veut se créer des lecteurs et les conserver, doit avoir le bon esprit d'amuser en instruisant, et le mérite d'ê-
tre court.

Malheureusement, il n'a pas été donné à
tous les auteurs d'avoir le talent de passer
à leur gré du plaisant au sévère et réciproquement, de joindre l'utile à l'agréable et de
beaucoup dire en peu de mots. Mais TOUS
l'eussent-ils ce talent, que soumis à des règles non moins rigoureuses que celles que
je viens d'indiquer, la plupart d'entre eux seraient condamnés, par la nature du sujet
dont ils s'occupent, à ne point s'écarter de la
gravité de langage du moraliste.

Telle est ma position. Aussi, eussé-je le
désir d'être caustique ou railleur, comme
les spirituels rédacteurs des revues théâ-
trales, scientifiques ou artistiques ; intéressant et sympathique, comme un feuilleton
ou un roman, il m'arrivera souvent, du moins
je le crains, d'être sérieux, grave et froid,
j'ai presque dit ennuyeux comme un péda-
gogue ou un rhéteur.

Est-il possible, en effet, d'être gracieux et
léger en parlant de l'obésité du gastro-
nome et des moyens de la diminuer ou, ce
qui serait bien mieux pour lui, d'en prévenir
le retour ? Devrai-je mettre de la chaleur
dans mes récits, quand je m'occuperai de
l'humidité froide de l'atmosphère, des maux
qu'elle occasionne et des précautions à prendre pour s'en garantir ? Faudra-t-il m'exprimer avec élégance et noblesse en vantant les
avantages du gilet de flanelle et des bas de
laine ? Non assurément, et ce serait trop exiger de moi que de m'assujettir à être, à
tout propos, plaisant et original : ne l'est
pas qui veut et quand il veut !

Du reste, on sera d'autant moins en droit
de l'exiger de moi, je crois, qu'en prenant
la plume, je n'ai d'autre dessein que d'enseigner à ceux qui l'ignorent et de rappeler à
ceux qui le savent, mais qui l'oublient un
peu trop ou feignent de l'oublier, comment
on peut arriver au perfectionnement de
l'homme physique et de l'homme moral ;
c'est-à-dire comment, à l'aide d'une éducation bien entendue et bien dirigée, on peut
donner à la patrie des citoyens forts et vigoureux, des défenseurs dévoués et intrépi-
des ; comme aussi procurer à la famille soit
des chefs (le père et la mère) qui, connaissant
les devoirs de la paternité et de la maternité, s'efforceront d'assurer à leur progéni-
ture le bien-être du corps avec le calme de
l'âme, en l'habituant de bonheur à la pratique de toutes les vertus sociales et domestiques ; soit des enfants tendres, soumis, heureux et fiers de transmettre pur et sans tache
le nom qu'ils portent, nom toujours glorieux
quand on a su l'ennoblir en acquérant par
son amour pour son pays, par son respect
pour les institutions nationales, par sa charité, par son mérite, en un mot par une vie
irréprochable, l'estime et la considération des
gens de bien, sentiments, hélas ! si difficiles
à obtenir de ses concitoyens, et bien plus difficiles à conserver.

Il en sera de même toutes les fois qu'il
me faudra lancer l'anathème sur ces vieillards de vingt ans, vicieux et corrompus ; sur
ces jeunes femmes coquettes, frivoles, déjà
usées par la débauche ; sur tous ceux enfin
qui, dans leur aversion pour les choses utiles,
leur penchant pour les jouissances mondai-
nes, leur goût et leurs préférences pour les
lectures licencieuses, les romans immoraux,
les habitudes du vice, leur inclination à imiter les mauvais exemples ou à en donner ;
sont un véritable fléau pour la société, qui
s'infecte à leur contact, se corrompt, se gangrène et périt, faute d'un aliment salutaire :
aliment si connu, si facile à trouver et dont
néanmoins on ne veut point faire usage.

Oui, je le dis avant d'aller plus loin, car
c'est une condition *sine qua non* de conservation, de développement et de perfectionnement de l'être humain tant au physique
qu'au moral :

Tant que l'enseignement religieux ne formera point la BASE de l'éducation et ne pé-
nétrera pas dans les masses, pour les éclai-

rer par les leçons terribles du passé, les exigences impérieuses du présent et les espérances si consolantes de l'avenir, la voix qui
parlera à la multitude ou à l'être isolé dont
on voudra assainir et fortifier le corps, élever et préparer l'âme à ses nobles et saintes
destinées; cette voix, dis-je, ne sera point
écoutée : elle se perdra dans le vide, empor-
tée par les vents déchaînés de la corruption. Que peuvent, en effet, contre la fièvre
délirante des passions et les désirs brûlants
et insatiables des sens, les avertissements
amis et désintéressés d'un père, d'un philosophe, d'un médecin, quelque douces que
soient leurs paroles, quelque sages que
soient leurs avis, quelque épouvantables
que soient leurs menaces? Qu'on ne s'y
trompe pas : sans la foi qui nous soutient,
nous encourage et nous fortifie quand nous
sommes dans le bon chemin; sans la foi qui
éveille le remords et inspire à l'âme la
crainte des châtiments éternels chez celui
qui fait fausse route, rien ne peut arrêter les
progrès du mal; et une fois infecté par
le vice ou le crime, l'homme doit tomber en
pourriture et mourir empesté. Et dire que
cette vue ne corrige personne !

J'insisterai peu en ce moment pour démontrer la vérité de cette proposition, professée du reste par tous les amis sincères et
véritables de l'humanité ; toutefois, comme
certains esprits prévenus, revêches et fana-
tisés, pourraient crier au jésuitisme, je suis
bien aise de leur faire observer immédiatement que l'idée de placer les préceptes moraux et hygiéniques sous la sauvegarde de
la religion est aussi ancienne que le monde,
vu qu'on la retrouve chez tous les peuples et
dans tous les âges. En veut-on des exemples ? prenons l'histoire : elle nous dira que
les Chaldéens, et surtout les Egyptiens, étaient
dans l'usage d'associer toutes les sciences
utiles et toutes les institutions publiques
aux mystères religieux; que Moïse, ce
grand législateu des Hébreux, donna aux
lois qui règlent les détails de la vie et les pratiques les plus minutieuses de la salubrité, la
même origine qu'aux préceptes du décalo-
gue ; que, dans l'Inde, on a imaginé le
dogme de la transmigration des âmes (doctrine transportée en Grèce par Pythagore et
que suivirent long-temps ses nombreux disciples), afin que les Indous s'abstinssent de
manger de certains animaux dont la chair,
au dire des magistrats, leur était nuisible.
Bref, l'histoire de l'antiquité nous enseigne
que, sitôt que les premiers peuples se sont
formés en société, les hommes qu'ils ont
chargés de leurs destinées, dirigeant leurs efforts sur les moyens d'améliorer le sort de
leurs semblables, non-seulement ont érigé
en lois l'observation de certains préceptes
hygiéniques; mais encore, que, pour les faire
plus rigoureusement observer, ils ont fait intervenir l'autorité sacrée de la religion, celle-
ci ayant plus d'empire que les lois sur des
esprits ignorants et grossiers, incapables
d'ailleurs de comprendre l'utilité de ces pré-

ceptes. Donc l'idée que j'ai émise n'est pas
nouvelle.

Nouvelle ou non, toujours est-il que la nécessité de donner aux populations une éducation religieuse n'avait jamais été si bien
sentie et plus opportune que dans ce siècle
de dégradation morale où certains esprits in-
quiets, malades, mal intentionnés, quoique
se disant philanthropes, tendent à matériali-
ser l'homme et à l'abaisser au niveau de la
brute, ce qui n'est pas nouveau non plus.

Reste que, pour toutes les personnes sen-
sées et convaincues que dans les grandes
crises de la civilisation tous les grands développements intérieurs de l'homme ont
tourné au profit de la société; pour ces penseurs, dis-je, la philosophie religieuse doit
l'emporter sur toute autre philosophie, puisqu'elle élève l'homme en développant en lui
toutes les facultés intellectuelles et affectives, identiques à sa nature, et en fait comme
un être à part qui s'humilie sans amertume
devant les décrets de la Providence; vit, sinon content de son sort, du moins résigné
à rester sans se plaindre (s'il n'en peut sortir sans se rendre coupable) dans la condition que sa naissance ou les événements lui
ont faite. Oui, tous ceux qui ont eu le bonheur d'être initiés dès le berceau à la morale
du christianisme, et habitués tout enfants,
par une mère attentive, à la pratique des
vertus qu'il commande ; tous ceux-là, dis-je,
qu'ils soient philosophes, littérateurs, poëtes, magistrats, hommes de science ou d'é-
pée, rentiers, commerçants, artistes, ouvriers ou agriculteurs, quand ils sont domi-
nés par des sentiments qui leur viennent
d'en haut, ils se vouent avec passion au
culte de la vérité qu'on leur a montrée ; ils
obéissent volontiers aux lois dont ils n'ont
pas à redouter les rigueurs (elles n'ont pas
été faites pour eux), font à leurs sens une
guerre implacable, fuient les plaisirs dont
ils redoutent les dangers, ou ne les goûtent
qu'avec une extrême modération, s'efforcent
avec persévérance à réprimer ou à détruire
leurs mauvais penchants, à se corriger de
leurs défauts, et préfèrent la vertu à tous les
biens que le vice promet. Il fait plus encore, l'homme véritablement religieux, car
il avance sans inquiétude et sans bruit au
travers des faux jugements et des passions
des hommes; il se console des mauvais succès, des indignes préférences ; il choisit l'humiliation ou l'accepte; il ne rougit pas de
sa pauvreté, ne soupire pas après d'autres
richesses, et ne convoite pas le bien d'autrui ; il concentre ses affections sur des objets qu'il puisse aimer sans se dégrader; il
se sent fort contre l'adversité, la méchan-
ceté, le malheur, la vieillesse et la mort,
parce qu'il est en paix avec sa conscience,
et qu'il a pour soutien Dieu.

La conclusion de tout cela est que, en ani-
mant, en dirigeant tous les bons sentiments
dont l'homme est susceptible, en leur donnant un but qui les rassemble, une chaleur
qui les excite, une pureté qui les adoucit,
une vigueur qui les fortifie, sans qu'il puisse

s'en séparer, le sentiment religieux concourt pour une part immense au perfectionnement de la société, sujet de l'hygiène publique. Et que si l'état social, profitant du perfectionnement qui s'est accompli, sait le faire tourner, à son tour, au profit de l'homme en particulier, sujet de l'hygiène privée, nous trouvons dans ces perfectionnements consécutifs, et qui peuvent être réciproques, la confirmation de nos prémisses.

Si pourtant ces preuves paraissaient insuffisantes à quelques esprits prévenus, n'en trouverons-nous pas de très-concluantes dans le fait suivant, aujourd'hui du domaine public; à savoir: que les Etats où l'on méprise la religion sont plus sujets aux discordes civiles que les autres; que là où la religion est méprisée, le mal, sous toutes ses formes grossières et sous tous ses masques trompeurs, s'introduit facilement dans les âmes, où il entre par des paroles, par des images, par des apologies? Combien d'adolescents et de jeunes filles qui ont perdu les saintes habitudes des premières années, parce qu'on les aura laissés admirer des tableaux obscènes, lire des romans licencieux, ou assister à la représentation de pièces de théâtre d'une immoralité révoltante! Et, par contre, ne sait-on pas que la crainte et l'obéissance que les frères de la doctrine chrétienne impriment dans l'esprit de la jeunesse, jointes aux saines idées religieuses et aux véritables croyances, assurent les vertus de l'atelier, du laboureur, etc., à tel point que M. Lauvergne, dans son important travail sur les forçats, déclarait, en 1841, n'avoir pas encore trouvé au bagne un seul des élèves des frères!...

Nous admettons, dira-t-on, que l'enseignement religieux a une influence incontestable, réelle, sur le développement et le perfectionnement de l'homme moral; mais son influence est-elle aussi réelle sur le physique? Je réponds affirmativement, et voici les preuves que je puis administrer à l'appui de mon affirmation.

Pour celui qui s'occupe, en moraliste ou en médecin, du développement intellectuel et moral de l'homme dans les différents âges de son existence active et passionnée; pour celui qui a pu apprécier le pouvoir de l'imagination sur les êtres animés, c'est-à-dire le trouble ou l'activité plus grande que la puissance morale, agréablement ou désagréablement impressionnée, exerce sur les fonctions organiques, et les suites fâcheuses de ces troubles fonctionnels eux-mêmes sur la nutrition et l'accroissement du corps vivant avant qu'il ait acquis son entier développement physique; tout comme les conséquences heureuses que cette activité plus grande des fonctions apporte dans l'exercice des phénomènes organiques et vitaux, à l'aide desquels le corps se nourrit et croît; pour ceux-là, dis-je, la proposition que je viens d'émettre n'a pas besoin de démonstration, elle est toute faite dans leur esprit; aussi n'est-ce point pour eux que j'écris ces lignes. Les personnes à qui je m'adresse, ce sont celles qui, n'ayant pas l'habitude d'observer

et de réfléchir, et par conséquent ne sachant pas grand chose de l'humanité ou du monde en tant qu'il vit, se conserve et dépérit, n'ont jamais imaginé et ne remarquent pas que les luttes incessantes, la guerre ouverte et acharnée que certaines passions font à l'intelligence, ou la bête à l'âme qui la captive et veut l'asservir, nuisent essentiellement à l'activité vitale de l'enveloppe grossière, de l'étroite prison dans laquelle elles fermentent, et, conséquemment, à son bien-être; en outre, que la satisfaction irréfléchie et peu mesurée de certains appétits sensuels ruine la santé, épuise la sève de la vie et donne la mort. Eh bien, disons-le hautement et prouvons à ces individus, s'ils n'ont pas le cœur assez endurci et l'esprit assez étroit pour se refuser à ouvrir les yeux à l'évidence, prouvons-leur qu'en instruisant ou en moralisant l'être ignorant et grossier, et en lui donnant par là la force de résister à ses passions mauvaises ou d'étouffer la révolte de ses sens, l'éducation religieuse agit indirectement si l'on veut, mais cependant d'une manière incontestable sur la constitution physique de l'homme qui, par cette double puissance sur lui-même, se conserve sain, se développe et acquiert le complément de la force vitale, de cette force que le Créateur ne lui a si largement départie qu'à la condition de ne point se passionner pour les chimères ou les illusions que la pauvre humanité lui offre journellement comme appât ou comme le prix de ses labeurs et de ses sacrifices; et surtout à la condition expresse de ne point se livrer, ou du moins de ne se livrer que très-rarement, et toujours dans une sage mesure, à certains actes qui flattent ses goûts, ses inclinations, et lui font éprouver par des sensations agréables, bien des jouissances délirantes. Et cela, parce que, quand ces actes dégénèrent en habitude, ce qui arrive le plus souvent, ils nous affaiblissent, nous énervent, et tarissent en nous les sources de la santé et de la vie. Or, si telle est l'influence de l'enseignement religieux, n'est-ce pas que cette influence est très-heureuse? Pour nous, il n'y a pas même l'ombre d'un doute, et pourtant, comme les preuves que nous avons administrées pourraient paraître insuffisantes à certains esprits revêches et difficiles à manier quand on ne s'appuie, pour les convaincre, que sur des généralités, nous allons examiner s'il est des faits particuliers dont on puisse invoquer le témoignage.

Ces faits abondent, vu qu'il est d'observation journalière que la soif dévorante et toujours croissante de l'ambition, les tempêtes de la jalousie, les flammes brûlantes de l'amour, les terreurs imaginaires de l'avarice, la rage fiévreuse de la haine, le ferment aigri de l'envie, etc., portent une perturbation si grande dans l'exercice régulier des principales fonctions organiques et vitales, que les maux les plus graves et la mort même peuvent s'en suivre. De même, peu de gens ignorent que les principaux penchants qui minent, usent petit à petit, détruisent la constitution physique de l'homme, et corrodent son activité vitale lorsqu'ils sont satisfaits sans mesure, ce qui constitue alors les habitudes vicieuses, sont : 1° la mollesse; 2° l'intempérance, qui comprend la gourmandise et l'ivrognerie; 3° l'incontinence, qui embrasse *tous* les plaisirs charnels, n'importe la manière dont ils sont goûtés. Or, en présence de faits pareils, est-il nécessaire de se demander pourquoi cette femme qui ne compte encore que vingt à vingt-cinq printemps, est si impressionnable à tout ce qui l'environne, que le moindre bruit l'émeut, la moindre clarté l'éblouit, la moindre humidité de l'atmosphère lui fait mal aux nerfs, le moindre frottement à la peau la blesse, la moindre contrariété l'exaspère, la met en fureur et lui cause des convulsions? Est-il nécessaire de se demander d'où vient que cet adolescent, qui ne devrait connaître encore que les jeux et les plaisirs de la vie, s'étiole et va mourir comme l'arbrisseau que les feux du soleil ont desséché; ou bien pourquoi cette jeune fille, naguère si fraîche et si jolie, a perdu sa beauté, sa fraîcheur, cet éclat et cette vivacité du regard, emblèmes de la jeunesse, cette gaieté, cet enjouement qui la rendaient si gracieuse, si aimable et si recherchée de tous? Faut-il se demander encore pourquoi cet adulte, ridé, desséché et courbé comme un vieillard décrépit, traîne une existence languissante et chargée d'ennuis; pourquoi son corps semble plier sous le poids des années et son regard accuse l'absence de toute intelligence; ou bien, d'où vient que cet homme lourd et gauche, à la démarche pesante et gênée, au visage cuivreux et hâlé, couvert çà et là de végétations apparaissant surtout sur son nez rouge et bourgeonné, a les yeux ternes et languissants, l'haleine fétide, les lèvres boursouflées, pendantes et agitées par un tremblement continuel, la peau d'un jaune particulier, flasque et couverte de rides prématurées, les muscles atrophiés, sans force, des tremblements musculaires auxquels il ne peut se soustraire, surtout le matin, la mémoire si paresseuse, si obtuse, si oublieuse, le jugement aboli, les perceptions obscures et confuses, et la tête penchée vers la terre, comme pour dénoter l'abrutissement dans lequel il est tombé? Non, toutes ces questions sont inutiles, car chacun sait, non-seulement que l'ivrogne dont nous venons d'esquisser le portrait s'abétit tous les jours davantage et meurt abruti au moral et dégénéré au physique, mais encore que l'ivrognerie est l'une des principales causes des maux qui accablent la classe ouvrière en France; et qu'en Angleterre il meurt annuellement cinquante mille personnes victimes de cette odieuse passion. Chacun sait qu'une vieillesse anticipée, c'est-à-dire l'affaiblissement intellectuel et les souffrances physiques qui la constituent, sont les fruits amers d'une jeunesse passée dans les joies licencieuses de la débauche et du libertinage; chacun sait que si l'adolescent et la jeune fille sont flétris comme la plante qui

vit sans culture et sans arrosage, brûlée par les rayons ardents du soleil, c'est que les actes coupables auxquels ils se livrent dans la solitude et l'isolement détournent le cours du fluide vital et en tarissent la source. Chacun sait, enfin, que la mollesse et l'oisiveté dans lesquelles certaines femmes vivent, les rendent si sensibles et leur peau si irritable, qu'elles forment comme un être à part parmi d'autres femmes plus durement élevées et plus fortes. Telle était, comme exception, Anne d'Autriche, mère de Louis XIV, qui, disent les historiens sans en expliquer le pourquoi, avait le derme d'une délicatesse telle que, ne pouvant plus dormir dans des draps de toile de Hollande, elle fut obligée de coucher dans des draps en batiste; aussi le cardinal de Mazarin lui disait-il malignement : « Majesté, si vous allez en enfer, on vous y fera coucher dans des draps de toile de Hollande. »

J'ai dit ce que causent les habitudes vicieuses; eh bien, si, après avoir assisté au spectacle dégoûtant qu'elles nous ont donné de leurs produits, nous nous reportons, par la pensée, aux résultats fâcheux, mais inévitables, de l'envie, de la jalousie, de l'avarice, de la colère et des autres passions mauvaises, nous retrouvons d'autres infirmités comme conséquences, mais nous assistons presque au même spectacle, comme tableaux; preuve évidente, nous le répétons, que les penchants bestiaux, comme les passions immorales, dégradent et rapetissent l'homme physique.

Et si, par contre, nous considérons ce qu'étaient les mœurs et les habitudes de nos aïeux, nous sommes forcés de reconnaître qu'ils devaient cette fraîcheur d'une longue jeunesse dans leur organisation corporelle à une éducation simple, ignorante, fidèle aux sentiments religieux; que, vivant dans la chasteté et la pudeur de l'innocence des premiers âges, leur corps robuste et mâle était inaccessible aux névroses de toute sorte qui tourmentent nos populations dégénérées; aussi, naïve et simple était leur parole, noble et digne était leur conduite, vigoureuse et forte était leur constitution. De leur temps, disent les historiens, on voyait des nobles et vaillants paladins, étincelants sous d'épaisses cuirasses, manier sur leurs palefrois, avec autant d'ardeur et d'agilité que d'adresse, d'énormes estramaçons qu'à peine les hommes d'à présent soulèvent de leurs deux mains. Rien ne surpassait leur bouillant courage dans le sein des batailles. Des carrousels, de brillants tournois exerçaient, sous les yeux de leurs dames, leurs membres nerveux et velus; des mets simples, des chairs abondantes couvraient leurs tables, et une gaieté franche présidait, avec un vin généreux, aux festins; pas de spiritueux incendiaires, pas d'épices; un amour vertueux dans les jouissances n'efféminait ni les corps ni les âmes; nuls besoins factices, nulles superfluités énervantes de mollesse et d'oisiveté; partant, aucune de ces affections nerveuses, catarrhales, asthéniques, qui minent nos organes débiles. Que les temps sont changés! -Aujourd'hui la vigueur des membres est méprisée comme un témoignage de grossièreté rustique, bonne tout au plus pour d'épais artisans, des forts de la halle et des laboureurs. Aujourd'hui, plus les femmes sont sensibles, délicates, pâles, langoureuses, et plus elles paraissent charmantes, délicieuses! Savez-vous ce qu'elles gagnent à se faire cette réputation? Le chagrin de ne produire que des avortons doués d'une excessive sensibilité nerveuse, décélant leur impuissance. Et dire que ce changement déplorable dans les mœurs et l'organisation physique de la société est ce qu'on appelle PROGRÈS DE LA CIVILISATION!

A nous, moralistes et philosophes catholiques, à repousser une qualification pareille; à nous à répéter, avec les législateurs religieux et politiques les plus illustres : « Il serait plus salutaire encore, pour les peuples et les individus, de vivre soumis à des religions même fausses et superstitieuses, telles que le polythéisme ou le paganisme, plutôt que de tomber dans l'athéisme; comme il y a moins de mal à être gouverné par un despote que par des milliers de tyrans dans l'anarchie. » A nous de répéter aussi : « Les Etats, comme les individus, s'accroissent et se fortifient par le culte des bonnes mœurs, autant qu'ils se détruisent en ruinant leur existence par la dégradation et l'immoralité. » N'est-il pas manifeste, en effet, que les anciens Romains, si robustes, si musculeux au temps de leur république, sont devenus, par la dépravation et la mollesse du Bas-Empire, les plus infimes et les plus lâches des hommes? Croit-on que les délicats et brillants seigneurs de la cour voluptueuse de Louis XV eussent l'énergie corporelle et la mâle santé des fiers Sicambres, vainqueurs des Gaulois, leurs ancêtres? On hérite donc de la grandeur ou de la faiblesse de l'état social, sa constitution forme la nôtre, inspire nos coutumes ou déploie nos passions, et cet esprit général devient le thermomètre de la santé des peuples, soit qu'ils grandissent, soit qu'ils tombent en décadence. Et comme il serait impossible, sans la puissance auxiliaire de la religion, d'établir des sociétés régulières, des lois conservatrices de l'ordre et de l'harmonie civile pour la sécurité individuelle ou la prolongation de la vie, nous tirerons de cette impossibilité la conséquence rigoureuse de l'heureuse influence de l'enseignement religieux pour moraliser les hommes, et contribuer, par là, à leur conservation, à leur accroissement et à leur perfectionnement physique et moral.

HYPERESTHÉNIE, s. f., *hyperesthenia*, de ὑπερσθένος, sur-force ou excès de force et de vigueur dans le système vivant, et en particulier, dans les muscles dont la contractilité a beaucoup de puissance.

HYPÉRESTHÉSIE, s. f., *hyperesthesis*, de ὑπερ-αἴσθησις, sur-sensibilité, excès de sensibilité ou de la faculté de sentir.

HYPOCONDRIE, s. f., *hypochondria*, de ὑπὸ-χόνδρος, sous les cartilages, apparemment parce que les hypocondres sont au dessous des cartilages des côtes. — Sous l'empire d'une violente frayeur, à la suite d'une fièvre intermittente trop brusquement arrêtée, de l'usage des préparations d'opium, d'une vie intempérante, de l'abus des narcotiques, du passage d'une vie active à une vie oisive et sédentaire, consacrée à des travaux de cabinet ou aux jouissances des plaisirs matériels des sens ; après des flux sanguins habituels, des passions tristes de l'âme, il n'est pas rare de voir l'hypocondrie se manifester comme elle se manifeste, en effet, chez les personnes qui y sont prédisposées par une constitution nerveuse plus ou moins débilitée. Celles dont les forces sont bien conservées, chez qui il y a pléthore accidentelle, en éprouvent aussi quelquefois les atteintes.

Ce qui la constitue, c'est une grande et continuelle propension à des accidents nerveux qui se manifestent : 1° *du côté de la tête*, par de la céphalalgie, des tintements d'oreilles, des vertiges, une tristesse profonde, le goût de la solitude, la défiance la plus ombrageuse, l'esprit continuellement occupé du moi physique et de sa maladie, de sorte que celle-ci a fini par devenir une idée fixe, qui domine tout, même la raison : de là des terreurs imaginaires et souvent sans cause, les bizarreries de caractère, les pleurs et les ris se succédant avec une rapidité étonnante; 2° *du côté des organes digestifs*, par le dégoût ou la dyspepsie alternant avec un appétit vorace ; des douleurs gravatives avec tension de l'estomac après les repas, des flatuosités incommodes, des éructations, des rapports acides, des coliques venteuses, la constipation ou le dévoiement, et un spasme particulier semblable aux mouvements d'un serpent qui rampe, ou d'une boule qui roule, et qui, partant des intestins, remonte jusqu'à la gorge, où elle produit un sentiment de strangulation ; 3° *du côté de la poitrine*, par le resserrement douloureux du thorax, la dyspnée, des palpitations du cœur; 4° *du côté des voies urinaires*, par la limpidité aqueuse et l'abondance des urines; 5° enfin, *partout*, par des sensations spasmodiques aux formes les plus légères, quand la maladie est légère elle-même; mais qui, quand celle-ci a acquis un certain degré de gravité, peut se manifester par les accidents les plus graves et les plus inquiétants, et par exemple : l'asphyxie, la catalepsie, le délire poussé jusqu'à la fureur, l'épilepsie, l'hydrophobie, le somnambulisme, maladies qu'on peut néanmoins distinguer de la vraie épilepsie, de la véritable aliénation mentale, etc.

Appartenant à la famille des névroses (comme toutes les maladies dont elle emprunte la forme dans certains cas, et ce sont les plus redoutables), on doit rechercher si l'hypocondrie tient à une exaltation asthénique ou hyposthésie nerveuse, notamment du système nerveux des organes digestifs, ou bien à une hyperesthésie liée à un état de pléthore abdominale, à une irritation viscérale primitive ou métastatique, à la continuence, toutes causes qui rendent l'homme hypocondriaque. Si la maladie ne reconnaît d'autre cause que la débilitation générale (hypocondie nerveuse pure), ce qu'on reconnaît aux signes que nous avons énumérés, article ADYNAMIE (*Voy.* ce mot), et puis à l'étude des causes elles-mêmes de cette débilitation, on doit s'attacher à restaurer, à fortifier le système vivant, sans donner toutefois des mets très-nourrissants, très-échauffants, excitants, de peur de provoquer l'irritabilité des parties. On y joint un léger exercice et d'agréables distractions; et puis, quand la disposition à l'irritation nerveuse est calmée, c'est alors que les martiaux, le quinquina, le cachou, le colombo, produiront d'excellents effets; que les bains froids, les douches sur les parties génitales, lorsqu'il y a des pollutions nocturnes, causes puissantes d'affaiblissement, les frictions sur l'épine du dos avec le liniment spiritueux de Rosen (parties égales d'eau-de-vie de genièvre, d'huile grasse de muscade, et d'huile de gérofle), les eaux minérales, salines ou ferrugineuses à l'intérieur et à l'extérieur, etc., remédieront à cet état constitutionnel qui favorise les troubles nerveux qu'on remarque.

Quant à ceux-ci, on les combat directement par les antispasmodiques directs. J'ai conseillé avec beaucoup d'avantage des pilules composées :

Pr. : Citrate de fer,   2 grammes.
Assa-fœtida,   1 gramme.
Extrait de jusquiame,   1 gramme.
F. S. A. 20 pilules.

On peut substituer à l'extrait de jusquiame 5 décigrammes d'extrait gommeux d'opium.

Les malades en prenaient trois par jour pendant cinq jours, augmentant le sixième jour d'une pilule le matin, puis cinq jours après d'une pilule à midi, et enfin encore après cinq jours, d'une pilule le soir, et puis encore en recommençant le matin, de manière à porter ces médicaments à haute dose; buvant par dessus les pilules une tasse d'une infusion de mélisse ou de feuilles d'oranger.

Contre le dégagement des gaz, nous avons prescrit l'eau de Seltz aux repas, une cuillerée à café de sirop d'éther pendant le travail de la digestion et une après qu'elle est terminée. Notez que, quand on use du sirop d'éther, il faut avoir l'attention de bien agiter le flacon qui le contient, chaque fois qu'on va en prendre; sans cette précaution, on avale presque de l'éther pur à la première et à la seconde cuillerée, ce qui est fort désagréable et produit une sensation de brûlure sur la langue; tandis que plus tard on ne boit que du sirop *légèrement* éthéré. Pourquoi? Parce que l'éther, étant plus léger et plus volatile que le sirop, monte toujours à la surface.

A défaut de sirop d'éther, on verse quatre ou cinq gouttes de ce dernier en nature sur un morceau de sucre, que l'on mange. Les dames qui craignent l'éther se servent volontiers des pastilles à la menthe; c'est un fort bon moyen. Nous en dirons autant de

tous les antispasmodiques (valériane, feuilles d'oranger, castoréum, etc.), que chaque praticien emploie plus ou moins familièrement et prescrit plus volontiers, sans autre motif que l'habitude.

Quand, au lieu d'être sous l'influence d'une débilitation générale, l'hypocondrie, au contraire, se manifeste chez des sujets forts, irritables, ou qu'il existe une disposition hémorroïdaire, quelques sangsues à l'anus, des boissons rafraîchissantes (l'eau de veau, l'eau de poulet, le petit-lait, etc.), les bains tièdes font le plus grand bien. Nous ferons observer, quant aux bains tièdes, qu'il ne faut pas craindre de les répéter souvent, et de laisser longtemps le malade dans l'eau à chaque bain, puisque nous lisons dans Pomme, médecin d'Arles, qu'une dame qu'aucun traitement n'avait pu soulager, fut guérie par l'usage de l'eau de veau bue abondamment, et en prenant tous les jours un bain de cinq heures le matin et un bain de trois heures dans l'après-midi : elle restait donc huit heures par jour dans le bain.

La diète lactée convient également dans les cas de surexcitation nerveuse gastro-intestinale, si on lui associe les antispasmodiques dits calmants. Une potion que nous avons employée volontiers, et qui nous a constamment réussi, c'est :

Pr. : De sirop de capillaire,   2 onces.
D'eau de fleurs d'oranger, 1 once et demie.
D'eau de menthe,   demi-once.
De liqueur minérale d'Hoffmann,
                                   25 gouttes.
De laudanum liquide de Sydenham,
                                   15 gouttes.
De teinture de castor,   10 gouttes.
D'eau de tilleul,   3 onces.
Mêlez. — En prendre une cuillerée à bouche, de deux en deux heures.

Dans tous les cas d'hypocondrie, un exercice assidu est obligatoire, mais à la condition pour le malade de se distraire en se promenant. Ainsi l'exercice à cheval est plus avantageux que l'exercice en voiture, à moins que l'hypocondriaque ne conduise lui-même, son esprit étant distrait de ses sombres pensées par l'attention qu'il est forcé de porter à ses chevaux, aux passants, etc.

HYSTÉRIE, s. f., *hysteria, strangulatio hysterica*, de ὑστέρα, *uterus*. — L'étymologie du mot hystérie a fait séparer celle-ci, par quelques auteurs, de l'hypocondrie, comme étant une maladie particulière à la femme; cependant, comme elles ne diffèrent pas essentiellement l'une de l'autre, comme il n'y a entre elles qu'une différence sexuelle, quelques écrivains les confondent dans une même description. Nous n'avons pas cru devoir les imiter : non pas que nous niions qu'elles n'aient la même nature, et que ce soit, rigoureusement parlant, la même maladie nerveuse, revêtant la forme de l'hypocondrie chez l'homme, et celle de l'hystérie chez la femme; mais précisément parce que cette forme n'est pas absolument la même. Ainsi

l'hystérique a des accès quelquefois très-fré-
quents, dont l'invasion est subite, ou bien
qui sont annoncés par des bâillements,
des vertiges, des pleurs sans sujet, des éclats
de rires involontaires que rien ne provoque,
et pendant lesquels la face pâlit, un froid
glacial s'empare de tout le corps, le sentiment
de la boule hystérique se manifeste, et la
malade éprouve ce sentiment de constriction
et de resserrement spasmodique de la gorge,
dont nous avons parlé article HYPOCONDRIE ;
puis, les pleurs recommencent, les urines
coulent en abondance, claires et limpides,
la réaction s'opère et l'accès est fini.

Malheureusement il n'en est pas toujours
ainsi, et parfois la gêne de la respiration est
si grande, le gonflement du cou, de la poitrine et de la face si considérable, que les
pieds se refroidissent extrêmement, le pouls
est presque insensible, le sentiment est plus
ou moins obtus, et l'hystérique, agitée de
mouvements convulsifs de la tête, du tronc
et des extrémités, perd entièrement connaissance. Enfin, dans les attaques portées
au plus haut degré, il y a tous les symptômes d'une mort réelle, et les malades peuvent rester quelquefois plusieurs jours dans
cet état de mort apparente, ce qui a donné
lieu, bien des fois, à des méprises funestes.

En dehors des causes qui déterminent
l'hypocondrie, et par conséquent l'hystérie,
que nous appellerons sa sœur jumelle, les
auteurs ont signalé, pour la femme, les suppressions des règles, des flueurs blanches, les
désirs vénériens très-vifs et non satisfaits,
surtout chez les femmes ardentes, les jeunes veuves qui se sont échauffé l'imagination par la lecture des romans, le clitorisme, etc. ; et nous signalons à notre tour
ces causes, parce qu'on ne saurait trop les
prendre en considération pour le traitement
de l'hystérie, c'est-à-dire, eu égard aux indications qu'on peut tirer de cette connaissance.

Il y a pour cela deux règles importantes à poser, savoir : faire cesser l'accès d'hystérie ; en
prévenir le retour. Or, pendant la syncope
et les autres accidents hystériques, il est une
chose qu'on ne doit oublier : c'est que
ces accidents, quelle que soit leur durée, sont
sans danger, et qu'il faut dès lors n'employer
que les moyens les plus doux pour les dissiper.
Ainsi, après avoir desserré les vêtements de
l'hystérique, on lui fait respirer la vapeur des
plumes brûlées, de la laine, de l'éther, lorsqu'elle n'en craint pas l'odeur : on lui place
dans la bouche un glaçon ou une cuillerée
d'eau fraîche, pour faire cesser le spasme de
la glotte ; on donne un lavement d'assa-fœtida (un à deux gros triturés avec de la
gomme arabique) ; on fait des fomentations
froides avec du vinaigre sur la région épigastrique, et on met les pieds dans l'eau
chaude, etc. Faut-il, quand l'accès se prolonge, employer le moyen si vanté par les
matrones, et qu'Ambroise Paré décrit naï-
vement, indiquant ensuite l'usage des frictions, l'application des ventouses, des fumigations et des injections dans les parties de

la génération ? Non ; car, indépendamment
que le clitorisme est un acte immoral, même
pratiqué par des femmes sur l'indication du
médecin, c'est encore un moyen inutile,
dangereux, même pour les femmes ardentes, chez qui cet acte produit quelquefois
l'attaque. Or n'avons-nous pas à craindre,
en voulant abréger la durée de l'accès, de le
prolonger encore ? Je ne dis pas que le mariage, conseillé par Hippocrate aux filles
vierges attaquées d'hystérie, ne puisse être
un puissant moyen de guérison ; au contraire,
et nous en étendons même l'utilité aux
veuves passionnées ; mais, en dehors de la
consécration qui autorise l'union des sexes,
nous repoussons toute union, tout contact,
toute profanation, même hors de l'accès, *a
'ortiori* pendant l'attaque.

Le mariage conseillé, avons-nous dit, pour
empêcher le retour des accès hystériques, est
utile dans certains cas, et serait complètement impuissant dans d'autres ; il n'en est
pas de même de l'habitation à la campagne,
des promenades à diverses heures de la journée (on leur donnera un but, celui de cueillir des fleurs, de prendre des papillons, de
former une collection d'insectes, de faire une
gerbe de plantes aromatiques, toutes choses
qui distraient et amusent, et que nous met-
tons un soin tout particulier à recommander
à nos malades), de l'exercice à cheval, de la
navigation, des lectures instructives faites à
haute voix, des frictions, qui ont une utilité incontestable. Mais, parmi eux, il n'en
est pas de plus puissant que le *bain d'air*,
comme on l'appelle, journalier, rien n'étant
plus propre à fortifier, dans les cas de faiblesse nerveuse, que l'influence vivifiante
qu'il produit sur nos organes.

A propos de diététique, nous ferons observer que, soit chez les hystériques, soit
chez les hypocondriaques, on ne saurait être
trop sévère pour le régime, c'est-à-dire que
les boissons chaudes (thé, café), les aliments
venteux et indigestes (oignons, pois, fèves,
navets, choux), tout excès dans le boire et
le manger, doivent être sévèrement défendus,
les organes étant très-disposés aux indigestions, et celles-ci suffisant quelquefois pour
renouveler les accidents.

Du reste, et nous l'avons fait pressentir
dans le principe, la maladie ayant la même
nature, qu'elle s'appelle hypocondrie ou hystérie, le traitement conseillé pour celle-ci
sera également applicable à celle-là, sauf les
quelques modifications relatives au sexe.
Ainsi, pour la suppression des menstrues
(*Voy.* AMÉNORRHÉE) ou de la leucorrhée, il
faut tâcher de les rétablir. Pour l'emploi des
anti-spasmodiques, il faut éviter, chez les
hystériques, soit ceux qui répandent de l'o-
deur (le musc, et pour certaines, l'éther, etc.),
et leur préférer la jusquiame, le zinc, etc.,
soit l'opium, à cause de la constipation qu'il
produit, et aussi surtout parce que l'économie s'habitue facilement à son action.

En parlant du régime nous avons oublié
de recommander le calme de l'esprit et du
cœur, une contrariété et surtout une violente

colère pouvant provoquer une attaque d'hystérie ; dans ce cas, il est rare que l'individu tombe en syncope, mais, s'il ne défaille pas, il fait des mouvements forts, brusques, pour se frapper ou pour frapper autrui ; il déchire ses vêtements, et se blesserait grièvement, si on ne s'en occupait attentivement.

En pareille circonstance, il faut éloigner tous les assistants inutiles, ne garder que les personnes les plus intimes de la malade, et la faire contenir doucement, tout en suivant les mouvements qu'elle fait en se débattant. Parmi les personnes qu'on éloigne doit se trouver surtout celle ou celles qui sont la cause involontaire de l'attaque par la contrariété ou la colère qu'elles ont provoquée ; leur vue, au moment où la malade rouvre les yeux, suffisant communément pour renouveler immédiatement l'accès. Du reste, il n'est pas rare que plusieurs attaques, survenant à la suite d'une querelle, se succèdent à des intervalles très-rapprochés dans la même journée, si rapprochés même qu'il y a à peine quelques minutes d'intervalle entre eux ; heureusement qu'ils vont en diminuant d'intensité et de durée à mesure qu'ils se renouvellent, et qu'ils s'usent et cessent enfin entièrement.

Dans les intervalles qui les séparent, nous avons trouvé utile d'administrer une ou deux cuillerées de l'émulsion de Fuller :

Pr. : Assa-fœtida, deux gros ;

Eau distillée de laurier cerise, huit onces. Faites une émulsion.

Ou bien une cuillerée, toutes les demi-heures, de la potion de Barbeyrac. Elle convient également dans les paroxysmes hystériques, quand la déglutition est libre. La dernière médication est indiquée **surtout** lorsque les forces sont abattues.

En voici la formule :

Pr. : D'eaux d'armoise, de matricaire et de fleurs d'oranger, de chaque deux onces ;

De thériaque, un gros ;

De castoréum en poudre, vingt grains.

Mêlez.

Enfin j'oubliais encore, et je suis heureux de réparer cet oubli, que dans les syncopes prolongées, tout en employant les moyens que nous avons énumérés, il faut parler haut des choses que les malades aiment et affectionnent le plus de ce qui leur est habituel. Que les hystériques, quoique présentant tous les symptômes d'une mort véritable, voient et entendent quelquefois tout ce qui se passe autour d'elles, et ne peuvent cependant donner signe de vie. Combien ont dû souffrir celles qui ont vu faire les apprêts de leur inhumation ! Aussi ne doit-on permettre l'enlèvement du corps, en supposant que la vie ait cessé de l'animer, qu'après que la putréfaction, seul signe certain de la mort réelle, se sera manifestée. Ces réflexions nous sont suggérées, soit par les exemples trop nombreux d'inhumations précipitées, soit par l'histoire de Milady Russel, dame très-pieuse, qui, après plusieurs jours passés dans un état de mort apparente, se réveilla le soir et sortit de son accès d'hystérie, en disant : « Voilà l'heure de la prière. »

I

IATRALEPTIQUE, s. f., *iatraleptia*, ou ἰατραλειπτική, de ἰατρική-ἀλείφω, la médecine, je joins, je frotte. — Méthode thérapeutique qui consiste à traiter les maladies par les frictions, les fomentations, les liniments, enfin, par toute sorte d'applications extérieures.

De nos jours, feu le docteur Chrestien, de Montpellier, a remis en vigueur et donné une extension nouvelle à cette méthode qui, en ses mains, a produit de très-grands et de fort heureux résultats. En marchant sur ses traces, nous avons eu souvent à nous applaudir de l'avoir imité.

ICHTHYOSE, s. f., de ἰχθύς poisson. — Quoique l'ichthyose soit plutôt une difformité qu'une maladie, il suffit que les pathologistes l'aient classée parmi les maladies pour que nous en fassions nous-même le sujet d'un article.

Cette affection, qui tire son nom de ce que les individus qui en sont atteints ont l'enveloppe tégumentaire recouverte de squames ayant l'apparence grossière d'écailles de poisson, est ordinairement congéniale et héréditaire, quoique pouvant survenir accidentellement dans quelques circonstances, et c'est alors seulement qu'on a quelques chances de la guérir.

Alibert, pour qui l'ichthyose forme le premier groupe des dermatoses *hétéromorphes*, en décrit deux variétés principales, savoir : l'ichthyose nacrée *cyprine*, et l'ichthyose nacrée *serpentine*. Dans toutes les deux, la peau sèche, rugueuse, terreuse, imperméable, est recouverte d'un épiderme épais, fendillé, qui forme ces écailles dures, d'un blanc grisâtre sale, plus ou moins analogues à celles qui enveloppent les carpes ou les serpents ; quelquefois minces et ténues, d'autrefois d'une épaisseur et d'une dureté très-grandes, ordinairement très-adhérentes à la peau. On voit souvent ces écailles se détacher spontanément à certaines époques de l'année ; elles s'enlèvent par le frottement, par l'usage des bains, etc. : mais la peau ne reprend pas après leur chute son état naturel, elle reste sèche, terreuse, grisâtre, et les écailles ne tardent pas à se reproduire.

Cette affection, ordinairement générale, mais modifiée par les divers états des téguments dans les diverses régions du corps, est le plus souvent peu ou point marquée au visage, au voisinage des parties génitales, etc., quelquefois même elle est partielle et ne se montre qu'aux membres supérieurs ou inférieurs ; cela s'observe surtout dans l'ichthyose accidentelle.

Les causes de l'ichthyose ne sont pas connues et même il serait difficile de lui en assigner. En supposant qu'elle dépend d'un vice de la sécrétion cutanée, qu'elle consiste dans l'hypertrophie ou le développement contre nature de l'épiderme, tout cela ne nous apprend pas comment il se fait que l'épiderme s'altère et se détache ainsi pour s'altérer et se détacher de nouveau, et cela indéfiniment.

D'après ce qui précède, il semblerait que tout traitement devient inutile, la maladie conservant toujours un caractère réel d'innocuité, et ne guérissant jamais quand elle est congéniale; toutefois, comme elle peut être quelquefois accidentelle, il est bon que nous sachions quels sont les remèdes par lesquels on peut tenter de la guérir, l'ichthyose accidentelle, avons-nous dit, étant parfois curable.

Si un cas de cette nature se présente, il faudra l'attaquer par les bains alcalins, les bains de vapeur, les sudorifiques et notamment les pilules de goudron à l'intérieur, ou encore par des moyens plus simples et, par exemple, l'eau de son très-épaisse ou l'eau de guimauve. Ne pourrait-on pas, dans cette affection, employer le traitement de la dartre crofiteuse, qui consiste dans l'emploi local de cataplasmes émollients qui font tomber la croûte, et de lotions sur la plaie avec l'acide prussique étendu d'eau de roses ? Ce sont des expériences qu'on pourrait tenter, ce me semble, la teinture alcoolique d'acide prussique à la dose de 4 grammes dans 180 grammes d'eau distillée de roses étant un médicament dont nous avons constaté l'efficacité.

ICTÈRE. *Voy.* Jaunisse.

IDIOPATHIQUE, adj. Se dit de toute maladie essentielle, c'est-à-dire, qui ne dépend d'aucune autre ; c'est l'opposé de symptomatique et sympathique. Exemple, la variole est une affection idiopathique, les convulsions sont des maladies symptomatiques ou sympathiques, quoique pouvant être parfois essentielles, etc.

IDIOSYNCRASIE, s. f., *idiosyncrasis*, d'ἴδιος,-σύν-κράσις, propre avec tempérament ; c'est comme si l'on disait: disposition qui résulte de plusieurs choses particulières. — Mode d'être organique et vital, spécial à chaque individu, qui fait qu'il est affecté d'une manière à lui propre par les agents extérieurs qui frappent ses sens, ou par certains corps qui, ingérés dans son estomac, produisent des accidents fâcheux ; et comme ce mode d'être particulier tient à une anomalie de la sensibilité de l'estomac ou des organes des sens, nous devons toujours le respecter. Expliquons-nous :

Bien des personnes apportent en naissant une aversion insurmontable pour la vue de certains objets, pour certains mets, etc. ; d'autres, sans que ces mets leur répugnent, en sont fâcheusement impressionnés, ce que nous avons appelé *antipathies vitales* ; eh bien, ces antipathies vitales ou idiosyncrasiques doivent être respectées quand elles sont connues, et doivent être recherchées lorsque, appelé par exemple auprès d'un in-

dividu tombé en syncope, cet accident se prolonge au-delà des syncopes ordinaires et résiste aux moyens habituellement employés. Pourquoi ? Parce que si cette syncope a été occasionnée par la vue d'une personne ou d'un objet antipathique, à coup sûr elle persistera tant que l'objet sera sous les yeux de la malade, ou que la personne ne s'éloignera pas ; d'où, nous le répétons, la nécessité d'étudier les idiosyncrasies. *Voy.* Antipathie.

IDIOTIE. *Voy.* Maladies mentales.

ILEUS. *Voy.* Miserere.

IMBÉCILITÉ. *Voy.* Idiotisme.

IMPETIGO. *Voy.* Mélitagre.

IMPOTENCE. *Voy.* Paralysie.

IMPUISSANCE. *Voy.* Anaphrodisie.

INCONTINENCE D'URINE. *Voy.* Enurésie.

INCUBE. *Voy.* Succube.

INDICATION, s. f., *indicatio*, d'*indicare*, indiquer, ou d'ἐνδείνυμι, action d'indiquer. — Ce mot sert à désigner, en pathologie générale, la connaissance de l'état du malade ou le jugement *diagnostique* qu'on en a formé ; jugement (diagnostic) d'après lequel le médecin fixe les règles à suivre pour le traitement.

L'indication est ou *rationnelle* ou *empirique*. Elle est *rationnelle* quand elle se fonde sur le raisonnement et l'expérience qui ont établi que, tels symptômes donnés se manifestant, tel médicament produit tel effet à peu près certain ; exemple, l'action des vomitifs dans les embarras gastriques ; des anthelminthiques dans les maladies vermineuses, etc. Au contraire, l'indication est *empirique*, lorsque, agissant par analogie, on emploie un remède dans un cas donné, parce qu'il a produit de bons effets dans une maladie semblable. *Voy.* Empirisme.

INDIGESTION, s. f., *prava coctio*, dépravation de la digestion. — Nous avons exposé article Digestion, les lois et conditions nécessaires pour que cette fonction s'exécute avec régularité. Eh bien, quand on s'en écarte, il en résute de l'anxiété, des nausées, des vomissements, etc. ; et ces phénomènes constituent l'*indigestion*. Comme ils sont tous le résultat de l'action médicatrice de la force vitale, il suffit de la seconder, en favorisant les vomissements, à l'aide d'abondantes boissons d'une infusion théiforme (thé, tilleul, mélisse, feuilles d'oranger, etc.).

INFLAMMATION, s. f., *inflammatio*, de *inflammare*, enflammer. — Plus grand a été le rôle qu'on a voulu faire jouer à l'inflammation et que beaucoup de disciples de Broussais lui font jouer encore aujourd'hui, plus aussi il y avait de courage il y a vingt ans, et il y en a peut-être encore en ce moment, de vouloir lui assigner sa véritable valeur pathologique. Et pourtant nous n'hésitons pas à le faire, l'école Broussaisienne admettant que l'inflammation à l'état apparent ou à l'état latent forme le fond de *toutes* les maladies, qu'elles n'ont pas d'autre cause prochaine, ce qui veut dire que le traitement antiphlogistique est le *seul* admissible. Nous n'ignorons pas qu'on est bien revenu aujourd'hui de cette erreur ; cependant, comme bien des médecins ont été formés à l'école de ce

professeur célèbre et que ceux-là, s'ils n'ont
pas modifié leurs opinions, les imposent au
vulgaire, il est bon que chacun soit fixé,
nous le répétons, sur l'importance de l'état
morbide appelé *inflammation*.

Ce qui la constitue, c'est la chaleur, la
rougeur, la tumeur et la douleur de la partie
affectée.

Ce qui y prédispose, ce sont les causes qui
produisent la prédisposition inflammatoire
(*Voy.* Elément inflammatoire) : ce qui la
détermine, ce sont les irritations mécaniques,
chimiques ou physiques, qui, agissant fortement et activement sur un tissu, en changent le mode d'être normal de sensibilité et
de vitalité ; de là, consécutivement, des phénomènes de réaction locale et générale proportionnés à l'intensité des désordres locaux, à la
vigueur du sujet, ou mieux, à son état constitutionnel, son Idiosyncrasie (*Voy.* ce mot).

Nous avons dit que ce qui caractérise l'inflammation, c'est la *chaleur*, la *rougeur*, la
tumeur et la *douleur ;* or, si nous portons
successivement notre attention sur ces divers phénomènes caractéristiques, que trouvons-nous ? que si la *chaleur* est un des principaux symptômes d'une inflammation interne, ce symptôme isolé ne suffit point,
bien des causes produisant en nous un sentiment de chaleur, sans que pour cela un de
nos organes soit enflammé ; que la *rougeur*,
symptôme essentiel, manque ou n'est point
appréciable pendant la vie, alors que l'organe enflammé est profondément situé et
hors de la portée de nos yeux ou des corps
que nous employons pour constater l'état
intérieur, organique, de certaines cavités ;
que la *tumeur*, par l'obstacle mécanique
qu'elle produit, détermine certains désordres
fonctionnels, qui peuvent également se montrer sans tuméfaction inflammatoire : de telle
sorte que ce changement de volume n'est
d'aucune valeur, quand c'est un organe invisible qui est phlogosé ; enfin, que la *douleur*
est tantôt nerveuse, tantôt inflammatoire et
tantôt sympathique, et que par conséquent si
on l'isole elle n'est point caractéristique de
l'inflammation. Ce n'est donc qu'à la réaction inflammatoire d'une part, et à des signes
particuliers d'autre part, que nous devons
de pouvoir apprécier l'existence d'une
inflammation interne. Et comme ces signes
particuliers sont indiqués aux articles Angine,
Encéphalite, Pneumonie, Gastrite, etc.,
nous n'en parlerons point dans celui-ci. La
seule chose que nous voulons établir, c'est
que le diagnostic de l'inflammation se tire de
la réunion des signes sus-énumérés, et, je
le répète, de la réaction inflammatoire qui
les accompagne. N'est-ce pas, en effet, que
dans les phlegmasies chroniques, par exemple,
la réaction inflammatoire est le seul signe
qui nous serve à les reconnaître et à les
diagnostiquer ? N'est-ce pas que sans la *fièvre
lente* qui consume les malades atteints d'inflammation chronique des viscères, nous ne
soupçonnerions pas l'existence d'une inflammation viscérale ? Et alors à quoi la recon-
naîtrions-nous ? A rien, car tous les autres

symptômes sont incertains quand la fièvre
ne s'y mêle pas, et alors !.. Nous reviendrons
là-dessus.

Toute inflammation se termine par résolution, par suppuration, par induration et
par gangrène, et chacune d'elles a des caractères particuliers qui l'annoncent. Ainsi
quand la maladie se termine par

Résolution, les symptômes vont en diminuant d'intensité, insensiblement, ou d'une
manière bien manifeste, et le malade guérit
radicalement. Au contraire, quand la

Suppuration se forme au milieu de la fièvre
générale et même d'un état d'exacerbation
des symptômes généraux et locaux, il -sur-
vient un léger frisson, suivi de la rémission
des phénomènes pathologiques ; la douleur,
qui était lancinante et pungitive, aiguë, devient gravative ; un sentiment de pesanteur
se manifeste dans le lieu enflammé, la fluctuation y succède bientôt.

L'*induration* n'a pas de signes particuliers
caractéristiques qui puissent lui être assignés, et quant à la

Gangrène, elle s'annonce par la cessation
subite des symptômes inflammatoires, et par
l'odeur forte et putride qui s'exhale du point
enflammé. En conséquence, favoriser la résolution et parfois la suppuration ; s'opposer à
la terminaison par suppuration ou par gangrène : tel doit être le but constant de nos efforts.

Comment y parvient-on ? Pour répondre à
cette question essentielle, nous devons nous
arrêter à l'étude de la *nature* de l'inflammation, cette étude devant nous éclairer sur
bien des points, nous aider à résoudre bien
d'autres questions essentiellement pratiques,
que nous aurons à discuter.

La *nature* ou la *cause prochaine* de l'inflammation est, si l'on veut, invariable ; c'est-
à-dire, qu'elle tient absolument aux caractères que nous avons énumérés, et qui sont
réunis sinon en totalité, du moins en très-
grande partie. Mais, malgré cette invariabilité,
des *changements* organiques, l'inflammation
diffère selon qu'elle est inflammatoire ou
essentielle, bilieuse, muqueuse, catarrhale,
c'est-à-dire suivant les modifications que les
constitutions médicales lui impriment ; suivant aussi son type aigu ou chronique, toutes
circonstances qui restreignent beaucoup
l'importance pathologique de l'inflammation.
Elles l'effacent même tellement, si je puis ainsi
dire, qu'au lieu de remplir le principal rôle
dans la scène morbifique, elle ne joue qu'un
rôle absolument secondaire. Aussi, ses symptômes semblent-ils nous commander de prendre garde qu'il y a un organe enflammé, ou
seulement un point enflammé, membraneux
ou viscéral, etc., dont le siége est là même
où ils se font sentir ; mais voilà tout.

Eh bien, tenant compte de cet avertissement, que faisons-nous ? Quand l'inflammation est franche, légitime, aiguë, avec tout
le cortége d'une réaction inflammatoire plus
ou moins violente, nous l'attaquons par des
antiphlogistiques généraux plus ou moins actifs. Mais, attendu l'avertissement que nous
ont donné la douleur et les autres signes

d'inflammation, quand il y en a d'appréciables, nous avons un lieu d'élection pour les antiphlogistiques locaux, dont l'emploi doit accompagner ou suivre celui des antiphlogistiques généraux plus ou moins actifs. Ici, comme toujours, on a égard à l'état des forces, à la suppression des hémorragies habituelles (s'il y a suppression), aux métastases, etc.

De même, quand sous une constitution bilieuse les symptômes d'une inflammation interne se déclarent, quelles conséquences tire-t-on de la présence de cette inflammation pour le traitement de la maladie? Celle-ci : nous agissons d'abord comme dans les Fièvres bilieuses bien caractérisées (*Voy.* ce mot), sans avoir égard à la phlegmasie qui pour nous ne forme qu'une complication secondaire ; et si la réaction inflammatoire calmée par des moyens généraux, l'état bilieux dissipé par les évacuants émétiques et purgatifs, l'inflammation persiste encore, ce qui a lieu quelquefois, alors seulement nous nous occupons de celle-ci, comme dans le cas d'inflammation persistant après la rémission des phénomènes inflammatoires. Je dis que les symptômes de phlogose persistent, parce que ce n'est pas toujours, ni même le plus souvent, qu'ils persistent ; c'est quelquefois, par exception, sous une constitution médicale bilieuse, les phlegmasies cédant habituellement au traitement de la maladie principale, c'est-à-dire aux évacuants seuls, ou précédés des antiphlogistiques généraux.

Liée comme complication à l'état muqueux, son rôle ne change pas ; c'est-à-dire que le praticien combat la maladie muqueuse, et que si après que la fièvre a disparu et les mucosités ont été évacuées, la douleur, la chaleur, persistent, toujours elles désignent le lieu de l'élection, et pas autre chose.

Unie enfin à l'état catarrhal, son importance pathologique est moindre encore ; alors sa nature n'est plus franchement phlogistique : aussi traite-t-on l'affection catarrhale par des excitants sudorifiques, les vomitifs antimoniaux (*Voy.* Catarrhe); et si la douleur ne disparaît pas, on applique un vésicatoire, loin ou près du lieu où cette douleur se fait sentir.

Mais, dira-t-on, quand elle passe à l'état chronique, l'inflammation existant seule, seule elle doit nous occuper. Ceci est incontestable, et c'est pour cela qu'au lieu de faire de l'inflammation un élément de maladie, nous en avons fait un sub-élément (*Voy.* ce mot), celui-ci, quoique n'étant le plus souvent qu'un *sous-chef* d'indication, pouvant également devenir *chef* d'indication. Et même, si nous voulions être optimiste (Dieu nous en garde ! car l'optimisme c'est la passion, et l'on ne doit jamais se passionner en médecine ni pour ni contre un système, quel qu'il soit), nous dirions que dans la plupart des phlegmasies *chroniques*, le praticien se préoccupe bien plus encore de l'état des forces radicales que de l'inflammation elle-même ; et la preuve, c'est que s'il y a atonie, adynamie, il administre les toniques à l'intérieur, dont Broussais, dans les derniers

temps de son existence, admettait l'emploi, même dans les gastro-entérites asthéniques, quand l'inflammation, d'active qu'elle était, devenait passive.

Dans ces circonstances, on a bien recours aussi aux dérivatifs cutanés et autres, mais ce n'est que secondairement, car on préfère employer les toniques intérieurement et extérieurement; on cherche même à exciter une fièvre artificielle bien nécessaire, comme l'a prouvé Pujol, pour obtenir la terminaison heureuse des phlegmasies chroniques. C'est ce que produit l'eau froide intérieurement et extérieurement, en lotions ou en bains ; aussi est-elle généralement conseillée concurremment avec les martiaux, le quinquina, etc.

Du reste, une médication très-avantageuse dans les inflammations atoniques avec fièvre légère ou rémittente, ce sont les frictions à la partie interne des cuisses et au gras des bras avec la teinture de quina, seule ou camphrée. Nous nous sommes très-bien trouvé de leur administration, surtout sur les jeunes enfants. Elles agissent comme toniques, anti-périodiques, calmantes et dérivatives : quadruple effet que réclame l'état du malade.

Enfin, si nous considérons que l'inflammation (n'importe son siége) qui se lie ou s'associe à une fièvre rémittente ou intermittente pernicieuse est en quelque sorte oubliée par le médecin, qui ne s'en occupe nullement et n'agit que contre la rémittence ou la périodicité de la fièvre, nous en tirerons la conclusion que les cas où l'inflammation joue un rôle marquant sont excessivement rares, proportionnellement à ceux où elle tient l'emploi subalterne.

Voilà des règles théoriques et pratiques que nous ne devons jamais oublier au lit du malade; elles nous rappelleront sans cesse que l'inflammation, dans l'immense majorité des cas, ne fournit qu'une sous-indication, celle du lieu d'élection pour la saignée, qui sera révulsive, dérivative ou locale (*Voy.* Saignée), suivant le lieu où on la pratiquera, eu égard au siége de l'inflammation. Et si nous ajoutons, en terminant, que *toute* inflammation, quel que soit son siége, c'est-à-dire qu'elle s'appelle encéphalite, ophthalmie, pneumonie, hépatite, etc , doit être traitée absolument d'après ces principes et ces règles, sauf quelques petites modifications particulières que nous indiquons aux articles spéciaux susnommés, on reconnaîtra que cette classe si nombreuse et si variée d'inflammations, maladies sur lesquelles on a écrit tant de volumes, se réduit à la connaissance de l'inflammation proprement dite, considérée comme sub-élément de maladie.

INFLAMMATOIRE, adj. —Terme générique qui sert à désigner, soit l'état phlogistique du sang, *couenne inflammatoire* (*Voy.* Saignée), soit une réaction générale dans l'économie humaine, qui constitue une altération pathologique connue des nosologistes sous le nom de fièvre inflammatoire, et que nous appelons plus volontiers *élément inflammatoire*.

Inflammatoire (*Élément*). Il est d'autant

plus important en pathologie de préciser les traits caractéristiques de cet élément des maladies, que c'est contre lui et pour le détruire lorsqu'il existe seul et forme une maladie essentielle, ou alors qu'il marche associé à d'autres états morbides, qu'on met en usage le traitement antiphlogistique.

Les lieux où on l'observe le plus familièrement comme *essentialité* morbide, ce sont les pays froids où règne un air vif et sec, et qui, par leur position topographique, reçoivent habituellement le souffle des vents du nord. Les personnes qu'il attaque, ce sont principalement les jeunes gens doués d'une constitution forte et vigoureuse; les adultes, chez lesquels le système sanguin prédomine sur les autres systèmes (tempérament sanguin, pléthorique); les jeunes filles, lorsque la puberté vient leur procurer une vie nouvelle et des sensations jusqu'alors inconnues, si, après cette époque et à cause de la révolution qui s'est opérée, elles cessent, par accident, d'être menstruées, sont alors éminemment pléthoriques; il en est de même des femmes passé l'âge critique, et de tous les individus enfin qui, après s'être livrés longtemps à de violents exercices, cessent de s'y livrer pour mener une vie tranquille, oisive, sédentaire, ou qui avaient un flux hémorroïdal habituel qui s'est supprimé, etc.

La saison durant laquelle il éclate, c'est ordinairement après un hiver rigoureux, pendant lequel les hommes, guidés par un préjugé funeste, se gorgent d'aliments grossiers et indigestes, salés ou épicés, usent de liqueurs fortes, abusent des vins généreux, espérant ranimer par là leurs organes engourdis, exciter leurs fonctions digestives qui languissent, et résister davantage à l'inclémence des saisons. Eh bien, que certaines de ces causes agissent concurremment sur quelques individus, chez tous ou du moins chez la plupart, la plus légère indisposition, occasionnée par la cause la plus simple, sera suivie du développement des symptômes inflammatoires.

Ils deviennent appréciables pour le malade, en ce que, sans être précédés par aucun prodrome, ils éclatent le matin par un frisson peu intense, qui ne se renouvelle pas si la maladie suit une marche régulière. A ce frisson succède le sentiment d'une chaleur générale, s'accompagnant d'une activité plus grande de la circulation du sang. Celle-ci se fait parfois avec une violence telle, que le sang vient faire irruption et jaillit par les ouvertures naturelles (flux hémorragiques). A ce moment, les battements du cœur sont forts et secs; le pouls est remarquable par la fréquence, la dureté et la plénitude de ses pulsations; les yeux sont vifs et brillants, les conjonctives injectées, le front rouge et chaud, les lèvres rouges et sèches, en un mot, la face est rouge et animée, vultueuse même ou gonflée comme la peau de la surface du corps, dont la transpiration est diminuée ou totalement supprimée, suivant le degré d'érétisme et de sécheresse du tissu

cutané; la respiration est peu gênée, mais fréquente, forte, anhéleuse; le sujet se plaint de céphalalgie fixe, il aime à respirer un air frais ou froid; tourmenté par la soif, il désire des boissons fraîches ou glacées, qu'il croit propres à éteindre le feu intérieur qui le consume, parce qu'elles dissipent momentanément l'ardeur et la sécheresse de la bouche. Sa langue, humectée dès le principe, devient plus tard rouge, blanchâtre et sèche comme les narines, la bouche et les lèvres; quelquefois elle est fortement sillonnée ou fendue et sanguinolente; les urines, tantôt blanches et tantôt d'un rouge vif et transparent, déterminent par leur âcreté un sentiment de cuisson ou de feu ardent sur la muqueuse de l'urètre; des matières dures et sèches séjournent dans le rectum et ne sont expulsées qu'après des efforts douloureux : ce qui explique la sensation de chaleur et de sécheresse que l'individu dit ressentir dans le bas-ventre.

Si à ces symptômes généraux et ordinaires, communs à tous les cas, nous ajoutons quelques phénomènes morbides particuliers et accidentels, qui s'offrent parfois isolément à l'observateur, il deviendra impossible de commettre des erreurs de diagnostic, et de s'en laisser imposer par ces phénomènes, fort inquiétants pour ceux qui ignorent, mais non pour ceux qui savent qu'eux aussi font partie du tableau symptomatologique de l'état morbide inflammatoire, et peuvent se montrer sans en augmenter le danger.

Nous placerons dans cette catégorie l'hydrophobie, que Vogel a vue éclater spontanément; le délire frénétique, avec battement violent du cœur et des artères temporales; une difficulté de respirer, très-grande, extrême, s'accompagnant de la sensation d'un poids qui pèserait sur la poitrine, et même d'une douleur marquée en respirant; les vomituritions de peu de durée ou les vomissements par lesquels certains malades sont tourmentés; une agitation qui les oblige à changer de position et à quitter leur lit sans trop savoir pourquoi, etc.: symptômes qui annoncent un état d'irritation extrême; une phlegmasie latente, interne ou externe; une éruption prochaine ou déjà commencée; une évacuation critique, etc.

Les maladies inflammatoires se terminant, en général, par des hémorragies plus ou moins abondantes qui leur servent de crise, on peut prédire qu'elles arriveront, quand aux symptômes que nous avons énumérés comme les annonçant, se joignent, savoir :

Pour l'*hémorragie nasale :* la douleur de tête avec des élancements qu'accompagnent l'ardeur du visage, un regard vif et perçant, des yeux hagards, larmoyants ou même versant des larmes involontaires; la chaleur et la rougeur du front, les hallucinations des sens, la tuméfaction et la rougeur de la caroncule lacrymale, qui ne sont pas le produit d'une irritation locale accidentelle; le développement ou gonflement insolite des artères carotides, leurs battements précipités et plus sensibles qu'à l'ordinaire ; la dyspnée , la rougeur, la chaleur et la douleur du nez qu'accompagnent l'anosmie, ou seulement le prurit des narines ; le tintement des oreilles ; le pouls est dur et dicrote, grand, fort et comme intermittent ; les extrémités se refroidissent ; il y a élévation ou gonflement léger des hypocondres, sans douleur.

Pour les *menstrues :* la pâleur de la face, les yeux cernés d'un cercle bleuâtre, livide et plombé accidentel ; des lassitudes spontanées, le gonflement des mamelles, des douleurs gravatives aux lombes, un sentiment d'ardeur et de chaleur poignante qui se propage le long de l'épine, dorsale. Certaines femmes éprouvent des coliques, et d'autres de la céphalalgie ; quelques-unes des douleurs à la matrice ou seulement des élancements dans les parties sexuelles ; chez toutes le pouls est inégal, irrégulier et rebondissant.

Pour le *flux hémorroïdal :* douleurs gravatives et sentiment de tension dans le dos et les lombes ; borborygmes, chaleur et prurit au rectum ; légers frissons avec chaleur à l'extérieur ; envies d'uriner et d'aller à la selle ; diminution des urines, pouls dur, serré, et, suivant Bordeu, inégal, roide et tremblottant.

Rien n'est plus nécessaire, en médecine clinique, que de constater la présence et d'apprécier la valeur (par une analyse raisonnée) des symptômes qui forment l'élément inflammatoire, et des épiphénomènes qui surviennent spontanément, si l'on veut préciser les cas où l'on doit agir, et ceux où il faut tout attendre des forces médicatrices de la nature. Dans ce dernier cas, soit qu'on ait à espérer une hémorragie, des sueurs ou des urines critiques, car certaines sécrétions peuvent également servir de crise à l'élément inflammatoire (*Voy* Crise), le rôle du praticien est fort simple : il se croisera les bras, pour ainsi dire, attendant, dans une sage et prudente expectation, que la force vitale accomplisse les actes qu'elle a préparés ; au contraire, si l'on juge qu'il faille agir, l'indication curative est invariable, il faut : 1° tirer du sang au malade, en proportionnant la saignée aux forces du sujet, à son âge, et la répétant jusqu'à ce que les symptômes se seront amendés ; 2° faire boire abondamment des boissons rafraîchissantes tièdes ; 3° plonger l'individu dans un bain tiède et l'y laisser longtemps ; 4° le tenir à une diète très-sévère ; 5° combattre la constipation par des lavements émollients ; en un mot, employer le traitement antiphlogistique dans sa plus grande extension. Puis, quand tous les symptômes se seront calmés, quand la fièvre aura disparu, on donnera des potages maigres, du laitage, quelques végétaux, et peu à peu on arrivera à une nourriture plus substantielle ; en observant aux individus prédisposés à la pléthore et aux maladies inflammatoires qu'ils doivent se nourrir principalement de végétaux, ne boire que de l'eau pure ou de l'eau légèrement rougie aux repas, faire beaucoup d'exercice, dormir

peu la nuit, jamais dans la journée, éviter, enfin, de se faire trop de sang.

INFUSION, s. f., *infusio*, de *infundo*, je verse dedans, j'introduis. — C'est une opération pharmaceutique qui consiste à verser un liquide bouillant quelconque, communément de l'eau filtrée ou de l'eau de fontaine, de puits, sur un médicament solide, pour en extraire les vertus médicamenteuses.

C'est ordinairement avec des feuilles et des fleurs que se font les infusions ; les racines et les bois, exigeant une action plus puissante et plus prolongée du liquide sur le solide, doivent être employés pour les décoctions. Notons que l'infusion diffère de la Macération (*Voy.* ce mot), en ce que la séparation de la partie médicamenteuse pour se mêler au liquide se fait à froid dans cette dernière opération.

INFUSOIRES, s. m. pl. — C'est le nom qu'on a donné aux animalcules microscopiques qui se développent dans les liquides aqueux, alors qu'ils contiennent des substances animales ou végétales en suspension ou en dissolution.

INGESTA, s. f. pl. — Mot latin employé par Hallé pour désigner, parmi les choses qui font partie de la matière de l'hygiène, celles qui sont introduites dans le corps par les voies alimentaires. Les aliments, les boissons et les assaisonnements sont donc des ingesta.

INJECTION, s. f., *injectio*, de *injicere*, jeter dedans. Action d'introduire avec une seringue un liquide quelconque dans une cavité naturelle ou une ouverture artificielle du corps ; exemple : les injections dans le conduit auditif, dans l'anus, l'urètre, le vagin, etc, dans la tunique vaginale, les kystes, etc.

Certaines précautions sont nécessaires quand on reçoit une injection, eu égard à l'effet que l'on désire obtenir : ainsi, s'il s'agit d'une injection-lotion, de propreté, on peut laisser écouler de suite le liquide injecté ; mais s'il s'agit d'une injection astringente, ou d'une injection narcotique, le malade doit être placé de manière que le liquide soit gardé pendant quelque temps dans la cavité où il a été poussé. Un quart d'heure est, en général, jugé nécessaire pour que le médicament agisse ; ce temps écoulé, on le laisse échapper, et le sujet prend la position qui est jugée la plus convenable à la maladie qui réclame les injections.

INSOLATION, s. f., *insolatio, apricatio,* de *insolare*, exposer au soleil. C'est le nom que l'on a donné à l'exposition prolongée du corps au soleil. Si l'impression modérée des rayons solaires est utile à l'économie animale qu'elle réchauffe et ranime, un soleil trop ardent, pendant les grandes chaleurs, agissant avec une trop grande intensité, peut devenir cause de fluxions sanguines cérébrales, qui donnent lieu à des hémorragies nasales, à l'inflammation cérébrale, et même au coup de sang, apoplexie sanguine. Combien de moissonneurs, en effet, qui, travaillant au milieu des champs et exposés à un

soleil brûlant, tombent comme frappés de la
foudre pour ne plus se relever ! Combien de
soldats qui, pendant une longue marche, ha-
letants et couverts de sueur, s'évanouissent
en chemin, et sont menacés de périr, eux
aussi, d'apoplexie ou d'une congestion sanguine pulmonaire ! Combien d'individus qui,
en revenant de la chasse, sont rentrés au
logis dans un état de véritable folie, causée
par l'insolation ! Combien de gens qui vont
se baigner ou faire une partie en mer, qui
en reviennent avec un érysipèle ! Donc, l'insolation doit être évitée, puisqu'elle est une
cause puissante de maladie. Faisons remarquer, toutefois, qu'elle n'agit pas toujours
d'une manière si funeste, et que, ainsi que
nous le disions en commençant, l'action
bienfaisante d'une douce chaleur est fort
utile aux convalescents, aux anémiques, à
tous ceux, en un mot, chez qui la chaleur
et la vie manquent par épuisement.

INSOMNIE. *Voy.* Agrypnie.

INSPIRATION, s. f., *inspiratio.* — C'est
le premier acte de la respiration, celui par
lequel l'air inspiré pénètre dans le poumon
et commence cette série de mouvements qui
donnent lieu aux phénomènes indispensables
de l'Hématose (*Voy.* ce mot), et à ceux très-
importants de la phonation. *Voy.* Voix et
Parole.

INSUFFLATION, s. f., *insufflatio.* — Opération par laquelle on fait pénétrer, en l'insufflant, dans une cavité quelconque du corps,
une vapeur ou un gaz, le souffle respiratoire,
air expiré. C'est principalement dans l'asphyxie des nouveau-nés, dans l'asphyxie par
submersion ou celle produite par des gaz
délétères qu'on se sert des insufflations, pratiquées avec un soufflet ou avec la bouche,
pour ranimer les asphyxiques. Mais la thérapeutique ne borne pas à l'asphyxie les
avantages qu'elle peut retirer des insufflations : elle se sert tantôt des insufflations de
poudres ou de collyres pour guérir l'inflammation chronique de l'œil, on empêcher la
formation des taies in la cornée : tantôt des
insufflations de gomme arabique en poudre,
ou de ratanhia pulvérisé dans les narines,
pour arrêter une epistaxis inquiétante. On
fait des insufflations dans l'œil quand de la
poussière s'est introduite entre les paupières, etc.: donc, c'est une opération parfois nécessaire et qu'il s'agit de savoir utiliser.

INTENSE, Intensité ; *intensus, intensitas.*
— Mots adoptés par les pathologistes pour
exprimer que la chose dont on parle possède
ses qualités naturelles à un haut degré; par
exemple, on dit qu'une cause est *intense*
quand elle a beaucoup d'énergie; qu'une
maladie est *intense* quand les symptômes
sont portés à un certain degré de violence et
de gravité; mais on réserve plus particulièrement le mot *intensité* pour la maladie et
ses symptômes.

INTENSION, s. f., *intensio.* — C'est une
expression consacrée par les chirurgiens à
la réunion immédiate des bords d'une plaie
accidentelle ou volontaire, qui divise les
tissus du corps vivant; on dit alors que la

plaie a été réunie par *première intension,* de
suite. Elle s'obtient à l'aide d'un bandage
unissant, ou par la suture, ou par le moyen
de bandelettes agglutinatives, qui font que
les parties divisées étant maintenues rapprochées, elles se collent et se cicatrisent
immédiatement et sans suppurer.

INTERMITTENCE ou Intermission, s. f.,
intermissio. — Se dit de l'intervalle qui sépare deux accès de fièvre ou deux attaques
d'une maladie, intervalle pendant lequel le
malade est presque dans l'état naturel. Dans
les fièvres d'accès, intermittence équivaut à
apyrexie. Par analogie, on a appelé intermittence du pouls, cet état de l'artère où
après un nombre de pulsations régulières
qui frappent le doigt, il en manque une ou
deux.

INTERMITTENT, adj., *intermittens,* de
intermittere. — Telle est l'expression usuelle
dont on se sert pour désigner les fièvres
d'accès, en général, sans en indiquer le type.
C'est pourquoi, quand on a voulu parler avec
plus de précision, on a supprimé l'adjectif
pour lui en substituer un autre plus expli-
catif : c'est-à-dire qu'on se sert des mots
quotidienne, tierce, quarte, etc., pour désigner que l'accès de fièvre revient tous les
jours, tous les deux jours, etc. *Voy.* Fièvres
d'accès.

INTERTRIGO, s. f., excoriation qui a lieu
par le frottement d'une partie de la peau
sur l'autre. — Ce mot, qui vient de *tero* je
frotte, *inter* entre deux, a été accepté par les
dermatologues, ou si l'on veut en pathologie
cutanée, pour désigner une variété de l'é-
rythème (*Voy.* ce mot), celui produit par le
frottement ou par le contact de matières
âcres sur la peau ; aussi le remarque-t-on
surtout au plis des aines et des cuisses, des
fesses, à la partie interne des cuisses ; chez
les femmes qui ont des pertes blanches âcres,
au périnée, et sur les bourses chez l'homme, etc. L'enfant qu'on laisse au berceau
croupir dans son urine et ses fèces, celui qui
est trop gras tout comme ceux qu'on maintient trop serrés dans leurs maillots, etc.,
ils y sont également sujets.

Ce qui caractérise l'intertrigo, c'est la
rougeur erysithémateuse de la peau, c'est-à-
dire que celle-ci est d'un rouge vif, tendue,
luisante, et présente çà et là des excoriations, des fissures, qui s'accompagnent par
fois d'une démangeaison assez vive. L'individu y porte les ongles, se gratte, déchire la
peau, et alors ce n'est plus seulement un
prurit, c'est une démangeaison insupportable, des picotements très-vifs, des élancements même qui produisent l'insomnie. Il
faut donc, quand il existe, se hâter de le
dissiper.

Le traitement qu'on a proposé consiste,
quand l'intertrigo est léger, à saupoudrer
avec des poudres absorbantes (lycopode, amidon, etc.) les parties excoriées, ou à les
lotionner avec l'eau de son, la décoction de
racine de guimauve, etc., ou toute autre infusion émolliente; mais si le mal est très-
étendu, la cuisson vive, le prurit insuppor-

table, il faudra recourir aux cataplasmes émollients (de graine de lin, de fécule de pommes de terre, etc.) rendus légèrement narcotiques par l'addition de quelques gouttes de laudanum. Les bains entiers d'eau de son, les lotions avec l'eau de Goulard opiacée conviennent également. Ces moyens ne suffiraient pas s'il y avait une âcreté dans le sang (dyscrasie dartreuse), ou si l'excoriation était produite par des flueurs blanches: il faut donc, en toute circonstance, avoir égard à la cause déterminante.

INTESTIN, s. m., *intestinum*, ἕντερον. — On nomme généralement *intestins* l'ensemble des parties qui composent le canal alimentaire, à partir de l'estomac jusqu'à l'anus : c'est ce que le vulgaire appelle les *boyaux*.

Ayant dans l'espèce humaine de quatre ou cinq fois la longueur du corps, c'est-à-dire, de vingt à trente pieds chez l'adulte, l'intestin, considéré dans son étendue et sa grosseur, change plusieurs fois de nom ; ainsi, non-seulement on le divise en intestin grêle et gros intestin, mais encore on dit que le premier est formé de trois parties : 1° le *duodénum*, qui fait suite à l'estomac, et dans lequel le foie et le pancréas versent les fluides qu'ils sécrètent, ce qui a fait considérer cet intestin comme le lieu où la chylification s'accomplit ; 2° le *jéjunum*, qui vient après ; 3° l'*iléon*, qui termine la portion grêle du tube digestif.

De même le gros intestin est partagé à son tour en trois parties qui sont, dans l'ordre de succession, le *cæcum*, le *colon* et le *rectum*.

Cylindrique dans sa forme, plus ou moins large dans ses différentes portions, muni à l'intérieur d'un grand nombre de replis valvulaires, sur lesquels se trouvent les bouches absorbantes des vaisseaux chylifères, et formant de nombreuses courbures, la pâte alimentaire qui parcourt les intestins est retenue dans sa marche, le chyle y est exprimé par les contractions successives qu'ils exécutent ; le chyle est pompé, tandis que les matières extercorales, arrivant à l'extrémité de l'intestin, sont rejetées par l'acte de la défécation : telles sont les fonctions du tube intestinal.

IODE, s. m., *iodium*. A l'histoire de l'iode se rattachent nécessairement les noms de Courtois, qui l'a découvert dans les eaux mères de soude de varec ; de Gay-Lussac, dont les travaux ont puissamment contribué à le faire connaître ; de Coindet, qui le premier en a introduit l'usage dans la thérapeutique ; de Gairdner, qui en a étudié avec soin les propriétés et l'a défendu des reproches qu'on lui adressait ; et d'autres, qui, dans leur enthousiasme, ont dépassé peut-être les bornes de la prudence en l'administrant, soit à des doses trop élevées, soit sans prendre les précautions convenables. Qu'en est-il résulté ? que, par suite de l'abus qu'on en a fait, surtout en Suisse, où les compatriotes de Coindet en ont usé empiriquement, des accidents divers s'étant manifestés, ils firent classer l'iode parmi les poisons les plus énergiques et les plus dangereux. C'est pourquoi, tandis que des hommes réfléchis cherchaient à étudier quels étaient les effets généraux que ce remède produit, ils s'occupaient aussi des moyens qu'on peut lui opposer quand il produit des effets toxiques, et c'est lorsqu'on a été mieux fixé sur les uns et les autres que l'iode a définitivement pris rang parmi les médicaments les plus précieux dans tels ou tels cas pathologiques. Faisons donc connaître l'iode, disons quels sont ses effets généraux, ses antidotes, et nous discuterons ensuite à quelles maladies il est approprié.

L'iode est un corps combustible, simple, non métallique qu'on a découvert, avons-nous dit, dans les eaux mères de soude de varec, et qu'on rencontre aussi dans un grand nombre d'eaux minérales. Obtenu par des procédés chimiques que nous ne décrirons pas, il se présente sous la forme de paillettes gris d'acier, très-faibles, d'une odeur analogue à celle du chlore, mais moins suffocante, d'une saveur chaude et corrosive ; il fond à 107° c. ; à 175° il se volatilise sous forme de belles vapeurs violettes, que l'on peut très-bien voir en jetant un peu d'iode sur un charbon enflammé. Peu soluble dans l'eau, il se dissout très-facilement au contraire dans l'alcool. Mis en contact avec la peau, il y forme une tache jaune, qui disparaît bientôt d'elle-même ; enfin, si on le mêle à l'amidon ou à toute autre substance qui en contient, il lui imprime une belle couleur bleue.

Les effets généraux que l'iode produit sur l'organisme vivant, recueillis d'après de nombreuses observations pratiques, sont, à haute dose : 1° une irritation de l'estomac et des intestins, marquée par des vomissements opiniâtres, une douleur vive à la région épigastrique, etc.; 2° le gonflement des extrémités inférieures; 3° l'amaigrissement général ; 4° une oppression morale que les malades regardent, au milieu de leurs plus vives douleurs, comme l'état le plus pénible à supporter ; 5° des phénomènes nerveux qui se rapportent à l'exercice des sens et des mouvements, surtout chez des individus irritables ; 6° le tremblement musculaire, qui est le phénomène morbide le plus remarquable. Aussi Gairdner en a-t-il profité pour bien connaître le degré d'excitation nerveuse déterminé par l'iode. Pour cela, il était dans l'usage de faire porter par le malade, dans la main, un objet léger qu'il devait soulever lentement ; s'il y avait surexcitation médicamenteuse, le tremblement ne manquait pas de se manifester.

On a signalé aussi, comme résultats nécessaires de l'administration de l'iode, mais cette fois à des doses convenables, une activité plus grande de la circulation du sang, une augmentation de la chaleur à la peau, qui devient le siége d'éruptions exanthématiques diverses; et encore des accidents cérébraux, sans gravité si l'on veut, mais assez inquiétants pour le malade : ils consistent en de la céphalalgie se faisant sentir ordinairement au front, et s'accompagnant d'élancements assez douloureux dans les yeux et les oreilles, quelquefois des tintements et des éblouissements passagers. En même temps la sécrétion des urines augmente, pourvu toutefois qu'il n'y ait pas des sueurs trop abondantes, auquel cas l'urine coule même en moindre quantité que dans l'état ordinaire. .

Les effets physiologiques de l'iode ne se bornent pas à ces phénomènes : après quelques jours de son administration l'appétit augmente d'une manière notable, et les fonctions digestives s'exécutent avec une perfection inaccoutumée, et la constipation accompagne cette exagération de l'appétit, à moins toutefois que l'anorexie et la diarrhée ne surviennent, comme cela s'observe chez les personnes dont le tube digestif est fort irritable avant l'emploi du médicament. Enfin on remarque parfois une salivation iodique, qui peut devenir assez forte pour forcer à suspendre l'emploi du remède. Si à cela nous ajoutons le mal de gorge continu, avant-coureur des troubles du côté des voies digestives, l'insomnie, l'excitation des organes de la génération chez la femme, nous aurons dit, ou à peu près, tous les phénomènes remarquables que l'on a généralement constatés.

Quoique les cas d'empoisonnement par l'iode soient excessivement rares, il pourrait se faire que, par inadvertance, ce médicament étant donné à très-forte dose, occasionnât des accidents toxiques; il importe donc que nous sachions que l'opium a été considéré comme le meilleur moyen à employer contre les accidents qu'il produit. Gairdner, qui en a indiqué l'emploi, attendait, avant de l'administrer, d'avoir, par d'abondantes boissons délayantes et des lavements émollients, calmé en partie l'irritation des voies gastriques ; substituant l'extrait de ciguë ou de jusquiame à l'opium, dans le cas où les symptômes toxiques ne cédaient pas à l'emploi de ce dernier. On peut aider l'action de celui-ci par un bain pris chaud; il concourt beaucoup à calmer le spasme et les douleurs épigastriques. Reste à préciser les maladies contre lesquelles l'iode peut être administré.

En première ligne nous placerons le *goitre;* car c'est par lui que les expériences ont commencé, et voici pourquoi : Courtois, ayant trouvé de l'iode dans l'éponge calcinée, et celle-ci jouissant depuis longtemps d'une certaine réputation dans l'engorgement de la glande thyroïde, Coindet eut l'idée d'appliquer l'iode au traitement de cette affection. Ayant donc administré aux goitreux de la teinture d'iode à l'intérieur et à l'extérieur, il obtint des succès très-marquants, qui lui permirent de rendre publiques les expériences qu'il avait faites. Dès ce moment ce fut à qui répéterait les expériences du médecin génevois, à qui étendrait l'application de cet agent médicateur aux maladies qui, par leur nature, se rapprochent du goitre. Et, comme il fut reconnu que ce remède agissait à la manière des mercuriaux, on l'associa d'abord au mercure dans le traitement des maladies syphilitiques, et plus tard on l'employa seul, quand on eut reconnu qu'il les guérissait également. Mais n'anticipons pas, et revenons au goitre.

Il paraîtrait, d'après un grand nombre d'observations auxquelles je pourrais joindre les miennes, que l'iode n'offre pas un médicament d'un succès aussi assuré que nos confrères de la Suisse l'ont prétendu. A quoi cela tient-il ? A la différence bien évidente qui existe entre le goitre des Alpes et celui qui se développe à Paris, plusieurs observateurs ayant fait la remarque que le bronchocèle contracté dans les pays de montagnes se guérit par le seul fait du retour des malades dans les contrées où cette maladie n'est point endémique. Cela est si vrai, qu'au rapport d'Itard, il y avait, lors de son passage à Lausanne, un pensionnat dans cette ville consacré à de jeunes Anglais, qui tous étaient atteints de goitre, et auxquels pourtant on ne faisait aucun traitement, parce qu'on savait bien que le retour dans leur pays suffirait pour les guérir. Il n'est donc pas étonnant qu'en expérimentant sur des sujets pareils on ait obtenu des effets remarquables.

Du goitre à la *scrofule*, il n'y avait pas grand chemin à faire ; et bientôt chacun essaya si ce médicament pourrait être efficace contre la phthisie scrofuleuse, contre le carreau, les tumeurs blanches, etc. Dans ces cas, comme dans les précédents, nous n'avons constaté que des insuccès, toutes les fois que nous avons eu recours à l'iode, lorsque la maladie était arrivée à une période avancée, et malheureusement que je ne suis pas le seul qui ait échoué, puisque je lis dans le *Traité de l'Auscultation médiate*, 3ᵉ édit., par M. Laennec : « L'iode et ses composés ont été, dans ces derniers temps, vantés comme moyens propres à favoriser l'absorption des tubercules crus, aussi bien qu'à en hâter le ramollissement ; le *peu de succès* des tentatives faites par Laennec, à l'hospice de la Charité, et dont j'ai rendu compte dans la *Revue médicale*, cahier de juin 1825, le firent promptement y renoncer. Il ne paraît pas qu'aucun autre praticien ait eu lieu de s'en louer, et j'en connais même qui, loin de regarder les préparations d'iode comme un remède applicable au traitement des affections scrofuleuses, les banniraient volontiers de la matière médicale (c'est aller trop loin), comme étant propres à favoriser le développement des tubercules. Mon honorable maître et ami M. Récamier, m'a dit avoir vu des sujets scrofuleux, soumis à l'usage de l'iode, devenus phthisiques, avec une rapidité qui ne permettait pas de méconnaître l'influence désastreuse de la médication à laquelle on les avait soumis. Même remarque a été faite par mon ami M. Flandin ; j'en dirai moi-même à peu près autant.»

Ce que nous avons dit de la scrofule, nous le dirons également du *cancer*. Ce n'est pas que nous ignorions qu'Ullmann a écrit avoir employé pendant plusieurs années l'hydriodate de potasse, dans les cancers avec une efficacité telle qu'il ne craint pas de le placer parmi les médicaments les plus utiles contre ces sortes d'affections, même dans les cas les plus désespérants et les plus désespérés ; je sais qu'il a dit en avoir obtenu dans le traitement de cancers au visage, aux mamelles et à la mâchoire, des effets si surprenants en quelques jours, qu'ils autorisent les expériences les plus hardies ; et cependant, comme je l'ai administré, l'hydriodate de potasse, en teinture à l'intérieur, en pommade à l'extérieur, et que je ne crois pas avoir retardé la terminaison fatale que cette terrible affection entraîne, je pense avec quelques praticiens qui, comme moi, jugent froidement les faits, que s'il y a diathèse cancéreuse ou cancer véritable, l'iode ne le guérira pas. Qu'il opère la résolution d'une glande squirrheuse, soit : mais faire davantage, c'est malheureusement où il n'arrivera pas.

A propos de résolution des glandes, ne pourrait-on pas conseiller l'iode en frictions sur les mamelles, aux religieuses, chez qui le cancer est si commun, à cause de la compression qu'elles exercent sur leur gorge, pour la faire disparaître? Il nous semble que, par la faculté que ce médicament possède d'atrophier en quelque sorte le système glandulaire, il serait possible, en diminuant la glande mammaire, et en l'atrophiant, de prévenir le développement d'une maladie qui n'a causé que trop de ravages dans les communautés religieuses.

Quoi qu'il en soit, si l'iode ne peut guérir ni prévenir le cancer, il est une maladie qu'il guérit, et cette maladie, c'est la syphilis constitutionnelle dont elle dissipe les symptômes, ainsi qu'une foule d'observations irrévocables l'ont démontré (*Voy.* Syphilis) ; aussi n'insisterai-je pas sur ce point. Toutefois je ferai remarquer en passant que, appliqué au traitement de la salivation mercurielle, l'iode a la propriété de l'arrêter.

C'est Knod qui a fait cette découverte, et plus tard, ce remède ayant été administré par Kluge à dix-sept malades de l'hôpital de la Charité, à Berlin, il s'en est suivi que la douleur et le gonflement des glandes, et le pthyalisme ont cessé au bout de quatre à six jours. La dose administrée a été de deux grains par jour, et puis portée peu à peu à quatre grains. Voici la formule de Kluge :

Pr. : Iode,   5 grains.
    F. dissoudre dans,
    Esprit de vin,   2 gros.
    Ajoutez,
    Eau de cannelle,   2 on. 1/2.
    Sirop de sucre,   1/2 once.
    Mêlez.

Dose : commencer d'abord par quatre demi-cuillerées par jour, et arriver petit à petit à les prendre entièrement pleines. Puisque nous en sommes aux maladies dyscrasiques, disons un mot des maladies de la peau.

Comme l'iode a été généralement associé au mercure, dans le traitement des maladies cutanées, il en résulte qu'on ne savait trop à laquelle des deux préparations attribuer l'amélioration obtenue ; cependant si l'on considère que chez un malade de l'hôpital Saint-Louis, affecté d'un *lupus* scrofuleux, la teinture d'iode, administrée pendant plusieurs mois à l'intérieur, l'a été sans avantage aucun ; il semblerait que ce médicament ne convient pas généralement dans tous les cas où la scrofulose se montre comme complication des maladies exanthématiques.

Et contre les maladies arthritiques, quelle est son action ? Écoutons M. Gendrin.

« Parmi les maladies les plus rebelles, la goutte est sans contredit une des plus graves et des plus douloureuses ; le grand nombre de médicaments qu'on a préconisés contre la goutte, comme tous les ouvrages dont elle a été le sujet, l'attestent assez. Tant d'efforts jusqu'à présent stériles, doivent inspirer la plus grande retenue à celui qui ne veut pas s'exposer à grossir inutilement le catalogue, déjà si étendu, des médicaments anti-arthritiques. Cette réserve, si elle doit engager les praticiens à douter, ne doit pas cependant arrêter leurs efforts, pour étendre les ressources de l'art contre une aussi redoutable affection. C'est dans cette persuasion que je signale un médicament dont j'ai fait usage avec des succès très-prononcés dans le traitement de la goutte, soit pour résoudre les engorgements chroniques et les concrétions articulaires, qui sont le résultat des attaques réitérées de cette maladie, soit pour guérir les paroxysmes aigus à toute leur période. Ce médicament est l'iode, dont l'emploi rationnel et convenablement dirigé est sans inconvénients. J'ai été d'abord porté à employer l'iode à l'extérieur, dans des tumeurs goutteuses anciennes, parce qu'il a été préconisé dans les tumeurs articulaires chroniques ; son action résolutive a été si active, que je me suis demandé s'il n'agissait pas, dans ces cas, sur la nature même de la maladie. Suivant cette indication, j'ai fait usage de ce médicament contre les paroxysmes aigus de la goutte, à l'extérieur et à l'intérieur ; un succès dans un violent accès de goutte, chez un homme très-fort, m'a engagé à multiplier mes observations. Sept malades atteints de goutte aiguë et violente ont été depuis complétement à l'abri des retours des accidents. Un malade a passé huit époques d'accès, trois en ont passé cinq, un en a passé quatre, deux en ont passé trois, sans rechutes. De quatre sujets attaqués de goutte avec tophus et engorgement chronique des articulations, deux sont tout à fait guéris depuis plus de quatre ans, et n'ont employé l'iode qu'à l'extérieur, mais pendant un temps prolongé : un est guéri depuis un an, et un est encore en traitement. Chez tous les malades, l'action de l'iode a été secondée par un régime convenable, analeptique et légèrement tonique, pour la goutte chronique ; adoucissant pour la goutte aiguë. » Je ne me permettrai qu'une réflexion relativement à ce passage du mémoire de M. Gendrin : c'est qu'il en résulterait que l'iode pourrait bien être le spécifique de la goutte, alors qu'on n'en découvrira jamais, les affections goutteuses ou arthritiques n'ayant pas toutes la même nature. (*Voy.* Goutte.)

Les autres maladies contre lesquelles l'iode a été employé avec des succès divers, sont : l'*aménorrhée* et la *dysménorrhée* , la *leucorrhée*, certaines *névroses*, les *kystes de l'ovaire*, l'*hydrocèle*, etc. Arrêtons-nous à cette dernière, pour parler d'un procédé proposé par M. Ricord, pour guérir de cette maladie.

Ce praticien éclairé emploie la teinture d'iode étendue d'eau distillée , et appliquée sur la tumeur, à l'aide de compresses qui en sont imbibées, et dont on enveloppe le scrotum. Les différents degrés auxquels il emploie cette teinture, sont les suivants : pour quatre-vingt seize grammes d'eau distillée, il met quatre, huit, douze , vingt-quatre grammes de teinture d'iode. Chez les malades dont la peau est très-délicate et l'épiderme mince, la plus faible proportion suffit : lorsqu'il y a moins de sensibilité et plus de dureté dans les tissus, on augmente la quantité de teinture. Il faut, pour que le médicament agisse, que les malades éprouvent une sensation de chaleur assez vive, mais supportable, et que, sans brûlure ni vésication, la peau des bourses brunisse ; l'épiderme se parchemine, et forme des écailles qui, se détachant, laissent voir au-dessous une sorte de transpiration grasse qui s'est établie. Tant qu'on n'obtient pas ces résultats, il faut augmenter la dose de la teinture d'iode, celle de l'eau distillée restant la même ; mais quand on est arrivé à produire ces effets, on s'en tient au degré de concentration de la teinture, en renouvelant deux fois par jour les compresses qui en sont imbibées. S'il survient de la douleur, on suspend pendant quelques jours, et on reprend ensuite jusqu'à disparition complète de l'hydrocèle Le traitement demande un mois en général.

On a beaucoup multiplié les préparations d'iode et ses modes d'administration ; néanmoins la *teinture alcoolique*, qui s'obtient, d'après Coindet, en faisant dissoudre quarante-huit grains d'iode dans une once d'eau distillée, est le médicament dont on use généralement, et dont j'ai presque toujours usé; elle se donne à la dose de quatre à quarante gouttes, trois fois par jour, dans une cuillerée de sirop de guimauve ou d'eau gommeuse sucrée. Cela remplace le *sirop iodique*, qui se prépare en mêlant à froid 20 gouttes de teinture alcoolique par once de sirop de sucre : on peut en prescrire depuis une demi-once jusqu'à quatre onces dans les vingt-quatre heures. Si l'on veut se servir de la *boisson iodée*, on fait dissoudre un grain d'iode dans un litre d'eau.

Alors qu'on veut administrer l'iode en substance, c'est l'iodure de potassium (hydriodate de potasse) qu'il faut préférer. Wallace qui le préférait à la teinture pour l'usage interne, en portait la dose jusqu'à un demi-gros sans inconvénient. A propos de doses, nous ferons remarquer qu'il semblerait, d'après M. Buchanan, de Glascow, et les observations de M. Forget, que l'association de l'iode à l'amidon, par parties égales, permet-

trait de porter journellement la dose de l'iode à l'énorme quantité de soixante-douze grains, et cela sans accidents aucuns. Un malade de M. Forget a pris ainsi, pendant quarante-huit jours, cent trente-huit onces, près de neuf livres d'iodure d'amidon, représentant 3,336 grains ou près de six onces d'iode, soit soixante-six grains, ou un gros environ par jour, sans inconvénients. (Bulletin thérapeutique de Miquel.)

Parmi les autres préparations d'iode, nous citerons l'*iodure de fer*, très-bien appropriée à la chlorose qui se manifeste chez les jeunes personnes scrofuleuses ; l'iodure d'arsenic, employé à Saint-Louis contre certaines dartres rougeantes, tuberculeuses, etc. ; enfin la pommade iodurée, qui se compose en mêlant quatre grammes et plus d'hydriodate de potasse, à seize grammes d'axonge. On l'emploie en frictions sur les tumeurs que l'on veut résoudre.

IPÉCACUANHA, s. m., *Psycothria emetica* (Mutis), calicocca ipécacuanha (Gomez et Brotoro, Schreber, etc.) ; plante qui nous vient du Mexique, et qui est classée dans la pentendrie monogynie, L., famille des rubiacées, J. Sa racine, la seule partie du végétal qui soit employée en médecine, n'a commencé à être connue en France que vers le milieu du dix-septième siècle ; Margraff et Guilh. Pison l'apportèrent les premiers du Brésil, où ses propriétés anti-dyssentériques étaient déjà fort connues ; mais par une fatalité singulière, dit Alibert, « les meilleurs remèdes sont presque toujours ceux qui rencontrent le plus d'obstacles. » Aussi les médecins ne firent aucune attention aux écrits de Pison, et les efforts du docteur Legras, pour en répandre l'usage, échouèrent contre l'indifférence générale. Il était réservé d'accréditer l'ipécacuanha, qui le mérite bien, au charlatanisme, qui accrédite, hélas ! tant de choses qui le méritent peu. Reste qu'en 1686, Grenier ayant rapporté du Brésil cent cinquante livres d'ipécacuanha, dont il ne savait comment se défaire et tirer parti, s'associa un médecin hollandais qui exerçait à Paris, Adrien Helvétius, à qui il fit connaître les vertus anti-dyssentériques de la racine de cette plante. Après quelques expériences heureuses, sur des hommes obscurs, Helvétius ayant guéri le Dauphin lui-même d'un flux de sang, il obtint de Louis XIV l'autorisation de faire, à l'Hôtel-Dieu, des expériences publiques sur les vertus anti-dyssentériques de son arcane. Puis la réussite de ces expériences lui firent obtenir du roi le privilége exclusif de débiter son remède, et il reçut en outre une récompense de mille louis. Cependant Helvétius, en associé peu scrupuleux, gardait pour lui les honneurs et les profits, et, lorsque Grenier voulait revendiquer sa part des bénéfices, il fut forcé d'intenter un procès en parlement au docteur. L'ayant perdu et très-indigné de la mauvaise foi d'Helvétius, Grenier divulgua le secret, et dès ce jour l'ipécacuanha fut lancé dans le domaine public.

La racine d'ipécacuanha est communément

brune ou cendrée, diversement tortueuse, hérissée de petits anneaux proéminents, inégaux et rugueux : elle contient une moelle ligneuse, qui ressemble à un fil, et dont il est très-facile de séparer l'écorce friable. Sa saveur est âcre et amère, son odeur herbacée ou nauséabonde. Réduite en poudre et mise en contact avec la peau dépouillée de son épiderme, elle y suscite une inflammation locale des plus énergiques, à laquelle on a attribué ses propriétés vomitive et purgative, lorsqu'on l'ingère dans les organes digestifs. Il est certain que, mis en contact avec la muqueuse de l'estomac ou de l'intestin, il peut être placé à côté du tartre stibié, quoique son action soit moins rapide que celle de ce dernier ; il le compense en durant davantage.

Les vertus vomitives de l'ipécacuanha en font un médicament très-précieux dans les embarras gastriques bilieux, contre lesquels on craint l'action trop irritante des préparations antimoniales ; il convient en outre dans les diarrhées et les dyssenteries bilieuses, alors qu'un foyer saburral entretient l'irritation, et que la maladie se prolongeant, la nature contracte une sorte d'habitude de répéter fréquemment les évacuations, l'activité contractile du tube intestinal étant considérablement augmentée. C'est spécialement dans ces cas qu'on peut dire que l'ipécacuanha n'agit efficacement qu'alors qu'il détermine des selles. On conçoit que tant que la cause matérielle qui produit le dévoiement existe, le flux du ventre ne cédera pas ; or, quand l'ipécacuanha, par l'effet vomitif, rompt l'habitude vicieuse que la nature a contractée, détermine un mouvement anti-péristaltique prononcé, et qu'en outre, comme purgatif, il débarrasse les intestins de cette cause matérielle ; on conçoit, dis-je, que cette triple action le rende réellement salutaire. De même, dans les flux diarrhéiques ou dyssentériques chroniques, atoniques, entretenus par une sécrétion trop abondante, une exhalation surabondante de la muqueuse des intestins, si l'ipécacuanha n'évacue pas et n'irrite pas les voies intestinales, la diarrhée et la dyssenterie persisteront ; tandis qu'en évacuant et irritant l'intestin, le médicament enlève d'abord l'excédant des mucosités, et produit ensuite l'astriction des vaisseaux exhalants.

Nous avons profité de cette excitation que l'ipécacuanha produit, pour guérir certaines dyspepsies, pour faciliter les digestions, lorsque l'estomac affaibli fonctionne mal ou imparfaitement : dans ces cas, quatre, cinq, et huit pastilles d'ipécacuanha, d'un quart de grain chacune, ont été on ne peut plus avantageuses. C'est comme à titre d'expectorant ; rien n'est plus efficace, dans les catarrhes pulmonaires chroniques, que ces mêmes pastilles, prises aux mêmes doses. J'ai connu quelques vieillards qui en ont fait un usage journalier pendant les dernières années de leur existence, qui s'est prolongée, pour certains, jusqu'à quatre-vingt-douze ans. Ce même avantage se remarque

dans la coqueluche : nous sommes dans l'habitude, au début de la maladie, de faire vomir les enfants avec le sirop d'ipécacuanha, tous les deux jours ; par ce moyen, si nous n'abrégeons pas toujours la durée de la maladie, nous éloignons du moins les quintes de toux et les rendons moins violentes : nous prévenons ainsi l'inflammation consécutive des poumons, entretenons l'appétit ; ce qui permet de bien nourrir le sujet et d'empêcher qu'il ne s'affaiblisse.

A propos d'inflammation pulmonaire, nous ne pouvons passer sous silence, la méthode qu'avait adoptée V. Broussonnet, mon maître et mon ami, dans le traitement des pneumonies. Je veux parler de l'administration de l'ipécacuanha à haute dose, dans ces sortes de cas. Nous laisserons parler ce praticien habile, qui joignait une rare modestie à un immense savoir, mérite bien rare aujourd'hui : on y trouvera plus d'un enseignement.

« On m'a demandé souvent d'exposer la méthode que je suivais dans l'emploi de l'ipécacuanha à hautes doses, pour le traitement des fluxions de poitrine ; méthode que quelques personnes ont bien voulu appeler mienne, quoiqu'elle leur appartienne aussi bien qu'à moi, puisqu'elle dérivait des principes qui nous étaient communs. Nous n'avons jamais, en effet, conçu, les uns et les autres, l'espoir de connaître une maladie, *être abstrait*, en nous bornant à étudier sa forme *concrète*, et toujours nous nous sommes servis des symptômes, comme des matériaux dont l'esprit dispose pour arriver aux signes. Pour cette raison, nous acceptons avec reconnaissance toutes les inventions mécaniques qui peuvent perfectionner l'exercice de nos sens, et le stéthoscope a été de ce nombre : son usage a confirmé des vérités que la philosophie médicale enseignait depuis longtemps. Aussi, quoique devenus plus savants, et suivant mieux les altérations pathologiques que subissent les poumons et leurs enveloppes dans la fluxion de poitrine, nous n'avons pas pour cela cherché à édifier une méthode thérapeutique sur une base aussi étroite. Et c'est en analysant les nombreux éléments qui composent presque toujours la fluxion de poitrine, que nous avons vu qu'elle était bien rarement une simple inflammation dont la saignée fût le remède unique.

« Tandis que j'étais occupé de l'étude de cette maladie, le hasard, qui illumine quelquefois les petites comme les hautes intelligences, me mit sur la voie de l'usage de l'ipécacuanha ; voici à quelle occasion.

« Dans l'automne de 1796, je fus appelé auprès de Mad. de C..., qui venait d'être frappée d'apoplexie. Cette personne, âgée de 60 ans, mangeait beaucoup et buvait du vin. Virilement constituée, en apparence, elle avait assez de barbe pour être obligée de la faire raser régulièrement, et de la voiler sous une couche de fard ; d'un autre côté, elle offrait, avec les attributs de son sexe, un timbre de voix très-doux, et une exiguïté très-remarquable des vaisseaux sanguins. Je ne trouvai d'autre indication à remplir que celle d'exciter le vomissement ; en conséquence, je lis avaler deux grains de tartre émétique dans une tasse d'eau : il n'en résulta rien. Je répétai plusieurs fois ce médicament, et toujours sans effet, quoique la malade en eût pris 25 grains dans l'espace d'une heure. Mais quelle fut ma surprise en voyant se dissiper graduellement tous les symptômes de l'apoplexie, qui disparut en entier deux jours après, à l'aide d'un purgatif ! Je répétai, dans la suite, cette expérience, et toujours avec le même succès.

« Comme j'étais fort éloigné de considérer l'apoplexie comme une maladie identique, et que je retrouvais une partie de ses éléments dans les fluxions de poitrine, je tentai, dans quelques-unes de celles-ci, l'émétique à hautes doses, et j'eus à m'en louer. Plusieurs années après, j'appris que des médecins avaient voulu généraliser cette manière de médication, en l'accompagnant toutefois de fortes saignées. Je ne fus ni surpris de leurs succès, qu'ils proclamaient, ni de leurs revers, dont ils ne parlaient pas ; la fortune les servait quelquefois.

« Mon père m'avait appris à me servir de l'infusion de l'ipécacuanha dans le cours des fièvres putrides. A l'imitation de notre ancien, le respectable M. Farjon, médecin de l'hopital Saint-Eloi, j'ordonnais avantageusement dans certaines fluxions de poitrine un loch composé avec l'infusion de l'ipécacuanha et la manne en larmes (6 grains de l'un, et une once de l'autre pour 6 onces de potion). Enfin nous traitions habituellement dans ce pays-ci avec l'ipécacuanha beaucoup de fièvres puerpérales confondues indistinctement depuis sous le singulier nom de *péritonite.* En considérant ces documents pratiques, j'eus l'idée de substituer l'ipécacuanha au tartre émétique à hautes doses. Et comme je savais que les médicaments altérants n'agissent que lorsqu'ils sont dissous (*corpora non agunt nisi soluta*), je fis infuser l'ipécacuanha et me gardai bien de le donner en substance. »

« Mes expériences portèrent surtout sur cette espèce de fluxion de poitrine que j'ai rencontrée fréquemment dans les hôpitaux, et que Baillou a si bien décrite à l'aide de l'épidémie qui régna pendant plusieurs années à Paris, où elle enleva beaucoup de monde et quelques personnages célèbres, tels que Jeanne d'Albret et Charles IX. La dénomination de *Cacoethes* que lui imposa alors ce médecin hippocratique, est justifiée par ce qu'il dit de cette maladie. Ce sont, en effet, des fièvres catarrhales putrides qui, par des causes appréciables pour ceux qui savent les étudier, portent plus spécialement sur la poitrine où elles se *localisent* aux yeux du vulgaire. Parmi les éléments qui constituent cette espèce de fluxion de poitrine, on voit prédominer quelque chose de nerveux (*mali moris*) qui, associé à l'inflammation, donne à celle-ci une activité délétère et décomposante. Baillou avait constaté ce fait, et en parlant de l'ouverture des cadavres de Jeanne d'Albret et de Charles IX il dit : *Corpus pulmonis putre erat et saniosum, et fœtentissimum.* »

« Cette réunion de l'élément nerveux et de l'inflammation, imprime à la maladie une gravité d'autant plus alarmante, que les moyens ordinaires pour la traiter sont inutiles et souvent nuisibles : ainsi la saignée augmente la faiblesse ; l'opium supprime l'expectoration ; les toniques redoublent la fièvre. »

« Après quelques essais, je me convainquis que l'ipécacuanha à haute dose, donné avant le septième jour, était le meilleur remède pour affaiblir l'élément nerveux et simplifier la maladie. Souvent j'ai ajouté à la potion quelques gouttes de laudanum, et fait appliquer les sangsues, dont les effets, à mon avis, sont plus antispasmodiques qu'antiphlogistiques. » (Journal de la société de médecine pratique de Montpellier 1840 ; tome II).

A quelle dose doit-on porter l'ipécacuanha ? Broussonnet le donnait en infusion à la dose de 40 grains dans six onces d'eau édulcorées après la colature avec une once de sirop de fleurs d'orange. Cette potion était administrée par cuillerées de deux en deux heures dès le début de la maladie et continuée jusqu'à ce que la guérison fût assurée.

On a pu remarquer, en parcourant le mémoire que j'ai transcrit du professeur Broussonnet, qu'on est dans l'usage, à Montpellier, de traiter *avec l'ipécacuanha, à petite dose, beaucoup de fièvres puerpérales* : ce n'est pas seulement dans le Midi que cette méthode est adoptée, puisque M. Pidoux déclare, dans son Traité de Thérapeutique, que, attaché pendant cinq ans à l'Hôtel-Dieu de Paris, à un service de soixante lits de femmes, il n'a jamais manqué d'administrer l'ipécacuanha aux femmes en couche, qui y arrivaient en assez grand nombre, et que ce médicament, donné aux nouvelles accouchées, quelle que fût d'ailleurs l'affection locale dont elles étaient atteintes, n'a jamais occasionné le moindre accident ; au contraire, dans presque tous les cas, il a obtenu ou la guérison, ou un notable amendement. Cette méthode, dit-il, que nous avions vu suivre à Récamier, est employée, à l'Hôtel-Dieu de Paris, par cet ingénieux praticien, depuis près de quarante ans. Du reste, personne n'ignore que cette manière de traiter les maladies puerpérales avait été adoptée par Doulcet, qui a obtenu, lui aussi, des succès très-éclatants ; par Mme Lachapelle, qui en signala les bons effets ; par Gardien, qui indique les cas dans lesquels il est bon d'y avoir recours, etc.

L'ipécacuanha, administré à titre de vomitif, se donne communément à la dose de quatre décigrammes jusqu'à seize (de 8 à 30 et 32 grains) dans quatre onces, environ, d'eau pure tiède. J'ai pour habitude de fractionner la dose en trois prises, que le malade avale à un quart d'heure de distance l'une de l'autre. Pour les enfants en bas âge, on se sert plus volontiers du sirop d'ipécacuanha, donné par cuillerées à café, de cinq minutes en cinq minutes, jusqu'à ce que le vomissement arrive. Le sirop d'ipécacuanha se fait en mettant soixante-quatre grammes d'ipécacuanha concassé dans un kilogramme d'eau bouillante; lorsque l'infusion est terminée, on passe le liquide et on y ajoute deux kilogrammes de sucre, qu'on fait dissoudre au bain-marie, et bouillir jusqu'à consistance sirupeuse.

Plusieurs praticiens préfèrent la teinture d'ipécacuanha à la dose de trente-deux grammes. Quant aux pastilles, on en donne plus ou moins, selon qu'elles contiennent un quart ou un demi-grain de poudre d'ipécacuanha. Enfin, l'ipécacuanha entre dans le sirop de Boulay, contre la coqueluche; dans la poudre de Dower; dans le sirop balsamique de Charles; le sirop du docteur Dessessarts, contre la toux des enfants; le sirop de Gardane, idem, qui se donnent, le premier, à la dose d'une once à une once et demie; le second, à celle de une à deux onces; et le dernier enfin, par cuillerées à café (deux à trois par jour), une heure avant le repas.

IRIS, s. f., *iris*, de Ἴρις, ιδος, arc-en-ciel, dérive, dit-on, de ἐρεῖν, parler, annoncer, parce que l'apparition de cet arc coloré annonce la pluie. — Quoi qu'il en soit, les anatomistes ont appelé iris une espèce de cloison circulaire de couleurs diverses, tantôt bleue, tantôt noire, tantôt châtain, tantôt verte, et percée dans son milieu d'un trou rond, qu'on nomme pupille ou prunelle. (Nous l'avons vue oblongue, cette ouverture, sans que cela ait nui à la vision.)

C'est généralement, et surtout à l'iris, que l'œil doit son expression et sa beauté; c'est à la nuance et à la répartition des couleurs sur cette membrane, qui donnent au regard sa douceur et sa vivacité; aussi, dans le monde, attache-t-on des idées de beauté à telle ou telle couleur des yeux, et même, d'après cette maxime, que l'œil est le miroir de l'âme, chacun, selon son goût, se prononce pour la couleur de tels ou tels yeux; ce qui a occasionné quelquefois des disputes et stimulé l'imagination des poëtes. Ce n'est pas ici le lieu de nous occuper de ces futilités.

Mais ce qu'il importe de constater, c'est que la membrane iris est susceptible d'inflammation, *iritis* (*Voy.* Ophthalmie), et que son traitement doit être d'autant plus énergique, que cette inflammation est plus grave par ses suites, que la *conjonctivite*. En outre, elle peut être déchirée par un instrument piquant, déplacée, décollée, accidents que le chirurgien peut reconnaître, et auxquels il s'efforcera de remédier.

IRRITABILITÉ, s. f., *irritabilitas*. — C'est le nom par lequel on a voulu exprimer cette propriété qu'ont les corps vivants d'être excités par les agents extérieurs; ce mot serait donc synonyme de sensibilité, avec la différence que, *irritabilité* indique une persévérance, une universalité dans la réaction qui s'opère contre l'action de tout agent qui, agissant sur la surface du corps, tendrait à en altérer les tissus; c'est pourquoi Glisson et Haller ont appliqué cette expression à la faculté qu'ont les muscles de se contracter, *contractilité*; et pourquoi les personnes irritables sont sujettes à des contractilités musculaires (des convulsions) quelquefois par la moindre des causes.

IRRITABLE, adj., *irritabilis*. — Se dit, tant au physique qu'au moral, des personnes éminemment nerveuses, qui ressentent très-vivement toute impression qui affecte le corps, ou agit sur l'intelligence.

IRRITANT, adj., *irritans*. — Il s'applique à tout agent qui, agissant sur nos organes, les excite au delà des limites normales, et y produit de l'Irritation (*Voy.* ce mot).

IRRITATION, s. f., *irritatio*. — On dit qu'il y a irritation dans une partie, quand la sensibilité et l'activité organiques de cette partie sont augmentées, sans pourtant qu'il y ait augmentation de chaleur, de rougeur et de tension dans les tissus; car sans cela il y aurait Inflammation (*Voy.* ce mot). Donc, à proprement parler, l'irritation n'est qu'un phénomène accidentel, spontané, et ne constitue pas une maladie.

ISCHURIE. *Voy.* Rétention d'urine.

IVRESSE. *Voy.* mon Dictionnaire des Passions.

J

JALAP, s. m., *convolvulus jalappa*, plante du genre liseron, qui a pris son nom de la ville de Xalapa, au Mexique, et qui appartient à la pentendrie monogynie. L., famille des convolvulus. — Sa racine, qui seule est employée, fut apportée en Europe vers le commencement du xviiᵉ siècle, et est aussi facile à reconnaître qu'à décrire. On la trouve communément dans le commerce, sous la forme de grands orbes, divisés en fragments d'une figure piriforme, solides, compactes, pesants, rugueux et noirâtres dans leur surface extérieure, d'un gris obscur dans leur intérieur. Sa saveur est piquante et âcre, son odeur nauséabonde. Le jalap blanchâtre et léger est de mauvaise qualité.

Le jalap occupe, dans la matière médicale, une place assez importante comme purgatif. Son principe actif réside surtout dans sa résine qui, n'étant pas soluble dans l'eau, fait qu'on ne l'emploie jamais en décoction ni en infusion; tandis que, au contraire, sa teinture alcoolique et sa poudre jouissent d'une très-grande activité. Celle-ci, à cause de son insipidité, devient même une substance très-précieuse pour les enfants; car, associée au calomel purifié à la vapeur, elle forme une purgation aussi active qu'énergique; je mêle habituellement une partie de jalap à deux de calomel (dix grains du premier à vingt grains du second), et je fais prendre cette dose en deux prises, à demi-heure d'intervalle, dans une tasse de chocolat à l'eau, très-léger, ou d'eau sucrée. Les adultes qui, pour la plupart, sont de grands enfants, se trouvent très-bien généralement de cette purgation : on peut encore incorporer ces poudres dans du miel, dans des confitures, etc.

Seule, la poudre de jalap s'administre à la dose de dix, vingt, trente grains, selon l'âge et le tempérament des individus : cette dose doit être réduite de moitié si on se sert de l'extrait; on la donne en émulsion dans un jaune d'œuf, ou mêlée à d'autres substances, comme dans la formule suivante du docteur Hufeland. Pr. : semen-contra, un gros ; —jalap, un demi scrupule ; —calomélas, deux grains. M. Faites trois paquets. Un demi-paquet soir et matin, pour un enfant de six ans ; on continue pendant trois jours. C'est un très-bon vermifuge.

JAUNISSE, s. f., ou ICTÈRE, *icterus*, *icteri-cia*, ou ἴκτερος, de ἴκτις, espèce de belette dont les yeux sont jaunes. — Les symptômes caractéristiques de cette maladie sont : la coloration en jaune de la conjonctive ou du blanc des yeux, et plus tard de toutes les parties du corps, et même des ongles (comme nous l'avons vu dans un cas), contrastant avec la blancheur des matières fécales. Cette coloration, dont l'intensité varie depuis le jaune mat jusqu'à la teinte safranée, parfois jusqu'au jaune brun et au jaune noirâtre, quand la maladie est très-intense, tient à la rétention de la bile qui, se mêlant au sang, va teindre ainsi nos tissus, et donner aux urines, qui, elles, sont d'un jaune rougeâtre, parfois couleur de café, et déposant beaucoup, la faculté de teindre en jaune les linges qu'elles mouillent, propriété qu'ont également les sueurs. De là, c'est-à-dire de cette rétention de la bile sécrétée, l'anorexie, la tuméfaction et la tension flatulente de l'estomac, de mauvaises digestions, des embarras gastriques, des nausées, le gonflement, et quelquefois aussi la sensation d'une douleur à l'hypocondre droit, dans la région du foie.

Les causes qui produisent la jaunisse sont, chez les bilieux, ou pendant une constitution médicale bilieuse, les emportements de colère (surtout s'ils sont réprimés) au moment du repas, une frayeur, l'administration inopportune d'un vomitif dans les fièvres bilieuses, en un mot, toute cause qui, agissant fortement sur le moral ou sur le physique, détermine une commotion violente du système hépatique, une hypersécrétion biliaire, et en même temps, la contraction spasmodique des orifices des conduits cystique ou cholédoque, ou du canal hépatique lui-même, qui s'opposent à ce que la bile sécrétée, quelquefois, en plus grande quantité que de coutume, coule dans le duodénum, ce qui occasionne la série de symptômes ou de dérangements fonctionnels que nous avons signalés. Le spasme des conduits biliaires n'est pas le seul qui produise la jaunisse : il y a aussi les obstacles mécaniques (concrétions biliaires, calculs, vers, obstructions du foie) qui, en retenant comme lui la bile dans la vésicule du fiel, en favorise la rétrocession dans le système vasculaire sanguin et la lymphe, et donne lieu aux mêmes désordres.

L'ictère, disons-nous, est dû à un état spasmodique ; eh bien, comme cet état spasmodique peut tenir à une irritation inflammatoire ou nerveuse, le praticien doit rechercher quelle est sa nature réelle. Est-ce l'irritation inflammatoire ? Quand elle existe, la jaunisse s'accompagne de fièvre et de douleurs hépatiques, qui réclament, avant tout, les émissions sanguines, ou mieux le traitement antiphlogistique des phlegmasies du foie en général. Puis on cherche à rétablir la sécrétion normale du foie et l'excrétion de la bile, par des boissons délayantes et de légers purgatifs.

A une époque où un grand nombre de militaires, atteints de jaunisse, entrèrent à l'Hôtel-Dieu Saint-Éloi de Montpellier, nous leur avons vu administrer, sur la prescription du docteur Broussonnet, un mélange de quinze grammes de magnésie dissous dans un sirop simple, et unis à trente grains de rhubarbe en poudre, qu'on leur donnait en une seule dose. Ensuite, ils prirent tous les jours 4 grammes de magnésie en trois prises : ils gardèrent tous la diète, et au bout de douze ou quinze jours ils sortirent guéris.

Quelques praticiens ont conseillé le vomitif pour remplir le même objet, c'est-à-dire pour rétablir le libre cours de la bile ; nous repoussons l'emploi de ce remède tant qu'il y a de la réaction fébrile, celle-ci faisant supposer, nous l'avons dit, une irritation du foie, et, à défaut, celle du canal gastro-duodénal. De même, quand la couleur ictérique, descendant vers les parties inférieures, est plus sensible à la poitrine et au bas-ventre, c'est encore là une contre-indication de l'émétique ; hors ces circonstances, nous croyons qu'il peut être utile. Dans tous les cas, sitôt que le spasme a cessé, on en vient à l'emploi des toniques (quand l'ictère persiste, s'entend), parmi lesquels une alimentation et des boissons restaurantes tiennent le premier rang. Puis viennent les amers, le vin de quinquina, les martiaux, les frictions antispasmodiques sur la région du foie, les lavements laxatifs qu'on ne doit négliger en aucun cas. Mais comme ils sont peu actifs, comme la magnésie elle-même n'est pas toujours assez énergique, on la suspend et on administre l'aloès à la dose de vingt centigrammes par jour (4 pilules d'un grain d'aloès succotrin argentées) : le savon blanc, la gomme ammoniaque qu'on peut porter jusqu'à 8 grammes par jour, sont parfois utiles.

Un moyen que nous avons conseillé quelquefois aux habitants de la campagne, c'est d'avaler tous les matins deux ou trois œufs crus, sortant, comme on dit vulgairement, du cul de la poule ; ils entretiennent parfaitement la liberté des selles.

Reste un médicament peu connu, et que nous signalons, quoique nous ne soyons pas grand partisan des spécifiques qu'on tente d'introduire journellement dans le domaine de la thérapeutique des maladies. Ce médicament n'est autre que la racine de polypode, infusée dans du vin blanc, qui, en nos mains, a eu quelques succès. Voici l'origine de nos expériences. J'ai connu, à Montpellier, un prêtre espagnol qui, depuis plusieurs générations, avait sa maison journellement visitée par des ictériques, qui venaient de très-loin pour demander le remède merveilleux qu'on y distribuait gratuitement aux malheureux qui avaient la jaunisse. Comme la connaissance de ce remède était un secret de famille, on donnait à chaque malade une demi-once de racine dé polypode de chêne, lui recommandant de la faire infuser, pendant vingt-quatre heures, dans un demi verre de vin blanc. Ce demi-verre devait être bu dans la journée. Après l'avoir coulé le matin pour l'usage, il fallait de nouveau verser sur la racine un demi verre de vin, et répéter ainsi cette opération pendant trois ou quatre jours; le cinquième, on renouvelait la racine : peu de jours suffisaient pour la guérison. Notez que le malade doit s'abstenir de boire de l'eau, et n'user du remède que lorsqu'il éprouve une douleur sympathique dans l'hypocondre gauche.

Le premier essai que nous avons tenté a été suivi d'un succès certain; heureusement, il ne nous a plus été permis de répéter nos expériences, n'ayant plus rencontré d'ictériques dans les conditions voulues pour l'expérimentation.

Enfin, lorsque la jaunisse est purement nerveuse, le mélange d'un grain d'opium et de quatre grains d'assa-fœtida, médication employée souvent avec succès par Pétiot, Roucher, etc., est le meilleur remède dont on puisse faire usage. On peut y joindre les frictions calmantes, et les autres moyens préconisés dans les coliques hépatiques spasmodiques. *Voy.* HÉPATALGIE.

ICTÈRE SATURNIN. *Voy.* ANÉMIE SATURNINE.

ICTÈRE *des nouveaux-nés.* Cette maladie, une des plus fréquentes chez l'enfant, est attribuée à la rétention du méconium, à l'engouement du duodénum par des saburres laiteuses, par un lait trop vieux, à l'abus des huileux, à l'action d'un refroidissement subit, etc., et, comme chez l'adulte, à un resserrement spasmodique des canaux biliaires.

Les troubles que la rétention de la bile apporte dans l'exercice des fonctions organiques, ne sont pas toujours les mêmes; ainsi tantôt le nouveau-né tète moins longtemps et avec moins d'activité, il est constipé, son abdomen et les hypocondres sont durs et remittents, il survient des vomissements, des coliques qui lui font pousser des cris perçants, suivis de moments de calme et de sommeil, à moins, toutefois, que l'ictère ne s'accompagne d'un prurit assez violent pour empêcher l'enfant de dormir. Dans

d'autres cas, au contraire, le nouveau-né est bien constitué, il tète comme de coutume, ses autres fonctions se font avec régularité, et, sauf la coloration de la peau et la propriété qu'ont les urines et la transpiration de jaunir les langes, on ne croirait point qu'il soit malade.

C'est qu'il ne l'est pas, en effet, la nature éliminant elle-même la matière bilieuse surabondante. On en favorise l'action médicatrice en lavant tous les jours l'enfant avec de l'eau vineuse, ou de l'eau de savon tiède, en lui frottant la surface du corps avec un morceau de flanelle, dans la vue d'augmenter la transpiration, qui paraît être l'émonctoire que la nature adopte pour évacuer la matière bilieuse surabondante, et rétablir l'équilibre.

Mais si l'ictère s'accompagne du trouble des fonctions digestives et d'autres phénomènes morbides, les secours de l'art doivent porter sur les causes qui ont produit la jaunisse, tout en ayant égard aux maux qui en sont la suite. Est-ce la rétention du méconium ? Le lait de sa propre mère, si c'est elle qui le nourrit, suffira ; mais s'il s'agit d'une nourrice étrangère, on doit purger l'enfant avec une ou deux onces de sirop de chicorée à la rhubarbe, ou de fleurs de pêcher, etc., mêlé à cinq ou six onces d'eau d'orge ou de gruau, qu'on donne par cuillerées à café, plus ou moins rapprochées, suivant l'effet que le mélange produit. Est-ce, au contraire, l'atonie intestinale qui est la cause de la rétention du méconium ? On administre un sirop plus actif, ou du moins on le donne dans un véhicule tonique, et on place dans l'intervalle un peu de bon bouillon, de l'eau vineuse, etc.

L'indication ne change pas quand l'ictère est produit par des saburres laiteuses ou par un amas de bile. Alors la décoction de pois chiches torréfiés, pour boisson ordinaire, proposée par le docteur Chrestien, dans presque tous les cas de jaunisse qui reconnaissent pour cause une affection notable de quelque viscère du bas-ventre, et qu'on rend laxative par l'addition du sulfate de soude, est fort avantageuse. Enfin, dans l'ictère purement spasmodique, avec coliques, tension du bas-ventre, etc., on agit comme chez l'adulte, avec les modifications que nécessite l'âge du sujet; et, quand la détente est opérée (pas plus tôt), on donne un purgatif.

Il en sera de même de l'ictère, qui reconnaît pour cause une irritation violente du foie ou sa phlegmasie ; c'est-à-dire, qu'on applique les sangsues au fondement, et sur l'hypocondre droit, absolument comme dans la jaunisse des personnes âgées. Et, pour favoriser le dégorgement du foie, ou l'évacuation de la bile, en outre des moyens indiqués plus haut pour ces sortes de cas, on peut se servir de l'extrait de fiel de bœuf. Si, par cas, l'ictère se compliquait d'une vive irritation dans toutes les parties, la décoction d'une once de racine fraîche de patience sauvage, réussit souvent mieux que tous les médicaments auxquels on accorde la propriété de fondants. Enfin, Baumes nous disait, dans ses leçons, qu'il est fort utile d'appliquer sur l'hypocondre droit, quand le foie est engorgé, un cataplasme fait avec la pulpe de brione.

JEJUNUM, s. m. — C'est la partie de l'intestin grêle comprise entre le duodénum et l'iléon. On l'a ainsi appelée parce qu'elle est toujours vide dans les cadavres. *Voy.* Intestin.

JEUNESSE. *Voy.* Age.

JOURS CRITIQUES. *Voy.* Crise.

JULEP, s. m., *julapium, julepux, zulapium, juleb* des Persans, qui signifie potion douce, ζουλάπιον, mots que les Grecs modernes ont tiré de l'arabe. — On donne ce nom aux potions calmantes ou adoucissantes, qui doivent être administrées principalement la nuit. Voici la formule de quelques-unes fort en renom.

Julep écossais pour le croup.

Pr. : Eau de pouliot,   3 onces.
Sirops de guimauve et de tolu,
de chaque,   1 once.
M. Dose : une cuillerée à café de quart d'heure en quart d'heure. Ce médicament est trop peu actif pour qu'on néglige les moyens énergiques récommandés contre le Croup (*Voy.* ce mot), mais il est un bon auxiliaire de ces mêmes moyens.

Julep musqué de Fuller.

Pr. : Eau de roses,   6 onces.
Eau de fleur d'oranger,   1 once.
Eau de cannelle orgée,   2 onces.
Eau de pivoine composée,   1 once et demie.
Musc, ambre gris et carbonate d'ammoniaque, de chaque,   2 grains.
Safran,   1 scrupule.
Essence de girofle,   1 goutte.
Confection d'Alkermes,   2 gros.
Sirop d'œillets,   1 once et demie.
M. S. A.
Ce julep se donne à la dose de cinq cuillerées à soupe toutes les trois heures, dans les affections spasmodiques et les crampes d'estomac.

Julep pectoral.

Pr. : Infusion de plantes pectorales,   4 onces.
Gomme arabique en poudre,   12 grains.
Sirop de guimauve,   1 once.
M. On le prend par cuillerées d'heure en heure.

Julep tempérant.

Pr. : Eau de laitue,   2 onces.
Sirops de nymphæa et de groseilles,   2 gros.
Nitrate de potasse,   8 grains.
M. — A prendre le soir en se couchant,

Julep calmant du professeur Lallemand.

Pr.: Infusion de lierre terrestre, 4 onces.
Sirop d'acétate de morphine,   1 once.
M. — Il l'emploie dans les toux opiniâtres, accompagnées d'irritation au larynx. On augmente graduellement la dose du sirop, jusqu'à en administrer trois onces dans les

vingt-quatre heures. On le fait prendre par cuillerées, de deux en deux heures.

Julep fétide de Barthez.

Pr. : Assa-fœtida,   1 gros.
Sucre blanc,   6 gros.
Eau de rue,   5 onces.
Liqueur d'Hoffmann,   30 gouttes.
M. S. A.—On l'emploie dans les accès de maladies convulsives, pour calmer les violents spasmes, et surtout pendant les fortes attaques d'asthme. On le fait prendre par cuillerées plus ou moins rapprochées, selon l'intensité des accidents.

JUSQUIAME, s. f., *hyoscyamus*, genre de plantes de la pentandrie monogynie, L., de la famille des solanées, J. — Il est d'autant plus nécessaire de connaître cette plante dans ses qualités physiques, qu'elle se trouve continuellement sous nos pas, et que ses propriétés toxiques sont très-actives pour l'homme. Cependant, chose singulière, les chèvres, les moutons, les bœufs, etc., la broutent sans inconvénient.

Deux espèces de ce genre étaient autrefois employées en médecine, la jusquiame noire, *hyoscyamus niger*, et la jusquiame blanche, *hyoscyamus albus*; mais celle-ci étant moins active que la précédente, on ne se sert guère aujourd'hui que de la jusquiame noire.

Sa tige, haute de trente-cinq à cinquante centimètres, est arrondie, légèrement courbée, rameuse, d'un vert sombre et visqueuse, velue ainsi que ses feuilles qui sont alternes, épaisses et quelquefois opposées sur le même pied; elles sont sessiles, ovales, aiguës et profondément découpées; molles et de la même couleur que la tige. Ses fleurs, presque sessiles et disposées en épi, ont une couleur d'un jaune sale, et sont veinées de lignes pourpres; leur calice tubuleux est à cinq lobes aigus, leur corolle est infundibuliforme, à cinq divisions inégales, renfermant cinq étamines inclinées et un style à stigmate en tête. Le fruit est une capsule, allongée, un peu ventrue à sa base, s'ouvrant en deux valves horizontalement; les graines sont petites, verdâtres, pointillées et irrégulières. Sa racine est fusiforme, charnue et blanchâtre. Ballard avertit de ne pas la confondre avec la racine du panais, comme il est arrivé quelquefois : on l'a confondu également avec la chicorée sauvage.

L'identité des phénomènes produits par la jusquiame sur l'organisme vivant, à l'état normal, avec ceux que déterminent la Belladone, le Datura (*Voy.* ces mots), nous dispensent de mentionner les désordres que la jusquiame à haute dose produit chez l'homme; et il doit nous suffire aussi de constater que ses propriétés thérapeutiques sont les mêmes que celles de diverses solanées vireuses, pour que nous sachions de suite dans quelles maladies on doit y avoir recours. Inutile de dire que les évacuants émétiques et purgatifs, administrés à très-forte dose, à cause de l'insensibilité du tube digestif occasionnée par la jusquiame, sont indispensables, et qu'on achève de dissiper

les symptômes à l'aide des boissons acidules.

Connue dès la plus haute antiquité, donnée à l'intérieur pour calmer les douleurs,
ou pour endormir la sensibilité des tissus
enflammés, ce n'a été cependant qu'après
les expériences de Storck que cette plante
a définitivement pris rang, et même un rang
très-important et mérité, dans la matière
médicale. Toutefois ce n'est guère que dans
les maladies nerveuses que son action se
montre efficace, et par le mot de nerveuses,
j'entends les douleurs spasmodiques non
inflammatoires, les névralgies asthéniques,
contre lesquelles la jusquiame a produit en
nos mains des succès aussi marquants
qu'assurés. Dans bien des cas d'insomnie,
nous l'avons préférée à l'opium, qui excite
fortement le cerveau, et nous avons ainsi
obtenu un sommeil que ce dernier n'avait
pu produire. Mais c'est surtout chez les
goutteux que nous l'avons trouvée avantageuse. Nous savions que Sauvages employait
avec efficacité l'extrait de ce remède à la
dose d'un grain d'abord, et puis successivement augmenté jusqu'à dix grains par jour,
contre une goutte rhumatique qui avait résisté pendant deux mois aux remèdes ordinaires; que Whytt a donné le précepte,
quand les maladies nerveuses s'accompagnent de beaucoup de vents et de rapports,
de donner l'extrait de jusquiame, pris à
l'heure du coucher, depuis un demi-grain
jusqu'à quatre grains, et répété le matin à
plus petite dose, ce médicament produisant
de bons effets dans ces cas; et comme dans
la goutte il y a réunion de tout cela, il n'est
pas étonnant que nous ayons obtenu nous-
mêmes des résultats satisfaisants.

Ce n'est pas seulement à l'intérieur que
nous administrons la jusquiame dans les
affections goutteuses et rhumatismales, nous
nous servons habituellement des frictions
avec de l'huile de jusquiame camphrée,
opiacée, ammoniacale (ou avec addition de
camphre, d'opium et d'ammoniaque, ce qui
forme le liniment ammoniacal camphré,
opiacé), et des feuilles en décoction, soit
pour les employer en cataplasme sur la partie douloureuse, soit pour avoir un liquide
calmant que nous prescrivions en bain partiel ou en injections, comme cela se pratique
dans les maladies douloureuses des organes
sexuels chez la femme.

Indépendamment de notre pratique particulière, nous devons mentionner que bien
des auteurs préfèrent la jusquiame à l'opium

dans la colique métallique (colique de plomb)
parce qu'elle calme aussi bien les douleurs
d'entrailles, sans augmenter la constipation ;
que de nos jours ou l'administre pour apaiser les toux nerveuses et convulsives, contre
lesquelles elle agit avec autant d'efficacité
que la belladone et la stramoine. Employée
comme elles à l'intérieur et à l'extérieur,
ainsi que l'a fait Schmidt, la jusquiame est
éminemment utile dans les phlegmasies de
l'iris, après l'opération de la cataracte, soit
pour calmer la douleur, soit pour dilater la
pupille, dont on empêche ainsi l'occlusion;
on s'oppose par là aux adhérences que l'iris
peut contracter.

Nous ne parlons pas des propriétés calmantes de la jusquiame contre les névralgies en particulier, son utilité étant incontestable, ni des applications topiques de cette
substance pour la réduction des hernies et du
paraphymosis; car, en supposant que leur
efficacité fût douteuse, mieux vaudrait tenter que de s'abstenir, l'application extérieure
de ce remède étant sans danger. Je ne dois
pas oublier de noter que l'huile de jusquiame,
mêlée à l'onguent populéum, en augmente
les vertus adoucissantes et calmantes contre
les hémorroïdes douloureuses.

La jusquiame s'administre donc sous plusieurs formes, à savoir : en poudre, à la dose
de quatre à quarante grains par jour ; en extrait, à celle de quatre à dix, même jusqu'à
vingt grains et davantage, dans les vingt-
quatre heures. Il fait partie des pilules de
Méglin, dont l'usage est si vulgaire aujour-
d'hui : elles se composent de parties égales
d'oxyde de zinc, d'extrait de jusquiame, et
de valériane sauvage. On conçoit que trois
substances antispasmodiques aussi actives
calment bientôt les douleurs névralgiques.
Ces pilules se donnent à la dose de une à
vingt, trente et même quarante, trois fois
par jour. Comme tous les médicaments de
cette classe, elles doivent être augmentées
graduellement, et continuées jusqu'à ce qu'il
se manifeste des vertiges, un trouble notable de la vue, etc. ; alors on en reste à cette
dose, qui doit être maintenue jusqu'à quinze
jours ou un mois après la guérison complète.

L'infusion et la décoction de poudre de
jusquiame se font avec trente ou quarante
grains, et même un gros de cette substance,
dans un litre d'eau, ou bien avec une bonne
poignée de feuilles. Quant à sa teinture, la
dose en est de trente-six à soixante et douze
gouttes.

K

KARABE, nom persan qui signifie *tire-
paille*, et qui a été donné au succin ou ambre jaune, à cause de sa propriété électrique.
Voy. Succin.

KERMÈS, minéral, appelé encore *poudre
des Chartreux.* — Kermès minéral est le nom
primitif que l'on avait donné à l'oxyde d'an-

timoine hydro-sulfuré brun. C'est donc une
préparation antimoniale. *Voy.* Antimoine..

KILOGRAMME, s. m., de $\chi\iota\lambda\iota o\varsigma$ et $\gamma\rho\acute{a}\mu\mu a$,
mille grammes. Cette mesure nouvelle égale
environ deux livres six gros de l'ancien poids
médicinal.

KYSTE, s. m., *kystus*, de $\varkappa\acute{v}\sigma\tau\iota\varsigma$, vessie. —

Le kyste est un sac membraneux sans ouverture, en forme de vessie, développé accidentellement dans l'épaisseur des tissus, et renfermant des substances de différentes natures liquides ou solides.

Les kystes peuvent se former partout. Placés à l'intérieur, ils ne déterminent qu'un peu de gêne dans l'exercice des fonctions de l'organe dans lequel ils se sont développés, et on n'en reconnaît guère l'existence qu'après la mort; à l'extérieur, ils n'offrent rien de spécial dans leurs symptômes ; habituellement indolents, ils déterminent, sous le doigt explorateur, une sorte de fluctuation plus ou moins obscure, suivant qu'ils sont plus ou moins profondéments situés.

Quant au traitement des kystes, il varie suivant la nature de la tumeur, c'est-à-dire quant à l'épaisseur de la membrane qui les forme, et quant à l'espèce de matière qui les remplit. Dans tous les cas, ce n'est guère que par une opération chirurgicale qu'on peut s'en débarrasser.

L

LACRYMAL, ALE, adj. *lacrymalis*, de *lacryma*, larme. — On donne le nom de voies *lacrymales* à un appareil d'organes qui sont disposés de manière à ce que la sécrétion des larmes, opérée par la glande lacrymale, soit absorbée, et ne nuise pas à la netteté de la vision.

Les voies lacrymales se composent : 1° de la *glande lacrymale*, située dans l'angle externe de l'orbite, et logée dans un enfoncement que présente la voûte orbitaire. C'est un corps rougeâtre, bosselé, allongé de devant en arrière, percé de plusieurs ouvertures qui laissent échapper l'humeur qu'il sécrète, aucun canal sécréteur n'ayant été formé dans son organisation. Ce sont les paupières qui, en se fermant, forment un canal triangulaire destiné au transport des larmes ; 2° vers l'angle interne des paupières, à leur bord libre, se voit un petit bouton charnu, percé dans le centre ; c'est le *point lacrymal*, que l'on rend très-visible en renversant en dehors l'une et l'autre paupière. Ce point est l'orifice d'un petit canal dont la direction varie pour le canal de la paupière supérieure et celui de la paupière inférieure, mais qui néanmoins se rendent dans, 3° le *sac lacrymal*. Celui-ci, placé à l'angle interne de l'œil, dans une gouttière formée par les os *unguis*, et l'apophyse montante de l'os maxillaire, est un sac sans ouverture supérieurement, mais il en possède une inférieurement, qui communique avec le canal nasal, ainsi nommé parce qu'il communique avec le méat inférieur des fosses nasales.

Il est facile de comprendre, d'après cette description anatomique des voies lacrymales, quel est le trajet que les larmes parcourent, et pourquoi, lorsque leur sécrétion est trop abondante pour être absorbée par les points lacrymaux, ou que le canal nasal est obstrué; cette humeur coule sur les joues : il y a EPIPHORES (*Voy.* ce mot).

LAITUE, s. f., *lactuca*, genre de plantes de la famille de chicoracées, **J.** ; de la syngénésie polygamie égale de **L.** — On en distingue deux espèces : l'espèce cultivée, laitue commune *lactuca sativa* ; elle est cultivée dans nos jardins ; et l'espèce sauvage, laitue vireuse, *lactuca virosa*, qui croît spontanément dans les champs, et qui déjà du temps de Dioscorides servait à sophistiquer l'opium.

Laitue commune. Journellement servie sur nos tables en salade, ou cuite, son usage est trop répandu comme aliment, ses propriétés physiques trop généralement connues, pour qu'il soit nécessaire d'aborder ce point de son histoire naturelle. Et si nous parlons de ses propriétés médicales, c'est parce que nous les avons entendues vanter avec une exaltation si grande par les uns, et dépréciées avec tant de dédain par les autres, que nous nous méfierions du témoignage des uns et des autres, si, parmi les derniers, il ne s'en trouvait pour qui nous avons une entière confiance ; nous reviendrions plus tard là-dessus.

On sait que de temps immémorial le suc blanc de la laitue était mis à sécher au soleil, et que ce suc, préalablement extrait de la plante par incision ou par écrasement de la laitue vireuse parvenue à sa maturité, avait une si grande analogie de qualité avec l'opium, qu'on les mêlait ensemble ou par spéculation, ou par un excès de confiance dans le suc de la *lactuca virosa*; et que, à la fin du siècle dernier, le docteur Coxe, de Philadelphie, agissant par les mêmes procédés sur la laitue commune, il arriva aux mêmes résultats, c'est-à-dire obtint un suc épaissi analogue à l'opium par ses qualités physiques. On sait aussi que M. François a cherché à donner à ce suc, qu'il a nommé *thridace* du mot Θρίδαξ, laitue, une importance outrée, qui tient même du ridicule ; puisqu'il a prétendu qu'il a une énergie extrême, et qu'il suffit d'en administrer un quart de grain à demi-grain deux ou trois fois par jour pour constater ses effets thérapeutiques. Eh bien, il y a de cela bien des années, qu'assistant comme examinateur au quatrième examen de plusieurs élèves en médecine, avec M. le professeur Golfin, j'ai entendu celui-ci classer la thridace parmi les substances inertes, vu qu'il l'avait portée jusqu'à la dose d'un gros en une seule fois, sans produire le moindre assoupissement. Je n'ignore pas que cette opinion du professeur de thérapeutique de Montpellier est en opposition avec celle de plusieurs praticiens très-recommandables, qui prétendent qu'à la dose de dix grains à la fois, et cela plusieurs fois dans les vingt-quatre heures, la thridace procure évidemment le sommeil, calme les douleurs, la toux, l'éréthisme nerveux, avec moins de certitude, si l'on veut, mais aussi avec moins d'inconvénients que l'opium ; et cependant je me range de l'avis de M. Golfin, parce que je n'ai pas eu à me louer de l'emploi du sirop de thridace, prescrit cependant *larga manu*. Ne faut-il pas d'ailleurs, dans les cas positifs, faire la part de l'influence de l'imagination? (*Voy.* Insomnie.) Cela ne nous a pas empêché, et nous le faisons encore, de conseiller l'usage de la décoction de laitue en lavements, en injections, d'en faire entrer l'eau distillée, dans des potions calmantes, etc. ; mais en ne la considérant que comme adjuvant des autres médicaments auxquels nous l'avons associée.

Laitue vireuse. Tout ce que nous avons dit de la laitue commune, s'applique également à la *lactuca virosa*, quoique les anciens aient signalé cette plante comme un poison et l'aient employée aux mêmes usages que la *lactuca sativa* ; nous nous fondons, en émettant cette opinion, non point cette fois sur notre propre expérience et le dire de quelques médecins consciencieux, mais sur les expériences récentes d'un toxicologue éminent, M. Orfila, qui démontrent, de la manière la plus évidente, qu'il faut des doses *énormes* de cet extrait pour produire une action toxique, même sur des chiens de petite taille ; de sorte que nous n'hésitons pas à dire du suc de laitue vireuse ce que nous avons dit précédemment de la thridace. Cela étant, nous nous bornerons à répéter, pour la satisfaction de ceux qui voudraient néanmoins en conseiller ou en faire usage, que le suc de laitue vireuse se donne, comme celui de la laitue commune, à la dose de dix grains jusqu'à deux gros par jour; et l'eau distillée à celle de deux à quatre onces.

LANGUE, s. f., *lingua*, γλῶσσα ou γλῶττα, organe principal du Gout (*Voy.* ce mot). — Nous nous sommes occupé, article Bouche (*Voy.* cet article), de la description anatomique de la langue ; il ne nous reste donc à nous occuper, dans celui-ci, que des signes séméiologiques fournis par cet organe.

Dans l'état naturel, la langue est d'un rouge assez vif, excepté à sa base, toujours plus ou moins blanchâtre ; elle offre une température modérée, une humidité suffisante et une grande souplesse, que son volume, proportionné à l'étendue de la cavité qui la renferme, favorise ; de là la facilité de ses mouvements dans l'exercice de la parole, de la déglution, etc.

Dans les maladies, cet état de la langue change plus ou moins quant à son volume, à sa couleur, à sa température et à son humidité. Ainsi, elle est gonflée dans les angines, alors qu'elle participe elle-même de l'inflammation ; elle est rouge et sèche, pointillée, lancéolée dans les phlegmasies gastro-intestinales, et toutes les fois qu'il y a un état phlogistique très-manifeste ; tandis que, au contraire, elle est molle, plate, blanchâtre, dans les maladies catarrhales, muqueuses, etc. Elle prend une couleur jaunâtre dans les fièvres bilieuses, se couvre d'un enduit noirâtre dans les fièvres putrides et adynamiques : bref elle change com-

munément plus ou moins, suivant l'intensité des autres symptômes morbides ; aussi a-t-on considéré comme un signe d'ataxie la couleur naturelle de la langue et son état ordinaire dans les fièvres graves. Donc il est avantageux que l'aspect de la langue change.

C'est en effet ce que les praticiens ont remarqué ; ainsi chacun a répété que la rougeur de la langue dans les maladies inflammatoires, est d'un heureux présage, qu'on peut du moins présumer qu'il n'existe pas de complication grave. (*Voy.* les articles spéciaux.)

Toutefois les changements qu'on remarque dans l'état de la langue ne sont pas toujours aussi avantageux ; au contraire, puisque la rougeur de la langue qui survient subitement dans le cours d'une maladie aiguë, sans aucun signe de coction et de crise, est d'un très-mauvais augure ; de même la lividité de la langue est un très-mauvais signe dans tous les cas, et un signe mortel dans les maladies aphtheuses ; la sécheresse de la langue est toujours d'un mauvais augure dans les fièvres nerveuses : la langue sèche, raboteuse et comme brûlée, sans que le malade se plaigne d'altération forte, est un des caractères des fièvres ardentes très-aiguës, et plus généralement le signe du délire et de la mort prochaine ; l'irrégularité et la difficulté des mouvements de la langue supposent, dans tous les cas, une prostration considérable des forces ; et si d'autres symptômes d'adynamie s'y joignent, il faut craindre encore le délire et la mort, etc. Nous n'insisterons pas davantage, l'état de la langue ayant été soigneusement indiqué à chaque article spécial des maladies.

LARMOIEMENT. *Voy.* Epiphora.

LARYNGITE. *Voy.* Angine laryngée.

LARYNGOTOMIE, s. f., *laryngotomia*, de λάρυγξ et τέμνω, je coupe le larynx.—Opération par laquelle on fait une incision au larynx, pour y placer un appareil qui permet la libre pénétration de l'air dans les voies aériennes, ou pour extraire un corps étranger qui s'y serait engagé. On la pratique dans les cas d'angine très-intense avec menace de suffocation.

LARYNX, s. m., de λάρυγξ, *caput aspere arteriæ*. — Le larynx, qui constitue l'appareil vocal, est un organe symétrique et régulier très-compliqué, ayant la forme d'une sorte de boîte composée de pièces mobiles les unes sur les autres ; ouvert en haut et en bas; sa position est à la partie antérieure du cou, derrière les muscles de la région hyoïdienne inférieure et le corps thyroïde ; devant le pharynx et l'extrémité supérieure de l'œsophage, au-dessous de la base de la langue et au-dessus de la trachée artère.

Quatre cartilages, connus sous les noms de cartilages thyroïde, cricoïde et arythénoïdes, de forme et de situation diverses, entrent dans sa structure, ainsi qu'un fibro-cartilage appelé épiglotte, fixé par en bas avec l'échancrure du bord supérieur ou cartilage thyroïde. Ce fibro-cartilage, libre dans une très-grande partie de son étendue, agissant à la manière des soupapes, ferme dans certains moments l'ouverture supérieure du larynx (la glotte), et empêche que des corps nuisibles ne s'introduisent dans la cavité laryngienne. Toutes ces parties se lient entre elles de diverses manières : ainsi les cartilages cricoïde, thyroïde et les deux arythénoïdes sont unis entre eux par une membrane fibreuse ; tandis que leurs rapports articulaires ont lieu entre eux, par des facettes recouvertes d'une capsule synoviale.

Nous ne dirons rien des muscles du larynx, dont les noms indiquent assez la direction de leurs fibres et leurs attaches, mais ce que nous n'oublierons pas de mentionner, c'est qu'une membrane muqueuse tapisse l'intérieur du larynx ; que cette membrane, en se portant de haut en bas, forme plusieurs replis, dont les uns sont appelés ligaments supérieurs de la glotte ; tandis que les autres portent le nom de ligaments inférieurs, ou cordes vocales.

Enfin, le larynx reçoit ses artères des troncs throïdien supérieur et inférieur ; ses vaisseaux lymphatiques se terminent aux ganglions jugulaires inférieurs, et ses nerfs lui viennent du pneumo-gastrique et des deux ganglions cervicaux supérieurs.

Le larynx est l'organe de la Voix (*Voy.* ce mot).

LAUDANUM, s. m. — Ce mot signifie extrait d'opium, à l'état solide ou à l'état liquide. *Voy.* Opium.

LAURIER, s. m., *laurus*. — Genre de plantes de l'ennéandrie monogynie, L., de la famille des lauriers, J., à laquelle il a donné son nom.

On en compte plusieurs espèces dans les traités de matière médicale, savoir : le *laurus cinnamomus*, qui produit la *cannelle;* le *laurus cassia*, ou *cassia lignea* des pharmaciens ; le *laurus camphora*, dont on tire le *camphre; le laurus nobilis*, que nous cultivons dans nos jardins, dont les feuilles aromatiques servent d'assaisonnement à nos mets, et les baies, digérées dans de l'axonge, forment l'huile de laurier, huile excitante qu'on emploie en frictions sur la peau ; le *laurus sassafras*, etc.

Chacun de ces lauriers étant le sujet d'un article spécial (*Voy.* Cannelle, Camphre, etc.), nous ne nous en occuperons pas dans celui-ci, consacré seulement aux généralités que nous venons d'exposer et à quelques détails particuliers sur le laurier-cerise, arbrisseau qui fournit l'acide prussique.

Laurier-cerise, *prunus lauro-cesarus*, arbrisseau du genre prunier, qui fait partie de l'isocandrie monogynie, L., et de l'ordre naturel des rosacées, J. ; il n'est autre que le laurier-amande, le laurier-lait, que nous cultivons dans nos jardins.

Cet arbuste, de médiocre grandeur, n'a été importé en Europe que vers la fin du XVIe siècle. Recherché d'abord seulement pour la beauté de son feuillage, toujours vert, alors que les autres arbres sont dépouillés de leurs feuilles, il entra bientôt comme assaisonnement, et pour donner de l'arome à

certaines friandises, et puis enfin ses propriétés toxiques ayant été connues, ce fut alors aux médecins à chercher quel parti on pourrait tirer de ces propriétés, les poisons les plus actifs, quand ils sont donnés par une main habile, étant convertis en médicaments très-puissants.

Nous avons vu, article Acide, quels sont les effets dangereux de l'acide prussique ou hydrocyanique, et ses vertus médicatrices ; or, quand nous aurons dit que l'huile essentielle et l'eau distillée du végétal dont nous faisons l'histoire sont aussi activement délétères et aussi promptement efficaces que cet acide, nous saurons absolument à quoi nous en tenir sur son compte. Mais quand l'un nous dit que l'eau distillée est un poison très-actif, même à fort petite dose, tandis que d'autres déclarent que c'est une préparation tellement innocente, qu'on peut en administrer jusqu'à douze onces par jour, on désirera savoir pourquoi ces différences, et on les trouvera dans le mode de distillation des feuilles, qui, par tel ou tel procédé, se dépouillent ou non de l'huile essentielle qu'elles contiennent. Or, comme dans le premier cas cette huile se mêle à l'eau, tandis que dans le second elle reste dans l'alambic, on trouve en cela nécessairement la raison de cette grande différence trouvée dans l'activité de ces eaux. En conséquence, le médecin n'étant pas bien sûr que le mode de distillation adopté est bon, et que les résultats qu'il veut obtenir seront toujours obtenus, la prudence veut qu'il n'emploie l'eau distillée de laurier-cerise qu'avec la plus grande circonspection, à moins que déjà il n'ait expérimenté sur d'autres sujets avec celle qui lui est fournie. Reste que, comme l'acide prussique, l'eau distillée de laurier-cerise est un puissant antispasmodique, et qu'il suffit, dit-on, quand elle est bien préparée, d'en faire évaporer depuis un gros jusqu'à une demi-once, en la versant sur un vase chaud, de manière que l'évaporation soit faite en dix minutes, pour que, fortement aspirée par le malade, elle calme les accidents spasmodiques de la poitrine auxquels il est sujet. N'ayant jamais usé de ce moyen, je ne puis que le faire connaître, et recommander une réserve extrême à tous ceux qui voudraient l'employer.

Plus les médicaments sont actifs et dangereux, plus on doit apporter de soin à leur préparation et être attentif à leurs effets. Or, quelles sont les préparations du laurier-cerise qui sont usitées en médecine? L'eau distillée, l'huile essentielle, la poudre, l'infusion et la décoction.

Eau distillée. C'est la préparation la plus employée. Plus elle est récente et trouble, plus les feuilles qui ont servi à sa distillation étaient fraîches, abondantes, etc., plus l'eau sera forte et chargée d'huile essentielle, et conséquemment active; mais si on la filtre, ainsi qu'on l'a recommandé, l'huile s'en sépare alors, et il ne reste plus qu'une eau beaucoup plus transparente, ayant perdu de son activité, et qui peut se donner par

onces. L'eau trouble, alors surtout qu'on
emploie la partie qui surnage, peut empoisonner au contraire à la dose d'un ou deux
gros.

Huile essentielle. Jamais infidèle, cette
huile, d'une énergie extrême, ne doit être
prescrite qu'à la dose de trois ou quatre
gouttes en vingt-quatre heures, suspendues
dans un véhicule aqueux, que le malade
prendrait par doses fractionnées, en ayant le
soin de bien agiter chaque fois le mélange.
On conseille, pour l'usage médicinal, de
l'étendre dans dix ou douze fois son poids
d'huile d'amandes douces, et de s'en servir
comme liniment dans les douleurs locales.
Je n'ai jamais essayé de ce moyen.

Poudre. Elle s'obtient en faisant sécher les
feuilles et en les pulvérisant. Comme cette
poudre est généralement peu active, la dessiccation enlevant à la feuille une très-
grande partie de son huile essentielle, on
peut l'administrer à la dose de douze, vingt-
quatre grains, demi-gros, un gros, et jusqu'à
quatre gros par jour, divisés en plusieurs
prises égales.

Infusion et décoction. Pr. : feuilles fraîches
de laurier-cerise, n° 1 à 4; eau ou lait, une
livre. F. infuser ou bouillir, et coulez pour
l'usage.

LAXATIFS, s. m., adj., *laxativus, laxans,*
de *laxo*, je relâche. — On donne ce nom
aux médicaments qui provoquent des selles
sans irriter l'intestin : tels sont la manne, la
casse, etc.

LÈPRE. *Voy.* ELÉPHANTIASIS.

LÉSIONS ORGANIQUES, s. f., *læsiones
organicæ.* — C'est le nom dont on se sert
généralement pour désigner les maladies
dans lesquelles il y a une altération de
structure dans un organe ou dans les tissus
qui le composent.

LÉTHARGIE, s. f., *lethargia*, de λήθη, oubli, et d'ἀργία, paresse, comme si l'on disait
oubli paresseux. — Maladie qui consiste dans
un sommeil prolongé au delà du terme naturel, et dont la durée varie depuis plusieurs
semaines jusqu'à un mois, des années.
Hufeland a cité, dans son Journal, un cas de
léthargie qui a duré quatre ans. Dans ce cas,
les fonctions essentielles de la vie organique, le pouls, la circulation et la respiration,
n'étaient point troublés; la nutrition seule
était possible, au moyen d'aliments liquides
qu'on faisait couler dans l'estomac; les excrétions et sécrétions étaient presque nulles.
Ce qui la constitue, du reste, c'est un assoupissement profond et continuel, dans lequel
les malades se trouvent plongés, dont ils
sortent quand on les réveille, mais dans lequel ils retombent dès qu'on cesse d'agir
sur eux. Si, dans l'état de veille, ils parlent,
ils ne savent ce qu'ils disent, oublient ce
qu'ils viennent de dire, et se rendorment.
La léthargie tient donc le juste milieu entre
le *coma somnolentum,* pendant lequel le malade qu'on réveille ouvre les yeux, répond
juste aux questions qu'on lui adresse, et retombe aussitôt dans son assoupissement; et
le *carus,* dans lequel l'assoupissement est si

profond, que le malade n'entend pas, n'ouvre
pas les yeux, et ne répond pas, quoiqu'on le
secoue fortement, ou s'il les ouvre, il ne voit
pas et les referme aussitôt.

La léthargie, à moins qu'elle ne soit
symptomatique d'une affection du cerveau,
n'est pas par elle-même une maladie grave
et mortelle. Déterminée habituellement par
les dérangements menstruels, surtout chez
la jeune fille nubile, la présence des vers
chez les enfants, une fluxion sanguine sur
le cerveau, etc., son traitement varie suivant
la cause qui la produit. Il faut donc remonter
à cette cause, et faire une dérivation et une
révulsion sur la peau, à l'aide des irritants,
des rubéfiants cutanés, des lavements irritants, etc.

LEUCOPHLEGMATIE, s. f., *leucophleg-
matia*, de λευκός et φλέγμα, blanc phlegme. —
Considérée tour à tour comme une infiltration séreuse générale du tissu cellulaire
sous-cutané, ou seulement comme une infiltration gazeuse de l'habitude du corps, la
leucophlegmatie a été rangée en conséquence parmi les hydropisies, et on l'a faite
synonyme d'ANASARQUE (*Voy.* ce mot), ou
parmi les maladies flatulentes. *Voy.* TYM-
PANITE.

LEUCORRHÉE, s. f., ou *flueurs blanches,*
de λευκός et ῥέω, je coule blanc. — Nom donné
à un écoulement de mucosités plus ou moins
épaisses, par les parties génitales de la
femme, qui diffère de la gonorrhée en ce
que celle-ci tient à un virus spécifique *sui
generis*, qui communique la maladie syphilitique, dont elle est une des formes (*Voy.*
SYPHILIS), par le contact immédiat.

Les causes qui produisent la leucorrhée
sont : l'hérédité, l'habitation des grandes villes, la vie sédentaire, de mauvaises digestions, une alimentation insuffisante, le dérangement des sécrétions de la peau, un vice
constitutionnel dartreux, scrofuleux, le tempérament lymphatique, l'état rhumatismal,
la suppression de la sueur des pieds, l'abus
des boissons chaudes, du thé surtout (à
Paris, on accuse le café au lait d'être la
cause de cette immense quantité de flueurs
blanches qu'on y observe), le froid humide
des habitations, des vêtements trop légers,
une faiblesse avec irritation locale, provoquée par l'onanisme, l'abus du coït, des
couches trop fréquentes, l'usage immodéré
des bains tièdes, le sommeil trop prolongé
dans des lits mous et très-chauds, la mauvaise habitude de se servir des chaufferettes,
ce qui la rend si commune en Belgique. La
présence des vers intestinaux, surtout les
ascarides, chez les jeunes filles (Zimmermann), etc.; les affections tristes de l'âme,
les chagrins prolongés, de violentes émotions, peuvent également l'occasionner.

Symptomatologie. Dans le principe, la
leucorrhée consiste dans la sécrétion et
l'écoulement par le vagin, d'un fluide séreux,
puis muqueux, peu abondant, clair, variable
en couleur, c'est-à-dire tantôt blanc, tantôt
jaunâtre, verdâtre, puriforme, quelquefois
même sanguinolent, dénué d'âcreté dans

beaucoup de cas, mais dans d'autres, au contraire, tellement âcre, qu'il produit une démangeaison très-considérable aux parties sexuelles, des rougeurs et des excoriations aux cuisses ; c'est alors surtout qu'il est épais et gélatiniforme, et roidit le linge comme s'il était pénétré d'empois. Quand la leucorrhée dure depuis longtemps, elle exerce une influence fâcheuse sur tout l'organisme : l'appétit se perd, les digestions deviennent difficiles, le sang s'appauvrit, et un véritable état anémique vient compliquer les fleurs blanches, qui, à leur tour, participent de l'atonie générale, et deviennent en quelque sorte constitutionnelles. *Voy.* Chlorose.

Le diagnostic de la leucorrhée est fort difficile à établir ; cependant, comme il importe essentiellement de savoir si elle ne tiendrait pas à un état squirreux ou à un cancer ulcéré du col de la matrice, et surtout à une infection syphilitique, ces circonstances devant modifier singulièrement le traitement, nous allons dire ce qui sert à les distinguer.

D'abord, quant au squirre utérin et au cancer de cet organe, on doit les soupçonner toutes les fois que la malade éprouve des élancements dans l'intérieur et à travers du bassin, ou bien le sentiment de douleurs vives, térébrantes, que les fleurs blanches ont précédées. Alors, si celles-ci exhalent une mauvaise odeur et sont teintes de sang, l'exploration des parties devient nécessaire. Quand, au contraire, on soupçonne une infection vénérienne, il faut introduire sous l'épiderme, au moyen d'une lancette, une petite goutte de la matière de l'écoulement, comme pour la vaccination ; et si au bout de deux jours il survient à l'endroit piqué un bouton d'un aspect particulier, qui s'ulcère peu de temps après, on a un peu plus de certitude que l'écoulement est syphilitique. Je dis un peu plus de certitude, parce que les fleurs blanches, quand elles sont très-âcres et très-irritantes, peuvent occasionner le même phénomène, et que la goutte inoculée d'un écoulement vénérien ne produit pas toujours une éruption de boutons. C'est donc un moyen infidèle.

Les fleurs blanches, à l'état aigu, peuvent être guéries par le repos du corps, et surtout des organes génitaux, par des boissons rafraîchissantes, une alimentation de même nature, des fomentations émollientes, des injections et quelques bains tièdes. Il est rare que l'irritation locale ait assez d'intensité pour déterminer cette réaction générale fébrile qui réclame les évacuations sanguines ; dans tous les cas, il faut chercher à détruire les causes et à produire le rétablissement des sécrétions et excrétions supprimées. Une chose à laquelle on doit veiller avec soin, c'est la défécation, la rétention des selles ou constipation contribuant beaucoup à entretenir l'irritation locale qui donne lieu à l'hypersécrétion du vagin. Mais quand elles sont passées à l'état chronique ; qu'un état chlorotique, dont elles ne

sont parfois qu'un symptôme, devient apparent, indépendamment des précautions relatives aux vêtements, à l'exercice, etc., il faut employer un régime restaurant, les martiaux, les bains froids, tout ce qui est susceptible, en un mot, de fortifier la constitution.

Et quant à la faiblesse locale, rien n'empêche qu'on n'emploie, pour la combattre, les lotions et injections froides avec l'eau contenant en dissolution du sel de saturne (acétate de plomb), ou bien avec une décoction d'une once de racine de ratanhia dans un litre d'eau, à laquelle on ajoute, après l'avoir coulée, quatre grammes d'alun. On a encore conseillé les injections avec les décoctions de noix de galles, de l'écorce de grenades, du tannin même en nature, dont on fait des injections à la dose de vingt-quatre grains dans seize onces d'eau. Dugès conseillait les demi-bains avec une décoction de feuilles de chêne, et à l'intérieur l'oxyde de fer noir à la dose de trois à six grains par jour, pris avant le principal repas. Il l'a vu, et Mme Boivin fait la même affirmation, agir du jour au lendemain, surtout quand il y a des tiraillements d'estomac très-prolongés. Du reste, la leucorrhée à l'état chronique pouvant être considérée comme un catarrhe vaginal, on prescrira avec avantage les baumes de copahu, du Pérou, de la Mecque, à la dose de trente gouttes, trois fois par jour, sur du sucre ; la rhubarbe, un grain matin et soir ; l'écorce d'orme en décoction, à la dose d'une once par jour ; les injections d'eau de chaux, de nitrate d'argent, etc.

Règle générale : les fleurs blanches qui paraissent avant la puberté ne doivent être traitées que par des moyens hygiéniques, la première menstruation étant généralement le moyen de terminaison dont se sert la nature pour les guérir ; de même, les leucorrhées qui surviennent après l'âge critique doivent être respectées, les fleurs blanches remplaçant alors le flux menstruel, qui disparaît, lui, pour ne plus revenir. La leucorrhée cesse également d'elle-même au bout d'un certain temps.

LIENTERIE, s. f., *lienteria*, de λεῖος, glissant, espèce de diarrhée dans laquelle les aliments solides et liquides sont rendus sans avoir été altérés par les voies gastrique et intestinale. — Ce qui a fait donner ce nom à cette sorte d'excrétions anormales, c'est que les anciens croyaient que, dans cette maladie, la tunique muqueuse ou interne du tube digestif était si glissante, qu'elle laissait passer les aliments sans qu'ils fussent digérés. Mais quelle que soit son étymologie, on ne doit pas confondre la lienterie avec l'excrétion de certains aliments que les estomacs les plus robustes ne digèrent jamais (les cosses de pois et de lentilles, par exemple), que l'on retrouve en nature dans les selles.

Les causes assignées à la lienterie sont : la mauvaise habitude de manger trop vite et de ne point mâcher les aliments, l'abus des mets irritants, l'embarras gastrique, les aci-

dités des premières voies, une lésion organique de l'estomac, la présence des vers
dans les voies gastro-intestinales, les excès
de table, l'ingestion d'une trop grande quantité d'aliments et de boissons, surtout celle
de végétaux crus et fermentescibles, ou de
vins aigres, une irritabilité vicieuse de l'estomac, l'inflammation ou une lésion organique de cet organe, l'abus des purgatifs, etc.

Traitement. Détruire les causes connues,
expulser les vers, combattre les métastases,
rappeler les exanthèmes supprimés à la peau,
nettoyer l'estomac des saburres ou des acidités qu'il contient, calmer les symptômes
inflammatoires, diminuer l'irritabilité nerveuse surexcitée, fortifier l'organisme ou le
ventricule s'il est seul affaibli : telles sont
les indications à remplir, et qu'on remplit
avec le calomel, les sinapismes, les vésicatoires, les sudorifiques, les rubéfiants cutanés,
les vomitifs, les rafraîchissants antiphlogistiques, les toniques amers unis aux aromatiques ainsi qu'à de petites doses d'opium ;
et principalement les aliments et les boissons énumérés à l'article Diarrhée chronique, et à l'article Anémie.

LIERRE TERRESTRE, s. m., *glecoma
hederacea L.*, *hedera terrestris* des pharmaciens : plante indigène vivace, très-commune
-dans nos forêts et dans nos prairies, de la
didynamie gymnospermie, L., famille des labiées, J. — On le reconnaît très-facilement
à sa tige tétragone, rampante, à ses feuilles
alternativement opposées, pétiolées, reni-
formes, etc. Sa saveur est légèrement amère,
son odeur aromatique ; elle le devient davantage par le frottement.

De la famille des labiées, le lierre est la
plante qui a conservé le plus de popularité ;
aussi que n'a-t-on pas écrit sur ses propriétés
merveilleuses dans les maladies chroniques
et les altérations organiques des poumons !
Que penser des éloges qu'on lui a prodigués ?
Que, faisant la part de l'exagération, le lierre
terrestre n'est pas sans succès dans les catarrhes pulmonaires chroniques, et dans les
phthisies pulmonaires commençantes. Morton s'en est servi avec avantage dans l'un et
l'autre cas, et Alibert déclare avoir cru
remarquer que l'administration de cette
plante n'était pas sans succès dans les nombreuses applications qu'il en a faites à l'hôpital Saint-Louis. Du reste, on lit dans Murray,
qu'un de ses parents habitant la Suède, étant
atteint d'un degré de consomption tel, qu'il
crachait du véritable pus, se rétablit par le
suc du *glecoma hederacea*, mêlé au petit-
lait, en y joignant l'exercice et l'équitation.
Ce cas, si l'on veut, sera un catarrhe pulmonaire chronique et non celui d'une véritable
phthisie ; mais il n'en est pas moins vrai que
l'individu s'est rétabli.

Reste que, si l'on fait infuser des feuilles de
lierre terrestre, la couleur de l'infusion, qui
est légèrement rougeâtre, acquiert une couleur très-foncée par le sulfate de fer ; et que
la plante, traitée par l'alcool, fournit un extrait balsamique et amarescent. Voilà bien
des propriétés chimiques qui justifient son

emploi dans les maladies chroniques atoniques des poumons.

Le lierre terrestre s'administre en infusion
théiforme ; on en retire en le pilant, et par
la compression, un suc qui se donne à la
dose de soixante-quatre grammes ; il entre
dans plusieurs préparations pharmaceutiques officinales, sirops, extraits, etc.

LIN, s. m., *linum*, genre de plantes de
la pentendrie monogynie, L., famille des
caryophyllées, J. — C'est du lin commun,
linum usitatissimum, qui croît dans les pays
méridionaux où il est principalement cultivé,
qu'on retire les semences mucilagineuses
dont on se sert journellement pour l'usage
médical. Elles sont plates, de forme oblongue et presque ovale, d'une couleur fauve
purpurine très-luisante. Réduites en farine
par la trituration, celle-ci ressemble assez
à la farine de moutarde qui a vieilli, pour
donner lieu à des méprises fâcheuses : mais
le goût fade, mucilagineux, de l'une, et la
saveur piquante de l'autre, servent à les
distinguer.

Le mucilage dont les semences de lin sont
remplies, l'huile grasse et onctueuse qu'elles
contiennent, en font une substance adoucis-
sante, émolliente, qui, en décoction, fournit
une boisson d'une efficacité incontestable
dans les maladies pyrétiques, les phlegmasies
viscérales, etc. ; aussi l'administre-t-on dans
les gastrites, les entérites, les inflammations
pulmonaires, les maladies inflammatoires
des organes sécréteurs ou excréteurs des
urines. Dans tous ces cas, une pincée de
graine de lin, ou plein un dé à coudre, en
infusion pendant quelques heures dans un
litre d'eau bouillante, forme une tisane très-
propre à calmer l'irritation, et qui est légèrement laxative. On la rend diurétique en
ajoutant vingt ou vingt-cinq grains de sel de
nitre par pinte de liquide. C'est, du reste,
cette tisane qu'on prescrit généralement dans
les blennorrhagies.

Les usages de la graine de lin en cataplasmes, en lavements, etc., sont trop connus
et trop familiers pour que je m'arrête à les
énumérer.

LINIMENT, s. m., *linimentum, litus, fric-
tum*, de *linere*, oindre doucement. — On
nomme liniment tout topique onctueux de
consistance moyenne (entre celle de l'huile
et de l'axonge) destiné à être employé en frictions. Voici quelques-unes des formules les
plus usitées.

1° *Liniment volatil ou ammoniacal.*
Pr. Huile d'amandes douces, ou huile de
jusquiame blanche qui est plus calmante,
2 onces ;
Ammoniaque liquide,   2 gros.
Mêlez.

Le mélange s'opère en agitant le flacon qui
renferme les deux liquides. Plenck ajoutait
deux gros de camphre, et par cette addition
on obtient le liniment volatil camphré, dont
il se servait en frictions sur l'abdomen, dans
l'inflammation du bas-ventre, la colique ven-
teuse, la tympanite, etc.

2° *Liniment antispasmodique* de **Selle.**

Pr. Onguent d'althéa,   2 onces:
Camphre et laudanum liquide de
Sydenham, de chaque,   1 gros.
Mêlez.

Ce liniment est très-efficace dans les mouvements spasmodiques des intestins.

3° *Liniment antirhumatique.*

Nous nous servons volontiers et avec succès, contre les douleurs rhumatismales, d'un liniment composé avec :

Pr. Huile de jusquiame blanche, 2 onces;
De camphre,   2 gros;
De teinture thébaïque,   2 gros.
Mêlez.

LIPOTHYMIE (*Voy.* **Défaillance**). — Elle diffère de la syncope en ce qu'il n'y a pas perte de connaissance comme dans cette dernière.

LITHOTOMIE, s. m., *lithotomia*, de λίθος et τέμνω, je coupe la pierre. — C'est la dénomination employée pour désigner l'opération de la taille, opération par laquelle on extrait les calculs de la vessie. Mieux vaudrait assurément l'appeler *cystotomie*, mais l'usage a prévalu.

LOCH, s. m., *linctus.* — Cette expression, empruntée à l'arabe, désigne un médicament liquide de la consistance d'un sirop épais, due en partie à un corps huileux qui y est suspendu, et destiné à être administré à petites doses, par la bouche, dans les maladies des voies respiratoires.

Comme ces maladies sont fort communes, je vais donner la formule de quelques lochs journellement employés.

Loch pectoral d'Alibert.

Pr. Gomme adragant,   1 gramme;
Eau de bourrache et de fleurs
d'oranger, de chaque,   30 grammes;
Sirops de violette et de capillaire,   45 grammes.

F. un loch, en délayant la gomme avec les eaux dans un mortier de porcelaine, et ajoutant ensuite les sirops. Il se prend par cuillerées.

Loch pectoral de Genève.

Pr. Huile d'amande douce, et sirop de diacode, de chaque   2 grammes;
Sirop d'althéa,   45 grammes;
Gomme arabique,   15 grammes;
Eau commune,   180 grammes;
Eau de fleurs d'oranger,   30 grammes.

F. comme précédemment. Il se donne par cuillerées à bouche.

Loch balsamique de Gaubius.

Pr. Baume de Canada,   2 grammes;
Jaune d'œuf,   N° 1.

F. dissoudre le baume dans l'œuf et ajoutez : Miel rosat,   60 grammes.

Il est réputé propre à raffermir et à cicatriser les abcès de la poitrine. — Dose : deux ou trois cuillerées par jour, en faisant boire par-dessus un verre d'une tisane pectorale.

Loch expectorant.

Pr. Kermès minéral,   8 grains;
Eaux de pariétaire et de fleurs
d'oranger, de chaque,   1 once;
Sirops de limon et de framboise,

de chaque,   1 once 1/2.
Oxymel scillitique,   1 once.

Mêlez, et faites un loch à prendre par cuillerées.

N. B. Dans les fluxions de poitrine, je prescris volontiers le loch blanc de la pharmacopée, avec ou sans addition d'un quart de grain d'acétate de morphine, pour six onces de liquide.

LOCHIES, s. f. pl., *lochia purgamenta*, de λόχος, accouchement. — L'excrétion qui s'établit physiologiquement par la vulve chez les femmes en couches, et qui porte le nom de lochies ou vidanges, mérite d'être surveillée, parce qu'il est nécessaire de connaître sa quantité, sa qualité, son odeur, etc. ; chacune de ces conditions physiques de l'écoulement devant rester dans certaines limites, en dehors desquelles la femme n'est plus dans des conditions normales. Pour faciliter cet examen, auquel, selon moi, on n'apporte pas généralement assez de soins, on place sur les parties génitales de la femme les linges qui lui servent habituellement à l'époque de ses règles, mais sans les attacher. A l'aide de ces linges, qu'on renouvelle souvent, l'accouchée est maintenue propre et l'on peut être fixé, à toute heure, de ce qu'on désire savoir.

Cette excrétion, qui s'établit après la délivrance et dont la durée varie du quatorzième au vingt-unième jour environ, rarement au delà, quoique pouvant durer jusqu'à six semaines, ne se présente pas toujours sous le même aspect, car pendant les premières vingt-quatre ou quarante-huit heures, elle est composée d'un sang rouge et vif, puis elle devient séro-sanguinolente, la sérosité y prédominant, et continue ainsi pendant encore six à sept jours, après quoi, elle prend le caractère purulent qu'elle conserve jusqu'à la fin. On conçoit que, selon l'époque où on observe les lochies, leur couleur doit nécessairement varier ; c'est en effet ce qui arrive, car si l'on examine les lochies sanguines, on reconnaît qu'elles ont la plus grande analogie avec le sang fourni par une plaie récente, dont elles diffèrent pourtant, suivant la constitution de la femme. Les lochies séro-sanguinolentes, au contraire, forment des taches plus ou moins blanchâtres, mais au centre desquelles on remarque une tache beaucoup moins étendue et rouge : à celle-ci succède une tache plus foncée, puis lie de vin, puis brune, bistre et enfin verdâtre ; cette dernière sorte de tache a cela de particulier, qu'elle ressemble parfois à une tache de méconium. Quant aux lochies puriformes, elles ont le dernier caractère de l'écoulement blennorrhagique.

La quantité des lochies doit être, pour l'ordinaire, en proportion avec celle de l'évacuation menstruelle ; aussi, règle générale, les linges sont-ils bien salis. S'ils l'étaient peu, les lochies ne seraient pas assez abondantes, et s'ils l'étaient beaucoup elles le seraient trop. Dans tous les cas, l'excrétion peut n'avoir rien d'anormal, certaines circonstances pouvant augmenter ou diminuer la sécrétion lochiale. Et par exemple, plus

le climat est chaud et favorable à la perspiration, moins les vidanges sont abondantes
et moins elles durent. La fièvre de lait, à son
tour, a une influence marquée sur la sécrétion : en général elle en diminue la quantité,
quoique chez quelques accouchées, au contraire, elle l'augmente. Ce sont alors de véritables caillots qui sont expulsés, et l'on ne
doit point s'en préoccuper.

L'allaitement diminue aussi généralement
la durée et la quantité des lochies, c'est-à-
dire qu'elles cessent bientôt chez la femme
qui nourrit. Enfin, il n'est pas jusqu'au lever
et à l'acte générateur qui n'aient, eux aussi,
une influence manifeste sur la quantité et la
durée des lochies, et cela devait être, car la
position debout ou le coït attirant le sang
vers les organes sexuels, l'excrétion doit
devenir plus abondante et durer plus longtemps ; sa couleur même doit changer, et
change en effet.

Communément, on n'attache pas une
grande importance à l'odeur des lochies ;
cependant tous les traités d'accouchement
en parlent, et cela à cause de l'odeur particulière qu'elles exhalent ; tout ce que nous
en dirons, c'est qu'elle est fort désagréable
et peut devenir fétide, ce qui tient à diverses causes, savoir: à ce qu'il n'est pas très-
rare qu'après l'accouchement il survienne
une petite perte, et que, passé les premiers jours, cette espèce de perte n'étant
pas complétement arrêtée, il se forme des
caillots dans le vagin. Or, ce sont ces caillots qui communiquent leur odeur aux lochies.

· De même, une cause morbifique, la rétention d'une portion du placenta, par exemple,
peut amener le même résultat. Ce n'est pas
tout : les lochies peuvent répandre une
odeur fétide, soit parce que la femme ne se
tient pas propre, c'est-à-dire quand elle néglige de se laver les parties génitales, de
renouveler les linges, etc., soit parce qu'elle
a l'habitude de se boucher trop exactement
la vulve. Cela seul peut donner lieu à la
fétidité des lochies.

· Reste que, considérées à l'endroit de leur
quantité, de leur qualité et de leur odeur,
on ne peut guère établir des règles absolues
par rapport aux lochies, certaines femmes sup-
portant très-facilement la perte d'une grande
quantité de sang, et non moins facilement
celle d'une grande quantité de lochies. De
même, il est beaucoup d'accouchées qui
gardent leurs lochies jusqu'à l'époque où
elles devraient revoir leurs menstrues, c'est-
à-dire jusqu'à la sixième semaine, alors que
chez d'autres elles se suppriment peu après
l'accouchement, et cela sans accidents consécutifs pour la femme. Un fait qui paraîtra
plus extraordinaire encore, c'est qu'il est des
accouchées qui n'ont pas de lochies : chez
elles le sang se montre d'abord comme un
flot, et puis il s'arrête sans que l'excrétion
lochiale paraisse. C'est une remarque que
l'on a faite surtout chez les femmes qui ne
sont pas réglées.

Mais si l'excrétion lochiale ne s'établit
point chez certaines femmes, ou si, ayant
paru, elle peut disparaître bientôt sans accidents, il arrive, au contraire, dans l'immense majorité des cas, que la suppression
des lochies donne lieu à des accidents fort
graves, c'est-à-dire à la Péritonite ou à la
Métro-Péritonite (*Voy.* ces mots); toutefois il ne faudrait pas confondre la suppression des lochies survenant par le fait de l'inflammation du péritoine ou de la matrice,
avec celle qui est primitive ou qui est occasionnée par une forte émotion morale, par
l'imprudence de se laver les parties génitales avec de l'eau froide, par le refroidissement des pieds, etc., celle-ci déterminant, à
son tour, la phlogose des organes de la génération. A la vérité, la méprise ne serait
pas bien funeste, puisqu'on ne doit se préoccuper que de l'état général de la femme,
tout en songeant néanmoins aux moyens de
rétablir l'évacuation, qui reparaît bientôt
d'elle-même, quand les accidents inflammatoires cessent.

Les lochies qui coulent trop abondamment et trop longtemps pouvant déterminer,
comme les pertes utérines, un état d'atonie
générale, il faut se hâter d'employer les restaurants et les toniques (*Voy.* Adynamie); et
si elles exhalent une odeur fétide, on doit
rechercher à quelle cause cela peut tenir,
attendu que, si cette fétidité ne dépend pas
d'un état pathologique des parties génitales,
il suffit des soins de propreté, de quelques
lotions et injections avec l'infusion de camomilles, pour la faire disparaître.

Un mot sur les lochies puriformes. Pendant longtemps on les a appelées lochies *laiteuses,* parce qu'on a cru et l'on croit encore
aujourd'hui, dans une certaine classe, que le
lait en nature s'écoule par la vulve de la
femme qui ne nourrit pas. C'est un préjugé,
puisque les lochies puriformes ayant été
soigneusement analysées par M. Donné, il
n'y a jamais trouvé un seul globule laiteux.

LOTION, s. f., *lotio.* — Lavage, action de
laver, en promenant sur la surface du corps
un linge ou une éponge imprégnés d'un liquide chaud ou froid, ou d'une liqueur plus
ou moins composée. Ainsi, quand la poussière est entrée dans les yeux, on les lotionne
avec de l'eau fraîche pure ou mêlée à quel
ques gouttes d'eau de Cologne ; si on éprouve
des picotements dans l'œil, on se sert de
l'eau distillée de plantain, de roses, etc. Les
lotions sur toute la surface du corps avec
l'eau mêlée avec de l'alcool de genièvre, sont
très-utiles aux enfants scrofuleux et lymphatiques lorsqu'ils ne peuvent pas prendre
des bains froids.

LOUPE, s. f., *lupia.* — Tumeur circonscrite, indolente, sans inflammation et sans
changement de couleur à la peau, et constituée par une matière plus ou moins consistante, renfermée dans une enveloppe spéciale ou seulement dans le réseau cellulaire.
Il est impossible *a priori* de distinguer les
deux ; mais durant l'opération, le seul procédé qui guérisse, on reconnaît bien vite
l'absence des parois kysteuses, à la diffu-

culté et même à l'impossibilité de la dissection.

A propos de kystes, nous ferons observer qu'il se manifeste souvent à l'articulation du poignet, des petits kystes, *kystes synoviaux*, qui, à cause de leur voisinage avec les tendons, déterminent de la douleur. Le procédé curatoire de ces ganglions est fort simple, puisqu'il suffit de les presser fortement avec le pouce, ou de les percuter en frappant dessus avec un corps lisse pour rompre la membrane, et faire épancher la synovie dont on obtient ensuite l'absorption à l'aide des résolutifs. Je signale cette espèce de kystes, parce que j'ai connu un officier de santé qui prescrivait à un garçon boulanger portant un ganglion synovial au poignet de la main droite, de faire une application de sangsues, de cataplasmes émollients, de garder le repos absolu, la diète, etc. Un heureux hasard me fit rencontrer ce jeune homme au moment de son départ pour *chez lui*, vu qu'il ne pouvait pas se faire soigner chez le patron ; mais quel ne fut pas son étonnement lorsqu'en le faisant causer, je comprimai si violemment la tumeur, que le kyste se rompit et la douleur cessa ! Faites quelques frictions sur cet endroit avec de l'eau-de-vie camphrée, lui dis-je, demain vous travaillerez.

LUMBAGO. *Voy.* Sciatique.

LUNATIQUE, s. m. et adj., *lunaticus*, de *luna*, lune. — Nom vulgaire donné aux fous, parce qu'on a prétendu que le retour des accès était subordonné aux phases lunaires.

Cette opinion repose-t-elle sur quelques observations ? Il paraît que, dans le principe, on a raisonné par analogie, et ce qui semble le prouver, c'est que les anciens ayant connu l'influence de la lune sur les marées, il était naturel de penser dès lors que cet astre influe également sur les corps vivants, car il serait absurde de supposer qu'il puisse agir sur le vaste élément de l'eau, sans modifier celui de l'air que ses rayons doivent nécessairement traverser pour arriver jusqu'à la mer. Or, disait-on, les changements de l'atmosphère ne sont pas moins sensibles pour notre corps, que ne seraient pour les poissons ceux de l'élément dans lequel ils nagent, et, partant de ce principe, des hommes illustres parmi les médecins du dernier siècle, Sauvages, Mead et autres, défendirent dans leurs écrits l'influence de cet astre sur notre organisme. Il est certain que cette double action existe, et ce qui le prouve, c'est qu'on a remarqué que l'influence lunaire paraît bien plus sensible dans les pays qui sont près de l'équateur, c'est-à-dire dans les pays où les marées sont les plus grandes : ainsi Balfour s'est assuré au Bengale que la lune agissait physiquement sur la marche des différentes maladies, et particulièrement les fièvres intermittentes; et Bruce affirme avoir observé plus d'une fois dans Sennaar, que la lune exerce une action telle sur les épileptiques, une influence si régulière, que c'est toujours le troisième jour de la pleine lune que le paroxysme de la maladie se terminait par une fièvre intermittente. Nul n'ignore que c'était une opinion générale chez les Orientaux, que les épileptiques étaient agités par la lune et que ce fut d'après cette opinion qu'on leur donna le nom de lunatiques, σεληνιαζομένοι, mot que l'on a passé aux fous.

Les observations de Fontana, relativement au même sujet, sont également faites dans les pays chauds ; mais le cas le plus curieux et le plus concluant à mon avis sur l'influence lunaire, c'est celui qui se trouve consigné dans le tome Ier des Mémoires de l'Académie royale de Madrid, au sujet d'un individu atteint d'une difficulté de respirer périodique, qui a éprouvé cette influence de la lune pendant plusieurs années consécutives à la nouvelle et à la pleine lune.

C'est vraisemblablement au petit nombre d'observations semblables dans les cliniques françaises, qu'il faut attribuer l'opinion de ceux qui nient absolument l'influence de la lune ; cette différence peut être attribuée, d'ailleurs, à l'état de l'atmosphère, qui est le milieu par lequel cette influence s'exerce, et aussi à la constitution physique des habitants des pays froids, qui sont ordinairement pourvus d'un système nerveux moins irritable.

LUPUS, s. m. — C'est le nom que **Willan** a donné à l'*esthiomène* ou *dartre rongeante* des auteurs. *Voy.* Dartre.

LUXATION, s. f., *luxatio* de *luxare*, déboîter. — On donne ce nom au déplacement complet ou incomplet, de la portion articulaire d'un ou plusieurs os, d'où résultent de nouveaux rapports entre leurs extrémités et les parties qui les entourent.

Parmi les causes qui prédisposent aux luxations, on range l'atonie ou relâchement des ligaments et leur érosion, la paralysie des muscles, un épanchement séreux intra-articulaire, le gonflement des cartilages, la carie des extrémités de l'os articulé, etc., et parmi les causes déterminantes, les efforts violents faits avec les membres, les coups, les chutes, les contractions spasmodiques des muscles, en un mot, toute violence exercée sur les surfaces articulaires.

Les préceptes généraux que l'on a posés pour le traitement des luxations en général, consistent dans l'exécution des trois indications suivantes : 1° réduire les os déplacés ; 2° les maintenir réduits ; 3° combattre les complications s'il y en a.

La réduction des os déplacés est souvent assez facile, et il suffit, après avoir fortement fixé le tronc, d'exercer une extension forte, soutenue, graduée, mais sans secousses, sur le membre luxé, pour vaincre la résistance et faire rentrer l'extrémité déboîtée dans la cavité qui la contenait. Mais, si les premiers efforts ne réussissent pas et que le malade souffre beaucoup, on doit se hâter, en l'absence du chirurgien, de le placer dans un bain tiède où on le laisse jusqu'à ce que l'homme de l'art soit arrivé. Celui-ci, après de nouvelles tentatives, jugera s'il doit saigner l'individu, le chloroformer, etc., ou d'endormir avec une forte dose de morphine, le relâchement qui suit la saignée ou qui accompagne le sommeil chloroformique, ou le narcotisme, étant favorables à la réduction.

La réduction faite, généralement la douleur diminue et le malade peut exécuter quelques mouvements avec le membre ; il ne faut pas le laisser libre alors de s'en servir : au contraire, on le maintient fixé par un bandage contentif, qui sera gardé pendant quelques jours. Si on soupçonne un état de faiblesse ou de relâchement dans les parties qui concourent à maintenir l'os articulé, on profitera de tout le temps que le bandage reste en place, pour faire des applications locales d'eau-de-vie camphrée, d'eau très-froide, de l'eau dans laquelle les forgerons éteignent le fer rougi, après qu'il a été forgé, ces liquides froids ou tous autres fortifiants, rendant aux parties la tonacité vitale qui leur est nécessaire.

LYCANTHROPIE, s. f., *lycanthropia*, de λύκος et ἄνθρωπος, loup-homme.—C'est l'expression dont on s'est servi pour désigner cette espèce de mélancolie dans laquelle le malade s'imagine être changé en loup. Il fuit donc son domicile et se retire dans les bois, cherchant par ses cris à imiter la voix de cet animal.

LYMPHATIQUES. *Voy.* Absorption.

LYMPHE, s. f., *lympha*, de νύμφη, eau, en changeant ν en λ. — Liquide transparent, albumino-gélatineux, circulant dans les vaisseaux lymphatiques, et variable nécessairement, suivant les parties où ces vaisseaux le prennent. Toutefois, il se présente, en général, sous la forme d'un liquide rosé, légèrement opalin, quelquefois d'un rouge garance, d'autres fois jaunâtre, ayant l'odeur du sperme, une saveur salée, et qui, abandonné à lui-même, se divise en deux parties, l'une solide et analogue en quelque sorte au caillot de sang, et l'autre liquide ou séreuse. Ce liquide sert, avec le chyle, à la reconstitution du sang.

M.

MACÉRATION, s. f., *maceratio*. — En pharmacologie, la macération est une opération qui consiste à faire dissoudre *à froid*, c'est-à-dire à la température atmosphérique, un corps quelconque dans un liquide. Elle diffère de l'infusion, en ce que dans celle-ci la dissolution du corps se fait ordinairement dans un liquide chaud. *Voy.* Infusion.

MAGNÉSIE, s. f., *magnesia*, de *magnes*, aimant, d'une ancienne comparaison avec l'aimant. — Celle que l'on obtient pure, en calcinant dans un creuset le sous-carbonate de magnésie, se présente sous la forme d'une poudre d'un blanc éclatant, insipide, opaque, inodore, insoluble dans l'eau, mais très-soluble dans les sirops de sucre. Plusieurs auteurs de matières médicales, ayant compris dans un même article la magnésie proprement dite, les carbonates de magnésie et le sulfate de magnésie, nous suivrons leur exemple, en ajoutant à ces sels le citrate de magnésie, dont la découverte est plus moderne.

Magnésie calcinée ou *décarbonatée, oxyde de magnesium ;* c'est la magnésie pure, qui, avant qu'elle eût pris rang dans la matière médicale parmi les terres employées à la cure des maladies, se vendait en Italie comme un remède secret, sous le nom de *magnésie blanche.* Il paraît que, comme certains autres remèdes, la magnésie dont on a exalté d'abord les merveilleuses propriétés, qu'on a décorée du nom de *panacée solutive, panacée hypocondriaque,* etc., tomba ensuite dans un discrédit si grand, qu'elle ne fut plus considérée généralement que comme une substance inerte. Pourquoi ce revirement dans les esprits ? Parce que les propriétés purgatives de la magnésie ne se développent qu'alors qu'elle se combine dans le duodé-num ou l'estomac, avec les acides qui y sont contenus, ce qui forme un sel neutre qui, lui, est laxatif. Or, tous les individus qui prennent la magnésie, n'ayant pas de ces acides, il en résulte que fort souvent la magnésie ne produit aucune évacuation, ce qui fait qu'on l'accuse d'être un médicament infidèle.

Il ne le serait pas, si ceux qui en usent le faisaient toujours après avoir consulté un médecin, qui déciderait si l'on doit compter sur des évacuations. Du reste, généralement les femmes enceintes, les personnes bilieuses, celles qui font un usage habituel du lait, les goutteux et les rhumatisants, en qui les fonctions digestives sont dérangées, se trouvent très-bien de l'emploi de la magnésie, qui d'ailleurs a cet avantage, qu'elle purge très-doucement, et qui, si elle n'évacue pas, n'occasionne aucun dérangement ni aucun accident. Pour ma part, je l'ai si souvent vu prescrire par mes maîtres, dans la jaunisse et autres maladies bilieuses, je l'ai employée moi-même si souvent avec avantage, que je la considère comme un médicament précieux. Je l'administre aux adultes, à la dose de huit grammes, délayée dans un peu d'eau sucrée, ou bien, j'en fais une espèce d'émulsion en la mêlant à du sirop de sucre et à l'eau de fleurs d'oranger, ce qui constitue la *médecine blanche*, ainsi nommée par M. Mialhe. Sa préparation est très-simple. On fait dissoudre dans un mortier de porcelaine les huit grammes de magnésie, dans quatre-vingts grammes de sirop, qu'on verse peu à peu dans le mortier, à mesure qu'on délaye la magnésie en la broyant ; puis, quand les quatre-vingts grammes de sirop sont absorbés, on ajoute, de la même manière, l'eau de fleurs d'oranger, ce qui forme une espèce de bavaroise. Elle doit être prise le matin à jeun en une fois, et immédiatement le malade boit un demi-verre, et pas davantage, d'eau fraîche. Ce qu'il y a de fort commode avec la magnésie, c'est qu'après l'avoir prise, on n'a point à s'inquiéter si elle évacuera ou non ; l'heure du déjeuner arrivée, on prend son repas. Point n'est besoin non plus de boire de la tisane pour en activer l'action. Du reste, comme ce n'est que longtemps après l'ingestion de la magnésie dans l'estomac qu'elle agit sur les intestins, il est des personnes qui la prennent le soir en se couchant ; ce n'est pas plus mal, seulement on s'expose à se lever de bonne heure, ce qui ne plaît pas toujours, surtout en hiver.

Pour les enfants, la dose ordinaire est d'un demi-gramme à un gramme, dans quelques cuillerées de sirop d'orgeat ; de moitié pour ceux qui sont à la mamelle.

Carbonates de magnésie. Il y en a trois, savoir : le carbonate neutre, qui est inusité ; le sous-carbonate ou magnésie blanche, magnésie anglaise, qui ne diffère en rien de la magnésie calcinée, mais auquel néanmoins on donne la préférence, parce qu'il s'altère moins et n'est pas aussi cher ; et le bi-carbonate qui, dissous à la dose de quatre grammes dans six cent soixante grammes d'eau gazeuse en bouteilles, forme *l'eau magnésienne gazeuse* officinale. Une bouteille de cette eau suffit, en général, pour produire une purgation légère.

Sulfate de magnésie, sel de sedlitz, vulgairement sel d'epsom. Il forme un purgatif doux à la dose d'une à deux onces. Voici une manière assez agréable de le prendre. Mettez dissoudre dans une carafe en cristal contenant trois verres d'eau, 32, 48 ou 64 grammes de sel d'epsom ; ajoutez à la dissolution le suc d'un citron, ou deux grammes d'acide citrique, et autant de bi-carbonate de soude ; bouchez la carafe et agitez. En prendre un verre de demi-heure en demi-heure le matin à jeûn. — N. B. Observer que la carafe ne soit pas entièrement remplie d'eau, et surtout qu'elle ne soit pas fendue, sinon elle éclaterait.

Citrate de magnésie. Il a les mêmes propriétés et se prescrit aux mêmes doses que le sel d'epsom ; mais on le préfère, parce que sa saveur est moins désagréable.

MAGNÉTISME. s. m., de μάγνης, aimant. — Cette dénomination, qui a été adoptée pour désigner la propriété qu'a l'aimant d'attirer le fer, sert aussi à indiquer la propriété qu'on attribue à un principe particulier dont l'action peut être comparée à l'attraction magnétique de l'aimant, principe qu'on suppose se transmettre d'un individu à un autre, et produire sur l'organisme de ce dernier, et principalement sur le système nerveux encéphalique, des phénomènes variés et particuliers.

Pour se faire une idée exacte, ou tout au moins aussi exacte que possible, du magnétisme en général, il faut remonter, non point à l'origine des connaissances acquises

sur le magnétisme minéral en particulier, puisqu'elle se retrouve dans l'antiquité la plus reculée : ni même à l'époque où Paracelse et Vanhelmont prétendirent tour à tour qu'il suffisait de porter l'aimant en guise d'amulette pour guérir de toutes les maladies, convulsives, goutteuses, etc., et que, par le secours de ces amulettes, on pouvait se faire chérir des hommes aussi bien que des femmes, se concilier les faveurs de la fortune, découvrir les épouses adultères, et se donner au besoin du courage, de l'esprit et de l'éloquence ; mais seulement à l'époque où Mesmer, après s'être servi pendant quelque temps de baguettes magnétiques pour opérer *ses miracles*, imagina d'attribuer les sensations particulières que produit l'application de l'aimant, et ses effets salutaires, à un magnétisme primitif du corps humain, que l'on peut mettre en jeu sans avoir besoin du secours d'un aimant artificiel. Dès ce moment, il quitta sa baguette et ne se servit plus que de ses doigts pour magnétiser tout le monde.

De 1782 à 1789, l'Europe entière retentit des cures opérées par le Mesmérisme, et la Société de médecine de Paris, entraînée elle-même par l'enthousiasme populaire, adopta, sur le rapport d'Andry et de Thouret, les amulettes aimantées comme un vrai remède ; et elle arrêta que l'ouvrage de ses commissaires serait publié dans un volume de ses Mémoires. C'est ainsi que la médecine magnétique s'est d'abord répandue comme une vérité constante.

Pujol de Castres entreprit de détruire cette opinion, et, sur l'invitation qui lui en fut faite, il adressa à la même compagnie un mémoire qui amena une rétractation complète de la part de ses membres : elle est ainsi conçue : « Le mémoire de M. Pujol nous a convaincus qu'il était souvent bien plus utile de détruire une erreur accréditée, que d'établir une vérité nouvelle, et que le médecin instruit et habile, qui est parvenu, à force de soins et de précautions, à guérir une maladie aussi funeste à l'esprit humain que l'erreur, a bien mérité de la société en général, et en particulier de ses confrères. En conséquence, nous approuvons le mémoire de M. Pujol, sans restriction. » Comme on devait s'y attendre, cette déclaration attira l'attention des praticiens, et hâta la chute du magnétisme minéral, et du magnétisme animal qui en était la conséquence.

Un quart de siècle environ s'écoula sans que le magnétisme pût se relever du coup que Pujol lui avait porté ; mais bientôt (1826) il reprit un nouvel élan parce que l'Académie royale de médecine, sur le rapport de M. Husson, prenant en considération la proposition de la commission qu'elle avait formée dans son sein, déclara, à une majorité de 35 voix contre 25, qu'il y avait lieu à ce qu'une commission nouvelle fît des recherches à ce sujet. Depuis lors le magnétisme a eu ses partisans fanatiques et ses détracteurs acharnés ; depuis lors bien des expériences ont été tentées, et leurs résultats diversement exposés. Il faut donc chercher la vérité non point dans les écrits de ses partisans, que la passion aveugle, ni de ses détracteurs, qui ne sont pas plus sages, mais dans les ouvrages de quelques esprits droits et sincères, qui ont expérimenté eux-mêmes avec le calme et la modération qui permettent seuls de bien voir et de bien juger. Mais auparavant disons en quoi le magnétisme consiste.

Mesmer, dans sa lettre à un médecin étranger, publiée en 1775, pose vingt-sept propositions qui résument sous forme aphoristique toute sa théorie, véritable imbroglio où l'on trouve un peu de tout, c'est-à-dire de l'absurde et du vrai, des faits et de la métaphysique. Voici ses propositions :

1° Il existe une influence mutuelle entre les corps célestes, la terre et les corps inanimés.

2° Un fluide universellement répandu et continué de manière à ne laisser aucun vide, dont la subtilité ne permet aucune comparaison, et qui, de sa nature, est susceptible de recevoir, propager et communiquer toutes les impressions du mouvement, est le moyen de cette influence.

3° Cette action réciproque est soumise à des lois mécaniques inconnues jusqu'à présent.

4° Il résulte de cette action des effets alternatifs qui peuvent être considérés comme un flux et reflux.

5° Ce flux et reflux est plus ou moins général, plus ou moins particulier, plus ou moins composé, selon la nature des causes qui le déterminent.

6° C'est par cette opération, la plus universelle de celles que nous offre la nature, que les relations d'activité s'exercent entre les corps célestes, la terre et ses parties constitutives.

7° Les propriétés de la matière et du corps organisé dépendent de cette opération.

8° Les corps animés éprouvent les effets alternatifs de cet agent, et c'est en s'insinuant dans la substance des nerfs qu'il les affecte immédiatement.

9° Il se manifeste, particulièrement dans le corps humain, des propriétés analogues à celles de l'aimant, on y distingue des pôles également divers et opposés, qui peuvent être communiqués, changés, détruits et renforcés; le même phénomène de l'inclinaison y est observé.

10° La propriété du corps animal qui le rend susceptible de l'influence des corps célestes et de l'action réciproque de ceux qui l'environnent, manifestée par son analogie avec l'aimant, m'a déterminé à le nommer *magnétisme animal.*

11° L'activité et la vertu du magnétisme animal ainsi caractérisées, peuvent être communiquées à d'autres corps animés et inanimés, les uns et les autres en sont cependant plus ou moins susceptibles.

12° Cette activité et cette vertu peuvent être renforcées et propagées var les mêmes corps.

13° On observe, à l'expérience, l'écoulement d'une matière dont la subtilité pénètre tous les corps, sans perdre notablement de son activité.

14° Son activité a lieu à une distance éloignée, sans le secours d'aucun corps intermédiaire.

15° Elle est augmentée et réfléchie par les glaces comme la lumière.

16° Elle est communiquée, propagée et augmentée par le son.

17° Cette vertu magnétique peut être accumulée, concentrée et transportée.

18° J'ai dit que les corps animés n'en étaient pas également susceptibles. Il en est même, quoique très-rares, qui ont une propriété si opposée, que leur seule présence détruit tous les effets de ce magnétisme dans les corps.

19° Cette vertu opposée pénètre aussi tous les corps; elle peut être également communiquée, propagée, accumulée, concentrée et transportée, réfléchie par les glaces, et propagée par le son, ce qui constitue non-seulement une privation, mais une vertu opposée, positive.

20° L'aimant soit naturel, soit artificiel est, ainsi que les autres corps, susceptible de magnétisme animal et même de la vertu opposée, sans que, ni dans l'un ni dans l'autre cas, son activité sur le fer et l'aiguille souffre aucune altération; ce qui prouve que le principe du magnétisme animal diffère essentiellement du magnétisme minéral.

21° Ce système fournira de nouveaux éclaircissements sur la nature du feu et de la lumière, ainsi que dans la théorie de l'attraction, du flux et reflux, de l'aimant et de l'électricité.

22° Il fera connaître que l'aimant et l'électricité artificielle n'ont, à l'égard des maladies, que des propriétés communes avec plusieurs autres agents que la nature nous offre, et que s'il est resté quelques effets utiles de l'administration de ceux-là, ils sont dus au magnétisme animal.

23° On connaîtra par les faits, d'après les règles pratiques que j'établirai, que ce principe peut guérir immédiatement les maladies des nerfs et médiatement les autres.

24° Qu'avec son secours, le médecin est éclairé sur l'usage des médicaments; qu'il perfectionne leur activité et qu'il provoque et dirige les crises salutaires, de manière à s'en rendre maître.

25° En communiquant ma méthode, je démontrerai, par une théorie nouvelle des maladies, l'utilité universelle du principe que je leur oppose.

26° Avec cette connaissance, le médecin jugera sûrement l'origine, la nature et les progrès des maladies, même les plus compliquées; il en empêchera l'accroissement et parviendra à leur guérison, sans jamais exposer le malade à des effets dangereux ou à des suites fâcheuses, quels que soient l'âge, le tempérament et le sexe. Les femmes, même dans l'état de grossesse et lors des accouchements, jouiront du même avantage.

27° Cette doctrine enfin mettra le médecin en état de bien juger du degré de santé de chaque individu et de le préserver des maladies auxquelles il pourrait être exposé. L'art de guérir parviendra à sa dernière perfection.

Voilà en quoi consiste le magnétisme et tout ce qu'il promet au point de vue médical, c'est-à-dire que, d'après Mesmer, il permettra au médecin de mieux connaître les faits; de remonter sûrement à l'origine des maladies, de les prévenir ou de les guérir plus sûrement en provoquant ou favorisant les crises. Et pourtant celui qui devait enseigner aux autres à faire tout cela, à tirer tous ces avantages du magnétisme, n'osant pas trop se fier, sans doute, à son influence salutaire, partit le 12 mars 1784, afin d'aller prendre les eaux de Spa *pour sa santé*. Quelle contradiction choquante dans la vie de l'inventeur du magnétisme! Laissons de côté tout ce verbiage théorique, et occupons-nous des faits.

A l'époque où un célèbre magnétiseur faisait ses expériences magnétiques à Montpellier, je me rendis avec la foule dans le jardin où il opérait ses *prodiges*, et je crus observer chez les individus qu'il avait endormis, un état de surexcitation cérébrale caractérisé par la somnolence, la rougeur de la face, etc., ce qui me fit supposer que le magnétisme, par ses propriétés excitantes sur le système nerveux, pouvait être utile dans certaines paralysies atoniques. Eh bien, i. n'en fut rien; car presque tous les paralytiques que j'ai suivis dans leurs expériences sont restés avec leur infirmité. A ce propos je raconterai une petite histoire.

Un jour que j'étais placé en face d'un individu qui *traînait* sa jambe droite et désirait acquérir plus de force et d'agilité dans ce membre, le magnétiseur qui l'avait endormi dit tout haut : « Dans cinq minutes, vous verrez, messieurs et mesdames, cette jambe entrer en convulsion, d'elle-même. » Cela dit, le voilà faisant des passes à la ronde pour endormir les sujets qui étaient venus au jardin du faubourg, pour obtenir la guérison de leurs maux. Pendant que la foule le suivait, j'étais resté à ma place, ne perdant pas de vue mon individu, dont la jambe devait entrer en convulsion dans *cinq minutes;* les cinq minutes se passent, dix minutes, douze minutes s'écoulent, lorsque le magnétiseur, se ravisant, dit à son entourage : Mais allons donc voir notre paralytique, sa jambe doit déjà *danser;* aussitôt, en effet, la jambe *dansa.* Mais pourquoi pas plus tôt? pourquoi juste au moment où le magnétiseur prononçait ces paroles? Avions-nous affaire à un compère? Ce fut là ma pensée. Bref, j'ai suivi assidûment les expériences, j'ai été témoin du *fanatisme* de certaines gens, et si, par hasard, j'ai pu enregistrer quelque succès, je les attribue à l'influence de l'imagination.

Depuis lors j'ai vu à Paris bien d'autres phénomènes, et les magnétiseurs afficher bien d'autres prétentions, et, par exemple, tou-

jours au point de vue médical, il est des personnes qui prétendent qu'au moyen d'une mèche de cheveux appartenant à un malade, un somnambule lucide (ils ne le sont pas tous, et même les plus lucides, de l'aveu des magnétiseurs, ne sont pas propres aux consultations, ou ne possèdent qu'incomplétement cette faculté [M. Teste]) va diagnostiquer la maladie de l'individu et lui prescrire un traitement salutaire.

Je ne dirai pas combien de mystifications on a faites à ces messieurs au moyen d'une substitution de cheveux ou d'autres objets ayant soi-disant appartenu à des malades, attendu que je ne l'ai point faite cette substitution, et que je me méfie beaucoup de ces sortes d'épreuves; mais ce que j'affirme, parce que je l'ai observé, c'est que lorsque la somnambule est en rapport avec la personne souffrante en présence du magnétiseur, si celui-ci est médecin, le diagnostic, sans être complétement exact, ne manque pas d'une certaine justesse, ce que j'ai attribué, non pas à la lucidité de la somnambule, mais à la communication et à l'*expression* de la pensée qui lui est communiquée par son magnétiseur; car, qu'on ne s'y trompe pas, du moment où les adeptes du magnétisme déclarent qu'il est possible de contraindre la personne qu'on magnétise à avouer la pensée qui l'occupe; qu'on peut anéantir chez elle cette pensée et lui en imposer une autre, c'est-à-dire, en un mot, qu'il est possible de modifier à son gré les dispositions intellectuelles du sujet; cela étant, ne doit-on pas supposer que ce sujet cherche encore plus à lire dans la pensée du magnétiseur que dans l'organisme du malade?

Cette opinion, que je nourrissais depuis quelque temps, s'est trouvée confirmée par une expérience à laquelle j'ai assisté sans que magnétiseur ni magnétisée sussent que j'étais médecin. Il s'agissait d'une dame que j'avais rencontrée à la campagne, avec qui j'avais causé un instant, et qui était atteinte d'amaurose : au premier aspect on aurait dit d'une cataracte; mais, avec un peu d'attention, il était assez facile de reconnaître la goutte sereine. Cette dame, placée presque en face du médecin, et ayant sa main dans la main de la somnambule, celle-ci, interrogée sur ce qu'elle voyait dans l'œil affecté de cécité, déclara voir « un voile qui couvrait l'œil et empêchait la vue, et qu'il fallait enlever cet obstacle pour rétablir la vision. » Du reste, je ne suis pas le seul qui ait été témoin d'une erreur de diagnostic pareille; M. Rostan, qui, dans son Traité d'Hygiène, a fait une sage appréciation du magnétisme animal, considéré comme moyen thérapeutique, et en particulier du somnambulisme, déclare expressément que, si les somnambules peuvent reconnaître la maladie d'une personne pour laquelle ils sont consultés et avec qui ils sont mis en rapport, on doit avouer cependant que ces mêmes somnambules se trompent dans la majorité des cas, et que le désir de paraître clairvoyants leur fait affirmer qu'ils voient ce que bien souvent ils ne voient pas. Ce n'est pas tout: on a remarqué communément, relativement aux prescriptions qu'ils font, qu'elles portent toujours sur des médicaments vulgaires, connus dans les lieux qu'ont habités les personnes de leur condition, et que si plusieurs somnambules sont consultés pour le même *sujet*, ils n'ordonnent aucuns le même remède, pas même des médicaments ayant les mêmes propriétés, mais des substances ayant des propriétés différentes ou opposées. Donc on doit croire fort peu aux facultés médicales des somnambules, et, pour notre part, nous ne leur accordons pas notre confiance. Et comment en aurions-nous, puisque les somnambules ne peuvent pas voir même dans leur propre corps? Ce n'est pas qu'ils n'en aient les prétentions; mais les recherches réitérées qu'a faites M. Rostan à ce sujet, lui ont appris que, malgré tous les efforts qu'ils font, ils n'arrivent qu'à éprouver quelques sensations intérieures; jamais il n'a obtenu que des descriptions ou tout à fait fausses, ou du moins fort erronées. Or, s'ils ne voient pas en eux, comment peuvent-ils voir en autrui? Après ces considérations, on ne sera point étonné que nous ne donnions pas la description du procédé généralement employé pour produire le sommeil magnétique, le somnambulisme, etc., etc.

MALACIE ou **Malacia**, s. f., *malacia* ou μαλαχία. — Il signifie la dépravation du goût qu'on rencontre chez les femmes grosses, chez certaines chlorotiques et chez la plupart des enfants qui ont des vers.

Cette dépravation a cela de singulier, qu'elle porte ceux qui en sont atteints, à manger des substances qui ne sont pas alimentaires, ou qui généralement répugnent à tout le monde. Et, par exemple, les biographes de Zacutus Lusitanus disent qu'il avait la manie de manger ses excréments et la démangeaison de manger ceux des autres : voilà bien, je l'espère, une véritable malacia. M. Paparel avait le même tic.

MAL CADUC. *Voy.* Epilepsie.

MAL D'AVENTURE. — C'est le nom qu'on donné aux abcès qui se forment aux doigts à la suite des piqûres : il est synonyme de Tourniole et de Panaris (*Voy.* ces mots).

MAL DE COEUR. *Voy.* Nausées.

MAL D'ENFANT. — On désigne ainsi, soit les Mouches (*Voy.* ce mot), soit les véritables douleurs qui expulsent le fœtus de la matrice. *Voy.* Accouchement.

MAL DES ARDENTS. *Voy.* Erysipèle.

MAL D'ESTOMAC. *Voy.* Cardialgie, Gastralgie, etc.

MAL FRANÇAIS. — Dénomination que l'on a donnée en France, pendant le XVI° siècle, à la maladie vénérienne.

MAL (Haut). *Voy.* Epilepsie.

MAL DE MER. *Voy.* Vomissement.

MAL DE MÈRE. — Il est synonyme de Vapeurs. *Voy.* Hystérie.

MAL DE SIAM. — Nom donné à la fièvre jaune. *Voy.* Typhus malin.

MAL DE TÊTE. *Voy.* Céphalalgie.

MALADE. — Objet de notre constante sol-

licitude, l'être souffrant qui réclame nos soins et nous demande de le soulager des maux qu'il endure, ne se doute point, généralement, qu'il dépend le plus souvent de lui-même, c'est-à-dire de sa docilité à suivre les avis de son docteur, de se procurer le soulagement qu'il désire obtenir : à leur tour, les gens de la famille, ou les personnes étrangères qui l'entourent, se croient dispensés de suivre *rigoureusement* les ordonnances par trop sévères du praticien, et se prêtent parfois avec trop de complaisance aux caprices du malade, qui, hélas! n'en a souvent que trop de caprices; d'où il suit que c'est un *bien mauvais service* qu'ils lui rendent, car la guérison n'est *promptement* possible que si, le médecin faisant tout ce qui convient, le malade et tous ceux qui l'approchent concourent au même but.

Hippocrate l'avait si bien senti, qu'après avoir dit, dans son premier aphorisme, que « l'art est long, la vie courte, le jugement difficile et l'expérience périlleuse, » il ajoute, nous le répétons : *Il faut non-seulement que le médecin fasse ce qui convient, mais encore que le malade, ceux qui l'approchent et tout ce qui l'entoure, concourent au même but.* Ainsi le père de la médecine, tout en laissant au médecin une bien grande responsabilité, lui laisse du moins la consolation qu'il n'est pas seul responsable de ses insuccès, puisqu'il ne peut pas toujours avoir la certitude que ses prescriptions ont été fidèlement remplies. Or c'est généralement quand les assistants s'en écartent le plus, qu'ils lui jettent la pierre si l'individu succombe.

Pour éviter ces conséquences doublement fâcheuses, que doit faire le praticien? Il doit, par de judicieux avis, diriger ceux qui sont appelés à le seconder dans la tâche honorable, mais bien difficile et parfois fort pénible, qui lui est confiée; éclairer de ses conseils le malheureux qui souffre, et lui inspirer une grande confiance, soit dans l'efficacité des moyens qu'il va mettre en usage, soit surtout dans la nécessité de l'observation des règles hygiéniques qui seront prescrites. Voilà ses devoirs; mais ils ne se bornent pas là, et s'il est des cas où il doive s'arrêter à des détails minutieux, c'est quand il donne ses avis aux parents et aux garde-malades, sur la manière dont ils doivent agir, et sur la nécessité de se soumettre eux-mêmes aux déterminations qui auront été prises ou le seront ultérieurement, dans l'intérêt du malade; sur leur *exactitude* à administrer les médicaments aux heures et aux doses indiquées par l'ordonnance; de ne s'écarter en rien de ce qui a été arrêté, fallût-il contrarier les goûts du sujet ou vaincre sa répugnance. En d'autres termes, l'homme de l'art doit tout coordonner vers un but unique, la guérison, quand elle est possible; vers des soulagements et des consolations quand le mal est incurable; et le malade, et ceux qui lui prodiguent leurs soins affectueux, doivent seconder son zèle et sa vigilance pour ne pas rendre ses efforts impuissants. Ainsi, en réfléchissant à ce qu'a dit Hippocrate, on voit

que le rôle de chacune des parties intéres-
sées diffère ; que le malade et ceux qui l'approchent sont en quelque sorte entièrement
passifs dans les obligations qu'ils ont à remplir, tandis que le médecin seul est *actif*.
Ils sont passifs, en ce sens qu'il suffit de
leur exactitude et de leur bonne volonté ; au
lieu que le praticien est actif, parce qu'il
doit étudier la maladie , s'instruire par cette
étude et instruire les autres ; qu'il doit tout
juger, tout calculer, tout prévoir, pour aviser aux moyens de tout attaquer, de tout
détruire.

Il n'y arrivera que s'il s'arme de beaucoup
de fermeté et de modération ; s'il reprend
avec patience, et jamais avec aigreur, ceux
qui s'écarteront des règles qu'il a posées ; s'il
leur rappelle souvent, toujours, que la moindre imprudence, la plus petite infraction,
peut paralyser l'action des médicaments, provoquer un effet contraire, ou occasionner des
rechutes souvent funestes. Il doit donc allier
la douceur et la bonté à une fermeté iné-
branlable, dût-on l'accuser d'entêtement et
de dureté ; je dis plus, dût-il être accusé
d'*impolitesse*, car il doit éloigner les importuns, et obtenir pour son malade le calme et
la tranquillité qui lui sont nécessaires,
pourvu que le malade veuille s'y prêter ! Je
sais, par expérience, que c'est chose bien
difficile ; qu'on rencontre parfois des sujets
indociles et acariâtres, qui restent inactifs et
oisifs lorsqu'un exercice modéré et quelquefois même violent leur serait nécessaire ; qui
vivent dans la solitude , lorsqu'ils trouve-
raient dans le monde et dans des conversations agréables, ou dans des promenades répétées, un délassement pour leur esprit, une
occupation utile pour leur intelligence et
leurs sens agités ; qu'il en est d'autres qui se
livrent à des mouvements brusques, à la colère, et poussent de hauts cris lorsque leur
poitrine faible et délicate, leurs poumons enflammés, exigent les plus grands ménagements, etc., etc. Eh bien, dans ces circonstances fâcheuses, le médecin doit redoubler
de patience, renouveler cependant avec fermeté ses instances et ses conseils, et si le
malade se refuse opiniâtrement d'y souscrire,
il s'éloignera pour ne plus revenir, si l'individu doit trouver dans l'abandon où le laisse
son docteur une leçon salutaire. Qu'un sordide intérêt ne le retienne pas, car une profession qui est toute d'abandon et de dévouement doit être aussi toute de sacrifices.

Sous ce rapport, on ne saurait trop recommander à ceux qui exercent l'art de guérir,
d'être affectueux et bons pour la classe indigente ; c'est elle qui doit être surtout l'objet
de leur constante sollicitude, non-seulement
à cause de l'intérêt qu'elle inspire, mais encore parce que le malade lui-même, et tout
ce qui l'entoure, agit souvent et sans le vouloir, contrairement aux désirs et aux prescriptions du médecin. C'est donc un devoir
de redoubler pour elle d'attentions et de vigilance, puisque, ainsi que le disait Alibert :
« C'est surtout la médecine faite pour les in-
digents qui veut dignement honorer notre

ministère ; heureux celui qui fait de sa profession une providence, qui pénètre dans tous
les secrets de l'infortune pour en adoucir
l'amertume, sans chercher d'autre satisfaction que celle que donne la pratique du bien,
sans ambitionner d'autre salaire que celui
d'une conscience qui l'approuve ! »

MALADIE, s. f., *morbus* ou νόσος, πάθος,
l'opposé ou l'absence de la santé. — On définit la maladie, le trouble permanent d'une
ou de plusieurs fonctions de l'économie, porté
jusqu'au point d'exiger un effort médicateur
de la force vitale, ou les soins attentifs d'un
médecin, pour rétablir l'harmonie corporelle
qui constitue la santé. Ayant dit, article
AFFECTION, en quoi celle-ci diffère de la maladie, nous n'avons donc pas à revenir sur ce
sujet ; mais ce sur quoi nous insisterons,
c'est sur la division des maladies qu'il convient d'adopter au lit des malades.

Depuis 1602, époque à laquelle Félix Plater
essaya de donner une classification des maladies, jusqu'en 1799, année de la publication
de la nosologie philosophique par Pinel, on
a vu se succéder tour à tour les classifications
de Sauvages, 1732 ; de Linné, 1763 ; de
Vogel, 1764 ; de Sagar, 1772 ; de Cullen, 1778 ;
de Macbride (même année) ; de Vitet (idem) ;
de Selle, 1789 ; de Baumes, 1801, etc., qui
toutes, ont été plus ou moins défectueuses ;
aussi les avons-nous abandonnées pour adopter une division excessivement simple, et
basée sur la connaissance des éléments et des
sub-éléments des maladies. C'est-à-dire que,
pour nous, il y a des maladies *simples* , des
maladies *composées* et des maladies *compliquées*. Les premières, qui sont fort peu nombreuses, se composent, ainsi qu'il a été dit,
d'un élément ou d'un sub-élément isolé,
existant seul, et constituant seul la maladie ;
exemple : l'état inflammatoire , l'embarras
gastrique, l'anémie, certaines névralgies périodiques, etc. ; au lieu que j'appelle maladie
composée , celle que par l'analyse et la synthèse on reconnaît être constituée par plusieurs maladies se liant et s'associant ensemble chez le même individu. Ainsi, à notre sens,
la fièvre gastrique bilieuse est une maladie
composée par la fièvre, d'une part, et l'état
saburral, de l'autre ; la pneumonie simple
est une maladie composée par la fièvre et par
l'inflammation ; et si la pneumonie est bilieuse, elle se compose de la fièvre, de l'état
saburral, et de l'inflammation, etc. De telle
sorte que la maladie composée peut offrir
deux, trois, quatre états morbides et plus,
s'associant, et exigeant chacune un traitement spécial, à moins que parmi elles il y en
ait de symptomatiques.

Enfin, ce qui pour nous forme le caractère
distinctif des maladies *compliquées*, ce sont
les cachexies ou états diathésiques qui changent la maladie en affection, et par exemple : l'ophthalmie scrofuleuse ou syphilitique.
En l'étudiant, on constate qu'elle se compose de l'inflammation de la conjonctive,
mais qu'à cette phlogose se mêle un état
dyscrasique du sang qu'il faut nécessairement détruire, si l'on veut que l'inflamma-

t'' n de l'œil guérisse. Ainsi, à l'aide de cette division, le praticien n'a pas à chercher le nom nosologique qu'il peut donner à la maladie qu'il a sous les yeux (à moins qu'il ne veuille faire de la science, et alors il peut adopter une des classifications connues), mais à s'enquérir si la maladie est simple, composée ou compliquée. Dans le premier cas, il n'y a qu'une seule indication à remplir, et, une fois remplie, le malade guérit; dans le second cas, au contraire, il doit compter de combien d'états morbides, divers, essentiels, la maladie se compose, afin d'attaquer toujours l'état prédominant (ou qui presse le plus), de manière à réduire peu à peu la maladie à l'unité; tandis que dans le troisième cas, tout en agissant de même, il faut avoir indispensable en vue l'état diathésique ou constitutionnel de l'individu. Cette division des maladies, unie à la connaissance exacte des ÉLÉMENTS et SUB-ÉLÉMENTS des maladies (*Voy.* ces mots) et des phénomènes pathologiques particuliers aux dyscrasies, simplifie tellement, ce nous semble, la curation des maladies et des affections pathologiques, que nous n'avons pas hésité à l'adopter dans notre enseignement et à l'exposer aujourd'hui.

MALADIE BLEUE, s. f. *Voy.* CYANOSIS.

MALADIES MENTALES. — Depuis l'idiotisme, qui n'est qu'un défaut de connaissances ou l'abolition plus ou moins absolue soit des fonctions de l'entendement, soit des affections du cœur, jusqu'à la manie, pendant les accès de laquelle il y a une si grande perversion des facultés intellectuelles, que l'âme cesse d'exercer la moindre influence sur les instincts brutaux de l'organisme, il y a une foule de nuances qu'il est assez facile d'apprécier, mais qui ne changent rien ou pas grand'chose à la nature de la maladie. Et cela devait être ; car, que le vice organique qu'on remarque au cerveau, organe de l'intelligence, ou à ses enveloppes membraneuses ou osseuses, produise l'idiotisme, l'imbécillité, la mélancolie, la monomanie, la manie ou folie, n'est-ce pas que ce sont des degrés divers ou formes diverses de l'aliénation mentale? N'est-ce pas que dans chacun de ces états, il y a une exaltation ou une diminution ou une perversion plus ou moins profonde des fonctions organiques de l'encéphale? Ce qui semble prouver que oui, c'est que la fièvre, l'ivresse, l'action des narcotiques et de tout ce qui porte le sang au cerveau produisent une aliénation mentale passagère, momentanée ; tandis qu'on a vu souvent cette maladie cesser par le déplacement ou le transport de l'affection sur un autre point, et par exemple, par la phthisie pulmonaire. Toutefois, il faut le dire, il y a une différence bien manifeste entre certains de ces états : ainsi l'idiotisme, qu'il soit déterminé par un vice originaire qui empêche le développement des facultés intellectuelles, ou par des coups reçus à la tête, un chagrin profond, une vive frayeur, la joie, l'abus des saignées, une inflammation chronique du cerveau, une hydrocéphalie commençante, une ou plusieurs attaques d'apoplexie, etc., se reconnaît au défaut d'expression du regard et de la physionomie du sujet : sa figure est comme inanimée, ses sens hébétés, ses mouvements purement instinctifs ou automatiques ; plongé dans une sorte de stupeur habituelle, d'inertie insurmontable, il marmotte quelques sons inarticulés. Au contraire, dans la mélancolie qui est la maladie des hommes à l'imagination exaltée, des grands penseurs, des poëtes, des ambitieux, et qui, le plus souvent, reconnaît pour causes la tristesse, des chagrins profonds ou la plupart de celles qui produisent l'idiotisme, mais plus particulièrement un amour malheureux, une ambition déçue, un sentiment trop énergique de ses devoirs, l'excès des plaisirs vénériens, l'abus des spiritueux et des narcotiques, la suppression d'une hémorragie habituelle, d'un exutoire, etc., la mélancolie, dis-je, se décèle par l'aspect pâle, livide et amaigri de la face et de toute l'habitude du corps, par un caractère défiant, ombrageux, irascible, un sommeil agité et troublé par des images lugubres, des terreurs fantastiques, mais surtout à une idée fixe qui ou absorbe, en quelque sorte; toute l'existence de l'individu et acquiert le plus haut degré d'exaltation; ainsi, le mélancolique pousse la passion de l'amour jusqu'au fanatisme ou à un véritable délire ; la colère, jusqu'à la fureur la plus violente ; la vengeance, jusqu'à la cruauté la plus barbare. C'est pourquoi, à mesure qu'il avance en âge, la morosité de son caractère allant toujours croissant, le trouble de ses facultés intellectuelles finit par une sorte d'aliénation mentale, ou, si l'on veut, par une association bizarre d'un certain ordre d'idées, s'accompagnant des émotions les plus vives et les plus tumultueuses.

Enfin, quant à la *manie* ou à la *folie*, dont les causes sont encore les mêmes que pour les autres vésanies de l'intelligence, on la distingue en manie *délirante* et en manie sans *délire*, c'est-à-dire, que dans ce dernier cas, les facultés intellectuelles n'ont éprouvé aucune sorte d'altération, au lieu que les fonctions affectives sont essentiellement lésées ; aussi le maniaque a-t-il une propulsion singulière à des actes de fureur, même sanguinaire, à des actes de violence. Au contraire, dans la manie *délirante*, tantôt, et sans qu'il y ait aucun changement relativement aux sens de l'ouïe, de la vue ou du toucher, quelques-unes de ces fonctions peuvent être perverties à ce point de donner lieu à des erreurs insolites. L'illusion peut être même portée jusqu'à ne voir aucun des objets présents et à faire prendre des images fantastiques pour des réalités. Cette classe d'aliénés à hallucinations est même assez nombreuse, et rien n'est plus singulier que la bizarrerie de visions, d'auditions, etc., qu'ils éprouvent individuellement : et par exemple, on remarque la lésion d'une ou de plusieurs fonctions de l'entendement et de la volonté, avec des émotions gaies ou tristes, extravagantes ou furieuses. Remarquons, toutefois, que le délire ne porte quelquefois que sur un seul objet; le malade raisonne bien, cause même agréablement sur bien des sujets, la politique, les sciences, les arts ; mais aussitôt que son idée se fixe sur l'objet de son délire, c'est alors qu'il tient les propos les plus incohérents, qu'il s'exalte et que, si on le contrarie, il entre en fureur. C'est ce qu'on appelle la monomanie, ou délire maniaque sur un seul objet. Enfin, une dernière observation sur la manie en général, c'est qu'elle est continue ou périodique, et dans ce dernier cas elle revient par accès réguliers ou irréguliers.

Quoique les maladies mentales soient caractérisées par une aberration des facultés intellectuelles, on aurait tort de croire que le traitement moral soit le seul qu'on puisse mettre en usage. Il a certainement une influence non contestée, mais il est positif que, dans la majorité des cas, la guérison est due aux moyens physiques. Ce doit donc être un motif de nous servir des deux voies qui nous sont offertes pour arriver jusqu'à l'âme qui, débordée en quelque sorte, maîtrisée par la bête et les organes (*Voy.* mon *Introduction* au Dictionnaire des Passions), ne peut commander ni à l'une ni aux autres, d'où les troubles divers que les maladies mentales offrent à l'observateur. On doit donc, remontant à la cause organique qui peut produire l'aliénation mentale, chercher à détruire l'irritation locale ou sympathique du cerveau, afin de rétablir l'équilibre entre la puissance psychique et la puissance vitale vicieusement influencée par l'orga-nisme. Et comme le contre-poids le plus important du cerveau est le système nerveux du bas-ventre (ce qui explique, comme le remarque Hufeland, l'inaction des intestins et des viscères abdominaux dans tous les cas de folie intense), il faut donc faire entrer ce système en jeu.

Le plus puissant de tous les moyens à employer dans ce but, c'est le vomitif dont Cox est un des plus zélés partisans et que Esquirol administrait avec beaucoup d'avantages, dans la plupart des cas de mélancolie avec stupeur; mais, ainsi que l'observe Macbride, il faut en général donner aux fous de larges doses d'émétique ou d'un cathartique pour les émouvoir d'une manière sensible, et insister beaucoup sur leur emploi, car les aliénés sont surchargés d'une grande quantité de flegmes, dont on ne peut mieux les débarrasser, dit Monro, que par les vomitifs répétés. Il a moins de confiance dans les purgatifs, son observation particulière l'ayant conduit à constater qu'ils ne produisent pas d'aussi bons effets que l'usage fréquent des émétiques.

Ici se place encore le traitement par la faim, moyen très-puissant d'exciter le système nerveux. Bien des gens connaissent l'histoire de cette jeune fille devenue folle et sourde, qui s'échappa dans un bois où elle resta cinq jours toute nue et sans prendre de nourriture, et qui guérit par cette diète

absolue, quoiqu'elle eût été exposée pendant deux jours à une pluie continuelle.

Viennent ensuite les irritations à la surface du corps, et parmi elles, l'application des sinapismes aux extrémités inférieures, des vésicatoires sur divers points, du séton à la nuque, de la pommade stibiée sur la tête préalablement rasée, du cautère à la partie postérieure du cou, sur les épaules ou les bras. Il est certain que ces moyens sont éminemment utiles, soit comme dérivatifs, soit pour remplacer un écoulement supprimé, ou une maladie exanthématique *rentrée;* soit en imprimant un nouveau mode d'action au centre sensitif. La preuve ? C'est qu'on a inoculé la gale avec succès, et appliqué des moxas derrière le cou ou sur le crâne; que M. Esquirol a guéri deux jeunes filles atteintes, depuis plus d'un an, de mélancolie avec stupeur, en usant de ce dernier moyen, du moxa, appliqué sur la partie supérieure de la nuque. En moins de quinze jours, elles entrèrent en convalescence. Quand elles furent guéries, elles déclarèrent avoir ressenti, au moment de l'opération, un torrent de feu se répandre dans tout le corps, et que dès lors leur intelligence avait commencé à reprendre son activité. Du reste, puisqu'on a vu des fous guérir par des brûlures accidentelles, pourquoi l'art n'emploierait-il pas le moxa et le feu ?

Doit-on employer les évacuations sanguines ? Oui, dans le principe, chez les sujets jeunes, forts, furieux ou méchants, quand une hémorragie est supprimée, quand on soupçonne une congestion sanguine au cerveau, ou une phlogose de cet organe; mais plus tard, non, la saignée faite au pied par une large ouverture, comme on le conseille, pouvant jeter le malade dans un affaissement et une hébétude funestes; à plus forte raison, si on abuse des déplétions sanguines. C'est probablement parce qu'il en avait remarqué les mauvais effets, que Pinel les proscrivait presque exclusivement du traitement de la folie, déclarant que les cas où la saignée est judicieusement pratiquée, sont extrêmement rares, et que la stupeur et l'idiotisme peuvent en être la conséquence fâcheuse. Pratiquée *ad deliquium,* dit-il, la saignée est un des moyens les plus téméraires qu'on puisse se permettre.

Cette sentence portée par Pinel a été confirmée plus tard par Esquirol qui déclare, à son tour, avoir vu la folie augmenter, soit après une, deux et trois saignées, soit même après des règles abondantes : la tristesse passer à la manie et à la fureur, aussitôt après la phlébotomie. Disons cependant que ce praticien ne proscrivait pas la saignée dans les cas où nous avons dit qu'elle était praticable; qu'il en étendait même l'emploi aux aliénés menacés d'apoplexie.

Par contre, prétendant qu'on a proscrit avec trop de sévérité les évacuations sanguines, Georget conseille, afin d'éviter les inconvénients qu'on assure en avoir été la suite, de les combiner avec les applications réfrigérentes sur la tête et l'action des agents

révulsifs. Il recommande aussi les saignées
locales, parce que leur action est plus directe et qu'il n'y a pas perte de sang inutile
et superflue, et parce que, réitérées avec
ménagement, elles sont sans inconvénient,
même chez des individus qui paraissent
très-faibles. Nous n'ignorons pas que Rush,
un des plus grands praticiens des États-Unis,
s'est prononcé bien plus fortement encore
en faveur de la saignée dans les maladies
mentales, et qu'il donne pour raison : 1° la
force et la fréquence du pouls, l'insomnie, l'a-
gitation des malades ; 2° que l'appétit n'étant
pas interrompu chez les aliénés, étant même
augmenté chez certains, ils deviennent très-
facilement pléthoriques ; 3° l'importance de
l'organe malade, le cerveau, et sa structure
délicate, qui l'empêche de supporter longtemps, sans être exposé à une désorganisation permanente, un dérangement anormal quelconque, celui même que produisent ou qu'augmentent l'insomnie, les chants,
les cris et les mouvements désordonnés auxquels les fous se livrent ; 4° l'absence de
toute issue directe pour le transport au dehors de la cavité crânienne, de l'épanchement
séreux qui accompagne toute inflammation
membraneuse ; 5° les cures accidentelles qui
ont suivi la perte d'une énorme quantité de
sang, et par exemple la guérison d'insensés
qui ont voulu se détruire en se coupant la
gorge ou en s'ouvrant de gros vaisseaux, et
qui ont recouvré la raison par l'hémorragie
abondante qui a suivi cette tentative ; 6° enfin les cures qu'il a obtenues en Pensylva-
nie. Nous savons aussi qu'il conseille de saigner largement à la première attaque de la
maladie, de tirer de vingt à quarante onces
de sang, à moins qu'il n'arrive des syncopes,
et de pratiquer la phlébotomie, s'il est possible, l'insensé étant debout. Enfin, que d'après
lui, les ventouses scarifiées ne doivent être
employées qu'après la réduction du pouls
au moyen des saignées générales ; qu'on doit
être plus avare du sang dans les aliénations
produites par les habitudes de l'ivresse ; plus
prodigue de sang dans la folie que dans toute
autre vésanie cérébrale, etc.; et cependant
nous pensons qu'on doit être très-réservé
dans leur emploi, et ne les employer jamais
chez les personnes débiles.

Indépendamment des moyens déjà énumérés, et qui agissent d'une manière indirecte sur le système nerveux, la cure de
l'aliénation mentale réclame l'emploi des médicaments qui peuvent produire une modification directe et en quelque sorte spécifique
sur l'encéphale. Les principaux, ceux dont
l'expérience a constaté l'efficacité, sont, la
digitale administrée à haute dose (30 ou 40
grains par jour en infusion), que Cox regarde
comme le meilleur moyen, après les vomitifs, contre la folie. Il va jusqu'à dire qu'on
ne doit regarder comme incurable aucun cas
d'aliénation dans lequel on n'aurait pas fait
usage de ce remède, particulièrement si le
pouls est fort et fréquent. La meilleure manière de l'administrer, c'est d'en augmenter
graduellement la dose jusqu'à ce qu'on

soit arrivé à faire prendre douze grammes
(3 gros), chaque jour, d'une teinture très-char-
gée, prétendant que l'administration de ce
médicament, qui tient habituellement le pouls
dans un état de ralentissement très-marqué,
produit d'excellents résultats. Nos propres
expériences nous ayant conduit à considérer
ces propriétés attribuées à la digitale, comme
non constantes, nous dirons, sans prétendre
nier l'efficacité de ce remède, qu'il n'agit
point par son action directe sur la circulation du sang et que, dès lors, il y aurait du
danger, selon nous, à le porter à d'aussi hautes doses.

Quant au camphre que Kennier conseille
à grandes doses (jusqu'à un demi-gros par
jour) dans la manie furieuse, il peut également être tenté, mais avec modération, ainsi
que les autres narcotiques, quoique Sydenham ait dit qu'on pouvait les employer
utilement. Ceci s'applique surtout à l'opium
tant vanté par Wepfer, qui, s'il a guéri quelquefois, a produit plus souvent de fâcheux
effets, soit parce qu'il a l'habitude de con-
stiper, soit parce qu'il congestionne fortement le cerveau ; s'il est salutaire, ce ne peut
être que chez les sujets très-faibles, et alors
qu'on reconnaît que l'aliénation tient à l'a-
tonie cérébrale.

A propos d'atonie cérébrale, nous dirons
que, généralement, les affusions d'eau froide
sur la tête et sur toute la surface du corps,
et l'usage intérieur de ce liquide pris en
quantité considérable, produisent d'excellents effets ; que cette atonie étant généralement liée à un état de faiblesse de tout
l'organisme, il faut, dans ce cas, employer les
analeptiques, les toniques les plus puissants.
Je dis plus, les analeptiques suffisent seuls,
quelquefois, puisqu'on lit dans Esquirol,
qu'il a vu des aliénés victimes de la plus affreuse misère, privés longtemps d'une nourriture suffisante, de tout moyen de propreté,
arriver à la Salpétrière dans le plus déplorable marasme, et qu'il a rendus à la raison
par un régime alimentaire sain, régulier,
quelque boisson amère, des bains de courte
durée. « Chose remarquable, dit-il, les progrès du rétablissement des facultés intellectuelles coïncidaient d'une manière marquée,
manifeste, avec le retour des forces et
de l'embonpoint. » Une décoction légère de
quinquina, une quantité modérée de bonne
viande, une nourriture saine et fortifiante,
les observations des règles hygiéniques,
suffisent donc dans ces sortes de cas.

Néanmoins en aucune circonstance on ne
doit pas oublier de remonter aux causes de
la maladie, afin d'agir directement contre
elles ; plusieurs faits authentiques, quoique
en petit nombre, établissent que des individus ont été guéris de la folie par l'évacuation
d'une grande quantité de vers. On conçoit
que si l'état vermineux cause la folie, il doit
être avantageux d'employer les mercuriaux
comme anthelmintiques, et même de les répéter plusieurs fois. Dans ces cas on n'a pas
à craindre la salivation, puisque, au dire de
bien des praticiens, elle est avantageuse aux

aliénés. Cependant nous croyons que mieux vaut l'éviter, à moins qu'on ne soupçonne une origine syphilitique à l'aliénation mentale.

Traitement moral des aliénations mentales. Il peut être partagé en deux classes, celui qui est commun à toutes les espèces d'aliénation et celui qui convient à l'*individualité* du malade, qu'on ne saurait déterminer, du reste, qu'après l'avoir bien étudié.

Dans la première classe, le but qu'on doit se proposer, c'est de faire dominer la raison sur la déraison, quand les facultés intellectuelles ont pu acquérir un certain développement. Ce mode d'agir est celui de toute bonne éducation, car il n'est rien qui ressemble plus à la folie que les caprices de l'enfant mal élevé, l'entêtement et le mauvais naturel des jeunes gens, la déraison de quelques adultes, les passions insensées de quelques vieillards. Le traitement moral des aliénés n'est donc autre chose que l'art de développer certains sentiments honorables, affectueux, etc., qui servent à étouffer les mauvais (*Voy.* mon Dictionnaire des Passions). C'est pourquoi la première habitude qu'il faudra faire contracter à l'aliéné c'est l'*obéissance;* et ce serait mal commencer son éducation que de le laisser agir comme une jeune fille volontaire. L'insensé doit apprendre à obéir en tout, même eu égard aux plus petites choses : il faut souvent lui commander, à dessein, le contraire de ce qu'il veut faire, et l'y contraindre avec douceur, mais avec sévérité. On doit l'habituer également aux exercices de l'esprit et du corps, mais surtout de ce dernier, rien n'étant plus propre à chasser de l'âme l'idée fixe qui l'obsède, qu'une fatigue physique au grand air, dans des lieux riants et solitaires. Inutile de dire qu'on varie l'occupation suivant le degré d'éducation que le malade aura reçue et son genre de folie.

En dehors des exercices corporels et de l'occupation qu'on aura imposée à l'aliéné, rien n'est plus propre aussi à le guérir que les impressions agréables qu'on produit sur ses sens par des jeux, par la musique, qui exerce sur l'âme une influence si salutaire, qu'elle calme et rafraîchit en quelque sorte l'exaltation de notre imagination en délire. C'est, du reste, sur ces principes que les Egyptiens avaient basé leur traitement de la mélancolie. L'histoire de ces peuples nous enseigne qu'aux siècles éclairés de l'ancienne Egypte, il y avait, aux deux extrémités de cette contrée, alors très-peuplée et très-florissante, des temples dédiés à Saturne, où les insensés se rendaient en foule et où les prêtres, profitant philantropiquement de leur crédulité confiante, secondaient leur guérison, prétendue miraculeuse, par tous les moyens naturels que l'hygiène peut suggérer ; jeux, exercices récréatifs de toute espèce, chants agréables, musique mélodieuse, promenades dans des jardins fleuris, dans des bosquets ornés avec un art recherché, rien n'était épargné pour agir tout à la fois sur les sens et l'esprit, et sauf les peintures

voluptueuses qu'on exposait avec profusion aux regards des mélancoliques, images séduisantes, qu'on ne saurait exposer sans danger à tous les regards, tout était merveilleusement disposé pour le but qu'on voulait atteindre. Ainsi, tantôt on faisait respirer aux malades l'air frais et salubre du Nil, en les promenant sur les eaux du fleuve dans des bateaux décorés avec art et au milieu de concerts champêtres ; tantôt on les conduisait dans des îles riantes où, sous le symbole de quelque divinité protectrice, on leur procurait des spectacles nouveaux et ingénieusement ménagés ; des sociétés agréables et choisies ; tous les moments enfin étaient consacrés à quelque scène gaie, à des danses grotesques, à un système d'amusements diversifiés et soutenus par des idées religieuses. Pourrait-on croire que la réunion de tous ces moyens, si habilement ménagés, associés à un régime bien assorti et scrupuleusement observé, pût rester sans influence sur l'âme des mélancoliques, et ne pas opérer les changements les plus salutaires dans l'ordre habituel de leurs idées? Impossible d'avoir un pareil sentiment; car il serait contraire à la raison. Cela est si vrai, qu'aujourd'hui tous nos établissements publics d'aliénés réunissent aux conditions de salubrité, tout ce qui, par sa nature, peut être mis à la disposition des fous, et est capable de produire, par ses effets soutenus, une diversion favorable au tourment qui les agite.

Il est une chose importante, que le médecin doit recommander dans le traitement des maniaques furieux, et chez tout insensé qui, dans ses accès, tend à se détruire ou à détruire; qui casse, brise et tuerait son semblable s'il en avait la liberté. C'est que, du moment où l'accès va commencer, l'individu doit être renfermé dans un lieu obscur, dans une chambre matelassée pour qu'il ne se blesse pas, dans un endroit enfin où il soit à l'abri de toute impression extérieure, propre à agir sur ses sens, et qui pourrait l'agiter. Pendant qu'il y est renfermé, on se borne à lui donner des boissons délayantes ou acidulées, s'il veut en prendre, et on lui sert sa nourriture. Puis, quand l'effervescence est un peu calmée, ou lorsque l'accès n'est pas très-violent, on laisse à l'insensé la liberté de courir, de s'agiter, de se promener dans un jardin ou une cour clos, en le contenant simplement avec un gilet de force, si on craint qu'il commette quelque acte de violence ou qu'il se blesse lui-même. Sur le déclin, on augmente de plus en plus la liberté des mouvements et on l'isole des insensés agités et furieux.

Dans les intervalles de raison on emploie les moyens physiques dont nous avons indiqué les propriétés, et on marque au malade un grand intérêt, une bienveillance affectueuse ; s'il commet une faute, on l'en punit par des privations, pour revenir aussitôt aux moyens de douceur et de condescendance. C'est aussi dans les moments de calme qu'il convient surtout d'exercer une grande surveillance sur les gens de service, afin de les empêcher de se porter envers l'aliéné à des propos offensants ou à des actes de violence.

Enfin, la tête du maniaque restant encore faible durant la convalescence, et ses divagations ou ses écarts désordonnés pouvant se renouveler pour les motifs les plus légers, il faut que ce reste d'agitation et d'effervescence se calme par degré, soit par l'usage des bains tièdes et des boissons relâchantes auquel on revient de temps en temps; soit par la ponctualité rigoureuse avec laquelle il employera son temps, à un travail des mains qui l'occupe sans le fatiguer. Ce n'est que quand la raison est parfaitement rétablie qu'on doit permettre une entrevue avec les parents, ou les discussions pour des intérêts de famille.

Revenant à l'hygiène morale, nous dirons qu'il n'est rien qui contribue davantage à la guérison des insensés et qui la raffermisse, que le développement des sentiments religieux. « C'est là (dit Hufeland, et nous partageons entièrement ses convictions) le couronnement du traitement moral. Le principe moral est ce qu'il y a de meilleur en l'homme; ce qui, à proprement parler, le fait homme, l'essence de son essence; ce à quoi, par conséquent, sa pensée et ses actions raisonnables peuvent encore se rattacher, alors même que tout le reste manque. De là le précepte de conduire les aliénés à l'église, et la nécessité de leur donner un prêtre éclairé. » De là aussi, ajouterons-nous, la nécessité de leur donner pour gardiens des religieux qui, par leur patience, leur douceur, leur dévouement et l'instruction religieuse qu'ils donneraient au maniaque, rendraient peut-être à la société bien des individus qu'elle a repoussés et qui n'y rentrent plus. Zimmermann, dans un voyage qu'il fit à Paris, eut occasion de voir dans les grands hôpitaux trois espèces de fous : les fous par orgueil, c'étaient des hommes; les fous par amour, c'étaient des filles; les fous par jalousie, c'étaient les femmes : elles avaient l'air d'autant de furies. Eh bien ! n'est-ce pas qu'en développant le sentiment d'humilité chez les uns; l'amour de Dieu et du prochain, de la vertu, de la chasteté, de la résignation chez les autres, tous ces sentiments avec le sentiment d'abnégation de soi-même chez les dernières, on verrait moins de fous peupler nos hospices? C'est une vérité incontestable et qui se rattache spécialement au traitement moral appliqué suivant le caractère individuel ou l'espèce particulière de folie de chacun. Ainsi, chose remarquable, rien n'est plus rare, même chez les prostituées, que le délire érotique; chez elles, d'après les observations pratiques de Parent Duchatelet, il roule sur des idées d'ambition, d'honneur et de richesse. Il a pourtant chez certaines une plus digne, je dirai presque une plus honorable origine, car il est des prostituées qui perdent la raison, parce qu'elles ne peuvent souffrir sans effroi, sans abattement, sans trouble, l'oubli général des hommes, et à

plus forte raison leur haine, leur mépris et leur universel dédain. Oui, la seule pensée de cet état a fait tomber plusieurs prostituées dans l'aliénation. Déjà Pariset en avait fait la remarque et signalé à l'attention des personnes qui suivaient ses visites à la Salpétrière une jeune fille qui ne disait jamais rien en public, mais qui, lorsqu'elle se croyait seule, ne cessait de répéter : « Que je suis malheureuse d'avoir abandonné la vertu ! comment supporter le mépris général, comment vivre dans l'humiliation !... » En imitant la Madeleine repentante ou la femme adultère; en se jetant aux pieds du Christ pour en obtenir le pardon. Ah ! combien la religion aurait d'accès dans des âmes que le remords agite ainsi !

En somme, le traitement des aliénés exige, de la part du médecin, un tact et des connaissances médicales qui lui permettent de discerner, parmi les moyens physiques proposés, ceux qui peuvent être administrés avec le plus grand succès, et puis beaucoup d'adresse et d'art pour se servir des secours que la morale lui offre; et, de la part des gens qui entourent de leurs soins l'insensé, beaucoup de patience, beaucoup de douceur. Ils agiront concurremment avec d'autant plus d'activité que la maladie sera moins ancienne, et qu'elle ne dépendra pas d'une prédisposition héréditaire, l'hérédité étant une condition malheureuse d'incurabilité.

Nous ne terminerons pas cet article sans dire un mot de l'emploi de la musique dans le traitement des maladies mentales. Pour peu qu'on soit versé dans l'histoire des temps primitifs, on sait que déjà, dans l'antiquité, l'harmonie était employée comme moyen thérapeutique, et l'exemple de David délivrant Saül de sa mélancolie, en lui jouant de la harpe, est là pour nous donner une preuve éclatante et convaincante de l'efficacité de ce moyen dans les vésanies de l'intelligence. Que dis-je, David! s'il faut en croire Galien, Esculape serait le premier qui a employé la musique comme moyen de guérison, puisque au siége de Troie il s'en servit contre la folie. Et pourtant, malgré ces exemples, malgré qu'on sache bien que les sons musicaux exercent une très-grande influence sur l'esprit qu'ils distraient, sur les sens qu'ils charment; qu'ils agissent, en un mot, de la manière la plus douce, la plus agréable, la plus heureuse sur le système nerveux tout entier, qu'ils ébranlent, qu'ils distendent, dont ils calment l'érétisme et la surexcitation (*Voy.* Musique), ce n'est guère que depuis peu de temps qu'on s'occupe sérieusement d'introduire la musique dans le traitement des aliénés, celle-ci agissant tout à la fois sur le physique et le moral d'individus qu'il faut tout à la fois distraire et apaiser. Il est à croire que les succès déjà obtenus deviendront un encouragement pour les hommes qui, par devoir ou par humanité, se consacrent au service de cette classe d'infortunés dont la raison s'égare par moment sur certains sujets, et qui, dans leurs accès de folie, deviennent un objet d'horreur et de pitié.

A l'étude des maladies mentales se rattache une question de haute philosophie médicale, qui intéresse à un assez haut point messieurs les ecclésiastiques ; à qui ce Dictionnaire est destiné, pour que nous consacrions quelques pages à la discuter. Je veux parler du suicide, que certains médecins considèrent comme une maladie. Nous ne pouvons mieux réfuter une pareille opinion, qu'en reproduisant un article que nous avons fait paraître dans le *Moniteur* du soir de Paris, à l'occasion d'une brochure que M. le docteur Bourdin, a publiée, dans le but de faire accepter cette manière d'envisager le suicide. Voici comment nous nous sommes exprimé pour le combattre.

« L'homme est tellement tourmenté en ce bas monde par le désir de la célébrité, ou par l'ambition de s'ériger en réformateur des idées reçues ; ou bien, ce qui est plus louable, par le besoin de contribuer au perfectionnement des sciences et des arts, et de travailler par là au bonheur de la société, qu'il soumet toutes choses à ses investigations, que rien n'échappe à ses recherches. Il rapproche donc, il compare les faits anciens et les observations modernes, il les commente dans l'espoir d'en déduire des conséquences plus ou moins rigoureuses (pratiques), ou plus ou moins spécieuses (systématiques), selon la nature de son esprit, selon la moralité de la pensée qui le dirige ; tout comme il rapproche, il examine, il étudie avec soin les doctrines diverses que l'on a tour à tour professées, afin d'arriver, s'il se peut, à fonder une doctrine nouvelle, qui ne soit, ou tout au moins ne paraisse être ni l'une ni l'autre de celles que nous connaissons, alors qu'il est évident, pour un observateur attentif et capable, que c'est absolument l'une d'elles singulièrement modifiée ou différemment présentée. J'ignore quel a été le motif véritable qui a dirigé l'auteur de la brochure dont j'entreprends aujourd'hui la critique : mais comme je crois à la sincérité de ses convictions philosophico-médicales ; que j'ai d'ailleurs acquis la certitude, en le lisant, qu'il a agi dans un intérêt philanthropique, je vais, en lui tenant compte de ses bonnes intentions, lui faire une part méritée de la valeur matérielle de l'œuvre qu'il a entreprise.

« Je dis de sa valeur *matérielle*, car, quoique n'ayant pas été convaincu par la logique de M. le docteur Bourdin, que le *suicide est une monomanie*, et par suite, tout en n'admettant pas avec lui des *circonstances atténuantes* pour TOUS les suicidés, etc., etc., je me plais à reconnaître que cet ouvrage est remarquable à plus d'un titre : remarquable d'abord par la lucidité d'exposition, par la netteté de l'enchaînement des détails, par quelques critiques spirituelles (je répète tout cela pour prouver que je l'ai jugé sans passion) ; mais remarquable surtout par la proposition fondamentale que l'auteur a la *prétention* de faire accepter par les législateurs,

par les prêtres, par les philosophes, par les médecins. Elle figure en tête de son livre et en fait le sujet.

« Pour atteindre ce but, et dans la persuasion intime où il est, que *la question qu'il se propose de traiter touche aux plus grands intérêts de l'humanité, en ce qu'elle est à la fois morale, religieuse et médicale*, ce que nous ne contestons pas, M. le docteur Bourdin accuse ses devanciers, sans fondement, je crois, d'avoir mal vu, mal jugé, mal interprété les faits, et, par conséquent, d'en avoir tiré des déductions fausses, erronées. Il définit ensuite le suicide, fait l'historique de cette sorte d'aberration de l'intellect, considérée dans ses symptômes, sa marche, sa durée, son type, sa nécroscopie, ses causes et son traitement ; répond à quelques objections qui ont été faites à son système, et arrive enfin aux conclusions suivantes, objet de son travail : « Vu la *parfaite* analogie qu'il y a entre le suicide et les autres monomanies, CELUI-CI *n'est qu'une variété de* CELLES-LÀ. Le suicidé ne mérite ni blâme, ni louange ; détruire avec la logique et l'inflexible vérité l'*édifice suranné* des lois civiles et religieuses, serait une œuvre éminemment morale et philanthropique. »

« Les efforts tentés par M. Bourdin, pour motiver ces conclusions et les faire adopter, ont-ils été couronnés d'un plein succès ? Si j'en juge par les impressions qui me sont restées, après avoir parcouru avec attention, et l'esprit dégagé de toute opinion préconçue, l'ouvrage dont je viens d'offrir la rapide analyse, je répondrai franchement et sans hésitation : non. Pourquoi ? parce que, malgré tout son mérite, l'auteur n'a pu me convaincre que les propositions doctrinales qu'il a formulées et développées, sont la conséquence rigoureuse des faits, et parce que la plupart de ses critiques m'ont paru plus spécieuses que solides ; c'est pourquoi je reste moi-même parmi ses antagonistes. Toutefois, je m'empresse de le dire, je ne serai pas son antagoniste *absolu*, car il est certains points de sa dissertation, d'un intérêt secondaire, il est vrai, quant au fond, mais néanmoins fort importants, sur lesquels je suis complétement d'accord avec lui. Parmi ces points, un des plus dignes d'être mentionnés, c'est celui où M. Bourdin signale la salutaire influence du christianisme contre les causes qui conduisent au suicide. Comme ce passage est un des plus marquants, nous laisserons parler l'auteur.

« De toutes les doctrines qui ont régné dans le monde, dit-il, nulle ne contient d'aussi riches trésors de mansuétude et de miséricorde ; nulle ne peut mieux remplir l'esprit humain et le dominer, que la salutaire doctrine de l'Evangile. Elle donne aux faibles la force ; aux puissants l'humilité ; aux malheureux la résignation ; aux coupables le pardon ; à tous l'espérance. Elle aide à supporter les angoisses de la misère, les tortures des passions, le supplice des positions hérissées de dangers ou d'épreuves douloureuses ; elle fortifie l'âme contre les souffrances, rend le désespoir impossible, et apprend à supporter avec résignation les vicissitudes de la vie. Il n'existe donc pas de doctrine plus puissante pour mettre un frein aux passions; pas une, par conséquent, qui soit plus propre à mettre une entrave aux causes les plus fécondes du suicide. Tant que l'homme n'a pas dépassé les limites de la raison, au delà desquelles les préceptes deviennent inutiles, il peut donc se mettre avec sécurité sous la sauvegarde puissante du christianisme.

« J'ai résumé d'un seul mot le catholicisme, toute la prophylaxie de la monomanie; c'est qu'en effet tout est là, et que ce mot, magique pour ainsi dire, répond à tout »

« Ayant énoncé que la plupart des raisons données par M. Bourdin, pour appuyer ses propositions et les soutenir envers et contre tous, étaient sujettes à contestation et peu propres, par conséquent, à porter la conviction dans les esprits, je devrais, ce me semble, pour justifier ce reproche adressé à l'auteur, m'occuper de la réfutation de certaines de ces propositions. Je le ferais volontiers si les limites imposées à un article de bibliographie me le permettaient; mais, forcé de me restreindre, je me bornerai à quelques observations générales.

« Et d'abord, je ferai remarquer que, pour défendre sa doctrine du reproche *de marcher droit au fatalisme*, objection qu'on lui a faite, l'auteur, donnant au mot FATALITÉ deux significations particulières, veut qu'il exprime deux idées différentes qui lui paraissent être la cause de la confusion. Ainsi, d'après lui, il y aurait un FATALISME *matériel* qu'il admet, et un FATALISME *philosophique* qu'il rejette. On naîtrait donc, toujours d'après cet écrivain, *fatalement* prédestiné au suicide, comme on naît *fatalement* prédestiné au rachitis, à l'idiotisme, à la goutte, à la phthisie; et ce qui nous surprend bien plus encore, comme on naît aveugle, boiteux ou contrefait, un hasard *également* malheureux ayant présidé à la destinée de chacun de ces infortunés.

« Je le demande, peut-on se contenter de pareilles explications ? Est-il logique de réunir et de confondre dans une même classe, et comme étant identiques, une maladie qui se déclare *inévitablement* parce que l'individu y est prédisposé par un vice originel matériel, inhérent à sa constitution, et le suicide qui provient le plus souvent, mais non inévitablement, d'une cause morale (la misère, la jalousie, le désespoir, etc.), qui produit le dégoût de la vie et pousse l'homme à se donner la mort? Non : et pourtant c'est ce qu'a fait M. Bourdin. En outre, il a admis une *parfaite* analogie entre *toutes* les monomanies et le suicide, oubliant, sans doute, que ce qui constitue la monomanie véritable, c'est cette aberration de l'intelligence qui fait que le malade délire invariablement sur le même objet. Ainsi, celui qui est empereur est toujours empereur; celui qui est roi est toujours roi; celui qui est Dieu est toujours Dieu, etc.; il parle, il agit comme tel, et entre en fureur si on lui conteste son

titre et sa puissance. Au contraire, loin de délirer, l'individu qu'un penchant irrésistible entraîne à sa perte, connaît parfaitement la moralité de l'acte qu'il veut accomplir, et c'est pourquoi il se livre en lui un combat à outrance, plus ou moins long, entre le sentiment de la destruction et l'instinct de la conservation, qui ne nous quitte jamais. Donc, l'analogie n'est pas parfaite ; ou, si l'on admettait le contraire, prenant alors pour base de notre législation morale et religieuse le système phrénologique du docteur Gall, auquel M. Bourdin se rallie sciemment ou malgré lui, au lieu de condamner les voleurs, les homicides, etc., à la prison ou à l'échafaud, il faudrait les enfermer dans une maison de fous: législation civile que, malgré tout son génie, le médecin allemand n'a pu faire prévaloir.

« Un tort qu'a eu M. Bourdin, et il est fort grave à mes yeux, c'est, à l'exemple de tous les phrénologistes et de tous les physiologistes anti-vitalistes, de n'avoir pas pris en considération la part d'activité et de puissance accordée par les autres physiologistes à l'âme bestiale, la bête, comme l'appelait de Maistre. Celle-ci, habitant un même corps que l'âme humaine (le corps vivant), et voulant le diriger à sa façon, c'est-à-dire presque toujours à sens inverse des intentions de la puissance psychique, il en résulte une lutte toujours inégale dans laquelle tantôt trop faible, malgré sa suprématie, pour résister toujours aux instincts, aux penchants, aux appétits brutaux de la bête, l'âme se lasse, cède et succombe à la tentation, tandis que, dans d'autres cas, elle combat avec avantage et triomphe des caprices et des emportements de sa rivale, sa plus cruelle ennemie.

« Or, si l'âme jouit toujours de son activité dans le combat que se livre l'individu qu'une idée fixe pousse au suicide ; si elle conserve son libre arbitre, et elle le conserve jusqu'au bout: donc, c'est un crime, aux yeux de la morale et de la religion, que de disposer d'une vie qui ne nous appartient pas. »

MALADIES NERVEUSES. *Voy.* NÉVROSES.

MALADIE NOIRE. *Voy.* MÉLÆNA.

MALADIE DU PAYS. *Voy.* NOSTALGIE.

MALADIE PÉDICULAIRE. *Voy.* PHTHIRIASIS.

MALADIE VÉNÉRIENNE. *Voy.* SYPHILIS.

MALADIF, IVE ; *morbosus*, synonyme de valétudinaire ; *infirmus*, état habituel d'une mauvaise santé, disposition à la maladie.

MALAISE, s. m., *corporis anxietas*. — Sentiment d'une inquiétude vague, obscure, dont la cause est inconnue, avec troubles fonctionnels évidents, mais non assez prononcés pour constituer une maladie. Le malaise se rencontre toujours mêlé aux prodromes des affections morbides, quand celles-ci n'attaquent pas spontanément et avec violence.

MALIGNE (FIÈVRE). — C'est le nom qu'on donnait autrefois, et que le vulgaire conserve dans certaines localités, pour désigner la fièvre ataxique de Pinel.

MALIGNE (PUSTULE). *Voy.* PUSTULE.

MALIGNITÉ, synonyme d'*ataxie*.

MANNE, s. f., liquide mucoso-sucré, qui coule spontanément, soit du *fraxinus ornus*, polygamie diœcie **L.**, de la famille des jasminées; soit du *fraxinus rotundi folia*, soit du *fraxinus excelsior*, etc. On en compte de trois sortes dans le commerce, savoir : la manne *en larmes*, qui est la plus pure; la manne *en sorte*, qui est en grumeaux irréguliers un peu gras ; la manne *grasse*, qui est chargée de matières étrangères. A mesure que le suc des frênes découle, il se concrète et prend différentes formes; mais, quelle que soit celle qu'il affecte ou qu'on lui a donnée, la manne est reconnaissable, en ce qu'elle est grasse, d'un blanc jaunâtre, d'une saveur fade nauséeuse, et comme farineuse, quoique sucrée, quand on la mâche, et sans odeur sensible. Celle dont on use généralement, nous vient du royaume de Naples, où ces espèces de *fraxinus* sont très-abondantes.

La manne a des propriétés laxatives très-manifestes; et comme elle se dissout très-facilement dans l'eau, que son goût sucré est assez agréable, elle est par là un médicament précieux pour les enfants, à qui il suffit d'en donner une à deux onces pour déterminer quelques évacuations. Ils la prennent avec plus de plaisir encore dissoute dans du lait. Cette boisson du reste est très-estimée parmi les artistes, sous le nom de *loch des chanteurs ;* je l'ai prescrite quelquefois, pour être prise le soir en se couchant, à des personnes qui avaient la gorge et la poitrine irritées, et qui se sont très-bien trouvées de cette médication, qui est fort agréable quand on l'aromatise avec une cuillerée d'eau distillée de fleurs d'oranger.

Lorsqu'on fait dissoudre de la manne dans de l'alcool chaud, il se précipite par le refroidissement une masse cristalline blanche, qui forme un peu plus du poids de la manne; c'est la *mannite*, substance d'un goût plus agréable encore que la manne, et qui jouit de ses vertus purgatives au même degré. A l'instar de la magnésie, ses effets sont plus lents mais plus durables que ceux des autres purgatifs; comme elle, elle purge sans irriter et sans laisser après elle de la constipation.

A côté de ces avantages on a placé ses inconvénients : ce sont de procurer des aigreurs, des coliques et de l'inappétence. Quoi qu'il en soit, la manne est un bon remède que les adultes doivent prendre à la dose de deux à trois onces, s'ils veulent en obtenir des effets marqués. Elle entre dans la fameuse marmelade de Tronchin, qui a eu un instant de vogue. Pour la préparer, on triture dans un mortier de marbre ou de porcelaine, avec un peu d'eau de fleurs d'oranger, soixante-quatre grammes de manne en larmes, et, quand elle est dissoute, on la passe au tamis. On la remet ensuite dans le mortier avec huit décigrammes (seize grains) de gomme adragant, et une nouvelle addition d'eau de fleurs d'oranger; on délaie la gomme et on forme un mucilage, dans lequel on incorpore soixante-quatre grammes de pulpe de casse, d'huile d'amandes douces et de sirop de capillaire. Cette marmelade se prend par cuillerées.

MANULUVE, s. m., bain partiel des mains. Elles seules sont tenues plongées dans le liquide qui forme le bain.

MARASME, s. m., *marasmus*, de μαραίνω, je dessèche, amaigrissement excessif, desséchement général de tout l'organisme. C'est le dernier degré de la maigreur qui suit les maladies chroniques, qui accompagne la fièvre hectique, etc.

MARRONNIER d'Inde, s. m., *æsculus hyppocastanum*, genre de plantes de l'heptandrie monogynie **L.**, famille des malpighiacées **J.**, qui fut introduite en Europe dans le XVIe siècle, et à laquelle on attribue des propriétés fébrifuges.

C'est dans l'écorce que réside sa vertu antipyrétique; mais comme elle est très-faible, on aurait tort, comptant sur son efficacité, de ne pas recourir au quinquina.

MARS. — C'est le nom que les anciens chimistes donnaient au fer et à ses différentes préparations.

MARS (Boule de). — On appelle ainsi une préparation pharmaceutique que l'on fait avec la crème de tartre, la limaille de fer et de l'eau-de-vie. On les appelle encore *boules de Nancy*, parce qu'il s'en prépare beaucoup dans cette ville.

La boule de Mars pourrait servir à faire de l'eau ferrée; nous croyons devoir indiquer le mode de préparation de cette eau aujourd'hui très-répandue.

On prend la boule de Mars, on la place dans un verre d'eau tiède, où on la laisse séjourner jusqu'à ce que l'eau ait jauni; alors on retire la boule, que l'on enveloppe avec soin dans une pièce de laine, afin qu'elle se sèche sans se briser, et on verse l'eau du verre dans une carafe, qu'on finit d'emplir d'eau.

MATRICE, s. f., *uterus*, μήτρα. — C'est l'organe destiné au développement du fœtus depuis le moment où il a été fécondé jusqu'à celui de la naissance.

Cet organe, situé chez la femme dans la cavité pelvienne, entre la vessie et le rectum, est formé d'une membrane externe ou séro-péritonéale, d'une membrane interne muqueuse, et d'un tissu propre placé entre ces deux corps membraneux. Il est d'un blanc grisâtre, d'une structure dure et serrée, très-élastique, et néanmoins très-résistant, épais de cinq à six lignes, et formé de fibres dont la disposition nous est inconnue.

La forme de la matrice est celle d'un viscère creux, symétrique, irrégulièrement triangulaire, aplati d'avant en arrière, dirigé presque verticalement et fixé aux parois latérales du bassin par deux replis lâches du péritoine, nommés *ligaments larges* de la matrice; ses mouvements sont bornés par deux faisceaux de fibres longitudinales, nommés *ligaments ronds*, qui naissent des parties latérales de l'utérus et viennent se terminer en s'épanouissant au devant de l'anneau inguinal qu'ils traversent.

On distingue à la matrice un *corps*, sur les parties latérales duquel se trouvent les *trompes utérines* et les *ovaires*; un *col*, qui proémine dans le Vagin (*Voy.* ce mot), et dont l'extrémité est communément appelée *museau de tanche*, à cause de l'ouverture transverse qu'elle présente et de la forme de ses bords; enfin, une *cavité*, qui est habituellement très-étroite, pouvant à peine contenir une grosse fève des marais. Cette cavité occupe le corps et le col de cet organe, et se termine en bas, à la fente du museau de tanche,

Les artères qui fournissent le sang à la matrice viennent des hypogastriques et des spermatiques; les veines qu'on y découvre forment dans les parois de l'organe des cavités qui s'agrandissent pendant la grossesse, et portent le nom de *sinus uterins*. Ses nerfs naissent du plexus sciatique et hypogastrique.

Utérines (*trompes*). Elles sont constituées par des conduits longs de quatre à cinq pouces, droits, et d'un diamètre très-petit dans leur moitié interne, plus gros et flexibles dans le reste, qui unissent par leur extrémité inférieure les angles supérieurs de la matrice, et flottent par leur autre extrémité dans la cavité abdominale. La forme évasée et déve'oppée de cette extrémité leur a fait donner le nom de *morceau frangé* ou *pavillon de la trompe*.

MATURATIFS, s. f., adj., *maturans*, de *maturare*, faire mûrir. — Nom qu'on donne aux topiques excitants, qu'on applique sur une tumeur inflammatoire chronique, pour en favoriser et hâter la suppuration.

Parmi les topiques, les uns s'emploient sous forme de cataplasmes, d'emplâtres, les autres sous forme d'onguent. Pour composer les premiers, on emploie les feuilles d'oseille, les oignons de lis, auxquels on ajoute des farines résolutives (seigle, fèves des marais, etc.), et quant aux emplâtres ils sont généralement connus sous les noms d'emplâtre de diachylum, de Vigo, etc. Certains onguents ont la même propriété : ce sont les onguents basilicum, de styrax, populéum.

MÉDICAMENT, s. m., *medicamentum*. — On donne le nom de médicament à toute substance qui, en agissant sur l'organisme vivant, modifie l'état des propriétés vitales, de telle sorte que les troubles fonctionnels qui étaient survenus se dissipent insensiblement ou tout à coup, et que la santé momentanément altérée se rétablit.

Deux ordres de moyens contribuent à cette solution heureuse de la maladie : les moyens diététiques et les moyens pharmaceutiques. Or, comme le praticien les emploie toujours simultanément, il ne faudrait pas accepter la définition que nous avons donnée du médicament, d'une manière absolue, et considérer les secours fournis par l'eau, l'air, les lieux, etc., comme étant des médicaments. Ce n'est pas que par d'habiles combinaisons, ils ne puissent le devenir : ainsi les eaux qu'on mêle comme excipient, l'air qu'on charge de vapeurs, etc., devien-

nent des remèdes, mais ils ont changé de nature; ainsi, par exemple, au sujet des bains distingue-t-on les bains simples ou hygiéniques et les bains médicamenteux ou thérapeutiques.

Les trois règnes de la nature fournissent des médicaments; les droguistes ou les herboristes préparent et conservent les uns, les pharmaciens et les chimistes s'occupent de la préparation de certains, le pharmacien seul fait les combinaisons convenables pour exécuter les formules qui lui sont adressées. Souvent il n'a pas besoin de se mettre à l'œuvre, attendu que, préparé d'avance, le médicament prescrit est conservé dans son officine pour les besoins journaliers; c'est pourquoi on distingue parmi les médicaments ceux dits *officinaux*, ceux-là mêmes dont nous venons de parler, qui sont préparés à l'avance, et ceux qu'on appelle *magistraux* ou qui sont préparés immédiatement sur l'ordonnance du médecin.

Plusieurs classifications ont été données des médicaments, et d'abord celle qui repose sur leurs propriétés; ainsi on a formé des catégories diverses qu'on a désignées par les noms d'*antiphlogistiques*, d'*astringents*, de *béchiques*, de *calmants*, de *diurétiques*, d'*expectorants*, de *fébrifuges*, etc.; puis vient celle qui les distingue en médicaments *simples* et en médicaments *composés*, suivant qu'ils sont formés d'une seule ou de plusieurs substances, etc. Ce n'est point ici le lieu de nous occuper de ces divisions ou de bien d'autres qui ont été données. Mais il est une observation importante que nous ferons à nos lecteurs. C'est que souvent, dans les campagnes, chacun s'occupe à *sécher* des feuilles, des fleurs, à faire certains sirops dont on lui a donné la formule et qu'il conserve pour son usage : cela peut avoir des inconvénients. Et, par exemple, le mauvais choix de la plante, la mauvaise préparation du sirop, sa fermentation : toutes choses qui en détruisent la propriété. Mieux vaut donc, quand le moment est venu de se servir d'une drogue, l'aller prendre chez un pharmacien honnête et consciencieux.

MÉDICATION, s. f., *medicatio*, de *medere*, remédier. — On désigne ainsi la modification déterminée dans les propriétés vitales de l'organisme vivant, par le médicament qu'on a fait pénétrer dans l'intérieur du corps, n'importe par quelle voie, et dont l'effet immédiat a été d'agir sur les organes et leurs fonctions.

MÉDICINAL, ale, adj., *medicinalis*, qui sert de remède. — Cet adjectif s'applique surtout aux plantes et autres substances, ainsi qu'aux eaux, etc., qui sont employées en médecine.

MÉLÆNA, s. m., de μέλας, αίνα, αν, noir, *morbus niger*, vulgairement *melæna*, *maladie noire*, ainsi nommée parce que les malades qui en sont atteints rejettent par le vomissement un sang noirâtre. *Voy.* Hémorragie.

MÉLANCOLIE, s. f., *melancolia* ou μελαγχολία, de μέλας, χόλη, bile noire. — C'est une forme des **Maladies mentales** (*Voy.* ce mot), ainsi nommée par les anciens, parce qu'ils en attribuaient la cause à une prétendue atrabile ou bile noire, que probablement ils avaient observée dans les déjections. Ce qui la caractérise surtout, c'est qu'elle ne porte (ou du moins l'idée fixe qui la constitue) que sur un seul objet, c'est donc une véritable monomanie.

Quoi qu'il en soit, on rapporte à la mélancolie, soit la *panophobie*, espèce de vision nocturne qui produit une frayeur subite et sans fondement, frayeur que les anciens attribuaient au dieu Pan, de là son nom de πάν, φόβος; soit la *démonomanie* ou idée fixe que le malade éprouve qu'il est possédé du démon. Le Tasse, à la suite des chagrins violents et des persécutions que sa passion malheureuse pour la princesse Éléonore lui suscita, devenu défiant, ombrageux et pusillanime d'abord, et fut ensuite tourmenté par le délire exclusif qui constitue la mélancolie : *il se voyait toujours environné de poisons et de supplices, et poursuivi par un* lutin *avec lequel il prétendait avoir des entretiens très-suivis.* Le poëte Gilbert fut plus malheureux encore, il eut de bonne heure une constitution physique très-délicate par l'effet d'un travail opiniâtre prématuré. Le goût extrême pour l'étude, l'envie de s'avancer, ou, comme on dit vulgairement, de faire son chemin, le conduisirent à Paris, espérant y jouir des avantages que la capitale offre aux savants et aux artistes. Il n'y fut pas plutôt fixé qu'il se vit trompé dans son attente : au lieu des secours et des conseils qu'il avait espéré y trouver, il éprouva des refus humiliants; alors sa vive susceptibilité, son imagination ardente, firent naître chez lui la plus grande disposition à la mélancolie. L'injustice des hommes l'avait irrité au point qu'il n'éprouvait plus d'autre besoin que celui d'immoler à sa verve les gens de lettres qui lui portaient ombrage : c'est ce qu'il fit dans sa *Satyre du* xviii° *siècle,* où l'état de son âme est si bien dépeint. Mais il ne se vit pas plutôt en butte à un parti puissant, qu'il fut tourmenté par des craintes sans cesse renaissantes, et il tomba dans une mélancolie profonde caractérisée par ce délire exclusif que : *il se croyait sans cesse poursuivi par des philosophes qui voulaient lui enlever ses papiers.* Son esprit s'aliéna au point qu'un jour il se présenta chez l'archevêque de Paris, qui était son bienfaiteur, et l'aborda en lui criant d'une voix sépulcrale : *Sauvez-moi, de grâce, sauvez-moi !* des assassins me poursuivent, leurs poignards sont prêts à me frapper; *Sauvez-moi !* Quelques jours après, pour soustraire ses manuscrits à la prétendue rapacité de ses persécuteurs, il les serra dans une cassette dont il avala la clé : celle-ci s'arrêta à l'entrée du larynx, suffoca Gilbert, qu'on croyait délirer quand il s'écriait : *La clef m'étouffe, la clef m'étouffe !* et il mourut après trois jours des plus cruelles souffrances, à l'âge de vingt-neuf ans.

Zimmermann, qui de bonne heure se fit re-

marquer par la disposition de son esprit à la mélancolie, fut si impressionné par l'invasion qui menaçait son pays pendant la révolution française, qu'il tomba, lui aussi, dans une profonde mélancolie caractérisée par ce délire exclusif : *il voyait toujours l'ennemi entrer chez lui et dévaster sa maison.* Qui ne sait enfin que l'auteur de l'Émile, J.-J. Rousseau, était persuadé que *tous les hommes sont ses ennemis,* et qu'il fut tourmenté à la fin de ses jours par des défiances et des craintes continuelles. Il l'a dit dans ses *Confessions,* il l'a répété dans ses *Rêveries du promeneur solitaire.*

Les nosographes rangent encore parmi les *mélancolies,* l'*érotomanie* ou la passion de l'amour portée au plus haut degré ; la *nostalgie* ou le mal du pays (*Voy.* Nostalgie), etc., etc. *Voy.* **Maladies mentales.**

MÉLAS, s. m., de μέλας, noir. — C'est une affection cutanée, caractérisée par des taches noires. **Mélas** est synonyme de **Vitiligo** (*Voy.* ce mot).

MÉLICÉRIS, s. m., mot dérivé de μέλι, κηρός, miel, cire. — C'est le nom que les chirurgiens ont adopté pour désigner une espèce de loupe ou de tumeur enkystée, formée par une matière qui ressemble à du miel. *Voy.* Loupe.

MÉLISSE, s. m., *melissa officinalis,* vulgairement citronnelle, genre de plantes de la didynamie gymnospermie, L., famille des labiées, J., qui croît spontanément en France et se plaît dans les lieux arides. — On la distingue des autres plantes, à sa tige carrée, rameuse, qui porte des feuilles opposées, dentées et en forme de cœur, à ses fleurs blanches qui naissent sous l'aisselle des feuilles supérieures, à son calice tubuleux, bilobé, à sa corolle à deux lèvres, l'une convexe et échancrée (la supérieure), l'autre ayant trois lobes dont celui du milieu est en cœur ; enfin, à son odeur de citron assez prononcée.

Les propriétés excitantes dont jouit la mélisse en font une boisson tonique fort agréable pour les estomacs paresseux, les personnes qui sont tourmentées par des flatuosités et dans toutes les maladies spasmodiques exemptes d'irritation. On peut en prendre n'importe à quel moment de la journée, elle ne fait jamais mal. C'est ordinairement en infusion théiforme qu'on en use ; cependant on vend dans le commerce de l'eau de mélisse distillée, dite eau de mélisse des Carmes qui, prise par gouttes sur un morceau de sucre, ou par cuillerée à café dans un verre d'eau sucrée, fait généralement beaucoup de bien quand on se sent défaillir.

MÉLITAGRE. — C'est le nom moderne que l'on a donné à la *dartre crustacée flavescente* d'Alibert, à l'impetigo des anciens. On la trouvera décrite article **Dartres,** la surcharge de dénominations servant plus à embrouiller l'étude des maladies qu'à la simplifier. Veut-on savoir pourquoi on a appelé cette espèce de dartres *mélitagre?* Parce que les croûtes qui se forment par la dessiccation de l'humeur visqueuse que les pustules fournissent sont jaunes ou légèrement verdâtres, et peuvent être comparées au suc gommeux de certains arbres ou *à du miel desséché*: de là la dénomination de mélitagre.

MEMBRANE, s. f., *membrana*, μῆνιγξ, nom générique par lequel les anatomistes désignent un tissu organique mince, souple, dilatable, tantôt blanc, tantôt gris ou rougeâtre, variant dans sa structure et ses propriétés vitales, roulé en forme de tubes, ou étalé en larges surfaces, et destiné à protéger certaines parties contre les agents extérieurs, à favoriser les fonctions des viscères dans la composition desquels il entre, etc.

. Bichat, qui le premier a réellement bien étudié ces corps organiques, divise les membranes en *simples* et en *composées*. Puis il sous-divise les premières, les membranes simples, en trois ordres, savoir :

1° Les membranes *muqueuses* ou *villeuses*, ainsi appelées à cause du fluide muqueux qui en humecte habituellement la surface libre. Elles sont considérées par la plupart des anatomistes, comme la portion rentrée de la peau, *grande membrane tégumentaire externe*.

Déployées à la surface interne des organes creux qui communiquent à l'extérieur par les diverses ouvertures dont la peau est percée, on reconnaît, en en étudiant les dispositions, qu'elles se continuent sans interruption avec la peau elle-même, au niveau de toutes ces ouvertures et adhère intimement avec elle. Reste que, soit qu'on examine la muqueuse dans sa grande surface *gastro-pulmonaire*, ou dans sa surface *génito-urinaire*, on reconnaît partout la même organisation, c'est-à-dire qu'on découvre qu'elle est parsemée en tous points d'une grande quantité de petites glandes muqueuses qui sont un des grands émonctoires de l'économie animale, et par où s'échappent les restes de la nutrition. Ce n'est pas tout, on constate encore qu'elle est douée partout d'une très-grande sensibilité et arrosée par un très-grand nombre de vaisseaux superficiels.

2° Les membranes *séreuses*, que Bichat a encore sous-divisées en deux genres, dont le premier comprend les membranes des grandes cavités en général (arachnoïde, péritoine, plèvre, etc.), et le second, les capsules muqueuses ou synoviales, mieux dénommées membranes *synoviales*, le liquide qu'elles sécrètent n'étant plus aqueux, ténu, formé de *sérosité*, mais visqueux et gluant, en un mot, de là *synovie*.

La disposition des membranes séreuses considérées en général varie. Ainsi, dans les grandes cavités, elles forment des sacs sans ouverture, repliés sur eux-mêmes et refoulés par les organes qu'ils revêtent comme s'il y avait deux sacs l'un dans l'autre, à l'instar d'un bonnet de coton dont on se coiffait jadis et dont bien des gens se coiffent encore aujourd'hui, particulièrement la nuit ; de telle sorte que la face externe des séreuses est en partie en rapport avec les parois des cavités et en partie avec l'organe qu'elles enveloppent. Leur face interne au contraire libre, mais en rapport constant, contracterait des adhérences, comme on le voit après l'inflammation pleurale, péritonéale, etc.; mais, comme elles sont habituellement lubréfiées par une sorte de vapeur humide qui en humecte la surface et facilite le glissement des feuillets l'un contre l'autre, quand les organes dont ils limitent les mouvements se meuvent ; il en résulte que cet accident n'arrive pas. De même leur élasticité et leur extensibilité les mettent à l'abri des ruptures.

Quant aux membranes synoviales, on les rencontre dans les cavités articulaires, qu'elles tapissent en s'adaptant parfaitement à leurs inégalités, à leurs saillies. Le jeu de ces parties, la liberté de leurs mouvements demandaient qu'elles fussent humectées par un liquide plus consistant que la sérosité ; la nature y a pourvu, car la synovie que nous avons dit en lubréfier la surface est un liquide visqueux, filant, analogue à du blanc d'œuf, et formé d'eau, d'albumine, de gélatine et de quelques sels.

Ajoutons qu'aux membranes synoviales se rapportent les gaînes des tendons, fort improprement nommées *bourses muqueuses;* les feuillets séreux inter-musculaires, etc.

3° Les membranes *fibreuses* sont divisées en deux sections, dont l'une comprend les aponévroses d'enveloppe, les aponévroses d'insertion, les capsules fibreuses des articulations, les gaînes fibreuses des coulisses des tendons; et la seconde renferme le périoste, la dure-mère, la sclérotique, etc.

Toujours adhérentes et continues par leurs deux faces aux parties voisines, jamais libres et humectées d'un fluide particulier, on reconnaît les membranes fibreuses à leur aspect gris-foncé dans le plus grand nombre, blanc et resplendissant d'un brillant argentin dans les aponévroses. Ayant toutes pour base commune une fibre d'une nature particulière, dure, élastique, insensible, peu contractile, leurs usages sont d'augmenter la solidité des organes qu'elles enveloppent, de maintenir les muscles dans leurs places respectives, de favoriser le jeu des articulations, le glissement des muscles et de la peau; d'accélérer la circulation veineuse, etc. : aussi les trouve-t-on tantôt en forme de sacs, tantôt en forme de gaînes cylindriques, tantôt en manière de toiles, etc.

Restent les membranes *composées*, que Bichat a distinguées en *fibro-séreuses, séro-muqueuses* et *fibro-muqueuses;* et enfin, les membranes inconnues dans leur organisation, ou connues, mais isolées, qui ne peuvent être classées méthodiquement : aussi n'en parlerons-nous pas, la description de ces membranes trouvant sa place à l'endroit des organes qu'elles constituent ; exemple, l'iris pour l'œil, la pie-mère pour le cerveau, etc.

MÉNINGES, s. f., *meninges*, de μῆνιγξ, membrane. — C'est le nom que Chaussier a donné aux membranes qui enveloppent le cerveau. Elles sont au nombre de trois : 1°

la dure-mère, qui est la plus extérieure :
elle est fibreuse ; 2° l'arachnoïde, qui vient
ensuite : elle est séreuse ; 3° la pie-mère
enfin, qui consiste dans une multitude de
vaiseaux sanguins entrelacés et réunis par un
tissu cellulaire lâche.

MÉNORRHAGIE, s. f. *Voy.* MENSTRUA-
TION.

MENSTRUATION, s. f., *menstruatio*,
écoulement des *menstrues*, des *mois*, *règles*,
ordinaires ; ce qui équivaut à évacuation
périodique et mensuelle du sang par la
matrice.

Cette évacuation, qui a lieu chez les filles,
les femmes qui ne sont ni enceintes ni nourrices, à quelques exceptions près, depuis
l'âge de la puberté jusqu'à l'âge critique, est
sujette à des variations qu'il est important
de connaître. Et, par exemple, rien n'est
variable à l'état physiologique comme l'é-
poque de l'apparition première des menstrues et celle de leur cessation, ce qui tient,
ainsi qu'on en a fait l'observation, à la différence des climats, des mœurs, des habitudes et du tempérament des femmes. Elle
est telle, cette différence, que dans les régions équatoriales, les filles sont réglées
communément de huit à dix ans, et, quelquefois même, avant cet âge ; puisque, si
nous en croyons Prideaux, Cadhisja aurait
été menstruée à cinq ans, serait devenue à
cet âge l'épouse de Mahomet, et admise à sa
couche trois ans après ; au contraire, dans les
pays froids, la Sibérie, la puberté n'arrive
qu'à dix-huit ou vingt ans. Enfin, dans les
climats tempérés, les règles apparaissent de
douze à quinze ans. Et comme la femme reste
habituellement réglée pendant trente années
environ, il doit nécessairement en résulter
que l'âge critique sera plus hâtif dans les
climats chauds que dans les régions froides,
et *vice versâ*. Dans les uns et les autres, une
vie active et laborieuse retarde l'apparition
des mois, dont l'oisiveté, au contraire, avance
l'époque : dans les uns et les autres la puberté est retardée ou hâtive suivant la pureté et l'innocence des mœurs, ou suivant la
dépravation et le libertinage, etc.

La menstruation varie encore par la quantité du sang rendu, c'est-à-dire 1° par rapport à la fréquence des retours menstruels,
qui ont lieu chez le plus grand nombre de
femmes tous les mois, ou tous les quinze
ou vingt jours, alors que chez les autres, ce
n'est que tous les mois et demi ou tous les
deux mois que les règles se montrent ;
2° relativement à la perte qui a lieu aux
mêmes époques entre deux femmes de nature et de tempérament différents ; ainsi, il
est notoire que certaines personnes fortes,
vigoureuses, perdent beaucoup de sang à
chaque menstruation, tandis que certaines
autres, moins bien constituées, n'en perdent
que très-peu, sans pour cela que leur santé en
soit altérée. Cela s'observe surtout chez certaines filles lymphatiques, dont l'écoulement se
borne quelquefois à quelques gouttes de
sang pendant un jour ou deux, et qui, néanmoins, se portent fort bien, tout comme chez

les femmes grosses et grasses, qui, habituellement, sont moins abondamment réglées
que les femmes maigres. Même remarque a
été faite dans les climats du Midi, où l'on
voit des jeunes personnes pâles et minces
perdre mensuellement une grande quantité de
sang, mais, où on a observé aussi que ces personnes ont habituellement une très-grande
amplitude du bassin et que ce caractère est
toujours en rapport avec le développement
des organes génitaux. De là naît une explication toute naturelle de l'abondance de l'é-
coulement mensuel, fait qui s'explique assez
bien, d'ailleurs, par la lascivité qui est propre à ces mêmes personnes.

Enfin, il n'est pas jusqu'aux jeux, aux
amusements, aux plaisirs, aux passions, aux
exercices, aux excès de table ou autres, qui
n'exercent une influence marquée sur la
femme, non-seulement pour hâter en elle
la première époque menstruelle, mais encore pour rendre plus abondante la quantité
de sang perdue à chaque époque. Reste que
si on voulait déterminer rigoureusement
cette quantité, on poserait des chiffres
arbitraires, Hippocrate l'ayant portée à deux
hémines attiques, ce qui équivaut à quinze
onces d'après Buffon, tandis que dans nos
climats, on ne la porte que de quatre à six
onces ; et assurément ce n'est constant ni
en Attique ni chez nous.

A propos de variations menstruelles, il en
est une d'autant plus importante à signaler
qu'elle n'est pas commune et qu'elle est fort
bizarre : nous voulons parler des déviations
menstruelles ou hémorragies supplémentaires. Tous ceux qui ont beaucoup lu sans
avoir observé, et, à plus forte raison, ceux
qui ont beaucoup lu et observé, ceux-là,
dis-je, savent que Helwig parle d'une petite
fille qui, de sept à treize ans, fut réglée par
les yeux ; Stoll, d'une femme de vingt-deux
ans qui l'était par le nez (Solenander
cite un fait pareil); Ruland, d'une autre qui le
fut par la bouche; Zimmermann, d'une personne dont les règles se sont manifestées
successivement par l'angle de l'œil, par les
oreilles, par les gencives, par les mamelles,
par l'ombilic, par l'extrémité du doigt, etc.
Or, si ces hémorragies se font tous les mois,
alors que les règles ne coulent pas par l'u-
térus, et si elles n'influent pas sur la santé
des personnes, on doit les considérer comme
supplémentaires et ne pas s'en inquiéter.
Nous ne prétendons pas qu'il faille laisser la
nature contracter ces habitudes vicieuses de
déviations menstruelles; mais tout en ten-
tant de rétablir l'hémorragie, si elle est consécutivement supplémentaire à une suppression des règles, ou de l'attirer vers les
organes utérins, si elle est primitive, comme
cela se voit à l'époque de la puberté, on ne
doit pas en porter un pronostic fâcheux.
On trouve la preuve de ce que j'avance,
non-seulement dans les faits déjà cités,
mais encore dans les suivants qui offrent
une tout autre importance. Et, par exemple, nous avons trouvé dans Laennec que
Tulpius a vu une hémoptysie périodique

remplacer pendant trente ans les règles ; et dans les *Nouveaux Actes de la nature* un fait où cette hémorragie supplémentaire s'est renouvelée pendant quarante ans.

Enfin, il est encore une anomalie menstruelle qui a lieu à l'époque de la puberté et qui se rencontre aussi ordinairement à l'âge critique, c'est que, pendant la nubilité, les mois, après s'être montrés une ou deux fois, se suppriment, puis se remontrent pendant quelque temps d'une manière fort irrégulière, jusqu'à ce qu'enfin ils apparaissent tout à fait régulièrement ; tandis que, à l'époque critique, après s'être supprimées pendant un ou plusieurs mois, les menstrues reparaissent de nouveau avec plus ou moins de régularité encore, et ne cessent définitivement qu'après des retours d'une irrégularité plus ou moins tranchée ; et presque toujours chez les jeunes filles comme chez les femmes de quarante-cinq à cinquante ans, sans dérangement de leur santé.

Il est très-important de connaître toutes ces variations, déviations et anomalies menstruelles qu'on peut appeler normales, afin de ne pas s'en inquiéter tant que l'organisme vivant n'est pas fâcheusement affecté chez les personnes non régulièrement menstruées, perdant peu ou beaucoup, et chez qui le sang a pris une tout autre direction que la voie naturelle, la nature ayant, pour ainsi dire, ses caprices qu'il faut savoir respecter. Et, par exemple, soit dit en passant, tout le monde sait que les règles, quand elles se suppriment chez les femmes bien réglées, sont un indice de grossesse ; eh bien ! par une de ces bizarreries organiques qu'on ne peut comprendre, il est des femmes qui ne sont réglées que pendant la grossesse et point après l'accouchement, de telle sorte que ce qui est un signe de la gestation pour les unes est un signe opposé pour les autres.

La conséquence de ces observations est que nous devons admettre une rétention morbide et des rétentions non morbides, et ne nous occuper de la première de ces rétentions, qu'alors qu'il se manifestera une réunion de symptômes anormaux ou pathologiques, annonçant que la nature médicatrice travaille à leur rétablissement. C'est à ce moment seulement qu'il y a lieu de recourir à un traitement.

Il se compose de moyens hygiéniques et de moyens thérapeutiques qui seront entièrement opposés, suivant que la suppression menstruelle est occasionnée par la *pléthore* ou que du moins celle-ci en est la conséquence, comme cela s'observe dans les aménorrhées déterminées par une imprudence, c'est-à-dire par le refroidissement (celui des pieds surtout), par un écart de régime chez les personnes fortes, vigoureuses, habituellement bien et abondamment réglées, etc., ou bien au contraire qu'elle dépendra de *l'atonie* générale ou avec appauvrissement du sang, comme cela se passe chez les chlorotiques. Dans le premier cas, s'il survient de violentes coliques avec une réaction inflammatoire, franche, bien marquée (la fièvre), les meilleurs emménagogues sont la saignée du pied ou du bras, et si la réaction n'est pas forte, la pléthore peu considérable, on se contente de l'application des sangsues à la vulve.

Cette application exige quelques précautions si l'on veut qu'elle soit très-profitable, c'est-à-dire qu'il faut, *si l'état de la malade le permet*, attendre pour les poser, l'époque où les mois avaient l'habitude de se montrer, la nature déterminant habituellement à cette époque un afflux de sang plus considérable vers les organes utérins. C'est aussi pour le même motif, qu'au lieu d'employer une grande quantité de sangsues afin d'obtenir une abondante évacuation, il vaut mieux n'appliquer tous les matins pendant quelques jours (le nombre de jours de la durée des règles), quatre sangsues, ou deux sangsues seulement si la femme perdait peu. En même temps, on fait prendre journellement un bain tiède (il nous a réussi bien des fois), des pédiluves très-chauds émollients, des fumigations émollientes aux parties de la génération : on place sur le même endroit des cataplasmes émollients et narcotiques à une température élevée, qui doivent être assez grands pour recouvrir également la région hypogastrique ; on administre des lavements adoucissants, et on prescrit un régime convenable.

Il consiste, pour la femme sanguine, car c'est toujours d'elle que nous nous occupons, dans l'habitation des lieux bas peu éclairés ; dans un exercice proportionné à ses forces physiques ; dans une alimentation insuffisante et prise parmi les aliments végétaux, le laitage, les boissons aqueuses, avec proscription de tous mets excitants, de toute liqueur alcoolique, en un mot, de tout ce qui peut donner beaucoup de sang ou exciter l'énergie du système vasculaire sanguin. Une fois l'orgasme inflammatoire calmé, on ne tire plus du sang et on continue le régime indiqué jusqu'à l'époque mensuelle suivante ; alors on recommence pendant quelques jours une nouvelle application journalière de deux ou quatre sangsues par jour.

Au contraire, chez les personnes en qui l'aménorrhée est symptomatique de la faiblesse générale, qu'on sait accompagner habituellement l'appauvrissement très-marqué du sang ; chez ces personnes, dis-je, quoiqu'on remarque de la dyspnée, des palpitations de cœur, des coliques assez violentes, etc., on ne doit jamais saigner ni appliquer une seule sangsue. C'est ici le cas surtout de ne pas s'en laisser imposer par la coloration habituelle de la face chez certaines jeunes filles au teint blanc et rose, chez qui il y a fausse pléthore et dont on retarderait ou empêcherait même la réapparition du flux menstruel. Chez les unes et les autres, un air vif et sec, une nourriture succulente, des bains froids, un régime tonique, les martiaux, en un mot tout ce qui peut *enrichir* le sang, contribuera aussi à faire disparai-

tre les coliques, l'essoufflement, les battements insolites du cœur, etc.; à établir ou
rétablir les menstrues.

Il est deux classes de femmes qui tiennent
le milieu entre les pléthoriques et les anémiques, ce sont les personnes nerveuses et
les lymphatiques; eh bien, on traite les premières par la méthode antiphlogistique et
rafraîchissante ou par la méthode restaurante et tonique, suivant que par leur organisation elles se rapprochent davantage des
pléthoriques ou des anémiques : c'est surtout
chez les jeunes filles nerveuses et débilitées
(sans une grande faiblesse physique) que les
frictions avec la teinture d'opium camphrée,
pratiquées deux ou trois fois par jour à la
partie interne des cuisses, comme le recommandait Chrestien, ont merveilleusement
secondé l'action des autres médicaments.
Voici la formule que ce praticien nous a
laissée de sa *teinture antispasmodique camphrée*.

Pr. : d'opium brut,   1 gros.
de camphre,   4 gros.
d'eau-de-vie,   1 livre.

Faites macérer pendant trois ou quatre
jours et filtrez. La dose en est d'une cuillerée
à bouche pour chaque cuisse à chaque friction, qui doit être faite avec la main nue. Ce
moyen, en agissant comme tonique attractif et
antispasmodique, attire le sang vers les parties
sexuelles, et rompant le spasme des vaisseaux
utérins qui s'oppose quelquefois à son libre
écoulement au dehors, en favorise la réapparition. A l'intérieur, la jusquiame, les potions
calmantes, éthérées ou non, contribuent efficacement aussi à l'effet que l'on veut obtenir,
et l'on doit se hâter d'autant plus d'y avoir
recours qu'on ne peut se refuser d'admettre,
avec M. le professeur Golfin, qui pour moi
est une autorité, que si certaines aménorrhées sont très-rebelles, c'est parce qu'il y
a, chez la plupart des femmes, une exaltation
de la sensibilité toujours assez prononcée,
qu'il faut nécessairement modérer si l'on
veut obtenir des autres emménagogues un
effet marqué. Il croit donc que, chez ces
femmes, les *opiacés* unis à un régime convenable sont les *seuls* moyens qu'il faille mettre
en usage. Nos succès avec les frictions
opiacées de Chrestien nous permettent de
partager cette manière de voir de M. Golfin.

Enfin, chez les femmes lymphatiques dont
le sang est habituellement un peu appauvri,
on unira au régime des chlorotiques l'emploi
des médicaments réputés emménagogues.
Parmi eux nous signalerons, comme les ayant
prescrits avec succès, les pilules de rue et
d'aloès (un grain de chaque par pilule),
administrées comme le pratiquait M. Lallemand à Montpellier, savoir : six le premier
jour, neuf le second et douze le troisième jour,
aux époques menstruelles. On les suspend
ensuite le reste du mois *menstruel*. Delmas
ajoutait avec avantage deux grains de seigle
ergoté par pilule, lorsqu'il soupçonnait une
inertie de la matrice. C'est principalement
dans les cas de cette nature, que les vésicatoires, à la partie interne des cuisses, entre-

tenus pendant longtemps, les sinapismes
fréquemment renouvelés et l'électricité conviennent. On emploie celle-ci, soit sous forme
d'étincelles lancées sur les parties sexuelles
et la région utérine, soit par commotions
dirigées à travers le bassin, du sacrum au
pubis ; soit par l'électro-puncture à la région
inguinale ; etc.

Nous avons dit que toutes les fois que la
suppression des règles ne déterminait pas
des phénomènes morbides graves, il fallait
ne prescrire que des moyens hygiéniques et
temporiser. La même prudence nous est surtout recommandée, lorsqu'on ignore par quoi
cette suppression est déterminée, la grossesse
étant la cause la plus naturelle d'une rétention mensuelle. Or, comme souvent les femmes n'y croient pas, ou qu'elles la dissimulent,
surtout lorsqu'elles ne sont pas mariées,
c'est principalement dans ce cas que les saignées et les emménagogues doivent être
sévèrement proscrits ; on les proscrira même
quand il survient des accidents hystériques, ces accidents étant eux-mêmes fort
souvent sympathiques de la gestation, ainsi
que nous l'avons remarqué dans plusieurs
cas. On conçoit que, en pareille circonstance,
la plus grande circonspection doit être apportée dans le choix des moyens à employer, et
qu'il faut être d'autant plus sévère, d'autant
plus réservé, céder d'autant moins aux instances de la jeune fille, qu'elle insiste davantage pour être saignée, ou pour qu'on lui
donne des remèdes énergiques. Par une condescendance coupable, on pourrait provoquer
un avortement et voir se détruire en quelques instants une bonne renommée, acquise
comme praticien et comme homme, ou, ce
qui est non moins fâcheux, s'exposer aux
reproches amers de sa propre conscience.
Pour éviter les embarras où il se trouve
quelquefois, le médecin doit prescrire aux
personnes qui veulent absolument être mé-
dicamentées, des substances inertes , insi-
gnifiantes, tout en ayant l'air d'ajouter une
grande confiance à leur efficacité, et cela, afin
d'éviter qu'elles ne s'adressent à des charla-
tans ou à des matrones qui, moins scrupuleux
ou moins éclairés, n'y regarderaient pas
d'aussi près. Il temporisera donc, nous le répétons, pendant trois ou quatre époques, de telle
sorte qu'en cas de grossesse, celle-ci ne puisse
plus se céler. Par là, il mettra sa conscience
en repos et sa réputation à l'abri.

Les mois ne se suppriment pas toujours
entièrement chez les filles et les femmes
hors l'état de gestation ; souvent, au contraire, au lieu d'une

AMÉNORRHÉE (*amenorrhea*, de, α, μηνός, ρέω,
sans mois, sans écoulement mensuel), il y a
seulement

DYSMÉNORRHÉE (*dysmenorrhea*, de δυς, μηνός,
ρέω, écoulement difficile des mois). Dans ce
dernier cas, les règles coulent aux époques
ordinaires ; mais, soit qu'elles se fassent
abondamment, ou qu'elles le montrent en
petite quantité et comme goutte à goutte,
(*strangurie* menstruelle des anciens), l'écoulement sanguin est accompagné, à chaque pé-

riode, de douleurs dans le ventre, dans le
dos, dans les lombes, semblables à celles de la
parturition ; de céphalalgie, de borborygmes,
de flatuosités, de vomissements, d'une grande
anxiété, et d'accidents nerveux plus ou moins
graves, qui précèdent quelquefois ou suivent
durant quelques jours l'apparition du flux
sanguin, ou ne se manifestent que pendant
sa durée.

Cette menstruation douloureuse et difficile
qui se remarque le plus fréquemment chez
les femmes ardentes, passionnées, stériles,
qu'elle rend malades pendant huit à quinze
jours par mois, et qui provient habituellement ou d'une irritation ou d'une débilitation locale du système utérin, et parfois de
la pléthore ou de la rigidité de la fibre ; cette
dysménorrhée, dis-je, se combat efficacement, lorsqu'elle ne tient pas à une cause
mécanique (clitorisme, abus du coït), par les
bains tièdes, les tempérants, les fomentations émollientes et narcotiques sur le bas-
ventre, par quelques petites doses de sirop
de diacode seul ou d'opium mêlé à une potion huileuse, exemple :

Pr. : d'huile d'amande douce,	2 onces.
d'eau de fleurs d'oranger,	3 onces.
do sirop de morphine,	1 once.
Mêlez.	

Dose : une cuillerée de deux en deux heures :

Par des pilules composées avec un grain
d'assa-fœtida, un grain de camphre et un grain
de jusquiame chacune, à prendre trois par jour ;
et s'il y a chaleur et prurit des parties génitales, par l'application sur les parties mêmes
d'une décoction de morelle et de jusquiame.
Dans quelques cas aussi, les sangsues à la
vulve ou au fondement, les ventouses scarifiées au plat des cuisses, sont parfaitement
indiquées ; et chez les femmes fortes et robustes la saignée du bras. On a remarqué
que ces moyens conviennent principalement
dans la *strangurie* mensuelle, lorsque les
règles ne coulent que goutte à goutte. Il va
sans dire que s'il y a atonie, on doit substituer les toniques aux débilitants, c'est-à-dire
les bains froids aux bains tièdes, le fer, les eaux
martiales aux boissons adoucissantes, tout
en employant contre la sensibilité nerveuse
vicieusement exaltée, les antispasmodiques
et les narcotiques dont nous venons de parler.

Si les écoulements qui se font par l'utérus
pèchent par le défaut de quantité, c'est-à-
dire par les difficultés avec lesquelles le
sang coule, ou par la rétention complète de
ce liquide, ils pèchent aussi par leur abondance excessive, ce qui constitue la *métrorrhagie* ou *ménorrhagie*, vulgairement la *perte
utérine*. Disons quelques mots de celle-ci.

La MÉTRORRRHAGIE (*metrorrhagia*, de μήτρα,
ρηγνύμι, je romps la matrice, menstruation
excessive qui, par son abondance, constitue la
perte utérine) est fort difficile à déterminer,
car la quantité ne prouve rien, certaines femmes ayant l'habitude, nous dirons même le
besoin de perdre une grande quantité de sang

Ce n'est donc que par les effets de cette perte
qu'on peut en calculer les inconvénients,
eux seuls pouvant en fournir la mesure :
c'est-à-dire que si l'écoulement sanguin,
quelle qu'en soit la quantité, est suivi d'une
grande faiblesse, d'un refroidissement général ou du froid des extrémités, de dyspnée,
de défaillances ou de syncopes, de la petitesse ou de l'intermittence du pouls, alors il
constitue réellement une hémorragie utérine pathologique.

Nous disons quelle qu'en soit la quantité,
attendu que ces accidents peuvent se manifester chez la jeune fille ou chez les femmes
débiles à la suite d'une perte de sang proportionnellement bien peu abondante, bien
moindre même que les flux ordinaires chez
les personnes bien constituées. Remarquons
cependant, qu'il n'est pas nécessaire que les
accidents consécutifs à l'hémorragie soient
portés à ce degré de faiblesse, pour que l'hémorragie puisse être considérée comme un
état pathologique, le nom de ménorrhagie
étant généralement appliqué à tout flux qui
dure trop longtemps (une semaine et plus)
ou qui revient trop souvent.

Cette prolongation de l'hémorragie mensuelle, ou ses retours trop répétés, qu'on
peut attribuer, soit à l'atonie de tout le système ou au relâchement de la fibre utérine ;
soit à une vie sédentaire, lors surtout que l'a-
limentation est trop succulente, les boissons
trop stimulantes, la vie trop oisive ; soit aux
penchants sexuels trop exaltés (d'où l'o-
nanisme ou l'abus du coït); soit à des couches
trop fréquentes, etc., et qui se manifestent
surtout dans les irritations et les lésions organiques de la matrice (le cancer, ulcère de
cet organe); la métrorrhagie, disons-nous, mérite, pour être convenablement traitée, qu'on
ait égard aux distinctions pratiques établies
pour ces sortes de pertes, et qu'on sait être
entièrement fondées sur l'expérience. Nous
voulons parler de la division des pertes utérines admise par les nosologistes en général
et les accoucheurs en particulier, en métrorrhagies *actives*, métrorrhagies *passives*, métrorrhagies *spasmodiques*, et métrorrhagies *symptomatiques*, division d'autant plus importante,
au lit des malades, qu'elle oblige le médecin
à rechercher de quelle sorte de métrorrhagie
il a à s'occuper, ou mieux, quelle est la nature de la perte.

Partant de ce principe, il a à examiner si la
femme est forte et robuste, si elle a abusé des
liqueurs spiritueuses ou d'épices, des emménagogues, des jouissances répétées des
plaisirs de l'hyménée, surtout durant la période de la menstruation; si elle se livre à
des exercices immodérés, à la danse et en
particulier à la valse, cette danse voluptueuse qui exalte tout à la fois l'imagination
et les sens, et qui produit d'ailleurs d'autres
inconvénients graves, par les tournoiements
rapides qu'on exécute ; si elle a fait un usage
habituel des chaufferettes, ou s'est livrée
à quelque passion violente comme la joie,
un excès de colère. Dans les cas de cette
nature, déterminés par ces causes, la

ménorrhagie tient généralement à la vigueur de la constitution, et le diagnostic est ordinairement assez facile à établir, attendu que la femme a la face animée, les pommettes colorées, les yeux rouges scintillants, le pouls fréquent, fort et dur ; que le sang rendu est épais et vermeil , riche en fibrine, pauvre en sérosité, qu'en un mot, on remarque en elle une réaction générale fébrile, inflammatoire, qui indique l'excès des forces radicales : au contraire, le médecin n'observera pas ces phénomènes de réaction organique et vitale, si l'hémorragie est uniquement produite par la susceptibilité plus grande des organes générateurs , qui dénote un excès de forces ou de pléthore locale, comme cela se rencontre chez quelques femmes délicates. Dès lors, puisque ces deux variétés de la ménorrhagie diffèrent par leurs effets consécutifs, ne serait-ce pas mal agir que de les traiter de la même manière ? Nous serions d'autant plus condamnables, que, d'après Bichat et bien d'autres, cette seconde variété est bien plus fréquente que celle où il y a pléthore générale ; et ajouterons-nous, bien plus difficile à combattre ; l'une (l'*active*) se guérissant d'elle-même, en quelque sorte, par la perte continuelle du sang, tandis que l'autre (la *passive*), peut conduire à la mort par la faiblesse qu'elle produit, si l'on ne parvient, à l'aide de moyens appropriés, à changer la direction vicieuse du sang et à calmer la surexcitation organique qui entretient la fluxion habituelle.

Ce n'est pas tout : il faut considérer encore, dans le premier cas, si la pléthore ne serait point raréfactive (*Voy.* PLÉTHORE), l'indication qu'on tire de celle-ci étant bien différente de celle qu'on déduit de la pléthore réelle, et les règles pratiques voulant que, tout en agissant contre l'état pléthorique réel ou raréfactif, on cherche à écarter les causes occasionnelles de l'hémorragie ; car si elles continuaient d'agir, il serait impossible d'arrêter la perte, au lieu que l'*ablation* des causes suffit seule quelquefois, pour la modérer et la tarir.

A cette intention, on fait placer la femme dans un lieu frais et bien aéré où elle doit garder une position horizontale, le bassin un peu plus relevé que le tronc et la tête, sur un lit dur (quand on n'a pas des matelas en crin ou des paillasses en paille de seigle ou de froment, on place des planches entre les matelas en laine pour durcir le lit) et modérément couvert; on lui donnera abondamment d'une boisson rafraîchissante prise tiède ou à froid (petit-lait, limonade, eau de riz acidulée avec les sirops de vinaigre, de groseilles, etc.); des lavements pour combattre la constipation, des doux laxatifs tels que la pulpe des tamarins, la casse, la crème de tartre, etc., et le nitre mêlé à la conserve de roses (4 gros pour 4 onces, dont la malade prend gros comme une muscade quatre, six et huit fois par jour), selon la violence des symptômes.

Le bain tiède peut être utile dans ces cas, et à plus forte raison les manuluves. M. Lor-

dat nous a dit avoir arrêté une perte utérine par l'immersion prolongée des bras dans l'eau tiède , ajoutant que ce moyen lui avait été conseillé par Lafabrie, dont les conseils l'ont souvent dirigé dans les cas épineux de la pratique. Quant au bain entier, comme on le redoute généralement, nous devons faire remarquer que nous l'avons employé plusieurs fois, et chaque fois avec un bien assez marqué, pour oser en conseiller l'usage. Dans un de ces faits observés, il s'agissait d'une veuve de trente ans qui, après avoir éprouvé du malaise, vit ses mois reparaître avant l'époque habituelle. La perte durait déjà depuis quinze jours et s'accompagnait d'élancements assez vifs dans l'épine du dos, de douleurs aiguës à l'épigastre : lorsque à différents intervalles, il arriva à la malade de vomir deux gorgées de sang, et d'expectorer des crachats sanguinolents, ce qui l'affecta beaucoup : une de ses sœurs était morte à dix-neuf ans d'une hémoptysie survenue après la cessation de ses règles. Elle voulait donc quitter la ville qu'elle habitait , pour aller mourir, disait-elle, au sein de sa famille, et nous éprouvâmes beaucoup de difficultés à l'en dissuader. Cependant, étant parvenu à force d'insistance et en affectant une grande sécurité à relever son moral, elle consentit à suivre le traitement que nous lui avions conseillé, le traitement antiphlogistique, consistant en boissons nitrées, bains tièdes, à 25° R., etc. L'effet de la première immersion du corps dans l'eau tiède fut de déplacer la douleur dorsale qui se porta à la région lombaire, de calmer la sensibilité de l'épigastre, d'arrêter l'expectoration sanguinolente, de procurer en un mot un mieux être qui, augmentant à chaque nouveau bain que la malade prenait, finit par arrêter complétement le flux utérin.

Dans la seconde variété de l'hémorragie active, il faut calmer l'excès de vitalité dont jouissent les organes de la génération en général, et la matrice en particulier, par les bains de siége, les bains de vapeurs, les injections vaginales émollientes ; et si la perte s'accompagne de grandes douleurs à l'utérus, il ne faut pas hésiter à appliquer quelques sangsues aux parties sexuelles. Dessessart a vu ces insectes, posés à la vulve dans un cas de cette nature, procurer un effet avantageux que les saignées générales n'avaient point produit.

En outre, rien n'ajoute à l'action des sangsues comme l'application des ventouses sèches placées sur les membres supérieurs, les frictions, les rubéfiants, les vésicatoires que l'on fait camphrer quand on redoute l'action des cantharides sur la vessie; à moins qu'on ne préfère employer les vésicatoires au garou, la pommade ammoniacale, etc.

Nous avons nommé les ventouses sèches : doit-on les appliquer aux mamelles dans l'hémorragie utérine, ainsi que l'a recommandé Hippocrate, à raison de la correspondance intime, de la sympathie qui existe entre la matrice et ces organes? Les praticiens ne sont pas bien d'accord sur ce point : ainsi, tandis que les uns craignent que l'irritation occasionnée dans les seins par l'application des ventouses se communique à la matrice, et augmente la perte en y attirant le sang; les autres, au contraire, prétendent que l'irritation des glandes mammaires devient un attractif puissant propre à détourner la fluxion sanguine, qui se fait avec trop d'abondance vers l'utérus, et qui, en attirant le sang aux mamelles, produit ainsi une révulsion salutaire. Gardien est de cet avis et motive son opinion sur les avantages qu'on retire de la succion du mamelon, soit pour prévenir l'inflammation et l'engorgement de la matrice à la suite des couches, soit pour modérer les lochies trop abondantes. Ajoutons, pour être exact, qu'il en réserve cependant l'emploi pour les cas de ménorrhagie où les forces vitales, inégalement réparties, sont accumulées vers l'utérus, qui jouit alors d'un excès de vie aux dépens des autres organes.

C'est aussi dans cette variété et dans les hémorragies anciennes et passives que, toujours d'après Gardien, les vomitifs réitérés recommandés par Hippocrate paraissent avoir été utiles. Nous les avons employés chez une dame qui nous parut présenter quelques symptômes de gastricité, et nous croyons pouvoir affirmer que les efforts du vomissement n'ont pas été sans influence sur la guérison de notre malade. Ce qu'il y a de certain, c'est qu'après qu'elle eut abondamment vomi, sa perte fut beaucoup moins abondante, et bientôt elle s'arrêta tout à fait.

Les ménorrhagies *passives*, ainsi que leur nom l'indique, soit qu'elles se manifestent consécutivement à une ménorrhagie active, soit qu'elles surviennent spontanément chez les femmes débiles, à la suite d'inquiétudes, de chagrins profonds, de veilles immodérées, de l'abus des plaisirs sexuels, comme cela se remarque chez les prostituées, ou après un accouchement laborieux, une lactation prolongée, etc., exigent qu'on se hâte de les arrêter, leur influence étant bien plus fâcheuse et leur présence bien plus inquiétante que celle d'une hémorragie active, attendu qu'en affaiblissant de plus en plus une femme déjà affaiblie, on a à craindre sa dégénérescence en hydropisie et la mort : heureusement que l'art offre des ressources puissantes à opposer à de si fatales terminaisons. Toutefois, nous ferons remarquer qu'il est deux conditions particulières à la femme, qu'il faut considérer, à savoir : si l'atonie est tout à la fois générale et locale, ou seulement locale. Dans ce dernier cas, on se hâterait moins d'employer les restaurants et les toniques généraux, alors qu'ils sont indispensables dans le premier. Ainsi, après avoir autorisé une nourriture succulente, le suc des viandes, le vin vieux, le repos absolu, le calme le plus parfait des sens, de l'esprit et des organes générateurs, on prescrit des boissons froides légèrement astringentes (limonade végétale, minérale, la décoction de racine de ratanhia acidulée, etc.), les applications de même nature sur les parties génitales,

les manuluves froids, et tous les moyens de révulsion précédemment indiqués. En même temps, on donne l'alun que, d'après Helvétius, on peut élever à la dose d'un demi-gros, toutes les demi-heures dans les pertes violentes, et que bien des auteurs et nous-même avons donné avec avantage. Notre manière de l'administrer, c'est de faire bouillir une once de racine de ratanhia pendant une demi-heure dans un litre d'eau, d'ajouter à la colature 8 grammes d'alun, et de faire boire cette boisson édulcorée avec le sirop d'écorce d'oranges amères, dans le courant de la journée.

A propos du sirop d'écorce d'oranges, nous dirons que nous l'avons préféré à tout autre, parce que Louis Septal et après lui James Hamilton ont recommandé une forte décoction d'écorce d'oranges aigres ou bigarades, comme le meilleur moyen qu'on puisse employer contre les métrorrhagies atoniques. La formule qu'ils employaient consiste dans :

Pr. : Ecorce d'oranges amères qui ne soient pas tout à fait mûres, n° 7;
Faites-les bouillir dans :
Eau de fontaine, trois livres qui doivent se réduire à deux livres;
Passez, faites fondre dans la colature :
de sucre, 1 quart
Ajoutez :
Elixir de vitriol, 60 gouttes.
Dose : une cuillerée à bouche toutes les trois heures.

Nous préférons à cette boisson celle de ratanhia alumineux, à laquelle nous associons les martiaux en substance et en boisson, et les toniques de toute sorte, comme cela se pratique dans les chloroses confirmées, durant lesquelles on voit survenir des hémorragies utérines symptomatiques. Nous avons signalé plusieurs cas de cette nature à l'attention de l'Académie royale de médecine de Paris, dans le travail qui lui fut soumis en 1837.

Enfin, il n'est pas jusqu'au tamponnement qui ne doive être employé dans les cas graves, moyen assez facile dans les pertes utérines qui surviennent après l'accouchement.

A ce propos, nous ferons remarquer que le professeur Delmas était dans l'habitude de donner un peu de vin et de bouillon à petites doses, mais rapprochées ; de frictionner la matrice et de la resserrer avec les deux mains placées sur le ventre. Il racontait même être parvenu à arrêter une hémorragie, qui avait résisté à tous les moyens, en s'asseyant sur l'abdomen de la femme, afin d'exciter ainsi une compression exacte et continue de l'aorte.

Plusieurs autres moyens ont été conseillés dans ces sortes d'hémorragies, et par exemple : on prend un citron qu'on prive de son écorce et qu'on pointille en tous sens avec une épingle, on le porte avec la main dans l'utérus et en le comprimant fortement on en exprime le suc contre les parois de l'organe. L'irritation que l'acide citrique produit a

suffi pour faire contracter la matrice et arrêter
par là l'hémorragie.

Un autre moyen fort utile aussi, c'est l'introduction d'une vessie dans l'utérus : une
fois placée, on la remplit d'eau froide ou
glacée, on la tient fermée à l'aide d'un ro-
binet ou d'un lien, et on la laisse à demeure
jusqu'à ce qu'on ait senti que l'organe s'est
contracté, sentiment qui indique que l'hémorragie doit s'arrêter.

Nous n'avons rien à dire de la deuxième
variété de la métrorrhagie passive, si ce n'est
qu'il faut un peu moins insister sur les
moyens généraux, les moyens locaux suffisant, dans la plupart des cas, pour amener la
guérison.

Enfin, dans la métrorrhagie *spasmodique*,
ou qui se déclare chez les femmes d'une
constitution irritable, faciles à émouvoir, à
la suite d'une frayeur, de la colère ou de la
jalousie concentrée, on tire un très-grand
parti des calmants et des narcotiques, alors
que les autres médicaments échouent. Toutefois, comme les maladies spasmodiques en
général (*Voy.* Névroses) sont sthéniques ou
asthéniques, il convient d'unir aux antispasmodiques le traitement des hémorragies actives ou passives, ou, si l'on préfère, d'associer les antispasmodiques au traitement employé dans les autres cas. Ainsi, lorsqu'il
soupçonne qu'un excès d'irritabilité ou de sensibilité nerveuse de la matrice occasionne ou
entretient l'écoulement sanguin, le praticien
doit prescrire les injections vaginales avec
une dissolution d'opium, et administrer les
opiacés à l'intérieur. Rien n'empêche même,
dans ce cas, d'employer les moyens proposés
contre la *strangurie utérine* ; les mêmes médicaments ayant la propriété de rompre le
spasme des vaisseaux de la matrice et de
calmer la sensibilité nerveuse de cet organe.
Oui, chose étonnante pour celui qui ne sait
pas se rendre compte de l'organisme et de
l'effet des médicaments, la même médication
qui favorise l'établissement des règles dans
un cas, arrête dans un autre l'écoulement
trop abondant de sang par la matrice. Pourquoi ? Parce que l'exhalation et la rétention
sont de même nature.

Restent les hémorragies *symptomatiques*.
Comment les traite-t-on ? En attaquant la
maladie essentielle ; et, par exemple, si la
métrorrhagie est symptomatique d'un état
bilieux, on emploie les vomitifs que la plupart des praticiens conseillent et que nous
avons employés nous-même (nous le rappelons) avec succès.

Ménopause, époque critique, âge de retour.
Nous avons dit, au commencement de cet
article, que le médecin ne doit s'inquiéter
de la suppression ou des irrégularités
menstruelles que si elles donnent lieu à
des phénomènes anormaux, ces irrégularités
et la suppression définitive des mois ayant
naturellement lieu à l'époque critique. Nous
croyons devoir revenir sur ce sujet, afin de
donner quelques avis aux femmes qui, cessant de payer le tribut menstruel, cessent
aussi d'être aptes à la fécondation.

D'ordinaire, disions-nous, la femme cesse
d'être menstruée de quarante-cinq à cinquante
ans : eh bien, cette règle n'est pas absolue,
puisqu'on cite des faits où les femmes ont
vu jusqu'à l'âge de soixante et même de
soixante-dix ans (Haller), jusqu'à la centième
année et plus encore (Mém. de l'Académie
des sciences) ; et, par contre, puisque dans
les pays chauds, en Perse, en Asie, etc., elles
cessent d'être réglées à trente ou trente-cinq
ans. En conséquence, on ne doit pas plus considérer cette dernière circonstance comme
un des cas d'aménorrhée, qu'on ne considère
les cas de règles prolongées comme des pertes utérines.

Mais quelle que soit l'époque de leur cessation, mieux vaut qu'elles diminuent peu
à peu de quantité, et qu'elles manquent de
temps en temps une fois, deux fois, et puis
reparaissent, pour redevenir plus rares
encore jusqu'à leur cessation complète, que
lorsqu'elles se suppriment tout à coup et
brusquement. Dans ce cas, il y a des femmes
qui éprouvent des bouffées de chaleur, des
sueurs passagères et même des exanthèmes
à la peau, ce qui dénote une tendance des
humeurs à se porter vers la périphérie du
corps, effet éminemment salutaire ; chez d'autres, au contraire, on observe des frissons,
du froid, ce qui doit faire craindre une
fluxion et des congestions internes. Et comme
ce moment de la vie de la femme est, pour
ainsi dire, décisif pour le reste de ses jours,
il importe de surveiller ces effets divers de
l'âge critique, pour favoriser les uns et pour
empêcher les autres.

Ainsi, quand, à dater de ce moment *critique*,
la femme acquiert de l'embonpoint, prend
des forces, commence à jouir d'une bonne
santé, qu'elle rajeunit, en un mot, le médecin
n'a rien à faire pour elle, que de lui conseiller un régime régulier, les soins de propreté
et un exercice modéré : mais si, au contraire,
la femme éprouve les symptômes d'une congestion sanguine sur un organe important,
des hémorragies par les parties supérieures,
des accidents nerveux, des indurations glandulaires, etc., il doit la saigner de loin en
loin, tous les six mois, tous les ans, lui faire
appliquer les ventouses aux cuisses, attractif
énergique qu'on ne saurait trop recommander, en lui recommandant aussi de se tenir le
ventre libre par l'usage fréquent d'une cuillerée à café de crème de tartre, dans un
verre d'eau sucrée ; en outre, il la purgera
fortement tous les mois. Enfin, chez celles où
il reconnaît un vice dyscrasique ou humoral,
le praticien établit un cautère au bras ou à la
jambe ; il donne quelques antispasmodiques
aux femmes nerveuses, etc. Du reste, les
bains fréquemment répétés, un exercice régulier et soutenu, mais sans fatigue, un
régime approprié à la constitution et aux
forces de la femme, préviendront chez elle
les accidents que la ménopause entraîne
quelquefois.

MENSTRUES. *Voy.* Menstruation.

MENTAGRE, s. f., *mentagra*. — C'est une
espèce de Dartre (*Voy.* ce mot) qui s'observe

chez les enfants à l'époque de la dentition,
puis aussi dans l'âge adulte, et qui doit son
nom à cette circonstance, qu'elle commence
au menton.

Ce qui la caractérise, ce sont des vésicules
agglomérées laissant suinter une sérosité
purulente qui se concrète quelquefois en
une croûte plus ou moins épaisse ; c'est le
sycosis menti, une variété de l'acné.

Les pustules de la mentagre ont, en général, une marche rapide, deviennent promptement purulentes, se rompent au bout de
quelques jours, puis se terminent par une
résolution prompte, quoique pouvant affecter aussi une marche chronique. Dans ce
dernier cas, l'inflammation plus étendue,
plus profonde, plus lente, plus répétée des
pustules donne lieu à ces indurations tuberculeuses isolées, qui forment le caractère de
la mentagre chronique. Il ne faudrait pas
croire toutefois, que la forme *tuberculeuse*
soit exclusivement propre à ces dernières,
car on voit des mentagres qui n'ont pas plus
d'un mois de durée offrir déjà des tubercules bien caractérisés, alors que, au contraire,
cette maladie se perpétue en quelque sorte
pendant des années entières, plusieurs années, sans perdre son caractère ou sa forme
pustuleuse pure et sans complication de tubercules.

La mentagre réclame, dans son traitement,
l'emploi simultané des moyens généraux
et locaux, variés et appropriés aux conditions individuelles du malade, à l'intensité
de la maladie. Ainsi les déplétions sanguines
générales et locales, les bains tièdes, les lotions, les boissons délayantes, d'une part,
et les boissons dépuratives, les purgatifs
doux, les topiques résolutifs, d'autre part,
sont alternativement utiles, selon que la mentagre est accidentelle ou constitutionnelle,
aiguë ou chronique, accompagnée ou non de
symptômes de pléthore générale ou locale.
De même, les douches de vapeur jouissent
d'une grande efficacité comme résolutives,
quand il y a des symptômes d'excitation locale ; tout comme les douches sulfureuses
froides, toutes les fois que les tubercules
persistent à l'état chronique. On a souvent
recours, dans les mêmes circonstances, ou aux
pommades excitantes, dans lesquelles entrent le protonitrate de mercure, le calomel,
le soufre, le sous-carbonate de potasse, ou
aux pommades avec l'iodure de soufre ou de
mercure. Il n'est pas jusqu'aux préparations
mercurielles qu'on ne puisse employer à l'intérieur, avec succès, quoiqu'on n'ait pas lieu
de soupçonner une complication ou une
origine syphilitique. Le muriate d'or en
frictions sur la langue, à la dose d'un douzième à un sixième de grain (deux fois par
jour), ne s'est pas montré moins efficace. Enfin, dans les cas de mentagre rebelle et invétérée, le vésicatoire appliqué sur le siége
du mal a produit d'excellents effets.

Règle générale, il est essentiel, dans le
traitement de la *sycosis menti*, de pallier, autant que possible, les inconvénients de la
présence de la barbe avec la nécessité de

la faire. En conséquence, on la fera rarement
et de préférence avec des ciseaux courbés
sur le plat. En outre, le bien du malade exige
qu'on le soumette à un traitement approprié.

Voici celui dont se servait familièrement
Alibert, dans toute mentagre opiniâtre : 1°
pensée sauvage pour boisson : on peut la
remplacer par toute autre tisane rafraîchissante ou légèrement dépurative ; 2° s'il y a
irritation un peu vive dans la partie affectée,
application de sangsues autour du menton ; 3°
tous les deux jours un bain tiède, dans lequel
le malade tiendra le menton continuellement
plongé ; 4° se faire la barbe avec lenteur,
douceur et légèreté, et surtout avec un bon
rasoir, afin de causer le moins d'irritation
possible, ou se la faire couper avec des ciseaux par un barbier juif. Sitôt la barbe faite,
plonger le menton dans un bain local très-
chaud, pendant une demi-heure environ ;
5° chaque jour on répétera une ou deux fois
le bain local, toujours de demi-heure à une
heure de durée, et à la température de 30°
R : il se composera d'une décoction de son,
animée par l'addition de quelques cuillerées
d'eau-de-vie ; 6° le soir, appliquer sur le
menton du cérat soufré ordinaire, ou un
mélange de suif et de soufre ; 7° le matin, nettoyer avec la pommade de concombre ou la
crème anglaise ou tout autre cosmétique
analogue ; 8° plusieurs fois par jour, approcher des tubercules et des pustules du menton, une croûte de pain rôtie au feu, toute
chaude, pour hâter leur maturité ; 9° observer une très-grande sobriété dans le régime,
s'abtenir de tous mets épicés, de toutes
boissons stimulantes, des liqueurs spiritueuses.

Suivant Alibert, il n'est point de dartre
pustuleuse mentagre, quelque rebelle qu'elle
soit, qui puisse résister à ce traitement bien
observé et convenablement prolongé. Toutefois, M. Gibert pense qu'il peut être fort utile
d'y ajouter quelques laxatifs à l'intérieur et
l'usage des douches de vapeur à l'extérieur.
Il conseille également comme vie sobre et régulière, l'usage habituel des viandes blanches, des légumes frais, des fruits aqueux et
fondants ; le soin constant d'éviter les exercices fatigants, les travaux de cabinet, le
séjour prolongé dans les lieux chauds ou
près du feu (dans les cas de *couperose* et de
mentagre surtout).

MENTALES (Maladies). *Voy.* Maladies
mentales.

MENTHE, s. f., μίνθα, *mentha*, genre de
plante de la didynamie gymnospermie, L.;
famille des labiées, J. On en distingue
de plusieurs espèces, savoir : la menthe
poivrée, mentha piperita, la menthe *crépue,
mentha crispa*, la menthe *sauvage, mentha
silvestris*, et plusieurs autres, dont on n'use
pas. La menthe sauvage elle-même n'est
guère employée qu'à l'extérieur : il ne resterait donc que la menthe poivrée qui est la
plus active, et la menthe crépue qui ne l'est
guère moins. Un mot de chacune d'elles.

Menthe poivrée. Très-abondante dans
les Pyrénées et en Angleterre, où elle jouit

de beaucoup de vogue, la menthe poivrée est reconnaissable à ses feuilles ovalaires et pétiolées, son odeur forte, camphrée et agréable, sa saveur chaude et aromatique, qui laisse dans la bouche, quand on la mâche, une sensation ardente, suivie immédiatement d'un froid vif.

La menthe est classée parmi les antispasmodiques stimulants, à cause du camphre qu'elle contient; aussi se sert-on volontiers de son eau distillée, dans certaines névroses, et est-elle prescrite comme adjuvant des autres médicaments. Dans le midi, on donne quelquefois une cuillerée du suc de menthe, mêlé à de l'huile d'olive comme vermifuge, aux tout jeunes enfants. Elle jouit aussi de la réputation d'agir efficacement contre les fièvres nerveuses. Mais pour la conserver, il faut que la menthe soit administrée en poudre à la dose de vingt-quatre grains de deux en deux heures; sans cela elle sera inefficace. L'eau distillée est également avantageuse à la dose de deux à trois onces, et néanmoins, l'infusion théiforme de la menthe est la préparation la plus usitée. Je ne parle pas de sa teinture et de son huile essentielle : on ne les emploie guère que comme parfums.

MENTHE CRÉPUE. Si elle diffère de la précédente par ses feuilles ondulées, sessiles, par ses fleurs verticillées, elle lui ressemble en toutes choses, quoiqu'à un moindre degré, par son odeur et sa saveur : néanmoins celle-ci est, je crois, un peu plus amère. Aussi l'a-t-on plus particulièrement recommandée dans les maladies nerveuses abdominales avec faiblesse générale, ou seulement atonie des organes digestifs. Du reste, elle s'administre de la même manière et aux mêmes doses que la menthe poivrée.

MERCURE, s. m., *hydrargyrum*, d'ὑδράρ-γυρος, vulgairement *argent vif*. — Ce métal joue depuis tant d'années un rôle si important dans la thérapeutique des maladies, qu'on ne lira pas sans intérêt les quelques détails historiques que j'emprunte à Alibert sur son histoire naturelle :

« Il est des pays privilégiés où le mercure se rencontre très-communément et en abondance. L'Espagne, la Hongrie, la Carinthie, les terres du Frioul, celles du Palatinat, etc., en contiennent de riches mines. La France même n'en est pas privée, mais elles s'y trouvent en très-petite quantité. Les voyageurs attestent aussi qu'on l'a découvert dans le Nouveau-Monde. Ce métal existe dans la nature sous quatre différents états : 1° sous forme liquide et brillante, c'est alors qu'on le désigne sous le nom de *mercure coulant*, de *mercure vierge*, ou de *mercure natif*; il s'échappe quelquefois en globules limpides et purs de l'intérieur des roches fragiles; souvent aussi, les naturalistes le recueillent disséminé dans des couches d'argile, de craie, ou même dans des mines qui contiennent d'autres substances métalliques; 2° le mercure peut exister amalgamé ou plutôt combiné avec l'argent et dans différentes proportions. C'est l'*amalgame natif* d'argent ou le *mercure ar-*

gental de Haüy. On l'a rencontré ainsi dans la Caroline, la Haute-Hongrie, etc. ; 3° la troisième espèce est le sulfure de mercure, nommé assez ordinairement *cinabre* par les anciens chimistes; cette mine abonde à Almaden, à Chemnitz, à Ydria et dans le duché des Deux-Ponts ; 4° enfin, le mercure peut se trouver minéralisé par l'acide muriatique. C'est l'espèce d'amalgame que Haüy désigne sous le nom de *mercure muriaté*. »

Classé par les anciens parmi les poisons, le mercure dut nécessairement être banni de la matière médicale, où probablement il ne serait jamais entré si le célèbre Béranger de Carpi n'avait, par des succès bien constatés, proclamé son efficacité dans les maladies syphilitiques, et n'était arrivé par là à lui donner une bien grande vogue. Depuis lors, les chimistes se sont mis à l'œuvre, et bientôt ce métal traité par les acides a donné des sels solubles, très-actifs, très-puissants, qui ont servi à de nouvelles expériences, et étendu l'emploi de ce médicament, qui, complétement inerte à l'état métallique, est très-énergique quand il est divisé ou qu'il est passé à l'état d'oxyde. Parmi les préparations pharmaceutiques que l'on fait avec le mercure cru (argent vif), la plus ancienne est sans contredit :

1° L'*onguent mercuriel*. On en distingue de deux sortes : l'onguent *gris* ou *simple*, composé d'une partie de mercure sur sept d'axonge ; l'onguent *napolitain* ou mercuriel *double*, qui contient parties égales de graisse et de métal. On ne se sert guère que de ce dernier. Quant aux autres préparations qu'on obtient avec le mercure, ce sont :

2° L'*oxide rouge de mercure* ou deutoxyde de mercure, *précipité rouge*, précipité *per se*, qui, suivant la manière dont on l'a obtenu, présente des nuances de coloration pouvant varier du jaune serin à l'orangé ou au rouge.

3° Le *proto-chlorure de mercure*, mercure doux, sublimé doux, *aquila alba*, calomel, calomélas, panacée mercurielle, sel mercuriel insoluble, précipité blanc. Il est de couleur blanche, sans saveur, sans odeur, insoluble dans l'eau et dans l'alcool.

4° Le *deuto-chlorure de mercure*, sublimé corrosif, qu'on reconnaît à sa blancheur ; en ce qu'il se cristallise en petites aiguilles prismatiques ; à sa saveur métallique, âcre et caustique.

5° Le *sulfure de mercure*, cinabre, vermillon, qui, lorsqu'il est en masse, a une couleur violette, quelquefois même noirâtre, et qui, lorsqu'il est réduit en poudre impalpable, a pris une couleur rouge : c'est alors que réellement on peut l'appeler vermillon.

6° Le *proto-iodure de mercure*, qui est d'un jaune verdâtre.

7° Le *deuto-iodure de mercure*, qui, au contraire, est d'un beau rouge.

Chacune de ces préparations a des usages spéciaux : ainsi le *mercure cru*, parce qu'il est coulant et inerte à l'état natif, s'administre dans l'iléus; au lieu que, divisé avec l'axonge, il sert comme topique, soit contre certains ulcères, soit dans le traitement de certaines maladies de la peau, soit pour guérir l'orgeolet et quelques autres affections de la paupière, ou comme résolutif dans plusieurs inflammations : et, par exemple, en frictions sur le bas-ventre dans le péritonite ; sur la tête, préalablement rasée, dans l'encéphalite, etc. Je ne parle pas de son emploi dans les maladies syphilitiques, ses propriétés antivénériennes étant connues de tout le monde.

A son tour, la *précipité rouge* est un des médicaments externes les plus utiles, les plus puissants et les plus usités. Veut-on obtenir un effet escarotique, on l'emploie en poudre, ou on le réduit en trochisque ; et si on désire ne déterminer qu'une action résolutive, sans exciter une réaction trop vive, on le mêle à du sucre, ou on l'incorpore à du cérat ou à des graisses. Du reste, c'est le précipité rouge qui entre dans la composition d'une foule de pommades antiophthalmiques, antidartreuses, dont nos formulaires fourmillent, et que le charlatanisme et la cupidité savent d'ailleurs si bien exploiter.

Une de ces pommades qu'on emploie fréquemment à l'hôpital Saint-Louis, dans les ophthalmies dartreuses, et en particulier contre celle qui est due à un eczéma partiel, est composée avec :

Pr. : Onguent rosat,   2 gros ;
Précipité rouge de mercure,   4 grains ;
Laudanum,   6 ou 8 gout.

F. une pommade. On en prend gros comme le volume d'une grosse épingle, et on en enduit, tous les soirs, le bord libre des paupières.

On emploie aussi, à Saint-Louis, la pommade composée avec :

Pr. : Oxyde rouge de mercure, 2 grains ;
Camphre,   8 grains ;
Laudanum,   10 grains ;
Onguent rosat,   1 gros.

M. S. A. qui s'emploie de la même manière.

Et la fameuse pommade de Lyon, pour les yeux, qu'est-elle donc ? Un mélange d'une once d'onguent rosat avec un demi-gros de précipité rouge, et pas autre chose. On l'emploie de la même manière que les précédentes.

Quand on veut se servir du précipité rouge, en pommade, contre les maladies chroniques de la peau, il suffit de mêler quatre grains de cette substance par gros de cérat, d'axonge ou de beurre de cacao, pour avoir un médicament aussi actif qu'efficace ; quelquefois même trop actif, car il faut étendre le mercure dans une plus grande quantité de véhicule pour en affaiblir l'action irritante et les phénomènes locaux inflammatoires qu'il produirait sans cette précaution.

Le *mercure doux* s'emploie plus particulièrement comme purgatif et vermifuge ; administré à la dose de deux grains pour les jeunes enfants, vingt grains pour un adulte, il produit d'abondantes évacuations. Seulement, j'ai cru remarquer que lorsqu'il est administré seul, à cette dose, il détermine

aussi un état de malaise, d'inquiétude, semblable à celui que chacun éprouve lorsqu'il défaille, ou qu'il va tomber en syncope. « Il me semblait que j'allais mourir, chaque fois que le besoin d'aller à la selle se faisait sentir, » me disait une dame à qui je l'avais fait prendre. Je crois avoir remédié à cet inconvénient, en mêlant le calomel à parties égales, ou à un tiers de son poids de jalap pulvérisé.

Le calomel étant moins actif, et conséquemment moins irritant que le précipité rouge, les praticiens lui donnent la préférence lorsqu'ils veulent modifier des parties très-délicates : ainsi, celui-ci conseille d'insuffler du calomel dans la gorge, dans le cas d'angine pelliculaire, dans la laryngite chronique ; celui-là le mêle à du miel dans certaines maladies de la bouche ; quelques-uns, et M. Velpeau est de ce nombre, suspendent le calomel dans de l'eau gommeuse et l'injectent dans les fosses nasales, dans le conduit auditif externe, dans le canal de l'urètre, etc., pour exciter la vitalité organique de ces parties, et tarir les flux séreux, ou purulents consécutifs à une phlegmasie chronique dont ces conduits sont le siège.

De même, rien n'est plus utile pour guérir les ulcères et les plaies sordides, ou atteintes de la pourriture d'hôpital, ou revêtues de sécrétions pultacées de mauvaise nature, que de saupoudrer la partie malade avec du calomel pur ou mêlé à parties égales de sucre, selon le degré de surexcitation locale que l'on voudra déterminer. C'est ce dernier mélange dont on se sert journellement avec avantage pour cicatriser les ulcérations de la cornée transparente, prévenir ou résoudre les taies qui s'y forment à la suite de l'inflammation.

J'ai dit qu'on insufflait du calomel dans la gorge, ou qu'on l'unissait à du miel dans l'angine croupale et autres maladies de la bouche ; je dois faire observer que ce n'est ici qu'en activant la sécrétion de la muqueuse laryngée, ou en détachant les fausses membranes à mesure qu'elles se forment, que le proto-chlorure de mercure peut être utile. Sa dose est d'un demi-grain, et même de deux à trois grains unis au miel ou à la gomme, qu'on administre d'heure en heure, en le gardant quelque temps dans la bouche.

Nous dirons encore que c'était principalement dans la péripneumonie, plus encore que dans la pleurésie, que Robert Hamilton employait le calomel, qu'il unissait à l'opium. Sa pratique à lui était, après avoir saigné et purgé convenablement, d'administrer à ses malades toutes les six, huit ou douze heures, suivant que le degré de l'inflammation, ou l'aspect menaçant de la maladie semblait le requérir, un à cinq grains de calomel, et un quart de grain à un grain d'opium mélangés : il faisait boire, par-dessus, une grande quantité d'eau d'orge ou de quelque autre tisane tiède. Laennec préfère au calomel les frictions mercurielles à haute dose, les faits lui ayant démontré qu'elles favorisent plus sûrement la résolution de l'inflammation et la résorption des liquides épanchés à la suite de la pleurésie.

Quant au *deuto-chlorure* de mercure, ses applications sont aussi nombreuses que variées, son action étant plus puissante encore, plus héroïque que toutes les autres préparations mercurielles. Uni à l'eau distillée, il forme la liqueur de Van-Swieten, si éminemment utile dans la syphilis constitutionnelle (*Voy.* Syphilis). Uni à la dose d'un grain à une livre d'eau, dont on laissait tomber quelques gouttes dans l'œil trois ou quatre fois par jour, il s'est montré si efficace dans la première période de l'ophthalmie contagieuse de Livourne, observée par Paoli en 1825, que tous les malades guérissaient ordinairement du dixième au quinzième jour. Ce collyre seul, une nourriture légère, la privation du vin, suffisaient pour obtenir ce résultat.

Dans la deuxième période, quand l'ophthalmie présenta des symptômes graves, il fallut joindre aux lotions mercurielles la saignée, les sangsues, les purgatifs, etc.

L'histoire médicale du mercure nous apprend encore que les bains de sublimé, vantés, désappréciés, abandonnés et repris, sont d'une prodigieuse efficacité dans les maladies chroniques de la peau, qu'elles soient ou non d'origine syphilitique. Toutefois, nous devons être prévenus que, ainsi qu'on en a fait la remarque, les premiers bains que l'on prend donnent de la pesanteur de tête et une tendance au sommeil souvent invincible, quelquefois des crispations d'estomac et de très-légères coliques, suivies rarement de vomissement ou de diarrhée ; mais, après les premiers bains, ces phénomènes cessent de se montrer ; malheureusement il s'en manifeste d'un autre ordre, qui obligent souvent à renoncer à ce moyen. M. Pidoux y supplée par des lotions avec :

Pr. Sublimé,   2 gros ;
F. dissoudre dans S. Q. d'alcool,
et ajoutez :
Eau distillée,   12 onces.

On met d'abord une cuillerée à café de cette solution dans six onces d'eau bien chaude, et on augmente graduellement jusqu'à ce qu'on soit arrivé à une cuillerée à bouche pour la même quantité d'eau.

Le même auteur s'est servi, avec beaucoup d'avantage, des lotions et des injections mercurielles dans le prurit des parties génitales, par lequel tant de femmes sont tourmentées.

Ce n'est pas tout, le sublimé pris sous forme pilulaire, et combiné avec la résine de Gayac et l'extrait gommeux d'opium, est la préparation la plus convenable qu'on puisse administrer dans le traitement de la phthisie bronchique vénérienne. Elle occasionne, d'une part, moins de fatigue que toute autre, et d'autre part ses effets sont plus constants. On sait que les pilules de Dupuytren contiennent toutes ces substances : c'est donc à elles qu'il faut recourir dans ce cas. On en prend d'abord une le

matin et une le soir, puis deux, en augmentant d'une pilule tous les cinq jours, sans pourtant jamais dépasser le nombre quatre, deux fois dans les vingt-quatre heures, jusqu'à la fin du traitement. Pendant leur usage, le malade doit se gargariser plusieurs fois par jour, avec un gargarisme composé de :

Pr. Liqueur de Van-Swieten, deux cuillerées. — Eau d'orge édulcorée avec une once de sirop de diacode, un verre. — M.

Enfin, on cite bien des cas de gouttes qui auraient été guéris par le sublimé : n'avaient-elles pas une origine vénérienne ? Je me prononce pour l'affirmative.

Nous arrivons au *cinabre*. Peu connu jadis, appliqué plus tard aux maladies de la peau, il n'est plus employé aujourd'hui qu'en fumigations, dans ces sortes de maladies, passées à l'état chronique, qu'elles soient ou non syphilitiques. Pour cela, il faut avoir une boîte fumigatoire convenablement disposée, pour pouvoir diriger la vapeur mercurielle sur tel ou tel point. La dose de cinabre pour une fumigation est de dix grains à deux et trois gros, suivant la capacité de l'appareil et la sensibilité des parties.

Restent les *iodures de mercure*, qui agissent comme altérants à l'intérieur, et dont on fait des pommades très-excitantes.

MÉRYCISME, s. m., *merycismus*, de μηρυκισμός, rumination. — On a appelé mérycisme une espèce de rumination à laquelle certains hommes sont sujets : les médecins l'attribuent à une névrose de la digestion, quoiqu'elle puisse tenir aussi à une lésion organique de l'estomac.

Il paraîtrait cependant que la rumination peut être indépendante de tout état morbide, puisque, par exemple, un étudiant en médecine de la faculté de Montpellier ne ruminait pas quand il avait le soin de bien mâcher et de bien insaliver ses aliments, et qu'il éprouvait le besoin de ruminer toutes les fois qu'en mangeant il ne faisait que tordre et avaler les mets qu'on lui avait servis. Quoi qu'il en soit, les antispasmodiques toniques dans le cas de névrose ; les médicaments appropriés aux lésions organiques lorsque la rumination en provient : voilà tout ce qu'il est utile d'employer.

MÉSENTÉRITE, *Voy.* Péritonite.

MÉTASTASE, s. f., *metastasis*, de μεθίστημαι, je change de place. — Cette expression a été adoptée pour désigner le changement d'une maladie en une autre plus dangereuse, résultat que les praticiens attribuent au transport de la matière morbifique du lieu primitif qu'elle occupait, dans un lieu bien différent. Ce ne serait donc qu'un changement de siége du mal, avec danger plus grand, le déplacement se faisant ordinairement d'une partie peu importante, une articulation par exemple, comme dans le rhumatisme articulaire, pour se porter sur un organe essentiel : d'où le danger.

MÉTÉORISME, s. m., *meteorismus*, de μετέωρος, élevé. — Il se dit du gonflement ou tension considérable de l'abdomen, causée par des flatuosités.

MÉTHODE, s. f., *methodus* ou μέθοδος, de μετά-όδός, dans le chemin : manière de dire ou de faire quelque chose avec un certain ordre et suivant certains principes ; de là, en thérapeutique, la division des méthodes curatives en méthode *naturelle*, méthode *empirique*, et méthode *analytique*. Un mot sur chacune de ces méthodes, afin de prouver la supériorité de cette dernière méthode sur les deux autres.

Méthode naturelle. Il importe peu au praticien de rechercher si la science médicale est née dans un seul pays et s'est ensuite répandue dans tous les autres ; lié aux besoins de l'homme, l'art médical dut naître en même temps que lui, car, la même loi qui l'a assujetti à la mort l'ayant aussi rendu sujet aux maladies ou du moins aux diverses infirmités et incommodités qui sont inséparables de l'organisme vivant, il n'est pas douteux qu'il ait usé de tous les moyens possibles pour s'en garantir ou s'en délivrer. Mais comme, dans son ignorance, il ne pouvait rien faire, ou du moins pas grand'chose pour se guérir, il dut en résulter que la nature seule opéra les guérisons ; et cela lui était d'autant plus facile que, chez les premiers peuples dont l'histoire nous révèle l'existence, la manière de vivre uniforme, simple et tranquille, les habitudes douces, égales et solitaires, rendaient les occasions d'observer l'homme et ses infirmités plus rares et plus difficiles. Il est vrai aussi que la croyance où l'on était d'attribuer les maux dont l'être humain est affligé à la colère des dieux vengeurs, fit que chacun craignit de s'armer contre les décrets célestes, en cherchant à combattre des affections produites par des causes surnaturelles : d'où naquit l'usage antique de se rendre dans les temples pour apaiser le dieu irrité. Si ces peuples eussent été plus éclairés et moins superstitieux, ils auraient reconnu qu'ils devaient d'être délivrés de leurs maux, non à la divinité du temple dans lequel ils s'étaient prosternés pour en entendre les oracles, mais aux seules forces médicatrices de la nature, aidée par la salubrité du lieu où le temple était situé. Le régime sévère auquel le malade était soumis, l'excitation morale que les desservants du temple savaient si bien mettre en jeu, en déguisant, à l'aide d'un langage allégorique, la substance administrée ; un heureux hasard, un exercice souvent inaccoutumé, la pureté d'un air nouveau, l'espoir, la confiance et les distractions du voyage, devaient tout amener à une heureuse solution.

Mais bientôt on ne se borna pas à aller prier dans les temples, car ce même instinct conservateur dévolu à l'homme par le Créateur, cet instinct, dis-je, qui l'avait porté à chercher les moyens de se garantir des rigueurs des saisons et à satisfaire aux besoins que la nature réclame, le conduisit également à découvrir des remèdes efficaces contre ses infirmités et ses souffrances. La science

de l'homme malade devint donc dès l'origine des nations un mélange de superstition et d'empirisme, ne consistant qu'en un très-petit nombre d'observations, que la mémoire suffisait seule pour conserver. De même, l'art médical ne fut point une profession exercée par des hommes qui s'y livraient uniquement, c'était une communication réciproque, faite aux malades ou à leurs parents, par les personnes qui avaient été guéries de l'affection dont on croyait l'individu attaqué, ou par des individus qui avaient été témoins de la guérison d'une maladie que l'on jugeait être la même. Peu à peu, et par degrés insensibles, les vieillards à qui une longue vie avait donné une plus longue expérience, les pères de famille, les grands qui exercent une juridiction plus étendue sur leurs enfants, leurs parents ou leurs esclaves, instruits par de fréquentes occasions d'observer, s'élevèrent au-dessus de tous par leurs connaissances médicales. Ainsi, l'art, dès son berceau, s'attira la vénération, se couvrit de la pourpre royale et s'environna de la majesté divine, c'est-à-dire, que la méthode empirique s'allia bientôt à la méthode naturelle ; mais n'anticipons pas.

On conçoit que, dans des circonstances pareilles, l'art de guérir ne pouvait atteindre un haut degré de perfection, et ses progrès devaient être très-peu sensibles, puisqu'aucune règle scientifique, aucune application de l'observation à la théorie ne renfermait les bases des études médicales, et que la médecine n'était que l'art de prophétiser ou d'employer certaines substances, en se fondant sur des analogies ou des apparences souvent trompeuses.

Cet état de choses dura jusqu'au moment où Hippocrate, imitant l'exemple que les Asclépiades, ses aïeux, lui avaient donné (celui de déclarer que les maladies guérissent par les moyens naturels) ; l'esprit orné des connaissances qu'il avait puisées, soit dans leurs traditions, soit dans les inscriptions qu'il avait trouvées dans les temples d'Esculape à Cos, créa la médecine. Nous savons tous qu'avant que le divin vieillard eût écrit ses immortels ouvrages et formé des disciples capables, on s'était borné à graver sur des tables de marbre ou sur des pierres exposées aux yeux du public, pour le profit de ceux qui pourraient se trouver dans le cas d'avoir besoin des secours de la médecine, l'indication du moyen qui s'était montré efficace dans des cas semblables. Eh bien, c'est en profitant de ces inscriptions, nous le répétons, qu'Hippocrate posa les fondements d'une thérapeutique qui repose sur la connaissance des causes prochaines et occultes, sur la coction et les crises, en un mot sur les efforts médicateurs de la nature. Il fonda donc la méthode naturelle, qui a pour objet *de préparer, de faciliter et de fortifier les mouvements spontanés de la* NATURE, *qui tendent à opérer la guérison.*

Elle est indiquée, nous dit-on, toutes les fois que la force médicatrice manifeste de la tendance à affecter une marche régulière et salutaire. Or, pour reconnaître si elle

suit une voie sûre, il faut l'observer et l'é-
couter.

Nous ne suivrons pas les progrès et les
développements du *naturisme*, fondé par le
père de la médecine, et ne dirons point les
modifications dont il a été l'objet de la part
même des imitateurs du vieillard de Cos;
franchissant les siècles, nous nous arrêterons à Thomas Campanella, à Van Helmont, à
Stahl et à quelques autres presque nos con-
temporains, dans les travaux desquels se
trouve réuni et développé avec précision
et d'une manière tranchée l'ensemble des
doctrines médicales des médecins de l'antiquité. Et par exemple, nous lisons dans
Thomas Campanella que toutes les maladies
dépendent de l'*esprit vital*, et que la fièvre,
en particulier, consiste dans la lutte qui s'é-
tablit entre les maladies et l'esprit, ou bien
qu'elle est le résultat de la colère de ce dernier qui cherche à conserver la vie et à prévenir la putréfaction des humeurs. Une thérapeutique qui repose sur un principe pareil
doit nécessairement appartenir à la méthode
naturelle.

Van Helmont, qui vint après; suivit Paracelse
en bien des choses; c'est-à-dire, qu'il s'em-
para de l'*archée*, auquel le médecin suisse
avait fait jouer un très-grand rôle; mais il
lui attribua, ainsi qu'aux autres substances
spirituelles, une nature plus substantielle,
et, de plus, il y appliqua des idées beaucoup
plus claires et bien plus précises. Voici son
système :

Un être substantiel, d'une nature intermédiaire entre l'âme et le corps, nommé archée, doué d'intelligence et susceptible de
passions, est chargé en chef du gouvernement du corps. Il a un commerce intime avec
l'âme; il siège à la région épigastrique, d'où
vient la grande influence qu'ont sur tout le
système vivant les affections qui intéressent
l'estomac et la rate, et la prééminence de
ces deux organes, fameux dans l'école de
Van Helmont sous le nom de *duumvirat*.
De plus, chaque organe à son archée subalterne qui l'anime, dont toutes les actions sont
communiquées à l'archée principal, et qui en
reçoit des ordres. Tout est bien tant que
l'archée supérieur est obéi et que ses actes
vitaux s'exécutent selon les idées exprimées
par le Créateur ou par l'âme, aux archées de
tous les ordres. Mais si des causes morbifiques, des levains de maladie, des matières
contagieuses s'introduisent dans une partie,
l'archée du lieu se fâche; dans sa mauvaise
humeur, il n'obéit plus au maître archée, qui
est à son tour fort irascible ; il en résulte
des ordres bizarres, des révoltes, et par conséquent un grand trouble dans la succession
des opérations ; c'est ce qui constitue la maladie. Nous ne continuerons pas et accorderons si l'on veut, avec M. Lordat, que toute
cette mythologie est une allégorie sous laquelle on exprime des faits réels ; néanmoins, comme Van Helmont attribuait toutes
les maladies aux erreurs et aux souffrances
de l'archée, l'art du médecin ne devait consister qu'à étudier le caractère du principe

central commun et celui des autres divers
principes inférieurs, de savoir quand il faut
réprimer leur fougue ou exciter leur négli-
gligence, leur paresse, et quels sont les
moyens de maîtriser leurs passions ou de
corriger leurs écarts.

Cette doctrine fut presque entièrement
adoptée dans les écoles d'Allemagne, et vers
la fin du xviiᵉ siècle, Georges Wolfgang-
Wedel, maître de Stahl, en fut le plus
zélé défenseur. Nous ne sommes donc point
surpris que ce dernier ait été l'*inventeur* de la
méthode dynamique, il ne fallait que substituer l'âme à l'archée, et c'est là ce qu'il fit.
Stahl a donc défini la maladie : « Tous les
mouvements et les changements ayant l'âme
pour cause » et considérée celle-ci (la maladie)
comme une irrégularité dans le gouvernement de l'économie animale. En d'autres
termes, d'après cet auteur : « La nature est
affectée dans les maladies, elle réagit contre
les causes ennemies, elle excite des mouvements toniques, des congestions, des excrétions et guérit ainsi les maladies, » c'est
là l'*autocratie* de la nature dont les anciens
ont dit tant de bien. Du reste, la thérapeutique de Stahl est parfaitement d'accord avec
ses idées physiologiques et pathologiques.
Il croit, comme Hippocrate, que le praticien
doit moins dominer la nature que lui obéir
et observer attentivement ses effets. Il ne
pense pas, comme Gédéon Harvey, que le
médecin doive rester spectateur oisif, mais
il veut qu'on observe avec soin l'expérience
et la nature.

La simplicité de cette doctrine lui attira
de nombreux partisans, et parmi eux Bordeu, Lieutaud, Boerhaave, etc.: un des plus
zélés fut Arnaud de Villeneuve. Pour lui, le
médecin n'est que le ministre de la *nature*,
de cette cause première, de cette chaleur naturelle, comme on l'a nommée, que l'animal
apporte en naissant. Ce n'est pas, dit-il, en
faisant prendre beaucoup de remèdes qu'on
parvient à guérir les maladies ; malheureux
serait celui qui serait obligé de mettre en
eux toute sa confiance. La guérison dépend
surtout de la *nature;* c'est elle qui prépare la
maladie à être détruite, c'est la chaleur, c'est
le feu qui cuit la matière morbifique, et en
décide souvent l'évacuation. La médecine
n'est que l'instrument employé pour seconder la *nature* dans son travail.

Méthode empirique. — Barthez l'a définie :
toute méthode dans laquelle on cherche, par
des moyens appropriés ou spécifiques, à guérir les maladies radicalement ou d'un seul
coup ; et Zimmermann appelle empirique en
médecine « un homme qui, sans songer aux
opérations de la nature, aux signes, aux
causes des maladies, aux indications, aux
méthodes, et surtout aux découvertes des différents âges, demande le nom d'une maladie, administre ses remèdes au hasard, ou
les distribue à la ronde, suit sa routine et
méconnaît son art. » D'après cela, la pluralité
des médecins auraient été empiriques. Cependant, si l'on considère que celui qui a
suivi le cours d'une maladie a fait des ob-

servations, et que celui qui, dans une affection, administre un médicament et prend
garde aux effets qu'il produit, fait des expériences, on devra établir une distinction entre eux ; car l'un, en médecin observateur,
écoute la nature ; et l'autre, en expérimentant, l'interroge.

En faisant l'histoire du naturisme, nous
avons laissé l'art médical aux mains des
vieillards qui, parce qu'ils avaient plus vécu
et plus vu, avaient par conséquent une plus
grande expérience, ce qui aurait dû hâter les
progrès des sciences médicales. Et pourtant
il n'en fut pas ainsi, parce qu'on se borna
tout à fait à l'aveugle observation des règles
précédemment adoptées ; parce que le fils
recevait comme un dépôt les enseignements
de ses pères, et les transmettait à sa posté-
rité, sans y faire le plus léger changement.
Ainsi, dans plusieurs circonstances, on voyait
des amis ou des voisins qui s'assistaient et se
conseillaient réciproquement dans les maladies ; la médecine, considérée comme une
profession séparée, était renfermée, par une
espèce de monopole, dans une famille où le
père ne l'enseignait qu'à ses enfants ou à ses
petits-enfants, de même que nous ensei-
gnons aux nôtres les différents métiers
que nous exerçons.

Cet usage existait encore, au viii° siècle,
dans le Malabar, où les habitants, quoique
assez civilisés, faisaient consister la médecine en la connaissance de quelques plantes,
et dans l'art de former avec ces plantes quelques recettes qui se transmettaient de père
en fils, et qu'on se contentait de savoir. Pareille chose a dû exister parmi les médecins
de l'antiquité, puisqu'on voyait autrefois à
Rome, dans le temple Maffei ou Mafféc, une
table chargée d'inscriptions médicales qui
avaient servi à composer le livre de la science, *Embre, scientia causalitatis*, ouvrage qui,
d'après Mercurialis, renfermait les règles
auxquelles les hommes de l'art devaient se
conformer ponctuellement, s'ils ne voulaient
être poursuivis et mis à mort, quelle qu'eût
été l'issue, *heureuse* ou *funeste*, de la maladie ; tandis qu'il était à l'abri de toute pour-
suite, *bien que le malade mourût*, s'il s'y était
conformé. Un pareil joug, imposé ainsi à
l'esprit humain par un pareil usage adopté
dans les familles, aurait nui singulièrement
aux progrès de l'art médical, si le père de
la médecine, qui fut aussi le père du naturisme (mais non son sectateur exclusif, puisqu'il a fait lui-même, dans bien des cas, de
l'empirisme), n'avait enfin, par la publication de ses immortels ouvrages, ouvert le
champ aux observations et aux recherches
expérimentales.

Après sa mort, quelques-uns de ses nombreux disciples restèrent fidèles aux principes qu'il avait professés, d'autres s'en écar-
tèrent fort peu ; mais, parmi leurs succes-
seurs, il s'en trouva qui oublièrent complétement sa doctrine de l'altératou des
humeurs dans les maladies, pour constituer la
fameuse *dichotomie*, d'après laquelle toute
affection morbide ne reconnaît pour cause

que le resserrement ou le relâchement des
tissus, la force ou la faiblesse (Asclépia des
de Pruse en Bithynie). De là la formation
d'une nouvelle école dont Thémison fut le
chef, secte nouvelle qui, ayant des opinions
diamétralement opposées aux humoristes
exclusifs, sema la discorde parmi eux.

La science de l'homme dut en souffrir ; car
quels perfectionnements pouvait-on espérer
de la part de deux écoles rivales, dont l'une
n'espérait que dans la participation constante, nécessaire et utile du principe conservateur, alors que l'autre, le condamnant à
l'impuissance absolue, professait qu'il suffit
toujours de relâcher ou de resserrer pour
guérir les maladies ? Avouons qu'elles n'en
ont pas toujours souffert, attendu que des
idées aussi exclusives durent faire ouvrir les
yeux aux hommes sages ; ce qui conduisit
quelques praticiens à reconnaître que la vérité n'est jamais dans un principe absolu.

Malheureusement la médecine ne se borna
pas aux disputes des humoristes et des solidistes ; les *alchimistes*, et surtout Paracelse,
paraissent à leur tour sur la scène, et prétendent soumettre l'économie animale à leur
nouvelle fantaisie. Ils brûlent les livres des
anciens, et pensent anéantir avec eux toutes
les lois de la nature. Sa lente observation
ne s'accorde pas avec la fougue de leur esprit ; ses opérations spontanées leur déplai-
sent ; ils veulent augmenter ses mouvements,
les modérer, les changer, les diriger à volonté. Ils cherchent *un* remède qui remplisse
toutes les indications, et ils croient trouver
dans leurs bocaux l'art de prolonger la vie.

Après eux viennent les *mécaniciens*, qui,
ne voyant dans le corps de l'homme qu'un
assemblage de conduits communiquant les
uns avec les autres, font dépendre les maladies des obstacles qui peuvent s'opposer au
libre passage des humeurs dans ces vaisseaux, et à la stase ou arrêt de ces fluides.
Dès lors, *toutes* les médications doivent avoir
pour objet la destruction de ces obstacles et
l'emploi des moyens propres à favoriser le
cours des humeurs. Par contre, la théorie
chimique, à l'aide de ses ferments et de ses
effervescences, crée de nouvelles altérations humorales, et les médecins sont conduits à n'avoir de confiance que dans les
acides ou les alcalis. Ramazzini lui-même a
été tellement dominé par cette théorie, qui
s'applique comme tant d'autres à la pathologie, qu'il s'attachait une année à traiter par
des acides la maladie que l'année précédente
il avait combattue par les alcalis. Enfin, Frédéric Hoffmann fait dépendre *toutes* les maladies de la systole et de la diastole, attendu
« qu'elles ne sont que la lésion des mouvements naturels, c'est-à-dire de la contraction et de la dilatation. » La contraction trop
forte prend le nom de spasme, et la dilatation excessive celui d'atonie. C'est en quelque sorte le *strictum* et le *laxum* de Thémison, avec cette différence que la mécanique
et l'hydraulique lui servent de base. Cullen
modifie le système d'Hoffmann : ce n'est
point pour lui l'excès de ton ou de force de

son modèle, c'est une constriction irritative
dont il a pris l'idée dans Chrestien-Louis
Hoffmann, grand nervosiste, qui réfuta Boerhaave sur sa doctrine de l'inflammation.
Brown et Broussais font revivre le solidisme ;
mais, tout en adoptant les mêmes principes,
tout en reconnaissant les mêmes causes de
maladies, tout en divisant également ces dernières en deux classes distinctes, savoir : les
maladies sthéniques ou hypersthéniques, et
les maladies asthéniques ou hyposthéniques,
ils diffèrent essentiellement alors qu'il faut
se prononcer sur la majorité numérique de
chacune d'elles. Ainsi, tandis que Brown
déclare que sur cent maladies il y en a quatre-vingt-dix-sept d'asthéniques ou avec
faiblesse, Broussais, et avec lui tous les
contre-stimulistes italiens (Rasori, Tommasini, etc.) affirment que, sur à peu près
mille, il n'y en a pas une qui dépende de
l'hyposthénie. Ainsi, soit que les empiriques aient accordé une trop grande confiance aux essais d'*imitation*, et par conséquent trop d'importance aux résultats du
hasard, le plus souvent trompeur : ce qui
les a conduits, nous devons le dire à leur
louange, à la découverte des propriétés des
médicaments et aux règles qu'il faut suivre
dans leur administration ; soit que, partant
d'une idée préconçue, exclusive, ils n'aient
vu partout que de la sthénie ou de l'asthénie, de la systole ou de la diastole, etc., ils
ont tous négligé l'étude des causes des maladies ; ils n'ont nullement compté sur les
ressources de la nature, et, en voulant être
exclusifs, ils ont fait un tort immense à l'art
médical et sacrifié l'humanité à leur vanité
ambitieuse. C'est le reproche qu'on a adressé
successivement à chaque chef de secte, et
l'on sait que les empiriques en comptent un
assez grand nombre.

Méthode analytique. Quoique cette méthode
soit d'origine moderne, nous devons remonter un peu haut dans l'histoire de la médecine pour faire connaître comment Barthez,
son inventeur, a été conduit à l'introduire
dans la thérapeutique des maladies.

Nous avons vu, en nous occupant des méthodes naturelle et empirique, qu'exclusivement naturistes ou empiriques, les praticiens
qui appartenaient à une école ne faisaient
aucune concession aux adeptes d'une autre
école, et que, par rivalité ou par entêtement,
des discussions, des disputes animées en
étaient le résultat ; c'est-à-dire qu'à mesure
que de nouveaux systèmes ont été connus
en médecine, et il paraît que la *manie* de
systématiser a existé de tout temps, il s'est
toujours rencontré des détracteurs ardents à
les combattre, et des défenseurs zélés à les
soutenir. Heureusement pour la science et
pour l'art, qu'au milieu de ces discussions
interminables, des hommes doués de beaucoup de modération, de sagesse et de talent,
se sont montrés, s'imposant la noble tâche
de concilier les esprits divisés, ce qui donna
lieu à la formation d'une nouvelle école,
l'école *éclectique* ou *synthétique*, qui s'éleva
dans le ii° siècle par les soins d'Agathinus

de Sparte, disciple d'Athénée. A cette époque, pendant que les méthodistes ou disciples de Thémison, cherchaient à établir un
système qui fût distinct et séparé du dog-
matisme et de l'empirisme, Athénée, d'At-
talie en Cilicie, s'efforçait de soutenir la
doctrine des anciens dogmatiques, en se servant, comme eux, des règles de la logique
pour discuter ce qui était de leur profession,
et fondait une école nouvelle qui prit le nom
de *pneumatique*. Elle ne différait du dogma-
tisme que par le rôle important qu'elle faisait jouer au *pneuma* ou *esprit*, qui servait
aux adeptes pour expliquer les phénomènes
de la nature. Athénée seul ayant admis la
puissance de ce principe immatériel, actif
cependant, lui seul doit porter le nom de
pneumatique. Et quant à ses nombreux disciples, les efforts qu'ils firent pour se rapprocher des empiriques et des dogmatiques
les éloignèrent de leur maître, et on vit s'é-
lever l'école *éclectique*.

Parmi les membres de cette école, on distingue Archigine d'Apamée, qui s'est rendu
beaucoup plus célèbre qu'Agathinus lui-
même, ce qui l'a fait considérer comme l'u-
nique fondateur de la secte éclectique. Mais
comme, d'après Galien, il allia à la médecine
(et ses élèves aussi) les subtilités de la dialectique et les sophismes les plus absurdes ;
puisque ses écrits sont remplis d'énigmes
que le médecin de Pergame ne pouvait expliquer, ce n'est point là que nous puiserons
nos matériaux pour l'histoire de l'éclectisme
médical.

Pour le bien comprendre, il faut remonter au XVI° siècle, parce que jusqu'alors
on avait strictement suivi, dans le traitement
des maladies, les règles que l'on trouvait
consignées dans les ouvrages des Arabes et
des arabistes, et que des médecins éclairés
s'étant aperçus que très-souvent les principes de ces auteurs étaient en contradiction
manifeste avec ceux des anciens Grecs, ils
voulurent se rendre raison de cette discor-
dance, et s'efforcèrent, sous le nom de *conciliateurs*, de réunir les deux partis. Ils furent donc empirico-naturistes, mais ayant
une tendance prononcée vers l'empirisme,
comme le prouvent suffisamment les écrits
de Théodore Zwinger et de Jacques Zwinger,
son fils, (*conciliateurs* les plus recommandables de cette époque), qui tentèrent de
concilier les doctrines de Paracelso avec celles de Galien, et se donnèrent beaucoup de
peine pour mettre en vogue les préparations
chimiques qu'ils contribuèrent puissamment
à faire adopter.

La science médicale en était encore là,
c'est-à-dire que les savants différaient entre
eux sous bien des rapports, lorsque Barthez parut à Montpellier, comme chancelier
de l'Université. Alors les opinions médicales
des professeurs de la faculté de médecine, ses
collègues, et des docteurs qui enseignaient
dans cette ville, étaient fort divisées ; mais si
l'on fait abstraction des nuances qui distin-
guaient les sentiments individuels, on peut
rapporter toutes ces opinions à quatre doc-

trines principales : 1° celles des *mécaniciens*, qui ne voient dans l'économie vivante que des phénomènes dépendants de la structure et de la constitution chimique des corps, ou des phénomènes explicables par les principes de physique et de chimie auxquels on rapporte tout ce qui se passe dans la matière brute. Fizes était presque le seul soutien de ce système, qui s'écroula malgré ses efforts. 2° Celle de Sauvages, qui reconnaissait que le corps est une machine organisée de manière que toutes les fonctions sont l'effet immédiat et nécessaire de sa structure; mais qui soutenait, à l'imitation de Stahl, qu'il avait besoin d'un mobile intelligent, prévoyant et conservateur, pour mettre en jeu, régulariser et perpétuer ce mécanisme. 3° Celle de Haller, qui regardait la machine animale comme différant de celle que l'art construit, en ce que certaines des pièces qui la composent, outre les propriétés générales de la matière et celles qui dérivent nécessairement de leur texture, ont des principes d'action ou de force particulière qui distinguent le corps vivant des autres mixtes, et au moyen desquels il croyait pouvoir expliquer toutes les fonctions et tous les actes de la vie. 4° Enfin, celle de Lacaze et de Bordeu, qui considéraient les maladies, lorsqu'elles ne dépendent pas d'un vice anatomique, comme un effet de l'altération vicieuse de l'action d'un organe. Les altérations morbifiques se réduisent toutes à l'augmentation ou à l'affaiblissement excessif du mouvement et du sentiment; mais ces observations de l'énergie naturelle ne sont pas des états absolument stagnants, elles ont une marche, une progression régulière, par laquelle elles tendent à cette solution déterminée.

D'après ces principes, la thérapeutique consiste à hâter par des moyens appropriés la terminaison ou la solution naturelle des maladies, quand nous pouvons juger, d'après les observations antécédentes, que la tendance est favorable. En outre, l'art peut quelquefois, par des moyens violents, suspendre, étrangler une maladie dont on redoute la crise naturelle; mais ces tentatives, disent les auteurs dont je parle, sont pleines de danger, et, à tout prendre, les ressources de la nature présentent autant de chances favorables que ces traitements extraordinaires.

Persuadé, avec tous les bons praticiens, que les théories scolastiques doivent être entièrement oubliées lorsqu'on approche du lit d'un malade, Barthez, que son génie médiateur portait à la conciliation de tous les esprits, Barthez, dis-je, fut conduit à décomposer la maladie en autant d'ELÉMENTS (*Voy.* ce mot) qui la constituent, et il puisa dans chaque système médical une idée thérapeutique, dont il fit une juste application. Etant arrivé à ce résultat avantageux à l'aide d'une analyse sévère, il donna à cette méthode d'induction le nom de méthode *analytique*, dont il suffit de signaler les avantages pour établir sa supériorité sur toutes les autres. Quel rôle joue, en effet, le médecin que l'esprit conciliateur de Barthez ani-

me? Il est l'ami de tous les systématiques, et ne repousse aucun système . au contraire, il compte, comme le naturiste, sur les forces médicatrices de la nature, et attend quelquefois dans une sage expectation qu'une évacuation critique amène la guérison ; ou bien, il tente, avec les empiriques, par des moyens énergiques et perturbateurs, d'enlever et détruire tout à la fois la maladie et la cause qui l'a produite. Humoriste avec Hippocrate et ses sectateurs, il cherche à apprécier le rôle important que les humeurs, quand elles sont altérées, jouent dans l'économie animale, et il dirige ses moyens curatifs d'après les indications que ces altérations fournissent. Solidiste avec les méthodistes, Brissot, Cullen et ses disciples, etc., il convient que la lésion des solides est très-communément la cause des maladies, et sa conviction le conduit à trouver les moyens de remédier aux désordres qu'il a pu découvrir. Connaissant l'influence du système nerveux sur le corps vivant, il en forme un élément particulier de maladie, tout en ne se refusant pas à admettre l'existence des maladies sympathiques ; c'est-à-dire que l'anomalie morbide du système nerveux est, pour lui, tantôt essentielle, et tantôt symptomatique d'une autre maladie. Enfin il se sert de l'anatomie pathologique pour déterminer le siége du mal qui a fait périr le sujet, et en tire, pour l'avenir, des lumières qui l'aideront à bien préciser le lieu où les remèdes *locaux* devront être appliqués, et à faire un bon choix parmi les remèdes qui ont, ou à peu près, les mêmes propriétés. Il fait plus : il recherche les causes de la maladie, s'occupe de l'âge, du sexe, du tempérament, de ce qui se rattache aux constitutions atmosphériques, aux constitutions médicales, etc., à tout ce qui, en un mot, peut lui servir de guide pour poser les indications, et pour trouver les moyens les plus efficaces de les remplir. Ainsi, pour le médecin qui se dirige d'après les principes de la méthode analytique, les classifications des maladies ne servent de rien au chevet du malade, et il faut décomposer la maladie dans ses affections les plus essentielles dont elle est le produit, ou dans les états morbides les plus simples qui la composent, et attaquer directement ces états ou éléments de maladie, par des moyens appropriés à leurs rapports de force et d'influence.

Il est facile de s'apercevoir, d'après cette légère esquisse de la méthode analytique, combien doit être puissante et rationnelle une thérapeutique qui la prend pour base. Elle conduit à l'heureuse application des antiphlogistiques seuls, toutes les fois que l'on a à combattre l'élément inflammatoire simple ou essentiel, ou une inflammation franche et légitime; variant leur emploi, suivant qu'il y a ou qu'il n'y a pas de phlegmasie. Trouvant que l'élément bilieux s'associe à l'état inflammatoire, il sait, à l'exemple de Stoll, unir les antiphlogistiques aux évacuants émétiques et purgatifs, ou employer les vomitifs et les purgatifs seuls quand l'é-

tat bilieux est dépouillé de toute complication, etc. Ainsi, à l'aide de l'induction analytique, on peut faire, en médecine, une
science dont les principes soient essentiellement applicables ; nous disons même que
les seules bonnes théories sont celles que
l'on obtient de cette manière ; toutes les autres sont entachées d'hypothèses, et avec de
la bonne foi on est obligé de les repousser,
surtout au lit des malades. En voulez-vous
la preuve bien claire ? Parcourez seulement
les livres des bons praticiens, suivez jusqu'aux conséquences thérapeutiques le médecin honnête et consciencieux : vous ne
tarderez pas à vous apercevoir que, quelque
habitués qu'ils soient à se servir de l'hypothèse dans leurs raisonnements, ils réser-
vent surtout une scrupuleuse attention aux
résultats cliniques. Les mauvaises théories
n'ont aucune influence sur leur conduite
pratique ; ils se trouvent toujours d'accord
avec l'expérience, car c'est d'elle qu'ils ont
tiré, par instinct, la bonne manière de voir,
celle même que l'analyse ou l'induction découvre au médecin philosophe.

MÉTHODISTES. — Il se dit des disciples
de la doctrine de Thémison, pour qui toute
maladie dépendait du relâchement ou du
resserrement. Ce sont deux genres de causes
prochaines des affections morbides, auxquels
on en a ajouté un troisième, ou le genre
mixte, afin d'y classer les maladies qui, selon les méthodistes, tiennent de l'un ou de
l'autre des deux précédents.

MÉTRALGIE, s. f., *metralgia*, de μήτρα,
άλγος : douleur de la matrice. — En dehors
des douleurs qui se manifestent dans l'utérus au moment de l'accouchement, douleurs
indispensables à l'expulsion du fœtus, la
matrice est sujette à des névralgies, douleurs nerveuses, qui sont quelquefois très-
violentes, et qui nécessitent une attention
toute particulière. Nous ne parlons pas
de ces douleurs de la matrice que beaucoup de femmes éprouvent aux époques
menstruelles, et qui sont le résultat d'une
menstruation difficile (dyménorrhée), mais
de certaines douleurs aiguës, lancinantes,
qui tourmentent beaucoup les femmes nerveuses, en tout temps, mais surtout après
que leurs mois sont passés. Chez ces personnes, la névralgie paraît tenir à un état de
débilité générale, contre laquelle il est bon
d'employer les toniques ferrugineux, associés aux antispasmodiques locaux, aux bains
entiers, aux bains de siége et aux injections
narcotiques qui, en cette circonstance, font
beaucoup de bien.

Toutefois, nous devons faire observer que
ce n'est pas seulement chez les personnes
faibles et irritables que les métralgies se manifestent ; souvent aussi elles se montrent
chez les femmes fortes (quoique plus rarement que chez les femmes faibles), ce qui
paraît tenir à un excès de vie et de sensibilité ; alors on remarque que ces femmes,
quoique vigoureuses, perdent peu habituellement, et qu'elles souffrent d'autant
plus qu'elles s'éloignent davantage de l'é-

poque mensuelle. On y remédie par des
applications de sangsues à la vulve, par des
bains généraux et locaux, par un régime
antiphlogistique, et enfin, si ces moyens ne
suffisent pas, par quelques narcotiques.
Les pilules d'extrait de jusquiame nous ont
très-bien réussi dans ces circonstances.

MÉTRITE, s. f., *metritis*, de μήτρα, la matrice : inflammation de la matrice. — Que
son invasion soit subite, ou qu'elle ait été
précédée par du frisson et de la chaleur,
l'inflammation de l'utérus se reconnaît à un
sentiment d'ardeur, de pesanteur et de tension à l'hypogastre, de douleur dans la même
région, qui augmente par la pression et qui
s'accompagne d'un sentiment de faiblesse
générale, d'oppression des forces, et, chez
quelques malades, d'une sensation douloureuse dans les mamelles, d'un mal de tête
plus ou moins violent, quelquefois de rêvasseries, et même d'un délire léger, enfin
de symptômes consensuels ou sympathiques
(vomissements, hoquets, etc.).

Ces symptômes, qui se manifestent quand
c'est le fond de la matrice qui est enflammé,
varient, pour la plupart, quand au contraire
c'est l'orifice utérin qui est le siége de l'inflammation ; dans ce cas, la chaleur et la
douleur se font plus particulièrement sentir
dans le vagin, alors surtout qu'on touche
au museau de tanche, et cette dernière devient plus vive quand la malade urine ou va
à la selle. Du reste, il n'est pas rare qu'il y ait
strangurie, constipation, ténesme à un haut
degré, même tous les signes de la cystite.

La métrite, en général, reconnaît pour
causes les plus ordinaires les manœuvres
imprudentes de certains accoucheurs pendant le travail laborieux d'une parturition
difficile et lente, la suppression brusque
des menstrues ou d'une hémorragie utérine
par des applications froides, l'abus des plaisirs sexuels, la ménopause, des pessaires mal
ou intempestivement appliqués, l'extirpation
d'un polype, la rétention du délivre ou son
arrachement violent, le renversement de la
matrice, l'opération césarienne, l'usage des
stimulants locaux pour exciter l'avortement,
etc. Ses terminaisons sont les mêmes que
les autres inflammations organiques (résolution, suppuration, induration, gangrène),
aussi ne réclame-t-elle pas d'autre traitement que ces inflammations, soit qu'elle
ait une marche aiguë, soit qu'elle affecte une
marche chronique. Toutefois nous signalerons, en passant, l'utilité des injections émollientes vaginales, poussées jusque dans le
corps même de la matrice, ces injections aidant puissamment à obtenir la résolution
de l'inflammation, alors même qu'elles sont
bornées au vagin. Gardien leur attribue la
propriété de servir de bain à la surface externe de la matrice d'une manière plus immédiate que les lavements, dont on reconnaît
généralement l'utilité.

MÉTRORRHAGIE. Voy. MENSTRUATION.

MIASME. s. m., μίασμα, souillure. — On
s'est longtemps servi de ce mot comme synonyme de *contagion*, mais on a fini par lui

donner un sens plus précis. Ainsi on appelle *miasmes* les émanations qui s'exhalent soit des matières végétales ou animales en putréfaction ou en décomposition ; soit du corps d'un individu malade, et qui, en viciant l'air, deviennent la cause des maladies ou de leur propagation. Et par exemple, les miasmes qui se dégagent des marais fangeux, par l'influence des rayons solaires, produisent des fièvres de mauvais caractère, tout comme le miasme variolique qui s'exhale du corps d'une personne affectée de variole, produit une affection semblable chez d'autres sujets.

MIGRAINE, s. f., dérivé d'ήμισυ-κρανίον, moitié le crâne, hémicranie. — Nous avons réuni sous le nom générique de NÉVRALGIE (*Voy.* ce mot) toute maladie consistant dans une douleur chronique, continue ou périodique, qui peut se manifester partout où il existe un nerf ou un plexus nerveux, distinguant par des noms divers, qui en indiquent le siége, les maladies de même nature, mais différemment dénommées par les auteurs : de là les dénominations de *céphalée, hémicranie, migraine*, qui ont été généralement acceptées pour désigner la névralgie qui affecte la moitié droite ou gauche de la tête.

La migraine, dont nous nous occupons spécialement, a pour caractère principal de consister dans une douleur vive, qui heureusement n'est pas continue, car le malade ne pourrait pas la supporter. Elle revient donc par accès, et ces accès sont plus ou moins fréquents, c'est-à-dire que chez tel individu ils reviennent jusqu'à deux et trois fois par semaine, alors que chez d'autres ce n'est que toutes les trois semaines, tous les mois, et même plus rarement qu'elle se fait sentir. De même, rien n'est plus variable que la durée des accès ; ainsi, tandis que quelques personnes, plus favorisées que les autres, ne souffrent violemment de la tête que pendant quatre ou cinq heures, il en est d'autres, au contraire, qui en souffrent horriblement pendant toute la journée, un, deux, trois jours.

Quand nous disons *horriblement*, nous ne prétendons pas établir que la douleur névralgique qui constitue la migraine soit toujours très-vive, intolérable, ni que son intensité est la même chez tous les sujets, nous serions en contradiction avec les faits pathologiques qui établissent que tandis que celui-ci ne souffre que modérément, celui-là éprouve une douleur extrême ; aussi voit-on la douleur déterminer chez ces derniers des phénomènes sympathiques (des vomissements) plus ou moins violents, la *céphalée vomitive* des auteurs, phénomènes consensuels qui ne se manifestent pas chez les autres.

Les causes de la migraine sont peu connues ; cependant, comme elle s'allie en général à une constitution robuste, qu'elle s'accompagne d'un mouvement fluxionnaire sanguin du côté de la tête, et cela principalement chez les pléthoriques, chez les femmes qui ne sont plus ou qui sont mal réglées, chez les hommes

en qui un flux hémorroïdal ancien est supprimé ; et que, chez certains, il y a au contraire une sorte d'atonie cérébrale, il est bon de conseiller aux sanguins un régime végétal et antiphlogistique, l'application de quelques sangsues à l'anus ou à la vulve, avant d'en venir aux narcotiques et aux évacuants vomitifs, qui sont fort utiles dans les cas où la migraine est symptomatique d'une affection de l'estomac, comme cela se voit assez souvent ; mais si la migraine est purement nerveuse, voici en quoi consiste le traitement :

Prendre, au moment de l'accès, une once de café dans une tasse d'eau ; c'est un moyen héroïque qui prévient ou calme spontanément l'accès ; ou bien, au moment où la douleur de tête commence à se faire sentir, inspirer fortement un mélange de camphre et d'un peu d'assa-fœtida. Gardien dit avoir connu des individus qui éprouvaient beaucoup de soulagement de ces inspirations.

En outre, il est une chose qu'on ne doit pas oublier dans le traitement de la migraine : c'est l'excrétion cutanée, l'accès d'hémicranie étant le résultat d'une métastase rhumatismale. Et, par exemple, Morgagni raconte qu'étant encore jeune, il avait donné des soins dans son pays à un de ses camarades, sujet depuis peu de temps à une migraine extrême et des plus violentes, qui revenait tous les matins à la même heure. Différents moyens n'ayant agi que comme palliatifs, il lui donna une légère décoction de bois sudorifiques qui, en augmentant le mouvement et l'impulsion des liquides en circulation, procura la guérison. J'avais lu, dit-il, que ce moyen avait également réussi à Baillon, contre des migraines intolérables revenant tous les matins à la même heure.

En pareil cas, on peut user aussi avec avantage de légers purgatifs fréquemment répétés, médicaments qui, en toute circonstance, ne peuvent nuire, puisque la révulsion qu'ils opèrent sur le tube intestinal produit généralement de bons effets ; c'est donc un motif aussi de conseiller au malade de se tenir constamment le ventre libre par des lavements.

Pendant l'accès, que doit faire le patient ? Si la douleur est très-violente, se coucher, et rester complétement tranquille ; s'il a des nausées, favoriser le vomissement avec une boisson théiforme ; sinon, il inspirera du camphre et de l'assa-fœtida, il prendra du café, s'il ne l'a déjà fait. Quand l'heure du repas est arrivée, il mangera. J'ai connu un de mes confrères qui a quitté plusieurs fois le lit pour se rendre à un dîner *obligé*, et qui a trouvé en bien mangeant, et peut être aussi dans la conversation agréable des convives, un soulagement que rien n'avait pu lui procurer.

L'accès passé, si les accès suivants affectent le type périodique, il est sage d'employer dans l'intervalle, la veille du jour où l'accès devra se montrer, dix à douze grains de sulfate de quinine, associés à un grain d'extrait gommeux d'opium, qu'on divisera en douze pillules. Elles devront être prises dans la journée,

MILIAIRE, adj. — Il est pris substantivement pour désigner une éruption cutanée, pyrétique ou non fébrile, qui consiste en de petites élévations pustuleuses ou boutons rouges d'abord, isolés ou rassemblés, surmontés dès le deuxième jour d'une vésicule de couleur jaunâtre, qui devient bientôt blanche et transparente, en formant un petit globule sur le sommet du bouton, qui ne tarde pas lui-même à tomber en écailles C'est à la ressemblance des boutons avec de petits grains de millet, que la maladie emprunte la dénomination qu'on lui a donnée.

Plus commune chez les femmes que chez les hommes, chez les nouvelles accouchées et les personnes d'une constitution faible et délicate, que chez celles qui sont dans de meilleures conditions organiques ; plus familière aux localités basses et humides, aux individus qui se nourrissent mal, aux femmes leucorrhoïques ou affectées de fleurs blanches, à celles qui mènent une vie sédentaire, oisive, qui vivent dans l'ennui, la tristesse ; quoique reconnaissant le plus ordinairement pour cause déterminante l'abus des sudorifiques dans le cours des maladies aiguës, la miliaire peut à son tour affecter cette marche ou se montrer sans fièvre. Alors elle a une durée souvent fort longue, indéterminée ; et il reste dans le tissu cutané une prédisposition manifeste à sa reproduction incessante.

Quand la miliaire s'accompagne de fièvre, le médecin doit considérer l'éruption comme un fâcheux phénomène qu'il est bon d'éviter ou de modérer, s'il est possible, en modérant la fièvre elle-même. C'est pourquoi il recommandera d'entretenir dans la chambre du malade une température modérée, que son lit soit modérément couvert ; il évacuera avec soin les premières voies avec des purgatifs rafraîchissants (en particulier les tamarins), et administrera à l'intérieur les acides citrique ou sulfurique, les tempérants en un mot, dont on use habituellement dans les maladies éruptives avec fièvre.

Mais s'il s'agit d'une miliaire chronique non fébrile, alors les évacuants émétiques et purgatifs conviennent, ainsi que les acides, les nitreux et le quinquina. Ils sont indiqués depuis le moment de l'éruption à la peau jusqu'à la desquammation, tout comme les vésicatoires, auxquels il faut nécessairement recourir lorsque le cerveau paraît s'affecter ; toutefois la prudence veut qu'on les recouvre de camphre, et que ce médicament soit donné à l'intérieur, son action étant puissamment sédative du système nerveux cérébral dans les cas de cette nature.

Nous ne terminerons pas cet article sans faire remarquer que, dans certaines provinces, dans le Nord surtout, les éruptions miliaires attaquent communément les femmes en couches, ce qui tient à la constitution particulière de l'atmosphère, à l'état de la peau, aux couvertures dont on les sur-

charge, etc. Quand elle se manifeste, elle n'affecte pas toujours la même forme, c'est-à-dire qu'on observe des éruptions diverses, suivant telles ou telles des conditions individuelles qu'on n'a point spécifiées, mais qu'on est forcé de soupçonner. Ainsi tantôt l'exanthème est composé par des vésicules blanches ou cristallines, transparentes et diaphanes, remplies d'une sérosité claire et limpide ; tantôt la couleur des boutons est la même, mais ils se trouvent implantés dans une petite tache rouge purpurine (miliaire à base rouge), et tantôt enfin l'éruption est complétement rouge. Mais, quelle que soit la forme qu'elle affecte, elle peut se manifester sans troubles fonctionnels et même sans réaction fébrile, et s'annoncer par des démangeaisons et des picotements à la peau, survenant au milieu de sueurs copieuses, ce qui rend la peau rugueuse : ou bien elle apparaît spontanément et sans symptômes précurseurs. Dans ce dernier cas, elle dure de quatre à six jours, et comme l'appétit est conservé et le sommeil tranquille, il suffit que la femme ne s'expose pas imprudemment à l'air froid pour que l'éruption disparaisse. Au contraire, quand elle s'accompagne de chaleur, d'un prurit incommode, alors il est utile de recourir immédiatement au bain tiède, et puis on administre les vomitifs, que nous savons être très-efficaces contre la complication gastrique des maladies et qui dissipent en même temps le spasme de la surface du corps par la transpiration insensible et quelquefois aussi par la diaphorèse abondante qu'ils déterminent.

Du reste, on ne se comporte pas différemment chez les femmes en couches que dans les autres cas, car l'éruption miliaire ayant disparu de l'hôpital de Vienne depuis que la méthode rafraîchissante y a été substituée à la méthode stimulante (De Haen), il doit suffire d'un régime convenable pour prévenir ces éruptions et même pour les guérir quand elle se sont déclarées. C'est pourquoi, si nous supposons que la miliaire s'accompagne d'une fièvre *sui generis*, nous considérerons la fièvre comme la maladie essentielle, concomitante, quelle que soit sa nature, et nous la traiterons sans avoir égard à l'éruption qui, n'étant que symptomatique, cédera au traitement général.

Règle générale : l'éruption miliaire se fait-elle pendant le cours d'une fièvre adynamique, d'une fièvre bilieuse ou autre, les taches ont-elles un caractère fâcheux, il ne faut guère s'occuper d'elles, et ne proportionner le danger qu'à la gravité de la maladie principale, elle seule devant fixer l'attention du praticien.

Il peut se faire pourtant que dès l'apparition de l'éruption, un empirique ait employé les réfrigérants à la peau, et que l'exanthème ait été répercuté. La conduite à tenir dans ce cas varie nécessairement suivant les effets consécutifs à la rétrocession. Ne se déclare-t-il aucun accident fâcheux, il n'y a qu'à observer attentivement le malade et à le tenir constamment dans une bonne et douce

température. Survient-il du dévoiement,
comme il peut servir de crise à la miliaire,
il faut le respecter tant qu'il n'affaiblit pas
l'accouchée. Y a-t-il au contraire des symptômes cérébraux, pulmonaires ou autres indices d'un transport métastatique de l'éruption sur un organe important, on doit s'empresser de rappeler l'exanthème à la peau
par des sinapismes, des vésicatoires, des bains
chauds, et donner à l'intérieur le camphre et le
musc. Nous avons retiré de bons effets, dans
un cas de cette nature, de l'ipécacuanha donné
à doses *nauséeuses*, c'est-à-dire produisant des
nausées sans déterminer le vomissement. Ce
moyen nous avait été conseillé par Broussonnet (Victor), notre maître, pour tous les cas de
rétrocession d'une éruption exanthématique,
alors qu'on aurait à craindre qu'un vomitif
fixât l'éruption à l'intérieur, en irritant trop
fortement les organes digestifs.

MINORATIF, s. m. — En pharmacologie,
médicament qui purge lentement. Il est synonyme de laxatif.

MISÉRÉRÉ, ILEUS, *Passion iliaque*, ἰλεός,
— Tel est le nom qu'on a donné à une maladie qui consiste dans une affection de l'intestin iléon. On l'appelle aussi *volvulus*,
mais son nom vulgaire est *Miséréré*.

Ce qui le caractérise, c'est une constipation opiniâtre, avec vomissement des aliments
et des boissons introduits dans l'estomac,
puis des sucs gastriques, et, enfin, des matières fécales ; avec anxiété et douleur vive
autour de l'ombilic et dans le trajet du colon.

La passion iliaque est essentielle ou symptomatique, c'est-à-dire qu'elle est consécutive à une inflammation des intestins (entérite), soit que cette inflammation ait été occasionnée par une cause externe, soit qu'elle
provienne d'un obstacle mécanique situé
dans le tube intestinal (accumulation d'excréments durcis dans les gros intestins,
corps étrangers tels que les concrétions
pierreuses, des noyaux, des fruits, mais
surtout la présence des vers, imperforation de l'anus, rétrécissement calleux ou
squirreux du canal, surtout à la jonction
du colon avec le rectum). Elle est produite
aussi par l'étranglement d'une hernie, les
coups et les chutes sur l'abdomen, pendant la digestion, par une compression extérieure de l'intestin, par des affections morales vives, etc. Il est très-important, comme
on le pense bien, de remonter à la connaissance de la véritable cause de l'iléus, afin
d'éviter des méprises, le plus souvent funestes, comme nous le prouverons tout à
l'heure.

Pour le moment, occupons-nous à établir
que le canal intestinal affecte une telle habitude de mouvements anti-péristaltiques
(cause prochaine de l'iléus), que tous les efforts de l'art doivent tendre à détruire cette
habitude vicieuse, et à rétablir l'ordre naturel des mouvements péristaltiques : une
fois qu'ils sont rétablis, le malade guérit.

Établissons encore que, dans certaines circonstances, il y a invagination d'un bout

d'intestin dans un autre intestin, ce qui raccourcit beaucoup la longueur du canal, et
donne lieu à des phénomènes étranges. Ceci
me rappelle un fait dont M. Lordat nous a
entretenu dans ses Leçons de physiologie, à
la Faculté de Montpellier. Voici ce fait : une
femme atteinte de miséréré ayant fait appeler les docteurs ***, ces messieurs jugè-
rent à propos de lui faire administrer un lavement irritant : il fut rendu par le vomissement. On plaça alors un suppositoire dans
le fondement (c'est un corps cylindrique
formé habituellement avec le beurre de cacao, qu'on enduit d'une substance ayant des
propriétés analogues aux effets qu'on veut
obtenir), il fut également vomi dans l'espace
d'un *Pater* et d'un *Ave*. Un second suppositoire remplaça le premier, et, pour qu'il ne
fût pas rejeté par le vomissement, on l'atta-
cha à la cuisse avec un fil : ce fil fut rompu,
et le suppositoire rejeté par la bouche. Enfin, un troisième suppositoire fut introduit,
et on recommanda à la femme de le tenir
avec la main. Le lendemain elle raconta
qu'elle avait été obligée de le sortir, parce
que quelques instants après qu'il avait été
placé, il s'était manifesté dans l'intestin un
mouvement de succion ou d'aspiration qui
l'avait beaucoup fatiguée. Mathæus, Bonnet,
Gorter, Gaubius, etc., citent des faits de ce
genre.

En présence d'une disposition, ou plutôt
d'altérations organiques pareilles, que doit
faire le praticien ? Son premier soin, quand
il est arrivé auprès du malade, c'est de s'assurer s'il n'y a pas de hernie ; car, l'omission
de cette précaution frappant le traitement
de nullité, l'individu périrait inévitablement.
Ici il ne faut point s'en rapporter aux déné-
gations du sujet, car il ignore souvent lui-
même qu'il a une hernie, ce qui arrive surtout quand elle est peu volumineuse, et, si
c'est une femme, comme par pudeur elle
cherche à la cacher, il faut, avec beaucoup de
ménagement et de réserve, procéder minu-
tieusement à l'examen de tous les points où
une hernie peut se manifester, le traitement
de l'étranglement herniaire pouvant seul prévenir la mort.

En procédant à cet examen, le médecin
recherchera en même temps s'il n'y a pas
ENTÉRITE (*Voy.* ce mot), les moyens indiqués
contre cette espèce de phlegmasie étant
seuls applicables à l'iléus.

Nous ne disons pas qu'il faille aussi explorer l'anus, parce que s'il y a oblitération,
le malade et les parents vous en informent
eux-mêmes, l'ouverture anale pouvant avoir
été bouchée par un corps étranger (des matières endurcies, des noyaux de cerises) ;
mais ce que nous mentionnerons, parce que
le fait est fort extraordinaire et peut paraître
incroyable, c'est qu'on peut vivre plusieurs
années, avec un pareil vice de conformation.
Nous en trouvons la preuve dans l'histoire
d'une jeune fille très-jolie, bien constituée,
à cela près que l'anus était imperforé,
qui rendait habituellement ses excréments
par la bouche. Elle mangeait, dit l'auteur,

de cette observation, comme une personne
en bonne santé, et au bout de trois jours
elle sentait un malaise, suivi de douleur à
la région abdominale : bientôt les matières
fécales étaient rejetées par le vomissement.
Celui-ci arrêté, elle se lavait la bouche avec
une eau aromatisée, pour en ôter la mauvaise odeur, et tout allait bien, pendant trois
autres jours, époque à laquelle le vomissement se répétait de la même manière. La
jeune fille avait quinze ans, quand le fait
fut recueilli par le médecin à qui M. Lordat,
de qui je le tiens, l'avait emprunté, et elle
jouissait d'une bonne santé. Aussi, je ne
cite ce fait que pour sa singularité. Mais revenons au traitement de l'iléus.

Hors les circonstances d'inflammation,
de hernie étranglée, ou d'oblitération anale accidentelle, il faut, à l'aide des irritants intestinaux et des antispamodiques, chercher à
rétablir le cours des matières fécales par
les voies inférieures, ce que l'on tentera
d'abord en employant le calomel, à titre de
purgatif et d'anthelminthique, les vers, avons-
nous dit, pouvant déterminer l'iléus. Cela fait,
on peut donner encore, pour rétablir les mouvements péristaltiques intestinaux, le mercure coulant (argent vif) en nature, son
poids devant nécessairement l'entraîner vers
l'orifice inférieur du canal intestinal. Nous
n'ignorons pas que quelques praticiens
blâment l'emploi de ce procédé, mais comme
d'autres l'approuvent, et entre autres Van-
Swieten, Fages, nous pensons que, même
dans le doute, mieux vaut essayer que s'abstenir. Toutefois, nous mettrons pour condition de son administration, comme l'observe Quarin, que le malade boira, avant
d'avaler le mercure, et immédiatement après
l'avoir pris, ou du bouillon gras ou une
gorgée d'huile, cette boisson ayant été recommandée.

La dose à laquelle l'argent vif peut être
administré est généralement d'une demi-
livre d'abord, que l'on peut porter jusqu'à
trois livres. Ambroise Paré dit avoir guéri
plusieurs malades, en leur faisant prendre
simplement dans de l'eau commune cette
dernière et énorme quantité de mercure;
mais, comme l'a observé Bonnet, ce demi-
métal, donné avec une pareille profusion,
pouvant (entre plusieurs autres inconvénients
et à cause du froid qu'il porte essentiellement avec lui) éteindre la chaleur naturelle
du tube digestif, ou tout au moins la diminuer à l'excès, et produire la gangrène,
mieux vaut n'en pas donner, ou, si l'on veut
en user, imiter Henri Abhers, qui l'administrait à une dose bien modérée, ayant le
soin d'obvier à ses effets réfrigérants par
un lavement de vin de Crète, qu'on donnait
au malade aussitôt qu'il avait avalé le mercure. Enfin, Frédéric Hoffmann dit avoir
donné à un malade une livre et demie de mercure avec quelques onces d'huile d'amande
douce, lui faisant boire, suivant le procédé,
du bouillon gras. Cinq heures après l'administration de ce remède, le ventre s'ouvrit;
il s'écoula environ une livre du métal, et

les symptômes se modérèrent. Pendant les
quatorze jours suivants et au delà, toutes
les déjections alvines furent chargées d'une
portion du mercure, et les forces commen-
çaient à se rétablir, lorsque survint tout à
coup un tremblement de tous les membres,
et le malade fut impotent de ses mains
pendant plus d'un mois. Cet accident était-il
occasionné par le mercure ? on peut le supposer, et alors on est conduit à l'employer
avec beaucoup de ménagement. Mieux vaudrait même, et nous le préférons, employer
les huileux à l'intérieur et le froid à l'extérieur, car l'on a constaté, d'une part, que les
huileux, et par exemple l'huile fraîche de lin,
à la dose d'une cuillerée toutes les heures,
a produit souvent plus d'effets qu'un fort
drastique.

Mais si, au bout de quelques heures, cette
huile n'a déterminé aucune évacuation, on
donne alors, comme le conseille Hufeland,
un purgatif composé avec :

Pr.: de manne choisie, }
De tamarin,   } 1 once de chaque.
De sel amer,   }

F. bouillir dans douze onces d'eau de
fontaine, jusqu'à réduction de huit onces
Ajoutez sur la fin :
Feuilles de séné,   2 gros.
Mettez ensuite fondre dans la colature:
Extrait de jusquiame,   8 grains.
Et édulcorez avec du sirop simple, 1 once.
Dose : deux cuillerées à bouche toutes
les deux heures. On fait prendre ensuite une
cuillerée d'huile de lin.

Hufeland recommande en outre d'avoir
le soin d'administrer de temps en temps
la potion de Rivière, pour prévenir le vomissement. Cette potion ayant un mode particulier d'administration, nous allons le faire
connaître.

Pour administrer sa potion anti-émétique,
Rivière mettait vingt-quatre grains de carbonate de potasse (sel d'absinthe) dans une
cuiller, et en emplissait une autre de suc
de citron. Cela fait, le malade avalait instantanément le sel et l'acide, celui-ci le dernier,
afin que la combinaison chimique se fît
dans l'estomac.

C'est assurément un fort bon moyen d'arrêter le vomissement, et pourtant plusieurs
médecins ont imaginé d'ajouter de l'opium
a cette potion, et de la donner glacée, dans
le choléra; voici comment ils procédèrent.
Le sel, uni à un demi-grain d'opium
(8 gouttes de laudanum de Sydenham le remplacent), était délayé dans une cuillerée d'eau
glacée, que le malade avalait, buvant immédiatement après, une cuillerée à bouche de
suc de citron à la glace. Pour ma part, je
crois que ce dernier mode d'employer l'anti-
émétique serait préférable dans l'iléus nerveux, soit à cause de l'action sédative de
l'opium, soit aussi à cause de l'impression
du froid que la boisson glacée détermine.
Du reste, il y a longtemps que l'on a conseillé non-seulement l'eau très-froide par
petites gorgées, et même l'eau glacée, ou

de glaçons avalés de temps en temps, mais encore les lavements de même nature. Home conseillait l'aspersion de l'eau froide sur l'abdomen, sur les cuisses et sur les jambes nues, et dit avoir vu le ventre s'ouvrir à la suite de cet expédient. Des cataplasmes froids ou de la glace pilée, mis sur le ventre, peuvent produire le même effet.

Il est un motif puissant qui nous ferait recourir à ce moyen avant bien d'autres, et ce motif le voici. Pendant que Petit, un très-grand chirurgien de Lyon, faisait ses dispositions pour opérer un individu d'un étranglement herniaire qui donnait lieu aux accidents les plus graves, une bonne femme ayant dit tout haut à côté de l'opérateur : Si l'on vouloit me laisser faire, l'opération ne serait pas nécessaire. Petit, qui ne balançait pas à employer un remède de bonne femme, quand il ne lui paraissait pas dangereux pour le malade, et qui, en chirurgien consciencieux, ne voulait pas opérer quand même; Petit, dis-je, se retourna vers cette femme et lui dit : « Voyons, Madame, faites ce que vous savez, j'agirai après, s'il le faut. » La dame fit étendre le malheureux nu sur le pavé, et, prenant un seau d'eau froide, elle le lui versa sur le ventre. L'impression qu'il en ressentit fit rentrer la hernie. Or, comme nous avons établi qu'une hernie méconnue, ou cachée par pudeur par certains malades, non reconnue même par le médecin, peut déterminer l'iléus, nous estimons qu'il est bon, après avoir fait retirer toutes les personnes inutiles, de coucher le sujet dans un état de nudité presque complète sur le dos, et de l'asperger brusquement avec de l'eau très-froide. Mais revenons aux laxatifs.

Si les moyens précédemment conseillés ne réussissent pas, on donne d'heure en heure une cuillerée à soupe d'huile de ricin, ou une demi-goutte d'huile de *croton-tiglium* sur du sucre, ou dans une cuillerée d'eau glacée ; et si ces purgatifs sont inefficaces, on leur substitue enfin deux ou trois onces de fort vinaigre, quatre grains d'émétique, ou encore, et c'est un des drastiques les plus énergiques, la décoction d'une demi-once d'infusion de tabac. Son action narcotique sur le système nerveux en général est quelquefois si prononcée que le malade tombe en défaillance, mais cela importe peu, dit-on, puisque les déjections alvines ont lieu pendant la syncope.

Malgré cette affirmation nous préférons au tabac en décoction la douche ascendante, pratiquée à l'aide d'un clysoir long de trois ou quatre pieds, qu'on emplit d'eau chaude. Elle présente moins de danger, et est non moins utile. Nous en dirons autant des rubéfiants et dérivatifs cutanés (sinapismes, vésicatoires, ventouses sèches, frictions sur le bas-ventre avec de l'huile de *croton-tiglium*, demi-bains chauds, etc.), et de tout ce qui peut produire une prompte sédation ventrale.

Somme toute, rien ne doit être négligé, Barthez ayant guéri un *iléus* avec quelques sangsues appliqués à l'anus, des vésicatoires

volants sur l'épigastre, le camphre, l'assafœtida et le nitre à l'intérieur, tout doit être tenté; mais le point important c'est de bien saisir l'indication, et d'employer tels ou tel remèdes préférablement à tels autres.

MOIS, s. m., *menses*. — On se sert vulgairement de cette expression pour désigner l'évacuation menstruelle. *Voy.* Menstruation.

MOITEUR, s. f., *mador*. — On emploie ce mot pour désigner cette humidité légère qui se répand sur le corps dans les cas de syncope ou de défaillances, et aussi dans les maladies, avant que la transpiration s'établisse. C'est généralement un bon signe, dans les maladies aiguës, surtout lorsque la moiteur qui se manifeste, se maintient : elle annonce la détente générale, et il suffit quelquefois de donner une infusion chaude, pour qu'une sueur abondante se déclare.

MOLAIRE ou Meulière, adj., *molaris*, qui moud, qui broie, de *mola*, meule; nom donné aux grosses dents, situées à la partie postérieure des mâchoires.

MOLE, s. f., *mola*, de *moles*, masse. — C'est la dénomination qu'on a adoptée pour désigner une masse charnue de structure variée, qui se développe dans l'intérieur de la matrice, et donne lieu à tous les symptômes d'une véritable grossesse, sauf, s'entend, les battements du cœur du fœtus, qu'une mole ne produit pas. De là encore le nom de faux germes, qui a été donné à la mole, voulant indiquer par là qu'elle est le résultat d'une conception dont le développement n'a pas été régulier; aussi reconnaît-on par la dissection qu'elle se compose de chair, d'os, de cheveux, etc., toutes choses qui annoncent que le fœtus ne s'est point développé, ou, si l'on veut, que le produit de la conception a été détruit. D'après cela, il est facile de distinguer les moles des tumeurs hydratiques qui, elles aussi, peuvent se développer dans l'intérieur de l'utérus. Reste qu'en séjournant longtemps dans la cavité de la matrice, les moles peuvent déterminer des accidents fâcheux. C'est au praticien à les combattre suivant leur nature et leur gravité.

MONOGRAPHIE, s. f., *monographia*, de μόνος-γράφω, je décris un; je m'occupe de la description d'un seul objet. — On donne généralement le nom de monographie aux ouvrages descriptifs qui ne roulent que sur un seul organe, une seule fonction, une seule maladie : toutefois on peut l'étendre à une classe d'affections morbides, et, par exemple, on a la monographie des dermatoses.

MONOMANIE, s. f., *monomania*, de μόνος-μανία, folie une, sur un seul objet; délire exclusif, qui ne porte que sur une seule pensée, une idée unique prédominante ; le malade conservant toute sa raison et ses facultés, lorsque ses idées ne sont point dirigées sur le sujet qui trouble sa raison. *Voy.* Maladies mentales.

MONSTRE, s. m., ou Monstruosité, s. f., *monstrum;* vice de conformation ou changement contre nature, qu'éprouve le fœtus dans son développement, ou plusieurs fœtus dans les grossesses gémellaires.

Les auteurs admettent généralement trois espèces de monstres : 1° ceux qui naissent *incomplets ;* à cette classe on peut rattacher les monstres incomplets *non viables :* exemple, les acéphales, les hydrocéphales, etc., qui, quoique pouvant exister, les premiers, pendant quelques heures et des jours entiers ; les seconds, bien des années, sont néanmoins condamnés à mourir idiots, après avoir vécu de la vie des bêtes ; et les monstres incomplets *viables*, c'est-à-dire ceux à qui il ne manque qu'une partie ou plusieurs parties qui ne sont pas absolument nécessaires à l'existence : parmi ces derniers nous rangerons les monocles, ou n'ayant qu'un œil ; les unipèdes, ou n'ayant qu'un pied, etc.; 2° les monstres qui naissent avec *excès de parties :* et par exemple, deux têtes supportées par un seul tronc ; ou bien ceux qui résultent de l'adhérence de deux corps distincts entre eux, mais réunis par un lien quelconque, comme l'étaient les frères Siamois ; ou encore qui sont confondus dans un seul tronc pour deux têtes, deux bras distincts, etc., comme on l'a vu chez *Rita* et *Christina*, deux sœurs adhérentes n'ayant qu'un seul tronc, et que deux membres inférieurs pour toutes deux. 3° Enfin on a admis une troisième classe de monstres, dans laquelle on a compris les individus qui sont nés avec le cœur à droite, et le foie à gauche ; mais j'avoue que je n'appellerai par cette transposition d'organes, tout extraordinaire qu'elle soit, une monstruosité, attendu que j'ai vu, en 1837, à Paris, le cadavre d'une femme de trente-trois ans, ayant eu plusieurs enfants, parfaitement bien constituée, chez laquelle il y avait transposition complète de tous les organes de la poitrine et de l'abdomen : ce que nous avons du côté gauche était placé chez elle du côté droit, et *vice versa* ; cependant rien ne ressemblait moins à un monstre que cette femme.

Doit-on considérer comme une monstruosité les vices de conformation, tels que le bec-de-lièvre, l'imperforation d'une ouverture naturelle, etc. ? Nous ne le pensons pas, car, pour nous, la monstruosité ne consiste que dans l'absence ou la *surcharge* des parties qui doivent rendre le corps complet.

MORBIDE, adj., *morbidus*, de *morbus do*, je donne la maladie, et, par extension, qui tient à la maladie ; ainsi on dit une cause morbide, des phénomènes ou des symptômes morbides, etc.

MORBIFIQUE, adj., *morbificus*, de *morbus facio*, je fais la maladie, j'engendre la maladie ; se dit principalement des causes des maladies ; il est même plus approprié au mot *cause*, que l'expression morbide.

MORBILLEUSE, adj., *morbillosa*. — Il ne s'emploie que pour indiquer le caractère particulier de la fièvre d'incubation, de la rougeole (morbilli), qu'on nomme généralement *fièvre morbilleuse.*

MORDICANT, ante, adj.—On ne l'applique qu'à l'élévation de la température du corps, *calor mordicans*, qui a pour caractère spécial de déterminer aux doigts avec lesquels on explore la surface de la peau, une sensation de picotement désagréable, plus communément dénommée *chaleur âcre*. Elle s'accompagne ordinairement de sécheresse à la peau, et est rangée parmi les signes pathognomoniques de la fièvre putride, c'est-à-dire des états inflammatoire ou bilieux exagérés. *Voy.* Putridité.

MORELLE, s. f., *solanum*, genre de plantes de la famille des solanées, ainsi nommée parce qu'elles soulagent et calment la douleur. Cette dénomination leur vient de *solari*, soulager. —Deux espèces de ce genre de solanées (didynam. angiosp., L.) sont seules employées en médecine. Ce sont la morelle *noire*, dont les feuilles en décoction ont des propriétés calmantes, adoucissantes et même narcotiques, ce qui fait qu'on les utilise en cataplasmes ou pour des lotions, des injections ; 2° la *douce-amère, solanum dulcamara*, qui agit, spécialement administrée à l'intérieur, contre les dyscrasies ou cachexies morbides. C'est pourquoi elle est communément employée comme dépurative dans les maladies de la peau. *Voy.* Douce-amère.

MOROSE, adj., *morosus*. — Se dit d'un individu qui est morne, triste, chagrin

MORT, s. f., *mors*, θάνατος, cessation absolue et sans retour de toutes les fonctions vitales. — S'il est des circonstances dans la vie qui nous montrent les hommes véritablement égaux sur la terre, c'est sans contredit d'être tous sujets aux lois de l'organisation, c'est-à-dire, naître, vivre, souffrir et mourir !

A la vérité, la vie sera plus ou moins agitée, et les jouissances qu'elle procure seront plus ou moins vives et variées, les souffrances qui l'accompagnent plus ou moins dures à supporter, selon qu'on aura aussi plus ou moins de résignation à les endurer, ou qu'on aura été plus délicatement élevé ; mais, en définitive, l'opulent qui étale son luxe, ses richesses, et le malheureux qui cache sa misère et rougit des haillons qui couvrent sa nudité, quoique n'ayant point eu la même existence, auront néanmoins la même fin : ils vivent, ils cesseront de vivre ! La mort est donc l'écueil inévitable contre lequel viennent se briser toutes les existences ; c'est elle qui nous nivelle tous : frappant en aveugle, elle n'épargne personne, et semble nous avertir chaque jour que, quelle que soit la distance qui nous sépare par l'inégalité des rangs et de la fortune, nous sommes néanmoins tous égaux sur la terre, puisque son bras peut également nous atteindre.

Mais plus rapides sont les coups de la mort et plus nous devons nous en défier : nous en défier d'abord pour nous-mêmes, qui, exposés tous les jours, à toute heure, à comparaître devant notre juge suprême, devons conserver notre âme dans cet état de quiétude que donne une conscience sans reproche, et qui nous fait moins redouter la sentence que le Dieu de miséricorde portera

sur nos pensées et nos actions les plus secrètes : nous en défier pour autrui, car rien
n'est plus difficile à distinguer que la mort
apparente de la mort réelle, le seul signe caractéristique de cette dernière étant la putréfaction de notre corps glacé. Aussi combien
n'a-t-on pas eu à déplorer cette précipitation
avec laquelle on inhumait autrefois les personnes frappées de mort subite ! Que de victimes qui se sont réveillées dans la nuit du
tombeau, pour s'y voir enfermées vivantes
et y mourir de mille morts ! Et dire que de
temps en temps, malgré tant d'exemples, les
journaux en enregistrent encore de nouveaux dans leurs colonnes ! Sans doute,
dans les grandes localités où l'autorité veille,
avec une vigilance toute paternelle, à ce que
de pareils malheurs ne se renouvellent pas,
chacun peut avoir la confiance que ce parent,
cet ami, dont on fait les funérailles, n'est
réellement qu'un cadavre à qui on va dire un
dernier adieu, et dont on fait bénir la dépouille mortelle, pendant qu'on prie pour
son âme, qui, dégagée de ses liens terrestres,
plane déjà radieuse dans l'immensité des
cieux ; mais, dans nos petits villages, dans
les chaumières, chez le pauvre qui n'a pas
de lieu séparé où le mort puisse être déposé
avant que la cloche ne l'appelle à l'église,
que de fois on trompe le magistrat sur
l'heure véritable à laquelle l'individu a rendu
le dernier soupir, afin d'être plus tôt délivré
de ce corps *inutile*, et qui est devenu pour
la famille un *véritable embarras!*

Déjà on a paré, en partie, à ces inconvénients en prolongeant jusqu'à quarante-huit
heures l'inhumation de la personne frappée
subitement par la mort : eh bien ! ce n'est
pas encore assez, et nous voudrions que
MM. les curés eussent le droit de se refuser
à faire l'enlèvement du corps jusqu'à ce qu'il
fût constaté par eux-mêmes qu'il commence
à se putréfier ; jusque-là, il est à craindre
que ce soit un corps vivant de plus qu'on voue
volontairement à une mort inévitable. Je
sais que cela peut devenir un motif de luttes
pénibles à soutenir entre le pasteur et ses
paroissiens ; mais combien d'autres luttes ne
soutient-il pas pour rester fidèle aux *règles*
de l'Eglise ! et puis, qui l'assure que dans
ce corps, pour lequel il va renouveler le sa-
crifice sanglant et rémunérateur, ou réciter
les prières des morts, il n'existe pas encore
une âme qu'il peut sauver et qu'il abandonne
à sa destinée ?

Il y aurait, ce me semble, un moyen de
concilier tout à la fois les lois de la ten-
dresse et des bienséances pour la famille, la
responsabilité des magistrats et la tranquillité des pasteurs : ce serait d'instituer des
confréries chargées du soin de veiller sur
les individus qui meurent au milieu de la
santé la plus parfaite. Voici ce qui nous fait
attirer l'attention de chacun sur cette con-
grégation toute fraternelle.

Nous trouvant à Florence (duché de Tos-
cane) le 24 décembre 1840, nous fûmes frappé
d'un spectacle qui nous impressionna vivement. Il consistait en une double file d'individus, marchant parallèlement deux à deux,
portant un chapeau noir à larges ailes (chapeau des pleureurs), de grands manteaux
noirs, de gros souliers, des guêtres noires
jusqu'au-dessus des genoux, de larges cu-
lottes noires, et masqués. Chacun d'eux avait
à la main un bâton résineux, brûlant par le
bout supérieur, et au milieu de la file était
un corps inanimé, placé sur un brancard,
que quatre *frères* portaient sur leurs épaules. M'étant informé pourquoi cet enterre-
ment à pareille heure (dix heures du soir)?
on me répondit: Ce n'est pas un enterre-
ment, c'est un individu qui vient de mourir de mort subite, et que les *frères de la
Mort* sont allés prendre pour le transporter
dans un local où rien ne sera épargné pour
le rappeler à la vie. Allez, c'est une bien
belle institution que celle des *frères de la
Mort!* elle se compose de gens appartenant
aux premières familles de la cité, gens qui
peuvent disposer, en grande partie, de leur
temps, et qui vont le consacrer à ranimer ce
mort. Il aura constamment auprès de lui deux
frères, relevés par d'autres frères; car le
service est de deux heures, et tout le temps
qu'ils y resteront sera employé à remplir les
prescriptions que le docteur de la confrérie
aura faites. Si l'individu n'est pas tout à fait
mort, et qu'on soit assez heureux pour le
ranimer, on le soignera jusqu'à ce qu'il
puisse être transporté chez lui; sinon, dès
qu'il commencera *à se putréfier*, on le portera à l'église, après en avoir prévenu la famille.

Je suivis les *frères de la mort*, et, quoiqu'il soit défendu aux intrus d'entrer dans
le local destiné aux morts, dont on veut constater la fin réelle, je ne me rappelle pas trop
comment je m'y pris, mais je me trouvai
dans un local spacieux, dont la température
était modérée. Un lit fort haut était au milieu
de l'appartement ; l'individu fut déposé sur
ce lit, et, pendant qu'on s'occupait à le dépouiller de ses vêtements, je fus reconnu, et
on me pria poliment de me retirer, l'accès
de ce lieu étant interdit à la famille même
de la personne dont on s'occupait avec un
zèle, un empressement, une bienveillance,
des attentions délicates dont je fus pénétré.
Voilà ce que je voudrais voir instituer dans
les campagnes, c'est-à-dire qu'on pourrait,
soit à la mairie, soit au presbytère, avoir une
pièce qui serait consacrée à l'usage pieux et
philanthropique dont il vient d'être parlé, et
où chacun, à tour de rôle, irait agir et prier ;
car on ne cherche pas seulement à rappeler
à la vie le corps inanimé, on prie aussi pour
son âme.

Maintenant que nous avons dit que la pu-
tréfation était le seul signe de mort réelle,
est-il besoin d'indiquer ceux qui se remarquent dans les cas de mort apparente? Nous
ne le pensons pas, car c'est, ce nous semble,
chose inutile, nous bornant à répéter : Voulez-
vous n'avoir pas à redouter d'avoir enterré
une personne vivante, attendez que son
corps tombe en pourriture avant de le confier à la terre.

Encore un exemple qui prouve combien on doit veiller avec soin aux derniers moments d'un mourant, et ne l'abandonner qu'alors que sa mort est bien constatée.

Il y a vingt ans environ, donnant des soins à la fille de Joseph Salis, boucher, jeune enfant de trois ans, je déclarai à la mère que, vu la gravité du cas et les symptômes d'une mort prochaine, je ne devais pas hésiter à lui faire connaître les dangers que son enfant courait, et la préparer à l'idée de la perdre bientôt, peut-être même dans la journée. Cela dit, je partis; il était huit heures du matin.

Vers les onze heures, traversant le village pour aller à une de mes terres, je vis la porte de la boutique fermée; je l'ouvre, j'entre, je m'informe; on me dit que la petite fille vient de rendre le dernier soupir. Je croyais bien à une mort prochaine, mais il n'était pas dans ma pensée qu'elle dût arriver sitôt. Je demande à voir l'enfant : j'entre dans la chambre, je vais au berceau, je ne vois rien; on avait jeté le linceul sur la figure de la morte. Dominé toujours par la même pensée, je découvre l'enfant; elle avait tous les signes de la mort empreints sur ses traits, son corps était glacé, son haleine ne ternissait point le miroir; bref, on pouvait croire qu'elle n'était plus, et pourtant je me répétais : Elle ne devait pas mourir ce matin. Avec cette persuasion, j'applique de larges sinapismes aux cuisses, deux vésicatoires aux bras, et j'essaye de faire avaler un peu de vin sucré à l'enfant, pendant qu'on la frictionne avec une brosse sur différentes parties du corps; bientôt la première cuillerée de vin est avalée; j'en donne deux, trois; on redouble les frictions....... L'enfant est aujourd'hui une grande et belle fille de vingt-trois ans !

MORTIFICATION, s. f., *mortificatio*, se dit, en chirurgie, des parties frappées de mort. Ainsi la *gangrène* est une mortification des parties charnues; la *nécrose*, la mortification d'un os, etc.

MOTILITÉ, s. f., *motilitas*, de *motus*, mouvement : faculté de se mouvoir. — Ce mot est synonyme de contractilité.

MOUCHETURE, s. f. *Voy.* Scarification.

MOUSSE DE CORSE, s. f., *Helminthocorton.* — C'est une plante marine (*fucus helminthocorton* des botanistes), qui dépend, comme l'on sait, de la nature des algues, et se recueille sur les rochers qui bordent l'île de Corse, sur les côtes de la Sardaigne, etc.

Ce végétal cryptogame est composé d'une multitude de fibres tenaces, formant de petits faisceaux en forme de mousse, d'un roux tirant sur le fauve; ces faisceaux se composent d'une innombrable quantité de petits ramuscules horizontaux à leur base, en alène à leur partie supérieure, bifides ou trifides à leur sommet, offrant des nodosités à l'endroit où ils s'écartent.

D'un goût salé très-prononcé, d'une odeur d'eau de mer très-forte, quand elle est mouillée, la mousse de Corse, quoique n'existant jamais pure, jouit de propriétés anthelminthiques très-prononcées, les algues marines auxquelles elle est mêlée ayant les mêmes propriétés : aussi, son usage, comme vermifuge, remonte-t-il à une haute antiquité, suivant les uns, ou seulement à l'année 1775, époque à laquelle Stanopoli aurait fait connaître les heureux effets de l'administration de ce fucus pour la destruction des vers intestinaux.

Quoi qu'il en soit, il suffit qu'elle agisse efficacement, pour que nous disions comment on l'administre et à quelles doses on doit la donner.

Généralement je l'ai fait prendre en décoction, dans l'eau mêlée avec du lait, à la dose de quinze grammes pour cent quatre-vingts grammes d'eau, blanchie avec du lait bien sucré; les enfants boivent cela avec plaisir, croyant, pour la plupart, prendre du café au lait. On en fait aussi une gelée avec la cassonnade et le vin rouge, que l'enfant mange sans dégoût, et qu'on lui donne à la dose de deux ou trois cuillerées à bouche, chaque jour. Voici la formule de cette gelée.

Mousse de Corse,	4 livres.
Vin rouge,	12 pintes.
Cassonnade blanche,	24 livres.

Mettez la mousse dans une bassine, versez par-dessus le vin rouge, laissez infuser vingt-quatre heures, faites bouillir, passez, remettez sur le feu après avoir ajouté la cassonnade, clarifiez et passez de nouveau, faites ensuite réduire jusqu'à 25 livres environ, essayez-la en la mettant un peu refroidir.

Dose : trois cuillerées par jour, chacune une heure avant chaque repas; on continue pendant trois ou quatre jours.

MOUTARDE, *sinapis nigra* et *alba*, plante de la famille des crucifères, de la tétradynamie siliqueuse. — Ces graines seules sont employées, soit à l'intérieur comme stimulantes, soit extérieurement pour déterminer de la rubéfaction. Ayant dit, à l'article Sinapisme, comment la moutarde peut être appliquée au traitement des maladies, nous n'avons plus qu'à parler de son administration par les voies gastriques.

C'est la moutarde blanche que l'on prescrit généralement pour l'usage interne. A la dose d'une demi-once à une once, elle purge convenablement; ce que Cullen avait déjà constaté, car il la donnait comme laxative. Pour qu'elle agisse ainsi, il est inutile de la concasser, et il suffit que le malade en avale les graines, le matin à jeun, ou le soir en se mettant au lit, pour qu'elle produise l'effet désiré. Du reste, on peut la prendre sans inconvénient au commencement du repas, et l'on obtient encore des évacuations sans coliques.

En outre de cette propriété, les graines de moutarde blanche peuvent être conseillées avec avantage dans les dyspepsies occasionnées par la faiblesse de l'estomac. Ainsi, en la faisant prendre à madame de S..., à la dose d'une cuillerée à soupe, immédiatement avant le déjeuner et le dîner, ses digestions sont devenues plus faciles, et l'appétit s'est ranimé. Du reste, nul doute que, comme tous les stimulants, la graine de moutarde blanche produit une excitation avantageuse des voies gastriques, alors surtout que des mucosités tapissent les parois de l'estomac. Par ces mêmes motifs, il faudrait se garder de prescrire la moutarde aux gens qui ont ce viscère irritable, et surtout lorsqu'il est légèrement phlogosé.

En dehors de ses effets thérapeutiques, la moutarde est généralement employée sur nos tables comme condiment : elle ne saurait convenir, comme la graine, qu'aux estomacs paresseux, exempts d'irritation, à moins que l'irritation ne se complique d'atonie ; car, du moment où une partie, n'importe laquelle, est réellement faible, il n'y a nul inconvénient à la stimuler. En conséquence, les moutardes préparées que nous mangeons ne méritent ni les éloges exagérés de certains gastronomes, qui s'en servent pour *aiguiser* leur appétit, ni la réprobation dont les frappent quelques personnes pusillanimes et méthodiques, qui craindraient d'être malades si elles mangeaient une bouchée de plus que de coutume.

MOXA, s. m., mot emprunté à la langue chinoise, par lequel les Chinois et les Japonais désignent un tissu cotonneux, qu'on obtient, en Chine et au Japon, en brisant les feuilles desséchées de l'*artemisia chinensis*. Ces peuples emploient ce tissu cardé, auquel ils donnent la forme d'un cône, pour le brûler après l'avoir appliqué sur la peau qu'ils veulent cautériser : par extension, les chirurgiens appellent *moxa* l'escarre légère que la combustion du duvet des feuilles d'armoise peut produire.

Nous avons dit feuilles d'armoise, nous eussions été plus précis en disant escarre produite par la combustion d'une substance inflammable : la mèche des canonniers, la moelle de tournesol, le lin, le chanvre, le camphre, le phosphore, la poudre à canon, ayant été tour à tour employés.

Parmi les procédés usités, il en est deux surtout sur lesquels nous nous arrêterons : le premier, ou le *procédé ordinaire*, consiste à envelopper du coton cardé avec une bande de toile qu'on arrête par une couture, de manière à avoir un cylindre de 18 à 27 millimètres au moins, et qu'on peut grossir jusqu'à 45 millimètres (le coton ne doit être ni trop ni trop peu comprimé) ; cela fait, on divise avec un rasoir ce cylindre en plusieurs fragments de 18 à 20 millimètres d'épaisseur, qu'on tient entre deux pinces ordinaires ou dans un morceau de carton percé d'un trou (Baron Boyer), et on allume ce cylindre par une de ses extrémités, l'autre étant appliquée sur la peau, préalablement mouillée de salive. On active le feu, en soufflant avec un soufflet, ou à l'aide d'un tube : mais on doit beaucoup ménager et diriger la ventilation, pour que la combustion ne soit pas plus rapide dans un point que dans l'autre.

A l'Hôtel-Dieu, on fait macérer d'abord le coton dans une forte dissolution de nitrate de potasse, selon que le conseille Percy ; par

ce moyen, il brûle tout seul, et l'effet en est aussi constant. Le *procédé de Reynaud*, qui porte le nom de moxa *tempéré*, consiste à placer, entre les cylindres et la partie sur laquelle on les applique, une pièce de drap épais, humide : leur effet est à peu près pareil à celui du vésicatoire à l'eau bouillante.

MUGUET. — C'est le nom qu'on a donné aux aphthes des enfants. *Voy.* Aphthe.

MUQUEUX adj., que l'on applique, soit à la désignation du tempérament lymphatique ou avec prédominance de la sérosité dans le sang, soit à un élément de maladies, dans lequel on remarque également une surabondance du phlegme ou de la sécrétion des muqueuses en général.

Le *tempérament muqueux* des physiologistes est caractérisé par l'indolence, la faiblesse et la timidité du sujet, qui n'ose rien entreprendre, parce qu'entraîné par un penchant insurmontable à la paresse, tous les travaux de l'esprit lui répugnent, tous les exercices corporels le rebutent. Ses chairs molles, son teint pâle et décoloré, ses cheveux blonds ou cendrés, son front large, découvert, uni et dont la peau est garnie de beaucoup de tissu cellulaire ; ses sourcils arqués, déliés et écartés l'un de l'autre, son pouls faible et lent, ses formes arrondies et sans expression, diffèrent des formes douces, quoique bien exprimées, des chairs consistantes, etc., qui sont l'apanage du Tempérament sanguin (*Voy.* ces mots). Ils diffèrent aussi des chairs fermes, des muscles prononcés, de la couleur foncée de la peau et des cheveux, etc., des personnes bilieuses (*Voy.* Tempérament bilieux) : de là une distinction importante entre ces divers tempéraments, distinction d'autant plus nécessaire en médecine pratique, qu'elle explique pourquoi, dans les épidémies, la maladie est plus fortement dessinée, plus intense chez tel ou tel individu que chez tels autres, et les modifications qu'il a fallu ou qu'il faut faire subir au traitement, suivant les *individualités* morbides, c'est-à-dire suivant les tempéraments et les idiosyncrasies. Quoi qu'il en soit, il est facile de comprendre que si les individus d'un tempérament sanguin ou bilieux peuvent par une habitation prolongée et habituelle dans des lieux bas, humides, marécageux et privés des rayons du soleil, surtout pendant un automne froid et humide, et alors qu'ils n'ont pour se nourrir que des aliments peu nutritifs, indigestes et grossiers, pour se désaltérer que l'eau des puits ou des citernes, et que néanmoins ils épuisent leurs forces par des exercices pénibles, des veilles prolongées ou les plaisirs de l'amour ; si, dis-je, ces individus, par suite d'un changement brusque ou des intempéries de la constitution atmosphérique, par un écart de régime ou toute autre cause, tombent malades, la maladie dont ils seront atteints présentera tous les caractères des maladies dites muqueuses par les nosologistes ; à plus forte raison les maladies se montreront-elles très-fortement prononcées chez les individus doués d'un tempérament muqueux. C'est pourquoi nous avons cru devoir former de l'état muqueux morbide, un élément de maladie.

Muqueux (élément). Ce qui le constitue ce sont : des lassitudes générales, une douleur gravative, ou un sentiment d'endolorissement et de pesanteur, que le malade éprouve aux membres et au tronc; sa conception est lente et difficile; sa respiration, tantôt à l'état normal et tantôt, au contraire, courte, sonore, pénible, et même intermittente : la toux est sèche ou amène des crachats muqueux; sa salive est visqueuse et gluante; sa sueur grasse et acide ; ses yeux couverts de larmes froides, et aux approches de la mort, ils sont comme noyés dans les larmes, *et quasi media in morte natantes.* Le pouls est naturel ou fréquent; il a peu ou point de soif, la bouche pâteuse et fade, farineuse et nauséabonde, la langue recouverte d'un enduit blanchâtre et glutineux : on y remarque des aphthes qu'on découvre également disséminés çà et là dans la bouche. Le sujet éprouve en outre du malaise et de la pesanteur à l'estomac, des éructations fréquentes, inodores, de la tuméfaction au bas-ventre après les repas, et lors même que les aliments ont été pris avec goût et plaisir : un afflux de mucosités vers la gorge, des nausées, des vomissements de matières blanchâtres plus ou moins consistantes, mêlées d'un fluide visqueux, liquide, et d'une saveur insupportable, ou semblables à du frai de grenouille, insipides, acides ou amères. Il s'y trouve souvent mêlés des vers de toute espèce, vivants ou morts. L'urine est blanche et dépose un sédiment muqueux et grisâtre; souvent elle se montre laiteuse (Hoffmann, Vandenbosch, Double, etc.), et à peine elle est tombée dans le vase, qu'elle devient trouble, écumeuse, blanchâtre ou muqueuse; elle exhale une odeur acide particulière; enfin des douleurs aux hypocondres, du dévoiement, etc., complètent le tableau.

Indépendamment de ces symptômes généraux et caractéristiques de l'élément muqueux on observe aussi quelquefois, comme dans les autres éléments, des épiphénomènes, qui ne changent rien par leur présence à la nature de la maladie, et par conséquent à l'indication thérapeutique qu'elle réclame, mais qui cependant méritent d'être signalés soit à cause de cette particularité de diagnostic et de pronostic, soit aussi à cause de quelques autres, qu'il est bon de connaître, et par exemple : Rœderer et Wagler, dans l'épidémie muqueuse de Gottingue, ont remarqué : 1° Des éruptions indéterminées, qui se montraient fort fréquemment, quelquefois au préjudice et quelquefois à l'avantage des malades; 2° des bubons, dont la signification était soumise aux conditions morbides générales; 3° des collections purulentes dans diverses parties du corps, notamment dans l'intérieur des oreilles ; 4° des véritables furoncles se manifestant aux époques de coction et dans les temps critiques; 5° des ulcérations à la peau, qui sont assez fréquemment salutaires; il se forme aussi

communément de légères ulcérations dans l'intérieur de la bouche, et celles-ci, qu'il ne faut pas confondre avec les aphthes, sont le plus ordinairement symptomatiques, quoique pouvant constituer parfois des crises partielles de la maladie; 6° enfin, la gangrène, qui est presque toujours mortelle.

L'élément muqueux est gastrique ou intestinal et se présente à l'observateur, sous la forme que nous en avons indiquée, par le groupe de symptômes appelés symptômes généraux. Mais attendu que, par suite de modifications individuelles qui tiennent au tempérament, à l'âge, au sexe, etc., des individus, il peut se faire qu'une légère réaction fébrile éclate, ou qu'un état réellement inflammatoire se manifeste, il s'ensuivra nécessairement qu'on aura des indications diverses à remplir (*Voy.* FIÈVRES MUQUEUSES). De même, il n'est pas rare que l'état muqueux s'associe à l'état ataxique, à l'état adynamique; qu'il soit compliqué par l'état vermineux. Quand il en est ainsi, ce n'est plus alors une affection simple, mais bien une maladie composée qu'il faut guérir en attaquant toujours l'élément prédominant. (*Voy.* ADYNAMIE, ATAXIE, VERS.)

Quelles indications faut-il remplir pour combattre l'élément muqueux? S'il y a embarras gastrique, les vomitifs. Et comme des mucosités engouent ou tapissent habituellement la surface interne de l'estomac, nonseulement l'émétique doit être préféré à l'ipécacuanha, parce qu'il est plus actif et plus sûr, mais encore il convient de le répéter une ou deux fois, ce qui est sans danger puisque la muqueuse gastrique n'a aucune tendance à s'enflammer.

Pour le même motif, dans l'embarras muqueux intestinal, on choisira, parmi les purgatifs, les salins, qui, plus solubles et pénétrant à travers les mucosités, vont à leur tour plus sûrement stimuler les intestins et augmenter et précipiter leurs mouvements péristaltiques. Ce n'est pas tout : attendu que les membranes muqueuses généralement relâchées sont extraordinairement disposées à l'exhalation continuelle de mucosités, il devient nécessaire de fortifier la fibre par des amers et des toniques, et de resserrer les orifices des exhalants, ce qui devient facile quand le tube gastro-intestinal a été suffisamment nettoyé. Enfin, vu la disposition de l'organisme malade à la formation des abcès, des ulcérations, etc., mieux vaut en prévenir le développement à l'intérieur, par des vésicatoires appliqués de bonne heure, que d'attendre qu'ils se soient formés, pour en entreprendre la guérison; elle n'est pas facile, au contraire.

MURIATE. *Voy.* HYDROCHLORATE.

MURIATIQUE (ACIDE). *Voy.* HYDROCHLORIQUE (*Acide*).

MUSC, s. m., *moschus;* substance que l'on trouve dans une poche située vers l'anus du *moschus, moschiferus,* L., animal de l'ordre des chevrotins, famille des ruminants

Cette substance, que le mâle porte dans

un follicule volumineux placé sous le ventre, et dont le canal excréteur vient s'ouvrir au-devant du prépuce, est très-odorante, d'une grande volatilité, demi-fluide, d'un rouge brun, qui ne ressemble pas mal, au premier aspect, à du sang coagulé et corrompu; sa saveur est amère.

Nous ne ferons pas l'histoire du musc, dont les Grecs et les Arabes paraissent n'avoir pas connu les propriétés, puisqu'on lit partout qu'Aétius est le premier qui en a parlé, fait que nous admettons, n'ayant aucun intérêt à savoir si on a dit vrai; nous ne dirons pas non plus que le *moschus moschiferus* habite le Thibet, la grande Tartarie, la Chine, et que les Patans, sujets ou tributaires du grand Mogol, vont chercher le musc à Boutan pour de là le distribuer dans toute l'Inde : nous ne parlerons pas do sa cherté qui fait que, malgré les avantages réels dont il jouit, on ne l'emploie guère en médecine; pour nous arrêter à ses propriétés physiologiques et thérapeutiques.

D'après les expériences qu'ont faites sur eux-mêmes MM. Trousseau et Pidoux avec du musc d'une très-grande pureté, venu de Tonkin le plus vierge qu'il fût possible de l'obtenir, les effets directs qu'ils ont ressentis en dehors de l'odeur fortement *musquée*, qui ne ressemble à aucune autre odeur, sont : un léger sentiment de chaleur à l'épigastre et bientôt dans tout l'abdomen, sans coliques ni dévoiement, sans la plus faible nausée, puis bientôt une sensation insolite de faim, un besoin réel de manger.

Après deux ou trois heures, un mal de tête s'est fait sentir, occupant surtout les tempes et l'occiput, mal de tête plutôt névralgique que résultat d'une congestion sanguine ; car le système circulatoire est resté très-calme ; puis quelques vertiges, et enfin, un peu plus tard, une vive excitation des organes génitaux. Nous n'avons éprouvé, disent-ils, ni sommeil, ni sueurs, ni rien de plus, si ce n'est que nos excrétions ont exhalé une faible odeur de musc.

Le prix exorbitant auquel on vend le musc (jusqu'à 160 francs l'once) est cause qu'on n'a pas un bien grand nombre d'observations qui établissent incontestablement ses propriétés thérapeutiques dans telles ou telles maladies. Cependant ses effets anti-spasmodiques ont été assez bien constatés dans les maladies nerveuses non fébriles, dans l'hystérie, par exemple, pour que nous n'hésitions pas à le conseiller contre les accidents hystériques. Nous nous fondons, soit sur le fait rapporté par Pringle, d'un cas d'hystérie compliquée d'asthme, qui céda à l'action du musc; soit sur celui de Forestus, qui fit cesser un paroxysme hysté-rique en frictionnant la vulve avec un liniment composé d'huile de lin, de musc et de safran; soit encore sur les observations d'hypocondrie, sœur jumelle de l'hystérie, guéries par l'administration de ce médica-ment.

Mais ce n'est pas seulement contre les affections hystériques et hypocondriaques que le musc s'est montré efficace, il a été si utile, si énergique dans les convulsions qui sont la suite de la rétropulsion de la miliaire, que Quarin n'a pas craint d'avancer qu'on trouverait difficilement, dans ces sortes de cas, un remède plus puissant que le musc, remède qui selon Huxham porte à la peau sans exciter une grande chaleur. Il est certain, ajoute-t-il, qu'aucun moyen n'est plus propre à procurer des sueurs égales, douces et bienfaisantes, qui sont bientôt suivies d'un sommeil tranquille.

Il paraîtrait aussi que toutes les fois qu'une attaque de goutte est troublée par une faiblesse radicale de la constitution et par des mouvements spasmodiques, doulou-reux des fibres musculaires, ou des autres parties que parcourt l'humeur de la goutte, un demi-dragme de musc administré toutes les six heures, serait très-efficace. Dans ces cas, le docteur Williams a remarqué que ce médicament relève le pouls, calme les soubresauts des tendons et les spasmes fibrillaires et autres sans causer ni forte chaleur, ni agitation : il serait donc, dit Barthez, aussi anodin que l'opium sans en avoir les inconvénients. Chose certaine, toutes les fois qu'on aura à redouter une congestion cérébrale, le musc devra être préféré; son excitation de l'encéphale n'étant rien en comparaison de celle que l'opium détermine.

Enfin le docteur *** a guéri l'atonie du membre viril par l'usage du musc donné intérieurement à un vieillard presque octo-génaire; Frank en conseillait l'usage dans la suppression d'exanthèmes ou de la transpiration chez les jeunes gens, et les femmes douées d'une vive sensibilité; les médecins et les chirurgiens en recommandent l'emploi dans le tétanos traumatique, etc.; et MM. Trousseau et Pidoux, tout en lui contestant, dans la plupart des cas, les avantages que nous avons signalés, affirment néanmoins que dans les maladies inflammatoires en général, et les pneumonies en particulier, lorsque le délire se montre avec les symptômes d'une susceptibilité nerveuse, le musc est un des moyens qui en triomphent le plus rapidement.

Mode d'administration. Le musc se donne de bien des manières. Cullen, qui lui attribuait des propriétés d'autant plus énergiques qu'il est plus odorant, recommande de le donner en substance et pense que la dose de deux à quatre grains qu'on donne communément comme dose ordinaire, peut être forcée jusqu'à vingt-cinq et trente grains; les médecins russes et allemands la portent jusqu'à un gros en vingt-quatre heures. Fuller le donnait en julep à la même dose; d'autres en forment une teinture connue en pharmacie sous le nom de teinture de Paracelse, teinture de Quercetan, etc., qui se donnent à la dose de cinq à douze gouttes. Mais sous quelque forme qu'on l'administre, il faudrait avant de l'employer savoir si l'odeur du musc peut être supportée par le malade, certaines personnes, des femmes mêmes, lorsqu'elles se trouvent dans un lieu fermé dans lequel s'exhale une forte odeur de musc, éprouvant immédiatement des syncopes et d'autres accidents fâcheux. On conçoit que chez ces personnes, il faudrait choisir parmi les antispasmodiques, celui qui se rapproche le plus du musc par ses effets thérapeutiques, et lui donner la préférence.

MUSCLE, s. m., *musculus*, de μυών, dérivé de μῦς, rat. — On donne ce nom à un organe charnu, rouge, mou, composé d'un assemblage de fibres plus ou moins parallèles entre elles, irritables, contractiles, ordinairement tendineuses ou aponévrotiques à leurs extrémités, et s'implantant aux os qu'elles meuvent en totalité ou en partie.

Les muscles sont susceptibles de plusieurs divisions, et d'abord selon qu'ils sont soumis ou non à la volonté; de là les muscles dits muscles de la vie animale, ou muscles *volontaires*, et les muscles hors l'empire de la volonté ou muscles de la vie organique, muscles *involontaires*. Ensuite on a distingué les muscles en trois ordres bien distincts, qui diffèrent essentiellement par le lieu qu'ils occupent, par leur structure, et surtout par leurs usages. Ainsi, au :

1er ORDRE, ou *muscles à grands mouvements de flexion, d'extension ou de rotation*, se rattachent les muscles des membres, ou locomoteurs par excellence, dont la forme allongée, quoique différente pour la plupart d'entre eux, favorise singulièrement les usages; au :

2e ORDRE, ou *muscles du tronc à mouvements bornés, concentrés*, se groupent ceux dont la largeur est le principal caractère, e : égard surtout à leur peu d'épaisseur : ceux-ci, on pourrait les appeler résistants, à cause des efforts qu'ils font pour résister au déplacement, et maintenir l'équilibre continuellement rompu par le déplacement des membres inférieurs, et ramener constamment la ligne de gravité du corps dans le centre. Enfin, au :

3e ORDRE, ou *muscles à expression, cutanés, à mouvements très-variés*, semblent se réunir plus particulièrement les muscles de la face, des sens, des organes de la déglutition. Or, si l'on examine les muscles de ces trois ordres, le muscle, en général, étant formé de faisceaux, les faisceaux de fibres, et les fibres de filaments, on verra, par cet examen, que les muscles appartenant au premier ordre ont une structure analogue, c'est-à-dire qu'ils sont composés en grande partie de fibres rouges, ordinairement terminées par une portion allongée, blanche, appelée tendon ; que les muscles rangés dans le deuxième ordre, composés aussi de fibres rouges, contractiles, sont remarquables en ce que, dans plusieurs muscles, la partie blanche l'emporte, qu'elle est épanouie sous

forme d'une toile mince, qui, n'étant pas susceptible de contraction, ôte à la partie contractile la faculté d'agir sur des surfaces qu'il eût été inutile et même nuisible de mettre en mouvement; tandis que dans le troisième ordre, les muscles, en général peu volumineux, sont néanmoins tout muscle, ce qui était nécessaire à la variété et à la promptitude de leurs mouvements ; aussi leur caractère spécial est-il de se perdre à la peau, où la plupart adhèrent de toutes parts : ici point de tendon, point d'aponévrose, point de figure déterminée et semblable pour tous, tant la nature a été prévoyante jusque dans les moindres détails de notre organisation. Ainsi, muscles allongés et tendineux, pour la locomotion et les services divers que les bras peuvent nous rendre; muscles larges et résistants, pour empêcher que le tronc perde son centre de gravité dans les exercices divers auxquels nous nous livrons, et prévenir les chutes et autres accidents qui sont la suite de la perte d'équilibre du corps; muscles petits et variés, mobiles comme la pensée, afin que la face, nos sens, nos organes se prêtent avec une merveilleuse facilité à exprimer ou à trahir nos sensations, à donner plus d'expression à notre physionomie, plus d'activité et de rectitude à nos organes sensoriaux, plus de flexibilité à la voix, etc. Tout a donc été prévu, calculé par la sagesse suprême : nous n'avons qu'à nous incliner avec amour et reconnaissance devant la puissance du Créateur, qui nous a rendus si parfaits, et à admirer les mystères de la création, dont lui seul connaît les secrets.

MUSEAU DE TANCHE, *os tincæ*. — La plupart des anatomistes appellent encore ainsi l'orifice de la matrice, qui leur a paru avoir quelque ressemblance avec la bouche du poisson nommé *tanche*.

MUSIQUE, s. f., *musica*, de μουσική, qui dérive de μοῦσα, muse. — C'est l'art de produire des sons harmonieux et cadencés qui nous émeuvent et nous impressionnent de manière à agir tout à la fois sur le moral et le physique.

Si nous avions à faire l'histoire des effets physiologiques de la musique sur le corps humain, nous remonterions à cette époque où les arts florissaient dans la Grèce, et où les législateurs avaient tellement compris l'influence de l'art musical sur les masses en général et les individus en particulier, qu'il était défendu, sous les peines les plus graves, de rien changer à son rhythme, le genre adopté étant en harmonie avec les institutions et les mœurs du pays. Nous rappellerions qu'il fut un temps où Solon ranimait, par la puissance magique de la musique, le courage des Athéniens, fatigués et découragés par les lenteurs du siége de Corinthe ; où Thermandre calmait, par les accords de sa lyre, les séditions de Lacédémone ; où Timothée savait exciter tour à tour la force d'Alexandre par les accents belliqueux du mode phrygien, et la calmer par les accords doux et paisibles du mode hypophrygien. Nous ferions remarquer encore que chaque nation a une modalité particulière d'harmonie relative à son climat, à la constitution physique de ses sujets, imitative de leurs penchants et de leurs mœurs, c'est-à-dire que la musique est mélodieuse et passionnée chez les Italiens, grave et fortement expressive chez les Allemands, froide et sans couleur chez les Anglais, âpre, rude et invariable comme le climat et le caractère du Russe et du Japonais, plate et dénuée de sensibilité comme dans certaines parties de l'Amérique. Enfin nous répéterions avec M. Landouzy : « Rien n'est plus évident que la propension imitative que chacun sent en lui-même lorsqu'il est excité par le rhythme musical. On se sent égayé, épanoui, ému, transporté d'enthousiasme ou de volupté, de fureur et de plaisir, suivant l'impression et l'expression sonores dont on est frappé. Cette transmission merveilleuse des idées, par des sons modulés, est même si prompte et si vive, qu'on doit, dans une foule de circonstances, en craindre les effets sur les personnes dont la sensibilité est facilement mise en jeu. Il est certains rhythmes qu'il faut éviter de faire entendre trop souvent à des femmes nerveuses ou d'une faible complexion, ou à des jeunes gens délicats et trop excitables. C'est surtout chez les jeunes filles qu'il faut éviter cette impression magnétique de la musique! Qu'on se garde avec précaution des accents qui peignent les sentiments tendres et affectueux! La mélancolie amoureuse, presque toujours méconnue des médecins, parce qu'elle se déguise sous mille formes diverses, est souvent la suite d'une mélodie molle et langoureuse ; et ces sensations vagues et indéterminées, ce penchant aux contemplations ascétiques, et beaucoup d'accidents nerveux et hystériques, si fréquents aujourd'hui chez les jeunes femmes, proviennent souvent de cet abus que l'on fait, en musique, de l'expression imitative.

Mais ce n'est point des effets physiologiques de la musique que nous devons nous occuper, chacun ayant pu en ressentir sur soi la force et la puissance; ce que nous avons à constater, ce sont ses effets thérapeutiques, et ce n'est guère que par des exemples qu'on peut les établir. Disons toutefois, avant de les produire, que ce n'est généralement qu'à titre d'antispasmodique que la musique peut être employée.

De quelque manière qu'elle agisse, toujours est-il qu'on trouve, dans Desessart, que la musique ayant été employée pendant un accès de catalepsie qui durait depuis trop longtemps, l'accès fut abrégé par l'effet de la musique ; 2° dans Pomme, qu'il a fait avorter, à l'aide de la musique, une attaque d'hystérie, pendant laquelle le malade avait entièrement perdu l'usage de ses sens; 3° dans Sainte-Marie,

qu'un individu, étant dans une des attaques auxquelles il était sujet, et durant lesquelles il avait le corps roide, la déglutition impossible, les yeux immobiles, etc., leva la tête et sourit sitôt qu'on fit de la musique à ses côtés; 4° qu'une jeune personne sujette à des accès de catalepsie, pendant lesquels on appelait un joueur de harpe, parce qu'on avait remarqué que les sons de cet instrument lui faisaient du bien, offrait de particulier qu'aussitôt que le harpiste avait commencé à jouer de son instrument, la malade se levait, s'acheminait vers la harpe, avançait les mains comme pour pincer les cordes, et même les pinçait quelquefois. La corde ne se trouvait-elle pas en harmonie, la jeune personne éprouvait alors une sensation pénible qui se manifestait par un frémissement général. Enfin, un jour que, prise d'une attaque dans le cabinet de M. Draparneaud, celui-ci, qui avait entendu parler des effets de la musique sur cette malade, toucha d'un harmonica qui se trouvait sous sa main pour voir et juger par lui-même, elle en fut si offensée, que l'attaque devint plus intense et se prolongea davantage. Ainsi, chez tous, l'effet de la musique était ressenti, quoiqu'il y eût perte du sentiment. Mais si les effets de la musique sont ressentis, alors que les sens ne sont plus impressionnés par les causes ordinaires, à l'exception près de l'organe de l'ouïe, qui semble s'éveiller sous certaines impressions spéciales (*Voy.* AUDITION), quels effets ne produira-t-elle pas quand les sens seront éveillés! Ils sont très-remarquables, et en voici la preuve:

Un jeune homme de vingt-six ans était attaqué, depuis quelque temps, d'une fièvre aiguë avec délire continuel. Comme on s'imaginait que son état dépendait d'une grande faiblesse, on usa et l'on abusa des cordiaux, des vésicatoires, du quinquina. Rien ne le retirant de sa stupeur, Desessart proposa d'essayer la musique; mais l'autre médecin consultant s'y refusa, prétextant que lorsqu'on emploie des remèdes singuliers, si l'on ne réussit pas, le public se moque du docteur et le blâme de ses insuccès. Desessart, qui avait à cœur de faire son expérience, prenant sur lui la responsabilité de l'essai projeté, fit placer un joueur de violon dans une chambre voisine de celle où le jeune homme était couché, et qui communiquait avec elle par une porte, lui recommandant de jouer d'abord dans l'endroit le plus éloigné, et d'avancer ensuite peu à peu. A peine le violoniste était depuis deux minutes jouant près de la porte, que le malade ouvrit les yeux, leva la tête et la tourna du côté d'où venaient les sons. On l'examina alors, et on reconnut que le pouls s'était ranimé, puis sa physionomie s'anima, la face rougit, des larmes coulèrent de ses yeux (sans les secousses du diaphragme, qui constituent le pleurer), des borborygmes se firent entendre, ils furent suivis de quelques selles; les urines coulèrent, et la langue, qui était chaude et sèche, commença à s'humecter.

Encouragés par ce premier succès, les parents demandèrent qu'on répétât l'expérience le lendemain, et, afin d'obtenir un effet plus marqué encore, on y joignit une basse, parce que le malade jouait assez bien de cet instrument. Ce jour-là des convulsions se manifestèrent; elles alarmèrent d'abord la famille, mais bientôt des sueurs s'étant établies, les mouvements convulsifs se calmèrent, et de plus les vésicatoires, qui étaient restés complétement secs jusqu'à ce moment, qu'on ne pouvait faire couler, donnèrent abondamment. Enfin le même moyen fut répété encore quelquefois, et le malade guérit, on peut dire, sans autre remède que la musique. Ainsi le système nerveux, surexcité par les stimulants, a trouvé un émollient, un sédatif, un antispasmodique efficace dans l'harmonie musicale des deux instruments.

Du reste, ce n'est pas autrement que la musique a agi, soit dans le cas cité par Chabanon, de cette jeune fille qui souffrait depuis longtemps des douleurs vives dans un œil, que les saignées n'avaient pu calmer, et qui étant entrée un jour dans une chambre où l'on jouait du clavecin, y resta *six* heures sans souffrir; soit chez cet individu cité par Barthez, qui, ayant un lombago dont les douleurs étaient extrêmes, les suspendait pendant des heures entières en écoutant un concert; soit chez madame F. de la M., dans les circonstances suivantes : Un jour qu'elle souffrait horriblement d'une névralgie dentaire, elle fut voir madame D., bien aimable et très-gracieuse personne qui chante fort agréablement; après les compliments d'usage, madame D... demanda à madame F.. de lui accompagner quelques romances; mais se reprenant aussitôt, elle dit : Suis-je donc sotte, de vous faire une pareille proposition dans l'état où je vous vois! Pourquoi pas, reprit madame F..., essayons, peut-être cela me fera du bien. Elle se met donc au piano, madame D... chante, une, deux romances, et, ô surprise! la névralgie avait entièrement disparu. J'ai connu aussi une dame qui cessait de souffrir de sa névralgie sciatique, sitôt que sa fille se mettait au piano, etc. Restent deux autres faits qui m'ont beaucoup étonné, et dont je garantis l'authenticité.

Premier fait. Souffrant beaucoup depuis quelques jours, de l'estomac, des reins, faible et ne pouvant se tenir longtemps debout, Mad..... était très-ennuyée de son état lorsque je lui proposai d'aller faire un petit tour de promenade. Nous étions dans l'été, la soirée était magnifique et je l'assurai que le grand air, la distraction, lui feraient du bien. Cédant à mes sollicitations elle me suit; nous partons. A peine nous avions marché dix minutes qu'elle me dit : « Il ne serait pas prudent d'aller plus loin, je suis très-fatiguée, je me sens froid, et je craindrais d'être plus malade, si je m'asseyais sur un banc; rentrons. » Pour rentrer il fallait repasser devant la salle de spectacle, à peu

de distance de laquelle nous étions. Je propose d'y entrer, on me demande si je suis fou de faire une pareille proposition : j'insiste, je persuade, nous voilà aux premières loges... Après dix minutes, la malade ne souffrait aucunement, elle avait entièrement recouvré la santé. Le spectacle terminé, nous rentrâmes au logis, et cette fois madame ne se faisait plus traîner.

Deuxième fait. Madame F. de la M... était alitée depuis deux jours, éprouvant une névrose spasmodique de la poitrine et de l'œsophage, consistant, d'une part, dans l'impossibilité d'avaler les liquides, et, d'autre part, dans une secousse convulsive des muscles de la poitrine, au moindre bruit, à la moindre sensation, par le simple acte de la déglutition; en un mot, en une sorte de suffocation hystérique. Elle venait d'éprouver un petit accès occasionné par le bruit qu'avait fait, en tombant sur le parquet, une pièce de cinq francs, lorsqu'on annonce le domestique de M. L..... Il venait apporter à madame F. de la M., de la part de son maître, une loge pour l'Opéra : on jouait *le Prophète*, et Roger le chantait avec madame Viardot. La malade accepte, fait un effort sur elle-même, s'habille, monte en voiture, la voilà dans sa loge. On aurait pensé, quand elle est partie, que le bruit d'une pièce de cent sous, ayant déterminé un accès, le bruit de l'orchestre allait la faire tomber en syncope : eh bien ! il n'en fut rien; au contraire, puisque madame F. de la M... fut ramenée chez elle dans l'état le plus satisfaisant. La musique et la distraction l'avaient complétement guérie.

Encore une remarque et je termine. Assurément, on sait depuis longtemps, et tout le monde a pu l'apprécier, combien les distractions, celles surtout que la musique produit aux personnes pour qui elle n'est pas antipathique, sont utiles : je ne dis pas seulement dans les maladies nerveuses, mais dans bien d'autres cas où le moral influe beaucoup sur le physique; et, cependant, nul ne songe à en tirer parti lorsqu'une maladie épidémique menace de tout envahir. Je m'explique.

Dans les épidémies et les autres fléaux de cette espèce qui désolent nos cités (typhus, choléra), et toute une contrée, il y a beaucoup de personnes qui périssent victimes de la frayeur plutôt que de la maladie; or, le raisonnement et l'observation prouvant également que la musique leur serait utile puisqu'elle a du moins la propriété de dissiper la peur, et que ce n'est souvent que par la peur ou par la crainte du danger que l'âme éprouve, que la maladie pénètre le corps, elle serait donc un préservatif des maladies épidémiques. Que dis-je un préservatif? Diemerbroech, dans son *Traité de la peste*, rapporte plusieurs observations de guérison de cette terrible affection, par le chant et la musique; et Pigray cite aussi plusieurs faits analogues.

Ainsi l'heureuse influence de la musique sur le corps vivant, malade, ne saurait être

contestée, et, s'il est vrai qu'elle ait été si
utile dans les cas sus-mentionnés, si jadis
elle a eu la puissance de guérir Saül de sa
mélancolie, si le Ranz des Vaches donne la
nostalgie au Suisse, le *Lochaber no more*, le
mal du pays au soldat écossais, maladie que
des chants plus joyeux dissipent, etc., nous ne
voyons pas pourquoi on ne l'utiliserait pas
davantage dans le traitement de ces affections chroniques qui font le désespoir du
médecin, et surtout le tourment du malade,
qui meurt tout à la fois de douleur, de tristesse et d'ennui. Tâchons de lui tout épargner!.....

MUSSITATION, s. f., *mussitatio* de *mus-
sitare*, murmurer entre les dents. — La mussitation consiste dans un mouvement des lèvres
que le malade exécute comme s'il parlait à
voix basse : c'est un symptôme d'ataxie, qui
n'est pas sans gravité.

MUTITÉ ou **Mutisme**, s. f., *mutitas*, de
mutus, muet. — Mutité ou mutisme signifie,
rigoureusement parlant, l'impossibilité *d'ar-
ticuler* les sons. Elle diffère par là de l'aphonie, qui a pour caractère essentiel, l'impossibilité *d'émettre* les sons. Ainsi le muet
pousse des cris discordants sans pouvoir
prononcer une parole, tandis que l'aphone
parle à voix basse, mais ne peut se faire entendre à distance, nulle onde sonore sortie
de sa bouche ne frappant l'air et n'étant
transmise au loin par ce fluide.

MYDRIASE, s. f., *mydriasis*, de μυδρίασις,
faiblesse, obscurité. — Cette expression était
synonyme autrefois du mot *amblyopie*; aujourd'hui on l'applique plus spécialement
pour désigner la dilatation excessive de la
pupille, dont la rétraction est si grande,
qu'elle semble s'effacer complétement. La
mydriase est un symptôme d'hydrocéphalie,
d'amaurose, etc.

MYÉLITE, s. f., de *medulla* ou μυελός, la
moelle : inflammation de la moelle épinière.
— La myélite, qu'on peut également appeler *méningite rachidienne* (l'inflammation de
la substance même de la moelle étant inséparable de celle de ses membranes, reconnaissant les mêmes causes et n'exigeant pas
d'autre traitement), la myélite, disons-nous,
a des symptômes particuliers qui la caractérisent, et servent à la distinguer des autres
maladies. A la vérité, souvent obscure dès
son début, elle ne s'annonce guère généralement, comme beaucoup d'états pathologiques, que par un sentiment de malaise et de
fatigue des membres, auquel s'associent ce
pendant la constipation, la dysurie et parfois
même la rétention des urines ; mais bientôt
une douleur, légère d'abord, se fait sentir
dans le dos, et plus particulièrement à la région lombaire, d'où elle se propage aux
membres inférieurs, quand ceux-ci n'ont pas
été affectés les premiers ; car on observe souvent que la myélite aiguë se révèle, dès l'o-
rigine, par un engourdissement des doigts
ou des orteils, accompagné de gêne dans les
mouvements, et parfois d'un sentiment de
froid désagréable. Plus tard, les symptômes
se manifestent successivement dans la tota-

lité des membres s'irradiant de proche en
proche vers le tronc. Ce n'est pas tout · il
peut arriver aussi que des convulsions générales et partielles se développent au début,
et sans être précédées ni de fourmillement,
ni de gêne dans les mouvements volontaires,
ce qui rend le diagnostic quelque temps incertain : mais du moment où le malade se
plaint d'une douleur profonde et plus ou
moins vive dans un des points de la longueur du rachis ; quand cette douleur augmente par le mouvement, ou même quand
on veut déplacer légèrement le sujet ou le
soulever ; quand elle devient plus vive aussi
par le décubitus sur le dos, qu'elle se propage dans toute la longueur de l'épine, surtout quand l'individu est couché sur un lit
de plume ou sur un matelas, quand enfin
elle est rendue aiguë par la pression, oh !
alors, toute incertitude doit cesser.

On doutera bien moins encore que la
moelle est enflammée quand, 1° il s'y joindra
la contraction générale des muscles de la
partie postérieure du tronc, qui peut varier
depuis la simple rigidité musculaire jusqu'au
tétanos; 2° quand la douleur dorsale sera
sujette, comme la roideur musculaire, à des
rémissions : deux caractères pathognomoniques de la myélite, et qui servent à nous
éclairer quand les symptômes d'une affection cérébrale viennent accroître les difficultés du diagnostic ; ce qui arrive fort souvent, les faits pathologiques établissant que
l'inflammation des membranes de la moelle
existe rarement sans inflammation cérébrale ;
ce qui fait que des symptômes de méningite
cérébrale s'associent aux symptômes de méningite spinale. Bref, dans la période d'a-
cuïté, il y a une réaction fébrile assez prononcée, se montrant par des paroxysmes plus
ou moins réguliers, une dyspnée fréquente,
la vitesse et la force du pouls, qui en outre
est régulier et tumultueux.

Par les progrès de la maladie, les membres
se paralysent, la paralysie suivant tantôt une
marche ascendante et tantôt au contraire
une marche descendante ; et, chose fort singulière, cette paralysie ne porte quelquefois
que sur la contractilité qui est seule empêchée alors que la sensibilité n'est nullement
altérée ; tandis dans d'autres cas il y a anestésie complète ou perte de la sensibilité sans
perte de la contractilité musculaire ; mais ce
phénomène est plus rare : quelquefois enfin
une jambe ou les deux se paralysent, et
cette paralysie est annoncée par une démarche particulière, une sorte de vacillation ou
de titubation des membres et par quelques
fourmillements dans le dos, etc.

Reste que tant que le siége de la myélite
n'est pas au-dessus des régions lombaire et
dorsale, les membres pelviens seuls sont
affectés, les facultés intellectuelles ne sont
pas troublées, la respiration est assez libre, le
pouls régulier, sans fréquence ou notablement ralenti, etc. ; au lieu que s'il y a ramollissement (conséquence de l'inflammation) de
la portion cervicale, les membres supérieurs
seuls sont à leur tour paralysés.

La myelite n'a pas toujours une marche aigüe, au contraire elle affecte assez souvent une marche chronique, dure des années, reste même la vie entière fixée dans les parties extérieures sans aller plus loin ; et, ce qui peut en imposer au médecin peu attentif, c'est que la douleur dorsale n'existe qu'alors qu'on en provoque la manifestation. Pour l'obtenir, on fait coucher le malade sur le ventre et on promène longtemps et attentivement les doigts tout le long du rachis ; il est rare, quand il y a réellement myélite, que, par cette manœuvre, on ne détermine pas de la douleur sitôt qu'on arrive à comprimer le point correspondant au siége de l'inflammation. Copeland avait proposé, pour provoquer la douleur et découvrir le point phlogosé, de promener légèrement une éponge trempée dans l'eau tiède sur l'épine dorsale, assurant que lorsque l'éponge comprime le lieu enflammé, la douleur se manifeste aussitôt. Franck a reconnu plusieurs fois les avantages de ce procédé : il a le mérite d'être très-expéditif.

Le traitement de la myélite repose sur les mêmes principes que celui des autres inflammations ; ainsi, à l'état aigu, on doit recourir aux antiphlogistiques, qui seront proportionnés aux forces et à l'âge du sujet ; tandis qu'à l'état chronique, les frictions mercurielles, les affusions froides, la glace pilée et placée dans des vessies qu'on pose sur la longueur du rachis ou seulement sur le point affecté : les cautères appliqués dans le voisinage, les purgatifs, la strichnine à des doses modérées dans le principe, mais

qu'on élève graduellement, etc., produisent assez souvent de très-bons effets.

Il est un moyen que l'on a conseillé aussi et que nous devons mentionner, c'est l'emploi des douches d'eau chaude (à 32 ou 34 degrés) et fortement salée, faites sur la longueur de l'épine dorsale. Ces douches, nous les croyons préférables, en hiver, aux aspersions froides, qui, si elles agissent utilement contre l'inflammation spinale, pourraient provoquer une fluxion de poitrine ou toute autre maladie qui deviendrait une complication très-fâcheuse de la première. Quant à la paralysie consécutive de l'inflammation, *Voy.* **Paralysie.**

MYOPIE, s. f., *myopia*, de μύω—ῶψ, je ferme l'œil. — Vice originel de l'organisation de l'œil, par lequel la cornée transparente se trouvant trop bombée, l'individu ne voit les objets que lorsqu'ils sont très-proches. C'est pourquoi on y remédie par des verres concaves, et pourquoi aussi cette vue gagne chez les vieillards, lorsque l'œil s'aplatit par la diminution des humeurs qui entrent dans sa structure.

MYOSITIS ou **Myosite**, s. f. , *myositis*, de μυῶν, muscle : inflammation des muscles. — La myosite n'offre rien de particulier ou plutôt elle a de particulier, d'après les auteurs, qu'elle est susceptible de se déplacer et de former des métastases sur des organes intérieurs plus ou moins essentiels à la vie, ce qui a fait penser à la plupart des nosologistes que cette inflammation était de nature rhumatismale ; d'où le nom de **Rhumatisme musculaire** (*Voy.* ce mot) qu'on lui a donné. Nous partageons cette opinion.

N

NAPHTE, s. m., *naphta*, νάφθα, dérivé du chaldéen et du syriaque, *naphta*, qui signifie bitume.—Ce bitume, qu'on trouve dans le commerce sous forme liquide, incolore ou légèrement ombré, diffère peu du pétrole, dont il a du reste les propriétés anthelminthiques (*Voy.* **Pétrole**).

NARCISSE, s. m. , *narcissus*, L. , genre de plantes de l'hexandrie monogynie, L.; famille des narcisses, J. — Plusieurs espèces de cette famille, et par exemple le narcisse des prés, *pseudonarcissus*, le narcisse des poëtes, *narcissus poeticus*, le narcisse des jardins passent pour jouir de propriétés émétiques, mais elles sont si faibles qu'on a dû renoncer à s'en servir. Le narcisse ne sera jamais le succédané de l'ipécacuanha comme on l'a prétendu.

NARCOTINE, s. f., *narcotina.* — C'est le nom qui a été donné par les chimistes à la matière cristalline que l'on retire de la dissolution alcoolique de l'opium. On avait prétendu d'abord que c'était en elle que résidait la propriété somnifère, mais on a reconnu plus tard qu'elle était à peu près inerte : Bailly l'a prouvé par des expériences concluantes.

NARCOTIQUE, s. m. et adj. , *narcoticus*, de ναρκωτικός de νάρκη, assoupissement. — On donne ce nom en matière médicale à toute substance qui a pour effet de déterminer l'assoupissement quand elle est donnée à dose convenable, mais qui donne lieu à des phénomènes de congestion cérébrale (nausées, vomissements, convulsions, etc.), si on la porte à trop haute dose. On produit alors le narcotisme, qui s'observe généralement dans tous les empoisonnements par les substances dites narcotiques : l'opium en est le type. Un article spécial était consacré à chaque médicament appartenant à cette classe (*Voy.* **Opium** , **Datura stramonium** , **Belladone**, etc.), il est inutile de nous en occuper dans celui-ci.

NAUSÉE, s. f., *nausea*, de ναυσία, de ναῦς, vaisseau. — C'est l'envie et quelquefois des efforts de vomir, sans vomissements, qui la constituent. Les personnes qui voyagent sur mer y sont sujettes ; et elle se montre comme symptôme de l'embarras gastrique, de l'état vermineux, etc.

NÉCROSE, s. f., *necrosis*, de νεκρόω, je mortifie. — On nomme ainsi la mortification

propre ou la gangrène d'un os ou d'une portion d'os.

Cette maladie, qui attaque les enfants, les
individus d'un tempérament lymphatique,
ceux qui habitent des lieux bas et humides,
est surtout déterminée par les cachexies vénérienne et scrofuleuse ; mais elle peut
aussi être la conséquence d'un coup, d'une
chute, de l'inflammation, de l'ulcération ou
de la gangrène des parties molles voisines
de l'os affecté.

Toutes les parties du squelette peuvent
être frappées de nécrose, mais c'est principalement les os superficiels qui en sont
atteints ; néanmoins elle se manifeste plus
souvent à ceux des membres qu'à ceux de la
tête et du tronc. Mais quel qu'en soit le siége,
plusieurs phénomènes se passent dans l'os
nécrosé, savoir : les phénomènes de mortification, qui comprennent le temps qu'il a
fallu aux causes pour produire la gangrène
osseuse ; les phénomènes par lesquels la
nature travaille à la séparation de la portion
d'os nécrosé ; les phénomènes d'élimination
d'os, du *séquestre* ; et enfin les phénomènes
de consolidation de l'os.

Les premiers phénomènes, ou ceux de
mortification, ne consistent, pour la plupart,
comme symptômes appréciables, qu'en des
douleurs fixes s'exaspérant la nuit quand
l'affection est syphilitique, variant d'intensité
selon l'étendue du mal et surtout selon son
siége, c'est-à-dire qu'elles deviennent insup-
portables quand la maladie attaque la lame
interne du conduit médullaire des os longs.
Alors les douleurs s'accompagnent d'une
réaction fébrile très-intense, et même de tous
les symptômes qui caractérisent l'état inflammatoire. (*Voy.* ÉLÉMENT INFLAMMATOIRE.)

Des symptômes de même nature s'étendent
souvent de l'os jusqu'à la peau et produisent
des phlegmons plus ou moins étendus. Ceux-
ci sont bien plus fréquents quand la nécrose
occupe les parties externes ou le périoste ;
et, si l'os est mis à découvert alors que la
période de la maladie est très-avancée, la
coloration noire du tissu osseux en annonce
la mortification.

Nous ne savons guère comment la nature
travaille à la séparation du séquestre, mais
ce que l'on sait bien, c'est qu'après qu'il est
détaché des parties non mortifiées, il agit
alors comme un corps étranger et par l'irritation qu'il produit sur les parties molles,
y détermine une inflammation ulcérative,
éliminatoire, qui empêche la réunion des surfaces ulcérées jusqu'à ce qu'il soit arrivé à
la surface et éliminé ou extrait. L'élimination
faite, les surfaces ulcérées se cicatrisent et
l'os est reconstitué ; on assure même qu'un
nouveau canal médullaire se creuse dans les
os longs et que par conséquent la moelle se
régénère. En même temps les accidents généraux cessent, les parties molles se couvrent de bourgeons charnus, qui contractent
des adhérences avec les tissus qui leur sont
contigus, la suppuration diminue et tarit,
les ouvertures s'oblitèrent, le malade est
guéri.

Quoique le travail de l'exfoliation ou de la
séparation du séquestre soit confié aux forces de la nature, cependant l'art peut en
aider les efforts et venir utilement au secours du sujet en plusieurs circonstances.
Ainsi, quand les douleurs sont très-vives,
on s'efforce de les calmer par l'emploi des
émollients et des anodins ; quand le malade
s'affaiblit ou est déjà affaibli par des causes
antérieures, on soutient ses forces par l'u-
sage des fortifiants et des toniques ; s'il
existe une cachexie syphilitique ou scrofuleuse, on combat l'une ou l'autre diathèse
par des moyens appropriés (*Voy.* SYPHILIS,
SCROFULE) ; et si enfin le séquestre est entièrement détaché, mais qu'il ne puisse être
éliminé par les seuls efforts de la nature,
on en fait l'extraction ; ou s'il existe des
obstacles qui en retardent la sortie, on les
lève.

L'extraction du séquestre est une opération qui présente quelquefois des difficultés.
Pour la pratiquer, on choisit le lieu le plus
déclive du canal de l'os malade, loin des
gros vaisseaux et des nerfs, puis selon le
volume présumé du séquestre, et l'étendue
de la perte de substance qu'il faudra faire
éprouver à l'os de nouvelle formation, on
fait une simple incision longitudinale aux
parties molles, dont on écarte les bords, ou
bien on cerne un lambeau ovale par deux
incisions semi-elliptiques ; ensuite, on tré-
pane l'os dans plusieurs points, et l'on fait
sauter les intervalles des perforations avec la
gouge et le maillet ; après quoi, on saisit le
séquestre pour l'ébranler, s'il est nécessaire,
et l'extraire par des manœuvres douces, afin
de ne point froisser les parties voisines. La
plaie profonde qui résulte de cette opération
sera traitée comme toutes celles qui sont
avec perte de substance et pour lesquelles
on a à redouter une très-forte réaction inflammatoire. Il est bien entendu que cette
opération n'est praticable qu'alors que
le séquestre est tout à fait mobile, et que
les forces du malade sont encore en assez
bon état pour l'opérer avec succès sinon sans
danger ; autrement l'amputation serait, dit-
on, préférable. C'est à la sagacité du praticien de le décider.

NÉOPLASTIE, s. f., de νέος πλάττω, nouveau je forme : formation de toute substance
nouvelle dans les tissus du corps vivant. —
Ainsi, pour les physiologistes la néoplastie
comprendrait la cicatrisation des plaies, les
adhérences, et l'*autoplastie*, ou la restauration
des parties altérées ou détruites ; au moyen
d'autres parties qu'on emprunte à des surfaces de la peau parfaitement saines.

L'autoplastie a reçu des noms divers, suivant les parties à la restauration desquelles
on travaille ; ainsi on appelle rhinoplastie
la restauration du nez ; blepnaroplastie,
celle des paupières, etc. Ces opérations ne
sont guère pratiquées que par des chirurgiens
exercés : et pourtant aucun n'a réussi, que je
sache, à faire un nez qui ne soit pas difforme.

NÉPHRALGIE, s. f., *nephralgia*, de νεφρὸς
ἄλγος : douleur des reins, vulgairement *coli-*

que néphrétique. — Elle ne diffère de a néphrite ou inflammation du rein (*Voy.* NÉPHRITE) que par la nature spasmodique de la douleur, que l'on combat alors comme une NÉVRALGIE (*Voy.* ce mot.)

NÉPHRÉTIQUE ou **néphritique**, adj., *nephreticus*, se dit soit des douleurs de reins, *coliques néphrétiques* (il est synonyme de NÉPHRALGIE, *voy.* ce mot), soit de la réaction inflammatoire qui accompagne l'inflammation de ces organes, fièvre néphrétique. — Cette dernière dénomination n'est plus usitée, et celle de colique néphrétique n'est guère employée que par le vulgaire.

NÉPHRITE, s. f., *nephritis*, de νεφρός, rein: inflammation des reins. — Les causes de l'inflammation rénale sont, en général, les mêmes que celles des autres inflammations viscérales ou parenchymateuses; cependant on a signalé comme lui étant plus particulières, le décubitus très-prolongé ou l'habitude de rester longtemps couché sur le dos, la vie sédentaire et inactive, l'équitation, le cahottement d'une voiture mal suspendue, l'excès des boissons alcooliques, ou de diurétiques âcres (des cantharides, par exemple), les coups et les chutes sur le dos, les violents efforts pour soulever de lourds fardeaux, l'origine de parents arthritiques ou sujets à la gravelle, à des calculs rénaux, la suppression d'un flux hémorroïdal habituel, etc.

Les symptômes qui la caractérisent sont : une douleur forte, gravative, pongitive dans la région d'un seul ou des deux reins, avec ardeur brûlante et un sentiment de pesanteur qui se propage et descend vers la vessie en suivant le trajet des uretères, ou les petits conduits qui portent l'urine du rein à la vessie. Ces symptômes, qu'un frisson général ou le refroidissement partiel des pieds et des mains précèdent, sont accompagnés de nausées, de vomissements bilieux, de rots perpétuels, de coliques, de tenesme, de douleur en urinant, de dysurie ou de strangurie, ou même d'ischurie, qui n'a cependant lieu que rarement, c'est-à-dire dans les cas fort rares d'inflammation simultanée des deux reins : l'urine est rouge et chaude, ou aqueuse quand le mal est extrême ; il y a engourdissement de la cuisse correspondante ou de la jambe entière et rétraction douloureuse du testicule vers l'anneau inguinal ; le décubitus sur le côté malade ou sur le dos, la station et la marche augmentent la douleur.

Les symptômes de la néphrite sont portés au plus haut degré vers le quatrième ou le cinquième jour ; et quand la maladie se termine par résolution, leur diminution a lieu d'une manière graduée et il survient un flux abondant d'urine rousse et épaisse. Mais si la résolution n'a point lieu et que la phlogose rénale passe à l'état de suppuration, on reconnaît que celle-ci se forme à la rémission de la douleur qui devient pulsative, à des frissons irréguliers et qui reviennent fréquemment ; à la pesanteur et à l'engourdissement qui se manifestent dans le point affecté ; et en outre à une sensation d'abattement, de tension et de chaleur dans la partie. Enfin si l'individu rend une urine purulente et fétide, nul doute que la suppuration soit formée ; heureux le malade, quand la matière purulente prend cette voie, car alors la guérison peut être complète, le pus étant constamment entraîné, à mesure qu'il se forme, par l'urine sécrétée ; hors ce cas il se forme un abcès rénal qui s'ouvre au dehors, ou s'épanche dans l'abdomen : quoique parfois, ce qui est fort-rare, il puisse s'écouler par la partie du colon qui lui est contiguë et qui s'étant enflammée aussi et perforée, a donné passage au liquide.

Nous ne dirons rien des terminaisons de la néphrite par induration squirrheuse et par gangrène, l'une donnant lieu ou à la paralysie de la cuisse, ou à la claudication du même côté, mais toujours à la consomption, l'hydropisie et la mort ; l'autre déterminant également la mort du sujet, par l'extinction des forces vitales.

Traitement. Nous ne croyons pas devoir nous occuper dans cet article de la néphrite calculeuse, tout ce qui se rattache à cette partie des maladies rénales ayant été indiqué ou à peu près, article CALCULS (*Voy* ce mot) : aussi nous bornerons-nous à faire remarquer que quoique la curation de l'inflammation du rein puisse et doive être obtenue par les moyens appropriés aux autres inflammations viscérales, il faut s'abstenir dans celle-ci à l'état aigu de l'emploi des cantharides en vésicatoire, et du nitre en boisson, pour insister davantage sur les boissons mucilagineuses, les huileux, les laxatifs légers (manne, tamarin, casse, etc.), les lavements émollients fréquemment répétés, les cataplasmes de même nature, etc. La saignée au bras chez les sujets forts ; les sangsues au fondement chez celui qui l'est peu, le bain tiède, sont également avantageux ; et si néanmoins la maladie persiste, après quelques jours de leur emploi, on donne le mercure doux uni à l'opium.

Quand la marche de la néphrite est chronique, il y a peu de chose à changer au traitement précédemment indiqué, mais on doit veiller beaucoup au régime du malade qui devra être ordonné d'après la connaissance de ses habitudes, de ses forces, etc. Quelques sangsues apposées de temps à autre, quelques bains tièdes, tenir le ventre libre, voilà tout ce qu'il convient de faire; et s'il survenait des indices de suppuration, on donnerait les eaux de selters ou de Spa coupées avec du lait. Le petit-lait et le lait lui-même, mêlés avec les infusions des fleurs d'hypéricum, de véronique, de scabieuse, de lierre terrestre, etc., ont été aussi conseillés. Nous nous sommes bien trouvé d'une décoction de quinquina mêlée au lait.

NERF, s. m., *nervus*, νεῦρον, force ; appareils conducteurs du sentiment et du mouvement, les nerfs consistent en des cordons cylindriques, blanchâtres, formés par un plus ou moins grand nombre de filets juxtaposés, se divisant en branches, et celles-ci en rameaux, pour se distribuer aux diverses parties du corps. Chaque filet nerveux est en général composé d'une pulpe médullaire et d'une membrane extérieure en forme de canal qu'on a appelé névrilemme, et la totalité de ces nerfs est ce qu'on appelle le système nerveux.

Les anatomistes et les physiologistes admettent plusieurs ordres de nerfs, savoir : 1° celui des nerfs de la *vie de relation*, vie animale, qui comprend les nerfs encéphalorachidiens ; 2° celui des nerfs de la *vie organique*, qui est formé par les nerfs des ganglions. Un mot de chacun de ces ordres.

1° NERFS DE LA VIE ANIMALE. L'appareil nerveux, avons-nous dit, se compose des nerfs *crâniens*, et des nerfs *rachidiens* ou *spinaux*. Les premiers, au nombre de *douze* paires, d'après les uns (Gall, Bayle), de neuf paires seulement, d'après les autres (Boyer, M. Magendie), ont reçu des noms particuliers eu égard à leurs usages et à leur distribution : nous allons les énumérer.

Nerfs crâniens, 1re paire : Nerfs *olfactifs* : ils servent à l'odoration en venant se répandre par des ramifications nombreuses sur la membrane pituitaire (c'est la muqueuse qui tapisse les fosses nasales).

2° Paire, ou nerfs *optiques* ; ainsi nommés parce qu'après avoir pénétré dans le globe de l'œil, ils s'y épanouissent sous forme d'une membrane molle, pulpeuse, qui est l'organe de la vision : cette membrane est la rétine.

3° Paire : Nerfs *musculo-oculaires*, dits moteurs communs, parce qu'ils donnent la sensibilité et la contractilité aux muscles de l'œil.

4° Paire : Nerfs *pathétiques* ; ils sont principalement affectés au muscle grand oblique de l'œil.

5° Paire, ou nerfs *tri-jumeaux*, à cause de leurs divisions en trois branches qui, elles aussi, se subdivisent en un grand nombre de rameaux.

6° Paire, ou nerfs *moteurs oculaires externes*, leurs ramifications se perdant dans le muscle droit externe de l'œil.

7° Paire : Nerfs *acoustiques*. Cette septième paire forme la huitième paire de quelques anatomistes, parce qu'elle se divise en deux branches, l'une, qui porte le nom de nerf *facial* ou auriculaire externe, et l'autre, de nerf *auditif* proprement dit, parce qu'il se distribue à l'oreille interne.

8° Paire : Nerfs *glosso-pharyngiens* ou *pneumo-gastriques*. Ici encore même division que précédemment, résultant de la formation des 9° et 10° paires de nerfs par ceux qui en admettent douze paires : leurs noms indiquent leur distribution.

9° Paire : Nerfs *hypoglosses* ; destinés à la langue et au cou.

Reste le nerf *spinal* ou accessoire de Willis, qui formerait la douzième paire.

Nerfs rachidiens. Ce qu'il importe surtout de signaler dans l'étude de ces nerfs, qu'on nomme également nerfs vertébraux, c'est qu'ils concourent à former les différents plexus, au nombre de vingt et un de chaque côté ; qu'ils naissent sur les parties latérales de la moelle épinière, et prennent les noms de première, deuxième, troisième paire, en comptant de haut en bas. On les divise encore, d'après la région qu'ils occupent, en nerfs *cervicaux*, *dorsaux*, *lombaires*, et *sacrés*. Leur origine a lieu par deux racines, l'une antérieure et l'autre postérieure, formées chacune par des filaments plus ou moins nombreux, et se réunissant entre elles à leur passage à travers les trous de conjugaison et les trous sacrés, après avoir présenté un renflement ovalaire et gangliforme, composé par les filets de la racine postérieure.

Nous avons parlé de cette double origine des nerfs spinaux, parce que certains pathologistes, et quelques physiologistes, ont prétendu expliquer par l'altération des racines antérieures, ou celle des racines postérieures, la perte séparée de la sensibilité et de la contractilité dans les paralysies avec perte de sentiment sans perte de mouvement, *et vice versa*.

NERFS DE LA VIE ORGANIQUE, ou *système nerveux ganglionaire*. On comprend sous cette dénomination le nerf *grand sympathique*, ou *intercostal* de plusieurs anatomistes, appelé tri-splanchnique par Chaussier.

L'origine du grand sympathique est encore incertaine : cependant l'opinion commune le fait naître des filets des cinquième et sixième paires cervicales réunis dans le canal carotidien (canal inflexe de l'os temporal), alors que des observations prépondérantes, de Petit et autres, semblent établir que le grand sympathique envoie plutôt des filets à la sixième paire que d'en recevoir, et que le nerf intercostal a probablement pour origine les filets nerveux qui sortent des ganglions situés autour de l'épine, qui après s'être mêlés et confondus se rendent à différentes parties de la tête et du tronc (Girardi). Il nous serait difficile de prendre un parti entre ces deux opinions opposées, attendu que nous nous représentons le système nerveux ganglionaire en général, comme un écheveau de fil bien embrouillé, c'est-à-dire tiré en tous sens avec les mains, et dans lequel il serait difficile de découvrir l'origine des deux bouts qui le commencent et le terminent. Reste que les ganglions ont été divisés en :

1° *Ganglions de la tête*. Ils sont au nombre de cinq, savoir : A l'ophthalmique ou lenticulaire, B le sphéno-palatin ou Meckel, C le caverneux de M. Hip. Cloquet, D le naso-palatin du même anatomiste, et le sous-maxillaire.

2° *Ganglions du cou* ou cervicaux, désignés encore sous les noms de ganglion cervical supérieur, moyen, et inférieur.

3° *Ganglions thoraciques*. Ils sont au nombre de douze de chaque côté au devant de la tête ; de chaque côté ou dans les espaces intercostaux, et concourent à former les nerfs splanchniques.

4° *Ganglions de l'abdomen* (grand semi-lunaire et plexus solaire). 5° *Ganglions lombaires.* 6° *Ganglions sacrés.*

Tel est le système nerveux en général, qui a été divisé, avons-nous dit, d'après la nature des fonctions qu'il remplit, en système cérébral ou de relation, et en système ganglionnaire ou de nutrition ; il ne nous reste donc qu'à faire observer qu'il est entre eux des moyens de communication très-intimes, d'abord entre les cinquième et sixième paires et le ganglion cervical, et entre la deuxième paire avec les ganglions cardiaque, pulmonaire et épigastrique ; enfin entre chaque nerf vertébral et le tri-splanchnique, auquel ils donnent deux rameaux. Tout cela, dit Dugès, est bien constant et bien connu, mais il est une partie du système de nutrition dont la disposition n'est pas aussi bien constatée, quoique appuyée sur des probabilités bien fortes. Ceci a trait aux filets dérivés des ganglions, lesquels, on sait, environnent en général les artères, les entourent d'un réseau, et finissent par se perdre dans leur tunique. Ces filets se bornent-ils là où nous les perdons de vue? Se portent-ils, confondus avec les membranes artérielles, jusque dans le tissu des organes? Voilà deux questions qui sont encore en litige. Pour moi, je n'hésite pas à répondre par l'affirmative à la seconde, fort de l'approbation du professeur Chaussier, et de l'assentiment de plusieurs autres physiologistes non moins célèbres. Je ne discuterai pas si Scarpa a réellement vu des nerfs se perdre dans le tissu du cœur, mais j'affirme qu'il reçoit des nerfs, puisque sa substance nerveuse est combinée avec la substance artérielle, et, d'après cette opinion, je donnerai aux capillaires artériels le nom de NÉVRARTÈRES.

Les névrartères distribués dans tous les tissus se trouvent, dans beaucoup d'endroits, en contact et peut-être en continuité anatomique avec les nerfs cérébraux (peau, muscles, etc.), et cette disposition accroît beaucoup encore l'étendue de communication des deux systèmes nerveux. Cette hypothèse, si c'en est une, me paraît être la seule soutenable. Elle seule explique l'influence subite des passions sur la coloration de la peau, sur sa sécheresse ou son humidité, sur sa température ; elle seule peut rendre compte de la vive sensibilité qu'acquièrent des parties habituellement insensibles, les os, les tendons, les membranes séreuses, quand une stimulation violente exalte leur sensibilité, quand, en un mot, ces parties sont enflammées. Chacun sait, en effet, qu'elles ne reçoivent pas des nerfs, pas seulement des névrartères. Cette même hypothèse explique la vitalité que Whyt, Bichat, etc., reconnaissent aux capillaires; elle donne encore la solution d'un autre problème ; je veux parler de l'influence du système nerveux sur les sécrétions. Enfin elle simplifie la théorie des inflammations idiopathiques, etc., etc. Nous n'hésitons donc pas à la regarder comme une vérité certaine et à substituer constamment le

terme significatif de névrartère à celui des capillaires artériels, qui n'explique rien en physiologie.

Le système nerveux est sujet à diverses maladies qui sont décrites dans des artic.es spéciaux. *Voy.* APOPLEXIE, CONVULSIONS, GASTRALGIE, NÉVRALGIE, etc.

NERPRUN, s. m., *rhamnus*, ῥαμνός. — C'est le fruit du *rhamnus catharticus*, de la famille des Rhamnées, J., qu'on emploie en médecine.

Il suffit, et les paysans le savent bien, d'en avaler vingt ou vingt-cinq baies pour obtenir des évacuations abondantes, trop abondantes parfois. Mieux vaut donc se servir du sirop; mais, vu son activité, on ne l'emploie guère que chez les individus très-forts, ou dans les cas de paralysie, d'hydropisie, quand on veut obtenir une forte révulsion ou dérivation.

NERVEUX, EUSE, adj., *nervosus* ; νευρώδης, qui appartient aux nerfs. — Les physiologistes ont admis un tempérament nerveux ; les pathologistes ont formé une classe de maladies nerveuses sous le nom de NÉVROSES (*Voy.* ce mot); Barthez a fait de l'état morbide nerveux un élément de maladie, et nous l'avons imité.

Nerveux (tempérament). Cette disposition organique et vitale du corps, qui fait que nous sommes plus ou moins sensibles aux impressions que nos sens reçoivent, faible chez le pituiteux, presque nulle pour les athlètes, modérée dans les individus qui sont d'un tempérament sanguin, assez vive chez les bilieux, lorsqu'elle est excessive chez quelqu'un, constitue le tempérament nerveux.

Il est rarement naturel ou primitif, mais le plus souvent acquis et dépendant du séjour habituel dans les pays chauds, d'une vie inactive et trop sédentaire, de l'habitude des plaisirs, de la commodité et du luxe des habitations, de l'abus des aliments échauffants et des boissons fermentées, de l'exaltation de l'imagination, entretenue ou produite par la lecture des ouvrages passionnés, des romans, par la fréquentation des spectacles, etc.

Ce tempérament est reconnaissable à la maigreur du sujet et au peu de volume de ses muscles, qui sont mous et atrophiés; à la vivacité des sensations, à la variabilité et la promptitude des déterminations et des jugements, à la facilité avec laquelle leur imagination s'exalte, à leur emportement, etc. Les deux hommes les plus célèbres du XVIII° siècle, Voltaire et le grand Frédéric, peuvent être donnés comme type du tempérament nerveux, et l'histoire de leur vie, si brillante et si agitée, montre assez combien les circonstances au milieu desquelles ils vécurent, contribuèrent à développer leurs dispositions natives. Disons toutefois qu'assez souvent, surtout chez la femme, la prédominance extrême du système nerveux s'alliant à un développement modéré du système lymphatique, les individus, au lieu d'être maigres, ont au contraire un embonpoint médiocre, rarement il est excessif.

On conçoit qu'avec une prédisposition pareille, les causes les plus légères détermineront un trouble passager ou permanent dans l'économie, et les désordres qu'on remarquera auront leur point de départ dans le système nerveux : c'est ce qui constitue les maladies nerveuses (névralgies ou névroses), où l'élément nerveux, dont nous allons offrir le tableau, joue le rôle principal.

Nerveux (élément). Dans l'état de santé, l'organisme vivant, chez l'homme nerveux, peut éprouver, par la seule surexcitation, ou le défaut de réaction nerveuse, certaines aberrations très-variées dans les fonctions organiques et vitales, et dont conséquemment l'état nerveux sera l'élément constitutif. Et par exemple, ces aberrations ou troubles dans les fonctions consisteront tantôt dans une fausse apparence d'un sommeil profond, un état de stupeur et d'insensibilité ; tantôt, au contraire, en des douleurs intolérables, qui ne permettent pas au malade de goûter un instant de repos. D'autres fois, ce sont des Spasmes (*Voy.* ce mot) ou des Convulsions (*Voy.* ce mot). Parfois des alternatives de délire et de mouvements convulsifs, les pulsations naturelles du cœur et des artères n'étant point changées ; et, dans quelques circonstances (et cela à cause d'une éducation molle et énervante), les organes de la digestion, de la respiration, etc., étant vicieusement affectés (dans les nerfs qui s'y distribuent), ils ne remplissent qu'imparfaitement ou ne remplissent pas les fonctions qui leur ont été assignées, d'où naissent, d'une part, la dyspepsie, les vomissements spasmodiques, les coliques nerveuses, etc., et toute la série des maladies désignées sous le nom générique de névroses des fonctions nutritives ; et, d'autre part, des palpitations de cœur, l'asthme nerveux, etc. Il n'est pas jusqu'aux organes de la génération qui ne puissent être vicieusement affectés, d'où l'anaphrodisie ou le satyriasis, la nymphomanie, etc.

Eh bien, en pareil cas, et quelle que soit la maladie qui se déclare, tout le traitement consistera à combattre les divers genres d'altération dont le système nerveux peut être atteint, et qui peuvent être rapportés aux lésions de la sensibilité et de la contractilité nerveuses, qui seront vicieusement exaltées ou vicieusement affaiblies. De telle sorte que les remèdes qui sont propres à diminuer la *susceptibilité* du système nerveux, et ceux qui sont propres à la rendre plus énergique, sont spécialement indiqués, selon leurs propriétés, contre l'un ou l'autre de ces états.

On a admis encore une altération nerveuse avec une organisation physique intermédiaire de force et de faiblesse : quand son existence est constatée, les antispasmodiques directs suffisent, sans qu'il soit nécessaire d'affaiblir ou de fortifier l'organisme.

Règle générale : dans toute maladie nerveuse le point essentiel sur lequel il faut poser les bases du traitement, c'est l'état des forces ; attendu que s'il y a hypersthésie ou hyposthésie, les forces radicales étant en puissance, ou bien, au contraire, complétement épuisées, les antiphlogistiques agiront comme antispasmodiques dans le premier cas, et dans le second, ce sera les toniques qui produiront cet heureux résultat. Mais, lorsqu'il ne faudra ni affaiblir ni fortifier l'organisme, alors, nous le répétons, on se servira d'antispasmodiques directs. C'est donc d'après le caractère de la maladie, la forme qu'elle revêt, la terminaison que nous savons lui être la plus naturelle que, dans ces sortes de cas, le praticien doit fixer son choix. Et par exemple, s'agit-il d'un tétanos qui se termine le plus souvent par des sueurs critiques, le musc, qui est un puissant antispasmodique, un stimulant diffusible, disent les thérapeutes, devra obtenir la préférence sur les feuilles d'oranger, qui, étant antispasmodiques et toniques tout à la fois, devront l'emporter lorsqu'on voudra augmenter ou régulariser la susceptibilité du système nerveux. De même, l'opium, à cause de la propriété dont il jouit de diminuer la sécrétion des membranes muqueuses et d'augmenter la transpiration cutanée, tout en agissant en même temps comme calmant et narcotique, l'opium, dis-je, est un des médicaments les plus puissants pour arrêter les vomissements et les diarrhées d'un caractère nerveux, pour calmer les douleurs nerveuses abdominales, faire cesser les crampes des extrémités, etc., qu'on rencontre dans le choléra-morbus. Il ne faut donc pas perdre de vue, nous le répétons, que les seules indications à remplir dans *toute* maladie nerveuse, quelle que soit sa forme, la fonction ou les fonctions qui sont troublées, le siége du mal, etc., sont fournies par les trois modes de lésions de la sensibilité et de la contractilité nerveuse que nous avons signalés, et que quand les moyens ordinaires propres à chacune de ces lésions échouent, il faut adopter en définitive une méthode empirique *raisonnée*, la cause prochaine de la lésion nous étant parfaitement inconnue.

En quoi consiste cette méthode ? A procéder par de sages tâtonnements, c'est-à-dire à se servir de préférence des substances médicamenteuses qui ont été préconisées par des praticiens expérimentés, dans les cas analogues à celui qu'on traite, essayant d'abord des remèdes les plus innocents, les plus benins, pour passer ensuite à de plus énergiques, si les premiers restent sans effet. Développons notre pensée par un exemple :

Qu'un individu soit atteint d'épilepsie, dont nous ignorons la cause et la nature, l'une et l'autre échappant à nos moyens d'investigation : si le sujet est jeune, vigoureux et pléthorique, on le saigne, on le baigne dans des bains d'eau tiède, on lui donne des boissons délayantes, etc. Si les accès persistent, on passe à l'emploi de la valériane qui est antispasmodique et vermifuge, ou mieux, on donne du calomel associé à la jusquiame : puis on arrive à l'administration des feuilles d'oranger, de l'assa fœtida, du guy de chêne, de l'opium, à l'emploi de la mu-

sique même, que Quarin a vue diminuer les
attaques chez une demoiselle qui était très-
sensible aux charmes de l'harmonie. L'exercice, la distraction, les voyages ne devront
pas être négligés, ainsi que les bains de mer.
Plus tard, en supposant toujours que les
médicaments n'opèrent aucun bien, on met
en usage le cuivre ammoniacal, le valérianate de zinc, etc., les cautères, le moxa, le
feu même, car la crainte et la terreur ont été
employées avec avantage par Boerhaave et
Tronchin.

J'ai dit qu'on essaye d'abord des remèdes
les plus bénins pour passer ensuite à de plus
héroïques. Je dois faire observer, quant à ces
derniers, qu'il faut ne les administrer d'a-
bord qu'à très-petite dose, attendu qu'on ne
saurait jamais déterminer d'avance quel est
le degré de susceptibilité nerveuse de l'individu qu'on traite. Puis on augmente peu à
peu la dose, jusqu'à ce qu'on arrive à déterminer, avec les narcotiques, un faible accès
de narcotisme (éblouissements, envie de
dormir, légers vertiges); ou avec les métalliques des nausées, et alors on la diminue
en suivant la même gradation en sens inverse. On fait ensuite une petite pause, et si
le mal ne cède pas, on répète le moyen de
la même manière, en continuant d'agir ainsi
pendant plusieurs mois, dans les cas opiniâtres.

Cette méthode de faire alterner des doses
ascendantes, des doses décroissantes et des
intervalles de repos, est la plus sûre et en
même temps la plus efficace lorsqu'on administre des nervins puissants et doués d'une
forte action sur l'économie, parce qu'elle
laisse à l'organisme le temps de réunir son
irritabilité; que, de cette manière, le médicament redevient pour ainsi dire nouveau à
chaque fois, et qu'en outre, on n'a point à
craindre de porter une atteinte trop profonde
à l'économie, de lui nuire, comme on court
toujours risque de le faire en prolongeant
l'emploi des doses élevées. Par exemple,
les narcotiques affaiblissent les facultés sen-
sorielles et intellectuelles.

Il n'importe pas moins, dans les maladies
nerveuses chroniques, de *varier* les moyens,
afin de produire sans cesse une impression
nouvelle. Enfin, si une seule substance n'a-
mène aucun effet, on en associe plusieurs
ensemble. Lorsqu'on emploie des nervins
faibles, qui exercent plutôt une impression
vivifiante et fortifiante, et qui agissent d'une
manière fixe, on peut et l'on doit en prolonger l'usage, parfois même durant des années
entières, afin d'arriver peu à peu à l'améliora-
ration qu'on se propose d'obtenir.

Nous avons longuement insisté sur ce qui
constitue l'état nerveux, parce que, au premier abord, il semblerait qu'il n'est autre
que l'élément ATAXIQUE (*Voy.* ce mot), qui
a pour caractères spéciaux les lésions des
diverses fonctions. Cependant si l'on considère que dans l'ataxie les désordres sont généraux, et que la maladie, en véritable Pro-
tée, prend toute sorte de formes pour mieux
nous en imposer: si l'on considère encore

qu'il n'y a nulle correspondance entre les
symptômes simultanés; une accumulation
désordonnée des phénomènes pathologiques
les plus discordants, les plus insolites et les
plus graves; une réaction nulle, désordonnée et proportionnée à la maladie, une altération singulière des traits de la face (la face
hippocratique); que la mort arrive sans
cause proportionnée, promptement et lorsqu'on ne s'y attend pas : on ne pourra
plus confondre l'élément ataxique avec l'é-
lément nerveux, dans lequel les symptômes
morbides sont constants, ou reparaissent
avec à peu près la même intensité à chaque
accès : ainsi la boule hystérique signale toujours l'hystérie; la rétraction du pouce dans
la paume de la main se montre habituellement dans les accès d'épilepsie; dans la catalepsie, les membres ont constamment la
faculté de conserver toutes les attitudes qu'on
leur donne, etc.; rien de pareil ne se voit
dans l'ataxie. Un autre motif de notre insistance, c'est qu'il constitue le fond des névroses ou maladies nerveuses. *Voy.* NÉ-
VROSES.

NÉVRALGIE, s. f., *nevralgiâ*, de νεῦρος
ἄλγος : douleur nerveuse. — Cette dénomination a été proposée par Chaussier, pour
désigner un grand nombre d'affections douloureuses qui étaient autrefois peu connues,
isolées et confondues avec des maladies différentes, telles que le rhumatisme, les spasmes, les convulsions, etc.

Le caractère essentiel de la névralgie consiste en une douleur vive et déchirante dans
une partie quelconque du corps sans rougeur ni chaleur, ni tension, et revenant par
accès. Chaussier en distingue neuf espèces,
savoir :

1° La névralgie *frontale*, ou celle dans laquelle la douleur part du trou sourcillier, et
de là s'irradie au front, à la paupière supérieure, au sourcil, à la caroncule lacrymale
et quelquefois à tout un côté de la face. Le
plus ordinairement la douleur est périodique, intermittente, quotidienne, revenant
plus souvent le matin que le soir; et après
avoir duré trois ou quatre heures, elle cesse
entièrement pour reparaître le lendemain.

Presque toujours, dans l'intensité de l'accès, la paupière est fermée, il y a sensibilité
douloureuse de l'œil, pulsation fatigante des
artères circonvoisines, gonflement des veines, excrétion de quelques larmes âcres et
brûlantes.

D'autres fois, en conservant le type périodique, la douleur s'étend moins du côté du
front, mais se porte plus profondément dans
l'orbite et à la surface de l'œil qui, dans les
paroxysmes, devient plus ou moins rouge :
c'est l'*ophthalmodynia* de Plenck.

Chez quelques sujets, enfin, la maladie
a une marche moins régulière; ses accès
sont plus courts, mais plus fréquents, ou
ils paraissent interrompus par des rémissions plus ou moins longues, et reviennent
le soir avec plus d'intensité : souvent il y a
embarras ou douleur sourde à un des sinus
frontaux, sécheresse des cavités nasales.

quelques symptomes d'affection catarrhale ; ou bien la douleur est entièrement irrégu-.ière ; les accès ne durent que quelques se- condes ou quelques minutes, mais ils se re- nouvellent fréquemment et varient beaucoup pour leur intensité, leur retour et leur durée: c'est ce que l'on appelle le *tic douloureux*.

2° La névralgie *sous-orbitaire*. Dans celle- ci, la douleur commence souvent au trou sous-orbitaire, et de là se porte à la joue, à la lèvre supérieure, à l'aile du nez, à l'angle nasal des paupières. Parfois elle remonte vers le trou du nerf, et affecte particulière- ment les filets nerveux dentaires, ceux qui se distribuent au sinus sous-maxillaire, au palais, à la luette, à la base de la langue; enfin elle s'irradie souvent à tout le côté de la face.

Dans l'intensité de la douleur, il y a quel- quefois excrétion de salive et de *mucus* na- sal, des contractions spasmodiques des lè- vres, le malade redoute de parler et de re- muer la mâchoire.

3° La névralgie *maxillaire* : ce qui la dis- tingue, c'est que la douleur part ordinaire- ment du trou mentonnier, se répand au menton, aux lèvres, mais elle y est rarement bornée, car presque toujours elle remonte dans le canal maxillaire, s'étend aux diffé- rents rameaux que cette branche fournit à la tempe, aux dents, aux alvéoles, sous le menton et au côté de la langue. Cette névral- gie, plus rare que les deux précédentes, est presque toujours irrégulière.

Outre les névralgies de la face, il en est d'autres qui attaquent les membres abdo- minaux, ce sont :

A La névralgie *ilio-scrotale*, ou celle dont la douleur part de la crête de l'*ilium*, suit le cordon spermatique, et se porte au cordon et au testicule, dont elle détermine la ré- traction : néanmoins la sécrétion de l'urine n'est point altérée, ce qui distingue cette névralgie de la douleur néphrétique.

B La névralgie *fémoro-poplitée* (sciatique vraie de Cotunni) : elle a de particulier que le plus ordinairement la douleur part de l'é- chancrure ischiatique, se répand de là, en suivant les ramifications du nerf, au sa- crum, à la face poplitée de la cuisse, où elle exerce sa plus grande activité ; et qu'elle se propage le long du bord péronnier de la jambe, jusqu'à la face plantaire du pied : quelquefois cependant elle semble partir du pied pour remonter à la cuisse. Dans le commencement la douleur est souvent conti- nue ou n'a que des rémissions courtes plus ou moins marquées ; mais par la suite elle de- vient intermittente, irrégulière, et se renou- velle surtout le soir et la nuit.

C La névralgie *fémoro-prétibiale* ou *cru- rale*. Depuis l'aine où se trouve le nerf cru- ral, la douleur se répand sur la face rotulien- ne de la cuisse, s'étend principalement sur le côté tibial de la jambe, à la malléole in- terne et au dos du pied.

D La névralgie *plantaire* : moins étendue que dans les cas précédents, la douleur est bornée aux nerfs plantaires du pied.

E La névralgie *cubito-digitale* : dans celle- ci la douleur commence ordinairement au coude, et, suivant l'avant-bras, se porte au bord externe de la main.

F Les *névralgies anomales* Chaussier a classé sous cette dénomination certaines douleurs, ordinairement chroniques, dont le siége varie à l'infini. Ainsi on trouve por- tés à cette classe le *clou* à la tête, le *lumbago*, la *gastrodynie*, etc.

Les causes et le traitement des névralgies sont absolument les mêmes que ceux des autres maladies nerveuses (*Voy*. ELÉMENT NERVEUX), et il n'y a que le siége qu'elles occupent qui oblige de varier l'application des moyens thérapeutiques. Et pourtant nous ferons remarquer d'une manière gé- nérale que les narcotiques, surtout la potion de belladone cyanurée (quatre grains d'ex- trait de belladone, dissous dans une demi- once d'eau de laurier-cerise); la pomme épineuse, *datura stramonium*, en extrait à la dose d'un huitième ou d'un demi-grain ; les douches, les bains froids, les vésica- toires volants pansés avec la morphine, le moxa, déploient une efficacité toute spéciale; que nous nous sommes très-bien trouvé dans les névralgies *faciales* et *autres*, de la pom- made de belladone en frictions sur le trajet de la douleur ; de la teinture de camphre opiacée (eau-de-vie camphrée avec addition de 4 grammes de teinture thébaïque par 30 grammes d'eau-de-vie) également en fric- tions sur les points douloureux, des bains salés, etc. ; et quand la névralgie affecte un type périodique, rien n'égale l'efficacité du quinquina et des ferrugineux, du carbonate de fer surtout à la dose de vingt-quatre grains par jour pris en deux doses égales, une le matin et l'autre le soir.

Règle générale, dans tous les cas de né- vralgie, il est bon de s'assurer si elle ne dé- pendrait pas d'une cause mécanique ou ma- térielle, une excroissance osseuse, des tuber- cules sous-cutanés, etc., pouvant, par la compression qu'ils exercent sur le nerf, dé- terminer une douleur névralgique. C'est principalement dans ces cas, très-rebelles d'ailleurs, qu'on peut recourir à la section du nerf, proposée par les chirurgiens et qui a été pratiquée avec succès dans la névralgie faciale, tic douloureux et autres, qui ont leur siége dans un rameau nerveux peu important. Si on se décide à la pratiquer soi-même, vu la facilité que les bouts du nerf divisé ont à se réunir, il faut leur faire supporter une perte de substance assez considérable pour que leur réunion immédiate ne puisse avoir lieu, la maladie pouvant se renouveler après la cicatrisation des parties divisées ; ce qui n'a pas lieu généralement, quand on a pris la précaution que nous venons de mentionner.

Il est encore une chose à laquelle on doit prêter la plus grande attention dans le trai- tement de certaines névralgies, c'est qu'elles peuvent dépendre, et la sciatique est de ce nombre, de quelque degré de spinitis et n'a- voir d'autre origine qu'un long processus phlogistique de quelques enveloppes des nerfs ou de quelque autre partie qui exerce aussi des tiraillements et des compressions sur les filets nerveux très-importants ; or, comme bien des névralgies dépendent de l'inflammation du névrilemme et du tissu cellulaire, il n'y a pas de doute que la méthode antiphlogistique doit, dans les cas de cette nature, procurer du soulagement ; c'est pourquoi quand les forces du sujet le permettent, il est sage de faire une ou plusieurs saignées locales dans le traitement de ces névralgies. Mais, attendu cependant que cette inflammation est en général de nature rhumatismale, il ne faut pas insister sur les déplétions sanguines et en venir de suite à d'autres moyens que l'expérience démontre être plus efficaces. *Voy.* Sciatique , Tic douloureux, etc.

NÉVROSES, s. f., *neuroses*, de νεῦρον, nerf. —Ce qui constitue la névrose, c'est une exaltation (érétisme), ou une diminution (adynamie, paralysie), ou enfin, une perversion d'activité nerveuse, une anomalie organique ou vitale, qui s'applique tant au sentiment (activité sensorielle) qu'au mouvement (activité musculaire) et aux facultés de l'âme. En d'autres termes , les névroses s'annoncent soit par des désordres des fonctions de l'entendement et de la contraction musculaire ; soit par des contractions locales, des diminutions ou une abolition du sentiment et du mouvement dans certaines parties; soit enfin par une sorte de stupeur générale avec des lésions plus ou moins marquées de la respiration et des mouvements du cœur et des artères.

Les phénomènes qui les caractérisent peuvent donc se passer, premièrement dans les organes des sens, et constituer 1° pour l'oreille, la *dysécie,* la *paracousie,* la *surdité.* (*Voy.* ces mots.) 2° Pour la vue, la *berlue,* la *diplopie,* l'*héméralopie,* la *nyctalopie,* l'*amaurose.* (*Voy.* ces mots.) 3° Pour le tact, l'*hyperesthésie* ou l'*anesthésie.* 4° Pour le goût, des maladies qui appartiennent également aux névroses de la digestion , etc.

Secondement, dans l'entendement, et constituer les névroses des fonctions cérébrales. Elles sont *comateuses* (apoplexie, catalepsie, épilepsie, etc.), ou sans *coma* (hypocondrie, mélancolie, manie, idiotisme, somnambulisme, hydrophobie).

Troisièmement, dans la locomotion et la voix, et être constituées par la douleur névralgique, le spasme tétanique, le spasme clonique ou convulsions, la paralysie, etc., d'une part, ou par ce qu'on appelle la voix convulsive , l'aphonie nerveuse , d'autre part.

Quatrièmement, dans les fonctions nutritives : à cette classe viennent se rattacher soit les névroses de la *digestion* (spasme de l'œsophage, gastrodynie, pyrosis, vomissement spasmodique, mérycisme, anorexie, dyspepsie, boulimie, pica, colique nerveuse, colique de plomb, etc.), soit les névroses de la *respiration* (asthme convulsif, coqueluche, les divers genres d'asphyxie, etc.),

soit les nevroses de la *circulation* (palpitations nerveuses, syncopes, etc).

Cinquièmement, les névroses de la génération, qui comprennent l'anaphrodisie, le dyspermatisme, le satyriasis, le priapisme, pour l'homme, la nymphomanie ou fureur utérine, et l'hystérie pour la femme.

Rien n'est plus variable que la marche et la durée de ces maladies. Passagères, elles peuvent amener rapidement la mort ; sinon elles, peuvent durer pendant la vie entière, ne reparaître que par accès plus ou moins éloignés, plus ou moins forts, et passer d'une forme à l'autre. Nous avons recueilli et publié dans le temps une observation si curieuse de ces transformations successives, que nous ne pouvons résister au désir de lui donner une plus grande publicité que celle qu'elle a obtenue par son insertion dans le Bulletin de l'Académie royale de médecine, ce Bulletin n'étant lu que par les médecins.

Epilepsie fantastique ; contracture du bras gauche ; hallucinations d'une autre espèce ; lumbago ; roideur des muscles du dos ; amblyopie ; strabisme , etc.

Mademoiselle M...., âgée de onze ans, non réglée, eut en 1832, on ne sait par quelle cause, quelques attaques dont ses parents n'ont pu nous dire le nom ni les principaux caractères. C'étaient selon eux des mouvements convulsifs avec perte de connaissance et écume à la bouche. La malade en fut délivrée à l'aide de certaines poudres qu'on lui fit prendre.

L'année suivante, à peu près à la même époque, les attaques se renouvelèrent, mais si peu intenses, qu'elles se dissipèrent d'elles-mêmes et sans les secours de l'art ; enfin, en 1834, encore à la même époque, c'est-à-dire vers le milieu d'octobre, les attaques reparurent ; très-légères. d'abord , elles furent en augmentant d'intensité et de nombre ce qui décida sa famille à nous faire appeler , c'était le 26 octobre. Je m'enquis alors de tout ce qui s'était passé et je trouvai la jeune enfant, assez forte et développée pour son âge, dans un accès d'épilepsie avec fantasme ou hallucinations. Voici ce dont nous fûmes témoin·

Depuis quelques minutes la malade était couchée sur le dos et assoupie, lorsque tout à coup elle se redresse brusquement sur son séant, jette un kchaua ! (c'est le cri du crocodile), et regarde fixement à droite comme s'il y avait de ce côté quelque chose qui fût pour elle un objet d'effroi. Elle fit alors de violents efforts pour s'en éloigner, glissa de droite à gauche sur son lit, d'où elle serait inévitablement tombée si quelqu'un placé à ses côtés ne l'eût retenue. Pendant qu'elle s'efforce de fuir le monstre qui s'offre à ses regards, elle pousse des cris plaintifs, sa figure s'anime, sa respiration est entrecoupée, ses lèvres sont tremblantes et de sa bouche découle une blanche écume. Dans ce moment l'enfant n'entendait rien, ne voyait point les personnes qui l'entouraient, et, frappée de terreur, elle témoiguait par ses cris et ses gestes le trouble dont elle était agitée.

Dès l'invasion de l'attaque les extrémités supérieures se contractèrent, savoir: les bras contre les parties latérales de la poitrine, les avant-bras au devant des bras et les mains vers la partie inférieure et antérieure au-dessus des avant-bras ; en un mot, les membres supérieurs depuis le coude jusqu'au bout des doigts, représentaient par la forme le cou du cygne. Le pouce était appliqué contre la paume de la main, et les doigts légèrement fléchis, mais roides. .

Cet état dura jusqu'à ce que la jeune fille sembla s'assoupir de nouveau : alors on lui prit les mains et en exerçant sur elles de légères tractions, on provoqua un mouvement d'extension prompt et indépendant de la malade, de telle sorte que pendant dix à douze secondes les bras furent complètement allongés, les doigts étendus et écartés. Bientôt mademoiselle M... les ramena dans leur position naturelle, ensuite elle ouvrit les yeux, regarda tout le monde d'un air hébété et finit par nous reconnaître tous. Nous lui demandâmes si elle se rappelait ce qui venait de se passer; elle répondit que non : tout ce qu'elle savait, c'est qu'un homme aux proportions athlétiques s'avançait vers elle pour l'égratigner et lui lançait au visage des insectes noirs qui la mordaient, tandis qu'un petit enfant, placé auprès du géant, la menaçait d'une fourche qu'il tenait à la main. Nous lui demandâmes encore si elle souffrait.—Oui, dit-elle, j'ai la tête lourde et douloureuse, l'estomac aussi me fait mal, j'ai chaud. En effet, la température de son corps était élevée, son visage rouge, ses yeux brillants et pourtant la circulation et les autres fonctions paraissaient être dans l'état naturel. Prescription : huit sangsues aux malléoles, deux onces d'huile de ricin à titre de révulsif et de vermifuge, régime antiphlogistique.

La perte d'une assez grande quantité de sang, des selles répétées et une légère amélioration dans l'intensité des attaques, tels furent les effets sensibles que la malade retira de ces moyens. Dix sangsues furent ensuite appliquées à l'épigastre et enlevèrent la douleur qui avait son siége au creux de l'estomac, puis huit autres sangsues, placées derrière les oreilles, dégagèrent la tête et dissipèrent la cephalalgie. Enfin, la chaleur à la peau diminua à son tour, et tout semblait promettre une guérison prochaine, lorsque les attaques reprirent une intensité nouvelle, et malgré quelques autres déplétions sanguines, malgré l'emploi de l'extrait de jusquiame à la dose de demi-grain, trois fois par jour, des bains de pied sinapisés, des lavements laxatifs, des pastilles de calomel, etc.; elles empirèrent à ce point que tous les jours la malade avait un accès de huit à neuf heures du matin, un second, mais plus léger que le premier, à onze heures, un troisième, bien moindre encore, à trois heures de l'après-midi, un quatrième et dernier,

très-bénin, à cinq heures ; pendant la nuit calme parfait.

Le retour des accès à heure fixe nous détermina à essayer du sulfate de quinine. Le 19 novembre, mademoiselle M... er. prit six grains, dans ses moments lucides. Ce jour-là, les accès se montrèrent moins violents, et pourtant le bras droit qui *était resté contracté depuis la veille au matin*, quoiqu'on eût employé pour le détendre des efforts assez grands pour produire des douleurs vives, se détendit de lui-même; mais l'état de relâchement fut tel que la malade ne pouvait qu'avec beaucoup de peine fléchir l'avant-bras sur le bras, et qu'il lui était impossible de porter la main au menton. Elle ne pouvait pas non plus lever le bras, se plaignait de l'épaule quand on l'aidait dans ce mouvement, et abandonnée à elle-même, elle prenait la position qu'offrent les individus qui ont la clavicule fracturée.

Les 10, 11 et 12 novembre, le sulfate de quinine fut continué à la dose de huit grains par jour, et l'épaule frictionnée avec de l'huile camphrée; les accès allèrent en diminuant de nombre et de durée. Le 12, celui de huit heures du matin fut le seul qui se montra.

Le 13 novembre point d'attaque, bras gauche toujours dans le même état : mêmes moyens. Pendant cinq jours encore, mademoiselle M.... a continué de faire usage du sulfate de quinine à la dose de quatre grains par jour seulement et fait frictionner son bras avec le baume Opodeldoch ; le calme s'est maintenu et la faiblesse du bras a persisté.

Le 18, la malade se trouvant mieux, elle fut en ville, se promena longtemps, et rentrée dans sa chambre, elle ressentit vers les huit heures du soir de légers mouvements convulsifs qui se répétèrent le lendemain 19, malgré l'emploi de la quinine. Le jour suivant, ce fut de nouvelles attaques qui éclatèrent, mais si fortes, si rapprochées, qu'elles laissaient à peine un quart d'heure d'intervalles lucides entr'elles. On remarquait encore cette différence entre ces attaques et les précédentes que le fantôme était placé du côté gauche et que l'épileptique se frappait le dessus de la tête avec sa main droite. Les sangsues furent de nouveau appliquées, une deuxième dose d'huile de ricin fut administrée et les pieds encore trempés dans de l'eau chaude fortement sinapisée : rien n'opéra au gré de nos désirs.

Le 24, j'ordonnai que quatre grains de sulfate de quinine fussent administrés, lorsqu'il ferait nuit, par doses de trois grains, vu qu'après le coucher du soleil jusqu'à son lever il y avait suspension complète des attaques.

Le 25, l'accès du matin fut très-violent, la malade fit presque le tour du lit en se traînant ; elle jetait de hauts cris, déchirait sa coiffe, se tirait les cheveux, et était dans une agitation telle, que la plupart des assistants se retirèrent, ne pouvant supporter plus longtemps un spectacle pareil Enfin, le

bras gauche qui, depuis quinze jours (le 8),
s'était à peine contracté, se contracta fortement, et quand l'attaque fut terminée, il fut
flexible, libre et fort comme le bras droit.

Cette attaque a été la dernière de cette
nature ; ce sont aussi les dernières doses de
quinine que Mlle M... a avalées. Elle fut
mise à l'usage du lait, matin et soir, d'une
tisane-rafraîchissante, des crèmes de riz,
d'une nourriture légère, des bains de pieds à
la moutarde, et il lui fut conseillé de se tenir
le ventre libre à l'aide des lavements. A dater
de ce jour, plus d'accès fantastique.

Néanmoins, la malade n'était pas au terme
de ses souffrances. Ainsi, le 30 novembre,
elle se plaignait de maux de reins qui devinrent très-vifs les jours suivants, et puis se
calmèrent. Le 2 décembre, deux petites tumeurs rouges et douloureuses se manifestèrent au-dessus des hanches; elles se dissipèrent par la simple chaleur du lit ou d'une
ceinture que l'enfant porta habituellement,
et par l'emploi des frictions huileuses camphrées. Le 5, elle éprouva de la roideur dans
le dos et les omoplates, ce qui l'obligeait à se
tenir courbée : les frictions sur le rachis, avec
l'huile de jusquiame la dissipèrent en quelques jours. Le 13, Mlle M... eut une petite
attaque : elle ne dura que cinq minutes, et
différa des précédentes en ce que la jeune
fille, en s'assoupissant, balançait la tête à
droite et à gauche, comme une personne
qui s'endort. Les avant-bras étaient trem-
blants et élevés de manière à former un léger angle aigu avec les bras qui étaient placés dans leur position naturelle.

A la suite de cette attaque, qui se répéta
matin et soir pendant quelques jours, la
malade s'aperçut que sa vue s'affaiblissait.
Le 15, elle ne vit les objets qu'avec l'œil
droit, le gauche distinguait seulement la lumière des ténèbres ; néanmoins, les objets
extérieurs s'y peignaient également, les pupilles se contractaient à la clarté du jour et
se dilataient dans l'obscurité ; en un mot, il
n'y avait aucune différence sensible dans les
globes oculaires, et pourtant la vision était
distincte du côté droit, nul'e du côté gauche. Ce n'est pas tout, lorsque la malade
voulait voir un objet, elle était obligée de
porter ses regards vers un point éloigné à
droite; il y avait donc strabisme, mais strabisme d'une nature particulière, puisque les
deux yeux suivaient la même direction, ou
qu'il y avait la plus parfaite harmonie dans
leurs mouvements. Ainsi, par exemple, lorsque, placé en face de la jeune fille, je lui di-
sais : Regardez-moi, ses deux yeux se portaient sur la personne qui se trouvait à ma
gauche, et c'est moi seul qu'elle voyait.
Fermait-elle l'œil gauche, la viciation était
la même.

Mlle M... nous ayant caché qu'elle eût
éprouvé de nouveau quelques petits accès,
nous lui conseillâmes d'instiller, de temps
en temps, une ou deux gouttes de laudanum
liquide de Sydenham entre les paupières
de l'œil affecté, de les frotter légèrement,
de faire quelques lotions sur ces parties avec

de l'eau de plantain, et de placer un vésicatoire au bras gauche.

Le 17, à la suite d'un nouvel accès, la vision fut rétablie dans l'œil gauche ; cependant il y avait encore un peu de strabisme,
soit que les deux yeux fussent ouverts, soit
que l'un des deux, n'importe lequel, restât
fermé : mêmes moyens.

Les attaques reparaissent le 18, toujours
légères ; ce jour-là, seulement, on me fit
part de leur réapparition, ce qui nous décida
à prescrire une once d'huile de ricin, à l'effet de produire une irritation intestinale
qui, en déterminant un mouvement fluxionnaire sur l'abdomen, devait dégager la tête;
plus quatre pilules, contenant chacune un
grain d'assa-fœtida, un grain de camphre, et
un grain de castoreum, à prendre, deux le
matin et deux le soir, buvant par-dessus
une tasse d'infusion de feuilles d'oranger.

L'huile de ricin, prise le jour même, procura quelques selles qui n'eurent aucun résultat avantageux sur les attaques et la vision.

Le 19, la malade avala les quatre pilules :
néanmoins les accès eurent lieu, un le matin
et un le soir, ayant tous les deux le même
degré d'intensité. Le strabisme disparut
alors presque entièrement, et il fallait y
prêter une bien grande attention pour reconnaître qu'il existait encore.

Le 20, Mlle M... prit encore quatre pilules;
l'attaque du matin seule se manifesta : le strabisme avait cessé. Enfin, le 21 et jours suivants, jusqu'au 29, la jeune fille a continué
l'usage des pilules, et aucune autre attaque ne
s'est manifestée : cessation complète de toute
médication, aliments nourrissants, exercices
à l'air libre : tels sont les moyens qui furent
recommandés pour confirmer la guérison.

N. B. Je croyais avoir obtenu cet heureux
résultat (depuis deux ans nous n'avions pas
été rappelé), et je me réjouissais d'avoir à
le constater, lorsque, pour plus de sûreté,
et afin de ne pas induire mes lecteurs en erreur, je crus devoir aller aux informations.
On m'apprit alors que Mlle M... était restée
huit à neuf mois sans éprouver la moindre
altération dans sa santé, mais que, plus
tard, les attaques s'étaient renouvelées et
persistaient encore, les parents ayant renoncé à la faire soigner.

Réflexions. Quand nous avons attiré l'attention de nos confrères (en 1837) sur ce fait
d'épilepsie fantastique, et en attirant encore
sur lui aujourd'hui l'attention de nos lecteurs, c'était, et c'est moins pour constater
l'efficacité momentanée des remèdes qui ont
été employés, que pour faire connaître certaines particularités que nous allons signaler; et, par exemple :

1° La *forme de la maladie* : c'est, nous le
croyons du moins, un cas *unique* d'*épilepsie*,
avec hallucinations des sens de la vue et du
tact pendant l'accès. Les visions fantastiques
peuvent bien se montrer, comme attaques
nerveuses, et nous avons rapporté autrefois
(1828), dans la *Revue médicale*, l'his oire
d'une jeune fille de onze ans, qui, après avoir

éprouvé des accès épileptico-hystériques, fut prise d'une hallucination, pendant laquelle elle vit, dans le principe, des poupées fort jolies qu'elle appelait de la voix et du geste; et plus tard, des polissons qui lui faisaient des niches ; mais, chez cette enfant, les accès étaient sans perte de connaissance, et, quand les hallucinations les remplaçaient, il n'y avait pas attaque et fantasme tout à la fois. Dans l'observation ci-dessus, au contraire, la vision fantastique n'avait lieu que pendant l'attaque, et disparaissait après elle; voilà pourquoi nous prescrivîmes le sulfate de quinine avant d'employer les pilules antispasmodiques, dont nous avons toujours retiré de si grands avantages. Ces deux faits diffèrent donc entre eux, quoique cependant ils aient eu de commun que plusieurs attaques avaient lieu pendant le jour, et que les nuits étaient entièrement calmes ;

2° La *conservation de deux sensations, la vision et le tact*, et d'*une seule faculté, la mémoire*, pendant l'accès d'épilepsie, alors qu'on a toujours observé la perte absolue du sentiment et des facultés intellectuelles ;

3° Le *retour annuel des attaques* depuis deux années. Nous confessons que c'est également à cette circonstance que nous devons d'avoir fait précéder les antispasmodiques par l'extrait salin du quinquina ;

4° La *suspension des attaques pendant la nuit*. Elle ferait supposer que l'impression de la lumière du jour, en augmentant la susceptibilité nerveuse, rendait la malade plus disposée à la répétition des attaques ; ce qui eut lieu aussi chez l'autre jeune *hallucinée* dont nous avons parlé ;

5° La *paralysie du bras gauche* survenue à la suite d'une forte contraction musculaire, et spontanément dissipée après une contraction spasmodique de même nature ; et pendant la durée de l'accès, l'*objet fantastique* se montrant du côté paralysé.

Voilà deux anomalies fort singulières dont l'explication doit, ce nous semble, échapper à tous nos moyens d'investigation. On pourrait bien pourtant, en s'appuyant sur la théorie généralement admise à l'endroit des congestions cérébrales, les attribuer à un mouvement fluxionnaire sanguin, signalé par la rougeur et l'*animation* de la face, par l'état des yeux qui étaient vifs et brillants, par les contractions musculaires, etc.; fluxion qui aurait agi pendant quelques jours et à différents intervalles sur les couches optiques et les corps striés, et donné lieu aux mouvements convulsifs des membres supérieurs et des membres inférieurs, et plus tard, à la paralysie du bras gauche ; ou bien, prétendre que ce mouvement fluxionnaire agissant avec plus d'intensité à droite qu'à gauche, la branche ophthalmique droite de la cinquième paire aura été vicieusement exaltée, d'où l'hallucination fantastique de ce côté ; mais ce ne sont là que des conjectures ; car est-il sûr qu'il y eut engorgement cérébral et lésion de l'une des deux couches optiques ? Et en supposant qu'ils existassent, comment ont-ils disparu ? comment la para-

lysie s'est-elle spontanément dissipée ? admettrons-nous une résorption spontanée ? Mais alors, de quelle manière expliquer la vision fantastique à gauche pendant la durée de la paralysie ?

5° L'*insuffisance de certains moyens*. La nature de la maladie nous étant inconnue, la plupart des remèdes n'ont été administrés par nous que d'une manière empirique ou par la méthode *a juvantibus et lædentibus ;* il n'est donc pas étonnant que la plupart d'entre eux n'aient joui d'aucune efficacité ;

6° Les *effets de la quinine*. Quoique ce sulfate n'ait pas eu des effets réellement curateurs, cependant il a chaque fois dénaturé les attaques et suspendu leur retour pendant un temps plus ou moins long ;

7° L'*amaurose et le strabisme*. Il n'est pas rare de voir ces deux états se montrer comme symptômes des maladies convulsives, mais je ne sache pas que dans les cas de cette nature, cités par Morgagni et autres, l'amaurose se soit fixée sur un seul œil, ni que le strabisme ait consisté dans une direction vicieuse des deux yeux à la fois. Voilà pourquoi nous dirons qu'il y avait vue louche, *strabismus a luscitate* proprement dit. Cette distinction admise par les auteurs, et rejetée par quelques modernes, mérite d'être conservée, afin de classer les faits pareils à celui que nous avons remarqué;

8° Enfin, l'*utilité des antispasmodiques*. Elle est incontestable, puisque dès leur administration les attaques ont cessé, et que la malade est restée huit ou neuf mois sans en avoir d'autres.

On nous demandera peut-être : Pourquoi, le sulfate de quinine ayant procuré une amélioration notable, n'avez-vous pas persévéré dans son emploi ? Parce que, dans le principe, nous n'étions guidé que par l'analogie, et nous agissions en empirique (*Voy.* méthodes de guérir), tandis que sur la fin, éclairé par l'analyse, nous reconnûmes un état nerveux essentiel, une névrose, que le traitement lui-même décelait. Voici d'ailleurs quel fut notre raisonnement : Les névroses sont essentielles ou symptomatiques; dès lors si les attaques, les convulsions et les épiphénomènes postérieurs dépendaient d'une inflammation cachée, latente, ou d'un état vermineux, etc., les antiphlogistiques, les révulsifs et les vermifuges auraient calmé la violence des symptômes ; si, au contraire, la maladie était sous la dépendance de l'état PÉRIODICITÉ (*Voy.* ce mot), l'extrait du quinquina l'aurait probablement guérie ; or, ces médicaments n'ayant pas eu cet avantage, il fallait donc employer ceux qui agissent d'une manière directe sur le système nerveux vicieusement affecté; les succès que nous avions déjà obtenus par les pilules prescrites fixèrent notre choix.

N. B. Je n'ai pas hésité à entrer dans tous les détails de cette observation, malgré sa longueur et les réflexions qu'elle nous a inspirées, soit à cause de sa rareté et de sa singularité, soit aussi à cause qu'elle nous offre un exemple du changement successif des formes qu'affectent certaines névroses, et enfin, parce qu'elle renferme l'application des principes pratiques que nous ne cessons de développer dans cet ouvrage.

Revenant aux névroses en général, nous établirons que ces maladies peuvent s'éteindre d'elles-mêmes par la cessation de leur cause, par un changement survenu dans le genre de vie, dans la vie elle-même, notamment sous l'influence de l'âge qui guérit souvent les maladies nerveuses les plus opiniâtres en diminuant peu à peu la sensibilité, ou parce que l'organisme vivant acquérant une somme plus considérable de forces, le système nerveux ne prédomine pas autant. Ainsi nous avons connu une dame que l'allaitement avait épuisée, et que la moindre contrariété un peu vive faisait tomber en convulsions hystériques, n'avoir plus d'accès convulsifs quand elle eut acquis de l'embonpoint. A dater de cette époque, et pendant une dixaine d'années, quand elle éprouvait une forte impression de crainte, de frayeur ou autre, elle ressentait dans les muscles de la partie postérieure du cou, des contractions spasmodiques (des crampes) excessivement douloureuses, qui duraient quelquefois fort longtemps. Voilà bien des années que les émotions les plus grandes et les plus diverses, n'ont déterminé aucun accident nerveux.

Reste que, peu ou point mortelles par elles-mêmes, certaines d'entre elles peuvent le devenir, même très-rapidement, en déterminant l'asphyxie, l'apoplexie, l'hydrocéphalie, etc., et, sous ce rapport, elles méritent qu'on s'en occupe sérieusement ; d'ailleurs, ne serait-ce que pour affranchir les individus des souffrances que les névroses déterminent, qu'il faudrait, dès qu'elles se manifestent, les combattre par des moyens appropriés.

A cet effet, le praticien aura à considérer que l'hérédité prédisposant puissamment aux névroses, ainsi que le Tempérament nerveux (*Voy.* ce mot), il suffit du moindre écart de régime, ou d'une affection morale portée à un degré extrême, et quelquefois de l'impression délétère de différentes substances sur l'économie animale (une odeur repoussante, un objet dégoûtant, l'approche d'un orage, etc.), pour donner lieu à certains phénomènes morbides. Dans ces cas, il faut prescrire un régime convenable, auquel le malade devra rigoureusement s'astreindre. Mais, avant tout, comme la névrose peut dépendre, soit d'une *congestion sanguine*, cérébrale, pectorale ou abdominale (la maladie hémorroïdale est une des causes les plus fréquentes de maladies nerveuses varicées); d'une *irritation locale* (vers, saburres, obstructions) ; d'une *métastase* arthritique, rhumatismale, syphilitique, psorique, scrofuleuse; d'une *irritation mécanique* (corps étrangers venus du dehors ou développés dans l'économie elle-même); et enfin d'une *irritation morale maladive*, comme s'exprime Hufeland, et qui consiste dans des idées fixes, une exaltation de l'imagination, etc. ; il faut subordonner le régime à la véritable cause des troubles nerveux, d'où la nécessité de rechercher soigneusement cette cause.

Il est encore une chose qu'il ne faut jamais oublier : c'est que l'affaiblissement est une des causes les plus ordinaires des névroses, et que cet affaiblissement peut provenir lui-même de plusieurs sources qu'il faut tarir. On comprend dès lors combien il importe d'avoir l'histoire physiologique et pathologique de l'individu, depuis sa naissance jusqu'au moment où il réclame nos soins, l'analyse raisonnée de cette histoire pouvant nous conduire à reconnaître si la névrose est avec excès de forces ou *sanguine ;* si elle est avec faiblesse ou *adynamique;* si elle est *simple* ou sans excès de forces ni faiblesse marquée ; si elle est *métastatique* ou le résultat du transport de tel ou tel principe morbifique, cachectique, arthritique ou autre, sur tout autre point que celui où il a habituellement son siége, si elle est *gastrique, organique*, etc., distinctions importantes qui servent de base à la thérapeutique (*Voy.*, pour les détails, les articles *spéciaux* que nous avons consacrés à chaque névrose en particulier).

NEZ, s. m., *nasus*, ῥίν ou αἴς, organe de l'odorat. — Le nez, dit Boyer, est une éminence qu'on remarque au milieu du visage, et qui recouvre l'ouverture antérieure des fosses nasales, en forme de chapiteau. La grandeur très-variable du nez et sa figure sont trop connues pour qu'il soit nécessaire d'en faire une description détaillée.

Nous dirons néanmoins que, formé par les *os propres*, par les apophyses montantes des os maxillaires supérieurs, par cinq cartilages et quelques muscles, qu'une peau mince et tendue de toutes parts recouvre, le nez peut être considéré, je le répète, comme une espèce de chapiteau destiné à préserver les fosses nasales des corps étrangers qui voltigent dans l'atmosphère, et de l'impression trop vive de certaines odeurs qui s'y précipitent avec l'air qu'elles pénètrent.

Celles-ci (les fosses nasales) sont de forme quadrilatère, et présentent, chacune en particulier, une paroi supérieure formée par l'ethmoïde, une paroi inférieure formée par l'os maxillaire et l'os palatin, une paroi postérieure qui répond aux arrière-narines, une paroi antérieure cachée par le nez, une paroi latérale bornée par la cloison, et enfin une paroi externe sur laquelle se voient les objets suivants : 1° en haut et en arrière, le cornet supérieur ; 2° au-dessous, le méat du même nom, dans lequel viennent s'ouvrir les cellules ethmoïdales postérieures, et l'orifice interne du trou sphéno-palatin; 3° plus bas, le cornet moyen et au-dessous ; 4° le méat moyen, qui présente, dans son milieu, l'orifice du sinus maxillaire ; 5° plus bas encore, le cornet inférieur au-dessous; 6° le méat du même nom, à la partie antérieure duquel on aperçoit l'orifice inférieur du canal nasal, qui commence au-dessous du sac lacrymal et se termine, après cinq ou six lignes de trajet, dans les fosses nasales.

Une membrane muqueuse tapisse l'intérieur du nez et les fosses nasales, et sur cette membrane viennent s'épanouir deux sortes de nerfs qui lui donnent, les uns la sensibilité qu'elle partage avec toutes les autres parties sensibles du corps, et les autres (les olfactifs) qui donnent un mode particulier d'impressionnabilité qui les rend propres à ressentir l'impression des odeurs, usage auquel l'appareil olfactif est destiné. *Voy.* OLFACTION.

NITRE. *Voy.* POTASSE.

NOIX VOMIQUE, fruit du strychnos, *nux vomica*, L.; plante de la famille des apocynées, J., indigène de plusieurs contrées de l'Inde, et particulièrement du Coromandel, du Malabar et du Ceylan. — Les fruits du *vomiquier* ont la forme et le volume d'une orange, dont ils ont aussi la couleur jaune doré quand ils sont mûrs, et renferment dans une seule loge les semences ou baies qu'on a fort improprement appelées noix vomiques. Ces semences sont plates et ont la forme d'un bouton d'habit déprimé à son centre. Elles ont une grande dureté et une extrême amertume.

Les expériences que l'on a tentées sur l'homme, pour constater les effets physiologiques de la noix vomique, ont eu pour résultat de faire constater par l'observateur, que l'individu, après avoir avalé une très-petite quantité de cette substance, éprouve un sentiment de vertige qui rend la marche moins sûre, puis des douleurs légères et une roideur dans les muscles du cou et dans ceux qui rapprochent les mâchoires l'une de l'autre ; le pharynx lui-même éprouve un resserrement notable, et les muscles de la poitrine et du bas-ventre sont plus roides, et par conséquent moins mobiles que dans l'état normal. Cependant ces phénomènes acquièrent de l'intensité, et ce qui n'était d'abord que de la roideur, prend bientôt le caractère convulsif le plus effrayant. Enfin, après avoir duré à un faible degré, les symptômes s'amendent lentement, et en moins de douze ou vingt-quatre heures, il ne reste plus qu'une fatigue musculaire notable qui persiste longtemps.

Malgré les dangers que fait courir l'ingestion de la noix vomique dans le corps vivant, et les craintes justement fondées que son administration doit inspirer, elle a été employée comme remède, d'abord dans une foule de maladies diverses (fièvres intermittentes rebelles, névroses, etc.). Puis, les expériences de M. Magendie et Delile ayant prouvé que la noix vomique exerce une action spéciale sur la moelle de l'épine, par la voie des vaisseaux absorbants et sanguins, et fait mouvoir les muscles auxquels cet organe distribue ses nerfs, Fouquier imagina de l'appliquer au traitement de la colique de plomb. Il l'administra donc dans les paraplégies et les semiplégies, et constata qu'à dose suffisante, ce médicament excite constamment des contractions musculaires plus ou moins permanentes, qui consistent tantôt en de simples tressaillements soudains et passagers, tantôt en une rigidité spasmo-

dique d'une certaine durée; en un mot, qu'administrée méthodiquement, non-seulement la noix vomique ne produit pas des accidents, mais encore qu'après plusieurs commotions répétées, l'amélioration ne tarde pas à se manifester dans l'exercice des mouvements musculaires. Ces heureux résultats ont été également obtenus par M. Andral, qui, ayant donné de la strychnine et de la brumie à neuf individus, six furent guéris, ou du moins soulagés. La guérison a été complète en quatre, cinq ou six jours de traitement chez trois malades affectés de colique saturnine, à qui M. Serre fit donner la teinture de noix vomique en potion, en lavement et en frictions sur la région lombaire.

Ce n'est pas seulement dans les paralysies saturnines que la strychnine s'est montrée avantageuse ; d'après M. Ollivier d'Angers, il paraîtrait qu'elle est généralement indiquée dans tous les cas où la paralysie n'est pas liée à un état inflammatoire du cerveau ou de la moelle épinière, et principalement dans celle qui résulte de la masturbation, des excès vénériens, de l'abus répété des liqueurs spiritueuses, des émotions vives de l'âme, faisant observer toutefois que l'action de la noix vomique détermine souvent de violentes douleurs dans les membres paralysés sans apporter le plus léger changement dans la paralysie du mouvement. La noix vomique serait donc contre-indiquée dans les paralysies de la sensibilité, l'anesthésie sans paralysie de la contractilité.

L'atonie de certains organes et les paralysies locales sont parfois très-avantageusement traitées par la noix vomique. Ainsi on a expérimenté que la strychnine agit efficacement contre les diarrhées atoniques, et surtout dans celles qui se manifestent chez les personnes avancées en âge et faibles de constitution. Ce n'est pas qu'on doive la préférer toujours dans ces cas aux toniques, aux astringents et aux calmants, qui sont vantés depuis longtemps comme correctifs naturels de la diarrhée et de la dyssenterie; mais lorsque ceux-ci restent inefficaces, il n'est pas sans avantage d'employer la strychnine.

Nous avons parlé des paralysies locales : cette remarque s'applique principalement à l'amaurose qui, lorsqu'elle ne dépend pas de la compression du nerf optique, est très-efficacement combattue à l'aide de la noix vomique administrée par la méthode sous-endermique, c'est-à-dire par l'application aux temps de petits vésicatoires, qu'on saupoudre d'abord avec un huitième de grain de strychnine, qu'on porte ensuite graduellement jusqu'à trois grains. Ce médicament agit d'autant plus facilement qu'il est employé dès le principe du mal ; mais malheureusement la vision s'altère quelquefois d'une manière si lente, le nerf optique subit dans sa texture et dans ses fonctions un changement si peu appréciable, quoique progressif, que souvent le mal est incurable quand le médecin est consulté : ce qui arrive surtout quand l'amaurose n'occupe qu'un œil. Dans

tous les cas, la strychnine, par la méthode
endermique, doit être tentée ; mais on doit
essayer auparavant du collyre avec lequel le
docteur Anderson assure qu'on fait disparaître, ou du moins on enraye la marche de
la paralysie. En voici la formule :

Prenez : Strychnine ... 2 grains.   .
Acide acétique étendu ... 1 gros.
Eau distillée... 1 once.

Quelques gouttes, dit-il, mises en contact
avec l'œil plusieurs fois par jour, produisent
les meilleurs effets, et suppléent parfaitement
à l'application endermique du même médicament, sans avoir l'inconvénient d'exposer à
l'érysipèle. Si pourtant le collyre ne guérissait pas, il faudrait en venir à l'autre moyen,
d'employer la strychnine, la dérivation produite par le vésicatoire favorisant beaucoup
l'action de la noix vomique.

A ce propos, nous devons noter que, parmi
les effets qui suivent ce mode d'administration de la strychnine par le derme dénudé,
le plus important est la perception d'étincelles plus ou moins nombreuses et plus
vives dans le fond des deux yeux, et surtout
dans l'œil du côté où est placé le vésicatoire.
Si ces étincelles n'existaient pas, on devrait
mal augurer du succès du traitement. La
qualité des étincelles est aussi une chose
digne de remarque : elles sont quelquefois
noirâtres, d'autres fois blanches ou rouges
Les étincelles rouges sont les plus avantageuses ; si elles sont trop éclatantes, il faut
tempérer les doses de strychnine.

Enfin, l'incontinence ou la rétention d'u-
rine dépendant d'une paralysie de la vessie
sont traitées avec avantage par l'administration de l'extrait de noix vomique, administré à l'intérieur, à la dose de quatre à huit
grains par jour.

Reste l'impuissance, celle surtout qui
s'accompagne de paraplégie. Dans ces cas, la
noix vomique peut rétablir la sensibilité et
le mouvement dans les parties paralysées,
et rendre aux organes de la génération leur
vigueur et leur énergie.

Somme toute, la strychnine employée avec
méthode convient dans tous les cas d'atonie
(dyspepsies, leucorrhées, etc.), et spécialement dans les paralysies générales ou locales, sans inflammation encéphalo-rachi-
dienne.

Mode d'administration. En poudre, la noix
vomique s'administre à la dose de 1 à 15
grains dans les vingt-quatre heures ; l'extrait
alcoolique, à la même dose ; la strychnine,
de 1/6 de grain à 2 grains. Il faut toujours
commencer par la plus faible dose.

NOLI ME TANGERE, s. m., mot latin
qui signifie *ne me touchez pas.* — C'est le nom
qu'on a donné aux boutons cancéreux ou
chancreux qui se développent à la face,
surtout aux lèvres, s'exaspérant par les attouchements et aussi par l'application des
topiques qu'on emploie pour les guérir. *Voy.*
Cancer.

NOSOCOMIAL, e, adj., *nosocomialis*, de
nosocomium, hôpital. — On se sert de cet
adjectif pour désigner les maladies épidé-

miques qui éclatent dans les hospices, par
l'encombrement et par suite de l'insalubrité
de l'air ; de là les noms de fièvre nosoco-
miale, typhus nosocomial, etc.

NOSOGRAPHIE, s. f., *nosographia*, de
νόσος-γράφω, je décris la maladie. Ce mot est
synonyme de nosologie.

NOSOLOGIE, s. f., *nosologia*, de νόσος-λόγος,
discours sur la maladie. — C'est la partie
de la médecine qui a pour objet la classification, la description et les différences des
maladies.

NOSTALGIE, s. f., *nostalgia*, de νόστος-ἄλγος,
ennui causé par le désir du retour dans ses
foyers, vulgairement *mal du pays.* — La nostalgie constituant une passion maladive, ou un
état morbide par influence morale, nous en
avons traité longuement dans notre Dictionnaire des facultés intellectuelles et affectives
de l'âme ou des Passions. (*Voy.* tome XXXIX
de l'Encyclopédie théologique.)

NUTRITION, s. f., *nutritio.* — Les physiologistes ont appliqué cette dénomination
à cet acte fonctionnel, organique et vital,
par lequel les différentes parties constitutives du corps vivant s'approprient, à l'aide
d'une force intérieure (la force vitale organique) qui leur a été dévolue, les matériaux
que le sang met à leur disposition, et com-
binent ces matériaux de manière à se les
assimiler.

D'après cette définition, la nutrition ne
consisterait pas dans un simple extrait, une
séparation de principes, mais bien dans la
recomposition de l'organe par l'organe lui-
même, qui prend les matériaux de sa reconstitution dans le sang artériel dont ses tissus
sont pénétrés. Cette assimilation est trop
moléculaire, il est vrai, pour être vue ; mais
les résultats l'annoncent suffisamment pour
qu'on l'admette. Et d'ailleurs, comment ex-
pliquerait-on l'accroissement quelquefois
très-rapide sans amaigrissement, si on n'admettait une force plastique qui donne la
nourriture aux parties au fur et à mesure
de leurs besoins?

Reste que la nutrition est bien plus ra-
tionnellement expliquée par l'action d'une
force vitale intérieure, que par les théories
d'une filtration mécanique, d'une agrégation
physique, de la coagulation de la lymphe, de
celle de l'albumine du sang, etc., aucune de
ces théories ne pouvant nous dire pourquoi
l'accroissement est excessif chez les uns et
peu prononcé chez les autres; pourquoi le
corps s'accroît en vertu d'un type primitif
qui est propre aux différents âges, et, par
exemple, le développement disproportionné,
dans la première enfance, entre le volume
de la tête qui est fort grosse, et les parties
inférieures qui sont très-courtes. Pourrait-
on nous expliquer, en effet, chimiquement,
pourquoi l'accroissement du corps se fait
par bonds? Chacun sait que l'enfant croît
jusqu'à deux ans; qu'à cette époque il y a
repos, et qu'ensuite il reprend sa croissance
jusqu'à sept ans, etc. Or d'où provient ce
temps d'arrêt dans la croissance de l'enfant?
La seule manière de s'en rendre raison, c'est,

ce me semble, d'admettre une force plastique,
vitale, inhérente à l'organisme, et agissant
d'après des lois primitives que nous ne pouvons qu'admirer.

Quoi qu'il en soit, la preuve que la nutrition est soumise à certaines lois, c'est qu'elle
est subordonnée :

1° Aux *forces* de la vie en général : de là
ses différents résultats dans l'état de santé
et de maladie. Et comment en serait-il autrement ? Comment la nutrition ne serait-elle
pas troublée, lorsque des corps nouveaux
(tubercules, cancer), se développant dans
l'organisme vivant, une partie de l'élément
réparateur est détournée de sa véritable destination pour fournir au développement de
ces corps nouveaux ?

2° A *l'influence nerveuse*. De là l'amaigrissement des sujets, en qui la force nerveuse
s'épuise par une cause quelconque.

3° Aux *passions*. Voilà ce qui explique la
maigreur de l'ambitieux, de l'envieux, etc.

4° A de *bonnes digestions*. Cette fonction
fournissant au sang les matériaux de sa recomposition, on comprend que plus il est
riche, plus il fournit de matériaux nutritifs.

5° A l'*énergie* des vaisseaux *chylifères* et
lymphatiques, qui charrient dans le cœur les
fluides avec lesquels le sang se reconstitue.

6° Aux *exercices* corporels, qui, augmentant
la somme de la déperdition corporelle, augmentent aussi les besoins de la nutrition, etc.
Partant, chacun de nous, s'il veut se bien
porter, doit veiller à ce que cette fonction
s'accomplisse convenablement en lui, sinon,
par une nutrition incomplète, le corps s'é-
puise, les forces s'anéantissent, et l'adynamie
survient ; au contraire, par un excès opposé
(une nutrition trop abondante), les forces radicales étant en puissance, l'individu devient
pléthorique et est prédisposé aux maladies
sthéniques. *Voy.* ADYNAMIE, PLÉTHORE. Le
meilleur est donc de proportionner la réparation aux pertes.

NYCTALOPIE, s. f., *nyctalopia*, de νύξ,
ὄπτομαι, je vois la nuit. — C'est une des névroses du sens de la vue, qui a pour caractère la faculté qu'ont les malades de distinguer les objets à une très-faible lumière ou
pendant les ombres de la nuit, et non durant
le jour.

Cette maladie, qui est très-souvent symptomatique d'une cataracte imparfaite ou de
l'inflammation de l'iris, est aussi parfois essentiellement nerveuse, et on l'attribue alors
à une sensibilité extrême de la rétine, laquelle
provient souvent de l'habitation prolongée
dans un lieu obscur. Pinel en rapporte une
observation.

Dans les cas de cette nature, les seuls qui
doivent nous occuper (les nyctalopies symptomatiques devant être subordonnées au
traitement de la cataracte ou à l'inflammation
de l'œil), le médecin doit placer le malade
dans l'obscurité, et ne l'habituer que peu à
peu à l'éclat d'une vive lumière, n'arrivant
ainsi à le placer au grand jour que par degrés
insensibles. L'application sur la conjonctive

d'une solution d'opium peut également être
utile.

NYMPHOMANIE, s. f., *nymphomania*, de
νύμφα μανία, manie utérine, fureur utérine,
érotomanie. — On désigne, sous ce nom, une
névrose qui consiste dans un appétit vénérien exalté outre mesure, insatiable, si violent qu'il porte la femme à oublier les règles
de la pudeur et de la bienséance, et à provoquer par ses regards, ses attitudes, ses gestes, ses propos agaçants, par ses sollicitations
même les plus pressantes, le premier individu qui se présente. Elle fait des efforts
pour se jeter dans ses bras, pour l'étreindre
sur son cœur ; s'il résiste, elle se fâche, menace et s'emporte. A un plus haut degré l'a-
liénation mentale est complète, et l'aliénée
donne le spectacle des scènes de la plus dé-
goûtante obscénité, de la fureur la plus
aveugle.

La nymphomanie, qui se remarque surtout
à l'époque de la puberté, reconnaît deux ordres de causes, les physiques et les morales.
Ainsi elle peut être occasionnée soit par la
vue de peintures voluptueuses et indécentes,
par des lectures lascives, un esprit romanes-
que, une imagination exaltée, un amour
passionné, la fréquentation des spectacles
immoraux, l'oisiveté, une contrainte sévère
et un état de retraite forcée ou volontaire ;
tout comme de l'abus des jouissances physiques (de l'habitude de l'onanisme surtout),
ou d'une extrême sensibilité de l'utérus. De
là la fréquence de cette maladie chez les
femmes non mariées, ou mariées à des maris
impuissants ; chez les veuves, celles notamment qui mènent une vie molle et effémi-
née, etc. Ce n'est pas tout ; cette névrose
peut dépendre encore de la présence des
vers ascarides dans le rectum, de la pléthore
abdominale, d'indurations placées de manière à produire l'irritation des nerfs génitaux ; de l'usage externe et interne des cantharides (Loyer-Villermé en cite un exemple),
de l'imitation. Celle-ci paraît même jouer un
grand rôle puisque, dans l'été de 1698, il y
eut une épidémie de nymphomanie, et,
comme plusieurs personnes d'une même
maison en furent affectées en même temps,
dit Morgagni, on imagina qu'elle était contagieuse. Nous préférons l'attribuer à l'influence morale.

Traitement. Les règles pratiques que nous
avons exposées en parlant des névroses en
général, sont également applicables à la
nymphomanie en particulier, c'est-à-dire
qu'après avoir recherché, comme on le fait
toujours, les causes de cette maladie et les
avoir éloignées, on doit, par des soins hygiéniques et en éveillant dans le cœur des
femmes de vertueuses et nobles passions,
amortir ou étouffer en elles les élans d'une
imagination en délire, ou les appétits désordonnés des organes sexuels. Le jeûne et le
travail viennent puissamment en aide au
praticien, et si la femme veut s'assujettir à
manger peu, à n'user que de végétaux, à ne
boire que de l'eau, à exercer le corps jusqu'à
la fatigue, à occuper son intelligence de cho-

ses sérieuses, de travaux abstraits même, à faire usage de lotions froides, des bains froids, des purgatifs et du camphre, on peut espérer de dissiper bientôt le sentiment qui l'entraîne vers l'union des sexes.

Nous avons nommé le camphre, parce que cette dernière substance employée par nous très-efficacement dans certains cas d'onanisme, passe pour être un aphrodisiaque très-puissant, et cela doit être, puisqu'on l'a vu, donné pendant longtemps à l'intérieur et à l'extérieur, amener l'atrophie des testicules. On l'emploiera donc extérieurement en sachets, en lotions, en frictions à la partie interne des cuisses, dissous dans de la salive, et, à l'intérieur, en pilules.

Le plomb, appliqué à l'extérieur, est aussi un aphrodisiaque assez constant. Déjà Galien avait dit : Le plomb endort les désirs vénériens, *plumbum est dormitor veneris*, et l'expérience paraît avoir constaté la vérité de cette sentence. Quand tous ces moyens sont impuissants, et que la nymphomanie est portée au plus haut degré, faut-il cautériser le clitoris et les nymphes avec la pierre infernale, ou pratiquer l'excision du premier? Nous ne voyons nul inconvénient à cela, et pensons, au contraire, qu'il faut tout tenter pour empêcher les nymphomanes de se perdre en se prostituant.

O

ODONTALGIE, s. f., *odontalgia*, d'ὀδούς ἄλγος, douleur des dents. — C'est une des névralgies les plus communes, une de celles qui causent le plus de tourments.

Elle peut être confondue avec la névralgie maxillaire qui affecte principalement les alvéoles ou les racines dentaires, et qui, comme elle, dépend d'une carie des dents ; mais la continuité des souffrances, la tuméfaction inflammatoire de l'arcade gingivale, l'exaspération de la douleur par la collision d'un corps métallique sur la dent malade, sont des circonstances qui permettent de fixer le diagnostic, et qui dictent au praticien la conduite qu'il doit suivre.

Il n'oubliera pas qu'un état rhumatismal, une congestion sanguine surtout, chez les sujets jeunes et pléthoriques et chez les femmes enceintes; une exaltation de la sensibilité nerveuse, peuvent également la produire, et qu'il n'est pas jusqu'à une dyscrasie profonde, syphilitique ou autre, qui ne puisse aussi occasionner des douleurs dentaires violentes, opiniâtres, et se reproduisant sans cesse.

Remonter à la cause véritable de l'odontalgie est donc ce qu'il importe le plus de faire quand on veut soulager le malade. Ainsi, par exemple, le médecin est-il assuré que la dent est cariée, il doit l'enlever, ou bien introduire dans la dent une boulette de jusquiame et d'opium. Il peut essayer aussi d'un collutoire préparé avec la décoction de fleurs de sureau et les feuilles de jusquiame, de l'application d'un petit morceau de racine de pyrèthre ou de raifort, de l'instillation de quelques gouttes de teinture de cantharides sur la gencive, et, ce qui vaut bien mieux que tous les autres moyens, du séjour dans la bouche, pendant quelques minutes, d'une cuillerée de l'élixir anti-névralgique que nous avons composé concurremment avec M. Rabion, habile pharmacien chimiste, rue Bourdaloue, 11, à Paris. Nous pouvons affirmer avoir vu produire à cet élixir des effets *merveilleux*. Si la première cuillerée à café de cette liqueur, gardée dans la bouche, ne calme pas immédiatement la douleur, après dix minutes on

en prend une seconde, et ainsi de dix en dix minutes. Je ne sache pas que le soulagement soit resté longtemps à survenir. Du reste, nous pourrions citer plusieurs de nos clients, très-sujets à l'odontalgie, qui ont constamment un flacon d'élixir sous la main, et qui s'en trouvent bien. Revenons aux causes de l'odontalgie. S'agit-il d'un état rhumatismal? il faut le combattre par des moyens appropriés, et principalement par les frictions sur la joue avec l'eau-de-vie camphrée, à laquelle on ajoute de la teinture thébaïque; les lotions de la bouche avec la décoction de feuilles de belladone; l'usage intérieur des sudorifiques, et, en particulier, de la poudre de Dower, dont voici la formule :

Poudre de Dower.

Sulfate de potasse, } de chaque, Nitrate de potasse, } 1 once. Ipécacuanha, } de chaque, Opium desséché, } 2 gros.

M. Dose : un demi-scrupule à un scrupule.

Est-ce une congestion sanguine locale, manifeste? la scarification ou l'application de quelques sangsues à la gencive, les bains de pieds sinapisés, l'application des cataplasmes de raifort au bras ou à la nuque, unis aux calmants locaux, doivent en triompher.

Si, enfin, elle est essentielle, c'est-à-dire nerveuse, continue ou périodique, et chronique, le sulfate de quinine, qui produit en général de très-bons résultats, doit être administré.

Il est une méthode de traitement qui peut aussi être tentée; c'est l'emploi des bains tièdes, des lavements d'eau froide, des gargarismes avec l'eau et quelques gouttes de vinaigre, moyens avec lesquels Pomme a guéri la femme d'un savetier, que la saignée, un accouchement laborieux, les topiques les plus puissants, l'arrachement même de cinq dents, ne purent soulager. Il cite madame Reyforesta comme ayant offert un cas pareil.

L'odontalgie, avons-nous dit, est quelquefois très-rebelle aux secours de l'art. Dans ce cas, le médecin doit rechercher si elle ne tient pas à une névralgie faciale (tic douloureux), car l'erreur dans laquelle il tomberait, serait très-grave, et peut être funeste au malade. *Voy.* Névralgie.

ODORAT. *Voy.* Olfaction.

OEDÈME, s. f., *œdema*, αἴδημα, de αἴδεω, je suis enflé. — Il est synonyme d'Hydropisie (*Voy.* ce mot).

ŒIL, s. m., *oculus*, ὤψ, ὀφθαλμός, de ὄπτομαι, je vois : organe de la vue. — Situé dans l'intérieur de l'orbite, reposant sur le coussinet graisseux qui remplit le fond de cette cavité osseuse, mu par quelques muscles, humecté par l'humeur qui s'échappe des petites ouvertures des cartilages tarses, ou par celle que fournit la glande lacrymale, ou les glandes lacrymales, car Meckel en admet deux à chaque œil ; défendu de l'action trop vive des rayons lumineux et des corps étrangers qui voltigent dans l'air, par les paupières, les sourcils et les cils, l'œil est composé de membranes, d'humeurs, de vaisseaux sanguins et lymphatiques, et de nerfs.

Sa figure est presque celle d'un sphéroïde, recouvert à sa partie antérieure par la conjonctive, membrane mince et transparente, qui permet de voir les parties auxquelles elle adhère par la face postérieure, de telle sorte qu'on découvre, en examinant le globe de l'œil, la sclérotique, et la cornée qui s'enchâsse dans la précédente comme le verre d'une montre dans son boîtier ; l'iris et son ouverture, diaphragme placé entre le cristallin et la cornée, et qui semble appliqué à celle-ci par sa face antérieure. C'est, en effet, ce que le vulgaire croit ; il s'imagine que l'iris et la cornée ne sont qu'une seule et même chose, alors qu'il est patent qu'ils sont séparés par la chambre antérieure occupée par l'humeur aqueuse. Or, si par cas, il avait la curiosité de savoir quelle est la composition de l'œil, voici sommairement de quoi je satisfaire.

Supposons qu'armé d'une aiguille je pique l'œil et le traverse de part en part, d'avant en arrière, quels seront successivement les objets que je traverserai ? 1° La conjonctive, qui après avoir tapissé les paupières se replie pour recouvrir l'œil ; 2° la cornée transparente ; 3° la membrane qui renferme l'humeur aqueuse de la chambre antérieure ; 4° cette humeur ; 5° l'ouverture pupillaire ; 6° l'humeur aqueuse de la chambre postérieure ; 7° la membrane qui l'enveloppe, ce qui fait que l'humeur en question serait renfermée dans une espèce de courge à boire ; 8° le cristallin et la cristalloïde antérieure et postérieure ; 9° le corps vitré, embrassé par la membrane hyaloïde, dont les replis forment le canal goudronné de Petit ; 10° la rétine, formée par l'entrelacement d'un réseau de vaisseaux sanguins et l'épanouissement de la partie médullaire du nerf optique, membrane sur laquelle viennent se réunir les rayons lumineux en un point particulier nommé le *point jaune* ; 11° la choroïde, dont les replis réunis forment autour du cristallin et sur la partie antérieure du corps vitré un anneau très-élégant, semblable au disque d'une fleur radiée, que les anatomistes ont appelé corps ciliaire ; 12° enfin la sclérotique, qui

embrasse la totalité des parties sus-mentionnées, excepté pourtant la partie antérieure, où elle forme une ouverture assez grande pour recevoir la cornée transparente.

Voilà, si je ne me trompe, tous les objets qui méritent de trouver place dans la description anatomique de l'œil. Nous ajouterons, néanmoins, pour la compléter, que le sang qui le nourrit lui est fourni par des artérioles qui viennent de l'ophthalmique, branche de la carotide interne ; que la veine ophthalmique, après être sortie de l'œil où elle a pris naissance, et de l'orbite, s'ouvre dans le sinus caverneux, et que ses nerfs viennent de la cinquième paire.

Pour les usages de l'œil, *voy.* Vision.

OESOPHAGE, s. m., *œsophagus*, de αἴω, je porte et φάγω, je mange ; c'est-à-dire *porte-manger*. — L'œsophage est un canal cylindrique, musculo-membraneux, faisant partie du canal alimentaire, s'étendant du pharynx à l'estomac, où il arrive en passant par l'ouverture du diaphragme. Son étymologie (porte-manger), indique ses usages.

OESOPHAGISME, s. m: — Vogel a donné ce nom à la contraction spasmodique de l'œsophage, qui peut survenir par l'irritation d'un corps étranger sur la muqueuse du conduit œsophagien ou par toute autre cause produisant une névrose. Dans ce cas, les bains, les relâchants et les narcotiques doivent être simultanément employés.

Nota. Le lecteur peut revoir, s'il ne se le rappelle, le fait très-curieux de contraction spasmodique de l'œsophage, déterminée par le noyau d'une alberge violemment avalé (*Voy.* la préface), et reconnaître l'utilité des narcotiques, dans les cas d'œsophagisme.

OESOPHAGOTOMIE, s. f., *œsophagotomia*, d'οἰσοφάγος τομή, incision œsophagienne. C'est l'opération qu'on pratique pour retirer les corps étrangers retenus dans l'œsophage. On sait que cet organe, susceptible de contractions spasmodiques, s'oppose quelquefois à la descente du corps étranger qui d'ailleurs peut être retenu, soit à cause de la position où il se trouve, soit à cause de son volume : dans ce cas, on tâche de le faire descendre avec une tige flexible ou de le faire rejeter par le vomissement, et quand ces moyens ne réussissent pas, que le malade est menacé de suffocation, on pratique l'œsophagotomie. On peut éviter quelquefois d'en venir à cette extrémité, par l'administration d'un narcotique (*Voy.* la préface). A propos de vomitifs, je ferai remarquer qu'il y a deux choses à considérer quand un corps étranger est arrêté dans l'œsophage, à savoir : ou la déglutition des liquides est encore possible, ou elle ne l'est pas ; dans ce dernier cas, comment faire vomir l'individu ? En employant l'émétique, par la méthode sous-endermique, ou bien, pour agir plus promptement, en injectant du tartre stibié dans la veine médiane. Je me rappelle que Fagès nous a dit avoir guéri, par les vomissements provoqués à l'aide de ce moyen, un individu qui était menacé de suffocation, parce qu'il ne pouvait faire descendre ni remonter un os de mouton (un fragment de vertèbre cervicale) qu'il avait avalé par distraction ou gloutonnement.

OLFACTION, s. f., *olfactio*, d'*olfactus*, odorat. — C'est une fonction par laquelle les particules odorantes répandues dans l'atmosphère sont perçues et discernées. C'est sur la surface muqueuse qui tapisse l'intérieur du nez et les fosses nasales, que cette fonction s'accomplit. *Voy.* NEZ.

Les physiologistes ne sont pas tout à fait d'accord sur le véritable siége de l'olfaction, c'est-à-dire que, tandis que les uns pensent que c'est dans toute la surface de la muqueuse, et que plus cette surface est étendue, plus la sensation est forte, les autres, au contraire, prétendent que le siége exclusif de l'odoration est localisé dans la partie supérieure des fosses nasales, dans les ramifications du nerf olfactif; c'était, du reste, l'opinion de Galien, qui se fondait, pour la soutenir, sur ce qu'on sent d'autant mieux qu'on aspire plus fortement. Nous n'interviendrons pas dans le débat, dont la solution ne nous paraît pas très-importante, au point vue de pratique, quoique nous sachions bien qu'il est des faits pathologiques, qui militent en faveur de cette dernière opinion. *Voy.* ANOSMIE.

Mais il est une chose à laquelle nous nous arrêterons un instant, c'est que l'homme peut, par l'exercice de ce sens, acquérir une perfectibilité de l'odorat qui tient du prodige. Et par exemple, on trouve dans Gall : Plusieurs relations nous apprennent que dans les Antilles, par exemple, où les Nègres exercent beaucoup le sens de l'odorat, ils acquièrent une telle finesse d'olfaction, qu'il en est qui suivent les hommes à la piste ainsi que le font les chiens; qui distinguent les traces d'un Nègre de celles d'un Européen; qu'un sauvage retrouve sa femme à la piste, etc. C'est bien étonnant sans doute, mais rien ne l'est davantage qu'un fait que nous allons raconter, à cause de sa singularité, et parce qu'il est entouré de circonstances qui ne permettent pas d'en révoquer l'authenticité. Je le cite d'ailleurs, parce qu'il vient à l'appui de l'opinion que je viens d'émettre sur l'excessive finesse de l'odorat chez la plupart des nègres.

A Panamata, dans la Nouvelle-Hollande, un fermier appelé Fisher, possesseur d'une honnête aisance, disparut tout à coup. Un de ses serviteurs, qui passait pour avoir toute sa confiance, assura qu'il était allé faire un voyage lointain et qu'il serait bientôt de retour : trois mois se passent, et Fisher ne reparaît pas. En attendant, le domestique vend, achète et administre pour son propre compte les fonds de son maître. A cette époque quelques soupçons commencèrent à naître dans l'esprit des voisins, le bruit en parvint à la police locale, qui envoya plusieurs officiers de police à la ferme. Parmi eux était le nommé Sam, natif de la ville de Sydney. Guidé par quelques indices assez vagues qu'on lui fournit, Sam se rend dans un endroit où se trouve une barrière en bois, sur laquelle il découvre une tache de sang

noir qu'il déclara, après l'avoir flairée, être une tache de sang d'homme blanc. Puis il s'élance en courant au bord d'un étang voisin, à la surface duquel on remarquait quelques flocons d'une écume roussâtre : il attire cette écume au rivage, en prend un peu dans le creux de la main, la goûte, puis la soumet à son odorat, et s'écrie qu'elle contient des traces de graisse d'homme blanc. Enfin, flairant à droite et à gauche comme un limier, il arrive à quelque distance de l'étang dans un petit taillis, enfonce dans le sol une petite baguette qu'il tenait à la main, la porte à son nez, et déclare qu'il y a là le corps d'un homme blanc : on creuse la terre et on découvre bientôt le cadavre de Fisher, dont le crâne était fracassé. On se saisit du meurtrier qui, traduit devant les assises de Sydney, est condamné à mort. Au moment d'être exécuté, il fait l'aveu de son crime, et déclare qu'il a assassiné Fisher à la barrière signalée par l'officier de police, puis qu'il a traîné le corps dans l'étang, mais qu'après quelques jours, craignant qu'on ne découvrît les traces du meurtre, il l'a entraîné dans le taillis où on l'a découvert.

La sensibilité extrême de l'odorat peut devenir une cause d'accidents, mais il est si facile de s'en affranchir que nous ne nous arrêterons pas à les énumérer.

ONGLE, s. m., *unguis*, ὄνυξ. — Les ongles sont non-seulement sujets à des maladies, dont on ne s'occupe guère, mais ils déterminent je ne dirai pas une maladie mais une ulcération très-inquiétante, soit à cause de la douleur vive qu'elle occasionne par une pression, je dirai continue si on n'y remédie, et aussi parce qu'elle résiste quelquefois fort longtemps, cette ulcération, au traitement chirurgical.

On comprend d'avance, par cette simple exposition, que c'est de l'ongle rentré dans les chairs, que je veux parler. Comme ce mal est assez commun, nous allons dire quelques mots des moyens divers qu'on a proposés. En première ligne se place :

1° Le *rétrécissement de l'ongle*. On a supposé que le point de départ du mal était la trop grande largeur du corps, et on a cherché par plusieurs moyens à le rétrécir. Nous n'avons pas grande confiance dans ces procédés, aussi ne les décrivons-nous pas.

2° *Redressement de l'ongle*. On le pratique au moyen d'une lamelle de fer-blanc, ou de plomb, dont on introduit l'extrémité recourbée entre l'ongle et les chairs qu'on déprime à l'aide d'une bandelette enduite de cérat.

3° *L'arrachement* : qui a lieu soit pour la portion incarnée seulement, soit pour la totalité de l'ongle. Quelques chirurgiens joignent la cautérisation par le fer rouge ou la potasse-caustique à l'arrachement.

4° *L'ablation des chairs*. On enlève, avec un bistouri, toute l'épaisseur des chairs qui débordent l'ongle, et l'on empêche, en cautérisant la plaie, le retour d'une nouvelle saillie.

Parmi ces moyens, chacun choisit selon les

circonstances celui qu'il croit préférable. Quant à moi, je suis plusieurs fois arrivé à mon but par des cautérisations successives avec le nitrate d'argent, cautérisations que je rendais plus ou moins profondes selon l'épaisseur des chairs qui formaient saillie. L'ablation et la cautérisation sont bien plus expéditifs, mais il y a tant de personnes qui redoutent la douleur ! Et le chloroforme ? J'avoue qu'il offre une grande ressource.

OPHTHALMIE, s. f., *ophthalmia*, d'ὀφθαλμὸς, œil : inflammation de l'œil. — Tout ce qui irrite la conjonction, coups, piqûres, corps étrangers, scils renversés, vapeurs acides et amoniacales, fumée, poussière de toute espèce, exposition continuelle des yeux à une grande clarté, à une flamme vive, aux rayons solaires, directs ou réfléchis par des surfaces blanches, lectures trop assidues, habitude de fixer continuellement de très petits objets, etc., peut occasionner l'ophthalmie, en irritant la membrane muqueuse qui recouvre la cornée transparente. La même maladie peut être également produite par une congestion sanguine ou métastatique, etc., qui agit sur la conjonctive ou à l'intérieur de l'œil.

Facile à reconnaître par la rougeur, la chaleur et la douleur de l'organe, se montrant à des degrés divers, il importe beaucoup dans le traitement de l'ophthalmie d'amener, le plus promptement possible, la résolution de l'inflammation, afin d'éviter la suppuration, la formation des taies, la perte de transparence des humeurs et toutes les suites fâcheuses que la phlogose conjonctivale produit dans des parties si délicates. Pour en arriver là, que faut-il faire ? Imiter Wisemann qui a très-bien jugé que, pour éviter toute confusion, il faut en général considérer trois périodes dans l'ophthalmie à savoir, 1° celle du développement des symptômes, rougeur, chaleur et tension, contre lesquels il prescrit un régime rafraîchissant, s'abstient de topiques ou n'emploie du moins que des topiques très-simples pour tempérer la douleur et la tension de la partie ; 2° celle où les symptômes ayant déjà duré quelques jours, un d'entre eux devient prédominant, et peut aggraver la maladie : dans ce cas, un sédatif, le plomb, par exemple, peut être très-utile, non dans le dessein de suspendre l'inflammation, mais seulement pour ramener à son état inférieur et contenir dans de justes bornes l'état inflammatoire qui doit seul opérer la solution de la maladie ; 3° enfin, celle du *déclin* des symptômes, qui commence lorsque ces derniers s'amendant ils se prolongent pourtant, et l'ophthalmie menace de devenir chronique : dans ces circonstances, on ne doit pas craindre d'employer les astringents et les légers toniques, au contraire, car on a tout à espérer de leur usage. Reprenons le traitement de ces trois périodes pour entrer dans quelques développements.

Dans le premier temps, disons-nous, il faut insister sur les rafraîchissants. Wisemann entend par là, et nous devons entendre aussi le traitement antiphlogistique qui doit être très-actif, on le sait, dans l'ophthalmie aiguë. Et comme c'est sur les évacuations sanguines que se fondent les succès qu'on désire obtenir, nous devons faire observer que l'indication principale de toute inflammation de l'œil consiste dans le choix des saignées locales, c'est-à-dire du lieu où elles doivent être pratiquées et dans les avantages que peut offrir l'ouverture de l'artère temporale, ou celle des veines jugulaires, proposées par les auteurs.

Dans l'ophthalmie aiguë, il est généralement indispensable que les saignées générales précèdent les déplétions sanguines locales. A la vérité, Cullen a pensé que lorsque la tension n'est pas générale il est plus avantageux d'employer sur-le-champ une saignée locale, car quatre onces de sang tirées des parties voisines valent mieux que douze livres tirées des parties éloignées. Eh bien ! c'est une erreur, erreur grave, et d'autant plus dangereuse que nous avons été témoin, comme bien d'autres, que des fluxions sur les yeux qui auraient été faciles à résoudre dans le principe, devenaient ou fort graves ou longtemps rebelles, parce qu'on avait appliqué dans le premier temps, et sans les avoir fait précéder d'aucune évacuation générale convenable, des sangsues aux tempes ou à d'autres parties voisines des lieux affectés. Il convient donc de saigner convenablement avant d'employer les sangsues, et puis on place ces dernières derrière les oreilles, aux tempes, sous la paupière inférieure, proche la paupière supérieure, et principalement vers la veine angulaire ou vers l'angle interne de l'œil. Le nombre de sangsues à appliquer est de quinze à vingt, parce que, en plus petit nombre, elles produisent de l'irritation et une fluxion plus préjudiciable que favorable, et il faut s'abstenir d'en mettre sur la paupière elle-même, parce qu'elles laissent sur la peau tendre et spongieuse de ces parties des ecchymoses et des taches livides ; quelquefois même elles en provoquent l'engorgement. Mieux vaut donc les appliquer à un pouce de distance de l'œil.

Quant aux scarifications de la conjonctive employées par Hippocrate dans les ophthalmies violentes, et que Woullouse, oculiste anglais, vante comme un excellent moyen dans les ophthalmies chroniques avec engorgement variqueux des veines de la muqueuse qui tapisse le globe de l'œil et le voile mobile qui le recouvre, on peut en retirer parfois quelque avantage. Pourfour-Dupetit en a souvent reconnu l'efficacité dans les ophthalmies anciennes, et Seneaux assure en avoir obtenu lui-même des succès. Cependant, comme cette opération peut accroître l'irritation des parties enflammées et ne procurer qu'une évacuation incomplète, nous préférerions, si nous voulions en venir aux scarifications, imiter les Hindous qui scarifient les parties environnant l'œil, le front, les paupières, quand l'inflammation est très-intense.

C'est avec la pointe d'une lancette garnie jusqu'à près de son extrémité tranchante, et qu'on promène sur la face interne des pau pières, que cette opération se pratique; et comme elle est fort délicate, on doit en laisser le soin aux chirurgiens. A plus forte raison leur laissera-t-on celui d'ouvrir la temporale ou la veine jugulaire, si la violence de l'inflammation l'exigeait. Dans ce cas, mieux vaudrait, croyons-nous, saigner au pied ou au bras qu'au cou ou à la tempe, quoique bien des médecins de l'antiquité, et entre autres Galien, assurent avoir retiré de très-grands avantages, soit de l'artériotomie, soit de l'ouverture des jugulaires.

Bref, les saignées, les sangsues, auxquelles on associe le calomel à hautes doses (de trois à six grains toutes les trois heures), et les fomentations fraîches sur l'œil avec de l'eau contenant une petite quantité d'extrait de saturne et un régime convenable, voilà tout ce qui convient dans l'acuïté de l'ophthalmie. Un moyen qui nous a réussi dans bien des cas, c'est un blanc d'œuf battu avec huit à dix gouttes d'extrait de saturne, et placé, quand il était bien monté, dans une mousseline claire qu'on place comme cataplasme sur l'œil. A propos de cataplasmes, ceux de mie de pain et de lait, ceux de pulpe de carottes râpées ou de pomme cuite, que l'on renouvelle de deux en deux heures, remplissent le même but.

Il en est de même quand, pour calmer l'ardeur excessive que le malade éprouve dans les yeux, on essaie d'introduire entre les paupières, avec l'extrémité d'une sonde, le blanc d'œuf frais, de l'eau de guimauve, etc. Mais, hâtons-nous de le dire, tout cela serait inutile si l'on oubliait que le malade doit être couché dans une pièce non éclairée, avec la tête élevée et dans un calme parfait; qu'en outre, pour empêcher les paupières de se coller l'une à l'autre, et prévenir le séjour des larmes âcres entre le globe de l'œil et les paupières, ce qui devient une cause d'irritation et de douleur, on doit enduire le bord de ces corps mobiles avec du cérat fraîchement préparé.

Si toutes ces précautions sont nécessaires dans l'ophthalmie aiguë, elles ne le sont pas moins dans l'ophthalmie chronique, maladie dans laquelle il faut savoir surtout varier les moyens suivant la cause de l'inflammation. Ici nous avons à distinguer si elle est catarrhale, saburrale, scrofuleuse, syphilitique, etc., car l'ophthalmie résiste à tous les moyens, tant qu'on ne détruit pas par des médicaments spécifiques appropriés la maladie dont l'inflammation de l'œil n'est qu'une des formes. Et, par exemple, les auteurs ont remarqué qu'à Paris, d'après les relevés faits au bureau central de 1820 à 1827, chaque année l'ophthalmie devient épidémique, ou du moins acquiert son maximum de fréquence à deux époques: dans les trois mois où la température est le plus variable (mars, avril et mai), et dans les deux mois où, en général, la température est le plus élevée (juillet et août), et même remarque a été faite à Mons et à Bruxelles. Or peut-on ne pas croire que l'inflammation ne diffère essentiellement, par sa nature, pendant l'une et l'autre épo-

que? Ne sera-t-elle pas catarrhale dans le premier cas, bilieuse dans l'autre? Nous croyons que si, et voilà pourquoi nous avons dit qu'il fallait, dans le traitement de l'ophthalmie, avoir égard à sa véritable cause, ce qui n'empêche pas que, dans l'un et l'autre cas, les vomitifs sont d'excellents moyens de guérison, lorsque la réaction inflammatoire qui résulte de l'inflammation est moins vive ou qu'on l'a modérée. Ainsi donc, on doit se conformer aux règles générales établies aux articles CATARRHE, ÉTAT BILIEUX, SYPHILIS, SCROFULES, etc. *Voy.* ces mots.

Toutefois, nous ferons remarquer, en passant, que les mercuriaux que nous avons dit pouvoir être employés à haute dose ne sont pas sans inconvénients, et cela à cause que ces médicaments ne sont pas également tolérés. Je m'explique : une jeune enfant de neuf ans ayant été traitée par nous d'une ophthalmie chronique à l'aide du calomel journellement donné à petite dose, d'un régime restaurant, et des lotions de l'œil avec une légère dissolution de nitrate d'argent, fut assez heureuse, après un mois environ de traitement, d'en être complétement guérie. A peine sa guérison était-elle achevée que nous fûmes appelés pour une autre jeune fille, plus âgée qu'elle de deux ans, d'un tempérament lymphatique, et à peu près dans les mêmes conditions physiques : nous n'avions pas à hésiter et prescrivîmes le même traitement. Quel ne fut pas notre étonnement, ayant donné le calomel à la même dose, quoique la nouvelle malade fût plus âgée que l'autre, de voir se manifester, dès le deuxième jour, des aphthes mercuriels sur les gencives, la langue, etc. Ils furent si nombreux et si intenses que nous eûmes à combattre deux maladies fort douloureuses au lieu d'une. Mieux vaut donc entretenir une dérivation intestinale par d'autres moyens, et, par exemple, donner tous les jours ou tous les deux jours du sel d'epsom dissous dans un verre d'eau, à dose proportionnée à l'âge (15 grammes pour l'adulte, moitié pour l'enfant de dix ans, etc.), dans l'ophthalmie catarrhale, ou bien une dose de magnésie convenable aux bilieux, que d'employer les mercuriaux.

Quand il n'y a pas de réaction fébrile, les pédiluves irritants, les vésicatoires à la nuque sont très-bien indiqués, et mieux encore un séton qui produit une dérivation plus constante et plus puissante.

Quant aux moyens locaux, ils varient beaucoup et sont tous, ou à peu près, plus ou moins efficaces. Mais il est une chose à laquelle on ne fait pas assez d'attention, c'est de distinguer si l'ophthalmie est avec diminution ou avec augmentation de la sécrétion des larmes et des autres humeurs oculaires, ou, en d'autres termes, si l'ophthalmie est sèche (*sicca*) ou humide (*humida*), ces caractères divers de l'inflammation indiquant qu'il faut employer des pommades dans le premier cas, et des collyres liquides dans le second. Parmi les pommades les plus usitées sont celles dites : 1° *Pommade de Lyon pour les yeux.* Pr. oxyde de mercure rouge ... 2 grammes. — Onguent rosat.... 30 id. M.

On étend légèrement cette pommade sur le bord des paupières engorgées, qui suintent une humeur muqueuse, et qui se collent pendant le sommeil ;

2° La *Pommade ophthalmique de Bell.* Pr. Mercure précipité rouge. — Pierre calaminaire préparée ... de chaque, 1 gros et demi. — Litharge préparée ... 1 gros. — Tuthie préparée ... demi gros. — Cinabre naturel ... 24 grains. — Réduisez le tout en poudre très-fine, et ajoutez :

Saindoux ... 2 onces. — Baume du Pérou ... 15 gouttes. F. S. A. une pommade. On en introduit tous les soirs entre les deux paupières et le globe de l'œil, vers l'angle externe, gros comme une lentille, et on frictionne légèrement.

Une précaution qu'on doit prendre quand on se sert de cette dernière pommade, c'est, le premier jour, de faire un mélange de parties égales de pommade et de saindoux; car, s'il est nécessaire que son application fasse éprouver une cuisson marquée pendant trois ou quatre minutes, il ne faudrait pas cependant que l'intensité de cette douleur fût trop grande, ce qui fait qu'on diminue ou qu'on augmente la quantité de pommade à employer, suivant la sensation qu'elle produit.

Quant aux collyres, nous nous servons habituellement, soit de celui de Janin :

Pr. : Eaux de plantain... 4 onces. — Sulfate de zinc ... 5 grains. — Mucilage de semences de coing ... 4 gros. — M. S. A.

Soit de celui du professeur Delmas.

Pr. : Eau d'enfraise, de rose et de plantain ... de chaque, 1 once. — Camphre... 4 grains. — Sulfate de zinc ... 6 grains. F. S. A. un collyre. On en bassine les yeux trois ou quatre fois par jour.

Ce praticien l'employait dans les différentes ophthalmies par atonie.

Soit enfin le collyre suivant :

Pr. : De nitrate d'argent cristallisé ... 1 grain. — D'eau distillée ... 1 once. — M. On trempe un pinceau de charpie dans cette dissolution, et, après avoir écarté les paupières de l'œil ou des yeux enflammés, on passe légèrement le pinceau sur la conjonctive, et on rapproche les paupières. Cette opération se répète trois ou quatre fois par jour.

Nous avons vu cette solution agir très-efficacement dans l'ophthalmie purulente du nouveau-né, et aussi dans l'ophthalmie suppurative de l'enfance et de l'âge adulte, surtout chez les scrofuleux.

OPISTHOTONOS. *Voy.* Tétanos..

OPIUM, s. m., ὄπιον, d'ὀπός suc : suc épaissi des têtes ou capsules du pavot somnifère, *papaver somniferum,* L., qui croît en abondance en Orient où l'opium se prépare. — On a consigné dans beaucoup de livres la manière dont cette substance est recueillie. Selon quelques auteurs, lorsque les pavots touchent à leur maturité, on pratique avec des instruments convenables plusieurs incisions successives aux têtes de ces plantes, en observant toutefois de ne pas pénétrer jusqu'à l'intérieur des capsules et on recueille le suc à mesure qu'il s'échappe.

Quand on l'a préparé, c'est-à-dire ramassé, pétri et fait sécher, l'opium se présente sous l'aspect des substances gommo-résineuses : sa couleur est d'un rouge brun, son odeur fortement vireuse, sa saveur d'abord nauséabonde et amère, ensuite âcre et chaude. Nous ne parlons pas encore des extraits qu'on en a faits, dont les propriétés physiques diffèrent essentiellement des siennes.

Quant aux propriétés thérapeutiques généralement attribuées à l'opium, son action sur l'organisme vivant est si variée, et souvent si contraire à celle qu'on en attend, d'après le dire des thérapeutes, que ce n'est que par l'analyse la plus sévère que l'on peut saisir toutes ces variations que constate l'observation clinique et que la plupart des ouvrages de thérapeutique écartent à dessein ou expliquent hypothétiquement. Ces variations ont pu permettre à tous les systématiques de ne considérer l'opium que eu égard à certains effets partiels en harmonie avec leurs idées de prédilection, ou bien à expliquer ces mêmes variations par des causes accidentelles et de peu d'influence. Que faire en pareille circonstance ? Nous le répétons, interroger l'expérience et séparer parmi les effets que produit l'opium ceux qui sont immédiats, essentiels et constants, des effets secondaires et accidentels.

1°. *Phénomènes constants de l'opium.* Lorsqu'on administre l'opium, n'importe par quelle voie, on remarque : A que *le pouls s'élève, devient plein et fort.* Prenez garde que je ne dis pas qu'il s'accélère, l'accélération du pouls étant un phénomène très-variable. B *la turgescence ou l'expansion du sang* reconnaissable à la plénitude du pouls, à la distension des vaisseaux, aux congestions sanguines sur les principaux organes et notamment l'encéphale. Hufeland attribue ces phénomènes à la raréfaction du sang, que nous avons signalée sous le nom de pléthore raréfactive (*Voy.* Pléthore), état anormal qui, s'il peut être produit par la seule effervescence vitale du liquide, peut aussi bien être déterminé par l'excitation artificielle que l'opium produit : aussi place-t-on parmi les symptômes constants de l'opium : C *l'accroissement de la chaleur vitale;* D *le narcotisme* ou *la diminution de la sensibilité du sensorium commune :* c'est pourquoi il y a de la somnolence ou des dispositions à l'assoupissement, et si l'opium est appliqué localement, l'engourdissement de la partie, son insensibilité, la cessation des spasmes et des douleurs dont elle était atteinte; E *la constipation et la sécheresse de la gorge;* F *l'accroissement de la sécrétion cutanée, la sueur,* ce qui s'explique par la pléthore raréfactive qu'il produit et qu'accompagne généralement un mouvement d'expansion du centre à la circonférence : de là les éruptions cutanées qui suivent son administration ; G *l'excitation de l'appareil génito-urinaire;* que de rêves voluptueux ce médicament ne produit-il pas ! H *la tendance à la dissolution du sang, à la putréfaction, à la gangrène*, que son usage prolongé produit, surtout s'il est administré à haute dose.

On conçoit, d'après cette énumération des effets essentiels de l'opium, toutes les ressources que la thérapeutique peut retirer de l'emploi de ce médicament ; mais on doit concevoir aussi combien cette substance, employée par des mains inhabiles, peut déterminer des effets nuisibles : tâchons donc d'établir généralement les cas dans lesquels il paraît le plus généralement convenir.

D'abord l'opium convient toutes les fois qu'il s'agit de modérer, d'endormir la sensibilité ou la contractilité nerveuse ; mais il importe, avant de l'employer, d'être assuré que cette exaltation de la sensibilité ou de la contractilité ne dépend pas d'un état inflammatoire ou d'un état fluxionnaire cérébro-spinal, ou d'une phlegmasie viscérale aiguë, car l'opium ferait alors le plus grand mal, soit en raréfiant le sang, soit en augmentant la chaleur vitale, soit en fluxionnant et congestionnant des parties déjà fluxionnées et enflammées. Mais dans les cas où les phénomènes spasmodiques dépendent au contraire d'un défaut d'énergie, du manque d'activité circulatoire, comme dans les maladies anémiques, par exemple; dans ces cas, dis-je, l'opium fait merveille, et mieux vaut y recourir que d'employer la morphine qui, du reste, lui est préférable dans certains cas.

Il est si vrai, d'ailleurs, qu'en toute circonstance le succès d'un remède dépend de l'opportunité de son administration et surtout de l'absence de toute contre-indication, que, s'il est un remède sur lequel on ait affirmé, celui-ci qu'il guérit, et celui-là qu'il est dangereux et funeste, c'est assurément l'opium. Ainsi, suivant Wepfer, cette substance serait le plus puissant moyen de guérison de l'aliénation mentale, tandis que, d'après Esquirol, les narcotiques sont plus nuisibles qu'utiles. A quel témoignage nous en rapporterons-nous ? A celui de l'expérience qui constate que des aliénés, avec impulsion forte au suicide (ce qui ferait supposer une affection cérébrale), ont été guéris par l'opium. Et la congestion cérébrale ? dira-t-on. Nous répondrons : Pourvu que l'individu ne soit pas pléthorique, que le cerveau ne soit pas habituellement congestionné, nous ne la craignons pas. Voyez d'ailleurs ce qui se passe dans le *delirium tremens*. Lorsqu'il n'y a ni pléthore générale considérable, ni des symptômes de congestion forte et inquiétante du côté du cerveau, l'opium est le médicament auquel tous les auteurs conseillent d'avoir recours immédiatement, car sous quelque forme qu'on l'administre, il est également efficace. Mais pour qu'il soit plus utile encore, on le donne habituellement à doses croissantes, depuis un demi-grain jusqu'à trois et quatre grains, c'est-à-dire jusqu'à ce qu'on parvienne à procurer du sommeil ; je dis mieux, de la somnolescence d'abord, et du sommeil ensuite. En agissant de la sorte, il n'est pas rare de voir ces accidents disparaître dès les

premières doses du médicament. Eh bien ! ce qu'on fait contre le *delirium tremens*, il faut le faire pour les autres maladies spasmodiques, c'est-à-dire qu'il faut observer les mêmes règles pour les contre-indications, et les mêmes préceptes pour le mode d'administration.

Allons plus loin : vu ses effets sur le cerveau, on devrait supposer que l'opium est contre-indiqué dans les cas de délire ; c'est une erreur, et ce qui le prouve, c'est que nous avons vu Delpech et Dupuytren prescrire l'opium dans le délire nerveux des blessés. Ainsi, Dupuytren donnait habituellement 6 à 10 gouttes de laudanum en lavement à ses *délirants*, et souvent cette dose suffisait à la guérison. Remarquez qu'il peut se faire que l'agitation du malade redouble après la première dose ; on ne doit pas s'en effrayer, attendu que cette agitation dure peu, et le blessé ne tarde pas à s'endormir. Après un sommeil plus ou moins prolongé, il se réveille en pleine santé, ne conservant aucun souvenir de ce qui s'est passé dans son délire.

Nous avons posé en principe que l'opium était contre-indiqué, quand il y a inflammation viscérale sur un organe quelconque important; nous devons nécessairement revenir sur cette règle, afin de distinguer les cas où il ne faut pas l'administrer. Sans doute, tant que l'inflammation est vive et forte, qu'elle produit une réaction inflammatoire prononcée, et que cette réaction persiste ; sans doute, il y aurait inopportunité, danger même, d'administrer l'opium ; mais quand on a suffisamment désempli les vaisseaux sanguins par des saignées générales et locales, quand les symptômes inflammatoires sont calmés, si la douleur persiste, croyez qu'elle a changé de nature, et que de phlogistique qu'elle était, elle est devenue nerveuse; dans ce cas, donnez l'opium, il guérira.

Sous ce rapport, l'opium est encore avantageux dans les flux diarrhéiques ou dyssentériques qui s'accompagnent de douleurs abdominales ou de ténesme, lorsque ces flux sont passés à l'état chronique. Pourquoi ? Parce que le tube intestinal manque d'excitation vitale et que la faiblesse d'une partie la rend bien plus sensible. Comme dans ces cas, on n'a point à craindre l'effet narcotique de l'opium, il faut le donner à haute dose. C'est du moins une remarque que fit à Vienne Hildebrand, en 1809, et que d'autres ont faite ailleurs. Aussi après avoir dit : Les narcotiques justifient la réputation dont ils jouissent contre la diarrhée : après avoir recommandé de se procurer de l'opium de bonne qualité, et de l'employer à forte dose, pour en obtenir des effets avantageux, il ajoute : Les petites doses répétées ne suffisent pas, parce qu'elles ne sauraient produire un assez fort *narcotisme* des intestins. D'ailleurs, que se passe-t-il dans les flux diarrhéiques? Il y a augmentation de la contractilité fibrillaire du conduit intestinal. Or, en stupéfiant, si je puis ainsi dire, cette contractilité, le mouvement diarrhéique doit être suspendu.

Tout le monde sait qu'il en est ainsi pour les contractions utérines qui se manifestent dans les derniers temps de la grossesse ; c'est-à-dire que tous les accoucheurs ont pu apprécier que si, au septième ou au huitième mois, la femme est prise de douleurs de reins, et même de la matrice, qui semblent être les avant-coureurs d'un accouchement prochain ; eh bien ! si à ce moment on donne un lavement avec cinq gouttes de laudanum, dose qu'on répète si les contractions douloureuses ne se calment pas, on voit bientôt ces douleurs s'apaiser, et ne se plus renouveler que le mois d'après. Or, si l'opium calme, arrête les contractions anormales utérines, pourquoi ne calmerait-il pas les contractions anormales du canal digestif ? Bref, toutes les fois qu'il s'agira de calmer la sensibilité et la contractilité nerveuse sans inflammation aiguë, ni pléthore, l'opium est parfaitement indiqué ; il l'est aussi pour prévenir les accès des névroses périodiques, soit qu'on l'administre à l'intérieur ou à l'extérieur. Quel soulagement ne produisent pas, en effet, les cataplasmes opiacés, les liniments opiacés, les teintures opiacées en topique, en frictions sur les parties douloureuses, dans la goutte, le rhumatisme, certaines névralgies ? Pour ma part j'ai tellement à m'applaudir de les avoir employés, j'ai obtenu des effets si constants de l'opium à l'intérieur dans *tous les cas* où j'ai cru pouvoir y recourir, que je crois pouvoir répéter avec Sydenham : « Sans l'opium la médecine serait incomplète et insuffisante. »

Plusieurs principes immédiats ont été retirés de l'opium, savoir : la *morphine*, qu'on obtient à l'état de sulfate et d'hydrochlorate (le premier doit être rejeté, parce qu'il est infidèle) ; la *narcotine* ou *narcéine*, la *méconine*, la *codéine* et la *paramorphine*. On a renoncé d'employer les trois derniers (la narcotine, la méconine et la paramorphine), parce qu'elles sont à peu près inertes, et la codeine, parce qu'elle est fort chère et ne paraît pas jouir d'autres propriétés que l'opium : reste donc la morphine.

A-t-elle d'autres propriétés que l'opium ? Lors de sa découverte par MM. Seguin et Sertuerner, les médecins, dans leur enthousiasme pour une substance si précieuse, la proclamèrent supérieure à l'opium, dont elle a toutes les propriétés, sans en avoir les inconvénients. Ainsi, disait-on, elle ne congestionne pas le cerveau, elle modère la sueur des phthisiques, etc. Des expériences ultérieures, et celles qui nous sont personnelles, ne nous permettent pas d'admettre cette supériorité d'action accordée au sel d'opium. C'est pourquoi nous pensons que, vu sa solubilité, le sulfate ou l'hydrochlorate de morphine, sont préférables quand on veut se servir de l'opium par la méthode sousendermique, et que l'opium en substance convient mieux quand on veut donner ce remède à l'intérieur.

Les traités de matière médicale et les formulaires fourmillent de recettes dans lesquelles entrent l'opium ou la morphine ; parmi les plus usitées nous les signalerons :

Le *laudanum solide*, ou extrait gommeux d'opium, qui s'administre à la dose de un demi-grain ou un grain, dose qu'on augmente graduellement.

Le *laudanum liquide de Sydenham*. Vingt gouttes représentent un grain d'extrait gommeux.

Le *laudanum de Rousseau*, bien plus actif que le précédent : sept gouttes représentent un grain d'opium.

Le *sirop d'opium* ou *sirop thébaïque*, contenant deux grains d'opium par once.

Le *sirop de diacode*, qu'on prépare avec les pavots blancs. Il est bien inférieur au précédent, dont il n'a du reste que les propriétés : mieux vaut donc, quand on veut obtenir des effets assurés, ne pas le prescrire.

Les *pilules de cynoglosse*, qu'on prescrit volontiers, et qui, quoique composées d'opium, de safran et de castoreum, doivent principalement leurs propriétés calmantes à l'opium qui en forme la base.

La *teinture alcoolique d'opium* ou *teinture thébaïque*, dont vingt gouttes contiennent un grain d'opium.

Le *sulfate et l'hydrochlorate de morphine*. Leur activité est à peu près du double que celle de l'opium ; c'est-à-dire que, un grain de ces sels équivaut à deux grains d'extrait gommeux d'opium.

Le *sirop de morphine*. Il contient un grain de morphine par once ou deux grains d'opium.

DOSES DE L'OPIUM. Il est assez difficile de fixer les doses auxquelles ce médicament peut être administré, chaque individu ayant pour ainsi dire plus ou moins de *tolérance* pour cette substance et ses préparations. Toutefois, pour les enfants à la mamelle, on ne devrait jamais prescrire qu'une goutte de laudanum liquide de Sydenham, c'est-à-dire un vingtième de grain, alors que des nourrices imprudentes et qui n'aiment pas d'être tenues éveillées la nuit par les cris que pousse leur nourrisson, lui donnent une cuillerée à café de sirop de diacode : aussi que de mal ne leur font-elles pas ! soit dit en passant. Chez un adulte, on ne commence guère que par un quart de grain d'extrait gommeux pour les cas ordinaires, quoique dans certains cas on puisse et l'on doive d'emblée en donner une plus forte dose. Bref, quand on se sert de l'opium ou de ses préparations, dont il est facile, d'après ce que nous avons dit, d'établir l'activité, mieux vaut commencer par de très-petites doses et et arriver rapidement, s'il le faut, à des doses plus convenables que d'en donner une forte dose au début. Pour cela, on n'a qu'à en fractionner la dose ; à l'administrer à des intervalles assez rapprochés pour que l'effet d'une dose s'enchaîne avec celui de l'autre, et sitôt que la somnolence se manifeste on en suspend l'administration, restât-il encore quelques fractions de la dose à prendre.

OPODELDOCH (BAUME). On trouve tout

préparé dans .es pharmacies un *baume* de consistance gélatineuse, bleue, qui, d'après la pharmacopée de Londres, est composé de savon, de camphre, de muriate de soude, dissous dans l'alcool, auxquels on ajoute de l'ammoniaque et des essences de thym et de romarin. Ce baume, qu'on emploie en général contre les douleurs rhumatismales, dans la paralysie, dans les gonflements qui succèdent aux entorses, ne saurait convenir dans tous les cas, à cause de ses propriétés stimulantes. On devra donc le proscrire tant que le rhumatisme sera à l'état aigu et qu'il y aura une vive sensibilité de la peau, dans les paralysies avec hyperesthésie, dans tout gonflement, etc., tant qu'il existera dans la partie affectée des symptômes d'une inflammation.

OPPRESSION, s. f., *oppressio.* — On s'en sert en pathologie pour désigner cet état où les forces vitales opprimées ne peuvent réagir activement et développer leur puissance. On remarque alors tous les signes de la faiblesse et elle n'existe réellement pas (*Voy.* ADYNAMIE, FORCE.)

OR, s. m., *aurum*, αὖρον ἄργυρος, *rex metallorum* des alchimistes. — A peine indiqué par les Arabes, ce métal prit une certaine importance médicale lorsque l'alchimie commença a exercer de l'influence sur la thérapeutique : ceux-ci le tourmentèrent de mille manières, parce que, le considérant comme le plus pur et le plus incorruptible des métaux, on devait le considérer aussi comme le plus puissant des médicaments, comme propre à purifier le corps de toutes les humeurs, de tous les vices héréditaires ou acquis ; mais il ne s'agissait pas seulement de croire ou d'affirmer, il fallait justifier, et de là les essais nombreux auxquels chacun se livra pour rendre l'or potable. Enfin, on réussit à dissoudre l'or dans l'eau régale (acide nitro-muriatique) et à le retenir ensuite dans les huiles essentielles. Dès ce moment la secte alchimique crut posséder une panacée universelle, et dans les seizième et dix-septième siècles jusqu'au milieu même du dix-huitième, les préparations d'or potable furent des secrets de famille qui enrichirent beaucoup de personnes et qui, à vrai dire, opérèrent aussi quelques guérisons.

Cependant, déjà vers l'an 1540, Antoine Lecoq (Antonius Gallus), médecin à Paris, employait l'or contre la syphilis (son procédé est indiqué dans l'ouvrage qu'il publia sur la maladie qu'on appelait alors, en France, *mal Espagnol*). Il avait été imité par Gabriel Fallope (1565), par Wecker, qui a écrit (1782) que l'or *pesti medetur, morbum gallicum curat;* le nom de la maladie avait déjà changé; par Horstius (1628); par Fred. Hoffmann (1735), etc., etc.; mais ce n'a été qu'en 1755, année de la publication de la *Chimie médicinale* de Malouin, que l'attention des praticiens fut attirée d'une manière toute spéciale sur les propriétés de l'or. On trouve dans cet ouvrage : « Le poids spécifique des remèdes contribue pour beaucoup à leur action mécanique dans le corps ; c'est surtout du poids du mercure et de sa divisibilité extrême que dé-

pendent les effets extraordinaires de ce minéral. L'or, qui est encore plus pesant que le mercure, pourrait par cette raison être plus efficace encore que ne l'est le mercure même, ce qui mérite bien qu'on y fasse réflexion, avant que de prononcer sur l'efficacité ou l'inefficacité de *l'or*, surtout si l'on n'a pas pour cela une expérience suffisante, ce qu'il est rare d'avoir. » Puis parlant de la *teinture d'or*, il affirme qu'elle entretient la chaleur naturelle ou la rétablit, et dans certains cas, *elle purifie le sang.* On l'emploie dans les fièvres contagieuses et putrides, dans la petite vérole et la rougeole, l'apoplexie et la paralysie. Je l'ai trouvé utile, dit-il, dans l'affaiblissement des viscères et l'appauvrissement des humeurs et même pour la gangrène.

C'était plus qu'il n'en fallait pour décider les praticiens à expérimenter de nouveau avec l'or, et bientôt, Pitcairn, Lalouette, Astruc, etc., firent des essais, et publièrent leurs observations : néanmoins l'or, comme médicament, tomba dans le discrédit le plus complet.

Il était donné au docteur Chrestien de le tirer de l'oubli immérité dans lequel il était tombé, et il le fit d'une manière éclatante en publiant, en **1811**, un ouvrage intitulé : *De la Méthode iatraleptique, ou observations sur l'efficacité des remèdes par la voie de l'absorption cutanée dans le traitement de plusieurs maladies internes ou externes :* cet ouvrage contient *quarante-neuf observations* qui constatent l'efficacité du *muriate d'or* dans le traitement des maladies vénériennes et lymphatiques.

La méthode proposée par le docteur Chrestien trouva beaucoup de détracteurs : cependant elle fut adoptée par quelques-uns de ses compatriotes, et prit rang enfin parmi les agents les plus puissants de la thérapeutique, lorsque Niel, en France, Gozzi de Bologne, et surtout Legrand, eurent, par leurs travaux, fait mieux connaître les propriétés thérapeutiques de l'or. Quant à nous qui l'avons vu employer par Chrestien lui-même dans bien des cas et *presque toujours* avec succès, qui plus tard l'avons employé avec le même avantage dans les maladies scrofuleuses et syphilitiques, nous croyons que s'il n'a pas des propriétés plus actives que les autres métaux qu'on lui préfère, il ne leur cède en rien pour l'efficacité.

Du reste, si l'on étudie, d'une part les effets physiologiques de l'or, et d'autre part ses effets thérapeutiques, on reconnaît que son action légèrement excitante sur le système digestif favorise les digestions chez les personnes qui ont l'estomac affaibli : on le prend alors en se mettant à table. On l'accuse, je le sais, d'aller jusqu'à produire la surexcitation quand il est pris à jeun et employé en frictions sur la langue, mais ce sont des cas exceptionnels, et il faut que l'estomac soit doué d'une bien grande irritabilité pour que l'or agisse ainsi, car nous l'avons vu administrer par Chrestien à des sujets maigres, secs, essentiellement nerveux et jamais nous n'avons constaté cette surexcitation.

Prenez garde que nous ne disons pas que l'or ne stimule point l'estomac : mais cette stimulation n'est pas aussi considérable qu'on pourrait le supposer

Ce remède rend-i! .es selles plus rares? Jamais aucun de nos malades ne s'est plaint de constipation pendant l'emploi de l'or. Or, comme la rareté des selles tient à bien des causes, il ne faudrait pas, parce que l'on sera constipé pendant le traitement aurifère, en accuser le médicament. C'est comme pour la surexcitation *nerveuse* qu'on l'accuse de déterminer, chez les femmes surtout, j'affirme que je ne l'ai point remarquée chez celles qui n'avaient pas une prédisposition antérieure aux accidents nerveux. Sans doute il y a stimulation, excitation fonctionnelle, si l'on veut, pendant l'emploi de l'or; mais elles sont si modérées, qu'elles méritent à peine qu'on en fasse mention.

Reste la fièvre dite *aurifique*. Quand on donne l'or chaque jour et pendant deux, trois, quatre semaines de suite, il survient, dit Niel, après un laps de temps ordinairement assez court, une surexcitation fébrile très-manifeste qui s'accompagne de sueurs fort abondantes, d'augmentation dans la sécrétion rénale et souvent aussi d'une salivation qui diffère de la salivation mercurielle, en ce que la membrane muqueuse buccale et les gencives ne sont ni gonflées ni douloureuses. A l'en croire, cette fièvre est la condition *sine qua non* de l'action curative de l'or. Je suis loin de prétendre que cette fièvre ne se manifeste pas : au contraire, il suffit que Niel, Delafield, Gozzi, Legrand et Chrestien lui-même en parlent et la considèrent comme un moyen curatif employé par la nature, à l'effet d'éliminer le principe morbifique, pour que j'admette qu'elle *peut* se manifester; mais je ferai remarquer qu à la fin de ses jours Chrestien n'ajoutait pas sans doute une bien grande importance à ce phénomène, puisque lui ayant demandé, un jour, quelle quantité de muriate d'or il fallait employer dans la syphilis constitutionnelle pour espérer avoir détruit complétement le virus, il me répondit : Quatre grains, cinq grains, six au plus ; rien n'empêche d'aller jusqu'à huit, dix et au delà, quand la maladie est invétérée. Point ne fut question de la fièvre aurifique que, pour notre part, nous n'avons jamais constatée, et cependant plusieurs de nos malades ont pris l'or pendant des mois entiers. Toutefois, l'expérience ayant prouvé que, lorsqu'elle survient, elle n'est point fâcheuse, ce n'est donc pas une contre-indication pour l'emploi des préparations aurifères. J'ajoute que je n'ai jamais observé non plus la salivation aurifique dont on a parlé.

D'après ce qui précède, il est inutile, je pense, de dire que l'or convient au traitement des maladies vénériennes, c'est un fait acquis aujourd'hui à la science ; mais nous dirons qu'il convient aussi dans les cas de scrofules, soit que la dyscrasie scrofuleuse se manifeste par des engorgements glandulaires, simples ou squirrheux, soit qu'elle imprime son cachet à certains ulcères, à certaines inflammations qui passent alors à l'état chronique, etc. Si le doute pouvait s'élever dans l'esprit de quelqu'un et que notre autorité pût être de quelque poids pour le dissiper, nous dirions que comme Chrestien nous avons guéri des engorgements squirreux de la matrice chez des femmes écrouelleuses; des ophthalmies scrofuleuses chez des enfants nés de parents scrofuleux et qui l'étaient eux-mêmes; que nous avons modéré l'activité de la phthisie pulmonaire scrofuleuse, guéri la vérole sous toutes les formes, etc., ainsi que nous l'indiquons dans différents articles de ce Dictionnaire (*Voy.* Ophthalmie, Syphilis), etc.

Les préparations aurifiques généralement employées par Chrestien et par ses imitateurs sont : Le muriate d'or et de soude ; le muriate triple d'or et de soude cristallisé, qui s'administre en frictions sur la langue à la dose d'un quinzième jusqu'à un quart de grain. On peut administrer aussi à l'intérieur aux doses ordinaires : l'oxyde d'or précipité par l'étain ; l'oxyde d'or précipité par la potasse : ces oxydes étant moins actifs, on commence par en prescrire un demi-grain, puis on arrive graduellement jusqu'à un grain. Quand j'emploie l'or à l'intérieur, je l'associe volontiers au sirop de salsepareille, comme le faisait du reste le docteur Chrestien. Voici sa formule :

Pr. : Sirop de salsepareille. . . . 8 onces.
    Muriate d'or et de soude cristallisé. . . . . 1 grain.
    M. exactement.

On le prend ordinairement à la dose d'une once par jour (une cuillerée à soupe matin et soir) que l'on porte graduellement à trois onces par jour, prises en deux fois, dans une tasse de décoction d'*ononis*. Comme le sirop de salsepareille est fort cher, je préfère diminuer la quantité de véhicule, tout en mettant la même quantité d'or, et le malade en prend toujours deux cuillerées par jour (*Voy.* Syphilis.)

J'ai dit que les préparations d'or s'emploient en frictions sur la langue; comme cet organe noircit beaucoup par les frictions aurifères, ce qui est fort désagréable, on préfère aujourd'hui pratiquer la friction *sous* la langue; et si ces parties et la langue elle-même sont excoriées ou irritables, il faut frictionner la partie interne des joues, ou encore les parties sexuelles. Je préfère ces derniers points, c'est-à-dire le gland chez l'homme, les grandes lèvres chez la femme, dans les cas de bubons à l'aine, de chancres au prépuce ou vaginaux, etc.

En outre, Niel a conseillé une pommade que nous avons utilisée ; elle consiste dans un mélange de deux grains d'or divisé, avec une once de cérat de Galien. Elle hâte la cicatrisation des ulcères vénériens en en tarissant la suppuration. Elle s'emploie concurremment avec le traitement antisyphilitique.

Enfin, Chrestien dit avoir administré une fois avec le plus grand succès, suivant la méthode de Cirillo, le perchlorure d'or et de

soude à la dose d'une demi-once de sel auri-
que pour quatre onces d'axonge. Les frictions
faites à la plante des pieds, à la dose d'un
gros d'abord, sont augmentées graduellement
de temps en temps, de manière à ce que l'excitation vitale soit toujours la même alors
que la peau s'habitue à l'action du médicament.

ORANGER, *citrus aurantium*, L., polyadel-
phie icosandrie, L., famille des orangers, J.

Nous ne nous arrêterons pas à l'histoire naturelle de l'oranger, si connu par son fruit,
par ses feuilles, par ses fleurs et l'eau distillée qu'elles fournissent, nous bornant à
en indiquer les propriétés.

Avec le fruit dont le jus contient de l'acide
citrique et est *rafraîchissant*, on obtient une
boisson très-agréable, l'*orangeade*, qui calme la soif, plaît généralement aux malades,
et aussi aux gens bien portants qui éprouvent
le besoin de se désaltérer. Avec les feuilles,
qui sont antispasmodiques, on fait une tisane
aromatique, dont on use volontiers ; tandis
que, administrées en poudre, elles produisent des effets très-marqués dans les névroses : quant à l'eau distillée, on s'en sert
comme véhicule des potions calmantes, pour
aromatiser les boissons rafraîchissantes trop
fades pour certains estomacs ; dans les maladies flatulentes, etc.

La manière d'administrer les feuilles d'o-
ranger consiste, avons-nous dit, à les donner
en poudre ou en infusion. La dose des poudres est de deux grammes, mêlés à du sucre
râpé, et divisés en trois ou quatre prises
qui sont avalées dans la journée, à des distances à peu près égales. On les a beaucoup
vantées dans l'épilepsie.

L'infusion se fait en mettant dans un litre
d'eau en ébullition, une pincée de feuilles.
Cette opération doit être faite à vase clos,
comme le thé. En outre de l'infusion, les
feuilles se donnent en décoction, de la manière suivante :

Pr. Feuilles d'oranger, n° 120. F. bouillir
dans deux livres d'eau commune, passez et
ajoutez à la colature une quantité suffisante
de bon vin rouge et de sucre, pour rendre la
boisson agréable. Le malade en boit une
plus ou moins grande quantité dans la journée.

Une autre formule très-vantée consiste à
faire bouillir 36 feuilles d'oranger dans un
demi-kilogramme d'eau, que l'on réduit aux
deux tiers. Après l'avoir coulée, on se sert
de cette décoction pour préparer le chocolat
que l'on fait prendre au malade. Nous avons
préparé ainsi quelquefois le lait de poule,
qui forme ainsi une boisson rafraîchissante,
nutritive et antispasmodique. Voici, soit dit
en passant, comment on procède :

Après avoir fait infuser deux pincées (une
douzaine) de feuilles d'oranger dans un verre
d'eau, et pétri un jaune d'œuf avec du sucre
râpé, de manière à en former une pâte un
peu consistante, on coule au clair l'infusion
et on délaye petit à petit la pâte, en y versant dessus l'infusion bouillante, jusqu'à ce
que le liquide, tenant l'œuf et le sucre en

dissolution, forme un véritable lait par sa
consistance. Quand on n'a pas de la feuille
d'oranger, on se sert d'eau commune pour
dissoudre la pâte, et on ajoute ensuite deux
ou trois cuillerées à café d'eau de fleurs d'o-
ranger.

ORCHITE. — C'est l'expression moderne
dont on se sert pour désigner l'inflammation
du testicule, en général, réservant celui
d'épididymite, quand la phlegmasie est bornée à l'épididyme.

En général, l'orchite est le résultat de
l'impression du froid sur les bourses, alors
qu'elles sont en moiteur après une course
rapide, la danse, etc., et aussi d'une contusion directe. Ainsi, les hommes qui montent
habituellement à cheval, quand ils ne portent pas de suspensoir, sont très-exposés à
cette affection. L'irritation mécanique du
canal de l'urètre peut également la déterminer, etc. ; mais le plus souvent, l'inflammation du testicule est occasionnée par la
suppression trop brusque d'une blennorrhagie, ce que le vulgaire connaît et exprime
très-bien par ces mots : *chaude-pisse tombée
dans les bourses*. (*Voy*. ORCHITE SYPHILITI-
QUE, etc.)

Quelle que soit la cause de l'orchite non
vénérienne, on la reconnaît à la douleur
plus ou moins vive que le malade éprouve
dans le testicule qui se gonfle, devient
chaud et sensible à la pression, surtout en
arrière au niveau de l'épididyme, sans ou
avec changement de couleur à la peau ; alors
elle rougit. Dans tous les cas, ou l'inflammation est bornée au testicule, ou bien elle
s'irradie de proche en proche ; ou la phlogose existe avec fièvre légère ; ou bien la
réaction inflammatoire est très-forte ; circonstances diverses qui font naître des accidents, et réclament plus ou moins impérieusement les secours de l'art.

Ils consistent dans les saignées générales
et locales, ou simplement locales, quand
il y a peu de fièvre et que le malade n'a
pas une forte constitution ; dans l'emploi
des bains généraux ou du bain de siége
émollient, l'application de cataplasmes, le
régime antiphlogistique, l'usage habituel
d'un suspensoir. L'inflammation calmée, on
se sert des pommades résolutives, des emplâtres fondants, etc.

Si malgré ce traitement énergique l'orchite passe à l'état chronique, l'indication ne
change pas, mais on doit rendre les onguents,
pommades et emplâtres plus actifs, employer
même le vésicatoire à la partie interne des
cuisses, dont l'expérience a prouvé l'utilité.

A propos d'onguents, nous ferons remarquer que, à cause de la sympathie des testicules avec la gorge, on doit s'abstenir d'employer l'onguent mercuriel, un de nos malades ayant éprouvé tous les accidents de la
salivation portés à un haut degré dès la *première* friction sur le testicule engorgé, sans
que l'inflammation en ait diminué.

OREILLE. *Voy*. AUDITION.

OREILLON, s. m. —C'est le nom vulgaire

de l'inflammation de la glande parotide ou
Parotidite (*Voy.* ce mot).

ORGE, s. f., *hordeum*, plante de la triandrie trigynie, L. ; famille des graminées, J.—
Quand on prescrit l'orge en médecine, ce
sont les *semina hordei* dont on veut parler.
Déjà dans la plus haute antiquité on s'en
servait pour faire des tisanes, qui étaient
considérées alors comme un remède assuré
contre les maladies aiguës, aussi il faut voir
avec quel soin Hippocrate, Galien, en décrivent les vertus et les propriétés.

Aujourd'hui on en exalte moins la *spécificité*, mais on ordonne volontiers pour boisson la décoction d'orge mondé ou d'orge
perlé dans l'eau commune. On sait que l'orge
mondé n'est autre que les grains d'orge dépouillés de leur enveloppe corticale, et l'orge
perlé, la farine d'orge à laquelle on donne la
forme sphérique et la surface polie d'une
perle ; eh bien, soit qu'on emploie l'un ou
l'autre de ces orges, il suffit d'en mettre
bouillir une demi-once, quinze grammes,
dans un kilogramme et demi d'eau, jusqu'à réduction à un kilogramme, pour obtenir une
boisson rafraîchissante et légèrement nutritive. On l'édulcore soit avec du miel, soit
avec du sucre ; on l'aromatise avec l'eau de
fleurs d'oranger ; on l'acidule avec du suc
de citron jusqu'à agréable acidité ; et sous
toutes ces formes, la boisson d'orge jouit de
propriétés antiphlogistiques bien évidentes

ORGEOLET, s. m. —C'est un petit bouton
borné à l'extrémité, ou s'étendant vers le milieu des paupières, selon qu'il a plus ou moins
de volume ; accompagné, pour l'ordinaire,
d'inflammation au début, de suppuration et
d'endurcissement à la fin, et dégénérant en
loupe dure ou molle.

Les personnes qui ont les paupières délicates, les adolescents qui étant enfants ont
eu la croûte de lait, un peu de teigne, etc.,
y sont très-sujets.

On les fait avorter, on les guérit, ou on en
prévient la suite par des frictions avec l'onguent mercuriel et des cataplasmes émollients. Et comme après un bouton il est rare
qu'il n'en vienne pas d'autres, on continue
encore quelque temps l'emploi du mercure,
c'est-à-dire qu'on en oint la paupière le
soir en se couchant, et dans le jour on la
bassine souvent avec du vin aromatique, la
teinture de quinquina ou tout autre tonique.

ORTHOPÉDIE, s. f., *orthopedia*, d'ὀρθός,
παιδός : droit (selon la rectitude du corps) de
l'enfant. — Dans le principe, l'orthopédie fut
appliquée au redressement des enfants et à
prévenir leurs difformités commençantes, ou
à les guérir de ces difformités par des procédés convenables ; plus tard l'art orthopédique fut appliqué aux adultes, et grâce à l'impulsion nouvelle que les chirurgiens ont donnée aux procédés mécaniques et les ressources bien puissantes de la myotomie sous-
cutanée ; non-seulement l'enfance est appelée à jouir des bienfaits que les traitements
orthopédiques réalisent, mais encore les adultes trouvent dans son application une répa-

ration suffisante des torts que la nature leur
avait faits. Pour nous, qui avons suivi dans
l'établissement de Delpech à Montpellier,
dans plusieurs établissements de Paris les
effets lents, incertains et souvent inefficaces des appareils les plus ingénieux et les
mieux appliqués, et qui avons pu voir, aussi
à l'hôpital des Enfants, combien la section
musculaire sous-cutanée favorise le redressement des parties déviées, qu'il ne s'agit
plus ensuite que de maintenir pendant
quelque temps dans leur rectitude naturelle
par des procédés mécaniques appropriés ;
qui avons vu, en un mot, chez M. J. Guérin, soit dans les rétractions de certains muscles du cou, donnant lieu au torticolis, soit
dans les rétractions des muscles rachidiens,
qui occasionnent les déviations de l'épine,
la section de certains muscles du cou opérer le redressement immédiat presque complet de la tête, et celle de certains muscles
du rachis favoriser instantanément le redressement de l'épine de quelques centimètres, redressement que le concours auxiliaire des procédés mécaniques a rendu complet, et cela je dirai presque sans douleur,
sans effusion sanguine, sans fièvre consécutive, sans réaction locale : nous considérons
comme un pas immense les progrès que notre confrère a fait faire à l'art orthopédique,
art qui ne se borne plus aujourd'hui à ima-
giner des colliers, des corsets, des lits et autres moyens mécaniques, mais à utiliser ces
moyens, quand par la section du muscle ré-
tracté on fait cesser la cause de la déviation.

A ce propos nous devons faire observer
que de ce que le torticolis dépend de la rétraction musculaire et exclusive du muscle
sterno-mastoïdien par exemple, ou du cléido-
mastoïdien, etc., et les déviations latérales
de l'épine de la rétraction de certains muscles rachidiens, dont la section détruit la
fâcheuse influence, il ne faudrait pas croire
que le même traitement soit applicable à
toutes les déviations spinales ; ces déviations pouvant tenir à une affection scrofuleuse, qu'on nomme rachitis par carie vertébrale, contre laquelle la myotomie sous-
cutanée ne saurait être employée. C'est du
reste une distinction que M. Guérin a faite
lui-même, ce qui ne l'a pas empêché d'attaquer ces déviations par des moyens mécaniques et d'obtenir des résultats incontestés.
Un mot sur la théorie et la pratique de ces
déviations.

On sait que l'affection scrofuleuse des vertèbres donne fréquemment lieu à une inclinaison de la colonne vertébrale en avant avec
saillie d'une ou de plusieurs apophyses épi-
neuses en arrière. C'est à cette difformité que
M. J. Guérin donne le nom d'*excurvation*
tuberculeuse. Eh bien, lorsque ces sortes
d'excurvations n'existent encore qu'à un certain degré, pendant le cours même de la
maladie vertébrale, et lorsque la destruction
des corps vertébraux est encore bornée et
que les fragments des vertèbres ne sont pas
encore soudés entre eux, c'est alors que
l'orthopédie est applicable, la difformité

étant au-dessus des ressources de l'art, du
moment où l'excurvation du rachis est con-
solidée par l'ankylose. Mais quand celle-ci
n'existe pas encore, nous devons le répéter,
on obtient des résultats avantageux si, en redressant l'épine dorsale par des moyens mécaniques, on peut arriver à favoriser la sou-
dure des surfaces malades à l'aide d'un tissu
osseux de nouvelle formation, c'est-à-dire
une ankylose dans les conditions les plus
favorables qu'il soit possible, c'est-à-dire encore dans les conditions les plus voisines de
la rectitude normale de la colonne. Voici du
reste comment s'exprime M. Guérin :

« L'excurvation tuberculeuse (considérée
au point de vue mécanique et abstraction de
la maladie) est une sorte de fracture dont il
faut chercher à obtenir la consolidation dans
la direction et les rapports les plus normaux
possibles de ses fragments. » Et pour y arriver, les moyens employés doivent tendre :
1° à combattre l'affection tuberculeuse en
général et la maladie vertébrale en particulier ; 2° à assurer le travail de la consolidation
dans la direction et les rapports les plus
normaux possibles. Or les moyens qu'il em-
ploye pour combattre l'affection scrofuleuse
consistent dans l'emploi d'un purgatif salin
quotidiennement répété, un demi-verre
d'eau de sedlitz à 32 grammes ; le régime
animal, les bains salés, gélatineux tous les
deux jours, le plus frais possible ; après chaque bain, friction et massage ; les cautères
suppurants, les moxa volants quotidiens.
Aux repas, on donne un macéré de quinquina
à froid (Pr.: 3 grammes de quinquina rouge
par litre d'eau ; faites macérer pendant vingt-
quatre heures dans de l'eau froide ; filtrez au
papier gris jusqu'à parfaite clarification),
coupé avec un tiers de bon vin ; les procédés mécaniques dont il se sert pour obtenir l'ankylose dans de bonnes conditions
consistent dans l'application de sa ceinture
à suspension verticale élastique dynamo-
mètre, et autres qu'il modifie selon les cas.
Il résulte du rapport fait par la commission
chargée par le conseil général des hôpitaux
et hospices civils de Paris, appelée à suivre
pendant une année au moins les traitements
orthopédiques de M. J. Guérin à l'hôpital des
Enfants, pour en faire l'exacte et consciencieuse appréciation : que 1° l'excurvation tuberculeuse, considérée comme difformité,
peut être arrêtée au moyen du décubitus
sur le ventre, la portion de colonne excur-
vée formant comme un pont suspendu entre
deux points d'appui, et avec le secours d'appareils contentifs et suspensifs, pendant que
la maladie tuberculeuse est combattue par
des moyens appropriés ; 2° l'excurvation tuberculeuse, qui a son siége dans la région
cervico-dorsale ou dorso-lombaire est susceptible de guérison, en raison de la mobilité
et de la flexibilité antéro-postérieure dont
jouissent ces deux régions de la colonne ;
3° dans tous les cas, il est permis de considérer, au point de vue de la lésion mécanique,
l'excurvation tuberculeuse récente comme
constituant pour la colonne un état analogue

à celui d'une fracture, dont il convient de
chercher à obtenir la consolidation dans les
conditions de la plus grande régularité possible, soit en prévenant par le décubitus l'augmentation de la difformité, soit en s'efforçant
de la diminuer ou de la faire complétement
disparaître, comme dans les cas d'excurvations cervico-dorsales, ou dorso-lombaires.

Les avantages des traitements orthopédiques ne se bornent pas seulement aux cas
que nous venons d'indiquer, ils s'appliquent
également soit aux *difformités arthralgiques*,
soit à celles qui dépendent de la rétraction
occasionnée par les cicatrices, soit, et c'est
bien plus extraordinaire encore, aux courbures rachitiques des membres par des cals vicieux. Ainsi, il résulte du même rapport
qu'on peut remédier aux courbures angu-
leuses par cal vicieux rachitique, à l'aide de
procédés ou moyens appropriés aux différents cas et à leurs différents éléments de
résistance. Ces procédés sont au nombre de
quatre, savoir : 1° le redressement extemporané ; 2° la section sous-cutanée des muscles
raccourcis ; 3° la section sous-cutanée partielle de l'os ; 4° les appareils contentifs.
Ce n'est pas tout, les avantages des traitements orthopédiques s'appliquent encore
A *aux déviations des genoux* qui, dans certains cas, dépendent de la déviation latérale,
de la rétraction du fascia-lata, du biceps
et du ligament latéral externe, isolée ou
collective, et réalisent ainsi un ordre de difformités analogues aux torticolis, aux déviations de l'épine, etc., dont le traitement
principal consiste dans la sclérotomie sous-
cutanée, aidée par des appareils mécaniques
convenables ; B aux *luxations congéniales
du fémur*, qui, convenablement traitées, peuvent permettre la formation de cavités articulaires nouvelles et l'allongement réel des
os, compensant le raccourcissement produit
par la luxation, genre d'amélioration que
l'art n'avait pas soupçonné jusqu'ici (expressions du rapport), et qui est destiné à
suppléer à la réduction complète et permanente quand celle-ci ne sera plus possible ;
C aux pieds-bots et subluxations des orteils ;
D enfin au strabisme. Nous ne parlons pas des
abcès par congestion, attendu qu'il en a été
déjà question (*Voy.* ABCÈS) ; mais ce sur quoi
nous nous arrêterons, c'est sur la cure du
strabisme à laquelle peu de gens croient,
malgré la publicité donnée par la commission aux succès obtenus dans ces sortes de
difformités. Eh bien, il résulte d'un passage du rapport de cette commission, relatif au strabisme, que sur les cinq sujets atteints de strabisme primitif et consécutif, il
a fallu pratiquer neuf opérations pour neuf
yeux déviés ; dans les neuf cas le redressement a été complet. Ces résultats ont été
obtenus par deux méthodes qui sont propres
à M. Guérin, et ils ont confirmé de tous
points les avantages qu'il leur attribue, à
savoir :

Pour la méthode sous-conjonctivale : 1° de
ne pas donner lieu à des accidents inflammatoires ; 2° de ne provoquer aucune végé-

tation de la cicatrice ; 3° de ne pas détruire la caroncule palpébrale ; 4° de ne pas produire d'ouverture anormale des paupières, ni d'exophthalmos ; 5° de ne pas abolir plus ou moins complétement les mouvements correspondants aux muscles divisés ; 6° en un mot, de ne laisser aucune trace fâcheuse de son emploi ; tous inconvénients observés trop souvent après d'autres méthodes.

Pour la méthode de traitement du strabisme consécutif, 1° d'établir et de fixer dans leurs rapports normaux les membranes de l'œil et les extrémités des muscles, divisés et greffés, les uns les autres, d'une manière vicieuse ; 2° d'établir le repli caronculaire plus ou moins complétement détruit ; 3° de restituer à l'œil sa direction, sa forme ; ses mouvements et son expression, altérés ou détruits par des applications vicieuses de la myotomie oculaire : le tout SANS ACCIDENTS *capables de compromettre la santé des sujets ou l'*INTÉGRITÉ *de l'*ORGANE *de la vision.* Notez que le seul traitement secondaire aux diverses opérations pratiquées dans le but de faire la section du muscle, et s'il est nécessaire de détruire ses adhérences avec la membrane qui l'enveloppe, pour, en définitive, les faire se greffer sur un autre point, consiste dans l'application de compresses imbibées d'eau salée maintenues et renouvelées pendant plusieurs jours ; et en lunettes-conserves garnies en taffetas bleu, dont un des verres est complétement bouché : c'est tantôt l'un et tantôt l'autre ; mais le verre de l'œil sain est seul intercepté quand on n'opère que d'un œil.

Ainsi, en résumant soit les faits qui se sont passés sous nos yeux, soit le rapport important d'une commission dont assurément il est impossible de suspecter le témoignage, car il suffit de citer les noms de MM. Blandin, P. Dubois, Jobert, Louis, Rayer, Serres et M. Orfila, président, pour donner à nos affirmations toute l'autorité désirable, nous concluons que l'art orthopédique est appelé à réaliser un des bienfaits les plus grands qu'on puisse demander à la pathologie chirurgicale, celui de donner à l'être humain ce type primitif et primordial que Dieu lui a affecté en le créant, et qui constitue sa beauté physique, alors que, par un vice congénial ou acquis, il a le malheur d'en être privé.

ORTHOPNÉE, s. f., *orthopnea*, d'ὀρθός, droit, πνέω, je respire : difficulté de respirer dans la position horizontale. C'est une espèce d'ASTHME. *Voy.* ce mot.

ORTIÉE (FIÈVRE).— Adj. synonyme d'URTICAIRE (*Voy.* ce mot).

OSTÉOCOPE, adj., *ostocopus*, d'ὀστέον, os, κόπος, lassitude. — Il signifie douleur aiguë qui a son siège dans les os. C'est un symptôme assez commun de la syphilis constitutionnelle invétérée. *Voy.* SYPHILIS.

OTALGIE, s. f., *otalgia*, de οὖς-ἄλγος, douleur d'oreille. — L'otalgie peut se présenter à l'état de névralgie pure, et, attendu qu'elle ne diffère pas, par sa nature, de l'odontal-

gie, on peut se servir des mêmes moyens pour la combattre.

Parmi eux figurent généralement les fumigations de fleurs de sureau et de morelle, les cataplasmes de sureau et de feuilles de jusquiame bouillies dans du lait, qu'on applique sur les oreilles, les injections émollientes et légèrement narcotiques, etc. Quand ces moyens sont insuffisants, on doit soupçonner une cause rhumatismale, ou une inflammation latente de l'oreille interne, et la traiter en conséquence. *Voy.* RHUMATISME, OTITE, où sont exposés les caractères différentiels de l'otite et de l'otalgie.

OTITE, s. f., *otitis*, de οὖς ; génitif, ὠτός : inflammation d'oreille. — *Causes prédisposantes et occasionnelles.* Les principales sont les variations brusques de l'atmosphère, ou le passage subit du chaud au froid, la fraîcheur des nuits quand on couche la tête nue, un courant d'air froid qui frappera sur l'oreille, une fluxion sanguine consécutive à la suppression d'une hémorragie habituelle, une métastase, la présence d'un corps irritant introduit dans l'oreille, l'application imprudente de substances alcooliques, ou d'huiles rancies, etc.

Symptômes. Ce qui caractérise l'otite en général, ce sont : une douleur très-vive, quelquefois intolérable, dans l'oreille, avec chaleur et réaction fébrile (otite interne), ou seulement une douleur peu vive que le malade rapporte au méat auditif ; il s'y joint bientôt quelques bourdonnements qui sont habituellement suivis de l'écoulement d'une matière roussâtre et terne, puis blanche et opaque, humeur qui augmente continuellement jusqu'à la fin de la maladie (otite externe). Tant que l'inflammation est bornée à l'extérieur, aucun autre symptôme ne se manifeste, et elle passe facilement à l'état chronique, sans que la douleur augmente d'intensité ; mais quand elle se communique à la membrane du tympan et se propage dans l'oreille interne et la trompe d'Eustache, alors la douleur s'irradie jusque dans la gorge, qui est elle-même enflammée à son tour ; les mouvements de rotation du cou sont gênés ; il y a difficulté d'avaler les aliments, et leur déglutition détermine un sentiment d'érosion du côté de l'organe enflammé. Bien plus, le moindre effort pour tousser, pour éternuer et pour se moucher, produit une sensation douloureuse dans l'oreille ; l'ouïe devient dure : il y a surdité ; phénomènes qu'on n'observe pas dans l'otalgie ou douleur névralgique de l'oreille.

Celle-ci, à laquelle les enfants sont fort sujets, quoique pouvant se montrer dans tous les âges, se distingue de l'otite interne par l'intermittence de la douleur, son caractère lancinant et divergent, l'absence de la fièvre en même temps que des autres symptômes inflammatoires ; aussi cède-t-elle facilement quelquefois à la simple instillation dans le conduit de l'oreille de quelques gouttes de baume tranquille, ou d'un topique irritant externe. Je dis d'un *topique*, parce que j'ai ouï raconter au docteur Chrestien qu'il avait guéri des otalgies très-intenses par l'application sur l'oreille malade d'un oignon cru, coupé par le milieu et saupoudré de poudre à canon (la charge d'un fusil de chasse). La douleur, nous disait-il, était presque instantanément calmée par cette application.

Disons aussi en passant que la carie dentaire peut être une cause d'otalgie, et que celle-ci ne guérira que tout autant qu'on arrachera la dent gâtée. Mais revenons à la symptomatologie de l'otite.

A l'état aigu, et lorsqu'elle est étendue, la douleur qu'elle détermine peut envahir la tête et occasionner même le délire, par suite de l'inflammation du cerveau. Heureusement que cette irradiation de la phlogmasie jusqu'aux méninges est excessivement rare, et qu'après quelques jours d'une souffrance très-vive les symptômes diminuent; puis il survient une explosion subite d'une matière fétide et abondante par le méat auditif ou par la gorge, qui met fin à tous les accidents.

Curation. Dans le traitement de l'otite, on a à considérer si elle est aiguë et avec réaction inflammatoire ; ou si elle est chronique et avec fièvre légère, si elle est externe ou interne, si elle se termine par suppuration. Dans le premier cas, la méthode antiphlogistique la plus énergique devra être mise en usage, en se conformant aux principes établis article INFLAMMATION AIGUE (*Voy.* INFLAMMATION). Ce sont aussi les mêmes préceptes généraux qui doivent diriger le praticien dans l'otite chronique et dans l'otite suppurative ; mais comme il est certains moyens spéciaux qui ont été conseillés, nous allons entrer dans quelques détails à ce sujet. Mais auparavant disons que Itard, qui a écrit un ouvrage fort remarquable sur les maladies de l'oreille, combattait l'otite interne chronique par des injections faites avec cinq ou six grains d'opium dans une décoction de plantain. Il introduisait dans l'oreille un bourdonnet de coton dans lequel on avait enveloppé trois grains de camphre, faisait appliquer en même temps derrière l'oreille un cataplasme de feuilles de verveine ; et quand l'oreille commençait à fluer, il employait des moyens plus doux. Dans l'inflammation catarrhale de l'oreille, et c'est là le plus souvent sa nature, il usait journellement des toniques, du quinquina surtout, et administrait souvent des purgatifs ayant pour base l'aloès et la rhubarbe. Il assure avoir obtenu aussi de très-bons effets, soit des poudres sternutatoires de muguet, de bétoine et de celle dite poudre de Saint-Ange, qui se compose de ces substances mêlées à du tabac (Fages ne connaissait pas de meilleur sternutatoire que la poussière que ramasse l'étrille quand on panse un cheval), soit des injections avec l'eau de Baréges, et, à la fin, de l'instillation de quelque liquide tonifiant, tel que la solution de deux gros de potasse caustique par pinte d'eau de roses.

Itard parle aussi de l'otorrhée, qu'il distinguait en muqueuse et en purulente. Il les traitait par l'association des toniques et des purgatifs drastiques, et entre autres par les pilules de Backer, à dose assez élevée pour provoquer deux ou trois évacuations alvines. Il ne cherchait par aucun moyen à prévenir les coliques qu'elles occasionnent, parce qu'il les regarde ici comme avantageuses.

Les sucs d'herbes (deux verres tous les matins), la chicorée avec addition d'une demi-once de crème de tartre par pinte, sont souvent efficaces ; on les remplace avantageusement, quand le sujet est affaibli, par une infusion à froid de deux gros de quinquina pour deux livres et demie de liquide. Les injections astringentes, auxquelles on ajoute vingt-quatre grains d'alun par pinte, sont également utiles, à plus forte raison les injections mercurielles, s'il y a dyscrasie syphilitique.

Observons encore que souvent il se développe dans l'oreille, principalement dans les cas d'otorrhée, des vers qui présentent des formes si variées, si diverses, qu'il est impossible d'en donner une description particulière. Quoi qu'il en soit, différents moyens d'expulsion ont été proposés, et parmi eux un procédé que nous indiquerons, vu qu'on ne l'imaginerait guère, chacun de nous étant porté à employer telles ou telles injections pour laver le conduit auditif, et en enlever les matières liquides ou les corps étrangers qu'il contient. Voici ce qu'on lit dans la *Gazette de Santé :* « Sauveur Alterac, conjecturant, dans le cas qu'il rapporte, que les vers déjà sortis étaient de la classe de ceux qui vivent dans les substances putréfiées, attira ceux qui restaient encore, en mettant à putréfier dans l'oreille un morceau de bœuf. Les vers s'y attachèrent, et, en retirant le morceau de bœuf, on enleva tous les vers. »

Enfin, il peut se faire que, par des astringents trop énergiques, l'écoulement auriculaire soit trop brusquement supprimé. Dans ce cas, il faut appliquer sur l'oreille et sur la partie latérale de la tête correspondante un pain sortant du four et dépouillé de sa croûte, du côté où il doit être appliqué ; renouveler cette application toutes les trois heures, et à chaque pansement injecter dans le conduit auditif une solution de trois grains de muriate suroxygéné de mercure dans huit onces d'eau tiède.

OTORRHÉE, s. f., *fluxus aurium;* écoulement d'un liquide muqueux, sanguinolent ou purulent, par le conduit auditif. *Voy.* OTITE.

OUIE. s. f., *auditus;* perception des sons. — L'ouïe est un des cinq sens que l'homme possède, et dont il jouit avec une perfection d'autant plus rare qu'il aura davantage exercé ce sens. *Voy.* AUDITION.

OVAIRE, s. m., *ovarium,* de *ovum,* œuf. — C'est le nom que de Graaf a donné le premier, en 1671, et que l'on donne encore aujourd'hui à ce que les anciens appelaient le testicule de la femme, c'est-à-dire à deux corps blanchâtres, ovalaires, un peu aplatis, du volume d'un œuf de pigeon, situés sur les côtés de la matrice, à l'extrémité des trompes, dans l'épaisseur de l'aileron postérieur des ligaments larges. Ces corps sont formés par un tissu mou, spongieux, qui paraît composé d'un lobule celluleux et vésiculeux, grisâtre, imbibé d'un liquide particulier. Au milieu de ces lobules on voit des petites vésicules transparentes, au nombre de quinze à vingt, de la grosseur d'un grain de millet, formées par une pellicule très-fine qui contient un liquide visqueux, rougeâtre et jaunâtre. Ce sont ces petites vésicules qui, lorsqu'elles sont fécondées, donnent naissance à l'embryon humain.

Une membrane dense et celluleuse enveloppe les ovaires qui s'insèrent par leur extrémité inférieure à l'utérus à l'aide d'un petit cordon filamenteux appelé le ligament de l'ovaire.

OXYCRAT, s. m., *oxycratum*, ὀξύκρατον, de ὀξύς-κράω : je mélange aigre. — C'est le nom qu'on a donné à un mélange d'eau et de vinaigre fait dans des proportions telles que le liquide ait une agréable acidité. En y ajoutant un peu de sucre, on obtient une boisson rafraîchissante, astringente et tonique fort agréable au goût. *Voy.* ACIDE ACÉTIQUE.

OXYMEL, s. m., *oxymel*, d'ὀξύς, aigre, d'où l'on a fait vinaigre, et de μέλι, miel : mélange de vinaigre et de miel. — En pharmacologie, on distingue plusieurs sortes d'oxymel : l'oxymel *simple*, l'oxymel *scillitique* et l'oxymel *colchique*. Le premier, quand il est étendu d'eau, est employé comme rafraîchissant, astringent, etc., dans les maladies inflammatoires de la gorge, et comme expectorant dans les catarrhes pulmonaires ; c'est pourquoi nous croyons utile d'en donner la composition. Elle est on ne peut plus simple à préparer, et consiste à mettre cuire ensemble un mélange de deux parties de miel et une de vinaigre, jusqu'à consistance convenable. Une cuillerée à soupe de cet oxymel, gardée dans la bouche, convient parfaitement contre les aphthes et autres affections de cette cavité.

Quant à l'oxymel scillitique, c'est un expectorant bien plus actif encore que l'oxymel simple. On le préfère quand la muqueuse pulmonaire a besoin d'être convenablement excitée, pour que l'expectoration se maintienne, comme cela a lieu dans les catarrhes chroniques des vieillards. Alors une cuillerée d'oxymel, ajoutée à une tasse de décoction de lichen, forme une boisson utile et pour laquelle personne en général n'a de la répugnance.

OZÈNE, s. f., *ozena* ou ὄζαινα, d'ὄζω, je sens mauvais : puanteur de l'haleine, qui dépend d'un vice de conformation, de la carie dentaire, et quelquefois d'une lésion de la muqueuse nasale, c'est-à-dire d'une ulcération de cette membrane, le plus souvent de nature syphilitique. Ce n'est donc qu'un symptôme particulier à plusieurs affections.

P

PALES COULEURS. *Voy.* CHLOROSE.

PALPITATION, de πάλλω, je secoue, j'agite. — On se sert de cette expression pour désigner les battements insolites et convulsifs du cœur, accompagnés de dyspnée, d'oppression et d'abattement des forces, ou défaillances.

Le cœur n'est pas le seul organe qui soit sujet à des palpitations, on en remarque également dans les grosses artères, celles du bas-ventre surtout, chez les personnes nerveuses, hystériques et hypocondriaques ; et comme c'est chose fort rare, il est bon que nous soyons prévenus de cette circonstance, afin de ne pas confondre ces spasmes locaux avec une dilatation anévrismale. *Voy.* ANÉVRISME.

Les personnes éminemment nerveuses, les femmes et les enfants, qui sont débilités par n'importe quelle cause, éprouvent, à la suite d'une sensation morale un peu vive (contrariété, crainte, frayeur, etc.), des mouvements tumultueux du cœur qui se dissipent bientôt d'eux-mêmes. Malheureusement il n'en est pas toujours ainsi, c'est-à-dire qu'il est des individus chez qui ces palpitations reviennent habituellement, soit parce que leur sang est appauvri (anémie), soit parce que le cœur est affecté physiquement, et alors, comme ces palpitations sont parfois très-incommodes, il faut de toute nécessité que l'art intervienne pour en débarrasser le malade.

Nous n'avons pas besoin de dire qu'on guérit les palpitations chlorotiques par les moyens préconisés contre l'anémie ; les palpitations hystériques ou hypocondriaques, par les remèdes qui conviennent contre ces maladies, etc. (*Voy.* ce mot) ; et que celles qui dépendent d'une maladie organique du cœur sont incurables ; mais ce que nous ferons remarquer, c'est que, si les palpitations constituent une maladie idiopathique du cœur, indépendante d'une lésion organique de cet organe, il suffit des antispasmodiques tempérants ou relâchants, dans certains cas, et des antispasmodiques toniques dans certains autres, pour obtenir la guérison.

Indépendamment des moyens généraux et divers que nous avons énumérés à l'article NÉVROSE (*Voy.* ce mot), il en est que mes propres observations me permettent de proposer. Et par exemple nous avons administré avec succès des pilules composées avec un grain de lactate de fer, un grain de jusquiame et deux grains d'assa fœtida. La malade, après en avoir pris pendant plusieurs mois trois par jour, et bu, immédiatement après chaque dose, une tasse d'une forte infusion de feuilles d'oranger, fut complètement délivrée de ses palpitations.

Certains praticiens recommandent l'application du froid extérieur (fomentations froides, vessies remplies de glace pilée) quatre fois par jour, pendant un demi-quart d'heure. D'autres disent avoir arrêté les palpitations en plaçant sur la région du cœur un emplâtre antispasmodique, quelques-uns en appliquant des ventouses scarifiées sur ce même point; et enfin Roubieu racontait avoir connu une femme qui faisait cesser les palpitations auxquelles elle était sujette, par l'introduction du doigt dans la bouche. Ne peut-on pas attribuer ce résultat à l'influence de l'imagination?

PANARIS, s. m., *panaritium*, de παρά-ὄνοξ, à côté de l'ongle. — Anciennement on donnait ce nom à toute tumeur inflammatoire ayant son siége aux environs de l'ongle. Plus tard, on a étendu cette dénomination aux inflammations de la main, et même de l'avant-bras. En tenant un juste milieu entre ces deux extrêmes, on doit appeler *panaris* toute tumeur phlegmoneuse qui se développe dans un point quelconque de l'étendue des doigts de la main : léger, c'est-à-dire consistant simplement dans la phlegmasie du tissu cellulaire sous-cutané, il constitue la *tourniolle*; grave, et il l'est d'autant plus que l'inflammation pénètre plus profondément, c'est le panaris proprement dit.

Le panaris est souvent occasionné par une piqûre, quoiqu'il se manifeste assez ordinairement sans qu'on puisse lui assigner de cause: Dans tous les cas, lorsque la maladie est au degré de tourniolle seulement, il suffit d'appliquer au début, sur le point enflammé, la chair écrasée d'un limaçon des vignes en forme de cataplasme, ou à défaut des petits cataplasmes émollients. Plus tard, quand la suppuration est formée, on ouvre l'abcès avec la pointe d'une lancette, on donne issue au pus et on panse comme un petit abcès ordinaire. (*Voy.* Abcès.)

Il n'en sera pas de même du panaris grave, soit qu'il se borne au doigt, soit que l'inflammation qui le constitue s'étende à la main, à l'avant-bras et plus haut; alors il suscite des douleurs très-aiguës, lancinantes, de la fièvre, et il se termine par suppuration, à moins qu'on ne le fasse avorter, au moyen des antiphlogistiques généraux, employés contre la fièvre, et par cinq ou six sangsues appliquées sur le siége même du mal. Cela arrive rarement, mais cependant nous l'avons obtenu quelquefois. Reste que, si le malade éprouve une douleur sourde, profonde, dans quelque endroit quelconque ou dans la totalité du doigt, et que cette douleur acquière rapidement de l'intensité, devienne pulsative et soit accompagnée de tension et de chaleur, alors surtout que la peau commence à rougir, il convient, dis-je, sitôt que ces symptômes précurseurs de la formation du panaris, ou qui en constituent la première période, se manifestent, appliquer, ainsi que nous le disions tout à l'heure, quatre ou cinq sangsues sur le siége du mal.

Si ces moyens sont inefficaces, on essaye du bain local d'eau chaude, ou d'une lessive de sarments clarifiée, dans laquelle on plonge la partie malade à plusieurs reprises, et où

on la laisse aussi longtemps que possible. Quelques chirurgiens ont recommandé encore de tenir le doigt longtemps plongé dans une dissolution d'extrait aqueux d'opium, et de l'envelopper ensuite de compresses trempées dans la même dissolution; tout cela est fort bon.

Je n'en dirai pas autant de l'eau très-froide, de la glace et des autres topiques astringents et répercussifs, que l'on a conseillés, attendu que ces derniers moyens peuvent déterminer la gangrène. On ne doit donc en user qu'avec beaucoup de ménagements, et mieux vaudrait peut-être même ne les employer jamais, pour s'en tenir aux bains de doigt chauds et aux applications narcotiques chaudes.

Quand ils ne réussissent point à prévenir la suppuration, on doit favoriser la formation du pus, par l'application d'un cataplasme composé d'oseille cuite avec du saindoux (de la graisse de porc), ou bien avec la farine de lin cuite dans la bière, et aussitôt qu'on a le moindre indice d'un foyer purulent, il faut lui donner issue, en pratiquant une incision dans l'endroit où une tumeur un peu circonscrite se manifeste : sans cela le malade serait exposé à de graves accidents.

En disant qu'on attend d'avoir des indices que le pus est formé pour faire une incision qui lui donne issue, nous ne prétendons parler que du panaris bénin, car si l'inflammation est violente, si surtout elle s'étend profondément dans l'épaisseur du doigt, et est accompagnée de symptômes généraux très-intenses; après avoir saigné plus ou moins copieusement l'individu, suivant ses forces et la violence de la réaction, après l'avoir mis dans un bain général et lui avoir prescrit la diète et un régime antiphlogistique, il faut, sans attendre que la suppuration soit formée, se hâter de fendre profondément la partie antérieure et moyenne du doigt, en prolongeant l'incision dans toute la longueur des parties enflammées, et en pénétrant jusqu'à la gaîne des tendons, sans les intéresser. Souvent le malade s'y oppose en disant: *Ce n'est pas mûr;* c'est au praticien à insister et à lui faire comprendre tous les avantages de cette opération, à savoir : de combattre directement l'étranglement auquel les parties enflammées sont exposées; de donner lieu à un écoulement de sang abondant qui produit dans les vaisseaux distendus un dégorgement avantageux; enfin, de faire avorter une maladie très-grave, fort dangereuse, et qui peut, en gagnant la totalité du membre, entraîner des accidents funestes, pour la transformer en une plaie simple, presque sans douleur, et sans réaction générale.

Pour que l'incision pratiquée dans le principe produise de pareils résultats, il est nécessaire que, l'ouverture faite à une profondeur convenable, la main soit tenue longtemps plongée dans de l'eau tiède, afin de faciliter le dégorgement de la plaie ; ensuite, on panse le panaris avec de la charpie enduite de cérat, et on entoure le doigt d'un cataplasme émollient et légèrement opiacé. Si les accidents se dissipent, on n'a plus qu'à panser la plaie comme une plaie ordinaire.

Quand au contraire la suppuration est formée, l'incision est encore et toujours nécessaire ; mais un homme de l'art seul doit la pratiquer, cette opération nécessitant des connaissances et une habileté que lui seul peut posséder. Dans tous les cas, une précaution indispensable, c'est, au début, de tenir le bras continuellement en écharpe, et tout à fait à la fin de l'enfermer dans un étui de peau de gant ou en tafetas.

Nous nous taisons sur les autres ravages du panaris, le chirurgien qu'il faut nécessairement appeler avant même que la suppuration se manifeste, connaissant en quoi ils consistent, comment on les prévient et on les combat.

PANCRÉALGIE, s. f., *pancrealgia*. — C'est une névralgie analogue à celle qui a lieu à l'estomac (coliques d'estomac), et qui s'accompagne quelquefois de vomissements muqueux très-abondants. Nous avons entendu le professeur Golfin attribuer à une pancréalgie, les vomissements abondants que certaines femmes éprouvent après le repas, vomissements qui, par une singularité assez bizarre, n'entraînent pas les aliments ni les boissons que la femme qui vomit vient de prendre. En admettant ce fait, cela ne change rien à la nature de la maladie, qui d'ailleurs réclame le même traitement que la GASTRALGIE (*Voy.* ce mot).

PANCRÉAS, s. m., *pancreas*, παγχρεαϲ de παν-χρέαϲ, tout chair, entièrement charnu. — C'est le nom que l'on a donné à un corps charnu analogue aux glandes salivaires, qui est situé dans l'abdomen, à la partie postérieure de la région épigastrique, sur la colonne vertébrale, entre les trois portions du duodénum, derrière l'estomac et à droite de la rate. Cet organe est de forme irrégulière, aplati d'avant en arrière, et présente à son extrémité, droite au-dessous de cette portion pancréatique qu'on appelle tête du pancréas, un petit corps glanduleux appelé petit pancréas.

Son tissu, avons-nous dit, est analogue à celui des glandes salivaires, je veux dire que comme elles, il est d'un blanc grisâtre composé par des lobes, des lobules et des granulations d'où partent les radicules de son conduit excréteur. Celui-ci, placé dans l'intérieur de l'organe, se dirige de gauche à droite, et augmentant successivement de volume, marche en serpentant vers le duodénum, reçoit le canal excréteur du petit pancréas, et vient s'ouvrir dans l'intérieur de l'intestin à la partie inférieure de la seconde courbure, tantôt par un orifice isolé et tantôt par un orifice qui leur est commun avec le canal cholédoque ou canal excréteur du foie.

Les artères du pancréas, très-peu volumineuses, sont fournies par la gastro-épiploïque droite, par la splénique et par la mésentérique supérieure : il en vient aussi des diaphragmatiques inférieures, de l'hépatite, des capsules surénales et de la coronaire stomachique. Ces artères forment par leur disposition une sorte de cercle devant et derrière la tête de cet organe.

Les veines, guère moins nombreuses que les artères, se rendent dans la veine gastro-épiploïque droite, la mésentérique supérieure et la splénique qui vont s'ouvrir dans la veine-porte. Ses vaisseaux lymphatiques qui n'ont rien de remarquable, se forment dans les glandes voisines. Quant à ses nerfs, ils viennent des plexus hépatique, splénique et mésentérique supérieur.

Fonctions du pancréas. Il sécrète un suc analogue à la salive, qui sert à la digestion.

PANCRÉATITE, s. f., *pancreatilis*, inflammation du pancréas. Elle offre une série de symptômes qui ne diffèrent de ceux de la gastrite qu'en ce que la douleur est située entre l'estomac et l'ombilic.

Sauf cette différence relative au siége, rien ne les différencie ; la pancréatite sera donc traitée de la même manière que la gastrite.

PARALYSIE, s. f., *paralysia* ou παραλὺσιϲ. — Ce qui constitue les paralysies en général, c'est la diminution ou l'abolition complète des deux fonctions fondamentales du système nerveux, le sentiment et le mouvement, ou de l'une d'elles seulement. C'est-à-dire que dans toute paralysie il y a tout à la fois perte de la sensibilité, anesthésie, et absence de contractilité ; ou seulement paralysie des mouvements volontaires sans perte de la sensibilité de la peau, ou abolition de cette sensibilité avec la faculté de mouvoir encore les membres. Nous avons observé un exemple de celle-ci bornée aux extrémités inférieures, et survenue à la suite d'une suppression de la sueur des pieds habituelle, dont l'individu s'était débarrassé par des astringents. Cet individu, qui exerçait la profession de porte-faix, portait encore, quand je l'ai connu, de très-lourds fardeaux, et pourtant il ne sentait pas s'il avait des jambes. On pouvait pincer, piquer, tordre fortement la peau sans déterminer la moindre sensation de possession.

Reste que, généralement, la paralysie n'occupe qu'une partie du corps, la moitié droite ou gauche (hémiplégie); ou les parties sous-diaphragmatiques (paraplégie); mais quel qu'en soit le siége, sa nature est constamment la même et les causes ne diffèrent pas, c'est-à-dire qu'on attribue communément la paralysie à l'état pléthorique, à la suppression de la transpiration, à une congestion sanguine locale, après surtout qu'un flux de sang habituel s'est supprimé, comme on le voit ordinairement à la suite d'une apoplexie ou transport métastatique d'une humeur sur un tronc nerveux, de la compression du nerf, etc.

La paralysie s'offre à plusieurs degrés, c'est-à-dire qu'elle se borne parfois aux phénomènes susdits, mais qu'elle s'accompagne quelquefois aussi d'une diminution de la chaleur animale dans la partie affectée avec faiblesse du pouls, amaigrissement ou atrophie et enfin la contraction spasmodique des muscles; alors il y a hyperesthésie ou excès de sensibilité dans la fibre musculaire paralysée, ce qui amène de la fièvre, de l'agitation et de l'insomnie. Mais soit qu'elle se présente sous telle ou telle forme, il est toujours difficile d'en obtenir la guérison; et les chances de réussite diminuent d'autant plus, que la maladie est plus ancienne, qu'elle affecte un organe sensoriel, qu'elle dépend d'un véritable épuisement des forces ou qu'elle se rattache à une compression mécanique; qu'il y a tout à la fois perte du sentiment et du mouvement. Elles augmentent au contraire, ces chances, quand il ne manque que le sentiment ou le mouvement dans une partie, quand il y a encore des spasmes et des douleurs, quand la maladie provient d'une métastase, etc.

La paralysie diffère-t-elle par sa nature des névroses ? Non, puisque dans les névroses organiques en général il y a ou excès de force vitale, ou diminution ou épuisement de cette même force ; à ce point, que certains praticiens considèrent les maladies nerveuses localisées sur un organe, comme des sortes de paralysies ou des semi-paralysies : or, du moment où il n'y a point de différence, soit que cette névrose affecte l'œil, soit qu'elle se borne à la moitié du corps, les mêmes règles de traitement leur seront également applicables, sauf quelques modifications nécessitées par la texture plus ou moins délicate des tissus paralysés. Ainsi dans toute hémiplégie, paraplégie ou autre avec excès de force vitale, il faut considérer si l'on a affaire à une congestion sanguine, à une métastase humorale, à une compression mécanique ou à toute autre cause, car du moment où celle-ci cesse d'agir, la nature reprend tous ses droits, *sublata causa tollitur effectus;* ou, si l'on veut, la force nerveuse opprimée, mais non affaiblie ou abolie, reparaît énergique dans le tronc et les filets nerveux et par suite le sentiment et le mouvement reparaissent dans les parties qui les avaient perdus.

A-t-on affaire au contraire à une paralysie par atonie, il faut relever par des moyens appropriés la force nerveuse affaiblie ou anéantie ; en conséquence, dans la paralysie par état phlogistique ou par congestion sanguine, saignées et méthode antiphlogistique : dans la paralysie par métastase, moyens anti-dyscrasiques à l'intérieur, vésicatoires et exutoires sur le siége primitif du mal, drastiques, etc. : dans la paralysie par compression mécanique, faire cesser la compression par des moyens chirurgicaux, et si ces moyens ne réussissent pas, alors, *mais alors seulement* on agit directement sur les nerfs par des excitations directes. Enfin la paralysie provient-elle de la faiblesse, on met en usage dès le début, les fortifiants et les restaurants les plus énergiques qu'on associe à la méthode nervine.

En outre de ces préceptes généraux, il est deux règles principales à observer dans le traitement de la paralysie. On sait que nous avons établi, en parlant des névroses en général, qu'il faut faire alterner des doses faibles avec des doses élevées et laisser de temps en temps des intervalles entre elles, afin que la nature puisse rassembler son excitabilité ; eh bien, la première de ces règles consiste dans cette précaution que je viens de signaler comme étant nécessaire à la guérison de la paralysie ; la seconde, nous l'avons indiquée également, consiste à varier de temps en temps les moyens. Mais avant d'en venir là, établissons que, dans le traitement de la paralysie, une qualité indispensable au médecin et surtout au malade, c'est la patience. La nature a besoin de beaucoup de temps pour un travail aussi important que celui de ramener peu à peu une partie à la vie ; et le médecin qui ne sait pas attendre et le malade qui se décourage et perd confiance dans son docteur et dans l'art, n'arriveront jamais à obtenir la guérison de la paralysie. Remarquez que ce n'est pas des semaines, mais des mois, mais des années que le traitement exige ; que des changements favorables inattendus peuvent survenir soit en dedans, soit en dehors, et que ce qui n'est pas possible cette année le deviendra peut-être l'année suivante. Et pourtant combien n'avons-nous pas vu de médecins (et cela n'arrive que trop souvent) abandonner ou du moins négliger beaucoup leurs paralytiques ! c'est un tort, car si un charlatan survient, et si, à force de temps et de remèdes presque toujours empiriques, l'individu est soulagé ou guéri, on donne de la vogue à la méthode employée, à la drogue ou à l'élixir mis en usage, que sais-je ! alors que c'est la nature, qui ayant trouvé sa puissance médicatrice, a seule procuré la guérison.

Bref, ranimer une vie nerveuse qui est affaissée ou à demi usée par débilitation, doit donc être opéré de deux manières, à savoir : par stimulation locale directe ou indirecte ; par influence vivifiante du dedans. Nous appelons stimulation *indirecte* celle qui porte sur l'estomac et les intestins ; elle a ordinairement plus d'efficacité que l'autre, à cause des relations nerveuses qu'entretiennent ces organes ; et quant à l'influence du dedans, nous voulons parler soit de l'influence morale, soit de l'influence du sang.

Nous avons vu en traitant des névroses en général et de chacune d'elles en particulier quelles sont les indications générales et spéciales qu'il faut remplir pour leur curation ; nous avons établi, montré que la paralysie est une névrose ; et cependant nous insisterons longuement dans cet article sur l'énumération des agents dont la paralysie réclame l'emploi, parce que, nous l'avons dit, il faut du temps, de la patience, et que ce n'est ordinairement qu'en variant beaucoup le traitement, qu'on fait patienter le paralytique. Dans leur exposition nous suivrons Hufeland qui nous a laissé d'excellents préceptes à ce sujet.

1° *Moyens pharmaceutiques. Vomitifs,* à l'aide des pilules de Schmucker. Elles se composent de :

Pr.: tartre émétique dissous
  dans S. Q. d'eau,   15 grains.
  Galbanum,
  Gomme ammoniaque, } de chaque 1 gros.
  Extrait d'arnica,
  Castoréum,   1/2 gros.
  Mêlez.
Faites des pilules d'un grain.

Dose: huit quatre fois par jour, en augmentant toujours jusqu'à ce qu'il survienne des nausées. *Substances nauséeuses : drastiques*, à petite dose (dix à douze gouttes de teinture de coloquinte, trois fois par jour); tous les médicaments *diffusibles, nervins, balsamiques* et en particulier l'*ammoniaque*, le *sel de corne de cerf*, l'*esprit de corne de cerf succiné*, l'*arnica*, la *valériane*, les *cantharides*, et plusieurs autres insectes (cloportes, fourmis, guêpes dorées); l'*huile de cajeput* combinée avec la liqueur d'Hoffmann et l'esprit de corne de cerf succiné (un scrupule d'huile et un gros de chaque des deux autres. Dose: trente gouttes trois fois par jour); l'huile de *valériane* à la dose d'une goutte trois fois par jour, unie chaque fois à un scrupule de fleurs d'arnica et un demi-scrupule de sucre ; blanc l'*huile de romarin*, l'*huile animale de Dippel*, le *camphre*, l'*éther*, l'*éther mercuriel*, qui se compose de :
  Pr. : sublimé corrosif... deux grains.
  Ether sulfurique... deux gros.
  Dissolvez. Dose, dix à trente gouttes
      trois fois par jour.
Il convient surtout dans la paralysie syphilitique et en général dans la paralysie métastatique. Le *phosphore*, quelques *narcotiques*, la *belladone*, la *digitale*, le *sumac vénéneux*, le *poivre de Guinée* (piment ou corail des jardins pulvérisé), l'*opium* et spécialement la *noix vomique*, prise d'abord sous forme d'extrait alcoolique à la dose d'un grain en pilules ; une trois fois par jour, qu'on porte peu à peu jusqu'à deux ou trois : trente gouttes d'*essence de térébenthine*, quatre fois par jour, produisent aussi d'excellents effets.

Tous ces médicaments peuvent être employés simultanément à l'intérieur, et l'on doit y joindre les *irritations cutanées* de toute espèce (quand il n'y a pas exaltation de la sensibilité de la peau), les frictions sèches, aromatiques, spiritueuses avec le baume Opodeldoch, etc., les sinapismes, les bains et cataplasmes sinapisés, les vésicatoires, scarifications, urtications, le moxa; les *commotions mécaniques* (exercice en voiture, machine tremblante) ; les *bains*, et principalement les *eaux thermales* de Balaruc, d'Aix-la-Chapelle, de Bade, etc. ; les *eaux minérales ferrugineuses ;* toutes les *eaux salines, alcalines, sulfureuses, martiales, naturelles* ou *artificielles ;* les *bains de matières en fermentation*, c'est-à-dire, de malt (orge germé), de bière, de marc de raisin ; les *douches*, etc. A propos des bains de malt, nous dirons que les meilleurs sont composés avec 6 à 12 livres de malt, 2 l. d'houblon et 6 à 12 d'eau-de-vie, pour 8 voies d'eau.

2° *Forces générales de la nature.* Les agents

vivifiants généraux de la nature, la chaleur et l'électricité ont également beaucoup de valeur ici, puisqu'il s'agit de ranimer une partie totalement ou à demi morte. On se servira donc de :

La *chaleur*, obtenue avec étoffes de laine, les peaux d'agneau, de chat sauvage, dont on recouvre la partie paralysée, les bains chauds. Quand la maladie est plus intense, on se sert des bains de vapeurs, et lorsqu'elle est au plus haut degré, de la cautérisation. La chaleur vitale a une efficacité toute spéciale, ce qui fait qu'on se trouve bien d'appliquer des êtres vivants sur la partie, de la plonger dans les entrailles fumantes d'un animal qui vient d'être mis à mort. Ici se range encore la chaleur terrestre ou plutôt volcanique des eaux thermales.

Du *froid.* Il ne doit être employé que momentanément, comme excitant de la peau, et consiste dans l'immersion, les embrocations, les aspersions froides.

De l'*électricité.* On s'en sert depuis le plus faible degré jusqu'au plus fort. Ainsi elle est administrée en bain électrique, en électricité soutirée ou dardée, en étincelles ou en commotions (celles-ci toutefois avec circonspection). Du *galvanisme ;* du *magnétisme* tant animal que minéral, auquel on a recours dans tous les cas où les moyens connus nous abandonnent. Faisons observer que nous conseillons ces derniers moyens d'après Hufeland, quoiqu'il ne soit encore venu à notre connaissance aucun fait authentique où le magnétisme animal ait dissipé la paralysie. Cependant nous l'avons vu employer dans bien des cas.

3° La *méthode endermique* mérite aussi qu'on l'utilise. Elle consiste à dénuder une petite étendue de peau (c'est alors la méthode *sous-endermique*), par le moyen d'un vésicatoire, et à mettre en contact avec ce dernier une substance quelconque appropriée, et par exemple, dans la paralysie, de l'extrait de noix vomique, ou de la morphine, ou de la belladonne et autres semblables. Notez qu'il faut apporter beaucoup de circonspection dans les doses, car les médicaments agissent souvent avec plus de force par la méthode endermique que quand on les administre à l'intérieur. Le mieux est de choisir pour lieu d'application un point voisin de l'origine du nerf paralysé.

4° On doit attacher ici une grande importance aux *stimulations morales*, à l'influence de l'âme, à la fermeté du vouloir, aux efforts pour mouvoir une partie, à l'exercice de l'imagination, à la confiance de sa propre force, ou à une force supérieure, à la foi. En pareil cas, la foi peut produire des miracles.

PARAPHIMOSIS, s. m., *paraphimosis* de παρά-φιμόω, je serre au delà. — Cette maladie qui est le contraire du Phimosis (*Voy.* ce mot), consiste en ce que le prépuce retiré en arrière du gland, le serre fortement et ne peut être ramené en avant : le gland est donc complétement à découvert.

Quand le paraphimosis est originel ou ancien et n'occasionne aucun accident, l'individu le conserve et ne s'en plaint pas, mais lorsqu'il est récent, qu'il dépend de ce qu'on a brusquement attiré le prépuce en arrière pour découvrir le gland, quand enfin celui-ci est étranglé, enflammé et douloureux, il faut alors nécessairement remédier à ces accidents.

Pour cela on applique des cataplasmes émollients, on plonge la partie dans un bain local et par des manœuvres douces et bien ménagées on s'efforce de ramener le prépuce en avant. Enfin, on a pour dernière ressource l'incision du dedans au dehors de la membrane qui forme le prépuce. Il faut même y recourir de bonne heure afin d'éviter la gangrène de la verge.

PAROLE. *Voy.* VOIX.

PAROTIDE, s. f., *parotis*, de παρὰ ὠτός, proche l'oreille. — C'est la plus considérable des glandes salivaires, ainsi nommée parce qu'elle est logée dans l'enfoncement situé entre la branche de la mâchoire inférieure et la partie voisine de l'apophyse mastoïde où elle se trouve en rapport par sa partie superficielle avec la peau, et par sa partie profonde avec les muscles ptérigoïdiens, l'artère temporale et le nerf facial.

La glande parotide se compose de beaucoup de lobules ou grains glanduleux d'une petitesse extrême, séparés les uns des autres par du tissu cellulaire; ils donnent naissance à des ramuscules excréteurs qui se réunissent pour former un canal unique, désigné par les anatomistes par le nom de conduit parotidien ou canal de Stenon. Ce conduit sort de la partie antérieure de la glande et va se terminer à la hauteur de la troisième dent molaire supérieure, par une ouverture qui verse la salive à mesure qu'elle est sécrétée par la glande d'où il provient.

Sécréter l'humeur salivaire, tel est l'usage auquel la parotide est destinée. C'est surtout pendant l'acte de la mastication que cette sécrétion devient communément fort abondante, ce qui est fort avantageux, soit pour rendre plus facile la déglutition des aliments, soit pour faciliter aussi la digestion des mets ingérés, celle-ci étant d'autant plus prompte que l'insalivation est plus abondante.

PAROTIDITE, s. f., *parotitis, angina parotidea*, inflammation des glandes parotides. — On appelle parotidite la tuméfaction inflammatoire des glandes PAROTIDES (*Voy.* ce mot), corps glanduleux qui acquièrent quelquefois un volume énorme et peuvent ainsi mettre le malade en danger de périr de suffocation. C'est généralement pendant la constitution atmosphérique froide et humide qu'elle se montre de préférence, aussi la voit-on souvent pendant les épidémies catarrhales.

En conséquence, couvrir de laine la partie tuméfiée afin de la tenir chaudement ; donner quelques excitants sudorifiques, combinés avec des purgatifs antiphlogistiques, suffisent souvent pour amener la résolution de l'engorgement. Dans les cas les plus intenses, quelques sangsues, le vomitif et le mercure doux seront utilement employés. Et comme on a généralement remarqué,

non-seulement, que cette affection provoque souvent la tuméfaction sympathique des testicules, mais encore qu'elle a en outre beaucoup de tendance au déplacement et à se porter métastatiquement ailleurs, la prudence veut qu'on s'abstienne des répercussifs (froid, plomb, camphre).

PAROXYSME, s. m., *paroxysmus* de παροξύνω, j'irrite. — Ce mot a été pris pendant longtemps et on s'en sert encore aujourd'hui comme synonyme d'Accès (*Voy.* ce mot). Nous préférons l'affecter à l'exacerbation des symptômes fébriles pendant la durée des fièvres continues, et le faire synonyme de REDOUBLEMENT (*Voy.* ce mot).

PASSIF, IVE, adj., *passivus*. — Les nosologistes se servent de cette expression pour indiquer que la maladie s'accompagne ou est déterminée par la faiblesse ou le relâchement organique. C'est pourquoi on appelle passives, par exemple, les hémorragies qui ont lieu par défaut de ton ou d'astriction des vaisseaux capillaires, par absence de résistance vitale, etc.

PASSION. *Voy.* mon Dictionnaire des facultés intellectuelles et affectives de l'âme.

PASSION ILIAQUE. *Voy.* ILEUS.

PATHOGNOMONIQUE, adj., *pathognomonicus* de πάθος-γιγνώσκω, je connais la maladie. — C'est le nom qu'on donne aux signes qui indiquent le vrai caractère de la maladie. Exemple : la perte du sentiment avec la faculté qu'a le corps de conserver toutes les positions qu'on lui donne, sont les signes pathognomoniques de la catalepsie.

PATHOLOGIE, s. f., *pathologia*, de πάθος λόγος : discours sur la maladie. — On l'a fait synonyme de *nosologie* ou *nosographie*.

PATIENCE, s. f., *rumex*, genre de plantes fort nombreux de l'hexandrie trigynie, L.; famille des polygonées, J. Parmi les espèces les plus remarquables se trouvent : la patience sauvage ou officinale, *rumex patientia*, la seule qui soit usitée de nos jours en France, la seule aussi dont nous nous occuperons.

Les caractères physiques de la racine de patience, partie de la plante dont on se sert communément, sont sa forme fusiforme, peu épaisse, sa couleur jaunâtre, le peu d'odeur qu'elle exhale quand elle est fraîche, sa saveur légèrement amère. Lorsqu'on la mâche, elle fournit un suc mucilagineux qui, en se mêlant à la salive, lui donne une teinte jaune. Les feuilles de la plante sont ovales, lancéolées, sans odeur, mais d'une saveur acidule.

L'emploi de la patience à titre de dépuratif et de désobstruant est d'un usage tellement vulgaire, qu'il n'est pas de paysan qui ne sache que dans les maladies de la peau et toutes les fois qu'on a le sang âcre, il faut prendre de la patience ; mais ce qu'il ne sait guère, c'est que la racine de patience, quand elle est sèche, s'emploie en décoction à la dose d'un once dans un litre d'eau; tandis que lorsqu'elle est fraîche il faut le double de racine. Du reste, prise le matin à jeun elle est stomachique à cause de son amer-

tume et peut convenir pour ranimer l'appétit et faciliter la digestion des estomacs paresseux ou faibles.

PAVOT, s. m., *papaver*. — La famille naturelle des *papavera*, qui constitue l'ordre
deuxième de la classe des dicotylédones
polypétales à étamines hypogynes, J.; fournit à la médecine un suc opiacé plus ou
moins actif suivant l'espèce dont on l'extrait. Je dis plus ou moins actif attendu que
nous avons vu, article OPIUM, que c'est du
papaver somniferum qu'on retire cette substance, dont nous avons d'ailleurs étudié
les propriétés physiques et les vertus thérapeutiques; ajoutant que le pavot *oriental*
ou celui que nous cultivons en France,
donne un extrait d'opium si faible qu'il en
faut une quadruple dose pour déterminer
les effets narcotiques qu'on obtient avec
l'autre. Que dirons-nous de plus? Que les
têtes des pavots somnifères sont les seules
parties de la plante dont on se sert en mé-
décine : que celles de pavots blancs sont
d'un usage extrêmement commun, soit en
infusion, soit en décoction, soit enfin pour
être employées en fomentation, en bains,
en injections, en tisanes, en lavements. Que
les capsules contenant des quantités très-
inégales de principes actifs, il faut user de
très-grandes précautions quand on donne
une infusion ou une décoction de têtes de
pavot à l'intérieur, soit par le haut, soit par
le bas, des accidents d'empoisonnement s'é-
tant manifestés, chez les enfants surtout,
après l'administration d'un lavement préparé avec une seule capsule de pavot blanc.
En conséquence, mieux vaut ajouter au lavement ordinaire quelques gouttes, plus ou
moins, selon l'âge, de laudanum liquide, et
garder les capsules de pavot pour l'usage
externe.

A propos de pavots, n'oublions pas de signaler le pavot rouge *papaver rheas*, vulgairement coquelicot, dont les fleurs sèches
sont employées en infusion. Elles font partie
des espèces pectorales vulgairement connues
sous le nom de quatre-fleurs.

PEAU, s. f., *cutis, corium*, en grec δέρμα,
dont on a fait *derme* et *système dermoïde*,
qui désigne suivant Bichat l'ensemble de la
peau. — Les anatomistes ont défini la peau,
une membrane épaisse, dense, très-extensible,
formant l'enveloppe générale du corps humain, percée au niveau des yeux, des oreilles,
etc., par des ouvertures garnies de poils et
continues avec la membrane muqueuse qui
tapisse les cavités dont ces ouvertures forment l'entrée.

Unie aux parties sous-jacentes par un tissu
cellulaire dont la disposition varie beaucoup,
la peau est composée de trois couches connues sous les noms de derme ou chorion, de
corps muqueux ou réticulaire et d'épiderme
ou cuticule.

La première de ces couches, ou le derme,
n'est qu'un plan fibreux, très-résistant, présentant un grand nombre d'aréoles ou de très-
petites cellules, par où passent les poils, les
exhalants, les absorbants, les vaisseaux

sanguins et les nerfs qui viennent se rendre
à la surface du chorion.

Le corps muqueux, ou deuxième couche,
est composé lui-même, d'après Gauthier,
de quatre couches distinctes, la première en
comptant du dedans au dehors, formée par
les vaisseaux sanguins, disposés en bour-
geon sur les aspérités du derme; la deuxième blanchâtre qui est appliquée sur les
bourgeons sanguins et les intervalles du
derme qui séparent ces derniers; la troisième composée de petits corps convexes en
dehors, concaves en dedans, qui renferme
la matière colorante de la peau; et la quatrième enfin très-ténue, percée par les poils
et adhérente à l'épiderme.

Enfin, l'épiderme ou surpeau, est une
membrane ou une pellicule très-fine, transparente, insensible, formée par plusieurs lames superposées : il recouvre la quatrième
couche du corps muqueux auquel il est uni.

La peau contient des nerfs et des vaisseaux
sanguins très-nombreux, des vaisseaux lymphatiques, qui tous s'épanouissent en réseau à leurs extrémités, et se terminent ou
commencent là, par des orifices capillaires;
et aussi beaucoup de follicules sébacés.

PÊCHER, *amygdalus persica*, arbre de l'i-
cosandrie monogynie, L.; de la famille des
rosacées, J. — Originaire de Perse, d'où il a
été introduit en France, cet arbre est moins
connu par ses propriétés médicales que par
son fruit, qui est un mets délicieux et très-
recherché. Cependant, les noyaux des fruits
du pêcher donnent de l'acide prussique
dont nous avons étudié les vertus médicatrices; ses fleurs et ses feuilles sont légèrement
purgatives, aussi les médecins se servent-ils
volontiers du sirop de fleurs de pêcher pour
évacuer les femmes délicates et les enfants.

Pour préparer ce sirop, on met infuser
d'abord une grande quantité de fleurs de
pêcher dans de l'eau bouillante; puis on
mêle cette forte infusion des fleurs avec le
double de son poids de sucre, on la remet
sur le feu et on la fait bouillir jusqu'à consistance sirupeuse. La dose commune de ce
sirop est d'une cuillerée de demi-heure en
demi-heure, répétée ainsi jusqu'à ce qu'il
survienne des évacuations.

On peut se servir également de l'infusion
aqueuse des fleurs et des feuilles de pêcher
comme d'un laxatif bien doux; mais on n'en
use guère. Je ne sais pas pourquoi les gens
de la campagne qui pourraient cueillir les
feuilles de l'arbre ou ramasser les fleurs
quand elles tombent, les faire sécher à l'ombre et les conserver pour leur usage, ne le
font point, c'est pourtant bien facile.

PÉDARTHROCACE, s. m., *pedarthrocace*,
de παιδός ἄρθρον κακόν : mal articulaire d'enfant. — C'est le nom que M. A. Séverin a
donné à la maladie que Rhases avait appelée
Spina-Ventosa. La dernière de ces dénominations nous paraît préférable, attendu que
cette affection attaque également les adultes
et que d'ailleurs elle peut se manifester en
d'autres points que dans les articulations.
Voy. SPINA-VENTOSA.

PÉDILUVE, s. m., *pediluvium, lavipedium,* bain de pieds. *Voy.* Bain. — On s'en sert comme révulsif ou attractif, pour attirer le sang aux extrémités inférieures. C'est fort bien si l'individu est sanguin, s'il y a un mouvement fluxionnaire du sang vers le cerveau, la gorge ou les parties supérieures : c'est mal, si la personne est faible, anémique, et si elle ne souffre de la tête que par le consensus ou sympathie qui unit le crâne et ce qu'il renferme, aux autres parties du corps. *Voy.* Anémie, Adynamie.

PELLAGRE. *Voy.* Ichthyose.

PEMPHIGUS, s. m., de πέμφιξ, bulle. — C'est une affection cutanée, caractérisée par des vésicules séreuses disséminées sur la peau, reposant sur des plaques rouges, précédées et accompagnées de tuméfactions, de chaleur et de douleur ; se terminant, après quelques jours de durée, par l'effusion du fluide qu'elles contiennent et par la dessiccation de leurs bases dénudées.

Le pemphigus est *aigu* et fébrile, ou *chronique* et sans fièvre. Les vésicules qui le constituent et dont la grosseur varie depuis celle d'un pois jusqu'à celle d'une noix, ont une forme ordinairement ronde, mais qui devient parfois irrégulière par leur confluence. Dans tous les cas, tantôt il prend le mode aigu, et alors les pustules passent à la suppuration, se dessèchent et ne paraissent plus ; tandis que, dans le second, elles se reproduisent sans cesse, à mesure que les anciennes se cicatrisent ; renouvellement qui peut durer des mois et même des années.

On conçoit dès lors que le traitement du pemphigus doit varier selon qu'il est accompagné d'une réaction inflammatoire ou qu'il se montre sans fièvre. Dans le premier cas, oubliant en quelque sorte l'éruption, on emploie telle ou telle méthode curative appropriée à la nature de la fièvre, ou si on s'occupe de l'état local de la peau, ce n'est que pour éviter toute médication qui ferait répercuter les vésicules, les préparations du plomb ou autres, par exemple, ce qui peut déterminer des métastases fâcheuses.

Dans le second cas, lorsque les vésicules persistent longtemps, le mieux est d'y pratiquer deux piqûres d'aiguille, afin que la sérosité puisse s'écouler sans que l'épiderme se détache, et on abandonne ensuite l'exsiccation à la nature. Toutefois il ne faut pas négliger de surveiller l'état des forces, car si le malade était un peu faible, il conviendrait d'employer quelques légers stimulants internes (une infusion de plantes aromatiques édulcorées avec un sirop analogue), différentes gelées animales ou végétales et par intervalles un peu de vin d'Espagne.

Les embrocations avec l'eau de rose, et le mucilage de semences de coing sont efficaces, pour calmer l'ardeur douloureuse des auréoles : et quand la suppuration s'établit dans les vésicules, il faut proscrire toute application de corps gras, l'expérience ayant constaté qu'ils font passer la maladie au mode chronique. Enfin, toutes les fois que le pemphigus prend un caractère gangréneux, ce

qui arrive quelquefois chez les vieillards, on applique des cataplasmes de quinquina, d'eau de chaux, de camphre.

A l'état chronique, le pemphigus est fort opiniâtre, et très-difficile à guérir, parce que l'on ne parvient pas toujours à découvrir quelle en est la cause éloignée. Il faut donc en général soigner la maladie, comme on soigne communément les éruptions cutanées, et rechercher activement quel est le vice dyscrasique qui entretient et perpétue l'éruption. Les bains de chlorure de chaux (30 grammes par bain) et ceux de sublimé produisent d'excellents effets, quand la maladie tient à un vice syphilitique caché, et conséquemment invétéré.

PENSÉE. *Voy.* Violette.

PERCUSSION, s. m., *percussio,* de *percutere,* frapper, action par laquelle un corps en frappe un autre. — La percussion médicale consiste dans la résonnance ou sons divers, que l'on tire des différentes parties du corps en les frappant, d'après certains procédés, et dans le jugement que l'on tire des sons ainsi obtenus, pour connaître l'état intérieur des cavités que l'on explore ou des organes qu'elles renferment.

C'est Avenbruger qui le premier, en 1763, fit connaître l'utilité de la percussion médicale. Rozière de la Chassagne en fit aussi l'application au diagnostic des maladies, et puis Corvisart contribua à la généraliser en France, par ses travaux importants sur les maladies du cœur, publiés au commencement de ce siècle (1808). La plupart des règles que ces auteurs nous ont données, les observations qu'ils ont recueillies, et qu'ils nous ont communiquées, ayant reçu, depuis, la sanction de l'expérience des praticiens les plus renommés, nous profiterons de cet ensemble de travaux, pour établir les préceptes d'après lesquels on doit agir, quand on veut utiliser ce moyen puissant de diagnostic médical.

Pour explorer la sonorité d'une partie, Avenbruger voulait qu'on la percutât lentement et doucement avec les doigts, et Corvisart avec la main ouverte, gantée, et sur la chemise tendue, afin d'apprécier l'étendue de l'obstacle à la sonorité. Ce procédé ne convenant pas à M. Chomel, il se servit de ses doigts écartés, joignant quelquefois la percussion digitale à la percussion mammaire, celle-ci n'étant généralement applicable qu'aux parties latérales et postérieures.

Les choses en étaient encore là, lorsque M. Piorry, se faisant le défenseur de la percussion immédiate à laquelle on reprochait d'être un moyen très-infidèle, fit observer aux médecins que son *infidélité* provient de ce que bien des phénomènes ne peuvent être découverts que par une percussion forte, et que le praticien se faisant mal aux doigts, ou faisant souffrir le malade, ne percutait point de manière à obtenir des résultats satisfaisants. D'ailleurs, souvent il faut agir sur des parties qui sont infiltrées, et alors que peut-on espérer de la percussion ? Pour remédier aux inconvénients signalés, on proposa plusieurs corps sur lesquels la percussion devait porter. On essaya d'abord d'une plaque de liége, mais on reconnut que celui-ci augmentait le son, sans donner le bruit sonore qui est propre à chacune des parties : puis on se servit du caoutchouc, mais on lui trouva bien des défauts : il ne peut être bien fixé, il oppose de la résistance aux doigts qui percutent, et alors on a deux signes au lieu d'un, celui fourni par la percussion et celui déterminé par la résistance et l'élasticité du corps percuté : M. Piorry proposa un rond d'ivoire qu'il nomma plissimètre, auquel il a substitué une plaque d'ivoire, dont les bords latéraux sont relevés, de manière à pouvoir la saisir, et c'est sur cette plaque qu'il exerce la percussion, en frappant dessus avec les doigts. La plupart des praticiens, je suis de ce nombre, ne se servent d'aucun de ces objets ; ils se bornent à placer les doigts de la main gauche réunis et bien exactement appliqués sur le point à explorer, et avec l'indicateur le medius et l'annulaire de la main droite bien rapprochés, ils frappent sur les doigts de l'autre main, de manière à obtenir un bruit quelconque.

Mais ce n'est pas assez que de savoir comment on exerce la percussion. Il est encore une foule de précautions à prendre quand on s'en sert, si l'on veut éviter que ce moyen ne nous trompe. Elles sont relatives, ces précautions, à la position à donner au malade, aux lieux où l'on doit percuter, etc. Nous les énumérerons après avoir dit de quelle nature est le son que rend la poitrine d'un homme sain, lorsqu'on la percute.

Quand on percute le thorax d'une personne en santé, on entend un bruit qu'Avenbruger a comparé à celui que rend un tambour voilé dans les cérémonies funèbres ; Corvisart lui a trouvé la même analogie, cependant il déclare que le son est moins clair. M. Piorry le compare au bruit que rend un matelas ou un fauteuil de crin quand on le percute, à l'aide du plessimètre : signalant en même temps le sentiment d'élasticité et de résistance très-distinct que les doigts *percutateurs* éprouvent. Nous ferons remarquer, en outre, avec ces auteurs, que la sonorité de la poitrine n'est pas la même chez tous les individus, qu'elle est souvent très-obscure chez des gens bien portants, et parfaitement sonore là où ordinairement on remarque le contraire ; M. Andral en a cité plusieurs exemples. C'est donc un moyen infidèle, et sur lequel on ne doit compter qu'alors que les autres symptômes concordent avec les signes qu'il fournit. Toutefois, comme il est bon de s'en servir dans quelques circonstances, voici les règles à suivre dans son application :

D'abord il faut donner au malade une position convenable, qu'il puisse garder sans fatigue. Elle est absolument la même que pour l'auscultation médiate et immédiate (*Voy.* AUSCULTATION), c'est-à-dire que, en outre de la position du corps la plus favorable à l'opération, la partie sur laquelle on

percute doit être dans un état de tension modérée, et les vêtements, gilet de flanelle ou chemise, parfaitement tendus. Dans cette position, le médecin percutera alternativement à droite et à gauche, dans les régions correspondantes, afin de comparer la différence ou l'homogénéité de sonorité des deux points dans lesquels le ralentissement doit être le même, à moins qu'on ne percute sur la région du cœur, ou de tout autre organe impair. Du reste, le médecin doit savoir que la poitrine rend généralement un son plus ou moins clair, selon que, 1° l'individu est gras ou maigre ; 2° à droite, à partir des parties supérieures jusqu'à la sixième vraie côte, que plus bas, c'est-à-dire dans la portion occupée par le foie ; 3° sur les parties latérale et antérieure gauche, au-dessous de la clavicule, que dans la partie occupée par l'organe central de la circulation ; 4° latéralement, sous l'aisselle jusqu'à la septième vraie côte et pas au delà : il doit aussi savoir qu'il faut A percuter antérieurement et postérieurement dans les points correspondants, pour juger de la profondeur de la lésion : B frapper toujours d'une manière égale, pour n'avoir pas des résultats variables par le fait seul d'une percussion inégalement faite, si on frappait fort dans un point et faiblement dans un autre : C percuter tantôt légèrement et tantôt très-fort sur le même point, pour comparer la différence des deux percussions : D que s'il exerce la percussion à nu, ses mains doivent être préalablement portées à une température convenable : E que si les chairs sont infiltrées, il doit les déprimer vigoureusement : F qu'il ne faut jamais exercer la percussion sur un gilet de laine tricoté à larges mailles : G qu'il doit inviter le malade à faire une forte inspiration, et à retenir longtemps son souffle : H qu'à mesure qu'il trouve de la différence dans la sonorité, il doit tracer avec un crayon ordinaire sur le linge, ou avec le nitrate d'argent sur la peau, la ligne qui circonscrira la résonnance pathologique. Enfin, il ne doit pas ignorer non plus, que le son est plus obscur normalement, sur les tubérosités des côtes, sur les points recouverts par les omoplates, dans les régions cardiaque, hépatique, sternale inférieure, etc. A ce propos, nous ferons remarquer que, si l'on descend trop bas en percutant les points correspondants au sternum, après avoir entendu en un endroit une sorte de matité, on entend ensuite un peu plus bas un son plus clair. Celui-ci est produit par l'estomac, et on aurait tort de le confondre avec les bruits thoraciques.

La percussion n'est guère appliquée qu'aux maladies de poitrine ; on percute bien aussi quelquefois du plat des doigts différents points de l'abdomen distendu, pour savoir s'il contiendrait des gaz, mais cette percussion n'a pas été l'objet de règles particulières.

PÉRICARDITE, s. f., *pericarditis*, inflammation du péricarde ou enveloppe séreuse du cœur. — Ses causes, ses symptô-

mes et son traitement sont les mêmes que
pour la cardite, dont elle est inséparable.
Voy. Cardite.

• PÉRIODICITÉ, Périodique. *Élément périodique ou périodicité.* — Pour peu qu'on ait
observé ou raisonné médecine, on sait que
les maladies fébriles ou pyrétiques affectent
le type continu, rémittent ou intermittent.
Que les premières ou les fièvres à type continu sont celles qui ne présentent depuis
leur invasion jusqu'à leur curation, à moins
d'un changement de type, ni Rémission, ni
Exacerbation (*Voy.* ces mots), que les secondes ou les fièvres rémittentes, au contraire,
sont celles qui sans cesser d'être continues ont
des accès complets de froid et de chaud, etc.,
au commencement, et de simples paroxysmes de chaleur vers la fin ; que les troisièmes, enfin, ou les fièvres intermittentes, sont
marquées par des accès distincts de froid, de
chaleur et de sueur, qui reviennent à des
heures à peu près fixes.

Nous disons par des accès de froid, de
chaleur et de sueur, quoique nous sachions
bien que ces trois caractères ne se montrent
pas toujours bien distincts dans le même
accès (*Voy.* Fièvres) , au contraire : eh ,
bien ! malgré ces irrégularités évidentes dans
la forme de l'accès, comme celui-ci se montre habituellement à des époques à peu près
fixes, on a appelé les fièvres ainsi caractérisées fièvres périodiques ou fièvres d'accès.
Et comme la *périodicité* constitue le fond de
la maladie, sa nature intime, que c'est contre elle que le praticien agit, nous avons
cru pouvoir admettre un *élément spécifique*,
périodicité, que l'observation révèle, que la
pratique consacre, puisque les anti-périodiques par excellence, les spécifiques de la périodicité la combattent efficacement. Je
parle au pluriel, parce que, indépendamment
des fièvres d'accès, il y a aussi des névroses
qui reviennent par accès, des phlegmasies,
et jusqu'à des hémorragies périodiques ;
mais quoique dans tous ces cas, on donne
une *essence* nerveuse à cette habitude de
retours périodiques des mêmes accidents,
il n'en est pas moins vrai que le quinquina
agit bien mieux et plus sûrement dans les
fièvres périodiques, dans les maladies périodiques, sans fièvre ; et que l'opium, par
exemple, guérit mieux à son tour les névralgies périodiques. Nous nous sommes toujours
bien trouvé de les combiner.

Reste que, n'importe la forme de la maladie qu'on observe, si les symptômes qui la
constituent paraissent à jours fixes et se
calment de même, s'il n'y a point de cause
matérielle à détruire et rien qui par sa
présence puisse nuire à l'efficacité de l'antipériodique, sitôt que le calme renaîtra il
faut immédiatement l'administrer. Citons
un exemple entre des milliers que je pourrais rapporter.

On trouve dans Van-Swieten l'observation d'un jeune homme qui, chaque jour,
à la même heure, éprouvait un sentiment
de malaise à l'œil gauche, qui bientôt après
se gonflait et donnait une grande quantité

de larmes. Dans ce moment, il semblait au
malade que le globe de l'œil s'élançait hors
de l'orbite, ce qui se faisait avec des efforts
très-douloureux. Van-Swieten s'assura que
pendant tous les paroxysmes, l'artère du
grand angle de l'œil battait vivement, et que
le mouvement des autres artères, n'était
point changé. Après quelques heures, tous
ces accidents disparaissaient et laissaient
l'œil dans un état absolument naturel : il obtint la guérison par le quinquina. Croirons-
nous que si Van-Swieten eût attaqué l'affection locale il aurait guéri ce jeune homme ?
Cela n'est pas sûr, il est même probable que
non ; mais, ce qu'il y a de certain, c'est que
la maladie était périodique, et que, combattue par le spécifique de la périodicité, elle
cessa. Donc dans bien des cas divers on n'a
vraiment affaire qu'à la périodicité ; c'est
elle, nous le répétons, qui constitue le fond
des maladies, ce qui nous justifie d'en avoir
formé un élément morbide essentiel.

PÉRIPNEUMONIE, *Voy.* Pneumonie.

PÉRITOINE, s. m., *peritonæum*, de περι
τείνω : je suis étendu autour. — Membrane
séreuse en forme de sac sans ouverture
(bonnet de coton), qui tapisse la cavité abdominale et fournit divers replis ou prolongements dont les principaux sont : 1° les mé-
sentères qui maintiennent les diverses portions du canal intestinal dans leur situation
respective en laissant cependant à chacune
une mobilité plus ou moins considérable ;
tels sont les mésocolons, *lombaire, droit* et
gauche, transverse et *iliaque* et le mésentère
proprement dit qui appartient à tout l'intestin grêle au milieu duquel il se trouve.
De là son nom de *mesenterium*, μεσεντεριον
de μεσος, milieu, εντεον, intestin.

2° Les épiploons d'επι-πλέω, je flotte, je
nage sur : parce que la portion du péritoine
qui les forme, large, mince, composée de
deux feuillets, parsemée de vaisseaux accompagnés de bandelettes graisseuses,
flotte sur une partie des intestins. Les
épiploons sont divisés en cinq parties, A
une gastro-hépatique ; B une gastro-splé-
nique ; C une gastro-colique ; D une appendice gastrique ; E une appendice colique.

3° En outre le péritoine fournit par ses replis les ligaments du foie, de la vessie, de
la matrice (*Voy.* ces mots,) qui fixent ces
organes à la place qu'ils occupent. •

PÉRITONITE, s. f., *peritonitis* ou περι-
τόναιον , péritoine : inflammation du péritoine, c'est-à-dire de la membrane séreuse
qui tapisse la cavité de l'abdomen et fournit divers replis ou prolongements, dont
les plus marquants sont le *mésentère*, les *épiploons*, etc.

Certains nosographes ont admis une mésentérite, une omentite, etc., pour indiquer
plus particulièrement le siége de la phlegmasie ; nous ne voyons pas trop l'utilité de
ces distinctions qui sont plutôt théoriques
que pratiques et surchargent les cadres nosologiques sans utilité. En conséquence,
confondant ces inflammations spéciales

sous la dénomination générique de *péritonite*, nous établirons que ce qui la caractérise, c'est le gonflement et la tension douloureuse du bas-ventre qui est tellement
sensible au toucher, que, dans les cas intenses, le malade ne peut y supporter le
moindre contact, la pression la plus légère.
Fréquemment il s'y joint une réaction inflammatoire plus ou moins forte, l'ischurie, la constipation, et si les intestins sont phlogosés à
leur tour, le vomissement et tous les symptômes de l'entérite, etc. Ce phénomène
(le vomissement) est surtout plus commun
quand l'épiploon gastro-hépatique est enflammé (omentitis).

Déterminée, à l'instar les phlegmasies des
autres tissus de l'organisme, par les causes
ordinaires de l'inflammation, et, principalement chez les femmes, par les écarts de régime
pendant la grossesse, la longueur du travail
durant la parturition, et après l'accouchement, la commotion, la joie, l'annonce d'une
nouvelle fâcheuse, le chagrin de se séparer
de son enfant (chez la mère qui ne nourrit
pas), l'imprudence de se lever trop tôt, des
longues causeries, etc., l'inflammation du
péritoine est fort souvent aussi déterminée
par la respiration d'un air insalubre; c'est
pourquoi on la voit fréquemment régner
épidémiquement dans les hospices. Un mot
de la péritonite puerpérale.

Symptomatologie. Généralement au milieu
du calme le plus parfait, la nouvelle accouchée éprouve un sentiment d'horripilation
vague ou un frisson général accompagné de
malaise ou de tremblement, avec engourdissement des membres, suivis bientôt de chaleur (la péritonite, soit dit en passant, débute de la même manière chez les individus
qui sont atteints d'inflammation péritonéale non
puerpérale): bientôt l'abdomen devient douloureux, et la douleur plus ou moins vive
que la malade y rapporte, s'accompagne de
la sensation d'une chaleur brûlante et des
autres symptômes que nous avons dit caractériser l'inflammation du péritoine. Tant que
la maladie n'est pas intense, la face reste
rouge et colorée, la physionomie animée,
l'œil brillant, la soif modérée, etc., mais
quand elle est portée a un haut degré d'intensité, il se manifeste de la céphalalgie,
la face est pâle et décolorée, les traits altérés, le regard fixe, et on remarque par intervalles des soubresauts des tendons, même
des convulsions avec agitation extrême, insomnie et délire.

Très-rapide dans sa marche, quoique pouvant se manifester à l'état chronique, la péritonite se termine ordinairement par résolution dans l'espace de cinq à dix jours, ce
qu'on reconnaît à l'amélioration progressive
des symptômes; ou bien, au contraire, du
huitième au neuvième jour, la malade dit
ressentir un sentiment de pesanteur dans
l'abdomen, la douleur devient importune et
le pouls reste fréquent quoiqu'il présente
une sorte de mollesse. Ce sont les symptômes pathognomoniques de la suppuration;
terminaison qui n'est pas toujours mortelle.

Mais si à des souffrances vives, à une chaleur intense succèdent le froid général, la
cessation brusque de la douleur, la faiblesse
et l'intermittence du pouls, l'affaissement des
traits, le coma, nul doute que la gangrène
n'ait envahi les parties enflammées. Inutile
de dire que dans toute péritonite puerpérale,
les mamelles s'affaissent, les lochies se suppriment etc.

Pour éviter que la péritonite ne se termine d'une manière fâcheuse, il faut lui
opposer un traitement énergique, mais proportionné à la violence de l'inflammation.
Assurément nous avons vu des excellents
effets de la saignée et le pouls tomber presque immédiatement de cent quarante à cent
vingt pulsations par minute; cependant nous
ne voudrions pas qu'on saignât trop abondamment les nouvelles accouchées et cela
parce que nous savons que d'une part la
grossesse appauvrit le sang, et que d'autre
part l'hémorragie utérine qui suit le décollement du placenta, affaiblit aussi plus ou
moins la femme, suivant son abondance; dès
lors on aurait à craindre que la chute des
forces, l'adynamie (état morbide très-redou-
table en ce qu'elle favorise la gangrène) ne soit
déterminée par des déplétions sanguines trop
fortes et trop réitérées : nous préférons
donc tirer moins de sang par la lancette,
appliquer quelques sangsues, employer les
frictions mercurielles sur le bas-ventre et
donner du calomel à l'intérieur s'il y a constipation, plutôt que de réitérer la phlébotomie, même dans les cas les plus graves.

Assez souvent, dans les cas ordinaires, peu
violents, nous nous sommes bien trouvé des
bains tièdes et des frictions légères sur l'abdomen, avec la pommade de Belladone (4 grammes d'extrait pour 15 grammes d'axonge), et
d'administrer de trois en trois heures quatre
grains de calomel bien purifié, unis à égale quantité de jalap, pris dans un demi-
verre d'eau sucrée. L'application d'un grand
carré de laine trempé dans une décoction de
plantes émollientes (mauve, racine de guimauve, fleurs d'althæa) et narcotiques (morelle, jusquiame), nous a paru avantageuses, et quand nous remarquions quelques
tremblements nerveux chez les femmes débilitées, nous leur avons administré avec succès, d'heure en heure, une cuillerée à soupe
d'une potion antispasmodique, composée
avec :

Pr. : de sirop de capillaire, 60 grammes.
    d'eau de fleurs d'oranger, 45 grammes.
    d'eau de menthe, 15 grammes.
    de Laudanum liquide
        de Sydenham, 15 gouttes.
    de liqueur minérale
        d'Hoffmann, 25 gouttes.
    de teinture de castoréum. 10 gouttes.
    d'eau de tilleul, 90 grammes.
Mêlez.

La potion anti-émétique de Rivière peut
être utile pour calmer les vomissements;
ainsi que les boissons froides, le petit-lait
acidulé. (*Voy.* Vomissement, etc.) Enfin dans
quelques cas, nous avons administré avec

avantage comme laxatif, contre la constipation, un mélange de parties égales d'huile d'amande douce, de sirop de limon et d'eau de fleurs d'oranger, pris par cuillerées à soupe, de deux en deux heures, jusqu'à ce que le ventre s'ouvrît, ce moyen nous ayant souvent réussi dans les péritonites ordinaires.

Quant au mercure à l'extérieur, nous l'utilisons selon la méthode que suivait à la Maternité de Paris le professeur Desormeaux, c'est-à-dire que nous prescrivons l'onguent napolitain double, qui doit être employé en frictions sur l'abdomen et à la partie interne des cuisses alternativement, à la dose de deux à trois onces par jour. Chaque friction est de deux gros environ, et régulièrement pratiquée toutes les heures ou toutes les deux heures. On doit avoir le soin de nettoyer avec une certaine quantité d'huile d'amande douce les téguments salis par l'onguent, afin de leur rendre leur souplesse et leur perméabilité.

J'ai préféré décrire la péritonite puerpérale avant de parler de la péritonite non puerpérale, parce que, quand on sait traiter convenablement la première, on peut très-bien combattre la seconde, les indications thérapeutiques étant les mêmes; que la curation, dis-je, est bien plus facile dans le dernier cas, puisque les forces se trouvent généralement en meilleur état.

PERNICIEUX, euse, adj., se dit des fièvres rémittentes ou des fièvres d'accès, qui ont un caractère tellement grave et si insidieux, que, quand on ne les traite pas par des moyens actifs, ou si le médecin en méconnaît la nature, elles se terminent souvent, et toujours au troisième accès, par la mort du malade. Elle arrive donc au moment où l'on s'y attend le moins. *Voy.* Fièvres pernicieuses.

PERTE UTÉRINE, *Voy.* Métrorrhagie.

PESTE, s.f., *pestis* ou λοιμός, fièvre grave. C'est pour nous une des formes du typhus, qui, s'il est fébrile, constitue la fièvre typhoïde, inflammatoire ou bilieuse des auteurs, quoique pouvant prendre d'autres caractères. *Voy.* Typhus.

PÉTÉCHIES, s. f. plur., *petechiæ*. — Ce sont de petites taches rouges ou pourprées, semblables à des morsures de puces, qui se manifestent à la peau dans certaines fièvres.

Il est très-facile de distinguer les pétéchies de la morsure des puces, celles-ci ayant à leur centre un petit point rouge que les autres n'ont pas. Ce point est la trace du trou fait par le suçoir de l'insecte.

Les pétéchies ont été divisées en superficielles et en profondes. Elles se distinguent les unes des autres, en ce que les premières disparaissent par la pression, ce qui n'a pas lieu pour les secondes; aussi pense-t-on généralement que ces dernières sont des taches de pourpre et non de véritables pétéchies. Il est bon toutefois d'être prévenu de ces circonstances, attendu que les pétéchies superficielles dépendent en général du mau-

vais état des premières voies, de la gastricité; tandis que les autres sont un indice de la putridité du sang ou de sa dissolution; d'où l'indication des toniques et des antiseptiques.

Remarquons, en passant, que les pétéchies qui se montrent aux articulations sont d'un mauvais présage et plus dangereuses que les autres, à cause de la grande sympathie qu'il y a entre les surfaces articulaires et les grandes cavités.

PETIT-LAIT, s. m., *serum lactis*. — Partie séreuse du lait que l'on obtient en faisant cailler le lait au moyen d'un peu de vinaigre, d'un peu de présure, de la crème de tartre, etc. Mais comme dans cette séparation il reste toujours suspendu un peu de la matière caséeuse, on clarifie le liquide par le procédé suivant :

D'abord on obtient le petit-lait ordinaire en mettant bouillir du lait dans un vase, et sitôt qu'il est en ébullition, on y verse dessus une cuillerée de vinaigre. Le lait tourne alors : on le retire du feu. Au bout d'un instant on le coule, c'est le petit-lait simple. Cette opération terminée, on bat un blanc d'œuf, et, quand il est bien battu, on le mêle au petit-lait qu'on remet sur le feu. Sitôt qu'il a pris un bouillon, on le retire, on le laisse refroidir, et on le filtre à travers du papier à filtrer.

Le petit-lait ainsi clarifié est très-rafraîchissant et convient dans les phlegmasies, avec réaction inflammatoire, à la dose de deux ou trois verres pris dans la journée : on le donne quelquefois avec les deux tiers d'eau sous le nom d'*hydrogala*.

Comme la préparation du petit-lait exige beaucoup de soins, les pharmaciens préparent une composition qu'ils nomment *petit-lait en poudre*, qui est d'un usage extrêmement commode, surtout quand on est en voyage. C'est un mélange de huit grammes de sel de lait, trente-deux grammes de sucre, et deux grammes de gomme arabique. En versant sur cette poudre un litre d'eau bouillante on obtient, par la dissolution de ces poudres, une boisson qui remplace très-bien le petit-lait.

Le petit-lait sert de véhicule à plusieurs médicaments; ainsi, on le rend astringent en y faisant dissoudre quatre à huit grammes d'alun par pinte de liquide (petit-lait alumineux). On le rend laxatif en y ajoutant trente-deux grammes de pulpe de tamarin : ce petit-lait est connu en pharmacologie sous le nom de petit-lait *tamarindiné*. On connaît encore, dans la matière médicale, le petit-lait antiscorbutique de Boerhaave, le petit-lait de Weiss, qui ont joui d'une assez grande réputation pour que nous en donnions la formule.

Petit-lait antiscorbutique de Boerhaave. Pr. : oseille et betoine... de chaque une poignée ; œillets... demi-poignée ; tamarins... une once et demie. F. infuser à chaud pendant une heure dans : petit-lait clarifié... trois livres ; coulez et ajoutez : sirop de limons et de violettes de... chaque une once et demie. Dose : deux ou trois cuillerées toutes les demi-heures.

Petit-lait de Weiss. Pr. : caille-lait jaune, fleurs de sureau, de millepertuis, de tilleul... de chaque un scrupule (24 grains). Follicules de séné et sulfate de soude... de chaque... un gros. F. infuser le tout dans une livre de petit-lait bouillant, pendant une heure, et filtrez.

On le fait prendre en trois fois, de demi-heure en demi-heure, pendant douze à quinze jours ; on l'administre aussi en lavements. Chrestien l'ordonnait souvent comme anti-laiteux.

PETITE-VÉROLE. *Voy.* Variole.

PHARYNGITE. — C'est le nom qu'on a donné à l'angine pharyngée, ou inflammation du pharynx. *Voy.* Angine.

PHARYNGOTOMIE, s. f., de φάρυγξ-τέμνω, je coupe l'arrière-bouche : opération qu'on pratique à la gorge, soit pour en extraire les corps étrangers qui s'y sont engagés, soit pour ouvrir les abcès qui s'y forment, soit pour scarifier les amygdales.

PHARYNX, s. m., de φάρυγξ (arrière-bouche). — C'est le nom par lequel on désigne la demi-cavité musculo-membraneuse qui circonscrit la cavité gutturale et forme l'orifice supérieur de l'œsophage. Il est composé d'un grand nombre de faisceaux qui partent de différents points de la région gutturale de la base de la langue, de l'os hyoïde, des cartilages thyroïde, cricoïde, etc., et qui, se dirigeant obliquement de droite et de gauche sur les côtés, vont, en s'épanouissant dans leur trajet, se contournant en arrière et se croisant sur la ligne médiane, former des prolongements qui, en haut, se portent sur la face basilaire, et en bas se perdent dans le tissu de l'œsophage.

PHELLANDRIUM AQUATICUM. Voy. Cigue.

PHIMOSIS, s. m., *capistratio,* ou φίμωσις, ficelle : resserrement naturel ou accidentel de l'ouverture du prépuce porté à ce point que ce repli membraneux ne peut être poussé ou retiré derrière la couronne du gland. L'ouverture prépuciale est même si étroite chez certains sujets que l'issue des urines en est empêchée. Dans ce cas, on a vu l'urine s'amasser au fond du prépuce et par son séjour y former un calcul qui devient lui-même une cause d'irritation et de douleur.

Quand le rétrécissement est moindre, il ne cause guère d'incommodité avant l'époque de la puberté ; mais, passé cette époque, il devient une sorte d'infirmité, soit parce qu'il rend la copulation douloureuse, soit parce qu'il empêche que la liqueur séminale ne puisse être dardée, ce qui rend l'individu infécond, soit aussi parce que, si des ulcérations syphilitiques (des chancres) s'y manifestent et déterminent l'engorgement des parties, alors la douleur sera bien plus vive encore. Nous devons noter que le phimosis, chez les personnes bien constituées, ne reconnaît souvent d'autre cause qu'un ulcère vénérien à la base du gland, qui irrite

et engorge ou cet organe, ou le prépuce, et quelquefois tous les deux.

Le seul moyen de guérison à employer contre le phimosis, quelle qu'en soit la cause, c'est la division de la partie supérieure du corps membraneux, pratiquée avec des ciseaux, quand son ouverture est flasque et assez grande pour permettre l'introduction d'une des deux branches de l'instrument, ou avec un bistouri qu'on fait glisser dans la rainure d'une sonde cannelée. Et comme la peau est d'ordinaire divisée plus loin que la muqueuse, il faut diviser celle-ci au delà de l'incision avec des ciseaux.

PHLÉBITE, inflammation de la veine. — On l'a divisée en *universelle,* c'est-à-dire affectant tout le système veineux, et alors *phlébite* est synonyme de fièvre inflammatoire, tout comme l'*artérite;* et en *partielle,* c'est-à-dire bornée à un membre ou au rameau veineux enflammé.

Généralement la phlébite est occasionnée par une saignée faite avec un instrument sale ou rouillé. Elle a pour caractères la douleur et le gonflement du bras dans lequel on remarque des nodosités ou petits renflements formés par les replis de la muqueuse, les valvules.

Une forte application de sangsues, des bains locaux, des frictions mercurielles locales conviennent et suffisent quand la maladie est bornée : si elle s'étend, qu'une réaction inflammatoire l'accompagne, on unit au traitement local le traitement antiphlogistique général, qui sera rendu plus ou moins actif suivant que la nature de l'inflammation et de l'état inflammatoire le réclameront.

PHLÉBOTOMIE, s. f., ouverture qu'on fait à la veine pour en tirer du sang. *Voy.* Saignée.

PHLEGMASIE, s. f. — Ce mot est synonyme d'inflammation.

PHLEGME. *Voy.* Pituite.

PHLEGMON, s. m., *phlegmone,* φλεγμονή. — C'est l'expression qu'on a adoptée pour désigner l'inflammation du tissu cellulaire.

Les lieux où cette inflammation se fixe le plus souvent sont le creux de l'aisselle, la marge de l'anus, les environs de la parotide, le pli de l'aine, etc.

Produit par les causes ordinaires de toute inflammation, dont le phlegmon est le type, il ne saurait avoir d'autres terminaisons, ni d'autre traitement qu'elle. *Voy.* Inflammation.

PHLOGOSE, synonyme d'inflammation et de phlegmasie.

PHLYCTÈNES, s. f., *phlyctœna,* φλυκταίναι. — Ce sont de petites tumeurs cutanées, ou vésicules de la peau, transparentes, qui contiennent une humeur séreuse, et qu'on observe quelquefois à la surface des érysipèles. On leur donne le nom de phlyctènes, à cause de leur ressemblance avec les vésicules que produit l'eau bouillante en soulevant le derme.

PHRÉNÉSIE. — C'est le nom que les anciens donnaient à l'inflammation du cerveau ou Encéphalite (*Voy.* ce mot).

PHRÉNOLOGIE. *Voy.* l'Introduction du Dictionnaire des Passions.

PHTIRIASE, s. f., *phthiriasis,* vulgairement *maladie pédiculaire.* — Elle est ainsi nommée parce que son principal caractère, ou symptôme essentiel, consiste dans le développement d'une grande quantité de poux sous l'épiderme de toute l'habitude du corps.

La présence de ces insectes détermine habituellement à la peau une démangeaison incommode qui force l'individu à se gratter, quelquefois si fortement, qu'il s'écorche. Du reste la multiplication des poux est telle dans la phthiriase, qu'elle élude tous les soins de propreté, et que cette maladie peut acquérir les caractères les plus graves, produire le marasme et la mort.

Les frictions mercurielles, les bains de sublimé, nous paraissent devoir être avantageux.

PHTHISIE, s. f., *phthisis,* φθίσις de φθέω, je sèche. — Pris d'une manière générale, ce mot désigne l'émaciation et le dépérissement progressifs de toutes les parties du corps, et ne diffère pas de la consomption. Cependant, comme l'usage a prévalu et que cette expression a été plus particulièrement consacrée pour indiquer la fonte ou l'amaigrissement progressif du corps qui suit toute fièvre hectique avec altération organique du poumon, nous nous servirons de ce terme que l'usage a consacré. Toutefois, pour éviter toute confusion, nous ajouterons au mot *phthisie* l'adjectif *pulmonaire.*

Phthisie pulmonaire. — Ce qui la caractérise spécialement, ce sont la gêne et la petitesse de la respiration, la toux, la fièvre lente et l'amaigrissement qui, fût-il extrême, n'inspire aucune crainte au phthisique sur les suites de sa maladie; aussi a-t-on considéré également comme signe pathognomonique de la phthisie, cette insouciance extrême qu'a le malade de lui-même, le peu d'importance qu'il attache aux accidents, et l'espérance qui ne l'abandonne jamais ; combien n'en avons-nous pas vu faire de très-beaux projets quelques instants avant de mourir ! au moment même où ils ont rendu le dernier soupir ! N'anticipons pas.

On distingue en général trois espèces de phthisie; l'une, dont la toux ne s'accompagne pas d'expectoration (*phthisie sèche ou tuberculeuse*), et alors le malade ne crache presque pas ou ne crache pas du tout depuis le début jusqu'à la mort ; l'autre, qui fournit une expectoration muqueuse (*phthisie pituiteuse*), et la troisième enfin, dans laquelle l'individu crache du pus (*phthisie purulente*). On en a bien admis un plus grand nombre, mais elles ne reposent sur aucune différence de nature ni d'indication.

Diagnostic. Indépendamment des signes déjà énumérés, on a noté les douleurs de poitrine ou entre les épaules : elles accompagnent ordinairement la gêne de la respiration ; mais comme on ne les rencontre pas toujours, elles ne doivent pas faire partie essentielle du diagnostic.

Il en est de même des signes fournis par l'auscultation; ils indiquent bien le lieu qu'occupe une vomique, mais ni la percussion ni l'auscultation ne nous diront pas quelle est la nature de la matière qui cons-

titue le râle, c'est-à-dire, si c'est de la mucosité ou du pus; on ne peut donc s'en servir que comme moyen auxiliaire et pas davantage. Du reste, le diagnostic est singulièrement aidé par l'habitude ou aspect physique de l'individu qui, s'il a la taille élancée, les omoplates saillants, les épaules élevées, la poitrine resserrée en longueur, les chairs tendres et molles, les mamelles amaigries, une physionomie heureuse, le teint délicat, les pommettes rouges, les yeux tendres, les dents blanches et très-transparentes, écartées les unes des autres, la peau fine, les doigts effilés, la barbe rare, les cheveux blonds ou châtains, le pouls fréquent, le cœur sujet à des palpitations intermittentes, etc., sera plus disposé que tout autre au développement de la phthisie.

Quant aux conditions morales, ce sont une sensibilité extrême, une grande disposition à la colère, aux emportements, et avec cela, une mémoire facile, une imagination vive, des penchants précoces à l'onanisme et aux plaisirs sexuels.

Causes. Après l'hérédité, une des causes les plus fréquentes de la phthisie pulmonaire, c'est le penchant à l'union des sexes. Puis viennent la répétition des catarrhes pulmonaires qui finissent, à la longue, par passer à l'état chronique; l'habitation des lieux bas et humides, les variations subites de l'atmosphère, en un mot, tout ce qui peut déterminer l'inflammation des poumons (*Voy.* PNEUMONIE), ou affaiblir ces organes ; et par exemple, la rapidité de la croissance. l'accouchement précoce, l'allaitement prolongé, etc.

Symptomatologie. Il est bon de distinguer dans la phthisie pulmonaire trois périodes : La *première* dans laquelle les symptômes généraux et locaux ne diffèrent pas de ceux d'une inflammation de poitrine ordinaire, mais auxquels s'ajoutent une chaleur fugace à la figure et à la face palmaire des mains en même temps qu'à la plante des pieds ; une toux plus ou moins incommode, ordinairement sèche et sonore, avec ou sans douleur de poitrine. Cette période, qui peut durer fort longtemps, des années même, est la plus importante à reconnaître, parce qu'il y a encore possibilité, par des moyens énergiques, de prévenir le développement complet de la phthisie.

Dans la *deuxième* période, on observe encore les mêmes symptômes, mais ils sont plus intenses, et si la maladie est du genre *humide,* la toux s'accompagnera d'une expectoration plus ou moins abondante et les crachats deviendront épais, jaunâtres, verdâtres cendrés; il s'y mêle souvent des grumeaux puriformes. La fièvre lente se met de la partie, continue, rémittente, parfois intermittente dans les commencements; elle a de particulier encore, que les frissons se montrent le soir et les sueurs dans la matinée; il y a aussi une exacerbation vers le milieu de la journée, surtout après que le malade a mangé. Ces désordres amènent l'amaigrissement, de la faiblesse quoique l'appétit reste

bon; disons mieux : il s'acroît en raison des
progrès de l'émaciation. Et pourtant le phthisique conserve toute sa sérénité d'esprit,
une grande insouciance pour tout ce qui
concerne sa santé ; il ne croit pas être en
proie à la phthisie pulmonaire !

Dans cette période, l'abcès ou foyer purulent peut rester clos, et par conséquent la
toux rester sèche.

Enfin, dans la *troisième* période, tout annonce une grande colliquation : le matin, ce
sont des sueurs abondantes qui épuisent les
forces, et la diarrhée qui les anéantit; l'u-
rine est trouble et couverte d'une pellicule
grasse; la fièvre a deux redoublements par
jour, l'un dans le milieu de la journée, l'autre le soir; la respiration est laborieuse, la
prostration des forces devient extrême, les
yeux se cavent, les cheveux tombent, des
ulcérations se manifestent dans la bouche,
et l'inflammation s'étend parfois jusque dans
l'oreille interne, ce qui donne lieu à des douleurs extrêmement vives et tourmentantes
pour l'individu qui les éprouve; néanmoins
l'appétit persiste encore ; il devient plus vif,
l'espérance se soutient toujours malgré l'affaiblissement extrême, et quoique l'expectoration soit de plus en plus *abondante et
fétide*; chez les femmes les menstrues se
suppriment.

Aux approches du terme fatal, les extrémités inférieures s'infiltrent, la voix devient
rauque, ou il y a aphonie, *les symptômes*
d'angine sont plus manifestes, la diarrhée
colliquative de plus en plus fréquente et
abondante, la dyspnée est excessive, la respiration stertoreuse , l'expectoration s'arrête;
enfin la mort arrive, rapide ou lente, quelquefois avec hémorragie.

A propos d'hémorragie, nous devons faire
observer que, d'après certains observateurs,
toutes les fois que l'hémoptysie n'est pas
produite par une lésion extérieure, c'est un
indice certain de tubercules pulmonaires ;
elle en formerait même la première scène
au début, quand elle se montre avec une
certaine force, sans cause appréciable, chez
un individu paraissant jouir de la meilleure
santé, à plus forte raison si l'individu est
âgé de trente à quarante ans, mal conformé ,
et tousse depuis longtemps. Laennec assure
que ce signe est presque infaillible, et son
autorité est d'un grand poids.

Nous avons parlé de la percussion et de
l'auscultation, que nous avons dit être séparément un auxiliaire puissant de diagnostic ; nous devons ajouter, pour être vrai, que
la première n'est d'aucune utilité, toutes les
fois que le parenchyme du poumon est sain
autour des tubercules crus ou ramollis. Je
dis plus : le son rendu par le thorax percuté
est plus clair , si clair même quelquefois,
qu'on pourrait croire à un pneumo-thorax.

Quant à l'auscultation, elle est également
infidèle ; car on a trouvé dans quelques cas ,
rares il est vrai, mais pourtant proportionnellement assez nombreux aux, quant cas malheu-
sement trop communs de la phthisie pulmonaire, qui fait périr un sixième des hommes

au moins dans les grandes villes, on a trouvé,
disons-nous , des tubercules ramollis en
grand nombre dans les poumons des sujets
morts de phthisie, et cependant peu de temps
avant que l'individu meure , on avait entendu le bruit d'expansion pulmonaire comme dans l'état normal. D'autres fois, et c'est
le plus souvent, il était mêlé au râle bronchique humide, tel qu'il existe dans les catarrhes pulmonaires les moins intenses. Ce
n'est pas tout, Laennec a entendu la pectoriloquie d'une manière évidente chez des individus affectés de catarrhe chronique, sans
aucun symptôme de phthisie ; et chez d'autres, il a trouvé de vastes cavernes sans pectoriloquie. Enfin, la respiration caverneuse
peut exister sans qu'il y ait la plus petite caverne
dans le poumon; donc il ne faudrait pas
trop compter isolément sur les signes fournis
par l'auscultation

Autres considérations. La phthisie est plus
fréquente chez la femme que chez l'homme,
dans une proportion, pour Paris, :: 5,582 :
3,960 sur 9,542 malades. Elle se montre à
tous les âges de la vie, puisque le fœtus n'en
est pas exempt, et qu'on peut mourir à cent
ans de cette maladie, bien plus fréquente, il
est vrai, de vingt à trente et de trente à quarante ans qu'aux autres âges. Elle est la plus
commune et la plus dangereuse de toutes
les maladies chroniques. Sa durée varie beaucoup, puisque chez certains sujets elle ne
dépasse point quelques mois, tandis que
chez d'autres elle s'étend des années entières : cela a lieu surtout chez les femmes,
en qui la phthisie peut durer bien longtemps
sans compromettre l'existence, c'est-à-dire,
tant que les règles continuent de couler; mais
à l'âge critique la malade est perdue sans
ressources.

Le traitement de la phthisie est ou *prophylactique* ou *curatif*. Ainsi, quand un enfant naît d'une mère phthisique, on doit lui
donner une nourrice étrangère, l'éloigner
même du foyer paternel, si le climat n'est
pas favorable au développement physique
du nouveau-né, dont il faut modifier ou
changer les dispositions organiques ; jeune,
on le garantira des variations de l'atmosphère, on le fera se livrer à des exercices
qui développent la poitrine et fortifient les
poumons : la gymnastique, le saut à la corde
en arrière, l'exercice à cheval, le tout avec
modération ; mais on évitera la course, l'escrime, le chant, les éclats de voix, les boissons excitantes et spiritueuses, le jeu de
certains instruments. Plus âgé, on l'empêchera de prendre une profession qui favorise
le développement de la maladie; on lui interdira le coït, ou du moins il lui sera prescrit de n'en user qu'avec la plus grande réserve, et de s'affranchir de toute impression
morale trop vive. Vêtu d'un gilet de flanelle
et de bas de laine, assujetti à un régime
végétal plutôt qu'animal, fuyant tous les
vents froids et âpres; il devra recourir à une
petite saignée sitôt qu'il se manifestera le
moindre signe d'un état inflammatoire dans

la poitrine, et porter jusqu'à la puberté un cautère au bras.

Quant au traitement curatif, il se compose d'une saignée de quatre à six onces seulement, pratiquée dès qu'il se manifeste la moindre douleur dans un des points du thorax, et qu'il y a de la dyspnée. Ce n'est pas que la saignée soit considérée par les praticiens comme un moyen de guérison, ou comme capable de prévenir la phthisie ; non, elle n'a point cet effet ; mais du moins ils ne lui refusent pas de calmer les accidents inflammatoires qui l'accompagnent quelquefois, et, sous ce rapport, elle est utile ; c'est pourquoi Laennec l'exclut du traitement lorsque ces accidents n'existent pas, ou qu'une congestion sanguine aiguë ne se fait pas sur les poumons. Il fait plus encore, il étend cette exclusion aux femmes surtout, chez qui elle produit l'aménorrhée ; bref, il la considère comme nuisible à tous, parce qu'elle diminue les forces qui ont besoin d'être conservées.

Si pourtant on jugeait utile de tirer du sang, on appliquerait les sangsues à la vulve chez la femme, au fondement chez l'homme, pour rétablir un écoulement supprimé, ou établir une fluxion artificielle sur un point éloigné du siége du mal. Des ventouses scarifiées sur les parties latérales de la poitrine, à la région claviculaires, les cautères, le séton, des moxas sur les mêmes parties ou aux extrémités, peuvent être utiles. Seulement on doit éviter ces moyens quand le sujet a déjà perdu une partie de ses forces. La même observation s'applique au vésicatoire, placé à la partie interne des cuisses dans le cas d'aménorrhée.

Le régime des phthisiques doit en général se composer d'un repos absolu pendant quelques jours, de mets et de boissons rafraîchissants (petit-lait, lait d'ânesse, bouillon de veau, de poulet ou de grenouille, diète lactée), de demi-bains et puis d'un exercice modéré. Le changement de climat est excessivement avantageux, surtout quand le malade peut aller habiter le littoral méridional de la mer ou de l'Océan, car les statistiques établissent que la mortalité pour les phthisiques n'est que d'un quarantième sur la côte méridionale de la Bretagne, tandis qu'elle est pour un quart ou un cinquième dans la mortalité de Paris et des grandes villes. Mieux vaudrait encore aller habiter le littoral du nord de la même province (quoique de moitié moins favorable), que de rester dans les cités populeuses et éloignées de la mer.

Toutefois nous devons faire observer que le choix du climat n'est pas indifférent, car de même que la phthisie purulente s'accommode mieux des pays peu élevés au-dessus du niveau de la mer (Pise, Rome, Hyères), la phthisie tuberculeuse, au contraire, s'accommodera davantage d'un air sec et chaud, celui de Nice, par exemple.

A propos de la mer nous ferons remarquer que la navigation produit d'excellents résultats sur la constitution des phthisiques. La preuve, c'est que les chirurgiens de la marine affirment non-seulement n'avoir jamais vu les matelots devenir phthisiques à

bord, mais encore avoir observé que ceux dont la poitrine était fortement compromise se sont rétablis pendant le voyage : c'est peut être pour cela, et aussi par rapport au climat, que les Anglais envoient leurs malades à Madère.

Reste que la respiration de l'air salubre du littoral des mers a paru si avantageuse à Laennec, qu'il envoyait ses phthisiques en Bretagne, et que, chez plusieurs, les ulcérations du poumon se sont cicatrisées pendant leur séjour en ces lieux. A défaut du déplacement qui ne lui était pas toujours possible, en hiver par exemple, il plaçait ses phthisiques dans des petites salles, à l'hospice de Paris, et faisait recouvrir le plancher de ces salles, autour des lits, de *fucus vesiculosus*, varecs globuleux ; ou bien il y plaçait des infusions de varecs desséchés. La plupart des malades s'en sont bien trouvés, et la preuve que cela dépendait des fucus, c'est qu'au mois d'avril, ceux-ci ayant manqué, la marche de la maladie fut bien plus rapide. L'eau de goudron en ébullition produit les mêmes résultats.

Par imitation des avantages que la navigation procure, avantages qu'on attribue principalement aux secousses du mal de mer, on a été conduit à faire l'essai des émétiques dans le traitement de la phthisie. Ces médicaments utiles, d'après certains praticiens, non-seulement pour évacuer l'estomae et prévenir l'accumulation de matières âcres qui s'amassent dans ce viscère, mais encore pour entretenir l'expectoration quand elle est établie, ou provoquer la rupture des vomiques, peuvent bien être administrés à ces intentions, mais ce ne doit être qu'avec beaucoup de ménagements.

Quand la phthisie est confirmée, ce qu'on reconnaît à la fièvre lente et à l'apparition des sueurs le matin, il ne faut pas, comme le font la plupart des médecins, se laisser dominer par l'idée que la guérison est impossible à obtenir ou présente très-peu de chances, car un pareil doute brise le courage, paralyse jusqu'aux ressources de l'esprit et éteint jusqu'au désir de rien entreprendre. On doit au contraire se bien pénétrer que *toute phthisie, même la purulente, est curable* (Laennec, Hufeland, etc., en font foi), et avoir la patience, le dévouement de lutter incessamment et résolument jusqu'au bout. Mais pour faire cela, on conçoit que le praticien ne doit rien, absolument rien négliger pour s'instruire de la nature du mal, et, par exemple, dans la phthisie avec expectoration abondante, si le malade expectore du mucus fourni par des surfaces enflammées ou du véritable pus. Pour le faciliter dans ses recherches nous lui dirons, s'il ne le sait déjà, que les seuls signes différentiels, sur lesquels il soit permis de compter, sur lesquels même on doit compter le plus, ce sont : la saveur douceâtre ou salée des crachats qui exhalent une mauvaise odeur et tombent au fond de l'eau (surtout de l'eau salée) ; tandis que le mucus surnage, outre qu'il file entre les doigts : c'est donc une expérience qu'il faut nécessairement faire.

A-t-on constaté une suppuration véritable, le petit-lait, le lait récemment trait (celui d'ânesse et de femme surtout), et à défaut, matin et soir, une cuillerée à bouche de farine d'orge préparée, cuite dans quelques tasses de lait, en ayant soin de tourner toujours comme pour faire une bouillie ; la gelée de lichen d'Islande, spécialement celle qui est faite au lait et sucrée, à la dose de deux ou trois onces par jour ; les crèmes du salep, du tapioca au lait ; le bouillon de colimaçons (Chrestien vantait beaucoup les colimaçons de vignes avalés, crus et vivants) : les huîtres, etc., servent beaucoup à entretenir et à réparer les forces que la suppuration épuise.

En outre, pour obtenir la cicatrisation de l'ulcère du poumon, on aura égard aux deux circonstances suivantes qu'il importe de bien distinguer, à savoir : s'il y a phlogose ou atonie, ces deux états de l'organe exigeant des moyens différents. Ainsi dans la phthisie *phlogistique*, rien ne devra être stimulant, irritant, tout au contraire, et l'on devra insister sur l'emploi des semences du *phellandrium aquaticum* à haute dose (de vingt-quatre grains à un gros par jour en poudre, ou une demi-once en décoction); de l'eau de chaux coupée avec du lait ; du chlorure de chaux mêlé à l'eau de laurier cerise.

Pr.: Chlorure de chaux,   1 gros.
Eau de laurier-cerise,   2 gros.
Eau distillée,   1/2 once.
Mêlez.

Dose : 40 à 50 gouttes quatre fois par jour.

On se servira aussi du suc de concombre, à la dose de trois ou quatre onces, quatre fois par jour.

Au contraire, dans la phthisie par *atonie* pulmonaire, on donne la myrrhe mêlée à du sucre blanc, à la dose d'un demi-gros de myrrhe pour une once de sucre. Le malade prend une cuillerée à café de ce mélange plusieurs fois par jour ; ou bien il use du baume de la Mecque, du baume de copahu, du baume du Pérou, à son choix, de l'arnica, du fer. Notez bien qu'il est nécessaire d'exercer une surveillance très-attentive dans l'emploi de ces médicaments, car à la moindre exacerbation de la fièvre, de la douleur, de la dyspnée, il faut les suspendre immédiatement.

Une chose à laquelle je ne sache pas qu'on fasse beaucoup d'attention, c'est l'*attitude du malade dans laquelle la matière purulente s'échappe avec le plus de facilité*. On la reconnaît en ce qu'elle est celle qui fait le plus tousser et cracher ; aussi le phthisique évite-t-il ordinairement de la prendre, ou, si l'on veut, de se coucher sur le côté, car c'est de cette position que je veux parler. Eh bien ! il devra le faire plusieurs fois par jour, et y rester aussi longtemps qu'il le pourra supporter. Reste les autres moyens de faciliter l'expectoration du pus, son écoulement étant utile en ce qu'il favorise la cicatrisation de l'ulcère, et en ce qu'il diminue la fièvre et prévient la colliquation.

Si la sortie des crachats est facile, il suffit au malade de boire abondamment d'une dé-

coction d'orge, de chiendent ou d'avoine, etc., et d'éviter toute excitation ou tout refroidissement. L'expectoration s'arrête-t-elle, il faut rechercher la cause de cette suppression et y remédier : est-ce parce que le pus est trop visqueux ? on prescrit l'inspiration de vapeurs émollientes, le kermès minéral, l'oxymel scillitique avec le sirop de guimauve et l'ammoniaque liquide anisée, l'émulsion de gomme ammoniaque ; est-ce une irritation gastrique accessoire ? elle indique les laxatifs doux, et, au besoin, le vomitif ; est-ce une irritation catarrho-rhumatismale ? on doit appliquer le traitement du catarrhe pulmonaire ; est-ce un état spasmodique ou nerveux, qu'annonce une toux quinteuse, violente, sans symptômes de phlogose ? on administre un narcotique ; est-ce une récrudescence de l'inflammation ? elle exige l'emploi des antiphlogistiques, dont il faut user avec modération ; est-ce, enfin, la débilité ? on la combat par la gomme ammoniaque, l'arnica, les fleurs de benjoin, etc. Dans tous les cas, si on soupçonnait que la diminution ou la suppression de l'expectoration, et à plus forte raison la maladie elle-même, tînt à une dyscrasie psorique, vénérienne ou autre, on ne négligerait rien pour combattre cette dernière.

Tel est le traitement de la phthisie pulmonaire en général. Si nous sommes entré dans tant et de si minutieux détails, en ce qui la concerne, c'est parce que la maladie est si grave, quelquefois si longue, toujours si difficile à guérir, qu'il nous a paru nécessaire d'insister sur toutes ces choses : néanmoins cet article est encore incomplet, puisqu'il n'y est pas fait mention des palliatifs spéciaux à certains symptômes qui se manifestent surtout dans la dernière période. Suppléons à cette lacune.

Tout le monde sait qu'il n'est rien de plus pénible, pour le phthisique, que la *toux* : il s'agit de la calmer, et les moyens les plus certains sont de détruire les causes qui la provoquent ; nous en avons indiqué les moyens. Après la toux viennent les *sueurs matinales*. Lorsqu'elles se manifestent, le malade doit quitter le lit avant leur apparition, aérer sa chambre, se couvrir légèrement et prendre, soit du petit-lait alumineux, soit les pilules de Fouquier.

Pr. : Acétate de plomb. — Poudre de guimauve, cinq grammes de chaque.
Sirop simple, S. Q.
F. : 50 pilules. Dose : une, matin et soir.

Soit les poudres de Hufeland, contre les sueurs colliquatives.

Pr. : D'acétate de plomb ... 3 décigrammes. — Sucre ... 2 grammes. — D'opium ... 3 décigrammes. — Triturez et faites douze paquets égaux ; dose : un, matin et soir.

On a vanté encore l'agaric blanc, à la dose de quatre à trente grains par jour.

Indépendamment des sueurs, on a aussi la *diarrhée*, qu'il faut arrêter, parce qu'elle affaiblit beaucoup. Pour cela on évite tous les aliments fermentants et acidules ; on prescrit le simarouba, la racine d'arnica, le ratanhia, l'eau de chaux ; ou bien, et c'est le plus sûr de tous les moyens, l'opium avec du lait, en lavement.. Nous préférons cette voie, parce que ce médicament, introduit dans l'estomac, peut déterminer une influence nuisible.

Enfin, quant aux *hémorragies* et aux ulcérations qui surviennent dans la dernière période, elles ne se traitent pas différemment que celles qu'on observe dans les autres cas morbides, c'est-à-dire dans ceux où ces pertes de sang et ces ulcères sont séparés de toute inflammation des poumons (*Voy.* HÉMOPTYSIE, APHTHES); et quand la maladie résiste à tous les moyens, quand elle est parvenue à la fin de la dernière période, le praticien n'a plus qu'à adoucir les derniers moments du phthisique, ou, comme on dit, à lui aplanir le chemin qui mène au tombeau. Les consolations de la religion sont bien puissantes sans doute, et cependant elles ne suffisent pas, car des étouffements fréquents, des douleurs cruelles, veulent être apaisés, et l'opium seul a cette puissance. Il faut donc recourir à lui aussi, car il enlève au malade le sentiment de ses maux physiques en le transportant dans un monde idéal où la douleur est inconnue.

PHYSIOLOGIE, s. f., *physiologia*, de φύσις λόγος, discours sur la nature vivante. — La physiologie est cette science qui traite de la vie humaine en particulier, c'est-à-dire des fonctions organiques dans l'état sain, pour en appliquer les lois à la médecine pratique. Son étude est donc indispensable pour le médecin, la maladie consistant généralement dans le trouble permanent de ces mêmes fonctions.

PICA, s. m., *pica*. — Névrose du tube digestif, qui a pour caractère un appétit dépravé, ou le désir insurmontable de manger des substances non nutritives, des substances qui répugnent plus ou moins généralement dans l'état de santé. Ce mot est synonyme de MALACIA (*Voy.* ce mot).

PIERRE. *Voy.* CALCULS.

PISSEMENT DE PUS. *Voy.* PYURIE.

PISSEMENT DE SANG. *Voy.* HÉMATURIE.

PITUITE, s. f., *pituitis*. — Le mot *pituite* ou *phlegme* est vulgairement employé pour désigner cet état des bronches ou de l'estomac dans lequel on rend, par l'expectoration ou le vomissement, et comme par quintes, une grande quantité de matières muqueuses, liquides et transparentes.

L'excrétion de ces mucosités est communément symptomatique du catarrhe pulmonaire pour l'expectoration, d'acidité dans les premières voies pour les vomissements, quoique pouvant cependant être produite sympathiquement chez les hystériques et les femmes grosses. En aucun cas elle ne constitue par elle-même une maladie. *Voy.* CATARRHE, ACIDES DE L'ESTOMAC, HYSTÉRIE, etc

PITUITEUX, EUSE, adj., *pituitosus*, qui abonde en pituite. — Il est synonyme de muqueux : ainsi on dit tempérament muqueux ou pituiteux, maladie muqueuse ou pituiteuse, etc. *Voy.* MUQUEUX.

PITYRIASE, s. f., *pityriasis*, de πίτυρον, son. — C'est l'ancien nom de la teigne porrigineuse des modernes. *Voy.* TEIGNE.

PLAIE, s. f., *plaga*, *vulnus*, τραῦμα, solution de continuité récente et ordinairement sanglante faite aux parties molles. — On divise les plaies : 1° par rapport aux instruments qui les produisent, en plaies par instrument tranchant, plaies par instrument piquant, et plaies par instrument contondant ; 2° par rapport à leur siége, plaies de tête, plaies de poitrine, etc.; 3° par rapport à leur nature, c'est-à-dire qu'elles sont venimeuses ou non, superficielles ou profondes, pénétrantes ou non pénétrantes, simples ou compliquées. Les circonstances particulières dans lesquelles se trouve l'individu blessé, par rapport à ces différentes causes, nécessitent quelques détails dans lesquels nous allons entrer.

Dans une plaie faite par un instrument tranchant, quand elle n'intéresse que la peau, il suffit d'en rapprocher les lèvres avec des bandelettes agglutinatives, et de les maintenir en contact, pour que la réunion des bords divisés s'opère : c'est ce qu'on appelle réunion par première intention. Cette réunion convient encore dans les plaies plus profondes, tant que l'artère n'a point été divisée. Si elle a été coupée par l'instrument tranchant, il est bon de comprimer au-dessus du vaisseau pour arrêter l'hémorragie, en attendant l'arrivée du chirurgien; et si l'artère est située profondément dans l'épaisseur d'un membre, comme à la cuisse, par exemple, on comprime alors la crurale dans le pli de l'aine. En un mot, arrêter le jet du sang, voilà l'indication. De même, si l'instrument avait intéressé les parois de la cavité abdominale dans une grande étendue,. qu'il y eût sortie des intestins ou de l'épiploon, on rentrerait immédiatement les parties accidentellement échappées, on placerait le malade sur le dos, les jambes relevées, pour mettre les muscles dans le relâchement, et l'on maintiendrait, autant que possible, les objets rentrés et les bords de la plaie rapprochés. Quand la division est simple, que la plaie a abondamment saigné, on n'a guère à craindre l'inflammation consécutive, et en conséquence les préceptes précédemment exposés étant remplis, il ne reste plus rien à faire qu'à attendre l'arrivée de l'homme de l'art.

Il n'en est pas ainsi quand la plaie est tout à la fois le résultat d'un instrument qui a divisé les parties en les contondant : dans ce cas, après avoir réuni la plaie, il faut appliquer sur le point contusionné des compresses résolutives (*Voy.* CONTUSION), qui préviendront le développement d'une inflammation locale. Dans ces sortes de plaies, comme dans les plaies non contuses, il se manifeste souvent, dans l'endroit blessé, une douleur plus ou moins vive; on cherche à la calmer en mêlant au laudanum de Sydenham aux liquides résolutifs dont on im-

bibe les compresses, et en donnant une potion opiacée au malade, à moins qu'on ne
préfère lui administrer l'extrait d'opium ou
la morphine en pilules.

S'agit-il d'un instrument piquant, la plaie
a-t-elle donné peu de sang, la douleur est-
elle aiguë et lancinante, la règle veut qu'on
incise la plaie de haut en bas ou de droite
à gauche, suivant la direction des fibres musculaires, des vaisseaux sanguins et des
nerfs; mais comme cette opération, toute
simple qu'elle est, n'est pas sans danger
pour les personnes qui n'ont pas des connaissances anatomiques suffisantes, nul ne
doit la tenter, le médecin seul étant apte à
la pratiquer.

C'est comme dans les plaies pénétrantes
de la poitrine, les personnes qui donnent
les premiers soins au blessé ne doivent se
préoccuper que d'empêcher le libre accès de
l'air dans la cavité du thorax, et si une artère
intercostale étant ouverte, le sang s'épanchait
dans la poitrine, il y aurait lieu alors à introduire le doigt dans l'intérieur de la plaie,
afin de comprimer le vaisseau et de former
en même temps une espèce de bouchon qui
empêcherait l'air d'entrer. Du reste, les premières indications à remplir, dans les cas de
plaie pénétrante de poitrine, sont si variables, eu égard à la forme de l'instrument, à
sa grosseur, etc., qu'il est impossible de poser des règles fixes à ce sujet.

A plus forte raison ne le ferons-nous pas
pour les plaies d'armes à feu : leur traitement varie selon que le projectile a traversé
les chairs ou est resté dans le membre, qu'il
y a pénétré seul ou qu'il y a entraîné un
morceau de chemise, de drap, la bourre du
fusil; que dans son trajet dans la partie blessée-il a rencontré un os, dans lequel il s'est
logé ou qu'il a cassé, une artère qu'il a divisée, des nerfs qu'il a déchirés; aussi ne donnerai-je qu'un seul conseil aux gens du
monde, celui d'appliquer immédiatement sur
la plaie des compresses ou des cataplasmes
résolutifs. A l'ambulance du bazar Bonne-
Nouvelle, où nous étions lors des malheureuses et regrettables journées de juin, notre premier soin, à tous, élèves et docteurs
qui étions attachés à cet hospice improvisé,
a constamment été de prévenir l'inflammation
locale d'abord, à la modérer ensuite, et à
combattre les accidents que nous n'avions
pu prévenir. Par cette conduite nous avons
obtenu des succès éclatants, remarquables :
nous n'avons pas perdu *un seul* blessé.

Restent les plaies faites par les animaux.
Quand leurs morsures ne sont pas venimeuses, il faut les rapporter à la classe des
plaies par instrument piquant, et s'opposer
à ce que l'engorgement inflammatoire se manifeste : ce qu'on obtient assez souvent par
l'application des topiques résolutifs. Mais si
les morsures, au contraire, sont venimeuses,
alors le premier soin à donner, c'est d'appliquer une ventouse sur la blessure même,
afin d'attirer au dehors le sang imprégné de
virus, et de la cautériser ensuite. On se com

porte d'ailleurs comme dans le cas de morsure par des animaux enragés.

Nous n'avons pas encore parlé des plaies
par arrachement, parce qu'elles forment une
espèce à part, nul instrument tranchant, piquant ou contondant ne les déterminant. Et
pourtant il est indispensable que nous nous
y arrêtions pour faire observer que, malgré
les désordres énormes qui les accompagnent,
il est rare qu'il se manifeste une hémorragie consécutive inquiétante, les vaisseaux
sanguins, fortement tiraillés, fermant d'eux-
mêmes leurs orifices, si je puis ainsi dire,
par la rétraction de leurs bords; aussi faudrait-il bien se garder, dans le principe de
l'accident, d'employer des émollients ou des
relâchants sur la plaie, l'astriction des tissus étant nécessaire. Les applications froides et résolutives conviennent encore dans
ce cas.

Somme toute, réunir la plaie par première
intention, la recouvrir pour empêcher l'accès de l'air, appliquer par-dessus des compresses ou des cataplasmes avec l'eau très-
froide ou glacée, rendue ou non plus active par l'addition de suffisante quantité d'acétate de plomb liquide ou d'eau-de-vie camphrée; comprimer les vaisseaux pour arrêter l'hémorragie; laudaniser les cataplasmes
ou l'eau des lotions pour calmer la douleur,
mettre les parties divisées dans le relâchement, débrider la partie dans les plaies par
piqûre lorsque l'épanchement est très-considérable, et que la tension des parties engorgées est excessivement douloureuse; appliquer des ventouses sur les plaies empoisonnées et les cautériser, etc. Voilà les soins
à donner au blessé en attendant l'avis du
médecin.

PLÉTHORE, s. f., *plethora*, ou πληθώρα,
réplétion. — Il se dit d'une surabondance de
sang dans le système circulatoire sanguin
(pléthore générale), ou dans une partie de ce
système (pléthore locale), qui entraîne une
sorte d'épaississement ou de gêne dans les
mouvements généraux ou organiques, avec
une diminution notable de la sensibilité.

Certains praticiens fort estimés avaient
cru devoir faire de la pléthore un état de
maladie, oubliant sans doute, quand ils agissaient ainsi, que cette surabondance de sang,
générale ou locale, qui la constitue, n'est rigoureusement qu'un état voisin de la maladie, mais ne la constitue pas; qu'elle indique, chez le pléthorique, une très-grande
disposition aux affections inflammatoires,
sthéniques, à des mouvements fluxionnaires
du sang sur différents points, à des congestions organiques, etc., et pas davantage.
C'est pourquoi nous préférons considérer la
pléthore comme prédisposant à certaines
maladies, et comme leur étant unie.

La pléthore ainsi considérée, il est facile
de comprendre qu'il est convenable, dans le
premier cas, de faire cesser s'il est possible
cette prédisposition, due le plus souvent
au *trop bon état* des forces digestives et
nutritives, qui, au milieu d'une santé florissante, fournissent et retiennent toutes les

particules nutritives qui peuvent se trouver dans les aliments dont le sujet se nourrit. Aussi est-ce par la diète, un régime purement végétal, des boissons aqueuses et beaucoup d'exercice qu'on la détruit, rien ne favorisant davantage la surabondance du sang que l'i-nactivité, l'oisiveté et la paresse chez les individus d'un vigoureux appétit.

Nous préférons recourir au régime, préfé-rablement aux évacuations sanguines, pour diminuer la pléthore, parce que la déplétion des vaisseaux augmentant l'activité des fa-cultés digestives du système absorbant, il en résulte que le sang est immédiatement réparé et qu'après vingt-quatre heures, le sujet est aussi sanguin qu'auparavant : aussi a-t-on dit avec quelque fondement, que, chez certains, la répétition trop fré-quente de la saignée dispose à la pléthore, et a-t-on blâmé l'usage de se faire saigner à des époques régulières, et assez rapprochées, pour prévenir cet état constitutionnel.

Dans l'état morbide, soit que le malade ait le tempérament pléthorique, soit qu'il y ait pléthore accidentelle par suppression d'une hémorragie habituelle, l'état pléthorique devient toujours une source d'indication qui, lorsque la pléthore est générale (et alors la réaction phlogistique est communément très-développée à moins d'oppression des forces), invite le praticien à l'emploi plus ou moins répété de la saignée ; tandis que si la plé-thore est accidentelle ou locale, l'organe par où se faisait l'hémorragie étant le *pars man-dans* de la fluxion sanguine et l'organe ma-lade le *pars recipiens* de cette fluxion, on conçoit qu'il devient utile dans ce cas d'ap-pliquer les sangsues ou les ventouses scari-fiées aussi près que possible du lieu par où le sang s'écoulait habituellement. Ainsi, quand la pléthore est une simple disposition aux maladies, il faut la dissiper, ou diminuer la masse et la richesse du sang par un ré-gime convenable ; quand au contraire cause de maladies, elle leur est en quelque sorte *associée*, si l'on peut ainsi parler, on la com-bat pas des moyens appropriés.

Il est encore une pléthore dont on parle peu et qui cependant mérite toute notre at-tention au point de vue pratique ; c'est la plé-thore dite *raréfactive*, parce que le sang étant en effervescence, ou comme on dit vul-gairement, en ébullition, il se dilate, et par le fait de cette dilatation, il y a défaut de pro-portions entre le contenu et le contenant. Il en déborde donc par des hémorragies in-ternes ou externes. Eh bien, dans les cas de cette nature qu'on traite généralement par la saignée qui soulage pour un instant, mais qui est suivie d'un affaiblissement considé-rable, mieux vaut donner des boissons ra-fraîchissantes et des bains qui calment l'ef-fervescence du sang sans affaiblir. L'utilité de ces moyens se tire de l'analogie de ce qui se passe quand le chocolat ou le café, par exemple, sont sur le feu. Au moment de l'ébul-lition, le liquide en se raréfiant s'extravase au dehors, non pas parce qu'il y a défaut de rapport entre le chocolat et le poêlon dans

lequel on le fait bouillir, mais parce que le liquide prend plus de place. Que fait-on alors ? diminue-t-on la quantité du liquide ? Au contraire, on y ajoute de l'eau froide, on en abaisse la température, et le liquide, quoi-qu'en plus grande masse, ne déborde plus. Or, pareille chose doit arriver et arrive dans la pléthore raréfactive, c'est-à-dire que les rafraîchissants externes et internes, les bains tièdes surtout, en modérant les mouve-ments trop impétueux du sang, arrêtent l'hé-morragie. C'est du moins ce qui nous est arrivé bien des fois, et entre autres dans un cas d'hémoptysie que nous avons traité avec succès à Digne, sans tirer une goutte de sang, au grand étonnement des aspirants au grade d'officier de santé et de pharma-cien, camarades du malade, candidat venu lui-même pour passer ses examens devant le jury médical.

À quoi reconnaît-on que la pléthore est raréfactive ? A la fréquence et à la tension très-élastique de l'artère qui lorsqu'on l'ex-plore cède sous le doigt avec souplesse, et à l'*habitus* du sujet, qui participe tout à la fois des tempéraments sanguin et nerveux.

PLEURÉSIE. s. f., de πλευρά, plèvre, in-flammation de la plèvre, ou de l'enveloppe sé-reuse du poumon. — Elle existe quelquefois seule, mais s'unit le plus souvent à la phleg-masie du parenchyme pulmonaire. *Voy.* PNEU-MONIE.

PLEURODYNIE, s. f., *pleurodynia,* vulgaire-ment *point de coté.* — On donne également ce nom à la pleurésie et à la pneumonie, mais nous croyons qu'il vaut mieux l'appliquer spécialement à la pleurodynie qui consiste dans l'inflammation catarrhale ou rhumatis-male des muscles intercostaux.

Ce qui prouve son caractère rhumatismal ou catarrhal, c'est que la douleur change souvent de place, qu'elle augmente par une forte aspiration, par la toux, quand on meut le bras correspondant au côté douloureux et souvent aussi par les mouvements du corps. Ces phénomènes il est vrai se rencon-trent également dans la *pleurésie;* mais quand la plèvre costale est enflammée, il y a épan-chement pleural et matité du son rendu par le thorax, puis la douleur est plus profonde et s'accompagne de fièvre ; ce qui n'a pas lieu dans la phlogose musculaire des parois thoraciques.

La pleurodynie étant, par sa nature, une affection catarrhale ou rhumatismale, elle doit être produite par les mêmes causes, et guérie par les mêmes moyens qui sont appro-priés au CATARRHE et au RHUMATISME (*Voy.* ces mots).

PLEURO-PNEUMONIE, inflammation si-multanée du poumon et de son enveloppe. *Voy* PNEUMONIE.

PLEVRE, s. f., *pleura,* de πλευρα, les côtes. —C'est ainsi qu'on nomme une membrane séreuse comparée à un sac sans ouverture, qui enveloppe les poumons et, en se réflé-chissant, est en rapport avec les parois inter-nes de la poitrine qu'elle tapisse.

La plèvre prend différents noms suivant

les parties avec lesquelles elle est en rapport ; ainsi on nomme plèvre *pulmonaire* la portion membraneuse qui embrasse le poumon dont elle forme en quelque sorte le tégument propre ; et on donne celui de plèvre *costale* à la portion qui recouvre les parties internes de la cavité thoracique. Et comme il y a une *plèvre* pour chaque poumon, il résulte de leur adossement ce qu'on appelle les *mediastins* antérieur et postérieur.

PLIQUE, s. f., *plica, trichoma*, ainsi nommée, parce qu'elle est caractérisée par l'entrelacement, l'entortillement et l'agglomération des cheveux. — Elle est endémique en Pologne, en Lithuanie et dans quelques autres contrées du Nord.

Alibert, à qui tous les auteurs ont recours quand il s'agit de la plique, et auquel je dois recourir moi-même ne l'ayant jamais vue ; Alibert, dis-je, en admet trois espèces, à chacune desquelles se rattachent quelques variétés qui la modifient, si l'on veut, mais n'en changent pas la nature, savoir :

1° La PLIQUE MULTIFORME, *plica caput Medusæ*, dans laquelle les cheveux ou les poils se mêlent et s'agglutinent par mèches séparées, plus ou moins grosses, plus ou moins longues, plus ou moins flexueuses, ce qui les fait ressembler à des cordes et les a fait comparer à des serpents. Cette espèce comprend la plique en *lanières* et celle en *vrilles*.

2° La PLIQUE A QUEUE OU SOLITAIRE, *plica longicauda*. Dans celle-ci, les cheveux ou les poils ne se divisent point en mèches distinctes et nombreuses, mais se réunissent pour acquérir un allongement excessif qui la fait ressembler à une queue de cheval. Les variétés de la plique à queue sont : la plique solitaire *latérale*, la plique à queue *fusiforme*; celle à queue *fulciforme*, et enfin celle en *massue*.

3° La PLIQUE EN MASSE, *plica cespitosa*. Plique dans laquelle les cheveux ou les poils se mêlent, se collent et s'agglomèrent ensemble, sans jamais se séparer, au point de n'offrir aux regards de l'observateur, qu'une masse informe plus ou moins volumineuse, qui surcharge la tête d'un poids énorme.

On peut indiquer comme variété de la plique en masse, la plique *mitriforme* et la plique *globuleuse*.

Symptomatologie. Réunissant dans un même tableau les différentes espèces de plique dont il vient d'être question, nous dirons : leur invasion commence ordinairement par un abattement universel, un engourdissement dans tous les membres : des douleurs vagues se font d'abord ressentir dans les articulations des pieds et des mains, gagnent ensuite les omoplates, l'épine du dos, et s'étendent bientôt à la région postérieure du cou et de la tête. Le soir, il se manifeste un accès fébrile qui se prolonge très-avant dans la nuit, et se termine par une sueur visqueuse, gluante et excessivement fétide. Le matin le pouls est naturel ; il y a une sorte de rémission dans les symptômes que je viens d'indiquer.

Aux douleurs arthritiques qui constituent presque toujours le début de cette affection, viennent se joindre des mouvements convulsifs dans les muscles, des soubresauts dans les tendons, un tintement d'oreilles pénible, une céphalalgie atroce que le malade cherche vainement à calmer par des médicaments sédatifs ou narcotiques ; des vertiges, une pesanteur autour des orbites, des picotements, et une sensation très-incommode de resserrement dans la partie postérieure du cuir chevelu.

Bientôt un phénomène externe, surprenant pour le physiologiste observateur, se déclare. Les cheveux se mêlent, s'entortillent, s'agglutinent, se séparent en faisceaux ; on les voit s'arranger en petites cordes tournées en spirale, en sorte que la tête paraît environnée d'un amas de couleuvres effrayantes qui rappellent l'image affreuse d'une gorgone. On en voit aussi s'allonger comme des queues traînantes, qui atteignent les jarrets, et quelquefois pendent jusqu'à terre ; on les voit enfin se hérisser comme les poils d'une bête fauve, ou comme les soies qui se dressent le long du cou des pourceaux ; enfin, il arrive quelquefois que les cheveux s'entassent en globes ou en masses informes, qui deviennent de lourds fardeaux pour ceux qui les portent. Les poux fourmillent au milieu de ces touffes villeuses, et se multiplient avec une promptitude qu'on ne peut exprimer. A la base de ces touffes on voit une grande quantité d'écailles furfuracées.

La plique n'attaque pas seulement le cuir chevelu ; elle se manifeste aussi dans les autres parties du corps humain qui sont pourvues de poils. Le virus trichomatique s'introduit souvent jusque dans les ongles des mains et des pieds, particulièrement chez les individus qui sont chauves. L'analogie de structure de ces organes avec les cheveux explique facilement cette dégénérescence hideuse ; tantôt ils prennent un accroissement prodigieux, tantôt ils s'épaississent et offrent beaucoup d'aspérités au toucher ; ils deviennent jaunâtres, livides, noirs comme la corne d'un bouc, ou quelquefois même ils sont crochus comme la griffe des quadrupèdes carnassiers. On observe, du reste, que l'altération des ongles n'arrive que longtemps après l'altération des cheveux et des poils.

Toutes ces déformations physiques et extérieures, que nous venons de signaler, sont causées et entretenues par la sécrétion extraordinairement abondante qui suinte des parties couvertes de villosités et qui constitue la *plique* proprement dite. Cette excrétion, qui afflue surtout vers la tête, ne s'échappe pas uniquement des pores de la peau du crâne, mais encore des cheveux eux-mêmes, ainsi que l'ont constaté des observations microscopiques. On a vu en effet, que les extrémités des canaux capillaires exhalaient une espèce de vapeur qui se déposait et se condensait ensuite dans leurs interstices. Si le dépôt qui s'en fait dans les cheveux est si copieux que ceux-ci ne puissent le contenir, alors ils se rompent dans leur milieu, et la matière s'écoule au dehors en très-grande quantité; elle exhale une odeur *sui generis*, qui est très-repoussante. Cette odeur a beaucoup de rapport avec celle de la graisse rancie; il est vrai qu'elle varie dans quelques circonstances. M. le docteur Nigkouski a vu, chez une jeune demoiselle, une plique des aisselles qui était très-aromatique et qui répandait le parfum de l'ambre.

Jusqu'ici je n'ai retracé, dit Alibert, que les accidents ordinaires de la plique; mais cette maladie acquiert souvent le plus grand degré d'intensité; elle revêt une multitude de physionomies, et, dès lors, le caractère de ses symptômes paraît entièrement subordonné à la direction que prend la matière trichomatique dans l'économie animale. Fait-elle une irruption vers l'organe cérébral, des accès épileptiques se déclarent. Souvent les malades sont foudroyés par l'apoplexie; quelquefois ils sont en proie à des transports maniaques. Stabel cite l'exemple d'une femme qui avait éprouvé une violente frénésie avec une fièvre aiguë, une aliénation marquée de l'esprit et un délire furieux. Ces désordres ne cessèrent que lorsque les cheveux commencèrent à se pliquer.

Si la métastase s'opère vers le système respiratoire, elle détermine l'asthme, l'hydrothorax, les crachements de sang, la phthisie pulmonaire, le catarrhe suffocant; les palpitations suivent les atteintes du système circulatoire. Enfin, quand le virus de la plique affecte l'estomac, les intestins et les autres viscères contenus dans la cavité abdominale, on voit arriver le flux dyssentérique, la diarrhée, les coliques, l'hypocondrie, la mélancolie, etc.; la faculté digestive est pervertie. On a vu survenir, chez certains individus, non-seulement un penchant irrésistible pour les boissons spiritueuses, mais aussi des goûts bizarres, dépravés, en un mot, de vrais *pica*. On a vu naître l'inflammation ou l'ulcération du foie, etc. Quant aux femmes, la menstruation est troublée ou interrompue, et communément elle ne reprend son cours régulier et périodique que lorsque la plique vient se manifester à la tête.

Stabel a particulièrement observé que les effets du virus trichomatique diffèrent suivant les systèmes organiques dans lesquels il pénètre en premier lieu. C'est ainsi que, lorsqu'il s'introduit dans le système lymphatique, il donne naissance à des engorgements glanduleux, très-rebelles aux moyens curatifs. Il se forme des nodosités et des tubercules dans les articulations, des squirrhes, etc.; la peau se décolore et acquiert une coloration terreuse. Il n'est pas très-rare de voir cette maladie produire la carie des os, pénétrer même jusqu'à la moelle de ces parties, qu'elle rend friables.

Quelquefois la plique se déclare sans aucun accident précurseur et sans la moindre sensation douloureuse; tantôt elle se forme lentement et successivement, tantôt elle se manifeste avec une rapidité inconcevable; l'événement le plus léger suffit quelquefois

pour provoquer son développement. Il n'est pas rare aussi qu'elle survienne sans cause apparente et d'une manière subite. On peut également assurer, d'après des observations très-exactes, que le virus trichomatique peut se communiquer par la génération, et qu'après la naissance, il peut rester caché un grand nombre d'années dans l'économie animale, sans produire aucun effet nuisible, principalement lorsqu'on mène une vie régulière et sobre, et qu'on évite tout ce qui peut porter atteinte à la santé. Mais si quelques personnes n'en ressentent aucune incommodité notable, d'autres deviennent la proie des accidents les plus funestes.

Traitement. La plique disparaît souvent d'elle-même et par la seule puissance des forces vitales. Alibert cite un cas où des touffes de cheveux se détachèrent spontanément du cuir chevelu, entraînant dans leur chute des fragments d'épiderme. Un semblable phénomène se remarque journellement en Pologne, et lorsqu'une plique s'est ainsi isolée, l'homme superstitieux qui la portait va l'enterrer soigneusement dans le cimetière. Dans une pareille circonstance les secours de l'art deviennent superflus : aussi est-il certain que depuis fort longtemps les habitants de la Pologne éprouvent une répugnance extrême à faire guérir la plique. Ils sont accoutumés à la considérer comme un bienfait du ciel. La plupart ne voient d'autres causes de ce fléau que des influences sidérales, qu'il est nécessaire de respecter. Mais une croyance populaire repose quelquefois sur des vérités fort importantes. L'opinion vulgaire dont il s'agit a dû résulter primitivement des symptômes graves et pernicieux qui ont succédé, dans quelques circonstances, à la suppression soudaine de la plique. Les hommes n'ont pu voir l'apoplexie, le catarrhe aigu, les spasmes et les convulsions, les douleurs articulaires, les maladies organiques de tout genre, etc., devenir la suite funeste de la rétrocession du trichoma, sans frémir d'avance des moyens curatifs qu'on voulait opposer à cette singulière maladie.

Que faut-il faire quand la plique étend ses ravages, et quand les ressources de la nature sont impuissantes pour les arrêter? Le premier devoir est, sans contredit, d'examiner d'abord quelle est l'époque de sa marche à laquelle cette affection est parvenue, et d'étudier ensuite les différentes complications dont elle est susceptible : on adapte le plan de guérison à ces divers cas. En second lieu, les médecins qui sont appelés à procéder au traitement de la plique, doivent l'envisager comme le résultat d'une crise nécessaire, qui doit s'effectuer par les cheveux, les poils et les ongles. C'est une maladie errante dans l'économie animale, qui peut prendre mille formes variées. Malheur à ceux qui voudraient intercepter son abord vers ses couloirs ordinaires! Ils doivent au contraire le favoriser et l'entretenir.

Quant à la méthode qu'il faut suivre dans le traitement interne de la plique, elle est

analogue à celle qui convient généralement
à toutes les maladies du corps humain,
c'est-à-dire qu'il convient d'épier la marche
de la nature et de la suivre dans ses tendances. Ainsi, favoriser le mouvement salutaire qui porte le dépôt critique vers la
tête; élimer par des évacuations convenables,
appropriées à la constitution physique des
individus, les saburres qui surchargent les
voies digestives, exciter doucement la transpiration par des boissons où l'on fait entrer
la bardane, le fumeterre, le sassafras, le
gaïac et autres substances végétales, qui paraissent agir d'une manière spéciale sur les
propriétés vitales des exhalants; user du
soufre doré d'antimoine, qu'on dit être aussi
utile (et les observations semblent l'affirmer),
que le mercure dans la maladie syphilitique : la réaction fébrile sera surveillée avec
soin pour la modérer si elle est trop énergique, l'accroître si elle est trop faible. Chez
les vieillards et les personnes débilitées, la
crise ne pouvant s'effectuer d'elle-même, les
médicaments toniques sont d'une nécessité
urgente pour relever les forces épuisées.
Ainsi, les restaurants alimentaires, le quinquina, la gentiane, les eaux ferrugineuses,
les amers, etc., sont très-bien indiqués; et
si la vérole se mêle à la plique comme complication, ce qui arrive fort souvent, il importe d'obéir aux indications qu'une complication pareille réclame.

A l'extérieur, il est utile, pour faciliter l'é-
ruption de la plique, d'avoir fréquemment
recours à des fomentations douces, émollientes, qui apaisent l'irritation du cuir chevelu : d'autres fois, au contraire, une stimulation locale devient nécessaire pour attirer
vers la tête la matière du trichoma qui doit
venir se déposer dans les cheveux ou dans
les ongles : c'est pourquoi les topiques stimulants, les sinapismes, les vésicatoires eux-
mêmes, sont utilement employés : tremper
les doigts dans de la térébentine, ou coiffer
l'individu avec une plique fraîchement coupée, est souvent suivi d'un plein succès.
Dans les cas d'accidents graves, parce que
la matière du trichoma ne se porte point
aux cheveux, Delafontaine a proposé l'inoculation, qui consiste à faire porter, pendant
quelques heures, un bonnet de coton à un
individu chez qui la plique s'est récemment
déclarée, et d'en coiffer ensuite la personne
chez qui on veut qu'elle se manifeste. Ce
procédé doit être répété jusqu'à ce que l'effet
soit obtenu : pour en favoriser l'action, il
est bon que les malades couchent dans la
même chambre, afin qu'en ôtant le bonnet
à l'un on en coiffe immédiatement l'autre.

Peut-on procéder sans péril à la section
des pliques? Les médecins n'étant pas d'accord entre eux, mieux vaut s'abstenir.

PLOMB, s. m., *plumbum* (saturne des alchimistes). — C'est une des substances métalliques que les arts, l'économie domestique
et la médecine mettent le plus fréquemment
à contribution. Le plomb, proprement dit, est
un métal moins pesant que le platine, l'or et
le mercure, reconnaissable à sa couleur d'un

gris sombre, avec une teinte bleuâtre assez
marquée, ce qui lui donne un aspect peu
brillant. Il n'est ni ductile, ni sonore, il plie
avec facilité, s'aplatit si on le frappe fortement; sa saveur est âcre et son odeur désagréable.

Laissant de côté tout ce qui se rattache
aux propriétés du plomb employé dans les
arts, nous ferons l'énumération des préparations diverses dont il a été l'objet et des
usages médicaux de chacune d'elles. Mais
auparavant, nous dirons relativement au
plomb lui-même, que c'est à tort qu'on a renoncé à faire usage des lames minces qu'il
fournit, et dont on se servait autrefois pour
l'usage externe , c'est-à-dire pour recouvrir
les ulcères atoniques. Sans doute , ainsi
qu'on l'a dit, les bandelettes circulaires de
diachylum lui sont préférables quand l'ulcère
fournit une suppuration abondante ; mais
n'est-ce pas qu'il vaut mieux se servir du
plomb pour soutenir une cicatrice récente,
que de la recouvrir d'une substance qui,
comme le diachylum, peut l'irriter et la ramollir?

Préparations de plomb. Les auteurs de
matières médicales placent en tête, 1° la *litharge* ou protoxyde de plomb demi-vitreux,
qui ne s'emploie jamais qu'incorporée avec
des huiles fixes, des graisses, etc., c'est-à-dire
sous forme d'onguent, d'emplâtres, etc.; cependant comme elle n'est point étrangère
aux bons effets que ces emplâtres ou ces
onguents produisent, nous devons constater
son utilité comme adjuvant dans ces compositions.

2° Le *minium* ou deutoxyde rouge de
plomb, qui a les mêmes usages que la litharge, parce qu'il en a les propriétés, et ne
s'emploie guère différemment. Cependant,
comme, lorsqu'il est sans mélange, il a une
action très-énergique, et excitante sur les
tissus, on s'en sert comme escharrotique
pour réprimer les chairs baveuses, aviver
les ulcères atoniques, etc.

3° Les *acétates de plomb*, qu'on distingue
en acétate acide de plomb, vulgairement sel
de saturne, sucre de saturne, acétate de
plomb cristallisé, et en sous-acétates qui ont
absolument les mêmes propriétés, quoique
le sous-acétate soit plus généralement employé, on peut même dire soit seul employé
à l'intérieur. Dans tous les cas, les acétates
de plomb jouissent de propriétés astringentes assez énergiques pour qu'on s'en
serve à titre d'essai dans une foule de cas
sur lesquels il est nécessaire d'arrêter notre
attention. Et par exemple, l'acétate de plomb
a été employé à l'intérieur depuis plusieurs
années, en Allemagne, contre les anévrismes, et les médecins ont prétendu en avoir
obtenu de bons résultats.

Je ne sais sur quelles indications se fonde
cette pratique; mais ce que je sais fort bien,
c'est que Laennec a essayé le même médicament dans les maladies du cœur et dans
les hémorragies opiniâtres, d'après des observations faites sur des individus qui succombent à la rachialgie saturnine, et qu'il

résulte de ces observations que la seule altération constante qui s'observe chez ces individus, c'est la pâleur des tissus, et une quantité
de sang moindre dans tous les vaisseaux que
celle que l'on rencontre ordinairement à l'ouverture des autres cadavres, ce qui, dit-il, lui
avait fait soupçonner qu'un des principaux
effets du plomb était de nuire à l'hématose
et de diminuer par là la quantité de sang.
Eh bien ! conduit par ce raisonnement, il a
employé les préparations de plomb dans
l'hypertrophie et la dilatation du cœur ainsi
que dans les anévrismes de l'aorte, commençant ordinairement à la dose de 3 à 4
grains par jour, sans dépasser celle de 16
grains, et quoiqu'il ait continué ce médicament pendant des mois entiers, sans déterminer ni colique, ni d'autres accidents de
la nature de ceux qui ont lieu dans la rachialgie saturnine, il peut assurer que, sans
être jamais héroïque, ce médicament lui a
paru souvent utile.

Le même auteur avait déjà fait observer
ailleurs que l'acétate de plomb paraît modérer quelquefois la diarrhée des phthisiques,
et plus constamment diminuer les sueurs,
prétendant que c'est même le seul moyen
qu'on puisse lui opposer. Je ne conteste pas
la fin de sa proposition, mais ce que je conteste, c'est la propriété anti-diarrhoïque et
anti-diaphorétique du plomb dans cette terrible maladie. Déférant à une autorité que
j'ai toujours respectée, celle de Laennec,
croyant aux affirmations de Fouquier, autorité non moins respectable, j'ai employé le
plomb d'après la formule de ce dernier auteur, et je n'ai pas remarqué qu'il ait eu la
moindre efficacité ni contre le dévoiement,
ni contre les sueurs colliquatives. Ce ne doit
pas être un motif pour en repousser l'emploi, tout devant être tenté dans une affection si redoutable.

Que dirons-nous de l'efficacité du plomb
contre les névroses, l'hystérie, la nymphomanie, etc.? Qu'elle est bien douteuse dans
certains cas, nulle dans les autres (Ratier),
et que les faits rapportés par les observateurs manquent, pour la plupart, de critique
et surtout de diagnostic rigoureux. Porte-
rons-nous le même jugement sur son emploi contre la salivation mercurielle ? C'est
une question pratique assez importante pour
mériter d'être discutée.

On sait que M. de la Bonnardière père avait
communiqué, dès 1801, à la Société de médecine de Paris, quelques observations sur
l'extrait de saturne, considéré comme propre
à modérer les ravages du mercure sur la bouche ; et que Cullerier, médecin en chef de
l'hôpital des vénériens, publia, trois années
plus tard, un mémoire sur le ptyalisme dans
lequel on lit : « L'acétate de plomb a produit
quelque bien, mais ce n'a été que lorsqu'il
a donné lieu à de vives douleurs à l'estomac.
Je n'ai pas beaucoup multiplié les essais,
parce qu'ils étaient nuls quand le remède
était en petite quantité, et dangereux quand
on le portait à forte dose. » Lagneau, dans
son traité des maladies vénériennes, paraît

être absolument du même avis, puisqu'il dit
textuellement : « L'extrait de saturne a été
recommandé en gargarisme, à la dose de
2 gros sur 4 onces de véhicule, pour combattre la salivation mercurielle ; quoique
nous n'ayons pu répéter les expériences,
nous ne croyons pas qu'on doive lui donner
beaucoup de confiance, vu que les observations ne nous paraissent pas assez concluan
tes, les gargarismes saturnins ayant été
employés simultanément avec d'autres médicaments.

M. de la Bonnardière combattit les assertions de Cullerier ; les médecins prirent
parti pour et contre, et bientôt un accident
nouveau, résultant de l'administration du
plomb, fut constaté ; je veux parler de la
noirceur des dents qu'il occasionne. Les
partisans du plomb répondirent que cette
noirceur se dissipait d'elle-même au bout de
quelques jours, et que d'ailleurs cet accident est susceptible d'être prévenu, pourvu
qu'on ait soin de bien faire rincer la bouche
et d'essuyer souvent et soigneusement les
dents.

Dans cette intention, Petit, qui croit à
l'efficacité des gargarismes saturnins, a proposé de recouvrir chaque dent d'une couche
de cire blanche ou de mie de pain frais,
ajoutant, d'après Chaussier, que ces corps
doivent se nettoyer sans difficulté par l'emploi mécanique d'un dentifrice. Les choses en
étaient là lorsque M. Raillard, chargé par le
président de la Société de médecine de Lyon
(Desgranges), de répéter les essais déjà tentés, déclara bientôt après que, d'après ses
observations, une demi-once d'acétate de
plomb liquide étendu dans demi-pinte d'eau,
et même une once de plomb pour la même
quantité de véhicule, quand on voulait rendre le gargarisme plus actif, ayant été donnée à trente militaires atteints de ptyalisme
mercuriel, sur ce nombre la salivation ne
s'est montrée rebelle et a pris un caractère
chronique que chez deux seulement. Il a
remarqué en outre que la noirceur des dents
se dissipe d'elle-même en très-peu de temps ;
qu'aucun accident, même léger, ne s'était
montré du côté des organes digestifs : d'où
il conclut que de tous les topiques connus et
employés (jusqu'au moment où il faisait ses
expériences) contre l'irritation produite par
le mercure sur les glandes salivaires, le plus
sûr et le plus prompt, c'est l'acétate de
plomb liquide. Tantôt il l'a donné seul, tantôt il l'associait aux purgatifs, aux vésicatoires, aux lavements irritants, aux bains
généraux, et il n'a rien observé qui pût lui
faire donner la préférence à l'une plutôt qu'à
l'autre de ces méthodes, leurs effets étant
aussi prompts et aussi satisfaisants.

Deux motifs nous ont fait renoncer à l'emploi de ce moyen : le premier, ce sont les
douleurs atroces que le gargarisme a déterminées chez plusieurs de mes malades, malgré que, par timidité, je l'avoue, je n'eusse
mis que la moitié de la dose à laquelle on
conseillait de l'élever ; l'autre, c'est la noirceur des dents. Elle disparaît d'elle-même,

nous ne le contestons pas ; mais comme il
est peu de malades qui veuillent avoir un
aspect repoussant, nous leur épargnons ce
désagrément. Nous faisons plus, nous leur
épargnons les accidents de la salivation en
les guérissant de la maladie vénérienne sans
le secours du mercure.

En définitive, si les préparations de plomb
à l'intérieur ont leurs partisans et leurs antagonistes, tous se mettent d'accord lorsqu'il
s'agit de leur emploi à l'extérieur ; ainsi
l'eau de Goulard est généralement prescrite
en collyre dans les ophthalmies catarrhales,
scrophuleuses, etc., en lotions dans certaines
maladies atoniques de la peau, en injections
dans les flux muqueux, chroniques de n'importe quelle cavité (muqueuse nasale, conduit auditif externe, vagin, urètre, rectum),
en gargarisme dans l'angine catarrhale, l'œ-
dème et le prolongement de la luette, etc.
Toutefois, ainsi qu'on en a fait la remarque,
il est des circonstances où il faut augmenter
considérablement la dose du sous-acétate de
plomb, si l'on veut atteindre le but qu'on se
propose.

L'acétate acide de plomb se donne à la
dose de un à douze grains par jour, à l'intérieur, par quantités fractionnées ; en gargarisme. M. Somme prétend qu'on doit porter le sous-acétate de plomb qu'on fait dissoudre dans l'eau à un huitième et même un
sixième du poids de ce dernier liquide ; je
trouve cette dose énorme.

PNEUMONIE, s. f., *pneumonitis*, πνεύμων ,
inflammation du poumon. — Les poumons
et la plèvre qui leur sert d'enveloppe sont,
comme toutes les autres parties du corps
humain, susceptibles d'être enflammés. Mais
comme ces deux organes, malgré leur état
de contiguïté, peuvent être phlogosés séparément ou conjointement, on a affecté des
dénominations diverses pour désigner le siége
de l'inflammation. Ainsi on a nommé *pleurésie*, la phlegmasie des plèvres ; *pneumonie*
ou *péripneumonie*, la phlegmasie de la substance même du poumon ; *bronchite*, l'inflammation de la muqueuse qui tapisse les
voies aériennes, etc.

Cette distinction est-elle bien nécessaire
en pratique ? Aucunement ; car ce n'est point
d'après le siége de l'inflammation que le praticien se détermine dans le choix des moyens
curatifs, mais bien d'après la nature même
de l'inflammation et des symptômes de réaction qui l'accompagnent. Et cette distinction serait-elle nécessaire, qu'il faudrait encore y renoncer, attendu que les symptômes
à l'aide desquels on a prétendu pouvoir les
distinguer sont fort souvent fallacieux, c'est-
à-dire qu'il est des individus qui ont présenté tous les signes d'une pneumonie, et
chez lesquels, à l'autopsie, on a été tout
étonné de trouver le poumon sain et la plèvre enflammée, et *vice versa*. Nous les confondrons donc dans une même étude.

La pneumonie se développe principalement chez les jeunes gens et chez les pléthoriques, quoique pouvant affecter les enfants
et les vieillards, je dis plus, car si nous en

croyons Billard, la plupart des enfants qui
meurent en bas âge succombent très-souvent à une inflammation pulmonaire que
rien ne décelait, et qui, par conséquent, est
restée méconnue. Ce doit donc être un motif,
quand on donne des soins à des êtres qui
n'ont pas assez d'intelligence pour exprimer
les souffrances qu'ils endurent, de rechercher
si le poumon ne serait pas enflammé ; mais
revenons aux causes de la peripneumonie.

Chacun sait que cequi produit l'inflammation du poumon ou de la plèvre vulgairement
fluxion de poitrine, ce sont les mêmes causes
que nous avons assignées aux phlegmasies
en général, et plus particulièrement la suppression de la transpiration, le corps étant
en sueur, les cris, les chants, et en mot tout
ce qui détermine l'Angine (*Voy.* ce mot).
C'est pourquoi les individus qui s'exposent
aux variations de l'atmosphère, sans précaution, qui passent subitement du chaud au
froid, etc., éprouvent, quand leur poumon
ou leur plèvre s'enflamme , la série des
symptômes que nous allons énumérer.

Symptomatologie. Douleur plus ou moins
vive, plus ou moins aiguë, plus ou moins
intense, plus ou moins circonscrite dans la
poitrine ; il semble, pour me servir des expressions de Galien, que celle ci soit fortement tendue ou piquée. Cette douleur
augmente par la respiration et la toux qu'elle
produit, ou s'accompagne de crachats séreux
teints de sang. La respiration est le plus
souvent gênée et pénible, le pouls tantôt
petit et concentré, tantôt dur et fort, tantôt
vite, tantôt fréquent ou plein. Une chaleur
et une irritation générales agitent le malade,
la soif l'inquiète, la sécheresse de la langue
l'importune, il éprouve des ardeurs en urinant, ses urines sont rares, fortement colorées, et ne déposent pas le premier jour. Si
on percute la poitrine, elle rend un son mat
dans la pleurésie, naturel dans la pneumonie, et l'auscultation, qui constate l'absence
du bruit respiratoire dans le premier cas,
fait entendre à l'oreille un râle crépitant dans
le second, c'est-à-dire que l'air, en pénétrant
dans les vésicules pulmonaires phlogosées,
produit le bruit que déterminent des grains
de sel qu'on jette sur des charbons ardents.
A ces symptômes se joint une réaction
inflammatoire plus ou moins prononcée, ce
qui constitue la pneumonie franche et légitime ; aussi suffit-il des saignées répétées,
de boissons délayantes et oxymelées ou nitrées ; en un mot, du régime antiphlogistique, du repos de l'organe malade, etc., pour
obtenir la guérison.

Mais il peut se faire que le malade, suivant une mauvaise inspiration, ou les avis
d'un ignorant, aura exaspéré la phlogose
par des cordiaux, des stimulants ; alors la
langue sera brune ou noire, les forces paraîtront anéanties, le pouls sera fréquent,
assez fort ou faible ; les urines seront d'un
rouge vif, les yeux clignotants ; il y aura du
délire, une grande dyspnée et menace de
suffocation. Il ne faut pas s'en laisser imposer
par cette apparence de faiblesse, car, si on

comprime l'artère, il est facile de sentir des pulsations petites, assez fortes, qui ne se laissent point déprimer. Une saignée exploratrice dans ce cas relève les forces, dilate le pouls et calme les accidents.

Dans d'autres circonstances, il y aura encore quelques légères modifications dans les symptômes de la maladie, soit parce que la constitution atmosphérique ou médicale aura changé, soit aussi à cause du tempérament du sujet, de ses habitudes, etc., c'est-à-dire que, vu les alternatives instantanées de froid et de chaud de l'atmosphère, la phlegmasie pulmonaire ne sera point aussi franche ; aussi légitime, on n'aura plus qu'une bronchite catarrhale, un véritable catarrhe pulmonaire. C'est pourquoi la réaction étant moins forte, il faudra moins saigner, et en venir bientôt au vésicatoire au bras.

Cette distinction de l'inflammation pulmonaire, en légitime et catarrhale, est d'autant plus importante, qu'il n'est pas rare que, dans l'un comme dans l'autre cas, à cause de la gêne de la respiration, la figure soit animée et le pouls un peu élevé, ce qui décide à employer de suite les saignées, dont on pourrait se passer. Ce n'est pas qu'elles ne puissent être avantageuses dans le moment même ; mais l'affaiblissement qu'elles procurent rend les convalescences très-longues et laisse des impressions profondes sur l'organe, qui, par suite, est facilement atteint de phthisie.

Enfin, dans les pays méridionaux, aux symptômes caractéristiques de la pneumonie viennent s'adjoindre ceux de l'état bilieux (pneumonie bilieuse des auteurs), ce qui doit modifier encore le traitement à cause de la *composition* de la maladie. Oui, ainsi composée, la pneumonie réclame qu'au traitement antiphlogistique on associe les évacuants émétiques et purgatifs, qui non-seulement enlèvent les saburres gastriques et intestinales, mais produisent une dérivation salutaire. Le même traitement convient si des symptômes de putridité se manifestent, ces symptômes, ainsi que nous l'avons établi (*Voy.* PUTRIDITÉ), n'étant que les éléments inflammatoire et bilieux exaspérés.

Nous avons souvent parlé de l'utilité de la saignée dans le traitement de la pneumonie : comme l'emploi de ce moyen thérapeutique a donné lieu à quelques débats entre les praticiens, et cela à cause des caractères divers qu'offre l'expectoration et du parti qu'on peut tirer de cette étude, nous devons nous arrêter un instant à bien préciser les cas où la phlébotomie doit être pratiquée.

Et d'abord, nous ferons remarquer que si tous les médecins sont d'accord sur ce point que la saignée est très-bien indiquée au début, tous ne partagent pas l'opinion qu'elle puisse être efficace à une époque plus avancée de la maladie. Quant à nous, nous croyons qu'on peut saigner tant qu'il y a des symptômes de crudité, c'est-à-dire toutes les fois que les crachats seront ténus, séreux ou sanguinolents, fût-ce même au vingtième

jour de la maladie, pourvu pourtant que le malade soit jeune, robuste, que ses forces soient en bon état et la réaction fébrile encore vive. Dans tous les cas, nous préférons la saignée du bras du côté de la douleur à toute autre saignée, l'ouverture de la veine du bras correspondant étant la plus avantageuse de toutes quand il n'y a pas nécessité de chercher un autre lieu d'élection. Ceci mérite que nous nous expliquions.

Supposons qu'une femme soit atteinte d'une fluxion de poitrine avec suppression menstruelle antérieure au développement de la phlegmasie ; eh bien, dans ce cas, mieux vaut saigner du pied que du bras, parce que, par la saignée du pied, on remplit deux indications, à savoir : chercher à rétablir l'écoulement périodique ; produire un effet révulsif qui s'oppose à la fluxion du sang sur le point enflammé.

Autrefois, on était dans l'usage, pendant que le sang coule, de frictionner l'endroit douloureux de la poitrine, et de faire faire au malade de grands efforts d'inspiration, soit en l'invitant à tousser, et même en présentant des sternutatoires sous le nez. Nous ne voyons pas trop l'utilité de ces manœuvres, et nous les citons cependant, parce que Grimaud a déclaré qu'elles sont absolument nécessaires pour déterminer l'écoulement du sang, auquel la violence du spasme semble s'opposer, ainsi que le prouve, dit-il, une observation de Tulpius.

Ici se présente une nouvelle question : doit-on saigner la femme atteinte de fluxion de poitrine, si les menstrues apparaissent pendant sa durée ? Sennert conseillait d'attendre que l'écoulement fût bien établi, avancé même, pour voir si la quantité de sang évacuée ne suffira pas pour diminuer, et même pour enlever entièrement la douleur. Nous avons suivi son conseil, et nous nous en sommes applaudi ; cependant nous croyons avec Lamotte que, dans les cas graves, quand la douleur et la difficulté de respirer sont extrêmes, on peut (on doit même) saigner dans le temps de l'écoulement des règles, mais alors on saignera au bras du côté de la douleur.

Quant aux saignées locales, elles ne conviennent guère que lorsqu'on craint qu'une saignée générale n'affaiblisse trop le malade, ou bien quand la maladie est avancée et qu'on veut dégorger la partie souffrante, congestionnée. A cette époque, elles servent très-avantageusement à favoriser la résolution de l'inflammation, tout comme elles peuvent être utiles, dans le principe, nous le répétons, quand on a à redouter les effets de la saignée générale ; mais il est bien entendu qu'on n'applique les sangsues ou les ventouses sur le point douloureux, que tout autant qu'il n'y a ni suppression mensuelle, ni du flux hémorrhoïdal.

Autre question : doit-on répéter la saignée tant que le sang présente la couenne dite pleurétique ? Signe manifeste, au dire de la plupart des médecins, de la persistance de l'inflammation. Nous blâmons cette conduite, que nous avons vu tenir à des hommes très-recommandables, parce que la couenne pleurétique s'est rencontrée chez tous les Suisses bien portants que Sarcone a eu occasion de saigner, et que Van-Swieten, de Haen, etc., ont fait la même observation sur d'autres individus jouissant, eux aussi, d'une bonne santé. Nous la blâmons encore, parce que la consistance du caillot varie selon l'ouverture de la veine, la vitesse avec laquelle le sang coule, la forme et la qualité du vase qui le reçoit, et l'endroit où il est exposé ; et enfin parce qu'on a vu quelquefois la couenne ne se former qu'à la seconde saignée.

Un autre motif qui nous fait blâmer ces médecins de trop répéter les saignées, c'est que j'attribue à l'affaiblissement qu'elles procurent les convalescences longues et pénibles que nous avons observées dans leur pratique.

C'est comme quand on nous conseille de saigner coup sur coup afin de faire avorter l'inflammation. Je n'ai suivi ce conseil qu'une seule fois, la fluxion de poitrine a été guérie immédiatement ; mais j'eus à lutter ensuite contre une fièvre adynamique grave qui fut fort longue et mit les jours du malade en danger. C'est pourquoi nous préférons, depuis cette époque, faire des saignées modérées, et les répéter plus ou moins, plutôt que de tirer une trop grande quantité de sang à la fois. Cette règle doit être surtout observée chez les individus qui ont beaucoup d'embonpoint : chez eux, il faut désemplir les vaisseaux avec beaucoup de ménagement, afin d'éviter l'hydropisie de poitrine, qui peut être déterminée par des évacuations trop multipliées.

Mais il ne suffit pas d'enlever une quantité plus ou moins considérable de sang, il faut encore en modérer l'activité, avons-nous dit, par un régime antiphlogistique. Ajoutons que si la saison est froide, la température de l'appartement devra être élevée à un degré convenable, et le malade couché dans son lit, où il sera modérément couvert. Quelques praticiens conseillent, et c'est un conseil à suivre, d'exposer dans sa chambre des vases contenant des décoctions de plantes émollientes en ébullition, parce que la vapeur chaude et humide qui s'en élève et se répand dans l'air que le pneumonique respire, calme l'irritation et relâche les tissus enflammés. Les tisanes émollientes et les lochs béchiques entretiendront l'expectoration : citons quelques formules.

Loch simple. Pr. : De sirop d'althæa ... 30 grammes. — Eau de fleurs d'oranger ... 30 id. — Gomme arabique ... 15 grammes. — Eau de tilleul ou de laitue ... 120 grammes. — M. Dose, une cuillerée d'heure en heure.

Quand on veut faire un loch blanc, on pile quelques semences de melon, ou de concombre, ou de citrouille, dépouillées de leur enveloppe ; on en délaye la pâte dans quatre onces d'eau, on coule au clair et on substitue ce liquide à l'eau de tilleul.

Ce n'est pas tout que de donner des lochs,

il faut encore, si le malade est constipé, provoquer une selle avec un lavement émollient tiède, ou composé avec du lait sucré, qu'on administre le soir, selon Sydenham. En outre, quand la réaction est tombée, que la fièvre est légère, si le malade est tourmenté par l'insomnie, on ajoute au loch un quart de grain de sulfate de morphine, ou l'on substitue le sirop de diacode au sirop d'althæa, qui est moins actif. Toutefois, il faut prendre garde de ne pas donner des narcotiques tant que la maladie est dans sa vigueur, car le malade étant assoupi, il courrait le risque d'être suffoqué par l'abondance de l'expectoration. Il est donc des circonstances où l'insomnie est, pour ainsi dire, nécessaire.

Remarquons encore qu'il survient souvent, dans les commencements de la maladie, une diarrhée qui affaiblit beaucoup le malade, et peut, à la longue, amener la suppression de l'expectoration. Si l'on juge que celle-ci soit nécessaire, on arrête alors le dévoiement à l'aide d'un lavement composé avec la graine de lin et une tête de pavot, ou cinq gouttes de laudanum liquide de Sydenham, et, s'il ne suffit pas, on se sert de moyens plus énergiques. *Voy.* DIARRHÉE.

Voilà, en somme, le traitement qui convient dans la pneumonie inflammatoire. Quand elle est unie à l'état bilieux, ce que les symptômes indiquent, on attaque d'abord la maladie comme si l'on n'avait à combattre que les ÉLÉMENTS INFLAMMATOIRE ET BILIEUX COMBINÉS (*Voy.* ces mots) ; et quand, par les antiphlogistiques, on a modéré la fièvre et la fluxion sanguine qui se fait sur le poumon, on évacue les matières bilieuses par le haut et par le bas d'abord ; et puis, à la fin, lorsque l'expectoration est tarie, on répète l'emploi des purgatifs.

Une précaution indispensable à prendre, c'est de ne pas les administrer trop tôt, car ils peuvent supprimer l'expectoration, ce qui amène des accidents fâcheux. Si pareille chose arrivait, il faudrait recourir de suite aux vésicatoires au gras des jambes, aux bras, et, s'ils ne rétablissaient pas la libre sortie des crachats, on en placerait un très-grand sur le point douloureux. Les crachats rétablis, on aide leur excrétion avec l'infusion suivante :

Pr. : D'ipécacuanha en poudre ... dix grains. — Eau bouillante ... six onces. — F. infuser, coulez et édulcorez avec sirop de gomme adragant ... S. Q.

Dose : Une cuillerée de deux en deux ou de trois en trois heures.

Enfin, sous une constitution muqueuse ou catarrhale, le poumon peut également s'enflammer. Dans le premier cas, qui constitue la fluxion de poitrine *muqueuse* ou pituiteuse, on saigne peu, on émétise une fois ou deux au début, et on en vient au plus tôt aux vésicatoires. Quant au régime, il doit être moins sévère que dans les pneumonies inflammatoire ou bilieuse, et toujours en rapport avec l'état des forces.

Dans le second cas, que nous nommerons

pneumonie catarrhale ou *catarrhe pulmonaire*, c'est d'après la réaction fébrile qu'il faut se guider : si elle manque, les excitants sudorifiques font avorter l'inflammation et dissipent la douleur. Nous avons vu produire cet effet au punch, au vin chaud, comme boisson sudorifique, à l'infusion des fleurs de sureau et de tilleul, etc.; mais c'est surtout à l'émétique à titre de vomitif qu'il faut avoir recours dans ces circonstances. Puis viennent les vésicatoires sur le point douloureux, les lochs simples ou kermétisés, l'oxymel simple, l'infusion d'ipécacuanha, etc. *Voy.* ELÉMENT CATARRHAL.

Bref, en toute circonstance, c'est la maladie concomitante qui doit fixer spécialement l'attention du praticien, l'inflammation ne fournissant qu'une indication secondaire. Et pourtant, nous le répétons, l'expectoration doit être surveillée avec soin, attendu qu'elle est une crise locale indispensable à la résolution complète.

Une nouvelle et dernière preuve de la nécessité de s'occuper, avant toute chose, de la maladie concomitante se trouve dans le fait suivant, assez curieux pour être rapporté.

Le sieur Carles, maçon, âgé de cinquante ans environ, d'un tempérament sanguin, au teint coloré, nous fit appeler, le 10 avril 1835, pour lui donner des soins. Exposé la veille à un froid humide assez vif, il éprouva, dès le soir même, de légers frissons, des lassitudes, de la courbature, et, dans la nuit, un point de côté qui l'empêcha de fermer l'œil. Bientôt la toux survint; elle s'accompagna d'abord d'une expectoration séreuse, mais en quelques heures, les crachats présentèrent quelques stries de sang, et puis furent presque entièrement sanguinolents.

Rendu chez le malade dans la matinée, nous le trouvâmes couché sur le dos, cette position étant pour lui la plus avantageuse, et la douleur augmentant par le plus petit mouvement. La figure était animée; la chaleur de la peau plus élevée que dans l'état naturel, sans pourtant qu'elle fût brûlante. Le pouls était petit et ses battements précipités; l'appétit restait conservé, la langue nette, la soif supportable, et les autres fonctions dans l'état normal, moins cependant la respiration, qui était courte et élevée, l'inspiration augmentant la douleur ainsi que la toux. La percussion rendait un son mat, et l'on s'assurait, par le stéthoscope, de l'absence du bruit respiratoire dans le lieu affecté. Nous avions donc à combattre une *pleuro-pneumonie*.

Les forces radicales (*Voy.* FORCES) nous paraissaient en très-mauvais état, et pour ainsi dire épuisées, soit par les travaux pénibles auxquels Carles se livrait journellement, soit par son genre de vie, qui n'était pas très-confortable, nous renonçâmes à la saignée et fîmes appliquer quinze sangsues sur le siége de la douleur, ordonnant qu'on laissât couler les piqûres et qu'on les recouvrît d'un cataplasme émollient : le malade fut en

outre soumis à un régime sévère : tisane d'orge miellée, crèmes de riz légères, et bouillons maigres.

Le soir, les symptômes fébriles étaient moindres, le point de côté moins vif, et pourtant il y avait toujours beaucoup de sang dans les crachats.

Le onze, au matin, tout étant comme la veille, sauf l'expectoration qui était moins sanguinolente, nous prescrivîmes les mêmes moyens. Dans l'après-midi, après quelques légers frissons que le malade ressentit, principalement dans la longueur de l'épine dorsale, la douleur devint plus forte, la soif plus vive, la température du corps s'éleva et l'expectoration sanguine fut plus abondante; une sueur chaude et générale, mais peu copieuse, termina la scène, après quoi tout rentra dans le même état que la veille au matin.

Le douze, à sept heures du matin, Carles nous montra plusieurs serviettes entièrement couvertes de crachats sanguinolents qu'il avait expectorés pendant le redoublement et une partie de la nuit; néanmoins, son état n'avait point empiré. Faisant alors une revue rétrospective de tout ce qui s'était passé, nous pensâmes qu'au lieu d'une véritable pleuro-pneumonie, c'était une fièvre pernicieuse pneumonique que nous avions à traiter, et nous prescrivîmes l'administration immédiate de douze grains de sulfate de quinine, dissous dans une ou deux gouttes d'eau de Rabel et mêlés à 30 grammes de sirop de diacode; le malade en prit la moitié à huit heures environ et l'autre moitié à dix heures.

Nous revîmes Carles à midi, il était dans le calme le plus parfait, le point de côté avait entièrement disparu, et on ne remarquait plus le *moindre* filet de sang dans les crachats.

Tout se passa assez bien les jours suivants : mais le quinze, dans la journée, de nouveaux frissons s'étant fait sentir, le point de côté ayant reparu ainsi que l'expectoration sanguine, nous prescrivîmes une nouvelle dose de quinine, qui décida la guérison. Carles, dès ce jour, entra en convalescence; elle fut courte et rien ne la troubla.

Les faits de cette nature ne sont pas rares, car nous en avons observé plusieurs dans notre pratique : traités de la même manière, ils l'ont toujours été avec les mêmes succès; ce qui fait que dans toute fluxion de poitrine, sitôt qu'il y a une exacerbation ou une rémission manifeste, je n'hésite pas d'employer le sulfate de quinine, préférant l'inconvénient d'avoir provoqué l'exaspération des symptômes, si je me trompais, chose à laquelle on peut remédier, à la douleur de voir périr mon malade du troisième au quatrième jour, malheur auquel on ne remédie jamais.

PODAGRE. *Voy.* GOUTTE.

POISONS, s. m., *venenum, toxicum*, τοξικόν. — C'est le nom générique que l'on a donné à toute substance qui, introduite par absorption ou autrement dans l'économie animale, agit d'une manière nuisible sur les propriétés vitales et les tissus de nos organes, et cela au point de déterminer des accidents graves et même la mort.

Dans le principe, on avait donc donné le nom de poison aux venins, aux virus, etc. ; tandis que plus tard on a réservé cette dénomination pour les substances délétères des règnes minéral et végétal. Adoptant cette manière de voir, et sachant que les poisons agissent sur l'homme de différentes manières, suivant la nature de la substance qui a été employée, ou imprudemment avalée, nous devons examiner de quelle nature sont les accidents qu'ils déterminent.

Vica, dans sa division des poisons, généralement admise par ceux qui sont venus après lui, les distingue en *irritants*, en *narcotiques*, en *narcotico-âcres* et en *septiques*, attribuant à chaque classe des accidents spéciaux qui servent à distinguer la nature de l'empoisonnement ; ainsi les

Poisons irritants, déterminent un sentiment de chaleur âcre dans la bouche et l'arrière-bouche, une constriction à la gorge, la sécheresse de la bouche et de l'œsophage, des vomissements violents de matières bilieuses et quelquefois sanguinolentes, qui bouillonnent sur le carreau, si leur nature est acide. A cela se joint une douleur épigastrique et ventrale plus ou moins vive, de l'anxiété, beaucoup d'agitation, et l'augmentation des douleurs à la moindre pression. Les

Poisons narcotiques, au contraire, ne produisent que peu ou point de douleur à l'épigastre, mais quelquefois ils donnent lieu à une sorte d'endolorissement général, à des vertiges, à l'affaiblissement des membres inférieurs, affaiblissement qui peut aller jusqu'à l'impotence ou paralysie; à la dilatation des pupilles, à la stupeur, au coma et à des mouvements convulsifs légers. Quant aux

Poisons narcotico-âcres, ils agissent, ou d'une manière *continue*, et provoquent, soit les symptômes d'une excitation cérébrale, unis à ceux du narcotisme, soit les symptômes propres à l'inflammation du viscère sur lequel le poison a agi ; ou d'une manière *intermittente*, et alors on remarque des convulsions violentes qui, après quelques instants de durée, s'arrêtent tout à coup pour reparaître ensuite. Ces sortes d'accès convulsifs se renouvellent un plus ou moins grand nombre de fois avec yeux saillants et convulsés, langue, gencives et bouche livides, suspension de la respiration, immobilité du tronc ; tout cela souvent sans altération des facultés intellectuelles. Les

Poisons septiques, enfin, donnent lieu à des accidents divers, suivant la nature de l'animal qui a fait la morsure.

Le traitement des maladies produites par les poisons varie donc suivant la nature de la substance qui a servi à les produire, et suivant aussi les symptômes que l'on observe ; mais il est une règle générale qui est applicable à tous les cas d'empoisonnement,

c'est que si la matière vénéneuse est susceptible d'être dénaturée, et a été avalée depuis peu, il faut employer le contre-poison ou antidote. Puis, s'agit-il d'un poison irritant qui n'a pas été entièrement vomi, on administre l'antidote par la bouche, ou on donne de même l'émétique, afin qu'il soit rejeté en totalité. Mais, pour en venir à ce dernier moyen, il ne faut pas que le poison ait déjà enflammé l'estomac, car, sans cela, le vomitif augmenterait la phlogose ; mieux vaut donc, dans les cas douteux, s'en tenir aux délayants. Ainsi, s'agit-il d'un acide ? on donne de la magnésie délayée dans de l'eau : d'un sel de cuivre ou du sublimé ?. on gorge le malade d'albumine (blanc d'œuf) étendue d'eau : d'un alcali ? on administre de l'eau vinaigrée, et si des symptômes de phlogose se manifestent, on emploie les antiphlogistiques.

Si, par cas, le poison a été introduit dans l'économie par l'anus, on fait pénétrer le contre-poison par la même voie, c'est-à-dire, qu'on donne en lavement les mêmes remèdes qu'on aurait administrés par la bouche, et on place des sangsues au fondement.

Dans l'empoisonnement par les narcotiques, il faut faire vomir immédiatement par l'émétique et puis purger, ayant l'attention de ne jamais donner des boissons acidulées, avant d'avoir obtenu l'expulsion du poison par le vomissement. Ce résultat obtenu, on administre alors toutes les cinq minutes une tasse d'eau acidulée avec du vinaigre, avec du suc de citron, ou rendue stimulante à l'aide du thé, du café, etc., si déjà on remarquait quelques accidents cérébraux.

On ne connaît pas encore d'antidote pour les poisons narcotico-âcres ; et ce qui est bien pis, c'est que le traitement varie, suivant que l'individu a mangé des champignons, pris de la noix vomique, de la fausse angusture, avalé du tabac, de la ciguë, etc., de l'alcool, ou enfin ingéré dans son estomac du seigle ergoté, etc. *Voy.* art. Ciguë, Tabac, etc.

POLLUTIONS. *Voy.* article Sperme.

POLYPE, s. m., *polypus*, de πολὺς πούς, plusieurs pieds.

En pathologie chirurgicale, on appelle polypes des excroissances de volume et de consistance variables, dans la composition desquelles il entre du tissu cellulaire, du tissu fibreux, des vaisseaux sanguins, et des matières gélatineuses et albumineuses plus ou moins concrétées, ce qui les rend mollasses, dilatables, contractiles et très-vivaces.

Les fosses nasales et la cavité de la matrice sont les lieux où le polype se développe le plus communément, quoiqu'il puisse se montrer ailleurs ; sitôt qu'on s'aperçoit de son apparition, il faut l'étreindre par une ligature, s'il est pédiculé, sinon le tordre et l'arracher, ou l'enlever d'un coup d'instrument tranchant, puis on cautérise la plaie qu'on a faite.

POLYSARCIE, s. f., *polysarcia*, de πολὺς, σάρξ, beaucoup de chair ou embonpoint excessif. — Ce qui caractérise la polysarcie, c'est une corpulence remarquable due à l'accumulation très-considérable de graisse dans toutes ou seulement dans quelques parties du corps, d'où naissent le trouble des fonctions, la difficulté des mouvements, la gêne de la circulation, des sécrétions, des excrétions, et la disposition du corps tout entier aux inflammations érysipélateuses, aux abcès; à la cachexie, à l'hydropisie.

Les causes qui produisent la polysarcie sont une nourriture très-abondante et trop succulente, la constitution muqueuse ou lymphatique du corps, l'oisiveté et le défaut de mouvement, la cessation d'hémorrhagies habituelles, ce qui rend cette infirmité commune chez les femmes après l'âge critique. Toutefois, nous devons admettre une cause congéniale inconnue, car nous avons connu des personnes qui mangeaient très-peu et engraissaient démesurément, et d'autres qui sont restées toujours maigres quoique mangeant beaucoup.

La meilleure manière de traiter la polysarcie, c'est de garder la diète, de s'astreindre à un régime végétal aqueux associé à beaucoup d'exercice, et la privation du sommeil; c'est-à-dire qu'il faut agir beaucoup, peu dormir, si réellement on veut maigrir ou ne pas engraisser, et exciter certaines excrétions, entre autres et surtout la sueur, les selles, etc. Enfin, dans les cas extrêmes, on administre l'iode : toutefois, nous conseillons d'en user avec précaution, à cause des accidents qui pourraient résulter de son usage longtemps continué.

PORCELAINE, s. f., *essera*; petites papules rouges, dures, parfaitement semblables à celles que détermine la piqûre des punaises, souvent à peine perceptibles, accompagnées d'une démangeaison très-incommode, et disparaissant au bout de quelques jours.—Quoique de légers mouvements fébriles accompagnent cette éruption, elle est absolument sans danger, et il suffit de se tenir tranquille pendant quelques jours, de manger peu et de boire abondamment d'une boisson rafraîchissante, pour la voir se dissiper. Cependant, comme la cause de la porcelaine est gastrique ou catarrhale, un vomitif convient parfaitement au début, on termine le traitement par un purgatif et des vésicatoires.

PORREAU, s. m., *porrus*, de πόρος, durillon, callosité. — Quelques praticiens désignent par cette expression l'endurcissement de la peau, soit qu'il s'opère dans une grande étendue, et alors il est le principal symptôme, le signe caractéristique de la maladie généralement décrite sous le nom d'ENDURCISSEMENT du tissu cellulaire du nouveau-né (*Voy.* ces mots); soit dans quelques points seulement de la surface du corps; et il constitue, dans ce cas, ce qu'on appelle vulgairement des *verrues* ou callosités des mains, réservant l'expression de porreau pour les végétations cutanées des parties génitales, symptomatique de l'affection syphilitique. *Voy.* SYPHILIS.

Il suffit d'étrangler les verrues avec une soie quand elles sont pédiculées, ou de les couper avec un instrument tranchant, et d'en cautériser ensuite la racine pour les faire disparaître. Et quant aux porreaux proprement dits, ils se renouvelleraient sans cesse, si on n'ajoutait au traitement chirurgical l'usage interne et longtemps continué des anti-vénériens.

PORRIGO. *Voy.* TEIGNE.

POULAIN. — Expression devenue populaire, et dont bien des gens se servent encore pour désigner le bubon de l'aine. *Voy.* BUBON.

POULS, s. m., *pulsus*. — Tous les praticiens, et les gens du monde eux-mêmes, font jouer un si grand rôle, mettent une si grande importance à l'étude des signes fournis par le pouls, qu'il nous a semblé nécessaire de consacrer quelques pages aux enseignements réels que l'on peut tirer de l'exploration de l'artère radiale. Je dis de la radiale, car tout le monde sait que c'est en ce lieu qu'on tâte le pouls, pour constater les caractères divers que ce vaisseau offre dans ses battements.

Ils sont relatifs au nombre de pulsations qu'il présente dans un temps donné, à leurs degrés de vitesse, de dureté, de force, d'égalité ou d'inégalité, etc., qui varient suivant une foule de circonstances que l'on a appréciées avec assez de soin pour en tirer des règles séméiotiques assez constantes.

Et, par exemple, on sait non-seulement que, dans les maladies sthéniques, le pouls est fort, dur et difficile à déprimer; qu'il annonce un grand degré d'irritation et l'état inflammatoire quand il est vif, fréquent, résistant; mais encore qu'un pouls lent, mou et moins fréquent, annonce peu d'irritation et de spasme, alors qu'un pouls mou et facile à comprimer, qui cède sous le doigt, décèle une grande faiblesse; et encore, dans ce dernier cas, faut-il avoir égard à la température de la peau; car il est très-rare qu'avec une chaleur forte le pouls soit mou et faible, et s'il baisse à mesure que la chaleur, la douleur, le délire acquièrent de l'intensité, c'est alors un signe assuré d'ADYNAMIE. *Voy.* ce mot.

En outre des connaissances qu'on tire de la force ou de la faiblesse du pouls, il est un enseignement essentiellement pratique qui se tire encore de sa dureté et de sa mollesse. Ainsi, on doit savoir que tous les bons médecins admettent, dans les maladies, la période de crudité ou d'augment, et la période de coction ou de déclin et de crise; eh bien! V. Broussonnet, qui a distingué le pouls, selon qu'il est *acritique*, c'est-à-dire annonçant la période de crudité, ou *critique*, et annonçant la coction; Broussonnet, dis-je, assigne la *dureté* comme caractère du premier, et la *mollesse* comme signe du second. Il avait le soin de faire observer que les vieillards présentent toujours un pouls dur, soit par rapport au peu d'élasticité de leurs artères, soit aussi parce que leurs maladies ne se terminent guère par crises.

Le pouls présente souvent des inégalités : ainsi, il est *intermittent* dans les affections abdominales et dans certaines maladies du cœur; *dicrote*, c'est-à-dire frappant deux fois le doigt, *bis feriens*, avant ou après une hémorrhagie symptomatique; *myurus*, ou en queue de rat, dans les maladies graves et aux approches de la mort; *formiculaire*, ou annonçant la prostration des forces vitales, etc. Toutefois, il est une règle générale dont il ne faut jamais se départir et qu'il ne faut pas oublier, quand on s'occupe du rhythme du pouls, de sa dureté, de sa fréquence : c'est que ces caractères généraux ne sont pas les mêmes chez tous les individus, et que même ceux qui leur ont été assignés suivant les âges ne sont pas exempts d'exception; au contraire : ainsi, on cite des personnes, et l'empereur Napoléon était de ce nombre, dont le pouls n'a jamais donné que quarante pulsations par minute, alors qu'il est rare que dans la vieillesse, il ne donne pas au moins cinquante pulsations dans le même espace de temps. Reste que, si l'on veut apprécier l'état du pouls sous le rapport du nombre de ses pulsations, on doit savoir que l'artère bat habituellement de 120 à 140 fois par minute chez le nouveau-né et dans les premières années de la vie; de 100 à 106 fois vers cinq et six ans; 90 fois environ à sept ans; 80 fois environ à la puberté ; 65 à 70 fois dans l'âge adulte; 60 fois environ à soixante ans, et 50 fois et au-dessus dans un âge plus avancé. On doit savoir également que, dans l'état naturel, le pouls bat plus souvent, dans un temps donné, chez les femmes que chez les hommes, chez les personnes irritables que chez les individus lymphatiques, le soir que le matin, après qu'avant le repas, etc. Sans ces connaissances préliminaires, on commettrait des erreurs graves dans le diagnostic des maladies, erreurs qui pourraient avoir les conséquences les plus fâcheuses.

POUMON, s. m., *pulmo*, πνεύμων, de πνέω, je souffle, je respire ; organe essentiel de la respiration. — Visibles dès la sixième ou septième semaine de la vie intra-utérine, les premiers rudiments des poumons apparaissant à cette époque; on les reconnaît à ce qu'ils sont alors petits, blancs, très-rapprochés l'un de l'autre, tout lisses et situés au bas de la poitrine, au-dessous du cœur, qui les dépasse beaucoup. Bientôt apparaissent sur les côtés externes, des échancrures qui annoncent leur séparation en lobes ; et peu de temps après ils apparaissent globuleux, granuleux et pleins.

Après cette époque, les parois de la poitrine se forment de plus en plus, et vers la onzième ou douzième semaine cette cavité est tout à fait formée, même le sternum; enfin, vers le quatrième mois, la couleur des poumons, de blanche qu'elle était, devient colorée; mais ils sont toujours denses, et restent ainsi jusqu'à la naissance. Quoi qu'il en soit, ces organes alors ont assez de volume pour remplir les deux cavités de la poitrine, dans lesquelles ils sont renfermés. Nous disons les deux cavités de la poitrine, car la plèvre, membrane séreuse qui fixe les poumons dans la poitrine, qui leur sert d'enveloppe et de soutien, formant une cloison entre les

deux poumons, appelée médiastin, et cette cloison divisant le thorax en deux parties, il a dû nécessairement en résulter deux cavités qui logent, chacune de son côté, le poumon, que la plèvre recouvre en y adhérant.

Ainsi donc, séparés l'un de l'autre par le médiastin et le cœur, distingués en droit et gauche, le premier plus gros que le second, les poumons sont des organes mous et très-flexibles, élastiques et crépitants. Ils ont la figure d'un cône très-irrégulièrement aplati en dedans, ayant la base en bas et le sommet en haut. Leur couleur est d'un gris fauve, pâle, tirant sur le bleu ou le gris, interrompu par de petites taches bleuâtres, noires ou brunes, disséminées, et plus ou moins multipliées; ils sont plus légers que les autres organes, et surnagent à la surface de l'eau ; ce qui n'a point lieu quand l'air ne les a pas encore pénétrés, c'est-à-dire chez l'enfant qui naît asphyxique ou apoplectique, chez le fœtus mort-né.

Quant à leur texture, il résulte des travaux de Malpighi, Bartholin et autres que, loin d'être parenchymateux, les poumons sont composés de lobules extrêmement petits, dans lesquels viennent se rendre les dernières ramifications des bronches, des artères pulmonaires et des veines du même nom; ils sont, en outre, parsemés de vaisseaux lymphatiques et de nerfs. Ces lobules, réunis entre eux par du tissu cellulaire, forment d'autres lobules de plus en plus volumineux, dont l'ensemble constitue la masse des poumons.

POURPRE, s. m., *purpura*. — C'est une maladie exanthématique qui, lorsqu'elle se manifeste par de petites taches rouges, est synonyme de Pétéchie (*Voy.* ce mot); tandis que lorsque l'éruption est sous forme de grains de millet et de couleur blanche, elle prend le nom de Miliaire (*Voy.* ce mot.)

PRESBYTIE, ou *presbiopia*. — Vue non distincte quand on regarde les objets de près, et nette quand elle se porte sur des objets éloignés. C'est tout l'opposé de la myopie : aussi y remédie-t-on à l'aide de verres convexes. *Voy.* Vision.

PRIAPISME, s. m., *priapismus*; genre de névrose de la génération, qui consiste dans des érections fréquentes et douloureuses, avec sentiment d'ardeur brûlante au pénis, sans penchant aucun à l'acte vénérien.

Ce qui occasionne le priapisme, ce sont principalement la continence, un écoulement urétral, les calculs de la vessie, l'usage intérieur des cantharides, etc. Il serait donc purement symptomatique.

Le traitement qu'on doit lui opposer, c'est, en général, un régime végétal, rafraîchissant, etc., et, en particulier, celui de la maladie concomitante. Un moyen qui nous a souvent réussi, ce sont les frictions au raphé avec un gros de camphre en poudre mêlé à de la salive, pratiquées plusieurs fois par jour, et principalement le soir en se couchant.

PROSOPALGIE, s. f., *prosopalgia*, de

πρόσωπον-ἄλγος, douleur faciale. — Il est synonyme de *tic douloureux*, NÉVRALGIE DE LA FACE. *Voy.* ce mot.

PROSTRATION, s. f., *prostratio*. — Appliqué à l'étude des forces vitales et à la désignation de leur état, le mot prostration, *prostratio virium*, indique l'absence complète ou privation des forces radicales, et par conséquent une grande faiblesse. *Voy.* ADYNAMIE.

PRURIT, s. m., *pruritus*, démangeaison à la peau. — Cette sensation n'est, généralement parlant, qu'un symptôme des maladies exanthématiques, dont le traitement doit lui être appliqué. Disons toutefois qu'elle peut également exister seule, et acquérir un tel degré de violence et d'opiniâtreté, qu'elle ne laisse pas un instant de repos. Dans ce cas, par l'agitation continuelle et l'insomnie qu'elle produit, elle peut constituer une véritable maladie qui n'est pas sans danger, puisqu'elle peut amener un amaigrissement excessif et la mort : c'est rare, mais on l'a vu.

Traitement. Pour dissiper le prurit, il faut nécessairement que les moyens prescrits soient appropriés à la maladie dont le prurit est le symptôme ; mais s'il existe seul, le meilleur remède à mettre en usage pour l'apaiser, c'est le bain tiède, notamment le bain de vapeur. L'application fréquente des ventouses, et les exutoires sont conseillés si le bain ne guérit pas.

A propos de prurit, nous devons faire observer que les femmes qui sont restées longtemps dans le célibat, les jeunes veuves, les personnes mal menstruées, éprouvent assez communément aux parties génitales, principalement à la vulve, des démangeaisons fort pénibles à endurer, qui les fatiguent beaucoup et qu'on ne guérit pas facilement.

Eloigner la cause, quand il y a congestion menstruelle ou hémorrhoïdale ; enlever les ascarides, si par hasard il s'en était glissé dans la vulve ; lotionner ces parties avec de l'huile pour asphyxier ces insectes : voilà en quoi consiste le traitement. Les lotions des parties génitales avec une eau chargée de savon à l'huile de coco, ou avec une faible dissolution de sublimé dans l'eau de roses, sont fort utiles.

PSOITIS, s. f., *psoitis*, inflammation du psoas. — On reconnaît que le psoas est enflammé à une douleur à la région lombaire, s'étendant vers le dos, la hanche et la cuisse ; douleur qui augmente soit lorsque le malade veut se soulever ou se retourner dans son lit, soit lorsqu'il veut allonger ou fléchir la cuisse. Et comme le siége du mal est profond, il est rare que le gonflement ou la tension inflammatoire devienne manifeste à l'extérieur : ce qui fait que l'on confondrait la psoïte avec la néphrite, si celle-ci ne s'accompagnait de difficultés d'uriner et de constipation.

Existant plus fréquemment à l'état chronique qu'à l'état aigu, et quoique non habituellement mortelle par elle-même, l'inflammation du psoas entraîne souvent des suites graves et la mort même, le pus que le tissu enflammé fournit, quand la maladie se termine par suppuration, pouvant s'épancher spontanément dans le bas-ventre. Heureusement que c'est fort rare ; mais ce qui ne l'est pas, c'est que le pus fuse par le bas et produit des abcès par congestion.

Le siége et la continuité des douleurs qui ont précédé la formation de l'abcès mettent facilement sur la voie de la nature et de la cause de ce dernier ; et quant au psoïtis, on découvre généralement qu'il est de nature rhumatismale, quoique cependant il puisse être déterminé par des lésions physiques externes (coups, chutes, efforts musculaires) sur la région lombaire, par une congestion hémorrhoïdale, etc.

On le guérit en appliquant quelques sangsues, en usant des bains tièdes, du mercure à l'intérieur et en frictions, des vésicatoires, etc.; et s'il passe à l'état de suppuration, par l'ouverture de l'abcès. *Voy.* ABCÈS PAR CONGESTION.

PTYALISME, s. m., *ptyalismus*. Salivation abondante et presque continuelle. — Elle se montre assez souvent chez les individus qui usent des mercuriaux, et, dans ce cas, elle est symptomatique des aphthes syphilitiques. *Voy.* SYPHILIS.

PURGATIFS, s. m. plur., *purgativus*, de *purgare*, purifier. Au singulier, purgatif est le nom générique que l'on a donné aux médicaments qui déterminent des évacuations intestinales.

Suivant leur degré d'activité, on a distingué les purgatifs en *laxatifs* ou *minoratifs*, c'est-à-dire en médicaments qui déterminent la purgation sans irriter (manne, casse, magnésie, etc.) ; et *catartiques*, ou qui agissent plus fortement que les précédents (sels d'epsom, de Glaubert, etc.); et en *drastiques*, ou qui sont très-énergiques. On conçoit que la nature du mal, le tempérament et l'âge du sujet doivent déterminer le praticien dans le choix qu'il a à faire de telle classe plutôt que de telle autre.

Ayant donné dans différents articles, par ci par-là, les formules les plus usitées de ces trois classes de purgatifs, nous allons en donner quelques autres non moins usitées, mais qui n'ont pas encore trouvé place dans nos colonnes.

Pilules d'Anderson. Pr. : Gomme-gutte et aloès succotrin... de chaque, deux gros. — Huile volatile d'anis... trente gouttes. — Sirop simple... Q. S. pour F. S. A. des pilules de quatre grains.

Elles purgent à la dose de trois à quatre. Quand on ne veut que se tenir le ventre libre, on en prend une seule le soir en se couchant.

Potion drastique de Lamure. Pr. : Séné mondé, trochisques d'agaric, turbith gommeux... de chaque, un gros. — Cannelle en poudre... douze grains.—Crème de tartre... quinze grains. — F. infuser pendant douze heures dans six onces d'eau bouillante et filtrez. Ajoutez : Sirop de nerprun... une once.

On l'emploie comme un bon purgatif dans les différentes hydropisies.

Poudre de longue vie, ou *thé de Saint-Germain.* Pr. : Semences d'anis et bois de bétel... une livre, santal blanc et santal rouge... de chaque, une livre et demie. — Semences de pourpier... deux livres. — Séné... une livre. — F. S. A. une poudre.

Elle est purgative et tonique prise depuis dix grains jusqu'à demi-gros, dans une cuillerée de vin.

Limonade anglaise. Pr. : Crème de tartre... une once. — Borax, vingt grains. — Sucre râpé... quatre onces. — F. dissoudre dans trois ou quatre verres d'eau, à prendre un verre de demi-heure en demi-heure.

PUSTULE MALIGNE, s. f, — C'est le nom vulgaire de l'anthrax, ou charbon malin.

Il consiste dans la phlegmasie gangréneuse de la peau et du tissu cellulaire sousjacent, produite par l'application immédiate d'un principe virulent particulier provenant des animaux, et se manifeste sous la forme d'une vésicule séreuse à base livide, bleuâtre ou noirâtre, placée sur une tumeur circonscrite, dure et entourée à sa base de phyctènes remplies elles mêmes d'une sérosité roussâtre. Ces pustules, dont le siége le plus fréquent est à la nuque et entre les épaules, sont assez communément symptomatiques de la fièvre ataxique ou ataxoadynamique, et mettent la vie du malade en danger, les parties internes ne tardant pas à participer elles-mêmes de l'inflammation

gangréneuse de la peau, qui semble se propager du lieu où elle s'est manifestée à l'organisme tout entier.

Le premier remède à employer dans cette affection, c'est un vomitif et les antiseptiques ou médicaments employés contre l'A-DYNAMIE (*Voy.* ce mot), et non, comme on le dit, contre la putridité ; puis on a recours au traitement local, qui consiste dans l'incision cruciale de la vésicule, poussée jusqu'au vif, et la cautérisation. Quand la maladie est légère, il suffit souvent de quelques scarifications et de fomentations avec l'eau chlorurée.

PUTRIDE, adj., *putridus,* pourri, corrompu : nom que les anciens donnaient à la dissolution ou à la corruption des humeurs. Pinel a très-improprement accolé cet adjectif au mot *Fièvre,* pour en former sa classe de fièvres adynamiques ou putrides. *Voy.* Adynamie, Bilieux (*élément*).

PUTRIDITÉ, s. f., *putriditas.* — Même remarque que pour le mot Putride.

PYOGÉNIE, s. f., *pyogenia,* de πύον γένεσις, génération du pus.

PYROSIS, s. f., de πῦρ, feu : vulgairement, fer chaud. — Il est synonyme de Soda. *Voy.* ce mot.

PYURIE, s. f., *pyuria,* de πύον ούρέω, j'urine le pus. — Elle consiste dans l'éjection d'une matière purulente mêlée aux urines, et se montre communément comme symptomatique de l'inflammation des reins ou de la vessie. On l'a vue quelquefois aussi servir de crise à une phlegmasie pulmonaire.

Q

QUARTE, adj. f., *febris quartana.* — Tel est le nom que les anciens avaient adopté, et qui a été conservé par les modernes, pour désigner une fièvre dont les accès reviennent tous les quatre jours inclusivement. Il y a donc deux jours d'intervalle entre les accès. S'il en est autrement, c'est-à-dire si les accès reviennent pendant deux jours de suite, et ne laissent libre que le troisième jour, alors la fièvre est dite *double quarte,* et *triple quarte* quand les accès ont lieu tous les jours, mais de manière que l'accès du premier jour répond à l'accès du troisième, et l'accès du second jour à l'accès du quatrième, etc. On a bien donné encore d'autres dénominations à la fièvre quarte, mais elles sont sans aucune importance théorique et pratique.

QUASSIA, s. m., *quassia,* genre de plantes de la décandrie monogynie, L.; de la famille des magnoliers, J. — On en compte deux espèces qui sont employées en médecine ; le quassia *amara,* amer, qui croît spontanément à Surinam, et se plaît sur les bords des fleuves, dans les lieux tempérés et abrités ; et le quassia *simarouba,* arbre de l'Amérique méridionale, et qui a joui d'une très-grande vogue, parce qu'il fut administré avec beau-

coup d'avantage dans la dyssenterie épidémique qui régna en France en 1718.

Tout ce qu'on dit des propriétés physiques du quassia *amara,* c'est qu'il est d'une extrême amertume, et qu'à très-haute dose il cause des vertiges et des vomissements.

Tout ce qu'on sait du quassia *simarouba,* c'est qu'il est amer comme le précédent, mais qu'il en diffère en ce qu'il contient de l'acide gallique et du tannin, alors que l'autre n'en contient pas.

Reste que l'expérience ayant constaté que le quassia, malgré son amertume, n'est pas très-échauffant, on peut donc l'employer comme stomachique, et si on voulait en modérer l'activité, il suffira de faire boire, pardessus la prise de quassia, un verre d'eau de poulet, comme Barthez l'a pratiqué plusieurs fois avec avantage. On lui a attribué aussi des propriétés fébrifuges, mais il les possède à un si faible degré, qu'on a renoncé à s'en servir : enfin certains médecins le vantent également comme antiscrofuleux.

Quant au quassia *simarouba,* malgré son efficacité dans la dyssenterie, dont il a déjà été fait mention, malgré les éloges qu'en ont fait plusieurs praticiens très-estimés du dernier siècle, on ne s'en sert guère plus aujourd'hui. Toutefois, nous ferons remarquer, en passant, que ses propriétés antidyssentériques pourraient bien tenir aux propriétés vomitives dont il jouit évidemment, comme l'ont démontré les expériences de Desbois de Rochefort, de Bichat, etc., qui rangent la poudre de simarouba parmi les substances émétiques.

Dans tous les cas, toutes les fois qu'on veut se servir de l'un ou de l'autre, ou de tous les deux, à titre de stomachique, de tonique, etc., il faut employer soit l'infusion à froid (macération) d'un demi-gros à un gros de quassia concassé dans un kilogram. d'eau, où il doit rester pendant douze heures avant d'être bu, par doses d'une once; soit l'infusion à chaud, dans laquelle il suffit de laisser une heure seulement le simarouba avant de le couler.

On prépare aussi une teinture de *quassia* en laissant digérer trente-deux grammes de poudre de quassia dans cent quatre-vingt-douze grammes d'esprit de vin. La dose en est de trente gouttes dans un véhicule approprié à la nature de la maladie.

La poudre de simarouba s'administre à la dose de trente à trente-six grains par jour, divisés à cinq ou six prises égales, et convenablement espacées. Sa décoction et son infusion se préparent avec deux gros d'écorce concassée pour deux livres d'eau, et suivant les mêmes procédés que pour l'infusion du quassia *amara*. Elle se donne aux mêmes doses.

QUINQUINA, s. m., *cinchona;* genre de plantes de la pentendrie monogynie, L.; famille des rubiacées, J. — Ce genre compte un très-grand nombre d'espèces qui sont toutes ou des arbres ou des arbrisseaux, cultivés la plupart dans l'Amérique méridionale; mais celles qu'on emploie de préférence en médecine sont plus particulièrement connues sous le nom générique d'Ecorces du Pérou, *cortex peruvianus, kina kina* des pharmacologues. C'est-à-dire que, d'après Thompson, les soixante espèces environ d'écorces de quinquina connues, sont formées en quatre groupes sous les noms de 1° quinquina *gris;* 2° quinquina *jaune;* 3° quinquina *rouge;* 4° quinquina *orangé.* Voici, en général, les caractères que l'on a assignés à chacun d'eux.

1° Quinquina gris ou *brun*, de Loxa, *cinchona officinalis*, L., *cinchona condaminea*. Son caractère distinctif est fondé sur la forme de ses écorces grisâtres en dehors, rougeâtres en dedans, fines, roulées, d'une saveur amère franche.

2° Quinquina jaune, *cinchona cordifolia, pubescens, microcantha.* Il croît sur les montagnes froides et élevées du Pérou, et se reconnaît à la teinte jaune rougeâtre de ses écorces, qui sont plates, ont un grand volume et beaucoup d'épaisseur. Leur texture est fibreuse et la saveur amère quand on la mâche, mais elle ne laisse aucune astriction à la langue ni au gosier.

On distingue trois espèces de quinquinas

jaunes : le *quinquina calysaya* ou *jaune royal,* qui est fourni, dit-on, par le *cinchona lancifolia;* le *jaune carthagène,* fourni par le *cinchona olivafolia,* et le *quinquina royal,* ou écorces choisies des *cinchonas lancifolia* et *ovalifolia.*

3° Quinquina rouge, *cinchona oblongifolia, magnifolia,* que l'on reconnaît aisément à la surface interne de son écorce, qui est d'une couleur rougeâtre, bien plus foncée quand elle est mouillée, et cependant moins amère et plus astringente que les précédentes.

4° Le Quinquina orangé, *cinchona tunita, lancifolia, nitida,* qui ressemble tellement au quinquina jaune, qu'il faut nécessairement les pulvériser et comparer les poudres; alors la couleur fauve ou jaune de miel de l'un d'eux en décèle l'espèce; en outre, le quinquina jaune n'imprime pas seulement à la langue une saveur amère, mais il est d'un goût aromatique très-manifeste, sans pour cela être très-astringent; au contraire, il l'est très-peu.

Analyses de quinquinas. Sans entrer dans des détails superflus, nous ferons observer qu'en 1820 MM. Pelletier et Caventou, guidés par les recherches de Gomes et de Reuss, parvinrent à isoler des écorces de quinquina la quinine et la cinchonine, découverte qui a rendu et rend journellement de bien grands services à la médecine, les expériences ayant prouvé que, dans ces deux alcaloïdes, et surtout dans le sulfate de quinine, réside la propriété antipériodique du quinquina. La possède-t-elle à un degré supérieur à celle du quinquina en substance? Quelques praticiens, et M. Golfin est de ce nombre, répondent par la négative, assurant qu'en outre du sulfate de quinine il y a encore dans les quinquinas d'autres principes fébrifuges très-actifs, qui ne se mêlent pas à ce sel.

On pourrait peut-être dire du quinquina et du sulfate de quinine ce qu'on dit des eaux minérales naturelles et artificielles. Ces dernières ont sans doute les mêmes propriétés que les autres, mais comme on n'a pu analyser exactement les eaux minérales naturelles, il en résulte que celles que l'on compose ont un moindre degré d'activité. Ce n'est pas que leur action sur l'économie, tout comme l'action du sulfate de quinine contre les fièvres, ne soient assez constantes pour qu'on doive en user avec confiance; mais qu'est-ce que cela prouve? Le plus grand de tous les avantages qui parlent en faveur de la quinine, c'est qu'on évite aux malades la répugnance qu'ils éprouvaient généralement à prendre le quinquina en poudre, et nous devons avouer que ce motif est seul assez puissant pour le préférer, dans les cas ordinaires.

Effets physiologiques du quinquina. Donné en substance et à petite dose, l'ingestion du quinquina dans l'estomac, même à très-petite dose, cause un sentiment de chaleur incommode, de pesanteur et d'irritation dans ce viscère : quelquefois il est rejeté par le vomissement, d'autres fois il cause du dévoiement. Quand il est gardé, il survient parfois, quelques heures après son ingestion, des étourdissements, le bourdonnement des oreilles, des tintouins, des éblouissements, de la céphalalgie avec une sorte de trismus ou resserrement spasmodique des mâchoires. A la longue, il donne lieu à des douleurs d'estomac qui prennent, chez certaines personnes, une intensité remarquable. Partant, le quinquina ne saurait convenir aux personnes sanguines, irritables, chez qui la sensibilité de l'estomac est exaltée. Mais quels bienfaits n'en retire-t-on pas, au contraire, chez les individus faibles, cacochymes, scrofuleux, lymphatiques, chez lesquels les tissus manquent de ton, et qui, par conséquent, se trouvent dans des conditions organiques telles qu'il faut stimuler, exciter, tonifier, ce que le quinquina fait parfaitement. Ainsi, toutes les fois qu'il s'agit d'activer les fonctions digestives qui languissent, de relever les forces, de changer le mode de vitalité de l'appareil gastro-intestinal le quinquina, comme amer et comme tonique, agit très-efficacement. J'ai eu tellement à me louer du vin de quinquina, au Malaga, comme stomachique, d'une décoction d'écorce de quinquina mêlée au lait comme tonique, que je ne saurais trop recommander d'y avoir recours. Du reste, ma recommandation est d'accord avec l'expérience des plus grands praticiens, pour qui les amers en général et le quinquina en particulier sont très-utiles contre les scrofules. Et par exemple, « Nous nous sommes borné au quinquina, dit Bordeu ; nous le regardons comme un des stomachiques les plus puissants ; il n'a jamais manqué de redonner de l'appétit, de dissiper les langueurs d'estomac, et cette sorte de dévoiement et de faiblesse qui arrive souvent aux écrouelleux. » D'ailleurs, le quinquina est un des amers qui étendent le plus leur action sur le sang et sur toute la machine. Les belles cures que Morton a faites avec ce remède, et qui le lui ont trop fait vanter, suffiraient pour établir ce que nous avançons, si l'on ne savait, outre cela, les effets surprenants qu'il a produits dans quelques cas de gangrène ; en mon particulier, je l'ai vu opérer des guérisons vraiment étonnantes. Mais pour nous renfermer dans la maladie que je viens de nommer, je déclare avoir souvent observé, comme je l'ai déjà dit, qu'il redonne de l'action au jeu de la respiration, ranime la vie et la gaieté chez le scrofuleux, et qu'il change, en moins de temps qu'on ne saurait le croire, l'état de leurs ulcères, en leur donnant une consistance, une sensibilité habituellement nécessaire, ce que les baumes ne produisent point. Joignez à cela qu'il y a presque toujours, chez les écrouelleux, des espèces de redoublement de fièvre, de douleurs ou de tumeurs plus ou moins marqués, qui tiennent à la débilité de leur estomac, qu'il faut souvent relever avec certaines précautions, et vous reconnaîtrez que le quinquina doit parfaitement convenir.

De même, le quinquina est singulièrement approprié, soit dans l'état de faiblesse qui suit les attaques de goutte (Barthez), soit dans le rhumatisme qu'accompagne l'affaiblissement nerveux de tout le système ; et à cette occasion, on peut répéter ce qu'en ont dit, trop généralement peut-être, Willis et autres, qu'il délivre non-seulement de l'attaque de rhumatisme, mais encore qu'il garantit de la rechute si on en continue longtemps l'usage. Remarquons toutefois qu'il ne faudrait pas trop se hâter d'en venir à l'administration de ce médicament dans ces sortes de cas, car si on le donnait avant la coction et les évacuations critiques qui quelquefois ne se déclarent que fort tard, il fixerait la matière goutteuse, et empêcherait qu'elle pût être ensuite évacuée. Mais aussitôt que les évacuations critiques ont diminué notablement les douleurs, et que les rémissions de la fièvre sont devenues plus longues, rien n'empêche qu'il ne soit donné.

En outre, le quinquina est le meilleur moyen que l'on puisse employer, soit dans la gangrène des poumons, maladie dans laquelle les meilleurs médecins l'ont employé avec succès, lors même que l'hépatisation développée autour de l'escarre gangréneuse était fort étendue ; soit dans l'angine gangréneuse, alors que la prostration des forces est très-prononcée, etc. Aussi un conseil généralement donné dans ces sortes de cas, c'est qu'il faut le prescrire dès le commencement, et à aussi haute dose que possible. Bruning assurait qu'il n'avait pas perdu un seul des malades qu'il avait traités de cette manière, pourvu qu'il eût été appelé à temps. Si l'état de la gorge le permet, il faut employer le quinquina en substance, à la dose de vingt à vingt-cinq grains, qu'on étend dans quelque potion acidulée, et qu'on répète fréquemment. Huxham préférait la teinture de quinquina alexipharmaque, à laquelle il ajoutait douze à quinze gouttes d'élixir vitriolique. Ce remède, qui est antiseptique, et qui soutient les sueurs, est surtout utile lorsqu'on a lieu de présumer que la maladie a été contractée par voie de contagion.

Ce n'est pas tout, car si nous passons à un autre ordre de maladies, les hémorrhagies par exemple, nous voyons encore que toutes les fois que le flux de sang s'accompagne d'atonie ou de faiblesse, les toniques généraux sont parfaitement indiqués, et qu'il convient, surtout dans les hémoptysies de cette espèce, de recourir au quinquina. Tous ceux qui ont un peu lu savent que Wagner a beaucoup recommandé cette pratique, et qu'il donnait, de deux en deux heures, vingt grains d'écorce du Pérou en substance dans les hémorrhagies pulmonaires. Il faut bien que ses succès aient été bien marquants pour que ce praticien ait fait un précepte de l'administration du quinquina dans les cas de cette nature.

Somme toute, comme amer et tonique, le quinquina convient toutes les fois qu'il y a faiblesse stomacale et faiblesse générale, n'importe les accidents morbides qui accompagnent cette faiblesse ou qui en sont la conséquence.

Mais c'est moins comme tonique et amer que le quinquina a été employé; c'est surtout comme fébrifuge ou antipériodique : il convient donc que nous nous arrêtions un instant à l'examen du parti qu'on peut retirer de cette propriété.

A titre d'antipériodique, le quinquina convient, est indispensable dans les fièvres intermittentes et dans les fièvres rémittentes, quand on a détruit les complications; dans tous les cas de fièvre rémittente ou intermittente pernicieuse, aussitôt que le caractère insidieux est reconnu (*Voy*. Fièvres). Il convient aussi dans les phlegmasies ou inflammations viscérales ou autres, quand la fièvre consécutive affecte une marche irrégulière, c'est-à-dire lorsqu'elle quitte le type continu pour prendre le type rémittent ou intermittent. Il convient encore dans les hémorrhagies périodiques sans fièvre, dont les exemples sont assez communs, et auxquels on ne fait peut-être pas aujourd'hui assez d'attention. Il convient, en outre, dans certaines névroses ou névralgies non fébriles, marquées, elles aussi, par des retours plus ou moins réguliers et plus ou moins espacés : il convient enfin, toutes les fois que les principaux symptômes d'une maladie affectent, dans leur réapparition, une sorte de périodicité bien manifeste ou larvée; dans tous ces cas, la périodicité constituant le fond de la maladie, ou tout au moins une des complications les plus importantes, qu'il faut se hâter de combattre.

Et comme tout ce que nous avons dit du quinquina s'applique également au sulfate de quinine, à titre d'antipériodique, s'entend, et non comme tonique, il ne nous reste plus, pour terminer ce que nous avions à mentionner du quinquina et de ses préparations, qu'à parler de son mode d'administration. A ce propos, les auteurs de thérapeutique se sont adressé plusieurs questions que nous résoudrons avec eux.

1re Question. *Faut-il donner le quinquina, avant, pendant, ou après l'accès?* Toujours quand l'accès est terminé, et le plus loin possible de l'accès à venir, afin que le médicament ait modifié l'organisme avant la nouvelle invasion fébrile. Si pourtant la fièvre était quotidienne et que les accès se prolongeassent tellement que l'accès qui finit se liât avec l'accès qui va venir, alors il faudrait donner le quinquina à la fin de la période de sueur, en deux doses très-rapprochées; observant de donner toujours la plus forte dose la première et de bien espacer ou graduer les suivantes. Quand la fièvre est tierce et qu'on a un jour d'intervalle, il suffit de donner le quinquina en trois ou quatre doses pareilles le jour de l'apyrexie.

11e Question. *A quelle époque de la maladie faut-il le donner?* Cela est subordonné à la nature de la maladie; car dans les fièvres rémittentes ou intermittentes simples, on peut attendre le septième accès, surtout si chaque accès nouveau est moindre, la fièvre disparaissant assez souvent d'elle-même après cette époque. Si, au contraire, la fièvre est compliquée de saburres, il faut commencer par évacuer les premières et les secondes voies (faire vomir et purger), avant d'en venir au quinquina, les évacuants, tout en enlevant la cause matérielle, produisant une perturbation nerveuse, organique et vitale suffisante pour fixer la fièvre et en empêcher le retour. Mais si les accès prennent la forme insidieuse, le quinquina doit être donné immédiatement après la rémission des symptômes, si la fièvre est rémittente; sitôt que l'accès pernicieux est passé, si la fièvre est intermittente· différer d'un jour peut compromettre les jours du malade, attendu qu'il périra inévitablement au troisième accès.

111e Question. *A quelles doses faut-il donner le quinquina?* Autrefois on administrait la poudre de quinquina à la dose de huit ou douze grammes, dans les fièvres ordinaires, et s'il s'y mêlait des symptômes graves, dangereux, on la portait à vingt-quatre et même à trente-deux grammes. Il est même des circonstances où on en administrait une plus grande quantité, mais ces faits sont excessivement rares. Si l'on veut que le remède agisse plus sûrement, il faut fractionner cette dose en un peu moins de prises, et les donner très-rapprochées, afin que, l'effet de l'une maintenant l'effet de l'autre, leur activité s'augmente par la réunion de ces effets. Je ne parle pas de l'extrait de quinquina, car on ne l'emploie plus aujourd'hui. Et quant au sulfate de quinine, j'en donne habituellement de douze à quinze grains, et cette quantité m'a toujours suffi.

1v^e Question. *A quels intervalles les doses doivent-elles être répétées?* Tant que les accès de fièvre ne sont pas arrêtés, je donne les douze grains ou les quinze grains de sulfate de quinine en trois prises de deux en deux heures, aussitôt que l'accès est terminé; je les rapproche davantage lorsque l'apyrexie est plus courte que six heures. Quand l'accès ne paraît pas, je donne encore une nouvelle dose de quinine par précaution, et puis j'attends quelques jours, les jours appelés paroxistiques, avant de donner de nouveau le quinquina : ainsi, dans une fièvre tierce qui aura été rebelle, la prudence veut que le sixième jour à dater du jour de la cessation des accès, on administre de nouveau douze ou quinze grains de sulfate de quinine. Il est d'autres praticiens qui préfèrent donner tous les jours, pendant quelques jours encore après la guérison, de petites doses de ce sulfate : nous ne désapprouvons pas cette méthode qui, elle aussi, a ses avantages et est calquée sur celle des anciens médecins.

v^e Question. *Par quelle voie faut-il faire pénétrer le quinquina?* Ordinairement on le donne par la bouche; cependant on peut le donner en lavement, le faire absorber par la peau à l'aide d'un vésicatoire que l'on ouvre ou du cautère que le malade porte (quand il en porte un); dans quelques cas, je l'ai employé en pommade dans le creux de l'aisselle, en frictions sous forme de teinture à la partie interne des cuisses et des bras. Il est encore un autre moyen qu'on a proposé, mais dont nous ne nous sommes point servi encore, c'est l'application de cataplasmes vineux de poudre de quinquina. Ces cataplasmes doivent être fort larges et sont maintenus pendant huit ou dix heures. On les applique sur le ventre que l'on doit avoir le soin de faire savonner avec soin auparavant. Cette application des cataplasmes est une imitation de la méthode de Pye, qui faisait mettre du quinquina en poudre dans un sachet que le malade devait porter sur l'estomac.

Préparation de quinquina. — Poudre. C'est la préparation la plus simple. Nous avons dit à quelles doses on la donne comme antipériodique : disons maintenant que, comme tonique, on la prescrit à la dose de cinq à dix grains, deux ou trois fois par jour. La meilleure manière ou du moins la plus commode pour la faire avaler, c'est de faire bouillir des pruneaux, et quand ils sont cuits, d'en pincer un par une de ses extrémités pour en extraire le noyau, et de placer la poudre à la place de celui-ci, après avoir soufflé dans l'ouverture pour distendre les parois du pruneau. Il faut introduire ce fruit dans la bouche par son extrémité ouverte, pour que, dans le mouvement de déglutition, il ne soit pas comprimé et ne rejette pas la poudre dans la cavité buccale.

Infusion et décoction. On prépare l'infusion en jetant une livre d'eau bouillante sur un ou deux gros de quinquina concassé. Cette quantité doit être consommée dans la journée, soit seule, soit coupée à égale quantité de l'art. Ce mélange est le mode d'administration de l'infusion de quinquina que j'ai adopté depuis longtemps, et il me réussit bien.

Quant à la décoction, elle se prépare en faisant bouillir l'écorce concassée, dans la proportion d'une demi-once à une once de quinquina pour une livre d'eau. A cette dose et ainsi préparée, la décoction d'écorce de Pérou peut se donner comme fébrifuge. Si on veut rendre la décoction plus active, il faudra mêler à l'eau deux ou trois onces de fort vinaigre, avant d'y mêler le quinquina ; il facilite la combinaison de la quinine et de la cinchonine avec l'eau, qui par là se charge davantage des sels antipériodiques.

Vin de quinquina. Aujourd'hui, quand on veut avoir bientôt du vin de quinquina, on fait dissoudre un à deux grains de quinine dans deux onces de vin d'Espagne ou de Lunel que l'on donne par cuillerées dans la journée comme stomachique. Mais si on le veut donner comme antipériodique, on fait dissoudre douze grains de sulfate dans quatre onces de vin, que l'on fait prendre en quatre fois, d'après les règles précédemment posées.

Sirop de quinquina. On ne l'emploie guère que comme tonique à la dose de une à deux onces par jour, une cuillerée avant chaque repas.

Teinture de quinquina. Le procédé ordinaire consiste à prendre deux cent cinquante-six grammes de quinquina concassé, trente-deux grammes d'écorce d'oranges amères sèches, et un kilogramme et demi d'eau-de-vie à vingt degrés. D'abord on introduit les deux premiers ingrédients dans un matras et on n'y verse que la moitié de l'alcool indiqué. Le vaisseau qui contient ce mélange est exposé pendant six jours au soleil ou à un bain de sable et agité par intervalles. Au bout de ce temps, on décante, et on verse sur le marc l'autre moitié d'alcool, pour qu'il s'opère une seconde digestion entièrement analogue à la première. Les deux liqueurs sont ensuite réunies et on les filtre. La dose en est de quatre à seize grammes par jour.

Cinchonine et ses sels. Leur action étant de moitié moindre que celle du sulfate, leurs doses doivent être deux fois plus considérables que celles de ce dernier médicament.

QUOTIDIENNE, adj., *febris quotidiana;* fièvre dont les accès reparaissent régulièrement tous les jours.

R

RACHITIS, s. m., *rachitis,* de ῥάχις, épine dorsale, parce qu'il y a communément déviation de la colonne vertébrale dans la maladie qui porte ce nom. — Quoique plus commun depuis l'âge de six à neuf mois jusqu'à quatre et sept ans, que plus tard, le rachitis peut néanmoins se manifester à d'autres époques de la vie, c'est-à-dire dans l'âge adulte et même dans la vieillesse, et être sous la dépendance d'une cachexie syphilitique, scrofuleuse, scorbustique, ou arthritique. Les lieux bas et humides sont ceux où on l'observe le plus fréquemment ; et il se développe habituellement à la suite de la suppression des maladies cutanées, de l'onanisme, etc.

Les premiers indices du rachitisme sont : le développement physique du corps lent et incomplet, la difficulté que l'enfant éprouve à se tenir debout et à marcher, le gonflement des têtes des os surtout au poignet, ce qui est souvent le premier et l'unique signe de la maladie : cependant, dans la majorité des cas, on remarque la maigreur de toutes les parties, le gonflement du bas-ventre, la grande disproportion de la tête avec le crâne et les extrémités, une solidité prématurée que les os contractent, le développement précoce des facultés intellectuelles, et d'autres fois l'idiotisme. En outre, vient un moment où les os longs se courbent, ainsi que les côtes et le sternum, ce qui donne lieu aux symptômes d'asthme ; vient un moment où l'épine se dévie, et que certaines parties osseuses, le bassin surtout, se gonflent et se déforment, ce qui amène la claudication ou le boiter en marchant. Vient un moment enfin où l'atonie, la fièvre lente se déclarent et sont suivies de la mort du sujet.

Gardons-nous de croire que parce qu'il y a un commencement de rachitisme, l'enfant se déviera inévitablement, car non-seulement la maladie peut se dissiper, et se dissipe souvent d'elle-même à mesure que le corps se développe et croît, mais encore on peut favoriser cette heureuse révolution à l'aide de certains moyens. Disons pourtant, pour être complétement vrai, que quand la courbure du rachis, du sternum, des côtes et des jambes, est parvenue à un haut degré, alors il est à croire que cette difformité générale ou partielle persistera toute la vie.

Le rachitisme ayant sa cause prochaine dans la dyscrasie scrofuleuse, fixée sur le système osseux, le traitement que nous avons indiqué, article Scrofules (*Voy.* ce mot), lui convient parfaitement, surtout en ce qui concerne le régime auquel l'enfant doit être assujetti. Il est pourtant quelques moyens sur lesquels on doit plus particulièrement compter, ce sont les bains de malt, d'eau salée, et, à défaut, les lotions sur le tronc et les extrémités, avec parties égales d'alcool de genièvre et d'eau froide.

A propos du bain de mer, nous ferons remarquer que sur les plages du littoral de la Méditerranée et principalement sur la plage de Cette, on a l'immense avantage, à la sortie de l'eau, de se rouler et de se sécher le corps avec du sable chaud, ce qui forme un bain de sable ajouté au bain salé. Il est fâcheux que dans les villes où l'industrie fait tant de progrès, on n'ait pas encore songé à entasser dans certains établissements du sable fin, pris sur les rivages de l'Océan ou de la Méditerrannée, qu'on pourrait chauffer artificiellement ou naturellement, suivant la saison de l'année. Avec ce sable chaud et les bains d'eau salée, on aurait presque tous les avantages du bain marin-sablé.

A l'intérieur, on retire de très-grands avantages d'un mélange de poudres calcaires et de fer, que les enfants digèrent très-bien en substance; et par exemple :

Pr. sucre blanc, un scrupule ; — coquilles préparées, un demi-scrupule ; — limaille de fer, un à deux grains ; — cannelle, un grain ; — M. et faites une poudre à prendre matin et soir.

S'il y a constipation, on doit y joindre un ou deux grains de rhubarbe en poudre.

Enfin, on obtient également des résultats avantageux, soit de l'huile de foie de morue, à la dose d'une cuillerée à café, matin et soir ; soit d'une purgation saline, tous les huit jours (un demi-verre, ou un verre d'eau de Sedlitz) ; soit des frictions sèches avec des flanelles imprégnées de parfums aromatiques, surtout le long de l'épine ; soit du sirop antiscorbutique de Portal, etc.

RAGE, s. f., *rabies.* — La plupart des auteurs considèrent comme synonymes les

mots *rage* et *hydrophobie*, et cependant, à la rigueur, cette dernière n'est qu'un symptôme de l'affection rabiéique, symptôme à peu près constant, mais qui cependant peut manquer quelquefois. Le fait le plus remarquable de cette espèce, est celui d'un paysan qui, ayant été mordu par un chien enragé, et ayant contracté la maladie, permit non-seulement qu'on lui fît des aspersions continuelles d'eau froide, mais encore il en buvait avec plaisir et n'en redoutait point l'aspect : il n'en mourut pas moins enragé. Qui n'a vu d'ailleurs des chiens enragés ne pas avoir horreur de l'eau, côtoyer des rivières, ou les traverser à la nage pour assouvir leur envie de mordre ; donc l'hydrophobie ne fait pas partie constitutive essentielle de la rage, ce n'est donc pas elle.

Je dis plus, la plupart des praticiens s'accordent sur ce point, que l'horreur de l'eau peut survenir spontanément et accidentellement comme symptôme d'une foule d'autres maladies qui ne sont pas la rage, et par exemple, de l'hystérie, de l'hypocondrie, de certaines fièvres épidémiques chez les enfants, de certains cas d'angine inflammatoire, etc. ; donc l'hydrophobie n'est pas la rage : rage et hydrophobie ne sont donc pas synonymes. Aussi ne les confondrons-nous pas.

La rage proprement dite, appelée par certains *frénésie aboyante, panthophobie,* etc., est affection spasmodique, une maladie convulsive dont les accès se terminent par un délire furieux, quelquefois sans fièvre. Ce qui la caractérise principalement, ce sont : un léger frisson au début, la céphalalgie, un pouls petit et concentré, des nausées ; et puis la dureté et l'inégalité des battements artériels, un sentiment d'ardeur et de constriction à la gorge, le regard fixe et étonné, les yeux rouges et enflammés, la bouche et les lèvres écumeuses, la déglutition difficile, la respiration suspirieuse, le sentiment d'une chaleur brûlante à l'épigastre, quelques vomissements de matières bilieuses, roussâtres ; l'horreur des liquides (hydrophobie) accompagnée de soif très-intense. Cette horreur est telle, que le malade ne peut même supporter l'aspect de l'eau ; à sa vue, il éprouve une agitation spasmodique de tout le corps, qui ne cesse qu'alors qu'on éloigne le vase qui la contient. Et qu'on ne croie pas que c'est un effet de l'imagination, car on a vu des malades dociles prendre le verre sans le regarder, le porter rapidement à la bouche, et, malgré ce mouvement d'une volonté bien prononcée, éprouver, au moment où le liquide arrivait près des lèvres, un mouvement de répulsion invincible qui portait le bras en arrière. Tout cela se passe dans la première période.

Dans la seconde, aux symptômes déjà énumérés, et qui ont plus ou moins augmenté d'intensité, s'ajoutent les suivants : langue sortant de la bouche, qui est sans cesse tenue ouverte, et d'où s'écoule une sanie écumeuse. Le malade cherche à la jeter sur toutes les personnes qui l'approchent, et est tourmenté par une envie démesurée de les mordre; il satisfait même cette envie en mordant avec une sorte de fureur tous les objets qu'il peut atteindre. A cette époque de la maladie, sa voix est rauque, la soif intense ; le moindre bruit, la simple agitation de l'air, l'aspect d'un corps brillant, le mettent en frénésie ; sa respiration est de plus en plus difficile, inégale, il y a menace de suffocation ; le pouls devient petit, inégal, défaillant, convulsif, la peau se couvre d'une sueur froide, et la mort ne tarde pas à mettre fin à ce tableau déchirant. Il l'est quelquefois d'autant plus, que les malades conservant leurs facultés intellectuelles, même dans les accès, conçoivent toute l'horreur de leur position, la crainte effrayante qu'ils inspirent : il en est quelques-uns même qui, sentant venir l'accès, invitent les assistants à les attacher, tendent docilement et tristement leurs bras pour qu'on les charge de liens, et prient leurs parents, leurs amis de s'éloigner.

Par quoi la rage est-elle produite? Nous n'admettons que la contagion, à la suite de la morsure faite par un animal enragé luimême. Nous disons un animal enragé luimême, attendu que nous ne considérons pas comme des cas de véritable rage ceux qui sont dus à une tout autre cause.

Ici se présentent quelques questions trèsimportantes, surtout pour les habitants des campagnes. Et par exemple, quels sont les animaux qui peuvent contracter la rage et la communiquer? Quelles sont les causes de cette maladie chez ces animaux? A quels signes reconnaît-on qu'ils sont enragés?

1° *Quels sont les animaux qui peuvent contracter la rage, et la communiquer?*

Les animaux carnivores, c'est-à-dire le loup, le chien, le chat et le renard, sont ceux qui deviennent spontanément enragés, ce qui est fort rare pour les animaux herbivores, qui peuvent cependant, à leur tour, être atteints de rage, s'ils sont mordus par un loup, un chien ou un renard qui l'est déjà : tels le bœuf, l'âne, le singe, la fouine, la martre, qu'on a vus contracter cette affection et la propager.

En est-il de même du coq, du canard, de la poule, etc.? ou, en d'autres termes, ces volatiles peuvent-ils être atteints de rage, et leur morsure peut-elle la donner? Il est certain que quand ces oiseaux sont fortement en colère, les blessures que leur bec produit ont déterminé parfois des accidents fâcheux, hydrophobiques. A la vérité, nous n'affirmons pas que les phénomènes observés fussent de véritables accidents par virus rabifique; mais il suffit qu'ils aient été suivis de mort, pour qu'on prenne les précautions convenables toutes les fois qu'on sera blessé par un oiseau furieux, et par exemple, la poule qui défend ses poussins.

2° *Quelles sont les causes qui produisent la rage chez les animaux ?*

Les causes qui produisent (dit-on) la rage chez les animaux sont de deux ordres.

Ainsi bien des gens admettent que la privation de la boisson et des aliments, de la boisson surtout, durant les fortes chaleurs, la déterminent ; d'où la barbare coutume d'empoisonner les chiens, ou du moins de répandre du poison dans les rues des grandes cités pendant la canicule. Si ceux qui ordonnent de pareilles mesures avaient lu attentivement Volney, ils se seraient convaincus que c'est agir par une aveugle routine et sans nécessité, la rage étant inconnue dans l'Asie, la Syrie et jusque sous la zone torride. De même, si les personnes qui conservent la croyance qu'une nourriture trop animalisée peut également déterminer la rage, voulaient bien consulter les voyageurs, elles apprendraient qu'en Asie, où les habitants ont une sorte de vénération pour les chiens, ces animaux, quand ils deviennent vagabonds, sont recueillis dans des hôpitaux qui leur sont spécialement consacrés : là, on les nourrit *principalement avec des viandes*, et pourtant rien de plus rare que de les voir devenir enragés. Ainsi, les causes de la rage spontanée sont encore entièrement inconnues.

3° *A quels signes reconnaît-on la rage chez les animaux ?*

Voici ceux qu'on cite comme les plus ordinaires : d'abord, il faut considérer comme suspect tout animal qui quitte sa demeure pour errer à l'aventure, qui mord sans être agacé, à moins qu'il n'ait habituellement ce défaut. En outre, s'agit-il du chien, il devient triste et solitaire, il cherche l'obscurité, n'aboie plus, ne prend aucune nourriture solide ni liquide, et il s'irrite facilement contre les gens qu'il ne connaît pas; cependant, il respecte encore son maître : s'il marche, sa démarche est chancelante, sa queue et ses oreilles sont pendantes, toujours sa respiration est précipitée.

Dans une période plus avancée, l'animal ne connaît plus son maître, il a les yeux hagards, le regard étincelant; il court à droite, à gauche, sans direction déterminée; la vue d'un liquide lui procure parfois des convulsions de la mâchoire inférieure, ses dents claquent par le battement des mâchoires, la langue est boursouflée et reste pendante; il s'échappe de sa gueule et de ses narines une grande quantité d'une salive écumeuse; il grogne sans aboyer; tous les objets qui frappent sa vue l'irritent, il s'élance sur eux et les mord sans fureur. Cet état va croissant, mais il survient bientôt un abattement général à la suite duquel le chien est pris de convulsions qui terminent sa vie. La mort arrive du troisième au quatrième jour.

Certaines expériences ont été tentées pour s'assurer si le chien est enragé : ainsi on a conseillé de tremper un morceau de viande dans la bave de l'animal suspecté d'avoir contracté la rage, et de le jeter à un autre chien qu'on aura exprès laissé longtemps à jeun pour qu'il soit affamé. Si malgré son violent appétit il ne touche point à la viande, c'est une preuve, assure-t-on,

que la salive est imprégnée de virus rabifique.

Revenons à l'homme et demandons-nous
si la contagion par la morsure d'un animal
enragé est la seule espèce de communication admissible. Si nous soulevons cette
question, c'est pour la sécurité tant des individus qui soignent les malheureux qu'un
chien enragé a mordus, que pour celle des personnes qui ne peuvent faire le choix des viandes dont elles doivent se nourrir. Je m'explique. Plusieurs médecins, fort capables d'ailleurs, ont prétendu qu'un individu sain pourrait contracter la maladie par la seule aspiration de l'air expiré par un animal enragé, et
même par les émanations qui s'exhalent de
son corps après sa mort; tandis que d'autres
veulent que la bave écumeuse qui s'échappe
de la bouche du malade soit mise en contact
avec la peau. Pour eux il n'est pas besoin
qu'il y ait solution de continuité ou blessure
pour que la maladie se communique, alors
que d'autres affirment que si le tissu cutané
est intact, la contagion rabiéique ne se fera
pas. On conçoit que des opinions pareilles
à celles émises par les partisans de l'infection
aérienne ou de la contagion sans blessure
et par simple contact, doivent effrayer beaucoup les parents du malade et ceux qui
sont appelés à lui donner des soins, et qu'il
importe dès lors d'établir quelle est la confiance qu'il convient d'avoir dans leurs affirmations. Pour moi je crois qu'il faut que la
salive pénètre par une blessure dans les tissus
vivants pour que la rage se communique, et
je me fonde, pour établir cette proposition,
sur certains faits qui établissent qu'on a
touché et retiré avec le doigt, de la bouche
des malades, une salive épaisse et écumeuse
qui les gênait beaucoup, sans que la contagion
de la rage se soit opérée.

Et quant aux animaux dont on se nourrit,
si l'on nous demande : Un animal mort enragé
donnera-t-il la maladie à ceux qui mangeront
de sa chair? nous répondrons avoir lu
1° que Le Camus, docteur régent de la faculté
de médecine de Paris, a assuré à Lorry,
son confrère, avoir mangé, sans accident aucun, de la chair d'animaux morts enragés ;
2° qu'on a vu à Nudole (duché de Mantoue),
des bouchers, avides d'un sordide gain, ven-
dre impunément la viande de bœufs assom-
més après avoir éprouvé les symptômes de
la rage ; donc la communication de cette
maladie ne se ferait pas par les voies gastriques. Cependant, quelques médecins ayant
cité des faits contraires, la prudence veut
qu'on s'en abstienne.

Un individu mordu par un chien enragé le
devient-il immédiatement lui-même ? Non ;
et ce n'est quelquefois qu'après un laps de
temps assez long, à dater du jour de la morsure, que les premiers symptômes de la maladie se manifestent. Cependant on a cru,
d'après de nombreuses observations, pouvoir assigner au virus rabiéique un temps
d'incubation de trente à quarante jours, avant
de donner des signes de sa présence dans
l'économie. Pendant tout ce temps, l'individu

paraît jouir de la meilleure santé, ou bien
son sommeil est troublé par des songes effrayants : il croit voir l'animal qui l'a mordu,
il s'enveloppe de frayeur dans ses couvertures, et pousse de profonds soupirs. La plaie,
ou les morsures, si elles ne sont pas encore
cicatrisées, changent d'aspect : elles rougissent de plus en plus, leurs bords se renver-
sent et se boursouflent, et si elles s'étaient
cicatrisées, la cicatrice devient douloureuse,
et la douleur, qui n'a rien de spécial, s'irradiant de proche en proche, gagne tout le
corps. Dès ce moment, le sujet éprouve de
l'anxiété, un sentiment d'angoisse à la région
épigastrique ; il perd l'appétit, la gaieté, cherche la solitude pour y cacher sa tristesse,
et ne s'occupe que des circonstances qui ont
amené l'accident dont il a été la victime. S'il
veut dormir, son sommeil est agité par des
rêves sinistres ; il s'éveille en sursaut,
éprouvant des soubresauts des tendons ; enfin la partie mordue s'enfle de plus en plus,
devient livide, les cicatrices se rompent, et
il s'échappe de la plaie une sanie sanguinolente... C'en est fait, la rage est déclarée, et
l'art dès lors n'a plus de pouvoir sur un mal
si redoutable. Heureux le médecin, s'il peut,
par les secours que la morale et la religion
lui fournissent, adoucir les rigueurs d'un sort
si déplorable !

Du moment où il est constant que la cause
prochaine de la rage consiste dans l'inoculation d'un virus spécifique, la première indication qui se présente, c'est d'attirer au
dehors le virus inoculé, et de cautériser
la partie qui a été mordue. Mais comme
l'homme de l'art n'est pas toujours à portée
de donner les premiers secours au blessé,
disons ce qu'il faut faire en attendant qu'il
arrive. Avant toute chose, on applique une
ventouse sur les morsures, pour qu'elle aspire le sang qui se trouve dans la blessure ;
puis on lotionne celle-ci avec une dissolution
tiède de potasse, de sel ammoniac, de sel de
cuisine, de savon, de cendres de sarments
passées au clair, qu'on fait pénétrer aussi
profondément que possible dans la plaie ; si
on n'avait rien de tout cela, mieux vaudrait
les laver à grande eau tiède et froide même,
que de ne pas les lotionner. Si le chirurgien
n'arrive pas, on fait ensuite des scarifications
profondes et multipliées autour de la blessure, afin de la mettre bien à découvert, en
ayant le soin d'emporter auparavant les
bords de la plaie, à cause que c'est toujours là
que la bave est plus communément déposée,
et on réapplique de nouvelles ventouses. Si
la partie mordue s'opposait par sa forme à l'application des ventouses, on y suppléerait par
l'application des sangsues, moyen bien
inférieur au précédent, il est vrai, mais du
moment où celui-ci n'est pas applicable on
n'a plus à choisir. Ces précautions prises,
on cautérise avec précaution toute l'étendue
de chaque morsure ; rien ne doit arrêter le
praticien, ni les cris du malade, ni ses larmes, pas même ses injures : une timidité
déplacée exposant les jours du sujet.

Les caustiques dont on peut user sont le

beurre d'antimoine, l'un des plus énergiques que nous possédions, l'eau forte, une forte dissolution de potasse caustique, le fer rougi à blanc, etc. Il est bon, quand on se sert de ce dernier, de verser à mesure qu'on retire le fer de la plaie, une assez grande quantité d'eau froide sur la brûlure; ce liquide tempère la douleur et celle-ci se calme en peu de temps.

Se sert-on du beurre d'antimoine ou d'un autre caustique, voici comment on procède: On prend un bourdonnet de charpie d'un volume proportionné à l'étendue de la plaie, on le saisit avec des pinces, on le trempe dans la dissolution préparée d'avance, et on le fait pénétrer profondément dans la plaie; puis on le couvre de charpie non imprégnée de caustique, et on maintient le tout à l'aide d'une compresse et d'un bandage convenables.

Cette application du caustique doit être renouvelée autant de fois qu'on le jugera convenable : au bout de quatre heures son action étant terminée, on doit y revenir, et ce n'est qu'alors que l'escarre a trois ou quatre lignes d'épaisseur qu'on s'arrête. La prudence veut encore que, malgré la cautérisation, on couvre sur-le-champ l'escarre avec un large emplâtre vésicatoire, qu'on laisse à demeure pendant six è sept heures, c'est-à-dire jusqu'à ce que les vésicules soient bien formées ; alors, on les perce et on en fait le pansement. Le vésicatoire doit être entretenu jusqu'à ce que l'escarre soit tombée : si la chute de cette dernière se fait trop longtemps attendre, on la provoque par des incisions ménagées, mais qui doivent l'atteindre dans toute sa profondeur.

L'escarre détachée, la plupart des chirurgiens sont d'avis d'entretenir longtemps la plaie en suppuration, en la couvrant d'un plumasseau chargé de temps en temps de poudre de cantharides et d'un onguent suppuratif. Cette précaution nous paraît bonne, surtout si on craignait que la cautérisation n'ait pas été complète. Inutile de dire que si la plaie est sur le trajet d'une artère, d'un nerf, d'un tendon, on doit soigneusement éviter qu'il soient atteints par le caustique; ce qu'on obtient en les recouvrant ou en les enveloppant, autant que possible, de charpie râpée et imbibée d'eau froide ; si les plaies sont à la figure, s'il survient des végétations aux morsures, il faut les cautériser avec le nitrate d'argent, afin d'éviter les difformités, etc.

Y a-t-il une époque passé laquelle la cautérisation n'est plus efficace ? Sans doute; le moment le plus favorable pour cette opération, c'est l'instant le plus rapproché de l'accident; cependant, le professeur Baumes nous a assuré, dans ses leçons à la faculté de Montpellier, l'avoir utilement employée trois jours après l'événement. Kiavalle rapporte une observation analogue, fait d'autant plus précieux à recueillir, que l'enfant qui avait été mordu le fut à nu, et qu'on ne pouvait révoquer en doute que l'animal qui avait fait la morsure était enragé, puisque ceux qu'il mordit après l'enfant moururent de la rage. Partant, il croit que la cautérisation peut être utilement tentée après la formation des cicatrices, pourvu toutefois qu'elles n'aient pas déjà éprouvé un changement défavorable en sensibilité et en couleur. Il est donc d'avis, si l'on est appelé fort tard, de couvrir les cicatrices d'un vésicatoire et de cautériser ensuite la plaie par la méthode indiquée. Tel est le traitement local ou préservatif de la rage , auquel nous croyons devoir associer l'emploi de quelques moyens internes, principalement au début, et parmi ces moyens, les sudorifiques et les antispasmodiques. Le repos absolu, la privation de la lumière, ou bien l'exercice à pied ou à cheval, la fatigue, des distractions agréables, et tout ce qui peut rassurer le moral, ne doivent pas être négligés. Sous ce rapport nous ne serions pas éloigné qu'on fît prendre à la personne mordue, si elle en avait le désir, un de ces breuvages ou de ces aliments (l'omelette de Sommière) qui jouissent d'une grande réputation de *spécificité* ou de préservatif de la rage; le sujet ayant l'esprit en repos et l'imagination tranquille, quand il a avalé avec confiance, n'importe quoi sur lequel il compte.

RATANHIA, s. m., mot péruvien, qui veut dire *plante traçant sous terre*, et par lequel on désigne dans la province de Huanuco le *Krameria triandra* de la flore du Pérou : le ratanhia appartient à la tétrandrie monogynie, de la famille des polygalées. On le rencontre aussi au Mexique. Il croît spontanément dans les lieux sablonneux et arides, et préférablement sur les collines exposées au soleil. On le récolte après les pluies d'automne, parce que c'est l'époque de l'année où tous les végétaux sont moins nourris. La racine de ratanhia (on n'emploie qu'elle en médecine) est de la grosseur d'un demi-pouce environ, et longue d'une aune à peu près. Elle est recouverte par une écorce assez épaisse, rouge, et celle-ci par un épiderme noirâtre, rude au toucher et friable. Sa saveur est âpre, amère, styptique; elle n'a d'odeur que lorsqu'elle est mise en décoction; pendant que le liquide bout, on sent une odeur de tuf terreux assez marquée.

L'analyse chimique de la racine de ratanhia a fourni à Peschier de Genève : 1° un acide particulier (acide kramerique); presque la moitié de son poids de tannin; une petite quantité d'acide gallique, etc.

Depuis longtemps les naturels du Pérou se servaient de la racine de ratanhia pour nettoyer les dents, les affermir dans leurs alvéoles, et pour donner à leurs gencives ainsi qu'à leurs lèvres une belle couleur rosée; mais il était réservé à la sagacité de Ruiz, savant botaniste espagnol, d'en apprécier les propriétés astringentes, découverte qu'il fit en 1784. Le travail que Ruiz publia douze ans plus tard (1796), dans les mémoires de l'académie royale de Madrid, ayant été traduit en français par de La Motte , chacun sut quelles étaient les vertus de ce médicament, mais ce n'a été qu'après la Restauration que la racine de ratanhia est devenue un remède vulgaire en France. Et cela devait être, car il est certain, et nous l'avons expérimenté nous-même, que, dans les hémorrhagies passives, la boisson de ratanhia est d'un puissant secours, alors surtout qu'on y fait dissoudre (nous l'avons fait souvent) quatre ou huit grammes d'alun. Cette infusion alumineuse convient également dans les leucorrhées et autres flux atoniques.

Il y a plusieurs manières de préparer la boisson simple de ratanhia : la première consiste à faire bouillir seize grammes de la racine dans un kilogramme d'eau commune jusqu'à réduction de moitié; à passer la décoction et à ajouter deux grammes de vinaigre ; plus, suffisante quantité de sucre pour la rendre agréable : ou bien, à faire dissoudre sur un feu lent dans trois onces d'eau, un gros d'extrait de ratanhia pulvérisé, et d'y ajouter ensuite un gros de vinaigre : celle-ci se prend par cuillerée à soupe d'heure en heure.

On n'emploie guère le ratanhia en poudre que pour en composer des dentifrices, ou pour étancher le sang qui coule d'une blessure. On le fait entrer aussi dans des emplâtres qu'on applique sur les hernies, afin de procurer le resserrement de l'anneau, mais dans ces compositions emplastiques on préfère généralement son extrait. Dans tous les cas, et sous quelque forme qu'on l'emploie, la racine de ratanhia fournit un puissant moyen hémostatique et un astringent énergique des parties relâchées, c'est même en cette qualité qu'il arrête les flux hémorrhagiques et autres.

RATE, s. f., *lien*, σπλήν. — La rate est un organe mou, spongieux, très-variable dans son volume, situé dans l'hypocondre gauche, au-dessous du diaphragme, au-dessus du colon descendant entre les cartilages des fausses côtes et la tubérosité de l'estomac. Variable dans son volume, on lui assigne cependant une forme allongée d'avant en arrière et de haut en bas, et aplatie de dedans en dehors, et cela dans les proportions de quatre à sept pouces de longueur, sur deux pouces de large, et un pouce d'épaisseur : elle pèse de quatre à sept onces.

La rate est formée par des petits corps membraneux, grisâtres, demi-transparents, du volume d'une tête d'épingle, irrégulièrement disséminés, qui, réunis par du tissu cellulaire, forment les granulations organiques ou tissu de la rate. Il s'y mêle des vaisseaux artériels, dont le principal est une branche de l'artère cœliaque, et les autres sont des rameaux des artères voisines, une veine qui est un des troncs qui concourent à la formation de la veine-porte; des vaisseaux lymphatiques qui naissent de la surface et du tissu même de l'organe; des nerfs qui viennent du plexus solaire, et forment le plexus hépatique; ils sont maintenus au moyen d'une membrane fibreuse, recouverte d'une membrane séreuse, enveloppe commune des organes de l'abdomen. Elle doit

sa couleur rouge obscur à la grande quantité de sang dont elle est pénétrée.

Usages de la rate. Se fondant sur le volume de l'artère splénique, les physiologistes ont fait de la rate un organe sécréteur ; ainsi les uns lui ont fait sécréter l'atrabile ; les autres une humeur destinée à nourrir les nerfs ; ceux-ci le suc gastrique, ceux-là le liquide propre à tempérer la nature alcaline du chyme ou de la bile, humeur qui était transmise, dans le premier cas, ou à l'estomac par les vaisseaux courts, ou au cœur par la veine-porte; et, dans le second cas, ou au foie par les lymphatiques et les veines, ou au duodénum par un canal particulier. Descartes alla plus loin : il fit sécréter à la rate deux sortes de sang ; un sang fluide très-terne, qui était la cause de la joie ; un autre, plus tenace, qui était la cause de la tristesse, de telle sorte que, suivant que la rate envoyait au cœur une quantité plus ou moins considérable de l'un ou de l'autre de ces sangs, l'homme était rendu triste ou gai.

Non contents de cette hypothèse, certains physiologistes firent de la rate un ganglion vasculaire ou lymphatique du sang. Ainsi, Tiedeman et Gmelin le considèrent comme un ganglion lymphatique préparant un suc propre à animaliser le chyle ; alors que Chaussier, le mettant dans la classe des organes qu'il a appelés ganglions glandiformes, qu'il assimile aux ganglions lymphatiques, prétend qu'il exhale de son intérieur un suc ou séreux ou sanguin qui, repris par l'absorption, va concourir à la lymphose. Il en est enfin qui en font un ganglion sanguin faisant subir au sang de l'artère splénique une élaboration, qui le dispose à fournir à la sécrétion du suc gastrique selon les uns, à celle de la bile selon les autres.

Enfin, d'autres physiologistes, n'admettant aucune des opinions précédentes, ont voulu faire de la rate un diverticulum sanguin, soit pour l'estomac, seulement pendant les intervalles de la digestion, soit pour tout le système circulatoire, lors de quelques retards ou arrêts dans la circulation. Plusieurs considérations fort importantes semblent appuyer cette opinion. Voici celles qu'on a invoquées en sa faveur.

1° Les connexions nombreuses artérielles que la rate a avec l'estomac; 2° leur origine commune; 3° les changements de volume qu'on remarque dans la rate, suivant les états de plénitude ou de vacuité de l'estomac; 4° les fonctions de l'estomac n'étant pas évidemment déterminées, celui-ci ne doit pas recevoir en tout temps la même quantité de sang; ainsi, par exemple, lorsqu'il est plein, l'irritation produite par les aliments sur la muqueuse gastrique doit y faire affluer ce liquide, tandis que, au contraire, lorsqu'il est vide, le sang doit y être appelé en bien moindre quantité. Or les artères qui vivifient l'estomac sont trop grosses pour pouvoir se modifier selon la quantité de sang que réclame le viscère, c'est-à-dire qu'elles ne peuvent se rétrécir lorsque le liquide n'agit pas sur elles pour les dilater de nouveau ; il fallait donc un artifice quelconque pour empêcher que l'estomac, dans ses intermittences obligées d'action, éprouvât une surcharge de sang, et c'est la rate qui remplit cet office.

A laquelle de ces trois opinions donnerons-nous la préférence ? Celle-ci paraîtrait la plus vraisemblable ; mais comme il y a **loin** de la ressemblance à la démonstration, et que les faits allégués laissent néanmoins l'esprit en suspens, on peut, je crois, porter cette conclusion relativement aux fonctions de la rate : *Elles nous sont inconnues*, comme tant d'autres mystères de la création, dont l'ordonnateur de toutes choses a seul le secret. Il nous est bien permis à nous, hommes de science, de disserter, de discuter, d'émettre des idées plus ou moins raisonnables, d'arriver à une quasi-démonstration ; mais quand on veut pénétrer dans les profondeurs des ténèbres qui environnent bien des lois organiques et vitales, nous sommes forcés d'avouer notre ignorance.

REDOUBLEMENT, synonyme de Paroxysme.

REINS, s. m. , *renes*, νεφροι, organes sécréteurs de l'urine. — Les reins étant les organes sécréteurs de l'urine, on se demande : Comment cette opération s'accomplit-elle ? que devient l'urine quand elle est sécrétée ? Comme on ne peut traiter ces questions sans quelques connaissances préliminaires, nous nous arrêterons un instant à la description de l'appareil urinaire. Cet appareil comprend les capsules surrénales, les reins, les uretères et la vessie. Nous traiterons dans cet article des capsules surrénales et des reins.

1° *Capsules surrénales*. Elles sont situées dans l'abdomen au-dessus des reins ; leurs formes irrégulières , allongées transversalement, recourbées de haut en bas, creusées et ovoïdes, les font facilement reconnaître. On les reconnaît d'ailleurs à leur couleur brun jaune plus ou moins rougeâtre, et à ce que leur intérieur est formé par une cavité étroite, transversale et triangulaire, dont la partie inférieure présente une éminence en forme de crête. Cette cavité, qui contient un fluide visqueux et rougeâtre chez l'embryon, brunâtre chez le vieillard, est formée par des granulations très-petites qui sont rassemblées en lobules de manière à former la capsule surrénale elle-même.

Les artères des capsules surrénales leur viennent de l'aorte, des diaphragmatiques et des rénales : les veines se jettent dans la veine-cave ; et leurs nerfs viennent des plexus rénaux.

2° *Reins*. Formés de beaucoup de lobules disséminés d'abord, mais qui ensuite se rapprochent et se confondent en un seul corps, les reins sont des organes d'un rouge obscur tirant sur le brun, dont la forme allongée de haut en bas, aplatie d'avant en arrière, échancrée en dedans, leur donne beaucoup de ressemblance avec une graine de haricot. Ils sont situés dans les parties profondes de la région lombaire, sur les côtés de la colonne vertébrale, au niveau des deux dernières vertèbres dorsales et des deux premières vertèbres lombaires. On en trouve un à droite et l'autre à gauche ; il entre dans leur structure à tous deux des artères, des veines, des nerfs, une enveloppe celluleuse et un parenchyme tout particulier.

Celui-ci se compose de deux substances, l'une extérieure ou *corticale*, l'autre intérieure ou lobuleuse, distinctes entre elles : la première, par ses granulations très-petites d'un jaune fauve brunâtre ou rougeâtre et son épaisseur de une à deux lignes qui forme une couche au-dessus de la seconde, et lui envoie en dedans des prolongements en forme de cloisons qui pénètrent dans les faisceaux de la substance ; la seconde, à sa couleur d'un rouge pâle, à sa dureté, à sa résistance. D'ailleurs, elle présente des faisceaux coniques au nombre de douze à treize, enveloppés, comme nous l'avons déjà dit, par la substance corticale, excepté vers leur sommet. La base de ces cônes est arrondie, tournée vers la périphérie et unie à la substance corticale. Leur sommet, dirigé vers le bassinet, a la forme d'un mamelon, ce qui avait fait donner à l'ensemble de ces mamelons le nom de substance *mamelonnée*. Chaque cône est formé par un grand nombre de petits canaux convergents, très-rapprochés les uns des autres, continus avec les vaisseaux de la substance corticale, ouverts vers leur sommet à l'intérieur des *calices* par des orifices très-serrés.

Quant à ces derniers, ce sont de très-petits conduits membraneux au nombre de six à douze, d'un diamètre variable, embrassant d'un côté la circonférence du mamelon, ouverts de l'autre dans les *bassinets*.

Enfin, ceux-ci consistent en un petit réservoir membraneux, placé à la partie postérieure de la scissure du rein, derrière l'artère et les veines rénales ; il est irrégulier, ovalaire, allongé de haut en bas, aplati d'avant en arrière, recevant l'orifice des calices et se continuant en bas avec l'URETÈRE (*Voy.* ce mot).

Les artères rénales viennent de l'aorte ; les veines du même nom se terminent à la veine-cave ; et quant à leurs nerfs, ils sont fournis par le plexus rénal.

RÈGLES. *Voy.* Menstrues.

RÉMISSION, s. f., *remissio*, diminution des symptômes fébriles, qui survient entre chaque paroxysme des fièvres rémittentes.

RÉMITTENT, e., adj., *remittens*. — Il s'applique aux maladies sujettes à rémission, et principalement aux fièvres qui, sans cesser d'être continues, ont des accès complets de chaud et de froid au commencement, et de simples paroxysmes de chaleur à la fin.

RÉPERCUSSIF, adj., *repercutiens*, qui refoule. — Se dit des médicaments qui, appliqués à l'extérieur sur les parties engorgées, font refluer à l'intérieur les liquides qui les engorgent. L'eau très-froide, les *astringents*, le plomb, sont des répercussifs actifs.

RÉSOLUTIF, ive, s. m., et adj,. *resolvens*. — On désigne sous ce nom les remèdes qui sont employés pour résoudre par degrés,

divers engorgements et principalement ceux
qui ont leur siége dans le système lymphatique. Les alcalis, les carbonates et les acétates de soude et de potasse, les savons,
l'extrait de cigüe, les préparations d'iode,
les mercuriaux, l'or, etc., sont d'excellents
résolutifs qui conviennent surtout dans les
maladies scrofuleuses, maladies qui altèrent souvent les ganglions lymphatiques.

RESPIRATION, s. f., *respiratio*, ἀναπνοή. —
On la définit : une fonction propre aux animaux, qui a pour objet de donner au sang
ses qualités vivifiantes en le dépouillant de
quelques-uns de ses principes et en lui en
donnant d'autres qui sont puisés dans l'air
atmosphérique.

Le principe que le sang s'associe par l'acte
de la respiration, c'est l'oxygène de l'air; le
principe dont il se dépouille, c'est l'acide
carbonique ; et quant à l'azote, il paraît
qu'il est tout à la fois absorbé et exhalé
dans l'inspiration et l'expiration. Quoi qu'il
en soit, quand la respiration est facile, douce, égale, insonore, c'est l'état normal de
cette fonction. A cet état on compte chez
l'homme environ trente-cinq respirations
par minute pendant la première année de la
vie, vingt-cinq la seconde année, vingt à la
puberté, et dix-huit dans l'âge adulte. Plus
elle s'éloigne de ce nombre et des autres
caractères que nous lui avons assignés, et
plus aussi on voit apparaître tels ou tels
phénomènes que l'on a soigneusement notés
et qui servent à former le diagnostic et le
pronostic des maladies. Un adjectif particulier ajouté à chacun de ces phénomènes divers suffit pour indiquer la nature de ces
changements.

Et par exemple, 1° la respiration est appelée *fréquente* ou *rare*, quand elle se répète,
durant un laps de temps donné, un nombre
de fois plus grand que dans l'état naturel ;
et *vice versa*. La première annonce l'accélération de la circulation sanguine ; aussi
l'observe-t-on dans les réactions fébriles, et
quand elle est *fréquente* et *grande*, elle en
annonce le plus haut degré de réaction inflammatoire. A son tour, la *rareté* de la respiration indique un ralentissement ou le
calme du système circulatoire sanguin, des
poumons perméables, et le libre passage de
l'air, soit en entrant, soit en sortant du thorax. La respiration est-elle *grande* et *rare*,
et se fait-elle avec de grands efforts musculaires, c'est un symptôme de débilité profonde, et lorsqu'elle s'accompagne de soupirs, elle indique une syncope imminente
ou des spasmes.

2° La *respiration* est *vite* ou *lente*, suivant
que l'expiration succède plus ou moins fréquemment à l'inspiration : *vite*, c'est un signe de douleurs dans la poitrine, comme on
l'observe dans la pleurésie, où l'inspiration
est communément douloureuse ; *lente*, elle
a une signification contraire ; le meilleur signe de santé des organes pulmonaires est
donc que l'homme puisse faire des inspirations très-profondes et retenir l'air pendant
longtemps : notons cependant que l'excès de

lenteur de la respiration est un indice de
faiblesse.

3° La respiration est *grande* ou *profonde*,
et *petite* : grande, quand une grande quantité
d'air est aspirée sans efforts, sans anxiété et
sans bruit ; car, si ces phénomènes accompagnent une respiration profonde, on doit
croire à une surabondance de sang dans le
tissu pulmonaire, à un spasme, etc. ; *petite*,
elle annonce un état contraire.

4° La respiration est *facile* ou *difficile :* à ce
dernier état, et d'après ses degrés divers de
gêne, la dyspnée est *anhéleuse*, *suspirieuse*,
il y a *ortopnhée ;* ce qu'on attribue communément à un obstacle mécanique et matériel : la pléthore du poumon, par exemple,
ou l'hépatisation de cet organe.

5° La respiration est *égale* ou *inégale*, et son
inégalité indique une irritation spasmodique des nerfs pulmonaires ou un obstacle à
la respiration.

6° La respiration est *bruyante* ou *sonore :*
dans ce cas elle offre plusieurs nuances ;
ainsi y a-t-il accumulation de mucus, de pus,
de sang dans les bronches, ou un état de paralysie des poumons, la respiration est *stertoreuse ;* de là le *râle* des agonisants : y a-t-il
un rétrécissement du conduit aérien, dépendant d'un état spasmodique, ou d'une exhudation plastique, elle est *sifflante* ou *sibilante :* fait-elle entendre le bruit des grains de
sel qui décrépitent sur les charbons enflammés, ou d'une feuille de parchemin sec
qu'on froisse, elle est *crépitante*, et on la
donne comme symptôme pathognomonique
de la pneumonie.

7° La respiration est *chaude* ou *froide*. On
la trouve *chaude* dans l'état inflammatoire,
dans l'inflammation du parenchyme pulmonaire ; et ce qui fait qu'on ajoute une importance spéciale à ce caractère, c'est que parfois il est le seul signe caractéristique de
cette inflammation dans les tout petits enfants. En outre, quand elle existe cette chaleur de la respiration, comme symptôme
d'une phlegmasie, avec froid des extrémités,
elle devient d'un bien fâcheux augure. *Froide*,
elle dénote l'appauvrissement du sang, la
mortification du poumon, la gangrène interne : on l'observe chez les agonisants.

8° La respiration *fétide* ne dénote souvent
que la malpropreté du malade, chose dont il
est bon que nous soyons prévenus ; mais
elle indique aussi la carie dentaire, des saburres stomacales, des vers, la diathèse putride du sang, la suppuration du larynx ou
des poumons, et l'usage abusif des mercuriaux. Notons aussi que chez certaines femmes la fétidité de l'haleine annonce l'approche des règles.

Mais ce n'est pas seulement par rapport à
la respiration proprement dite, c'est-à-dire à
la manière plus ou moins facile et difficile
avec laquelle elle s'exécute, que le médecin doit en étudier les caractères, il doit s'en
occuper aussi (toujours au point de vue du
diagnostic et du pronostic des maladies), eu
égard au bruit que la poitrine percutée rend,
la *sonoréité* et la *matité* du son étant des

symptômes opposés qui indiquent : l'un, que l'air parcourt librement les vésicules pulmonaires ; l'autre, au contraire, qu'un épanchement pleurétique s'est formé, qu'une portion du tissu des poumons est hépatisée, etc.

Il n'est pas, enfin, jusqu'aux bruits que l'auscultation médiate ou immédiate permet de constater qui n'aient aussi leur degré d'importance ; et quoique les signes qu'ils fournissent soient souvent infidèles, comme toutes les fois qu'ils sont joints aux. autres signes ils ne manquent pas d'une certaine valeur séméiologique, il est bon de les utiliser.

Mécanisme de la respiration. Sitôt que l'air frappe la peau du nouveau-né, l'impression de froid qu'il éprouve en passant d'un milieu chaud dans un milieu qui l'est moins, le porte à faire une forte aspiration, suivie d'une expiration rapide : l'enfant pousse un cri, et ce cri se répète plus ou moins ; mais, pour qu'il puisse les pousser ces cris, il faut que le Thorax (*Voy.* ce mot) s'élargisse d'abord par l'extension de ses parois et l'abaissement du diaphragme, et qu'en même temps les Poumons (*Voy.* ce mot) se dilatent pour recevoir l'air ; puis les parties revenant sur elles-mêmes, et l'air étant expiré, il frappe le larynx, et le cri se fait entendre.

J'ai dit qu'il fallait, pour que l'inspiration s'opérât, que la poitrine s'agrandît, soit par l'élargissement des parties qui en forment les parois extérieures, soit par l'abaissement du diaphragme : eh bien ! si, revenant sur ces points, nous voulons savoir comment cet élargissement s'opère, nous voyons d'une part que les côtes s'élèvent, ce mouvement étant rendu facile au moyen des facettes articulaires qui les unissent aux vertèbres dorsales, et leur permettent de se contourner ; et, d'autre part, que les muscles intercostaux, internes et externes, aident par leur contraction à ce redressement des côtes, et favorisent par là la dilatation du thorax. Elle est complétée cette dilatation, par l'action du diaphragme qui, en se contractant, devient plane, s'enfonce même dans la cavité de l'abdomen, ou, tout au moins, cesse de bomber dans la poitrine, ce qui agrandit le diamètre perpendiculaire de cette cavité.

RÉTENTION D'URINE. *Voy.* Ischurie.

RÊVASSERIE, s. f., *subdelirium.* — Nous attirons l'attention sur ce phénomène, parce que nous ne voudrions pas confondre les rêvasseries avec le délire ; les unes n'étant que des rêves qui ont lieu pendant un sommeil agité, ou dans l'état de somnolence, chez les sujets faibles ; les autres indiquant une lésion plus ou moins profonde, et quelquefois sympathique, du système nerveux.

Un caractère spécial, qu'ont parfois ces rêvasseries, et qui sert à les distinguer, c'est qu'elles portent sur les sujets dont le malade fait l'objet de ses occupations habituelles, ce que le délire n'offre pas généralement. *Voy.* Délire.

RÉVULSIF, ive, s. m. et adj., *revellens.* — Se dit des moyens que l'art met en usage pour détourner les mouvements fluxionnai-

res qui se font sur un organe important, et les diriger vers un autre point. Mais pour qu'il y ait décidément *révulsion*, il faut que l'excitation locale qu'on produit pour éveiller l'attention des forces vitales ailleurs que là où elles se portent, soit faite sur un point éloigné du siége du mal ; sans cela, il n'y aura que simple dérivation. Du reste, on peut voir, art. Saignée, alors qu'il est question de la saignée révulsive et de la saignée dérivative, quelle est la signification de ces mots, dont on peut faire l'application à l'effet que produisent certains médicaments administrés à l'intérieur.

RHAGADES, s. m. plur., de ῥαγάς, άδος, rupture. — C'est le nom que l'on a donné aux gerçures, ou petits ulcères, longs et étroits, qui ont leur siége dans les interstices des plis de l'anus. Ils dépendent généralement du vice syphilitique. *Voy.* Syphilis.

RHUBARBE, s. f., *rheum*, genre de plantes de l'innéandrie trigynie, L. ; de la famille des polygonnées, J., dont les espèces, *rheum palmatum* et *rheum undulatum*, constituent la rhubarbe proprement dite, la *rhubarbarum* des pharmaciens. — Le commerce nous offre la rhubarbe sous forme de fragments, tantôt ronds, tantôt allongés, tantôt angulaires ou ovoïdes, dont la surface extérieure est jaune et safranée : la surface intérieure est traversée par des lignes rougeâtres et blanches qui lui donnent une apparence marbrée. Sa saveur est amère, nauséabonde, aromatique, astringente ; et quand on la mâche, elle teint la salive en jaune.

Les propriétés spéciales de la rhubarbe sont d'être tonique par son amertume, purgative par l'augmentation de la contractilité organique et vitale qu'elle détermine, et pourtant elle agit souvent comme astringente, ce qui a fait dire que son action laxative était très-fugace. Si l'on eût réfléchi à ce qui se passe dans les diarrhées atoniques, on saurait que le dévoiement ne persiste que par suite de la faiblesse du tube digestif qui exhale des mucosités dont la présence entretient ou sollicite des évacuations, et qu'en excitant et tonifiant les fibres musculaires du tube intestinal, la rhubarbe doit resserrer. Elle produit un effet contraire dans l'état normal, alors qu'il suffit d'une légère surexcitation pour déterminer des évacuations. Toujours est-il qu'associée à l'épicacuanha en poudre, à la dose de deux grains pour un grain, la rhubarbe nous a souvent été utile dans la dyspepsie (la difficulté des digestions par faiblesse d'estomac), service qu'elle a également rendu seule à la dose de quatre grains, prise dans la première cuillerée de soupe, une ou deux fois par jour ; toujours est-il qu'elle forme un sirop purgatif très-doux et très-commode pour les enfants, et qu'il est des individus qui ont retrouvé l'appétit, qu'ils avaient perdu depuis longtemps, et rendu à l'estomac toute l'activité de ses fonctions, dont il ne jouissait plus depuis longtemps, en mâchant, tous les matins à jeun, un morceau de racine de rhubarbe, et avalant leur salive. Les premiers jours, l'amertume de la rhubarbe leur parut désagréable, mais ils finirent par s'y habituer. Et d'ailleurs le succès est si encourageant pour nous inviter à la persévérance !

On a bien parlé encore des propriétés vermifuges de la rhubarbe ; mais c'est plus en agissant comme tonique, et en s'opposant à la procréation de ces insectes, que comme anthelminthique, qu'elle agit.

Les doses de la rhubarbe en poudre diffèrent suivant l'effet qu'on veut obtenir. La donne-t-on comme tonique, 4, 6 grains et plus suffisent. Veut-on qu'elle produise un effet purgatif, alors on la porte à la dose de 30, 45, 60 grains et plus. Du reste, cela est subordonné à l'idiosyncrasie particulière de l'individu ; car j'ai connu que 10 grains de rhubarbe, pris le matin à jeun, purgeaient convenablement.

Pour l'infusion, on emploie au moins de 6 à 8 grammes de rhubarbe concassée, pour 250 grammes d'eau. La simple macération à froid exige une dose double.

L'extrait alcoolique de rhubarbe purge très-bien à la dose de 10 à 12 grains.

RHUMATALGIE. — Ce mot est synonyme de rhumatisme.

RHUMATISME, s. m., *rheumatismus, rheumatalgia*, de ῥεύμα-ἄλγος, douleur fluxionnaire, ou par fluxion.

Les nosologistes ont donné le nom de rhumatisme à une inflammation spécifique, qui a pour caractères spéciaux : une douleur dans une partie musculeuse, membraneuse, ou aponévrotique, avec gonflement du tissu cellulaire environnant ; survenue à la suite d'un refroidissement. Cette douleur est avec ou sans fièvre, avec ou sans changement de couleur de la partie douloureuse ; avec ou sans gonflement et tension du point enflammé ; c'est pourquoi on l'a divisé en rhumatisme *froid* et en rhumatisme *chaud*.

Quelques médecins ont voulu le distinguer également en *articulaire, musculaire, fibreux, synovial*, afin d'en indiquer plus particulièrement le siége ; mais ces dernières distinctions sont trop peu importantes en pratique pour que nous nous y arrêtions ; les seules donc que nous admettrons, ce sont celles de rhumatisme aigu ou fébrile, et de rhumatisme chronique ou sans fièvre. Disons, avant de passer outre, que ce qui le distingue des inflammations proprement dites, c'est la facilité avec laquelle la douleur se déplace pour se porter d'un point sur un autre, d'où des métastases plus ou moins fâcheuses, suivant l'importance de l'organe consécutivement affecté. Ces métamorphoses du rhumatisme sont très-susceptibles d'en imposer, à bien des égards ; mais, fort heureusement pour le médecin et le malade, que l'intime connexion de l'état morbide avec les vicissitudes atmosphériques, ou, pour ainsi dire, la nature en quelque sorte barométrique du malade, font que le moindre changement de température détermine de suite une aggravation du mal, et cette circonstance seule sert déjà avantageusement à éclairer le diagnostic.

Le rhumatisme se déclare dans la presque totalité des cas, spontanément, et quoiqu'il puisse se manifester à toutes les époques de la vie, c'est principalement chez les individus âgés de vingt à vingt-cinq ans qu'il s'établit de préférence : les femmes y sont aussi moins sujettes que les hommes, et cela tient sans doute aux habitudes et aux travaux de ces derniers, qui sont plus exposés qu'elles aux intempéries des saisons et aux refroidissements, pendant que le corps transpire abondamment ; peut-être aussi parce qu'ils sont plus fortement constitués, l'expérience ayant appris que les personnes fortes, pléthoriques, sont dans les conditions les plus favorables au développement de cette affection. Ce n'est pas que les individus qui se trouvent dans des conditions contraires ne puissent en être également affectés, mais c'est plus rare : quoi qu'il en soit, chez les uns et les autres l'hérédité y prédispose d'une manière si particulière, qu'avec une pareille prédisposition, nul tempérament, nulle condition n'en sont exempts, à plus forte raison quand on habite des lieux bas et humides, que l'on couche au bivouac, qu'on se jette à l'eau le corps étant en sueur, qu'on sort du bal ou d'une salle de spectacle fortement chauffée, pour s'exposer à une température froide et humide, ou bien à un courant d'air frais ou froid, etc. Du reste, bien des causes y prédisposent, et, parmi les plus communes, on cite la suppression des hémorragies habituelles, d'un exutoire, d'une éruption cutanée ; l'influence de certaines passions et l'abus des plaisirs vénériens, probablement à cause du relâchement qu'ils produisent dans les tissus du corps vivant ; bien des faits établissent d'ailleurs l'influence de cette cause.

A quels symptômes reconnaît-on le rhumatisme ? Ceux qui le caractérisent spécialement sont : une douleur variable par son intensité, suivant le tempérament des individus, et qui peut être contusive, pulsative, lancinante, déchirante, sujette à exacerbations le soir et la nuit ; une chaleur plus ou moins intense, ordinairement âcre et mordicante comme celle de l'érysipèle, plus sensible pour le malade que pour le médecin, et qu'une sensation, parfois assez vive, de froid peut remplacer ; une tuméfaction et une rougeur que nous avons déjà dit n'être pas constantes ; la roideur de l'articulation, quand c'est un rhumatisme articulaire ; le dérangement de certaines fonctions, quand c'est un rhumatisme viscéral, etc. Alors l'organisme tout entier ne reste pas étranger à la souffrance de l'organe, une réaction fébrile se manifeste, et celle-ci, après avoir parcouru un ou plusieurs septenaires, s'affaiblit insensiblement et disparaît complétement après d'abondantes sueurs, des urines sédimenteuses, des exanthèmes, la salivation, etc. L'ordre rétabli dans l'organisme, le rhumatisme se termine lui-même par résolution, ou il passe à l'état chronique.

La phlogose rhumatismale se termine-t-elle par suppuration, par induration et par gangrène? Par suppuration, non; par induration, oui, d'après les faits recueillis par Leroux et M. Récamier; par gangrène, Stoll, Dupuytren, Barthez, etc., l'affirment; et nous nous inclinons devant l'autorité de noms si recommandables, quoique n'ayant jamais observé cette terminaison du rhumatisme.

Diagnostic. — Le rhumatisme a tant d'analogie avec la goutte dans la manière dont il se manifeste, il est si facile de les confondre ensemble dans tant de cas, qu'il ne sera pas sans intérêt, je pense, d'énumérer les caractères fondamentaux qui les différencient. Voici ceux que notre expérience nous permet d'indiquer comme·les plus caractéristiques.

Le rhumatisme attaque de préférence les parties musculeuses et membraneuses: la goutte se jette sur les articulations.

Le rhumatisme n'est point essentiellement lié à des désordres de la digestion, et même il s'accompagne, dans la plupart des cas, d'un très-bon appétit: la goutte coïncide habituellement, toujours même dans les accès, avec des dérangements de l'appareil digestif, ou bien elle y succède de près.

La goutte revient à des époques plus ou moins régulières: le rhumatisme ne présente pas autant de régularité; il peut n'attaquer qu'une ou deux fois dans la vie.

'La première attaque de goutte ne dure souvent que quelques heures; il est rare que quelques jours suffisent pour le rhumatisme.

Les métastases sont lentes et rares dans ce dernier, fréquentes et promptes au contraire dans la goutte.

La goutte ne se manifeste guère avant l'âge de quarante à quarante-cinq ans; et c'est à cette époque que l'on commence à être moins exposé au rhumatisme. La goutte donne, dans l'urine et les autres sécrétions, des signes d'une dyscrasie particulière, parmi lesquels on distingue surtout des concrétions tophacées autour des articulations, et des sédiments calcaires dans l'urine: le rhumatisme n'offre rien de semblable.

Le rhumatisme se développe après un refroidissement, une impression extérieure; il se produit du dehors au dedans: la goutte survient à la suite, et par l'effet d'altérations de la digestion et de la chylification; elle pousse du dedans au dehors; elle apparaît comme un dépôt critique, à l'extérieur, d'un principe morbifique particulier, engendré à l'intérieur; mais il n'est pas rare que le rhumatisme revête une forme authentique, et *vice versa.*

L'un et l'autre peuvent se montrer aussi associés aux affections élémentaires, et constituer le rhumatisme ou la goutte inflammatoires; bilieux, nerveux, etc. Il est bon de tenir compte de ces associations diverses pour bien asseoir les bases du traitement à adopter; celui-ci ne devant pas être le même dans tous les cas.

Traitement. — Dans la curation de toute maladie rhumatismale, il faut s'en tenir à l'idée qu'elle tire sa source de la peau; qu'elle a pour matière, pour principe morbifique, une âcreté séreuse, provenant de la perspiration arrêtée. Il y a donc deux indications fondamentales à remplir, pour guérir l'état rhumatismal: 1° celle de rétablir ou suppléer la fonction cutanée, et 2° celle d'éloigner l'âcreté séreuse, soit par une crise naturelle (par la peau surtout), soit par une crise artificielle (vésication, suppuration). Il va sans dire qu'on doit avant toute chose détruire les complications gastriques, pléthoriques, etc., s'il y en a.

Mais quand on n'a affaire qu'au rhumatisme, s'il est sans fièvre, rien de plus utile que d'exciter une abondante sueur par l'administration des préparations antimoniales, les bains et les demi-bains chauds d'eau savonneuse ou salée, le bain de vapeur même. En disant d'abondantes sueurs, nous ne prétendons pas qu'il faille les obtenir instantanément, nous pensons au contraire qu'il vaut peut-être mieux entretenir le malade dans un état habituel de forte moiteur pendant plusieurs jours, que de le faire abondamment suer dans le principe. Ainsi, nous avons vu, alors que nous étions chef de clinique, le professeur Lafabrie, traiter tous ses rhumatiques par des boissons préparées avec la décoction de deux onces des bois sudorifiques: Gaïac, sassafras, salsepareille, squine pour un litre d'eau, édulcorée avec le miel; et par l'administration journalière de vingt grains de poudre de Dower, par petites prises de quatre grains, avalées de quatre en quatre heures; par une alimentation légère (la demi-portion ou les trois quarts), et par le repos absolu au lit. Après dix, douze, quinze jours, les malades sortaient guéris.

A la même époque, le professeur Broussonnet traitant, comme médecin militaire, les soldats de la garnison atteints de rhumatisme, leur tirait du sang par la lancette, leur administrait les évacuants émétiques et purgatifs; et bientôt, en quelques jours, ces soldats quittaient l'hôpital, débarrassés de leur rhumatisme. Je me rappelle qu'ayant fait remarquer à Lafabrie la rapidité de ces guérisons, comparativement à celles qu'il obtenait, il me répondit: La méthode de Broussonnet est plus expéditive, c'est vrai, mais elle est moins sûre, parce qu'elle n'est pas naturelle; aussi ses malades sont-ils plus exposés que les miens à des rechutes. Je vis, en effet, plusieurs des malades traités par Broussonnet revenir: ceux de Lafabrie, une fois sortis de l'hôpital, n'y rentrèrent pas. Reste qu'il faut observer avec soin, en toute circonstance, les tendances que la nature affecte; car si elle tend à juger la maladie par les selles ou par les urines, les purgatifs et les diurétiques peuvent être utilement administrés; au lieu que, si la crise paraît vouloir se faire par les sueurs, rien ne sera plus avantageux que les sudorifiques. Quarin dit qu'il n'a pas trouvé dans les affections rhumatiques de remède plus puissant que trois à quatre onces de rob de sureau, pris dans la journée par doses fractionnées; d'autres préfèrent la douce-amère, surtout quand il y a état phlogistique, mais qu'on doit employer à fortes doses (jusqu'à une demi-once en vingt-quatre heures), si l'on veut en obtenir du soulagement. Toujours est-il que toutes les fois qu'il y aura possibilité de guérir le rhumatisme en poussant lentement et doucement à la peau, on sera certain d'une guérison plus sûre et plus durable qu'en brusquant la maladie. C'est ce qu'on appelle guérir par la méthode naturelle.

A cet effet, on peut ajouter, aux moyens internes déjà énumérés, certains moyens extérieurs qui remplissent localement la même indication ou, si l'on veut, qui produisent une crise locale : ainsi la chaleur qu'on obtient par le taffetas gommé, la flanelle et principalement celle qui a servi aux miroitiers, la laine imprégnée de son suint, les pelleteries et surtout la peau de chat sauvage, les frictions avec le liniment ammoniacal non camphré, l'emplâtre de jusquiame avec l'opium, celui de ciguë, les cataplasmes narcotiques qu'il ne faut pas laisser trop longtemps en place, et par-dessus tout les épispastiques jusqu'à effet vésicant sur la partie malade, ou immédiatement auprès d'elle (si un premier ne suffit pas, on en ajoute un second qu'on place auprès le lendemain) : en voilà tout autant qu'il en faut pour guérir le rhumatisme. Cependant nous ne passerons pas outre sans dire un mot du froid et des répercussifs, que l'on a également préconisés pour empêcher la fluxion rhumatique de se faire.

Les réfrigérants et les répercussifs enlèvent momentanément la douleur et l'irritation, mais ils exposent à une métastase dangereuse vers l'intérieur ou à des affections chroniques locales ; si l'on peut s'en servir, c'est dans les rhumatismes chroniques opiniâtres, du traitement desquels nous nous occupons tout à l'heure.

Que dirons-nous des émissions sanguines locales ? Quelles ne valent pas mieux. Sans doute elles suppriment avec promptitude, nous en convenons volontiers, la réaction ou travail intérieur de la force vitale ; elles font taire la douleur en enlevant l'irritation ; mais elles ne détruisent pas le rhumatisme lui-même, et exposent, comme le froid, à des métastases fâcheuses. Remarquez qu'il ne s'agit point ici du rhumatisme *chaud*, car celui-ci étant accompagné ou compliqué par un état inflammatoire local, rougeur, chaleur et gonflement de la partie, alors si la réacsation est forte, générale, s'il y a fièvre, les saignées générales et l'application des sangsues ou des ventouses conviennent et sont salutaires, non contre l'affection rhumatismale, sachons-le bien, mais pour faire cesser l'inflammation qui s'y trouve jointe : et comme les choses ne se passent pas ainsi dans le rhumatisme froid, il y aurait du danger à le traiter de la même manière.

Reste qu'on doit avoir égard dans le traitement du rhumatisme à la constitution et aux complications dont trois méritent une attention sérieuse :

1° L'état *phlogistique*. Quand le sujet est jeune et pléthorique, et, dans ce cas, le traitement et le régime antiphlogistique (saignées, sangsues, nitre, etc.), conviennent parfaitement, nous avons dissipé comme par enchantement un rhumatisme articulaire de l'épaule, chez un sourd-muet âgé de vingt-deux ans, par une saignée au bras, où le rhumatisme s'était fixé, pratiquée au moment de l'exacerbation de la douleur. Dans la matinée, tout mouvement de l'articulation était impossible, le lendemain, le jeu des surfaces articulaires était entièrement libre et sans douleur.

2° L'état *nerveux* qu'on rencontre chez les personnes sensibles. Dans ce cas, les antispasmodiques, l'opium lui-même, sont nécessaires ; et c'est surtout dans ces sortes de rhumatisme, alors qu'il n'y a ni chaleur ni rougeur de la partie, que les frictions avec la teinture d'opium camphrée du docteur Chrestien font merveille, celles avec la pommade de belladone agissent aussi très-efficacement, etc.

3° Enfin l'état *gastrique*, qui peut être bilieux ou muqueux, et qui, dans l'un et dans l'autre cas, nécessite l'emploi des évacuants émétiques et purgatifs. Sans eux les antirhumatismaux les plus puissants sont sans effet, et par eux on guérit souvent, et quelquefois très-vite, le rhumatisme, sans le secours des antirhumatismaux proprement dits.

Quand le rhumatisme ne cède pas à un traitement rationnel, qu'il est *opiniâtre*, *invétéré*, il faut agir en quelque sorte d'une manière empirique pour en obtenir la guérison. Bien des moyens ont été proposés à cet effet, et chacun d'eux n'ayant pas mal de prôneurs, nous n'avons plus que l'embarras du choix. Malheureusement, et je l'ai dit en maintes occasions, ce luxe de médicaments proposés contre l'affection rhumatismale décèle aux moins clairvoyants notre misère pharmaceutique, ou du moins notre ignorance sur la cause prochaine ou la nature de cette affection, si variable dans ses sources qu'il est impossible d'avoir un spécifique à lui opposer. C'est pourquoi nous proposerons d'employer pour la combattre :

Le *tartre stibié* à petite et à haute dose : les vomissements répétés qu'il produit dans l'un et l'autre cas détruisant les complications qui pourraient exister. Et puis comme les préparations antimoniales poussent à la peau, le tartre stibié peut encore être utile en provoquant une abondante transpiration. Laennec, Delpech, etc., qui sont, parmi les médecins français, les premiers qui en ont répandu l'usage, étaient dans l'habitude de donner l'émétique (oxyde blanc d'antimoine) à la dose de deux gros par jour dans six onces d'une potion gommeuse ou d'eau de roses, à prendre une cuillerée de deux en deux heures, et ils affirment qu'en moins de dix à douze jours on voyait disparaître la douleur et le gonflement de l'articulation chez les malades à qui on l'administrait. Néanmoins Laennec a observé que ce médicament réussit moins bien quand il y a rhumatisme articulaire et musculaire, et qu'il est des cas où il faut en interrompre l'administration, la tolérance ne pouvant s'établir. Delpech a observé à son tour que la convalescence des malades qui y ont été soumis est souvent longue et pénible, à cause sans doute de la véritable intoxication qui atteint la vie dans ses bases : donc il faut être très-réservé dans son emploi.

Le *nitre* à la dose de dix gros par jour, pendant quatre à cinq jours, faisant boire en même temps une grande quantité d'une infusion de sauge ou d'eau de gruau prise chaude. Ce médicament, conseillé par Brocklesby dans le traitement du rhumatisme aigu, a eu, entre les mains de M. Gendrin et autres, d'excellents résultats.

Le *colchique d'automne*, qui, suivant les expériences du docteur Bardsley, est tout à la fois puissant, diurétique et violent purgatif, ce qui peut être de quelque utilité dans certains cas.

Le *gaïac* (baume de), que Pringle administrait à l'heure du coucher à une dose forte et laxative (un scrupule et au-dessus), dissous dans l'eau à l'aide d'un jaune d'œuf et auquel il ajoutait cinq grains de sel de corne de cerf. Clark en a obtenu également d'excellents effets. Hufeland en vante la dissolution de sa résine dans du taffia.

Les *frictions mercurielles* que Murgrave, Pringle, Mead, Monro, rappelaient jusqu'à déterminer la salivation, et que nous avons vu réussir sans que le phtyalisme soit survenu, ce qui est bien préférable.

Le savon blanc, à la dose d'une demionce en pilules, pris à titre de laxatif et de dépuratif. Ce médicament agit bien mieux encore quand le malade, après avoir avalé sa pilule savonneuse, boit immédiatement un verre d'une tisane sudorifique, et qu'il répète cette boisson dans la journée.

Le *sulfure d'ammoniaque*, à la dose de deux ou trois gouttes, plusieurs fois dans la journée ; le *sulfure de chaux* antimonié et la liqueur qu'on en prépare.

Pr : sulf. de chaux antimonié, 2 gros.

F. bouillir dans de l'eau de fontaine 5 livres, et réduire à 4 livres. Le conserver dans des bouteilles bien bouchées. Dose : 2 à 4 onces dans la journée.

RHUME, s. m. — Il est synonyme de Catarrhe pulmonaire.

RHUME DE CERVEAU. — C'est le nom vulgaire du Coryza.

ROUGEOLE, s. f., *morbili*. — Régnant épidémiquement dans tous les climats, quoique certaines constitutions de l'atmosphère soient plus favorables que d'autres à son développement, la rougeole se déclare communément au commencement de l'hiver, augmente jusqu'à l'équinoxe du printemps, pour disparaître entièrement vers le solstice d'été.

On la contracte à tout âge, mais plus particulièrement dans l'enfance, et plutôt encore dans l'âge adulte que dans la vieillesse ; c'est ordinairement par contagion qu'elle se propage.

Une fois le corps infecté, la période d'incubation et d'irritation commence. Cette période, qui dure ordinairement trois ou quatre jours, a pour caractères : un frisson plus ou moins intense avec des alternatives de froid et de chaud, une fièvre à type rémittent, parfaitement semblable à la fièvre dite catarrhale ; mais qui s'en distingue par une toux sèche et brève toute particulière, par le coryza, l'éternument, la rougeur et le larmoiement des yeux qui ne peuvent supporter l'éclat du jour. Les symptômes et la fièvre vont croissant de plus en plus jusqu'au moment de l'irruption : il s'y joint la tristesse, l'anxiété, de la céphalalgie syncipitale, si c'est un adulte, ou seulement une douleur de tête gravative, si c'est un enfant, et quand la maladie est intense, l'assoupissement, le délire, des convulsions, et fréquemment aussi la diarrhée.

A la fin de cette première période, apparaissent des petites taches rouges, qui ne s'élèvent pas communément au-dessus du niveau de la peau, quelquefois cependant un peu proéminentes, mais ne produisant jamais de pustules. Cet exanthème, qui se montre d'abord au visage et aux mains, se répand successivement à l'abdomen et à la poitrine avec gonflement léger de la peau (qui n'enfle pas autant néanmoins que dans la variole), et aggravation de l'affection des yeux et de la toux ; elle dure communément trois ou quatre jours, pendant lesquels les taches se multiplient par de nouvelles éruptions, et au bout de ce temps elles pâlissent et disparaissent dans le même ordre qu'elles ont paru. La toux et l'inflammation oculaire diminuent aussi proportionnellement. N'oublions pas qu'à dater du moment où l'éruption paraît, la fièvre doit cesser, et que, si elle persiste, c'est qu'il y a quelque complication, ou une irritation considérable du tissu cutané.

Enfin, du sixième au septième ou du huitième au neuvième jour, la rougeur des taches s'obscurcit et la desquammation commence à s'opérer, c'est-à-dire que l'épiderme se détache en petites parcelles ou écailles qui ressemblent à du son ; on a vu, dans quelques cas, toute la surface du corps couverte d'une poudre fusfuracée semblable à de la farine. Cette opération de la nature dure plusieurs jours, et si l'exanthème était peu considérable, la desquammation est si légère qu'on ne s'en aperçoit guère ; il survient en même temps des sueurs et des urines critiques, et presque toujours aussi une diarrhée très-salutaire. Dès lors tous les symptômes se dissipent. Mais si la maladie était confluente, si la desquammation a été troublée, la toux et la difficulté de respirer peuvent persister encore, durer longtemps même, et la fièvre reparaître. Elle est l'indice d'une inflammation interne, viscérale, qui peut amener le marasme, l'anasarque, ou des diarrhées rebelles ; l'ophtalmie elle aussi peut passer à l'état chronique.

Il est à peine inutile de faire remarquer que la rougeole peut être simple (bénigne), ou se compliquer de fièvre inflammatoire, d'un état gastrique bilieux, etc., d'où résultent des anomalies diverses dans sa forme et dans sa marche, conséquemment dans son traitement. D'où la nécessité d'étudier la constitution médicale régnante, pour savoir si les maladies qu'on observe sont inflammatoires, bilieuses, putrides, etc., afin d'employer les moyens de guérison convenables aux cas observés.

Traitement. La rougeole consistant d'une part: en un principe contagieux absorbé et porté dans l'organisme vivant; d'autre part: la réaction fébrile, qui se manifeste pendant la période d'incubation, étant le résultat des efforts que fait la nature médicatrice pour se débarrasser du virus rubéolique, il faut donc, quand la maladie est bénigne, l'abandonner à la sollicitude vigilante de la force vitale, et favoriser ses tendances, habituellement salutaires, en couvrant modérément le malade sans l'échauffer, et en évitant tout ce qui pourrait le refroidir. Ainsi règle générale chez les enfants, attendu qu'il est impossible d'arriver chez eux à ce résultat autrement que par le séjour au lit, il faut nécessairement les y tenir pendant quinze jours en été, et trois semaines en hiver, à dater du commencement de la maladie; porter la température de la chambre à 15°R., et les empêcher de s'exposer au grand air avant six semaines. Des précautions, la diète, une alimentation légère, antiphlogistique, d'abondantes boissons et à la fin un léger purgatif suffisent. Cependant, à cause de l'ophthalmie, il faut tenir le malade dans l'obscurité, lui bassiner les yeux avec du lait tiède, une décoction de guimauve ou de mucilage de coings: à cause de la toux, il convient de gorger le sujet de tisanes d'orge ou d'avoine et de lochs mucilagineux, auxquels on ajoute de l'huile, et des narcotiques quand il y a beaucoup d'irritation. Et par exemple:

Pr. : Huile d'amande douce... 1 gros. — Eau de fontaine .. 2 onces. — Mucilage de gomme arabique... S. Q. — Faites émulsion et ajoutez:

Extrait de jusquiame... 2 grains. — Sirop d'orgeat... 1 once. — M. Dose : une cuillerée à café souvent répétée.

Quand la rougeole est compliquée par un état inflammatoire simple, ou par un état inflammatoire bilieux, la saignée et les bains tièdes dans le premier cas, la saignée et les évacuants émétiques dans le second, conviennent parfaitement durant la période d'incubation; et on continue la curation de la fièvre concomitante, jusqu'au moment où commence la période de desquammation. Celle-ci ne réclame pas de traitement particulier, à moins qu'il ne survienne des symptômes d'une inflammation viscérale interne, car alors il faudrait en revenir aux antiphlogistiques généraux, employer le calomel et appliquer des vésicatoires. Les deux derniers moyens sont en général ce qu'il y a de mieux à mettre en usage, dans toute phlegmasie métastatique rubéolique.

Sous ce rapport, il y a une chose que l'on doit spécialement surveiller, la *toux*, de peur qu'elle ne soit un indice de la formation commençante de tubercules pulmonaires, à laquelle pourrait succéder une véritable phthisie scrofuleuse. Si l'on a cette crainte, on purge avec le calomel, on prescrit des bains chauds, on couvre le malade de flanelle, on ouvre des exutoires; et lorsque l'état du malade ne s'améliore pas, on le fait vomir plusieurs fois à quelques jours d'intervalle (trois ou quatre jours). Ne réussit-on pas mieux avec les vomitifs, on emploie les moyens réputés les plus actifs contre le *catarrhe pulmonaire* chronique. *Voy.* ce mot.

Nous avons insisté sur les précautions à prendre pour éviter la rétrocession de l'exanthème, parce que c'est l'accident le plus dangereux qui puisse survenir. Dans cette occurence, il y a trois cas pathologiques à distinguer : 1° celui où il ne survient aucun symptôme fâcheux, parce que la force médicatrice détermine des sueurs, des urines ou une diarrhée critiques : alors, en tenant le malade chaudement, et lui donnant d'abondantes boissons, on en est quitte avec la peur; 2° celui où des accidents inflammatoires éclatent avec fièvre violente, délire, etc... Dès leur apparition, on attaque l'inflammation métastatique par des antiphlogistiques : le nitre, les bains; après quoi on cherche à rétablir l'exanthème par les diaphorétiques les plus puissants; 3° enfin celui où le malade est accablé de faiblesse et de spasmes, où il éprouve des convulsions, où ses extrémités se refroidissent, etc. Dans une aussi fâcheuse circonstance, nous nous sommes bien trouvé de donner l'ipécacuanha à petites doses, souvent répétées, jusqu'à produire des nausées; de plonger, pendant quelques minutes (un quart d'heure) le malade dans un demi-bain très-chaud, de promener des sinapismes sur les différentes parties de son corps, et de donner, à l'intérieur, les bols camphrés et nitrés (d'heure en heure un grain de camphre mêlé à deux grains de nitre), dans une forte infusion de fleurs de sureau et de tilleul.

Enfin la rougeole peut être inoculée avec avantage. On emploie pour cela les larmes qui coulent pendant l'éruption, ou le sang fourni par une tache qu'on écorche. Cette méthode ne saurait guère être employée que dans les cas d'épidémies très-meurtrières, l'inoculation adoucissant la maladie, c'est-à-dire la produisant à l'état bénin.

RUE ou **Rhue**, s. f., *ruta*, ῥυτὴ ἢ πήγανον; plante de la décandrie monogynie, L.; famille des Rues.—Ce petit arbrisseau, que l'on trouve dans tous les pays chauds, et que l'on cultive en France dans les jardins (*ruta graveolens*), répand une odeur très-fétide, surtout quand elle croît sans culture (*ruta sylvestris*), et néanmoins celle-ci n'est que la succédanée de la première. Leur saveur est âcre, chaude et stimulante; elles excitent sur les mains, quand on en broie quelque temps les feuilles, un prurit assez manifeste.

On se sert de toute la plante de la *ruta graveolens*, que l'on reconnaît à sa tige rameuse, haute de deux à quatre pieds, glauque, ayant des feuilles éparses, composées, également glauques, garnies d'une multitude de corps glanduleux, répandus aussi sur la tige et les rameaux; à ses fleurs jaunes, disposées en panicule corymbiforme, avec une bractée; calice plane, persistant, à quatre divisions; ses pétales onguiculées; anthères biloculées, ovoïdes; style central plus court que les étamines; stigmate simple; à son fruit enfin, qui forme une capsule à quatre ou cinq loges polyspermes.

Les feuilles de rue, car ce sont elles qu'on emploie de préférence, exercent une grande action sur le système nerveux, et en parti-culier sur le système utérin. Aussi bien des praticiens l'emploient-ils, et nous l'employons nous-même, dans les menstruations difficiles, la dysménorrhée sans pléthore. On la prescrit encore dans certaines névroses, telles que l'épilepsie, l'hystérie, etc.

Quand on veut l'administrer en poudre, on la porte à la dose de dix-huit grains à demi-gros dans les vingt-quatre heures, par doses fractionnées; et si on préfère se servir de l'infusion, on met le double de la quantité susdite à infuser dans un kilogramme d'eau. L'infusion de rue, et mieux la décoction, s'emploie en lavements, en bains de siége et en épithèmes. Se sert-on de l'extrait de rue, on le donne à la même dose que la poudre; et si on use de l'huile distillée, on en mêle cinq à dix gouttes à une potion emménagogue.

S

SABINE, s. f., *sabina* vel *savina*, βράθυ, petit arbrisseau du genre genévrier, *juniperus sabina*, diœcie monadelphie, L.; famille des conifères, J., sur lequel les anciens ont bâti des contes plus ou moins absurdes. — On le trouve en Italie, en Portugal, en Suisse et dans tout l'Orient, et dans le midi de la France.

Sa tige, haute de quinze à vingt pieds, est garnie de feuilles opposées, imbriquées sur elles-mêmes, petites, d'une odeur forte et résineuse, d'une saveur amère et chaude, a des fleurs dioïques et en chatons; son fruit, baie pisiforme, noirâtre, renferme deux petits noyaux.

L'action de la sabine est si énergique sur l'utérus, qu'on a prétendu que dans l'antiquité les femmes s'en servaient pour se faire avorter; on a cité même des faits qui constatent cette propriété funeste. Heureusement pour l'humanité, la force vitale sait souvent résister aux provocations les plus puissantes, et met obstacle à de coupables projets.

Quand on veut s'en servir à titre d'emménagogue en poudre ou en extrait, comme elle est plus active que la rue, on doit commencer par la dose de douze grains par jour, qu'on peut porter cependant jusqu'à demi-gros. Si on en fait une infusion ou une décoction, il faut doubler la dose, qu'on verse dans un kilogramme d'eau. On donne dix à douze gouttes d'huile essentielle dans un véhicule convenable.

SABURRES *gastriques* et *intestinales*. Voy. articles ÉLÉMENTS BILIEUX, ÉLÉMENTS MUQUEUX; EMBARRAS GASTRIQUE, INTESTINAL.

SAFRAN, s. m., *crocus*, κρόκος, stigmate de la fleur du *crocus sativus* et du *crocus officinalis;* triandrie monogynie, L.; famille des liliacées, J., qui croît spontanément en Perse, et qu'on cultive, en France, dans le Gâtinais, etc. — Le safran qu'on vend dans le commerce est sous forme de longs filaments, roulés et repliés sur eux-mêmes, souples, d'une couleur rutilante (rouge-orangée), d'une odeur très-forte et caractéristique, d'une saveur amère, aromatique et très-âcre; sa texture est très-tenace; quand on le mâche, la salive prend la couleur d'un jaune foncé. Ses qualités sont dues à une huile essentielle, dont l'alcool s'empare facilement.

Nul pharmacologue ne conteste les propriétés emménagogues du safran, tout comme on lui a reconnu aussi des propriétés stomachiques, toniques; ce n'est d'ailleurs qu'à ce titre qu'il agit dans les aménorrhées et les dysménorrhées atoniques. On le fait prendre à petites doses dans la soupe, ou on le mêle aux aliments; toutefois, on doit savoir que ce n'est qu'à des doses élevées qu'il agit sur le système utérin; mais attendu qu'à grandes doses il stupéfie le système nerveux, procure l'assoupissement, une sorte d'ivresse, et n'est pas sans danger, mieux vaut donner d'autres remèdes quand on veut rétablir ou faciliter l'écoulement des mois. *Voy.* MENSTRUATION.

On n'a aucun accident à craindre en donnant le safran en poudre, depuis douze jusqu'à vingt-quatre grains; ou en teinture, à la dose de vingt à trente gouttes, dans une potion appropriée; ou en infusion, qu'on fait en mettant un à deux gros de safran concassé dans deux livres d'eau bouillante. On peut se servir de cette infusion pour lavements, ou bien on emploie la teinture à cet usage. Le sirop est peu employé.

SAIGNÉE, s. f., *sanguinis missio*, évacuation sanguine provoquée par l'art. — Elle comprend la *phlébotomie*, ou l'ouverture d'une veine; l'*artériotomie*, ou la piqûre d'une artère, et la *saignée capillaire*, qui se fait à l'aide des sangsues ou des ventouses scarifiées. Disons comment on procède à ces différentes opérations.

PHLÉBOTOMIE OU SAIGNÉE proprement dite. 1° *Saignée du bras.* Il y a au pli du bras cinq veines principales qui peuvent être ouvertes par la lancette : ce sont, du dehors au dedans, 1° la radiale; 2° la médiane céphalique; 3° la médiane basilique; 4° la médiane commune; et 5° la cubitale. Quand ces veines ne sont pas apparentes en cet endroit, on les ouvre à l'avant-bras, au poignet, ou sur le dos de la main.

Comment pratique-t-on cette opération? Il faut se munir d'un vase pour recevoir le sang, d'eau tiède, d'une éponge, de vinaigre, de deux compresses carrées d'inégale grosseur et p.iécs en plusieurs doubles, d'une bande roulée longue de deux mètres, large de trois centimètres, d'une bande écarlate et d'une lancette. L'appareil préparé, le malade étant couché horizontalement, ou placé sur son séant, ou assis sur une chaise d'une hauteur convenable, on s'assure de la situation de l'artère brachiale et du tendon du muscle biceps par rapport aux veines, le bras étant déjà découvert jusqu'à quatre ou cinq travers de doigt au-dessus du coude, et tout vêtement trop étroit ayant été ôté; puis, dans les cas ordinaires, on applique la ligature à trois centimètres au-dessus de l'endroit que l'on doit piquer; ou bien on la rapproche jusqu'à sept à huit millimètres, quand les veines sont très-roulantes. Pour bien poser la bande, il faut l'appliquer à plat, en faisant deux tours que l'on serre par degrés jusqu'à ce que les veines se gonflent, mais pas assez pour arrêter le cours du sang artériel et faire manquer le pouls au poignet. Dès qu'on s'est assuré qu'elle est convenablement serrée, on l'arrête par un nœud à rosette simple. Cela fait, on pose le bras à demi fléchi sur le lit ou sur les genoux du malade; on l'y laisse pendant quelques instants, durant lesquels on choisit et l'on arme sa lancette de manière à ce que la lame forme un angle aigu avec la chasse, et on place ensuite l'extrémité de cette dernière à la bouche, le talon dirigé du côté de la main qui doit opérer la section du vaisseau. Enfin on saisit le bras, on l'étend au degré convenable, et l'on exerce sur sa face antérieure quelques frictions de bas en haut, pour faire remonter le sang près de la ligature et gonfler la veine; on assujettit celle-ci avec le pouce à la même distance à peu près que la ligature; et saisissant la lancette par son talon avec le pouce et le doigt indicateur, on appuie les autres doigts sur le membre, pour donner à la main un point d'appui, et on enfonce obliquement la pointe de l'instrument jusqu'au vaisseau dans lequel il doit pénétrer. L'ouverture est-elle jugée n'être pas assez grande, on relève la main pour retirer la lancette perpendiculairement, de manière à agrandir l'ouverture avec le tranchant antérieur de la pointe.

Il n'est pas toujours possible d'opérer de la sorte; ainsi, quand la veine est profonde ou roulante, il faut la piquer *perpendiculairement*, de peur de la manquer, et l'on peut même, lorsqu'elle est peu apparente parce que le bras est très-fort et gras, marquer avec le bout de l'ongle ou un peu d'encre le point où on l'a reconnue et où l'on est sûr de l'atteindre. On y réussit bien mieux encore en faisant une profonde et large inci-

sion au bras plutôt qu'une petite; elle est même nécessaire quand il y a beaucoup de tissu cellulaire sous la peau, soit afin d'éviter les saignées blanches, soit la formation d'un trombus. Du reste, le sentiment d'une résistance vaincue et la sortie de quelques gouttes de sang font connaître que la veine est ouverte.

La veine piquée, le sang sort en arcade; on le reçoit dans un bassin, et pendant qu'il s'écoule, le bras étant soutenu, on recommande au malade de tourner le lancetier dans la main, la contraction des muscles faisant passer le sang des veines profondes dans les veines superficielles, ce qui accélère le cours de ce liquide.

La quantité qu'on en doit tirer varie suivant l'âge, la vigueur de l'individu, l'intensité des symptômes inflammatoires, etc.; et quand on juge qu'on en a extrait suffisamment, on pose le pouce de la main gauche sur la plaie, ou bien, chez les sujets maigres, on tire la peau voisine en dehors, pour détruire le parallélisme; on ôte la ligature et on fait fléchir le bras, qu'on nettoie avec une éponge humide s'il est sali par le sang; puis on essuie la blessure, et on applique dessus une petite compresse, sur laquelle on en pose une plus large, maintenant l'une et l'autre avec la Bande disposée en huit de chiffre, en ayant l'attention de laisser pendre du côté externe un fil de quatre à cinq pouces, que les croisés doivent laisser libre; on termine par des circulaires en haut et en bas, et l'on noue en dehors les deux chefs de la bande, à moins qu'on ne préfère assujettir le dernier bout avec une épingle. La pose de l'appareil terminée, on ramène en bas la chemise et les vêtements (à moins qu'on n'ait ôté ces derniers); on recommande au malade de tenir le bras fléchi rapproché du tronc, et la paume de la main tournée du côté de la poitrine, et de se garder, pendant vingt-quatre ou trente-six heures, de grands mouvements ou d'efforts considérables.

Voilà comment on procède généralement. Eh bien! sans contester l'utilité de cette manière de procéder, nous dirons hautement que depuis que nous exerçons la médecine nous avons fait un bien grand nombre de saignées, et que nous avons toujours réuni la plaie par première intension avec du diachylum appliquée sur l'ouverture de la peau : et *jamais* il n'est survenu aucun accident. Une fois sur cent peut-être, il nous est arrivé que l'abondance du sang a empêché le diachylum d'adhérer à la peau et de maintenir la piqûre fermée, alors nous avons opéré comme il a été dit ci-dessus. Hors ces cas fort rares, nous nous sommes affranchi, nous le répétons, de tout appareil, à la grande satisfaction des malades, et toujours sans que nous ayons eu le regret de nous être écarté des règles qui nous avaient été tracées par nos maîtres.

Quand il y avait indication de saigner plusieurs fois le malade et que nous voulions rouvrir la même veine, quelques heures

après la saignée, nous mettions sur la plaie
un peu de cérat pour empêcher la réunion des parties divisées et nous procédions
ensuite comme nos confrères ont l'habitude
de le faire; mais la seconde ou la dernière
opération faite, nous réunissions l'ouverture
par première intension. Quoi qu'il en soit,
pour pratiquer cette seconde saignée, on applique la ligature, et quand la veine paraît
gonflée, on donne un petit coup au voisinage
de la piqûre; ou bien encore, on place le
pouce sur la plaie, on y fait remonter le
sang par des frictions répétées, et quand la
veine est gonflée et tendue, on ôte subitement le pouce. Quelques-uns veulent qu'on
détruise les adhérences commencées de la
petite plaie avec un stilet boutonné; c'est un
mauvais procédé qui peut déterminer la
phlébite.

La saignée du bras présente quelquefois des
difficultés; et par exemple, les vaisseaux peuvent ne pas être apparents, dans ce cas, il faut
serrer davantage la ligature, plonger la main
et l'avant-bras dans l'eau chaude; on laisse le
lien à demeure, trente, quarante, cinquante
et soixante minutes, à moins que le bras
ne s'engourdisse, et que le malade ne puisse
plus le supporter, et pendant que la ligature
est en place, on fait fortement contracter
les muscles de l'avant-bras, comme le voulait Lisfranc. Lorsque ces moyens ne réussissent pas davantage, mieux vaut saigner
au poignet ou à la main, que de se laisser
guider par les cicatrices des saignées précédemment faites; à moins cependant qu'on
ne puisse piquer sur la cicatrice même et la
rompre. D'autres fois, l'artère trachiale ou
le tendon du triceps sont presque collés à la
veine; dans le premier cas, excepté que la
veine soit fort grosse, on évite de piquer
le lieu ou l'on sent les pulsations, à
moins qu'on ne préfère enfoncer la lancette
presque horizontalement, sauf à agrandir la
plaie par élévation, ou en retirant l'instrument; dans le second cas, on fait mettre
l'avant-bras dans la pronation, afin que le
tendon s'éloigne et s'enfonce dans le pli du
bras.

On appelle *saignée blanche* celle où l'on n'a
pas ouvert le vaisseau. Dans ce cas, si la
veine paraît au fond de la plaie, on replonge
la lancette à une plus grande profondeur;
mais si le vaisseau n'est pas plus apparent,
on donne une autre direction à la piqûre,
afin de ne la pas manquer une seconde fois;
si on ne l'aperçoit pas, on en attaque une
autre.

Le vaisseau ouvert et le premier jet de
sang lancé, souvent l'hémorragie s'arrête
immédiatement; on doit de suite en rechercher la cause; car si le sang s'est arrêté, *A*
parce que la ligature est trop serrée et l'a-
bord du sang artériel gêné, on la desserre, *B*
parce que les vêtements trop serrés forment
une seconde ligature: on les ôte ou on les
abaisse un peu; *C* parce que la ligature est
trop lâche (alors le sang coule en bavant),
on la resserre; *D* parce que l'ouverture est
trop petite, on l'agrandit; *E* parce que la

graisse bouche l'ouverture, on l'enlève avec
des ciseaux, ou on la refoule en dedans avec
le bout d'un stylet: *F* parce que le parallélisme de la plaie de la peau et de celle de
la veine est détruit, il faut, en donnant au
bras diverses positions, chercher à rétablir
ce parallélisme; *G* et si enfin la cause de
l'arrêt du sang est inconnue, on donne des petits coups secs avec le bout du doigt sur le
trajet de la veine : on fait des frictions de bas
en haut.

Est-ce la syncope qui suspend l'écoulement du sang, on ranime le malade en le
couchant sur le dos, en lui aspergeant le visage avec de l'eau froide, en lui frottant les
tempes avec du vinaigre ou les sels qu'on
lui fait respirer. Quant au trombus et à l'ecchymose, on remédie à l'un, quand la plaie
est trop petite, en l'agrandissant; on les dissipe tous deux en imbibant la compresse avec
un liquide résolutif, et en laissant le bandage
appliqué pendant quelques jours.

Restent les accidents majeurs de la saignée, c'est-à-dire la piqûre de l'artère, celle
des nerfs, la phlébite: dans chaque cas, c'est
un traitement particulier à faire subir aux
malades , et nous n'avons pas à nous en occuper ici.

Saignée du pied. Les veines que l'on ouvre
au pied sont les deux saphènes interne et
externe, rarement cette dernière à cause de
sa petitesse.

Pour la pratiquer on a besoin, en outre
de l'appareil décrit pour la saignée du bras,
d'un seau rempli en totalité ou aux trois
quarts d'eau tiède, pour que la jambe puisse
y être plongée jusqu'au jarret ou à ses deux
tiers ; d'un drap plié en sept ou huit doubles, etc. Au moment de l'opération, le malade étant assis sur une chaise ou sur le
bord du lit, on met les jambes dans l'eau
pour faire gonfler les veines, et on les y laisse
jusqu'à ce que les vaisseaux soient bien apparents. Alors, après s'être assis vis-à-vis du
malade et avoir fait le choix de la veine qu'il
veut ouvrir, le chirurgien essuie le pied, le
porte sur son genou garni d'une serviette,
pose la ligature à deux travers de doigt au-
dessus des malléoles en la serrant médiocrement, et fait la rosette du côté opposé à celui de la veine qu'il doit piquer. Cela fait, il
replonge le pied dans l'eau pour donner le
temps aux vaisseaux de se remplir, l'y laisse
pendant quelques minutes qu'il emploie à
préparer sa lancette, et, retirant le pied de
l'eau, il pique la saphène en agissant de la
même manière que nous avons indiquée
pour la saignée du bras. Si le sang sort en
jet, on le reçoit dans un vase; s'il coule en
bavant, on remet le pied dans l'eau qu'on
laisse plus ou moins rougir par le sang, suivant que la saignée devra être petite ou forte;
puis on ôte la ligature, on retire le pied,
on l'essuie et on applique une compresse,
qui est maintenue par un bandage en huit
de chiffres, qu'on appelle étrier. (Ici encore
nous réunissons l'ouverture faite par la lancette par première intension.) Voici comment
se fait l'*étrier* : on laisse pendre au dehors et

sous le talon, un jet de bande de six pouces :
on vient faire quelques doloires, ouvertes en
haut, sur la compresse; puis on passe derrière le talon, sous la plante du pied, pour
revenir faire des croisés en huit de chiffre ,
qui embrassent la jambe et le pied : on termine en nouant en dehors les deux chefs de
la bande.

N.B. Il faut prendre garde, lorsqu'on remet le pied dans l'eau, que ce liquide soit
trop chaud, ou le pied enfoncé trop profondément, mieux vaut le tenir à fleur d'eau,
et essuyer de temps en temps la plaie en recommandant au malade de remuer les orteils.
Enfin on saigne sur le dos du pied, quand la
veine n'est pas devenue apparente à la
jambe.

Saignée du cou ou de la jugulaire. C'est
aux jugulaires externes, droite ou gauche,
qu'elle se pratique. Le vaisseau doit être ouvert à trois centimètres au-dessus de la clavicule afin d'éviter de blesser les filets nerveux si on pique plus haut, ou l'introduction de l'air dans la veine si on l'attaque plus
bas. Mais, avant, il faut comprimer celle-ci
au-dessus de la clavicule, au moyen d'une
compresse graduée, sur laquelle on presse
fortement avec le pouce, si mieux on n'aime
l'assujettir à l'aide d'une bande qui, passant
au-devant et derrière la poitrine, prend son
point d'appui sous l'aisselle du côté opposé.
Quand le vaisseau est gonflé, le malade étant
assis l'épaule et la poitrine garnies d'une serviette à plusieurs doubles, l'opérateur applique le pouce sur la compresse, l'index sur la
jugulaire même pour l'assujettir et tendre la
peau, et il plonge la lancette obliquement
en haut et en dehors, assez profondément
pour faire une large ouverture, je veux dire
une ouverture plus large qu'au bras.

Le sang sort en jet et coule plus vite lorsque le malade meut ses mâchoires, comme
s'il voulait mâcher quelque chose; lorsqu'il
coule le long de la peau, on le reçoit avec
une carte courbée en gouttière, que l'on
place au-dessous de la saignée. Enfin, on arrête le sang en fermant la plaie avec une
bandelette de taffetas d'Angleterre ou une
mouche de sparadrap; et si cela ne suffit pas,
on y ajoute une compresse et un bandage circulaire modérément serré. Larrey recommande avec raison, pour éviter l'entrée de
l'air, de ne point cesser la compression entre la piqûre et le cœur avant d'avoir fermé
la plaie. Assez souvent on éprouve de la difficulté à arrêter le sang; dans ce cas, un
point de suture à la peau, soutenu par un
bandage ordinaire, suffit.

ARTÉRIOTOMIE. Elle ne se pratique guère
qu'à la branche frontale de l'artère temporale. Les instruments nécessaires sont : un
bistouri droit ou convexe, des pinces et des
ciseaux, une petite aiguille courbe enfilée
d'un fil ciré, une bande de deux aunes, une
compresse graduée de six lignes de diamètre à son sommet, un vase pour recevoir le
sang, une carte à jouer pour servir de gouttière dans le cas où le sang sortirait en bavant; des éponges et de l'eau tiède.

L'appareil disposé, le malade est assis ou
couché; dans le premier cas, sa tête sera
maintenue par un aide; dans le second ,
elle doit être légèrement élevée et reposer
sur la tempe opposée, fixée par un aide sur
un oreiller garni d'une forte alèze. S'il est
nécessaire, on rase les cheveux pour reconnaître la position de l'artère, exploration qui
devient plus facile quand le malade serre
fortement les mâchoires : cela fait, on marque avec l'ongle le lieu où l'on veut
inciser.

Le point constaté, le chirurgien comprime avec le pouce l'artère au-dessous du
lieu marqué ; puis il la coupe en travers, en
faisant une incision de trois à quatre lignes
de longueur. A l'instant, le sang sort en arcade et par jets, avec la couleur vermeille
qui lui est propre. Pendant qu'il coule, le
malade tourne la tête et la laisse appuyée sur
l'occiput. Un bourdonnet de charpie est
placé dans l'oreille, afin d'empêcher le sang
d'y entrer; et si ce liquide sort en bavant, on
le dirige à l'aide d'une carte en gouttière.
Parfois un caillot volumineux vient empêcher le sang de couler : il faut l'enlever avec
une éponge imbibée d'eau tiède, ou avec les
doigts; et lorsque la quantité de sang voulue
est extraite, un doigt étant placé sur l'incision, on lave la partie du visage salie par le
sang et on réunit la plaie avec des bandelettes agglutinatives , qu'on recouvre d'une
compresse carrée, maintenue elle-même par
quelques tours de bande qu'on fixe avec des
épingles au bonnet du malade. On ferait
usage du bandage dit *nœud d'emballeur*, dans
le cas où le sujet serait agité ou très-indo-
cile : ou bien, comme ce bandage est très-
fatigant, mieux vaudrait faire un point de
suture, comme il a été dit pour la saignée
de la jugulaire.

SANGSUES. (Leur application.) — Divers
procédés ont été proposés, soit pour appliquer
les sangsues, soit pour les faire tomber et
les dégorger, soit pour arrêter l'hémorragie
qu'elles occasionnent.

Les précautions à prendre pour leur application et les faire mordre plus facilement,
c'est de les laisser jeûner pendant quelque
temps pour les affamer, et, si elles sont engourdies ou paresseuses, de les rouler
dans un linge sec et chaud ; de frotter d'a-
bord la partie avec un linge pour la faire rougir, et de l'humecter avec du lait, de l'eau
sucrée ou un peu de sang.

On a prétendu encore qu'en arrachant une
plume de l'aile d'un pigeon, et en appuyant
sur le lieu où l'on veut faire prendre les
sangsues l'extrémité du tuyau de cette
plume teint de sang, la gouttelette qui
s'en détache et mouille la peau est un appât
puissant pour la sangsue, qui s'attache et
pique instantanément. Je trouve le moyen
assez ingénieux, et pourtant, quand les sangsues sont trop revêches, je préfère pratiquer
une petite ouverture à la peau, avec la pointe
d'une lancette. Par ce moyen, non-seulement
l'insecte a pour appât le sang, mais encore,
trouvant la peau divisée, il y enfonce les dents

Un moyen assez ingénieux de les forcer à
mordre, c'est celui dont les journaux anglais
nous ont donné, il y a peu de temps, l'indication. A les en croire, on peut être certain
d'obtenir la piqûre instantanée des sangsues.
Voici en quoi consiste ce nouveau procédé.

Après avoir nettoyé la partie avec de l'eau
chaude, mais sans savon, on met les sangsues dans un verre, que l'on remplit à moitié d'eau fraîche, et que l'on retourne adroitement, pour l'appliquer sur la partie qui
doit recevoir les animaux. Les annélides s'attachent alors à la peau avec une telle rapidité, qu'il semble au malade qu'il n'a reçu
qu'une seule morsure. Quand les sangsues
sont toutes attachées, on soulève le verre
avec précaution, et on reçoit l'eau à la partie
la plus déclive, avec une éponge ou avec
des linges.

Si on voulait faire prendre les sangsues
sur un seul point, on ferait un trou de la
largeur voulue à une feuille de papier, on
l'appliquerait sur la partie malade et on agirait comme précédemment.

Si le malade ne pouvait se mouvoir, ou si
la partie destinée à recevoir les sangsues
était inégale, de manière à faire craindre
qu'en renversant le verre l'eau s'écoulât, on
appliquerait une feuille de papier sur l'ouverture du vase, afin de pouvoir le renverser
à l'avance, et on le retirerait ensuite, quand
on l'aurait appliqué sur la peau.

Quand les sangsues se détachent, on lave
les morsures avec de l'eau chaude, et on les
recouvre d'un linge fin plié en trois ou
quatre doubles, puis on met par-dessus une
bouteille plate, contenant sept à huit onces
d'eau chaude, pour faciliter l'écoulement du
sang.

Du reste, qu'elles soient revêches ou non,
leur application varie suivant le lieu où l'on
veut les faire prendre. Ainsi, lorsque la surface est très-limitée (paupières, narines, gencives, lèvres), on place la sangsue dans un
tube de verre ou d'os calibré également ;
puis, avec un piston adapté au tube, on
pousse doucement l'insecte jusqu'à l'extrémité qui est en contact avec la partie. Si l'a-
nimal se retourne parce qu'on n'aura pas eu
un tube assez petit, on renverse le tube et on
enfonce le piston dans l'autre extrémité ; on
peut encore saisir la sangsue avec le pouce
et le doigt indicateur à nu ou garnis d'un
linge, et on l'applique par son extrémité
buccale.

S'agit-il de porter les sangsues à une plus
grande profondeur, dans le vagin, le rectum,
etc., on les place dans un spéculum fermé
de toutes parts, excepté par un point qui est
celui qui doit être mis en contact avec la
muqueuse. Enfin, si la surface est large,
on met toutes les sangsues dans un verre,
que l'on renverse sur la peau. Nous nous
sommes mieux trouvé de creuser en godet
une pomme de terre coupée par le milieu,
et de nous en servir comme d'un verre ; et,
à défaut, d'une compresse chaude, sous laquelle on place les sangsues, et que l'on
maintient avec la paume de la main

Est-il nécessaire de boucher l'anus avec
une bandelette humectée d'huile? Nous n'a-
vons jamais pris cette précaution, qui nous
paraît complétement inutile, l'odeur seule
éloignant l'animal de cette ouverture.

Ordinairement, quand les sangsues sont
remplies, elles se détachent d'elles-mêmes ;
mais si on veut les faire tomber plus tôt, on
leur met sur la tête un peu de sel, du tabac
ou du poivre en poudre ou de la cendre, etc. :
cependant, si on désire les conserver, mieux
vaut alors repousser leur extrémité buccale
du lieu où elles ont mordu, avec l'ongle du
doigt indicateur promené sur la peau avec
un certain effort. Hors ce cas, dans celui
surtout où l'animal ayant pénétré dans une
grande cavité ou à une certaine profondeur d'une petite cavité, on aurait à craindre quelques accidents, il faudrait les prévenir en injectant de l'eau fortement
salée, du vin, de l'oxycrat, ou en y dirigeant
de la fumée de tabac.

Pour *faire dégorger les sangsues* qu'on veut
conserver, on se contente, quand on n'est pas
pressé de les réappliquer, de les mettre
dans de l'eau claire, qu'on renouvelle souvent en ayant le soin de recouvrir le vase,
qui ne sera pas entièrement rempli d'eau,
avec une toile assez claire pour que l'air
puisse y pénétrer; mais quand on est obligé
de s'en servir bientôt, on les saupoudre de
cendre : on en perd bien quelques-unes par
ce procédé, mais celles qui résistent peuvent
servir.

Enfin, pour *arrêter l'hémorragie*, on se sert
habituellement de la compression avec une
bande, de l'agaric, du ratanhia en poudre,
de la cautérisation avec le nitrate d'argent.
Dans un cas où ces moyens étaient restés
insuffisants, nous nous sommes servi en 1828,
chez un enfant, de morceaux de sarment
longs d'un centimètre et fendus à moitié :
pinçant la piqûre avec les doigts et plissant
la peau, nous l'avons passée dans la fente du
sarment qu'un aide tenait béante ; et les bouts,
revenant ensuite sur eux-mêmes, ont formé
une compression permanente qui a bientôt
arrêté le cours du sang.

Enfin pour les cas rebelles on a proposé
la suture, qui se pratique en traversant la
petite plaie par deux de ses bords avec une
aiguille mince et un fil de soie très-fin ; ou
encore d'appliquer une ventouse qui embrasse
toutes les plaies et qu'on laisse à demeure
jusqu'à ce que le sang qu'elle a pompé se
coagule ; le caillot formé fait l'office d'un
bouchon, et on doit éviter de le déplacer soit
en ôtant la ventouse, soit en essuyant le
sérum qui s'échappe tout autour du sang
coagulé.

VENTOUSES SCARIFIÉES. On appelle ventouse
une petite cloche de verre dont l'entrée est
plus étroite que le fond, qui est arrondi. Un
verre ordinaire ou tout autre vase analogue
pourrait la suppléer.

Pour l'appliquer il suffit de fixer sur un
morceau de carton ou une carte à jouer deux
bouts de petite bougie, ou bien un peu de

papier, du coton ou d'étoupe; de poser cette carte sur la peau et de la recouvrir avec la ventouse : dès lors la partie rougit et se gonfle par l'afflux des liquides et leur raréfaction, et la ventouse adhère fortement à la peau. Veut-on l'ôter, on déprime avec le bout du doigt la peau qui entoure son bord en dehors; l'air extérieur se précipite alors par le petit jour que l'on fait sous l'instrument, et celui-ci se détache aussitôt.

Lorsque la ventouse est enlevée, on fait aussitôt avec la pointe d'une lancette, ou une aiguille droite en fer de lance enfoncée perpendiculairement et retirée de même, des *mouchetures* peu profondes; ou bien on scarifie la peau en la labourant avec un bistouri convexe ou droit. Le scarificateur allemand, qui dégage à la fois seize ou vingt lames de lancettes à l'aide d'un ressort, et fait autant de plaies en un clin d'œil, est préféré pour les personnes timides. Mais il faut avoir le soin de l'appliquer avec une force suffisante pour que la peau soit tendue, et néanmoins assez modérée pour que la marche des lames ne soit pas entravée.

Les mouchetures ou les scarifications pratiquées, on réapplique la ventouse pour la lever ensuite lorsqu'elle contient une certaine quantité de sang, ou que ce dernier se coagule sur les petites plaies; dans ces derniers cas il faut nettoyer la surface scarifiée avec une éponge imbibée d'eau tiède, avant de replacer la ventouse, que l'on aura eu soin de rincer dans de l'eau chaude. On répète cette opération autant de fois qu'on le juge nécessaire, c'est-à-dire cinq, six fois, en observant toutefois que le bord n'appuie pas sur les mêmes points, de peur de trop les contondre. Enfin, l'opération achevée, on essuie les petites plaies avec soin, et on les panse avec un linge fin enduit de cérat frais, et si le malade y ressent quelques cuissons, on imprègne la compresse avec l'esprit de vin, qui arrête très-bien l'hémorragie et calme la démangeaison des petites plaies. Cette compresse doit être maintenue avec quelques tours de bande peu serrés.

Maintenant que nous avons décrit les divers procédés opératoires d'après lesquels on peut tirer du sang au malade, traçons quelques règles générales relativement à l'emploi des évacuations sanguines en général.

1° Dans toute réaction inflammatoire générale, sans fluxion, ni inflammation locale, on ouvre la veine n'importe où, attendu qu'il suffit de désemplir les vaisseaux, c'est-à-dire de diminuer la masse du sang, pour modérer, apaiser les symptômes morbides et amener la guérison. Cependant si les phénomènes morbides dépendaient de la suppression d'une hémorragie anale ou menstruelle habituelle, mieux vaudrait peut-être saigner au pied qu'au bras, pour rétablir ces évacuations et porter la fluxion vers les parties inférieures.

2° Quand au contraire il y a une phlegmasie organique avec ou sans réaction générale, ou qu'il existe une fluxion sur un point, alors non-seulement il faut tirer du sang, mais encore changer sa propension à se porter vers le lieu enflammé, en l'attirant sur un autre point, ce qu'on obtient quand on ouvre le vaisseau dans un lieu éloigné de l'organe (saignée révulsive), loin de celui par conséquent sur lequel la fluxion est imminente, qu'elle s'y forme et s'y exécute avec activité, comme aussi lorsqu'elle s'y renouvelle par reprises périodiques. Mais quand la réaction et la fluxion ne sont pas générales, on pratique la saignée dans les parties voisines du point phlogosé (saignée dérivative), près du lieu où la fluxion finit.

L'application des sangsues, ou des ventouses scarifiées sur l'endroit le plus rapproché du siége de la phlegmasie ou du terme de la fluxion constitue la saignée locale, dont on se sert quand l'inflammation est complétement bornée. Chacune de ces espèces de saignée est donc préférable, suivant telles ou telles conditions morbides : tâchons de les indiquer,

Les saignées révulsives doivent généralement être employées au début de la maladie, surtout lorsqu'elle est occasionnée par un coup, une chute, et que l'on veut prévenir l'abord du sang dans les parties contuses ; tandis qu'on préférera les secondes, lorsque la fluxion sera parvenue à l'état fixe dans lequel elle se continue avec une activité beaucoup moindre qu'auparavant (dans les maladies aiguës) ou lorsqu'elle devient faible et habituelle (comme dans les maladies chroniques). Il est pourtant une exception à cette règle, c'est dans le cas où la fluxion porte sur l'une des extrémités inférieures ou supérieures ; alors, à moins que la fluxion ne soit invétérée, on l'aggraverait en ouvrant une veine située dans la même extrémité. Barthez, à qui nous devons ces observations, ajoute que, dans le cas où l'on reconnaîtrait le point de départ de la fluxion, c'est-à-dire l'organe d'où elle vient, il faut établir une dérivation constante, non auprès de l'organe où la fluxion se termine quoiqu'il soit principalement affecté, mais auprès de celui où la fluxion prend son origine; c'est comme si l'on disait : lorsque la maladie dépend de la suppression des règles, par exemple, il faut faire une saignée dérivative de l'utérus, qui est le *pars mandans* du mouvement fluxionnaire, et chercher à rétablir l'écoulement, dont la réapparition est ordinairement suivie de la cessation des accidents.

Enfin, dans toute douleur inflammatoire qui n'aura pas cédé aux saignées révulsives et dérivatives, on en vient aux saignées locales, qui sont alors bien plus puissantes que toutes autres pour affaiblir sympathiquement la sensibilité de l'organe qui est le siége de la maladie, le terme de la fluxion, et pour résoudre l'état spasmodique qui s'établit généralement dans cet organe. Il est des cas pourtant où elles sont nécessaires, avant qu'on ait fait toutes ces saignées générales, et cela afin d'abattre l'excès de chaleur et de sensibilité des parties qui y attirent et y perpétuent la fluxion et la chaleur.

Les règles générales que nous venons d'établir relativement à la priorité des saignées révulsives sur les saignées dérivatives, et de celles-ci sur les saignées locales, ne sont point sans quelques exceptions. On doit bien autant que possible, commencer par la révulsion, passer ensuite à la dérivation et terminer par des applications de sangsues ou de ventouses sacrifiées ; mais s'il arrivait, ce qui a lieu quelquefois, que la fluxion fût fixe dès les premiers jours, il suffirait alors de faire des saignées dérivatives. Il peut arriver encore que, après avoir cessé, la fluxion se réveille ; s'il en était ainsi, il faudrait recourir immédiatement aux saignées révulsives.

Quand on saigne un malade, doit-on faire en sorte que le sang coule lentement, ou qu'il s'échappe avec rapidité par l'ouverture qu'on aura pratiquée? Comme dans toute saignée on ne se propose pas seulement de diminuer la masse du sang, mais encore qu'on a pour objet d'affaiblir l'action du cœur et des artères, nous pouvons affirmer que douze onces de sang, tirées assez promptement pour produire un effet très-sensible sur le pouls, décident un effet curatif bien plus réel qu'une quantité de sang plus considérable, tirée en un temps plus long et de manière à ce que le cœur ait, pour ainsi dire, le loisir de s'accoutumer à la perte qu'on lui fait subir.

Vaut-il mieux pousser la première saignée jusqu'à la syncope, ou la répéter plusieurs fois ? Il est certain que par le premier procédé on peut faire avorter l'inflammation, en favoriser et hâter la résolution ; cependant nous préférons (je crois l'avoir dit ailleurs) répéter la saignée, une, deux fois dans la même journée, plutôt que de tirer une très-grande quantité de sang à la fois. On guérit aussi bien, et on ménage davantage les forces, ce qui est très-avantageux.

L'importance de l'organe qui est le siège de l'inflammation, celle des fonctions qu'il remplit et les dangers que leur altération ou leur suspension peuvent faire courir, doivent décider aussi à faire d'abondantes saignées générales révulsives, dérivatives et locales. Il ne serait pourtant pas très-prudent de trop se hâter d'appliquer des sangsues ou de mettre des ventouses, attendu qu'au lieu de diminuer l'engorgement des parties, on l'augmente quelquefois par l'irritation que les piqûres ou les scarifications procurent. Cet engorgement secondaire est d'ailleurs la conséquence de l'activité plus grande qu'on imprime au mouvement fluxionnaire du sang, alors surtout qu'on les applique en petite quantité et qu'elles fournissent peu de sang. Si nous insistons sur cette règle, c'est parce que tout le monde en général est convaincu qu'une application de quelques sangsues *ne peut faire du mal*, et qu'on les applique volontiers en attendant l'arrivée du médecin. Et qu'on ne croie pas que cette considération pratique ne soit applicable qu'aux inflammations, elle l'est même aussi dans les cas où la réaction inflammatoire (la fièvre) est peu prononcée, attendu qu'il n'est pas rare de voir les symptômes d'inflammation et l'engorgement consécutif des parties affectées augmenter à la suite des saignées locales non précédées de saignées générales. C'est pourquoi on doit toujours commencer par ces dernières et attendre que les symptômes généraux soient calmés ou notablement diminués (force et fréquence du pouls, sa dureté, chaleur à la peau, soif, etc.,) pour saigner localement. Si pourtant les jours du malade étaient menacés, il conviendrait de se servir concurremment des unes et des autres. Nous ne nous étendrons pas davantage, d'autres règles ayant été posées aux articles spéciaux de ce dictionnaire où il est question de l'emploi des évacuations sanguines ; voyez d'ailleurs, mon *Essai* de *thérapeutique* basé sur la méthode analytique.

SAIGNEMENT DE NEZ. C'est l'Epistaxis.

SALIVATION, s. f. —Ce mot est synonyme de Ptyalisme.

SALSEPAREILLE, *smilax salsaparilla ; salsaparillæ radix*, plante qui croît dans le royaume du Pérou, au Mexique et au Brésil. Elle appartient à la famille des smilacées, diodœcie hexandrie de L. —Les racines de salsepareille (elles seules sont usitées) se composent d'une multitude de radicules sarmenteuses, fibreuses, longues de quelques pieds, croissant à la superficie du sol, flexibles, grosses comme une plume d'oie, ridées, provenant d'un petit tronc qui a l'épaisseur d'un pouce. Sa couleur à l'extérieur est fauve ou d'un brun rougeâtre ; blanche à l'intérieur, et ayant son méditullium séparé de l'écorce de chaque côté par une raie rose. Elle est à peine odorante ; sa saveur est très-faiblement amère. On la coupe dans le commerce en morceaux courts que l'on fend longitudinalement ; la meilleure est fraîche, pesante et souple. Pour lui conserver ces qualités, il est nécessaire de la garder entière et de ne la couper qu'au fur et à mesure du besoin.

Faut-il, quand on prescrit la salsepareille, conseiller les longues infusions, les décoctions ou macérations très-concentrées de cette racine, ou se borner à une décoction ordinaire, ou aux infusions peu prolongées ? Je me range à l'avis de ceux qui préfèrent l'ancien procédé, c'est-à-dire les longues ébullitions et les décoctions concentrées, l'expérience ayant sanctionné cette manière d'agir par les avantages journaliers qu'elle a obtenus dans le traitement des maladies syphilitiques constitutionnelles, à l'aide des sirops et tisanes sudorifiques dont la salsepareille fait la base. En voici les formules:

Sirop de cuisinier. Pr. : salsepareille... **deux** livres; — fleurs de bourrache et de roses... de chaque deux onces; — séné et anis... de chaque deux onces ; — miel... quatre livres. — M. S. A.

Le médecin fait ajouter au sirop la quantité de muriate suroxigéné de mercure qu'il juge nécessaire depuis trois grains jusqu'à huit. On désigne le nombre des grains par le nom de *cuite ;* ainsi l'on dit du sirop de la troisième, de la quatrième cuite, pour dire qu'il contient trois ou quatre grains de sublimé. Pour éviter à nos lecteurs les embarras de cette addition, nous leur conseillons d'adopter la formule de Larrey, dans laquelle le mercure entre en des proportions convenables.

Sirop dépuratif de Larrey. **Pr.** : sirop de salsepareille et de cuisinier... de chaque un litre; — muriate de mercure corrosif et muriate d'ammoniaque... de chaque vingt grains; — extrait gommeux d'opium... vingt grains; — liqueur minérale d'Hoffmann.. deux gros. — **M.** Ce sirop se donne à la dose d'une once, le matin à jeun, dans une tasse de décoction de salsepareille.

Décoction de salsepareille. On fait bouillir pendant plusieurs heures seize grammes de bois de réglisse et soixante-quatre grammes de salsepareille dans un kilogramme d'eau commune : et on filtre ensuite la décoction. Le malade en prend trois ou quatre verres dans la journée.

Tisane de Feltz. **Pr.** Salsepareille... deux onces; — racine de squine... une once; — sulfure d'antimoine... quatre onces; — colle de poisson, écorces de buis et de lierre... une once et demie; — eau commune... douze livres. Enfermez le sulfure d'antimoine dans un nouet de linge un peu lâche, et **F. S. A.** une décoction qui doit être prolongée jusqu'à évaporation de la moitié du liquide; coulez, laissez reposer, décantez, et faites dissoudre dans la colature trois grains de muriate suroxygéné de mercure. Dose: une pinte par jour.

Poudre de la racine de salsepareille. On la prescrit peu aujourd'hui, cependant quelques. praticiens l'administrent encore à la dose d'un demi gros par jour, en plusieurs prises, dans les douleurs ostéocopes, ou qui reconnaissent pour cause le vice syphilitique.

SANG, s. m., *sanguis,* αἷμα. — Le sang a été défini : un liquide chaud, ayant, lorsqu'il sort des vaisseaux qui le contiennent, une couleur rouge plus ou moins foncée, vermeille ou brune; possédant une légèreté plus ou moins tranchée et une tendance plus ou moins prononcée à se coaguler, suivant qu'il est écumeux ou massif; variant par sa température, dont la différence est de deux degrés seulement, c'est-à-dire : : 32 : 30; ayant enfin une odeur forte ou faible, selon qu'il est fourni par une artère ou par une veine. On peut le définir encore : un liquide d'un rouge prononcé purpurin ou écarlate un peu épais, visqueux, doux et savoureux au toucher, dont la pesanteur spécifique dépasse celle de l'eau. Il a une odeur fétide et particulière, et une saveur faiblement salée ou douceâtre : sa température égale celle des cavités du corps; il donne à l'électromètre des indices d'électricité.

Si on examine au microscope une goutte de sang étalée et formant une couche un peu épaisse, on aperçoit un liquide transparent et incolore (la *sérosité*), dans lequel nagent d'innombrables corpuscules qu'on appelle *globules* du sang. Ces globules se rencontrent dans le sang de tous les animaux vertébrés; partout ils sont bien délimités, réguliers, formés d'après un type déterminé, mais constamment ronds, forme qu'ils conservent jusqu'à un certain point, malgré leur action les uns sur les autres et malgré toutes les influences mécaniques. Ce n'est qu'au moment où commence, soit la coagulation, soit la décomposition du sang, qu'on aperçoit des formes diverses, et notamment, comme l'a fait remarquer Trévinanus, des concrétions tantôt rondes et tantôt irrégulières. C'est probablement cette circonstance qui explique pourquoi M. Magendie n'a découvert dans le sang humain étendu que des masses toutes différentes les unes des autres par la forme et par la grandeur, et pourquoi Gruithuisen y a vu, indépendamment des corpuscules allongés qu'il regardait comme des vésicules du sang, des corps rouges et floconneux de formes variables et indéterminées, qu'il a cru être les globules du sang proprement dit, de la grenouille. D'après ces remarques de Burdach, nous ne sommes pas étonné de lire dans M. Adelon, Richeraud et M. Bérard, qu'on n'est pas d'accord sur la forme des globules qui constituent le sang, puisque Leuvedhock prétend qu'ils sont sphériques, et égalent en volume la millionième partie d'un pouce et résultent chacun de la réunion de six autres globules qui ne sont pas rouges; tandis que Hewson, Della Torre, affirment que ce sont des espèces de disques annulaires percés d'un trou central. Enfin quelques-uns les comparent à une lentille aplatie qui, dans son milieu, présente une tache obscure, etc. Quoi qu'il en soit, un fait sur lequel on est à peu près d'accord, c'est que les globules du sang diffèrent chez les animaux par leur couleur et leur grosseur, ce qui expliquerait en partie les insuccès de la transfusion du sang des artères d'un animal sain dans les veines d'un homme malade. Un autre fait à peu près incontesté, c'est que le nombre de globules rouges dans un sang bien constitué, à l'état normal, est de 127 par once de liquide.

Ce n'est pas tout, le sang en mouvement présente en général un état uniforme; mais s'il est abandonné à lui-même, il perd aussitôt sa vitalité et sa chaleur, ses molécules se séparent, il meurt et laisse, en se décomposant, un résidu que les chimistes s'accordent à regarder assez généralement, comme formé d'eau, d'albumine, de fibrine et de matière colorante et de sels; il ne contient pas de gélatine. La prédominance de ce résidu ou caillot dans le sang, quand il est gros, ferme et consistant, en indique la richesse, tout comme la surabondance de sérosité avec un caillot petit et peu consistant sont un indice de l'appauvrissement de ce liquide. Et comme ces deux états opposés donnent la mesure, suivant les disproportions de l'un ou de l'autre, de la force ou de la faiblesse de l'individu, l'étude de l'état du sang est d'une très-haute importance pour le diagnostic, le pronostic et le traitement des mala-

dies. Ainsi, indépendamment du volume
du caillot proportionnellement à la sérosité
qui l'entoure quelques heures après qu'on
a laissé le sang se coaguler après une saignée,
on a encore les résultats obtenus par l'analyse microscopique pour décider de la résistance ou de la non-résistance vitale que
chaque individu oppose à la maladie.

SANGSUE, s. f., *hirudo medicinalis* ou
sanguisuga des pharmacologues. — C'est le
ver aquatique dont on se sert pour la SAIGNEE
CAPILLAIRE (*Voy.* ce mot). Sa couleur est
brune foncée; il a sur le dos des lignes longitudinales d'un jaune verdâtre et sur le côté
deux autres lignes jaunes : les sangsues qui
n'offrent pas cette couleur et ces lignes sont
de mauvaise qualité. Les unes et les autres
sont terminées à leurs deux extrémités par
un disque charnu, contractile, à l'aide duquel elles se meuvent, et leur extrémité céphalique est armée de trois petites dents tran-
chantes, placées tout au fond du disque. A
l'aide de ces dents la sangsue fait à la peau
une piqûre triangulaire et aspire ensuite le
sang par le mouvement de succion qu'elle
fait avec la bouche. On évalue à une once environ la quantité de sang qu'aspire une sangsue ou la quantité qui s'échappe par la piqûre. Une précaution importante à prendre,
c'est que les sangsues qu'on applique
n'aient pas déjà servi, ces insectes pouvant
devenir un moyen d'inoculation de certaines
maladies.

SANGUIN (Tempérament). — Ce qui caractérise le tempérament sanguin ou la prédominance du sang sur les sucs muqueux,
lymphatiques, ce sont : la fraîcheur et le
coloris du teint, la vivacité du regard et
des mouvements musculaires, la couleur
blonde des cheveux, un esprit sémillant et
léger, changeant, une conception prompte,
une mémoire heureuse, une imagination
riante et une grande disposition aux plaisirs
passagers. Chez des individus ainsi organisés,
les formes sont douces et bien exprimées, les
chairs consistantes, l'embonpoint médiocre,
le pouls régulier, plein et fréquent. Les
fonctions organiques s'exécutent avec énergie, tout annonce en eux une exubérance
de vie; aussi leurs maladies sont habituellement sthéniques, et la réaction qu'elles
déterminent forte et très-marquée.

SAPONAIRE, s. f., *saponaria officinalis*,
plante de la décandrie digynie, L.; de la
famille des caryophyllées, J.; qui croît sur
notre sol dans les lieux rocailleux et sur les
bords des chemins. — On la reconnaît à ses
feuilles ovales et lancéolées, à ses fleurs
d'un rouge pâle, à calice tubuleux. Sa racine
est cylindrique, de la grosseur du doigt,
rameuse, géniculée, rouge à l'extérieur et
blanche à l'intérieur; son odeur est faible,
mais sa saveur est amarescente et légèrement
âcre.

La saponaire est aujourd'hui peu usitée
en médecine, cependant elle a des propriétés
apéritives fort énergiques, et agit dès lors
efficacement dans les maladies de la peau.
Dans cette intention on peut l'administrer

en décoction à la dose de seize grammes
dans un litre d'eau, qu'on fait bouillir un
quart d'heure environ.

SARCOCÈLE, s. m., *sarcocele*, de σαρκὸς
κήλη, tumeur charnue. — C'est le nom que
les anciens donnaient au cancer du testicule,
(*Voy.* CANCER), tumeur indolente, de la
consistance de la chair, et qui diffère du
phlegmon, en ce qu'elle est sans douleur
ni rougeur, etc.

SASSAFRAS, *laurus sassafras*, plante de
l'ennéandrie monogynie, L., famille des
lauriers, J.; qui nous vient de la Virginie,
de la Caroline, de la Floride, du Canada, etc.
— On vend dans le commerce, sous le nom
de *bois de sassafras*, des morceaux durs,
grisâtres, légers, à veinures concentriques,
d'une odeur fortement aromatique, qui approche de celle du fenouil et semble provenir plus particulièrement de l'écorce, qui
a une saveur forte et piquante que le bois
lui-même n'a pas; cependant en le flairant
on sent un arome agréable. La couleur de
l'épiderme du sassafras est d'un fauve cendre,
et sa surface extérieure très-rugueuse au
toucher. Quoique moins actif que le gaïac
et la salsepareille, le sassafras agit cependant
d'une manière assez marquée sur le système
tégumentaire, ou du moins son exhalation,
pour qu'on s'en serve en infusion théiforme,
toutes les fois que l'on veut pousser à la
peau dans les maladies apyrétiques. Cependant on ne le prescrit guère qu'associé aux
autres racines sudorifiques. Si on voulait
l'administrer seul, le meilleur mode de s'en
servir c'est en infusion à la dose de une ou
deux onces pour une livre d'eau. Cullen, qui
reconnaît au sassafras des propriétés assez
énergiques, recommande avec raison de ne
se servir que du bois, et Alibert ajoute que
c'est toujours ainsi que l'on doit se comporter pour toutes les substances éminemment aromatiques. Comme il avait eu à s'en
louer, il parle d'un extrait de sassafras qui
est gommo-résineux, et que l'on donne pour
rétablir le ton des viscères; d'une huile
essentielle de sassafras, dont il faut user
avec une extrême reserve; enfin d'une essence simple ou composée de sassafras qu'on
administre dans les paroxismes de la goutte.
Il est étonnant qu'avec ces recommandations
il ne nous donne pas la dose de ces préparations. Nous allons y suppléer. L'huile de
sassafras se donne à la dose de six à vingt
gouttes dans une infusion sudorifique, de
fleurs de sureau ou de violette; et l'essence,
à celle d'un à deux gros dans le même
véhicule.

SATYRIASIS, s. m., ou σατυρίασις. — On
désigne par cette dénomination une névrose
des organes de la génération, qui a pour
caractère un penchant irrésistible à répéter
l'acte vénérien, et la faculté de le soutenir
longtemps sans épuisement : que cet appétit
vénérien soit satisfait ou non, il dispose à
la démence ou à une exaltation d'esprit qui
constitue une véritable manie, ce qui arrive
surtout quand l'union des sexes est contrariée.
Une odeur forte, exhalée par la peau de

l'individu est un des caractères qui décèlent
en lui des facultés génératrices que les autres
hommes ne présentent pas.

Du reste, ce qui prédispose au satyriasis,
ce sont une continence forcée ou l'abus des
plaisirs vénériens, une puberté tardive, ou
le développement précoce des parties génitales ; le crétinisme, la malpropreté dans les
vêtements, une affection dartreuse déterminée vers l'urètre, l'usage des cantharides,
la pléthore abdominale, des aliments échauffants ou des boissons excitantes (viandes
succulentes, vins, café, épices, vie trop sédentaire, excitation trop précoce de l'imagination), et enfin une prédisposition origi-
nelle, etc. Ainsi, Gall dit avoir vu, à l'hôpital
de Munich, un garçon de quinze ans qui,
dès sa septième année, avait voulu abuser de
sa sœur, et avait manqué de l'étrangler,
parce qu'elle opposait de la résistance à ses
désirs.

Traitement. Il consiste dans un régime
convenable, et composé principalement de
végétaux , en des exercices corporels poussés
jusqu'à la fatigue, pour user et dériver les
forces, en des occupations continues de
l'intelligence (travaux sérieux et abstraits),
en lotions froides d'eau sédative sur les
parties sexuelles et l'emploi du camphre
à l'intérieur, des purgatifs répétés, etc.
La saignée est également utile, et comme,
d'après les observations des anciens et de
Gall lui-même, l'ouverture des veines de
derrière les oreilles serait une cause d'impuissance, on a conseillé cette opération
dans le satyriasis.

Enfin, les toniques sont employés avec
avantage lorsque la maladie s'associe à un
état de débilité produit soit par l'âge, soit
par l'abus des plaisirs vénériens.

SCARLATINE, s. f., *scarlatina*. — Cette
maladie, comme la variole et la rougeole,
est pour ainsi dire propre à l'enfance et à
l'adolescence, quoique attaquant quelquefois , mais rarement, les adultes. Elle se
montre communément d'une manière épidémique, dans toutes les saisons de l'année,
mais parfois aussi sporadiquement, et alors
elle est très-bénigne ou dans un état réel de
simplicité. Elle est contagieuse.

Symptômes. Quelle qu'en soit la cause, son
éruption est précédée par un malaise général,
des lassitudes, des frissons, et le plus souvent
par un sentiment incommode et douloureux
dans la gorge (angine scarlatineuse), qui gêne
la déglutition. Cet état, qui constitue communément la période d'incubation , dure
deux ou trois jours. Pendant sa durée, il y
a fièvre, accélération extraordinaire du pouls,
et au moment où l'éruption scarlatineuse
va avoir lieu, du délire et des convulsions.
Voici, du reste, comment apparaît la scarlatine.

D'abord des taches se manifestent aux
avant-bras et aux mains, d'où elles s'étendent
peu à peu sur le reste du corps, quoiqu'elles
envahissent rarement la face; elles sont de
couleur rouge écarlate, de forme irrégulière,
et en se multipliant et se rapprochant les

unes des autres par leur multiplication, elles
occasionnent de la démangeaison à la peau.
L'angine croît aussi dans la même proportion, la fièvre acquiert plus de violence ou
reste persistante au même point, à moins
d'un cas de scarlatine très-bénigne; car alors
la fièvre cesse dès que l'éruption commence.
Au contraire, quand la maladie est forte, la
peau prend une teinte analogue à celle qui
aurait lieu si on l'enduisait de suc de framboises ou de lie de vin; les pieds et les mains
se tuméfient, deviennent roides et douloureux, et il survient fréquemment des affections inflammatoires du cerveau ou des viscères abdominaux. Enfin, vers le sixième jour,
les taches commencent à pâlir dans l'ordre de
leur éruption, et dès ce moment, les symptômes généraux diminuent eux-mêmes, pour
disparaître entièrement. Le lendemain (septième jour, et quelquefois seulement le
neuvième), l'épiderme commence à se détacher par écailles furfuracées, souvent lamel-
leuses, surtout aux pieds et aux mains, parfois même en grands lambeaux. Ainsi, il
n'est pas rare, après une inflammation scarlatineuse violente, de voir des parties entières
du corps, les mains, les pieds, le scrotum,
rejeter ainsi l'épiderme, qui conserve leur
forme. La membrane interne de la gorge se
dépouille également. Bref, après une durée
de plusieurs jours, durant lesquels la desquammation se répète et s'accompagne de
prurit, on voit s'établir des sueurs, des
urines copieuses, qui déposent un sédiment
abondant, ou une diarrhée critique se déclarer ; et la fièvre, si elle a persisté, cesse,
à moins qu'il n'y ait quelque métastase : cela
arrive assez souvent et facilement d'ailleurs,
l'exanthème étant très-peu stable, et ayant
une très-grande tendance à quitter la peau
pour se jeter à l'intérieur.

C'est dans ces circonstances fâcheuses, ou
lorsqu'il se forme une hydropisie (ce que
nous avons vu quelquefois, parce que les
malades ont trop tôt quitté la chambre et se
sont refroidis), que la scarlatine est déclarée
avoir une période secondaire. Elle consiste,
cette période, dans la formation de l'hydropisie, qui prend une marche aiguë et peut
devenir mortelle en huit ou quinze jours,
s'annonçant d'abord par l'enflure des paupières, puis des extrémités : gonflement œdémateux, auquel succède ensuite une anasarque générale, une ascite, une hydrothorax,
même une hydropisie cérébrale. Elle peut
consister également en une métastase sur les
yeux, les oreilles, les glandes, qui en sont
violemment et profondément affectés.

Le traitement de la scarlatine repose sur
les mêmes principes que celui de la rougeole et de la variole, c'est-à-dire que l'indication fondamentale consiste dans l'application de la méthode antiphlogistique; et le
repos au lit pendant trois semaines, à une chaleur modérée.

Pendant les périodes d'incubation, d'éruption et de desquammation, alors que la maladie est sporadique et bénigne, il suffit,
pour que tout se passe sans accident, de

donner au malade des boissons acidulées ou une tisane rafraîchissante, légèrement diaphorétique d'abord, et laxative à la fin, de manière à ce qu'il y ait deux selles liquides par jour. Au contraire, dans la scarlatine plus intense, avec réaction inflammatoire forte, etc., il faut immédiatement combattre l'inflammation et la corruption, qui ne seraient pas sans danger.

Deux moyens sont surtout efficaces pour atteindre ce but : l'un est la dissolution du chlore, administré intérieurement chez les enfants, à la dose de huit ou douze grammes par jour, de soixante ou quatre-vingt-dix grammes pour un adulte, dans de l'eau édulcorée avec un sirop agréable ; l'autre, auquel on ne doit avoir recours qu'autant que la peau est sèche, la chaleur très-brûlante et la tête prise, consiste à rafraîchir la peau par des lotions rapides avec de l'eau fraîche, qu'on peut répéter toutes les deux ou trois heures. Les antiphlogistiques puissants et débilitants, et, en particulier, les émissions sanguines, doivent inspirer de la défiance, comme étant susceptibles de faire passer la maladie à l'état adynamique : celui-ci est reconnaissable d'ailleurs principalement à l'ulcération gangréneuse des amygdales et du pharynx. Conséquemment, on n'ouvrira jamais la veine ; on n'appliquera des sangsues qu'aux sujets jeunes et pléthoriques, et tout autant que l'angine sera très-violente ou l'affection cérébrale très-intense.

Mais si l'adynamie se déclarait avec des phénomènes comateux, alors il faudrait recourir aux fomentations et aux affusions froides sur la tête, et déterminer un état d'excitation à la gorge, par des gargarismes composés avec la décoction du quinquina, le muriate d'ammoniaque, etc. (quand le malade peut être tiré de son assoupissement, s'entend, et gargariser), ou en dirigeant vers l'arrière-gorge des vapeurs aromatiques. En un mot, on emploie le traitement général de l'élément adynamique, uni au traitement local sus-mentionné. Disons, toutefois, que quand l'angine est légère, un gargarisme avec l'infusion de fleurs de sureau ou de mauve et l'oxymel simple, suffit généralement. Dans tous les cas, il est bon d'envelopper le cou d'une flanelle médiocrement serrée, c'est-à-dire un peu lâche.

Enfin, s'il se manifeste quelques traces d'enflure, on doit en toute hâte, comme nous l'avons fait avec succès chez plusieurs de nos malades, donner du calomel, uni à égale quantité de jalap en poudre, toutes les deux heures (2, 3, ou 4 grains de chaque, suivant l'âge), afin d'ouvrir le ventre et de l'entretenir habituellement relâché, et employer la digitale, les bains chauds, etc. (*Voy.* Hydropisie). Ce n'est pas tout : il faut examiner avec soin s'il n'y a pas un état fébrile ou phlogistique, car, s'il existait, on n'hésiterait point à tirer trois ou quatre onces de sang à un enfant de six à huit ans, davantage à un adulte, plus si le pouls est très-vif et très-fort et le sujet bien vigoureux.

Peut-on prévenir la scarlatine ? Il est certain que la belladone donnée à très-petites doses, comme l'a conseillé Hahneman, peut être fort utile ; cependant, vu la bénignité de la maladie et le peu de danger qu'elle offre dans l'immense majorité des cas, on ne saurait recourir à un pareil préservatif que si, dans une épidémie, la scarlatine se présentait avec des caractères graves et meurtriers. A cet effet, on fait dissoudre un grain d'extrait de belladone bien préparé dans une demi-once d'eau de cannelle, et l'on donne cinq gouttes par jour de ce mélange à un enfant de trois ans : on augmente d'une goutte pour chaque année d'âge.

SCIATIQUE, s. f. et adj., *ischiaticus*, d'ἰσχίον, la hanche. — Ce qui la constitue c'est une douleur qui se manifeste à la hanche, descend souvent jusqu'au genou, s'étend jusqu'à la jambe et même dans beaucoup de cas, jusque dans le pied, en suivant exactement le trajet du nerf sciatique.

Cette douleur, qui se montre tantôt avec le caractère rhumatismal et tantôt à l'état purement névralgique, reconnaît pour cause toutes celles qui prédisposent et déterminent les affections rhumatismales ou les douleurs névralgiques ; ce qui fait qu'elle est efficacement combattue par les moyens appropriés à l'un ou à l'autre de ces états morbides. (*Voy.* Rhumatisme, Névralgie.) Toutefois, comme il est certains remèdes particuliers qui ont été préconisés contre cette affection, nous allons en indiquer quelque-uns.

Saignée. La saignée n'est pas un moyen thérapeutique *spécial* de la sciatique, puisqu'on la trouve placée parmi les prescriptions employées contre certains rhumatismes et contre certaines névralgies ; cependant nous la mentionnons parce que Galien dit avoir guéri des sciatiques *dans un jour*, par la saignée faite au jarret plutôt qu'à la malléole.

A ce propos, je ferai une observation qui m'est échappée d'abord. Elle consiste dans ce fait, que les douleurs dans le trajet des nerfs sciatiques, comme aussi dans celui des nerfs sous-pubiens, ne sont pas très-rares après l'accouchement, et, le plus souvent, n'ont rien de rhumatismal. Je m'explique : On sait que les nerfs comprimés par la tête de l'enfant donnent lieu, pendant l'accouchement, à des crampes, etc. ; eh bien, quand la compression a été un peu forte, elle laisse le nerf dans un état d'engorgement et d'inflammation qui dure de huit à quinze jours et même plus, et qui quelquefois produit des abcès plus ou moins étendus. Ces douleurs guérissent par l'emploi des antiphlogistiques et des résolutifs. Voilà un avertissement de madame La Chapelle qui ne doit pas être perdu.

Ventouses sèches. Si l'on en croit Roucher, on devrait au moins employer plus souvent les ventouses sèches, qui opèrent fréquemment un bon effet lorsque la douleur n'est pas très-ancienne et qu'elle est fixée ou concentrée sur l'os des iles. J'ai vu, dit-il, la sciatique se calmer comme par enchantement par l'application de trois ou quatre ventouses réitérées sur le siège du mal. C'est un moyen qu'on ne saurait trop conseiller, tant il est efficace. Farjon rapporte plusieurs observations qui attestent les succès de cette manœuvre. Dekkers fait mention d'un individu qu'on ne put calmer, dans une forte attaque de sciatique, que par ce moyen. Cette remarque de Roucher est conforme à la pratique de Barthez qui, voulant expliquer l'efficacité des ventouses sèches s'exprime en ces termes :

« On a vu récemment des hommes, peu instruits en médecine, produire des effets remarquables en appliquant des ventouses sèches à l'endroit où l'organe est gravement affecté; et ces effets ont paru merveilleux à beaucoup de gens parce que, depuis longtemps, cet usage des ventouses est généralement négligé en France.

« L'application des ventouses sèches à l'endroit des parties affectées est soumise aux mêmes principes généraux que les évacuations sanguines locales. Elle est par conséquent efficace dans les cas où ces fluxions sont entièrement fixées et où il n'existe point chez les malades, de plénitude de sang ou des humeurs. »

« C'est avec ces restrictions qu'on doit adopter les observations telles que celles d'Hippocrate qui dit qu'une sciatique fut soulagée par l'application d'une ventouse au-dessous de la hanche, et que l'humeur qui était fixée auprès de cette articulation se jeta sur les parties inférieures. »

Vésicatoires. Un moyen non moins efficace, c'est l'application des vésicatoires d'après la méthode de Cotagno, qui consiste à placer ces exutoires aux endroits de la peau correspondants à diverses branches du nerf sciatique. Cette méthode, que Barthez a imitée avec succès, a parfaitement réussi à bien d'autres, et en particulier à Laennec, dont j'aime beaucoup à invoquer le témoignage. Aussi, après avoir guéri sept malades à l'aide de ce procédé, s'empressa-t-il de faire remarquer combien, dans la sciatique, le choix du lieu où l'on doit appliquer le vésicatoire est important. « C'est pour avoir négligé, dit-il, le conseil de Cotagno, ou pour n'avoir pas entretenu assez longtemps la suppuration après la cessation de la douleur, que beaucoup de médecins ont cru que le vésicatoire était insuffisant. Mais telle sciatique, qui a résisté à plusieurs vésicatoires appliqués le long du trajet ou près l'origine du nerf, cède souvent à un seul vésicatoire appliqué au-dessus de la tête du péronné, ou sur la face dorsale du pied. » Dans le cours d'une pratique de plus de vingt années, cet habile praticien n'a vu échouer que deux fois le traitement conseillé par Cotagno. Il est vrai que la suppuration a été entretenue pendant six semaines au moins, et, dans le cas de sciatique invétérée, il y unissait les frictions à la plante du pied correspondant, avec la pommade

de Cirillo. On sait que ce dernier assure avoir traité pendant longtemps avec un succès extraordinaire des sciatiques invétérées, soit vénériennes, soit autres, en faisant pratiquer des frictions à l'endroit susdit avec une pommade composée de sublimé corrosif et de graisse. En supposant que l'on veuille attribuer la guérison au mercure et non au vésicatoire, rien n'empêche qu'on les associe, au contraire, comme le faisait Laennec.

Térébenthine. Que l'on accorde à Galien l'honneur d'avoir introduit l'usage de la térébenthine à l'intérieur, dans le traitement des douleurs articulaires, et qu'on réserve à Cheyne le mérite d'avoir employé le premier l'huile de térébenthine prise par la bouche, pour calmer les névralgies sciatiques : toujours est-il que ce dernier médicament, réellement introduit dans la matière médicale par Cheyne, et employé ensuite par Home, Herz, Durande, etc., n'a été retiré de l'oubli dans lequel il était tombé que depuis trente et quelques années, et mieux depuis 1829, année de la publication de la deuxième édition du mémoire de M. Martinet.

Celui-ci, après avoir établi que, sur soixante-dix sujets atteints de névralgies et traités par l'administration de la térébenthine, cinquante-huit ont été guéris, savoir : cinquante-cinq par l'usage intérieur de l'huile de térébenthine, et trois par les frictions seules, pose ensuite les conditions qui sont favorables ou défavorables à l'action de ce médicament et déclare expressément que :

1° C'est dans les névralgies sans altération du nerf que l'on obtient le plus de succès, et particulièrement dans celles qui sont idiopathiques et permanentes

2° Toutes choses égales d'ailleurs, plus les caractères névralgiques sont bien dessinés, plus les douleurs sont vives, quels qu'aient été les manques de succès par d'autres moyens, plus les chances sont favorables.

3° C'est dans les névralgies des extrémités inférieures, et dans la sciatique plus particulièrement, que ce médicament semble confirmer sa supériorité.

Nous ajouterons à ces conditions celle qui a été signalée par Herz, et qui sert à caractériser la nature névralgique des douleurs, l'absence de la fièvre

Reste que, depuis la publication des écrits de M. Martinet, MM. Piorry, Récamier et bien d'autres ont successivement publié des observations qui constatent l'efficacité de l'huile de térébenthine dans le traitement de la sciatique. Quant au mode d'administration de ce médicament, *voy.* TÉRÉBENTHINE.

Sudation. — Tout le monde sait que les bains de vapeurs sèches ou humides, simples ou médicamenteuses, ont été préconisés contre les douleurs sciatiques, et pourtant je signale la sudation, parce que je veux qu'on sache que j'ai guéri plusieurs névralgies fémoro-poplites, à l'aide des vapeurs de camphre, dégagées dans le lit même du malade, parce qu'il ne pouvait être transporté au bain. Dans les cas de cette nature, quand la forme du lit le permet, je fais parfaitement border le lit en tous sens, et cette précaution prise, on met des charbons ardents dans une bassinoire, sur lesquels on projette du camphre en poudre. Cette bassinoire est promenée dans le lit le long du membre affecté, et quand la vapeur camphrée a cessé de se dégager de la bassinoire, on retire celle-ci et on borde le point par où la bassinoire a passé. Lorsque la forme du lit ne permet pas d'user de la bassinoire, je fais placer deux ou trois chaufferettes le long du membre, ou un tout petit moine, dans lesquels on fait dégager la vapeur de camphre.

SCILLE, s. f., *scilla maritima* : plante de l'hexandrie monogynie, L., de la famille des liliacées, J., qui croît sur les rivages sablonneux de la mer, sur les côtes de l'Espagne, du Portugal, de la Sicile, etc.

La racine de la scille ordinaire forme un bulbe piriforme de la grandeur du poing, composé de sqammes brunâtres, charnues, larges, amincies sur les côtés, lesquelles sont recouvertes par d'autres squammes mambraneuses, d'une texture plus fine encore. On n'emploie que les écailles du bulbe, et parmi celles-ci, on préfère les écailles intermédiaires, entre les plus internes et les plus extérieures. Dans les pharmacies, les squammes de scille se vendent séparées les unes des autres, et à l'état de siccité. Elles ont donc perdu les propriétés caustiques que l'humidité y conserve, et qui est telle que, si on manie pendant quelques instants des écailles de scille, les doigts éprouvent de la cuisson et une rougeur vive, qui peut s'accompagner parfois d'ampoules très-douloureuses. Les yeux sont aussi très-désagréablement affectés par la vapeur qui s'élève des bulbes de scille. Reste que, pour avoir de la bonne scille, il faut la recueillir en automne, et que les écailles qu'on emploie ne soient ni trop humides, ni trop sèches : mieux vaut cependant qu'elles approchent davantage de la dernière de ces qualités que de la première.

En analysant chimiquement la scille, Vogely a reconnu un principe âcre, volatil, de la gomme, plusieurs autres substances, et enfin la *Scillicine*, matière amère, visqueuse, constituant la partie la plus active du végétal, et formant le tiers du bulbe environ.

Administrée à grande dose, la scille exerce l'influence la plus énergique sur l'économie animale. Agissant à la manière des poisons narcotico-âcres, son ingestion est bientôt suivie de tranchées vives, de coliques déchirantes, qu'accompagnent des accidents ataxiques généraux très-violents, se manifestant par des symptômes résultant d'une confusion et d'une alternative de phénomènes de surexcitation et de *deliquium*, dans les fonctions de la vie animale et de la vie organique : l'estomac s'enflamme et l'individu ne

tarde pas à succomber, si toutefois la phlogose de ce viscère est assez vive pour déterminer une mort prompte. Au contraire, employée dans des proportions convenables, la scille devient un remède puissant, dont nous avons pu constater nous-même journellement les avantages, soit comme diurétique, soit pour provoquer ou faciliter l'expectoration.

Nous devons croire que l'efficacité de la scille doit avoir toujours été constante, et jamais infidèle, puisque déjà les Egyptiens des environs de Péluse, prescrivaient très-souvent ce végétal contre les hydropisies, fort communes dans ces contrées; il est même question d'un temple qui aurait été érigé en son honneur, et où elle était adorée sous le nom de κρόμμυον. Quoiqu'on soit aujourd'hui moins enthousiaste que l'ont été les Egyptiens, on s'accorde généralement à prescrire la scille comme un diurétique très-actif, et qui réussit généralement, quand on l'emploie d'une manière convenable, c'est-à-dire sans timidité. Ainsi Hildenbrand déclare qu'une pratique nombreuse lui a démontré qu'il fallait donner la scille à grande dose, sans faire attention aux nausées qui en sont la suite, et même aux vomissements (à moins qu'ils ne soient très-violents), les mouvements qui en résultent, et s'étendent dans toutes les fibres, devenant salutaires.

Une fort bonne manière d'administrer la scille consiste à imiter Quarin qui, dans l'hydropisie, prescrivait l'extrait de scille en commençant par la dose de deux grains répétés toutes les trois heures. Quand l'épanchement dure depuis longtemps, et qu'il n'y a pas de fièvre hectique notable, il est souvent utile de joindre les amers aux diurétiques, et de leur donner le vin blanc pour véhicule, comme dans la préparation connue sous le nom de vin diurétique amer de la Charité.

Quant à la propriété expectorante de la scille, tout le monde a pu la constater, soit dans l'hydropisie de poitrine, soit dans les catarrhes chroniques et atoniques des poumons, etc., maladies dans lesquelles les préparations scillitiques sont journellement prescrites.

Bien des médications fort actives qui ont la scille pour base, ou pour principal adjuvant, sont offertes au médecin pour l'usage de la scille; ce sont : 1° la *poudre*, qu'on administre sous forme pilulaire, à la dose de deux, trois, quatre, cinq, six et huit grains, dans les vingt-quatre heures; il est bon d'en fractionner la quantité prescrite, afin d'habituer peu à peu l'estomac à son action, et prévenir par là les coliques et les vomissements. On conseille aussi, dans ce but, d'associer la scille à une substance aromatique, à du vin, à du vinaigre, etc.; 2° en extrait qui se donne aux mêmes doses que la poudre; 3° en *vin*. On le compose en mettant macérer, pendant trois ou quatre jours, 16 grammes de scille dans un kilogramme de vin; il doit être filtré : sa dose est d'une à quatre cuillerées tous les matins à jeun. De Richart a composé in vin scillitique qui nous paraît réunir toutes les conditions voulues ; c'est pourquoi je vais en transcrire la formule :

Pr. : Scille,   1 once.
   Ecorces d'oranges et } de chaque 2 gros.
   Calamus aromaticus, }
   Vin blanc,   24 onces.

Mettez en digestion pendant trois jours et ajoutez

   Oxymel scillitique.   2 onces.

Dose : trois ou quatre cuillerées par jour.

4° Le vinaigre scillitique, qui est donné à quarante gouttes dans un véhicule approprié ; 5° l'oxymel scillitique, préparation la plus efficace pour faciliter l'expectoration, quand on en prend une ou deux cuillerées à la fois; 6° la teinture, qui ne s'emploie guère qu'à l'extérieur, seule ou mêlée à la teinture de digitale. *Voy.* HYDROPISIE.

7° LES PILULES DE SCILLE COMPOSÉES *de la pharmacopée de Londres.*

Pr. : Oignon de scille desséché,   1 gros.
   Gingembre et sa- } de chaque 3 gros.
   von médicinal,   }
   Gomme ammoniaque,   2 gros.

Mêlez ensemble les poudres, incorporez-les dans le savon, en ajoutant une quantité suffisante de sirop, pour donner au mélange une consistance pilulaire.

Ces pilules sont employées avec succès dans les affections catarrhales chroniques des voies aériennes, à la dose de douze, quinze, dix-huit, vingt-quatre grains par jour, selon l'âge et l'état du malade. On peut même porter la dose plus loin.

8° PILULES SCILLITIQUES *de la pharmacopée d'Edimbourg.*

Pr.: Savon médicinal,   1 gros.
   Scille pulvérisée et } de chaque 1j2 gros.
   Nitrate de potasse, }
   Baume de copahu,   S.Q.

F. une masse qu'on divise en pilules de quatre grains.

On les donne dans l'hydropisie, les rétentions d'urine, à la dose de trois ou quatre le matin à jeun.

SCORBUT, s. m., *scorbutus.* — Ses principaux caractères sont l'accablement, des taches livides dans différentes parties du corps, surtout aux extrémités, avec enflure des jambes, la rougeur, la mollesse, la tuméfaction, la fongosité et le prurit des gencives, qui saignent au moindre attouchement, à la plus légère pression ; la fétidité de l'haleine, la vacillation et la chute des dents, la disposition aux hémorragies passives avec un état de débilité extrême, qui s'annonce lui-même par de la dyspnée, le teint blème et la bouffissure du visage, la faiblesse et la lenteur du pouls, etc.

Le scorbut ne se développe pas tout à coup, il a plusieurs périodes durant lesquelles les symptômes qui le constituent, légers d'abord, finissent par acquérir une grande intensité. Ainsi, la *première période* se distingue des suivantes par la pâleur de la face avec une teinte livide plus ou moins

marquée, des lassitudes générales, des taches cutanées et l'état gengival précédemment décrit.

Dans la *deuxième période*, la déambulation est impossible, soit par la contracture des muscles fléchisseurs de la jambe, soit à cause de l'enflure quelquefois monstrueuse des extrémités, qui sont tachetées par de grandes ecchymoses livides; au moindre mouvement et souvent par la simple exposition à l'air frais, le malade tombe en syncope ; il est sujet à des hémorragies par la bouche, le nez, les intestins et les poumons, fort difficiles à arrêter. Ses gencives, de plus en plus fongueuses et livides, deviennent le siége de vives douleurs; une odeur très-fétide s'en exhale, les jambes se couvrent d'ulcères spongieux, bleuâtres, saignant à la moindre cause, ou bien une simple induration du tissu cellulaire des jambes et des pieds se manifeste.

Enfin, dans la *troisième période*, rien de plus déplorable que l'état du malade: il éprouve des douleurs sourdes, qui se font sentir dans les os des extrémités inférieures, la gangrène et le sphacèle se déclarent d'eux-mêmes et sans inflammation préalable, surtout aux jambes, de manière qu'on voit quelquefois des parties entières se détacher du corps; les symptômes généraux de la fièvre putride ou ceux de l'état adynamique se mettent de la partie, des épanchements séreux se forment, et la mort arrive au milieu d'une sorte de dissolution organique et sanguine, le sang acquérant quelquefois des propriétés corrosives très-marquées. Ainsi, on trouve dans Domingius qu'il a vu le sang corroder le linge sur lequel il se répandait, dans les hémorragies du nez auxquelles un scorbutique était sujet.

Du reste, nous devons remarquer, en passant, que ce liquide ne se présente pas toujours avec les mêmes caractères, puisque, d'après le témoignage de Lind, Milman, Dehaen, Deyeux, Parmentier, Fourcroy, etc.; il est souvent coagulable et même quelquefois couenneux : différence qui peut tenir à ce qu'on l'a examiné au commencement de la maladie, époque à laquelle la dissolution scorbutique n'est pas avancée.

Quoiqu'il en soit, les causes qui produisent le scorbut sont un air humide et froid, un air vicié et renfermé, la malpropreté individuelle, la disette, une nourriture grossière, non fermentée, l'usage des viandes salées et fumées, altérées, corrompues; le manque d'aliments frais, de végétaux ; la boisson d'une eau corrompue, le défaut d'exercice, des fatigues excessives, la tristesse et l'ennui, la faiblesse constitutionnelle, etc. Toutes ces causes se réunissent dans les navigations prolongées ; aussi est-ce principalement dans les voyages de long cours, qu'on observe le scorbut, que ce mal est le plus redoutable et qu'il exerce le plus de ravages.

Les mêmes effets peuvent avoir lieu sur terre, pendant les siéges et autres calamités générales, comme aussi dans les maisons de détention où tous les moyens de salubrité ne sont pas toujours faciles à obtenir, soit des administrations, soit des individus eux-mêmes : c'est à cette cause que nous avons dû, étant élève en médecine, d'avoir pu étudier le scorbut. Il régna épidémiquement à la *maison centrale* de Montpellier, mais il y fit peu de victimes, grâce à l'activité et au savoir que déploya en cette circonstance (comme toujours) M. Lordat, médecin de l'établissement. Sa bienveillance pour moi, m'ouvrit les portes de cette prison et je suivis assidûment les progrès de l'épidémie.

Elle affecta (comme le scorbut de terre le fait habituellement) une marche chronique, dura cinq ou six mois, sans entraîner des accidents graves, quoique bien des malades eussent des hémorragies nasales, de la diarrhée ; ce qu'on regarde généralement comme de mauvais signes, en ce que ces accidents symptomatiques semblent indiquer une métastase interne de l'affection cutanée. Dans ces circonstances, l'infusion d'ipécacuanha, le cachou, agirent efficacement contre le dévoiement ; la limonade minérale, du bon vin, d'excellent bouillon, etc., arrêtèrent l'épitaxis ; bref, presque tous les malades guérirent.

Tout indiquant dans le scorbut une tendance à la dissolution du sang, à la putridité, comme disaient les anciens et comme s'expriment encore quelques modernes, à la diminution de sa vitalité, de sa plasticité, l'indication principale doit être dans le traitement de cette affection, d'enrichir, de vivifier cet aliment vital, pour qu'à son tour, il tonifie l'organisme. Parmi les moyens proposés, le docteur Lind, à qui nous devons des expériences comparatives sur les remèdes les plus vantés contre le scorbut, s'est assuré que le suc de cochléaria, le quinquina à haute dose, les amers, la décoction des bois sudorifiques, les végétaux frais, les fruits mûrs (groseille, pommes, prunes) avaient absolument les mêmes propriétés curatives à un égal degré. Mais le plus sûr moyen de guérison, dit-il, c'est l'éloignement des causes qui ont produit la maladie, et ce qui le prouve, c'est qu'aussitôt qu'un équipage affecté de scorbut est mis à terre, peut boire de la bonne eau et manger des végétaux, des fruits, il guérit avec la plus grande facilité. Du reste, il est un moyen préservatif qu'on emploie avec succès dans les voyages de long cours : c'est la propreté parfaite à bord, les lotions et la ventilation des entreponts, l'exercice et les distractions que l'on procure aux matelots ; l'usage de la bière, de la limonade et de la choucroute.

La *drèche* est d'une efficacité remarquable, assure-t-on ; pour prévenir et guérir le scorbut des gens de mer, l'orge germé étant éminemment antiputride. Il n'est donc pas étonnant qu'on lui ait attribué une grande partie des succès que le capitaine Cook a obtenus dans le fameux voyage dont il a donné la relation.

Une autre prescription qui jouit également de beaucoup d'efficacité, c'est le *lait écrémé* et coupé avec la décoction du bois de sassafras ; Roucher, praticien distingué, qui nous honorait de son amitié et de ses conseils, assure en avoir retiré quelque bien dans la première stade du scorbut, quand il y avait un fond d'âcreté et d'épaississement des humeurs et que les forces digestives n'étaient pas en très-mauvais état. Voici d'ailleurs comment il s'exprime à cet égard : « Bien des médecins ont préconisé, à cette période de l'affection scorbutique, les vertus du lait ; mais, tandis que Ethmuller, Willis, Brutner, Pitcarm, Alberti, Martini et Clerc en ont célébré les avantages, Morton a déclaré que la diète blanche est très-nuisible aux scorbutiques. Voulant m'assurer de la vérité, j'ai administré le lait de chèvre, et les heureuses tentatives que j'ai faites m'autorisent à en conseiller l'usage. » Il ajoute que le lait de chèvre est plus salutaire quand on nourrit l'animal avec des plantes antiscorbutiques.

Pour nous, nous donnons la préférence au *quinquina*, qui tient le premier rang parmi les toniques, et qui, par conséquent, est le remède le plus efficace qu'on puisse opposer au scorbut. Il est d'ailleurs d'autant plus utile, qu'il apaise cette petite fièvre erratique, anormale, qui se montre le soir ; qu'il rétablit l'action languissante des forces vitales, arrête les hémorragies et change bientôt, par la vie nouvelle qu'il donne au sang, l'aspect des ulcères, en leur donnant une plus vive couleur.

Ayant déjà nommé la *choucroute*, je ferai remarquer que les Anglais lui accordent une très-grande confiance, en font un approvisionnement immense pour la marine. Sa réputation antiscorbutique lui vient de ce que le capitaine Cook en faisait distribuer deux ou trois fois par semaine à ses équipages, et qu'on attribue à cette distribution la santé parfaite et vraiment extraordinaire dont jouirent tous ses hommes, officiers, soldats et matelots sans exception, durant une navigation de trois années et dix-huit jours, dans tous les climats, depuis le 54e degré nord jusqu'au 70e sud. Dans ce long voyage il ne perdit que quatre hommes ; *un* qui mourut d'une maladie de langueur, sans aucun mélange de scorbut, *deux* autres qui se noyèrent malheureusement et un *quatrième* qui fut tué par une chute, de manière que des cent dix-huit personnes qu'il avait en partant d'Angleterre, il n'en perdit que quatre, je le répète, et sur ces quatre *un seul* de maladie, sans symptômes scorbutiques.

Les autres moyens curatifs, non moins actifs, dont on a eu à se louer, ce sont : le suc de citron à la dose de six à douze onces par jour, et employé aussi à l'extérieur pour le pansement des ulcères. La *levure de bière* qui s'est montrée, non moins salutaire, soit intérieurement à la dose de quatre à douze onces, soit extérieurement en lotions. Le *Sirop antiscorbutique du docteur Portal.*

Pr. : Racine de gentiane	quatre gros.
— de garance,	deux	id.
Quinquina,	deux	id.

Racine de raifort sauvage, demi once.
Cresson de fontaine,   Q. S.
Cochléaria,   Id.
Muriate suroxygéné de
    mercure,   2 grains.

On fait bouillir les racines avec le quinquina, dans deux livres d'eau réduites à une, on passe la décoction, on ajoute une livre et demie de sucre, on clarifie avec deux blancs d'œuf, on fait cuire ce mélange jusqu'à consistance de sirop, et on le passe.

D'une autre part, on pile dans un mortier, les feuilles de cresson, de cochléaria et les racines de raifort, on les exprime, pour avoir six onces de suc que l'on filtre à froid, on ajoute onze onces de sucre réduit en poudre grossière, on chauffe au bain-marie jusqu'à ce que le sucre soit dissous ; on passe et on ajoute ce sirop au premier.

Enfin, on fait dissoudre le sublimé (muriate suroxygéné de mercure), dans environ un gros d'alcool, et on le mêle exactement u sirop.

On donne ce sirop à la dose d'une ou deux onces, dans une tisane appropriée. Il convient dans les maladies de la peau, dans les affections scrofuleuses, scorbutiques et les maladies vénériennes invétérées.

Quand la faiblesse est extrême, on donne les toniques et les acides minéraux à l'intérieur. Aux ulcérations de la bouche, on oppose le miel rosat, l'acide muriatique, la décoction de calamus aluné. On panse les ulcères scorbutiques avec de la pulpe de carottes fraîches, fréquemment renouvelée, et on se sert de la sabine en fomentations et en bains. Elle produit des effets extraordinaires et vraiment spécifiques contre les ulcérations, même lorsqu'il y a carie.

SCROFULES, s. f. plur. (écrouelles), *scrophulæ*, *strumæ* : état dyscrasique constitutionnel, qui existe sous deux formes, c'est-à-dire, 1° comme disposition à la maladie scrofuleuse; 2° comme maladie déclarée. Nous avons donc à l'étudier dans ces deux conditions.

Les signes extérieurs à l'aide desquels on reconnaît la première des formes de l'état dyscrasique scrofuleux sont dès l'enfance, une tête fort grosse, surtout à l'occiput, un cou court et épais, des tempes déprimées, des mâchoires larges, des cheveux blonds, la peau d'un beau blanc, les joues rosées, les yeux presque toujours bleus, à pupilles dilatées, le gonflement de la lèvre supérieure, où quelquefois il se forme des gerçures avec un écoulement jaunâtre ; le nez rouge et douloureux, les yeux chassieux, le suintement de derrière les oreilles, le corps entier, plein, rebondi, bien nourri, et néanmoins des chairs molles, flasques et comme spongieuses ; le bas-ventre est plus développé que de coutume, et quoique le sujet dont l'esprit vif et développé d'une manière précoce, ait de la gaîté et des reparties fort spirituelles, on remarque en lui un air de nonchalance très-prononcé. Avec une constitution pareille, unie à une prédisposition hérédi-

taire, il est rare que l'affection scrofuleuse n'éclate pas tôt ou tard.

Ses préludes sont, outre le suintement des oreilles, la chassie des yeux, la rougeur du nez, etc., dont il a été parlé, des hémorragies nasales fréquentes, de l'enchifrènement, de l'oppression, de l'irrégularité dans l'acte digestif (nausées, rapports acides), le développement des vers intestinaux, la constipation ou le dévoiement, enfin, le gonflement et l'induration des ganglions lymphatiques superficiels, d'où le nom de *ganglite scrofuleuse* donné à cet engorgement, qui se termine fréquemment par la suppuration.

Dans ce cas, voici comment les choses se passent : le ganglion, de mobile ou roulant qu'il était sous la peau, devient le siége d'un empâtement qui persiste longtemps à cet état. Cependant, après être resté quelquefois des années entières mou et parfaitement indolent, cet empâtement ganglionnaire devient peu à peu volumineux, durcit ; des douleurs s'y développent, la peau qui le recouvre rougit, s'ouvre, et donne issue à un pus floconneux et ténu. L'ulcère qui résulte de la formation de l'abcès glandulaire et de sa rupture, est ordinairement de forme oblongue, à bords taillés en biseau, à fond rouge, pâle et souvent grisâtre, il se recouvre de végétations fongiformes et mollasses, reste longtemps à se cicatriser, et ses alentours, rarement douloureux, présentent une coloration blafarde, lie de vin, qui annonce combien peu il y a de vitalité dans les parties. Aussi les cicatrices qu'on obtient à la longue, offrent-elles beaucoup d'irrégularité et persistent-elles à être difformes toute la vie.

Mais, ce n'est pas seulement à l'état d'engorgement, d'abcès glandulaire et d'ulcère scrofuleux cutanés, que la cachexie écrouelleuse se manifeste. Elle se décèle aussi en donnant lieu à l'engorgement des glandes mésentériques (*Voy.* CARREAU) ou en altérant la substance des poumons de manière à y former des cavernes ou foyers de suppuration.. (*Voy.* PHTHISIE), et alors il est rare que l'individu guérisse.

Je dis plus : quoique ne se manifestant par aucun symptôme *spécial* autre que ceux de l'état constitutionnel, dont nous avons tracé le tableau, le vice scrofuleux n'en imprime pas moins *son cachet* à une foule de maladies dont la guérison serait impossible, si on n'associait pas le traitement antiscrofuleux aux moyens locaux que la maladie en traitement réclame, et par exemple, l'ophthalmie scrofuleuse, la carie scrofuleuse, etc.

Causes. Indépendamment de la *prédisposition* héréditaire à l'affection scrofuleuse, il y a encore celle qui est favorisée, soit par l'habitation des lieux bas et humides, une mauvaise nourriture dans les premières années de la vie, l'allaitement artificiel, ou l'allaitement maternel par une mère ou une nourrice affaiblies, ayant un mauvais lait, maladives, soit par une existence passée au milieu d'un air impur, renfermé, animalisé ; le défaut d'exercices corporels, soit par une impulsion communiquée ... de bonne heure aux facultés intellectuelles, le chagrin, la tristesse ; soit par des maladies exanthématiques répercutées, etc.; et chez les jeunes enfants, l'abus de l'opium ; de là, la nécessité de remonter à la nature de ces causes pour établir les règles de traitement de l'affection scrofuleuse.

Mais, comme celle-ci est constitutionnelle, il faut s'armer de courage et de patience quand on entreprend la guérison d'un malade entaché du vice scrofuleux, un temps fort long devant s'écouler avant d'avoir obtenu les effets du traitement lent et difficile, qu'il convient d'employer. Et comment n'en serait-il pas ainsi, du moment où il faut agir sur la nutrition, pour modifier et corriger la fonction entière de la chylification, de l'assimilation et de l'animalisation ; toutes les parties du corps étant formées d'éléments de mauvaise nature, l'édifice animal tout entier étant construit avec de mauvais matériaux. C'est pourquoi, avant d'énumérer les moyens tant généraux que locaux, diététiques, pharmaceutiques ou spécifiques, qu'il convient de mettre en usage ; tous les auteurs de médecine pratique commencent-ils par tracer les règles générales du traitement de l'état scrofuleux ou constitutionnel, de la cachexie ou dyscrasie écrouelleuse.

Elles consistent, ces règles : 1° dans la soustraction du sujet à l'influence des causes qui peuvent favoriser le germe qu'il apporte en naissant ou qui s'est implanté plus tard en lui ; 2° dans l'emploi bien dirigé des secours tirés de l'hygiène et de la thérapeutique ; 3° dans le choix des époques les plus favorables au traitement, car il en est qui le sont plus ou moins, et d'autres, qui ne le sont pas du tout à l'action des agents dont on veut se servir.

Nous disons, 1° *soustraire le sujet à l'influence des causes*, parce que si l'enfant naît de parents scrofuleux et qu'il soit nourri par sa mère ou par une autre femme scrofuleuse, loin que la chylification, l'assimilation et l'animalisation de cet enfant s'améliorent par l'allaitement, sa constitution tout entière se détériorera tous les jours davantage, au lieu que s'il est nourri par une femme forte, vigoureuse ou par une chèvre, son organisme se ressentira probablement des avantages de cet allaitement étranger ; d'ailleurs l'expérience ayant établi que des parents scrofuleux, ou atteints de la syphilis, procréent des enfants scrofuleux en venant au monde ; l'affection écrouelleuse n'étant bien souvent qu'une syphilis dégénérée et modifiée à la seconde génération, pourquoi ne ferait-on pas à la chèvre des frictions mercurielles qui, en donnant au lait des qualités médicamenteuses, le rendraient propre à épurer les humeurs du nourrisson ? (*Voy.* SYPHILIS). De même, si les localités influent beaucoup par leur position, sur l'existence de cette affection ; s'il est vrai que les climats tempérés sont ceux où on la rencontre le plus fréquemment, qu'une atmosphère humide et froide dans laquelle on vit habituellement, a suffi pour la développer chez des individus qui avaient séjourné

dans des contrées chaudes et sèches, et la preuve, c'est que Cooper assure avoir vu des enfants en grand nombre qui, venus sains des Indes, ont contracté en Angleterre des maladies dépendantes de l'affection scrofuleuse, et vu périr dans le même pays et par ces maladies, des indigènes des îles de la mer du sud. S'il est vrai, enfin, que la plupart des singes que l'on transporte des pays chauds dans nos climats tempérés meurent de la phthisie scrofuleuse, etc., pourrait-on espérer de modifier et changer la constitution organique de l'enfant, en le laissant, pendant les premières années de sa frêle existence, sous l'influence d'un mauvais climat ? Non, il faut donc qu'il soit transporté ailleurs.

Ce n'est pas tout encore : on a reconnu que les aliments composés de matières féculentes non fermentées, les châtaignes, les pommes de terre, la bouillie, enfin toutes les substances qui, sous un volume considérable, contiennent peu de matériaux susceptibles de s'assimiler au corps vivant, favorisent le développement de cet état morbide général, et qu'il en est de même de l'usage des boissons non fermentées ; n'est-ce pas dès lors qu'il faut donner aux individus une nourriture plus animalisée, plus nourrissante, qui, sous un petit volume, contienne beaucoup de matériaux chylifères ? qu'ils doivent boire des vins généreux, des liqueurs fermentées, etc. ?

La vie inactive, avons-nous dit, le défaut d'exercice, et l'impulsion trop tôt donnée aux facultés intellectuelles, favorisent le vice scrofuleux, soit parce qu'ils coïncident avec le peu de changement d'air, soit parce qu'ils nuisent au libre exercice des digestions qui sont longues et difficiles. Or, que faire pour remédier à ces inconvénients? C'est fort simple : prescrire des exercices gymnastiques proportionnés aux forces de l'enfant, occuper son esprit pour le distraire et l'amuser plutôt que pour en faire un *jeune savant*, faisant coïncider les heures de locomotion, de course, de sauts, etc., avec celles où la température du jour est la plus élevée en hiver, la plus modérément chaude en été.

Quant à la malpropreté, on doit y veiller à tout âge. Ainsi, nous le répétons, l'indication principale est de soustraire l'enfant à l'influence de ces causes susdites, qui toutes sont généralement débilitantes, et en particulier à l'usage prématuré de l'onanisme et du coït, rien n'étant plus puissant pour déterminer la manifestation du vice scrofuleux.

On a bien noté aussi, comme cause de scrofule, la grossesse, une dentition difficile, l'accroissement trop rapide, les passions tristes ; mais nous croyons que, sans une *prédisposition* bien manifeste, la maladie n'éclatera pas, la dentition n'ayant été irrégulière et lente, l'esprit chagrin, etc., dans les faits observés, que parce que le germe morbifique fermentait à l'intérieur et manifestait déjà, par ces signes, sa fâcheuse influence.

Dans tous les cas, ce ne serait qu'une cause indirecte dont on doit beaucoup moins se préoccuper. Reste que l'étude de l'étiologie, de la scrofulose est; on ne saurait trop le redire, d'une très-haute importance; si importante même, que nous ne craignons pas de répéter encore, avec certains de nos confrères : étudier les causes de cette affection, c'est l'étudier tout entière; car, *sublata causa tollitur effectus* est un axiome qui trouve principalement ici son application.

2° Le choix des secours que l'hygiène et la thérapeutique fournissent ne saurait être non plus indifférent pour la guérison de l'affection scrofuleuse ; car si, par les moyens hygiéniques appropriés, nous en avons déjà indiqué quelques-uns, on tend à modifier favorablement l'organisme, les agents thérapeutiques doivent nécessairement tendre au même but. Expliquons-nous. Faire respirer au scrofuleux un air pur, sec et chaud, l'envoyer à la campagne où il puisse se livrer aux exercices de la promenade en plein soleil, à pied, à cheval ou en voiture ; exercices qui doivent être proportionnés à ses forces ; qu'une nourriture saine, animale, que des boissons toniques (vin, bière), prises en quantité lui soient accordées : qu'il soit vêtu de flanelle et de laine ; qu'il se baigne de temps en temps dans un bain d'eau salée, à la rivière ou à la mer en été ; que son sommeil soit court et goûté, sur un lit un peu dur, garni d'une couchette de plantes aromatiques ; qu'il occupe son intelligence à des lectures qui ornent l'esprit et forment le cœur aux bonnes actions ; qu'il évite les excès en tout genre : voilà toute l'hygiène qui lui convient.

Quand aux médicaments, il en est un grand nombre parmi lesquels on peut faire un choix. Ainsi, après les spécifiques , nous placerons en première ligne , le *café de gland de chêne*, dont nous avons beaucoup entendu vanter les propriétés antiscrofuleuses par nos maîtres ; ce café est d'autant plus avantageux, qu'il fournit un aliment d'excellente qualité.

En seconde ligne, nous plaçons, quoique pouvant et devant être donnés en même temps que les glands de chêne torréfiés, le *quinquina*, sous toutes les formes, les *préparations martiales*, la *gentiane*, le *houblon* , les *sucs d'herbes* de la famille des crucifères, ou les *fondants végétaux*. Les plus efficaces sont au printemps, les sucs de pissenlit, de chiendent, de fumeterre, de pas-d'âne. Hufeland prétend avoir vu le dernier surtout, produire d'excellents effets, pris tous les matins à la dose de deux à quatre onces dans du bouillon de viande dégraissé : on y joint les vins d'absinthe, de gentiane et les sirops formés par les mêmes plantes ou celles que l'on a classées parmi les végétaux dépuratifs. Puis vient le mercure, vanté par les uns, et dont l'efficacité a été contestée par les autres, ce qui provient peut-être de ce que les cas n'étaient pas les mêmes et que les médecins qui ont guéri la scrofulose par les mercuriaux avaient affaire à une de ces

affections scrofuleuses par dégénérescence syphilitique, *et vice-versa* pour les autres. Dans tous les cas, si on veut s'en servir, il est nécessaire de l'associer au soufre ou à l'antimoine, pour prévenir la salivation, ou, chez les enfants, pour empêcher qu'il ne purge. La meilleure forme est donc, pour les sujets jeunes délicats, l'éthiops minéral et antimonial, avec la magnésie et la rhubarbe, d'après la formule suivante : Pr. : d'éthiops minéral... un à trois grains ; magnésie carbonatée... une once ; rhubarbe... deux gros; racine de valériane... un demi-gros ; oléosucre de fenouil... une demi-once. Faites une poudre... Dose : une ou deux fois ce qui en tient au bout d'un couteau ; ou bien, autant de grains par jour que le sujet a d'années, jusqu'à huit grains.

L'iode a été fortement préconisé dans ces derniers temps, soit comme moyen de traitement général, soit aussi comme destiné à combattre les engorgements glandulaires. Nous l'avons employé assez souvent avec avantage, tant en teinture , à la dose de quinze gouttes deux fois par jour, pour les enfants de dix ans, et vingt gouttes pour les adultes, tant en pilules associé au fer, pour que nous le préconisions nous-même. Nous ferons observer, cependant, qu'il faut en user avec modération, à cause de l'altération profonde qu'il porte dans l'organisme. Il est donc prudent de s'en abstenir chez les sujets délicats et de ne l'employer que dans les cas opiniâtres; et même, dans ce cas, ne ne faut-il pas l'employer d'une manière continue.

Nous n'adresserons pas le même reproche au chlorure d'or et de soude ou au muriate d'or, proposé par le docteur Chrestien dans le scrofule, attendu que, quoi qu'en puissent dire les détracteurs de ce médicament, on en retire de bien grands avantages dans une foule de cas. Pour notre part, après avoir vu Chrestien l'administrer longtemps à la dose d'un quart de grain, d'un demi-grain, d'un grain même par jour, à des personnes atteintes de syphilis avec disposition organique à la phthisie scrofuleuse, nous l'avons donné nous-même, et avons constaté ses succès, soit dans les mêmes cas, soit dans l'ophthalmie strummeuse, etc. C'est pourquoi nous nous plaisons à proclamer son efficacité, qu'on l'administre à l'intérieur pour combattre l'état dyscrasique des humeurs, ou qu'on l'applique comme topique en pommade sur les ulcères syphilitiques, dont il change évidemment l'aspect et hâte la cicatrisation. *Voy.* Syphilis.

Pendant le cours du traitement, on administre de temps en temps, tantôt les vomitifs afin de débarrasser l'estomac et les premières voies des saburres et des vers qu'ils peuvent contenir; tantôt les purgatifs qui agissent aussi comme vermifuges, et augmentent en outre l'activité du système lymphatique, ce qui est utile pour épurer le sang, et résoudre les engorgements. A cet effet, nous donnons volontiers, tous les huit jours, à nos scrofuleux un verre d'eau de

Sedlitz, purgation légère qui leur fait ordinairement beaucoup de bien ; ou bien encore nous leur faisons prendre en deux fois quinze grains de jalap et autant de calomel purifié, dans une demi tasse de chocolat à l'eau très-léger. Ces deux paquets avalés à demi - heure d'intervalle, forment la dose convenable pour un adulte; elle doit être bien moindre, oar conséquent, si c'est un enfant.

Règle générale, quelle que soit la médication qu'on adopte, il faut insister sur le traitement jusqu'à la disparition des symptômes de la scrofulose, et continuer l'usage des moyens hygiéniques longtemps après que ces symptômes ont disparu ; car la diathèse, le vice scrofuleux, quoique non apparent, peut n'être pas encore détruit : s'il surgissait de nouveau, on en reviendrait au spécifique. Une autre règle, c'est de varier les moyens dans tous les cas opiniâtres.

Quant aux engorgements des glandes, ils se résolvent habituellement par l'application d'un emplâtre de ciguë et de savon, par celui de Vigo *cum mercurio;* par les cataplasmes résolutifs, par des frictions mercurielles, ou avec la pommade iodurée longtemps continuée, par les bains de mer, d'orge germé (malt), etc. Hufeland préconise les bains de ciguë (deux à quatre onces d'herbe par bain) qu'il a vus produire d'excellents effets : il le dit également, nous aimons à le constater, des frictions sous la langue avec le muriate d'or, à la dose d'un dixième de grain. L'engorgement se montre-t-il rebelle ? on établit des exutoires aux environs de la tumeur, on emploie les bains de sel, de soufre ou de sublimé.

Nous ne devons pas oublier de noter que toutes les fois qu'on se sert d'un emplâtre fondant sur la tumeur, ou de tout autre topique quelconque, dès que la peau rougit ou devient douloureuse, on doit renoncer au résolutif emplastique : sans cette précaution, on produirait une inflammation phlegmoneuse qui se terminerait par suppuration. Tout doit être tenté pour éviter cette terminaison, attendu qu'elle est excessivement fâcheuse, non pas tant en ce qu'elle est inutile, qu'en ce qu'elle donne lieu à la formation d'un ulcère scrofuleux qui, lorsqu'il guérit, laisse toujours, nous croyons l'avoir dit, des cicatrices difformes.

A propos d'ulcères scrofuleux, nous ferons la remarque, qu'ils n'exigent ni onguent, ni emplâtre; ils aggraveraient le mal, tandis que le traitement général, appliqué à l'état scrofuleux, l'huile de foie de morue, dont nous n'avions pas encore parlé par oubli, etc., les lotions avec une dissolution de chlore ou de sublimé, suffisent généralement à leur guérison.

SEIGLE ERGOTÉ. — Si je voulais faire tout à la fois de la science et de la pratique, je m'occuperais de la différence que l'on a établie entre le *seigle ergoté* et l'*ergot de seigle,* différence immense, puisqu'on doit entendre par *seigle ergoté* le seigle contenant une plus ou moins grande quantité d'ergot,

et par *ergot de seigle,* l'ergot lui-même, c'est-à-dire une production d'un gris noirâtre, d'une longueur qui peut varier de deux à vingt lignes, et qui a exactement la forme de l'ergot d'un coq. L'ergot se développe dans l'épi de la plupart des céréales, et particulièrement dans celui du seigle. On conçoit dès lors que l'ergot pur soit très-actif, et que le seigle ergoté ne le soit que modérément ou très-peu, suivant les proportions d'ergot qu'il contient; toutefois, comme l'usage a prévalu, et qu'on se sert encore du mot seigle ergoté pour parler de l'ergot et de ses propriétés physiologiques et médicinales, nous nous conformerons nous-même à l'usage.

Lorsque l'ergot de seigle est pris à haute dose, ou seulement quand ils ont éprouvé pendant quelque temps le joyeux enivrement causé par le pain de seigle fortement ergoté, les individus finissent par tomber dans un état tout à fait analogue à l'abrutissement des ivrognes et des mangeurs d'opium ; puis, phénomène non moins remarquable, le sphacèle s'empare quelquefois des mains, des pieds et même de tout un membre, gangrène qu'on attribue assez généralement à l'oblitération des vaisseaux artériels de la partie affectée. Voilà les effets physiologico-pathologiques du seigle ergoté. Et quant à ses propriétés thérapeutiques, elles consistent soit dans la propriété qu'il possède de solliciter les contractions utérines de la matrice, dans les cas d'inertie de cet organe pendant la parturition; soit dans une action non moins manifeste sur le système nerveux cérébro-spinal; de là l'utilité de cette substance, indépendamment des cas d'inertie de la matrice, d'aménorrhée et de dysménorrhée passives ou asthéniques; dans les délivrances tardives par absence ou lenteur des contractions utérines, par faiblesse de l'organe, pour l'expulsion des caillots qui séjournent dans l'utérus après l'accouchement, sans douleurs contractiles pour les en chasser; pour arrêter les hémorragies utérines puerpérales atoniques, et les non-puerpérales de même nature; contre la leucorrhée et autres flux de même nature, en un mot, dans tous les cas où il y a relâchement des orifices des vaisseaux utérins, ou faiblesse de la matrice. Il en sera de même dans les paralysies partielles ou affaiblissement musculaire de certaines parties par affaiblissement extrême de l'appareil encéphalo-rachidien. On conçoit que, dans tous ces cas, le seigle ergoté agissant comme astringent tonique, il doit concourir puissamment à la guérison des maladies. Toutefois nous devons être prévenus que, tout en déterminant des symptômes de narcotisme (céphalalgie, dilatation des pupilles, vertiges, assoupissement), l'ergot de seigle détermine aussi quelques symptômes qui sembleraient être le résultat de son action spéciale sur l'estomac, la peau, etc.; il n'en est rien pourtant, puisque, si on examine avec soin les individus *ergotisés,* on découvre que les nausées, les vomissements, les démangeaisons à la peau, les engourdis-

sements, **la** fatigue des membres, tiennent
bien plus à un trouble particulier de l'innervation qu'à une irritation locale de l'estomac
ou du système dermoïde.

Mode d'administration. J'ai presque toujours prescrit le seigle ergoté en poudre à
la dose d'un gramme, divisé en trois prises,
à prendre à une demi-heure d'intervalle, et
même à un quart-d'heure de distance; dou-
blant la dose quand la première était inefficace, si l'état de souffrance du fœtus exigeait
sa prompte sortie de la matrice. Hors ces
cas, on peut espacer cette double dose pour
être prise dans les vingt-quatre heures. En
infusion, on met un gros d'ergot de seigle
concassé dans une livre d'eau bouillante
qui, après avoir été coulée, sera bue par
tasses à café, prises de deux en deux, de
trois en trois, ou de quatre en quatre heures.
Ce médicament peut être employé plusieurs
jours de suite sans danger. Cependant, s'il
est inefficace les deux ou trois premiers
jours, je suis dans l'habitude d'en suspendre
l'usage; je lui préfère les martiaux. *Voy.*
Fer.

SEMENCE, s. f., *semina* ou bien *genitura*
des Latins, σπόρος des Grecs. — Semence est
une expression générique que les botanistes ont adoptée pour désigner la graine des
végétaux, et les physiologistes la liqueur
séminale par laquelle les animaux se reproduisent, c'est-à-dire le **Sperme** (*Voy.* ce mot).
Nous adoptons cette dernière dénomination
comme plus scientifique.

SÉNÉ, s. m., *senna* des pharmaciens, σίνα.
Ils désignent sous ce nom des feuilles exoti-
ques qui appartiennent à trois plantes différentes et sont ordinairement mélangées, à
savoir, le *cassia senna*, le *cassia lanceolata*
et le *cynanchum oleifolium*, arbrisseaux de
l'Asie, de la haute Egypte, etc.

Le professeur Delille, mon maître, à son
retour d'Egypte, communiqua plusieurs mémoires importants sur cette production du
sol africain, où le *senna* croît au midi du
désert, au delà de la première cataracte
du Nil. Les feuilles que les droguistes tiennent dans leurs magasins sous le nom de
feuilles de séné, sont pointues, en forme de
lance, et d'un vert jaunâtre. Par le mondage,
on les sépare de leurs follicules, qui sont
des gousses membraneuses, plates, recourbées, d'une couleur verte, tirant sur le roux,
et contenant des pepins, de telle sorte qu'on
a d'une part le séné *mondé*, et les *follicules*
de séné. Les unes et les autres fournissent
un des purgatifs les plus sûrs et les plus
généralement employés; mais on les accuse
de produire de violentes coliques. Ce reproche est, et n'est pas fondé; car à l'époque
de mon début dans la carrière médicale,
et suivant en cela les instructions que mes
maîtres m'avaient données, je prescrivais
assez souvent, comme purgation, un gros de
séné uni à deux gros de sel d'epsom et à
deux onces de manne; eh bien, toutes les
fois que j'ai recommandé de faire infuser
à froid, pendant la nuit, les substances sus-
mentionnées dans deux verres d'eau, qui

devaient être pris le matin à jeun et froids;
jamais les malades n'ont éprouvé ni le dégoût, ni les nausées, ni les coliques que
cette purgation leur procurait quand l'infusion se faisait à chaud, et était bue chaude.
Il est vrai que je n'ai pas essayé de donner
le séné seul, et sous ces deux sortes d'infusion; mais c'est une expérience à faire, et
elle est d'autant plus facile qu'elle est sans
danger.

Les feuilles et les follicules de séné sont
administrées comme il vient d'être dit, mais
seules, c'est à la dose de seize grammes, dans
cent quatre-vingt-douze grammes d'eau. On
met souvent ces feuilles bouillir dans du
jus de pruneaux, ce qui donne un purgatif
plus agréable. Quelques médecins mêlent
la poudre de séné à la dose d'un scrupule
ou d'un demi-gros, à suffisante quantité de
miel, ce qui le rend moins désagréable à
prendre.

Nous ne devons pas oublier de faire observer que, lorsqu'on fait bouillir le **séné**
avec les pruneaux, ou dans leur jus, il faut
renfermer les feuilles dans un petit sachet
de linge, afin d'avoir a éviter la filtration
du liquide, chose fort difficile, les feuilles
s'attachant fortement au jus de pruneaux.

SÉTON, s. m., *seto*. — C'est le nom qu'on
a donné à un exutoire que l'opérateur forme
en perçant la peau en deux points correspondants, à travers lesquels il passe une
mèche de coton, ou une bandelette de linge
effilée des deux côtés.

Partout où la peau peut être pincée et
soulevée de manière à former un pli, là le
séton peut être établi, et pourtant ce n'est
guère qu'à la nuque qu'on le place.

Le procédé le plus simple pour sa formation, celui dont nous nous servons habituellement, consiste, après avoir fait asseoir devant
soi le malade de manière à être un peu à sa
droite, à pincer la peau du cou de haut en
bas, de manière à obtenir un pli vertical.
Cela fait, le chirugien donne une extrémité
de ce pli à tenir à un aide, et, avec sa main
gauche, il en saisit l'autre extrémité; puis
avec la droite, munie d'un bistouri ou d'une
aiguille aplatie, large de neuf à dix millimètres, enfilée de la mèche ordinaire, il
transperce la base du pli, et retirant l'aiguille
par le côté opposé où elle a pénétré, il attire
la mèche dans l'ouverture. Une partie de la
mèche est laissée en dehors de l'ouverture
du côté gauche, la dépassant de quelques
pouces seulement, tandis que l'autre bout
soigneusement replié, parce qu'il est plus
long, se place et s'arrête sous l'appareil,
qui se compose d'un gâteau de charpie
destiné à recouvrir les deux plaies, d'une
compresse et d'une bande assez longue pour
faire plusieurs fois le tour du cou.

Cet appareil doit être soigneusement placé,
attendu qu'il ne doit se lever que le quatrième jour; ce temps écoulé, on découvre
le séton, on graisse la bandelette à droite
avec de l'onguent basilicum ou du cérat,
dans l'étendue d'un pouce ou d'un pouce et
demi; puis, saisissant avec des pinces l'ex-

mité gauche de la bandelette, on l'attire de
manière que la portion enduite de cérat
ou d'onguent remplace celle qui était sous
la peau, et on coupe le bout excédant que
la suppuration a sali. On continue de cette
manière à chaque nouveau pansement, et
quand la mèche est épuisée, on en coud,
ou on en attache une nouvelle à l'ancienne.
Chez les enfants et chez les malades indociles,
il faut coudre ensemble, ou bien on lie les
deux extrémités du séton, on essuie le sang
qui s'est écoulé et l'on place l'appareil
comme il a été dit.

SEVRAGE, s. m. — Il se dit de la cessation de l'allaitement chez les enfants à la
mamelle ou nourris artificiellement, mais
principalement de l'allaitement maternel.

A quel âge peut-on sevrer l'enfant? L'époque du sevrage varie suivant la constitution
du nourrisson: car lorsqu'il est fort et
vigoureux, on peut à la rigueur lui ôter le
sein à huit mois; tandis, que s'il est faible
et délicat, on doit attendre qu'il ait au
moins un an : les cas où il faut prolonger
la lactation au delà sont fort rares.

Est-il vrai que la lactation prolongée
expose les enfants à une gourme plus forte
et les expose beaucoup au nouage et aux
scrofules? Nous ne le pensons pas, car nous
avons vu des enfants et des jeunes gens
qui ont été nourris pendant deux et même
trois ans, n'avoir ni gourme ni nouage.
Parmi ces derniers se trouvait le nommé
V *** que, dans mon village, on appelait *lou
tetaïre*, le *téteur*, parce qu'il courrait toujours
après sa mère pour qu'elle lui donnât le sein;
eh bien, j'affirme qu'il n'était pas de garçon
plus vigoureux et mieux planté que lui :
toutefois, nous jugeons convenable, quand
l'enfant a mis un assez grand nombre de
dents et que son estomac est assez fort pour
digérer les aliments, qu'on s'occupe de son
sevrage.

Nous disons de s'occuper à sevrer l'enfant
et non de lui ôter immédiatement le sein,
parce que nous sommes dans l'habitude, et
tous les accoucheurs en font autant, d'accoutumer petit à petit les organes digestifs
de l'enfant à digérer une plus grande quantité d'aliments. Ainsi, dès qu'une mère déclare vouloir sevrer son nourrisson, nous lui
recommandons de régler de suite le nombre
des tétées pour le jour et pour la nuit. Cela
fait, elle diminue toutes les semaines d'une
tétée, soit du jour, soit de la nuit alternativement; et à mesure qu'elle supprime une portion du lait à l'enfant, elle augmente d'autant
celle de sa nourriture, et il finit ainsi en quelques semaines à se passer d'un de ses aliments,
du lait de sa mère. Par ce moyen, on évite la
surcharge de l'estomac, les acidités des premières voies, les indigestions, la dépravation des organes digestifs, le développement
d'un état scrofuleux que le changement trop
subit de nourriture peut produire. Il va sans
dire que, parmi les nouveaux aliments dont
usera l'enfant, figureront le lait coupé, les
crèmes au lait, la bouillie, les potages au
gras ou au lait avec le tapioca, le sagou, etc.

Mais ce n'est pas seulement à l'enfant que
ce mode de sevrage est avantageux, il l'est
encore pour la mère, dont le lait étant peu
à peu moins tiré, est sécrété en moindre
quantité, et finit par tarir tout à fait. Il tarit sans
qu'il survienne ni l'engorgement des seins,
ni les autres accidents dont se plaignent
certaines nourrices, et qu'on est dans l'usage
d'attribuer à l'allaitement trop prolongé,
alors que, évidemment, ils dépendent de ce
qu'elles ont éloigné brusquement l'enfant de
leur sein, de ce qu'elles l'ont sevré au moment
où il tétait encore trois ou quatre fois par jour.
Le sevrage comprenant non-seulement la
manière dont l'enfant doit être sevré, mais
encore les soins que réclame la femme qui
cesse d'allaiter, nous lui dirons que, dans le
courant du mois où la nourrice veut sevrer
son nourrisson, et plus longtemps encore,
elle doit user d'aliments moins nourrissants,
moins propres à fournir du lait, c'est-à-dire
qu'elle se privera de viandes, et se conten-
tera d'herbes potagères, de poisson, de laitage, de fruits, etc. ; elle nitrera ses boissons, afin de rendre ses urines plus abondantes, ce qui diminue d'autant la sécrétion
laiteuse, se garantira le sein du froid et de
l'air extérieur, sans y entretenir cependant
trop de chaleur, et les frictionnera avec de
l'huile camphrée.

Est-il nécessaire de purger la femme?
Assez généralement on le fait, quoique cette
précaution soit complétement inutile quand
la femme use des précautions convenables.
Aussi blâmons-nous cette pratique, surtout
lorsque la nourrice a l'appétit bon, les digestions faciles, le sommeil tranquille et le
ventre pas trop paresseux ou libre. Ce n'est
pas qu'il y n'ait des circonstances où il faille
recourir aux purgatifs, quoique les voies
digestives soient en bon état, et cela parce
que les seins s'engorgent et que l'on craint
qu'il ne s'y forme des dépôts, la femme
ayant perdu son enfant subitement, et le sevrage immédiat ayant été inévitable; alors
nous le concevons, une révulsion opérée
sur le tube intestinal à l'aide des laxatifs,
peut être utile pour prévenir la suppuration,
résoudre l'engorgement et diminuer l'abondance du lait. Néanmoins, même en de pareilles circonstances, nous préférerions que
la femme allaitât un petit chien, prît un autre enfant, ou se fît tirer le lait d'une manière quelconque, à certaines heures, et
puis supprimât tout à fait la succion du sein
par l'enfant ou par le moyen artificiel adopté,
en se comportant de la même manière qu'il
a été dit pour le sevrage bien ordonné.

SINAPISME, s. m. , *sinapismus* de σίναπι,
moutarde. — C'est un cataplasme formé avec
de la farine de moutarde et l'eau froide,
qu'on applique à nu sur un point déterminé
de la surface du corps. Au bout d'un temps
plus ou moins long suivant l'âge, le tempérament et la sensibilité de l'individu, la peau
rougit, se tuméfie, devient chaude et douloureuse : il faut alors enlever le sinapisme.
Si on le laissait trop longtemps en place, il
produirait des vésicules comme une brûlure,

et ces vésicules sont ordinairement assez difficiles à cicatriser. Pour notre part, nous avons vu bien des fois des ulcérations produites par des sinapismes se couvrir de gangrène, malgré les soins les plus attentifs, et ne guérir qu'à la longue : aussi préférons-nous enlever de temps en temps ces cataplasmes et les réappliquer, si la peau n'est point assez rougie, plutôt que de produire un effet trop violent.

Autrefois, on pétrissait la moutarde avec du vinaigre : on ne le fait plus, parce qu'on a reconnu que cet acide affaiblissait l'action de la farine. Autrefois, on ajoutait du sel et de l'ail pour augmenter la force de la moutarde : on y a renoncé, parce que c'est chose complétement inutile ; enfin, le vulgaire était, et bien des gens sont encore dans l'habitude de les appliquer chauds : il faut leur faire perdre cette habitude, et faire comprendre à chacun que le froid les rend plus actifs, la réaction étant plus prompte. Ainsi, même en hiver, les sinapismes doivent être faits à l'eau froide : c'est plus expéditif et meilleur.

SODA, s. m. (fer chaud, crémason, ardeur d'estomac), *pyrosis, soda*. — Les nosologistes se servent de cette dénomination pour exprimer cette sensation d'une chaleur ardente dans l'estomac, qui se propage le long de l'œsophage jusqu'à la gorge, et est suivie de l'éructation d'un liquide limpide, très-acide. Ce phénomène s'observe ordinairement après les repas, surtout quand l'individu use de substances grasses, de viandes salées et desséchées à la fumée, comme on l'a remarqué chez les habitants du Nord ; de corps sucrés et autres fermentescibles, etc.

Se priver de ces aliments, combattre les acidités des premières voies par les poudres absorbantes et les évacuants émétiques (*Voy.* ACIDITÉ), et en particulier par le carbonate d'ammoniaque, à la dose de trois grains dissous dans une once d'eau de mélisse, ou par le charbon en poudre, dans une ou deux cuillerées d'eau à la dose d'un demi-gros matin et soir, ou davantage si l'on veut, l'inocuité du charbon étant complétement établie : en voilà plus qu'il n'en faut pour guérir le soda.

SOIF, s. f., *sitis*, appétit des boissons. — En séméiologie, les signes fournis par la soif sont précieux à recueillir, soit qu'on s'occupe de cet appétit autant qu'il est augmenté, ou autant qu'il manque complétement. Ainsi la soif est-elle plus vive que dans l'état normal, que de coutume ? elle indique, par la sécheresse de la bouche qui l'accompagne, un défaut d'exhalation, et par conséquent, un état de surexcitation générale, d'inflammation ou de fièvre, un spasme irritatif, l'âcreté du sang, une irritation ou une phlogose des voies gastriques, etc. Au contraire, le désir de boire ne se fait-il pas sentir ? Cette absence de la soif, hors les cas de fièvre ataxique, est le symptôme négatif de toute inflammation, même de toute irritation spasmodique. C'est pour cela que, dans les névroses atoniques de l'estomac, dans la chlorose et dans tous les cas en un mot où le sang est très-aqueux,

le malade n'a jamais soif. De là une source presque sûre de diagnostic dans les maladies, et principalement dans celles du tube digestif.

SOMNAMBULISME, s. m., *somnambulismus, noctambulatio*. — Le somnambulisme est une névrose des fonctions cérébrales qui a cela de particulier, on peut même dire de singulier, que l'individu qui en est atteint entend, parle, marche, agit en dormant comme pendant la veille, mais sans avoir la conscience de ses actions (comme on l'a du moins quand on est éveillé), et sans pouvoir se souvenir de rien pendant le réveil. Ce n'est pas tout : un fait non moins remarquable, c'est que l'intelligence devient si active, si puissante dans l'état de somnambulisme, que le somnambule résout, endormi, les problèmes les plus difficiles, traite avec bien plus de lucidité que dans l'état de veille, certaines questions d'une haute portée, et perd toute idée du danger. Aussi le voit-on quelquefois exécutant, les yeux fermés, des actions d'autant plus dangereuses que c'est pendant la nuit qu'il s'y hasarde : par exemple, il court sur les toits, glisse sur des rampes, etc.

Le somnambulisme ne se présente pas toujours au même degré : ainsi il se borne parfois à ceci, que le sujet rêve et parle en dormant, et puis il entend les paroles qu'on lui adresse : c'est le plus bas degré. Au plus haut, le somnambule devient clairvoyant, c'est-à-dire que, non-seulement il exécute les yeux fermés (ils sont presque toujours ainsi, ou quand ils sont ouverts, leur fixité et leur immobilité prouvent qu'il n'y a pas véritable perception de la sensation visuelle) les actions familières dont il a l'habitude, mais encore il nous étonne par la perfectibilité de son intelligence et la finesse de ses perceptions sensuelles. Dans le degré intermédiaire, le somnambule se lève de son lit, se promène et se livre à diverses occupations.

Le somnambulisme est surtout commun dans l'enfance et la jeunesse, chez les personnes d'un tempérament sanguin et nerveux, chez les individus qui ont une imagination vive, une sensibilité morale extrême ; il se dissipe avec les années, quoique pouvant durer toute la vie. On a observé que la pleine lune influe souvent sur lui, ce qui a fait appeler lunatiques les sujets qui en sont affectés. Inutile de dire que nous ne nous occupons, dans cet article, que du somnambulisme naturel, celui que les modernes ont appris à provoquer par certaines manipulations magnétiques, magnétisme artificiel, ne constituant pas un état morbide.

Les moyens hygiéniques et pharmaceutiques que nous avons appliqués au traitement des névroses en général, à la chorée et à la catalepsie en particulier, sont ceux qui conviennent le mieux aux somnambules dont on entreprend la guérison, le somnambulisme ayant la plus grande analogie avec ces névroses. Toutefois, il est une précaution spéciale que l'on doit prendre pour les malades qui ont l'habitude de rôder la nuit : c'est, ou de les attacher, ou de mettre devant

leur lit un long et large baquet rempli d'eau
froide, et placé de manière qu'ils ne puissent se lever sans plonger leurs pieds dans
le liquide : la sensation qu'ils éprouvent suffit pour les réveiller aussitôt.

SOUFRE, s. m., *sulfur* ou *sulphur*. — Le
soufre est une substance simple ou indécom-
posée, répandue avec profusion dans toute
la nature, qu'on trouve en très-grande quantité aux environs de plusieurs volcans en
Italie, qu'on retire des pyrites par la distillation, etc. Il est si connu par ses propriétés physiques, que je ne m'arrêterai point à
les décrire. Toutefois, nous devons faire observer que, lorsqu'on soumet le soufre à une
chaleur modérée, peu forte, il s'élève en
poudre fine que les chimistes nomment *fleur
de soufre ;* c'est sous cette forme qu'il est
employé pour l'usage médical.

Le soufre a incontestablement des propriétés laxatives très-marquées, et une vertu
antidyscrasique manifeste, à ce point que
les praticiens les plus renommés le considèrent comme spécifique de certaines maladies
de la peau, les affections dartreuses par
exemple. Un fait certain, c'est que d'une
part, les vidangeurs, les plâtriers et autres
individus qui vivent habituellement dans un
air chargé d'exhalaisons sulfureuses , ne
contractent jamais de maladies du système
dermoïde ; et d'autre part, il n'est pas de
médecin qui n'ait constaté ses avantages
dans ces sortes de maladies. Et comment
n'en serait-il pas ainsi, du moment où il
provoque des selles, et qu'il donne une activité plus grande aux fonctions du système
exhalant ? N'est-ce pas, que ce sont des conditions qui promettent la dépuration du
sang et des humeurs, quand on sait les entretenir pendant longtemps ? C'est chose
tellement connue et admise que ce n'est pas
la peine d'insister.

Lorsqu'il est bien purifié , le soufre peut
être administré de plusieurs manières très-
simples et très-commodes. Mêlé à de la mélasse, on en forme des bols ; à de la gomme
adragant et du sucre, on en fait des pastilles, qu'on prend à la dose de douze, dix-
huit ou vingt grains par jour. A l'extérieur,
le soufre, uni à de la graisse de porc, forme
un excellent onguent, tout comme quand
on l'unit au cérat de Galien ; dans le premier
cas, on a un fort bon remède contre la gale,
dans le second, un bon topique pour les affections herpétiques et autres. Qui ne connaît
d'ailleurs l'utilité des eaux sulfureuses en
bains ou en boissons, dans ces sortes de cas?

Reste que, combiné avec l'ammoniaque,
la potasse, la soude et la chaux, le soufre
forme ce qu'on nomme le *foie de soufre*, qui
s'administre en substance à la dose de quatre
à six grains, ou en boisson, à la quantité de
six décigrammes pour un litre d'eau. De
même, en dissolvant le soufre dans une huile
essentielle, les pharmaciens obtiennent les
baumes de soufre, qu'on distingue en *anisé*,
térébenthiné, succiné, junipériné, etc. On en
donne vingt gouttes dans un véhicule convenable.

SPASME, s. m., *spasmus*, σπασμός, de σπάω,
je contracte.—Pris dans son acception la plus
large, ce mot signifie toute anomalie dans
l'activité nerveuse, soit qu'elle consiste dans
des alternatives de contraction et de relâchement des fibres musculaires (spasme
chronique, convulsions) [*Voy.* CONVULSIONS],
soit au contraire qu'il y ait raideur tétanique, spasme tonique (*Voy.* TÉTANOS), soit enfin qu'il s'agisse d'une perversion, par exaltation de la sensibilité, HYPÉRESTHÉNIE. *Voy.* ce
mot.

Ces anomalies présentent des modifications
infinies suivant l'organe qui en est le siége ;
mais, comme elles ont toutes la même *nature*,
le même caractère, et ne font *qu'une* quand
il s'agit de l'indication curative fondamentale, nous renvoyons le lecteur à l'article
ETAT NERVEUX.

SPÉCIFIQUE, s. m. et adj., *specificus*. —
On appelle spécifiques, en thérapeutique, les
médicaments qui ont la propriété de guérir
presque inévitablement certaines maladies
auxquels ils sont appropriés, et cela sans
qu'on sache comment ils agissent. Nous disons *presque*, car s'il fallait que, pour être déclaré spécifique, le remède guérisse toujours,
nul doute qu'il n'y en aurait aucun qui, rigoureusement parlant, méritât ce nom. Mais
attendu que le quinquina et ses préparations
guérissent les fièvres d'accès, rémittentes ou
intermittentes ; que le soufre fait disparaître
les dartres ; les mercuriaux, l'or, etc., guérissent de la syphilis, de la scrofulose, etc.;
il y a donc des spécifiques, et nous devons
remercier la Providence de nous les avoir
fait connaître.

SPERME, s. m., (semence, liqueur séminale), *semen, sperma*, σπέρμα, de σπείρω, je
sème : humeur sécrétée par les testicules, d'où elle est portée dans des réservoirs
nommés par les anatomistes *vésicules séminales*, pour de là être ensuite, pendant le
coït, lancée dans la matrice par les conduits
éjaculateurs, et servir à la fécondation du
germe renfermé dans l'ovaire.

Ce sperme se mêlant durant l'éjaculation
à l'humeur liquide et laiteuse de la prostate,
il résulte de ce mélange une liqueur qui a
donné aux analyses faites par Vauquelin
900 parties d'eau, 60 parties de mucus animal d'une nature particulière, 10 parties de
soude, 30 parties de phosphate de chaux
et quelques traces d'hydrochlorate et peut-
être de nitrate de chaux.

Quand elle est recueillie sur une plaque de
verre et examinée au microscope, immédiatement et même une demi-heure après qu'elle
a été dardée, ou bien longtemps après qu'elle
a été mise à sécher sur une plaque de verre,
mais qu'on l'a préalablement délayée avec
un peu d'eau, on peut apercevoir dans ce
nouveau liquide, les animalcules, petits insectes microscopiques, au corps très-effilé,
qui se meuvent avec facilité. Il n'en est pas
de même du sperme desséché sur du linge
qui aura été froissé, le frottement broyant
les animalcules, et empêchant par conséquent
ni qu'on puisse en apercevoir les mouve-

ments, ni même qu'on les puisse distinguer. C'est peut-être à cette circonstance que nous devons d'entendre des hommes très-remarquables nier l'existence des zoospermes séminaux. Cette erreur est d'autant plus grossière, que M. Orfila a pu les distinguer et en apprécier le mouvement dans des taches de sperme restées depuis plusieurs années sur une plaque de verre, et délayées, ainsi que nous l'avons déjà dit, avec un peu d'eau.

Je vais plus loin : si l'on en croit la plupart des physiologistes, ce serait à la présence de ces animalcules, que la matière séminale devrait.sa propriété fécondante ; et la preuve qu'ils administrent en faveur de cette opinion, c'est qu'on ne trouve ces insectes ni dans le sperme des enfants avant la puberté, ni dans la semence des vieillards alors qu'ils sont inféconds.

Reste que le sperme est nécessaire à la reproduction des espèces animales, à la fécondation des germes, et qu'il doit posséder certaines conditions physiques et vitales, pour remplir, dans l'acte de la multiplication, le rôle auquel le Créateur l'a destiné.

Le sperme n'est pas toujours éjaculé dans le coït ; il l'est aussi quelquefois involontairement, soit pendant la veille ou le sommeil, par la seule influence morale et sans état anormal de l'individu, soit encore durant le sommeil et la veille, continuellement, par suite d'un état morbide qu'il faut dissiper. Dans le premier de ces cas, la perte involontaire de semence s'appelle *pollution*, et dans le second, on remarque tous les phénomènes que les auteurs ont attribués à l'état pathologique appelé *spermatorrhée*. Occupons-nous de l'une et de l'autre, sous le nom générique de pertes séminales.

Pertes séminales. Pendant longtemps les auteurs ont compris, sous le nom de *pollutions,* les évacuations involontaires de semence qui ont lieu soit à des intervalles plus ou moins éloignés et par la simple excitation morale ; soit à la perte séminale involontaire, continuelle, même en dehors de toute pensée voluptueuse, confondant ainsi sous un même titre les pollutions proprement dites et la spermatorrhée. Aujourd'hui, commettant la même faute, quelques médecins réunissent les pollutions aux pertes séminales sous la dénomination de spermatorrhée. C'est manquer d'exactitude, les pollutions en général, et principalement la plupart d'entre elles, différant essentiellement des pertes séminales habituelles, incessantes, de ce qui constitue, nous le répétons, la spermatorrhée.

Pour éviter un pareil reproche, nous appellerons pollution toute éjaculation involontaire plus ou moins fréquente de sperme qui a lieu tantôt la nuit (*pollutio nocturna*), au milieu de rêves voluptueux ; et tantôt s'accomplit dans la journée (*pollutio diurna*), sous l'influence d'une excitation morale un peu vive, ou à la moindre excitation physique. Comme ces sortes de pollutions, et principalement les nocturnes, sont une excrétion naturelle physiologique, si l'on peut

ainsi dire, chez les hommes jeunes, pléthoriques et continents, qu'elles ne peuvent dès lors porter aucune atteinte à la santé, que si elles devenaient trop fréquentes, nous nous bornerons à mentionner que les moyens d'éviter ces excrétions consistent dans un régime antiphlogistique, c'est-à-dire composé presque en totalité d'aliments végétaux, de laitage, de boissons aqueuses, de bains tièdes, d'exercices corporels, etc., évitant le contact et la vue de tout objet qui pourrait éveiller des désirs érotiques. Le camphre, que nous avons proposé contre le priapisme, préviendrait peut-être aussi les pollutions en évitant les érections qui les précèdent généralement. Et quant à celles qui ont lieu à l'occasion de la moindre excitation morale, comme leur étiologie et leur traitement sont communs avec l'étiologie et la curation de la spermatorrhée, nous allons faire successivement l'énumération des causes prédisposantes et occasionnelles de ces sortes de pertes séminales, et nous dirons ensuite comment on les combat.

En tête des causes qui prédisposent à la spermatorrhée, nous placerons les excitations excessives des parties génitales par le coït ou par la manustupration, la lecture des mauvais livres, l'équitation forcée, le café, les boissons alcooliques, le thé pris avec exagération, le seigle ergoté, les cantharides, etc. Puis viennent l'irritation ou l'inflammation des testicules, des canaux déférents, des vésicules séminales, à la suite des rétrécissements urétraux anciens, la dilatation des conduits éjaculateurs par les efforts violents et prolongés de l'urine, et des parties situées derrière un obstacle étroit. On a encore noté la présence des ascarides dans le rectum, la constipation, des ulcérations, des brides, des tumeurs au voisinage de l'anus, et certains vices de conformation, auxquels il n'est pas possible de remédier.

Les effets de ces pertes séminales sur la constitution physique et sur le moral des hommes qui les éprouvent, c'est de les conduire insensiblement du plus haut degré de dépérissement (*Voy.* ANÉMIE PAR INCONTINENCE), et d'abattre le moral à ce point qu'il n'a plus que le dégoût de la vie : aussi la perte trop considérable de cette substance qui donne la vie, a cela de particulier, qu'elle compte parmi les causes qui mènent le plus fréquemment au suicide. Mais ce n'est que quand les pertes séminales existent depuis longtemps, que l'on remarque ces phénomènes moraux et physiques.

Il est d'autres caractères à l'aide desquels on reconnaît les cas récents de ceux qui ne le sont pas. Ils consistent en ce que, pour les premiers, on voit rouler dans les urines et au fond du vase, quand on les examine avec soin, des granulations de volumes variables, demi-transparentes, assez semblables à des grains de semoule. Les malades sont avertis du passage de ces granulations par un frôlement qui tient à la densité de l'urine. Il en est même un bon nombre qui éprouvent des phénomènes particuliers :

ainsi les uns ressentent des contractions spasmodiques dans les vésicules séminales, leur verge se rapetisse, se retire vers le pubis ; d'autres éprouvent une douleur au périnée, à la marge de l'anus, un frisson, un élancement général, etc. Plus tard, ces indices disparaissent et les granulations dont nous avons parlé, sont remplacées par un nuage que l'on a comparé à celui qui se forme dans une décoction d'orge un peu concentrée, mais il faut y remarquer la présence de points brillants.

Le traitement des pollutions trop fréquentes est en même temps celui de l'onanisme ou de l'incontinence, sans l'extinction duquel il n'y a pas de guérison à espérer. En même temps, un autre but principal à atteindre c'est, dans le principe, d'écarter les causes éloignées, c'est-à-dire les irritations viscérales, les vers, les saburres gastriques, la constipation ; de détourner l'imagination des pensées voluptueuses dont elle aime à se nourrir, d'occuper l'esprit à des travaux sérieux, d'éloigner les aliments et les boissons excitantes, d'éviter les lits doux, d'y rester coucher sur le dos; enfin il est bon de contracter l'habitude de se lever matin.

Mais si l'amaigrissement de l'individu est tel que l'anémie soit très-prononcée, s'il ne peut aller à la selle, rendre ses urines, monter à cheval, entrer en érection sans éjaculer une quantité de liqueur séminale plus ou moins abondante; si cette liqueur a perdu de sa consistance, de sa couleur, son odeur, ses zoospermes, et finit par ressembler de plus en plus au mucus et au fluide prostatique : alors il faut employer nécessairement le traitement tonique indiqué contre l'apauvrissement du sang (*Voy.* ANÉMIE, CHLOROSE, etc.); c'est-à-dire que, vu l'état d'épuisement dans lequel se trouve l'individu, on recourt au traitement tonique par les analeptiques et les martiaux; et on unit aux moyens précités l'emploi de certains médicaments appliqués sur les parties de la génération. Ainsi, les topiques réfrigérents, les douches froides sur les organes génitaux, les lavements frais, la cautérisation du canal de l'urètre, les injections astringentes dans la vessie, comme dans le catarrhe vésical (*Voy.* CYSTITE) : tels sont les procédés dont il faut savoir faire usage.

Nous ne devons pas oublier de signaler l'application d'une ligature modérément serrée sur la verge, comme d'un moyen proposé contre les pollutions nocturnes. Il est certain que, si elles n'ont lieu que pendant le sommeil, et pendant l'érection, la douleur que le malade éprouve au pénis, quand les corps caverneux se dilatent et que la verge se redresse, suffisent pour éveiller l'individu avant que l'éjaculation se soit opérée.

SPHACÈLE, s. m., *sphacelus* ou σφάκηλος. C'est le nom qu'on donne à la gangrène, quand elle occupe toute l'épaisseur d'un membre.

SPINA-BIFIDA, ou HYDRORACHIS, de ὕδωρ ῥάχις, collection d'eau dans le rachis. — Ainsi que son nom l'indique, l'hydrorachis, ou spina-bifida, est une maladie caractérisée par un épanchement de sérosité à la partie inférieure de l'épine dorsale, qui, lorsqu'il est formé, se présente sous la forme d'une tumeur molle et transparente au lieu indiqué, et s'accompagne quelquefois de la paralysie des extrémités inférieures.

Le plus souvent consécutive à une hydropisie du cerveau, quoique pouvant être primitive, l'hydrorachis ne diffère en rien de l'hydrocéphalie, et est aussi dangereuse qu'elle, puisqu'elle amène les mêmes accidents.

Le seul traitement qu'on lui ait opposé, c'est l'acupuncture combinée avec la compression : nous ne savons pas qu'elles aient jamais réussi.

SPINA-VENTOSA, s. m., nom fort impropre qu'on a donné au gonflement inflammatoire des os. — Cette maladie, qu'on a encore nommée *pédartrocace*, dénomination qui ne convient pas plus que la précédente, consiste dans l'intumescence des extrémités des os, qui, devenues plus volumineuses, sont criblées extérieurement d'une multitude d'ouvertures, tandis que leurs cavités intérieures sont remplies par le tissu médullaire, qui y forme des végétations plus ou moins considérables, les surfaces articulaires restant saines, ou du moins n'étant que très-peu altérées.

Les signes qui font reconnaître le spina ventosa sont : les douleurs sourdes et incessantes de la partie affectée, la difformité du membre et l'impossibilité de s'en servir, la fièvre hectique par résorption des matières ichoreuses que la partie enflammée fournit, l'épuisement des forces et la mort. Voici, du reste, à quels caractères on le distingue des autres maladies du système osseux.

Dans la CARIE (*Voy.* ce mot), rarement il se forme une tumeur osseuse, ses progrès se faisant de dehors au dedans, et *vice versa* pour le spina-ventosa. Dans l'ostéosarcome, indépendamment de la tuméfaction de l'os, il y a aussi celle qui provient du développement d'une substance lardacée, résultant de la dégénérescence des chairs, du tissu cellulaire et des vaisseaux : les parties affectées n'offrent pas cet aspect dans le spina ventosa. Dans l'exostose, la tumeur osseuse conserve la dureté et la densité ordinaires, ce qui n'a pas lieu dans le pédartrocace, dans lequel les os s'écartent en se dilatant, et deviennent criblés, frangés, rongés dans toute leur épaisseur. Et d'ailleurs, cet état s'accompagne toujours d'ulcérations fistuleuses, ce qui n'arrive pas dans l'exostose. Enfin, le pédartrocace diffère des tumeurs rachitiques des enfants, en ce qu'il atteint de préférence les adultes, qu'il y a inflammation osseuse (non dans le rachitis), et que les os deviennent fragiles et très-pulpeux.

Traitement. Le spina-ventosa n'étant appréciable qu'alors qu'il a déjà fait des progrès, son traitement ne consiste guère que dans l'ablation de la portion d'os affectée, ou dans l'amputation du membre.

SPLÉNITE ou *splenitis*, de σπλήν, rate : in-

flammation de la rate. — Elle est caractérisée, comme toute inflammation, par des
douleurs gravatives, pongitives, se faisant
sentir dans la région de la rate, qui est tuméfiée et douloureuse à la pression. A un
haut degré, elle s'accompagne de fièvre, et
dans certains cas de vomissements de sang.

Les causes et la nature de la splénite ne
différant pas de celles de l'inflammation du
foie, nous renverrons, pour le traitement, à
ce qui a été dit à l'article Hépatite (*Voy.* ce
mot), les moyens de curation étant absolument les mêmes.

SQUINE, s. m., *smilax china*, arbuste de la
diœcie hexandrie, L., famille des asperges,
introduite dans la matière médicale vers l'an
1535. — Cette plante croît en Chine, au Japon, dans la Perse septentrionale, à la Jamaïque, dans la Virginie, les Carolines, etc.
On se sert de sa racine, qui est de la
grosseur du poing, sarmenteuse, ligneuse,
noueuse, pesante, dense, assez dure, recouverte d'un épiderme lisse, d'un fauve rougeâtre; elle est d'une teinte plus foncée intérieurement. Elle est inodore et un peu
âpre au goût.

Les nouveaux traités de thérapeutique disent peu de chose touchant les propriétés médicamenteuses de la squine, tout ce qu'on a
écrit dans les siècles précédents tenant de
l'exagération ou de l'enthousiasme des premiers hommes qui avaient intérêt à la préconiser. Elle peut avoir quelque efficacité dans
les pays où on la cueille, dit Alibert, mais
elle est peu active quand elle a vieilli dans
le commerce. Ses propriétés, du reste, ont
beaucoup d'analogie avec la salsepareille.

Comme elle, on l'emploie en décoction à
la dose de seize grammes pour un kilogramme d'eau, qu'on fait réduire de moitié
par l'ébullition : rarement on la donne seule,
mais toujours associée aux autres racines
sudorifiques.   -

SQUIRRHE (le Dictionnaire de l'Académie
écrit Squirre), s. m., *squirrhus*, σκίρρος. —
Les pathologistes donnent ce nom à toute
tumeur dure, indolente ou douloureuse, formée par la dégénérescence du tissu propre
des organes où elle a son siége. Cette affection, qui se remarque plus souvent dans les
glandes que dans les autres tissus, succède
assez souvent aux phlegmasies chroniques
ou aux inflammations qui ont été traitées
par les astringents.

Il est plus facile de prévenir le squirrhe
que de le guérir quand il est développé; cependant on peut encore, par un traitement
convenable, obtenir la résolution de ces
sortes d'engorgements. A cette intention,
nous nous sommes bien trouvé du chlorure
d'or et de soude, dissous dans le sirop de
salsepareille; nous l'avons associé aux purgatifs et à un régime approprié, soit dans
l'engorgement squirrheux du col de la matrice par cause scrofuleuse ou vénérienne,
soit dans d'autres squirrhes de même nature
(*Voy.* Scrofule, Syphilis). C'est, du reste, le
seul bon traitement à lui opposer, les principales indications à remplir consistant à

attaquer le vice dyscrasique du sang et à
augmenter l'activité du système absorbant.

Quant à la dégénération squirrheuse, on
la prévient en traitant méthodiquement les
maladies qui la précédent.

STAPHYLOME, s. m., *staphyloma*. — On
nomme ainsi une affection du globe de l'œil
dans laquelle la cornée perd de sa transparence et forme une tumeur allongée, blanchâtre ou perlée, qui proémine hors des
paupières et empêche les rayons lumineux
de pénétrer dans l'œil : d'où la cécité complète, ou tout au moins la perte presque
complète de la vue.

Cette maladie de la cornée, plus fréquente
dans l'enfance que chez les adultes, et ordinairement la suite de plaies, de contusions,
de l'ophthalmie, de l'affection varioleuse, etc.,
n'est jamais susceptible de guérison quand
une fois elle est développée : il faut donc recourir, pour éviter la difformité qu'elle procure, à l'évacuation des humeurs de l'œil et
au placement d'un œil artificiel.

Quelques nosographes appellent également *staphylome* la procidence ou hernie de
l'iris à travers une ouverture contre nature
de la cornée transparente. Nous préférons
conserver à cette maladie de l'iris la dénomination de *hernie irisienne*, et réserver celle
de staphylome pour la perte de la transparence de la cornée. *Voy.* Vision.

STÉATOME. *Voy.* Loupes.

STHÉNIE, s. f., Sthenia, Sthénique, *sthe-
nicus*, de σθένος, force, puissance. — Le mot
sthénie est généralement employé, par les méthodistes surtout, pour désigner que les forces vitales sont en puissance : d'où la dénomination de maladies sthéniques ou avec excès
de forces, par opposition à celle de maladies
asthéniques ou par faiblesse. *Voy.* Adynamie.

STIMULANT, ante, s. m. et adj., *stimu-
lans*. — Les thérapeutes appellent stimulante
toute substance médicamenteuse qui a la
faculté d'exciter plus ou moins promptement l'organisme, d'une manière sensible
pour le malade et apparente pour le médecin, et cela par l'augmentation de la chaleur
animale qu'elle détermine. Les stimulants
diffèrent dès lors des toniques, en ce que
l'effet des premiers est immédiat et passager, tandis que celui des seconds est moins
prompt peut-être, mais plus durable.

STOMACACE, s. m. formé de στόμα κακία,
mal de bouche. — Le stomacace consiste
dans une affection de la bouche qui a pour
caractères : exhalation d'une odeur fétide,
putride, avec enduit épais de la langue; ramollissement des gencives, qui laissent facilement suinter le sang : ce qui le fait
considérer comme un symptôme de la cachexie scorbutique.

Il est certain que chez les adultes le stomacace présente souvent ce caractère; mais
chez les enfants, il peut tenir à un état gastrique, catarrhal, et régner épidémiquement.

C'est pourquoi, en donnant de bonne
heure un vomitif, on guérit quelquefois d'un
seul coup la maladie. S'il ne suffit pas, on
administre soit les purgatifs, soit les aci-

des en gargarisme, comme dans l'éruption aphtheuse. Enfin, si le stomacace est symptomatique du scorbut, on lui applique le traitement de cette affection.

STRABISME, s. m., *strabismus*, de στραβός, louche : défaut d'harmonie dans l'action, par inégalité de force, des muscles de l'un et l'autre œil, qui fait que l'individu regarde de travers, les deux pupilles de ses yeux ne suivant pas la même direction.

Comme cette viciation de la vision provient souvent de la mauvaise habitude où sont quelques nourrices des campagnes de placer le berceau de leur nourrisson en face du jour, nous signalons cette cause, afin qu'on n'y expose pas l'enfant.

Le traitement de cette affection est purement mécanique : il consiste principalement en besicles ou lunettes, dont le point central seul est transparent ; de manière que si le strabite veut voir les objets, il faut qu'il s'efforce de ramener les pupilles en face du point central des verres. Dans ces derniers temps, on a proposé la ténotomie. C'est une opération qui compte déjà plusieurs succès, mais dont les difficultés exigent une main exercée.

STRANGURIE. *Voy.* Rétention d'urine.

SUCCIN, s. m., *succinum* (karabé), ambre jaune, *electrum* ; substance bitumineuse (résineuse fossile) d'une couleur jaune tirant à l'orange, qu'on trouve enfouie dans la terre, presque toujours au voisinage de la mer, et principalement de la mer Baltique ou sur les bords de la Méditerranée, recouverte de couches ligneuses appelées *bois minéral*, qui en sont considérées comme la matrice.

Ses qualités physiques sont : corps dur, semi-transparent, léger, présentant une cassure conoïde, inodore, mais acquérant une odeur agréable par le frottement, et passant alors à l'état électrique résineux, d'où lui est venu le nom d'*electrum*, ou *tire-paille*. Il s'allume et brûle avec une flamme jaune et verdâtre, et la fumée qu'il répand est d'une odeur suave.

Tous les traités de matière médicale font un grand éloge du succin, auquel on attribue des propriétés antispasmodiques. Je m'en suis servi, surtout en vapeurs, dans les affections rhumatismales et goutteuses, avec assez d'avantage pour que j'en mentionne ici les effets ; j'ai associé aussi le sirop de karabé à d'autres substances antispasmodiques qui ont agi efficacement ; et cependant, il est bien d'autres remèdes en qui j'ai beaucoup plus de confiance.

Cela n'empêche pas qu'on ne puisse prescrire, soit la teinture de succin à la dose de vingt à trente gouttes dans une boisson appropriée ; ou bien l'huile essentielle, à celle de quatre, cinq et six gouttes dans une potion antispasmodique. Le sirop de karabé, dans lequel l'acide succinique se trouve uni à l'opium, est souvent employé dans les potions calmantes ; enfin, chacun sait que l'eau de luce se prépare en versant quelques gouttes d'huile de succin dans un flacon rempli d'ammoniaque caustique, dont les propriétés ont été beaucoup vantées dans les défail-lances, les asphyxies, et pour cautériser les plaies faites par les animaux venimeux. Il faut agiter le mélange jusqu'à ce qu'il ait acquis une couleur blanche et comme laiteuse.

Pour employer le succin en vapeurs, on verse cette substance pulvérisée sur des charbons ardents, et on expose la partie douloureuse à la vapeur qui se dégage (*Voy.* Sciatique) ; ce moyen remplace avantageusement le camphre, quand le malade est désagréablement affecté par l'odeur de ce dernier médicament.

SUCCUBE, s. m., *succubus*, du latin *sub cubare*, coucher dessous. Ce mot, qu'on a fait synonyme de Cauchemar, *nocturna oppressio*, *ephialtes*, ἐφιάλτης, sentiment d'un poids incommode à l'épigastre pendant le sommeil, avec gêne de la respiration, rêves effrayants, etc. ; et d'Incube, *incubus*, *asthma nocturnus* (Galien), du latin *incumbere*, se coucher dessus, en grec πνιγαλίων, du verbe πνίγω, j'étouffe ; ἐπιβαλὴ, du verbe ἐπιβάλλω, je presse dessus, j'opprime ; ou ἐφιάλτης, du verbe ἐφάλλομαι, je saute dessus ; ce mot, disons-nous, sert à désigner une névrose de la respiration, qui a pour caractère particulier et spécial que ceux qui en sont atteints rêvent qu'un corps pesant est appuyé sur leur poitrine. Pline appelait cette maladie *ludibria Fauni*, parce que, suivant une erreur populaire, fort en crédit de son temps, une sorte de démon (*incube*) prend la figure d'un homme pour abuser des femmes pendant leur sommeil. Aujourd'hui on ne croit plus à ces sornettes, qu'écartent du reste, de tous les esprits, la variété des symptômes ou sensations diverses que les malades éprouvent durant leur sommeil, ou du moins dans les songes pénibles qui viennent les troubler.

Elles consistent, ces sensations, nous le répétons, dans les formes les plus variables, suivant les sujets. Ainsi, tel rêve qu'il est endormi sur le bord d'un précipice, et il éprouve les angoisses les plus pénibles à la vue des dangers qu'il court ; tel autre rêve que le feu a pris à son lit ; celui-ci que les voleurs se sont introduits dans sa chambre, celui-là qu'il est poursuivi par des brigands, etc. ; et tous s'étonnent de ne pouvoir ni bouger, ni fuir, ni crier. L'imminence du danger, l'inutilité de ses efforts, qu'il ne peut s'expliquer, jettent chacun d'eux dans une perplexité si cruelle, que sa figure et ses membres se couvrent de sueur ; enfin, après quelques secondes de souffrances, le réveil parvient à calmer cette profonde commotion. Ce n'est pas tout ; certains malades éprouvent à la région épigastrique un sentiment de pesanteur, de suffocation dont ils cherchent à se rendre compte ou à deviner la cause, et que bientôt ils attribuent à la présence d'un être malfaisant, ou d'un très-lourd fardeau. Quelques-uns croient voir un chat, un singe, un chien, un ours, un monstre se glisser doucement par le pied du lit sous les couvertures, pour venir s'asseoir sur la région de l'estomac ou du cœur, ou, s'élançant d'un bond, tomber sur leur poitrine. Alors ils poussent des cris, ou du moins font des efforts pour crier; des mouvements presque convulsifs se manifestent; le pouls s'accélère, la face prend tour à tour une expression différente, variable, et ils se réveillent enfin, après un temps plus ou moins long, d'une agitation violente.

Les causes du cauchemar peuvent être de plusieurs sortes, à savoir : la pression mécanique qu'exerce un estomac trop plein (souper trop copieux avec des aliments indigestes, accumulation de vents); une pléthore sanguine, générale ou locale, du bas-ventre, ou le décubitus sur le dos avec la tête basse, ce qui favorise également l'accumulation du sang ou des vents à la région précordiale; un raptus ou mouvement fluxionnaire du sang vers le cerveau, surtout lorsqu'il dépend des excès de veilles, de la lecture assidue et prolongée de contes fantastiques, d'une émotion vive, de chagrins violents. Dans ces circonstances, un sommeil profond devient à peu près impossible, le cerveau est comme assiégé pendant la nuit par des milliers d'hallucinations qu'il rapporte à la poitrine, à l'épigastre, dans tous les membres; il réagit par les nerfs sur les poumons, le cœur, les téguments, et ainsi s'expliquent les troubles que le sujet éprouve dans les fonctions respiratoire, circulatoire, et l'abondance des sueurs.

En outre de ces causes, qui ont une influence directe sur le cerveau pour y déterminer les phénomènes sympathiques qui donnent lieu à l'incube, il en est d'autres qui paraissent siéger principalement dans le cœur, dans les gros vaisseaux, dans le foie, etc. Ainsi, la plupart des vieillards asthmatiques, par exemple, sont sujets à ressentir en dormant des sensations inexprimables vers la poitrine, etc. Reste que, dans l'étude de cette névrose, dont la cause prochaine paraît consister dans une affection spasmodique des nerfs précordiaux, avec retentissement consensuel de cette affection sur l'encéphale, il faut, autant que faire se peut, remonter à l'origine des phénomènes anormaux qu'on observe.

Le traitement consiste à éloigner les causes occasionnelles; à faire cesser la pléthore générale ou locale par des déplétions sanguines opérées avec la lancette (phlébotomie) ou par l'application de quelques sangsues au fondement, à la partie interne des cuisses, ou à la partie antérieure du thorax; à dissiper les vents, au moyen d'une boisson gazeuse ou aromatique, non alcoolique (eau de Seltz aux repas, limonade gazeuse, sirop d'éther); à combattre la constipation; à éviter le décubitus sur le dos, en se couchant sur l'un ou l'autre côté du corps, sur celui qui permettra le plus de goûter un sommeil tranquille; à s'abstenir de la lecture de tous ouvrages qui exaltent l'imagination; en un mot, à mettre tout en usage pour éviter cette excitation cérébrale à laquelle nous avons attribué les phénomènes spasmodiques qui, par leur nature, constituent la maladie dont on désire empêcher les retours. Et quoique le succube qui provient d'une maladie organique du foie, d'une hypertrophie du cœur,

de l'oblitération des gros vaisseaux, résiste presque toujours aux efforts les plus sagement combinés, ce ne doit pas être un motif d'abandonner le malade à sa triste destinée; au contraire, on doit redoubler de soins et de dévouement pour porter quelque adoucissement à ses maux, le cauchemar, chez lui, devenant presque habituel pendant les premières heures du sommeil.

SUDORIFIQUES, s. m. et adj., *sudorificus*, se dit des médicaments qui provoquent la sueur; il est synonyme de Diaphonétique. *Voy.* ce mot.

Généralement, les médicaments que l'on administre pour provoquer la diaphorèse ou des sueurs plus ou moins abondantes sont pris parmi les substances stimulantes, ou qui produisent une excitation modérée ou forte de l'appareil vasculaire. Eh bien! nous ferons observer à cet égard que, non-seulement dans la plupart des cas, l'excitation trop véhémente déterminée par le sudorifique produit un effet contraire au but qu'on se propose; mais encore que, parfois, une excitation très-modérée est encore trop forte pour produire des sueurs, et ne les détermine pas. Expliquons-nous :

Dans les affections apyrétiqes, catarrhales, muqueuses, etc., rien n'empêche qu'on n'excite fortement l'organisme; aussi, le vin chaud, le punch, l'infusion de sureau, de violette, etc., bus en abondance, finissent par provoquer d'abondantes sueurs; mais dans les maladies avec fièvre forte, avec chaleur de la peau considérablement augmentée, le spasme de l'organe cutané s'opposant à l'exhalation de la sueur, les meilleurs sudorifiques dans ces cas, ce sont les réfrigérants, le petit lait, l'eau de veau, l'eau de poulet, etc., qui, en rafraîchissant le sang, calmant la fièvre, abaissant la température du corps, dissiperont la contraction spasmodique des orifices exhalants, et la transpiration s'établira immédiatement. C'est dans ces cas qu'on peut dire des antiphlogistiques que, convenablement administrés, ils font plus suer qu'une triple dose de sudorifiques. Tout est donc conditionnel en thérapeutique, et c'est la connaissance de ces conditions morbides qui constituent l'art médical.

D'après cette manière d'envisager l'action des médicaments employés pour produire des sueurs, il n'est guère de substances aromatiques, stimulantes, toniques d'une part, rafraîchissantes ou antispasmodiques d'autre part, qu'on ne puisse faire figurer parmi les sudorifiques; toutefois, nous conformant à l'usage, qui classe parmi les diaphorétiques le gaïac, le sassafras, la salsepareille, la squine (ce sont les quatre bois généralement désignés sous le nom de bois sudorifiques); le sureau, la bourrache, le coquelicot, etc.; l'antimoine, la poudre de Dower, etc.; nous les considérerons comme plus spécialement sudorifiques que tout autre médicament. *Voy.* ces mots.

A propos de sudorifiques, nous devons parler, ce me semble, d'un procédé (l'hydrothérapie) dont un simple campagnard,

Priessnitz, habitant un hameau reculé de la Silésie, a doté la thérapeutique. Acceptée avec enthousiasme par quelques médecins, qui ont presque élevé des autels à son inventeur, elle a été accueillie, au contraire, avec une froide réserve par le plus grand nombre ; et nous devons dire que ce n'est pas sans raison, puisque, malheureusement pour l'humanité et pour les adeptes de la nouvelle secte, non-seulement on ne retire pas tous les avantages qu'ils promettaient, et que quelques-uns promettent encore de ce procédé ; mais ce qui est bien plus fâcheux pour eux, c'est que le nombre des malades qui se rendent annuellement à Græffemberg (où Priessnitz a fondé un établissement qu'il dirige lui-même) pour y réclamer ses soins et y trouver leur guérison, va diminuant de plus en plus chaque année : la vogue a passé. Cependant l'hydrothérapie a eu trop de retentissement, elle a encore trop de prôneurs, surtout en France, pour que nous ne consacrions pas quelques pages à l'exposition de cette méthode de guérir les affections les plus diverses.

Sudation. Dans cette méthode, qui a pour objet de provoquer des sueurs abondantes, afin d'obtenir la dépuration du sang et de torréfier l'organisation par le froid, le régime et l'exercice, il faut, si on veut atteindre ce double résultat, s'y prendre de différentes manières, c'est-à-dire par différents procédés. Et, par exemple, veut-on obtenir la sueur? on agit, dans le plus grand nombre de cas, de la manière suivante :

Le malade, entièrement nu ou couvert d'un peignoir en flanelle, se place allongé sur le dos, ayant les jambes étendues et les bras appliqués le long du corps, sur une grande couverture de laine épaisse et moelleuse. On roule ensuite les deux portions flottantes de la couverture sur le corps, en ayant soin d'en enserrer les bords au-dessous du malade. La partie inférieure, qui dépasse les pieds, est relevée et roulée sur les pieds et les jambes.

L'application de la couverture doit être serrée aux jambes, aux cuisses et à l'abdomen ; exactement faite, sans être serrée à la poitrine et au cou, pour ne gêner ni la respiration, ni la circulation. Le point important dans ce procédé d'emmaillottement est d'appliquer exactement les bords et les coins supérieurs de la couverture autour du cou et au-dessus des épaules, afin d'éviter l'accès de l'air sur le corps, qui empêcherait la concentration de la chaleur ; on recouvre le malade d'une autre couverture, et même d'un édredon, selon la saison. La face et les parties supérieures de la tête sont seules exposées à l'air.

Cet enveloppement ne laissant aucun vide par lequel l'air extérieur puisse arriver jusqu'au corps, il s'ensuit, au bout d'un certain temps (demi-heure, une heure, une heure et demie et même plus, selon la disposition physique du sujet ou l'état thermométrique de l'air), une concentration de chaleur telle, qu'il en résulte l'apparition de la sueur. Ce

qu'il y a de remarquable dans le développement de ces phénomènes, c'est que leur manifestation et leur intensité n'ont pas lieu d'une manière progressive : ainsi, tel malade restera une heure sans éprouver une chaleur incommode, chez lequel, cinq minutes après, cette sensation est intolérable. Il en est de même de la sueur : elle sera longtemps à se manifester, et puis, presque tout à coup le malade s'en trouve inondé. Notez bien que ces phénomènes se produisent sans que la circulation et la sensibilité soient excitées, puisque la plupart des malades sont portés au sommeil et s'endorment même pendant leur enveloppement.

Aussitôt que la sueur est manifeste, on ouvre la croisée pour que le malade respire un air frais ; on lui fait boire, à chaque dix minutes, un quart de verre ou un demi-verre d'eau froide : plus il boit, plus la sueur devient abondante. Notons aussi que ce procédé sudatoire n'est pas nouveau, puisque, en France, longtemps avant qu'il y fût question de l'hydrothérapie, on se servait de couvertures de laine pour faire transpirer les malades (cet usage est presque populaire dans certaines contrées) ; la preuve, c'est que le docteur Pougens, notre collègue, dit textuellement, dans son Dictionnaire de médecine et de chirurgie pratiques, imprimé en 1813, article Rhumatisme : « Faites coucher le malade avec une chemise de flanelle, *entre deux couvertures de laine, sans draps de toile,* pendant trois jours consécutifs ; il résulte de ce moyen des *sueurs considérables.* On lui administrera en même temps les sudorifiques en bols, en pilules ou en poudres, avec une tisane de même nature ; le quatrième jour, on le transportera dans un autre lit, et on supprimera les remèdes. » Donc Priessnitz n'est pas l'inventeur du procédé ; toutefois il mérite un brevet de perfectionnement, puisque la sueur arrive plus vite.

Il est certains malades qui, à cause d'un excès de sensibilité de leur peau, ne peuvent supporter le contact immédiat de la laine sur le corps. A ceux-là, on leur fait mettre un peignoir en toile ; mais il faut qu'il soit sans manches, afin qu'ils puissent s'en débarrasser aisément et vite, en même temps que de la couverture, pour se jeter au bain après la sudation ; ou bien on soumet le malade à l'emmaillottement humide, dont il sera parlé plus loin.

Quant aux asthmatiques et à tous les individus qui ne peuvent rester couchés dans une position presque horizontale, et qu'on ne peut par conséquent emmaillotter, on les place, enveloppés de la tête aux pieds d'une couverture de laine, assis sur un fauteuil en bois dont le siége est formé de barreaux un peu écartés les uns des autres (un fauteuil de jardin, par exemple) ; on place une lampe à esprit-de-vin allumée sur le parquet au-dessous du fauteuil ; on recouvre ensuite le malade et le siége qu'il occupe d'une ou deux couvertures de laine, avec le soin de les bien appliquer autour du cou, sans le trop serrer, laissant la tête complétement libre et exposée à l'air : les mêmes soins doivent être donnés aux malades, comme dans le procédé précédent.

Emploi de l'eau. En hydrothérapie, l'eau est employée extérieurement en bains généraux, demi-bains et bains locaux; en aspersions, lotions, fomentations ou ablutions; par application, avec des draps et des compresses mouillés ; par la percussion, en douches à colonne, à ondée, en pluie, en arrosoir; intérieurement en gargarisme, injection et boisson.

Sa température varie depuis 6 jusqu'à 25 degrés centigrades. Voici quels sont les différents modes d'administration de l'eau :

Bains généraux ou grands bains. Ils sont prescrits généralement à la suite de l'emmaillottement; c'est-à-dire que quand on juge que la sudation est suffisante, on débarrasse le malade de son maillot, on ne lui laisse que la couverture qui est appliquée sur le corps, et on le conduit au bassin. Arrivé là, il met bas sa couverture, se mouille rapidement, avec les mains, la tête et le devant de la poitrine, et se jette au bain, dont l'eau varie de huit à quinze degrés centigrades, en raison de la constitution de l'individu et de sa puissance réactive.

La durée du bain est également variable : de quelques secondes seulement pour les uns, on peut le prolonger jusqu'à quatre et cinq minutes pour d'autres; ceux qui sont faibles ne font que se plonger dans l'eau, et en sortent de suite.

Le malade doit faire dans le bain le plus de mouvements que possible, en se frictionnant vivement toutes les parties. Il plonge une ou deux fois la tête dans l'eau, pour que toute la surface du corps en reçoive l'impression, et qu'il ne puisse survenir la moindre congestion sanguine nulle part.

Au sortir du bain, la peau commence à rougir, et l'eau qui la mouille se vaporise. On recouvre le malade d'un drap de toile un peu grosse, avec lequel on l'essuie, tout en le frictionnant fortement sur le corps. Ces frictions doivent être faites avec vitesse et continuées jusqu'à ce que la peau soit bien rouge. Cela fait, le malade s'habille promptement, et va se promener au grand air, d'un pas gymnastique, en remuant les bras. Par cet exercice la réaction s'accomplit, une douce chaleur se manifeste à la peau, la transpiration se rétablit et le malade éprouve un état de bien-être très-agréable; il se sent plus agile et plus fort qu'auparavant. Alors il modère son pas, boit un verre d'eau fraîche de temps en temps, et, après une heure ou une heure et demie de promenade, il rentre et se met à table.

Tous les malades redoutent le bain froid, la première fois qu'ils en usent. On évite cette appréhension par les précautions les plus simples. Voici comment on procède : dès son entrée à l'établissement hydrothérapique, le malade est frictionné deux ou trois fois par jour, et pendant deux ou trois jours de suite, avec un linge trempé dans l'eau fraîche et exprimé. Cette opération habitue

le corps au contact de l'eau, donne du ton au système cutané, le dispose à transpirer plus facilement; l'emmaillottement se fait ensuite, et ce jour-là le malade est frictionné comme les jours précédents.

Le lendemain, la friction est remplacée par un demi-bain à la température de dix-huit à vingt-cinq degrés. Les jours suivants, on augmente la quantité d'eau du bain, tandis qu'on diminue sa température de deux ou trois degrés, selon, au reste, que la réaction se manifeste plus ou moins vite. De cette manière, on arrive progressivement aux bains entiers de dix et huit degrés.

A la longue, ce bain devient un plaisir; quand le malade s'y complaît trop, il faut l'en faire sortir après le temps fixé précédemment, un bain trop prolongé rendant plus difficile la réaction qui doit le suivre. Or, chacun sait que la manière dont se fait la réaction est la boussole qui dirige le médecin dans le traitement hydrothérapique.

Dans la pratique de l'hydrothérapie, il ne faut jamais perdre de vue les deux règles suivantes : la température des bains doit être d'autant plus basse que la chaleur du corps est plus élevée, tout en tenant compte cependant de la susceptibilité de chaque individu; la température de l'eau doit être progressivement diminuée jusqu'à ce qu'on arrive au degré convenable à chacun d'eux.

Demi-bain. Pour prendre ce bain, le malade s'assied dans une baignoire contenant environ trente centimètres d'eau, dont la température varie de six à vingt degrés centigrades : il y reste plus ou moins, selon l'effet qu'on désire obtenir. Sitôt qu'il est dans l'eau, il se frictionne le bas-ventre et la poitrine, pendant qu'un aide lui frictionne les extrémités inférieures, et un second le dos et les reins : de temps en temps ce dernier lui verse sur la tête de l'eau prise dans la baignoire. Après un séjour de dix à quinze minutes dans l'eau, selon l'impressionnabilité du malade et la nature de sa maladie, il faut l'en sortir.

Bain de siége. Ce bain se prend dans un baquet en bois ou dans une petite baignoire en métal, et dans lequel s'assied le malade. La température de l'eau varie, comme pour le grand bain, de six à vingt-cinq degrés centigrades, et la durée du bain doit être de cinq à trente minutes, et plus.

Ces bains sont très-souvent employés en hydrothérapie, comme antiphlogistiques, toniques et révulsifs, combinés toujours avec le traitement général.

Ils sont particulièrement indiqués dans les catarrhes de la vessie et de l'utérus, et il convient d'en prendre deux par jour, à une température de seize à dix-huit degrés d'abord, pour arriver progressivement à celle de sept à huit degrés. Pendant la durée du bain, le malade doit se frictionner l'abdomen.

Une promenade d'environ une demi-heure doit précéder et suivre le bain de siége; et s'il ne produit pas une surexcitation des extrémités inférieures, on fera bien d'en prendre un le soir avant de se mettre au lit.

Bains des extrémités. On ne s'en sert guère que pour le traitement des exanthèmes chroniques, des plaies, des caries osseuses, des douleurs rhumatismales, etc. Ces bains doivent être pris pendant au moins une heure tous les jours, et peuvent être remplacés avantageusement par l'application de compresses imbibées d'eau, par des injections, par des douches locales à lance ou à arrosoir.

Bain de pieds. On le prend en trempant les pieds dans un baquet contenant un pouce d'eau seulement. Quatre à cinq minutes suffisent : on augmente la réaction consécutive par une marche précipitée à la sortie des pieds du bain.

Ce pédiluve doit être précédé d'une promenade d'un quart d'heure au moins. On l'emploie comme antispasmodique dans les névralgies de la tête; comme révulsif, dans les phlegmasies de l'œil, de la gorge, etc. On doit y joindre l'application de compresses imbibées d'eau froide sur la partie souffrante.

Pendant la durée du bain, le malade se frotte les pieds l'un contre l'autre, ou contre le fond du baquet, ou bien il les frictionne fortement avec la main.

Bain de tête. Pour un bain de tête, il faut étendre un matelas à terre, sur lequel on couche le sujet, la tête débordant l'extrémité du matelas, et plongeant dans un vase peu profond rempli d'eau. On immerge d'abord la nuque, puis un côté de la tête, ensuite le côté opposé, et puis de nouveau la nuque. Chacune de ces immersions dure un quart d'heure. On renouvelle l'eau deux ou trois fois.

Ce bain peut être avantageusement remplacé par des compresses qu'on renouvelle souvent, le malade étant assis ou couché. Ne pas oublier que les bains partiels sont toujours employés concurremment avec le traitement général.

Douches. Elles sont un des principaux procédés hydrothérapiques, et cependant on ne l'emploie qu'après que le sujet a été soumis pendant un certain temps aux autres procédés. On en distingue de plusieurs sortes : 1° la douche *ordinaire* ou *grande douche*, formée par une colonne d'eau de deux pouces environ de diamètre provenant d'un vaste réservoir élevé de trente à trente-cinq pieds au-dessus du sol; 2° la douche à *onde* : c'est une nappe d'eau tombant d'un mètre de hauteur dans un bassin où il y a quinze centimètres d'eau pour servir de demi-bain au malade, en même temps qu'il reçoit la chute d'eau en nappe sur la partie souffrante; 3° la douche en *pluie*, sortant d'un tuyau terminé par une surface criblée de trous, et sous laquelle l'individu se place; 4° la douche en *poussière*, formée par des milliers de petits jets convergeant de tous côtés vers l'axe de l'appareil, que le malade, assis ou debout, reçoit sur toute la surface du corps à la fois; 5° la douche *ascendante* à jet simple ou en arrosoir; 6° enfin la douche à *direction variable*, dont le tuyau flexible s'adapte à un tube en forme de lance ou à une pomme d'arrosoir et permet d'appliquer facilement la douche à toutes les surfaces du corps et d'en modifier l'effet par la direction qu'on lui imprime.

La durée de la grande douche est de cinq minutes. On ne la reçoit jamais sur la tête : avant de la recevoir, le malade doit avoir le soin de se croiser les deux mains au-dessus, pour abriter le crâne de la chute d'eau. Celle-ci doit être dirigée plus ou moins obliquement quand elle tombe sur les autres parties du corps et principalement la poitrine et le creux de l'estomac.

La force et la durée de la douche doit être relative à l'âge, à la constitution du malade et à la nature de la maladie. Pendant que le malade est dessous, il doit se frictionner vivement toutes les parties du corps, qui toutes doivent être rapidement et successivement douchées; les mouvements que le malade se donne, aidant à la réaction qui va suivre. Inutile de redire qu'après la douche le malade doit se promener; mais ce que nous devons nécessairement faire observer, c'est que la grande douche ne doit jamais être dirigée sur la colonne vertébrale, dans les affections de la moelle et dans la faiblesse des reins.

La douche en poussière et la douche flexible sont des moyens plus doux que les bains généraux, les frictions, et partant d'un effet plus avantageux.

Quant à la douche en nappe, que l'individu reçoit étant assis ou allongé dans le bassin où il y a six pouces d'eau, et à la douche en poussière, chacune d'elles ayant des propriétés différentes, elles doivent convenir préférablement à tels ou tels cas : c'est au médecin à les déterminer.

Immersion. On désigne ainsi l'action de plonger instantanément les personnes dans un grand bassin ou dans une baignoire remplie d'eau, et de les en retirer aussitôt. Cette opération, qu'on réitère plusieurs fois de suite, convient surtout dans certaines névroses des muscles soumis à la volonté.

Nous ne parlerons pas des ablutions, des affusions, etc., ces objets ayant été traités ailleurs.

ENVELOPPEMENT HUMIDE. Cette opération ne diffère de l'enveloppement sec que parce que, au lieu d'une première couverture de laine dans laquelle le malade est enveloppé, on le roule dans un drap de toile qui a été trempé dans l'eau, puis fortement tordu. Il ne faudrait pas, parce que le contact du drap humide sur le corps est désagréable, et même pénible quelquefois, renoncer à s'en laisser envelopper; car dès que la réaction s'opère, et on ne l'attend guère que quelques minutes, le drap s'échauffe, l'humidité se vaporise, et l'on se trouve enveloppé d'une fomentation chaude, douce, agréable.

Ce procédé convient surtout aux personnes qui ont la peau sèche, rugueuse, chaude, irritable; à ceux qui y éprouvent des démangeaisons, etc, tout en observant pour elles les mêmes soins et les mêmes précautions prescrits dans l'emmaillottement sec.

La durée de l'emmaillottement humide est ordinairement d'une heure. On attend que

le drap soit sec et que le malade ait bien
chaud avant de l'en sortir ; de même, on
évite de le faire suer, à moins qu'il n'ait
une maladie chronique de là peau.

Au sortir de cet enveloppement, on pratique des ablutions et des lotions, et l'on ordonne un demi-bain et quelquefois un bain
entier, dont la durée et la température sont
relatives aux règles précédemment posées.

De l'abreybung. Expression allemande qui
signifie fomentation générale du corps au
moyen d'un drap imbibé d'eau. Pour la pratiquer, le baigneur trempe un drap de toile
un peu grosse dans un baquet plein d'eau
froide, le retire et le laisse égoutter ; puis il
le déploie et le tient à deux mains, les bras
étendus, et le jette par derrière sur la tête
et le dos du malade. Il n'est pas difficile de
se figurer, même sans l'avoir éprouvé, l'impression vive, profonde, pénible que l'on
doit ressentir quand ce manteau de glace se
colle sur les chairs. Eh bien ! cette sensation
n'est que passagère, et grâce aux frictions
que le baigneur fait aussitôt, avec les deux
mains, par-dessus le drap, sur le dos, les
reins et les jambes, pendant que le malade
se frictionne, de la même manière, les parties
antérieures du corps, la réaction s'établit
bientôt. Quatre à cinq minutes de frictions
suffisent, et quand une chaleur agréable se
fait sentir, on essuie le malade avec un drap
sec, il s'habille et va se promener, si le temps
le permet, sinon il fait un exercice quelconque, qui supplée à la promenade.

L'action de l'abreybung est si peu profonde, si passagère, qu'il devient communément nécessaire d'en réitérer l'application
deux ou trois fois de suite. Dans ces cas,
après chaque friction, le malade se remet
au lit pendant cinq minutes, et après la
dernière on l'envoie promener.

Fomentations locales *Ceinture abdominale.* Elle consiste en une bande de toile,
large de cinquante à soixante centimètres,
longue d'environ deux mètres et demi, qui,
après avoir été trempée dans l'eau froide dans
un tiers de sa longueur seulement, et expri-
mée par une forte torsion, pour en extraire
l'eau surabondante, est roulée entièrement
autour de l'abdomen et de la région des reins,
en commençant par la portion mouillée, sur
laquelle on roule ensuite la portion sèche,
de manière que l'une recouvre exactement
l'autre, afin que l'air extérieur n'y arrive
pas. Cette bande est maintenue en place
avec deux rubans de fil et des bretelles.

Il en est de cette application comme des
autres : c'est-à-dire qu'à une sensation de
froid de courte durée succède une sensation
de chaleur qui sèche la ceinture : aussitôt il
faut la retremper et la réappliquer, si on
ne veut que la peau du ventre s'irrite.

L'application de cet appareil provoque généralement, sur l'abdomen, l'éruption de boutons et de furoncles, qui varient par leur
forme, leur couleur et leur volume. Ce n'est
point un motif qui doive en faire suspendre
l'emploi, puisqu'on en a vu chez certains
individus qui étaient déjà secs, alors que

d'autres apparaissaient et que d'autres étaient
en suppuration.

Des compresses mouillées. Ce sont des
pièces de linge pliées en plusieurs doubles,
trempées dans l'eau froide, exprimées et appliquées ensuite, comme topique, sur les parties malades, et maintenues exactement à
l'aide d'une bande de toile sèche qui empêche l'accès de l'air et le refroidissement
de la partie recouverte. Sitôt qu'elles commencent à s'échauffer, on doit les renouveler. Du reste, on les emploie, conjointement
avec les bains de siége, dans les maladies
où ils sont avantageux. *Voy.* Bain de siége.

Emploi de l'eau a l'intérieur. Comme
boisson, il va sans dire que plus l'eau dont
les malades feront usage sera fraîche, vive,
limpide, inodore, aérée, dissolvant le savon
sans former de grumeaux (*Voy.* Eau), et
meilleure elle est pour leur usage. Il importe donc qu'elle réunisse autant que possible toutes ces qualités, puisqu'elle compose
toute la boisson des malades, soit aux repas,
soit dans l'intervalle qui les sépare. Ainsi,
dès le matin, le malade est-il emmaillotté ?
il boit chaque dix minutes ou tous les quarts
d'heure, un quart ou un demi-verre d'eau.
Se promène-t-il ? il boit aussitôt que la réaction est complète. L'un et l'autre cessent de
boire une demi-heure avant le repas, et ne
recommencent que deux heures après.

Règles générales. 1° Il faut attendre que le
premier verre d'eau bue à jeun soit passé
avant d'en boire un second, et ainsi de suite
pour les autres ; de cette manière, l'estomac
s'habitue à l'eau, et on finit par en prendre
une grande quantité ; 2° il est nécessaire de
se promener lorsqu'on doit boire plusieurs
verres d'eau, et on s'abstient de boire si l'on
a froid ; 3° hors des repas, la température
destinée à la boisson sera de sept, huit et
dix degrés centigrades ; elle peut être à une
température moins élevée lorsqu'on mange ;
4° enfin, la quantité d'eau prescrite varie
selon le tempérament, l'âge, les forces vitales
et la nature de la maladie. Et, par exemple,
les femmes boivent moins que les hommes,
les enfants et les vieillards moins que les
adultes, les lymphatiques moins que les
sanguins, les bilieux et les nerveux, etc., etc.
De même les personnes qui ont l'estomac
faible doivent boire peu à la fois, et n'arriver que par graduations presque insensibles
à boire davantage.

Ayant dit que l'eau pure compose *toute*
la boisson des malades, je dois ajouter que
si cette règle est absolue à Grafenberg, il n'en
est pas de même en France, où l'on permet
un peu de vin pur et beaucoup d'eau rougie
aux repas, quand l'état des malades l'exige.

Des injections. Leur usage est si commun,
soit par l'anus, ce qui constitue un lavement
d'eau froide, soit dans les parties sexuelles
et autres ouvertures naturelles, qu'il est inutile que nous nous arrêtions à l'emploi de ce
moyen, très-usité d'ailleurs depuis longtemps.

Voilà quels sont les moyens que l'hydrothérapie ou *hydrosudopathie* (expression plus
moderne) met en usage, suivant qu'elle veut

déterminer des sueurs générales ou partielles appropriées à la nature de la maladie. Sans doute qu'à ces moyens de guérison les hydrothérapeutes ajoutent encore, comme moyens adjuvants, certaines règles hygiéniques auxquelles les malades sont assujettis, règles qui sont relatives à l'air qu'ils doivent respirer, aux vêtements dont ils se couvriront, aux exercices qui leur sont permis, au régime alimentaire auquel ils devront s'assujettir ; mais ce n'est point ici le lieu où nous devons nous occuper de ces objets de détail; et si je me suis appesanti, dans cet article, sur l'exposition des procédés hydrosudopathiques, c'est parce que, si je m'étais borné, par exemple, à dire qu'on administre les bains de pieds dans les névralgies cérébrales, l'ophthalmie, etc., les personnes qui n'ont pas des notions en hydrothérapie, supposant que le bain de pieds à l'eau froide ne diffère point du bain de pieds ordinaire à l'eau chaude, et voulant essayer de ce moyen, plongeraient les pieds du malade jusqu'à la cheville dans l'eau froide, et les y laisseraient longtemps peut-être, alors qu'il ne faut qu'un pouce d'eau et les autres conditions énumérées pour que le bain soit pris d'après les règles pressnitziennes. Partant, ou il fallait n'en pas parler du tout, ou nous condamner à en parler longuement, pour éviter des méprises fâcheuses: nous avons préféré prendre ce dernier parti, quoique les articles de ce Dictionnaire ne comportent pas, en général, de si longs détails.

En résumé, voici comment les journées des malades sont employées dans l'établissement de Priessnitz, à Græffemberg. 1° Dès quatre heures du matin, réveil , emmaillottement, transpiration, bain froid, promenade ; 2° à huit heures du matin, déjeuner et nouvelle promenade ; 3° midi sonnant, douche ou bain de siége, suivis de l'exercice au grand air ; 4° à une heure, dîner et puis la promenade ; 5° la digestion faite, nouvel emmaillottement, ou bien applications locales par douches, bains partiels, etc. ; 6° souper à sept heures, puis coucher.

N'ayant à considérer dans cet article que l'action sudatoire de l'hydrothérapie, et non à disserter sur sa valeur thérapeutique, nous dirons qu'elle peut être utilement employée dans une foule de maladies chroniques ; mais qu'il n'y a guère qu'un médecin instruit qui puisse en bien diriger l'emploi. Vouloir l'appliquer indistinctement à tous les cas et chez tous les individus, ce serait une faute grave, l'expérience ayant constaté fort souvent non-seulement ses insuccès, mais encore ses dangers.

SUETTE, s. f., *morbus sudoriferus*, maladie sudatoire, à cause des sueurs excessives qui la caractérisent. — Les pathologistes ont donné le nom de *suette* à une fièvre pestilentielle ataxo-adynamique, *typhoïde*, régnant parfois épidémiquement dans certaines localités, caractérisée par la prostration des forces, des palpitations de cœur, l'inégalité et la fréquence du pouls, et les autres symptômes du TYPHUS MALIN (*Voy.* ce mot), et qui

se termine par une crise heureuse, ou d'une manière funeste en vingt-quatre heures.

Elle est contagieuse et reconnaît pour cause, soit le relâchement de la peau, soit un trop grand afflux des humeurs vers la périphérie du corps, et leur dissolution.

Les indications curatives de la suette, ou *épidrose*, pour me servir d'une expression plus moderne, consistent donc à torréfier la peau et à combattre la décomposition, la dissolution des humeurs. Pour remplir à la fois ces deux indications, on donne de demi-once à deux onces de chlore par jour, mêlé à de l'eau, ou bien l'acide sulfurique et l'alun. On peut se servir également, avec avantage, d'une infusion de sauge, vineuse ou aqueuse, de l'agaric blanc, à la dose de cinq à trente grains par jour, en même temps qu'on emploie les fortifiants sous toutes les formes à l'extérieur ; c'est à-dire qu'on emploie localement les lotions avec le vinaigre, l'eau froide, les acides minéraux affaiblis, les applications de glace, etc., tout ce qui, en un mot, peut resserrer la peau et en fermer les orifices exhalants.

A propos d'épidrose, nous devons faire observer qu'il est certains individus qui, par suite d'une disposition spéciale , sont sujets à des sueurs considérables aux pieds, aux mains, aux aisselles , aux parties sexuelles (*épidroses locales*), presque toujours accompagnées d'une altération de la sécrétion, qui fait que celle-ci exhale une mauvaise odeur Comme cette incommodité devient par là fort désagréable, quelques personnes tentent de s'en débarrasser, ce qu'on obtient facilement ; mais nous devons les prévenir qu'elles s'exposent à des maladies fort graves (perte de la vue, de l'ouïe, asthme, phthisie pulmonaire, etc.), dont il est très-difficile, pour ne pas dire impossible, de les guérir. Nous avons connu, à Cette, un portefaix qui , ayant supprimé, par des astringents, une sueur très-abondante des pieds, par laquelle il était fortement incommodé, fut atteint d'une paralysie de la sensibilité seulement (anesthésie) des extrémités inférieures , que rien n'a pu guérir. Delpech lui avait proposé l'application du feu ; mais il ne voulut pas s'y soumettre. Employait-il les sudorifiques les plus actifs, il suait de partout, excepté des jambes, qui étaient constamment sèches comme du bois. Nous le perdîmes de vue.

SYNCOPE, s. f., de συγκόπτω , je tombe ; perte subite de la connaissance, du sentiment et du mouvement, avec affaiblissement ou suspension totale du pouls et de la respiration, sueur froide , etc. — La syncope n'est pas toujours instantanée ; quelquefois, au contraire , un sentiment de malaise , la pâleur du visage, le refroidissement des extrémités, des vertiges et le tintement d'oreilles la précèdent, et quand le malade revient à lui , il éprouve encore durant quelques instants, de l'anxiété dans la région du cœur , des nausées , parfois des vomissements, et même des convulsions.

Ce qui y prédispose , ce sont le tempérament nerveux, la faiblesse constitutionnelle ou consécutive à de longues maladies, une hémorragie excessive; et ce qui l'occasionne fort souvent, c'est généralement les affections morales, par antipathie, par la vue d'objets dégoûtants, par l'émotion qu'on éprouve quand un accident arrive à quelqu'un qu'on affectionne ou autre., et aussi l'évacuation prompte d'un grand abcès, d'une collection aqueuse considérable. Une vive douleur, l'inanition, la présence des vers dans le tube digestif, une lésion organique du cœur ou des gros vaisseaux, etc., peuvent aussi la déterminer.

On doit rechercher avec beaucoup de soin la cause de la syncope, attendu que ce n'est qu'alors qu'elle a cessé d'exercer son action sur le moral ou sur le physique que l'individu reprend entièrement ses sens, et renaît en quelque sorte à la vie. Est-ce l'inanition? Après que le sujet a repris ses sens, parce qu'on l'a placé dans une position horizontale, qu'on lui a aspergé de l'eau à la figure, fait respirer des sels, etc. (*Voy.* Saignée), un peu de bouillon, du vin sucré, un bon potage même, le ranimeront complétement. Mais, s'il s'agit d'une syncope hystérique, on se trouve bien de mettre sous le nez de la personne, soit des plumes brûlées, soit un ognon coupé en deux, dont l'odeur pénétrante produit généralement de très-bons effets, etc. (*Voy.* Hystérie.) Bref, la syncope doit être traitée, nous le répétons, suivant la cause qui la détermine.

SYPHILIS, s. f. (vérole, maladie vénérienne), *syphilis lues venerea.* — C'est le nom que l'on a donné à l'infection syphilitique, n'importe quelle que soit la voie de contagion par laquelle elle se communique d'individu à individu, et la forme qu'elle affecte.

Nous disons la voie de contagion, car nous ne sachons pas qu'elle se communique autrement que par le contact d'une personne impure, gâtée, atteinte de la maladie vénérienne, avec une personne saine qui en est infectée à son tour. Ce contact a lieu par le coït, par des baisers, par l'application du virus sur une surface dénudée, etc. (une petite plaie à la peau); soit que le virus s'écoule des parties sexuelles, ou qu'il séjourne à la surface d'un ulcère (chancres syphilitiques), ou qu'il se communique, par le sang corrompu de la mère ou d'un père vérolé, à l'enfant qu'ils procréent, etc.

Nous avons dû insister sur l'énumération de ces diverses causes, attendu que la maladie vénérienne se manifeste par des symptômes divers, suivant les individus d'abord, mais surtout suivant une foule de circonstances que nous ne connaissons guère, mais que nous apprécierons dans les phénomènes morbides qui les caractérisent. Étudions d'abord les causes de la syphilis et les symptômes divers de l'infection vénérienne, suivant la nature de la cause qui l'a produite.

Par le contact immédiat et le rapprochement des sexes, l'infection syphilitique donne lieu, le plus fréquemment, à une inflammation de la muqueuse urétrale chez l'homme, urétrale, urétro-vaginale, ou simplement va-

ginale chez la femme, et cette inflammation prend le nom de *blennorrhée syphilitique*, de *gonorrhée*, vulgairement *chaude-pisse*, à cause de l'écoulement qui l'accompagne.

Cette phlegmasie se compose généralement d'une période inflammatoire ou d'irritation spécifique, à laquelle se joignent, quand la maladie est grave, des irritations consensuelles diverses (phymosis, paraphymosis, bubon, tuméfaction du testicule); et d'une période de rémission ou de crise qui, si elle n'a point lieu, annonce le passage de la plegmasie à l'état chronique. Nous en avons parlé assez longuement (art. Blennorrhagie) pour n'y pas revenir dans celui-ci. Mais ce sur quoi nous insisterons, c'est qu'au lieu d'un écoulement, le coït impur détermine sur le gland chez l'homme, dans les parties sexuelles chez la femme, des ulcérations de nature syphilitique, qu'il est facile de reconnaître à leur aspect d'un blanc sale, à leurs bords durs, épais et comme déchirés, renversés en dehors, et au peu de douleur qu'elles causent, quoique paraissant lardacées à la surface. Remarquons, en passant, que les chancres ont un autre siége apparent que les parties de la génération : ils attaquent souvent aussi la gorge, soit que les individus des deux sexes se livrent à des baisers impurs et libertins, soit qu'ils ne surviennent que longtemps après une cohabitation contagieuse, à la suite de l'infection générale, dont ils sont un des symptômes caractéristiques. Nous disons un des symptômes, parce qu'en dehors de ces ulcères, dits syphilitiques, la maladie vénérienne constitutionnelle se décèle par des condylomes, des exanthèmes à la peau, des gonflements glandulaires, des douleurs ostéocopes, des caries, etc., formes diverses sous lesquelles nous allons successivement l'étudier.

Chancre vénérien, ulcère syphilitique. Reconnaissable aux caractères organiques que nous lui avons assignés, le chancre, soit qu'il se manifeste aux parties génitales, soit qu'il affecte la gorge, tend toujours à s'étendre en surface et en profondeur : c'est pourquoi, une fois développé sur les amygdales, où la matière virulente agit d'abord, il gagne, de proche en proche, l'intérieur de la bouche, la langue, etc., sans y être précédé ni par des boutons ni par des pustules. Il peut se développer aussi spontanément sur ces parties.

C'est pourquoi, attendu que tout chancre doit être considéré comme le commencement de l'infection générale, et qu'il serait imprudent, dès lors, de laisser s'*enraciner* de plus en plus cette infection, le traitement antisyphilitique général ne doit pas être différé. D'ailleurs, si, comme nous l'avons fait observer, les progrès du chancre vont toujours croissant, ne faut-il pas tout mettre en usage pour les empêcher de s'étendre davantage? Il est bien entendu que, s'il existait des symptômes d'inflammation locale, il faudrait recourir immédiatement aux émissions sanguines, et n'employer les antivénériens qu'après que l'inflammation serait dissipée.

Parmi les médicaments qui jouissent de la

propriété de guérir radicalement les chancres, et qui, en outre, détruisent communément la dyscrasie syphilitique, nous plaçons au premier rang l'or, employé en frictions sur ou sous la langue, n'importe (quand le malade ne répugne pas à avoir cet organe d'une couleur noirâtre); et mieux quand l'ulcère syphilitique est ailleurs qu'à la gorge, administré à l'intérieur, mêlé à la dose d'un grain à huit onces de sirop de salsepareille, dont le malade doit prendre une cuillerée à bouche, matin et soir, dans une tasse d'infusion d'*ononis*. Quand le flacon est vidé, on fait un nouveau mélange d'or et de sirop, mais on diminue d'une once la quantité de ce dernier, tout en mettant la même quantité d'or, de manière que l'individu, en prenant chaque matin une cuillerée de la préparation, se trouve augmenter de temps en temps la dose du métal aurifère, le sirop étant diminué d'une once à chaque nouveau mélange. A l'aide de ce moyen fort simple dans son administration, des lotions avec l'eau de chaux, des applications de cérat de Galien, bien frais, pour les parties génitales, des gargarismes adoucissants pour la gorge; en un mot, avec des soins de propreté, les ulcères se cicatrisent, et l'on n'a pas à craindre les accidents consécutifs, la guérison s'opérant du dedans au dehors par extinction de l'empoisonnement, et non par suppression de ses effets. A ce propos, nous devons faire observer que le traitement purement local, auquel on n'a recours que trop souvent, à l'aide de la cautérisation avec le nitrate d'argent, la potasse caustique, l'alun; ou bien que la cicatrisation que l'on obtient par les lotions, avec une dissolution de sublimé, de zinc, de précipité rouge, de vitriol bleu, etc., a pour résultat, après la guérison du chancre, de donner lieu à la reproduction de la maladie sur un autre point, ou à l'apparition d'autres symptômes qui attestent que le virus syphilitique existe toujours dans la masse des humeurs. Ainsi, après la suppression d'un ulcère aux parties sexuelles, on voit apparaître des chancres à la gorge, des taches, des pustules à la peau, etc., preuve qu'on ne doit pas trop se hâter d'obtenir la cicatrisation de l'ulcère, et qu'il vaut mieux qu'il guérisse de lui-même, et par un traitement antivénérien à l'intérieur, que parce que l'on l'aura traité localement.

Si l'on manque de confiance dans le muriate d'or, le chlorure d'or et de soude ou autre préparation aurifère, on peut le remplacer par le mercure soluble de Hahnemann, qu'on administre à la dose de deux grains par jour, en l'augmentant journellement d'un grain, jusqu'à ce que l'haleine acquière l'odeur propre au mercure, ou qu'il survienne des douleurs dans les gencives, un léger gonflement des glandes du cou, signes précurseurs ou commencement de la salivation. Notons que le plus souvent, par un traitement interne, le chancre se cicatrise, du septième au huitième jour, sans l'emploi d'aucun topique, et que cependant la prudence commande de continuer encore pendant sept à huit autres jours l'emploi du mercure. On peut en réduire la dose à un grain par jour seulement.

Bubons. Il n'est pas rare que la gonorrhée et le chancre s'accompagnent de la tuméfaction des glandes de l'aine (*bubons*, vulgairement *poulains*, et du testicule, *orchite syphilitique*). Ces engorgements, qui ne sont qu'un symptôme sympathique de l'irritation inflammatoire, disparaissent généralement avec la cause qui les a produits, l'inflammation urétrale cédant au traitement antiphlogistique. Cependant on associe à ce traitement, soit des fomentations avec l'eau blanche tiède (Pr. : acétate de plomb liquide, 15 grammes [demi once]; versez et agitez dans une pinte d'eau); soit l'application des cataplasmes émollients et narcotiques. Si les engorgements sont douloureux, et s'ils persistent après que les symptômes d'inflammation sont calmés, on doit les considérer alors comme l'indice d'une infection très-avancée, et qui nécessite l'emploi immédiat des antivénériens à l'intérieur, administrés comme il a été dit précédemment. Enfin, il arrive parfois, mais très-rarement, que des bubons se déclarent sans gonorrhée ni chancre, et comme symptômes de l'infection syphilitique; dans ce cas exceptionnel, il faut agir comme dans tous les cas d'infection générale.

Condylome. Les excroissances charnues, molles et indolentes qui se montrent aux parties génitales de l'un et de l'autre sexe, au périnée, autour et à l'intérieur de l'anus, qu'on nomme *condylome*, exigent, elles aussi, un traitement antivénérien général, interne, sous l'influence duquel elles disparaissent en général, en même temps que les chancres. S'ils persistaient, on doit les exciser et les cautériser.

Maladie vénérienne proprement dite. Quand l'infection secondaire, générale, du virus syphilitique ne se manifeste encore que par les signes divers que nous avons énumérés (écoulements, chancres, bubons, condylomes, l'angine chronique, des exanthèmes au front, etc.), ce qui constitue le premier degré de la maladie vénérienne, le traitement par l'or, ou le mercure, ou l'argent, etc., suffit pour guérir le malade, sans danger consécutif pour lui. Cependant, si on n'adoptait pas notre méthode par l'or dans le sirop de salsepareille, et qu'on préférât le mercure, il serait bon, tout en en usant, de prescrire en même temps une tisane dépurative, de garder la chambre pendant toute la durée du traitement, et jusqu'à ce que les prodromes de la salivation mercurielle aient disparu, quand le ptyalisme se manifeste; de manger peu, d'éviter les acides, et de s'abstenir d'aliments âcres, salés, épicés, aigres, de boissons excitantes.

Quand la maladie est ancienne, que l'organisme est profondément affecté, qu'il survient des exostoses syphilitiques, des caries, des exanthèmes de même nature sur toute la surface du corps, consistant en pustules, en bulbes, en vésicules, en tubercules, etc., de nature vénérienne; que leur aspect cuivré fait distinguer des exanthèmes de la même forme, mais d'une tout autre nature et d'une couleur spéciale, suivant la dyscrasie humorale qui leur donne naissance ; dans ce cas, dis-je, on doit employer les médicaments les plus actifs et ceux sur lesquels l'expérience permet le plus de compter. Delpech, avons-nous dit, employait la liqueur de Van-Swieten, ou les pilules de Plenck ; M. Lallemand se louait beaucoup de cette même liqueur : donc, on peut les prescrire en toute confiance. En quoi consiste-t-elle, et quelle est la formule des pilules de Plenck ? La voici :

Liqueur de Van-Swieten.

Pr. : Muriate suroxygéné de mercure (*sublimé corrosif*),   8 grains.
Eau distillée,   1 livre.
F. dissoudre le sublimé dans S. Q. d'alcool : M. à l'eau distillée. Cette liqueur doit être conservée dans une bouteille bien bouchée.

Dose. Dans les premiers jours, on administre la demi-dose (une cuillerée à bouche) dans un verre de lait coupé ou d'eau d'orge. Après quelques jours, on donne la dose entière (deux cuillerées à bouche), à prendre une le matin, et l'autre le soir.

Nota. 25 à 30 grains de sublimé sont nécessaires pour opérer la guérison radicale : ils suffisent communément.

Pilules mercurielles de Plenck.

Pr. : Mercure distillé,   1 gros.
Mucilage de gomme arabique,   4 gros.
Eteignez parfaitement le mercure, et ajoutez ensuite :
Extrait de cigüe,   1 gros.
F. des pilules de 2 grains.

Dose. On donne 4 à 6 de ces pilules par jour.

Le sublimé dont se compose la liqueur de Van-Swieten, et qui forme la base des pilules de Plenck, est surtout utile chez les personnes qui ont déjà beaucoup pris de mercuriaux, et qui ont acquis par là une disposition si prononcée à la salivation, que quelques grains d'un oxide ordinaire de mercure suffiraient pour les faire saliver, et les obliger à suspendre le traitement. On peut donc l'employer sans inconvénient, et le continuer longtemps, dit Hufeland, en observant les règles suivantes : on le donne sous forme pilulaire, afin qu'il se dissolve lentement ; puis dans un véhicule mucilagineux (pour émousser son action caustique immédiate sur les membranes de l'estomac et de l'intestin) et associé à l'opium, afin de prévenir les effets nuisibles qu'il pourrait produire sur les nerfs gastriques et intestinaux : le spasme d'estomac, des nausées, la colique, la diarrhée. De là résultent les pilules n° 231, que je regarde comme celles qui conviennent le mieux pour le traitement de la syphilis. Je les ai toujours employées, souvent pendant des mois entiers.

Pr. : Sublimé corrosif,   2 grains ;
Eau distillée,   Q. S.
Faites dissoudre ;
Ajoutez : opium pur,   2 grains ;
Miel,   un scrupule ;
Mie de pain blanc.   Q. S.
Faites soixante pilules.
On en donne cinq le matin et cinq le soir,

et l'on augmente peu à peu, de manière à en prendre jusqu'au double lorsque le mal est opiniâtre. Il va sans dire que le malade doit se tenir chaudement et suivre un bon régime ; boire une tisane de salsepareille ou autre, prise en abondance ; user de bains chauds, qui sont de puissants auxiliaires du traitement.

Je dois faire remarquer encore que le sublimé étant sujet à affecter les poumons, il faut nécessairement lui substituer une autre préparation, et, par exemple, la suivante, chez les personnes prédisposées à la phthisie pulmonaire :

Pr. : Précipité rouge,   1 grain.
Antimoine cru,   2 scrup
Extrait de réglisse,   Q. S.
Faites quatre-vingts pilules, à prendre de la même manière que les pilules au sublimé.

Ces nouvelles pilules sont aussi efficaces et quelquefois plus efficaces même que les précédentes. Dupuytren ajoutait deux grains d'extraits de gaïac à chacune des pilules de sublimé opiacées, qu'il prescrivait dans les proportions d'un seizième, d'un huitième, d'un quart de grain de sel pour un tiers de grain ou un demi-grain d'opium. Le malade en devait prendre trois par jour. Voici sa formule :

Pilules de Dupuytren :

Pr. : Résine de gaïac,   2 grains ;
Extrait gommeux d'opium, un tiers de grain ;
Deuto-chlorure de mercure, un sixième de
grain pour chaque pilule.

Règles générales. Varier les formes du médicament sous lesquelles on le donne, quand celle qui est administrée ne produit pas l'effet désiré ; suspendre de temps en temps l'usage du mercure pour le reprendre ensuite ; ne pas se décourager de la persistance des symptômes, et ne faire aucun écart de régime ; continuer pendant quelque temps encore le traitement, après que les signes apparents de l'infection générale ont complétement disparu ; voilà la conduite que le médecin et le malade doivent tenir : car la cessation des symptômes ne suffit pas pour prouver que le sang et les humeurs sont assez bien dépurés pour que le virus syphilitique ait été complétement détruit et ait perdu conséquemment l'aptitude à reproduire le principe contagieux. Or, attendu que si l'on cesse trop tôt le traitement, on risque de voir les signes de l'infection reparaître avec la même forme ou sous un autre aspect, il est prudent et sage, nous le répétons, de continuer encore l'emploi de ce spécifique, à petites doses, pendant un certain temps. On se réglera, pour la longueur du régime *de précaution,* sur celle qu'on aura mise à obtenir la disparition des symptômes, c'est-à-dire que, plus il aura fallu insister sur l'emploi des moyens généraux pour les dissiper, plus aussi on devra en prolonger l'usage après être arrivé à ce résultat. Après quoi, s'il y a encore nécessité, on ne devra pas perdre le malade de vue, lui conseiller un traitement dépuratif non mercuriel, ou aurifère ou argentifère, etc., et s'assurer de temps à autre si de nouveaux symptômes syphilitiques n'apparaissent pas.

Syphilis invétérée. On l'appelle ainsi lorsqu'elle est fort ancienne, et qu'elle fait pour ainsi dire corps avec la vie, qu'elle a attaqué et désorganisé les parties les plus profondes; que guérie, ou du moins supprimée par un traitement antivénérien, la maladie reparaît sans cesse sous des formes modifiées. Dans ce cas, il est bon d'employer les frictions mercurielles, qui agissent bien plus sûrement, puisque le mercure pénètre l'organisme par la voie des vaisseaux lymphatiques, la même par laquelle le virus syphilitique s'est inoculé. Dans ce cas, le malade doit faire usage des bains de sublimé (demionce à une once de ce sel par bain); ou bien on le frictionne à la plante des pieds, chaque soir, avec un gros de pommade de Cirillo, qui n'a pas l'inconvénient de produire la salivation.

Pr. : Sublimé corrosif et sel ammoniac, de chaque 4 grammes (un gros);

Axonge, 30 grammes (une once).

M. — Une cuillerée à café représente la valeur d'un gros.

Nous préférerions cette méthode d'employer les mercuriaux, si nous étions forcé d'en faire usage, parce que nous considérons le ptyalisme mercuriel comme un grand mal. Quant à ceux, au contraire, qui n'ont de confiance dans le traitement antivénérien qu'alors qu'il a produit la salivation, voici comment ils procèdent : chaque jour on fait une friction avec un ou deux gros d'onguent mercuriel, sur un point quelconque de la surface du corps, que l'on a le soin de varier, et on continue ainsi en prescrivant simultanément des bains tièdes et un régime sévère, ou même l'abstinence totale, jusqu'à ce qu'on voie survenir la salivation. Celle-ci se déclare ordinairement au milieu d'un mouvement d'irritation fébrile, et il faut l'entretenir à un degré modéré, durant un laps de temps plus ou moins long, selon l'intensité de la maladie. Cette méthode est incontestablement la plus énergique, mais aussi la plus violente. On peut la considérer comme une véritable crise, c'est-à-dire avec ses avantages, mais aussi avec ses inconvénients : ses avantages, en ce que, pénétrant en tous points l'organisme, en le saturant, pour ainsi parler, de ses molécules métalliques, et en attaquant par là le virus avec toute sa puissance, partout où il a pénétré, il l'extirpe en quelque sorte et le repousse au dehors ; mais par la même raison qu'il exerce sur les tissus vivants, en général, une action destructive, de même par la déperdition de salive qu'elle entraîne, humeur indispensable à la digestion, et par suite à la nutrition, il produit un affaiblissement extrême, la consomption et le marasme, si l'on pousse trop loin la salivation, chez les sujets qui y sont prédisposés. D'après cela, on ne doit y recourir qu'à la dernière extrémité, et toujours avec prudence, avec modération, en se gardant bien de l'appliquer chez les sujets avancés en âge ou chez ceux qui sont déjà fort affaiblis. Dans ce cas, mieux vaudrait essayer d'un moyen qui suffit fort souvent pour obtenir la guérison. Il consiste à faire boire journellement au malade une

décoction de deux onces de salsepareille dans deux livres d'eau, réduites à une livre par l'ébullition. Cette boisson doit être consommée tout entière dans la journée et continuée longtemps.

J'ai dit, en parlant de la salivation, qu'*il faut l'entretenir à un degré modéré, durant un laps de temps plus ou moins long...* Si je n'écrivais que pour des médecins, ces indications générales seraient suffisantes, sans doute ; mais comme notre Dictionnaire ne leur est pas destiné, nous croyons nécessaire de donner quelques nouveaux développements à ce sujet. Pour cela, il nous suffira de résumer les préceptes que Boerhaave a tracés dans onze de ses immortels aphorismes, dont plusieurs auteurs nous ont donné la traduction en ces termes :

1467. Quand le corps est couvert de pustules, qu'il existe des douleurs dans les membres, des fatigues nocturnes, des ganglions suppurés, des douleurs ostéocopes, que le malade a eu plusieurs gonorrhées, jugez que l'infection syphilitique existe, et alors il faut amener la salivation.

1468. Pour l'obtenir, on abreuvera pendant plusieurs jours le malade d'une grande quantité de tisane.

1469. Puis, toutes les deux heures, il prendra une petite dose de calomel.

1470. Quand l'haleine commencera à devenir fétide, que les gencives deviendront douloureuses, que les dents sembleront s'allonger, il faudra examiner s'il convient ou de s'arrêter, ou bien de réprimer les symptômes.

1471. Une salivation de trois ou quatre livres par jour est suffisante.

1472. Moindre, elle doit être excitée par le mercure.

1473. Plus abondante, elle doit être modérée par des lavements émollients, les purgatifs, les sudorifiques.

1474. Si le mercure fait irruption du côté du ventre, l'opium et les sudorifiques sont indiqués.

1475. Si la gorge, la bouche, les gencives, sont tuméfiées et trop douloureuses, on prescrira les remèdes indiqués dans l'aphorisme 1473, et des gargarismes adoucissants ou des collutoires.

1476. Cette médication doit être continuée jusqu'à l'entière cessation des symptômes, ordinairement pendant trente-six jours.

1477. Alors, pendant trente-six jours, il faut ne donner le mercure qu'à une dose très-modérée, pour entretenir toujours une légère salivation.

Ces préceptes de Boerhaave, disent MM. Trousseau et Pidoux, sont encore suivis par tous les médecins jaloux de guérir radicalement leurs malades, et lorsque ceux-ci consentent à se soumettre à ce traitement.

Mais, si, en général, on se propose le même but que Boerhaave, et si on produit, à l'aide du mercure, les effets que recommande ce grand praticien, on n'est pas également d'accord sur le choix des préparations mercurielles et sur leur mode d'administration.

Les uns emploient les frictions avec les

onguents sur les cuisses, sur les bras, sous les aisselles, sur les parties génitales ; les autres préfèrent les bains de sublimé, suivant la méthode de Wedeking et de M. Récamier ; ceux-ci veulent des fumigations de cinabre, dans un appareil où la tête ne soit pas plongée ; ceux-là préfèrent le traitement interne, et donnent, à l'exemple de Boerhaave, le calomel, le mercure cru éteint ; mais les plus célèbres des médicaments internes sont le sublimé et les iodures de mercure.

Nous avons écrit le mot *iodure* de mercure ; de là à l'emploi thérapeutique de l'iode, dans le traitement de la syphilis, la transition est toute naturelle.

Administré conjointement avec le mercure dans la plupart des cas de maladies vénériennes chroniques, on était dans l'incertitude si les succès obtenus par l'association de deux médicaments, également actifs comme résolutifs, étaient imputables au mercure seul, ou bien à l'iode, ou bien à la combinaison de ces deux agents. La question a été décidément tranchée par le docteur Vallace, de Dublin, qui a démontré, d'une manière authentique, que l'iode est aussi efficace que le mercure dans le traitement de la syphilis constitutionnelle. Nous trouvons, dans le *Journal des connaissances médico-chirurgicales*, Paris, tome IV, pag. 157, que, « sur 142 syphilitiques traités, savoir : 6 affectés d'iritis ; 6 d'engorgement du testicule ; 10 de maladies diverses des os et des articulations ; 97 de syphilides cutanées ; 20 de lésions de la membrane muqueuse de la bouche, du nez, de la gorge ; 3 femmes enceintes, dans le but de soustraire le fœtus à l'infection syphilitique ; tous se sont parfaitement trouvés de son administration.

La préparation à laquelle il a donné la préférence, c'est la *mixtura hydriodatis potassæ*, qui consiste dans la dissolution de deux gros d'iodure de potassium dans huit onces d'eau distillée, et dont la dose est de une cuillerée à bouche quatre fois par jour, soit 60 grammes de mixture ou 2 grammes d'iodure.

.Depuis la publication de cette statistique, qui remonte déjà à une vingtaine d'années, bien des expériences ont été tentées en France, et les succès obtenus ont été assez constants pour qu'on ait déclaré qu'il ne faut pas hésiter à recourir à l'iode, lorsque le mercure a été inefficace, ou qu'il est trop difficilement supporté.

Mais ce n'est pas seulement contre la syphilis constitutionnelle que l'iode s'est montrée efficace : ce médicament peut être aussi très-efficacement employé, non-seulement dans la blennorrhagie, aux doses de 20, 30, 40 et même 50 gouttes, matin et soir, dans des potions gommeuses que le malade prend en une fois ; mais encore, dans les bubons vénériens, appliqué localement en pommade. M. Richon, qui est un des médecins qui ont préconisé l'iode dans ces sortes de cas, use, en l'administrant, des précautions ci-après indiquées.

S'agit-il de la blennorrhagie ? il gradue les doses d'iode de la manière suivante : pre-

mier jour, 15 gouttes le matin ; second jour, 20 gouttes ; troisième jour, 25 ; quatrième jour, 30. Il commence ensuite à en donner 15 gouttes le soir, et il augmente de la sorte jusqu'à 30 gouttes matin et soir. Il reste à cette dose pendant trois ou quatre jours, et s'il ne survient pas des signes d'irritation gastrique, il arrive à 40 et même 50 gouttes deux fois par jour.

S'agit-il de bubons ? après avoir calmé l'inflammation développée dans le ganglion lymphatique, M. Richon fait faire, sur la tumeur même, cinq ou six frictions chaque jour, pendant quelques minutes, soit avec un gros ou même deux gros de teinture d'iode, soit, ainsi que nous l'avons déjà dit, avec la pommade iodurée.

Assurément, il y a un peu d'exagération de la part de M. Richon dans les rapports qu'il nous a faits sur la rapidité des guérisons qu'il a obtenues, rapidité bien différente de celle qu'il nous a fallu pour obtenir la résolution des engorgements inguinaux, et encore ne l'avons-nous pas toujours obtenue ; néanmoins nous ne prétendons pas que l'iode doive être, je ne dis pas repoussé, mais négligé dans le traitement des maladies vénériennes.

Il est un autre moyen, l'*abstinence absolue*, qui compte quelques partisans. Mérite-t-elle la confiance qu'ils lui accordent ? Il est certain que, soit seule, soit associée à de petites doses de sublimé, l'abstinence absolue est très-puissante contre les syphilis constitutionnelles invétérées. Mais nous devons faire observer que la privation d'aliments n'a souvent pour effet que de répercuter en quelque sorte le virus à l'intérieur, ce qui fait que les symptômes reparaissent aussitôt que le sujet est remis à l'usage d'une bonne nourriture. C'est une remarque que nous avons faite chez un syphilitique qui avait déjà perdu un œil, à la suite d'une ophthalmie vénérienne, et qui était menacé de perdre l'autre. Pendant son traitement, qui ne consista durant longtemps qu'en de la galette sèche des marins, pour toute nourriture, les symptômes parurent s'amender ; mais ils reprirent de plus belle dès que le sujet ajouta de nouveaux aliments à sa galette. A propos d'abstinence, nous ferons observer encore que la débilité primitive, ou consécutive au développement des symptômes vénériens, étant fort souvent la cause que la maladie résiste aux moyens les plus énergiques, il faut tonifier le système vivant, au moyen des martiaux, du quinquina, de l'arnica, sans quoi on n'obtiendra jamais l'extinction de la cachexie humorale.

N'oublions pas de dire aussi que les malades qui sont tourmentés par des douleurs ostéocopes nocturnes, trouvent du soulagement dans l'écorce de garou qui, en décoction, à la dose de deux gros par jour, seule ou associée à la salsepareille, passe pour être véritablement spécifique. Autre remarque : assez fréquemment, sur la fin du traitement, ou quand il est très-avancé, il apparaît un état morbide particulier qui provient, ou de ce que le malade a suivi son traitement sans méthode, sans s'assujettir aux règles hygiéniques qui lui ont été posées, et principalement d'éviter le refroidissement, ou de ce qu'il a poussé trop loin l'usage des mercuriaux. Cet état particulier est ce qu'on appelle la *maladie mercurielle*, qui mérite une sérieuse attention, et qu'on reconnaît à ce que les symptômes s'aggravent et se perpétuent par l'emploi prolongé du mercure. Le principal moyen, en pareil cas, c'est d'envoyer le malade aux eaux thermales sulfureuses, ou de lui faire prendre des bains sulfureux chauds artificiels. *Voy.* Bain.

Parlerons-nous de la *syphilis latente* ou *larvée?* Sans doute, puisque c'est elle qui entretient et perpétue certaines maladies chroniques, que le malade et le médecin lui-même sont tout étonnés de trouver si opiniâtres, si rebelles aux moyens ordinaires. Dans ces cas, que ce soient des spasmes, des convulsions, la paralysie, des obstructions, etc., qu'on ait à traiter, le praticien s'informera si le malade n'a pas jadis été infecté, et si c'est un enfant, si le père ou la mère n'étaient point gâtés quand ils l'ont procréé. S'il est méthodique dans ses interrogations et expérimenté, il découvrira souvent que depuis l'époque de la naissance ou celle de l'infection, il s'est présenté une succession de phénomènes variés, s'enchaînant les uns aux autres, mais dont aucun n'avait été considéré, à tort, comme vénérien. En pareille circonstance, dès les premières doses de mercure données à titre d'essai, il obtiendra des effets avantageux aussi rapides qu'étonnants,

et ce doit être un motif d'en venir immédiatement à un traitement antivénérien régulier.

Reste que, dans tous les cas où l'on soupçonne l'infection syphilitique, mais surtout dans ceux où elle est manifeste, rien ne doit être négligé pour la combattre : la syphilis constitutionnelle réunissant tout ce qu'une affection morbide peut avoir de répugnant, de désagréable, d'affligeant, aux souffrances les plus pénibles, aux chagrins les plus cuisants, aux dangers les plus réels. C'est-à-dire que, tandis que d'une part elle imprime son affreux cachet aux plus nobles attributs de l'homme physique, soit en lui déformant ou lui rongeant le nez, qui est l'ornement du visage, soit en altérant sa voix, qui est la plus belle expression de la dignité morale de l'être humain; d'autre part, par les souffrances incessantes, par l'odeur infecte et repoussante qui s'exhale des parties ulcérées, etc.; elle rend l'individu à charge à lui-même et aux autres, fréquemment accablé, durant sa vie entière, de tourments et d'ennuis jusqu'à un âge avancé, heureux encore (ou malheureux) quand la syphilis ne devient pas mortelle, par consomption, par colliquation, par hydropisie. Puisse ce tableau des infirmités que la maladie vénérienne produit, rendre chastes et continents ceux qui sont portés aux plaisirs sexuels; ou s'ils ont succombé à la tentation, et qu'ils aient été infectés, leur inspirer le désir et la volonté de s'en remettre à leur docteur du soin de les en débarrasser, en se conformant en tous points à ses prescriptions, quelques sévères et rigoureuses qu'elles paraissent.

T

TABAC, s. m., *nicotiana tabacum*, genre de plantes de la pentendrie monogynie, L., de la famille des solanées, J., que Jean Nicot, ambassadeur du roi de France, François II, à la cour de Portugal, introduisit le premier dans son pays. Il envoya des graines de cette plante à Catherine de Médicis (1560), et lui en indiqua en même temps les vertus et la manière de s'en servir.

Ses caractères physiques sont : calice d'une seule pièce, en godet, découpé en cinq segments aigus, et légèrement velu : corolle monopétale, en entonnoir, d'une couleur rose purpurine ou ferrugineuse, à tube deux fois plus long que le calice, à limbe plane, ouverte en godet, et à cinq divisions égales, courtes et pointues; cinq étamines rapprochées du stigmate avant la fécondation, formant une espèce de couronne, mais qui s'éloigne lorsque cet organe a été fécondé; capsules ovoïdes, coniques, creusées de quatre stries à deux loges, s'ouvrant au sommet en quatre parties, et contenant un grand nombre de semences très-fines : l'embrion des graines est courbé, placé dans l'axe du périsperme; fleur en granicule à l'extrémité des rameaux; tige de quatre à cinq pieds, cylindrique, forte, grosse comme le pouce, légèrement velue, et pleine de moëlle; feuilles grandes, ovales, lancéolées, sessiles, et

même prolongées sur la tige, de l'un et l'autre côté de leur insertion; leur sommet est aigu, leur bord légèrement ondé, leur surface velue et à nervures très-apparentes, leur couleur un peu jaunâtre, ou d'un vert pâle. La racine est fibreuse, rameuse, blanche, et d'un goût fort âcre.

Les chimistes se sont beaucoup occupé, dans leurs analyses, du *nicotiana tabacum*, et il résulte de celles qui ont été faites par MM. Posselt et Reimann, que les feuilles fraîches du tabac contiennent une base alcaline végétale (*la nicotine*), une huile volatile (*la nicotiane*), de l'extractif, de la gomme, de la chlorophylle, de l'albumine végétale, du gluten, de l'amidon, de l'acide malique, du chlorydrate d'ammoniaque, du chlorure de potasse, du nitrate de potasse, et quelques autres sels. On trouve également ces mêmes principes dans les tabacs préparés et de plus, ainsi que l'avait annoncé Vauquelin, du carbonate d'ammoniaque et du muriate de chaux, provenant, sans doute, de la décomposition mutuelle du sel ammoniac et de la chaux, qu'on y ajoute pour lui donner du montant.

C'est pour cela que l'infusion du tabac en poudre est sensiblement alcaline, tandis que le suc de la nicotiane est acide; c'est aussi la présence du carbonate d'ammoniaque qui produit les fumées blanches, avec l'acide muriatique, que l'on expose au-dessus et à quelque distance du tabac en poudre. Dans tous les cas, c'est par le principe âcre de la plante, dont l'action sur l'économie animale est, on le sait, très-marquée, qu'on a expliqué et qu'on explique encore pourquoi la nicotiane agit si promptement sur la muqueuse du nez, qu'elle irrite au point d'exciter des éternuements, violents et quelquefois dangereux, sur les personnes qui n'y sont point accoutumées; comment elle cause dans la gorge une âcreté insupportable, donne des nausées, et fait vomir lorsqu'elle descend jusque dans l'estomac; comment, introduite en lavement dans les gros intestins, elle rappelle quelquefois à la vie, par l'irritation qu'elle y produit, les personnes asphyxiées par submersion. C'est enfin par son action sédative sur le système nerveux cérébro-spinal, sur lequel il agit à la manière des poisons stupéfiants, que la nicotiane et la nicotine donnent promptement la mort, comme ne nous l'ont que trop appris la triste et déplorable célébrité acquise, il y a peu de temps, par le comte de Bocarmé, et la publicité que les journaux ont donnée aux débats qui ont précédé sa condamnation. Un fait moins connu aujourd'hui, mais qui a fait non moins de bruit à l'époque où il s'est passé, c'est l'empoisonnement du poëte Santeul, chanoine régulier de Saint-Victor, qui s'était rendu célèbre par sa gaieté et par ses bons mots. Ses amis voulant lui faire une mauvaise plaisanterie, lui firent boire, dans un repas, un grand verre de vin dans lequel on avait versé le contenu d'une tabatière, remplie de tabac d'Espagne; soudainement il fut pris par la fièvre, par des vomissements, et il mourut, en quelques heures, dans des douleurs horribles.

En pareille circonstance, c'est-à-dire dans l'empoisonnement par le tabac, il faut, si cette substance a été prise il y a peu de temps, titiller la gorge avec le doigt ou les barbes d'une plume; ou, ce qui est bien mieux, administrer cinq ou dix centigrammes de tartre stibié, et dix à douze décigrammes d'ipécacuanha, mêlés à une petite quantité d'eau. Quand, au contraire, le poison a été avalé depuis longtemps, on donne un purgatif ou un éméto-cathartique, auquel on fait succéder un lavement purgatif. Puis, si des symptômes de congestion cérébrale se manifestent, on pratique une ou plusieurs saignées, suivant le tempérament du sujet et l'avantage procuré par la précédente; et on donne les acides, et principalement l'eau fortement vinaigrée, à petite dose. Mais s'il survient des symptômes d'inflammation consécutive, il faut user largement de la méthode antiphlogistique, employant tout à la fois la ligature et la cautérisation, si, par cas, le poison avait été introduit dans l'économie par une simple plaie.

Les propriétés stupéfiantes du tabac l'ont fait employer comme calmant et narcotique, mais on ne l'emploie guère qu'à l'extérieur, en topique, et encore, sous cette forme, lui préfère-t-on, avec raison, d'autres médicaments doués des mêmes propriétés, mais moins dangereux. Toutefois, nous devons signaler que Boerhaave s'en servait dans les névralgies, Thomas et Anderson dans le tétanos; celui-ci dans les céphalées par *anatonie* cérébrale, seul cas où il ne soit pas contre-indiqué; celui-là dans l'otorrhée interne ou catarrhe chronique de l'oreille, recommandant au malade de fumer, et de garder longtemps la fumée dans la bouche, afin que la vapeur pénètre par la trombe d'Eustache dans les parties affectées; celui-là dans l'asthme nerveux; certains dans l'asphyxie par submersion (en lavement); et, quelques-uns, dans la hernie étranglée, par la bouche, comme purgatif, et en lavements; j'avoue que son administration, dans ce dernier cas, n'est pas sans danger, et je la repousse. C'est comme pour la gale et autres maladies de la peau : certainement je ne contesterai point l'utilité du tabac, mais, comme il n'agit que lorsqu'il est employé à haute dose, je crois qu'il vaut mieux lui préférer d'autres remèdes.

Le tabac s'administre en infusion, à la dose de quinze grains à un demi-gros par livre d'eau; ou, en décoction, à celle de demi-gros à deux onces, suivant qu'elle est pour l'usage externe ou interne. Si on se sert des feuilles fraîches, il faut en doubler la dose. Son extrait se prescrit à celle de un à quatre grains, qui s'administrent à l'intérieur en pilules, ou en suppositoires. Comme les lavements de tabac sont la forme sous laquelle on l'administre le plus souvent, nous dirons qu'on les prépare comme il suit :

Pr. : Tabac... un gros; eau bouillante... une pinte; filtrez au bout d'une heure. Quand on veut le rendre plus énergique, on met une once de tabac, pour deux livres d'eau, et on ajoute à la colature douze grains d'émétique. Disons, en terminant, que nous nous sommes bien trouvé de l'application à froid des feuilles de tabac macérées dans du vinaigre, contre les douleurs vives rhumatismales.

TACT, s. m., *tactus*, modification du toucher. — Nous disons modification du toucher, parce que, avec un grand nombre de physiologistes, nous établissons une grande différence entre le tact et le toucher, que l'on confondait autrefois. Elle consiste en ce que la volonté préside toujours aux impressions de l'un, aux perceptions tactiles proprement dites, alors que l'autre ne nous donne guère que les sensations générales de chaud, de froid, du sec, de l'humide, etc., impressions qui sont hors de l'influence de la volonté.

Il est très-essentiel de connaître le mécanisme du toucher, pris dans sa plus grande acception, parce qu'on sait mieux par là en quoi consistent les services qu'il nous rend. Et, par exemple, c'est par le tact que nous sommes avertis de la température des corps, que nous apprécions leur mollesse ou leur résistance, leur état de sécheresse ou d'humidité; c'est par lui aussi que nous constatons leur volume, leur poids, leur déplacement, etc.; mais, pour qu'il en soit ainsi, il faut que l'attention constate, apprécie l'impression, pour que la sensation soit rendue complète. Cette remarque est très-importante, en ce qu'elle éloigne toute explication mécanique que l'on pourrait vouloir donner. Mais quel est donc le siége du tact? Dans l'état naturel, il n'y a de destiné à l'accomplissement de cette sensation que la peau et un peu de l'origine des membranes muqueuses; mais on n'est pas bien d'accord sur le véritable lieu où l'impression retentit. Ainsi, tandis que les uns la font résider dans les papilles nerveuses, les autres, au contraire, l'attribuent à la totalité de la peau. Je crois que toute la différence naît de ce qu'on n'est pas bien fixé sur la structure des papilles; c'est-à-dire que, pendant que certains anatomistes les considèrent comme une expansion nerveuse, les autres les croient composées de nerfs, de vaisseaux sanguins, de tissu cellulaire, etc., et alors on se demande si la sensation a lieu par le nerf isolément ou par la totalité de la papille. Quoi qu'il en soit, laissant à d'autres le soin de résoudre une question qui n'est pas d'un bien grand intérêt, nous dirons que le tact est principalement établi sur la main, non point parce qu'elle est plus sensible et plus délicate, mais parce que, entièrement sous l'influence de la volonté, elle prend les formes les plus convenables pour s'accommoder à la forme du corps que l'on veut explorer.

Un philosophe grec, Aristote, a prétendu que l'homme doit sa supériorité sur les animaux à l'usage de la main. Jamais erreur ne fut plus grande; car l'homme doit sa supériorité à son intelligence; et, s'il se sert merveilleusement de ses mains, c'est qu'il entrait dans les desseins du Créateur qu'il en soit ainsi. Donnez la main à un animal, il ne saura pas s'en servir, ou, s'il s'en sert, ce ne sera que pour l'assujettir à ses instincts bestiaux : voyez le singe, et l'usage qu'il en fait.

Du reste, il est si vrai que le tact est actif, que l'aveugle, qui est borné dans ses relations avec les corps environnants à ce sens, aidé par l'ouie, quoique pouvant s'en passer dans bien des cas, fait par lui seul des choses surprenantes à mesure qu'il le perfectionne davantage. Ainsi, il est question, dans l'histoire des artistes, que le sculpteur Ganivarius, ayant perdu la vue à l'âge de vingt ans, resta quelque temps dans le désespoir; cependant il perfectionna si bien son tact qu'il espéra pouvoir faire encore des portraits. Le pape Urbain VIII eut la patience de lui prêter sa figure pour l'encourager, et il a suffi que le pape lui eût fait faire ainsi son portrait, pour que plusieurs grands personnages en fissent autant : le sort de l'artiste fut dès lors assuré.

Un fait non moins curieux est celui que raconte Félix Plater, d'un individu qui, étant devenu tout à la fois sourd, muet et aveugle, se faisait écrire sur le bras ce qu'on voulait lui dire, et trouvait ainsi le moyen de se mettre en communication avec ceux qui l'en-

touraient. Boyle dit avoir connu un aveugle qui avait tellement exercé son tact, qu'il reconnaissait la couleur des objets en les touchant. Il prétendait que la couleur blanche lui paraissait plus lisse que la couleur noire; le rouge était encore plus doux que le blanc, et, au contraire, la sensation de la couleur verte était beaucoup plus forte que celle du rouge, etc. Ce fait peut paraître extraordinaire, et nous douterions nous-même de son authenticité, si Bett n'avait, dans son journal, publié en Hollande, consigné, en l'année 1685, l'histoire non moins curieuse d'un organiste anglais, qui, étant devenu aveugle, continua cependant son état, et perfectionna tellement son sens du toucher, qu'il parvint, lui aussi, à distinguer les couleurs. Il jouait aux cartes, et même avec beaucoup d'avantage, car, en donnant, il pouvait connaître le jeu des autres. Donc le tact se perfectionne beaucoup par l'exercice.

Jusqu'à présent il n'a été question que du toucher perfectionné à la main. Les autres parties du corps sont-elles susceptibles des mêmes perfectionnements tactiles? Nous devons le croire, puisqu'il est des observations fort curieuses qui établissent incontestablement ce fait; et, par exemple :

Anderson, ayant été privé fort jeune de la vue, par la destruction complète du globe de l'œil, à la suite de la petite vérole, fut si bien cultivé par son père qu'il devint un très-bon mathématicien. En outre, il avait tellement perfectionné la sensibilité tactile de la peau et le sens de l'ouie que, d'une part, il s'était rendu accessible à la lumière, de telle sorte qu'il distinguait la clarté des ténèbres, le beau temps d'avec le mauvais; et, d'autre part, lorsqu'il était introduit dans un appartement, il allait juste se placer au milieu, et, de là, au son de sa voix et au bruit de ses pieds, il estimait la grandeur de la pièce, à un pouce près; il disait si elle était bien ou mal éclairée. Enfin, un jour assistant à une éclipse, il distingua les petites taches qui passaient devant le soleil avant tout autre, et fut le premier à le dire aux observateurs. N'oublions pas que les yeux manquaient complétement.

D'ailleurs, si la peau n'était pas susceptible de perfectionner ses qualités tactiles, quel mérite aurait la trente-deuxième lettre de Montesquieu, de son livre des *Lettres persanes*? On sait que le voyageur Rica écrit à son correspondant et lui dit : Arrivé à Paris, je suis entré dans une maison où étaient plusieurs personnes qui jouaient. J'ai demandé la rue..... qui était assez éloignée de là. Un homme s'est présenté pour m'y conduire. Il m'a mené par plusieurs rues, me faisant éviter les obstacles. Arrivé à ma destination, il me dit : Vous y voilà, vous n'avez qu'à demander la maison. Avant de le quitter, je m'enquis de ce qu'il était et de ce qu'il faisait, il me répondit : Je suis aveugle; j'habite, depuis bien des années, cette maison d'où vous venez, qui, depuis longtemps, est consacrée à trois cents aveugles, sous le nom d'hôpital des *Quinze-Vingts*. —

Maintenant, si l'on se demande comment il se fait que les aveugles peuvent ainsi parcourir la ville, et tourner le coin des rues sans se tromper, on doit se dire que cela tient à l'impression de l'air, qui, à chaque détour, frappe la peau avec plus de force, ce qui est un indice pour l'aveugle qui l'avertit du vide que laissent les maisons : c'est donc le tact qui les guide; donc le tact est susceptible d'éducation, donc il est actif, donc c'est par son intelligence que l'homme parvient à en tirer parti, et ce n'est pas à lui qu'il doit sa supériorité.

TAXIS, s. m., ταξις, nom donné par les chirurgiens à la compression méthodique et graduée qu'on exerce, avec la main, sur une tumeur herniaire, pour la réduire.

TEIGNE, s. f., *tinea*. Teigne est un mot barbare, introduit dans la science par les écrivains du moyen âge. On croit qu'il a été tiré de la langue arabe, attendu qu'Avicenne a décrit, sous les dénominations de *sahafati* et *alvathim*, une maladie ulcéreuse et croûteuse du cuir chevelu, dont il admet deux espèces : l'humide (pseudo-teigne), et la sèche, ou *favus* des modernes.

D'où qu'il dérive, toujours est-il que le célèbre Alibert a distingué cinq espèces de teigne, en raison des formes que cette maladie affecte. En voici les noms et les caractères :

1° Teigne faveuse (*tinea favosa*) : tubercules arrondis, déprimés en godet à leur centre, de couleur jaunâtre, lesquels s'accroissent, se réunissent, et forment ainsi des croûtes épaisses et informes, qui repoussent à mesure qu'on les enlève. 2° Teigne granulée (*tinea granulata*) : tubercules inégaux, bosselés, d'un gris brun, sans excavation à leur centre. 3° Teigne furfuracée (*tinea furfuracea seu porriginosa*) : légère desquammation de l'épiderme, suintement d'une humeur qui se dessèche en écailles furfuracées, et en une matière pulvérulente, non adhérente. 4° Teigne amiantacée (*tinea asbertina*) : petites écailles très-fines, d'une couleur argentine et nacrée, lesquelles entourent les cheveux et les suivent en ressemblant à l'amiante. 5° Teigne muqueuse (*tinea muciflua*) : pustules ou vésicules suivies d'ulcérations superficielles, d'où s'écoule une humeur tenace, qui ressemble à du miel corrompu.

Aujourd'hui, le tableau diagnostique de la teigne est bien plus simple, et on la définit une maladie caractérisée par de petits ulcères au cuir chevelu, qui sécrètent une matière visqueuse et fétide, occasionnent un violent prurit, et forment des croûtes.

La teigne paraît sous deux formes : à l'état de *favus*, *achores*, qui est le premier degré; et à l'état de *tinea*, qui est un degré plus avancé, dans lequel la tête se couvre de croûtes blanches adhérentes, et les racines des cheveux se tuméfient.

Très-commune chez les enfants, mais tendant à devenir de plus en plus rare à mesure qu'on prend l'habitude de leur laver soigneusement la tête, de leur brosser les cheveux, de les leur couper ras pendant l'enfance, et de les tenir très-peu couverts, la teigne est due principalement à une cachexie scrofuleuse, à la suppression de la transpiration cutanée, mais surtout à la malpropreté et à la contagion. C'est pourquoi, dans le premier temps de la maladie, il faut recommander et surveiller principalement les soins de propreté; tenir les cheveux coupés très-courts sans pourtant les trop écourter en hiver; laver souvent la tête avec une dissolution de savon, la décoction de son clarifiée, l'eau de guimauve, ou toute autre substance émolliente, tiède, et appliquer sur les croûtes, pour les ramollir, ou bien du beurre frais ou de la graisse, ou des cataplasmes de même nature. Les cataplasmes faits avec la fécule de pomme de terre nous paraissent préférables à ceux avec la farine de graine de lin, parce que la chaleur ne leur donne pas cette odeur nauséabonde qu'exhale la tête des teigneux, et que la farine de graine de lin exhale passablement elle-même dans certains cas; les uns et les autres ont l'avantage de calmer l'irritation et la démangeaison du cuir chevelu et d'empêcher les croûtes de s'épaissir.

Quand l'inflammation est violente et qu'il se forme de petits phlegmons sous la peau, on applique quelques sangsues dans le voisinage, en proportionnant le nombre de ces insectes aux forces du sujet.

A l'intérieur, on fait usage de l'éthiops minéral avec la rhubarbe et la magnésie calcinée; on fait boire une infusion de sassafras, et l'on purge tous les huit jours avec du calomel et du jalap. Ces moyens suffisent presque toujours pour guérir les cas simples. Remarquons, toutefois, que si l'enfant est à la mamelle, on doit lui laisser le lait de la nourrice, et lui donner tous les jours un peu d'eau d'orge; s'il est sevré, on rendra son alimentation rafraîchissante et moins substantielle.

Dans les cas opiniâtres, il faut recourir à la poudre de Plummer, composée de gayac et de ciguë; et si la maladie ne cède pas, on se trouve bien d'appliquer, trois fois par jour, des feuilles de chou, superposées, au nombre de trois, les unes sur les autres; elles détachent peu à peu les croûtes, et, quand celles-ci sont tombées, on remplace les feuilles de chou par des lotions huileuses. Enfin, dans la teigne proprement dite, en outre des remèdes internes précités, on a conseillé d'enlever la racine des cheveux qui sont malades. A Montpellier, nous avons vu employer avec succès, à l'hôpital général, une composition emplastique, la *calotte*, moyen excessivement douloureux et que bien des médecins repoussent comme barbare; cependant, si l'arrachement des racines des cheveux était indispensable, autant vaudrait ce moyen que tant d'autres qu'on a proposés à cet effet. Et par exemple, Hufeland conseille de se servir d'étroites bandelettes couvertes d'un mélange de résine et de farine; on en applique une chaque jour, et on l'arrache quand elle est sèche

Heureusement qu'il n'est pas nécessaire de recourir à ce moyen et qu'il suffit quelquefois de l'application de la gomme ammoniaque cuite, en consistance d'emplâtre, dans du vinaigre scillitique, et de la laisser en place jusqu'à ce qu'elle se détache aisément; ce moyen est bien moins douleureux, et, par conséquent, préférable. Mais, si, par cas, la maladie est fort opiniâtre, il faudrait oindre les places affectées avec un mélange, à parties égales, de beurre et de nitrate de mercure liquide, ce qu'on répète chaque jour, jusqu'à ce qu'elles soient parfaitement nettoyées.: ou bien recourir, comme on le fait aujourd'hui dans la plupart des hôpitaux, à la méthode *épilatoire* des frères Mahon, qui compte un grand nombre de succès. Dans cette méthode, on commence par couper les cheveux à deux pouces du cuir chevelu ; on provoque ensuite la chute des croûtes par des applications émollientes, par des lotions savonneuses. Après l'emploi de ces moyens préliminaires, on fait tous les deux jours, sur les points affectés de teigne, des onctions avec une pommade composée de saindoux et d'une poudre épilatoire (nous en avons parlé article CHAUX), dont la composition est secrète, mais qui, d'après l'analyse faite par M. Chevalier, paraît devoir son activité à la chaux, et au sous-carbonate de potasse qu'elle contient. Ce chimiste, a trouvé, en effet, de la chaux éteinte et presque carbonatée ; de la silice, de l'albumine et de l'oxyde de fer (provenant probablement de la chaux), du sous-carbonate de potasse et du charbon. Les substances actives varient en proportion dans diverses poudres numérotées 1, 2, 3, que les frères Mahon emploient successivement. Outre ces onctions, on sème de temps à autre sur le cuir chevelu (une fois par semaine, par exemple) une pincée de poudre épilatoire (*Voy.* CHAUX), et l'on peigne doucement les malades avec un peigne fin bien huilé, dans les jours intermédiaires aux onctions. La durée moyenne du traitement par cette méthode est de plusieurs mois au moins, elle a réussi dans des cas où toutes les autres et même l'application de la calotte avaient échoué. Elle ne cause point de douleur, n'offre point de danger quand elle est convenablement appliquée, n'altère point l'organisation du cuir chevelu, et n'empêche même pas les cheveux de repousser, lorsqu'elle est mise en usage à une époque où leurs bulbes ne sont pas fortement altérés. Il est évident, d'ailleurs, qu'elle n'est pas plus infaillible que les autres méthodes et qu'elle échoue quelquefois. Enfin il peut se faire qu'un remède empirique ayant été employé, ou que, pour un motif quelconque (le refroidissement de la tête en hiver, par exemple), l'écoulement se supprime spontanément. Dans ce cas, il n'est pas rare de voir la diarrhée se manifester, l'enfant maigrir, et des symptômes d'affection pulmonaire survenir. Comme tous ces accidents disparaissent par la réapparition de l'éruption, on doit nécessairement chercher à la rétablir par des attractifs appliqués sur le cuir chevelu.

TEMPÉRAMENT, s. m., *temperamentum*, ou κρᾶσις, mixture ou mélange.— On appelle ainsi le rapport qui existe entre le moral et le physique, et les caractères divers qui résultent de là pour ce dernier.

De tout temps on a accordé une très-grande importance à la connaissance des tempéraments, si grande même, que Galien ne craignait pas d'avancer que la connaissance du tempérament rendait le médecin semblable aux dieux ; et Celse, que les amis sont les meilleurs médecins, ce que J.-J.-Rousseau a répété bien des siècles après en ces termes : « Je ne crois pas à la médecine des médecins, mais je crois à celle des amis. » Exagération à part, il est certain que celui qui connaîtra le mieux son malade, qui aura le plus vécu avec lui, sera son meilleur médecin. Imbu de ces idées, étudions les tempéraments.

Pour peu qu'on ait l'habitude d'observer, et qu'on veuille comparer dans leur constitution physique et leur susceptibilité morale les individus des différents climats, on reconnaît qu'ils diffèrent beaucoup, sous bien des rapports ; et comme on a reconnu des caractères très-tranchés entre les uns et les autres, c'est sur ces caractères spéciaux que l'on fonde la division des tempéraments. C'est pourquoi, sans nous arrêter aux anciens, qui admettaient quatre humeurs, le sang, la bile, la pituite et l'atrabile, et rapportaient le tempérament à la prédominance relative de chacune d'elles ; de là les tempéraments sanguin, bilieux, pituiteux, atrabilaire; sans nous arrêter non plus à l'influence relative que peut exercer dans l'économie tel ou tel système, ce qui a conduit à diviser les tempéraments en 1° sanguin; 2° musculaire ou athlétique ; 3° gastrique ou bilieux; 4° nerveux; 5° lymphatique, et 6° anémique: nous nous contenterons, à l'exemple de Richerand et de bien d'autres, de la distinction qu'ils ont admise des tempéraments en tempérament sanguin, tempérament bilieux, tempérament muqueux ou lymphatique, et tempérament nerveux ; tout en faisant observer que ces quatre tempéraments spéciaux peuvent, en se combinant entre eux, former des tempéraments mixtes : bilioso-sanguin, nerveux-lymphatique, etc., bien plus communs peut-être qu'ils le sont eux-mêmes. Étudions chacun de ces tempéraments.

1° *Tempérament sanguin.* Il se distingue des autres par des formes gracieuses et arrondies, des cheveux châtains souples et mollement bouclés, ou roux, des yeux châtains; la peau blanche, douce et unie, légèrement colorée, principalement aux pommettes ; la douceur du regard, l'animation de la physionomie, l'enjouement, la vivacité de l'imagination, etc., et aussi parce que, chez le sanguin, toutes excitations et impressions, tant physiques que morales, agissent promptement et énergiquement sur lui ; l'effet de l'une est vite dissipé par l'effet

d'une autre : d'où .'étourderie, l'insouciance,
l'inconstance qui lui sont habituelles.

On a remarqué que, chez les individus
ainsi constitués, l'hématose est rapide et
abondante, ce qui explique la prédominance
du système circulatoire sanguin, et la disposition, soit aux fluxions et congestions sanguines, soit aux maladies inflammatoires et
à l'inflammation auxquelles l'individu est
sujet.

2° *Tempérament bilieux.* Le bilieux a, généralement, le teint brun, les cheveux noirs,
droits et crépus, presque toujours durs et
roides. Le globe de l'œil enfoncé dans l'orbite, les traits assez gros, l'iris et la peau
d'un brun jaunâtre plus ou moins foncé,
avec une pupille d'un beau noir, une barbe
de même couleur, les chairs fermes, les
muscles prononcés, les formes durement
exprimées, la fibre sèche, l'air grave, sérieux
et réfléchi.

Chez lui l'excitabilité est très-facile à
émouvoir (ce qui a fait donner à ce tempérament le nom de *cholérique*), et est suivie
d'une réaction violente de l'économie tout
entière, mais principalement du foie et du
système biliaire, d'où il suit que toute stimulation quelconque est fort sujette à accroître la sécrétion de la bile et à modifier
les qualités de cette humeur, mais aussi que
l'irritation physique causée par elle réagit
à son tour et communique de l'aigreur au
caractère, de la violence aux passions. Voyez
le bilieux ; doué de beaucoup d'intelligence
et de capacité, il est hardi dans la conception d'un projet, l'exécute avec constance et
persévérance. Dominé par l'ambition, plein
de courage, d'audace et d'activité, il cherche tous les moyens de satisfaire sa passion,
sans être rebuté par les obstacles qui s'opposent à ses desseins : aussi est-ce parmi
les hommes de ce tempérament que se trouvent ces despotes implacables qui ont oppri-
mé les nations; ces hommes·inflexibles et
cruels qui ont forcé les peuples à plier sous
leur joug : Brutus, Sylla, Marius, César,
Charlemagne, Cromwel, Bonaparte, étaient
bilieux...

La surabondance de la bile dispose les individus doués de ce tempérament aux affections bilieuses, et aussi à ce que toutes les
maladies dont ils sont affectés prennent le
caractère bilieux ou soient compliquées de
cet état morbide. *Voy.* ÉLÉMENT BILIEUX.

3° *Tempérament muqueux ou lymphatique.*
Les individus d'un tempérament muqueux ou
pituiteux sont reconnaissables à leurs chairs
molles, à leur teint pâle et décoloré (quoique
bien des personnes d'un tempérament lymphatique aient le teint frais et très-coloré,
à cause de la finesse de leur peau), à leurs
cheveux blonds ou cendrés, à leur front large
et découvert, uni, à la rondeur et au développement de leurs membres, qui sont gros-
sis et arrondis par beaucoup de tissu cellulaire sous-cutané, à la douceur et à la tendres-
se du regard, qu'un iris bleu semble adoucir ; et au moral, par l'apathie, l'indolence,
un penchant insurmontable à la mollesse.

Peu sensibles et peu irritables, leur organisme ne réagit que faiblement et lentement
contre les impressions extérieures physiques et morales ; et quoique ne manquant
ni d'intelligence ni d'esprit, cependant,
par indifférence ou nonchalance, non-seulement ils laissent passer volontiers les occasions d'en faire usage, à plus forte raison
ne les recherchent-ils pas, ils sont trop fleg-
matiques pour cela.

Reste que, vu l'atonie générale, qu'on
pourrait appeler constitutionnelle, vu la
laxité des tissus, la lenteur de la circulation,
les maladies prennent généralement une
marche chronique, s'accompagnent d'atonie
et de faiblesse, et ont pour caractère principal une grande propension aux congestions de mucosités et de sérosité, aux flux
passifs.

4° *Tempérament nerveux.* Les hommes de
ce tempérament ont assez généralement les
cheveux noirs, droits et longs, un peu rares,
et blanchissant de bonne heure ; la figure maigre et pâle, l'œil vif et brillant ; leurs traits un
peu contractés sur la ligne médiane, expriment la souffrance et la mélancolie. C'est
sans doute cette expression de la physionomie qui a fait donner pour synonyme au
tempérament nerveux celui de mélancolique.

Quoi qu'il en soit, les gens nerveux sont,
en général, maigres et secs, et pourtant leur
excitabilité, difficile à mettre en jeu, remue
profondément l'organisme quand elle est
excitée, ce qui en rend l'impression profonde
et durable. Doués de beaucoup d'intelligence
et d'une susceptibilité très-grande qui les
tourmente et les égare souvent, ils joignent
la vivacité des sensations à la promptitude
et à la variabilité des déterminations et des
jugements (exemple, Voltaire et le grand
Frédéric) ; mais aussi, souvent la réaction
demeure latente, ce qui produit une tendance (sous le point de vue moral) à la méditation, aux pensées profondes, à l'hypocondrie et à la mélancolie, maladies dont
Le Tasse, Zimmermann, J.-J. Rousseau, furent affectés ; et, sous le point de vue physique, à toutes les maladies chroniques, aux
névrosies de l'encéphale, à celles du bas-
ventre, aux obstructions des viscères, etc.

On voit par ce qui précède que les tempéraments doivent être étudiés non-seulement
dans leurs phénomènes ou caractères extérieurs ou physiques, mais encore dans leurs
phénomènes intérieurs, c'est-à-dire intellectuels et moraux. Chaque phénomène, chaque trait spécial pouvant devenir, pour le
médecin, un rayon de lumière qui éclairera
son esprit et formera son jugement.

TÉNESME, s. m. (épreinte), *tenesmus*, de
τείνω, je tends : besoin douloureux, continuel et presque inutile d'aller à la selle,
malgré les efforts auxquels on se livre pour
le satisfaire. C'est un symptôme de la dyssenterie, des hémorroïdes, des calculs vésicaux.

TÉNIA. *Voy.* VERS.

TÉRÉBENTHINE, s. f., *terebenthina*, suc
de consistance mielleuse, résineux-volatil,

qui découle naturellement, ou à l'aide d'un trou pratiqué avec une tarière, de la plupart des arbres de la famille des conifères et de plusieurs de celles des térébinthacées. On adapte à ce trou une écorce qui conduit le fluide qui s'écoule dans un vase, où on le recueille pour les usages de l'industrie et de la médecine.

Naguère encore il n'était question, dans les traités de thérapeutique, que de la Térébenthine de Venise, *terebenthina Veneta*, qu'on retire du mélèze commun, *larix communis*, *pinus larix* (monoécie polyandrie, L.), et de la Térébenthine de Chio, *terebenthina Cypria*, qu'on recueille du *pistacia terebinthinus*, L. Aujourd'hui nous avons en outre la Térébenthine de France, qui comprend celle de Bordeaux, *terebenthina picea*, fournie par le *pinus maritima*; celle de Strasbourg, *terebenthina abietina*, par le *pinus picea*; et enfin la Térébenthine du Canada, *terebenthina Canadensis*, qui vient du *pinus balsamia*. Mais à quoi bon tout cet étalage, du moment où la térébenthine de Venise est la seule employée en médecine?

La térébenthine de Venise est une résine gluante, diaphane, blanche, d'une odeur très-pénétrante, d'une saveur âcre et amère, qui, pénétrant dans l'économie par absorption, va donner aux urines, par une combinaison inconnue, l'odeur de la violette : fait que l'on a remarqué chez les individus qui habitent un appartement récemment verni.

En outre de la résine dont il vient d'être question, la térébenthine contient une huile essentielle ou essence incolore, ténue, d'une odeur forte, désagréable, toujours liquide, même à un froid de 22 degrés, que l'on emploie préférablement à la colophane, parce que celle-ci n'a d'action que par l'huile essentielle qu'elle contient : les effets immédiats de l'une se rapportent donc aux effets spéciaux de l'autre.

Dès qu'on a avalé un gros d'huile essentielle de térébenthine, on éprouve à l'arrière-gorge et à l'estomac un sentiment de chaleur et d'âcreté, un peu d'anxiété, des nausées, rarement des vomissements, plus souvent des coliques par irritation, avec météorisme et tortillement d'entrailles. Bientôt après, dans bien des cas, une surexcitation générale caractérisée par la fièvre, la chaleur générale, la céphalalgie, la soif, la rougeur de la face, un pouls dur et fréquent, la rareté des urines, qui sont très-rouges et rendues avec difficulté, ou copieuses et pâles. Elles exhalent, dans l'une et l'autre circonstance, une odeur de violette bien prononcée, que l'on retrouve encore dans les sueurs et la perspiration pulmonaire; chez quelques-uns on remarque un état d'ivresse et il survient du dévoiement.

La térébenthine est-elle portée à une ou deux onces : ou bien, en outre des effets locaux sus-mentionnés, elle produira encore des vomi-purgations abondantes, répandant l'odeur du médicament, et dans lesquelles on retrouve parfois l'huile en nature; évacuations alvines abondantes qui mettent fin à toutes les incommodités, à toutes les souffrances; ou bien, en outre des symptômes d'irritation gastro-intestinale, il se manifeste ceux d'une altération profonde des systèmes circulatoire et nerveux, dont l'énumération nous entraînerait trop loin : je les supprime donc, pour pouvoir plus longuement disserter sur son action thérapeutique.

Les maladies dans lesquelles on s'est beaucoup loué de l'administration de l'essence de térébenthine sont : 1° les *névralgies*. Nous avons vu, art. Sciatique (*Voy.* ce mot), les cas où elle est plus particulièrement indiquée, nous n'avons donc pas à y revenir : néanmoins nous ferons remarquer, en passant, que ce médicament paraît convenir aussi dans certaines névroses, puisque j'ai lu, il y a déjà longtemps, dans un journal anglais (*The London medical and surgical journal*, 1823), deux observations de tétanos rapportées par Huckinson et Williams Tems, qui établissent l'efficacité de l'huile de térébenthine dans ces sortes de cas.

2° L'*aménorrhée*. Ainsi M. Guibert a constaté que chez les personnes délicates, nerveuses et peu disposées à la pléthore, tout comme chez les jeunes filles lymphatiques qui avaient retiré quelques avantages des emménagogues spéciaux (bien entendu que ces médicaments n'étaient pas pris parmi les échauffants, et qu'on les continuait pendant quelque temps à des doses modérées), la térébenthine réussissait très-bien, donnée à l'intérieur, soit seule, soit associée à d'autres substances, à rétablir le cours menstruel. La manière de l'employer est fort simple, et nous la rapportons à la fin. Sans contester la vérité des assertions de M. Guibert, nous préférerions traiter les jeunes personnes qui se trouvent dans les conditions qu'il signale, au moyen des analeptiques, des toniques et principalement des ferrugineux. On réussit mieux et on évite le dégoût que procure la térébenthine. C'est comme pour

3° Le *ténia*. J'ai beau lire que nous sommes redevables aux médecins étrangers, et surtout aux Anglais, des faits qui attestent les propriétés ténifuges de la térébenthine à haute dose; que M. Mérat et Deleur disent l'avoir employée deux fois contre ce ver, et que les deux fois cet animal a été réduit et rendu en putrilage; attendu que ce médicament est souvent infidèle, et occasionne parfois des accidents fort graves, j'aime mieux m'en tenir à la racine de grenadier. Quoi qu'il en soit, Jean Ralph-Fenwick, de Durham, ayant guéri bien des individus en leur donnant l'huile essentielle pure à la dose de deux onces le matin à jeun; puis, bientôt après, une troisième once qui agit comme purgative et détermine l'expulsion du ténia, mis à mort par la première potion, libre à chacun de faire comme lui.

4° La *péritonite puerpérale*. On sera dissuadé, je crois, d'employer la térébenthine dans ce cas, après la discussion approfondie que MM. Trousseau et Pidoux ont faite des écrits publiés par plusieurs médecins étrangers, à l'effet de prouver l'eflicacité de ce médicament dans ces sortes de maladies, et les conclusions suivantes des deux praticiens français : « La longue discussion à laquelle nous venons de nous livrer, et les conclusions négatives qu'elles nous forcent d'adopter, donnent la mesure du crédit à accorder aux déclarations, aux témoignages spéciaux, à la relation des succès inouïs publiés par les médecins anglais, et que nous avons dû, pour être justes, critiquer dans cet article. Nous nous sommes ainsi étendus, parce que nous croyons qu'il n'est pas moins important de relever les erreurs que de signaler les vérités et les pratiques utiles. Quel tort n'est-ce pas faire à la thérapeutique que de se contenter, comme cela se pratique dans certains ouvrages, de placer aveuglément à la file les uns des autres tous ces témoignages, sans plus les peser et les épurer que s'il s'agissait d'un vain détail de botanique ?... »

J'ai dit qu'on renoncera à employer la térébenthine dans la péritonite puerpérale après avoir lu le passage que j'ai transcrit du livre de MM. Trousseau et Pidoux ; mes lecteurs feront plus encore, ils se défieront des assertions mensongères des médecins étrangers et de beaucoup de nos chers confrères de France, et ils se garderont en conséquence d'user de tels ou tels médicaments sur la foi de certains noms qui ne font pas autorité : généralement ce sont ceux qui crient le plus haut en fait d'enthousiasme.

5° La *dyssenterie*. Je trouve dans la médecine clinique de Roucher, que la vapeur de térébenthine injectée dans l'anus n'a pas été sans succès dans cette maladie. « Baglivi, dit-il, a souvent répété ce moyen qu'il recommande beaucoup, lequel ne pouvait être fructueux qu'autant qu'on le réitérait plusieurs fois dans la journée et qu'on le continuait quelque temps. » Il est facile de comprendre que toutes les fois que les intestins seront relâchés, faibles, qu'il y aura atonie, la stimulation des vapeurs de térébenthine soit utile. Elles le sont bien dans les maladies catarrhales des voies aériennes, pourquoi ne le seraient-elles pas dans les flux dyssentériques catarrhaux ?

Mode d'administration. Home conseillait de faire prendre la térébenthine par petites doses mêlées à beaucoup de miel, en usant par-dessus d'une boisson abondante. M. Martinet, au contraire, l'associe à plusieurs substances, suivant l'usage qu'il en fait, et par exemple,

1° *Opiat.* Pr. : Huile de térébenthine... un gros. — Magnésie calcinée... quarante-huit grains. — Essence de menthe... huit gouttes. — F. S. A. un opiat comme une noisette. En prendre trois fois par jour.

2° *Loch.* Pr. Huile de térébenthine... deux onces. — F. dissoudre dans jaune d'œuf... n° 1. —Ajoutez : Sirops de menthe et de fleurs d'oranger... deux onces. —M. — A prendre trois cuillerées par jour.

3° *Lavement.* Pr : Huile de térébenthine... demi-once. — Jaune d'œuf... n° 1. — Décoction de pavot... S. Q...

A son tour M. Guibert a proposé contre l'aménorrhée :

Pr : Térébenthine de Venise... deux gros. —Savon médicinal... trois gros. — Poudre de réglisse, Q. S.—M. S. A. et faites des pilules de quatre grains. — Dose : 10 par jour, cinq le matin et cinq le soir.

Une formule plus active est la suivante :

Pr : Térébenthine de Venise... deux gros. —Poudres de safran et de rhue... de chaque, un gros. M. S. A. et formez une masse pour 72 pilules. — Dose : Douze par jour, six matin et soir.

N. B. Itard parle de l'essence de térébenthine en frictions sur la tête comme d'un moyen très-avantageux pour rappeler les dartres, dans le cas de rétropulsion de cet exanthème.

TÉTANOS, s. m., *tetanus*, de τετάνοω, je tends ; maladie caractérisée par la contraction spasmodique permanente des fibres musculaires. Est-il borné aux muscles de la bouche ? il prend le nom de *trismus*; rend-il le corps roide et immobile, mais ployé en avant ? c'est l'*emprosthotonos* ; le fixe-t-il arqué en arrière ? c'est l'*opisthotonos* ; le maintient-il forcément penché sur l'un des côtés ? c'est le *pleurothotonos*. Mais, quelle que soit la forme qu'elle affecte, cette maladie est continue ou périodique, aiguë ou chronique, et d'une durée variable, selon les sujets et les circonstances.

Les causes prédisposantes du tétanos en général sont une sensibilité ou irritabilité extrême du système nerveux ; aussi les voit-on se manifester, sous un ciel brûlant, dès l'âge le plus tendre, et même dès les premiers jours de la naissance, à la suite de l'impression d'un air froid ou d'un vent de mer constamment humide et frais ; et s'observe-t-il plus communément dans l'enfance que dans l'adolescence, dans l'âge adulte que dans la vieillesse, chez les sujets vigoureux que chez les êtres faibles. C'est pourquoi encore il épargne plus les femmes que les hommes : chez les uns comme chez les autres, les impressions vives de l'âme, des chagrins profonds, des emportements de colère, une frayeur vive, des méditations assidues, peuvent l'occasionner.

Ce n'est pas tout, on attribue également le tétanos à la présence de certains aliments dans l'estomac, à celle des vers dans les voies gastriques, ou à une constipation opiniâtre, à certaines maladies exanthématiques dont l'éruption ne peut se faire, ou qui s'est répercutée, aux métastases herpétique, rhumatismale, syphilitique, etc.; mais ce qui le produit le plus fréquemment chez nous, ce sont les lésions physiques, de là le nom de tétanos *traumatique*, qu'on lui a donné pour le distinguer du tétanos *spontané*. Notons, en passant, que si, à la suite d'une blessure, le malade fait une marche forcée, s'expose à l'impression d'une atmosphère froide et humide, il risque fort d'être pris de tétanos.

Généralement, le tétanos primitif débute brusquement et arrive tout à coup au plus haut degré d'intensité ; cependant il ne s'établit parfois que par degrés, et alors il s'annonce par un malaise général, le brisement des membres, des bâillements, de l'insomnie, une douleur qui se fait sentir dans tel ou tel point, suivant l'espèce de tétanos. Peu à peu il survient de la gêne dans la déglutition, de la roideur dans le cou, et les mâchoires se pressent fortement l'une contre l'autre (*trismus*); puis le tronc et les membres deviennent roides et immobiles, comme si le corps n'était composé que de parties dures et solides ; ou il est plié, quoique roide, dans un des sens que nous avons indiqués.

Dans tous les cas, tantôt la face pâlit, et tantôt au contraire elle rougit ; les yeux sont fixes et larmoyants, agités de mouvements convulsifs. Les muscles, roides et tendus, deviennent le siége de douleurs très-vives, qui arrachent au malade des cris perçants, et lui procurent l'insomnie la plus opiniâtre. Le plus souvent il conserve toute l'intégrité de ses facultés intellectuelles, mais bien souvent aussi le délire et une sorte d'aliénation d'esprit se manifestent.

Reste que dans le tétanos aigu, primitif, dont la durée, fort courte, varie de trois à sept jours, le spasme finit par s'emparer de la poitrine, des poumons et du cœur, et le malade meurt par suffocation ou par asphyxie.

Le tétanos chronique dure plus longtemps, surtout lorsqu'il est périodique, et il offre alors moins de danger. Il en est de même du trismus par cause rhumatismale ou organique ; il peut durer des mois entiers et guérir. Aussi est-ce un bon signe dans le tétanos en général quand, sur le déclin, le sujet éprouve une sorte de prurit ou de formication à l'épine du dos, une sensation comme d'un liquide qui coule depuis le dos jusqu'au sacrum. Dans ce cas, il est permis d'espérer que les contractions spasmodiques vont cesser d'une manière graduée et dans un ordre varié, mais toujours avec assez de persistance pour amener la guérison.

Malheureusement il est très-rare qu'on l'obtienne, car le tétanos est une maladie si grave que la mort arrive le plus souvent dans le premier septénaire. Toutefois, le pronostic varie en raison de la cause et du caractère de la maladie, et, tout en reconnaissant la gravité du cas, le médecin ne doit point désespérer.

Traitement. Avant tout il faut rechercher quelle est la cause déterminante du tétanos, attendu que s'il est symptomatique de saburres stomacales, les vomitifs, les purgatifs le dissipent ; s'il est occasionné par des vers, un vermifuge le fera cesser, etc. Mais si le tétanos est idiopathique, il faut agir dans ce cas comme dans toute autre névrose, saigner les sujets sanguins et pléthoriques et les soumettre à un régime antiphlogistique, tandis que si le sujet est faible, on relève ses forces par les analeptiques et les toniques, auxquels on joint l'opium. Le malade n'est-il ni fort, ni faible, on le plonge dans un

bain chaud (Nous reviendrons sur l'emploi des opiacés et des bains.)

Une chose surtout qu'il importe de ne point oublier, ce sont les rétrocessions exanthémathiques, les métastases, les dyscrasies, qui produisent ou compliquent le tétanos, et jouent, par conséquent, un très-grand rôle dans sa durée et ses terminaisons.

Tétanos traumatique. Le tétanos traumatique ne diffère guère du tétanos spontané ou primitif que par la nature de la cause qui le produit et l'accompagne comme complication. Nous disons que la lésion physique qui existe chez un tétanique accompagne la maladie comme complication, attendu que, dès la manifestation des premiers symptômes de contraction spasmodique, la suppuration de la plaie diminue (quand il y a plaie, s'entend) et tarit bientôt ; alors les chairs se boursouflent, se dessèchent à leur tour, rougissent, et puis deviennent marbrées. De plus, et cela surtout dans la dernière période, les symptômes semblent être plus prononcés encore, puisque les chirurgiens ont observé que le malade éprouve des rêves sinistres, que sa respiration est forte et fréquente, la chaleur considérablement augmentée, la face grippée, les pupilles dilatées, le pouls irrégulier, faible ou intermittent, quelquefois fébrile et plein, d'autres fois serré et fréquent, s'il n'est dur, convulsif, ou vermiculaire (Baumes) : enfin le malade meurt dans des convulsions violentes, et ce qui ajoute, dit Larrey, à l'horreur qu'inspire une scène si déchirante, c'est que l'infortuné se voit mourir.

Quand le tétanos doit guérir, l'intensité des symptômes s'améliore, comme il a été dit pour le tétanos primitif ; des sueurs critiques se manifestent (Baumes) ; c'est en général vers le sixième ou le septième jour que ce phénomène a lieu (Cullen, Larrey).

THÉRAPEUTIQUE. Aux moyens généraux dont il a été déjà parlé, on doit associer, dans la curation du tétanos traumatique, le musc, l'opium, le camphre, le castoreum et autres antispasmodiques, qu'on donne à très-haute dose quoique d'une manière graduée. Assez souvent, au lieu de les administrer séparément, on les combine entre eux ou avec d'autres substances, comme nous le verrons par la suite. Mais s'il s'agit de l'opium, et qu'on veuille le donner absolument seul, il faut nécessairement le porter de 10 à 20 grains dans les vingt-quatre heures, sous forme pilulaire, comme le faisait Hillary ; ou administrer une once de teinture d'opium, dans le même espace de temps, comme l'a pratiqué Chalmers sans avoir procuré le sommeil. Aussi ce dernier médecin était-il dans l'usage de réitérer ses doses d'opium jusqu'à ce que le spasme qui se trouve fixé au-dessous du sternum cédât, que le pouls devînt plein et égal, et que le corps se couvrît d'une légère moiteur.

Règle générale, les praticiens conseillent de donner deux ou trois grains d'extrait thébaïque, de deux en deux heures et même toutes les heures quand la violence des symptômes l'exige. On le fait prendre par le haut et par le bas, ou bien on l'applique sous forme d'emplâtre à la plante des pieds, combiné avec le camphre de la manière suivante :

Camphre,	1 gros.
Opium,	3 gros.
Huile d'olives,	S. Q.

pour former une pâte, que l'on étend sur des peaux et qu'on applique au lieu indiqué.

On unit encore le camphre avec l'opium pour le faire prendre à l'intérieur, dans les proportions de six grains du premier, pour deux grains du second, qui sont administrés matin et soir quand le danger n'est pas pressant.

Les bains sont d'un grand secours quand les sujets ne sont pas débilités, mais malheureusement les praticiens ne s'accordent guère sur la température à laquelle il convient de les administrer aux tétaniques. Ainsi, tandis que les uns, d'après leur expérience, préconisent les bains froids (Barrère, Witt, etc.), d'autres vantent les bons effets des bains tièdes (Bajon, Chalmers, etc.); alors que quelques-uns se prononcent pour les bains chauds (Celse, Cœlius Aurélianus, etc.). A son tour, Baumes conseille, quand on se sert des bains, de faire en sorte que le premier soit un peu chaud, le second à une température un peu plus élevée que le premier, et ainsi graduellement jusqu'à la fin ; et Schutz, médecin anglais, recommande les bains tièdes, rendus alcalins avec de la cendre ou de la potasse caustique : ces bains déterminant, dit-il, une sueur chaude qui soulage beaucoup le malade. Pendant que celui-ci est dans le bain, il est utile de lui donner trois grains d'extrait de narcisse des prés à l'intérieur, ces médicaments ayant été fortement recommandés par le professeur Fages.

Ce n'est pas tout : quand l'individu sort du bain, il est bon de lui administrer une dose d'opium, et de fomenter la surface du corps (tout en évitant le refroidissement) avec des corps gras ou huileux, opiacés. Les peaux d'animaux récemment écorchés dans lesquelles on enveloppe les tétaniques passent pour un très-bon moyen, et à défaut de ces peaux et des bains, on pourrait, à l'imitation d'Ambroise Paré, enterrer le malade jusqu'au cou, dans du fumier de cheval, afin d'obtenir une abondante diaphorèse. C'est dans la même intention que Fournier et Heurteloup administraient à leurs tétaniques douze gouttes d'ammoniaque liquide dans un peu d'eau tiède sucrée (il vaudrait mieux encore dans une infusion sudorifique chaude).

Nous ne devons pas oublier, en parlant des moyens proposés contre le tétanos, de faire mention d'un remède qui a été préconisé, comme ayant réussi quelquefois, par un chirurgien dont le nom fait autorité, le baron Boyer : je veux parler des frictions mercurielles sur les parties supérieures, et notamment à la partie antérieure du cou.

Ces frictions doivent être de deux à trois onces chacune, et répétées jusqu'à ce que la salivation se manifeste. Eh bien, nous le demandons, la constriction spasmodique du larynx étant évidente, n'a-t-on pas à craindre, si le ptyalisme mercuriel survient, que le malade ne périsse suffoqué ? Dans le doute, nous conseillons de s'abstenir de donner le mercure à haute dose, malgré les affirmations de Boyer.

Traitement local. Le traitement de la lésion physique qui détermine le tétanos exigeant le concours d'un praticien éclairé, nous ne pouvons prescrire d'autres règles, dans cet article, que de donner au membre blessé, ou au malade s'il a été frappé au tronc, la position la plus convenable et la moins douloureuse.

THÉRAPEUTIQUE, s. f., *therapeuticus*, de θεραπεύω, je traite, je remédie : partie de la médecine qui a pour objet la science des indications médicales, ou le traitement des maladies. C'est donc elle qui pose les règles auxquelles le praticien doit se conformer, quand il est auprès des malades et qu'il veut consciencieusement remplir envers eux les devoirs de son ministère. Et comme c'est à la thérapeutique que se rattachent essentiellement, d'une part, la médecine *matérielle*, ou celle qui se sert des substances liquides et solides médicamenteuses les plus simples ou les *plus* énergiques dans leurs effets, et d'autre part, la médecine *morale*, non moins puissante et non moins énergique, tout le mérite de l'homme de l'art consiste à savoir combiner les secours que l'une et l'autre de ces médecines fournissent pour atteindre le but qu'il se propose.

THORAX, s. m., *thorax* ou θώραξ. — La cavité splanchnique qui porte le nom de *thorax*, formée par une charpente osseuse, des muscles, etc., a une forme conoïde, avec sa partie la plus étroite en haut, et sa portion la plus large en bas.

Les parties dures qui concourent à sa formation et à sa solidité sont, d'une part, les douze vertèbres dorsales en arrière, le sternum en avant, et latéralement les côtes, dont sept supérieures, dites vraies côtes, allant du rachis au sternum, auquel elles adhèrent ; et cinq inférieures partant aussi de la colonne vertébrale, mais n'arrivant pas jusqu'au sternum, aussi les appelle-t-on fausses côtes.

Je ne me serais point arrêté à la description des modes d'après lesquels les différentes pièces de la charpente osseuse du thorax s'articulent entre elles, si je ne croyais nécessaire de décrire les articulations des côtes en particulier, soit en avant, soit en arrière, pour l'étude de la respiration. C'est pourquoi j'établis en principe : 1° que l'articulation de chaque côte en arrière, ou articulation costo-vertébrale, est double, la jonction se faisant par l'extrémité postérieure de la côte d'une part, et, d'autre part, par ce qu'on appelle sa tubérosité. Ainsi dans la première, l'extrémité de la côte, encroûtée d'un cartilage, est reçue dans une facette également cartilagineuse, qui est creusée sur le côté du rachis; cette facette est à moitié sur le corps de la vertèbre supérieure et à moitié sur celui de la vertèbre inférieure, et par conséquent en partie aussi sur le fibro-cartilage qui est intermédiaire à l'une et à l'autre. Les os sont là attachés entre eux par plusieurs organes contentifs, savoir: un ligament situé en avant et qui s'étend de la côte à chacune des vertèbres; un fibro-cartilage intermédiaire, et un ligament dit interarticulaire qui, de la tête de la côte, va s'attacher directement à la facette articulaire du rachis. Quelque serrée que soit cette articulation, elle permet aux côtes de se mouvoir sur la colonne vertébrale, puisque dans son intérieur existent des membranes synoviales qui permettent à la côte de s'abaisser et de s'élever, par son extrémité vertébrale sur le rachis. 2° Les articulations en avant, ou costo-sternales, se font par un cartilage qui sert de moyen d'union et qui, par conséquent, se prolonge d'autant plus que la côte est plus inférieure. L'extrémité du cartilage est reçue dans une cavité qui est creusée sur les bords du sternum; deux ligaments, l'un en avant et l'autre en arrière, donnent de la solidité à cette articulation, et une synoviale qui est dans son intérieur prouve qu'elle permet aussi quelques mouvements.

Si à cette charpente osseuse du thorax, nous ajoutons latéralement des muscles intercostaux internes et externes, placés sur deux plans, dont les fibres sont dirigées en sens inverse et se croisent; et inférieurement le diaphragme qui, à lui seul, forme la paroi inférieure et clôt la poitrine par en bas, nous aurons la capacité du thorax toute formée

TIC DOULOUREUX *de la face*. Voy. Névralgie.

TISANE, s. f., *ptisanna*, de πτισάνη, orge: boisson que les anciens préparaient ordinairement en faisant bouillir de l'orge dans l'eau. — Généralement, les tisanes sont des médicaments liquides, dont l'eau forme toujours la base, et qui sont plus ou moins chargés de principes médicamenteux, suivant la nature de la substance qu'on a fait infuser ou bouillir dans l'eau. On fait encore des tisanes par macération (infusion à froid) en ajoutant, par exemple, un acide: ainsi les limonades végétale et minérale sont des mélanges par macération, à moins qu'on ne les fasse bouillir

Dans tous les cas, donner au malade une boisson qui soit appropriée à son état, et autant que possible agréable au goût, telle est l'attention que doit avoir le médecin.

La plupart des tisanes dont on fait habituellement usage étant connues de chacun, non-seulement à cause de leurs propriétés, mais encore de leur saveur et de leur mode de préparation, je vais en formuler quelques-unes qui sont moins usitées.

N° **1.** *Tisane sudorifique simple.*

Pr. : Fleurs de sureau,   demi-gros.
    Feuilles de sauge,   une pincée.

Faites infuser à vaisseau fermé dans une pinte d'eau, passez et édulcorez avec
    Sirop de capillaire   Q. S.

N° **2.** *Tisane pectorale.*
    Racines de guimauve,   1 once.
    Fleurs pectorales,   demi-poignée.

Faites bouillir les racines dans une pinte et demie d'eau jusqu'à réduction d'un tiers, mettez ensuite infuser les fleurs pendant cinq minutes : coulez et ajoutez
    Miel, ou sirop de guimauve,   4 onces.

N° **3.** *Tisane au veau acidulée.*

Pr. : De maigre de veau, lavé et coupé par morceaux,   4 onces.
    Citron sans écorce, coupé par tranches   n° 1.

Mettez le tout dans une soupière, versez dessus un litre d'eau, laissez infuser pendant un quart d'heure, et coulez au clair. Au moment de la boire, on la sucre convenablement et on y mêle une cuillerée à café d'eau distillée de fleurs d'oranger.

Cette boisson est très-rafraîchissante et a l'avantage de pouvoir être bue froide, tiède ou chaude à volonté.

N° **4.** *Tisane camphrée de l'hôpital Saint-Eloi à Montpellier.*

Pr. : Camphre,   12 grains.
    Miel blanc,   1 once.
    Eau bouillante,   2 livres.

On broie pendant longtemps le camphre avec le miel dans un mortier et on délaie le tout avec de l'eau bouillante.

Les médecins de la Charité la prescrivent comme boisson ordinaire, dans tous les cas où le camphre est indiqué, et particulièrement dans les blennorrhagies avec irritation vive du canal de l'urètre.

N° **5.** *Tisane astringente de Chaptal.*

P. : Racine de consoude,   1 once.
    Roses rouges,   une pincée.
    Baies de cynorhodon,   n° 12
    Cachou,   un scrupule.

On fait bouillir pendant demi-heure les racines, les baies et le cachou dans un litre d'eau, puis on met infuser les roses pendant dix minutes, on coule et on ajoute
    Sirop de coings,   2 onces.

On l'emploie dans les dyssenteries rebelles, les pertes blanches et les hémorragies opiniâtres.

TONIQUE, adj. pris substantiv., *tonicus.* — *Tonique* est le nom qu'on donne en pharmacologie aux médicaments qui ont la faculté d'exciter lentement et par degrés insensibles l'action organique des divers systèmes de l'économie, et d'augmenter leur force d'une manière durable : de là les noms de *corroborant* et de *fortifiant* qu'on leur a aussi donnés.

Les règnes minéral et végétal fournissent des toniques, mais ce dernier seul en compte une très-grande quantité, le fer et ses préparations étant la seule substance minérale qui jouisse de ces propriétés; aussi le trouve-t-on indiqué dans les maladies anémiques et autres, où la faiblesse prédomine. Voy. Anémie, Adynamie, etc.

TORTICOLIS, s. m., *obscipitas.* — On

s'est longtemps servi du mot *torticolis* pour désigner tout rhumatisme qui a son siége dans quelques-uns des muscles du cou, et qui force le malade à tenir la tête inclinée en avant, ou sur les côtés, ou renversée en arrière, suivant les muscles affectés ; plus tard, par extension, on a appliqué la même dénomination à la rétraction musculaire permanente de certains muscles, provenant généralement d'un défaut d'antagonisme entre les muscles congénères. On conçoit donc que cette maladie, qui ne se présente ordinairement que comme un symptôme d'une autre affection, réclame, comme moyens de curation, tantôt le traitement approprié au Rhumatisme (*voy.* ce mot), et tantôt la ténotomie, dont les succès sont aujourd'hui incontestés dans tous les cas où les muscles sont rétractés.

TOXICOLOGIE, s. f., de τοξικόν-λόγος, discours sur les poisons. — C'est la partie de la médecine légale qui s'occupe de la science des empoisonnements

TRACHÉE-ARTÈRE, s. f., *trachea arteria*; de τραχύς-ἀρτηρία, réceptacle de l'air : nom donné à la partie du conduit aérien qui se trouve comprise entre le larynx et les bronches. D'après les anatomistes, la trachée-artère a la forme d'un tuyau cylindroïde de huit à dix lignes de diamètre, formé par seize ou vingt cerceaux fibro-cartilagineux, interrompus et aplatis dans leur tiers postérieur, placés horizontalement les uns audessus des autres, et séparés antérieurement par des intervalles très-étroits, quoique réunis par une membrane fibreuse qui s'attache à leurs bords.

Ce conduit, uni par son extrémité supérieure au bord inférieur des cartilages cricoïdes, se bifurque à son extrémité inférieure, pour donner naissance à deux autres conduits plus petits, nommés bronches, qui s'écartent l'un de l'autre à angle presque droit, et pénètrent dans le poumon correspondant, où ils se bifurquent bientôt euxmêmes, et se subdivisent en rameaux de plus en plus décroissants, et concourent enfin à former le tissu pulmonaire.

TRANCHÉES, s. plur., *tormina*. — C'est l'expression généralement employée pour désigner les coliques très-fortes, et, en particulier, les douleurs de matrice que la femme éprouve après l'accouchement, quand elle se débarrasse des caillots de sang qui se sont formés dans la cavité utérine. D'où le nom de tranchées *utérines* qu'on leur a donné.

Ces tranchées, suites naturelles des couches, ont, pour caractère spécial, qu'elles se reproduisent par accès forts et rapprochés dans le commencement, plus faibles et plus distants les uns des autres à mesure que l'on s'éloigne davantage de l'époque de l'accouchement. Pendant les accès, l'utérus semble s'ériger, se gonfler; il se porte en avant, s'applique contre la paroi antérieure de l'abdomen, qu'il soulève; et il suffit alors de porter la main sur ce point de la région abdominale pour le rencontrer. Parfois même, cette saillie est assez marquée pour la voir à l'œil nu.

Au moment où la douleur cesse, il se fait, par les parties sexuelles, un écoulement de sang plus ou moins abondant ; et quand l'accès est tout à fait terminé, le ventre redevient mou et globuleux, parce que la matrice semble diminuer de volume, et reprend la place qu'elle occupait auparavant

Une circonstance très-importante à noter, dans les accès de tranchées utérines, c'est qu'elles ne s'accompagnent pas, en général, d'une modification remarquable dans la circulation sanguine de l'accouchée. Ainsi le pouls reste le même pendant les douleurs; néanmoins, quand celles-ci sont très-vives et se prolongent un peu, alors le pouls devient fréquent; mais quand les douleurs cessent, il reprend son rhythme normal, et tout semble rentrer dans l'ordre, puisque l'application de la main sur le ventre peut être faite sans douleur. La compression non douloureuse peut aussi se rencontrer pendant la durée des accès, mais c'est assez rare.

La durée des tranchées utérines varie; cependant on peut la fixer généralement à douze, vingt-quatre ou trente-six heures. Chez la plupart des femmes, on pourrait dire que l'intervalle consiste entre le temps qui s'écoule depuis le moment où le fœtus a été expulsé et celui de la sécrétion laiteuse : passé cette époque, non. Ainsi donc leur durée serait de vingt-quatre heures, et puis elles vont en se ralentissant : notez que l'on compte beaucoup d'exceptions à cette règle.

Notons aussi que le retour des tranchées est assez commun au moment où la sécrétion laiteuse se manifeste, et qu'il en est de même la première fois que la mère présente le sein à son nourrisson; chez quelques-unes même, et cela pendant un temps assez long, les douleurs se reproduisent chaque fois qu'elles donnent à téter à l'enfant : la sympathie des mamelles avec la matrice explique cela. Toutefois, lorsque les tranchées se reproduisent au moment de la sécrétion laiteuse, si à ces douleurs se joint l'accélération du pouls et une chaleur intense, il ne faudrait pas croire à un commencement de péritonite, l'expérience ayant prouvé que la matrice n'est point enflammée.

Toutes les femmes sont-elles également sujettes aux tranchées utérines? Il paraîtrait que non, puisqu'on dit généralement que les primipares ne le sont pas ; tandis que les autres le sont. Néanmoins, cette règle n'est pas sans exceptions ; et même, nous devons le dire, elles sont assez nombreuses : pour notre part, nous en comptons plus d'un exemple. Mais, ce qui est moins exceptionnel, c'est que, généralement, les femmes dont l'accouchement s'est accompli d'une manière lente, graduée, mais sensible, souffrent moins que les autres : et encore, que les accouchées qui, hors l'état de grossesse, ont ordinairement des règles douloureuses et difficiles à s'établir, ont des tranchées utérines plus vives que celles qui sont dans des conditions opposées.

Les tranchées utérines sont, en général, assez supportables ; mais, parfois aussi, elles deviennent très-vives, quoique ne dépassant jamais par leur intensité les douleurs expulsives de l'accouchement, et s'accompagnent de vomissements semblables à ceux qui surviennent à la fin du travail. Dans ce cas, il n'est pas rare que le ventre devienne douloureux, et que le pouls s'accélère ; nous devons être prévenus de cette circonstance, je le répète, afin de ne pas être portés à croire à un commencement d'inflammation. Nous ne prétendons pas affirmer qu'il n'y a pas phlogose ; mais, du moment où les accidents cessent sans l'emploi des antiphlogistiques autres que les cataplasmes émollients, qui presque toujours suffisent, nous devons croire que, s'il y a inflammation, elle doit être si légère qu'on aurait tort de s'en inquiéter.

Somme toute, les tranchées utérines sont le résultat des contractions de la matrice, qui ont pour objet, soit d'exprimer une partie du sang qui engorge ses parois, soit d'expulser les caillots qui se sont formés dans sa cavité. Dans l'un et l'autre cas, si elles sont légères, placer des serviettes chaudes sur l'abdomen, et faire des frictions très-douces sur les parois abdominales, cela suffit pour calmer les douleurs. Quand celles-ci sont plus vives, un cataplasme émollient les dissipe généralement.

TRANSFUSION, s. f., de *transfundere*, transvaser. — C'est une opération qui consiste à faire passer le sang des vaisseaux artériels d'un animal fort et bien constitué, dans les veines d'un animal faible et malade. Préconisée dans le temps par quelques médecins, elle a été abandonnée, ses résultats ne répondant pas aux espérances qu'on en avait conçues.

TRANSPIRATION, s. f., *transpiratio*, exhalation se faisant habituellement à la surface de la peau, qui, dans l'état ordinaire, n'est guère appréciable qu'en certains points de l'organe cutané (*transpiration insensible*), et qui, lorsqu'elle est abondante, prend le nom de *sueur* : l'état intermédiaire entre l'une et l'autre se nomme *moiteur*.

On a également appelé *transpiration pulmonaire* l'exhalation qui se fait à la surface des bronches, et se présente sous forme d'une vapeur qui sort, dans l'expiration, par le nez et la bouche quand elle est ouverte ; mais ce n'est point de celle-ci qu'il s'agira dans cet article, consacré tout entier à la transpiration cutanée, dont la suppression occasionne des maladies.

La transpiration cutanée *insensible* peut être appréciée de plusieurs manières : à son odeur d'abord, et plus particulièrement en la recueillant. A cet effet, il faut s'envelopper dans un linge trempé d'huile, comme le fit Tachenius qui, de cette manière, dit-on, en recueillit assez promptement quatre onces ; ou mieux encore répéter les expériences de Sanctorius qui, s'étant établi pendant trente

années dans un ballon, et notant, à une époque déterminée, le poids de son corps, auquel il ajoutait le poids de tout ce qu'il prenait pour sa nourriture et ses boissons, et comparant le total de ces poids avec celui que lui donnait la perte des excrétions sensibles, fut amené à considérer comme perdu par la transpiration insensible tout ce qui manquait aux excreta pour égaler les ingesta. Par ce procédé, il crut voir que la transpiration était la plus abondante de nos sécrétions, à ce point, que sur huit livres de matières ingérées il s'en perd trois livres seulement par les excrétions diverses, soit 44 onces d'urine et 4 de féces ; et tout le reste passe par la transpiration : il en perdait donc cinq livres dans les vingt-quatre heures.

Sanctorius ne se borna pas à ces calculs, il indiqua aussi comment la quantité des fluides qui s'échappent des pores de la peau varie par l'influence de certaines circonstances. Ainsi, il croyait avoir trouvé que les féces sont toujours dans un rapport proportionné à la quantité de la transpiration insensible, de telle sorte que, plus les évacuations alvines sont abondantes, plus on urine et moins on transpire ; faisant remarquer que la plupart des maladies dérivent de cette cause. C'est pourquoi il distinguait soigneusement l'exhalation cutanée insensible, de la sueur, à l'invasion de laquelle la transpiration se trouve supprimée. Il y a, d'ailleurs, deux espèces de transpiration : l'une qui survient à la fin du sommeil, et l'autre dans l'état de veille ; elles sont également utiles.

Dodart reprit les expériences de Sanctorius, et en fit l'application aux circonstances qui se tirent de l'âge, des climats, etc. Puis après vingt-huit ans consacrés à l'étude de cette fonction, c'est-à-dire depuis 1668 jusqu'en 1696, il déclara, contrairement aux observations de son prédécesseur, que la transpiration diminue avec l'âge et que les autres excrétions augmentent en proportion.

A son tour Keil, après des expériences faites sur lui-même pendant dix ans, constata que la grande quantité des aliments et des boissons est à celle de la transpiration : : 2 + 2/10 : 1. Il porta la masse totale de la transpiration à 31 onces en vingt-quatre heures ; et, ce qui est bien plus important encore, il prouva que *la suppression de la transpiration n'entraîne souvent aucun danger, ou tout au moins ne peut pas être considérée comme la cause générale des maladies* qu'on en faisait ordinairement provenir.

Sans nous arrêter aux expériences de Robinson, de Sauvages, de Gorter, de Rye, de Linning, qui toutes sont fort curieuses et donnent des chiffres différents sur les pertes que le corps éprouve par la transpiration dans différents climats, nous ferons remarquer que Sanctorius avait oublié, dans ses expériences, de tenir compte de l'exhalation ou transpiration pulmonaire. Lavoisier et Séguin réparèrent cet oubli, et s'étant renfermés dans un vêtement de taffetas gommé imperméable à l'air, ouvert par le haut, mais fortement serré autour du cou, et ayant pour la bouche une ouverture entourée de cuivre, ils trouvèrent que la plus forte quantité de transpiration est de trente-deux grains par minute; trois onces, deux gros, quarante-huit grains par heure, cinq livres par jour; tandis que la moindre quantité est de onze grains par minute, deux gros par heure, une livre et demie par jour. Reste que, quelle que soit l'autorité qu'on invoque, le corps humain perd plus ou moins par la transpiration insensible.

Nous n'avons pas besoin d'invoquer le même témoignage ni celui de tous autres expérimentateurs pour la sueur, celle-ci devenant si abondante que chacun peut la recueillir et en étudier les propriétés physiques et chimiques. Il n'entre pas dans notre plan de les indiquer; mais ce qu'il est important de mentionner, c'est que si la sueur ne survient que dans certaines circonstances et forme en quelque sorte une fonction supplémentaire et anormale à la transpiration cutanée (fonction normale de la peau), la suppression de la sueur est une cause fréquente, une des plus fréquentes de maladie. Aussi est-il avantageux pour un malade qu'à la sécheresse de la peau succède une moiteur ouverte, haliteuse. Elle est le présage que la fièvre cède, qu'il n'y a point de spasme, point de trouble dans la circulation, point d'empêchement à la crise: celle-ci a lieu par les sueurs. *Voy.* Crise.

Toutefois il est bon que chacun soit prévenu, 1° que des sueurs trop abondantes affaiblissent beaucoup les malades et les exposent à des rechutes ou à des complications graves; cet avertissement est nécessaire, afin qu'on n'ait pas la pensée de les entretenir démesurément, comme on n'est que trop dans l'habitude de le faire, par des boissons sudorifiques; 2° qu'elles ne sont point salutaires dans les maladies aiguës déjà parvenues à leur période d'accroissement, car, dans l'état d'irritation qui existe alors, aucune évacuation ne peut être critique: ce n'est pas que dans les maladies produites par la suppression de la sueur, celles qui surviennent naturellement ne soient très-avantageuses, mais il ne faut point les trop exciter par des stimulants énergiques.

Il est une autre remarque que nous devons noter avec soin, elle est relative aux sueurs partielles qui, toutes choses égales d'ailleurs, sont moins avantageuses que les sueurs universelles, et qu'on regarde trop généralement comme de mauvais augure, parce qu'on a observé que dans les inflammations viscérales se terminant par suppuration, dans la phthisie pulmonaire surtout, elles sont fâcheuses. Ainsi, chez les phthisiques, il n'est pas rare qu'au moment où la maladie *fait des progrès redoutables*, des sueurs très-abondantes se manifestent au cou et sur la poitrine.

Eh bien, nonobstant la vérité de cette observation, nous signalerons comme avantageuses, soit les sueurs du cou ou de la tête dans les angines, soit les sueurs des lieux affectés dans les maladies goutteuses et rhumatismales; nous préviendrons que, dans la fièvre continue gastrique, on observe fréquemment des sueurs partielles sur le front et sur la poitrine, qui ne changent en rien la nature ni les dangers de cette fièvre.

C'est comme pour les sueurs froides, on sait généralement qu'elles décèlent une grande faiblesse dans l'organisme et sont communément fâcheuses, alors surtout qu'elles se montrent partiellement sur tel ou tel endroit du corps: et pourtant bien des gens savent aussi que les sueurs froides qui reprennent bientôt et insensiblement une température plus élevée ne sont pas également fâcheuses; que dans certaines névroses et principalement dans les accès d'hystérie, d'hypocondrie, la syncope, on rencontre fort souvent des sueurs froides qui n'apportent aucun changement à l'état général du malade; qu'il suffit d'une douleur violente pour donner naissance à des sueurs froides, même abondantes, qui sont suivies pourtant d'un prompt retour à la santé; qu'il suffit enfin, quelquefois, de l'*impression de l'air extérieur* pour les rendre froides: toutes circonstances nécessaires, à connaître pour éviter les erreurs de diagnostic et de pronostic.

Un signe de mort prochaine, c'est lorsque les sueurs froides, épaisses, sont ramassées par gouttes épaisses sur le corps et s'y collent avec un degré considérable de viscosité.

Nous n'en finirions pas si nous voulions énumérer tous les signes fournis par les sueurs; qu'il nous suffise donc d'avoir fait apprécier l'importance de cette étude et de déclarer, en terminant, que les sueurs aigres indiquent les fièvres gastriques et la fièvre miliaire; les sueurs fétides, la fièvre putride, et, ce qui est plus heureux, la crise d'un accès de goutte. Dans ce dernier cas, plus la sueur est fétide et plus elle est salutaire. Enfin les sueurs qui ont lieu le matin, quand elles ne sont pas habituelles, annoncent la fièvre hectique, tout comme entrer aisément en sueur est l'indice d'une nature faible, etc., etc.

Quelle est la conduite que l'on doit tenir auprès d'un malade qui sue abondamment sans soulagement? Nécessairement il faut modérer les sueurs et agir d'autant plus vite qu'elles affaiblissent davantage le sujet. Dans ce cas, les pilules d'acétate de plomb, de Fouquier, trouvent naturellement leur application; voici la formule qu'il en a donnée.

Pr.: d'acétate de plomb,   5 grammes;
de poudre de guimauve,   5 grammes;
de sirop simple,   S. Q
Mêlez.

Pour cinquante pilules à prendre, une le matin et une le soir. Si au contraire les sueurs sont modérées et avantageuses, il faut les favoriser en donnant une infusion aqueuse chaude de sureau, de tilleul ou autre, évitant néanmoins de trop couvrir le malade, comme on ne le pratique que trop. Si le linge de corps est trop mouillé et incommode, on l'enlève avec précaution et on le remplace par d'autre linge sec et chaud ; et si l'on craint le refroidissement, on se borne à placer entre la chemise ou le gilet de flanelle et la peau des serviettes modérément chauffées. Quant au moyen de provoquer les sueurs, quand on les juge nécessaires, *voy.* Catarrhe, Sudorifiques, Bain de vapeur, etc.

TRICHIASIS, s. m., τριχίασις, nom qu'on a donné à une maladie dans laquelle les cils, en se dirigeant vers le globe de l'œil, l'irritent et l'enflamment.

Pour remédier aux accidents inflammatoires que ce renversement des cils produit, il faut examiner s'il est simple ou s'il s'accompagne d'une direction vicieuse du tarse qui s'est renversé. Dans ce dernier cas on ne peut y remédier que par l'ablation d'une partie de la peau des paupières ; au lieu que, dans le premier, il suffit de l'arrachement des cils, et de la cautérisation, avec une aiguille fine rougie au feu, de chacun des bulbes d'où le cil aura été arraché.

TRISMUS, s. m. — Il est une des formes du Tétanos (*Voy.* ce mot).

TROUSSE-GALANT. — C'est l'expression vulgaire dont on se servait pour désigner le choléra morbus.

TUMEUR, s. f., *tumeo*, j'enfle ; en grec, ὄγκος. — On désigne ainsi toute éminence circonscrite, d'un certain volume, souvent solitaire, développée par une cause morbifique, dans une partie quelconque du corps.

Ces éminences ou tumeurs présentent un très-grand nombre de différences, relatives à leur siége, aux organes qu'elles intéressent, à leur cause matérielle, etc. C'est pourquoi on les a distinguées en tumeurs qui sont formées par des corps étrangers venus du dehors ; en celles qui sont déterminées par la luxation d'un os ; en celles qui sont dues à la dilatation d'un vaisseau, en celles qui proviennent d'une exhalation sanguine, ou séreuse, ou de la rétention des matières excrémentitielles, etc.; toutes choses qui en font varier le pronostic ou le traitement.

Et attendu que ces tumeurs sont habituellement symptomatiques, c'est donc principalement contre la cause spéciale qui produit la tuméfaction anormale, ou la maladie concomitante dont elle est une des formes ou un symptôme, que doivent être dirigés l'attention et les efforts du chirurgien.

TUMEUR BLANCHE. — Pendant longtemps on a donné ce nom à l'hydropisie des articulations (*Voy.* Hydrarthrose); mais, en France, les chirurgiens désignent, par cette expression, les gonflements des grandes articulations sans changement de couleur à la peau, et d'une consistance plus ou moins solide, soit qu'elles dépendent de l'altération des parties osseuses ou des parties molles articulaires.

Les tumeurs blanches se montrent dans tous les âges, mais plus particulièrement dans l'enfance et la jeunesse que chez les adultes et les vieillards, chez les femmes que chez les hommes ; elles ne respectent aucune articulation, mais elles établissent préférablement leur siége dans celle du genou.

On les distingue, d'après la nature spécifique de l'affection dont elles sont un symptôme, en : 1° tumeurs blanches scrofuleuses; 2° tumeurs blanches rhumatismales; 3° tumeurs blanches syphilitiques ; 4° tumeurs blanches scorbutiques; 5° tumeurs blanches traumatiques ; 6° tumeurs blanches qu'on pourrait appeler métastatiques, puisqu'elles sont attribuées à la répercussion d'une maladie exanthématique.

Dans tous les cas, la maladie débute souvent par des prodromes qui consistent en une douleur plus ou moins vive, superficielle ou profonde, mais circonscrite dans l'articulation; une tuméfaction bornée d'abord à une partie plus ou moins étendue, sans mobilité; plus ou moins dure, élastique, et ne conservant pas l'impression du doigt, donnant, quand on l'explore, un sentiment obscur de fluctuation. La douleur devient plus vive quand le malade veut mouvoir le membre, et si c'est l'articulation du genou, le membre perd de ses mouvements. Il est rare qu'il ne reste pas fléchi, soit à angle droit, soit même à un degré de flexion plus considérable.

Dans les progrès de la maladie, la tuméfaction devenant de plus en plus considérable, toutes les parties se distendent, les veines sous-cutanées elles-mêmes se dilatent, les ganglions lymphatiques s'engorgent, tandis que, au contraire, le membre s'atrophie, les os se carient, des abcès, des fistules se forment dans la partie affectée, la fièvre lactique survient, des diarrhées colliquatives se manifestent, et la mort arrive au milieu du marasme et de la consomption.

D'après ce tableau, il est facile de comprendre que le pronostic de ces sortes de tumeurs doit être le plus souvent fâcheux; nous dirons, toutefois, qu'il est moins grave quand la tumeur est causée par le vice rhumatismal que par le vice scrofuleux, par une métastase que par une tout autre cause interne; et qu'elle est plus grave, au contraire, quand la tumeur est ancienne que lorsqu'elle est encore à son début : elle devient d'autant plus grave que le sujet est plus faible, et la cachexie humorale plus invétérée.

Traitement. Quelle que soit la lésion physique externe (coup, chute, etc.) qui a été la cause déterminante de la tumeur blanche, le traitement de celle-ci doit être adapté à l'affection particulière et à ses différents états (*Voy.* Scrofule, Rhumatisme, Syphilis, Scorbut, Métastase, etc.). Ainsi le traitement général aura pour but de détruire la dyscrasie humorale, alors que par un traitement local on cherchera à éviter les progrès de l'engorgement et à en obtenir la résolution.

A cet effet, une bonne nourriture, un air chaud et sec très-pur, l'usage habituel du vin, des amers pour tisane, la bière elle-même, un exercice léger, s'il ne rend pas la douleur plus vive ou trop vive ; et, localement, les frictions mercurielles, les vésicatoires volants, les topiques émollients et narcotiques, résolutifs, conviennent dans le principe ; et si l'on soupçonne le vice rhumatismal, on y joint les bains salés, tièdes, les douches de vapeur sur la partie engorgée.

Dans tous les cas, quand la maladie n'est plus à son premier période, on se sert, avec avantage, des douches d'eaux minérales chaudes, des topiques âcres et irritants, du moxa, de l'application du feu, etc. Notons, en passant, que la cautérisation et les exutoires ne sauraient convenir dans la tumeur blanche scrofuleuse.

Enfin, s'il se forme des abcès, il faut les vider avec soin par la méthode sous-cutanée, et, dans tous les cas où l'exercice serait contr'indiqué, il faudrait faire exécuter à l'articulation quelques légers mouvements pour éviter l'ankylose.

Faut-il amputer le membre quand la maladie résiste à tous les moyens généraux et locaux? C'est l'opinion de tous les chirurgiens, mais ils diffèrent quant à l'époque où elle doit être pratiquée : ainsi les uns, avec Boyer, veulent qu'on n'ampute le membre que dans la dernière période parvenue à son plus haut degré, et quand les forces du malade sont considérablement diminuées ; tandis que d'autres, au contraire, sont d'avis qu'il faut en venir de bonne heure à l'opération. L'expérience semble se prononcer en faveur de l'amputation dans la dernière période, puisque les malades qu'a opérés M. Gerdy, quoique épuisés par le marasme, ont guéri, alors que, au contraire, la mort est survenue chez les sujets vigoureux qu'il avait amputés.

TYMPANITE, s. f., *tympanitis*, de τύμπανον, tambour. — On désigne ainsi le gonflement de l'abdomen, déterminé par l'accumulation d'un gaz dans le tube intestinal ou dans la cavité péritonéale : de là la distinction qu'on a faite, d'après son siége, de la tympanite abdominale et de la tympanite intestinale.

Ce qui les caractérise, c'est que le ventre résonne comme un tambour quand on le frappe, que la tumeur ne change pas de place lorsque le malade change d'attitude, et qu'on n'y sent pas de fluctuation comme dans l'hydropisie.

Ce qui les distingue, c'est que le ballonnement du ventre est inégal dans la tympanite intestinale, et plus uniformément distendu dans la tympanite péritonéale : le malade a des borborygmes, mais il ne rend des vents ni par le haut ni par le bas. Dans tous les cas, sa respiration est gênée, il éprouve des coliques, de la constipation ou du dévoiement, et, en dernier lieu, une grande anxiété, le froid des extrémités, etc.

La tympanite intestinale est assez souvent le résultat de la réplétion excessive de l'estomac par des aliments lourds et difficiles à digérer, venteux (pois, lentilles, haricots), fermentiscibles (choux, lait), par des saburres stomacales, bilieuses ou muqueuses, passant à la fermentation : le refroidissement du corps pendant le travail de la digestion, la

faiblesse de l'estomac, une constipation opiniâtre, le spasme, l'inflammation, la gangrène, les lésions traumatiques, certaines fièvres, les lésions organiques et l'atonie profonde du tube intestinal.

Les causes de la tympanite abdominale sont : le passage des gaz des intestins dans le péritoine, soit par l'inflammation péritonéale traumatique, soit par la décomposition putride des humeurs, etc.

Dans l'un et l'autre cas, le praticien doit rechercher si la maladie tient à un état inflammatoire ou à un état spasmodique, alors toutefois qu'elle ne dépend pas d'une alimentation mauvaise, de digestions difficiles, imparfaites, car, dans ces cas, le changement de régime suffit. Mais s'il y a état inflammatoire, il faut nécessairement employer les antiphlogistiques (*Voy.* GASTRITE, ENTÉRITE); s'il y a spasme, les antispasmodiques. Parmi ces derniers, l'eau de fleurs d'oranger, celles de menthe, de mélisse des Carmes, l'éther, une cuillerée à café de sirop de temps en temps (quand on prend ce remède il faut avoir le soin de bien agiter le flacon chaque fois, parce que l'éther, étant très-volatil, monte à la surface du sirop), les frictions avec l'huile camphrée et la teinture thébaïque, avec l'huile de menthe, les lavements de camomille, d'assa-fœtida, les ventouses sèches, etc. Si des aliments encore en fermentation dégagent des gaz, on emploie la magnésie, le colombo, les yeux d'écrevisse, l'eau de chaux, la rhubarbe ; et, s'il y a fermentation putride, les acides, le froid, c'est-à-dire la glace extérieurement et intérieurement, etc.

Lorsque tous ces moyens sont inutiles, et que la distension de l'abdomen va croissant de plus en plus, de manière à faire craindre la rupture des parois abdominales, il y a encore quelques moyens de sauver les jours du malade ; à savoir : 1° soutirer l'air avec une seringue à lavements : pour cela on enfonce dans le rectum une canule flexible, longue d'un pied à dix-huit pouces, on assujettit le bout de la seringue et on tire le piston à soi. Si la canule s'obstrue, on y injecte de l'eau chaude pour la déboucher. 2° La compression au moyen d'une bande qui entoure et serre le bas-ventre autant que le malade peut le supporter, et dont peu à peu on rapproche davantage les tours. 3° La ponction avec l'appareil propre à vider les abcès par congestion, en ayant le soin d'introduire la canule dans le point le plus proéminent de la tumeur.

Les toniques doivent toujours faire partie du traitement et le terminer.

TYPHUS, s. m., τύφος. — Cette dénomination, qui signifie *stupeur*, a été donnée par Hippocrate à cinq maladies très-différentes, mais dans lesquelles le symptôme prédominant était la stupeur. De ce nombre est la *fièvre typhoïde*, qui n'est autre qu'une fièvre continue, accompagnée de typhomanie (délire obscur, délire avec stupeur); et non, comme l'ont prétendu quelques modernes, toute maladie grave dans laquelle il y a empâtement des viscères abdominaux et les

autres symptômes de la fièvre ataxo-adynamique de Pinel.

C'est pourquoi, au lieu de considérer le
typhus proprement dit comme un état morbide toujours de même nature, nous admettons, avec Hildenbrand, qu'il peut se manifester sous deux formes bien distinctes, c'est-
à-dire celle de typhus malin, et celle de typhus ordinaire ; et nous comprenons avec
lui dans la première espèce la peste et la
fièvre jaune ; réservant, pour la seconde espèce, la maladie typhoïde elle-même, qui
n'est autre chose que les fièvres d'hôpital,
des camps, des villes assiégées, des prisons
et des vaisseaux. Disons quelques mots de
chacune de ces maladies.

Typhus ordinaire. Les recherches les plus
exactes sur la nature, les causes et les symptômes du typhus, nous montrent que cette
maladie peut être constituée tantôt par un
état adynamique, tantôt par un état ataxo-
adynamique, quelquefois par l'état ataxique
seulement, et qu'elle peut dès lors revêtir
quelquefois, même à un très-haut degré,
dans le premier temps de son existence, la
forme des affections inflammatoires ou bilieuses. Et la preuve, c'est qu'on trouve, dans
la description que M. Costa nous a donnée
du typhus qui a régné dans la commune de
Saint-Laurent (Pyrénées-Orientales) pendant
six mois de l'année 1825, que le plus souvent les antiphlogistiques furent utiles, que
les purgatifs et les narcotiques étaient non
moins utiles dans quelques cas, tandis que,
dans d'autres, il fallut recourir aux toniques,
qui firent beaucoup de bien ; donc le typhus
n'est pas toujours de même nature : cette
vérité ressortira bien plus évidente encore
dans les considérations qui vont suivre relativement à la fièvre jaune et à la peste,
que nous avons dit être deux formes distinctes du typhus ordinaire.

Fièvre jaune. Ce qui caractérise la fièvre
jaune (*typhus icterodes* des modernes, le *vo-
mito negro* des Espagnols), ce sont des vomissements de matières noires qui sortent
aussi par les selles, la couleur jaune de la
peau, une grande anxiété, la prostration extrême des forces, avec fièvre violente.

Naissant habituellement sur le littoral des
Indes-Occidentales, où cependant elle ne dépasse pas le quarante-sixième degré de latitude boréale, cette maladie, dont la marche
est rapide et la mortalité grande, peut être
transportée en Europe par voie de contagion,
et, c'est ainsi qu'on l'a vue se développer, en
1800, dans l'Andalousie.

Partout où elle se montre, c'est brusquement ou avec des symptômes précurseurs ;
mais, dans tous les cas, elle débute par des
frissons vagues, de la courbature, du malaise, ou bien par un frisson violent alternant avec la chaleur, ou une chaleur vive
sans frisson, de la céphalalgie, des douleurs
lombaires, la face tantôt rouge et animée,
tantôt pâle et altérée, les yeux étincelants,
le regard fixe, la langue pâle, humide, ou
rouge et sèche ; l'épigastre douloureux, surtout à la pression, chaud ; des éructations,

des nausées, des vomissements, de la constipation, des coliques, et puis la diarrhée ;
une soif excessive, de l'oppression, des urines rouges, quelquefois des hémorragies nasales, l'ictère.

A ces symptômes succède la guérison ;
ou bien les vomissements deviennent plus
fréquents, et le malade rejette, soit des matières blanches, acides, agaçant les dents, irritant les lèvres, la gorge, la langue, soit de
la bile pure, soit enfin une matière noirâtre
mêlée à des mucosités et formée par du sang
altéré et mélangé avec de la bile et d'autres
produits sécrétés par la muqueuse gastro-
intestinale. A cette période, l'estomac repousse les boissons, la douleur épigastrique
devient atroce, un sentiment d'ardeur extrême s'y fait ressentir ; les selles, d'abord
jaunes, verdâtres, sont bientôt formées des
mêmes matières que les vomissements ; les
urines, foncées, troubles, deviennent rares,
se suppriment tout à fait, les traits s'altèrent, le pouls se ralentit, la jaunisse s'étend
à la face et au cou, etc.

Par les progrès de la maladie, les vomissements deviennent continuels, la gangrène
gagne toutes les parties où la peau a été ex-
coriée ou divisée, des exhalations sanguines
ont lieu par la langue, les gencives et les
ouvertures naturelles ; les selles sont involontaires, la face se décompose, la prostration est extrême, la sensibilité s'émousse ou
s'éteint, le pouls s'affaiblit de plus en plus,
il devient intermittent, l'haleine est froide,
des mouvements convulsifs éclatent, la mort
arrive : rarement on observe du délire.

Notons que ces phénomènes ne se manifestent pas toujours dans l'ordre et avec la
régularité que nous venons de leur assigner,
puisque, par exemple, les vomissements
noirs et l'ictère se montrent quelquefois dès
les premiers jours, et quelquefois manquent
complétement.

Traitement. A moins de suspecter la bonne
foi des observateurs, on ne peut révoquer
en doute l'existence de plusieurs éléments
de maladie (*Voy*. Élément) dans la fièvre
jaune. Berthe, que l'on se plaira toujours à
citer comme un modèle à imiter, comme un
exemple à suivre, rapporte à plusieurs chefs
principaux les variations essentielles que
cette maladie peut éprouver dans la nature
même des symptômes prédominants. Il avait
observé, dans l'Andalousie, qu'elle se présente quelquefois avec l'appareil d'une inflammation exquise, tantôt avec celui d'un
état purement nerveux, tandis que, dans
d'autres cas, les phénomènes propres aux
maladies bilieuses et putrides l'emportaient
sur les autres et semblaient les effacer entièrement. Cela étant, il faut donc recourir,
dans certains cas, aux évacuations sanguines
qui, au rapport de la commission envoyée
en Espagne par le gouvernement, ont hâté
l'heureuse terminaison de la maladie.

Mais, attendu que des praticiens très-ins-
truits ont cru devoir la proscrire, à cause
des accidents qui, d'après eux, en ont été la
suite, nous ferons observer qu'on doit s'en

abstenir, quand le sujet est faible et d'une
constitution délicate ; que toutes les fois
qu'on aura à combattre une irritation spasmodique vive, une ou deux petites saignées
peuvent être faites avec avantage, et sans qu'on
ait à craindre les inconvénients qui sont la
suite d'une évacuation sanguine trop considérable ; et que dans les cas d'une véritable
phlegmasie, ou chez les individus pléthoriques, on ne doit pas craindre de tirer du
sang en assez grande quantité. Règle générale, toute saignée proportionnée aux forces
du sujet, alors qu'elle est indiquée, n'est
jamais nuisible.

Dans l'Amérique septentrionale, aux Antilles, où la fièvre jaune est endémique, on
s'est longtemps servi du traitement dit des
mulâtresses, qui consiste dans l'usage du
petit-lait, de la limonade, des bains et des
frictions faites avec des tranches de citron, etc. Sans doute que cette méthode rafraîchissante conviendrait parfaitement, si
la maladie dépendait constamment d'une inflammation des voies digestives ; mais comme
la fièvre jaune change de nature suivant
mille circonstances, un traitement unique
ne saurait convenir à tous les cas ; il n'est
donc pas étonnant que les mulâtresses aient
dérogé à la méthode qu'elles avaient primitivement adoptée, pour y ajouter des remèdes plus énergiques. Du reste, suivant la
nature de l'épidémie régnante, le traitement
peut être aussi bien antiphlogistique qu'é-
vacuant, antispasmodique que tonique, il
ne s'agit que de savoir distinguer les cas et
poser les indications.

Peste. Evidemment endémique en Egypte,
généralement épidémique, presque toujours
contagieuse, d'une marche rapide, très-
meurtrière, la peste est caractérisée par des
symptômes particuliers, qui ne permettent
ni de la méconnaître, ni de la confondre avec
d'autres affections contagieuses ; elle se répand en général avec une rapidité extrême,
comme on l'a vu dans la peste de Marseille
en 1720, à Nimègue en 1738, à Moscou
en 1771.

Son invasion est ordinairement subite ;
elle est précédée par un frisson plus ou
moins violent, une douleur à l'épigastre,
des nausées, des vomissements bilieux, verdâtres, noirâtres, quelquefois sanguinolents ;
une diarrhée de même nature, une soif excessive, la sécheresse de la langue, une chaleur âcre et brûlante de la peau, l'haleine et
des sueurs fétides ; pouls fréquent, souvent
petit, quelquefois intermittent ; des urines
naturelles d'abord, puis rouges, troubles,
quelquefois sanguinolentes; agitation, anxiété extrême, *facies* exprimant la terreur, céphalalgie, délire, soubresauts des tendons,
convulsions, vertiges, stupeur plus ou moins
profonde, réveils en sursaut, obscurcissement de la vue, tintements d'oreilles, ouïe
obtuse, yeux étincelants, rougeâtres, égarés
ou fixes; parole précipitée, brève, rarement
lente et plaintive ; apparition de taches pourprées, rouges, noires ou violettes, bubons

aux aines, aux aisselles, au cou et aux pa-
rotidiennes.

On n'observera pas toujours tous ces
symptômes réunis chez un même malade.
Dans la peste bénigne, le mal se borne à une
accélération peu considérable du pouls, à
des nausées, des vomissements, du dévoiement, quelques vertiges, de l'insomnie, de
la stupeur, un peu de délire, de la soif, de
la chaleur à la peau, des sueurs plus ou
moins abondantes, et à quelques engorgements douloureux dans les aines. Mais dans
d'autres cas, et ils sont les plus fréquents,
la maladie se déclare avec une gravité extrême : frissons violents et irréguliers ; refroidissement considérable de tout le corps ;
pouls petit, mou, lent, inégal, concentré ;
pesanteur extrême de la tête, sorte d'ivresse,
regard fixe, œil terne ; parole difficile, lente,
entrecoupée, plaintive ; langue sèche, rouge,
noire, raboteuse; aspect plombé et teint ca-
davéreux de la face ; anxiétés précordiales,
prostration extrême, assoupissement, suppression des urines, bubons plus ou moins
développés, absence de toute éruption, et
quelquefois des bubons eux-mêmes, qui se
montrent bien des fois dès le début.

Due à un véritable empoisonnement mias-
matique, la peste offre dans son traitement
plusieurs indications à remplir. Elles se
rapportent, les unes au traitement préservatif, et les autres au traitement curatif.

Au premier se rattachent la séquestration,
l'isolement, l'émigration, etc. ; tandis que le
traitement curatif comprend, soit le choix
des moyens propres à neutraliser le miasme
qui produit la maladie, ou à en provoquer
l'élimination naturelle, soit ceux qui sont
propres à combattre les effets matériels de
son action sur les organes. C'est donc aux
excitants sudorifiques, à la saignée, aux vomitifs, aux narcotiques, aux antiseptiques,
aux révulsifs, etc., etc., qu'il faudra recourir
tour à tour, selon la nature de l'épidémie, le
tempérament du malade, et surtout suivant
la prédominance de tel ou tel élément de
maladie que l'analyse fait découvrir.

Fièvre typhoïde. La fièvre typhoïde épidémique, fièvre des prisons, des camps, etc.,
est une maladie infectieuse, dépendant des
différentes circonstances d'insalubrité qui
agissent sur les individus à d'assez grandes
distances, à plus forte raison à des distances peu éloignées et, dit-on, par le contact
immédiat. Elles réuniraient donc, pour se
répandre, l'infection à la contagion.

Ce qui la produit d'abord, c'est l'exhalaison qui s'échappe des substances végétales ou animales en putréfaction ou du corps
des personnes renfermées dans un endroit
peu spacieux et mal aéré ; ces exhalaisons
vicient l'air, et l'air infecté propage au loin
la maladie. Heureusement qu'il suffit d'un
mur à franchir, d'une rue un peu large à
traverser, pour en arrêter les progrès ; de là
l'utilité du campement hors des villes, de
l'isolement des quarantaines.

Quand la fièvre typhoïde se déclare, elle
marche avec rapidité, et se présente sous

trois aspects divers, suivant la période qu'elle parcourt : ainsi, d'après Hildenbrand, qui a publié un travail classique sur cette matière, dans la première période, qu'il appelle *période d'inflammation*, la maladie débute par un frisson entremêlé de bouffées de chaleur et accompagné d'horripilations très-fortes, surtout au dos. Cette chaleur, sensible au tact, est d'autant plus fatigante pour le malade, qu'à ce sentiment particulier de chaleur se mêle, dans toutes les régions du corps qui se trouvent découvertes, la sensation d'un frisson assez marqué, et que celles qu'on recouvre soigneusement lui font éprouver de l'anxiété et une chaleur inquiétante. La soif et l'appétence de boissons froides et acides accompagnent constamment cet état, auquel les symptômes suivants donnent surtout un *caractère inflammatoire*. Pouls fréquent, plein, fort, tout au plus resserré, jamais réellement faible ; la force des mouvements musculaires est réelle, quoique modérée ; turgescence générale avec douleur, langue blanche et humide, oppression de poitrine, peau haliteuse, urine rare, rouge, ardente, ventre paresseux ; continuité des symptômes sans rémission apparente.

Du reste, le caractère *inflammatoire* de cette période n'est jamais celui d'une fièvre inflammatoire franche et légitime ; il se mêle tellement avec les accidents d'affections catarrhales ou gastriques, que l'un ou l'autre de ces deux états le masque ordinairement, et même quelquefois assez pour en imposer.

Les symptômes *catarrhaux* sont : rougeur et inflammation légères des yeux, larmoiement, engorgement des cavités nasales par des mucosités limpides et visqueuses qui tapissent la bouche, l'arrière-bouche, la gorge, et même la trachée-artère ; parfois de la toux, l'abattement des organes musculaires, avec tension douloureuse au gras des jambes et aux doigts.

Le caractère *gastrique* se reconnaît à des nausées, des vomissements muqueux, la blancheur et la saleté de la langue, le dégoût, le trouble des excrétions abdominales. C'est dans cette période que commencent à paraître les signes caractéristiques de la maladie, la stupeur.

Dans la seconde période, *époque nerveuse*, de tous les symptômes d'irritation et d'état inflammatoire composant la première période, la fièvre seule persiste au même degré ; les forces vitales s'affaissent, la peau et la langue deviennent sèches, et celle-ci est quelquefois dure et racornie comme un morceau de bois. La chaleur du corps devient ardente, l'urine plus pâle et plus claire, les selles fréquentes, liquides et fétides, le ventre douloureux, surtout à la pression. On observe encore des tremblements musculaires, des soubresauts des tendons, des crampes, des spasmes de l'œsophage, de la vessie, etc. ; la stupeur et le délire continuent et sont encore plus prononcés que dans la période inflammatoire. Dè là l'indifférence du malade pour tous les objets extérieurs, pour lui-même, car il ne désire rien, pas même la santé ; aussi reste-t-il étendu sur sa couche comme une masse inerte, sans désirs et sans volonté, et il se laisserait mourir, si on ne lui faisait prendre ce qui peut lui être utile et s'abstenir de ce qui lui serait nuisible. Quant au délire, il a cela de particulier que les malades rêvent sans dormir, d'où résulte la typhomanie, et que, lorsqu'ils sont à demi endormis, ils gesticulent sans cesse, délirent avec une singulière incohérence sur les objets extérieurs, au milieu de leurs occupations continuelles ou impressions intérieures, et en confondant les unes avec les autres.

Une chose surtout remarquable, c'est combien une impression dominante et l'idée fixe et fantastique qui en résulte tourmentent sans relâche l'individu pendant tout le temps de la fièvre, et lui causent des angoisses extrêmes par leur constante incommodité. Ce phénomène, par lequel l'état de stupeur délirante du typhus se distingue de tout état analogue de stupeur ou d'ivresse, est fort utile à constater ; car, hors cette idée constante, les malades ne se rappellent que très-rarement, après leur guérison, de ce qui s'est passé chez eux pendant la maladie ; ils ne délirent cependant pas toujours ; mais ce qu'ils font de raisonnable passe comme un songe. Cet état peut être comparé au somnambulisme.

Voilà à peu près tout ce qu'on observe dans le typhus régulier. Pendant qu'il parcourt ses diverses périodes, on voit survenir d'abord dans la période inflammatoire, dont la durée est d'un septenaire, un effort critique hémorragique par le nez, qui se fait vers le quatrième jour, et qui, quoique peu abondant, est toujours accompagné d'un soulagement momentané des accidents cérébraux. Presque en même temps, une rougeur extraordinaire se montre à la surface du corps, et cet exanthème, très-variable dans sa forme, diminue plus ou moins, par son apparition à la peau, les symptômes de catarrhe ou d'inflammation pulmonaire. A ce moment, vers la fin du septième jour, il se fait une exacerbation extrêmement remarquable, à laquelle succède un soulagement apparent, qui ne dure souvent que quelques heures, et qui commence la période des accidents nerveux.

Pendant trois jours, les accidents sont les mêmes, avec des exacerbations peu remarquables le soir ; mais à la fin du dixième jour, l'exacerbation est plus forte, l'état nerveux beaucoup plus intense, et une sueur légère ou des selles copieuses, ou une urine chargée se montrant, une rémission remarquable succède à ces épiphénomènes ; elle est plus sensible encore le onzième jour : et le quatorzième la crise s'établit. Cette crise ne dure que quelques heures, et sur la fin on voit se manifester ce que Hildenbrand appelle la *période de rémission* ou le premier temps de la convalescence.

Malheureusement les choses ne se passent pas toujours aussi bénignement; car, dans les épidémies où les fièvres sont graves, les symptômes arrivent très-vite à leur plus haut degré d'intensité et la putridité se manifeste, soit dans la période inflammatoire, soit dans la période nerveuse. Ce qui la caractérise, c'est la noirceur et l'enduit fuligineux de la langue et des dents, la fétidité de la bouche, des selles et·de presque tout le corps, la lividité de la peau, la gangrène des parties comprimées, des hémorragies passives, la corruption des urines, la mauvaise couleur de l'expectoration, le froid des extrémités, des sueurs visqueuses, etc. Dans cet état, les pétéchies noires, le charbon et les grosses taches pestilentielles rapprochent quelquefois beaucoup cette maladie de la peste, et la mort arrive ordinairement alors, avant le septième jour.

Dans aucun de nos articles il n'a été fait mention des lésions cadavériques constatées après la mort; nous dérogeons à cette habitude, dans celui-ci, parce que, dans ces derniers temps, on a voulu donner à la fièvre typhoïde le nom de *dothinentérie*, à cause des traces d'inflammation intestinale, qu'on a cru découvrir, et particulièrement dans les plaques de Peyer (1). Mais si l'on considère que, dans quelques cas (ce sont les plus rares, nous l'avouons), il n'y a pas la moindre trace d'inflammation, ni dans les intestins, ni dans l'estomac, pas même ailleurs, mieux on aimera conserver à la maladie qui nous occupe le nom de fièvre typhoïde, qui comprend, nous l'avons déjà dit, la fièvre pétéchiale des auteurs, la fièvre des camps, des prisons, des hospices, etc.

Traitement. Il est facile, d'après la distinction qui a été faite des diverses périodes du typhus, de poser les bases de la méthode curative qui lui est applicable. Elle consiste, dans les premiers jours, lorsque l'état des forces le permet, à employer les évacuations sanguines, que l'état inflammatoire réclame communément, et que les avantages des épistaxis semblent commander. Cependant comme l'inflammation n'est point franche, il ne faudrait pas trop insister sur les saignées, les réactions consécutives étant à craindre : mieux vaut donc tirer du sang au moyen des sangsues.

Passé la première période, les déplétions sanguines n'étant pas sans danger, on se sert alors des évacuants émétiques, qui sont réclamés par les états muqueux et bilieux. Ils ont parfaitement réussi à M. Costa, qui

les a reconnus utiles généralement, soit comme évacuants, soit comme sudorifiques et propres à expulser au dehors le miasme.

L'emploi des toniques ne saurait non plus être différé ; on peut même les administrer concurremment avec les évacuants. C'est ainsi du moins qu'agissait Letsom, dans les cas où la langue était noire, le pouls fréquent et la faiblesse très-prononcée. Il donnait un julep émétisé, et ensuite, de deux en deux heures, deux onces d'une décoction de quinquina acidulée avec l'acide sulfurique : le soir, il administrait une potion opiacée.

Enfin, attendu que les symptômes nerveux se manifestent quelquefois dès les premiers jours, il est utile de recourir aux antispasmodiques, et principalement au camphre à l'intérieur, et aux révulsifs cutanés, c'est-à-dire aux vésicatoires à la nuque.

Les chlorures peuvent à leur tour être employés comme antiputrides, et on s'en sert pour lotionner les ulcérations, qui, du reste, doivent être recouvertes avec grand soin de cérat au sulfate de quinine (60 centigrammes par once), que nous préférons à la poudre de quinquina dont on saupoudre les surfaces excoriées. Bref, on agira suivant les indications que l'analyse fera découvrir.

Mais tous ces moyens seraient inutiles, si, dans un cas d'épidémie, on ne dissémine autant que possible les malades, ou s'ils ne sont réunis dans des lieux élevés, bien aérés, et si, dans les hospices, où on les entasse forcément quelquefois, on n'a le soin d'établir une ventilation permanente, de faire des fumigations de chlore, d'arroser fréquemment le plancher avec la liqueur de Labaraque, d'entretenir partout en un mot la plus grande propreté.

J'ai dit, d'après certains auteurs, que le typhus épidémique était tout à la fois contagieux et infectieux ; en est-il de même de la fièvre typhoïde sporadique ? Non ; et si j'ose me prononcer d'une manière si tranchée, c'est que j'ai traité pas mal de malades affectés de la fièvre typhoïde, et qu'en aucun cas, ni les personnes qui les ont soignés, ni les nombreux amis qui les ont visités, n'ont contracté la maladie. Je n'oublierai jamais, et c'est le fait qui m'a le plus confirmé dans mon opinion que la fièvre typhoïde n'était pas contagieuse, que mademoiselle L. R., âgée de 14 ans, atteinte d'une fièvre typhoïde des plus graves, n'a pas été quittée un instant par ses deux sœurs un peu plus agées qu'elle, et fut journellement visitée par ses amies, qui l'embrassaient en entrant et en la quittant (ma fille était de ce nombre), et que ni les .unes ni les autres n'ont éprouvé le moindre dérangement dans leur santé. Assurément si .la maladie avait pu se communiquer par contagion, c'était alors que l'haleine était fétide, les gencives et les dents noires, etc. ; il n'en fut rien pourtant : donc la fièvre typhoïde, affectant isolément un ou plusieurs individus, n'est ni contagieuse ni infectieuse.

(1) Cette inflammation serait d'une nature particulière, quand elle existe, puisqu'elle consiste généralement dans une éruption pustuleuse comparable à la variole, mais néanmoins variable, puisque, dans certains cas, on rencontre des espèces de granulations disséminées et séparées çà et là par des distances plus ou moins grandes, et quelquefois si rapprochées, qu'elles forment en s'unissant des plaques plus ou moins étendues, ulcérées au centre, et offrant une matière épaisse, jaunâtre ou noirâtre.

U

ULCÈRE, s. m., *ulcus*, ἕλκος, solution de continuité des parties molles, plus ou moins ancienne, accompagnée d'écoulement de pus et entretenue par un vice local ou par une affection interne, constitutionnelle. — Au nombre de ces dernières causes nous placerons les cachexies scrofuleuse, dartreuse, etc., l'âge, la profession, etc. ; au lieu que parmi les causes locales viennent se ranger soit tout ce qui peut exagérer ou affaiblir la vitalité de la partie affectée, et déterminer ainsi l'amincissement, le décollement de la peau, son excoriation simple ou gangréneuse, etc. ; soit tout ce qui occasionne une inflammation aiguë ou chronique dans un point quelconque, nulle partie du corps n'étant à l'abri d'être ulcérée : disons toutefois que les ulcères proprement dits, considérés au point de vue chirurgical, affectent principalement les extrémités inférieures.

Variables par leur forme (la ronde est la plus désavantageuse), variables par leur siége, leur nature et leurs complications, le pronostic des ulcères doit varier aussi suivant que les circonstances sont favorables ou non, et leur traitement varier à son tour suivant, 1° qu'ils sont entretenus par l'inflammation ; 2° que la gangrène les a gagnés (ulcères gangréneux) ; 3° que la dilatation variqueuse des veines en empêche la cicatrisation (ulcères variqueux) ; 4° que le fond en est formé par des bourgeons charnus, boursouflés et sans vie (ulcères fongueux, atoniques) ; 5° que des larves d'insectes y naissent et en sortent avec le pus, etc. ; et surtout, nous devons le répéter, suivant qu'ils sont vénériens, scrofuleux, dartreux, scorbutiques.

Eh bien ! dans tous les cas où un vice humoral les cause et les entretient, le traitement général n'est autre que celui que nous avons indiqué pour détruire le vice constitutionnel ; et quant au traitement local, voici en quoi il consiste :

S'agit-il d'un ulcère qui ne peut se cicatriser, parce que l'inflammation de la partie ulcérée est portée à un très-haut degré ? cela se rencontre très-fréquemment, il faut rechercher si cet excès de phlogose ne tient pas à des écarts de régime, ou à un embarras gastrique, ce qu'on reconnaît à la rougeur plus vive de l'ulcère, à la matière de la suppuration qui est séreuse, échoreuse, sanguinolente, fétide, quelquefois entièrement supprimée ; parce qu'alors il faut recourir à la diète, à l'emploi de topiques émollients, ordonner le repos de la partie affectée, préserver l'ulcération de toute irritation locale, et à l'intérieur administrer un vomitif. Avec ces prescriptions, en voilà tout autant qu'il en faut pour favoriser la cicatrisation de l'ulcère simple.

L'ulcère est-il *gangréneux* ? il faut distinguer si cette gangrène est par excès d'inflammation et la traiter comme dans le cas précédent ; ou si elle est par défaut de ton dans la partie affectée, car alors il suffit des lotions avec le vin miellé, le vin aromatique, une décoction de quinquina ou de feuilles de noyer, de panser la plaie avec du cérat saturnisé ou au sulfate de quinine, de l'exposer longtemps à l'action d'une chaleur un peu vive, comme l'ulcère atonique, pour que l'escarre se détache, et que les chairs pâles et indolentes qui se trouvent au-dessous s'avivent et rougissent.

L'ulcère se recouvre-t-il de callosités ? ou, si l'on veut, les bourgeons charnus qui sont à sa surface prennent-ils trop d'accroissement (*ulcère calleux*) ? on les réprime avec le baume vert de Metz, avec l'alun calciné ou un caustique, ou par une compression légère ; et les callosités seront incisées ou scarifiées, si elles résistent à l'emploi des émollients et à l'application des bandelettes agglutinatives. (*Voy.* ci-après la méthode de M. Roux, dans les ulcères atoniques.)

L'état variqueux forme-t-il une complication fâcheuse ? on prescrit le repos et la position horizontale de la partie, surtout quand l'ulcère est à la jambe. Une compression assez forte, exercée soit avec une bande roulée, soit avec un bas de caoutchouc, est un bon moyen pour en prévenir le retour.

Les vers s'y développent-ils ? on lave la surface ulcéreuse avec une forte décoction amère, ce qui détruit les insectes, et on en empêche la reproduction en recouvrant l'ulcère de compresses assez épaisses, et surtout en faisant très-vite le pansement, pour que les insectes que l'air contient n'y viennent pas déposer leurs œufs. Enfin, on retranche la peau qui est trop altérée et trop amincie, pour qu'on puisse espérer qu'elle se recolle aux parties sous-jacentes, et on détruit les clapiers par la compression ou par des incisions convenables.

Une méthode de traitement appropriée à presque tous les cas d'ulcères atoniques, est celle que M. Roux a empruntée à la chirurgie anglaise. Elle consiste à entourer le membre dans toute sa circonférence au niveau de l'ulcère, et même un peu au-dessus et un peu au-dessous de ce dernier, avec de longues bandelettes de sparadrap agglutinatif ; on tire les extrémités de chaque bandelette en sens contraire, de manière à pousser l'un contre l'autre les bords de l'ulcère, dont on diminue ainsi l'étendue. On applique un nombre suffisant de ces bandelettes, pour qu'elles couvrent entièrement la surface de l'ulcère ; si on le juge nécessaire, on laisse cependant entre chacune d'elles un petit intervalle par où le pus puisse s'écouler. On assujettit les bandelettes, en même temps qu'on prévient l'engorgement œdémateux des parties situées au-dessous du lieu affecté, en appliquant un bandage roulé, légèrement serré, sur toute l'étendue du membre malade.

Ce petit appareil doit être renouvelé tous les jours dans les premiers temps de son emploi, afin de pouvoir absterger le pus accumulé sur la surface ulcérée, et remédier au relâchement des bandelettes qui arrive par la prompte diminution de l'engorgement des parties molles voisines. Plus tard, c'est-à-dire lorsque la suppuration se tarit, et que la cicatrisation est commencée, on ne doit renouveler les bandelettes que tous les trois ou quatre jours.

Par cette méthode, dont l'expérience a constaté l'efficacité, on obtient facilement et dans un temps assez court, la guérison des ulcères atoniques. Les malades ne sont point forcés de garder un repos absolu, ou même de rester couchés; ils peuvent se lever, et faire quelques petites promenades, sans que cela nuise aux progrès de la cicatrisation.

Avant de l'obtenir, c'est-à-dire de traiter un ulcère, il est sage de s'informer avec soin de son ancienneté et d'examiner quelle est l'abondance journalière habituelle de la suppuration; car non-seulement un ulcère qui suppure abondamment depuis fort long-temps est très-difficile à guérir, mais encore il serait dangereux pour le malade qu'on l'en délivrât trop vite. La cure de ces sortes d'ulcérations ne saurait donc être entreprise qu'après y avoir disposé le sujet par les bains, les frictions sèches, le régime, les purgatifs répétés et les exutoires temporaires établis ou moins près du lieu malade. Et quant aux anciens ulcères des vieillards, il faut toujours les respecter, surtout lorsque leur existence coïncide avec une bonne santé : des accidents graves (hydropisie, apoplexie, etc.), étant survenus à ceux qui ont voulu absolument s'en débarrasser, et qui ont trouvé un médecin assez complaisant, pour ne pas dire assez inexpérimenté, pour les satisfaire.

Nous avons nommé les ulcères scrofuleux, vénériens, scorbutiques, etc., et nous avons dit que le traitement approprié à ces affections devait nécessairement passer avant le traitement local de ces ulcères. Existe-t-il des symptômes caractéristiques pour chacune de ces espèces d'ulcérations? Oui : voici ceux qu'on leur a assignés.

Ulcères scrofuleux. Après être restées souvent plus ou moins longtemps indolentes, les tumeurs scrofuleuses deviennent douloureuses et plus molles; la peau qui les recouvre rougit, et il s'y fait une ou plusieurs ouvertures par lesquelles s'écoule un pus séreux, mal lié, d'une odeur aigre et nauséabonde : l'ulcère s'agrandit, ses bords sont aplatis, minces et jamais calleux; ses chairs pâles, et les environs d'une couleur violette.

Pour en obtenir la cicatrisation rien de plus utile que d'arroser les surfaces ulcérées ou d'y faire des douches avec des dissolutions savonneuses, alcalines, ou de muriate de baryte : on consume les chairs baveuses en les touchant avec le nitrate d'argent.

Ulcères vénériens. Ils prennent le nom de chancres, lorsqu'ils sont bornés aux parties sexuelles ou dans l'intérieur de la bouche (*Voy.* Syphilis, Chancre), ou bien ils succèdent aux bubons, à une exostose et autres excroissances qui se manifestent à la peau (*Voy.* Syphilis, Bubons, etc.).

Ulcères scorbutiques. On les reconnaît non-seulement à l'aspect général du malade, mais encore à leur couleur rouge livide, au sang noirâtre qu'ils versent, aux fongosités molles et sanglantes qui naissent de leur fond, et à la mollesse de leurs bords qui sont violets et œdématiés.

Le traitement local de ces ulcères consiste à les saupoudrer avec le quinquina et les poudres des plantes dites aromatiques ; à les comprimer légèrement, lorsque le sang exsude de leur surface dans l'intervalle des pansements. Si l'ulcère est aux gencives, on les touche avec des pinceaux de charpie trempés dans l'acide muriatique affaibli ; on les scarifie et les excise, lorsqu'elles se gangrènent. En même temps le malade se gargarise la bouche avec une décoction de quinquina aiguisée avec quelques gouttes d'acide muriatique ou sulfurique, afin d'entraîner au dehors la sanie qui suinte des gencives ulcérées.

Pour le traitement général, *voy.* Scorbut.

Ulcères cancéreux. Voy. Cancer.

Ulcères dartreux. Voy. Dartre.

Ulcères psoriques. Voy. Gale.

Ulcères teigneux. Voy. Teigne.

URÉTÈRES, s. m. plur., *ureteres*, οὐρητήρ, ηρος, de οὖρον, l'urine. — Ce sont des conduits membraneux, de la grosseur d'une plume à écrire, s'étendant depuis le bassinet du rein (*Voy.* Rein), c'est-à-dire de la scissure rénale dans laquelle ils pénètrent par une portion évasée appelée *infundibulum*, jusqu'à la Vessie (*Voy.* ce mot), dans l'intérieur de laquelle ils pénètrent après avoir rampé entre les membranes musculeuse et muqueuse, jusqu'à ce qu'ils soient arrivés à la paroi postérieure et inférieure de cet organe dans lequel ils s'ouvrent par un orifice étroit et oblique aux angles postérieurs du trigone vésical.

Les uretères peuvent présenter des anomalies : ainsi chez une femme que Morgagni a ouverte, le rein droit donnait naissance à deux uretères; l'un, supérieur, qui tirait son origine d'un bassinet simple et était plus mince ; tandis que l'inférieur était un peu plus épais, parce qu'il naissait d'un bassinet dans lequel se rendaient un grand nombre de petits tubes, ce qui les rendait plus grands et plus élevés. Ces deux uretères étaient séparés d'une extrémité à l'autre par une insertion d'un travers de doigt existant entre les orifices de l'un et de l'autre. Ces orifices étaient oblongs, et se rendaient dans la vessie en suivant la même direction oblique, de manière que l'un était supérieur à l'autre. De même, d'après Chopart, les uretères peuvent s'ouvrir dans le vagin, dans le rectum, etc.

La structure des uretères, quel que soit le

lieu où ils s'ouvrent, se compose de deux membranes qui ont concouru à la formation des calices et du bassinet ; l'une externe, séreuse, épaisse et d'un blanc opaque ; l'autre interne ou muqueuse, blanche, mince et transparente.

Les usages des uretères sont de transporter les urines sécrétées par le rein, dans la vessie, où elles séjournent jusqu'à leur expulsion.

URÈTRE, s. f., *urethra*, οὐρήθρα ; formé de οὖρον, l'urine : canal membraneux, cylindrique, qui commence au col de la vessie et se termine à l'extrémité du gland chez l'homme, recevant dans son trajet les conduits éjaculateurs, et ayant des communications avec les corps caverneux ; chez la femme, il adhère par son orifice externe aux parois du vagin.

L'urètre est tout à la fois le canal excréteur de l'urine et de la matière séminale.

URÉTRITE. *Voy.* BLENNORRHAGIE.

URINE, s. f., *urina*, οὖρον, liqueur excrémentitielle sécrétée par les reins, et transmise par les uretères dans la vessie, d'où elle est rejetée au dehors en passant par le canal de l'urètre.

L'examen des urines fournit au praticien des signes si importants et tellement propres à former le diagnostic des maladies, qu'il ne saurait trop s'en préoccuper pendant toute la durée des affections morbides. Elles méritent une attention d'autant plus sérieuse de sa part que, indépendamment de leur utilité séméiologique, on les néglige trop aujourd'hui, alors qu'on s'en occupait peut-être beaucoup trop autrefois. L'esprit humain est ainsi fait qu'il s'élance toujours dans les extrêmes où tout est illusion, fanatisme, alors qu'il est si facile de rester dans un juste milieu, où se trouve la vérité. Mais, attendu que cet examen n'est pas très-facile et que pour bien apprécier l'urine altérée, il faut avoir une connaissance suffisante des caractères de celle d'une personne bien portante, afin de faciliter cette étude à chacun, nous dirons d'abord quels sont les caractères physiques de l'urine chez l'homme en santé.

Il a été remarqué que l'urine récemment excrétée est transparente, d'un jaune citrin, d'une odeur particulière, d'une saveur acide, saline et faiblement amère ; que celle qui est rendue peu de temps après avoir bu est moins colorée, moins odorante, moins dense que celle que l'on rend sept ou huit heures après le repas et après le sommeil : d'où le nom d'urine de la *boisson* donné à la première, et celui d'urine de la *digestion* qu'on a appliqué à la seconde.

En outre, il est d'autres circonstances auxquelles le médecin doit avoir égard, parce qu'elles contribuent à modifier les urines, et par exemple, 1° la *constitution* du sujet, vu que l'urine est plus colorée et plus odorante chez les personnes robustes ; plus pâle, écumeuse et un peu sédimenteuse chez les sujets débiles ; 2° la *saison* : qui ne sait que l'urine est moins abondante et plus colorée

en été, parce qu'on transpire beaucoup ; plus copieuse et plus pâle en hiver, où l'on ne sue jamais ; 3° *l'âge* : ainsi on a noté que les vieillards ont les urines moins abondantes, plus foncées en couleurs, et qu'elles exhalent une odeur fort désagréable ; 4° le *sexe* : l'urine des femmes est toujours plus pâle et plus sédimenteuse que celle de l'homme ; 5° l'*abondance* ou la *rareté* de la boisson : on a constaté que l'individu qui boit abondamment urine beaucoup et rend des urines pâles ; 6° l'*usage* de certaines substances : et, par exemple, les asperges, l'ail, l'oignon, donnent à l'urine une odeur fétide ; le curcuma et la rhubarbe lui communiquent une teinte jaune très-vive ; les térébenthines administrées à l'intérieur lui communiquent une odeur de violette.

Savoir toutes ces choses ne suffit point encore, et il importe beaucoup, pour asseoir un jugement exact sur l'urine, qu'elle soit demeurée en repos pendant au moins deux heures, à une température peu élevée, et qu'on ne la fasse point passer brusquement du froid au chaud et du chaud au froid. Après ce laps de temps écoulé, l'urine a perdu sa qualité acide et est devenue ammoniacale.

Mais quels sont donc les signes fournis par l'examen des urines ? Par elles on distingue parfaitement l'état spasmodique de celui où il existe une inflammation quelconque, attendu qu'elles sont claires, abondantes et limpides dans le premier cas, rouges, *urina rubra*, dans le second. De même, quand les urines sont fortement colorées, elles annoncent une affection hépatique ; quand elles sont jumenteuses, c'est un des principaux symptômes de l'embarras gastrique, et l'urine lactescente chez les enfants décèle la présence des vers. L'urine décèle encore, suivant qu'elle est épaisse et noire, un haut degré de putridité ou le passage de l'inflammation à la gangrène ; s'il nage à sa surface des gouttelettes d'huile, un degré fort avancé de dissolution hectique ; par sa teinte safranée, *urina crocœa*, l'existence de calculs biliaires ; par son aspect verdâtre, *urina viridis*, que l'urine altérée a passé dans le sang ; par son mélange avec le pus, qu'il existe une suppuration interne.

Dans les fièvres l'urine sert utilement comme signe diagnostique, puisque, à l'état de crudité, elle annonce qu'il n'y a pas encore de travail curatif général de la nature, au lieu qu'à l'état de coction, elle décèle un commencement d'élaboration critique, dont la crise, qui se fait parfois par les urines elles-mêmes, est l'achèvement ou la terminaison. Aussi est-ce là-dessus que reposent les trois dénominations qu'on a appliquées aux urines, savoir : urine *crue* (*urina cruda*), urine *cuite* (*urina cocta*) et urine *critique* (*urina critica*). A quels caractères reconnaît-on ces trois espèces d'urines ?

L'urine crue, signe de crudité, reste tantôt parfaitement claire et transparente avec une teinte ou rouge ou pâle ; tantôt, comme il arrive dans les fièvres gastriques, elle est dès l'origine, et demeure trouble, épaisse, jumenteuse, semblable à de l'eau dans laquelle on aurait délayé de l'argile, ou à une décoction de quinquina refroidie.

On dit l'*urine cuite*, signe de coction, lorsque cessant d'être claire, comme elle l'avait été jusqu'alors, elle commence à se troubler. Ce phénomène n'a lieu qu'au quatrième ou au onzième jour, et disparaît ensuite ; mais on peut alors espérer que l'urine deviendra critique au septième ou au quatorzième. La coction et la crise commençant, elles s'annoncent parfois aussi dans l'urine claire, par un léger *nuage*, qui demeure suspendu au haut du liquide, ou par un *énéorème* qui s'abaisse peu à peu jusqu'au fond du vase.

L'*urine critique*, signe de la crise accomplie, a lieu quand le liquide, auparavant clair, dépose un sédiment ; ou lorsque ce même liquide, resté toujours épais et trouble, s'éclaircit à la partie supérieure et forme un dépôt au fond du vase.

Remarquez que le sédiment ou dépôt peut être et n'être pas critique, et qu'il importe beaucoup de connaître et de savoir distinguer s'il est l'un ou l'autre. On reconnaît qu'il est réellement critique, lorsque après l'émission des urines on le voit gagner le fond du vase, où il forme environ le quart ou le sixième du tout : il est blanc, grisâtre, léger, réuni en masse homogène (non déchiquetée) et un peu convexe ou conique à sa surface.

Le sédiment non critique remplit la moitié ou les deux tiers du vase ; il est épais, pesant, déchiqueté, d'une couleur livide ; trop considérable, il a une signification fâcheuse. Notons, en passant, qu'un sédiment rouge, briqueté, annonce une fièvre intermittente ou le caractère rhumatismal de la maladie ; un sédiment blanc crayeux, avec une urine épaisse et foncée en couleur, le caractère arthritique de l'affection ou des calculs urinaires ; un sédiment de teinte obscure ou noire, l'état putride.

Enfin les urines, par certains caractères particuliers qu'elles présentent, diagnostiquent sûrement, dans presque tous les cas, certaines maladies des voies urinaires ; ainsi, elles sont mucilagineuses dans le catarrhe vésical ou les calculs de la vessie ; purulentes dans l'inflammation suppurative de la vessie ou de la prostate ; sanguinolentes dans l'hémorragie rénale ou vésicale ; excessivement abondantes et aqueuses dans le diabète : elles se chargent de graviers dans la goutte ou la gravelle.

Somme toute, l'état des urines varie, non-seulement selon la nature de l'affection morbide, mais encore selon le temps ou la période de cette affection, et il doit falloir que les choses se passent ainsi, puisqu'on a remarqué que c'est un très-mauvais signe quand, dans le cours d'une maladie, les urines conservent constamment leur état naturel. Cela se voit dans certaines fièvres ataxiques ou malignes.

Étudiées dans la manière dont elles sont rendues, les urines peuvent être faciles ou difficiles, fréquentes ou rares, nulles, dou-

loureuses ou insensibles, impossibles ou involontaires. Plus le mode de leur excrétion se rapproche de l'état naturel, et plus le pronostic doit être favorable : il n'y a d'exceptions à cette règle que celles qui seraient dictées par des considérations tirées des autres sources de signes diagnostiques.

URTICAIRE, s. f. (fièvre ortiée), *urticaria*, éruption assez semblable à celle que produit l'application des feuilles d'ortie sur la peau.

Elle consiste en de grandes taches rougeâtres, diffuses, proéminentes, présentant un point blanc dans leur milieu, causant des démangeaisons et une ardeur fort désagréables. Elles ont cela de particulier, qu'elles disparaissent au chaud, tandis que le froid les fait reparaître.

Un léger mouvement fébrile accompagne quelquefois l'urticaire, mais le plus souvent elle est sans fièvre, et au bout de trois ou quatre jours il n'en existe aucune trace, à moins que l'éruption ne prenne la forme chronique ; car, dans ce cas, elle paraît et disparaît avec facilité, comme dans l'urticaire aiguë, et elle dure des mois et même des années entières, en faisant le tourment de ceux qui en sont affectés. Quoi qu'il en soit, l'urticaire existant sans fièvre, mérite le nom qu'elle porte, tandis que, si la fièvre l'accompagne, mieux vaut l'appeler fièvre ortiée : on remarque principalement celle-ci chez les individus qui ont mangé des moules.

L'urticaire peut se manifester à tout âge ; cependant elle attaque préférablement les enfants que les vieillards, les femmes, les personnes sanguines et nerveuses que les hommes et les individus lymphatiques ou bilieux. Un état particulier de la peau semble y prédisposer, puisqu'il est des sujets qui, pour le moindre frottement de leur peau, par un séjour de quelques heures dans un endroit chaud, voient sur-le-champ l'éruption urticaire se manifester. Les émotions vives de plaisir ou de peine peuvent y donner lieu, ainsi que des mauvaises digestions ; aussi lui attribue-t-on pour causes spéciales, indépendamment des causes générales que nous venons d'énumérer, une sécrétion viciée de la peau, ou une dyscrasie générale, notamment les dyscrasies scrofuleuse, arthritique et syphilitique. Voici du reste la marche ordinaire de l'éruption.

Souvent elle est précédée de malaise, de douleurs épigastriques, de fièvre ; d'autres fois elle se montre spontanément par une démangeaison ordinairement très-vive sur divers points de la surface du corps : l'individu se gratte, et cette action détermine à l'instant, dans un espace plus ou moins étendu, la sortie des plaques urticaires. Elles durent quelques heures et disparaissent pour reparaître ensuite, soit à la même place, soit ailleurs. C'est surtout pendant la nuit qu'elle est le plus tourmentante ; d'autres fois c'est le matin ; et, dans certains cas enfin, elle affecte la forme intermittente.

Traitement. A l'état simple et aigu, l'urticaire ne réclame qu'une diète légère, quelques bains, une boisson rafraîchissante et des lavements émollients. Si elle est le résultat d'une indigestion, on fait vomir le malade, et on lui donne une infusion légère de thé, de mélisse, de tilleul ou de feuilles d'oranger. Si l'individu était pléthorique, on pourrait recourir à la saignée ou à l'application de quelques sangsues à l'anus chez l'homme, à la partie interne des cuisses, ou à la vulve chez les femmes âgées, et, au lieu des bains simples, on leur prescrirait les bains de son ou de gélatine : quand la démangeaison est très-vive et fort importune, on la calme avec des lotions d'eau fraîche, acidulée avec le suc de citron ou le vinaigre ordinaire.

A l'état chronique, l'urticaire exige d'autres soins, c'est-à-dire des moyens plus énergiques, longtemps continués. Les bains alcalins avec la soude, les bains d'eau de mer avec addition de gélatine, les bains sulfureux, doivent remplacer les bains émollients. Si l'individu est d'une faible constitution, il faut lui conseiller un régime analeptique ; s'il est scrofuleux ou goutteux, etc., on attaque l'une ou l'autre de ces dyscrasies. (*Voy.*, SCROFULE, RHUMATISME, SYPHILIS, etc.), et si enfin, l'éruption se montre périodiquement, on en prévient définitivement la réapparition, par quelques doses du spécifique de la périodicité, le sulfate de quinine.

URTICATION, s. f., *urticatio*. — Sorte de flagellation que l'on pratique sur une partie du corps avec des orties fraîches, pour y produire une vive excitation. C'est un moyen très-actif de rubéfaction.

V

VACCIN, VACCINATION, VACCINE. — Le *vaccin*, s. m., *virus vaccinum*, de *vacca*, vache, est un liquide séreux que l'on extrait d'une pustule particulière qui se développe sur les pis des vaches, et que l'on inocule dans le but de déterminer une éruption préservative de la petite vérole. Plus communément encore, aujourd'hui, on prend le vaccin aux boutons vaccinaux des enfants à qui on a inoculé la vaccine. Cette opération qu'on nomme **VACCINATION**, et qui consiste à mettre le virus vaccin en contact avec les vaisseaux absorbants de la peau, comprend tout à la fois les moyens de recueillir le vaccin et de l'inoculer ; voici en quoi ils consistent :

Conservation du vaccin. On perce avec la pointe d'une lancette les cellules du bouton vaccinal ; le bouton ouvert, il en sort une gouttelette à laquelle on présente la surface d'une plaque de verre, et si la gouttelette est trop petite, on ajoute avec la lancette une nouvelle quantité de liquide. Puis on applique sur cette plaque une plaque absolument pareille, et on les recouvre d'une feuille de papier de plomb qui les met à l'abri de l'air et de la lumière. Autrefois on collait ensemble les deux lames de verre, avec de la cire ou de la colle à bouche ; l'autre procédé est plus simple et aussi sûr.

Quand on n'a pas des plaques de verre, on pique le bouton avec la lancette, qu'on y reporte d'abord sur une face, puis sur l'autre, afin de les charger toutes deux, et on laisse dessécher le liquide à l'air. Une lancette ainsi chargée suffit pour deux piqûres, mais le vaccin ne se conserve pas longtemps.

A ces procédés, remarquables par leur simplicité, s'en ajoute un troisième qui consiste, après avoir percé le bouton vaccinal, à laisser durcir à l'air la gouttelette de liquide qui en sort, et à la renfermer ensuite, ainsi desséchée, dans un tuyau de plume hermétiquement fermé avec de la cire à cacheter. Le vaccin se conserve ainsi plusieurs mois. Nous ne parlerons pas des tubes de M. Fiard, son procédé, quoique fort simple, étant beaucoup trop compliqué pour les personnes qui n'ont pas l'habitude de ces sortes d'opérations.

L'époque la plus favorable pour recueillir le vaccin, c'est du 6ᵉ au 7ᵉ jours.

Inoculation du vaccin. Le procédé que nous employons communément et que nous avons vu employer à peu près partout, c'est de charger de vaccin liquide la pointe d'une lancette, avec laquelle on fait trois piqûres à chaque bras, ayant le soin de recharger la lancette à chaque nouvelle piqûre, en la plongeant à chaque fois dans le bouton ouvert quand on vaccine de bras à bras. Si l'on se sert de vaccin desséché, il faut préalablement le délayer avec une goutte d'eau ou de salive. Les piqûres doivent être à la distance d'un pouce au moins l'une de l'autre, et être disposées en ligne verticale ou en triangle, ce qui importe peu.

Les autres précautions à prendre, sont : de présenter la pointe de la lancette presque horizontalement à la peau, que l'on tend avec la main gauche, et de l'enfoncer sous l'épiderme à un millimètre environ de profondeur ; une strie de sang apparaît pour l'ordinaire, cela est sans inconvénient. Après avoir laissé l'instrument dans cette position, trois à quatre secondes, on le retourne dans la plaie, de manière à le mettre de champ, d'abord d'un côté, puis de l'autre ; de cette façon on écarte les bords de la plaie, et on permet au vaccin de s'y introduire ; cela fait, on lâche le bras, on appuie le pouce au-dessus de la plaie et on retire la lancette qui s'essuie à ses bords. La plaie séchée par l'air, on abaisse les manches de la chemise en évitant tout frottement sur la croûte vaccinale : l'éruption qui est le résultat de cette opération porte le nom de VACCINE.

VACCINE, s. f., *vaccinella*. — La découverte de la vaccine, l'une des plus grandes et des plus précieuses des temps modernes, remonte à l'année 1769, époque à laquelle on reconnut, en Allemagne, que la matière des pustules, qui naissent au pis des vaches, garantissait de la variole les hommes auxquels elle se communiquait. Et pourtant, comme ce n'a été qu'en **1798** qu'Édouard Jenner fit, pour la première fois, en Angleterre, des essais de vaccination préservative sur l'espèce humaine, ce fut lui qui féconda et vivifia, pour ainsi dire, la découverte, et toute la gloire lui en est restée. Nous ne nous arrêterons point à faire l'histoire de ce moyen préservatif d'une des maladies épidémiques les plus désastreuses, et parfois les plus meurtrières (la variole), nous bornant à faire l'énumération des phénomènes qui surviennent, afin qu'on puisse distinguer la vraie vaccine de celle qui ne l'est pas.

Dans la première, on ne remarque aucun changement dans l'endroit où les piqûres ont été faites, ni le second, ni le troisième jour ; mais le quatrième, une tache rouge paraît, peu saillante ; elle s'élève davantage au cinquième jour, et laisse apercevoir, à son sommet, au sixième jour, une petite pustule pleine de sérosité. Les septième et huitième jours, cette pustule continue à se développer, mais plus en largeur qu'en hauteur. Elle acquiert un diamètre de deux et quelquefois de quatre lignes, conserve toujours une forme aplatie, déprimée dans son milieu, et se remplit d'un liquide séreux dont la teinte tire sur le bleuâtre : une auréole inflammatoire de quelques lignes l'entoure. Au huitième jour, la sérosité, contenue dans le bouton, jaunit, s'épaissit et devient purulente. A cette époque les glandes axillaires s'engorgent un peu, mais ce phénomène n'est pas constant, ou du moins toujours appréciable : il survient aussi alors de petits mouvements fébriles. Les fonctions gastro-intestinales ne sont pas ordinairement lésées ; parfois, cependant, il se manifeste du dévoiement ou des vomissements qui ne tardent pas à s'arrêter. Aux huitième et neuvième jours, et quelquefois seulement au dixième, les pustules s'entourent d'une nouvelle auréole rouge, qui acquiert plusieurs pouces de largeur, envahit même assez souvent le bras entier, mais cause plus de démangeaison que de douleurs. Sa durée est de deux ou trois jours, après lesquels les pustules se dessèchent ; il se forme sur elles une croûte d'un brun foncé, qui tombe au bout de huit jours et plus, et laisse une large cicatrice circulaire à la peau. Cette cicatrice, profonde, indélébile, est divisée en nombreuses dépressions, ce qui l'a fait appeler, avec assez de fondement, cicatrice *gauffrée*.

Au contraire, la vaccine fausse, incomplète, non préservative, présente les caractères suivants : éruption hâtive (du troisième au quatrième jour après la vaccination), pustules bombées et sans dépression au milieu ; elles sont tout à fait convexes et pleines. Du huitième au neuvième jour, l'auréole secondaire ne se manifeste pas, et par conséquent, le signe principal de l'infection générale manque. De même la pustule, loin d'être à cloison, comme dans la véritable vaccine, est uniloculaire ; sa teinte est orange, et sa dessiccation prématurée, comme son éruption. On a assigné, pour causes de cette anomalie, un vaccin pris trop tard, trop vieux, ou un défaut de réceptivité de la part de l'individu, car nous devons savoir qu'il est des personnes chez qui la vaccine ne prend jamais.

Cette maladie artificielle n'exige aucun traitement médical ; on laisse donc le sujet vacciné suivre son genre de vie habituel, à moins que la fièvre ne se déclare au septième ou au huitième jour ; alors la prudence veut qu'il ne quitte pas son appartement, et prenne une boisson rafraîchissante.

Généralement on ne purge pas les individus qui ont été vaccinés ; cependant il est quelques praticiens qui conseillent de donner une purgation légère après la dessiccation des pustules, afin de prévenir les maladies de la peau, ou les engorgements glandulaires qui pourraient se développer.

Faut-il appliquer un vésicatoire sur les boutons après qu'ils sont desséchés ? Il est quelques personnes qui, poussées par un préjugé aveugle, les emploient et les conseillent : c'est un mal, rien n'indiquant qu'une suppuration consécutive à l'éruption vaccinale soit nécessaire.

Doit-on vacciner à deux époques de la vie ? Nous n'en voyons pas trop la nécessité, lorsque la première éruption vaccinale a eu tous les caractères d'une bonne et vraie vaccine : cependant, comme les cas d'apparition de la variole, chez les vaccinés, sont assez fréquents, et qu'on a remarqué, en outre, qu'ils sont d'autant plus communs qu'on s'éloigne déjà de vingt-cinq à trente années de l'époque de la vaccination, nous ne désapprouvons pas cette mesure de prudence.

Partant de ce fait, qu'on voit des vaccinés avoir la petite vérole, il est des antagonistes de la vaccine qui lui refusent la propriété préservative qu'on lui attribue généralement. Nous n'avons qu'un mot à dire à ces gens qui ne raisonnent pas : c'est que le virus peut avoir vieilli, s'être altéré, ou que l'individu n'étant pas dans des conditions favorables, il aura eu une fausse vaccine ; et qu'en supposant d'ailleurs que celle-ci, quand elle est vraie, ne préserve pas de la variole, il suffit que l'expérience ait constaté que ceux qui sont atteints de cette dernière maladie, après avoir été vaccinés, ont une petite vérole très-bénigne et point meurtrière, pour qu'on doive s'empresser d'inoculer la vaccine à tous les individus.

A quel âge doit-on vacciner ? A toutes les époques de la vie ; mais, comme on est d'autant plus exposé à la variole qu'on est plus jeune, c'est généralement quelques mois après la naissance, du deuxième au troisième mois et plus, qu'on vaccine l'enfant ; renouvelant cette opération à douze ou quinze ans.

Si les parents le désirent, rien n'empêche même qu'on le fasse plus tard ; mais la seconde fois il n'est pas sûr que la vaccine prenne. Pour ma part, je n'ai jamais réussi à obtenir l'éruption vaccinale à une seconde vaccination, quand la première avait donné de vraies pustules vaccinales.

VAGINITE, s. f., inflammation du vagin. *Voy.* Blennorrhagie *chez la femme.*

VALÉRIANE, s. f., *valeriana*, genre de plantes de la triandrie monogynie, L. ; famille des dipsachées, J. — Il en est trois espèces qui intéressent la médecine, savoir : 1° la Valériane officinale (*officinalis*), qui croît en France, et dont la racine est un puissant antispasmodique ; 2° la Grande Valériane, qui végète aussi sur notre sol, et est succédané de la précédente, mais à un moindre degré ; 3° la Valériane celtique, qui, quoique végétant en Suisse, se trouve abondamment dans les Pyrénées. Ses feuilles et ses fleurs sont également antispasmodiques, mais à un si faible degré qu'on ne s'en sert guère aujourd'hui. Nous devons donc nous borner à étudier les propriétés de la première espèce.

Celle-ci, connue aussi sous les noms de valériane sauvage, valériane des bois, a une racine composée d'un grand nombre de fibrilles allongées, fauves à l'extérieur, blanches à l'intérieur, presque inodores dans l'état frais, exhalant, quand elles sont desséchées, une odeur fétide, pénétrante, tout à la fois agréable et désagréable. Sa saveur est amarescente et un peu âcre.

Peu étudiée dans ses effets par les toxicologues, beaucoup vantée par certains médecins, désappréciée par d'autres, la valériane a fini cependant par occuper un rang distingué parmi les substances médicamenteuses, et cela grâce aux expériences des Haller, des de Haen, des Sauvages, des Willis, des Tissot, des Quarin, des Boerhaave et de tant d'autres qui, sans considérer la valériane comme spécifique de l'épilepsie, ne lui refusent pas une certaine efficacité. Malheureusement, les essais que l'on a tentés depuis, et que nous avons tentés nous-même dans cette cruelle maladie, n'ont pas répondu à l'espoir qu'on avait fondé sur sa réputation, et, si aujourd'hui on s'en sert encore pour combattre l'épilepsie, c'est qu'on ne sait guère auquel des antispasmodiques les plus vantés avoir recours.

Il n'en est pas de même de ses propriétés contre certaines névroses. Ainsi Bouteille assure avoir employé avec succès la valériane, en 1766, chez une jeune paysanne atteinte d'une chorée des mieux caractérisées : plus tard, Marray en a rapporté trois cas de guérison, et enfin M. Guersent père disait avoir constaté l'efficacité de cette substance, administrée sous forme pulvérulente, mêlée à une pulpe de fruits qui en masque la saveur désagréable. Ce serait donc un fait suffisamment constaté.

Mais c'est principalement dans les affections hystériques que la valériane paraît produire des effets bien avantageux; et, chose remarquable, plus la maladie hystérique est bizarre, singulière dans les symptômes qui la caractérisent, et mieux la valériane réussit. Ainsi elle éloigne les retours des accès, elle en diminue la violence, en un mot, elle les modifie au profit de la maladie. Et comment n'en serait-il pas ainsi, certaines affections hystériques, disons mieux, le plus grand nombre de ces affections s'accompagnant d'un état de faiblesse générale, hyposthésie nerveuse, contre laquelle les antispasmodiques excitants, stimulants, toniques, font le plus grand bien ; or pourquoi la valériane ferait-elle exception à la règle commune. Remarquez que si l'on compte des succès et des insuccès de son administration, on en compte autant de celle des autres médicaments de la même classe, qui sont appropriés à certaines *natures* de maladies nerveuses, et ne le sont pas à certaines autres. Donc, si la valériane ne réussit pas, ce n'est pas la faute du médicament, c'est la faute du médecin, qui l'emploie alors qu'il n'est point indiqué ou qu'il est contre-indiqué : ce qui explique pourquoi on l'a beaucoup loué à la fin de certaines phlegmasies, dans certaines fièvres graves, dans la paralysie, les flatuosités des hypocondriaques, dans les maladies convulsives, dans certaines migraines, etc.

Mode d'administration. On fait entrer la valériane dans une foule de préparations : les principales sont : 1° la poudre, qui se donne à la dose de vingt ou vingt-quatre grains ; il en est même qui ne craignent pas d'aller jusqu'à un demi-gros et un gros, dans les vingt-quatre heures : Tissot et Quarin recommandent d'y mêler un peu de maïs pour en masquer la *saveur* ; 2° l'infusion pour boisson, qui se fait à la dose de quatre ou de huit grammes de racine pour deux cent cinquante-six à trois cent vingt grammes d'eau; 3° la décoction, qui est de huit à seize grammes dans un demi-kilogramme d'eau : elle s'administre en lavement ; 4° il y a encore des extraits, des teintures, qu'on emploie par grains ou par gouttes (de 10 jusqu'à demi-gros).

Règle générale. Pour l'administration de la valériane, comme pour bien d'autres remèdes, le malade n'ayant rien à craindre de son administration, il doit arriver rapidement à en prendre une forte dose et la continuer longtemps. Ayant le soin, dit-on, de la suspendre de temps en temps pour la reprendre ensuite. Hufeland a donné ce précepte pour presque tous les antispasmodiques.

VAPEURS, *vapores.* — En pathologie, ou mieux en langage vulgaire, on donne ce nom aux maladies nerveuses flatulentes, et, en particulier, à quelques phénomènes d'hystérie. *Voy.* Névroses, Hystérie, etc.

VARICELLE, s. f., *varicella.* — La varicelle, petite vérole volante, vérolette, consiste dans une éruption pustuleuse de la peau, si ressemblante avec la variole, qu'on la confond facilement avec elle. Toutefois nous devons faire remarquer que toutes les espèces de varicelle ne ressemblent pas absolument à la petite vérole ; qu'une seule la simule au point d'occasionner des méprises, et celle-ci, c'est la varicelle, que les Anglais appellent *swine pox* (à pustules de cochon), c'est-à-dire à boutons gros, élevés, remplis d'une liqueur épaisse, qui blanchit et se rapproche du pus, entourés d'une auréole à leur base, etc. Au contraire, celle qu'ils ont nommée *chicken pox* (pustules de poulet), est formée de boutons, qui par leur petitesse, leur peu d'élévation au-dessus de la peau, la limpidité et la blancheur de la liqueur qu'ils contiennent, ne sauraient en imposer aux moins capables.

Quoi qu'il en soit, il est facile à un praticien exercé de distinguer la varicelle, *swin pox*, de la variole, en ce que les boutons de la première sont plutôt sphériques que lenticulaires, plus larges à leur corps qu'à leur base, plus mous, et n'offrent point à leur sommet ce point brunâtre et cet aplatissement qui sont propres à la VARIOLE (*Voy.* ce mot). Voici, du reste, les caractères que l'on a assignés à la varicelle proprement dite en général.

Pustules tantôt petites, tantôt aussi parfaitement semblables à celles de la petite vérole, par la forme, qui surviennent, soit sur quelques parties seulement, soit sur toute la surface du corps, avec fièvre légère et d'une durée de vingt-quatre heures seulement, mais quelquefois cependant avec fièvre violente et délire. Ces pustules suppurent et se dessèchent en quarante heures, dont la moitié forme la période de suppuration, période qui, pour quelques boutons, dure quelquefois davantage, et dans certains cas fort longtemps.

D'après ce tableau, on reconnaît que la seule chose qui différencie la varicelle de la variole, c'est la rapidité de la marche de la première, comparativement à celle de la seconde. *Voy.* VARIOLE.

Du reste, comme le virus spécifique qui produit la varicelle est beaucoup plus faible que celui de la petite vérole, et que cette maladie ne met jamais la vie des malades en danger, on a peu à s'en préoccuper, la nature seule se chargeant de la guérison. On tâche cependant de la favoriser dans le travail auquel elle se livre, en faisant garder le lit au sujet, en le mettant à une diète proportionnée à l'intensité de l'éruption et de la fièvre, en lui prescrivant des boissons délayantes et émollientes, et, s'il est nécessaire, des lavements. Toutefois, quand la suppuration de quelques boutons dure trop longtemps, il est bon d'administrer un purgatif.

VARICE, s. f.; *varix*, ou χιρσός, dilatation d'une veine. Les varices sont des petites tumeurs ou nodosités indolentes, molles, inégales, livides, noirâtres, sans pulsation, cédant facilement à l'impression du doigt, reparaissant dès qu'on cesse de les comprimer, formées par la dilatation des veines dans lesquelles le sang stague ou ne chemine plus qu'avec lenteur.

Toutes les veines sont rigoureusement susceptibles de devenir variqueuses; cependant les lieux où on les observe le plus communément, c'est aux jambes, aux cuisses, au bas-ventre, ce qui provient, soit de la difficulté que le sang éprouve à remonter contre son propre poids, soit aussi, pour les varices des jambes, aux jarretières trop serrées au-dessous du genou, ou à des tumeurs volumineuses développées sur le trajet des veines, etc.

Il y a deux degrés de relâchement variqueux : dans l'un, les veines sont rondes et gonflées uniformément; dans l'autre, au contraire, elles sont irrégulières, bosselées, et avec des resserrements qui correspondent aux valvules : celles-ci sont rouges, livides ou noirâtres, crèvent parfois spontanément, ou, ce qui arrive le plus souvent, par un choc quelconque extérieur; l'hémorragie serait abondante si on ne se hâtait de l'arrêter.

Il est rare que l'on guérisse radicalement la varice des jambes; on peut en prévenir les progrès par le repos, la position horizontale du membre, par la compression à l'aide d'un bandage roulé, des bas élastiques, en coutil, en peau de chien lacés, en caoutchouc, n'importe, etc.

Le traitement radical consiste, soit dans l'excision et l'évacuation du caillot contenu dans la veine, soit dans la cautérisation que quelques chirurgiens ont proscrite, etc. : comme ces opérations ne doivent être confiées qu'à un homme de l'art, nous n'en parlerons pas.

VARICOCÈLE, s. m. ou f., *varicocele*, dilatation des veines du scrotum. — Ce qui produit cette dilatation, c'est l'abus des plaisirs vénériens, et principalement l'onanisme, les passions de l'âme qui entretiennent un orgasme génital trop fréquent, les marches trop forcées, l'équitation, la danse, les contusions violentes sur les bourses, enfin tout ce qui peut attirer le sang vers le scrotum et opérer la congestion des veines qui rampent dans son épaisseur. Nous en dirons autant des obstacles mécaniques (tumeurs herniaires, engorgements ganglionnaires, hydrocèle, bandage mal fait, vêtements trop serrés, etc.), qui s'opposent à la libre circulation du sang dans les veines scrotales, etc.

Le varicocèle peut se manifester dans tous les âges, mais c'est principalement chez les jeunes gens qu'il se montre de préférence, et aussi plus fréquemment chez les adultes que chez les vieillards. Et comme à son début rien n'annonce son développement, et que c'est presque toujours par hasard que les individus en qui il se déclare s'aperçoivent de son existence (et cela alors seulement qu'il a acquis un certain développement), il serait bon que les parents, les chefs d'institution, connaissant cette particularité, veillassent, autant du moins que la décence le permet, à ce que le sujet fût instruit qu'il a un varicocèle, aussitôt que celui-ci aura de la tendance à se former. Il faut donc que la jeunesse soit instruite de bonne heure, qu'un sentiment de pesanteur au testicule, à l'aine et jusque dans la région lombaire, une gêne insolite et des tiraillements incommodes dans le trajet du cordon; la longueur des bourses qui sont pendantes et molles; l'accroissement rapide de leur volume par des courses forcées, ou simplement par la chaleur, sont les premiers symptômes par lesquels le varicocèle s'annonce. Un symptôme que l'on a donné comme caractéristique, c'est le besoin qu'éprouve le malade de chercher, au moyen des vêtements, à donner une position moins gênante aux bourses, celle où elles se trouvent produisant une sensation fort incommode, qu'on espère faire cesser en les soutenant.

Le varicocèle étant une maladie difficile à guérir, il faut donc s'efforcer de pallier le mal et d'en arrêter les progrès. Pour cela faire, le malade marchera peu, restera habituellement assis, prendra des bains frais, et se lavera fréquemment le scrotum avec de l'eau froide pure ou légèrement astringente; bref, par des soins bien entendus, il éloignera toutes les causes qui pourraient favoriser le développement progressif du mal. A l'aide de ces précautions et d'un suspensoir bien fait, il peut garder longtemps son varicocèle à l'état d'infirmité gênante, tandis que, sans s'assujettir à ces précautions, le mal ira croissant de plus en plus, et deviendra une lésion physique des plus incommodes et des plus graves par ses résultats éloignés. Et, par exemple, après la moindre course, le malade est haletant, ses traits sont visiblement altérés, son visage couvert de sueur; il souffre tant, qu'il ne sait quelle position prendre.

J'ai dit que, par des soins hygiéniques bien dirigés le varicocèle reste souvent à l'état d'infirmité; nous ajouterons que souvent aussi, malgré ces soins, le mal fait des progrès effrayants, et le malade éprouve des souffrances si vives, qu'il demande avec instance d'être délivré de ses souffrances. Plusieurs moyens ont été proposés, à savoir : la cautérisation des veines, l'excision d'une partie du scrotum, la castration, et la compression lente des veines variqueuses à l'aide de l'entérotome de Dupuytren (méthode Breschet [1]), ou bien au moyen de pinces disposées de manière à étreindre fortement les bourses d'une manière plus nette. Par ce procédé on ne coupe pas le scrotum de suite, on laisse intact le bord externe de celui-ci et l'on évite par là les défauts du premier (méthode H. Landouzy); la ligature souscutanée simple, ou combinée avec l'enroulement des veines du cordon, etc., etc., a été également proposée. Il ne m'appartient pas de discuter le mérite de ces différentes méthodes d'opérer le varicocelle, le chirurgien qui sera appelé dans les cas de cette nature ayant assez de capacité pour juger par lui-même des avantages de chacune, et surtout de celle à laquelle il doit donner la préférence.

VARIOLE, s. f. (petite vérole), *variola*. — On désigne sous ce nom une maladie éruptive pyrétique, caractérisée par des pustules qui apparaissent, se dessèchent et disparaissent dans les circonstances que nous énumérerons plus tard.

(1) Breschet se servait de petites pinces en fer, à branches écartées en arc de cercle, dont les mors, garnis de linge ou d'un coussinet, peuvent être rappro-chés graduellement ou à volonté par une vis de pression, agissant sur les branches.

Se montrant à tous les âges, sans même épargner le fœtus dans le sein maternel, se manifestant dans tous les climats, dans toutes les saisons, soit d'une manière sporadique, soit épidémiquement, la petite vérole se propage par contagion ou par infection, et celle-ci s'effectue même à d'assez grandes distances, le virus variolique étant transporté au loin par les vents. La variole a été divisée en *discrète*, c'est-à-dire en celle dont les boutons sont plus ou moins espacés les uns des autres; et en *confluente*, c'est-à-dire dont les pustules sont si abondantes qu'elles se touchent et se confondent. Les auteurs ayant fait deux tableaux symptomatologiques distincts et séparés de ces deux sortes de petite vérole, nous suivrons leur exemple, afin d'indiquer plus facilement le traitement applicable à chacune d'elles.

VARIOLE DISCRÈTE : *période d'infection* ou *d'incubation*. Celle-ci est inappréciable au début, le virus étant encore latent dans l'organisme et sans réaction; mais bientôt le sujet éprouve des horripilations vagues, indice de l'invasion de la fièvre variolique qui, légère d'abord, va en augmentant chaque jour davantage jusqu'au quatrième jour, celui de l'éruption.

Le type de la fièvre d'incubation est continu, rémittent, et les symptômes spéciaux qui l'accompagnent sont : nausées, vomissements, épistaxis, mal de tête qui, chez les adultes, va jusqu'au délire, souvent même jusqu'à la fureur; odeur putride et spéciale de l'haleine, de l'urine, de la sueur, à laquelle le malade a une disposition singulière; convulsions épileptiformes chez les enfants, lassitudes, douleurs à l'épigastre et au dos, quelques coliques, etc. Quand ces symptômes se manifestent chez un individu, alors que dans la localité la variole règne épidémiquement, à coup sûr on ne confondra pas cette fièvre avec toute autre.

Période d'éruption. A la fin du troisième jour ou du quatrième, à la suite d'une exacerbation remarquable de la fièvre, on voit apparaître d'abord au visage, puis le lendemain aux mains, le jour suivant aux jambes et sur le reste du corps, de petits points rouges dont l'étendue et l'élévation augmentent d'heure en heure. Dès le premier jour, un examen attentif fait apercevoir, dans chaque stigmate, un petit nœud semblable à un grain de millet, qui n'existe jamais sur les taches rubéoliques, les pétéchies et les autres éruptions cutanées : il est donc caractéristique des pustules varioliques.

Cette période dure trois à quatre jours, après quoi il apparaît toujours de nouveaux boutons, en sorte que le malade offre constamment des pustules de trois dates, qui, elles aussi, observent la même succession dans tous leurs changements ultérieurs : ainsi comme les boutons suivent dans leurs périodes de suppuration et de dessiccation le même ordre qu'ils ont affecté pour leur éruption, il en résulte que, pendant que les uns suppurent à la face, il s'en développe aux jambes, et que lorsque la suppuration s'é-

tablit au visage, la dessiccation seulement se
fait en d'autres lieux.

Généralement dans la variole bénigne, la
fièvre cesse dès que l'éruption se fait et le
malade se trouve bien, sauf l'inquiétude
que lui cause parfois l'irritation des pustules.

Période de suppuration. L'épiderme soulevé forme une pustule d'abord petite, déprimée au sommet et remplie d'un liquide
séreux, mais qui peu à peu grossit, s'élève
davantage, et s'emplit d'un pus jaunâtre, de
manière que le bouton variolique complètement développé représente une pustule
convexe, distendue au point de crever, jaunâtre et ressemblant à la moitié d'une lentille. Cette période dure également trois à
quatre jours, et, pendant sa durée, la fièvre
ne cesse d'agiter le malade; c'est pour cela
qu'on a donné à cette fièvre le nom de fièvre
secondaire ou suppurative; un gonflement général de la peau survient, mais il est plus manifeste à la face, aux mains et aux jambes.

Ce gonflement du visage, qui envahit même
la tête tout entière, à ce point que celle-ci
représente une boule informe, et que les
yeux sont totalement fermés par le gonflement des paupières; ce gonflement, dis-je,
quand il n'est pas exagéré, et que la peau
est rouge, est ordinairement d'un bon augure dans la variole discrète, et sans danger
dans la variole confluente, comme nous le
dirons plus tard; j'ajoute qu'il doit être nécessaire que ce gonflement s'opère soit à la
face, soit aux mains, soit aux jambes, puisque l'on a remarqué que s'il s'affaisse avant
le temps, c'est un signe de l'impuissance des
forces vitales, et tout doit faire craindre que
les périodes de suppuration et de dessiccation ne se passent pas sans accidents. Notons cependant que toutes les fois que les
boutons sont rares et isolés les uns des autres, tous les autres symptômes peuvent
manquer, sans pour cela que la variole soit
régulière : il en est de même de la salivation.

Période de dessiccation. Dans cette période
qui dure habituellement trois ou quatre jours,
mais qui peut se prolonger du double, et
quelquefois davantage, pour certains boutons, ceux-ci, qui étaient parvenus à leur
maturité, se dessèchent dans le même ordre
de leur apparition, et forment des croûtes
furfuracées qui se détachent lentement, laissant des taches qui restent longtemps rouges, et ordinairement aussi des cicatrices
plus ou moins profondes.

Symptômes de la variole confluente. En
général, les symptômes de la première période de la variole confluente sont les mêmes que ceux qu'on observe dans la variole
discrète; à l'intensité près, qui, comme on
le pense bien, est d'autant plus grande, que
les boutons sont plus nombreux et plus rapprochés. Quoi qu'il en soit, dans certains cas,
les pustules ne s'élèvent pas beaucoup au-
dessus du niveau de la peau; elles sont d'un
petit volume, et cependant par leur rapprochement, elles semblent déjà se confondre
toutes en une vésicule rouge qui couvre tout le visage; ou plutôt, elles forment

une pellicule commune, agglutinée à la face.
Vers le huitième jour, cette pellicule finit
par n'être plus qu'une pellicule blanche qui
devient de jour en jour plus âpre au toucher,
avec une teinte brunâtre, et un sentiment
de distension et de douleur, jusqu'à ce
qu'enfin cette pellicule se détache en lambeaux plus ou moins étendus, ce qui peut
arriver à une époque plus ou moins retardée
(au quinzième, vingtième, vingt-cinquième
jour), par l'adhésion intime ce cette sorte
d'incrustation plus ou moins épaisse, surtout au visage. Après sa chute, il se forme
encore des écailles furfuracées, laissant au-
dessous d'elles des empreintes ou des creux
plus ou moins marqués, et quelquefois même
des cicatrices qui défigurent les traits. Enfin,
deux autres symptômes très-ordinaires à la
variole confluente, sont : la diarrhée pour
les enfants, et la salivation pour les adultes.

Celle-ci, qui survient quelquefois à l'époque
de l'éruption, ou seulement un ou deux jours
après, devenant beaucoup plus visqueuse
vers le onzième jour, le malade ne peut en
rejeter la matière sans de grandes difficultés,
et la dyspnée deviendrait extrême si, à
cette époque, l'intumescence de la face et
des mains, des déjections, des sueurs, une
urine copieuse, ne la remplaçaient. C'est
dans ces cas graves que la voix devient
rauque, que le coma, des convulsions ou
d'autres affections d'un aussi funeste présage
se manifestent. Nous voulons parler des
inflammations de la conjonctive ou du poumon, du délire, de l'hématurie, qui compliquent la variole; et à plus forte raison de
l'adynamie, des hémorragies, de l'angine
suffocante, des gangrènes accidentelles et
partielles, qu'on observe quelquefois.

La variole, qu'elle soit discrète ou confluente, ne suit pas toujours dans son développement la marche régulière que nous lui
avons assignée; ainsi on voit quelquefois les
pustules avorter, rester plates ou se remplir
d'un sang noir; d'autres fois la sérosité qui
les emplit, persister à cet état pendant toute
la durée de la maladie; et, dans quelques
cas, le bouton devenir solide et former une
espèce de verrue, ou au contraire des vessies
qui s'emplissent un jour et sont vides le jour
suivant : de là les distinctions que l'on a
établies de la variole en sanguine, séreuse,
véruqueuse et siliqueuse, suivant la forme
et la matière contenue dans les boutons.

Traitement. Dans une épidémie varioleuse,
le praticien a à considérer avant toute chose,
alors qu'il s'agit de prescrire un traitement,
si la variole est, 1° discrète et simple, ou
discrète et compliquée par un état morbide
quelconque, résultant de la constitution
médicale régnante, qui peut n'être pas de
même nature que la variole. On sait que
celle-ci est essentiellement inflammatoire,
chaque bouton pouvant être considéré comme un petit phlegmose qui parcourt ses
périodes, etc.; 2° Si la petite vérole est confluente simple, ou confluente compliquée à
l'instar de la variole discrète; 3° Enfin si elle
appartient à la classe des maladies dites

coagulatives ou à celle des maladies dites colliquatives, la nature de l'affection changeant complétement, selon que la constitution régnante tient du mode mou ou du mode fort, les humeurs tendant à la coagulation dans le dernier cas, ce qui est avantageux, au lieu qu'elles tendent à la dissolution putride dans le second, ce qui est excessivement fâcheux.

Reste que, toutes les fois que la petite vérole est régulière, simple et discrète, elle peut être abandonnée à elle-même, et, pourvu que le malade soit soumis à la diète, à un régime rafraîchissant, tenu constamment modérément couvert, et l'appartement dans lequel il se trouve maintenu à une température modérée, l'éruption suit son cours sans obstacle, et l'individu guérit complétement sans accidents. Néanmoins, par mesure de prudence, un purgatif de précaution peut très bien être administré quand la desquamation s'opère. Il est indispensable même de le prescrire dans certains cas, comme nous le fit observer le professeur Victor Broussonnet, dans une épidémie de variole dont nous avons suivi les différentes phases, alors que j'étais élève en médecine : le praticien purgeait d'autant plus volontiers que, dans la dessiccation des pustules, on apercevait des écailles comme dartreuses, ce qui, pour ce médecin exercé, était un symptôme de saburres des premières voies.

La variole confluente doit être traitée plus activement : ainsi, pendant son cours, quand il arrive, durant la période d'incubation, que le malade a une fièvre forte et vive, une saignée, un bain tiède, doivent être employés pour la calmer, ce qui facilite beaucoup l'éruption. De même, si sous une constitution bilieuse la petite vérole se montre avec tout le cortége d'un embarras gastrique ou gastro-intestinal, on donne un vomitif toujours dans la période d'incubation, ensuite on tient le malade à une diète sévère et on purge à la fin. Dans l'épidémie dont j'ai déjà parlé, pendant les périodes d'incubation, d'éruption et de suppuration, on ne donnait aux malades que des crèmes de riz, et pour boisson l'eau d'orge miellée, parfois nitrée, et oxymélée quand il y avait un peu de toux. On comprend que c'est d'une variole confluente simple dont il est question ; mais quand il survenait ce que j'appellerai des complications graves, on agissait comme il convient toujours d'agir, c'est-à-dire ainsi qu'il va être indiqué.

Deux choses s'opposent en général à l'éruption de la variole : d'une part, le spasme inflammatoire de la peau, ce qui a lieu par excès des forces, et d'autre part, le défaut de réaction vitale, à cause de la faiblesse de tout l'organisme. Dans le premier cas, les antiphlogistiques (saignées, bains, etc.), rompant le spasme et diminuant les forces, l'éruption des pustules peut s'opérer ; ce qui arrivera aussi dans le second, en tonifiant l'individu et en déterminant une réaction artificielle par des rubéfiants à la peau. Sans cela, les boutons ne paraîtront pas, et le

virus se fixant à l'intérieur sur un ou plusieurs des principaux organes, une phlegmasie intense, grave, mortelle, en sera la fatale conséquence. Ce n'est pas tout, des symptômes fâcheux peuvent se montrer et inspirer les plus grandes inquiétudes ; ainsi celui-ci éprouve des convulsions, celui-là du délire, chez quelques-uns la conjonctive s'enflamme, etc. Que faire en pareille circonstance ? Dans les convulsions, accident très-commun chez les enfants, on peut les faire cesser comme par enchantement en tenant la fenêtre ouverte de manière qu'un air frais et pur arrive jusqu'au malade ; on leur oppose aussi des lavements : cependant elles peuvent persister malgré l'emploi de ces moyens, et alors de deux choses l'une, ou bien l'enfant a la face blême, les extrémités plus froides que chaudes, son urine est pâle, ce qui indique un état nerveux ou purement spasmodique (d'où l'utilité du bain tiède, des lavements, du zinc associé au musc, des sinapismes à la plante des pieds) ; ou bien on reconnaît, par l'examen du malade, les signes de la gastricité. Et comme l'irritation que les matières saburrales produiront sur les voies gastriques, entretient le spasme qui empêche l'éruption, les vomitifs, les purgatifs et les lavements deviennent indispensables. De même, s'il y a complication vermineuse, le varioleux se trouvera bien de l'administration du calomel et des lavements de lait ; s'il y a coma avec rougeur de la face et chaleur au front, quelques sangsues derrière les oreilles, des lotions froides sur le front, des rafraîchissants à l'intérieur, sont ce qui convient le mieux.

Les mêmes précautions doivent être prises chez les adultes quand le délire auquel ils sont sujets devient violent, furieux : ce symptôme d'irritation cérébrale réclame impérieusement l'emploi des saignées, des sinapismes aux extrémités inférieures, des pédiluves, des lavements, des purgatifs rafraîchissants.

Enfin, lorsque les yeux paraissent vouloir s'affecter, on prévient l'inflammation variolique qui y établit son siége, par des lotions avec l'eau froide, par l'application de compresses imprégnées de camphre pulvérisé. On peut même, quand déjà quelques stygmates sont apparus sur la conjonctive, en obtenir la résolution par l'instillation de quelques gouttes d'eau de Goulard considérablement affaiblie.

Tout ce qui précède s'applique non-seulement à la première période, mais est également indiqué dans la période d'éruption quand elle est lente, difficile ou irrégulière ; c'est-à-dire qu'on peut encore, durant cette période, continuer le traitement de l'état morbide qui est associé à la variole. Et quant au traitement de la période de suppuration, aucun changement ne doit être fait durant cette période, si la variole est discrète ; dans la variole confluente, au contraire, la fièvre secondaire prend quelquefois un si mauvais caractère, que le médecin ne saurait trop s'en préoccuper. Que fera-t-il ? Il ouvrira les

pustules une à une, au moyen d'une large
aiguille à inoculation, ce qui diminue sur-le-
champ la résorption du pus ; il donnera le soir
une petite dose d'opium, qui calme généralement l'agitation fiévreuse et les douleurs ;
et, si les pustules se remplissent de nouveau, il les ouvrira une seconde fois. En
même temps, par d'abondantes boissons rafraîchissantes, acidules, par de légers laxatifs et de puissants diurétiques, il suppléera
à la sécrétion cutanée forcément suspendue ;
et enfin, par les acides minéraux, une grande
propreté, le renouvellement continuel de
l'air, le changement des draps de lits, du
linge même qui vêtit le malade, il préviendra
la putridité des humeurs.

En traçant le tableau symptomatologique
de la petite vérole confluente, nous avons
parlé

De la *salivation* : comme elle est favorable, on doit l'entretenir en faisant boire
beaucoup, et toujours des boissons chaudes
ou tièdes, jamais froides ; si par cas elle se
supprimait spontanément, il faudrait employer les vapeurs chaudes, les gargarismes
émollients, les cataplasmes de même nature,
au cou ; et s'il survient des symptômes de
suffocation, on applique un vésicatoire sur
.a poitrine.

Du *gonflement des paupières* et de l'*occlusion du globe de l'œil* : il suffit de le baigner
souvent avec du lait tiède.

De l'*obturation de la gorge* par les pustules qui naissent à l'intérieur de la bouche :
on y remédie à l'aide des gargarismes et des
injections émollientes. Mais ce que nous
n'avons pas fait observer encore, c'est que
la fièvre peut revêtir un *caractère inflammatoire*, reconnaissable à la rougeur plus intense des auréoles varioliques, à la dureté
du pouls, à la chaleur, à la soif ; tous symptômes qui annoncent une phlegmasie viscérale interne. En pareil cas, on ne saurait trop
se hâter de recourir aux déplétions sanguines, au calomel, aux vésicatoires, etc.

C'est comme dans la *complication nerveuse*, qui s'annonce par des pustules affaissées, séreuses, vides, l'absence des auréoles,
la pâleur et la fraîcheur de la peau, la bouffissure incomplète du visage, le tremblement
spasmodique des membres : le principal
moyen pour la combattre, c'est l'opium. Le
plus souvent on l'associe au calomel, et parfois aussi au musc, au camphre, à l'arnica ;
un bain à vingt-huit degrés, des sinapismes,
des vésicatoires, même les frictions avec
l'onguent mercuriel, sont également utiles.

Reste la *complication putride* reconnaissable à la teinte livide, bleuâtre, brunâtre
des pustules, qui sont entremêlées de pétéchies ; à l'odeur cadavéreuse qui s'exhale du
corps du malade ; aux hémorragies passives
symptomatiques par le nez, par la bouche,
par le fondement, par l'urètre ; la fréquence
et la petitesse du pouls, une disposition générale à la gangrène. Sitôt que cette complication se décèle, et à plus forte raison quand
elle est bien manifeste, il faut recourir au
froid et déployer la méthode anti-septique

excitante dans toute son étendue. Elle consiste dans l'action d'un air aussi froid que
possible, continuellement renouvelé ; les
affusions froides, l'enveloppement du corps
entier dans des linges imbibés de vinaigre
camphré, ou d'une dissolution de camphre
dans le jaune d'œuf, le vin, l'acide sulfurique, le quinquina, etc. (*Voy.* PUTRIDITÉ.)
Et si par cas l'état gastrique reparaissait encore dans ces circonstances, on n'hésiterait
point à faire vomir et à purger le varioleux.

De tous les accidents que nous avons signalés jusqu'à ce moment, il n'en est aucun
qui soit aussi grave que la *dessiccation subite*,
l'*affaissement brusque de la bouffissure de la
face* : l'apparition spontanée de ces phénomènes est ordinairement le signal de la
mort. L'art doit donc réunir alors tous ses
efforts pour soutenir et relever la force vitale qui succombe sous la violence du mal,
et prévenir une métastase fâcheuse, mortelle.
Il y parvient quelquefois par l'emploi des
sinapismes, des ventouses, des cataplasmes
émollients très-chauds et sinapisés aux jambes, aux bras, fréquemment renouvelés, du
vin, de l'opium uni au calomel ou au camphre.

Quelle est la conduite que le praticien doit
tenir en général dans la dernière période de
la variole ? Tous les médecins capables sont
d'accord que les purgatifs sont indispensables. J'ai observé, nous disait Victor Broussonnet, que les malades qui sortaient trop tôt,
et chez lesquels on avait négligé l'emploi
des purgations, étaient atteints d'inflammations laryngées, d'ophtalmies incurables, de
diarrhée, de coliques ; j'en ai vu mourir phthisiques. Les potions huileuses qu'employaient
les anciens sont donc très-bien indiquées,
et, parmi elles, l'huile d'amande douce doit
être préférée à toute autre ; on la donne à
la dose de deux onces, associée à une once
d'eau de fleur d'oranger et autant de sirop
de fleurs de pêcher. Je dis plus : quand la
diarrhée survient à la fin de la variole, c'est
encore le cas de purger, car, *quo natura ver-
git, eo ducendum* (Hippocrate).

Remarquez qu'un seul purgatif ne suffit
pas généralement, et qu'il faut en conséquence continuer les purgations à petites
doses pendant trois ou quatre jours, et puis
les répéter encore à certaines distances une
ou deux fois, suivant la quantité de boutons.
Sous ce rapport, le calomel associé au jalap
en poudre, par parties égales, est un fort
bon remède ; il agit comme laxatif et comme
dépuratif. Il ne faudrait pas toutefois trop
insister sur les évacuations chez les individus
faibles, car on augmenterait l'adynamie, et
mieux vaut dans ces cas les analeptiques et
les toniques que les purgatifs.

Quels moyens peut-on employer dans la
période de desquamation, alors que le visage est encore fortement gonflé, pour empêcher que la petite vérole laisse des cicatrices à la peau ? Je m'adresse cette question,
parce qu'il peut arriver à tout homme instruit
ce qui m'est arrivé à moi-même, qu'une mère,
jalouse de la beauté de son enfant, et crai-

gnant que son teint de rose ne soit altéré par les marques que laisse l'éruption, lui demande si l'on n'a pas trouvé un remède qui empêche d'être marqué de la variole. Voici ce qui a été écrit à ce sujet par Zimmermann : « On a remarqué qu'une dame ayant porté, pour de bonnes raisons, un emplâtre sur certains endroits, eut, après une salivation, la petite vérole, et que tout son corps, excepté l'endroit qui était défendu par le mercure que l'emplâtre y avait insinué, avait été couvert de l'éruption de cette maladie. M. Malouin demande s'il n'est pas possible, après cet événement, d'obvier à cette maladie par le même moyen. » L'expérience n'a pas encore été faite (que je sache du moins), mais on en a déduit un moyen de préserver le visage du sexe des impressions de la petite vérole et d'en conserver la beauté. Ainsi, à cette intention, M. Roseen couvrit le visage d'une de ses malades avec un emplâtre mercuriel, et la petite vérole parut partout, excepté à la figure; et M. J. Henri Sulzer a répété la même expérience à Winterthor avec le même succès; il eut cependant la précaution d'ouvrir les boutons aux bras, aux cuisses, aux jambes, selon l'avis de M. Roseen, ce qui seul peut détourner la petite vérole de la tête.

Des expériences ultérieures ne doivent pas avoir confirmé les succès annoncés, puisqu'il n'est plus question du procédé précité dans les ouvrages modernes où l'on traite de la variole; et pourtant nous croyons devoir provoquer de nouveaux essais, quelques malades que nous avons traités dans ces dernières années, et qui avaient de nombreux boutons varioleux au visage (la variole était confluente) ne portant aucune cicatrice variolique, après avoir fait usage de l'onguent mercuriel blanc de Zeller.

Pr : Mercure précipité blanc... un gros; cerat, ou pommade blanche à la rose... une once. M. exactement. Deux fois par jour (matin et soir) on oignait légèrement toute la figure de mes varioleux avec une petite quantité de cet onguent, et, je le répète, ils n'ont pas été marqués. L'auraient-ils été si on ne s'était pas servi de cet onguent? Je l'ignore, et c'est pour cela que j'appelle sur ces faits l'attention de mes confrères.

Le traitement de la convalescence exige un grand air, les bains, les boissons dépuratives, des aliments doux. On ne doit pas trop se hâter de permettre l'usage de la viande, dont les métastases fâcheuses pouvant être le résultat de trop de condescendance aux désirs du malade.

VARIOLOIDE, s. m., *varioloida :* mot hybride formé du latin *variola* et du grec εἶδος, forme, apparence : *qui ressemble à la petite vérole.* On s'en sert pour désigner une variété de la variole, qui survient chez les sujets qui ont été préalablement vaccinés. La varioloïde se distingue de la petite vérole proprement dite en ce que la réaction fébrile est moindre dans la période d'incubation, et manque dans celle de suppuration. Les pustules, quoique aussi nombreuses,

sont d'ordinaire peu pleines, quelquefois même ne contiennent rien du tout, sinon de la lymphe qu'on y trouve; c'est pourquoi les croûtes qu'elles forment sont minces et dures, soulevées, et ne laissent après elles ni creux, ni cicatrices : seulement on remarque à leur place une tache rouge, qui persiste pendant quelque temps. Du reste, c'est généralement une maladie assez bénigne, et nous ne l'avons jamais rencontrée assez violente pour donner la mort.

La varioloïde provenant le plus souvent de ce que les sujets vaccinés ont eu une fausse vaccine, le virus qui a servi à l'inoculation étant trop vieux ou altéré, le meilleur moyen de prévenir la maladie qui nous occupe, c'est, lorsqu'elle règne épidémiquement dans une localité, de vacciner de nouveau tous les sujets qui l'ont déjà été. Et si, nonobstant cette précaution, la varioloïde se déclare, on se conforme pour le traitement aux règles que nous avons posées pour la curation de la variole discrète.

VENTOUSE, s. f., *cucurbitula.* — On désigne sous ce nom de petites cloches de verre dont l'entrée est plus étroite que le fond, qui est arrondi, de dimensions variables, rétrécies à leur ouverture, qu'on applique sur une partie quelconque du corps, pour y attirer le sang. A défaut de la ventouse ordinaire on peut très-bien se servir de verres à boire.

Plusieurs procédés ont été proposés pour leur application, et tous ont pour but, cela devait être, de raréfier l'air contenu dans le vase, de manière à ce que la partie circonscrite par l'orifice de la ventouse soit soustraite à la pression de l'air atmosphérique, le vide qui en est résulté est tel que la peau se gonfle et proémine dans la ventouse, afin de la remplir.

Pour obtenir ce résultat, on place dans la petite cloche (ou le verre), soit des morceaux de papier, soit une boulette de coton ou d'étoupe, on y met le feu et on la pose immédiatement. L'air, d'abord raréfié par la chaleur, se condense aussitôt que le feu s'éteint et le vide s'opère. Ce moyen échoue souvent, aussi lui préfère-t-on le procédé suivant.

Prenez une boulette de coton de la grosseur d'une aveline, trempez-la dans l'alcool, allumez-la à une bougie, jetez-la dans la ventouse et appliquez celle-ci de suite. On réussirait probablement mieux encore, en éparpillant des brins d'étoupe au fond du vase, après les avoir arrosés. Comme ce mode d'application des ventouses a le même inconvénient que le précédent, celui de brûler la peau et de faire éclater le verre, nous leur préférons le procédé suivant.

On applique sur la peau un rond de carton ayant presque le diamètre de l'orifice de la ventouse; on fixe sur ce carton deux ou trois bouts d'une très-petite bougie, et on recouvre tout cet appareil avec la cloche : c'est un peu plus compliqué, mais cela vaut infiniment mieux que tout ce qu'on a proposé. Nous devons en excepter cependant la ventouse à

pompe, instrument d'un emploi sûr et sans
inconvénient, bien plus puissant même que
les autres procédés ; mais on ne l'a pas toujours sous la main, et malheureusement il
est fort cher.

Toutes les fois qu'on applique une ventouse, il faut choisir une surface suffisamment plane, raser les poils qui s'élèvent sur
la peau, prendre soin d'appliquer le vase
perpendiculairement et exercer une compression légère, afin que tout accès soit fermé
à l'air extérieur. Sitôt qu'on juge que l'effet
attractif est produit, on déprime avec l'indicateur la peau qui entoure l'orifice de la
ventouse, l'air s'y précipite par le petit jour
qu'on vient d'opérer sous l'instrument, et il
se détache.

Bornée à cette simple application, la ventouse est dite *sèche*, pour la distinguer des
cas où l'on profite de cette application pour
enlever à l'individu, par la scarification de la
partie tuméfiée et rougie, une certaine quantité de sang ; alors on dit que les ventouses
sont *scarifiées*. L'expression est fort impropre grammaticalement, mais elle est consacrée par l'usage. *Voy.* SAIGNÉE.

L'effet des ventouses sèches est de rubéfier
la peau de l'endroit sur lequel on les applique, et d'agir conséquemment comme *révulsif* fort doux, leur application étant peu
douloureuse. Mais pour obtenir ce résultat
il est indispensable d'en appliquer un grand
nombre, et de les laisser plus longtemps
en place, c'est-à-dire qu'au lieu de ne les
laisser attachées à la peau que huit, dix ou
quinze minutes, durée ordinaire de leur application, on les y laisse jusqu'à vingt minutes et plus.

Nous ne parlons pas de la ventouse Junod,
cette ventouse n'étant pas à la portée de
tout le monde, et son application exigeant
la présence du médecin, à cause de la force
et de la promptitude de ses effets.

VENTRE. *Voy.* ABDOMEN.

VERMIFUGE, s. m. et adj., *vermifugus*, de
vermis ver, et de *fugo*, je chasse. C'est le
nom qu'on a donné à une classe de médicaments de natures très-diverses, et qui ont
la propriété de déterminer l'expulsion des
vers qui se sont développés dans le tube
gastro-intestinal. Les amers qui, en tonifiant les voies gastriques, s'opposent à la production des vers, l'ail et bien d'autres excitants
peuvent être considérés généralement comme
des vermifuges ; cependant on réserve plus
particulièrement ce nom pour certains purgatifs très-énergiques, qui entraînent ces
animaux. (*Voy.* VERS.) Vermifuge est synonyme d'*anthelmintique*.

VEROLE, s. f. *Voy.* SYPHILIS.

VERRUE, s. f., *verruca*, petites excroissances qui surviennent à d'autres parties
qu'aux organes sexuels. — On les observe
surtout aux mains, sous forme de végétations plus consistantes que la peau, à laquelle elles tiennent par un pédicule, et
présentent souvent à leur sommet des sillons
qui les divisent en plusieurs lobes. A leur
couleur blanchâtre, à leur forme arrondie,

quoique irrégulière, à leur surface comme
chagrinée, il est facile de les distinguer des
autres végétations cutanées.

Les verrues sont communément indolo-
res, à moins qu'elles ne soient situées à la
paume des mains ou à la plante des pieds :
elles ne dégénèrent jamais en affection cancéreuse ; mais comme elles déparent une
jolie main, bien des personnes aiment à
s'en débarrasser. Quatre procédés opératoires peuvent être employés, savoir :

1° La *ligature*, qui se pratique avec un fil
de soie, ou un crin de cheval, avec lequel on
étreint le pédicule étroit de la verrue ; à défaut de fil de soie ou de crin, on se sert tout
bonnement du fil ordinaire ciré. Quand la
verrue a un petit pédicule, une seule astriction suffit pour la faire tomber ; quand, au
contraire, le pédicule est un peu fort, il faut,
à mesure que la ligature se relâche, la serrer de nouveau. C'est un fort bon moyen.

2° La *cautérisation*. Elle se pratique de
différentes manières ; ainsi on a proposé le
suc de diverses plantes de la famille des eu-
phorbiacés (réveille-matin, chélidoine, le
tithymale, etc.), mais ce procédé est si lent,
si inefficace, qu'il vaut mieux agir de suite
avec un acide fort. On trempe donc le bout
d'une plume taillée, ou un petit pinceau, ou
un morceau de bois pointu dans de l'acide
nitrique, de l'acide chlorhydrique, le nitrate
acide de mercure, et on applique une goutte
de cet acide sur la verrue. Cette opération doit
être renouvelée deux ou trois fois par jour. Il
est bon, pour préserver les parties voisines,
de les enduire préalablement d'une couche
d'huile ou de cire ; mais cette précaution
devient inutile quand on touche la verrue
avec le nitrate d'argent. Enfin, pour détruire
les verrues à large surface, qui se développent à la plante des pieds et gênent la marche, on applique la potasse comme pour
former un cautère.

3° L'*excision*. Elle consiste à enlever couche par couche, en dédolant, avec un bistouri
ou un grattoir, toute la portion de verrue qui
fait saillie ; ou mieux, ce qui est plus prompt
et moins douloureux, quand les verrues sont
rouges, tuméfiées, douloureuses, en les enlevant d'un seul coup avec des ciseaux cour-
bes. Ceux-ci ne suffisent pas toujours pour
cette opération ; souvent on est obligé de
cerner la verrue et de l'isoler de la peau
avec le bistouri, pour faciliter l'extraction
des racines. Ce procédé a pour beaucoup de
personnes l'inconvénient d'être une opération sanglante, et elles ne veulent point s'y
soumettre : quand il a été permis de la pratiquer, on arrête le sang avec une toile d'a-
raignée ou des plaques d'amadou.

4° L'*arrachement*. Gallien a proposé, pour
arracher les verrues, de les sucer d'abord
avec les lèvres, afin de les rendre souples et
assez saillantes pour les arracher ensuite
avec les dents.

Somme toute : chacun de ces procédés a
ses avantages et ses inconvénients ; mais je
ne sache pas qu'il y ait rien de mieux que

l'excision unie à la cautérisation pour empêcher les verrues de reparaître.

VERS, s. m. pl. (helminthes), *vermes*. — N'ayant à nous occuper dans cet article que des vers qui se développent chez l'homme, nous dirons un mot de chacune des variétés que l'on a rencontrées dans les voies gastro-intestinales, des symptômes divers par lesquels ils décèlent leur existence, et des médicaments que l'on doit employer pour leur expulsion.

On distingue, d'après leur forme, plusieurs genres de vers intestinaux. Les ascarides, que l'on a divisés en *lombricoïdes* et *vermiculaires;* le ténia, qu'on distingue en ténia *lata* et en ténia *solium;* enfin les vers sétiformes (*tricocephalus*).

Les vers *lombricoïdes*, les plus ordinaires de tous, se trouvent surtout dans l'intestin grêle; ils sont longs de quinze à vingt, et même vingt-quatre centimètres, sur deux ou trois millimètres d'épaisseur, cylindriques, blanchâtres et demi-transparents, plus minces à la partie antérieure, terminée par trois tubercules qui forment la bouche; la partie postérieure n'offre rien qui puisse nous intéresser.

L'ascaride *vermiculaire*, au contraire, nommé aussi *oxyure*, assez commun chez les enfants, est un ver très-petit, qui se tient communément dans le rectum. Sa grosseur varie entre trois à quatre millimètres pour le mâle, et huit à dix pour la femelle. En outre de leur petitesse, ils sont blancs, minces, élastiques, et d'une extrême vivacité.

Les ténia, ou vers solitaires, quelle que soit leur espèce, sont reconnaissables à leur longueur, qui est de six à huit mètres, et quelquefois davantage, à leur forme aplatie, on dirait un ruban (ténia à bandelette), à la série d'articulations qui unissent entre elles chaque portion du corps, portion qui ressemble beaucoup à des semences de courge; de là le nom de vers *cucurbitains*, que l'on a donné aux fragments qui se détachent souvent du ténia. On les reconnaît encore à leur tête tuberculeuse, portée sur une partie rétrécie du cou et terminée antérieurement par une bouche ou trompe, placée entre quatre suçoirs, avec ou sans crochets rétractiles, appréciables seulement à la loupe. C'est à la présence de ces crochets ou à leur absence que l'on doit les distinctions de ténia *armé* et *non armé*, admises par les auteurs. En outre de cette différence, il y a encore celle qui se tire de leur couleur: ainsi le premier a le corps blanc, tandis que le second l'a grisâtre; mais tout cela n'a pas grande importance.

Enfin le *tricocéphale* (*tricuris*) est un tout petit ver filiforme, ayant de trois à six centimètres de longueur, qui se trouve fréquemment dans les gros intestins de l'homme, et principalement dans le cœcum. Son corps, de la grosseur d'une épingle, est conformé en massue, c'est-à-dire mince dans ses deux tiers antérieurs, et renflé postérieurement. C'est à Rœderer et à Wagler que nous devons la description de ce ver, qu'ils ont trouvé pendant l'épidémie de maladies muqueuses, observées à Gottingue en 1767.

Les symptômes par lesquels les vers en général décèlent leur présence dans l'économie, sont des douleurs vagues et lancinantes dans les membres, l'amaigrissement, et, dans ce cas, l'appétit, au lieu d'être diminué, augmente, ce qui est surtout vrai pour le ténia; la pâleur ou l'aspect bleuâtre de la face qui, quelquefois est bouffie, l'assoupissement, l'agitation et l'écartement des paupières durant le sommeil, le cercle bleu autour des yeux, la dilatation des pupilles, le strabisme, la douleur du nez, le prurit des narines, des éternuements, l'épistaxis, le tintement des oreilles, le grincement des dents, le rire simple et convulsif, un afflux de salive à la bouche le matin à jeun, une mauvaise haleine, le délire, des hallucinations de la vue, des rêves accompagnés de frayeurs souvent répétées, des tremblements convulsifs ou de véritables convulsions, un sentiment d'ardeur et d'érosion au scrobicule du cœur, des palpitations, la cardialgie, des nausées, la tension du ventre sans dureté, des coliques à la région ombilicale, le décubitus sur le ventre, le hoquet, la toux ayant un caractère particulier qu'on pourrait appeler gutturale, à cause qu'elle est extrêmement sèche et rauque, des selles tantôt bilieuses, tantôt muqueuses, sanguines, vertes, bigarrées, qui se composent parfois de matières membraniformes, cendrées, grumelées, de diverses natures et de diverses couleurs, etc. Le plus important de tous les signes et le seul certain, est la sortie de vers ou de portions de vers.

Les signes particuliers sont : pour les *ascarides vermiculaires*, un prurit insupportable à l'anus, surtout le soir, la dysurie, la strangurie, le ténisme, l'odeur alliacée de l'haleine chez les enfants, un écoulement muqueux par le rectum, la vessie, le vagin, le changement d'humeur avec un sentiment de tristesse périodique : pour les *ascarides lombricoïdes*, outre les signes généraux, coliques fréquentes et sentiment de reptation à la région ombilicale : pour le *ténia*, sensation semblable à celle que déterminerait un corps qui remonterait tout à coup du côté gauche jusque dans la gorge, et retomberait ensuite, sensation d'une masse dans l'un ou l'autre côté, avec mouvement ondulatoire, sentiment de succion dans le corps, vertiges, fourmillement et engourdissement des doigts et des orteils, cessation brusque dès affections du bas-ventre après avoir bu une gorgée d'eau de vie ou d'essence d'absinthe.

Par l'irritation qu'ils occasionnent et par le trouble qu'ils jettent dans les fonctions digestives et nutritives, les vers peuvent exercer une influence considérable sur l'organisme entier et sur toutes les fonctions, même les facultés morales, de manière à y susciter de grands désordres, et par conséquent à produire les maladies nerveuses les plus diverses et les plus graves. De là découle une règle de pratique importante;

dans toutes les affections de ce genre, surtout chez les enfants; lorsqu'on ne découvre aucune autre cause évidente, il faut admettre la présence de vers et se conduire en conséquence, l'observation ayant démontré que le traitement vermifuge finit souvent par procurer la guérison des maladies fort graves, contre lesquelles toutes les autres méthodes avaient échoué. Et cette règle s'applique non-seulement aux cas dans lesquels on aperçoit des indices de vers, mais encore dans ceux où on n'en trouve aucun, car le canal intestinal peut en recéler beaucoup, sans qu'ils annoncent leur présence par le moindre signe appréciable.

Traitement. Il doit avoir pour effet, nous l'avons déjà dit, de prévenir le développement des vers, c'est le traitement palliatif; ou de les expulser, c'est la curation radicale.

Pour agir efficacement dans le premier cas, il faut nécessairement connaître quelles sont les causes qui favorisent la génération des helminthes, afin d'éviter, si faire se peut, que ces causes continuent à exercer leur action génératrice. Parmi celles-ci se trouvent l'atonie des intestins, l'accumulation des mucosités dans les voies intestinales, l'usage des farineux, des aliments tirés du règne animal, certaines conditions atmosphériques, principalement le froid humide, etc. Ce qui fait que tant de médicaments divers, c'est-à-dire amers, les ferrugineux, un meilleur régime, l'exercice, un climat chaud et sec en fortifiant l'organisme, les purgatifs qui enlèvent les mucosités accumulées, etc., agissent communément comme d'excellents prophylactiques. Mais, une fois les vers développés, deux choses sont à faire, calmer le spasme qu'ils ont provoqué, les expulser. On remplit la première indication en donnant du lait, soit en boisson, soit en lavements, soit en lotions; l'huile, qui asphyxie l'animal; l'eau mercurielle (en boisson et en lavements), etc.

Pr. : Argent vif,   1 livre.
Eau de fontaine,   4 livres.

Faites bouillir pendant que.ques heures dans un vase de terre, en remuant de temps en temps avec une cuiller de bois.

Et quant à l'expulsion des vers, elle peut être obtenue de trois manières différentes, l'une applicable aux lombrics et aux ascarides, les deux autres au ténia. Pour atteindre les premiers on emploie généralement le semen-contra, qui affaiblit et tue les helminthes; c'est le remède le plus efficace, mais il doit être suivi d'un purgatif : le calomel, l'huile de ricin, ne le cèdent guère au semen-contra, tout comme l'eau de mer qui est un très-puissant anthelminthique. Nous avons vu, dans un port de mer que nous avons habité quelque temps, des mères de famille faire boire le matin à jeun à leurs enfants un ou deux verres d'eau de la mer, suivant leur âge, et ces enfants n'être jamais malades.

Du reste, on croit avoir observé que chaque espèce de ver a des anthelmintiques qui lui sont plus particulièrement hostiles que d'autres. Par exemple, que les lavements laiteux (ou avec des figues sèches bouillies dans du lait), ceux préparés avec une décoction de tabac, l'huile, le sel marin, l'eau mercurielle, détruisent parfaitement les ascarides vermiculaires; alors que le semen-contra est plus particulièrement nuisible et tue plus sûrement les lombricoïdes. Il l'est surtout quand on l'associe au calomel et au jalap comme dans la prescription suivante :

Semen-contra,   4 grammes.
Jalap,   60 centigrammes.
Calomel,   1 décigramme.

M. Faites trois paquets. — Dose, un demi-paquet matin et soir pour un enfant de six ans : on continue pendant trois jours.

Nous avons employé souvent la mousse de Corse bouillie dans l'eau et édulcorée avec le miel. Les enfants prennent cette boisson comme du café. On peut la blanchir légèrement avec de la crème.

Pr. : de mousse de Corse,   12 grammes ;
d'eau de fontaine,   16 id.

Faites bouillir et réduire de moitié; passez. A prendre en quatre fois.

Nous nous sommes encore très-bien trouvé des frictions sur le bas-ventre avec de l'huile de pétrole. Dans certaines localités, on est dans l'usage quand l'enfant se gratte le nez, s'éveille en sursaut, etc., de lui oindre les narines et l'ombilic avec cette huile. C'est une fort bonne précaution; mais nous croyons que cette huile ainsi employée à l'extérieur n'est pas assez puissante administrée seule. Enfin, à l'égard du ténia, deux méthodes curatives ont été proposées : affaiblir et tuer le ver, de manière à en débarrasser le malade sans secousse ; chasser l'animal tout à coup par des moyens très-énergiques.

La première de ces méthodes est la plus sûre, et l'on fait bien de commencer toujours par elle. C'est même la seule que l'on puisse employer chez les sujets faibles et très-sensibles. Elle consiste à employer avec persévérance les remèdes qui exercent sur le ténia une action désagréable, débilitante, délétère ; et, par exemple, un verre d'eau de sedlitz ou d'eau de mer tous les matins ; ou bien trois ou quatre gros de limaille d'étain par doses fractionnées, dans de la conserve de roses; ou encore du lait dans lequel on fait bouillir quelques gousses d'ail. Un moyen qui m'a parfaitement réussi, comme à b.en d'autres, chez un épileptique dont les atques étaient occasionnées par le ténia, et chez une dame sujette à des défaillances par la même cause, c'est une décoction d'une once de racine de grenadier sauvage, dans un grand verre d'eau, qu'on fait réduire d'un tiers par l'ébullition. Les malades ont pris cette dose par deux cuillerées, de demi-heure en demi-heure le matin à jeun, et le ver a été expulsé le lendemain.

Hufeland se loue beaucoup du traitement suivant, qu'il administra à une femme dont

le système nerveux était fort impressionnable : soixante gouttes, trois fois par jour,
d'un mélange de parties égales de teintures
d'absinthe et d'assa-fœtida ; une once de limaille d'étain; trois cuillerées à café par jour
d'un électuaire préparé avec la poudre de
racine de fougère mâle, et la conserve de
roses ; une petite cuillerée à soupe d'huile
de ricin après chaque dose de cet électuaire,
et un régime maigre fortement salé. En huit
jours de ce traitement, le ténia fut expulsé.

La seconde méthode, plus énergique et plus
efficace, consiste à donner, pendant quelques
jours, de la résine de gayac avec de l'eau
d'amandes amères, pour bien se convaincre
qu'il existe un ténia dont ces substances
font apparaître quelques lambeaux dans les
selles. On met ensuite le malade à l'usage
des harengs, des sardines, et autres aliments
analogues, puis on lui prescrit de ne plus
prendre qu'une panade le soir, ou on lui
administre, avant de se mettre au lit, soit
deux gros de poudre de fougère, soit
trente gouttes d'huile essentielle de la même
plante, en pilules. Le lendemain matin, il
prend un verre d'eau froide, puis une poudre composée de :

Gomme-gutte,	6 grains.
Calomel,	1 grain.
Magnésie carbonatée,	1 demi-scrupule.
Extrait de jusquiame,	1 grain.
Mêlez.	

Au bout d'une demi-heure, il avale une
demi-once d'huile de ricin, prend un lavement de lait, et se frotte l'abdomen avec de
l'huile pétrole. Si le ver ne sort point, on répète le même moyen au bout de deux heures, et si l'effet ne se produit pas encore, si
la purgation n'est pas trop prononcée, on y
revient une troisième fois.

Lorsque le ténia ne sort point en paquet
et qu'il demeure suspendu à l'anus, on se
garde bien de l'arracher : on le roule doucement autour d'un petit morceau de bois, afin
qu'il ne rentre pas dans le rectum, on fait
asseoir le malade sur une chaise percée contenant du lait tiède et on continue de rouler
peu à peu le ver. On ne peut être certain que
le ténia est sorti tout entier, qu'alors qu'on en
reconnaît la tête dans les fragments expulsés.

VERTIGE, s, m., *vertigo*, de *vertere*, tourner ; état dans lequel il semble à l'individu
que les objets tournent autour de lui, et
qu'il tourne sur lui-même. — On distingue
deux espèces de vertiges : 1° le vertige simple, qui consiste dans un tournoiement apparent des objets, sans que la vue en soit
obscurcie ; 2° le vertige ténébreux, dans lequel au tournoiement des objets se joint un
obscurcissement de la vue tel, que le malade
tombe en syncope.

Le vertige est toujours symptomatique,
soit de la faiblesse, comme on l'observe
dans les convalescences, soit d'une surcharge
de matières saburrales sur l'estomac et les
intestins, soit d'un état vermineux, soit
d'une congestion sanguine sur le cerveau.
Il est également lié aux affections hystériques et hypocondriaques graves, sans pour

cela augmenter le danger de ces maladies.
Toutefois, comme chez les individus prédisposés à l'épilepsie, à l'apoplexie, etc., il précède ordinairement l'attaque, le praticien
doit écouter cet avertissement que le vertige lui donne, pour empêcher que des accidents fâcheux n'arrivent à la personne qui
a déjà éprouvé plusieurs fois cet accident et
qui le consulte à cause des craintes qu'il
lui inspire.

Au point de vue séméiologique, le vertige
est utile à constater encore pour le pronostic que l'on doit porter dans les cas d'amaurose. A-t-il existé longtemps avant la perte
totale de la vue, il reste peu d'espérance de
guérison.

Suivant que le vertige dépend de telle ou
telle cause, il faut le dissiper par des moyens
différents. Par les évacuants émétiques et
purgatifs quand il tient à un état saburral,
par les anthelmintiques quand il provient de
vers intestinaux, par les analeptiques lorsqu'il dépend de la faiblesse ; et s'il s'agit
d'une fluxion sanguine sur le cerveau, par
les antiphlogistiques, les lotions froides sur
la tête, les affusions froides, les bains de pied
sinapisés, les ventouses à la nuque, lorsque
le malade est fort ; et quand il ne l'est pas,
par les révulsifs intestinaux qui, eux aussi,
sont également très-utiles. Enfin, dans le
vertige hystérique on se sert des antispasmodiques.

VÉSICATOIRE, s. m., *vesicatorium*, de
vessica, vessie. — On donne ce nom aux
substances solides ou liquides qu'on applique sur la peau, à l'effet de déterminer à la
surface du derme une sécrétion séreuse
qui en détache l'épiderme et le soulève en
forme d'ampoule.

Une foule de substances ont été prônées
comme vésicantes ; mais on ne se sert guère
aujourd'hui que de l'eau bouillante et des
cantharides. Pour employer de l'eau en ébullition, ou bien on se sert d'un marteau métallique à tête aplatie et suffisamment large
qu'on plonge dans l'eau bouillante et qu'on
applique à nu instantanément sur la peau
(cela suffit pour faire soulever une ampoule) ;
ou bien on applique sur la partie un linge double mouillé, sur lequel on promène un cautère nummulaire chauffé au rouge brun.

Vésicatoire aux cantharides. Le vésicatoire
magistral, qui constitue le procédé ordinaire,
consiste dans :

Pr. du levain,	1 once.
De vinaigre,	œmi-once.
De cantharides pulvérisées,	3 gros.

Mêlez la moitié des cantharides avec le
levain et le vinaigre et conservez l'autre moitié pour mettre sur l'emplâtre.

Pour l'application de cet emplâtre, ou de
tout autre, on commence par bien raser la
peau, par la frictionner avec du vinaigre,
après quoi on pose l'emplâtre, qu'on maintient appliqué avec une bande ou des bandelettes agglutinatives, placées en croix :
après dix-huit ou vingt-quatre heures la
cloche est formée : on enlève l'emplâtre.

Pose-t-on un vésicatoire *volant*, après avoir

détaché l'emplâtre, on fait une ouverture à
la partie la plus déclive de l'ampoule, afin
que la sérosité s'écoule ; on laisse l'épiderme
et on le recouvre d'un linge sec et très-fin.

Veut-on, au contraire, que le vésicatoire
suppure, on saisit la vésicule avec une
pince à disséquer, et on la déchire par des
tractions en divers sens, ou, ce qui vaut
mieux, on la coupe tout autour avec des ciseaux. Quant aux pansements subséquents,
tout le monde sait comment on les fait.

Mais ce que tout le monde ne sait point, c'est
que la poudre de cantharides seule, étendue
sur un linge et mouillée avec du vinaigre,
produit d'aussi sûrs résultats que lorsqu'elle
est mêlée au levain ou à d'autres ingrédients.
Du reste, quel que soit le moyen qu'on emploie, il faut que le vésicatoire soit bien
fixé, afin qu'il ne glisse pas, et par conséquent qu'il n'étende pas son action sur une
surface trop considérable.

Autrefois on se servait de l'écorce de garou (bois gentil) trempée dans le vinaigre
pour obtenir la vésication, et les praticiens
recommandaient le vésicatoire au garou,
toutes les fois qu'on avait à craindre l'action
des cantharides sur les voies urinaires.
Aujourd'hui, quand on veut éviter la dysurie et la strangurie, que le vésicatoire
cantharidé produit chez quelques sujets, on
se contente de faire saupoudrer l'emplâtre vésicatoire avec du camphre en poudre, ou
bien on forme un vésicatoire à l'eau.

Vésication extemporanée. Quand on a besoin d'une vésication très-prompte, dans l'a-
poplexie, par exemple, on doit se servir de
la pommade ammoniacale de Goudret (parties égales d'ammoniaque et d'axonge) qu'on
étend en couche très-mince sur un linge
taillé dans les dimensions du vésicatoire
que l'on veut obtenir, et qu'on applique sur
le lieu choisi. En moins de vingt-cinq minutes l'ampoule est formée, et on l'enlève comme
il a été dit ci-dessus.

Un linge trempé dans de l'ammoniaque
pure et appliqué sur la peau produit le même
résultat.

M. Pigeaux a proposé un moyen assez
bon quand on n'a pas d'ammoniaque ; c'est
d'imbiber d'eau-de-vie, d'alcool ou d'eau de
Cologne, le linge en question, de l'appliquer
sur la peau, et d'y mettre le feu. L'ignition
ne durera pas une minute, et au bout de ce
temps l'épiderme est entièrement détaché.

Nous avons dit que tout le monde savait
comment on panse un vésicatoire : nous devons ajouter que souvent la plaie sèche trop
vite, s'enflamme, devient douloureuse, et que
remédier à ces accidents n'est pas chose sans
importance, puisque la gangrène peut être le
résultat d'une irritation trop forte. Il y a
trente ans que, quand un vésicatoire avait de
la tendance à se sécher, on excitait la plaie
avec du beurre ranci ou une pommade épispastique. Il n'est plus guère besoin d'avoir
recours à ces moyens, depuis que nous avons
des papiers et des taffetas épispastiques possédant des degrés successifs d'activité, en
rapport avec le degré d'irritation nécessaire

pour l'entretien de la suppuration. Ces papiers ou taffetas méritent donc la vogue dont
ils jouissent.

Quand, par une cause quelconque, la plaie
du vésicatoire devient douloureuse, d'un
rouge vif, se couvre de petites granulations
écarlates, saignant avec facilité, surtout si
on les gratte avec l'ongle (ce qui arrive souvent, parce qu'il y a de la démangeaison), l'irritation doit être calmée à l'aide des lotions
émollientes de guimauve ou de lait, de cataplasmes avec de la mie de pain trempée
dans du lait, ou de fécule de pomme de terre,
ou de farine de lin, etc. L'irritation calmée,
on panse comme à l'ordinaire.

D'autres fois, de fausses membranes blanches ou grisâtres se forment sur la surface du
vésicatoire : si elles sont adhérentes, on les
fait tomber avec des cataplasmes ; sinon, on
les enlève avec des pinces à chaque pansement, et on excite la plaie avec une pommade épispastique très-active, ou bien avec
le taffetas, ou le papier le plus énergique.

Enfin, si des fongosités molles et saignantes s'élèvent, il faut les détruire avec la
pierre infernale, avec l'alun en poudre ou
le sulfate de cuivre, etc.

Quand le vésicatoire est douloureux, mais
sans rougeur, ce qui a lieu chez les personnes nerveuses, il faut ajouter au lait ou à la
décoction de racine de guimauve dont on se
sert pour le lotionner, une tête de pavot
qu'on a fait bouillir dans le liquide, ou
quelques gouttes de laudanum de Rousseau.
— Et si la gangrène s'y manifeste par faiblesse locale et générale, on se sert de cérat
dans lequel on a incorporé 15 à 20 grains de
sulfate de quinine par once d'excipient ; ou
bien on le recouvre avec du charbon finement pulvérisé, de la poudre de quinine,
quelques tranches de citron, etc.

Il est des cas où la suppuration exhale une
odeur fétide : on y remédie en rapprochant
les pansements et en lavant chaque fois la
plaie avec de l'eau chlorurée

La plaie du vésicatoire tend-elle à s'agrandir, on prend un carré de linge fin ou
une feuille de papier brouillard que l'on
perce à son centre d'un trou rond, de la
grandeur qu'on veut donner à la plaie. On
enduit le restant de cérat de Galien frais, et
on l'applique sur la plaie. La portion à nu
sera recouverte avec le papier épispastique.
Tend-elle, au contraire, à se rétrécir, on irrite les bords avec la pommade épispastique.

Enfin, quand on veut la faire sécher, on la
panse avec du cérat simple ou saturnisé ; on
la lave avec de l'eau blanche ou légèrement
chlorurée, et on réprime les bourgeons charnus trop saillants avec la pierre infernale.

Dire dans quelles circonstances le vésicatoire doit être employé, ce serait vouloir
énumérer tous les cas pathologiques, attendu que, lorsqu'il n'est pas associé au
traitement comme agent de révulsion ou de
dérivation active, il peut l'être pour dénuder
la peau sur un point, dans un lieu d'élection,
afin de pouvoir faire pénétrer les médicaments à l'intérieur du corps par absorption

c'est-à-dire par la méthode sous-endermique. Et comme il a été dit à chaque article
spécial quel est le moment le plus opportun
de son application, le lieu le plus convenable
où il doit être, etc., nous nous bornerons à
constater qu'en général, tant qu'il y a fièvre
vive et forte, et des symptômes généraux de
réaction inflammatoire, l'emploi de toute substance qui produit la vésication à la peau doit
être différé, sans quoi on s'expose à avoir
une plaie qui passera bientôt à l'état de
gangrène ; sans compter que l'excitation produite par le vésicatoire redouble la fièvre.

VESSIE, s. f., *vesica*, κύστις : réservoir de
l'urine. — Placée à la partie antérieure de
l'excavation du bassin, derrière le pubis,
devant le rectum chez l'homme et la matrice
chez la femme, la vessie, organe de dimensions variables suivant les âges et le genre
de vie, a la forme d'un réservoir musculo-
membraneux, cylindrique chez les enfants,
conoïde chez les adultes, et arrondi chez la
femme. Chez tous, sa direction est presque
verticale, un peu oblique de haut en bas et
de devant en arrière, un peu inclinée à gauche
à son sommet.

Pour mieux décrire la vessie, les anatomistes l'ont divisée en deux surfaces : l'une
externe, dont la région supérieure est adhérente par son centre à l'ouraque, espèce de
cordon fibreux qui remonte entre le péritoine
et la ligne blanche jusqu'à l'ombilic, où il
s'ingère ; tandis que l'interne donne naissance à ce qu'on nomme le col de la vessie,
ordinairement plus court chez le sexe féminin que dans le masculin. On a ajouté à cette
division une region antérieure, une postérieure et deux régions latérales, quoiqu'il
n'y ait rien de particulier en elles, si ce
n'est qu'on aperçoit à la partie inférieure
de la région antérieure un petit faisceau
fibreux appelé ligament antérieur de la vessie.

A l'intérieur, la vessie offre une surface
veloutée, parsemée de villosités très-fines et
peu apparentes. Elle présente en outre, dans
l'état de vacuité, des rides multiples, irrégulières, et quelquefois des saillies allongées,
entre-croisées en divers sens, séparées par
des cellules plus ou moins larges. A la partie inférieure on découvre l'espace triangulaire appelé trigone vésical, espace lisse et
dépourvu de rides, aux angles postérieurs
desquels on découvre l'orifice de l'urètre.

L'origine de ce dernier canal, qu'on nomme également col de la vessie, a la forme
d'une sorte de croissant dont le contour est
assez épais, et embrasse un petit tubercule
appelé luette vésicale, formée par une saillie de la membrane muqueuse.

Une tunique séreuse externe, une tunique
musculeuse ou intermédiaire, et une tunique
interne ou muqueuse, concourent à former
la vessie, organe généralement unique, mais
qui cependant peut quelquefois être double,
et quelquefois manquer complètement. A
propos de vessies multiples, nous citerons
le cas rare et unique rapporté par Molinetti
de cette femme chez laquelle il déclare

avoir trouvé cinq vessies, cinq reins, six
uretères, dont deux s'ouvraient dans des
vessies plus grandes.

Usage de la vessie. A mesure que l'urine
est sécrétée par les Reins (*Voy.* ce mot), elle
s'écoule immédiatement et peu après par les
uretères dans la vessie, où elle s'accumule,
jusqu'à ce que, ce viscère distendu par une
assez grande quantité de liquide, le besoin
de l'expulser se fait sentir. Alors les contractions volontaires des muscles abdominaux favorisant ou secondant les contractions
vitales de la vessie elle-même, l'urine est
rejetée avec plus ou moins de force.

VIEILLESSE. *Voy.* Age.

VIRUS, s. m., mot latin qui signifie *poison*
et qui a été accepté dans le langage médical
pour désigner un principe inconnu de sa
nature, inaccessible à nos sens, mais inhérent à quelques-unes des humeurs animales
et susceptibles de transmettre la maladie qui
l'a produit. Tels sont le virus variolique,
vaccinal, syphilitique, rabiéique, etc.

VISION, s. f., *visio*, l'action de voir. — On
appelle *vision* l'acte complexe par lequel
l'œil reçoit l'impression de la lumière, et la
transmet au cerveau qui la perçoit. Voici le
mécanisme par lequel cette sensation s'o-
père :

L'atmosphère est remplie de rayons lumineux, qui, en tombant sur la cornée transparente de l'œil, dont la forme est sphérique, s'écartent de la perpendiculaire et se
portent sur un point plus réfléchi. Arrivés à
la chambre antérieure, ils y trouvent l'humeur aqueuse, qui est plus dense que la cornée ; alors ils se dévient encore pour diver-
ger un peu : puis ils passent au travers de la
pupille qui les circonscrit, et, arrivés dans
la chambre postérieure, ils divergent encore
en traversant l'humeur aqueuse ; mais enfin
ils se réunissent en un seul faisceau dans le
cristallin, et arrivent ainsi réunis dans le
fond de l'œil, qui reçoit la sensation et la
transmet.

*Conditions dans lesquelles le globe de l'œil
doit être pour que la vision se fasse bien.* Le
mécanisme de la vision, tout simple qu'il
est, exige cependant que le globe de l'œil
soit dans certaines conditions organiques,
pour que la vision distincte s'opère : c'est-à-
dire qu'il en est qui dépendent de l'œil en
général, et d'autres, de la rétine en particulier. Il est bon de les faire connaître, pour
savoir comment remédier à l'altération plus
ou moins prononcée de ces conditions.

Au nombre des premiers nous placerons :
1° une courbure uniforme des surfaces convexes sur lesquelles les rayons de la lumière
viennent tomber ; 2° une configuration telle,
que la pointe des pyramides, renversées à
l'intérieur, aillent frapper tout à fait sur la
rétine ; 3° la transparence parfaite des mi-
lieux oculaires ; 4° la faculté de corriger la
dispersion des rayons lumineux ; 5° enfin
une certaine mesure dans la quantité de lumière qui frappe l'œil.

Quant à la rétine, les conditions physiologiques dans lesquelles elle doit se trouver

sont : *A* que l'image des objets tombe sur un point de cette membrane que l'expérience nous a appris être le point où la vision se fait distinctement; c'est le *point jaune*. Il n'est autre chose qu'une tache produite par la vision elle-même, puisque Sœmmering ne l'a point trouvée chez le fœtus, ni chez l'enfant, un an après sa naissance : *B* qu'elle conserve un certain degré de sensibilité, et que cette sensibilité soit uniforme dans toute son étendue : *C* qu'elle soit exempte de toute disposition aux illusions fantastiques.

Indépendamment de ces conditions particulières au globe de l'œil, cet organe est susceptible de certains changements de configuration, qui peuvent rendre la vision plus facile; c'est-à-dire que, d'après des expériences très-bien faites, il est démontré que l'œil éprouve une modification particulière au moment où le cone objectif est rapproché ou éloigné. On ne peut pas trop assigner les lieux où ces changements se passent, mais les faits prouvent que cela a lieu. Ainsi, quelques anatomistes ont cru que les muscles qui servent à mouvoir l'œil peuvent, en le pressant, l'allonger ou le raccourcir, comme nous le faisons pour mettre les jumelles à la portée de notre vue ; ce que d'autres nient, attribuant cette puissance d'élongation ou de raccourcissement, les uns à une force tonique, motrice de l'organe en général, les autres aux mouvements des corps ciliaires, ou des membranes du corps vitré : laissons-les discuter entre eux, et contentons-nous d'admettre le fait, sans prétendre l'expliquer

On a bien parlé encore des mouvements du cristallin qui se porte en avant ou recule, de telle sorte que les distances respectives des corps réfringents entre eux, et du cristallin avec la rétine, variant selon les circonstances, la vision se fait distinctement; mais ce sont des opinions fondées plutôt sur des présomptions que sur des expériences et des faits décisifs; et ce n'est point dans un article de cette nature que nous prétendons élucider cette doctrine : quoi qu'il en soit, voici les points principaux auxquels nous croyons devoir nous arrêter.

Une chose très-importante, sur laquelle les physiologistes ne sont point d'accord, c'est l'*activité* et la *passivité* du sens de la vue : or, comme on aime assez généralement à s'expliquer les phénomènes visuels, voyons si, par l'examen du mécanisme vital de la fonction, nous pourrons prendre un parti. Les rayons colorés que l'objet vu réfléchit sur l'œil pénètrent dans cet organe, y sont visibles, et cependant l'objet reste en-dehors. Que se passe-t-il? Que l'image du corps vient se peindre, clairement dessinée, mais dans un ordre renversé dans l'intérieur de l'œil, et ce qui fait que nous les voyons différemment et hors de l'œil, ce doit être par l'habitude que nous avons de les regarder, puisque les aveugles cataractés et opérés voient les objets dans leur œil. C'est comme

pour le renversement de l'image dans l'œil, certains physiologistes ont prétendu que c'était parce que le tact redressait notre jugement que nous les voyons différemment : cela n'est pas, car les cataractés de naissance que l'on a opérés, et sur lesquels on a observé avec soin les impressions, ont vu, la première fois, les objets dans la même position que nous les voyons : donc on est forcé de rejeter cette opinion; c'est pourquoi Blumembach, qu'aucune explication n'avait encore satisfait, s'est arrêté à la suivante : « Par un acte de notre intelligence, dit-il, nous transportons à l'objet aperçu la sensation de l'image qui est au fond de l'œil, en sorte que chaque point de la rétine impressionnée par la lumière est, si je puis ainsi dire, un œil distinct qui aperçoit dans sa véritable place l'objet lumineux extérieur, d'où émanent les rayons dont il a la perception. »

Reste que de toutes les observations qui se rattachent à cette question, il n'en est pas de plus surprenante que celle rapportée par Sennert. Le malade était le premier médecin du roi de Saxe, qui, communiquant à Sennert ce qui lui était arrivé, lui dit: « Un jour que, cherchant un livre dans ma bibliothèque, l'échelle dont je me servais n'étant pas assez longue, je fis un effort de la main et de la vue, et j'éprouvai aussitôt une viciation de la vision telle, que je voyais les objets renversés. Ainsi, un homme me paraissait avoir la tête en bas et les pieds en haut. Après être resté longtemps dans cet état, un effort semblable ramena la vue dans son état naturel. » Ce fait ne semble-t-il pas prouver que c'est le jugement seul qui préside à la vision ?

Il est d'autres circonstances relatives au sens de la vue, qui ont donné lieu à quelques questions que nous n'avons pas la prétention de résoudre, mais que nous allons aborder cependant, parce qu'elles piquent beaucoup la curiosité, et nous serviront peut-être à nous rendre plus familières les théories des viciations de la vision.

1re QUESTION. *Pourquoi ne voyons-nous pas chaque objet double?* C'est, vous dira Newton, parce que chaque œil ne transmet à l'encéphale que la moitié de l'image ; c'est, répondra Buffon, parce que l'âme avertie par le tact, a, dans le commencement, rectifié l'erreur, et pris tellement l'habitude de cette rectification, qu'elle a fini par ne plus s'apercevoir qu'elle la faisait : au contraire, d'après Ackermann, c'est parce que les deux nerfs optiques s'entre-croisent sur la selle turcique.

Non content de ces explications, et ne pouvant vaincre la difficulté, Gall n'a pas trouvé de meilleur moyen que de nier la vue simple, et d'emprunter à Dumas sa théorie. Voici donc comment il raisonne : Ce n'est que rarement, et dans la vision passive, que nous voyons avec les deux yeux à la fois : s'agit-il de la vision active, nous ne regardons jamais qu'avec un œil; tantôt l'un, tantôt l'autre : or, n'y ayant qu'une impression, on ne doit voir qu'un seul objet : ce qui revient au même que s'il disait que nous ne voyons que par l'œil avec lequel nous avons l'habitude de regarder fixement. Dumas avait invoqué l'inégalité de force des deux yeux, et attribué la vision à l'œil le plus fort, le plus faible restant inutile.

Il y a des faits pathologiques qui sont contraires à cette opinion, et, en particulier, celui de diplopie, dont Portal fut le sujet.

Voici ce fait : atteint de vue double (diplopie), Portal s'aperçut qu'il disposait parfaitement d'un œil, mais que l'autre éprouvait une gêne marquée : cependant il n'y avait pas de gonflement apparent. Au bout de quelques jours, il survint un larmoiement considérable de cet œil, et Portal fut guéri de sa diplopie. Il y avait donc un obstacle qui empêchait l'œil de se mouvoir, que les larmes ont dissipé, et c'était lui qui rendait la vue double.

Enfin on a prétendu que, les rayons lumineux frappant deux points correspondants entre les deux rétines, les deux impressions doivent se confondre en une seule. Nous conviendrons, si l'on veut, que toutes ces explications sont fort intéressantes à recueillir, mais elles ne donnent pas la solution du phénomène et n'indiquent pas les conditions nécessaires pour que la vision simple ait lieu.

II° QUESTION. *Pourquoi les strabites ne voient-ils pas double?* Parce qu'il n'y a jamais qu'un seul œil d'employé, et que c'est généralement le plus fort, disent Buffon et Richerand, prétendant l'un et l'autre s'en être assurés sur des personnes louches. Malgré notre déférence pour des autorités si recommandables, nous déclarons cette explication inadmissible, puisque la petite M..., dont nous avons publié l'observation dans les bulletins de l'académie royale de médecine, avait un strabisme dans lequel les deux yeux suivaient la même direction. C'est pourquoi nous préférons celle qu'en a donnée M. Lordat dans ses leçons de physiologie; elle nous parait du moins plus fondée.

D'après ce professeur distingué, c'est par la position du point jaune, qui peut être à telle place dans un œil, et à telle autre dans l'autre œil, qu'on peut se rendre raison du phénomène ; les deux points, quoique différemment placés, correspondant entre eux. Voici sur quoi il appuie son opinion. Cheselden raconte qu'un individu ayant reçu un coup de sabre à la partie gauche de la face, l'œil de ce côté contracta une adhérence avec la paupière, et il s'ensuivit que cet œil fut toujours dans une position différente de l'œil sain. Or cet homme vit double pendant longtemps, mais il finit par voir simple. Ainsi, dit M. Lordat, un point visuel qui n'était pas homologue à celui du côté opposé a fini par devenir sympathique avec lui, et s'est mis en harmonie.

Ce savant professeur explique aussi par la paralysie de la moitié du point jaune la vision de la moitié des objets seulement, dont Marcellus Donatus rapporte un fait; tout comme par la paralysie de quelques points

hors de la tache de la vision, le cas, rapporté par Sauvage, de cet homme qui, en regardant les montagnes qui bornent l'horizon, éprouvait, dans certaine position, que les montagnes du côté droit paraissaient présenter des anfractuosités qui n'y étaient réellement pas.

III° QUESTION. *Pourquoi ne voyons-nous pas ce qui, dans notre œil, est en avant de la rétine?* C'est, a-t-on répondu, parce que cette partie des yeux n'est point éclairée. Cette opinion est vraisemblable, puisqu'il est des individus qui ont affirmé avoir vu leur propre iris, qu'ils ont jugé être plus grande qu'elle n'est réellement. Barthez a attribué cette faculté qu'avaient ces individus à une légère opacité de la cornée qui réfléchissait en dedans les rayons déjà réfléchis. Ce qui donne quelque poids à cette explication, c'est que la personne voyait son iris beaucoup plus grande, phénomène physique qui a lieu pour les miroirs concaves, du genre de la cornée à sa partie postérieure, etc.

Nous avons cru devoir insister sur ces détails, parce que le public étant très-avide d'instruction et de curiosité, nous avons voulu aller au-devant de ses désirs, et puis aussi parce que, souvent désireux de savoir, il demande au médecin l'explication des phénomènes rares et singuliers dont on l'entretient quelquefois, et que je veux faciliter à ceux de mes confrères qui me liront, et qui auraient été embarrassés par des questions de cette nature, les moyens de les résoudre. Par les mêmes motifs, nous allons tâcher d'expliquer certaines viciations de la vision.

Et d'abord, comment se fait-il que tel vieillard qui avait été myope dans son enfance et sa jeunesse, a fini par avoir une excellente vue; et, au contraire, pourquoi tel autre, qui avait la vue près avant d'être opéré de la cataracte, est devenu presbyte après l'opération, et aussi, pourquoi un presbyte devient myope? Voici l'explication de ces phénomènes :

Quand les humeurs de l'œil, et en particulier l'humeur aqueuse de la chambre antérieure est très-abondante, la cornée transparente est si bombée en dehors, si convexe, que les rayons lumineux sont trop réfractés en tombant sur elle : il faut donc que, pour être vu distinctement, l'objet soit très-près de l'œil, ou, qu'à l'aide des verres concaves, on force les rayons de lumière à se concentrer sur l'œil. Eh bien! par les progrès de l'âge, les humeurs de l'œil diminuant de quantité, l'œil s'aplatit et la vue s'améliore. Et comme l'aplatissement de l'œil après l'opération de la cataracte est plus considérable encore par suite de l'évacuation des humeurs de l'œil, il en résulte que la presbytie devient manifeste : de même l'augmentation des humeurs de l'œil chez les vieillards qui rajeunissent, fait passer la presbytie à l'état de myopie. Parmi les cas rares que j'ai recueillis d'*amélioration* de la vision dans un âge avancé, je citerai le suivant comme le plus curieux. Benjamin Rush assure avoir connu un homme âgé de quatre-vingts ans, lequel recouvra la vue qu'il avait perdue depuis douze ans. Il était devenu aveugle sans cause morbifique, et il revit la lumière sans crise et sans les secours de l'art.

Nous avons nommé la myopie ou vue courte, et la presbytie ou vue longue; il est bon, pour que nous sachions ce qu'on doit entendre par l'une et par l'autre, que nous sachions aussi qu'on a coutume de dire que c'est de huit à dix pouces (20 à 25 centimètres) que la vue est la plus distincte, et que, plus on est obligé de rapprocher l'objet de l'œil, ou de l'éloigner à partir de cette distance, plus la myopie et la presbytie sont fortes. Il est bien entendu que les objets sont d'autant plus distinctement vus qu'ils sont mieux éclairés, plus gros, etc., et que, dans les comparaisons qu'on fait des vues diverses, il faut tenir compte de la position de l'objet eu égard à la lumière, de sa couleur, s'il est en mouvement ou en repos, etc.

Maintenant que nous avons étudié la vision en physiologiste, voyons quelles sont les notions que le séméiologiste peut lui emprunter.

L'affaiblissement de la vue, amblyopie, est un symptôme de faiblesse générale, d'une congestion sanguine sur l'œil, d'un commencement d'amaurose; et s'il s'y joint des éblouissements, des bluettes de feu ou des étincelles, cela dénote une direction vicieuse, ou la concentration du sang vers l'encéphale : aussi voit-on souvent ces symptômes précéder la syncope, l'apoplexie, les hémorragies nasales, le délire, etc. La cécité spontanée fournit à son tour plusieurs signes diagnostiques; ainsi, dans quelques cas, elle dénote seulement l'existence d'un embarras gastrique, et alors l'effet et la cause cèdent à un ou deux émétiques; ou bien elle est l'avant-coureur des attaques d'apoplexie, de paralysie, etc.; et quand elle se montre dans les maladies aiguës, c'est un signe de la prostration complète des forces vitales et de la mort. Pendant le cours de ces mêmes maladies, c'est un signe de délire, et même d'une fin prochaine, que la vue d'êtres fantastiques, de lueurs, de fantômes, de mouches et autres objets répandus dans l'air; eh bien, il est bon de remarquer que ces viciations de la vision peuvent être l'effet d'une indigestion, de l'usage des plantes vireuses ou vénéneuses, quelquefois aussi de l'opium même pris à petites doses : quelles erreurs de pronostic ne commettrions-nous pas, si, ignorant ces circonstances, nous prédisions un danger qui n'existe pas!

Le strabisme, quand il n'est pas habituel, annonce toujours un spasme dans les nerfs oculaires, et dénote, soit une affection du cerveau (comme au début de l'hydrocéphalie aiguë, chez les enfants), soit une irritation sympathique gastrique, des surcharges dans l'estomac, et surtout des vers. Double l'a principalement remarqué aussi fort souvent chez les enfants pris de convulsions produites par la dentition ou des congestions vermineuses.

La dilatation des pupilles se montre dans

l'encéphalite, l'hydrocéphalie, dans les pâles couleurs, l'amaurose, tout comme elle se rencontre dans les maladies vermineuses, les obstructions abdominales, etc.; tandis que le resserrement des pupilles et la difficulté de supporter la lumière annoncent une exaltation considérable de la sensibilité.

Enfin (car nous ne pouvons pas tout mentionner), la nyctalopie elle-même rentre dans le domaine de la séméiotique. Elle se présente quelquefois au milieu des accidents divers liés au délire; elle caractérise, dans certains cas, l'état grave des fièvres malignes. C'est ainsi que le docteur Rowley, dans son Traité des principales maladies des yeux, parle d'un étudiant qui, pris d'un délire aigu très-violent, lisait facilement, et dans l'obscurité de la plus profonde nuit, toutes les écritures qu'on lui présentait; dès que le malade fut guéri, il perdit la faculté de lire ainsi pendant la nuit.

VITALISME. — Nous avons dit, article Animisme (*Voy.* ce mot), que nous ne comprenons pas comment, après le retentissement qu'ont eu l'enseignement et les écrits des Barthez, des Lordat, des Fréd. Bérard, etc., les physiologistes, qui ne sont pas venus à Montpellier puiser leurs connaissances sur la biologie humaine, peuvent encore confondre comme synonymes le vitalisme et l'animisme, une ligne de démarcation bien tranchée existant entre eux, et l'illustre chancelier de l'Université de la Cos moderne ayant posé les principes sur lesquels le vitalisme repose. Pour remédier à cette ignorance d'une doctrine qui sert mieux que toute autre à l'explication des phénomènes physiologiques et pathologiques de l'homme physique et moral, il nous suffira de renvoyer le lecteur à mon Introduction au Dictionnaire des facultés intellectuelles et affectives de l'âme, où l'on trouvera la doctrine du vitalisme suffisamment expliquée.

VOIX, s. f., *vox*, φωνή ; son appréciable produit par les vibrations que l'air chassé des poumons éprouve en traversant la glotte. — Par un heureux concours de circonstances dépendantes de notre organisation et de notre volonté, l'air que les poumons n'ont pas employé à la purification du sang peut être utilisé pour la formation des sons. Les traités les plus élémentaires de physique nous apprennent que le son n'est autre chose que l'ébranlement d'un corps quelconque, plus ou moins fortement agité et éprouvant quelque résistance de la part d'un autre corps par sa rencontre avec lui; il résulte du choc de ces deux corps entre eux certaines vibrations sonores dans l'air, qui, vibrant à son tour, transporte ces vibrations à l'oreille qui les perçoit.

Eh bien, à sa sortie des poumons et dans son trajet pour aller se confondre dans la masse commune qui l'avait fourni, l'air rencontre un organe (le larynx) qui le comprime de telle sorte, qu'en se distendant pour passer dans la glotte, il y a, quand nous le voulons, une percussion, un choc, inévitables, le fluide passant d'une ouverture plus large dans une ouverture plus étroite ; de cette percussion résulte le son vocal. Le larynx est donc l'organe de la voix.

Il ne nous est pas donné d'étudier dans cet article si le larynx agit pour produire la phonation, à la manière d'une flûte dont la trachée-artère serait le corps de l'instrument et le larynx le bec (Aristote et Galien), ou s'il doit être comparé à un cor ou à une trompette, la glotte étant la partie qui répond aux lèvres du musicien, et le corps de l'instrument s'étendant de la glotte à l'orifice externe du conduit vocal, c'est-à-dire la bouche (Dodart) ; ou encore, comme l'a prétendu Ferrein, s'il agit à la manière d'un instrument à cordes, un violon, qui, muni de ses cordes vocales (les ligaments de la glotte), de son point d'appui (les cartilages tyroïdes), de ses chevilles (les cartilages arythénoïdes), de muscles, qui, par leur puissance, tendent ou relâchent les cordes (ils sont distingués en intrinsèques ou extrinsèques), et d'un archet (le courant d'air), produit les sons variés qui donnent à la voix son étendue, sa pureté, sa flexibilité. Nous n'avons pas à décider non plus laquelle de ces ingénieuses comparaisons est la meilleure, si elles sont préférables à l'opinion de MM. Biot et Magendie qui, appelant le larynx un hanche humain, font de cet organe un instrument à hanche, un hautbois, un basson, ou à celle de MM. Colombat et Despinay qui, le comparant à un trombone, déclarent que le ventricule du larynx en est l'embouchure, que les lèvres de la glotte remplacent les lèvres du musicien, que l'arrière-bouche est le tuyau mobile qui se raccourcit et s'allonge de manière à baisser ou à monter le son, et qui se demandent si la langue et l'épiglotte n'auraient pas pour usage de remplacer la main du joueur du cor qui module, adoucit ou change les sons à volonté. Tout ce que nous en dirons, c'est qu'après s'être beaucoup occupé de cette question, et avoir discuté toutes les opinions, M. Colombat, qui n'était pas étranger au débat, ayant, lui aussi, sa théorie, et par conséquent ses préférences, s'est décidé à conclure ainsi : « Il résulte de toutes ces considérations, que j'ai été à même de douter de l'excellence des opinions des physiologistes, qui se contredisent le plus souvent, et je ne conçois pas pourquoi on a toujours la manie de comparer le mécanisme du larynx à celui de différents instruments de musique ; il me semble, au contraire, qu'il est plus naturel de comparer ces derniers au larynx, qui est le plus ancien et le plus harmonieux des instruments. Je dis donc que le larynx ne ressemble qu'à un larynx, et que l'homme n'aura jamais à sa disposition les éléments de l'action vitale. »

Laissant donc le point de vue physiologique de la phonation, nous allons nous occuper de la voix et de la parole, qui n'est que le son articulé au point de vue séméiologique.

La *raucité de la voix* annonce qu'il y a des mucosités ou du pus dans le larynx, ou que sa membrane muqueuse est frappée d'inflammation. Aussi l'enrouement est-il un signe de catarrhe, de phthisie laryngée, d'angine. Mais si à la raucité de la voix se joint l'aphonie, on peut suspecter un état bilieux, car l'union de ces deux symptômes est très-commune dans les fièvres bilieuses fortes. De même on a remarqué que, lorsqu'elle se montre dans les coliques ou après de fortes douleurs, c'est le signe précurseur des convulsions.

L'*aphonie* isolée indique, soit le plus haut degré de l'angine, la phthisie laryngée ou le spasme des organes nerveux ; soit une très-grande faiblesse ou la paralysie de ces mêmes organes.

La voix est constamment changée dans le tétanos ; elle est sifflante et en *fausset*. Il suffit souvent de faire parler les blessés, pour reconnaître s'ils sont menacés de cette terrible maladie, tant cet accident change la voix dès son début, et même dès son imminence. Il est des tétaniques dont la voix devient méconnaissable ; elle s'élève de trois ou quatre notes, et souvent d'une octave ou au moins d'une quinte. Après la guérison de ces blessés, la voix ne se rétablit presque jamais complétement.

A son tour, la *perte de la parole* résulte, tantôt d'un spasme (comme on le voit souvent, dans l'hystérie surtout), et alors elle est périodique ; et tantôt sympathiquement, des irritations gastriques (notamment celles qui dépendent des vers) ; tantôt enfin d'une paralysie des organes de la parole, comme dans l'apoplexie, les fièvres typhoïdes, les plaies de tête, où elle est toujours un signe redoutable.

Il n'est guère moins fâcheux d'entendre le malade parler continuellement entre ses dents, balbutier, car cela s'observe dans les fièvres ataxiques ou ataxo-adynamiques, et accompagne toujours le délire dans ces maladies. C'est aussi un signe de délire que les malades parlent plus qu'à l'ordinaire, qu'ils prononcent des mots obscènes, n'en ayant pas l'habitude ; que dans leurs discours ils s'éloignent plus ou moins de la raison ; et qu'enfin ils ne parlent pas comme ils ont coutume de le faire. Dans ces cas, il est assez commun que la parole soit plus brève qu'à l'ordinaire, et les réponses très-promptes ; presque toujours c'est un signe de délire furieux dans les fièvres malignes ; c'est encore un signe de délire que les malades oublient de répondre à ce qu'on leur demande, et qu'ils y répondent mal ou lentement ; ce caractère de la parole est suivi de mort.

Le *bégaiement* décèle constamment, dans les fièvres graves, une affection fâcheuse des nerfs vocaux et du cerveau, qui avoisine la paralysie et qui, dans beaucoup de cas, s'annonce, dès le début même de la fièvre, par la difficulté que le malade éprouve à prononcer certaines lettres d'une manière distincte. On l'a également observé dans l'inflammation de la langue, qui accompagne l'angine tonsillaire ; dans certaines varioles,

quand des pustules naissent sur la langue ;
dans le froid fébrile intense, dans la colère ;
et il est plus ou moins fâcheux, suivant les
circonstances.

Somme toute, le médecin doit observer
attentivement les altérations de la voix et
de la parole dans les maladies, et les noter
avec soin.

VOLVULUS. *Voy.* Iléus.

VOMIQUE, s. f., *vomica,* de *vomere,* vomir. — Les anciens désignaient par cette
dénomination toute collection de pus enkystée et développée dans l'intérieur d'un
organe parenchymateux ; puis on a restreint
l'acception de ce mot aux collections purulentes formées dans les poumons.

Résultat d'une inflammation du parenchyme de l'organe pulmonaire, ou de la
fonte de tubercules, une ou plusieurs
vomiques peuvent exister à la fois dans ce
viscère. Et comme le foyer purulent est
enveloppé par des membranes plus ou moins
solides, il arrive qu'on peut le porter toute
la vie, sans le savoir, vu que rien n'en
décèle l'existence, sauf un peu de toux et
une légère difficulté de respirer dont on ne
recherche guère la cause. Ces cas sont exceptionnels, car généralement la vomique
crève, et l'individu qui jusqu'à ce moment ne
se doutait de rien, crache tout à coup du pus.

Dans ces circonstances deux ordres de
phénomènes peuvent s'accomplir : ou bien
le kyste se vide facilement, entièrement, et
alors on lui fait subir le traitement indiqué
contre la Phthisie pulmonaire (*Voy.* ce mot) ;
ou bien la matière purulente en s'épanchant
subitement dans les bronches produit les
accidents de la suffocation. Dans ce cas,
débarrasser le plus tôt possible les canaux
aériens du pus qui les engoue, prévenir la
suffocation imminente par la saignée, les
vomitifs, les vapeurs chaudes, une attitude
favorable, telles sont les indications à remplir. Puis, comme dans le cas précédent, on
cherche à prévenir la formation de nouvelles
vomiques.

VOMISSEMENT, s. m., *vomitus :* expulsion violente par la bouche de ce qui est
contenu dans la cavité de l'estomac. — Laissant de côté toutes les théories par lesquelles
on a voulu expliquer le vomissement, nous
nous bornerons à le considérer comme essentiel, c'est-à-dire, provenant d'un état anormal
de l'estomac, et comme sympathique ou dépendant des consensus nombreux qui existent entre cet organe et les autres principaux
viscères de l'économie.

En général le vomissement annonce l'irritation, ou l'inflammation de la muqueuse
gastro-intestinale, mais il se manifeste aussi
très-fréquemment dans l'encéphalite, et l'on
comprend combien une méprise serait funeste si dans ce cas on confondait le vomissement idiopathique avec le vomissement
sympathique, et surtout si, partant de cet
axiome, *Vomitus vomitu curatur,* on administrait un émétique dans l'intention de
débarrasser les voies gastriques de la cause
matérielle qui serait soupçonnée irriter ou

enflammer la muqueuse stomacale (*Voy.* Encéphalite, gastrite) ; car bien des personnes
savent que des matières saburrales produisent des vomissements dont les évacuants
émétiques et purgatifs sont le remède.

Le vomissement dépend encore soit de
l'inflammation du foie (*Voy.* Hépatite), et
de l'accumulation des matières fécales dans
les intestins, soit de calculs biliaires et
rénaux (*Voy.* Calcul), soit de la présence
des vers dans le tube digestif (*Voy.* Vers), et
cède au traitement de la maladie concomitante.

Il est d'autres vomissements qui se montrent spontanément : ceux-ci arrivent communément après le repas ; et, par une singularité très-difficile à expliquer quand
on repousse le vitalisme, la matière de ces
vomissements consiste en des mucosités
abondantes, rejetées sans efforts et sans
que les aliments soient entraînés. Ces vomissements, dépendant d'acidités dans les
premières Voies (*Voy.* ce mot) et qu'on
attribue également à une pancréalgie, à un
état hystérique, etc., dénotent par conséquent ou une sécrétion anormale de la
muqueuse de l'estomac, ou une névrose
du pancréas ou de la matrice, et ne réclament pas d'autre traitement que celui que
nous avons assigné à chacune de ces affections. Il se compose, nous devons le rappeler,
de l'emploi de la racine de colombo mêlée
d'yeux d'écrevisse en poudre, pris une demi-
heure avant le repas à la dose de cinq grains
de chaque. A ce propos nous ferons remarquer que ce mélange nous a parfaitement
réussi pour calmer les vomissements dont
la plupart des femmes sont affectées dans
le commencement de leur grossesse.

N'oublions pas de mentionner le vomissement métastatique, qui survient par la
rétrocession du rhumatisme, de la goutte
ou d'un exanthème, et qui cesse aussitôt
que la douleur rhumatismale a reparu dans
son siége primitif, attirée qu'elle y a été
par des sinapismes, un large vésicatoire ou
d'autres attractifs locaux ; ou dès que l'exanthème a été rappelé à la peau.

Il est enfin un vomissement nommé *mati-
nal* composé d'une grande quantité de mucosités visqueuses, que le malade rejette le
matin à jeun au milieu d'une toux fatigante
et de violents serrements de gorge. Ce
vomissement, triste lot des ivrognes, cède
habituellement quand l'individu renonce à
boire, se soumet à l'usage régulier d'aliments de facile digestion, et boit le matin dès
qu'il est levé et avant d'avoir pris quelque
chose, un grand verre d'eau froide ; on peut
associer à ce régime les poudres calcaires
de colombo, d'yeux d'écrevisse, la magnésie, etc.

Nous ne dirons qu'un mot du vomissement marin (mal de mer), parce que, dû au
balancement du vaisseau, il cesse avec la
cause qui le produit. A bord, il peut durer
deux, trois, quatre jours, et même davantage
quand les vagues sont fortes et occasionnent
un grand roulis ; sitôt qu'on descend à terre

il se dissipe immédiatement. Du reste tout cela est conditionnel, et par exemple, jamais je n'ai vomi en mer, malgré la tempête. A quoi ai-je dû ce privilége ? Sans doute à la précaution que j'ai constamment prise de me coucher horizontalement, soit au grand air, soit dans ma cabine, car c'est, je dois le dire, la seule à laquelle je me suis assujetti, les uns me conseillant de me bien lester l'estomac et les autres de manger peu. Dans l'alternative où me laissaient des conseils si opposés, j'en ai toujours fait à ma tête et ne m'en suis pas plus mal trouvé : c'est pourquoi je ne recommanderai aux voyageurs aucun anti-émétique, tous ceux qu'on a proposés agissant plus sur le moral que sur le physique; je laisse donc les navigateurs entièrement libres dans leur choix.

VOMITIFS, adj., *vomitorius, vomitivus*, de *vomere*, vomir : nom donné à toute substance qui a la propriété de provoquer le vomissement. — L'usage des vomitifs remonte à la plus haute antiquité : les avantages qu'on en retire sont consignés dans une foule d'ouvrages, et cependant non-seulement le peuple répugne d'y avoir recours, mais encore bien des praticiens répugnent à les prescrire. A ce propos un homme de beaucoup d'esprit et de sens, qui use parfois du vomitif et toujours avec avantage, me disait naguère : « Je n'ai jamais pu comprendre pourquoi certains médecins, réputés fort capables, rejettent *exclusivement* de leur pratique l'emploi des évacuants émétiques; pourquoi aussi la plupart des gens aisés et du peuple répandus sur *quelques points* de la France, à Paris surtout, refusent *obstinément* d'en faire usage. Je serais d'autant plus curieux de connaître le véritable motif de cette aversion profonde, insurmontable de leur part, qu'il est de notoriété publique que les vomissements artificiels provoqués par l'art sont éminemment utiles dans un grand nombre de cas fort différents entre eux, ce qui est la condamnation formelle de l'*exclusivisme* des uns, de la *crainte puérile* des autres, pour les remèdes qui produisent ces vomissements. »

Partisan avoué, moi-même, de l'administration des émétiques, qui ont déterminé sous mes yeux des effets curatifs surprenants, merveilleux, j'ai recueilli avec empressement ces judicieuses paroles d'un homme instruit, et j'en fis le sujet d'un article que je reproduis aujourd'hui, afin de donner une plus grande publicité aux explications que je lui ai données de ce fait étrange, et de satisfaire ainsi la curiosité de ceux de mes lecteurs qui auraient été frappés de la même idée et qui éprouveraient le même désir. A cette fin, j'entre en matière.

Depuis bien des années, la *nosologie philosophique* de Pinel servait de guide ou de manuel pratique à presque tous les médecins qui n'avaient pas été élevés dans les principes hippocratiques que l'école de Montpellier a de tout temps professés et professe encore ; et ils administraient avec confiance le tartre stibié et autres vomitifs dont le célèbre nosographe avait, lui aussi, hautement proclamé l'efficacité ; lorsque Broussais, génie supérieur, inventif il est vrai, mais novateur enthousiaste, porta un coup fatal à la médecine humorale, en attribuant TOUTES les maladies à la SEULE altération des solides, ou, pour m'exprimer avec plus d'exactitude, en considérant l'IRRITATION *de la membrane muqueuse de l'estomac et des intestins*, comme la cause *unique* de TOUTES les affections morbides.

Ce principe posé, la pratique médicale dut se borner à une SEULE méthode de traitement, la méthode antiphlogistique; et ce traitement devait être *invariable* à son tour, quels que fussent le siége, l'étendue et l'intensité du mal. Toute la différence consistait, dans le plus ou moins d'activité imprimée par le praticien à l'emploi antiphlogistique.

On conçoit qu'une doctrine qui simplifiait à ce point la pratique de l'art médical, qui en abrégeait les études en en resserrant le cercle, on conçoit, dis-je, qu'une doctrine pareille ait fait instantanément, dès son apparition sur la scène du monde, de nombreux et bouillants prosélytes, soit parmi les étudiants, toujours passionnés pour la nouveauté, soit parmi les docteurs dont l'éducation médicale était restée imparfaite : TOUS l'adoptèrent donc sans contrôle, préférant consacrer les journées et les nuits dont ils pouvaient disposer à la dissipation et aux plaisirs bruyants que la capitale n'offre que trop nombreux et que trop variés à notre bien joyeuse, très-turbulente, mais fort peu studieuse jeunesse; plutôt que de pâlir et se morfondre sur des livres de médecine dont la lecture est si aride, si *ennuyeuse*, si FATIGANTE, si DÉGOUTANTE !.... Et attendu que le chef de la doctrine de l'irritation avait déclaré que les émétiques sont dangereux dans *tous les cas*, leur effet, disait-il, étant d'augmenter l'irritation qui est la cause *première* des accidents morbides ; les disciples, admettant cette erreur manifeste du maître comme l'expression de la vérité, déclarèrent à l'envi que l'émétique est un poisson qui, par les secousses qu'il occasionne, nous ébranle fortement, violemment, nous abîme, nous tue !... Ils n'en restèrent pas là; car s'étant fait volontairement et peut-être spéculativement Broussaisistes, ils sont restés pour la plupart Broussaisistes (le temps des études fondamentales était passé pour eux), et ils ont entretenu dans le public le préjugé funeste que j'ai pris à tâche de combattre, parce qu'il existe encore dans quelques esprits, fort éclairés d'ailleurs sur d'autres points.

Voilà la véritable cause de l'erreur des uns et des autres; et si leur aveuglement se perpétue, malgré la lumière qui les frappe de toutes parts, c'est qu'ils ferment les yeux pour ne point voir et les oreilles pour ne pas entendre ; c'est qu'ils redoutent l'examen des faits pratiques et autres, qui leur montreraient presque tous les anciens médecins et la plupart d'entre les modernes tirant un grand parti des vomitifs, dans une foule de cas pathologiques de natures très-diverses ; qui leur montreraient aussi : 1° les enfants en bas âge *vomissant* très-souvent, sans qu'il survienne chez eux le moindre accident ; 2° les femmes enceintes *vomissant* journellement et même plusieurs fois par jour, durant des mois entiers, sans danger pour elles ni pour le fœtus qu'elles portent dans leur sein ; 3° les individus embarqués à bord d'un navire, *vomissant* presque sans interruption, depuis le moment où le vaisseau a appareillé et qu'on a levé l'ancre, jusqu'à l'heure du débarquement, et cela pendant une traversée quelquefois fort longue, sans que leur santé en soit altérée.

Oui, si les antagonistes des vomitifs réfléchissaient à toutes ces choses, ils reconnaîtraient enfin que les vomissements provoqués par l'émétique ne sont pas plus redoutables que les vomissements naturels, alors surtout qu'une main habile en a prescrit l'usage et réglé le mode d'administration. Avouons qu'on rencontre parfois des gens bien étranges : ils se hasardent tous les jours à avaler les poisons les plus actifs à titre de remède, et si on leur parle de prendre un vomitif, ce n'est qu'après bien des difficultés qu'ils s'y décident, si toutefois ils cèdent à l'autorité de leur docteur ; et cependant je dois le redire, car cela est vrai, quand il y a indication du vomitif, on peut être certain qu'il fera beaucoup de bien; je l'ai vu guérir, comme par enchantement, des maladies qui paraissaient devoir être graves.

Les substances employées comme vomitif ne sont pas très-nombreuses, puisqu'elles se bornent à l'ipécacuanha, au Poligala de Virginie, aux trois espèces de violette, à l'asarum et aux euphorbes pour le règne végétal ; au tartre stibié, au kermès et au sulfate de zinc pour le règne animal ; mais on pourrait les reduire encore, puisque les praticiens ne se servent guère que de l'émétique ou de l'ipécacuanha, et, dans quelques cas où il faut agir très-vite, comme lorsqu'il y a empoisonnement, du sulfate de zinc.

Ayant dit, à chacun de nos articles, quelles sont les circonstances dans lesquelles les vomitifs conviennent, nous nous bornerons dans celui-ci à quelques considérations générales relatives à leur mode d'administration.

Généralement quand je me sers de l'émétique, j'en prescris deux grains (un décigramme) qu'on doit dissoudre dans quatre verres d'eau. Le malade les boit le matin à jeun, à un quart d'heure de distance. Si le troisième verre et même le second fait vomir abondamment, on ne donne pas les autres verres d'eau émétisée, et on leur substitue des petites tasses à café d'eau tiède que le malade avale de temps en temps.

On aurait tort, soit dans la crainte d'un empoisonnement par l'émétique, soit parce qu'on a reconnu que plus le malade boit de l'eau tiède et plus il vomit, de lui en donner coup sur coup une grande quantité sitôt qu'il commence à vomir; car le vomissement s'arrête ordinairement, et l'individu a une indigestion d'eau; c'est-à-dire qu'il éprouve des malaises, de violentes coliques qui durent jusqu'à ce que le médicament et l'eau soient sortis par les selles ou par les urines. Dans un cas pareil j'ai vu administrer, à l'hôpital Saint-Eloi, la teinture d'ipécacuanha par cuillerées à café de demi-heure en demi-heure. L'ictérique qui fait le sujet de cette observation, se trouva mieux même dès la première cuillerée de teinture.

C'est comme chez les individus qui prétendent être très-durs à vomir. Nous avons remarqué qu'en augmentant la dose de l'émétique, sans augmenter la quantité de véhicule, les vomissements ne sont pas plus prompts, ni plus faciles : au contraire, puisque chez ces individus, généralement forts, l'estomac est trop surexcité par le médicament, et plus la dose en est forte, plus la surexcitation devient grande et moins le malade a des dispositions à vomir. Chez les sujets ainsi constitués, je fais dissoudre deux grains de tartre stibié dans une pinte de petit-lait ou d'infusion de veau, qu'on administre par demi-verres de quart d'heure en quart d'heure. Je me souviendrai toujours de l'étonnement de M. Cyprien C... que *trois grains d'émétique ne faisaient pas vomir* et chez qui des vomissements très-abondants et très-faciles se manifestèrent, alors qu'il n'avait pris que la moitié de son eau de veau émétisée, c'est-à-dire, un grain de tartre stibié. « Je ne l'aurais jamais cru, » me disait-il.

Par contre nous devons faire observer qu'il est des gens qui vomissent difficilement, soit parce que le médicament n'excite pas assez la muqueuse de l'estomac, soit parce que cet organe ne réagit que faiblement contre l'excitation produite par l'émétique : eh bien, encore en pareil cas, je n'augmente pas (quoiqu'on puisse le faire sans inconvénient) la dose du remède, parce que je préfère, au lieu de faire boire au malade de l'eau tiède pure, lui administrer de la même manière des petites tasses d'une infusion de fleurs de camomilles, dont le goût et l'odeur nauséabonds favorisent beaucoup le vomissement.

Par suite d'une organisation physique opposée à celle des gens qui vomissent difficilement, il est certains sujets qui vomissent avec facilité : chez ceux-là les vomissements arrivent dès les premières doses, et nous nous servons pour les provoquer d'une tisane rafraîchissante tiède ; il nous a paru que de cette manière l'irritation consécutive à l'administration du vomitif était bien moindre. Du reste si on redoute l'action irritante de l'émétique, on peut se servir de l'ipécacuanha en poudre qui s'administre seul, à la dose de trente grains, divisés en six prises, à prendre une prise dix minutes en dix minutes, dans un peu d'eau tiède ; ou associé au tartre stibié dans les proportions suivantes : quinze grains d'ipécacuanha et un grain d'émétique pour quatre paquets égaux. Ces doses conviennent à un adulte, et il faut les diminuer proportionnellement suivant l'âge.

Dans ma pratique, quand je juge le mélange de l'émétique et de l'ipécacuanha nécessaire chez les enfants, je fais dissoudre demi-grain ou un grain de tartre stibié dans deux onces de sirop d'ipécacuanha, qui doit être administré à la dose d'une cuillerée à café toutes les cinq minutes. En *fractionnant* ainsi la dose du vomitif, *jamais*, nous l'affirmons, il ne nous est arrivé d'accident à la suite de son administration, quelle qu'ait été la susceptibilité de l'estomac pour ce genre de médicament ; et cependant combien de fois ne l'avons-nous pas administré dans des cas où il y avait une certaine hardiesse à le faire ! Il est vrai que nous avons été enhardi à en agir ainsi, par ces paroles de deux de nos maîtres en médecine clinique, qui sont restées gravées dans notre mémoire : « Toutes les fois que la maladie n'a pas une allure franche et décidée et qu'on ne sait trop à quel état morbide on a affaire, à moins d'une contr'indication *bien manifeste*, il faut administrer un vomitif, qui, par la perturbation générale qu'il détermine dans l'économie et les évacuations qu'il provoque, rend à la force médicatrice la liberté de ses manifestations et de sa puissance. A coup sûr le jour même ou le lendemain de son administration, il vous sera facile de former votre diagnostic et de poser les bases du traitement.» (Lafabrie.) « Le vomitif, toutes les fois qu'il ne fait pas beaucoup de bien comme évacuant, en fait du moins comme *antispasmodique*, c'est-à-dire par la détente qu'il produit et qui succède aux évacuations ; sous ce rapport on ne saurait trop y recourir, à moins d'une contre-indication évidente. » (Victor Broussonnet.) Or quelles sont ces contre-indications ? La réaction inflammatoire, c'est-à-dire une fièvre forte, violente, continue ; l'inflammation franche et légitime de l'estomac ; une disposition très-prononcée à l'apoplexie ; l'existence bien constatée d'un anévrisme interne, l'écoulement menstruel. Et encore relativement à l'inflammation gastrique, faut-il que la phlegmasie soit forte, car, si elle est faible, les émétiques peuvent la guérir par la révulsion et les évacuations critiques qu'ils provoquent (Broussais l'a dit) ; d'ailleurs comme l'a très-bien fait remarquer Unzer, l'inflammation de l'estomac étant plus rare qu'on ne pense, et souvent un vomitif faisant disparaître à l'instant les anxiétés, la douleur au scrobicule du cœur, ce n'est qu'alors qu'on s'est assuré par un examen bien attentif que l'organe est réellement enflammé, qu'il y aurait du danger à administrer l'émétique. Ainsi la phlogose stomacale constatée on n'émétisera pas, attendu que, si cette phlogose est légère, l'effet du vomitif sera incertain, tandis que si elle est forte, son action sera dangereuse parce qu'il ne manque jamais d'augmenter l'inflammation, qu'il n'a pas réussi à enlever (Broussais)

L'âge avancé et la grossesse ne sont-ils pas des contr'indications à l'émétique ? Généralement non. Aussi n'avons-nous jamais hésité à donner le vomitif, soit aux personnes très-avancées en âge, soit aux femmes grosses, dans les premiers mois de la grossesse. J'ai dit très-avancées en âge, car j'avais une tante, âgée de plus de quatre-vingts ans, sujette, tous les matins en hiver, à des vomissements glaireux, qu'un ou deux émétiques (dans la saison), suivis d'une purgation, soulageaient beaucoup.

Ma tante n'est pas une exception, puisque je lis dans Lacunes : « Parmi les moyens proposés contre le catarrhe muqueux, chronique, aucun n'est plus souvent utile que les vomitifs répétés autant que le permettent les forces du sujet et la manière dont il les supporte. J'ai guéri par ce seul moyen des catarrhes, déjà fort anciens, chez *des vieillards* et surtout chez les adultes et les enfants. J'ai fait prendre *dans l'espace d'un mois*, avec un succès complet, *quinze* vomitifs à une dame de *quatre-vingt-cinq ans*, maigre, mais qui d'ailleurs ne ressentait aucune des infirmités de la vieillesse, si ce n'est un catarrhe muqueux qui durait depuis dix-huit mois, et qui était tellement abondant qu'elle rendait chaque jour environ deux livres de crachats : elle a vécu huit ans après sa guérison.

Quant aux femmes grosses, rien n'empêche qu'on leur administre les vomitifs dans les quatre premiers mois de la grossesse, car du moment où les vomissements sympathiques qui se manifestent naturellement chez elles ne sont point préjudiciables ni à l'enfant, ni à la mère, qu'ils ne font pas avorter, pourquoi le vomissement artificiel produirait-il cet accident, alors que l'état de maladie dans lequel se trouve une femme qui a conçu réclame l'emploi de l'émétique ? Ainsi, qu'on ne s'y trompe pas, quelque tumultueux que soient pour l'organisme les actes qui constituent le vomissement, comme c'est une des opérations les plus importantes de la nature, un acte par lequel il lui arrive très-fréquemment de faire cesser la maladie, soit à son début, soit pendant son cours, le praticien ne saurait jamais être blâmé de l'avoir imitée, lors surtout que ce n'a été qu'après un examen sérieux et consciencieusement fait, qu'il s'est décidé à prescrire le vomitif. Du reste, dût-il l'être par ces gens qui rejettent toujours les insuccès sur le pauvre médecin, que celui-ci, ayant pour devise : *Fais ce que dois, advienne que pourra*, signera son ordonnance d'une main assurée et s'en remettra à sa conscience du soin de le justifier à ses propres yeux, si ce n'est aux yeux du monde, bien plus prêt à nous condamner hélas ! qu'à nous absoudre.

Y

YAWS. *Voy.* Framboisie

Z

ZINC. s. m., *zincum*. — Le zinc est un des métaux qui abondent dans la nature. La Hongrie, la Bohême, la Saxe, l'Angleterre, la France elle-même, en fournissent, mais il n'y est jamais à l'état de pureté. Le savant Haüy, à qui on doit de si exactes descriptions minéralogiques, et qui a mis beaucoup de clarté dans l'histoire du zinc, nous apprend que cette substance se présente sous trois formes ou trois espèces différentes : 1° à l'état de *zinc oxydé* (vulgairement *calamine*, *pierre calaminaire*, *chaux de zinc*) ; 2° à l'état *sulfuré* ; 3° à l'état *sulfaté* (c'est le zinc de vitriol, vitriol de zinc, couperose blanche des anciens). De ces trois espèces de zinc on ne se sert plus aujourd'hui que du sulfure de zinc et de l'oxyde de zinc, qu'on obtient purs.

L'oxyde de zinc, fleurs de zinc, *Nil Album*, à cause de sa légèreté et de sa blancheur, est inodore, insipide, doux au toucher et insoluble dans l'eau. Vanté comme antispasmodique, il n'a pas manqué de prôneurs et de détracteurs, parmi lesquels on pourrait citer de part et d'autre les noms les plus recommandables. Pourquoi cela ? Parce qu'on a expérimenté dans des circonstances bien différentes, c'est-à-dire qu'elles étaient avantageuses pour les uns et désavantageuses pour les autres, d'où la différence des résultats. Puis les partisans du zinc reprochent aux autres de l'employer avec timidité, assurant que ce n'est qu'à haute dose (c'est-à-dire à cinquante, soixante et cent grains par jour) qu'il se montre efficace. Que répondent les autres ? «J'ai vu donner, à la Charité, les fleurs de zinc contre l'épilepsie à la dose de cinquante décigrammes (cent grains) sans aucun succès. » (Alibert.) Donc l'insuccès ne vient pas de la dose : il vient, nous le répétons, de ce que l'épilepsie, chez celui qui échoue avec le zinc, n'est pas de même nature que l'épilepsie qui a été guérie avec cet oxyde.

Cette différence dans les résultats obtenus ne doit pas être un motif de renoncer absolument à l'emploi de ce remède. Nous savons que le professeur Hanke, de Breslaw, a obtenu des succès dans *certaines* espèces d'épilepsie, mais surtout dans la chorée et la prosopalgie ; que pour lui la forme la plus convenable pour l'administration de l'oxyde de zinc consiste à le donner en solution de un grain dans deux gros d'éther muriatique, dont le malade prend cinq gouttes de quatre en quatre heures dans un peu d'eau sucrée : on augmente graduellement ce remède, si le malade le supporte bien. Or s'il en est ainsi, pourquoi n'essaierions-nous pas de sa méthode dans certaines épilepsies ? Pour ma part, je l'avoue, j'ai toujours échoué, soit avec le zinc pur, soit avec le valérianate de zinc, qui a fait d'abord tant de bruit et dont on n'entend guère plus parler aujourd'hui, ce qui ne m'empêchera pas, si je rencontre de nouveaux cas d'épilepsie, d'essayer du zinc, de la valériane et de tant d'autres antispasmodiques.

Quant au sulfate de zinc, on ne l'emploie guère qu'à l'extérieur, en collyre, en injections, etc., et son efficacité n'est contestée par personne.

Généralement on donne l'oxyde de zinc à la dose d'un grain et on augmente progressivement jusqu'à vingt grains et même au delà dans les vingt-quatre heures. On peut incorporer ce médicament dans des conserves, des pilules, etc. Le sulfate de zinc se dissout dans l'eau distillée et s'y mêle pour l'usage externe dans les proportions que nous avons indiquées à l'article Collyre (*Voy.* ce mot).

ZONA ou **ZOSTER**, s. m. (érysipèle pustuleux), *zona* ou ζωστήρ, ceinture. — C'est l'*ignis sacer*, le *feu sacré*, le *feu Saint-Antoine* de quelques médecins des siècles précédents.

Ce qui le caractérise, ce sont d'abord certains symptômes fébriles, des anxiétés, de l'insomnie, le dégoût, une chaleur âcre et brûlante avec un sentiment de prurit dans la partie où doit se former l'éruption, et ensuite une inflammation vésiculeuse de la peau, qui se manifeste le plus ordinairement sur un des côtés de la poitrine ou de l'abdomen, sous forme de petites pustules rouges, très-rapprochées, brûlantes et prurigineuses, de la grosseur d'un grain de millet, séreuses, qui se réunissent par plaques sur une étendue plus ou moins considérable, en forme de demi-ceinture de quatre ou cinq travers de doigt ou d'une ceinture complète autour du corps, et séparées de la peau par une ligne de démarcation bien tranchée. Un mouvement fébrile plus ou moins interne a lieu pendant l'éruption des pustules ; mais celles-ci peuvent se manifester sans fièvre et affecter une forme chronique : à cet état elle est beaucoup plus opiniâtre, et à mesure que les pustules se dessèchent et disparaissent sur un point, il en renaît d'autres ailleurs.

Le zona se montre surtout de vingt à vingt-cinq ans, et est plus commun chez le sexe masculin que chez le féminin ; en été et pendant l'automne, que dans les autres saisons. Le refroidissement, des émotions morales vives peuvent lui donner naissance ; mais attendu que par sa nature il tient le milieu entre l'érysipèle et les dartres, il

doit naître aussi, soit des mêmes causes que
l'érysipèle, soit aussi dans la plupart des
cas de celles qui sont attachées à la production des dyscrasies herpétiques ; toujours
est-il qu'à l'état aigu, sa durée est d'environ vingt ou trente jours ; et à l'état chronique d'un mois à six semaines.

Le traitement du zona doit donc commencer comme celui de l'érysipèle. Est-il à l'é-
tat aigu ? on emploie, soit les évacuations
sanguines, si le sujet est fort et vigoureux,
s'il y a fièvre forte ; soit les évacuants émétiques et purgatifs sous une constitution bilieuse ; et on y ajoute des boissons délayantes,
rafraîchissantes, les bains tièdes, la diète,
etc. S'il affecte la forme chronique on le
combat par le traitement propre à l'affection
dartreuse (*Voy.* DARTRE).

On doit surtout recommander ici, intérieurement, un demi-scrupule ou un scrupule par jour d'éthiops minéral uni à la
même quantité de résine de jalap ; et extérieurement les lotions, avec une dissolution de sublimé ; ou simplement d'eau fraîche vinaigrée. On a proposé également la
cautérisation avec le nitrate d'argent, mais
on a dû y renoncer, attendu qu'elle est fort
douloureuse et peu efficace ; il n'y a donc
pas compensation. Nous n'en dirons pas autant du vésicatoire, car lorsque les pustules
subsistent pendant assez longtemps, avec
des douleurs vives dans le tissu cutané,
l'application d'un large vésicatoire sur le
lieu même de l'éruption, les fait assez souvent cesser.

FIN DU DICTIONNAIRE DE MÉDECINE PRATIQUE.

TABLE ALPHABÉTIQUE

DES MATIÈRES CONTENUES DANS CE VOLUME.

FIN DE LA TABLE.